高等医药院校系列教材

临床基本技能培训教程

主　编　杨　军　赵海丰　李雅江

副主编　斗　章　李　娟　曾凡荣　邢宇彤

　　　　佟丽波　史春英

编　委　（按姓氏笔画排序）

丁　隆　于　云　于俊娟　马雪梅

王　芳　王　娇　王　博　冯　澜

朱艳丽　刘　杨　刘　畅　孙　鹏

李　丽　李永武　李英夫　李海波

杨红伟　邹艳红　迟宝进　张　纯

张　武　张雪松　陆洪军　范东旭

郑鹏举　赵东旭　聂　磊　董天崴

魏春杰

U0291206

科学出版社

北　京

内 容 简 介

本书根据国家卫生和计划生育委员会制定的《高等医学院校五年制医学专业学生基本技能训练项目》和国家教育部《关于全国普通高等学校临床医学专业（五年制）主要课程基本要求》（试行）的有关规定编写，共十章，以新编国家执业医师资格考试大纲为参考，结合国家卫生和计划生育委员会新版规划教材，内容涵盖内科学、外科学、妇产科学、儿科学、耳鼻咽喉头颈外科学、眼科学、护理学、皮肤性病学、急诊科学、医学检验学、麻醉学、医学影像学等学科的临床操作技术。针对医学生需要掌握的 70 项临床技能，从临床教学实践出发，详细介绍各科的临床基本技能和操作方法，重点培养医学生的诊疗综合素质。本教材由多年指导医学生进行临床技能训练的经验丰富的指导教师编写，每项技能讲解包括适应证、禁忌证、准备操作、操作步骤、注意事项等内容，并附有测试题，以指导学生规范训练，提高其临床技能水平。

本书内容具体，图文并茂，编排合理，便于掌握，对规范化培训临床医师、进修医师及临床专业本科生、研究生的基本技能有一定实用价值，是一本较好的临床技能实践教材。

图书在版编目（CIP）数据

临床基本技能培训教程 / 杨军，赵海丰，李雅江主编. —北京：科学出版社，2017.9

ISBN 978-7-03-053663-1

Ⅰ. ①临… Ⅱ. ①杨… ②赵… ③李… Ⅲ. ①临床医学–医学院校–教材 Ⅳ. ①R4

中国版本图书馆 CIP 数据核字（2017）第 138077 号

责任编辑：朱 华 / 责任校对：郭瑞芝
责任印制：李 彤 / 封面设计：陈 敬

科学出版社 出版
北京东黄城根北街 16 号
邮政编码：100717
http://www.sciencep.com

北京厚诚则铭印刷科技有限公司 印刷

科学出版社发行 各地新华书店经销
*
2017 年 9 月第 一 版 开本：787×1092 1/16
2019 年 4 月第三次印刷 印张：52 1/4
字数：1 531 000

定价：198.00 元
（如有印装质量问题，我社负责调换）

前　言

　　临床基本技能是临床医生必备的基本素质，也是医学生临床学习的重要内容。医学是一门实验性极强的科学，医学实验教学在整个医学教育中占有极为重要的位置。作为一名合格的临床医生不仅应具有系统的理论知识，还应具备娴熟的医学专业技能。掌握临床基本技能是医学生能否成为合格医师的关键，临床基本技能也是医师最重要的基本功，加强临床基本技能培养是医学院校的重点内容之一。

　　根据国家卫生和计划生育委员会制定的《高等医学院校五年制医学专业学生基本技能训练项目》和国家教育部《关于全国普通高等学校临床医学专业（五年制）主要课程基本要求》（试行）的有关规定，为了满足对医学专业学生临床基本技能训练和考核工作的要求，参照全国执业医师技能考试的相关要求和全国高等医学院校大学生临床技能竞赛的标准，在科学出版社的大力支持下，"高等医学院校系列教材" 编委会组织相关学科专业具有丰富教学经验的专家教授，遵循学生的认识规律，站在应用型人才培养的战略高度，以《中国医学教育标准》为参照体系，以培养学生综合素质、创新精神和实践创新能力为目标，依托临床实验教学中心，借鉴相关医学院校实验教学改革经验的基础上，编写了《临床基本技能培训教程》。

　　《临床基本技能培训教程》从临床实践出发，以科学严谨的态度和标准规范为基准，全面、系统地阐述临床技能操作的流程和具体要求，并参照全国执业医师技能考试的要求和全国高等医学院校大学生临床技能竞赛标准，进行系统而全面的临床技能培训，使医学生在学习临床医学各科基本理论的同时，能更好地学习临床基本技能，更好地达到教与学的互动，提高动手及分析、解决问题的能力。

　　本书可供临床医学相关专业在校学生、高等医学院校教师、青年医生、需要参加执业医师资格考试的医学相关专业学生及临床医师和护士等使用。

　　由于学科多、内容广，限于作者的精力和水平有限，加之学科发展快、研究资料的不断更新，在编写过程中难免有疏漏，不妥之处，衷心希望读者和同仁不吝赐教和批评指正，以便更正并不断提高。

杨　军

2016 年 8 月

目　　录

第一章　内科学相关知识

第一节　呼吸内科基本操作

一、咳嗽、咳痰的问诊

（一）问诊要点

（1）一般项目：姓名、性别、年龄、籍贯、出生地、民族、婚姻、职业等。

（2）主诉：主要的症状、体征及持续时间。

（3）现病史：①咳嗽的性质，干性咳嗽、湿性咳嗽；②咳嗽的时间与规律；③咳嗽的音色，如咳嗽声音嘶哑、鸡鸣样咳嗽、金属音咳嗽、咳嗽声音低微或无力；④痰的性质和痰量，黏液性、浆液性、脓性和血性等；⑤伴随症状，是否伴有发热、胸痛、呼吸困难、咯血、大量脓痰、哮鸣音、杵状指等；⑥诊治经过；⑦病程中的一般情况。

（4）既往史、个人史、婚姻史、生育史与月经史、家族史。

（二）相关基础知识

咳嗽（cough）、**咳痰**（expectoration）　是临床最常见的症状之一。咳嗽是一种反射性防御动作，通过咳嗽可以清除呼吸道分泌物及气道内异物。但是咳嗽也有不利的一面，例如咳嗽可使呼吸道内感染扩散，剧烈的咳嗽可导致呼吸道出血，甚至诱发自发性气胸等。因此如果频繁的咳嗽影响工作与休息，则为病理状态。痰是气管、支气管的分泌物或肺泡内的渗出液，借助咳嗽将其排出称为咳痰。

【发生机制】　咳嗽是由于延髓咳嗽中枢受刺激引起。来自耳、鼻、咽、喉、支气管、胸膜等感受区的刺激传入延髓咳嗽中枢，该中枢再将冲动传向运动神经，即喉下神经、膈神经和脊髓神经，分别引起咽肌、膈肌和其他呼吸肌的运动来完成咳嗽动作，表现为深吸气后，声门关闭，继以突然剧烈的呼气，冲出狭窄的声门裂隙产生咳嗽动作和发出声音。

咳痰是一种病态现象。正常支气管黏膜腺体和杯状细胞只分泌少量黏液，以保持呼吸道黏膜的湿润。当呼吸道发生炎症时，黏膜充血、水肿，黏液分泌增多，毛细血管壁通透性增加，浆液渗出。此时含红细胞、白细胞、巨噬细胞、纤维蛋白等的渗出物与黏液、吸入的尘埃和某些组织破坏物等混合而成痰，随咳嗽动作排出。在呼吸道感染和肺寄生虫病时，痰中可查到病原体。另外，在肺淤血和肺水肿时，肺泡和小支气管内有不同程度的浆液漏出，也可引起咳痰。

【病因】

1. 呼吸道疾病　当鼻咽部至小支气管整个呼吸道黏膜受到刺激时，均可引起咳嗽。刺激效应以喉部勺状间隙和气管分叉部黏膜最敏感。当肺泡内有分泌物、渗出物、漏出物进入小支气管即可引起咳嗽，或某些化学刺激物刺激分布于肺的 C 纤维末梢亦可引起咳嗽。如咽喉炎、喉结核、喉癌等可引起干咳，气管-支气管炎、支气管扩张、支气管哮喘、支气管内膜结核及各种物理（包括异物）、化学、过敏因素对气管、支气管的刺激以及肺部细菌、结核菌、真菌、病毒、支原体或寄生虫感染以及肺部肿瘤均可引起咳嗽和（或）咳痰。而呼吸道感染是引起咳嗽、咳痰最常见的原因。

2. 胸膜疾病　如各种原因所致的胸膜炎、胸膜间皮瘤、自发性气胸或胸腔穿刺等均可引起咳嗽。

3. 心血管疾病　二尖瓣狭窄或其他原因所致左心衰竭引起肺淤血或肺水肿时，因肺泡及支气管内有浆液性或血性渗出物，可引起咳嗽。另外，右心或体循环静脉栓子脱落造成肺栓塞时也可引起咳嗽。

4. 中枢神经因素 从大脑皮质发出冲动传至延髓咳嗽中枢，人可随意引起咳嗽反射或抑制咳嗽反射。如皮肤受冷刺激或三叉神经分布的鼻黏膜及舌咽神经支配的咽峡部黏膜受刺激时，可反射性引起咳嗽。脑炎、脑膜炎时也可出现咳嗽。

5. 其他因素所致慢性咳嗽 如服用血管紧张素转化酶抑制剂后咳嗽、胃食管反流病所致咳嗽和习惯性及心理性咳嗽等。

【临床表现】

1. 咳嗽的性质 咳嗽无痰或痰量极少，称为干性咳嗽。干咳或刺激性咳嗽常见于急性或慢性咽喉炎、喉癌、急性支气管炎初期、气管受压、支气管异物、支气管肿瘤、胸膜疾病、原发性肺动脉高压以及二尖瓣狭窄等。咳嗽伴有咳痰称为湿性咳嗽，常见于慢性支气管炎、支气管扩张、肺炎、肺脓肿和空洞型肺结核等。

2. 咳嗽的时间与规律 突发性咳嗽常由于吸入刺激性气体或异物、淋巴结或肿瘤压迫气管或支气管分叉处所引起。发作性咳嗽可见于百日咳、支气管内膜结核以及以咳嗽为主要症状的支气管哮喘（变异性哮喘）等。长期慢性咳嗽，多见于慢性支气管炎、支气管扩张、肺脓肿及肺结核。夜间咳嗽常见于左心衰竭和肺结核患者，引起夜间咳嗽的原因，可能与夜间肺淤血加重及迷走神经兴奋性增高有关。

3. 咳嗽的音色 指咳嗽声音的特点。如①咳嗽声音嘶哑，多为声带的炎症或肿瘤压迫喉返神经所致；②鸡鸣样咳嗽，表现为连续阵发性剧咳伴有高调吸气回声，多见于百日咳、会厌、喉部疾患或气管受压；③金属音咳嗽，常见于因纵隔肿瘤、主动脉瘤或支气管癌直接压迫气管所致的咳嗽；④咳嗽声音低微或无力，见于严重肺气肿、声带麻痹及极度衰弱者。

4. 痰的性质和痰量 痰的性质可分为黏液性、浆液性、脓性和血性等。黏液性痰多见于急性支气管炎、支气管哮喘及大叶性肺炎的初期，也可见于慢性支气管炎、肺结核等。浆液性痰见于肺水肿。脓性痰见于化脓性细菌性下呼吸道感染。血性痰是由于呼吸道黏膜受侵害、损害毛细血管或血液渗入肺泡所致。上述各种痰液均可带血。健康人很少有痰，急性呼吸道炎症时痰量较少，痰量增多常见于支气管扩张、肺脓肿和支气管胸膜瘘，且排痰与体位有关，痰量多时静置后可出现分层现象：上层为泡沫，中层为浆液或浆液脓性，下层为坏死物质。恶臭痰提示有厌氧菌感染。铁锈色痰为典型肺炎球菌肺炎的特征；黄绿色或翠绿色痰，提示铜绿假单胞菌感染；痰白黏稠且牵拉成丝难以咳出，提示有真菌感染；大量稀薄浆液性痰中含粉皮样物，提示棘球蚴病（包虫病）；粉红色泡沫痰是肺水肿的特征。日咳数百至上千毫升浆液泡沫痰还需考虑肺泡癌的可能。

【伴随症状】

1. 咳嗽伴发热 多见于急性上、下呼吸道感染、肺结核、胸膜炎等。

2. 咳嗽伴胸痛 常见于肺炎、胸膜炎、支气管肺癌、肺栓塞和自发性气胸等。

3. 咳嗽伴呼吸困难 见于喉水肿、喉肿瘤、支气管哮喘、慢性阻塞性肺病、重症肺炎、肺结核、大量胸腔积液、气胸、肺淤血、肺水肿及气管或支气管异物。

4. 咳嗽伴咯血 常见于支气管扩张、肺结核、肺脓肿、支气管肺癌、二尖瓣狭窄、支气管结石、肺含铁血黄素沉着症等。

5. 咳嗽伴大量脓痰 常见于支气管扩张、肺脓肿、肺囊肿合并感染和支气管胸膜瘘。

6. 咳嗽伴有哮鸣音 多见于支气管哮喘、慢性喘息性支气管炎、心源性哮喘、弥漫性泛细支气管炎、气管与支气管异物等。当支气管肺癌引起气管与支气管不完全阻塞时可出现呈局限性分布的吸气性哮鸣音。

7. 咳嗽伴有杵状指（趾） 常见于支气管扩张、慢性肺脓肿、支气管肺癌和脓胸等。

【问诊要点】

1. 发病性别与年龄 疾病的发生与性别和年龄有一定关系。如异物吸入或支气管淋巴结肿大是致儿童呛咳的主要原因；长期咳嗽对青壮年来说首先须考虑的是肺结核、支气管扩张，而对男性40岁以上吸烟者则须考虑慢性支气管炎、肺气肿、支气管肺癌，对青年女性患者须注意支气管结核和支气管腺瘤等。

2. 咳嗽的程度与音色 咳嗽程度是重是轻，是单声还是连续性咳，或者发作性剧咳，是否嗅到各种不同异味时咳嗽加剧，对咳嗽原因的鉴别有重要意义。如单声咳常出现在干性胸膜炎、大叶性肺炎等患者；声嘶多出现在声带的炎症或肿瘤压迫喉返神经的患者；鸡鸣样咳嗽多出现在百日咳、喉部疾患患者；金属音咳嗽多为胸部肿瘤患者的表现；发作性咳嗽或嗅到不同异味时咳嗽加剧多见于支气管哮喘患者。慢性干咳（3个月以上）需注意有无后鼻部分泌物滴流、变异性哮喘、慢性支气管炎和胃食管反流的存在及是否服用降压药物所致。

3. 咳嗽伴随症状 伴随症状是鉴别诊断的重要依据。如肺炎、肺脓肿、脓胸、胸膜炎等患者咳嗽可伴高热、胸痛；支气管扩张、肺结核（尤其是空洞型）、支气管肺癌患者可伴咯血；伴大量脓臭痰，将痰收集静置后出现明显分层现象多见于支气管扩张和肺脓肿患者；伴随有进行性体重下降须考虑有无支气管肺癌或结核等。

二、咯血的问诊

（一）问诊要点

（1）一般项目：姓名、性别、年龄、籍贯、出生地、民族、婚姻、职业等。

（2）主诉：主要的症状、体征及持续时间。

（3）现病史：①确定是否咯血；与呕血的鉴别，如病因、出血前症状、出血方式、血的颜色、血中混有物、出血后痰的性状、是否有黑便。②发病年龄及咯血性状。③如伴有发热、胸痛、咳嗽、咳痰首先须考虑肺炎、肺结核、肺脓肿等；伴有呛咳、杵状指须考虑支气管肺癌；伴有皮肤黏膜出血须注意血液病、风湿病及肺出血型钩端螺旋体病和流行性出血热等。④有无结核病接触史、吸烟史、职业性粉尘接触史、生食海鲜史及月经史等。

（4）既往史、婚姻史、生育史与月经史、家族史。

（二）相关基础知识

喉及喉部以下的呼吸道任何部位的出血，经口腔咯出称为咯血（hemoptysis），少量咯血有时仅表现为痰中带血，大咯血时血液从口鼻涌出，常可阻塞呼吸道，造成窒息死亡。一旦出现经口腔排血究竟是口腔、鼻腔、上消化道的出血还是咯血是需要医生仔细鉴别的。鉴别时须先检查口腔与鼻咽部，观察局部有无出血灶，鼻出血多自前鼻孔流出，常在鼻中隔前下方发现出血灶；鼻腔后部出血，尤其是出血量较多，易与咯血混淆。此时由于血液经后鼻孔沿软腭与咽后壁下流，使患者在咽部有异物感，用鼻咽镜检查即可确诊。其次，还需要与呕血进行鉴别。呕血（hematemesis）是指上消化道出血经口腔呕出，出血部位多见于食管、胃及十二指肠。对于咯血与呕血可根据病史、体征及其他检查方法进行鉴别（表1-1）。

表1-1 咯血与呕血的鉴别

	咯血	呕血
病因	肺结核、支气管扩张、肺癌、肺炎、肺脓肿、心脏病等	消化性溃疡、肝硬化、急性胃黏膜病变、胆道出血、胃癌等
出血前症状	喉部痒感、胸闷、咳嗽等	上腹部有适、恶心、呕吐等
出血方式	咯出	呕出，可为喷射状

续表

	咯血	呕血
咯出血的颜色	鲜红	暗红色、棕色、有时为鲜红色
血中混合物	痰、泡沫	食物残渣、胃液
酸碱反应	碱性	酸性
黑便	无、若咽下血液量较多时可有	有，可为柏油样便、呕血停止后仍可持续数日
出血后痰的性状	常有血痰数日	无痰

【病因与发生机制】 咯血原因很多，主要见于呼吸系统和心血管疾病。

1. 支气管疾病 常见有支气管扩张、支气管肺癌、支气管结核和慢性支气管炎等；少见的有支气管结石、支气管腺瘤、支气管黏膜非特异性溃疡等。其发生机制主要是炎症、肿瘤、结石致支气管黏膜或毛细血管通透性增加，或黏膜下血管破裂所致。

2. 肺部疾病 常见有肺结核、肺炎、肺脓肿等；较少见于肺淤血、肺栓塞、肺寄生虫病、肺真菌病、肺泡炎、肺含铁血黄素沉着症和肺出血-肾炎综合征等。肺炎出现的咯血，常见于肺炎球菌肺炎、金黄色葡萄球菌肺炎、肺炎杆菌肺炎和军团菌肺炎，支原体肺炎有时也可出现痰中带血。在我国，引起咯血的首要原因仍为肺结核。发生咯血的肺结核多为浸润型、空洞型肺结核和干酪样肺炎，急性血行播散型肺结核较少出现咯血。肺结核咯血的机制为结核病变使毛细血管通透性增高，血液渗出，导致痰中带血或小血块；如病变累及小血管使管壁破溃，则造成中等量咯血；如空洞壁肺动脉分支形成的小动脉瘤破裂，或继发的结核性支气管扩张形成的动静脉瘘破裂，则造成大量咯血，甚至危及生命。

3. 心血管疾病 较常见于二尖瓣狭窄，其次为先天性心脏病所致肺动脉高压或原发性肺动脉高压，另有肺栓塞、肺血管炎、高血压病等。心血管疾病引起咯血可表现为小量咯血或痰中带血、大量咯血、粉红色泡沫样血痰和黏稠暗红色血痰。其发生机制多因肺淤血造成肺泡壁或支气管内膜毛细血管破裂和支气管黏膜下层支气管静脉曲张破裂所致。

4. 其他 血液病（如白血病、血小板减少性紫癜、血友病、再生障碍性贫血等），某些急性传染病（如流行性出血热、肺出血型钩端螺旋体病等），风湿性疾病（如结节性多动脉炎、系统性红斑狼疮、韦氏肉芽肿病、白塞病等）或气管、支气管子宫内膜异位症等均可引起咯血。

【临床表现】

1. 年龄 青壮年咯血常见于肺结核、支气管扩张、二尖瓣狭窄等。40 岁以上有长期吸烟史（纸烟 20 支/日×20 年）者，应高度注意支气管肺癌的可能性。儿童慢性咳嗽伴少量咯血与低色素贫血，须注意特发性含铁血黄素沉着症的可能。

2. 咯血量 咯血量大小的标准尚无明确的界定，但一般认为每日咯血量在 100ml 以内为小量，100~500ml 为中等量，500ml 以上或一次咯血 100~500ml 为大量。大量咯血主要见于空洞性肺结核、支气管扩张和慢性肺脓肿。支气管肺癌少有大咯血，主要表现为痰中带血，呈持续或间断性。慢性支气管炎和支原体肺炎也可出现痰中带血或血性痰，但常伴有剧烈咳嗽。

3. 颜色和性状 因肺结核、支气管扩张、肺脓肿和出血性疾病所致咯血，其颜色为鲜红色；铁锈色血痰可见于典型的肺炎球菌肺炎，也可见于肺吸虫病和肺泡出血；砖红色胶冻样痰见于典型的肺炎克雷伯菌肺炎。二尖瓣狭窄所致咯血多为暗红色；左心衰竭所致咯血为浆液性粉红色泡沫痰；肺栓塞引起咯血为黏稠暗红色血痰。

【伴随症状】

1. 咯血伴发热 多见于肺结核，肺炎、肺脓肿、流行性出血热、肺出血型钩端螺旋体病、支气管肺癌等。

2. 咯血伴胸痛 多见于肺炎球菌肺炎、肺结核、肺栓塞、支气管肺癌等。

3. 咯血伴呛咳 多见于支气管肺癌、支原体肺炎等。

4. 咯血伴脓痰 多见于支气管扩张、肺脓肿、空洞性肺结核继发细菌感染等。其中干性支气管扩张则仅表现为反复咯血而无脓痰。

5. 咯血伴皮肤黏膜出血 可见于血液病、风湿病及肺出血型钩端螺旋体病和流行性出血热等。

6. 咯血伴杵状指 多见于支气管扩张、肺脓肿、支气管肺癌等。

7. 咯血伴黄疸 须注意钩端螺旋体病、肺炎球菌肺炎、肺栓塞等。

【问诊要点】

1. 确定是否咯血 首先须鉴别是咯血还是呕血。注意询问出血有无明显病因及前驱症状,出血的颜色及其血中有无混合物等。

2. 发病年龄及咯血性状 仔细询问发病年龄及咯血性状对分析咯血病因有重要意义。如青壮年大咯血多考虑肺结核、支气管扩张等;中年以上间断或持续痰中带血则须高度警惕支气管肺癌的可能;中老年有慢性潜在疾病出现咳砖红色胶冻样血痰时多考虑克雷伯菌肺炎等。

3. 伴随症状 询问有无伴随症状是进行鉴别诊断的重要步骤。如伴有发热、胸痛、咳嗽、咳痰首先须考虑肺炎、肺结核、肺脓肿等;伴有呛咳、杵状指须考虑支气管肺癌;伴有皮肤黏膜出血须注意血液病、风湿病及肺出血型钩端螺旋体病和流行性出血热等。

4. 个人史 须注意有无结核病接触史、吸烟史、职业性粉尘接触史、生食海鲜史及月经史等。如肺寄生虫病所致咯血、子宫内膜异位症所致咯血均须结合上述病史作出诊断。

三、胸痛的问诊

(一)问诊要点

(1)一般项目:姓名、性别、年龄、籍贯、出生地、民族、婚姻、职业等。

(2)主诉:主要的症状、体征及持续时间。

(3)现病史:①发病年龄,发病急缓、诱因、加重与缓解的方式;②疼痛的部位;③疼痛的性质、程度、有无放射痛;④疼痛持续的时间;⑤伴随症状,胸痛伴有咳嗽、咳痰和(或)发热,常见于气管、支气管和肺部疾病;胸痛伴呼吸困难,常提示病变累及范围较大,如大叶性肺炎、自发性气胸、渗出性胸膜炎和肺栓塞等;胸痛伴咯血,主要见于肺栓塞、支气管肺癌;胸痛伴苍白、大汗、血压下降或休克 多见于心肌梗死、夹层动脉瘤、主动脉窦瘤破裂和大块肺栓塞;胸痛伴吞咽困难多提示食管疾病,如反流性食管炎等。

(4)既往史、个人史、婚姻史、生育史与月经史、家族史。

(二)相关基础知识

胸痛(chest pain)是临床上常见的症状,主要由胸部疾病所致,少数由其他疾病引起。胸痛的程度因个体痛阈的差异而不同,与疾病病情轻重程度不完全一致。

【病因与发生机制】 引起胸痛的原因主要为胸部疾病。常见如下。

1. 胸壁疾病 急性皮炎、皮下蜂窝织炎、带状疱疹、肋间神经炎、肋软骨炎、流行性肌炎、肋骨骨折、多发性骨髓瘤、急性白血病等。

2. 心血管疾病 冠状动脉粥样硬化性心脏病(心绞痛、心肌梗死),心肌病,二尖瓣或主动脉瓣病变,急性心包炎,胸主动脉瘤(夹层动脉瘤),肺栓塞,肺动脉高压及神经症等。

3. 呼吸系统疾病 胸膜炎、胸膜肿瘤、自发性气胸、血胸、支气管炎、支气管肺癌等。

4. 纵隔疾病 纵隔炎、纵隔气肿、纵隔肿瘤等。

5. 其他 过度通气综合征、痛风、食管炎、食管癌、食管裂孔疝、膈下脓肿、肝脓肿、脾梗死等。

各种化学、物理因素及刺激因子均可刺激胸部的感觉神经纤维产生痛觉冲动，并传至大脑皮层的痛觉中枢引起胸痛。胸部感觉神经纤维有：①肋间神经感觉纤维；②支配主动脉的交感神经纤维；③支配气管与支气管的迷走神经纤维；④膈神经的感觉纤维。另外，除患病器官的局部疼痛外，还可见远离该器官某部体表或深部组织疼痛，称放射痛（radiating pain）或牵涉痛。其原因是内脏病变与相应区域体表的传入神经进入脊髓同一节段并在后角发生联系，故来自内脏的感觉冲动可直接激发脊髓体表感觉神经元，引起相应体表区域的痛感。如心绞痛时除出现心前区、胸骨后疼痛外也可放射至左肩、左臂内侧或左颈、左侧面颊部。

【临床表现】

1. 发病年龄　青壮年胸痛多考虑结核性胸膜炎、自发性气胸、心肌炎、心肌病、风湿性心瓣膜病，40 岁以上则须注意心绞痛、心肌梗死和支气管肺癌。

2. 胸痛部位　大部分疾病引起的胸痛常有一定部位。例如胸壁疾病所致的胸痛常固定在病变部位，且局部有压痛，若为胸壁皮肤的炎症性病变，局部可有红、肿、热、痛表现；带状疱疹所致胸痛，可见成簇的水泡沿一侧肋间神经分布伴剧痛，且疱疹不超过体表中线；肋软骨炎引起胸痛，常在第一、二肋软骨处见单个或多个隆起，局部有压痛、但无红肿表现；心绞痛及心肌梗死的疼痛多在胸骨后方和心前区或剑突下，可向左肩和左臂内侧放射，甚至达无名指与小指，也可放射于左颈或面颊部，误认为牙痛；夹层动脉瘤引起疼痛多位于胸背部，向下放射至下腹、腰部与两侧腹股沟和下肢；胸膜炎引起的疼痛多在胸侧部；食管及纵隔病变引起的胸痛多在胸骨后；肝胆疾病及膈下脓肿引起的胸痛多在右下胸，侵犯膈肌中心部时胸痛放射至右肩部；肺尖部肺癌（肺上沟癌、Pancoast 癌）引起疼痛多以肩部、腋下为主，向上肢内侧放射。

3. 胸痛性质　胸痛的程度可呈剧烈、轻微和隐痛。胸痛的性质可有多种多样。例如带状疱疹呈刀割样或灼热样剧痛；食管炎多呈烧灼痛。肋间神经痛为阵发性灼痛或刺痛；心绞痛呈绞榨样痛并有重压窒息感，心肌梗死则疼痛更为剧烈并有恐惧、濒死感；气胸在发病初期有撕裂样疼痛；胸膜炎常呈隐痛、钝痛和刺痛；夹层动脉瘤常呈突然发生胸背部撕裂样剧痛或锥痛；肺梗死亦可突然发生胸部剧痛或绞痛，常伴呼吸困难与发绀。

4. 疼痛持续时间　平滑肌痉挛或血管狭窄缺血所致的疼痛为阵发性，炎症、肿瘤、栓塞或梗死所致疼痛呈持续性。如心绞痛发作时间短暂（持续 1～5min），而心肌梗死疼痛持续时间很长（数小时或更长）且不易缓解。

5. 影响疼痛因素　主要为疼痛发生的诱因、加重与缓解的因素。例如心绞痛发作可在劳力或精神紧张时诱发，休息后或含服硝酸甘油或硝酸异山梨酯后于 1～2min 内缓解，而对心肌梗死所致疼痛则服上述药物无效。食管疾病多在进食时发作或加剧，服用抗酸剂和促动力药物可减轻或消失。胸膜炎及心包炎的胸痛可因咳嗽或用力呼吸而加剧。

【伴随症状】

1. 胸痛伴有咳嗽、咳痰和（或）发热　常见于气管、支气管和肺部疾病。

2. 胸痛伴呼吸困难　常提示病变累及范围较大，如大叶性肺炎、自发性气胸、渗出性胸膜炎和肺栓塞等。

3. 胸痛伴咯血　主要见于肺栓塞、支气管肺癌。

4. 胸痛伴苍白、大汗、血压下降或休克　多见于心肌梗死、夹层动脉瘤、主动脉窦瘤破裂和大块肺栓塞。

5. 胸痛伴吞咽困难　多提示食管疾病，如反流性食管炎等。

【问诊要点】

1. 一般资料　包括发病年龄、发病急缓、诱因、加重与缓解的方式。

2. 胸痛表现　包括胸痛部位、性质、程度、持续时间及其有无放射痛。

3. 伴随症状 包括呼吸、心血管、消化系统及其他各系统症状和程度。

四、呼吸困难的问诊

（一）问诊要点

（1）一般项目：姓名、性别、年龄、籍贯、出生地、民族、婚姻、职业等。

（2）主诉：主要的症状、体征及持续时间。

（3）现病史：①呼吸困难发生的诱因，包括有无引起呼吸困难的基础病因和直接诱因，如心、肺疾病，肾病，代谢性疾病病史和有无药物、毒物摄入史及头痛、意识障碍、颅脑外伤史。②呼吸困难发生的快与慢，询问起病是突然发生、缓慢发生、还是渐进发生或者有明显的时间性。③呼吸困难与活动、体位的关系，如左心衰竭引起的呼吸困难。④伴随症状，发作性呼吸困难伴哮鸣音，多见于支气管哮喘、心源性哮喘；突发性重度呼吸困难见于急性喉水肿、气管异物、大面积肺栓塞、自发性气胸等；呼吸困难伴发热，多见于肺炎、肺脓肿、肺结核、胸膜炎、急性心包炎等；呼吸困难伴一侧胸痛，见于大叶性肺炎、急性渗出性胸膜炎、肺栓塞、自发性气胸、急性心肌梗死、支气管肺癌等。呼吸困难伴咳嗽、咳痰，见于慢性支气管炎、阻塞性肺气肿继发肺部感染、支气管扩张、肺脓肿等；伴大量泡沫痰可见于有机磷中毒；伴粉红色泡沫痰见于急性左心衰竭；呼吸困难伴意识障碍见于脑出血、脑膜炎、糖尿病酮症酸中毒、尿毒症、肺性脑病、急性中毒、休克型肺炎等

（4）既往史、个人史、婚姻史、生育史与月经史、家族史。

（二）相关基础知识

呼吸困难（dyspnea） 是指患者主观感到空气不足、呼吸费力，客观上表现呼吸运动用力，严重时可出现张口呼吸、鼻翼扇动、端坐呼吸、甚至发绀、呼吸辅助肌参与呼吸运动，并且可有呼吸频率、深度、节律的改变。

【病因】 引起呼吸困难的原因繁多，主要为呼吸系统和心血管系统疾病。

1. 呼吸系统疾病 常见于①气道阻塞：如喉、气管、支气管的炎症、水肿、肿瘤或异物所致的狭窄或阻塞及支气管哮喘、慢性阻塞性肺疾病等；②肺部疾病：如肺炎、肺脓肿、肺结核、肺不张、肺淤血、肺水肿、弥漫性肺间质疾病、细支气管肺泡癌等；③胸壁、胸廓、胸膜腔疾病：如胸壁炎症、严重胸廓畸形、胸腔积液、自发性气胸、广泛胸膜粘连、结核、外伤等；④神经肌肉疾病：如脊髓灰质炎病变累及颈髓、急性多发性神经根神经炎和重症肌无力累及呼吸肌，药物导致呼吸肌麻痹等；⑤膈运动障碍：如膈麻痹、大量腹腔积液、腹腔巨大肿瘤、胃扩张和妊娠末期。

2. 循环系统疾病 常见于各种原因所致的左心和或右心衰竭、心包压塞、肺栓塞和原发性肺动脉高压等。

3. 中毒 如糖尿病酮症酸中毒、吗啡类药物中毒、有机磷杀虫药中毒、氰化物中毒、亚硝酸盐中毒和急性一氧化碳中毒等。

4. 神经精神性疾病 如脑出血、脑外伤、脑肿瘤、脑炎、脑膜炎、脑脓肿等颅脑疾病引起呼吸中枢功能障碍和精神因素所致的呼吸困难，如癔症等。

5. 血液病 常见于重度贫血、高铁血红蛋白血症、硫化血红蛋白血症等。

【发生机制及临床表现】 根据发生机制及临床表现特点，将呼吸困难归纳分为以下五种类型。

1. 肺源性呼吸困难 肺源性呼吸困难主要是呼吸系统疾病引起的通气、换气功能障碍导致缺氧和（或）二氧化碳潴留引起。临床上常分为三种类型，如下。

（1）吸气性呼吸困难：主要特点表现为吸气显著费力，严重者吸气时可见"三凹征"（three depression sign），表现为胸骨上窝、锁骨上窝和肋间隙明显凹陷，此时亦可伴有干咳及高调吸气性喉鸣。三凹征的出现主要是由于呼吸肌极度用力，胸腔负压增加所致。常见于喉部、气管、大支气

管的狭窄与阻塞。

（2）呼气性呼吸困难：主要特点表现为呼气费力、呼气缓慢、呼吸时间明显延长，常伴有呼气期哮鸣音。主要是由于肺泡弹性减弱和（或）小支气管的痉挛或炎症所致。常见于慢性支气管炎（喘息型）、慢性阻塞性肺气肿、支气管哮喘、弥漫性泛细支气管炎等。

（3）混合性呼吸困难：主要特点表现为吸气期及呼气期均感呼吸费力、呼吸频率增快、深度变浅，可伴有呼吸音异常或病理性呼吸音。主要是由于肺或胸膜腔病变使肺呼吸面积减少导致换气功能障碍所致。常见于重症肺炎、重症肺结核、大面积肺栓塞、弥漫性肺间质疾病、大量胸腔积液、气胸、广泛性胸膜增厚等。

2. 心源性呼吸困难　主要是由于左心和（或）右心衰竭引起，尤其是左心衰竭时呼吸困难更为严重。

左心衰竭发生的主要原因是肺淤血和肺泡弹性降低。其机制为：①肺淤血，使气体弥散功能降低；②肺泡张力增高，刺激牵张感受器，通过迷走神经反射兴奋呼吸中枢；③肺泡弹性减退，使肺活量减少；④肺循环压力升高对呼吸中枢的反射性刺激。

左心衰竭引起的呼吸困难特点为：①有引起左心衰竭的基础病因，如风湿性心脏病、高血压心脏病、冠状动脉粥样硬化性心脏病等；②呈混合性呼吸困难，活动时呼吸困难出现或加重，休息时减轻或消失，卧位明显，坐位或立位时减轻，故而当病人病情较重时，往往被迫采取半坐位或端坐体位呼吸；③两肺底部或全肺出现湿啰音；④应用强心剂、利尿剂和血管扩张剂改善左心功能后呼吸困难症状随之好转。

急性左心衰竭时，常可出现夜间阵发性呼吸困难，表现为夜间睡眠中突感胸闷气急，被迫坐起，惊恐不安。轻者数分钟至数十分钟后症状逐渐减轻、消失；重者可见端坐呼吸、面色发绀、大汗、有哮鸣音，咳浆液性粉红色泡沫痰，两肺底有较多湿性啰音，心率加快，可有奔马律。此种呼吸困难称"心源性哮喘"（cardiac asthma）。左心衰竭发生机制为：①睡眠时迷走神经兴奋性增高，冠状动脉收缩、心肌供血减少，心功能降低；②小支气管收缩，肺泡通气量减少；③仰卧位时肺活量减少，下半身静脉回心血量增多，致肺淤血加重；④呼吸中枢敏感性降低，对肺淤血引起的轻度缺氧反应迟钝，当淤血加重，缺氧明显时，才刺激呼吸中枢作出应答反应。

右心衰竭严重时也可引起呼吸困难，但程度较左心衰竭轻，其主要原因为体循环淤血所致。其发生机制为：①右心房和上腔静脉压升高，刺激压力感受器反射性地兴奋呼吸中枢；②血氧含量减少，乳酸、丙酮酸等代谢产物增加，刺激呼吸中枢；③淤血性肝大、腹腔积液和胸腔积液，使呼吸运动受限，肺交换面积减少。临床上主要见于慢性肺源性心脏病、某些先天性心脏病或由左心衰竭发展而来。另外，也可见于各种原因所致的急性或慢性心包积液。其发生呼吸困难的主要机制是大量心包渗液致心包压塞或心包纤维性增厚、钙化、缩窄，使心脏舒张受限，引起体循环静脉淤血所致。

3. 中毒性呼吸困难　代谢性酸中毒可导致血中代谢产物增多，刺激颈动脉窦、主动脉体化学受体或直接兴奋刺激呼吸中枢引起呼吸困难。其主要表现为：①有引起代谢性酸中毒的基础病因，如尿毒症、糖尿病酮症等；②出现深长而规则的呼吸，可伴有鼾音，称为酸中毒大呼吸。

某些药物如吗啡类、巴比妥类等中枢抑制药物和有机磷杀虫药中毒时，可抑制呼吸中枢引起呼吸困难。其主要特点为：①有药物或化学物质中毒史；②呼吸缓慢、变浅伴有呼吸节律异常的改变如 Cheyne-Stokes 呼吸（潮式呼吸）或 Biot 呼吸（间停呼吸）。

化学毒物中毒可导致机体缺氧引起呼吸困难，常见于一氧化碳中毒、亚硝酸盐和苯胺类中毒、氢化物中毒。其发生机制分别为：一氧化碳中毒时，吸入的 CO 与血红蛋白结合形成碳氧血红蛋白，失去携带氧的能力导致缺氧而产生呼吸困难；亚硝酸盐和苯胺类中毒时，使血红蛋白变为高铁血红蛋白失去携带氧的能力导致缺氧；氢化物中毒时，氢离子抑制细胞色素氧化酶的活性，影响细胞呼吸作用，导致组织缺氧引起呼吸困难，严重时引起脑水肿抑制呼吸中枢。

4. 神经精神性呼吸困难　神经性呼吸困难主要是由于呼吸中枢受增高的颅内压和供血减少的刺激，使呼吸变为慢而深，并常伴有呼吸节律的改变，如双吸气（抽泣样呼吸）、呼吸遏制（吸气突然停止）等。临床上常见于重症颅脑疾患，如脑出血、脑炎、脑膜炎、脑脓肿、脑外伤及脑肿瘤等。

精神性呼吸困难主要表现为呼吸频率快而浅，伴有叹息样呼吸或出现手足搐搦。临床上常见于癔症患者，病人可突然发生呼吸困难。其发生机制多为过度通气而发生呼吸性碱中毒所致，严重时也可出现意识障碍。

5. 血源性呼吸困难　多由红细胞携氧量减少，血氧含量降低所致。表现为呼吸浅，心率快。临床常见于重度贫血、高铁血红蛋白血症、硫化血红蛋白血症。除此以外，大出血或休克时，因缺氧和血压下降，刺激呼吸中枢，也可使呼吸加快。

【伴随症状】

1. 发作性呼吸困难伴哮鸣音　多见于支气管哮喘、心源性哮喘；突发性重度呼吸困难见于急性喉水肿、气管异物、大面积肺栓塞、自发性气胸等。

2. 呼吸困难伴发热　多见于肺炎、肺脓肿、肺结核、胸膜炎、急性心包炎等。

3. 呼吸困难伴一侧胸痛　见于大叶性肺炎、急性渗出性胸膜炎、肺栓塞、自发性气胸、急性心肌梗死、支气管肺癌等。

4. 呼吸困难伴咳嗽、咳痰　见于慢性支气管炎、阻塞性肺气肿继发肺部感染、支气管扩张、肺脓肿等；伴大量泡沫痰可见于有机磷中毒；伴粉红色泡沫痰见于急性左心衰竭。

5. 呼吸困难伴意识障碍　见于脑出血、脑膜炎、糖尿病酮症酸中毒、尿毒症、肺性脑病、急性中毒、休克型肺炎等。

【问诊要点】

1. 呼吸困难发生的诱因　包括有无引起呼吸困难的基础病因和直接诱因，如心、肺疾病、肾病、代谢性疾病病史和有无药物、毒物摄入史及头痛、意识障碍、颅脑外伤史。

2. 呼吸困难发生的快与慢　询问起病是突然发生、缓慢发生、还是渐进发生或者有明显的时间性。

3. 呼吸困难与活动、体位的关系　如左心衰竭引起的呼吸困难。

4. 伴随症状　如发热、咳嗽、咳痰、咯血、胸痛等。

五、血气分析

（一）血液气体的组成

1. pH　指溶液中氢离子浓度的负对数。血液 pH 是指未分离血细胞的血浆 pH。其正常值 7.35～7.45，平均 7.40，异常最低值 6.8，最高值 7.8。静脉血较动脉血低 0.03～0.05。

pH 与氢离子浓度的换算：氢离子浓度的正常值为 35～45mmol/L（平均 40mmol/L）。pH 与[H^+]之间呈负相关，其换算方法有以下两种。

（1）0.8/1.25 法：即 pH 每减低 0.1 单位，则[H^+]为 40×1.25。例如 pH 7.20，则[H^+]为 40×1.25×1.25＝63。pH 每增高 0.1 则[H^+]为 40×0.8。例如：pH 7.6，则[H^+]为 40×0.8×0.8＝25.6。

（2）相关法：pH 介于 7.1～7.5 之间时，pH 与[H^+]呈线性相关。即[H^+]±1mmol/L，则 pH＋0.01 单位。例如：[H^+]50mmol/L，pH 为 7.3。

温度对 pH 有一定影响，一般测定在 37℃条件下进行，故实际应用时应校正。其校正公式为 pH＝测得 pH＋0.147×（37－病人体温）。亦可查表。随着测定仪器的进展，现很多仪器可经过电脑处理、打字，结果已校正完毕。

正常情况下，pH 由体内调节机制保持在狭小的正常范围内。病理情况下，调节和代偿失调，便发生了酸碱失衡。pH<7.35 为失代偿性酸中毒；pH>7.45 为失代偿性碱中毒；pH 在 7.35～7.45 之间，则有三种可能：①无酸碱失衡；②代偿性酸碱失衡；③复合性酸碱失衡 pH 变化方向相反而相互抵消。

2. PaCO$_2$ 指血液中物理溶解的 CO_2 所产生的分压。正常值为 4.5～6.0kPa（平均值为 5.33kPa）。即 35～45mmHg（平均 40mmHg）。PaCO$_2$ 反映肺泡通气水平，如大于 6.0kPa，提示通气不足，CO_2 潴留。其降低提示通气过度，CO_2 排出过多。PaCO$_2$ 是酸碱平衡中反映呼吸因素的唯一指标。但也受呼吸、代谢因素双重影响。它异常最低值是 1.33kPa（10mmHg），最高值为 20kPa（150mmHg）。静脉血较动脉血高 0.67～0.93kPa（5～7mmHg）。

PaCO$_2$ 测定的意义：①判断肺泡通气量是否正常。PaCO$_2$ = K×（CO_2 产量/肺泡通气量），由上式可知，CO_2 产量不变，PaCO$_2$ 与肺泡通气量成反比；②判断是否有呼吸性酸碱失衡；③判断代谢性酸碱失衡是否代偿；④判断是否有 Ⅱ 型呼吸衰竭。肺性脑病时，PaCO$_2$ 一般应大于 9.33kPa（70mmHg）。

3. TCO$_2$ 在 38℃ 与大气隔绝的条件下，测得血浆内一切形式的 CO_2 总和称为二氧化碳总量（TCO$_2$）。正常值为：28（22～32）mmol/L。当血 pH 为 7.40，PaCO$_2$ 为 40mmHg，体温 38℃ 时，TCO$_2$ 的组成如下。

[HCO$_3^-$]	24	mmol/L
[蛋白质氨基甲酸酯]	0.17	mmol/L
[CO$_3^{2-}$]	0.03	mmol/L
[CO$_2$]	1.2	mmol/L
[H$_2$CO$_3$]	0.0017	mmol/L
TCO$_2$	25.4017	mmol/L

TCO$_2$ 主要反映 HCO$_3^-$ 的多少，受代谢因素影响，同时亦受呼吸因素的影响，故不受临床重视。

4. AB 隔绝空气的全血标本在实际的 PaCO$_2$ 和实际 SaO$_2$（血氧饱和度）条件下，血浆中所含 [HCO$_3^-$] 之数值称为实际碳酸盐（AB）。正常值为 24（21～27）mmol/L。它受呼吸及代谢两方面的影响。AB 增高，既可能是代谢性碱中毒，也可能是呼吸性酸中毒代偿；AB 降低既可能是代谢性酸中毒，也可能是呼吸性碱中毒代偿。急性呼吸性酸中毒，AB 最高可达 30mmol/L，慢性呼吸性碱中毒，AB 最高可达 42～45mmol/L。急性呼吸性碱中毒，AB 可降至 18mmol/L，慢性呼吸性碱中毒，AB 可降至 15mmol/L。

5. SB SB 即标准碳酸氢盐，它是指在标准条件下，即体温 37℃，血氧饱和度 100%，二氧化碳分压 5.33kPa（40mmHg）测得的动脉血浆 HCO$_3^-$ 含量。正常值为 24（21～27）mmol/L。它排除了呼吸因素对 HCO$_3^-$ 含量的影响，其增减单纯反映体内代谢性酸碱的变化。正常人 AB = SB，其差反映了呼吸因素对酸碱平衡影响程度。如 AB>SB 示呼吸性酸中毒，AB<SB 示呼吸性碱中毒。

6. BB BB 即缓冲碱系人体血浆中具有缓冲作用的阴离子的总和。其中以 HCO$_3^-$、Pr$^-$ 最为重要，正常值为 45～55mmol/L。

呼酸时 HCO$_3^-$ 增加，蛋白质离子减少，两者比例有所变动，但两者之和不变。缓冲碱是基于上述两种缓冲系统的综合作用，故其不受呼吸因素的影响，但受电解质与 pH 等因素的影响。因此用标准条件处理血浆或全血所测得的缓冲碱为正常缓冲碱（NBB）。用公式表示即：ΔBB = BB－NBB。ΔBB 表示人体的碱储量。它不受呼吸因素、pH 及电解质等因素影响，能较好地反映体内缓冲碱的增减，故具有重要性。

根据 Hb 含量分布不同，BB 以下列几种形式表示。

（1）血浆缓冲碱（BBP）：是血浆中 HCO$_3^-$（24mmol/L）和 Pr$^-$（17mmol/L）之和，正常值为 41mmol/L。

（2）全血缓冲碱（BBb）：是除 BBP 外尚包括 Hb 和磷酸盐，后者量微可忽略不计。每 1g/dl Hb 具有 0.42mmol/L 的缓冲能力。如 Hb 为 15g/dl 则 BBb = BBP + 0.42×Hb（15）= 47.3mmol/L。因此 BBb 与 HCO$_3^-$ 和 Pr$^-$ 均有关系。当低蛋白血症时，虽 HCO$_3^-$ 正常，但 BBb 增加，并非碱中毒。

故 BBb 与碳酸氢盐互相印证，诊断意义更大。

（3）细胞外液缓冲碱（BB5）：是指 Hb 为 5 克%时全血缓冲碱，正常值为 43.5mmol/L。代表整个细胞外液的缓冲碱。

7. BE　即剩余碱，是指在标准条件下将一升全血的 pH 滴定到 7.4 时所需酸或碱的量。用酸的量用正值表示，用碱的量用负值表示。正常值为（0±2.5）mmol/L，实际上 BE 即为 ΔBB。

BE 不受呼吸影响，只反应代谢性改变，是判断代谢性酸碱失衡的重要指标。它与 SB 的意义相同。据 Hb 含量分布的不同，BE 有以下形式：BEP、BEb 及 BE_{Hb5}（BE_{ecf}，SBE）。目前均统一使用 Hb 5 g/dl 为细胞外液的 Hb 浓度。BE_{Hb5} 为细胞外液碱剩余。

8. CaO_2　即动脉血氧含量，系指 100ml 血内所含氧的毫升数。其降低表示肺通气或换气功能降低。但因 CaO_2 尚受心脏和血液成分的影响，故对 CaO_2 的估价应经过全面分析。例如肺心病患者，虽有明显的肺功能损害，但由于继发性红细胞增多，可使 CaO_2 含量正常；而贫血患者，肺功能虽正常，但 CaO_2 却降低。正常值为 20（19～21）ml/dl。

9. SaO_2　单位血红蛋白含氧的百分数为血氧饱和度（SaO_2）。氧在血中运送，除物理溶解于血浆外，绝大部分约 98.5%系与 Hb 结合，每克 Hb 能结合 1.34ml 的氧。如 100ml 血中含 15 克 Hb，就能结合 20ml 氧，但事实上 Hb 与氧结合量不都是 100%，Hb 实际结合的氧量与 Hb 能结合的氧量之比就是 SaO_2。正常值为 95%～99%。临床上常用 CaO_2 及 SaO_2 二者衡量血氧的真实情况。

10. PaO_2　血液中物理溶解的氧分子所产生的压力成为动脉血氧分压（PaO_2）。正常值为 10.7～13.3kPa（80～100mmHg）。PaO_2 随年龄的增长而降低。其年龄预计公式为

$$PaO_2 = 13.73kPa - 年龄×0.057±0.53$$

$$或\ PaO_2 = 103.5mmHg - 年龄×0.42±4。$$

11. P_VO_2　物理溶解于肺动脉血的 O_2 产生的压力，称为混合静脉血的氧分压（P_VO_2）。正常值为 4.7～6.0kPa（35～45mmHg），均值为 5.33kPa（40mmHg）。P_VO_2 可直接判断组织细胞缺氧，其意义比 PaO_2 大。P_VO_2<4.7kPa（35mmHg），提示组织轻度缺氧，乳酸产生量增加；P_VO_2<4.0kPa（30mmHg），提示组织中度缺氧，乳酸产生量增加 2 倍；P_VO_2<3.6kPa（27mmHg）提示组织重度缺氧，乳酸产生量增加 3 倍。另一方面，在正常 PaO_2 情况下，若 P_VO_2>6.0kPa（45mmHg），提示组织细胞摄取氧的能力下降了，多为氰化物、酒精等中毒及细胞水肿引起，也说明组织缺氧。

12. P_{50}　指体温 37℃、pH 7.40、BE 为"0"、SaO_2 达 50%的 PaO_2。正常值为 3.55kPa（26.6mmHg）。氧离曲线的位置并非固定不变，它受很多因素影响而右移或左移。因 P_{50} 位于此曲线的陡坡部位，其增减能较为敏感的反映曲线的位置。曲线右移时，P_{50} 增高，即相同的 PaO_2 其 SaO_2 降低，代表氧与 Hb 的亲和力降低，有利于氧的释放。曲线左移时，P_{50} 降低，即相同的 PaO_2 其 SaO_2 增高，代表氧与 Hb 的亲和力增强，不利于氧的释放。

13. $P_{(A-a)}O_2$　即肺泡气动脉血氧压差。由于正常人肺的各部分通气-血流比例不全一致，且动、静脉间亦有少量分流存在，故 P_AO_2（肺泡气中氧分压）均大于 PaO_2，此差即 $P_{(A-a)}O_2$。呼吸空气时约为 0.67～2.0kPa（5～15mmHg），最高一般不超过 4.0kPa（30mmHg）。此值增高提示换气功能障碍。但应注意心输出量减低时此差亦增大。吸入纯氧时 $P_{(A-a)}O_2$ 为 1.33～8.0kPa（10～60mmHg），至多不超过 13.3kPa（100mmHg）。

14. AG　即阴离子间隙，是指血清中所测定的阳离子数与阴离子总数之差。正常值 8～16mmol/L（均值 12mmol/L）。公式为 $Na^+ - (HCO_3^- + Cl^-) = AG$。AG 不仅在高 AG 代酸的诊断中可作为一个重要指标，而且在诊断复合性酸碱失衡中有其独特的意义。其升高可见于代谢性酸中毒、脱水、含有未测定阴离子的钠盐治疗、某些抗生素治疗（如氨苄青霉素）等；AG 降低可见于细胞外液稀释、低蛋白血症、高钾、高钙、高镁、锂中毒及多发性骨髓瘤等，另外实验室误差也可造成 AG 的异常。

（二）酸碱平衡的调节

1. 缓冲系统 血液的缓冲系统是由若干缓冲组所组成，缓冲组由弱酸及其碱组成。缓冲系统的作用是，能使强酸变弱酸，强碱变弱碱，或者变成中性盐。

缓冲系统包括：

（1）碳酸氢盐系统：由 HCO_3^-/H_2CO_3 组成。主要在血液与细胞外液起缓冲作用，在缓冲系统中最为重要，占缓冲系统的53%（血浆中占35%，红细胞内占18%）。因产生的 CO_2 可经肺排出，因此又称开放性缓冲对。

（2）磷酸盐系统：包括有机磷酸盐（3%）和无机磷酸盐（2%由 Na_2HPO_4/NaH_2PO_4 组成），主要作用在细胞内，在血液中的作用很小。

（3）血浆蛋白系统：由 Na-Pr/H-Pr 组成，占7%，其缓冲作用不大，但当其他缓冲系统全部动用后，本系统的重要性就有所增加。

（4）血红蛋白系统：主要在红细胞内发挥作用，占35%。由 BHb/HHb、$BHb/HHbO_2$ 组成。

缓冲组化学反应速度快，可以在15分钟内达到高峰。但对酸碱平衡来说，其缓冲作用毕竟有限，更为重要的调节功能是肺和肾。

2. 肺的调节 机体代谢的最终产物——CO_2，必须由肺部排出，以维持体内的酸碱平衡，因此，呼吸功能调节的重要性是明显的。

（1）中枢性调节功能：延脑呼吸中枢对 $PaCO_2$ 的改变非常敏感，$PaCO_2$ 增加0.3%，呼吸频率幅度就加大一倍。

（2）化学反射性作用：O_2、pH、CO_2 浓度的改变，是对主动脉体和颈动脉体内化学感受器的刺激物质。正常 O_2 含量对化学感受器并无刺激作用，但在缺氧时，便起刺激作用。CO_2 对化学感受器的刺激作用很弱。

（3）呼吸对代酸、代碱的代偿作用：代酸时，血浆 HCO_3^- 下降，则呼吸加深，肺泡气 PCO_2 下降，$PaCO_2$ 也下降，使 HCO_3^-/H_2CO_3 比值恢复正常。呼吸加深比呼吸加快所引起的作用更为重要。代碱时，血浆 HCO_3^- 升高，则呼吸变浅，CO_2 呼出减少，体内 H_2CO_3 含量增加，以恢复 HCO_3^-/H_2CO_3 的比值。

肺的调节作用发生迅速，最大代偿时限为12～24小时。

3. 肾的调节 肾小管细胞有将 H^+ 分泌入肾小管腔的能力。它是肾脏调节酸碱平衡的三个关键因素的基本。这三个关键因素就是 HCO_3^- 的重吸收，可滴定酸的排泄和氨的分泌。

（1）增加 $NaHCO_3$ 的再吸收：肾小管细胞分泌 H^+ 与肾小管尿中的 Na^+ 交换，Na^+ 与细胞内 HCO_3^- 结合成 $NaHCO_3$ 回收到血液中。

（2）肾小管尿液酸化：肾小管细胞分泌 H^+ 与肾小管尿液中 Na^+ 交换，在尿液中形成 NaH_2PO_4 排出体外，增加了滴定酸的排泄。Na^+ 回吸收到细胞内与 HCO_3^- 结合成 $NaHCO_3$ 再回收到血液中。

（3）肾小管细胞分泌氨，以排除强酸盐：肾小管细胞分泌 H^+ 与 NH_3。H^+ 与肾小管 Cl^- 结合成 HCl，NH_3 与远曲小管中的 HCl 结合成 NH_4Cl 由尿排出。

肾脏的调节作用发生缓慢，但强大、持久，一般在酸碱失调后数小时开始，3～4天达到高峰，持续时限为一周左右。

（三）酸碱失衡的判定方法

（1）首先要核实结果是否有误差：pH、$PaCO_2$ 和 HCO_3^-（AB）三个变量一定要符合 H-H 公式，若报告所示的值代入公式中后，等式不成立，表明报告有误，可不必分析。H-H 公式涉及了对称公式，应用较繁琐，因此采用 Henderson 公式来判断，即 $H^+=24×(PCO_2/HCO_3^-)$。例如 pH 7.4，[HCO_3^-] 24mmol/L，PCO_2 40mmol，代入公式为 $40=24×(40/24)$，表明结果正确；又如 pH 7.35，

[HCO$_3^-$]36mmol/L，PCO$_2$60mmol，代入公式为45≠24×（60/36），表明结果有误。

（2）分清原发和继发：一般讲，单纯性酸碱失衡的 pH 是由原发失衡所决定的。也就是说 pH 与 PaCO$_2$ 或 HCO$_3^-$ 相一致者为原发改变。如果 pH 的变化与二者都一致，则为复合型酸碱失衡；如 pH 的改变与一项相一致，另一项已超过了最大代偿范围，也为复合型酸碱失衡。

（3）分清单纯性和复合性：①PaCO$_2$升高同时伴有 HCO$_3^-$下降，肯定为呼酸＋代酸；②PaCO$_2$下降伴 HCO$_3^-$升高，肯定为呼碱＋代碱；③PaCO$_2$和 HCO$_3^-$明显异常而 pH 正常，为复合性酸碱失衡，可进一步用代偿公式进行分析。

（4）参考血电解质变化有利于判断酸碱失衡类型，见表1-2。

（5）结合病史、临床表现综合判断。

表1-2 常用单纯性酸碱失衡的预计代偿公式

原发失衡	预计代偿公式
代谢性酸中毒	PaCO$_2$ = 1.5×[HCO$_3^-$] + 8±2
代谢性碱中毒	ΔPaCO$_2$ = 0.9×Δ[HCO$_3^-$]±5
呼吸性酸中毒	急性代偿引起 HCO$_3^-$ 升高 3～4mmol/L
	慢性 Δ[HCO$_3^-$] = 0.35×ΔPaCO$_2$±5.58
呼吸性碱中毒	急性 Δ[HCO$_3^-$] = 0.2×ΔPaCO$_2$±2.5
	慢性 Δ[HCO$_3^-$] = 0.5×ΔPaCO$_2$±2.5

（四）各型酸碱失衡的判断

1. 呼吸性酸中毒 原发性的 PaCO$_2$ 升高称为呼吸性酸中毒（呼酸）。机体通过缓冲系统、肾脏调节及细胞内外离子交换，使[HCO$_3^-$]代偿增加，从而使 HCO$_3^-$/H$_2$CO$_3$ 比值趋向正常。

急性呼酸时，肾脏不参与代偿，主要由缓冲系统（其中血液、Hb 系统占 1/3、组织缓冲系统占 2/3）进行，即使 PaCO$_2$ 升高至 10.66～12kPa（80～90mmHg）时，此种代偿作用也仅能使[HCO$_3^-$]增加 3～4mmol/L。

慢性呼酸时，由于肾脏参与代偿，血浆 HCO$_3^-$ 进一步增加，公式为：Δ[HCO$_3^-$] = 0.35×ΔPaCO$_2$±5.58；

血气变化为：①PaCO$_2$原发升高；②HCO$_3^-$代偿升高；③Δ[HCO$_3^-$]＜PaCO$_2$（即测得 HCO$_3^-$ 在 24＋0.35×ΔPaCO$_2$±5.58 之间）；④pH 下降或正常；⑤PaO$_2$ 下降；⑥ K$^+$正常或升高，Na$^+$正常或下降，Cl$^-$下降。

2. 呼吸性碱中毒 原发性 PaCO$_2$ 减少，称为呼吸性碱中毒（呼碱）。机体通过血液缓冲体系。细胞内外离子交换，肾脏调节机制进行代偿，使[HCO$_3^-$]降低，HCO$_3^-$/H$_2$CO$_3$ 趋向正常。

急性呼碱代偿公式：Δ[HCO$_3^-$] = 0.2×ΔPaCO$_2$ ± 2.5；

慢性呼碱代偿公式：Δ[HCO$_3^-$] = 0.5×ΔPaCO$_2$ ± 2.5；

血气变化为：①PaCO$_2$原发下降；②HCO$_3^-$代偿下降；③Δ[HCO$_3^-$]＜PaCO$_2$（即测得[HCO$_3^-$]在 24＋0.2（或 0.5）×ΔPaCO$_2$±2.5 之间）；④pH 升高或正常；⑤低钾、低钙，氯可升高或正常、钠可正常、轻度升高或下降。

3. 代谢性酸中毒 原发性血浆[HCO$_3^-$]减少称为代谢性酸中毒（代酸）。按 AG 值不同分为两种，即高 AG 型代酸和正常 AG 型代酸。

其 PaCO$_2$ 代偿公式为：PaCO$_2$ = 1.5×[HCO$_3^-$]＋8±2；

高 AG 型代酸以产生过多的酸为特征，常见于乳酸性酸中毒、尿毒症、酮症酸中毒。

血气特点：①[HCO$_3^-$]下降；②PaCO$_2$下降；③PaCO$_2$＜Δ[HCO$_3^-$]（即测得 PaCO$_2$在 1.5×[HCO$_3^-$]＋8±2 之间）；④PaO$_2$下降；⑤K$^+$升高或正常，Na$^+$下降或正常，Cl$^-$正常；⑥pH 下降或正常；⑦AG 升高。

正常 AG 型代酸或称高氯性代酸可由[HCO_3^-]排出增多（如腹泻）、酸排泄障碍（如肾小管性酸中毒）或过多使用含 Cl^- 的酸等引起。

血气特点：HCO_3^-、$PaCO_2$、pH、PaO_2 变化与高 AG 型代酸相同，所不同的是离子改变；K^+ 可正常或降低；Cl^- 升高；Na^+ 可正常或轻度升高、下降。

值得注意的是：

（1）乳酸酸中毒的代偿程度大，因为脑细胞产生的乳酸直接作用于呼吸中枢。

（2）由于血脑屏障的存在，HCO_3^- 通过血脑屏障慢，因此，补碱时血[HCO_3^-]虽已恢复正常，但脑脊液中[HCO_3^-]仍偏低，[H^+]仍较高，作用于呼吸中枢，使过度通气持续存在，结果[HCO_3^-]/$PaCO_2$ 比值升高、pH 上升，出现代酸纠正期间的碱血症，可持续 18～24 小时。反之，碱中毒纠正期间的脑脊液 pH 仍偏低，故碱中毒的精神症状在血气分析值正常后，可持续 1～2 天。

4. 代谢性碱中毒 原发的血浆[HCO_3^-]升高称为代谢性碱中毒（代碱）。其 $PaCO_2$ 代偿公式为：$\Delta PaCO_2 = 0.9 \times \Delta[HCO_3^-] \pm 5$。

血气特点：①HCO_3^- 升高；②$PaCO_2$ 代偿升高；③$\Delta PaCO_2 < \Delta[HCO_3^-]$（即测得的 $PaCO_2$ 在 40 + 0.9×[HCO_3^-]±5 之间）；④pH 升高或正常；⑤PaO_2 可下降或正常；⑥K^+ 减少，Cl^- 减少，Ca^{2+} 减少，Na^+ 可正常、升高或下降。

5. 呼酸 + 代酸 常发生于心肺复苏、肺水肿、COPD 严重缺氧及药物中毒等情况下。由于两种酸中毒并存，使代酸失去了降低 $PaCO_2$ 的有效代偿；由于代酸的 HCO_3^- 消耗，使呼酸失去了有效的 HCO_3^- 重吸收的代偿，两种酸化效应使 pH 显著下降，可发生致命的后果。

血气特点：①$PaCO_2$ 升高、正常及轻度下降；②HCO_3^- 下降、正常或轻度升高；③pH 明显下降，常低于 7.10；④实测 $HCO_3^- < 24 + 0.35 \times \Delta PaCO_2 - 5.58$；或 $PaCO_2 > 1.5 \times HCO_3^- + 8 \pm 2$）；⑤AG 升高；⑥$K^+$ 升高，Cl^- 正常或稍低，而 Na^+ 正常或下降。

例：Na^+140，K^+5.0，Cl^-103，HCO_3^- 17，$PaCO_2$ 50，pH 7.15（Na^+、K^+、Cl^-、HCO_3^- 单位为 mmol/L，$PaCO_2$ 为 mmHg，以下同，举例中均略去）。

判断：　　pH7.15，$PaCO_2$ 为 50，二者变化一致，$PaCO_2$ 为原发改变，判定为呼酸。

按呼酸 HCO_3^- 代偿公式 $\Delta[HCO_3^-] = 0.35 \times \Delta PaCO_2 \pm 5.58$；

预计　　　HCO_3^- = 24+0.35×（50–40）± 5.58 = 21.92～33.08；

实测　　　HCO_3^- 为 17 < 21.92，为代酸。

结论：　　呼酸 + 代酸。

6. 呼酸 + 代碱 常发生于肺心病呼酸时由于治疗过程中摄入减少、呕吐、皮质激素、低盐饮食及利尿剂的应用又合并了低钾、低氯性碱中毒。

血气特点：①$PaCO_2$ 升高；②HCO_3^- 升高；③$HCO_3^- > 24 + 0.35 \times \Delta PaCO_2 + 5.58$ 或 $PaCO_2 > 40 + 0.9 \times[HCO_3^-] + 5$）；④pH 可升高、正常或下降（这取决于呼酸及代碱的严重程度）；⑤PaO_2 下降；⑥K^+ 下降，Cl^- 下降，Na^+ 正常或下降。

例：Na^+ 140，K^+ 3.4，Cl^- 92，HCO_3^- 40，$PaCO_2$ 67，pH 7.40。

判断：　　　　pH 7.40，HCO_3^- 40 可判断为代碱；

按公式：　　　$\Delta PaCO_2 = 0.9 \times \Delta HCO_3^- \pm 5$；

可预计　　　　$PaCO_2$ = 40 + 0.9×（40–24）±5 = 49.5～59.5；

实测　　　　　$PaCO_2$ 为 67>59.5 为呼酸。

结论：　　　　呼酸 + 代碱。

7. 呼碱 + 代碱 双重的碱化作用使 pH 明显升高，预后差。因碱中毒时氧离曲线左移，即氧与血红蛋白亲和力增加，组织间不易释放 O_2；碱中毒时 pH 上升，呼吸中枢抑制，引起或加重 CO_2 潴留；另外碱中毒可引起脑血管收缩。pH 在 7.60～7.64 时，死亡率 65%，pH>7.64 时，死亡率为 90%。

血气特点：①$PaCO_2$ 可下降、正常或轻度升高；②HCO_3^- 可升高、正常或下降；③$PaCO_2 < 40 + 0.9 \times \Delta[HCO_3^-] - 5$ 或 $[HCO_3^-] > 24 + 0.5 \times \Delta PaCO_2 + 2.5$；④pH 明显升高；⑤$K^+$ 下降，Ca^{2+} 下降，Cl^- 可正常、下降或升高；Na^+ 可正常、升高或下降。

例：Na^+ 135，K^+ 3.0，Cl^- 93，HCO_3^- 32，$PaCO_2$ 30，pH 7.65

判断：　　　　　HCO_3^- 32，pH 7.65，提示代碱存在。

按公式：　　　　$\Delta PaCO_2 = 0.9 \times \Delta[HCO_3^-] \pm 5$；

预计：　　　　　$PaCO_2 = 40 + 0.9 \times (32 - 24) \pm 5 = 42.2 \sim 52.2$；

实测　　　　　　$PaCO_2$ 为 $30 < 42.2$，提示呼碱。

结论：　　　　　呼碱 + 代碱。

8. 呼碱 + 代酸　可见于脓毒败血症、肺栓塞合并肾衰竭或肺心病时应用呼吸机不当，排出了大量 CO_2，同时缺乏氧至酸性物质产生过多。

血气特点：①$PaCO_2$ 下降；②HCO_3^- 下降；③$PaCO_2 < 1.5 \times [HCO_3^-] + 8 - 2$ 或 $[HCO_3^-] < 24 + 0.5 \times \Delta PaCO_2 - 2.5$；④pH 可正常、升高或下降；⑤AG 升高；⑥$K^+$、$Cl^-$、$Na^+$ 可正常、升高或下降。

例：Na^+ 140，K^+ 3.5，Cl^- 107，HCO_3^- 13，$PaCO_2$ 15，pH 7.56。

判断：　　　　　pH 7.56，$PaCO_2$ 15，提示呼碱存在。

按公式：　　　　$\Delta[HCO_3^-] = 0.5 \times \Delta PaCO_2 \pm 2.5$；

预计　　　　　　$[HCO_3^-] = 24 + 0.5 \times (15 - 24) \pm 2.5 = 17 \sim 22$；

实测　　　　　　$[HCO_3^-]$ 为 $13 < 17$，提示代酸。

结论：　　　　　呼碱 + 代酸。

9. 代酸 + 代碱　此型分为高 AG 型和正常 AG 型。正常 AG 型代酸 + 代碱很难识别，须依靠详尽的病史。如急性胃肠炎患者同时伴腹泻和呕吐。腹泻可引起高氯性酸中毒，而呕吐可引起低钾、低氯性碱中毒，此时病人可表现为大致正常的血气值。

高 AG 型代酸 + 代碱的血气特点为：AG 升高，且 AG 升高数大于 HCO_3^- 下降数，而 pH、HCO_3^- 和 $PaCO_2$ 变化不大或正常。

例如：Na^+ 140，K^+ 3.5，Cl^- 95，HCO_3^- 25，$PaCO_2$ 40，pH 7.40。

此患者 $AG = 140 - (25 + 95) = 20\text{mmol/L}$，提示高 AG 代酸的存在；根据电中和原理：$HCO_3^-$ 下降数 = AG 升高数 = $20 - 12 = 8\text{mmol/L}$。可预计如病人仅存在高 AG 代酸，则 HCO_3^- 应为 $24 - 8 = 16\text{mmol/L}$，实测 HCO_3^- 为 $25 > 16\text{mmol/L}$，提示代碱的存在。也就是说由于病人合并了代碱，HCO_3^- 才从 16mmol/L 升至 25mmol/L。如不计算 AG 值，必误诊为酸碱失衡存在。

10. 呼碱 + 代碱 + 代酸及呼酸 + 代碱 + 代酸　一种呼吸性酸碱失衡（呼酸或呼碱）合并代碱 + 代酸称为三重酸碱失衡。

呼碱 + 代碱 + 代酸的血气特点为：AG 升高、$PaCO_2$ 下降、$\Delta AG \neq \Delta HCO_3^-$、pH 正常、升高或下降，但往往升高。

例如：Na^+ 142，K^+ 3.0，Cl^- 101，HCO_3^- 20，$PaCO_2$ 28，pH 7.45。

判断：　　　　　$AG = 142 - (101 + 20) = 21 > 12$，为高 AG 型代酸。

按公式　　　　　$PaCO_2 = 1.5 \times [HCO_3^-] + 8 \pm 2$。

预计　　　　　　$PaCO_2 = 1.5 \times 20 + 8 \pm 2 = 36 \sim 40$。

实测　　　　　　$PaCO_2$ 为 $28 < 36$，提示呼碱存在。

根据电中和原理，AG 升高数 = HCO_3^- 下降数 = $21 - 12 = 9$，可预计，若此病人仅有高 AG 代酸存在，则 HCO_3^- 应为 $24 - 9 = 15$，但实测 $[HCO_3^-] = 20 > 15$，提示代碱存在。

结论：　　　　　呼碱 + 代碱 + 代酸。

若忽视计算 AG，易误诊为呼碱。

呼酸 + 代碱 + 代酸的血气特点为：AG 升高、$PaCO_2$ 升高：$\Delta AG \neq \Delta HCO_3^-$，pH 正常、升高或下降，但往往下降。

例如：Na^+ 140，K^+ 4.5，Cl^- 75，HCO_3^- 36，$PaCO_2$ 66，pH7.347。

判断：　　　　pH7.347，$PaCO_2$ 66，提示呼酸存在。

按公式：　　　$\Delta HCO_3^- = 0.35 \times \Delta PaCO_2 \pm 5.58$；

预计　　　　　$HCO_3^- = 24 + 0.35 \times (66 - 40) \pm 5.58 = 27.52 \sim 38.68$；

$AG = 140 - (75 + 36) = 29 > 12$，提示代酸存在。

根据电中和原理，AG 升高数 = HCO_3^- 下降数 = 29 – 12 = 17mmol/L，若此病人无高 AG 代酸存在，则[HCO_3^-] = 36 + 17 = 53，（>36.68），提示代碱存在。换句话说，就是合并了代酸，消耗了一部分 HCO_3^-，我们测得的 HCO_3^- 为 36，而不是 53。

结论：　　　　呼酸 + 代碱 + 代酸。

若忽视计算 AG，易误诊为呼酸。

（五）血气异常和酸碱失衡的处理

1. 一般治疗原则

（1）病因治疗：对血气异常和酸碱失衡的处理，应首先进行原发病因的治疗。

（2）抗感染治疗：感染往往是血气异常的诱因，合理的抗感染治疗较为重要。

（3）改善肺和肾功能：肺和肾的功能正常对维持血气和酸碱平衡的正常至关重要。因此在处理酸碱失衡时，要注意呼吸道的通畅和改善通气功能，促进肺功能的恢复；同时采取措施，促进肾功能的恢复。

（4）吸氧：中、重度低氧血症时应及时吸氧。

2. 各型酸碱失衡的处理

（1）呼吸性酸中毒：①通畅气道，改善通气功能；②抗感染治疗，消除发病因素；③氧疗，改善重要器官功能；④补碱，pH 严重下降时可少量补碱；⑤同时纠正水和电解质紊乱。

（2）呼吸性碱中毒：①治疗原发病，消除致病因素；②减慢通气，精神安慰，应用安定药物；③严重时可吸入含 $5\%CO_2$ 的 O_2 混合气治疗。危重者采用药物阻断自主通气，气管插管机械通气治疗。

（3）代谢性酸中毒：①去除病因；②补充碱性药物。一般 pH < 7.25 时，可适当补碱。

补碱公式

$$HCO_3^- \text{缺乏（mmol）} = (24 - \text{测得} HCO_3^-) \times \text{体重（kg）} \times 0.2$$

$$5\%NaHCO_3 \, 1.66ml = 1mmol$$

计算所得的量先给 1/2，余者在 24h 内给完或测血气后再决定。

如用 BE，计算公式为：

$$\text{补碱量（mmol）} = (-2.5 - BE_{ecf}) \times \text{体重（kg）} \times 0.2$$

（4）代谢性碱中毒：①纠正病因；②补钾，其公式为：钾缺乏（mmol）= [正常血清 K^+（4.5）– 测得 K^+] × 体重（kg）× 0.4；每克 KCl 含 K^+ 和 Cl^- 各 13.4mmol；③补氯，其公式为缺氯量（mmol）= (100 – 测得的 Cl^-) × 体重（kg）× 0.2，将其 1/2 量加入 5%～10% 糖中稀释至 0.4% 氯化铵溶液（2% 氯化铵 1000ml 含 Cl^- 375mmol）中，均匀而缓慢静注。或用精氨酸，每 10 克盐酸精氨酸含 Cl^- 和 H^+ 各 48mmol，24 h 内可用 20～40 克。对于重症病人可用 0.1mmol/L 的 HCl 500ml 由中心静脉缓慢滴入。

（5）复合型酸碱失衡的处理原则：①抓住主要矛盾，首先纠正 pH 明显失常，同时防止其他酸碱失衡加重和新的酸碱失衡的发生。②纠正病因。③纠正水和电解质紊乱。对于混合性酸碱失衡病人，只要不存在高钾的危险，就应补钾；只要不存在水中毒的危险或排水障碍的情况，就应补充水分，主要是生理盐水，因它对酸中毒、碱中毒均有益处。④改善重要器官功能，增强代偿能力。⑤给足热量，补充能量，恢复正常代谢，增加抗病能力。

六、肺功能检查

肺功能检查可对受检者呼吸生理功能的基本状况作出质和量的评价,能明确肺功能损害的程度和类型。并且对研究疾病的发病机制、病理生理、明确诊断、指导治疗、判断疗效和疾病的康复以及劳动力的鉴定和在评估胸腹部手术耐受性等都有重要意义。

(一)通气功能检查

肺通气功能检查是呼吸功能检查中最基本的检查项目。

1. 肺容积　肺容积包括四种基础肺容积(basal hung volume)和四种基础肺容量(basal lung capacity)。肺容积指在安静情况下,测定一次呼吸所出现的容积变化,不受时间限制,具有静态解剖学意义,包括潮气容积、补吸气容积、补呼气容积和残气容积。肺容量是由两个或两个以上的基础肺容积组成(图1-1)。包括深吸气量、功能残气量、肺活量、肺总量。

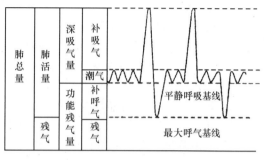

图1-1　肺容积及其组成

测定方法是受检者取坐位,上鼻夹,口含器与肺量计相连,平静呼吸5次后测定肺活量。肺量计在应用前要校正。

(1)潮气容积(tidal volume,VT):是指平静呼吸时,一次吸入和呼出的气量。正常成人参考值约为500ml。VT受吸气肌功能的影响,尤其是膈肌的运动,呼吸肌功能不全时VT降低。

(2)补呼气容积(expiratory reserve volume,ERV):是指平静呼气末再尽最大力量呼气所呼出的气量。正常成人参考值:男性(1609±492)ml、女性(1126±338)ml。ERV可随呼气肌功能的改变而发生变化。

(3)补吸气容积(inspiratory reserve volume,IRV):是指平静吸气末再尽最大力量吸气所吸入气量。正常成人参考值:男性约2160ml、女性约1400ml。IRV受吸气肌功能的影响。

(4)深吸气量(inspiratory capacity,IC):是指平静呼气未尽最大力量吸气所吸入的最大气量,即潮气容积加补吸气容积(VT + IRV)。正常成人参考值:男性为(2617±548)ml,女性为(1970±381)ml。当呼吸功能不全时,尤其是吸气肌力障碍以及胸廓、肺活动度减弱和气道阻塞时IC值降低。

(5)肺活量(vital capacity,VC):是指尽力吸气后缓慢而又完全呼出的最大气量,即深吸气量加补呼气容积(Ic + ERV)或潮气容积加补吸气容积加补呼气容积(VT + IRV + ERV)。正常成人参考值:男性(4217±690)ml、女性(3105±452)ml;实测值占预计值的百分比<80%为减低,其中60%~79%为轻度、40%~59%为中度、<40%为重度。肺活量是肺功能检测中简单易行而最有价值的参数之一。肺活量减低提示有限制性通气功能障碍以及严重的阻塞性通气功能障碍。

(6)功能残气量(functional residual capacity,FRC):是指平静呼气末肺内所含气量,即补呼气量加残气量(RV)。FRC、RV均不能由肺量计直接测得,需应用气体(氦气或氮气)分析方法间接测定。

1)测定方法:方法较多,目前多采用密闭式重复呼吸氮稀释法多用。首先在冲洗后的肺量筒内充入纯氧5000ml。嘱受检者取坐位,重复呼吸7分钟使肺量计内的氧与肺内氮充分混合达到平衡,再取肺量计中气样测定氮浓度,计算FRC。

2)正常成人参考值:男性(3112±611)ml、女性(2348±479)ml。

3)临床意义:肺弹性回缩力下降如阻塞性肺气肿、气道部分阻塞,可使FRC增高。肺间质纤维化、急性呼吸窘迫综合征(ARDS)时FRC下降。

（7）残气量（residual capacity，RV）：是指平静呼气末肺内所含气量，这些气量足够继续进行气体交换（弥散呼吸）。正常成人参考值：男性（1615±397）ml、女性（1245±336）ml。其临床意义同FRC。然而临床上残气量常以其占肺总量（TLC）百分比（即RV/TLC%）作为判断指标，超过40%提示肺气肿。

（8）肺总量（total lung capacity，TLC）：是指最大限度吸气后肺内所含气量，即肺活量加残气量。正常成人参考值：男性（5766±782）ml、女性（4353±644）ml。肺总量减少见于广泛肺部疾病，如肺水肿、肺不张、肺间质性疾病、胸腔积液、气胸等。

2. 通气功能　通气功能又称为动态肺容积，是指单位时间内随呼吸运动进出肺的气量和流速。

（1）肺通气量

1）每分钟静息通气量（minute ventilation，VE）：指静息状态下每分钟呼出气的量，等于潮气容积（VT）×每分钟呼吸频率（RR/分钟）。

A. 测定方法：嘱受检者安静卧床休息15分钟，记录平静呼吸2分钟后的呼吸曲线与自动氧耗量。选择呼吸曲线平稳、基线呈水平状态、氧摄取曲线均匀的1分钟，计算VE。

B. 正常成人参考值：男性（6663±200）ml、女性（4217±160）ml。

C. 临床意义：VE>10 L/min提示通气过度；VE<3 L/min提示通气不足。

2）最大自主通气量（maximal voluntary ventilation，MVV）：是指在1分钟内以最大的呼吸幅度和最快的呼吸频率呼吸所得的通气量。常以实测值占预计值%进行判定。可用来评估肺组织弹性、气道阻力、胸廓弹性和呼吸肌的力量，是临床上常用作通气功能障碍、通气功能储备能力考核的指标。占预计值%<80%为异常。

（2）用力肺活量：用力肺活量（forced vital capacity，FVC）是指深吸气至肺总量后以最大力量、最快的速度所呼出的全部气量。正常人3秒内可将肺活量全部呼出，第1、2、3秒所呼出气量各占FVC的百分率正常分别为83%、96%，99%。第一秒用力呼气容积（forced expiratory volume in one second，$FEV_{1.0}$）是指最大吸气至肺总量位后，开始呼气第1秒钟内的呼出气量。临床应用非常广泛，并常以$FEV_{1.0}$和$FEV_{1.0}$/FVC%表示（简称一秒率）。是测定呼吸道有无阻力的重要指标。

正常参考值：成人男性（3179±117）ml、女性（2314±48）ml；$FEV_{1.0}$/FVC%大于80%。

（3）最大呼气中期流量：最大呼气中期流量（maximal mid-expiratory flow，MMEF、MMF）是根据用力肺活量曲线而计算得出用力呼出25%～75%的平均流量。可作为评价早期小气道阻塞的指标。测定方法是将用力肺活量起、止两点间平均分为四等分，取中间50%的肺容量与其所用呼气时间相比所得值。正常成人男性为（3452±1160）ml/s、女性为（2836±946）ml/s。

（4）肺泡通气量：肺泡通气量（alveolar ventilation，VA）是指安静状态下每分钟进入呼吸性细支气管及肺泡与气体交换的有效通气量。肺泡通气量受无效腔与潮气容积比率（VD/VT）影响，正常VD/VT为0.3～0.4，比值小则有效肺泡通气量增加；反之则减少。

$$VA = VT×（1-VD/VT）×RR（VD为生理无效腔）$$

（5）临床应用

1）通气功能的判断：临床上通气功能测定是肺功能测定的基本内容，是一系列肺能检查中的初筛项目。

肺功能不全分级：见表1-3。

表1-3　肺功能不全程度分级

肺功能	VC或MVV实/预%	$FEV_{1.0}$/FVC%
基本正常	>80	>70%
轻度减退	80～71	70～61
显著减退	70～51	60～41
严重减退	50～21	≤40
呼吸衰竭	≤20	

通气功能障碍分型：见表1-4。

表1-4 通气功能障碍分型

分型	FEV$_{1.0}$/FVC%	MVV	VC	气速指数	RV	TLC
阻塞性	明显下降	明显下降	正常或下降	<1.0	增加	正常或增加
限制性	正常或增加	下降或正常	明显下降	>1.0	正常或下降	下降
混合性	下降	下降	下降	=1.0	不定	不定

$$气速指数 = \frac{MVV实测值/预计值\%}{VC实测值/预计值\%}$$

2）阻塞性肺气肿的判断：可根据 RV/TLC%结合肺泡氮浓度的测定，对阻塞性肺气肿的程度作出判断。RV/TLC%≤35：无肺气肿；RV/TLC% 36～45 轻度肺气肿；RV/TLC% 46～55 中度肺气肿；RV/TLC%≥56 重度肺气肿。

3）支气管舒张试验的判断：通过支气管舒张试验可判断气道有无可逆性。

A. 测定方法：测定前病人 24 小时停用支气管舒张药，再行常规肺功能测定。当结果提示 FEV$_{1.0}$或 FEV$_{1.0}$/FVC%降低时，给病人吸入沙丁胺醇 0.2mg 后 15～20 分钟再测定，计算用药前后通气改善率。

B. 结果判断：改善率＞15%，判定为阳性。15%～24%轻度可逆，25%～40%为中度可逆，＞40%为高度可逆。

4）峰值呼气流速（peak expiratory flow，PEF）：是指用力肺活量测定过程中，呼气流速最快时的瞬间流速，主要反映呼吸肌的力量及气道有无阻塞。正常人一日内不同时间点的 PEF 值可有差异，称为日变异率或昼夜波动率。这种变异率的测定，可用微型峰流速仪于每日清晨及下午（或傍晚）测 PEF，连续测一周后计算：

正常一般＜20%，≥20%对支气管哮喘诊断有意义。并可作为哮喘患者病情监测的指标，变异率越高，提示病情越严重。

5）支气管激发试验：是协助支气管哮喘的一种方法。尤其是不典型哮喘及变异性哮喘。

测定方法：先测基础 FEV$_{1.0}$值，然后雾化吸入生理盐水 2 分钟，如果 FEV$_{1.0}$无明显降低，则从最低浓度开始，依次吸入组胺或乙酰甲胆碱，每一剂量吸完后测 FEV$_{1.0}$，至 FEV$_{1.0}$较吸入盐水后 FEV$_{1.0}$降低≥20%时终止。气道反应性的判断主要以使 FEV$_{1.0}$ 降低 20%时所需药物累积量（PD$_{20}$FEV$_{1.0}$），其值为组胺 PD$_{20}$PEV$_{1.0}$＜7.8μmol、乙酰甲胆碱 PD$_{20}$FEV$_{1.0}$＜12.8μmol，为气道反应性增高。

（二）换气功能检查

外呼吸进入肺泡的氧通过肺泡毛细血管进入血循环，而血中的二氧化碳通过弥散排到肺泡，这个过程称为"换气"也称为"内呼吸"。此过程与肺泡通气量、血流量、肺内气体的分布以及气体的弥散有密切关系。

1. 气体分布（gas distribution） 肺泡是气体交换的基本单位，只有吸入的气体能均匀地分布于每个肺泡，才能发挥最大的气体交换效率。但由于气道阻力、顺应性和胸内压的不一致的关系，肺内气体的分布存在区域性差异，呈现气体分布的不均一性。上肺区扩张程度大于下肺区。有阻塞性气道病变时，由于气道阻力不一致，吸入气体容易进入气道阻力低的肺内。

（1）测定方法：本项检查是以测定氮浓度作为判定指标。通过吸入纯氧后测定呼出气中的氮浓度来间接测定。常采用一口气氮稀释法测定。测定时令受检者于深呼气至残气量（RV）位后吸入纯氧至肺总量位，然后缓慢均匀地呼气至残气位。操作者将呼出气持续引入快速氮分析仪，连续测出呼出气中氮浓度，并描记肺泡氮浓度曲线。判定指标以呼气至 750～1250ml 的瞬时氮浓度差为准，正常＜1.5%。健康人吸入纯氧在肺内均匀分布，不同肺区的肺泡氮被吸入纯氧稀释后，浓度接近。

（2）临床意义：吸入气体分布不均匀主要是由于不均匀的气流阻力和顺应性。临床上支气管痉挛、支气管受压可出现不均匀的气流阻力；肺纤维化、COPD、肺淤血、肺水肿等可降低肺顺应性。

2. 通气/血流比值 血液流经肺泡时，能否保证得到充足的氧气和充分地排除二氧化碳，使血液动脉化，不仅要求有足够的通气量和血流量，而且要求通气与血流灌注（即通气/血流比值 ventilation/perfusion，V/Q）之间的正常比例。在静息状态下，健康成人每分钟肺泡通气量约 4L，血流量约 5L，V/Q 比值为 0.8。但是受重力、体位和肺容积的影响，肺内不同肺区的 V/Q 比值也存在差异，从肺底向肺尖进行性增高；但通过生理上的调节，使整个肺的 V/Q 取得适当的比值，以保证最有效的气体交换。病理情况下有两种形式：一是部分肺泡通气不足，导致血流无效灌注，而导致静-动脉分流效应或功能性分流。二是部分肺泡血流不足，肺泡通气不能被充分利用，又称为无效腔样通气。这两种情况都可造成换气功能障碍，导致缺氧。其测定方法是通过计算一些生理指标来间接判定 V/Q 比例。其方法很多，如用 Bohr 公式计算无效腔比率（VD/VT）、肺泡-动脉氧分压差（$P_{(A-a)}O_2$）。V/Q 比例失调是肺部疾病产生呼吸衰竭的主要原因。

3. 肺泡弥散功能 肺泡弥散是肺泡内气体中和肺泡壁毛细血管中的氧和二氧化碳，通过呼吸膜进行气体交换的过程。以弥散量（diffusion capacity，D_L）作为判定指标。肺泡弥散量是指肺泡膜两侧气体分压差为 1mmHg 条件下，气体在单位时间（1min）所能通过的气体量（ml）。弥散量取决于两侧气体分压差、弥散系数、呼吸膜的弥散面积、厚度和通透性，还受心排出量、血红蛋白浓度等的影响。由于 CO_2 的弥散速率为 O_2 的 21 倍，故临床上弥散障碍的后果主要是缺氧。由于一氧化碳（CO）有与氧分子相类似特性，临床上测定时则通常采用 CO 气体。多采用单次呼吸法测定。正常值为：男性 18.23～38.41ml/（mmHg·min）；女性 20.85～23.9ml/（mmHg·min）。弥散量降低常见于肺间质性疾病、肺感染性疾病、慢性阻塞性肺疾病、贫血以及某些心脏病。弥散量增加可见于红细胞增多症、肺出血等。

（三）小气道功能检查

小气道是指吸气状态下内径＜2mm 的细支气管，包括全部细支气管和终末细支气管，是许多慢性阻塞性肺疾病早期容易受累的部位。小气道功能的检查对早期发现，诊断小气道疾病有十分重要的意义。

1. 闭合容积 闭合容积（closing volume，CV）原称闭合气量，是指平静呼气至残气位时，肺下垂部小气道开始闭合时所能继续呼出的气体量；而小气道开始闭合时肺内留存的气体量则称为闭合总量（closing capacity，CC），CC = CV + RV。

（1）测定方法：基本有两种，即一口气氮测定法和氦气法。两种方法都是利用肺上部和肺下部标记气体浓度的差异，根据不同浓度的标记气体非同步排空来计算闭合气量。

氮气法：嘱受试者取坐位深呼吸两次空气后，缓慢尽力呼气到残气量（RV）位，再以＜0.5 升/秒的速度缓慢持续吸入 100%氧到肺总量位。然后以 0.3～0.5 升/秒的缓慢速度呼气至残气量位。呼气同时测定呼出气容积和氮浓度，记录在 *X-Y* 轴记录仪上，会得出 4 相曲线。

Ⅰ相为气道与测定仪管道内不含氮的无效腔气，氮浓度为零；

Ⅱ相为无效腔与上下肺区混合气，氮浓度上升；

Ⅲ相为上下肺区同等排气，氮浓度相对稳定；

Ⅳ相为下肺区小气道开始闭合，排气渐向中、上肺区推进，当中肺区排气止，含氮较高的上肺区肺泡继续呼出时，氮浓度明显上升，第Ⅲ、Ⅳ相相交点至呼气终点即为闭合容积 CV。

氦气法：本方法与氮气法相似。不同之处是在开始吸气时先吸入定量指示气体氦 200ml 再吸人空气达肺总量（TLC）位。随后立即缓慢匀速的一次呼气至残气量（RV）位。

（2）结果判定：两方法所测结果无明显差异。测定结果判定指标有两种，分别为 CV（闭合气量）/VC（肺活量）%和 CC（闭合总量）/TLC（肺总量）%。正常值随年龄增加而增加；CV/VC%，30 岁为 13%，50 岁为 20%；CC/TLC<45%。

（3）临床意义：小气道有阻塞性病变时，在呼气中小气道容易闭合，使闭合容积量增加，可用作早期诊断；在肺纤维性病变，小儿肺囊肿，肺水肿等疾病时 CV 亦可增加。Ⅲ相斜率氮浓度差的增高提示气体分布不均，见于肺气肿患者。

2. 最大呼气流量-容积曲线 最大呼气流量-容积曲线（maximum expiratory flow-volume curve，MEFV）为受试者在作最大用力呼气过程中，将呼出的气体容积与相应的呼气流量所记录的曲线，或称流量-容积曲线 V-V 曲线）。

（1）测定方法：嘱受试者立位平静呼吸数次训练后深吸气至肺总量（TLC）位后，以最快速度用力呼气至残气位量，总呼气时间应达 4 秒以上，用 X-Y 函数记录仪描绘出呼气量与相应气流速度的相关曲线。

（2）判定指标及临床意义：临床上常用 VC50%和 VC25%时的呼气瞬时流量（V_{max50} 和 V_{max25}）作为检测小气道阻塞的指标，凡两指标的实测值/预计值小于 70%，且 $V_{50}/V_{25}<2.5$ 即认为有小气道功能障碍。通过观察 MEFV 曲线的下降支斜率的形状可判断气道阻塞的部位，特别是上气道阻塞，其曲线形态具有特征性。

七、胸 部 检 查

（一）评分标准（表 1-5）

表 1-5　胸部体格检查考试考核评分标准

检查方法	检查内容	检查要点	考核方法	分值	扣分标准	得分	备注
胸部视诊	胸部体表标志 骨骼标志	（1）胸骨上切迹位于胸骨柄上方，气管位于切迹正中 （2）胸骨柄：胸骨上端、上部两侧连锁骨，下部与胸骨体相连 （3）胸骨角：胸骨柄与胸骨体连接向前突出的部位，双侧与第2肋软骨连接，是前胸计数肋骨和肋间隙的标志 （4）腹上角：左右肋弓在胸骨下端会合所形成的夹角，又称胸骨下角。正常 70°～110°。体形瘦长者夹角小，矮胖者较大 （5）剑突：胸骨体下端突出的部分，呈三角形，其底部与胸骨体相连 （6）肋骨：共12对，于背部与胸椎相连，1～7肋在前胸与肋软骨连接，8～10肋与3个联合在一起的肋软骨连接。11、12为浮肋，不与胸骨连接 （7）肋间隙：两个肋骨之间的空隙，以标记病变水平位置。第1肋骨下面的间隙为第1肋间隙其余依次类推 （8）肩胛骨：位于胸后壁 2～8 肋骨之间，肩胛骨的最下端有肩胛下角，双下肢自然下垂时肩胛下角为第7、8后肋水平标志 （9）脊柱棘突：为后正中线的标志，颈根部第7颈椎棘突最突出，其下为胸椎起点 （10）肋脊角：为第12肋骨与脊柱构成的夹角，为肾和输尿管上端所在位置	口述并正确指出 10 项体表标志的具体位置	10	一项口述不清或指示不正确扣1分，口述不很清楚或指示部位不完全正确酌情扣分		

检查方法	检查内容	检查要点	考核方法	分值	扣分标准	得分	备注
胸部视诊	胸部体表标志	垂直线 （1）前正中线：通过胸骨正中的垂直线 （2）锁骨中线：通过锁骨的肩峰端与胸骨端之间中点的垂直线 （3）胸骨线：沿胸骨边缘与前正中线平行的垂直线 （4）胸骨旁线：通过胸骨线和锁骨中线之间的垂直线 （5）腋前线：通过腋窝前皱襞沿前侧胸壁向下的垂直线 （6）腋后线：通过腋窝后皱襞沿后侧胸壁向下的垂直线 （7）腋中线：自腋窝顶端与腋前和腋后线之间向下的垂直线 （8）肩胛线：双臂下垂时通过肩胛下角与后正中线平行的垂直线 （9）后正中线：即脊柱中线	口述并正确指出9条垂直线的具体位置	10	一项口述不清或指示不正确扣2分，口述不很清楚或指示部位不完全不正确酌情扣分		
		自然隐窝和解剖分区 （1）腋窝：双上肢内侧与胸壁相连的凹陷 （2）胸骨上窝：胸骨柄上方的凹陷部 （3）锁骨上窝：锁骨上方的凹陷，相当于肺尖部 （4）锁骨下窝：锁骨下方的凹陷，下界为第3肋骨下缘 （5）肩胛上区：肩胛区以上的区域，其外上界为斜方肌上缘 （6）肩胛下区：肩胛下角连线与第12胸椎水平线之间的区域 （7）肩胛间区：为两肩胛骨内缘之间的区域，后正中线将此区分为左右两部 口述并正确指出4个自然隐窝和3个解剖区的具体位置		5	口述或指示漏一个部位扣1分，口述不很清楚或指示部位不完全不正确酌情扣分		
		静脉：正常人静脉不显露，当上、下腔静脉阻塞时，可见胸壁静脉充盈或曲张。上腔静脉阻塞，血流方向向下；下腔静脉阻塞血流方向向上（口述）		2	口述不很清楚不得分		
		胸廓：注意胸廓形态.正常胸廓为前后径：横径为1：1.5，胸廓畸形常见形式有：桶状胸、扁平胸、佝偻病胸、胸廓凹陷、胸廓局部隆起、脊柱畸形所致胸廓变形等	口述	5	口述不很清楚不得分，漏项酌情扣分		
		乳房：乳房的大小、是否对称。皮肤有无红肿、破溃	口述	2	口述不清不得分		
		呼吸运动呼吸频率及节律 呼吸运动：正常人呼吸运动平稳，双侧对称，男性以腹式呼吸为主，女性以胸式呼吸为主，观察时注意有无呼吸运动增强或减弱。有无呼吸困难及三凹征 呼吸频率及节律：正常人呼吸频率为12～20次/分，节律均匀整齐。观察有无潮式呼吸、间歇呼吸、呼吸抑制等	口述	5	口述不很清楚不得分，漏项酌情扣分		
胸部触诊	皮下气肿	皮下气肿：气体积存于胸部皮下，用手按压时，使气体在皮下组织内移动，可出现捻发感	口述并示范	2	口述并示范不很清楚不得口述不清者不得分，内容不全者酌情扣分		
	胸壁压痛	胸壁压痛：用手指轻压胸壁及胸骨了解有无压痛。正常人无压痛	口述并示范	2	口述并示范不很清楚不得分		

续表

检查 方法	检查 内容	检查要点	考核 方法	分值	扣分 标准	得分	备注
胸部 触诊	乳房 触诊	乳房触诊:检查者手指的手掌必须平贴在乳房上[不要捏挤乳房]压力适当,手指掌面以圆周运动方式进行触摸。先查健侧,后查患侧。检查左乳房时,从外上开始,沿顺时针方向由浅入深触摸全部乳房,最后触摸乳头,用同样方法逆时针方向检查右乳房。检查时应注意有无乳头溢液,有无肿块、肿块的部位、大小、数目、质地、边缘、触痛以及和皮肤的关系	口述 并示范	5	口述并示范 不很清楚 不得分, 漏项酌情 扣分		
	胸廓 扩张度	胸廓扩张度:检查者两手置于胸廓下面的前侧部,左右拇指分别沿两侧肋缘指向剑突,拇指尖在正中线两侧对称部位,两手掌的伸展的手指置于前胸壁,嘱患者呼吸运动,比较两手的扩张度是否一致。前正中线两侧的大拇指向外移动的距离是否相等	口述 并示范	5	口述并示范 不很清楚 不得分, 漏项酌情 扣分		
	语音 震颤	语音震颤:两手手掌平贴在病人胸廓两侧的对称部位。嘱病人重复发"一"长音,比较两侧对称部位的震动感是否相同,要求从上到下,分别检查前胸、侧胸、后胸	口述 并示范	3	口述并示范 不很清楚 不得分, 漏项酌情 扣分		
	胸膜 摩擦感	胸膜摩擦感:双手手掌平放在胸壁的下前侧部。嘱病人做深呼吸运动,以触知有无摩擦感	口述 并示范	2	口述并示范 不很清楚 不得分, 漏项酌情 扣分		
肺部 叩诊	双肺野 叩诊	双肺野叩诊:病人取坐位或仰卧位,医师在左右两侧胸部对称部位进行对比叩诊。前胸叩诊板指平贴于肋间隙与肋骨平行;背部叩诊,在肩胛间区板指与脊柱平行,肩胛下区板指仍需平贴于肋间隙与肋骨平行	边口述 边操作	5	口述不清或 操作不规 范扣2分, 层次不清 酌情扣分		
	肺界 叩诊	肺界叩诊: (1)肺上界(肺尖宽度)叩诊,病人取坐位,医生站在病人的后侧。板指放在斜方肌前缘从中点开始,先向内叩由清音变浊音为肺尖内缘,再向外叩。由清变浊为肺尖外缘,然后测量两点距离,正常肺尖的宽度为4~6cm,右侧较左侧略窄 (2)肺下界叩诊:病人取坐位或仰卧位,医师在右锁骨中线,左右腋中线及肩胛下角线上自上而下叩诊,正常肺下界分别为第6、第8第10肋间 (3)肺下界移动度叩诊:病人取坐位,医师站在病人后侧,先叩出平静呼吸时的肩胛下角线的肺下界,用笔标记,嘱病人深呼吸后屏气片刻,迅速向下叩出下降的肺的下界,并标记。再嘱病人作深呼气屏气,重新由上向下叩出上升的肺下界,作标记,两标记点的距离为肺下界移动度,正常为6~8cm,移动度减小于肺气肿、肺不张、肺炎症、肺肿瘤、胸腔积液等	边口述 边操作	10	一项口述不 清或操作 不规范扣 2分,层次 不清酌情 扣		
肺部 听诊	肺部听 诊方法	肺部听诊方法 (1)病人取坐位或仰卧位,张口均匀呼吸 (2)医师用听诊器沿肺尖开始听诊,顺序应自上而下,先前胸后侧胸再背部 (3)前胸沿锁骨中线和腋前线,侧胸沿腋中线和腋后线,背部沿肩胛线听诊 (4)听诊时应在上下、左右对称部位相互对比,判断声音改变	边口述 边操作	5	一项口述不 清或操作 不规范扣 1分,层次 不清酌情 扣		

续表

检查方法	检查内容	检查要点	考核方法	分值	扣分标准	得分	备注
肺部听诊	肺部听诊内容	呼吸音	（1）肺泡呼吸音：声音较软而有吹风的性质，听诊时注意有无增强，减弱或消失，呼气延长、呼吸音增粗。断续性呼吸音及其改变的部位 （2）支气管呼吸音：正常只在喉、胸骨上窝、背部第6和第7颈椎及第1和第2胸椎附近可听到。如在其他部位听到支气管呼吸音，则为异常，见于肺实变 （3）支气管肺泡呼吸音：正常在胸骨两侧第1，第2肋间隙，肩胛区的第3、第4胸椎水平及肺尖前后可听到。如在其他区域听到支气管肺泡呼吸音，则为异常，同样见于肺实变	边口述边操作	10	一项口述不清或操作不规范扣3分，各项内容不全者酌情扣分		
		啰音	啰音是呼吸音外的附加音，正常情况不存在。啰音可分为湿啰音即水泡音（分成大、中、小3种），干啰音（分为高调的哨笛或音低调的鼾音），听诊时要注意啰音所在的部位	口述	5	口述不清者不得分，内容不全者酌情扣分		
		语音共振	语音共振：病人按一般声音强度重复发"一"长音，正常可听到柔和、模糊的声音。检查时一定要在两侧胸部对称部位听诊，以发现其异常改变（增强，减弱）及部位	口述	2	口述不清者不得分，内容不全者酌情扣分		
		胸膜摩擦音	胸膜摩擦音：当胸膜有炎症时。胸膜表面粗糙，呼吸时可听到壁层与脏层胸膜摩擦音，一般在吸气末或呼吸初较明显屏气即消失，探呼吸及听诊器加压时摩擦音可增强。见于纤维索性胸膜炎，肺梗死，胸膜肿瘤，尿毒症	口述	5	口述不清者不得分，内容不全者酌情扣分		

（二）相关基础知识

胸部指颈部以下和腹部以上的区域。胸廓由12个胸椎和12对肋骨、锁骨及胸骨组成，其骨骼结构见图1-2A、图1-2B。其前部较短，背部稍长。胸部检查的内容很多，包括胸廓外形、胸壁、乳房、胸壁血管、纵隔、支气管、肺、胸膜、心脏和淋巴结等。

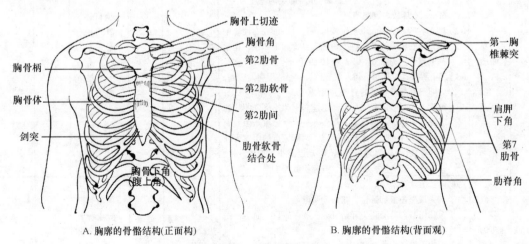

A. 胸廓的骨骼结构(正面构)   B. 胸廓的骨骼结构(背面观)

图 1-2　胸部骨骼结构

胸部检查除采用常规的一般物理检查外，目前已广泛应用于临床的检查方法有 X 线检查、肺功能检查、纤维支气管镜检查、胸腔镜检查、血气分析、病原学、细胞学和组织学检查，以及其他有关的生化检查等。这些检查虽能提供深入细致的早期病变和图像，甚至可以作出病因学和病理学的决定性诊断。然而，基本的胸部物理检查方法所能发现的触觉改变，叩诊音的变化以及听诊所闻及的各种异常呼吸音和啰音等，却不能从上述的这些检查中反映出来，因此，这些检查方法至今尚未能完全取代一般的物理检查。胸部基本的物理检查临床上沿用已久，设备条件要求不高，使用方便，并能收集到许多具有重要价值的资料和征象，此对胸部疾病的诊断具有十分重要的意义。当然，一个正确的诊断除了基本的物理检查外，还必须强调结合病史和其他辅助检查进行综合判断予以实现。

传统的胸部物理检查包括视诊、触诊、叩诊和听诊四个部分。检查应在合适的温度和光线充足的环境中进行。尽可能暴露全部胸廓，患者视病情或检查需要采取坐位或卧位，全面系统地按视、触、叩、听顺序进行检查。一般先检查前胸部及两侧胸部，然后再检查背部。这样既可克服只注意叩诊和听诊，而忽略视诊和触诊的倾向，也可避免重要体征的遗漏。

（三）胸部的体表标志

胸廓内含有心、肺等重要脏器，胸部检查的目的即是判断这些脏器的生理、病理状态。胸廓内各脏器的位置可通过体表检查予以确定。为标记正常胸廓内部脏器的轮廓和位置，以及异常体征的部位和范围，熟识胸廓上的自然标志和人为的划线具有十分重要的意义。借此可明确地反映和记录脏器各部分的异常变化在体表上的投影（图1-3A、B、C）。

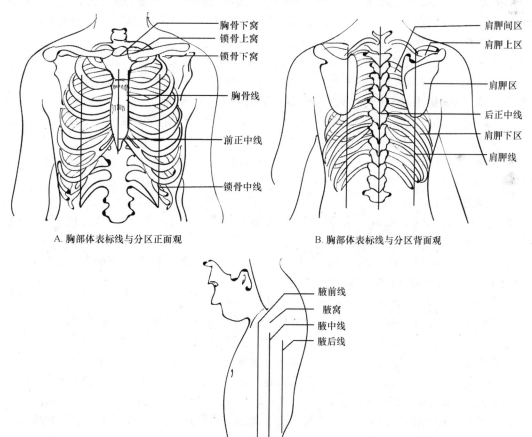

A. 胸部体表标志线与分区正面观

B. 胸部体表标志线与分区背面观

C. 胸部体表标志线与分区侧面观

图1-3　脏器各部分在体表上的投影

1. 骨骼标志

胸骨上切迹（suprasternal notch）：位于胸骨柄的上方。正常情况下气管位于切迹正中。

胸骨柄（manubrium sterni）：为胸骨上端略呈六角形的骨块。其上部两侧与左右锁骨的胸骨端相连接，下方则与胸骨体相连。

胸骨角（sternal angle）：又称 Louis 角。位于胸骨上切迹下约 5cm，由胸骨柄与胸骨体的连接处向前突起而成。其两侧分别与左右第 2 肋软骨连接，为计数肋骨和肋间隙顺序的主要标志。胸骨角还标志支气管分叉、心房上缘和上下纵隔交界及相当于第 5 胸椎的水平。

腹上角：为左右肋弓（由两侧的第 7～10 肋软骨相互连接而成）在胸骨下端会合处所形成的夹角，又称胸骨下角（infrasternal angle），相当于横隔的穹隆部。正常约 70°～110°，体型瘦长者角度较小，矮胖者较大，深吸气时可稍增宽。其后为肝左叶、胃及胰腺的所在区域。剑突（xiphoid process）为胸骨体下端的突出部分，呈三角形，其底部与胸骨体相连。正常人剑突的长短存在很大的差异。

肋骨（rib）共 12 对。于背部与相应的胸椎相连，由后上方向前下方倾斜，其倾斜度上方略小，下方稍大。第 1～7 肋骨在前胸部与各自的肋软骨连接，第 8～10 肋骨与 3 个联合一起的肋软骨连接后，再与胸骨相连，构成胸廓的骨性支架。第 11～12 肋骨不与胸骨相连，其前端为游离缘，称为浮肋（free ribs）。

肋间隙（intercostal space）：为两个肋骨之间的空隙，用以标记病变的水平位置。第 1 肋骨下面的间隙为第 1 肋间隙，第 2 肋骨下面的间隙为第 2 肋间隙，其余以此类推。大多数肋骨可在胸壁上触及，唯第 1 对肋骨前部因与锁骨相重叠，常未能触到。

肩胛骨（scapula）：位于后胸壁第 2～8 肋骨之间。肩胛冈及其肩峰端均易触及。肩胛骨的最下端称肩胛下角。被检查者取直立位两上肢自然下垂时，肩胛下角可作为第 7 或第 8 肋骨水平的标志，或相当于第 8 胸椎的水平。此可作为后胸部计数肋骨的标志。

脊柱棘突（spinous process）：是后正中线的标志。位于颈根部的第 7 颈椎棘突最为突出，其下即为胸椎的起点，常以此处作为计数胸椎的标志。

肋脊角（costal spinal angle）：为第 12 肋骨与脊柱构成的夹角。其前为肾脏和输尿管上端所在的区域。

2. 垂直线标志

前正中线（anterior midline）：即胸骨中线。为通过胸骨正中的垂直线。即其上端位于胸骨柄上缘的中点，向下通过剑突中央的垂直线。

锁骨中线（midclavicular line）（左、右）：为通过锁骨的肩峰端与胸骨端两者中点的垂直线。即通过锁骨中点向下的垂直线。

胸骨线（sternal line）（左、右）：为沿胸骨边缘与前正中线平行的垂直线。

胸骨旁线（parasternal line）（左、右）：为通过胸骨线和锁骨中线中间的垂直线。

腋前线（anterior axillary line）（左、右）：为通过腋窝前皱襞沿前侧胸壁向下的垂直线。

腋后线（posterior axillary line）（左、右）：为通过腋窝后皱襞沿后侧胸壁向下的垂直线。

腋中线（midaxillary line）（左、右）：为自腋窝顶端于腋前线和腋后线之间向下的垂直线。

肩胛线（scapular line）（左、右）：为双臂下垂时通过肩胛下角与后正中线平行的垂直线。

后正中线（posterior midline）：即脊柱中线。为通过椎骨棘突，或沿脊柱正中下行的垂直线。

3. 自然陷窝和解剖区域

腋窝（axillary fossa）（左、右）：为上肢内侧与胸壁相连的凹陷部。

胸骨上窝（suprasternal fossa）：为胸骨柄上方的凹陷部，正常气管位于其后。

锁骨上窝（supraclavicular fossa）（左、右）：为锁骨上方的凹陷部，相当于两肺上叶肺尖的上部。

锁骨下窝（infraclavicular fossa）（左、右）：为锁骨下方的凹陷部，下界为第 3 肋骨下缘相当于两肺上叶肺尖的下部。

肩胛上区（suprascapular region）（左、右）：为肩胛冈以上的区域，其外上界为斜方肌的上缘。相当于上叶肺尖的下部。

肩胛下区（infrascapular region）（左、右）：为两肩胛下角的连线与第 12 胸椎水平线之间的区域。后正中线将此区分为左右两部。

肩胛间区（interscapular region）（左、右）：为两肩胛骨内缘之间的区域。后正中线将此区分为左右两部。

4. 肺和胸膜的界限　气管自颈前部正中沿食管前方下行进入胸廓内，在平胸骨角即胸椎 4、5 水平处分为左、右主支气管分别进入左、右肺内。右主支气管粗短而陡直，左主支气管细长而倾斜。右主支气管又分为 3 支，分别进入右肺的上、中、下 3 个肺叶；左主支气管又分为 2 支，分别进入左肺的上、下 2 个肺叶。以后各自再分支形成支气管、细支气管分别进入相应的肺段。每一呼吸性细支气管终末为一肺泡管，由此再分出许多肺泡囊（图 1-4）。两侧肺部外形相似，仅左胸前内部由心脏占据。每个肺叶在胸壁上的投影有一定的位置，了解其投影的部位，对肺部疾病的定位诊断具有重要的意义（图 1-5A、B、C、D）。

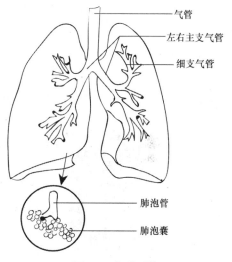

图 1-4　气道系统

肺尖：突出于锁骨之上，其最高点近锁骨的胸骨端，达第 1 胸椎的水平，距锁骨上缘约 3cm。

肺上界：于前胸壁的投影呈一向上凸起的弧线，始于胸锁关节向上至第 1 胸椎水平。然后转折向下至锁骨中 1/3 与内 1/3 交界处。

肺外侧界：由肺上界向下延伸而成，几乎与侧胸壁的内部表面相接触。

肺内侧界：自胸锁关节处下行，于胸骨角水平处左右两肺的前内界几乎相遇。然后分别沿前正中线两旁下行，至第 4 肋软骨水平处分开，右侧几乎呈直线继续向下，至第 6 肋软骨水平处转折向右，下行与右肺下界连接。左侧于第 4 肋软骨水平处向左达第 4 肋骨前端，沿第 4~6 肋骨的前面向下，至第 6 肋软骨水平处再向左，下行与左肺下界连接。

肺下界：左右两侧肺下界的位置基本相似。前胸部的肺下界始于第 6 肋骨，向两侧斜行向下，于锁骨中线处达第 6 肋间隙，至腋中线处达第 8 肋间隙。后胸壁的肺下界几乎呈一水平线，于肩胛线处位于第 10 肋骨水平。

叶间胸膜：两肺的叶与叶之间由胸膜脏层分开，称为叶间隙。右肺上叶和中叶与下叶之间的叶间隙和左肺上、下叶之间的叶间隙称为斜裂。两者均始于后正中线第 3 胸椎，向外下方斜行，在腋后线上与第 4 肋骨相交，然后向前下方延伸，止于第 6 肋骨与肋软骨的连接处。右肺下叶的前上面则与中叶的下面相接触。右肺上叶与中叶的分界呈水平位，称为水平裂。始于腋后线第 4 肋骨，终于第 3 肋间隙的胸骨右缘（图 1-5A、B、C、D）。

胸膜：覆盖在肺表面的胸膜称为脏层胸膜（visceral pleura），覆盖在胸廓内面、膈上面及纵隔的胸膜称为壁层胸膜（parietal pleura）。胸膜的脏、壁两层在肺根部互相反折延续，围成左右两个完全封闭的胸膜腔。腔内为负压，使两层胸膜紧密相贴，构成一个潜在的无气空腔。胸膜腔内有少量浆液，以减少呼吸时两层胸膜之间的摩擦。每侧的肋胸膜与膈胸膜于肺下界以下的转折处称为肋膈窦（sinus phrenicocostalis），约有二三个肋间高度。由于其位置最低，当深吸气时也不能完全被扩张的肺所充满。

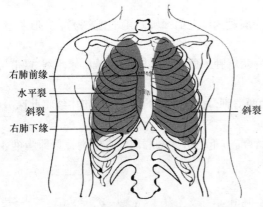
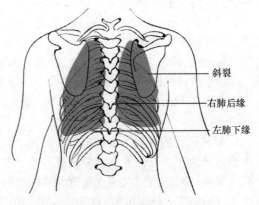

A. 肺叶及叶间裂在胸壁上的投影位置(正面观)　　　B. 肺叶及叶间裂在胸壁上的投影位置(背面观)

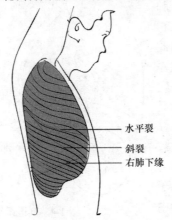
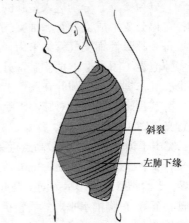

C. 肺叶及叶间裂在胸壁上的投影位置(右侧面观)　　　D. 肺叶及叶间裂在胸壁上的投影位置(左侧面观)

图 1-5　叶间肺界

（四）胸壁、胸廓与乳房

§1. 胸壁

检查胸壁（chest wall）时，除应注意营养状态、皮肤、淋巴结和骨骼肌发育的情况外，还应着重检查以下各项。

1. 静脉　正常胸壁无明显静脉可见，当上腔静脉或下腔静脉血流受阻建立侧支循环时，胸壁静脉可充盈或曲张。上腔静脉阻塞时，静脉血流方向自上而下；下腔静脉阻塞时，血流方向则自下而上。

2. 皮下气肿　胸部皮下组织有气体积存时谓之皮下气肿（subcutaneous emphysema）。

以手按压皮下气肿的皮肤，引起气体在皮下组织内移动，可出现捻发感或握雪感。用听诊器按压皮下气肿部位时，可听到类似捻动头发的声音。胸部皮下气肿多由于肺、气管或胸膜受损后，气体自病变部位逸出，积存于皮下所致。亦偶见于局部产气杆菌感染而发生。严重者气体可由胸壁皮下向颈部、腹部或其他部位的皮下蔓延。

3. 胸壁压痛　正常情况下胸壁无压痛。肋间神经炎、肋软骨炎、胸壁软组织炎及肋骨骨折的患者，胸壁受累的局部可有压痛。骨髓异常增生者，常有胸骨压痛和叩击痛，见于白血病患者。

4. 肋间隙　必须注意肋间隙有无回缩或膨隆。吸气时肋间隙回缩提示呼吸道阻塞使吸气时气体不能自由地进入肺内。肋间隙膨隆见于大量胸腔积液、张力性气胸或严重肺气肿患者用力呼气时。

此外，胸壁肿瘤、主动脉瘤或婴儿和儿童时期心脏明显肿大者，其相应局部的肋间隙亦常膨出。

§2. 胸廓

正常胸廓的大小和外形个体间具有一些差异。一般来说两侧大致对称，呈椭圆形。双肩基本在同一水平上。锁骨稍突出，锁骨上、下稍下陷。但惯用右手的人右侧胸大肌常较左侧发达，惯用左手者则相反。成年人胸廓的前后径较左右径为短，两者的比例约为 1∶1.5，正常人的胸廓外形见图1-6A。小儿和老年人胸廓的前后径略小于左右径或几乎相等，故呈圆柱形。常见的胸廓外形改变见图1-6B、C、D、E。

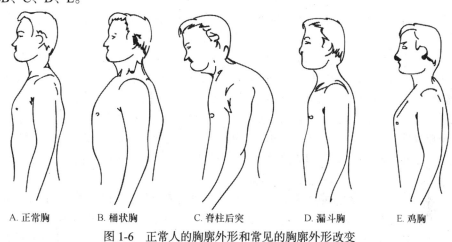

A. 正常胸　　　B. 桶状胸　　　C. 脊柱后突　　　D. 漏斗胸　　　E. 鸡胸

图 1-6　正常人的胸廓外形和常见的胸廓外形改变

1. 扁平胸　扁平胸（flat chest）为胸廓呈扁平状，其前后径不及左右径的一半。见于瘦长体型者，亦可见于慢性消耗性疾病，如肺结核等。

2. 桶状胸　桶状胸（barrel chest）为胸廓前后径增加，有时与左右径几乎相等，甚或超过左右径，故呈圆桶状。肋骨的斜度变小，其与脊柱的夹角常大于 45°。肋间隙增宽且饱满。腹上角增大，且呼吸时改变不明显。见于严重肺气肿的患者，亦可发生于老年或矮胖体型者（图1-6B）。

3. 佝偻病胸　佝偻病胸（rachitic chest）为佝偻病所致的胸廓改变，多见于儿童。沿胸骨两侧各肋软骨与肋骨交界处常隆起，形成串珠状，谓之**佝偻病串珠**（rachitic rosary）。下胸部前面的肋骨常外翻，沿膈附着的部位其胸壁向内凹陷形成的沟状带，称为**肋膈沟**（Harrison's groove）。若胸骨剑突处显著内陷，形似漏斗，**谓之漏斗胸**（funnel chest）（图1-6D）。胸廓的前后径略长于左右径，其上下距离较短，胸骨下端常前突，胸廓前侧壁肋骨凹陷，称为**鸡胸**（pigeon chest）（图1-6E）。

4. 胸廓一侧变形　胸廓一侧膨隆多见于大量胸腔积液、气胸、或一侧严重代偿性肺气肿。胸廓一侧平坦或下陷常见于肺不张、肺纤维化、广泛性胸膜增厚和粘连等。

5. 胸廓局部隆起　见于心脏明显肿大、心包大量积液、主动脉瘤及胸内或胸壁肿瘤等。此外，还见于肋软骨炎和肋骨骨折等，前者于肋软骨突起处常有压痛，后者于前后挤压胸廓时，局部常出现剧痛，还可于骨折断端处查到骨摩擦音。

6. 脊柱畸形引起的胸廓改变　严重者因脊柱前凸、后凸或侧凸，导致胸廓两侧不对称，肋间隙增宽或变窄。胸腔内器官与表面标志的关系发生改变。严重脊柱畸形所致的胸廓外形改变可引起呼吸、循环功能障碍。常见于脊柱结核等（图1-6C）。

§3. 乳房

正常儿童及男子乳房（breast）一般不明显，乳头位置大约位于锁骨中线第4肋间隙。

正常女性乳房在青春期逐渐增大，呈半球形，乳头也逐渐长大呈圆柱形。

乳房的检查应依据正确的程序，不能仅检查病人叙述不适的部位，以免发生漏诊，除检查乳房外，还应包括引流乳房部位的淋巴结。检查时患者的衣服应脱至腰部以充分暴露胸部，并有良好的照明。病人采取坐位或仰卧位。一般先作视诊，然后再作触诊。

【视诊】

1. 对称性（symmetry） 正常女性坐位时一般情况下两侧乳房基本对称，但亦有轻度不对称者，此系由于两侧乳房发育程度不完全相同的结果。一侧乳房明显增大见于先天畸形、囊肿形成、炎症或肿瘤等。一侧乳房明显缩小则多因发育不全之故。

2. 表观情况（superficial appearance） 乳房皮肤发红提示局部炎症或乳癌累及浅表淋巴管引起的癌性淋巴管炎。前者常伴局部肿、热、痛，后者局部皮肤呈深红色，不伴热痛，可予鉴别。乳房肿瘤时常因血供增加，皮肤浅表血管可见。此外，还应注意乳房皮肤有无溃疡、色素沉着和瘢痕等。

乳房水肿使毛囊和毛囊开口变得明显可见，见于乳腺癌和炎症。癌肿引起的水肿为癌细胞浸润阻塞皮肤淋巴管所致，称之为淋巴水肿。此时，因毛囊及毛囊孔明显下陷，故局部皮肤外观呈"橘皮"或"猪皮"样。炎症水肿由于炎症刺激使毛细血管通透性增加，血浆渗出至血管外，并进入细胞间隙之故，常伴有皮肤发红。乳房皮肤水肿应注意其确切部位和范围。

孕妇及哺乳期妇女乳房明显增大，向前突出或下垂，乳晕（areola）扩大，色素加深，腋下丰满，乳房皮肤可见浅表静脉扩张。有时乳房组织可扩展至腋窝顶部，此系乳房组织肥大，以供哺乳之故。

3. 乳头（nipple） 必须注意乳头的位置、大小，两侧是否对称，有无倒置或内翻（inversion）。乳头回缩，如系自幼发生，为发育异常；如为近期发生则可能为乳癌。乳头出现分泌物提示乳腺导管有病变，分泌物可呈浆液性、黄色、绿色或血性。出血最常见于导管内良性乳突状瘤所引起，但亦见于乳癌的患者。乳头分泌物由清亮变为绿色或黄色，常见于慢性囊性乳腺炎。妊娠时乳头及其活动度均增大，肾上腺皮质功能减退时乳晕可出现明显色素沉着。

4. 皮肤回缩（skin retraction） 乳房皮肤回缩可由于外伤或炎症，使局部脂肪坏死，成纤维细胞增生，造成受累区域乳房表层和深层之间悬韧带纤维缩短之故。然而，必须注意，如无确切的乳房急性炎症的病史，皮肤回缩常提示恶性肿瘤的存在，特别当尚无局部肿块、皮肤固定和溃疡等晚期乳癌表现的患者，轻度的皮肤回缩，常为早期乳癌的征象。

为了能发现早期乳房皮肤回缩的现象，检查时应请患者接受各种能使前胸肌收缩、乳房悬韧带拉紧的上肢动作，如双手上举超过头部，或相互推压双手掌面或双手推压两侧髋部等，均有助于查见乳房皮肤或乳头回缩的征象。

5. 腋窝和锁骨上窝 完整的乳房视诊还应包括乳房淋巴引流最重要的区域。必须详细观察腋窝和锁骨上窝有无红肿、包块、溃疡、瘘管和瘢痕等。

【触诊】 乳房的上界是第2或第3肋骨，下界是第6或第7肋骨，内界起自胸骨缘，外界止于腋前线。

触诊乳房时，被检查者采取坐位，先两臂下垂，然后双臂高举超过头部或双手叉腰再行检查。当仰卧位检查时，可垫以小枕头抬高肩部使乳房能较对称地位于胸壁上，以便进行详细的检查。以乳头为中心作一垂直线和水平线，可将乳房分为4个象限（图1-7），便于记录病变部位。

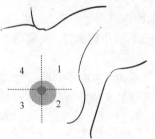

图1-7 乳房的4个象限

触诊先由健侧乳房开始，后检查患侧。检查者的手指和手掌应平置在乳房上，应用指腹，轻施压力，以旋转或来回滑动进行触诊。检查左侧乳房时由外上象限开始，然后顺时针方向进行由浅入深触诊直至4个象限检查完毕为止，最后触诊乳头。以同样方式检查右侧乳房，但沿逆时针方向进行，触诊乳房时应着重注意有无红肿、热痛和包块。乳头有无硬结、弹性消失和分泌物。

正常乳房呈模糊的颗粒感和柔韧感，皮下脂肪组织的多寡，可影响乳房触诊的感觉，青年人乳房柔软，质地均匀一致，而老年人则多呈纤维和结节感。乳房是由腺体组织的小叶所组成，当触及小叶时，切勿误认为肿块。月经期乳房小叶充血，乳房有紧张感，月经后充血迅即消退。妊娠期乳房增大并有柔韧感，而哺乳期则呈结节感。触诊乳房时必须注意下列物理征象。

1. 硬度和弹性（consistency and elasticity） 硬度增加和弹性消失提示皮下组织被炎症或新生物所浸润。此外，还应注意乳头的硬度和弹性，当乳晕下有癌肿存在时，该区域皮肤的弹性常消失。

2. 压痛（tenderness） 乳房的某一区域压痛提示其下有炎症存在。月经期乳房亦较敏感，而恶性病变则甚少出现压痛。

3. 包块（masses） 如有包块存在应注意下列特征。

（1）部位（location）：必须指明包块的确切部位。一般包块的定位方法是以乳头为中心，按时钟钟点的方位和轴向予以描述（图 1-7）。此外还应作出包块与乳头间距离的记录，使包块的定位确切无误。

（2）大小（size）：必须描写其长度、宽度和厚度，以便为将来包块增大或缩小时进行比较。

（3）外形（contour）：包块的外形是否规则，边缘是否迟钝或与周围组织粘连固定。大多数良性肿瘤表面多光滑规整，而恶性肿瘤则凹凸不平，边缘多固定。然而，必须注意炎性病变亦可出现不规则的外形。

（4）硬度（consistency）：包块的硬软度必须明确叙述。一般可描写为柔软的、囊性的、中等硬度或坚硬等。良性肿瘤多呈柔软或囊性感觉；坚硬伴表面不规则者多提示恶性病变。但坚硬区域亦可由炎性病变所引起。

（5）压痛（tenderness）：必须确定包块是否具有压痛及其程度。一般炎性病变常表现为中度至重度压痛，而大多数恶性病变压痛则不明显。

（6）活动度（mobility）：检查者应确定病变是否可自由移动，如仅能向某一方向移动或固定不动，则应明确包块系固定于皮肤、乳腺周围组织抑或固定于深部结构。大多数良性病变的包块其活动度较大，炎性病变则较固定，而早期恶性包块虽可活动，但当病程发展至晚期，其他结构被癌肿侵犯时，其固定度则明显增加。

乳房触诊后，还应仔细触诊腋窝、锁骨上窝及颈部的淋巴结有否肿大或其他异常。因此处常为乳房炎症或恶性肿瘤扩展和转移的所在。

【常见病变】

1. 急性乳腺炎 乳房红、肿、热、痛，常局限于一侧乳房的某一象限。触诊有硬结包块，伴寒战、发热及出汗等全身中毒症状，常发生于哺乳期妇女，但亦见于青年女性和男子。

2. 乳腺肿瘤 应区别良性或恶性，乳腺癌一般无炎症表现，多为单发并与皮下组织粘连，局部皮肤呈橘皮样，乳头常回缩。多见于中年以上的妇女，晚期每伴有腋窝淋巴结转移。良性肿瘤则质较软，界限清楚并有一定活动度，常见者有乳腺囊性增生、乳腺纤维瘤等。

男性乳房增生常见于内分泌紊乱，如使用雌激素、肾上腺皮质功能亢进及肝硬化等。

（五）肺和胸膜

检查胸部时患者一般采取坐位或仰卧位，脱去上衣，使腰部以上的胸部能得到充分暴露。室内环境要舒适温暖，因寒冷诱发肌颤，往往造成视诊不满意或听诊被干扰。良好的光线十分重要。当卧位检查前胸壁时，光线应从上方直接照射在患者前面，而检查后胸壁时，光线可自上方投射在患者的背面，检查两侧胸壁时，可用同样的光线，于检查者将患者由前面转向后面时进行检查。肺和胸膜的检查一般应包括视、触、叩、听四个部分。

【视诊】

1. 呼吸运动 健康人在静息状态下呼吸运动稳定而有节律，此系通过中枢神经和神经反射的调节予以实现。某些体液因素，如高碳酸血症可直接抑制呼吸中枢使呼吸变浅。低氧血症时可兴奋颈动脉窦及主动脉体化学感受器使呼吸变快。代谢性酸中毒时，血 pH 降低，通过肺脏代偿性排出 CO_2，使呼吸变深变慢。此外，肺的牵张反射，亦可改变呼吸节律，如肺炎或心力衰竭时肺充血，呼吸可变得浅而快。另外，呼吸节律还可受意识的支配。

呼吸运动是借助膈和肋间肌的收缩和松弛来完成的，胸廓随呼吸运动的扩大和缩小，从而带动肺的扩张和收缩。正常情况下吸气为主动运动，此时胸廓增大，胸膜腔内负压增高，肺扩张，空气经上呼吸道进入肺内。一般成人静息呼吸时，潮气量约为500ml。呼气为被动运动，此时肺弹力回缩，胸廓缩小，胸膜腔内负压降低，肺内气体随之呼出。因此，吸气和呼气与胸膜腔内负压、进出肺的气流以及胸内压力的变化密切相关。吸气时可见胸廓前部肋骨向上外方移动，膈肌收缩使腹部向外隆起，而呼气时则前部肋骨向下内方移动，膈肌松弛，腹部回缩。

正常男性和儿童的呼吸以膈肌运动为主，胸廓下部及上腹部的动度较大，而形成腹式呼吸；女性的呼吸则以肋间肌的运动为主，故形成胸式呼吸。实际上该两种呼吸运动均不同程度同时存在。某些疾病可使呼吸运动发生改变，肺或胸膜疾病如肺炎、重症肺结核和胸膜炎等，或胸壁疾病如肋间神经痛，肋骨骨折等，均可使胸式呼吸减弱而腹式呼吸增强。腹膜炎、大量腹水，肝脾极度肿大，腹腔内巨大肿瘤及妊娠晚期时，膈肌向下运动受限，则腹式呼吸减弱，而代之以胸式呼吸。

上呼吸道部分阻塞患者，因气流不能顺利进入肺，故当吸气时呼吸肌收缩，造成肺内负压极度增高，从而引起胸骨上窝、锁骨上窝及肋间隙向内凹陷，称为"三凹征"（three depressions sign）。因吸气时间延长，又称之为吸气性呼吸困难，常见于气管阻塞，如气管肿瘤、异物等。反之，下呼吸道阻塞患者，因气流呼出不畅，呼气需要用力，从而引起肋间隙膨隆，因呼气时间延长，又称之为呼气性呼吸困难，常见于支气管哮喘和阻塞性肺气肿。

呼吸困难（dyspnea）的体位可随引起呼吸困难的病因而不同。常见的有**端坐呼吸**（orthopnea），**转卧或折身呼吸**（trepopnea）和**平卧呼吸**（platypnea）三种，其可能的病因见表1-6。

引起呼吸困难的疾病很多，了解各种疾病引起呼吸困难的特点及其伴随症状，有助于诊断和鉴别诊断。兹将引起呼吸困难的常见疾病及其呼吸困难的表现特点和伴随症状列于表1-7，以供参考。

表 1-6　引起呼吸困难可能的病因

类型	可能病因
端坐呼吸（orthopnea）	充血性心力衰竭
	二尖瓣狭窄
	重症哮喘（少见）
	肺气肿（少见）
	慢性支气管炎（少见）
转卧或折身呼吸（trepopnea）	神经性疾病（少见）
	充血性心力衰竭
平卧呼吸（platypnea）	肺叶切除术后
	神经性疾病
	肝硬化（肺内分流）
	低血容量

表 1-7　呼吸困难的常见疾病、表现特点和伴随症状

疾病	呼吸困难	其他伴随症状
哮喘	发作性，两次发作期间无症状	喘息，胸闷，咳嗽，咳痰
肺炎	起病逐渐，劳力性	咳嗽，咳痰，胸膜炎性疼痛
肺水肿	突发	呼吸增快，咳嗽，端坐呼吸和阵发性夜间呼吸困难
肺纤维化	进行性	呼吸增快，干咳
气胸	突然发作，中至重度呼吸困难	突感胸痛
肺气肿	起病逐渐，重度呼吸困难	当疾病进展时可出现咳嗽
慢性支气管炎	当疾病进展和感染时发生	慢性咳嗽，咳痰
肥胖	劳力性	

Litten 现象，又称膈波影，是借光线照射显示膈肌移动的一种现象，检查时光源置于被检查者的头侧或足侧，检查者位于光源的正对面或侧面，视线平上腹部，当吸气时可见一条狭窄的阴影，自腋前线第 7 肋间向第 10 肋间移动；呼气时该阴影自下而上回归原位。此系膈肌随呼吸上下移动之故。正常膈肌移动范围为 6cm，其临床意义与肺下界移动度相同。

2. 呼吸频率　正常成人静息状态下，呼吸为 12～20 次/分，呼吸与脉搏之比为 1：4。新生儿呼吸约 44 次/分，随着年龄的增长而逐渐减慢。常见的呼吸类型及特点见图 1-8。

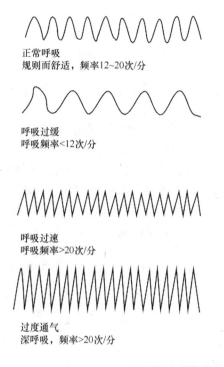

正常呼吸
规则而舒适，频率12~20次/分

呼吸过缓
呼吸频率<12次/分

呼吸过速
呼吸频率>20次/分

过度通气
深呼吸，频率>20次/分

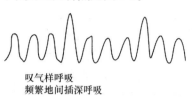

叹气样呼吸
频繁地间插深呼吸

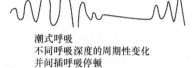

潮式呼吸
不同呼吸深度的周期性变化
并间插呼吸停顿

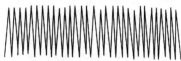

库斯莫尔呼吸
块儿深且用力呼吸

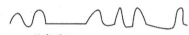

比奥呼吸
间插不规则的周期性呼吸暂停
打乱了呼吸的连续性

图 1-8　常见的呼吸类型及其特点

表 1-8　影响呼吸频率和深度的常见因素

增加	减少
酸中毒（代谢性）	碱中毒（代谢性）
中枢神经系统病变（脑桥）	中枢神经系统病变（大脑）
焦虑	重症肌无力
阿司匹林中毒	麻醉药过量
低氧血症	重度肥胖
疼痛	

（1）呼吸过速（tachypnea）：指呼吸频率超过 20 次/分而言。见于发热、疼痛、贫血、甲状腺功能亢进及心力衰竭等。一般体温升高 1℃，呼吸大约增加 4 次/分。

（2）呼吸过缓（bradypnea）：指呼吸频率低于 12 次/分而言。呼吸浅慢见于麻醉剂或镇静剂过量和颅内压增高等。

（3）呼吸深度的变化：呼吸浅快，见于呼吸肌麻痹，严重鼓肠、腹水和肥胖等，以及肺部疾病，如肺炎、胸膜炎、胸腔积液和气胸等。呼吸深快，见于剧烈运动时，因机体供氧量增加需要增加肺内气体交换之故。此外，当情绪激动或过度紧张时，亦常出现呼吸深快，并有过度通气的现象，此时动脉血二氧化碳分压降低，引起呼吸性碱中毒，患者常感口周及肢端发麻，严重者可发生手足搐搦及呼吸暂停。当严重代谢性酸中毒时，亦出现深而慢的呼吸，此因细胞外液碳酸氢不足，pH 降低，通过肺脏排出 CO_2，进行代偿，以调节细胞外酸碱平衡之故，见于糖尿病酮中毒和尿毒症酸中毒等，此种深长的呼吸又称之为库斯莫尔（Kussmaul）呼吸（图 1-8）。影响呼吸频率和深度的常见因素见表 1-8。

3. 呼吸节律　正常成人静息状态下，呼吸的节律基本上是均匀而整齐的。当病理状态下，往往会出现各种呼吸节律的变化。常见异常呼吸类型的病因和特点（表 1-9）。

（1）潮式呼吸：又称潮式（Cheyne-stokes）呼吸。是一种由浅慢逐渐变为深快，然后再由深快转为浅慢，随之出现一段呼吸暂停后，又开始如上变化的周期性呼吸。潮式呼吸周期可长达 30s 至 2min，暂停期可持续 5～30s，所以要较长时间仔细观察才能了解周期性节律变化的全过程。

（2）间停呼吸：又称比奥（Biot）呼吸。表现为有规律呼吸几次后，突然停止一段时间，又开始呼吸，即周而复始的间停呼吸。

以上两种周期性呼吸节律变化的机制是由于呼吸中枢的兴奋性降低，使调节呼吸的反馈系统失常。只有缺氧严重，二氧化碳潴留至一定程度时，才能刺激呼吸中枢，促使呼吸恢复和加强；当积聚的二氧化碳呼出后，呼吸中枢又失去有效的兴奋性，使呼吸又再次减弱进而暂停。这种呼吸节律的变化多发生于中枢神经系统疾病，如脑炎、脑膜炎、颅内压增高及某些中毒，如糖尿病酮中毒、巴比妥中毒等。间停呼吸较潮式呼吸更为严重，预后多不良，常在临终前发生。然而，必须注意有些老年人深睡时亦可出现潮式呼吸，此为脑动脉硬化，中枢神经供血不足的表现。

（3）抑制性呼吸：此为胸部发生剧烈疼痛所致的吸气相突然中断，呼吸运动短暂地突然受到抑制，患者表情痛苦，呼吸较正常浅而快。常见于急性胸膜炎、胸膜恶性肿瘤、肋骨骨折及胸部严重外伤等。

（4）叹气样呼吸：表现在一段正常呼吸节律中插入一次深大呼吸，并常伴有叹息声。此多为功能性改变，见于神经衰弱、精神紧张或抑郁症。

表 1-9　常见异常呼吸类型的病因和特点

类型	特点	病因
呼吸停止	呼吸消失	心脏停搏
Biot 呼吸	规则呼吸后出现长周期呼吸停止又开始呼吸	颅内压增高，药物引起呼吸抑制，大脑损害（通常于延髓水平）
Cheyne-Stokes 呼吸	不规则呼吸呈周期性，呼吸频率和深度逐渐增加和逐渐减少以至呼吸暂停相交替出现	药物引起的呼吸抑制，充血性心力衰竭，大脑损伤（通常于脑皮质水平）
Kussmaul 呼吸	呼吸深快	代谢性酸中毒

【触诊】

1. 胸廓扩张度　胸廓扩张度（thoracic expansion）即呼吸时的胸廓动度，于胸廓前下部检查较易获得，因该处胸廓呼吸时动度较大。前胸廓扩张度的测定，检查者两手置于胸廓下面的前侧部，左右拇指分别沿两侧肋缘指向剑突，拇指尖在前正中线两侧对称部位，而手掌和伸展的手指置于前侧胸壁；后胸廓扩张度的测定，则将两手平置于患者背部，约于第 10 肋骨水平，拇指与中线平行，并将两侧皮肤向中线轻推。嘱患者做深呼吸运动，观察比较两手的动度是否一致。若一侧胸廓扩张受限，见于大量胸腔积液、气胸、胸膜增厚和肺不张等（图 1-9A、B，图 1-10A、B）。

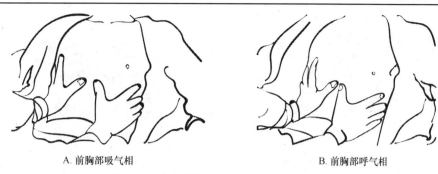

A. 前胸部吸气相   B. 前胸部呼气相

图 1-9 检查胸部呼吸运动的方法（前胸）

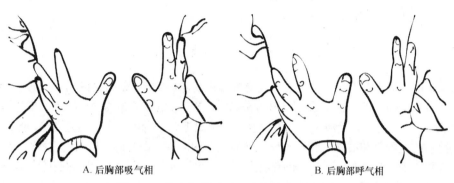

A. 后胸部吸气相   B. 后胸部呼气相

图 1-10 检查胸部呼吸运动的方法（后胸）

2. 语音震颤 语音震颤（vocal fremitus）为被检查者发出语音时，声波起源于喉部，沿气管、支气管及肺泡，传到胸壁所引起共鸣的振动，可由检查者的手触及，故又称触觉震颤（tactile fremitus）。根据其振动的增强或减弱，可判断胸内病变的性质。

检查者将左右手掌的尺侧缘或掌面轻放于两侧胸壁的对称部位，然后嘱被检查者用同等的强度重复发"yi"长音，自上至下，从内到外比较两侧相应部位语音震颤的异同，注意有无增强或减弱（图 1-11A、B），语音震颤检查的部位及顺序见图 1-12A，图 1-11B。

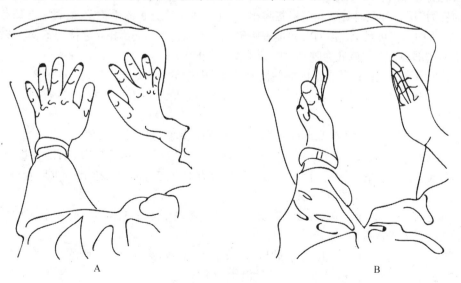

A   B

图 1-11 语音震颤检查手法

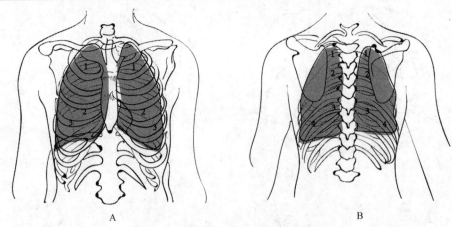

图 1-12 语音震颤检查的部位及顺序

语音震颤的强弱主要取决于气管、支气管是否通畅，胸壁传导是否良好而定。正常人语音震颤的强度受发音的强弱，音调的高低，胸壁的厚薄以及支气管至胸壁距离的差异等因素的影响。一般来说，发音强、音调低、胸壁薄及支气管至胸壁的距离近者语音震颤强，反之则弱。此外，语音震颤在两侧前后的上胸部和沿着气管和支气管前后走向的区域，即肩胛间区及左右胸骨旁第 1、2 肋间隙部位最强，于肺底最弱。因此，正常成人，男性和消瘦者较儿童、女性和肥胖者为强；前胸上部和右胸上部较前胸下部和左胸上部为强。

语音震颤减弱或消失，主要见于：①肺泡内含气量过多，如肺气肿；②支气管阻塞，如阻塞性肺不张；③大量胸腔积液或气胸；④胸膜高度增厚粘连；⑤胸壁皮下气肿。

语音震颤增强，主要见于：①肺泡内有炎症浸润，因肺组织实变使语颤传导良好，如大叶性肺炎实变期、大片肺梗死等；②接近胸膜的肺内巨大空腔，声波在空洞内产生共鸣，尤其是当空洞周围有炎性浸润并与胸壁粘连时，则更有利于声波传导，使语音震颤增强，如空洞型肺结核、肺脓肿等。

3. 胸膜摩擦感（pleura friction fremitus） 指当急性胸膜炎时，因纤维蛋白沉着于两层胸膜，使其表面变为粗糙，呼吸时脏层和壁层胸膜相互摩擦，可由检查者的手感觉到，故称为胸膜摩擦感。通常于呼、吸两相均可触及，但有时只能在吸气相末触到，有如皮革相互摩擦的感觉。该征象常于胸廓的下前侧部触及，因该处为呼吸时胸廓动度最大的区域。

必须注意，当空气通过呼吸道内的黏稠渗出物或狭窄的气管、支气管时，亦可产生一种震颤传至胸壁，应与胸膜摩擦感予以鉴别，一般前者可由患者咳嗽后而消失，而后者则否。

【叩诊】

1. 叩诊的方法 用于胸廓或肺部的叩诊方法有间接和直接叩诊法两种。

（1）间接叩诊（indirect percussion）：检查者一手的中指第 1 和第 2 指节作为叩诊板，置于欲叩诊的部位上，另一手的中指指端作为叩诊锤，以垂直的方向叩击于板指上，判断由胸壁及其下面的结构发出的声音。该法目前应用最为普遍。

（2）直接叩诊（direct。percussion）：检查者将手指稍并拢以其指尖对胸壁进行叩击，从而显示不同部位叩诊音的改变。

胸部叩诊时，被检查者取坐位或仰卧位，放松肌肉，两臂垂放，呼吸均匀。首先检查前胸，胸部稍向前挺，叩诊由锁骨上窝开始，然后沿锁骨中线、腋前线自第 1 肋间隙从上至下逐一肋间隙进行叩诊。其次检查侧胸壁，嘱被检查者举起上臂置于头部，自腋窝开始沿腋中线、腋后线叩诊，向下检查至肋缘。最后检查背部，被检查者向前稍低头，双手交叉抱肘，尽可能使肩胛骨移向外侧方，上半身略向前倾，叩诊自肺尖开始，叩得肺尖峡部宽度后，沿肩胛线逐一肋间隙向下检查，直至肺底膈活动范围被确定为止。并作左右、上下、内外进行对比，并注意叩诊音的变化（图 1-13）。

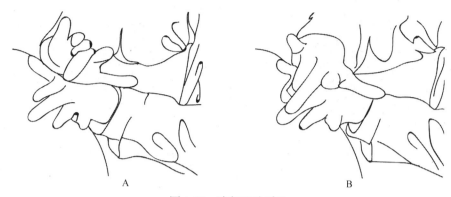

图 1-13 胸部叩诊手法

叩诊时板指应平贴于肋间隙并与肋骨平行，叩击力量要均匀，轻重应适宜，以右手中指的指尖短而稍快的速度，重复叩击作为诊板手指第 2 节指骨前端上，每次叩击 2～3 下，正确的叩诊前臂应尽量固定不动，主要由腕关节的运动予以实现。

2. 影响叩诊音的因素 胸壁组织增厚，如皮下脂肪较多，肌肉层较厚，乳房较大和水肿等，均可使叩诊音变浊。胸壁骨骼支架较大者，可加强共鸣作用。肋软骨钙化，胸廓变硬，可使叩诊的震动向四方散播的范围增大，因而定界叩诊较难得出准确的结果。胸腔内积液，可影响叩诊的震动及声音的传播。肺内含气量、肺泡的张力、弹性等，均可影响叩诊音。如深吸气时，肺泡张力增加，叩诊音调亦增高。

3. 叩诊音的分类 胸部叩诊音可分为清音、过清音、鼓音、浊音和实音，在强度、音调、时限和性质方面具有各自的特点，现归纳于表 1-10，供临床上区别叩诊音的类型时参考。

表 1-10 胸部叩诊的类型和特点

类型	强度	音调	时限	性质
清音	响亮	低	长	空响
过清音	极响亮	极低	较长	回响
鼓音	响亮	高	中等	鼓响样
浊音	中等	中～高	中等	重击声样
实音	弱	高	短	极钝

4. 正常叩诊音

（1）正常胸部叩诊音：正常胸部叩诊为清音，其音响强弱和高低与肺脏的含气量的多寡、胸壁的厚薄以及邻近器官的影响有关。由于肺上叶的体积较下叶小，含气量较少，且上胸部的肌肉较厚，故前胸上部较下部叩诊音相对稍浊；因右肺上叶较左肺上叶为小，且惯用右手者右侧胸大肌较左侧为厚，故右肺上部叩诊音亦相对稍浊；由于背部的肌肉、骨骼层次较多，故背部的叩诊音较前胸部稍浊；右侧腋下部因受肝脏的影响叩诊音稍浊，而左侧腋前线下方有胃泡的存在，故叩诊呈鼓音（图 1-14），又称 Traube 鼓音区。

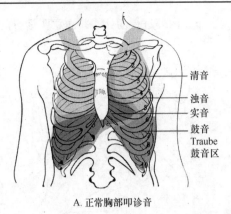

A. 正常胸部叩诊音

清音
浊音
实音
鼓音
Traube
鼓音区

B. 正常肺尖宽度与肺下界移动范围

肺尖宽度
(Kronig峡)

清音区

肺下界移动范围

图 1-14　正常胸部叩诊音

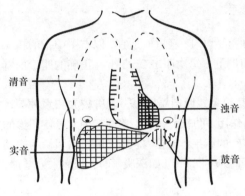

清音
浊音
实音
鼓音

图 1-15　正常胸部叩诊音

（2）肺界的叩诊：肺上界：即肺尖的上界，其内侧为颈肌，外侧为肩胛带。叩诊方法是：自斜方肌前缘中央部开始叩诊为清音，逐渐叩向外侧，当由清音变为浊音时，即为肺上界的外侧终点。然后再由上述中央部叩向内侧，直至清音变为浊音时，即为肺上界的内侧终点。该清音带的宽度即为肺尖的宽度，正常为 5cm，又称 Kronig 峡。因右肺尖位置较低，且右侧肩胛带的肌肉较发达，故右侧较左侧稍窄（图 1-15）。肺上界变狭或叩诊浊音，常见于肺结核所致的肺尖浸润，纤维性变及萎缩。肺上界变宽，叩诊稍呈过清音，则常见于肺气肿的病人。

肺前界：正常的肺前界相当于心脏的绝对浊音界。右肺前界相当于胸骨线的位置。左肺前界则相当于胸骨旁线自第 4 至第 6 肋间隙的位置。当心脏扩大，心肌肥厚，心包积液，主动脉瘤，肺门淋巴结明显肿大时，可使左、右两肺前界间的浊音区扩大，反之，肺气肿时则可使其缩小。

肺下界：两侧肺下界大致相同，平静呼吸时位于锁骨中线第 6 肋间隙上，腋中线第 8 肋间隙上，肩胛线第 10 肋间隙上。正常肺下界的位置可因体型、发育情况的不同而有所差异，如矮胖者的肺下界可上升 1 肋间隙，瘦长者可下降 1 肋间隙。病理情况下，肺下界降低见于肺气肿、腹腔内脏下垂，肺下界上升见于肺不张、腹内压升高使膈上升，如鼓肠、腹水、气腹、肝脾大、腹腔内巨大肿瘤及膈肌麻痹等。

（3）肺下界的移动范围：即相当于呼吸时膈肌的移动范围。叩诊方法是：首先在平静呼吸时，于肩胛线上叩出肺下界的位置，嘱受检者做深吸气后在屏住呼吸的同时，沿该线继续向下叩诊，当由清音变为浊音时，即为肩胛线上肺下界的最低点。当受检者恢复平静呼吸后，同样先于肩胛线上叩出平静呼吸时的肺下界，再嘱作深呼气并屏住呼吸，然后再由下向上叩诊，直至浊音变为清音时，即为肩胛线上肺下界的最高点。最高至最低两点间的距离即为肺下界的移动范围（图 1-16）。双侧锁骨中线和腋中线的肺下界可由同样的方法叩得。正常人肺下界的移动范围为 6～8cm。移动范围的多寡与肋膈窦的大小有关，故不同部位肺下界移动范围亦稍有差异，一般腋中线及腋后线上的移动度最大。

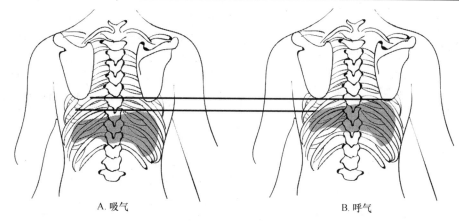

A. 吸气　　　　　　　　　　　　B. 呼气

图 1-16　肺下界移动度的测定

肺下界移动度减弱见于肺组织弹性消失，如肺气肿等；肺组织萎缩，如肺不张和肺纤维化等；及肺组织炎症和水肿。当胸腔大量积液、积气及广泛胸膜增厚粘连时肺下界及其移动度不能叩得。膈神经麻痹患者，肺下界移动度亦消失。

（4）侧卧位的胸部叩诊：侧卧位时由于一侧胸部靠近床面对叩诊音施加影响，故近床面的胸部可叩得一条相对浊音或实音带。在该带的上方区域由于腹腔脏器的压力影响，使靠近床面一侧的膈肌升高，可叩出一粗略的浊音三角区，其底朝向床面，其尖指向脊柱；此外，因侧卧时脊柱弯曲，使靠近床面一侧的胸廓肋间隙增宽，而朝上一侧的胸廓肋骨靠拢肋间隙变窄。故于朝上的一侧的肩胛角尖端处可叩得一相对的浊音区，撤去枕头后由于脊柱伸直，此浊音区即行消失。可嘱被检查者作另侧侧卧后，再行检查以证实侧卧体位对叩诊音的影响（图 1-17）。

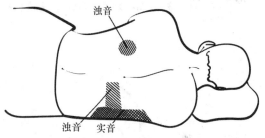

图 1-17　侧卧位叩诊音

5. 胸部异常叩诊音　正常肺脏的清音区范围内，如出现浊音、实音、过清音或鼓音时则为异常叩诊音，提示肺、胸膜、膈或胸壁具有病理改变存在。异常叩诊音的类型取决于病变的性质、范围的大小及部位的深浅。一般距胸部表面 5cm 以上的深部病灶、直径小于 3cm 的小范围病灶或少量胸腔积液时，常不能发现叩诊音的改变。

肺部大面积含气量减少的病变，如肺炎、肺不张、肺结核、肺梗死、肺水肿及肺硬化等；和肺内不含气的占位病变，如肺肿瘤、肺包虫或囊虫病、未液化的肺脓肿等；以及胸腔积液，胸膜增厚等病变，叩诊均为浊音或实音。

肺张力减弱而含气量增多时，如肺气肿等，叩诊呈过清音（hyperresonance）。肺内空腔性病变如其腔径大于 3～4cm，且靠近胸壁时，如空洞型肺结核、液化了的肺脓肿和肺囊肿等，叩诊可呈鼓音。胸膜腔积气，如气胸时，叩诊亦可为鼓音。若空洞巨大，位置表浅且腔壁光滑或张力性气胸的患者，叩诊时局部虽呈鼓音，但因具有金属性回响，故又称为空瓮音（amphorophony）。

当肺泡壁松弛，肺泡含气量减少的情况下，如肺不张、肺炎充血期或消散期和肺水肿等，局部叩诊时可呈现一种兼有浊音和鼓音特点的混合性叩诊音，称之为浊鼓音。

此外，胸腔积液时，积液区叩诊为浊音，积液区的下部浊音尤为明显，多呈实音。若积液为中等量，且无胸膜增厚、粘连者，患者取坐位时，积液的上届呈一弓形线，该线的最低点位于对侧的脊柱旁，最高点在腋后线上，由此向内下方降，称为 Damoiseau 曲线。该线的形成，一般认为系由于胸腔外侧的腔隙较大，且该处的肺组织离肺门较远，液体所承受的阻力最小之故。在 Damoiseau

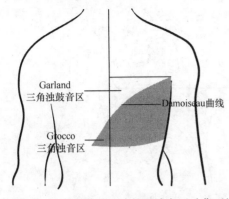

图 1-18　中等量胸腔积液的叩诊音区（背面）

曲线与脊柱之间可扣得一轻度浊鼓音的倒置三角区，称为 Garland 三角区。同样，叩诊前胸部时，于积液区浊音界上方靠近肺门处，亦可扣得一浊鼓音区，称为 Skoda 叩响，该两个浊鼓音区的产生，认为是由于肺的下部肺组织被积液推向肺门，使肺组织迟缓所致。此外，在健侧的脊柱旁还可叩得一个三角形的浊音区，称为 Grocco 三角区。该区系由 Damoiseau 曲线与脊柱的交点向下延长至健侧的肺下界线，以及脊柱所组成，三角形的底边为健侧的肺下界，其大小视积液量的多寡而定。此三角形浊音区系因患侧积液将纵隔移向健侧移位所形成（图 1-18）。

【听诊】

肺部听诊时，被检查者取坐位或卧位。听诊的顺序一般由肺尖开始，自上而下分别检查前胸部、侧胸部和背部，与叩诊相同，听诊前胸部应沿锁骨中线和腋前线；听诊侧胸部应沿腋中线和腋后线；听诊背部应沿肩胛线，自上至下逐一肋间进行，而且要在上下、左右对称的部位进行对比。被检查者微张口作均匀的呼吸，必要时可作较深的呼吸或咳嗽数声后立即听诊，这样更有利于察觉呼吸音及附加音的改变。

1. 正常呼吸音　正常呼吸音（normal breath sound）有以下 4 种（图 1-19）。

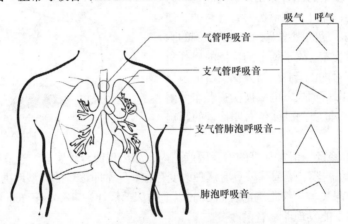

图 1-19　4 种正常呼吸音的分布及特点

（1）气管呼吸音（tracheal breath sound）：是空气进出气管所发出的声音，粗糙、响亮且高调，吸气与呼气相几乎相等，于胸外气管上面可听及。因不说明临床上任何问题，一般不予评价。

（2）支气管呼吸音（bronchial breath sound）　为吸入的空气在声门、气管或主支气管形成湍流所产生的声音，颇似抬舌后经口腔呼气时所发出"ha"的音响，该呼吸音强而高调。吸气相较呼气相短，因吸气为主动运动，吸气时声门增宽，进气较快；而呼气为被动运动，声门较窄，出气较慢之故。且呼气音较吸气音强而高调，吸气末与呼气始之间有极短暂的间隙。

正常人于喉部、胸骨上窝、背部第 6、7 颈椎及第 1、2 胸椎附近均可听到支气管呼吸音，且越靠近气管区，其音响越强，音调亦渐降低。

（3）支气管肺泡呼吸音（bronchovesicular breath sound）：为兼有支气管呼吸音和肺泡呼吸音特点的混合性呼吸音。其吸气音的性质与正常肺泡呼吸音相似，但音调较高且较响亮。其呼气音的性质则与支气管呼吸音相似，但强度稍弱，音调稍低，管样性质少些和呼气相短些，在吸气和呼气之间有极短暂的间隙。支气管肺泡呼吸音的吸气相与呼气相大致相同。

正常人于胸骨两侧第1、2肋间隙，肩胛间区第3、4胸椎水平以及肺尖前后部可听及支气管肺泡呼吸音。当其他部位听及支气管肺泡呼吸音时，均属异常情况，提示有病变存在。

（4）肺泡呼吸音（vesicular breath sound）：是由于空气在细支气管和肺泡内进出移动的结果。吸气时气流经支气管进入肺泡，冲击肺泡壁，使肺泡由松弛变为紧张，呼气时肺泡由紧张变为松弛，这种肺泡弹性的变化和气流的振动是肺泡呼吸音形成的主要因素。

肺泡呼吸音为一种叹息样的或柔和吹风样的"fu—fu"声，在大部分肺野内均可听及。其音调相对较低。吸气时音响较强，音调较高，时相较长，此系由于吸气为主动运动，单位时间内吸入肺泡的空气流量较大，气流速度较快，肺泡维持紧张的时间较长之故。反之，呼气时音响较弱，音调较低，时相较短，此系由于呼气为被动运动，呼出的气体流量逐渐减少，气流速度减慢，肺泡亦随之转为松弛状态所致。一般在呼气终止前呼气声即先消失，实际上此并非呼气动作比吸气短，而是呼气末气流量太小，未能听及其呼气声而已。

正常人肺泡呼吸音的强弱与性别、年龄、呼吸的深浅、肺组织弹性的大小及胸壁的厚薄等有关，表1-11。男性肺泡呼吸音较女性为强，因男性呼吸运动的力量较强，且胸壁皮下脂肪较少之故。儿童的肺泡呼吸音较老年人强，因儿童的胸壁较薄且肺泡富有弹性，而老年人的肺泡弹性则较差。肺泡组织较多，胸壁肌肉较薄的部位，如乳房下部及肩胛下部肺泡呼吸音最强，其次为腋窝下部，而肺尖及肺下缘区域则较弱。此外，矮胖体型者肺泡呼吸音亦较瘦长者为弱。

表1-11 4种正常呼吸音特征的比较

特征	气管呼吸音	支气管呼吸音	支气管肺泡呼吸音	肺泡呼吸单
强度	极响亮	响亮	中等	柔和
音调	极高	高	中等	低
吸∶呼	1∶1	1∶3	1∶1	3∶1
性质	粗糙	管样	沙沙声，但管样	轻柔的沙沙声
正常听诊区域	胸外气管	胸骨柄	主支气管	大部分肺野

2. 异常呼吸音 异常呼吸音（abnormal breath sound）有以下几种。

（1）异常肺泡呼吸音

肺泡呼吸音减弱或消失：与肺泡内的空气流量减少或进入肺内的空气流速减慢及呼吸音传导障碍有关。可在局部，单侧或双肺出现。发生的原因有：①胸廓活动受限，如胸痛、肋软骨骨化和肋骨切除等；②呼吸肌疾病，如重症肌无力、膈肌瘫痪和膈肌升高等；③支气管阻塞，如阻塞性肺气肿、支气管狭窄等；④压迫性肺膨胀不全，如胸腔积液或气胸等；⑤腹部疾病，如大量腹水、腹部巨大肿瘤等。

肺泡呼吸音增强：双侧肺泡呼吸音增强，与呼吸运动及通气功能增强，使进入肺泡的空气流量增多或进入肺内的空气流速加快有关。发生的原因有：①机体需氧量增加，引起呼吸深长和增快，如运动、发热或代谢亢进等；②缺氧兴奋呼吸中枢，导致呼吸运动增强，如贫血等；③血液酸度增高，刺激呼吸中枢，使呼吸深长，如酸中毒等。一侧肺泡呼吸音增强，见于一侧肺胸病变引起肺泡呼吸音减弱，此时健侧肺可发生代偿性肺泡呼吸音增强。

呼气音延长：因下呼吸道部分阻塞、痉挛或狭窄，如支气管炎、支气管哮喘等，导致呼气的阻力增加，或由于肺组织弹性减退，使呼气的驱动力减弱，如慢性阻塞性肺气肿等，均可引起呼气音延长。

断续性呼吸音：肺内局部性炎症或支气管狭窄，使空气不能均匀地进入肺泡，可引起断续性呼吸音，因伴短促的不规则间歇，故又称齿轮呼吸音（cogwheel breath sound），常见于肺结核和肺炎等。必须注意，当寒冷、疼痛和精神紧张时，亦可听及断续性肌肉收缩的附加音，但与呼吸运动无关，应予鉴别。

粗糙性呼吸音：为支气管黏膜轻度水肿或炎症浸润造成不光滑或狭窄，使气流进出不畅所形成的粗糙呼吸音，见于支气管或肺部炎症的早期。

（2）异常支气管呼吸音：如在正常肺泡呼吸音部位听到支气管呼吸音，则为异常的支气管呼吸音，或称管样呼吸音，可由下列因素引起。

肺组织实变：使支气管呼吸音通过较致密的肺实变部分，传至体表而易于听到。支气管呼吸音的部位、范围和强弱与病变的部位、大小和深浅有关。实变的范围越大、越浅，其声音越强，反之则较弱。常见于大叶性肺炎的实变期，其支气管呼吸音强而高调，而且近耳。

肺内大空腔：当肺内大空腔与支气管相通，且其周围肺组织又有实变存在时，音响在空腔内共鸣，并通过实变组织的良好传导，故可听及清晰的支气管呼吸音，常见于肺脓肿或空洞型肺结核的患者。

压迫性肺不张：胸腔积液时，压迫肺脏，发生压迫性肺不张，因肺组织较致密，有利于支气管音的传导，故于积液区上方有时可听到支气管呼吸音，但强度较弱而且遥远。

（3）异常支气管肺泡呼吸音：为在正常肺泡呼吸音的区域内听到的支气管肺泡呼吸音。其产生机理为肺部实变区域较小且与正常含气肺组织混合存在，或肺实变部位较深并被正常肺组织所覆盖之故。常见于支气管肺炎、肺结核、大叶性肺炎初期或在胸腔积液上方肺膨胀不全的区域听及。

3. 啰音 啰音（crackles，rales）是呼吸音以外的**附加音**（adventitious sound），该音正常情况下并不存在，故非呼吸音的改变，按性质的不同可分为下列几种。

（1）湿啰音（moist crackles）：系由于吸气时气体通过呼吸道内的分泌物如渗出液、痰液、血液、黏液和脓液等，形成的水泡破裂所产生的声音，故又称水泡音（bubble sound）。或认为由于小支气管壁因分泌物粘着而陷闭，当吸气时突然张开重新充气所产生的爆裂音。

湿啰音的特点：湿啰音为呼吸音外的附加音，断续而短暂，一次常连续多个出现，于吸气时或吸气终末较为明显，有时也出现于呼气早期，部位较恒定，性质不易变，中、小湿啰音可同时存在，咳嗽后可减轻或消失。

湿啰音的分类：按啰音的音响强度可分为响亮性和非响亮性两种。**响亮性湿啰音：**啰音响亮，是由于周围具有良好的传导介质，如实变，或因空洞共鸣作用的结果，见于肺炎、肺脓肿或空洞型肺结核。如空洞内壁光滑，响亮性湿啰音还可带有金属调；**非响亮性湿啰音：**声音较低，是由于病变周围有较多的正常肺泡组织，传导过程中声波逐渐减弱，听诊时感觉遥远。

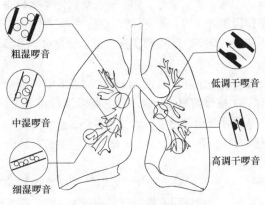

图 1-20 啰音发生的机制

按呼吸道腔径大小和腔内渗出物的多寡分粗、中、细湿啰音和捻发音（图 1-20）。**粗湿啰音**（coarse crackles）：又称大水泡音。发生于气管、主支气管或空洞部位，多出现在吸气早期（图 1-21）。见于支气管扩张、肺水肿及肺结核或肺脓肿空洞。昏迷或濒死的患者因无力排出呼吸道分泌物，于气管处可听及粗湿啰音，有时不用听诊器亦可听到，谓之痰鸣。**中湿啰音**（medium crackles）：又称中水泡音。发生于中等大小的支气管多出现于吸气的中期（图 1-21）。见于支气管炎、支气管肺炎等。

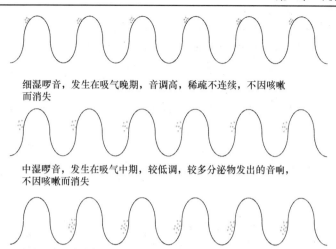

细湿啰音，发生在吸气晚期，音调高，稀疏不连续，不因咳嗽而消失

中湿啰音，发生在吸气中期，较低调，较多分泌物发出的音响，不因咳嗽而消失

粗湿啰音，发生在吸气早期，响亮，水泡般的音响，不因咳嗽而消失

图 1-21 湿啰音示意图

细湿啰音（fine crackles）：又称小多在吸气后期出现（图 1-21）。常见于细支气管炎、支气管肺炎、肺淤血和肺梗死等。弥漫性肺间质纤维化患者吸气后期出现的细湿啰音，其音调高，近耳颇似撕开尼龙扣带时发出的声音，谓之 Velcro 啰音。**捻发音**（crepitus）：是一种极细而均匀一致的湿啰音。多在吸气的终末听及，颇似在耳边用手指捻搓一束头发时所发出的声音。此系由于细支气管和肺泡壁因分泌物存在而互相粘着陷闭，当吸气时被气流冲开重新充气，所发出的高音调、高频率的细小爆裂音（图 1-22）。常见于细支气管和肺泡炎症或充血，如肺淤血、肺炎早期和肺泡炎等。但正常老年人或

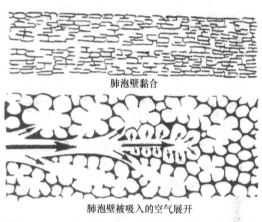

肺泡壁黏合

肺泡壁被吸入的空气展开

图 1-22 捻发音的发生机制

长期卧床的患者，于肺底亦可听及捻发音，在数次深呼吸或咳嗽后可消失，一般无临床意义。

肺部局限性湿啰音，仅提示该处的局部病变，如肺炎、肺结核或支气管扩张等。两侧肺底湿啰音，多见于心力衰竭所致的肺淤血和支气管肺炎等。如两肺野满布湿啰音，则多见于急性肺水肿和严重支气管肺炎。

（2）**干啰音**（wheezes, rhonchi）：系由于气管、支气管或细支气管狭窄或部分阻塞，空气吸入或呼出时发生湍流所产生的声音。呼吸道狭窄或不完全阻塞的病理基础有炎症引起的黏膜充血水肿和分泌物增加；支气管平滑肌痉挛；管腔内肿瘤或异物阻塞；以及管壁被管外肿大的淋巴结或纵隔肿瘤压迫引起的管腔狭窄等（图 1-23）。

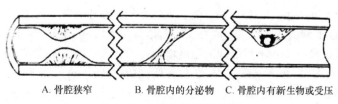

A. 骨腔狭窄　　B. 骨腔内的分泌物　　C. 骨腔内有新生物或受压

图 1-23 干啰音的发生机制

干啰音的特点：干啰音为一种持续时间较长带乐性的呼吸附加音，音调较高，基音频率为300～500Hz。持续时间较长，吸气及呼气时均可闻及，但以呼气时为明显，干啰音的强度和性质易改变，部位易变换，在瞬间内数量可明显增减。发生于主支气管以上大气道的干啰音，有时不用听诊器亦可听及，谓之喘鸣。

干啰音的分类：根据音调的高低可分为高调和低调两种。**高调干啰音**（sibilant wheezes）：又称哨笛音。音调高，其基音频率可达500Hz以上，呈短促的"zhi—zhi"声或带音乐性。用力呼气时其音质常呈上升性，多起源于较小的支气管或细支气管（图 1-24）。**低调干啰音**（sonorous wheezes）：又称鼾音。音调低，其基音频率为100～200Hz，呈呻吟声或鼾声的性质，多发生于气管或主支气管（图 1-24）。

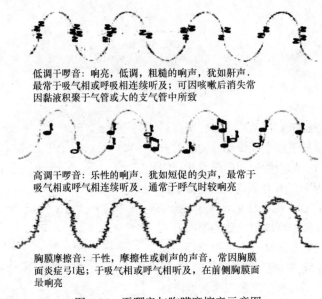

低调干啰音：响亮，低调，粗糙的响声，犹如鼾声.
最常于吸气相或呼吸相连续听及；可因咳嗽后消失常
因黏液积聚于气管或大的支气管中所致

高调干啰音：乐性的响声. 犹如短促的尖声，最常于
吸气相或呼气相连续听及. 通常于呼气时较响亮

胸膜摩擦音：干性，摩擦性或刺声的声音，常因胸膜
面炎症引起；于吸气相或呼气相听及，在前侧胸膜面
最响亮

图 1-24　干啰音与胸膜摩擦音示意图

发生于双侧肺部的干啰音，常见于支气管哮喘，慢性支气管炎和心源性哮喘等。局限性干啰音，是由于局部支气管狭窄所致，常见于支气管内膜结核或肿瘤等。

4. 语音共振　语音共振（vocal resonance）的产生方式与语音震颤基本相同。嘱被检查者用一般的声音强度重复发"yi"，长音，喉部发音产生的振动经气管、支气管、肺泡传至胸壁，由听诊器听及。正常情况下，听到的语音共振言词并非响亮清晰，音节亦含糊难辨。语音共振一般在气管和大支气管附近听到的声音最强，在肺底则较弱。语音共振减弱见于支气管阻塞，胸腔积液，胸膜增厚，胸壁水肿，肥胖及肺气肿等疾病。在病理情况下，语音共振的性质发生变化，根据听诊音的差异可分为以下几种。

（1）支气管语音（bronchophony）：为语音共振的强度和清晰度均增加，常同时伴有语音震颤增强，叩诊浊音和闻及病理性支气管呼吸音，见于肺实变的患者。

（2）胸语音（pectoriloquy）：是一种更强、更响亮和较近耳的支气管语音，言词清晰可辨，容易闻及。见于大范围的肺实变区域。有时在支气管语音尚未出现之前，即可查出。

（3）羊鸣音（egophony）：不仅语音的强度增加，而且其性质发生改变，带有鼻音性质，颇似"羊叫声"。嘱被检查者说"yi—yi—yi"音，往往听到的是"a—a—a"，则提示有羊鸣音的存在。常在中等量胸腔积液的上方肺受压的区域听到，亦可在肺实变伴有少量胸腔积液的部位闻及。

（4）耳语音（whispered）：嘱被检查者用耳语声调发"yi、yi、yi"音，在胸壁上听诊时，正常人在能听到肺泡呼吸音的部位，仅能听及极微弱的音响，但当肺实变时，则可清楚地听到增强的音

调较高的耳语音。故对诊断肺实变具有重要的价值。

5. 胸膜摩擦音（pleural friction rub） 正常胸膜表面光滑，胸膜腔内并有微量液体存在，因此，呼吸时胸膜脏层和壁层之间相互滑动并无音响发生。然而，当胸膜面由于炎症、纤维素渗出而变得粗糙时，则随着呼吸便可出现胸膜摩擦音。其特征颇似用一手掩耳，以另一手指在其手背上摩擦时所听到的声音。胸膜摩擦音通常于呼吸两相均可听到，而且十分近耳，一般于吸气末或呼气初较为明显，屏气时即消失。深呼吸或在听诊器体件上加压时，摩擦音的强度可增加（图1-24）。

胸膜摩擦音最常听到的部位是前下侧胸壁，因呼吸时该区域的呼吸动度最大。反之，肺尖部的呼吸动度较胸廓下部为小，故胸膜摩擦音很少在肺尖闻及。胸膜摩擦音可随体位的变动而消失或复现。当胸腔积液较多时，因两层胸膜被分开，摩擦音可消失，在积液吸收过程中当两层胸膜又接触时，可再出现。当纵隔胸膜发炎时，于呼吸及心脏搏动时均可听到胸膜摩擦音。胸膜摩擦音常发生于纤维素性胸膜炎、肺梗死、胸膜肿瘤及尿毒症等患者。

【**胸部和肺体格检查的步骤和主要内容**】 为了能有系统、有次序地进行胸部检查，避免遗漏，兹将主要检查的步骤和项目，以及应重点掌握的内容列于表1-12，供临床体检时参考。

表 1-12 胸部检查的步骤和主要内容

1. 胸廓检查，从前至后，注意胸廓表面标志	5. 胸廓的触诊
大小和形状（前后径和左右径比较）	对称性
对称性	胸廓的扩张度
皮肤颜色	搏动
浅表静脉形态	触觉如捻发感、摩擦感、振动感
肋骨突出	触觉震颤
2. 呼吸	6. 胸廓直接或间接叩诊，两侧比较
频率	膈肌移动度
节律和形式	叩诊音强度，音调，时限和性质
3. 胸廓呼吸动度	7. 胸部听诊用鼓形听诊器，从肺尖到肺底，两侧比较
对称性	正常呼吸音的强度，音调，时限和性质
膨隆	异常呼吸音（湿啰音，干啰音，摩擦音）
辅助呼吸肌的运动	语音共振
4. 注意呼吸时有无可闻及的声音（如喘鸣）	

（六）呼吸系统常见疾病的主要症状和体征

1. 大叶性肺炎 大叶性肺炎（lobar pneumonia）是大叶性分布的肺脏炎性病变。其病原主要为肺炎链球菌。病理改变可分为三期，即充血期、实变期及消散期。按病期的不同，其临床表现各异，但有时分期并不明显。

（1）症状：患者多为青壮年，受凉、疲劳、酗酒常为其诱因；起病多急骤，先有寒战，继则高热，体温可达39～40℃，常呈稽留热，患者诉头痛，全身肌肉酸痛，患侧胸痛，呼吸增快，咳嗽，咳铁锈色痰，数日后体温可急剧下降，大量出汗，随之症状明显好转。

（2）体征：患者呈急性热病容，颜面潮红，鼻翼扇动，呼吸困难，发绀，脉率增速，常有口唇疱疹。充血期病变局部呼吸动度减弱，语音震颤稍增强，叩诊浊音，并可听及捻发音。当发展为大叶实变时，语音震颤和语音共振明显增强，叩诊为浊音或实音，并可听到支气管呼吸音。如病变累及胸膜则可闻及胸膜摩擦音。当病变进入消散期时，病变局部叩诊逐渐变为清音，支气管呼吸音亦逐渐减弱，代之以湿性啰音，最后湿啰音亦逐渐消失，呼吸音恢复正常。

2. 慢性支气管炎并发肺气肿　慢性支气管炎（chronic bronchitis）是气管、支气管黏膜及其周围组织的慢性非特异性炎症。起病潜隐，发展缓慢，晚期每发展为慢性阻塞性肺气肿（chronic obstructive emphysema），甚至肺动脉高压和肺心病。其病因较为复杂，多与长期吸烟，反复呼吸道感染，长期接触有害烟雾粉尘，大气污染，恶劣气象因素，机体的过敏因素，以及呼吸道局部防御、免疫功能降低和自主神经功能失调等有关。主要病变为支气管黏膜充血、水肿，腺体分泌增多，引起支气管管腔变小，后期支气管黏膜萎缩，支气管平滑肌断裂破坏，管周纤维组织增生，细支气管和肺泡膨胀和过度充气。

（1）症状：主要表现为慢性咳嗽，冬季加剧，常持续 3 个月以上，晨间咳嗽加重伴咳白色黏液或浆液泡沫痰，量多，当合并感染时，则呈脓性。患者常觉气短，胸闷，活动时明显，并随病情进展而逐渐加重。

（2）体征：早期可无明显体征。急性发作时常可有散在的干、湿啰音，多于肺底闻及，咳嗽后可减少或消失。啰音的量与部位常不恒定，合并哮喘者可听到较多的干啰音，并伴呼气延长。

当有阻塞性肺气肿时，可见胸廓呈桶状，肋间隙增宽，呼吸动度减弱，语音共振减弱。双肺叩诊呈过清音，肺下界下降，并移动度变小。心浊音界缩小或消失，肝浊音界下移。肺泡呼吸音普遍性减弱，呼气相延长，双肺底时可听到湿啰音。

3. 支气管哮喘　支气管哮喘（bronchial asthma）是以变态反应为主的气道慢性炎症，其气道对刺激性物质具有高反应性，此类炎症可引起不同程度的广泛的可逆性气道阻塞。发作时支气管平滑肌痉挛、黏膜充血水肿，腺体分泌增加。

（1）症状：多数患者在幼年或青年期发病，多反复发作，发病常有季节性。发作前常有过敏原接触史，或过敏性鼻炎症状，如鼻痒、喷嚏、流涕或干咳等黏膜过敏先兆，继之出现胸闷，并迅速出现明显呼吸困难。历时数小时，甚至数日，发作将停时，常咳出较多稀薄痰液后，气促减轻，发作逐渐缓解。

（2）体征：缓解期患者无明显体征。发作时出现严重呼气性呼吸困难，患者被迫端坐，呼吸辅助肌参与呼吸，严重者大汗淋漓并伴发绀，胸廓胀满，呈吸气位，呼吸动度变小，语音共振减弱，叩诊呈过清音。两肺满布干啰音。反复发作病程较长的患者，常并发阻塞性肺气肿，并出现相应的症状和体征。

4. 胸腔积液　胸腔积液（pleural effusion）为胸膜毛细血管内静水压增高（如心力衰竭等），胶体渗透压降低（如肝硬化，肾病综合征等所致的低蛋白血症）或胸膜毛细血管壁通透性增加（如结核病、肺炎、肿瘤等）所致的胸膜液体产生增多或吸收减少，使胸膜腔内积聚的液体较正常为多。此外，胸膜淋巴引流障碍和外伤等亦可引起胸腔积液或积血。胸腔积液的性质按其病因的不同可分为渗出液和漏出液两种。

（1）症状：胸腔积液少于 300ml 时症状多不明显，但少量炎性积液以纤维素性渗出为主的患者常诉刺激性干咳，患侧胸疼，于吸气时加重，患者喜患侧卧位以减少呼吸动度，减轻疼痛。当积液增多时，胸膜脏层与壁层分开，胸痛可减轻或消失。胸腔积液大于 500ml 的患者，常诉气短、胸闷，大量积液时因纵隔脏器受压而出现心悸，呼吸困难，甚至端坐呼吸并出现发绀。此外，除胸腔积液本身所致的症状外，视病因的不同，患者常有其他基础疾病的表现，如炎症引起的渗出液者，可有发热等中毒症状，如为非炎症所致的漏出液者，则常伴有心力衰竭、腹水或水肿等症状。

（2）体征：少量积液者，常无明显体征，或仅见患侧胸廓呼吸动度减弱。中至大量积液时，可见呼吸浅快，患侧呼吸运动受限，肋间隙丰满，心尖冲动及气管移向健侧，语音震颤和语音共振减弱或消失，在积液区可叩得浊音。不伴有胸膜增厚粘连的中等量积液的患者可叩得积液区上界的 Damoiseau 线，积液区后上方的 Garland 三角，积液区前上方的 Scoda 浊鼓音区以及健侧后下方脊柱旁的 Grocco 三角等体征（图 1-18）。大量胸腔积液或伴有胸膜增厚粘连的患者，则叩诊为实音。积液区呼吸音和语音共振减弱或消失。积液区上方有时可听到支气管呼吸音。纤维素性胸膜炎的患者常可听到胸膜摩擦音。

5. 气胸 气胸（pneumothorax）是指空气进入胸膜腔内而言。常因慢性呼吸道疾病，如慢性阻塞性肺气肿、肺结核或肺表面胸膜下肺大泡导致胸膜脏层破裂，使肺和支气管内气体进入胸膜腔而形成气胸，谓之自发性气胸。用人工方法将过滤的空气注入胸膜腔，以诊治疾病者为人工气胸。此外，胸部外伤所引起者，称为外伤性气胸。

（1）症状：持重物、屏气和剧烈运动或咳嗽常为其诱因。患者突感一侧胸痛，进行性呼吸困难，不能平卧，或被迫健侧卧位，患侧朝上以减轻压迫症状。可有咳嗽，但无痰或少痰。小量闭合性气胸者仅有轻度气急，数小时后可逐渐平稳。大量张力性气胸者，除严重呼吸困难外，尚有表情紧张、烦躁不安、大汗淋漓、脉速、虚脱、发绀，甚至呼吸衰竭。

（2）体征：少量胸腔积气者，常无明显体征。积气量多时，患侧胸廓饱满，肋间隙变宽，呼吸动度减弱；语音震颤及语音共振减弱或消失。气管、心脏移向健侧。叩诊患侧呈鼓音。右侧气胸时肝浊音界下移。听诊患侧呼吸音减弱或消失。

兹将肺与胸膜常见疾病的体征归纳于表 1-13，供临床体格检查时参考。

表 1-13 肺与胸膜常见疾病的体征

疾病	视诊		触诊		叩诊		听诊	
	胸廓	呼吸动度	气管位置	语音震颤	音响	呼吸音	啰音	语音共振
大叶性肺炎	对称	患侧减弱	正中	患侧增强	浊音	支气管呼吸音	湿啰音	患侧增强
肺气肿	桶状	双侧减弱	正中	双侧减弱	过清音	减弱	多无	减弱
哮喘	对称	双侧减弱	正中	双侧减弱	过清音	减弱	干啰音	减弱
肺水肿	对称	双侧减弱	正中	正常或减弱	正常或浊音	减弱	湿啰音	正常或减弱
肺不张	患侧平坦	患侧减弱	移向患侧	减弱或消失	浊音	减弱或消失	无	减弱或消失
胸腔积液	患侧饱满	患侧减弱	移向健侧	减弱或消失	实音	减弱或消失	无	减弱
气胸	患侧饱满	患侧减弱或消失	移向健侧	减弱或消失	鼓音	减弱或消失	无	减弱或消失

八、胸腔穿刺术

（一）操作

【目的】

（1）诊断作用：抽取少量胸腔内液体标本检测，以明确胸腔积液病因。

（2）治疗作用：抽出胸腔内液体，促进肺复张；胸膜腔内给药，达到治疗作用。

【适应证】

（1）胸腔积液明确诊断。

（2）大量胸腔积液产生呼吸困难等压迫症状，抽出液体促进肺复张，缓解症状。

（3）胸膜腔内给药。

【禁忌证】

（1）有凝血功能障碍者：对有凝血功能障碍或重症血小板减少者应慎用，必要时可补充一定量的凝血因子或血小板，使血液的出凝血功能得到部分纠正后，再行胸腔穿刺。

（2）穿刺部位局部感染。

（3）胸腔包虫病。

【操作前准备】

（1）患者准备

1）测量生命体征（心率、血压、呼吸）。

2）向患者解释胸腔穿刺的目的、操作过程、可能的风险，确认患者无操作穿刺禁忌、无利多卡因过敏。

3）告知需要配合的事项（操作过程中避免剧烈咳嗽，保持体位，如有头晕、心悸、气促等不适及时报告）。

4）签署知情同意书。

（2）材料准备

1）胸腔穿刺包：内含弯盘 2 个、尾部连接乳胶管的 16 号和 18 号胸腔穿刺针各一根、中弯止血钳 4 把、孔巾 1 块、巾钳 2 把、棉球 10 个、纱布 2 块、小消毒杯 2 个、标本留置小瓶 5 个。

2）消毒用品：2.5%碘酊和 75%乙醇，或 0.5%碘伏。

3）麻醉药物：2%利多卡因 5ml。

4）其他：5ml 和 50ml 注射器个 1 个、500ml 标本容器 2 个、胶布 1 卷、1000ml 量筒或量杯 1 个，有靠背的座椅 1 个，抢救车 1 个、无菌手套 2 副。

（3）操作者准备

1）两人操作。

2）操作者洗手，戴帽子、口罩和无菌手套；助手协助患者体位摆放，观察穿刺过程中患者情况等。

3）了解患者病情、穿刺目的、胸片情况。

4）掌握胸腔穿刺操作相关知识、并发症的诊断与处理。

【操作步骤】

（1）体位：再次确认病变位于左侧还是右侧。常规取直立坐位，面向椅背，双前臂置于椅背上，前额伏于前臂上（不能起床者取半卧位，患侧前臂上举抱于枕部，患侧略向健侧转，便于显露穿刺部位）。

（2）穿刺点选择

1）穿刺点主要是根据患者胸液的范围而定，常选择腋前线第 5 肋间，腋中线第 6～7 肋间，腋后线第 7～8 肋间，肩胛下角线第 7～8 肋间。穿刺点应避开局部皮肤感染灶。

2）确定后要标记穿刺点。

3）一般通过叩诊结合 X 线胸片确定穿刺部位，必要时可通过超声检查来进一步确定穿刺点及穿刺深度，甚至在 B 超引导下完成穿刺。

（3）消毒铺单

1）准备：术者戴好无菌手套，在两个消毒小杯内分别放入数个棉球，助手协助，分别倒入少量 2.5%碘酊和 75%乙醇。

2）消毒：用 2.5%碘酊以穿刺点为中心，向周边环形扩散消毒至少 15cm；以 75%乙醇脱碘两次，自中心向四周展开。

3）铺巾：无菌孔巾中心对准穿刺点，上方以胶布或巾钳固定于患者衣服上。

（4）麻醉

1）准备：5ml 注射器抽取 2%利多卡因 5ml。

2）左手拇指示指绷紧局部皮肤，右手持注射器在穿刺点局部皮下注射形成一个皮丘，将注射器垂直于皮肤表面，沿下位肋骨上缘缓慢刺入。

3）间断负压回抽，如无液体或鲜血吸出，则注射麻醉药逐层浸润麻醉各层组织，直至壁层胸膜；如有液体吸出，则提示进入胸腔，记录进针长度，作为下一步穿刺大概需要的进针深度；如有鲜血吸出且体外凝集，则提示损伤血管，应拔针、压迫，待平稳后更换穿刺部位或方向再穿（有时患者胸壁或胸膜较厚，5ml 注射器配套的针头长度不够，难以达到胸腔积液的部位，回吸无法吸出液体，需要更换较长的胸腔穿刺针，才能达到积液部位，抽得积液）。

（5）穿刺

1）准备：取尾部连接一个乳胶管的 16 号或 18 号胸腔穿刺针，用止血钳夹闭乳胶管，根据麻醉时记录的进针深度，在穿刺针上估算出穿刺达到此深度后，留在胸部皮肤外的穿刺针长度。

2）穿刺：沿麻醉区域所在肋间的下位肋骨上缘，垂直于皮肤，缓缓刺入穿刺针，达到预定穿刺深度或有落空感后，停止穿刺。

3）回吸：用止血钳紧贴皮肤固定穿刺针，将乳胶管连接 50ml 注射器，松开夹闭乳胶管的止血钳，负压回抽注射器，如抽得与局部麻醉过程中颜色一致的液体时，标志穿刺针已进入胸腔。如不成功，适当改变穿刺针的深度与角度，回吸直到有液体吸出为止。

（6）抽液

1）当穿刺针回吸到液体后，经穿刺针导管连接 50ml 注射器抽取胸腔积液。第一次抽得的液体应先留取标本，分别装入各个标本小瓶内。

2）当每次注射器吸满需排空时，助手需先用止血钳夹闭乳胶管，摘下注射器，排空注射器，再连接乳胶管，打开止血钳，循环操作，抽吸液体。注意各个连接点要连接紧密，防止漏气产生气胸。

3）如果是诊断性穿刺，则穿刺抽取 50～100ml 液体，分别装入各个标本小瓶内，即完成操作。如果是治疗性穿刺，则需进一步抽取胸腔积液，但胸腔积液引流速度不能过快，首次一般不超过600ml，以后每次引流的液体量应小于 1000ml。

（7）拔针

1）拔除穿刺针，局部消毒，压迫片刻，无菌敷料覆盖，胶布固定。

2）嘱患者平卧休息，测量生命体征。

（8）穿刺后观察

1）症状上注意：有无气促、胸痛、头晕、心悸、咳泡沫痰。

2）体征上注意：有无面色苍白、呼吸音减弱、血压下降。

3）必要时可行胸部 X 线检查，以评价胸腔残余积液量和排除气胸。

（9）标本处理：记录标本量与性质，将标本分类并标记，然后根据临床需要进行相应检查，如常规、生化、酶学、细菌学及细胞病理等检查。

（二）评分卡（表 1-14）

表 1-14　胸腔穿刺术操作评分卡

姓名_____　　学号_____　　总分_____

物品准备：

胸腔穿刺包：尾部连接乳胶管的 16 号和 18 号胸腔穿刺针各一根、50ml 注射器 1 个，孔巾 1 块、巾钳 2 把、纱布 3 块，无菌敷贴 1块、小消毒杯 2 个、标本留置小瓶 3 个。

消毒用品：弯盘 2 个，0.5%碘伏、镊子 1 把，棉球 10 个。

麻醉药：2%利多卡因 5ml。

急救药品：去甲肾上腺素 1 支。

其他：5ml 注射器 1 个，胶布 1 卷，有靠背的座椅 1 个，抢救车 1 个，无菌手套 2 副、记号笔 1 个，快速手消毒液 1 瓶。

序号	操作项目	操作动作	口述内容	注意事项	分值	评分
1	洗手	七步洗手法	七步洗手法洗手		2	
2	核对患者		您好，请问您是××先生/女士吗（查看腕带/病历本）？我是医生，根据病情需要，我们将为您进行胸腔穿刺操作，知情同意书您已经详细阅读并签署了吧，没有利多卡因等麻醉药物过敏史吧，您现在生命体征平稳，无明显穿刺禁忌证、可以进行胸腔穿刺操作	熟悉并掌握适应证和禁忌证	8	
3	检查物品	外包装无破损，物品干燥、密封良好、在有效期内，可以使用。所需物品齐全	外包装无破损，物品干燥、密封良好、在有效期内，可以使用。所需物品齐全。（物品过期，请求更换）		8	
4	摆体位	协助患者摆放体位，叩诊或胸片再次确认病变位于左侧还是右侧，（不能起床者取半卧位，患侧前臂上举抱于枕部，患侧略向健侧转，便于显露穿刺部位）	现在请您配合摆体位嘱患者取直立坐位，面向椅背，两前臂置于椅背上，前额伏于前臂上。充分暴露胸廓，注意保护女性患者隐私部位	注意保护患者体温	4	
5	穿刺定位	沿两侧肩胛下角线叩诊，选择叩诊浊音最明显处。常选择腋前线第 5 肋间，腋中线第 6～7 肋间，腋后线 7～8 肋间，肩胛下角线第 7～8 肋间	根据叩诊选择穿刺点，结合胸片确诊左/右侧胸腔积液	注意穿刺点应避开皮肤感染灶	8	
6	洗手	七步洗手法	七步洗手法洗手		4	
7	消毒	以穿刺点为中心，环形消毒，范围至少 15cm，不留空白区第二次消毒范围不超过第一次，第三次不超过第二次	您好，下面要给您消毒了，有点凉，请您配合以穿刺点为中心，环形消毒，范围至少 15cm，不留白，不回消，第二次消毒范围不超过第一次，第三次不超过第二次		8	
8	戴手套	无菌原则戴无菌手套		注意无菌原则	4	
9	铺巾	无菌孔巾中心对准穿刺点，上方以胶布或巾钳固定于患者衣服上		注意无菌原则，孔巾不能随意移动（注意人文关怀：胶布不能粘在模型的头面部）	4	
10	麻醉	核对麻药名称，有效期。抽取利多卡因 5ml，先在穿刺点斜行进针（针头与体表成 30°～45°角）打一皮丘，改为垂直进针。先回抽，无回血后边进针边注药边回抽。至抽出胸腔积液。记录进针长度。拔针，纱布局部按压片刻	助手：2%利多卡因瓶身瓶底无裂痕，对光照射无浑浊，在有效期内，可以使用。请核对。于无人处排空气泡，术者：现在要给您麻醉了，会有点疼，请您屏住呼吸，不要咳嗽，请尽量配合。期间有任何不适，请及时示意沿下位肋骨上缘穿刺进针	注意针尖斜面向内	12	
11	检查胸穿针	胸穿针通畅，密闭良好，无菌纱布测试针头无倒钩	胸穿针通畅，密闭良好，针头无倒钩。		4	
12	穿刺	再次确认穿刺位点，夹闭橡皮管。穿刺，垂直进针。助手固定穿刺针	"您好，现在要给您胸腔穿刺了，请您屏住呼吸，不要咳嗽，请尽量配合。期间有任何不适，请及时示意我。"沿原穿刺点进针		8	
13	抽液	助手连接 50ml 注射器，打开橡皮管上的滑轮，抽液。注意观察患者情况	询问患者是否有不适感，嘱其平稳呼吸，避免咳嗽及活动	首次抽液不超过 600ml	4	

续表

序号	操作项目	操作动作	口述内容	注意事项	分值	评分
14	拔针	关闭滑轮，助手拔注射器，留取标本。术者拔穿刺针，用无菌纱布按压 3～5 分钟	无菌纱布按压 3～5 分钟，观察有无出血等情况发生		4	
15	覆盖	取下无菌纱布，盖上无菌敷贴（或纱布覆盖胶布固定），撤孔巾，留取标本，标记送检			4	
16	术后沟通	整理用物 用过与没有用过的锐器物放入锐器盒内，其余物品放入医疗垃圾箱内	穿刺手术已顺利完成。生命体征正常。现在为您整理衣物，请您返回病房平卧休息 1～2 小时，穿刺部位 3～5 天内不要沾水，有任何情况请您及时与我联系	分类投放	4	
17	术后检查		安排患者再次进行 X 线检查		4	
18	记录	完成穿刺记录			4	
19	洗手	七步洗手法	七步洗手法洗手		2	

（三）并发症及处理

1. 胸膜反应　穿刺中患者出现头晕、气促、心悸、面色苍白、血压下降。停止操作，平卧，皮下注射 0.1%肾上腺素 0.3～0.5ml。

2. 气胸　可由以下原因引起：①穿刺过深伤及肺组织；②抽液过程中患者咳嗽，使肺膨胀，被穿刺针碰伤；③在更换注射器或拔除穿刺针时气体漏入胸腔。少量气体观察即可，大量时需要放置闭式引流管。但如患者是机械通气，气胸可能会继续发展，甚至成为张力性气胸，应注意观察，必要时放置胸腔闭式引流管。

3. 复张性肺水肿　胸腔积液引流速度不能过快，每次引流的液体量应小于 1000～1500ml。如果引流量太大，会导致受压肺泡快速复张，引起复张性肺水肿，表现为气促、咳泡沫痰。治疗以限制入量、利尿为主。

4. 腹腔脏器损伤　穿刺部位选择过低，有损伤腹腔脏器的危险，故应尽量避免在肩胛下角线第 9 肋间和腋后线第 8 肋间以下进行穿刺。

5. 血胸　一般情况下，穿刺过程中损伤肺、肋间血管多数可以自行止血，不需要特殊处理。但偶有损伤膈肌血管或较大血管，凝血功能差的患者可引起活动性出血，出现低血压、出血性休克，需要输血、输液、闭式引流，甚至开胸探查止血。

6. 其他并发症　包括咳嗽、疼痛、局部皮肤红肿感染，对症处理即可。

（四）相关理论知识

胸膜腔是位于肺和胸壁之间的一个潜在的腔隙。在正常情况下脏层胸膜和壁层胸膜表面上有一层很薄的液体，在呼吸运动时起润滑作用。胸膜腔和其中的液体并非处于静止状态，在每一次呼吸周期中胸膜腔形状和压力均有很大变化，使胸腔内液体持续滤出和吸收，并处于动态平衡。任何因素使胸膜腔内液体形成过快或吸收过缓，即产生胸腔积液（pleural effusion，简称胸水）。

【胸水循环机制】　以往认为胸水的交换完全取决于流体静水压和胶体渗透压之间的压力差，脏层胸膜薄的动物（如兔）其壁层胸膜主要由肋间动脉供血，毛细血管压高，而脏层胸膜由肺动脉供血，毛细血管压低，所以受压力的驱动，液体从壁层胸膜滤过进入胸膜腔，脏层胸膜以相仿的压力将胸水回吸收。但是，自从 20 世纪 80 年代以后，由于发现脏层胸膜厚的动物（包括人类）其壁层胸膜间皮细胞间存在淋巴管微孔（stomas），脏层胸膜由体循环的支气管动脉和肺循环供血，对胸水的产生和吸收的机制达成共识，即胸水从壁层和脏层胸膜的体循环血管由于压力梯度通过有渗漏性的胸膜进入胸膜腔，然后通过壁层胸膜的淋巴管微孔经淋巴管回吸收，这一形式类似于机体的任何间质腔。正常情况下脏层胸膜对胸水循环的作用较小（图 1-25）。人类胸膜腔影响液体从毛细血管向胸腔移动的压力大小的估计，见图 1-26。壁层胸膜的流体静水压约 30cmH$_2$O，而胸腔内压约–5cmH$_2$O，其流体静水压差等于 30–（–5）＝35cmH$_2$O，故液体从壁层胸膜的毛细血管向胸腔内移动。与流体静水压相反的压力是胶体渗透压梯度，血浆胶体渗透压约 34cmH$_2$O。胸水含有少量的蛋白质，其胶体渗透压约 5cmH$_2$O，产生的胶体渗透压梯度 34 – 5 = 29cmH$_2$O。因此，流体静水压与胶体渗透压的梯度差为 35 – 29 = 6cmH$_2$O，故液体从壁层胸膜的毛细血管进入胸腔（图 1-26 最下方箭头）。由于脏层胸膜液体移动的净梯度接近零，故胸水主要由壁层淋巴管微孔重吸收。胸水滤过胸腔上部大于下部，吸收则主要在横膈和胸腔下部纵隔胸膜。

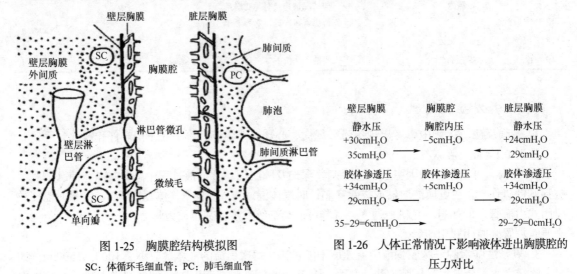

图 1-25　胸膜腔结构模拟图
SC：体循环毛细血管；PC：肺毛细血管

图 1-26　人体正常情况下影响液体进出胸膜腔的压力对比

【病因和发病机制】　胸腔积液是常见的内科问题，肺、胸膜和肺外疾病均可引起。临床上常见的病因和发病机制如下。

1. 胸膜毛细血管内静水压增高　如充血性心力衰竭、缩窄性心包炎、血容量增加、上腔静脉或奇静脉受阻，产生胸腔漏出液。

2. 胸膜通透性增加　如胸膜炎症（肺结核、肺炎）、结缔组织病（系统性红斑狼疮、类风湿关节炎）、胸膜肿瘤（恶性肿瘤转移、间皮瘤）、肺梗死、膈下炎症（膈下脓肿、肝脓肿、急性胰腺炎）等，产生胸腔渗出液。

3. 胸膜毛细血管内胶体渗透压降低　如低蛋白血症、肝硬化、肾病综合征、急性肾小球肾炎、黏液性水肿等，产生胸腔漏出液。

4. 壁层胸膜淋巴引流障碍　癌症淋巴管阻塞、发育性淋巴管引流异常等，产生胸腔渗出液。

5. 损伤　主动脉瘤破裂、食管破裂、胸导管破裂等，产生血胸、脓胸和乳糜胸。

6. 医源性　药物、放射治疗、消化内镜检查和治疗、支气管动脉栓塞术、卵巢过度刺激综合征、液体负荷过大、冠脉搭桥手术、骨髓移植、中心静脉置管穿破和腹膜透析等，都可以引起渗出性或漏出性胸腔积液。

【临床表现】

1. 症状　呼吸困难是最常见的症状，多伴有胸痛和咳嗽。呼吸困难与胸廓顺应性下降，患侧膈肌受压，纵隔移位，肺容量下降刺激神经反射有关。病因不同其症状有所差别。结核性胸膜炎多见于青年人，常有发热、干咳、胸痛，随着胸水量的增加胸痛可缓解，但可出现胸闷气促。恶性胸腔积液多见于中年以上患者，一般无发热，胸部隐痛，伴有消瘦和呼吸道或原发部位肿瘤的症状。炎性积液多为渗出性，常伴有咳嗽、咳痰、胸痛及发热。心力衰竭所致胸腔积液为漏出液，有心功能不全的其他表现。肝脓肿所伴右侧胸腔积液可为反应性胸膜炎，亦可为脓胸，多有发热和肝区疼痛。症状也和积液量有关，积液量少于 0.3～0.5L 时症状多不明显，大量积液时心悸及呼吸困难更加明显。

2. 体征 与积液量有关。少量积液时，可无明显体征，或可触及胸膜摩擦感及闻及胸膜摩擦音。中至大量积液时，患侧胸廓饱满，触觉语颤减弱，局部叩诊浊音，呼吸音减低或消失。可伴有气管、纵隔向健侧移位。肺外疾病如胰腺炎和类风湿关节炎等，引起的胸腔积液多有原发病的体征。

【实验室和特殊检查】

1. 诊断性胸腔穿刺和胸水检查 对明确积液性质及病因诊断均至关重要，大多数积液的原因通过胸水分析可确定。疑为渗出液必须作胸腔穿刺，如有漏出液病则避免胸腔穿刺。不能确定时也应做胸腔穿刺抽液检查。

（1）外观：漏出液透明清亮，静置不凝固，密度<1.016～1.018。渗出液多呈草黄色，稍混浊，易有凝块，密度>1.018。血性胸水呈洗肉水样或静脉血样，多见于肿瘤、结核和肺栓塞。乳状胸水多为乳糜胸。巧克力色胸水考虑阿米巴肝脓肿破溃入胸腔的可能。黑色胸水可能为曲霉感染。黄绿色胸水见于类风湿关节炎。厌氧菌感染胸水常有臭味。

（2）细胞：胸膜炎症时，胸水中可见各种炎症细胞及增生与退化的间皮细胞。漏出液细胞数常少于 $100×10^6/L$，以淋巴细胞与间皮细胞为主。渗出液的白细胞常超过 $500×10^6/L$。脓胸时白细胞多达 $10\,000×10^6/L$ 以上。中性粒细胞增多时提示为急性炎症；淋巴细胞为主则多为结核性或肿瘤性；寄生虫感染或结缔组织病时嗜酸性粒细胞常增多。胸水中红细胞超过 $5×10^9/L$ 时，可呈淡红色，多由恶性肿瘤或结核所致。胸腔穿刺损伤血管亦可引起血性胸水，应谨慎鉴别。红细胞超过 $100×10^9/L$ 时应考虑创伤、肿瘤或肺梗死。血细胞比容>外周血血细胞比容50%以上时为血胸。

恶性胸水中约有40%～90%可查到恶性肿瘤细胞，反复多次检查可提高检出率。胸水标本有凝块应固定及切片行组织学检查。胸水中恶性肿瘤细胞常有核增大且大小不一、核畸变、核深染、核浆比例失常及异常有丝核分裂等特点，应注意鉴别。胸水中间皮细胞常有变形，易误认为肿瘤细胞。结核性胸水中间皮细胞常低于5%。

（3）pH 和葡萄糖：正常胸水 pH 接近 7.6。pH 降低可见于不同原因的胸腔积液、脓胸、食管破裂、类风湿性积液 pH 常降低，如 pH<7.0 者仅见于脓胸以及食管破裂所致胸腔积液。结核性和恶性积液也可降低。正常胸水中葡萄糖含量与血中含量相近。漏出液与大多数渗出液葡萄糖含量正常；而脓胸、类风湿关节炎、系统性红斑狼疮、结核和恶性胸腔积液中含量可<3.3mmol/L。若胸膜病变范围较广，使葡萄糖及酸性代谢物难以透过胸膜，葡萄糖和 pH 均较低，提示肿瘤广泛浸润，其胸水肿瘤细胞发现率高，胸膜活检阳性率高，胸膜固定术效果差，患者存活时间亦短。

（4）病原体：胸水涂片查找细菌及培养，有助于病原诊断。结核性胸膜炎胸水沉淀后作结核菌培养，阳性率仅20%，巧克力色胸水应镜检阿米巴滋养体。

（5）蛋白质 渗出液的蛋白含量较高（>30g/L），胸水/血清比值大于 0.5。漏出液蛋白含量较低（<30g/L），以清蛋白为主，黏蛋白试验（Rivalta 试验）阴性。

（6）类脂：乳糜胸的胸水呈乳状混浊，离心后不沉淀，苏丹Ⅲ¢6 染成红色；三酰甘油含量>1.24mmol/L，胆固醇不高，脂蛋白电泳可显示乳糜微粒，多见于胸导管破裂。假性乳糜胸的胸水呈淡黄或暗绿色，含有胆固醇结晶及大量退变细胞（淋巴细胞、红细胞），胆固醇多大于 5.18mmol/L，甘油三酯含量正常。与陈旧性积液胆固醇积聚有关，见于陈旧性结核性胸膜炎、恶性胸水、肝硬化和类风湿关节炎胸腔积液等。

（7）酶：渗出液乳酸脱氢酶（LDH）含量增高，大于 200U/L，且胸水/血清 LDH 比值大于 0.6。LDH 活性是反映胸膜炎症程度的指标，其值越高，表明炎症越明显。LDH＞500U/L 常提示为恶性肿瘤或胸水已并发细菌感染。

胸水淀粉酶升高可见于急性胰腺炎、恶性肿瘤等。急性胰腺炎伴胸腔积液时，淀粉酶溢漏致使该酶在胸水中含量高于血清中含量。部分患者胸痛剧烈、呼吸困难，可能掩盖其腹部症状，此时胸水淀粉酶已升高，临床诊断应予注意。淀粉酶同工酶测定有助于肿瘤的诊断，如唾液型淀粉酶升高而非食管破裂，则恶性肿瘤可能性极大。

腺苷脱氨酶（ADA）在淋巴细胞内含量较高。结核性胸膜炎时，因细胞免疫受刺激，淋巴细胞明显增多，故胸水中 ADA 多高于 45U/L。其诊断结核性胸膜炎的敏感度较高。HIV 合并结核患者 ADA 不升高。

（8）免疫学检查：结核性胸膜炎胸水 r 干扰素多大于 200pg/ml。系统性红斑狼疮及类风湿关节炎引起的胸腔积液中补体 C3、C4 成分降低，且免疫复合物的含量增高。系统性红斑狼疮胸水中抗核抗体滴度可达 1∶160 以上。

（9）肿瘤标志物：癌胚抗原（CEA）在恶性胸水中早期即可升高，且比血清更显著。若胸水 CEA＞20μg/L 或胸水/血清 CEA＞1，常提示为恶性胸水，其敏感度 40%～60%，特异度 70%～88%。胸水端粒酶测定与 CEA 相比，其敏感性和特异性均大于 90%。近年还开展许多肿瘤标志物检测，如糖链肿瘤相关抗原、细胞角蛋白 19 片段、神经元特异烯醇酶等，可作为鉴别诊断的参考。联合检测多种标志物，可提高阳性检出率。

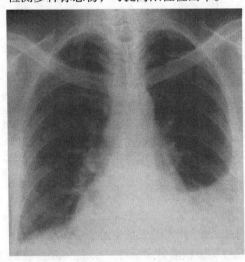

图 1-27　胸部 X 线积液影

2. X 线检查　其改变与积液量和是否有包裹或粘连有关。极小量的游离性胸腔积液，胸部 X 线仅见肋膈角变钝；积液量增多时显示有向外侧、向上的弧形上缘的积液影（图 1-27）。平卧时积液散开，使整个肺野透亮度降低。大量积液时患侧胸部致密影，气管和纵隔推向健侧。液气胸时有气液平面。积液时常遮盖肺内原发病灶，故复查胸片应在抽液后，可发现肺部肿瘤或其他病变。包裹性积液不随体位改变而变动，边缘光滑饱满，多局限于叶间或肺与膈之间。肺底积液可仅有膈肌升高或形状的改变。CT 检查可显示少量的胸腔积液、肺内病变、胸膜间皮瘤、胸内转移性肿瘤、纵隔和气管旁淋巴结等病变，有助于病因诊断。CT 扫描诊断胸腔积液的准确性，在于能正确鉴别支气管肺癌的胸膜侵犯或广泛转移，良性或恶性胸膜增厚，对恶性胸腔积液的病因诊断、肺癌分期与选择治疗方案至关重要。

3. 超声检查　超声探测胸腔积液的灵敏度高，定位准确。临床用于估计胸腔积液的深度和积液量，协助胸腔穿刺定位。B 超引导下胸腔穿刺用于包裹性和少量的胸腔积液。

4. 胸膜活检　经皮闭式胸膜活检对胸腔积液病因诊断有重要意义，可发现肿瘤、结核和其他胸膜肉芽肿性病变。拟诊结核病时，活检标本除做病理检查外，还应作结核菌培养。胸膜针刺活检具有简单、易行、损伤性较小的优点，阳性诊断率为 40%～75%。CT 或 B 超引导下活检可提高成功率。脓胸或有出血倾向者不宜作胸膜活检。如活检证实为恶性胸膜间皮瘤，1 个月内应对活检部位行放射治疗。

5. 胸腔镜或开胸活检　对上述检查不能确诊者，必要时可经胸腔镜或剖胸直视下活检。由于胸膜转移性肿瘤 87% 在脏层，47% 在壁层，故此项检查有积极的意义。胸腔镜检查对恶性胸腔积液的病因诊断率最高，可达 70%～100%，为拟定治疗方案提供依据。通过胸腔镜能全面检查胸膜腔，观察病变形态特征、分布范围及邻近器官受累情况，且可在直视下多处活检，故诊断率较高，肿瘤临床分期亦较准确。临床上有少数胸腔积液的病因虽经上述诸种检查仍难以确定，如无特殊禁忌，可考虑剖胸探查。

6. 支气管镜 对有咯血或疑有气道阻塞者可行此项检查。

【诊断与鉴别诊断】 可考虑剖胸探查。胸腔积液的诊断和鉴别诊断分 3 个步骤。

1. 确定有无胸腔积液 中量以上的胸腔积液诊断不难，症状和体征均较明显。少量积液（0.3L）仅表现肋膈角角变钝，有时易与胸膜粘连混淆，可行患侧卧位胸片，液体可散开于肺外带。体征上需与胸膜增厚鉴别，胸膜增厚叩诊浊音，听诊呼吸音减弱，但往往伴有胸廓扁平或塌陷，肋间隙变窄，气管向患侧移位，语音传导增强等体征。B 超、CT 等检查可确定有无胸腔积液。

2. 区别漏出液和渗出液 诊断性胸腔穿刺可区别积液的性质。漏出液外观清澈透明，无色或浅黄色，不凝固；而渗出液外观颜色深，呈透明或混浊的草黄或棕黄色，或血性，可自行凝固。两者划分标准多根据比重（以 1.018 为界）、蛋白质含量（以 30g/L 为界）、细胞数（以 500×10^9/L 为界），小于以上界限为漏出液，反之为渗出液，但其诊断的敏感性和特异性较差。目前多根据 Light 标准，尤其对蛋白质浓度在 25～35g/L 者，符合以下任何 1 条可诊断为渗出液；①胸腔积液/血清蛋白比例>0.5；②胸腔积液/血清 LDH 比例>0.6；③胸腔积液 LDH 水平大于血清正常值高限的三分之二。此外，诊断渗出液的指标还有胸腔积液胆固醇浓度>1.56mmol/L，胸腔积液/血清胆红素比例>0.6，血清-胸腔积液清蛋白梯度<12g/L。有些积液难以确切地划入漏出液或渗出液，见于恶性胸腔积液，系由于多种机制参与积液的形成。

3. 寻找胸腔积液的病因 漏出液常见病因是充血性心力衰竭，多为双侧胸腔积液，积液量右侧多于左侧。强烈利尿可引起假性渗出液。肝硬化胸腔积液多伴有腹水。肾病综合征胸腔积液多为双侧，可表现为肺底积液。低蛋白血症的胸腔积液多伴有全身水肿。腹膜透析胸腔积液类似于腹透液，葡萄糖高，蛋白质<1.0g/L。如不符合以上特点，或伴有发热、胸痛等症状应行诊断性胸腔穿刺。

在我国渗出液最常见的病因为结核性胸膜炎，多见于青壮年，胸痛（积液增多后胸痛减轻或消失，但出现气急），并常伴有干咳、潮热、盗汗、消瘦等结核中毒症状，胸水检查以淋巴细胞为主，间皮细胞<5%，蛋白质多大于 40g/L，ADA 及 γ 干扰素增高，沉渣找结核杆菌或培养可呈阳性，但阳性率仅约 20%。胸膜活检阳性率达 60%～80%，PPD 皮试强阳性。老年患者可无发热，结核菌素试验亦常阴性，应予注意。

类肺炎性胸腔积液（parapneumonic effusions）系指肺炎、肺脓肿和支气管扩张感染引起的胸腔积液，如积液呈脓性则称脓胸。患者多有发热、咳嗽、咳痰、胸痛等症状，血白细胞升高，中性粒细胞增加伴核左移。先有肺实质的浸润影，或肺脓肿和支气管扩张的表现，然后出现胸腔积液，积液量一般不多。胸水呈草黄色甚或脓性，白细胞明显升高，以中性粒细胞为主，葡萄糖和 pH 降低，诊断不难。脓胸系胸腔内致病菌感染造成积脓，多与未能有效控制肺部感染，致病菌直接侵袭入胸腔有关，常见细菌为金黄色葡萄球菌、肺炎链球菌、化脓性链球菌以及大肠杆菌、肺炎克雷伯菌和假单胞菌等，且多合并厌氧菌感染，少数可由结核分枝杆菌或真菌、放线菌、诺卡菌等所致。急性脓胸常表现为高热、胸痛等；慢性脓胸有胸膜增厚、胸廓塌陷、慢性消耗和杵状指（趾）等。胸水呈脓性、黏稠；涂片革兰染色找到细菌或脓液细菌培养阳性。

恶性肿瘤侵犯胸膜引起恶性胸腔积液，常由肺癌、乳腺癌和淋巴瘤直接侵犯或转移至胸膜所致，其他部位肿瘤包括胃肠道和泌尿生殖系统。以 45 岁以上中老年人多见，有胸部钝痛、咳血丝痰和消瘦等症状，胸水多呈血性、量大、增长迅速，CEA>20μg/L，LDH >500U/L，胸水脱落细胞检查、胸膜活检、胸部影像学、纤维支气管镜及胸腔镜等检查，有助于进一步诊断和鉴别。疑为其他器官肿瘤需进行相应检查。

【治疗】 胸腔积液为胸部或全身疾病的一部分，病因治疗尤为重要。漏出液常在纠正病因后可吸收。

1. 结核性胸膜炎

（1）一般治疗：包括休息、营养支持和对症治疗。

（2）抽液治疗：由于结核性胸膜炎胸水蛋白含量高，容易引起胸膜粘连，原则上应尽快抽尽胸腔内积液或肋间插细管引流。可解除肺及心、血管受压，改善呼吸，使肺功能免受损伤。抽液后可减轻毒性症状，体温下降，有助于使被压迫的肺迅速复张。大量胸水者每周抽液 2～3 次，直至胸水完全消失。首次抽液不要超过 700ml，以后每次抽液量不应超过 1000ml，过快、过多抽液可使胸腔压力骤降，发生复张后肺水肿或循环衰竭。表现为剧咳、气促、咳大量泡沫状痰，双肺满布湿啰音，PaO_2 下降，X 线显示肺水肿征。应立即吸氧，酌情应用糖皮质激素及利尿剂，控制液体入量，严密监测病情与酸碱平衡，有时需气管插管机械通气。若抽液时发生头晕、冷汗、心悸、面色苍白、脉细等表现应考虑"胸膜反应"，应立即停止抽液，使患者平卧，必要时皮下注射 0.1%肾上腺素 0.5ml，密切观察病情，注意血压变化，防止休克。一般情况下，抽胸水后，没必要胸腔内注入抗结核药物，但可注入链激酶等防止胸膜粘连。

（3）抗结核治疗：肺结核化学治疗的原则是早期、规律、全程、适量、联合。整个治疗方案分强化和巩固两个阶段。常用抗结核病药物：异烟肼（H）、利福平（R）、吡嗪酰胺（Z）、乙胺丁醇（E）、链霉素（S）。常规初治用药方案：①强化期：异烟肼、利福平、吡嗪酰胺和乙胺丁醇，顿服，2 个月。②巩固期：异烟肼、利福平，顿服，4 个月。简写为：2HRZE/4HR。

（4）糖皮质激素：疗效不肯定。有全身毒性症状严重、大量胸水者，在抗结核药物治疗的同时，可尝试加用泼尼松 30mg/d，分 3 次口服。待体温正常、全身毒性症状减轻、胸水量明显减少时，即应逐渐减量以至停用。停药速度不宜过快，否则易出现反跳现象，一般疗程约 4～6 周。注意不良反应或结核播散，应慎重掌握适应证。

2. 类肺炎性胸腔积液和脓胸 前者一般积液量少，经有效的抗生素治疗后可吸收，积液多者应胸腔穿刺抽液，胸水 pH＜7.2 应间插管引流。脓胸治疗原则是控制感染、引流胸腔积液及促使肺复张，恢复肺功能。抗菌药物要足量，体温恢复正常后再持续用药 2 周以上，防止脓胸复发，急性期联合抗厌氧菌的药物，全身及胸腔内给药。引流是脓胸最基本的治疗方法，反复抽脓或闭式引流。可用 2%碳酸氢钠或生理盐水反复冲洗胸腔，然后注入适量抗生素及链激酶，使脓液变稀便于引流。少数脓胸可采用肋间插管闭式引流。对有支气管胸膜瘘者不宜冲洗胸腔，以免引起细菌播散。慢性脓胸应改进原有的脓腔引流，也可考虑外科胸膜剥脱术等治疗。此外，一般支持治疗亦相当重要，应给予高能量、高蛋白及富含维生素的食物，纠正水电解质紊乱及维持酸碱平衡。

3. 恶性胸腔积液 包括原发病和胸腔积液的治疗。例如，部分小细胞肺癌所致胸腔积液全身化疗有一定疗效，纵隔淋巴结有转移者可行局部放射治疗。胸腔积液多为晚期恶性肿瘤常见并发症，其胸水生长迅速，常因大量积液的压迫引起严重呼吸困难，甚至导致死亡。常需反复胸腔穿刺抽液，但反复抽液可使蛋白丢失太多，效果不理想。可选择化学性胸膜固定术，在抽吸胸水或胸腔插管引流后，胸腔内注入博来霉素、顺铂、丝裂霉素等抗肿瘤药物，或胸膜粘连剂，如滑石粉等，可减缓胸水的产生。也可胸腔内注入生物免疫调节剂，如短小棒状杆菌疫苗、白介素-2、干扰素、淋巴因子激活的杀伤细胞、肿瘤浸润性淋巴细胞等，可抑制恶性肿瘤细胞、增强淋巴细胞局部浸润及活性，并使胸膜粘连。此外，可胸腔内插管持续引流，目前多选用细管引流，具有创伤小、易固定、效果好、可随时胸腔内注入药物等优点。对插管引流后肺仍不复张者，可行胸-腹腔分流术或胸膜切除术。虽经上述多种治疗，恶性胸腔积液的预后不良。

九、呼吸内科模拟竞赛试题及答案

（一）单项选择题

1.1-1. 胸腔抽液时每次抽液一般不超过多少 ml（　　）

A. 500　　　　B. 600　　　　C. 800　　　　D. 1000　　　　E. 1200

1.1-2. 患者胸腔穿刺顺利，抽出淡黄液体 10ml，突然出现头晕、心悸、面色苍白、出汗，最有可能的原因是（　　）

A. 气胸　　B. 血胸　　C. 复张性肺水肿　　D. 胸膜反应　　E. 过敏性休克

1.1-3. 患者胸腔穿刺顺利，短时间内抽出淡黄液体 1500ml，胸腔穿刺结束后出现呼吸困难加重、端坐呼吸、发绀、咳粉红色泡沫样痰，最可能的原因是（　　）

A. 气胸　　B. 血胸　　C. 复张性肺水肿　　D. 胸膜反应　　E. 过敏性休克

1.1-4. 咯粉红色泡沫样痰常见的原因是（　　）

A. 支气管扩张　　B. 肺结核　　C. 肺吸虫病　　D. 急性左心衰竭　　E. 肺脓肿

1.1-5. 正常人肺下界上下移动范围是（　　）

A. 2～3 厘米　　B. 3～4 厘米　　C. 6～8 厘米　　D. 4～6 厘米　　E. 3～6 厘米

1.1-6. 慢性阻塞性肺气肿患者的胸廓形态是（　　）

A. 鸡胸　　B. 扁平胸　　C. 桶状胸　　D. 串珠胸　　E. 漏斗胸

1.1-7. 患者表现为明显的吸气性呼吸困难，伴有三凹征，常见于（　　）

A. 支气管肺炎　　B. 支气管哮喘　　C. 阻塞性肺气肿　　D. 气管异物　　E. 肺结核

1.1-8. 慢性阻塞性肺气肿时可出现下列何种异常体征（　　）

A. 桶状胸　　B. 气管移向健侧　　C. 语颤增强　　D. 吸气期明显延长　　E. 叩诊胸部呈清音

1.1-9. 当两上肢自然下垂时，肩胛下角一般位于（　　）

A. 第 5 肋间水平　　　　B. 第 6 肋间水平　　　　C. 第 7 肋间水平

D. 第 9 肋间水平　　　　E. 第 10 肋间水平

1.1-10. 引起气管向患侧移位的病变是（　　）

A. 大叶性肺炎　　B. 气胸　　C. 胸腔积液　　D. 肺不张　　E. 肺气肿

1.1-11. 检查发现某患者呼吸由浅慢逐渐变深快，然后由深快转为浅慢，随后出现短时暂停，周而复始，应诊断为（　　）

A. 间停呼吸　　　　B. 库斯莫尔呼吸（Kussmaul 呼吸）　　　　C. 叹息样呼吸

D. 胸部剧痛引起的抑制性呼吸　　　　E. 潮式呼吸

1.1-12. 正常肺野叩诊音为（　　）

A. 鼓音　　B. 过清音　　C. 浊音　　D. 清音　　E. 实音

1.1-13. 肺部听诊湿啰音特点为（　　）

A. 多在呼气末明显　　B. 部位恒定，性质不易变，咳嗽后不消失　　C. 持续时间短

D. 有些湿啰音听上去似哨笛音　　E. 瞬间数目可明显增减

1.1-14. 咳嗽按性质可分为（　　）

A. 突发性咳嗽与刺激性咳嗽　　B. 干性咳嗽与湿性咳嗽　　C. 鸡鸣样咳嗽与阵发性咳嗽

D. 突发性咳嗽与干性咳嗽　　E. 金属样咳嗽与湿性咳嗽

1.1-15. 在我国，引起咯血的首要肺部原因为（　　）

A. 支气管扩张症　　　　B. 支气管肺癌　　　　C. 肺脓肿

D. 肺结核　　　　E. 肺炎

1.1-16. 疼痛部位多在胸骨后方和心前区或剑突下，可向左肩和左臂内侧放散，甚或达无名指与小指，也可放散与左颈或面颊部，误认为牙痛，应诊断为（　　）

A. 心绞痛及心肌梗死　　　　B. 夹层动脉瘤　　　　C. 肺尖部肺癌

D. 带状疱疹　　　　E. 肋软骨炎

1.1-17. 左心衰竭引起的呼吸困难又称为（　　）

A. 酸中毒大呼吸　　　　　　B. 混合性呼吸困难　　　　　　C. 夜间呼吸困难

D. 心源性哮喘　　　　　　　E. 抽泣样呼吸

1.1-18. 胸骨角又称为（　　）

A. 胸骨下角　　B. 胸骨上角　　　C. 肋脊角　　　D. Louis 角　　　　　E. 腹上角

（二）多项选择题

1.1-19. 患者胸腔穿刺顺利，抽出淡黄液体 10ml，突然出现头晕、心悸、面色苍白、出汗，应给予哪项处理措施（　　）

A. 立即停止操作　　　　　　B. 平卧　　　　　C. 皮下注射 0.1% 肾上腺素 0.4ml

D. 静脉注射西地兰 0.2mg　　E. 静脉注射呋塞米 20mg

1.1-20. 患者胸腔穿刺顺利，短时间内抽出淡黄液体 1500ml，胸腔穿刺结束后出现呼吸困难加重、端坐呼吸、发绀、咳粉红色泡沫样痰，应给予哪项处理措施（　　）

A. 吸氧　　　　　　　　　　B. 控制液体入量　　C. 立即 X 线检查

D. 静脉注射西地兰 0.2mg　　E. 静脉注射呋塞米 20mg

（三）胸腔穿刺操作

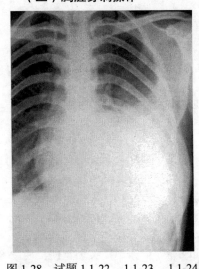

图 1-28　试题 1.1-22.、1.1-23.、1.1-24.

1.1-21. 患者，男，40 岁，咳嗽、低热、呼吸困难半个月，查体：体温 36.7℃，脉搏 94 次/分，呼吸 26 次/分，血压 140/86mmHg，口唇无发绀，左下肺呼吸运动及语颤减弱，叩诊浊音，听诊呼吸音弱，胸片（图 1-28）：患者相关检查结果回报无禁忌证，给予胸腔穿刺操作。

1.1-22. 患者，女，60 岁，咳嗽、咳痰 20 天，加重伴呼吸困难 3 天，体温 36.7℃，脉搏 94 次/分，呼吸 26 次/分，血压 140/86mmHg，口唇略发绀，右肺呼吸运动及语颤减弱，叩诊浊音，听诊呼吸音消失，胸片（图 1-28）提示：右侧大量胸腔积液；患者相关检查结果回报无禁忌证，拟行胸腔穿刺术。

1.1-23. 患者，女，60 岁，咳嗽、咳痰 20 天，加重伴呼吸困难 3 天，体温 36.7℃，脉搏 94 次/分，呼吸 26 次/分，血压 140/86mmHg，口唇略发绀，右肺呼吸运动及语颤减弱，叩诊浊音，听诊呼吸音消失，胸片（图 1-28）提示：右侧大量胸腔积液；为缓解症状，迅速抽出血性胸水 1500ml，现高度呼吸困难，喘憋，不能平卧，请处置。

1.1-24. 患者，女 59 岁，进行加重的呼吸困难、消瘦 10 天，伴有左侧胸痛，查体：右肺叩诊浊音，呼吸音消失，余（－）胸片提示右侧大量胸腔积液，血常规及凝血功能正常。拟进行胸腔穿刺术。

1.1-25. 患者，女 59 岁，进行加重的呼吸困难、消瘦 10 天，伴有左侧胸痛，查体：右肺叩诊浊音，呼吸音消失，余（－）；胸片提示右侧大量胸腔积液，血常规及凝血功能正常。拟进行胸腔穿刺术。

选手穿刺过程中（抽液成功、但尚未拔出穿刺针时），患者突然出现头晕、心悸、面色苍白，请给予处置。

1.1-26. 患者，女 59 岁，进行加重的呼吸困难、消瘦 10 天，伴有左侧胸痛，查体：右肺叩诊浊音，呼吸音消失，余（－）；胸片提示右侧大量胸腔积液，血常规及凝血功能正常。拟进行胸腔穿刺术。

选手穿刺过程中（抽液成功、但尚未拔出穿刺针时），患者突然出现穿刺侧胸痛，穿刺针内的胸水颜色由草黄色变成血性液体，请处置。

1.1-27. 患者，女 59 岁，进行加重的呼吸困难、消瘦 10 天，伴有左侧胸痛，查体：右肺叩诊浊音，呼吸音消失，余（－）；胸片提示右侧大量胸腔积液，血常规及凝血功能正常。拟进行胸腔穿刺术。

选手穿刺过程中（抽液成功、但尚未拔出穿刺针时），患者突然出现咳嗽，右下胸痛，穿刺针内出现血性液体，请处置。

1.1-28. 患者，女 59 岁，进行加重的呼吸困难、消瘦 10 天，伴有左侧胸痛，查体：右肺叩诊浊音，呼吸音消失，余（－）；胸片提示右侧大量胸腔积液，血常规及凝血功能正常。拟行胸腔穿刺术。

穿刺结束后提示选手：患者迅速抽出胸水 2000ml，现突然出现高度呼吸困难、大汗，请给予相应的处置。

1.1-29. 患者，女，24 岁，咳嗽、呼吸困难 10 天，查体：体温 37.7℃，脉搏 94 次/分，呼吸 20 次/分，血压 120/80mmHg；皮肤黏膜苍白、可见多处瘀斑；右下肺叩诊浊音，呼吸音减弱；胸片提示：右侧中等量积液；患者血常规提示：WBC $5.32×10^9$/L、RBC $150×10^{12}$/L、PLT $10×10^9$/L 请处置。

1.1-30. 患者，女，24 岁，咳嗽、呼吸困难 10 天，查体：体温 37.7℃，脉搏 94 次/分，呼吸 20 次/分，血压 120/80mmHg；皮肤黏膜苍白、可见多处瘀斑；右下肺叩诊浊音，呼吸音减弱；胸片提示：右侧中等量积液，如患者血常规及凝血功能经处置后恢复正常，请给予胸腔穿刺选手穿刺过程中，患者妈妈突然晕倒，请处置。

（四）体格检查

1.1-31. 患者，男，40 岁，咳嗽、低热、呼吸困难半个月，胸片如下（图 1-29）：为其进行肺和胸膜的体格检查，并描述可能出现的阳性体征。

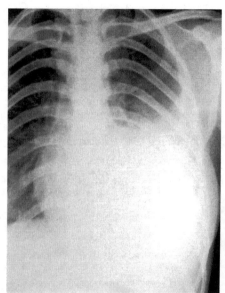
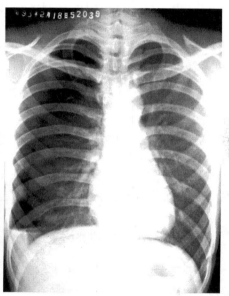

图 1-29 试题 1.1-31.

1.1-32. 患者，女，60 岁，咳嗽、咳痰 25 年，加重伴呼吸困难 3 天，胸片如下：为其进行肺和胸膜的体格检查，同时描述可能出现的阳性体征。

1.1-33. 患者，女，24 岁，咳嗽、呼吸困难 10 天，查体：体温 37.7℃，脉搏 94 次/分，呼吸 20 次/分，血压 120/80mmHg；胸片提示：右侧中等量积液，为其进行肺和胸膜的体格检查，同时描述可能出现的阳性体征。

1.1-34. 患者，女，24 岁，咳嗽、呼吸困难 10 天，查体：体温 37.7℃，脉搏 94 次/分，呼吸 20 次/分，血压 120/80mmHg；胸片提示：右侧中等量积液，为其叩诊肺下界及肺下界移动范围，描述可能出现的阳性体征。

1.1-35. 患者，男，31 岁，3 天前淋雨后出现咳嗽、咳铁锈色痰，发热、右侧胸痛；现体温 39.0℃，胸片提示：右上肺大叶性肺炎，请为其进行肺和胸膜的体格检查，同时描述可能出现的阳性体征。

1.1-36. 患者，男，64 岁，吸烟史 40 年，主诉：咳嗽咳痰 20 年，加重伴呼吸困难半个月；肺功能提示：肺功能提示：VC_{max} 86.9、FEV1 62.2%、FEV1/FVC% 58.49%，胸片如下（图 1-30）；

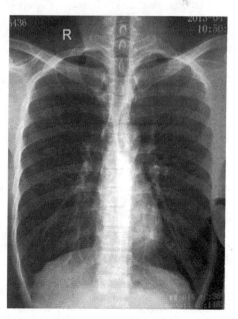

图 1-30 试题 1.1-36.

请为其进行肺和胸膜的体格检查，同时描述可能出现的阳性体征。

1.1-37. 患者，女、23 岁，因流涕、咽痛不适 3 天前来就诊，请为其进行肺和胸膜的体格检查。

1.1-38. 患者，女、23 岁，因流涕、咽痛不适 3 天前来就诊，请为其进行胸部体格检查。

1.1-39. 患者，女、26 岁，因去春游后突发呼吸困难前来就诊，胸片检查正常，肺功能支气管舒张试验阳性，请为其进行胸部体格检查。

1.1-40. 患者，女、68 岁，咳嗽、痰中带血、消瘦、呼吸困难 3 个月，胸片提示：右肺全肺不张，请为其进行胸部体格检查。

【答案】

（一）单项选择题

1.1-1. D；1.1-2. D；1.1-3. C；1.1-4. D；1.1-5. C；1.1-6. C；1.1-7. D；1.1-8. A；1.1-9. C；1.1-10. D；1.1-11. E；1.1-12. D；1.1-13. B；1.1-14. B；1.1-15. D；1.1-16. A；1.1-17. D；1.1-18. D

（二）多项选择题

1.1-19. ABC；1.1-20. ABDE

（三）胸腔穿刺操作

1.1-21. 左侧胸腔穿刺术。

1.1-22. 右侧胸腔穿刺术。

1.1-23. A. 吸氧术；B. 静脉穿刺术；C. 控制液体入量；D. 静脉注射西地兰 0.2mg；E. 静脉注射呋塞米 20mg。

1.1-24. 右侧胸腔穿刺术。

1.1-25. 立即停止操作，处置胸膜反应：A. 立即停止操作；B. 平卧；C. 皮下注射 0.1%肾上腺素 0.4ml。

1.1-26. 立即停止操作，穿刺并发症肝破裂的处置：平卧、吸氧、监测血压、床旁腹部超声检查（口述）等。

1.1-27. 立即停止操作，穿刺并发症气胸的处置平卧、吸氧、X 线检查（口述）必要时胸前闭式引流（口述）。

1.1-28. 胸腔穿刺术。A. 吸氧术；B. 静脉穿刺术；C. 控制液体入量；D. 静脉注射西地兰 0.2mg；E. 静脉注射呋塞米 20mg。

1.1-29. 存在穿刺禁忌证，先改善血小板后再行操作。

1.1-30. 助手立即处置家属：平卧、吸氧、建立静脉通路等。

（四）体格检查

1.1-31. 胸腔积液的体征。

1.1-32. 气胸的体征。

1.1-33. 年轻女性，注意保护隐私、人文关怀。

1.1-34. 由于胸腔积液，右肺下界改变、移动范围减小。

1.1-35. 肺实变征表现，同时体温升高，呼吸频率增快。

1.1-36. 肺气肿体征。

1.1-37. 正常体格检查；人文。

1.1-38. 正常的肺和心脏的体格检查（注意胸部体格检查不止包括肺部，还包括心脏）；人文。

1.1-39. 支气管哮喘的体格检查。

1.1-40. 肺不张的体格检查。

第二节　心血管内科基本操作

一、水肿的问诊

（一）要点

1. 一般项目　包括姓名、性别、年龄、籍贯、出生地、民族、婚姻否、职业，吸烟及吸烟量，饮酒及大约饮酒量等。

2. 主诉 主要的症状、体征、部位，单双侧，及持续时间，伴随症状。

3. 现病史

（1）水肿出现的时间、急性或缓慢、发生的部位，发生的程度，是否是全身性或局限性，是否为对称性、凹陷性，水肿与体位的变化及活动前后的关系。

（2）有无心脏、肾脏，肝脏、内分泌系统和过敏性疾病史及相关出现的症状。

（3）发生水肿症状是与药物情况、饮食情况、女性月经及妊娠等有无相关性。

（4）水肿所发展的速度，水肿的性质，是否为凹陷性水肿，是否为对称性，有无胸水、腹水。

（5）是否有感染的征象和过敏的征象，病人的一般营养状态如何。

（6）是否接受过肾上腺皮质激素、睾酮、雌激素及其他药物等治疗过程。

是否有伴随症状：局部组织的伴随症状，水肿皮肤表现有无炎症表现，循环系统、消化系统、呼吸系统、泌尿系统及内分泌系统的相关症状，女性患者还应询问水肿与月经、体位和天气等关系及昼夜的变化。

既往史，个人史，月经史，婚姻生育史，家族史，生活史（包括吸烟史、饮酒史）。

（二）相关理论知识

水肿（edema）是指人体组织间隙有过多的液体积聚使组织肿胀（图 1-31）。水肿可分为全身性与局限性的。多为下肢水肿、上肢水肿、眼睑、面部水肿、腹水、胸水等。当液体在体内组织间隙呈弥漫性分布时呈全身性水肿（常称为凹陷性）；液体积聚在局部组织间隙时呈局部性水肿；发生于体腔内的称之为积液，根据不同部位分别称为胸腔积液、腹腔积液、心包积液。根据程度分为隐性水肿，组织间液积聚较少，体重增加 10%以下，外观和指压凹陷不明显；显性水肿，体重增加＞10%，指压凹陷明显。

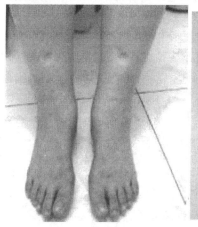
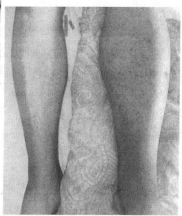

A. 凹陷性水肿　　　　　　　　B. 局部水肿

图 1-31　下肢水肿

【发病机制】 在正常人体中，血管内液体不断地从毛细血管小动脉端滤出至组织间隙成为组织液——组织液又不断地从毛细血管小静脉端重吸收至血管内——两者之间通过渗透压维持平衡——组织间隙无过多液体积聚。保持这种平衡的主要因素：①毛细血管内静水压；②血浆胶体渗透压；③组织间隙机械压力（组织压）；④组织液胶体渗透压。当维持体液平衡的因素发生障碍出现组织间液的生成大于回吸收时，则可产生水肿。产生水肿的机制如下。

1. 毛细血管血流动力学改变

（1）毛细血管通透性升高。

（2）毛细血管内静水压增高。

（3）血浆胶体渗透压降低。

（4）组织间隙机械压降低。

（5）组织液的胶体渗透压增高。

渗透压作用的关键结构——毛细血管壁，毛细血管壁的特点为管径最细，管壁薄，通透性强，是分布最广的血管。它是连接微动脉和微静脉的血管。它们分支并互相吻合成网。其功能是利于血液与组织之间进行物质交换。各器官和组织内毛细血管网的疏密程度差别很大。可以把毛细血管壁简单地看作是一种半透膜，半透膜两侧的溶液是：膜的内侧是血浆，外侧是组织液。在正常情况下组织液和血浆是能够保持渗透平衡的。但疾病产生后，毛细血管的通透性增加，血浆蛋白渗出进入组织液，使组织液的浓度相对升高，血浆的浓度相对降低，即组织液的渗透压相对增高，血浆的渗透压相对下降。结果使血浆中的水分更多地渗透到组织液中，使组织液增加，从而出现局部水肿。

2. 水钠潴留

（1）肾小球滤过功能降低：①肾小球滤过膜通透性的下降；②球-管平衡的失调；③肾小球滤过面积的减小；④肾小球有效滤过率的下降。

（2）肾小管对水钠的重吸收增加：①肾小球的滤过分数（FF）增加；②醛固酮的分泌增加；③抗利尿激素的分泌增加。

3. 静脉、淋巴回流障碍 多产生局部性水肿。

【临床表现及病因】

1. 全身性水肿

（1）心源性水肿：主要见于右心衰竭。发生机制主要是有效循环血量减少，肾血流量减少，继发性醛固酮增多，引起钠水潴留以及静脉淤血，毛细血管内静水压增高，组织液回吸收减少所致。水肿程度可由于心力衰竭的程度而有所不同，可自轻度的踝部水肿以致严重的全身性水肿发展。

心源性水肿特点：首先出现在身体下垂部位，低垂部位的流体静水压较高。水肿逐渐形成，首先表现为尿量减少，肢体沉重，体重增加，然后逐渐出现下肢及全身水肿。能起床活动的病人最早出现在踝内侧，行走活动后加重，休息后减轻或消失特点；卧床的病人以腰骶部为明显部位。但是颜面部一般不出现水肿。水肿可为对称性，凹陷性。按压时，可出现指压痕，手指抬起后，凹陷慢慢平复。

心源性水肿还可见于某些缩窄性的心脏疾病——如缩窄性心包炎、心包积液或积血（心包填塞）、心肌或心内膜纤维组织增生及心肌硬化等。这些疾病多由于心包、心肌或心内膜的广泛纤维化病变——心肌顺应性下降——心脏舒张功能下降，舒张受限——静脉回流受阻——静脉淤血——静脉压力升高——从而出现颈静脉充盈怒张、肝淤血肿大、静脉压升高、严重时出现腹水、胸水、肢体水肿等有心衰竭的临床表现。

（2）肾源性水肿：可见于各种类型的肾炎及肾病患者。

1）发生机制：主要是由于多种致病因素所引起的肾脏排泄钠水减少，导致钠水潴留，细胞外液增多，引起水肿。钠水潴留是肾源性水肿的基本发病机制。导致肾源性水肿的主要因素有：①肾小球滤过功能降低；②肾小管对水钠的重吸收增加；③血浆胶体渗透压降低，蛋白尿所致。

2）肾源性水肿特点是：疾病早期，晨间起床时有眼睑与颜面水肿，以后很快发展为全身性水肿。故肾源性水肿是全身性水肿的一种，常伴有高血压、尿常规改变及肾功能损害变化的表现。肾源性水肿的性质是软而易移动，临床上亦呈现凹陷性水肿，即用手指按压局部皮肤可出现凹陷。

3）肾源性水肿分类：肾源性水肿可分两类，即以蛋白尿导致低蛋白血症为主的肾病性水肿，和以肾小球滤过率明显下降为主的肾炎性水肿。肾病性水肿是肾病综合征的四大特征之一。后者除全身水肿外，还有蛋白尿、低蛋白血症和高脂血症。肾炎性水肿主要见于急性肾小球肾炎患者。本病多由循环血中的免疫复合物所引起,临床表现尿的变化(血尿、蛋白尿、红细胞管型、少尿等)、高血压和水肿。急性期过后水肿可消退。

4)鉴别要点:要牢记肾源性水肿与心源性水肿的鉴别要点,见表1-15。

表1-15 肾源性水肿与心源性水肿的鉴别要点

鉴别要点	心源性	肾源性
开始部位	从足部开始,向上延伸及全身	从眼睑、颜面开始,延及全身
发展速度	逐步发展,速度慢	迅速发展,速度快
水肿性质	质地坚实,移动度较小	质地软而移动度较大
伴随表现	心脏增大,心脏瓣膜杂音,肝大,静脉压升高	高血压,尿常规改变及肾功能变化
彩超改变	心腔扩大或心包病变,腔静脉增宽	肾脏大小改变,肾实质弥漫性病变

(3)肝源性水肿:病因 —— 肝硬化失代偿期是肝源性水肿最常见的原因。主要表现为腹水,也可首先出现在踝部水肿,逐渐向上蔓延,最后形成顽固性腹水,而头面部及上肢往往无水肿。门脉高压症,低蛋白血症、肝淋巴液回流障碍、继发醛固酮症增多等因素是肝源性水肿与腹水形成的主要机制。肝硬化在临床上有肝功能减退和门脉高压两个表现。患者常伴有黄疸、肝大、脾大、蜘蛛痣、腹壁静脉曲张等体征。

(4)内分泌代谢疾病所致水肿:甲状腺功能减退症:由于组织间隙亲水性物质增加而引起的一种特殊类型水肿,也成为黏液样水肿。成人发病表现为全身性代谢减低,细胞间黏多糖沉积。

黏液样水肿特点为非凹陷性水肿,不受体位影响,水肿部位皮肤增厚,干燥粗糙,以口唇、眼睑及下肢胫前为明显;由于真皮及表皮增厚、血流减少,有些病人存在贫血,皮肤苍白、温度减低。

甲状腺功能亢进症:部分患者可以出现凹陷性水肿及局限性黏液样水肿,其原因考虑可能与蛋白质分解速度加快而导致低蛋白血症及组织间隙黏多糖,黏蛋白等胶体物质沉积有关。

原发性醛固酮增多症:是由于肾上腺皮质发生病变从而分泌过多的醛固酮及去氧皮质酮,导致水钠潴留,血容量增多,肾素-血管紧张素系统的活性受抑制,临床表现为高血压、低血钾为主要特征的综合征。其水肿发生特点为出现下肢及面部轻度水肿。

库欣综合征:是肾上腺皮质分泌过量的糖皮质激素(主要是皮质醇)所致。主要临床表现为满月脸、多血质、向心性肥胖、皮肤紫纹、痤疮、高血压和骨质疏松等。故出现面部及下肢轻度水肿,其原因是肾上腺皮质分泌过多,引起钠水潴留。

腺垂体功能减退症:累及垂体的内分泌功能,产生一系列的内分泌腺功能减退的表现,多出现面部黏液性水肿,伴上肢水肿。

糖尿病:部分患者在发生心肾并发症前即可出现水肿。

(5)营养不良性水肿:是一种慢性消耗性疾病长期营养缺乏、蛋白质丢失性胃肠疾病、重度烧伤等所致低蛋白血症或维生素B_1缺乏症,可产生水肿。由于长时间的负氮平衡,以致血浆蛋白减少,胶体渗透压降低,出现全身性水肿为其特征。特点是水肿发生前常有消瘦、体重减轻等表现。皮下脂肪减少所致组织松弛、组织压降低,加重了水肿液的潴溜。水肿常从足部开始逐渐蔓延全身。

(6)妊娠性水肿:大多数妇女在妊娠后期出现不同程度的水肿,其中多数属于生理性水肿。在妊娠晚期,仅见脚部水肿,且无其他不适者,为妊娠后期常见现象,可不必作特殊治疗,多在产后自行消失。部分妊娠妇女水肿为病理性的,积极寻找原因。妊娠性水肿主要原因为钠水潴留,血浆胶体渗透压降低,静脉和淋巴回流障碍。

(7)结缔组织疾病所致水肿:可见于系统性红斑狼疮、硬皮病、皮肌炎等。

(8)变态反应性水肿:常见致敏原有致病微生物、异种血清、动植物毒素、某些食物及动物皮毛等。

（9）药物所致水肿：①药物过敏反应：常见于解热镇痛药、磺胺类、某些抗生素等；②药物性肾脏损害：见于某些抗生素、磺胺类、别嘌醇等；③药物致内分泌紊乱：见于肾上腺皮质激素等引起水肿原因为钠水潴留。

（10）经前期紧张综合征：育龄妇女在月经来潮前 7～14 天出现眼睑，下肢水肿，其原因可能与内分泌激素改变有关。

（11）特发性水肿：原因不明，可能与内分泌功能失调有关，多见于女性，水肿多发生在身体低垂部位。

（12）功能性水肿：患者无引起水肿的器质性疾病，而是在环境，体质，体位等因素的影响下，使体液循环功能发生改变而产生的水肿，称为功能性水肿。功能性水肿包括：①高温环境引起的水肿；②肥胖型水肿；③老年性水肿；④旅行者水肿；⑤久坐者水肿。

2. 局部性水肿 局部性水肿常见的有：

（1）炎症性水肿：是炎症病灶内血管中的液体成分大量渗出到组织间隙的结果，引起炎性水肿的原因主要是由于病原微生物的毒素，组织缺氧以及炎症变质等作用使血管壁通透性增高；

（2）淋巴回流障碍性水肿：见于非特异性淋巴管炎，淋巴结切除后、丝虫病等；

（3）静脉回流障碍性水肿：见于静脉曲张、静脉血栓和血栓性静脉炎，上腔静脉阻塞综合征、下腔静脉阻塞综合征等；

（4）血管神经性水肿；

（5）神经源性水肿；

（6）局部黏液性水肿。

【伴随症状】

（1）水肿伴肝肿大者：可为心源性、肝源性、营养不良性，而同时有颈静脉怒张者则为心源性。

（2）水肿伴重度蛋白尿者：常为肾源性，而轻度蛋白尿也可见于心源性。

（3）水肿伴呼吸困难与发绀者：常提示由于心脏病，上腔静脉阻塞综合征等所致。

（4）水肿伴心跳缓慢、血压偏低者：可见于甲状腺功能减退症。

（5）水肿伴消瘦、体重减轻者：可见于营养不良。

（6）水肿与月经周期有明显关系者：可见于经前期紧张综合征。

二、发绀的问诊

（一）要点

（1）一般项目：包括姓名、性别、年龄、籍贯、出生地、民族、婚姻否、职业，吸烟及吸烟量，饮酒及大约饮酒量等。

（2）主诉：主要的症状、体征、部位，及持续时间，伴随症状。

（3）现病史：①发病年龄、出生时是否发绀、起病时间、发绀产生的缓急。②发绀分布与范围，全身性还是局部性。有无心悸、气急、胸痛、咳嗽、晕厥、尿少、水肿等相关症状发生（全身性）。局部有无肿胀、疼痛、肢体发凉等血运障碍情况（周围型）。③有无摄取相关药物、化学物品、变质蔬菜等，是否在长期便秘的情况下，进食蛋类及硫化物历史。④伴随症状：若伴有呼吸困难，常见于重症心、肺疾病和急性呼吸道阻塞、气胸等；若呼吸困难不明显，应考虑先天性高铁血红蛋白血症和硫化血红蛋白血症等；伴有指畸形，杵状指的指端发绀，一般病程长，主要见于先天性心脏病、肺部慢性疾病；若起病急剧，伴意识障碍，见于某些药物或化学物质的急性中毒；若发绀发生在严重创伤或疾病基础上，伴有血压下降，应考虑休克所致。

（4）既往史、个人史、月经史、婚姻生育史、家族史、生活史（包括吸烟史、饮酒史）。

（二）相关理论知识

发绀是指血液中去氧血红蛋白增多使皮肤和黏膜呈青紫色改变的一种表现。这种改变常发生在皮肤较薄，色素较少和毛细血管较丰富的部位，如唇、指（趾）甲床等。

【发生机制】　发绀是由于血液中还原血红蛋白的绝对量增加所致。还原性血红蛋白浓度可用血氧的未饱和度来表示。正常血液中含血红蛋白为 150g/L，能携带 20vol/dl 的氧，此种情况称之为 100%氧饱和度。正常从肺毛细血管流经左心至体动脉的血液，其氧饱和度为 96%，而静脉血液的氧饱和度为 72%～75%，氧未饱和度为 5～6vol/dl，在周围循环毛细血管血液中，氧的未饱和度平均为 3.5vol/dl。当毛细血管中血液的还原血红蛋白量超过 50g/L 时，即血氧未饱和度超过 6.5vol/dl 时，皮肤黏膜即可出现发绀。实际上，当血红蛋白浓度正常的患者，如 $SaO_2 < 85\%$ 时，口腔黏膜和舌面的发绀已明确可辨，但也有例外：血红蛋白增多症时，SaO_2 虽大于 85%，也会出现发绀；重度贫血患者，SaO_2 虽有明显下降时亦难出现发绀。可见，发绀是缺氧的表现，但缺氧不一定发绀。

【病因与分类】　血液中还原血红蛋白增多（真性发绀），根据引起发绀的原因可将其如下分类。

1. 中心性发绀　此类发绀的原因是由心、肺疾病引起呼吸功能衰竭、通气与换气功能障碍、肺氧合作用不足导致 SaO_2 降低所致。其特点为①全身性的，除四肢与颜面外，也可见于黏膜与躯干的皮肤；②发绀的皮肤是温暖的；③局部加温或按摩发绀不消失；④可伴有杵状指（趾）及红细胞增多。

中心性发绀可分为两种。

（1）肺性发绀：由于呼吸功能不全，肺氧合作用不足、致体循环毛细血管中还原血红蛋白量增多而出现发绀。常见于严重的呼吸系统病，呼吸道阻塞、肺部疾病（肺淤血、肺水肿、肺炎、阻塞性肺气肿、弥漫性的肺纤维化，急性呼吸窘迫综合征、肺栓塞、原发性肺动脉高压等）、胸膜病变（胸腔大量积液、气胸等）。

（2）心性混合型发绀：由于异常通道分流，使体循环静脉与动脉血相混合，部分静脉血未经过肺脏进行氧合作用、而经由异常通路流入循环，如分流量超过输出量的三分之一时，即可出现发绀。可见于法洛四联症等青紫型先天性心脏等。

2. 周围性发绀　此类发绀由于周围循环血流障碍所致。其特点为：①是发绀常出现于肢体末梢与下垂位（如肢端、耳垂及颜面）；②皮肤温度低，发凉；③若经按摩或加温，使皮肤转暖，发绀可消失。

周围性发绀也可分成两种。

（1）淤血性周围性发绀：常见于体循环淤血，周围组织血流缓慢的疾病，氧在组织中消耗量过多，还原血红蛋白增多所致。见于右心衰竭、渗出性心包炎心脏压塞、缩窄性心包炎、血栓性静脉炎、上腔静脉阻塞综合征、下肢静脉曲张等。

（2）缺血性周围性发绀：常见于引起心排血量减少的疾病和局部血流障碍性疾病。动脉缺血；见于严重休克时，暴露于寒冷中和血栓闭塞性脉管炎，雷诺病、肢端发绀症、血管痉挛收缩及心输出量明显减少，周围循环缺血缺氧，皮肤和黏膜呈青灰色。亦可见于小动脉收缩（寒冷时）、闭塞性脉管炎、雷诺病等。

3. 混合性发绀　其特点为：中心性与周围性发绀并存。可见于心功能不全，因血液在肺内氧合不足及周围血流缓慢、毛细血管内脱氧过多所致。

血液中存在异常血红蛋白衍生物

（1）高铁血红蛋白血症：包括先天性和后天获得性。先天性高铁血红蛋白血症是指自幼即有发绀，而无心肺疾病即引起异常血红蛋白的其他原因所致。通常有家族史。后天获得性高铁血红蛋白血症最常见于各种药物或化学药品中毒引起的血红蛋白分子中二价铁被三价铁所取代，致使失去与氧结合的能力，所致铁高铁血红蛋白症。血中高铁血红蛋白量达 30g/L 时即可出现发绀。常见于由于伯氨喹、亚硝酸盐、氯酸钾、磺胺类、非那西丁、苯丙砜、硝基苯、苯胺中毒所引起。进食大量含有亚硝酸盐的变质蔬菜，也可出现发绀，称为肠源性青紫，是中毒性高铁血红蛋白血症的一种类型。

发绀的特点是急骤出现、暂时性、病情严重，氧疗无效，抽出的静脉血呈深棕色，暴露于空气中不能变成鲜红色。若静脉注射亚甲蓝溶液或大量维生素 C，发绀可消退。分光镜检查可证明血中存在高铁血红蛋白。

（2）硫化血红蛋白血症：后天获得的。服用某些含硫药物或化学物质后，引起血液中硫化血红蛋白达到 5g/L 即可出现发绀，但一般认为本患者须同时有便秘或服用了硫化物，在肠内形成大量硫化氢为先决条件，临床上比较少见。发绀特点：持续时间长，可达数月以上，血液呈蓝褐色。

【伴随症状】　发绀伴有呼吸困难，常见于重症心、肺疾病和急性呼吸道阻塞、大量气胸等；若呼吸困难不明显，应考虑先天性高铁血红蛋白血症和硫化血红蛋白血症等；

发绀伴有杵状指：提示一般病程长，主要见于发绀型先天性心脏病、某些肺部慢性疾病；

发绀伴意识障碍及衰竭，见于某些药物或化学物质的急性中毒、休克、急性肺部感染或急性心功能衰竭等所致。

三、心悸的问诊

（一）要点

（1）一般项目：包括姓名、性别、年龄、籍贯、出生地、民族、婚姻否、职业，吸烟及吸烟量，饮酒及大约饮酒量等。

（2）主诉：主要的症状、体征、及持续时间，伴随症状。

（3）现病史：①心悸发生的诱因、时间、频率、病程长短；②有无心前区或胸痛、发热、头晕、头痛、晕厥、抽搐，有无呼吸困难、消瘦、多汗、失眠等相关症状；③有无心脏病，内分泌性疾病，贫血性疾病等；④了解有无嗜好浓茶、烟酒、咖啡情况，有无长期失眠，有无精神刺激史。

（4）既往史、个人史、月经史、婚姻生育史、家族、生活史（包括吸烟史、饮酒史）。

（二）相关理论知识

概念：心悸是病人自己能感知到心跳的一种心前区不适或心慌的感觉。心悸时，心率可快可慢，也可有心律失常发生，心率或心律正常时也可有心悸发生。

【病因】　心悸原因很多，除了心脏本身疾病以外，其他全身性疾病也可导致患者出现心悸感，还有生理性和功能性心悸。

1. 心脏搏动增强

（1）生理性：剧烈运动，情绪紧张，饮酒，浓茶，咖啡，药物（例如肾上腺素、麻黄碱、咖啡因、阿托品、甲状腺素片），妊娠。

（2）病理性

心室肥大：①包括高血压性心脏病、主动脉瓣关闭不全、二尖瓣关闭不全等导致左心室增大，心脏收缩力增强。②动脉导管未闭、室间隔缺损回心血量增加，所引起的心脏负荷量增加，导致心脏容量增加，心室肥大。此外，维生素 B_1 缺乏症，周围小动脉扩张，阻力降低，回心血量增多，心脏工作量增加，也可出现心悸。③其他：甲状腺功能亢进症，由于基础代谢亢进和交感神经兴奋性增高，导致心率加快，搏动增强。

贫血：贫血时血液的携氧能力减低，器官及组织缺氧，为保证氧的供应，机体需提高排出量来代偿，心率加快导致心悸。

发热：基础代谢率增高，心室率加快，心排血量增加，亦可以引起心悸。低血糖。

2. 心律失常　心动过速、心动过缓其他心律失常均可出现心悸症状。

心动过速：各种原因引起的窦性心动过速、阵发性室上性心动过速或室性心动过速等均可发生心悸。

心动过缓：高度房室传导阻滞（二度、三度 AVB）、窦性心动过缓或病态窦房结综合征等，由于心率缓慢、舒张期延长、心室充盈度增加、心搏强而有力，引起心悸。

其他心律失常：期前收缩、心房扑动或颤动由于心脏跳动不规则，或存在一段间歇，使患者感到心悸，甚至有停跳感觉。

3. 心力衰竭　各种原因所引起的心力衰竭均可出现心悸。

4. 心脏神经官能症　由于自主神经功能紊乱所引起，心脏本身并无器质性改变。多见于青年女性。临床上除了感觉到心悸外尚有心率加快，心前区或心尖部隐痛，以及疲乏、失眠、头晕、头痛、耳鸣、记忆力减退等神经衰弱表现，且病人存在焦虑，情绪激动下更易发生。

5. β-受体亢进综合征　与自主神经功能紊乱有关。易在紧张时发生，其表现为心悸、心动过速、胸闷头晕外还可有心电图的一些改变，出现窦性心动过速，轻度 ST-T 改变。

6. 更年期综合征　在绝境期前后，出现一系列内分泌与自主神经功能紊乱症状，心悸也是其中一个症状。

7. 其他　胸腔大量积液、高原病、胆心综合征等也可能出现心悸症状。

【**发生机制**】　心悸发生机制尚未完全清楚，一般认为心脏活动过度是心悸发生的基础。常与心率，心律，心肌收缩力，及心搏出量改变有关。

1. 血流动力学改变　器质性心脏病出现心室肥大，代偿性表现为心肌收缩力增强，心搏出量增加，心脏搏动增强，病人感觉心悸。某些疾病代谢增强或交感神经兴奋性增高，导致心室率加快，心脏搏动增强，病人感觉心悸。

2. 心律失常　心动过速时，由于舒张期缩短，心室充盈量减少，收缩期心室内压力上升速率增快，使心室肌与心瓣膜的紧张度突然增加，而产生心悸。心动过缓时，舒张期延长，心室充盈量增加，心肌收缩力代偿性增强，而导致心悸。期前收缩时，于一个较长间歇之后的强有力的心室收缩，引起心悸。

3. 神经体液调节　心力衰竭时，交感神经兴奋性增高，去甲肾上腺素分泌增多，心肌收缩力增强，心室率加快，引起心悸。心力衰竭时，由于心排血量降低，肾血流减少，肾素-血管紧张素-醛固酮系统被激活，心肌收缩力增强引起心悸。

4. 神经精神因素　心脏本身无器质性脏器改变，心悸症状是由于自主神经功能紊乱而引起，多在焦虑、紧张、情绪激动更易出现。

【**伴随症状**】

1. 伴呼吸困难　心功能不全，多见于 AMI，心肌炎，心包炎，心力衰竭等。

2. 伴心前区痛　见于冠心病心绞痛、心肌梗死、心包炎、心肌炎、心脏神经官能症。

3. 伴发烧　急性感染，多见于风湿热，心肌炎，心包炎，感染性心内膜炎。

4. 伴多食、消瘦　多见于甲状腺功能亢进症。

5. 伴晕厥或抽搐　心律失常：窦性停搏，高度房室传导阻滞，病态窦房结综合征，阵发性室性心动过速等。

6. 伴贫血　各种原因引起的急性失血，常同时伴有虚汗、脉搏细数，血压下降或休克。慢性贫血，心悸多在劳累后较明显。

【**临床意义**】

1. 心源性心悸　见于各种心脏病所致心功能不全，心脏增大，心率快、慢。

2. 其他 应激性心悸：因某种应激负荷因素导致交感神经兴奋性增强所致。如发热、缺氧、缺血、脱水、妊娠。

（1）药物：乙醇、肾上腺素、麻黄碱、咖啡因、阿托品。

（2）生理性：运动、惊吓、精神刺激、过量饮酒。

（3）非应激性心悸：见于精神过敏者。

3. 起病与病程

（1）突然发生：多见于心动过速。

（2）逐步发生：多见于心功能不全。

（3）偶尔的：多见于期前收缩。

（4）经常的：多见于器质性心脏病。

（5）一过性：多见于急性感染。

（6）持续性：多见于长期慢性病的。

4. 心悸与运动的关系

运动后加重——器质性心脏病；

休息时重——神经失调；

与运动休息无关——严重心脏病。

四、心脏体格检查

（一）要点及评分标准

1. 视诊 胸廓有无畸形（心前区隆起、扁平胸、鸡胸、漏斗胸、脊柱畸形），心尖冲动（位置、强度、范围、节律、负向心尖搏动），心前区其他部位有无搏动（胸骨左缘第3～4肋间、剑突下及心底部搏动）。

注意事项：受检者尽可能取仰卧位，充分暴露胸部，检查者两眼与受检者的胸廓平齐，双眼视线与心前区呈切线方向。

2. 触诊 除验证视诊所见的心尖冲动（位置、强度和有无抬举感）外，检查心前区有无异常搏动，震颤（部位、时期）及心包摩擦感（部位）。注意事项：①检查者先用右手全掌置于心前区，然后以手掌尺侧（小鱼际）或以食指中指并拢的指腹触诊，不加压。② 剑突下搏动的鉴别。

3. 叩诊 检查者以中指叩诊法，顺序应先左心界后右心界，自下而上，自外而内，卧位扳指沿肋间，坐位时扳指与肋间垂直，以右手中指借由腕关节活动叩击板指，叩时右手及手腕要放松，力量适中，听到叩诊音由清音变为浊音即相对浊音界。左心界自心尖冲动最强点2～3cm开始，右心界则沿锁骨中线自上而下叩出相对浊音界，于其上一肋间开始叩诊心界。双侧叩诊均依次按肋间逐个上移至第2肋间为止，叩出相对浊音界分别用笔做标记，用硬尺测量各肋间的相对浊音界与前正中线间的距离，以确定心界大小、形状及心脏在胸腔内的位置。

4. 听诊 心率（每分钟心搏次数），心律（节律是否整齐、有无期前收缩），心音（正常、增强、减弱、性质改变、分裂），额外心音（舒张早期、舒张晚期及重叠奔马律、开瓣音、肿瘤扑落音、心包叩击音、收缩期额外心音），杂音与心包摩擦音。

注意事项：①诊部位：二尖瓣区，位于心尖冲动最强点，又称心尖区；肺动脉瓣区，在胸骨左缘第2肋间；主动脉瓣区，在胸骨右缘第2肋间；主动脉瓣第二听诊区，在胸骨左缘第3肋间；三尖瓣区，听在胸骨下端左缘，即胸骨左缘第4、5肋间。这些听诊区域是假定心脏结构和位置正常的情况下拟定的，在心脏结构和位置发生改变时，需根据心脏结构改变的特点和血流方向，调整听诊部位。②听诊顺序：心尖区—肺动脉瓣区—主动脉瓣区第二听诊区—三尖瓣区。③心室收缩期与舒张期的区分：听诊时检查者另一手指及颈总动脉或心尖冲动，与颈总动脉跳起同时的音响为 S_1，标志着收缩期的开始；与动脉搏动陷落同时的音响为 S_2，标志着舒张期的开始。

（二）相关理论知识

【视诊】 体位：患者尽可能取卧位，观察胸廓轮廓，必要时可将视线与胸廓同高，以便更好地了解心前区有无隆起和异常搏动。

1. 胸廓畸形 正常人胸廓前后径、横径左右应基本对称。体检时，着重观察与心脏有关的胸廓畸形情况。

（1）查看心前区是否有隆起：一般多见于先心病的患儿，位置胸骨下段及胸骨左缘 3、4、5 肋间的局部隆起，主动脉弓动脉瘤或升主动脉扩张时，胸骨右缘 2 肋间及其附近局部隆起。

查看是否存在鸡胸、漏斗胸、脊柱畸形：一方面严重者有可能使心脏位置受到一定影响，另一方面有助于分析某种疾病的可能性，如鸡胸可伴有马方综合征，脊柱后侧凸可引起肺源性心脏病。

心尖冲动：牢记正常成人心尖冲动位于胸骨左缘第 5 肋间，左锁骨中线内侧 0.5～1.0cm，直径 2.0～2.5cm。

（2）心尖冲动移位（分为生理性及病理性因素）

1）生理性心尖冲动移位：正常仰卧位略上移；左侧卧位左 2.0～3.0cm；右侧卧位右移 1.0～2.5cm；肥胖、小儿、妊娠心脏呈横位，心尖冲动向外移位，可在第 4 肋间左锁骨中线外；瘦长者心脏呈垂位心尖冲动移向内下，可达第 6 肋间。

2）病理性心尖冲动移位：

- 心脏因素：右心室增大，心尖冲动向左移位，甚至略向上，常见于二尖瓣狭窄；左心室增大，心尖冲动向左向下移位，常见于主动脉瓣关闭不全；左、右心室均增大，心尖冲动向左下移位，但常伴心浊音界向两侧扩大，常见于扩张型心肌病；右位心，心尖冲动位于右侧胸壁，常见于先天性右位心。
- 心脏外因素：纵隔移位，心尖冲动向患侧移位，常见于一侧胸膜增厚或肺不张；心尖冲动移向病变对侧，常见于一侧胸腔积液或气胸；横隔移位：心尖冲动向左外侧移位，常见于大量腹水等，横隔上抬，使心脏横位；心尖冲动移向内下，可达第 6 肋间，常见于严重肺气肿，横隔下移，使心脏悬垂位。

2. 心尖冲动强度与范围的改变

（1）生理情况：胸壁肥厚（肥胖、乳房悬垂）或肋间窄时心尖冲动较弱。搏动范围也减小；胸壁薄或肋间宽时心尖冲动相应增强，范围也较大；剧烈运动与情绪激动时，心尖冲动增强。

（2）病理情况

1）心尖冲动明显增强（心肌收缩力增强）：高热、严重贫血、甲状腺功能亢进、左心室肥大心功能代偿期。

2）心尖冲动减弱（心肌收缩力下降及其他因素）：扩张型心肌病、急性心肌梗死；心包积液、缩窄性心包炎；心外因素如肺气肿、左侧大量胸水、气胸。

3）负性心尖冲动：心脏收缩时，心尖部胸壁搏动内陷，称负性心尖冲动。见于粘连性心包炎、心包粘连周围组织、重度右心室肥厚所致心脏顺钟向转位而使左心室向后移位也可引起负性心尖冲动。

3. 心前区搏动

（1）胸骨左缘 3、4 肋间搏动：右心室收缩期搏动，为右心室肥厚，如房缺。

（2）剑突下搏动：可能是右心室收缩期搏动，见于肺源性心脏病右心室肥大者，也可能为腹主动脉搏动产生，常见于腹主动脉瘤引起，鉴别方法有两种：一是深吸气后搏动增强为右心室搏动，减弱则为腹主动脉搏动，二是用手指平放从剑突下向上压入前胸壁后方，右心室搏动冲击手指末端，而腹主动脉搏动则冲击手指掌面。

（3）心底部异常搏动：胸骨左缘第2肋间收缩期搏动，多见于肺动脉高压或肺动脉扩张，少数正常人。胸骨右缘第2肋间收缩期搏动，多见于主动脉弓动脉瘤或升主动脉扩张。

注意事项：受检者可能取仰卧位，充分暴露胸部，检查者与受检者的胸廓平齐，双眼视线与心前区层切线方向。

【触诊】 触诊方法要牢记：检查者先用右手全手掌开始检查，置于心前区，然后逐渐缩小到用手掌尺侧（小鱼际）或示指、中指及环指指腹并拢同时触诊，触诊时手掌按压力度要适中。

1. 心尖冲动及心前区搏动 既可确定心尖、心前区搏动的位置，还可判断心尖或心前区的抬举性搏动。心尖区抬举性搏动是心尖区徐缓、有力的搏动，可使手指尖端抬起且持续到第二心音开始，且心尖冲动范围也增大，多提示为左室肥厚的体征。胸骨左下缘收缩期抬举样搏动是右心室肥厚的可靠指征，可见于房间隔缺损。

2. 震颤 为触诊时手掌尺侧或手指指腹感到的一种细小震动感，与在猫喉部摸到的呼吸震颤类似，又称猫喘，为心血管器质性病变的体征，与杂音形成相同，震颤也是血液经狭窄的口径或向异常的方向流动形成湍流造成瓣膜、血管壁或心腔壁振动传至胸壁所致。

3. 心包摩擦感 是由于急性心包炎时心包膜纤维素渗出致表面粗糙，心脏收缩时脏层与壁层心包摩擦产生的振动传至胸壁所致。随渗液的增多，使心包脏层与壁层分离，摩擦感则消失，心包摩擦感多在心前区以胸骨左缘第4肋间，于心动周期的收缩期和舒张期可触及双相的粗糙摩擦感。

注意事项：①检查者先用右手全掌置于心前区，然后以手掌尺侧（小鱼际）或以示指、中指并拢的指腹触诊，不加压。②剑突下搏动的鉴别。

【叩诊】

1. 叩诊方法 相对浊音界和绝对浊音界。

心脏叩诊采用间接叩诊法。以左手中指作为叩诊板指，平置于心前区拟叩诊的部位；与以右手中指借右腕关节活动均匀叩击板指（图1-29A）。顺序由外向内侧逐渐移动板指，以听到声音由清音变浊音来确定心浊音界。

当受检者取坐位时板指与肋间垂直，若受检者为平卧位则板指与肋间平行（图1-32）。

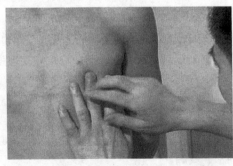 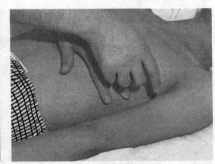

A. 坐位叩诊　　　　　　　　　　B. 平卧位叩诊

图1-32　叩诊

2. 叩诊顺序 应先左心界后右心界，左侧在心尖冲动外2～3cm开始，自外而内，按肋间逐个上移至第2肋间为止。右界叩诊先扣出肝上界，然后于其上一肋间由外向内，逐一肋间向上叩诊，直至第2肋间。要叩出正常的心浊音界，并能在胸廓体表量出心浊音界。并测量与胸骨中线的垂直距离，将其标记点画成连线。右侧方法同上，将心浊音界标记点画成连线。一般正常人的心界如表1-16。

表 1-16　正常成人心脏相对浊音界

右界（cm）	肋间	左界（cm）
2～3	Ⅱ	2～3
2～3	Ⅲ	3.5～4.5
3～4	Ⅳ	5～6
	Ⅴ	

注：左锁骨中线距胸骨中线为 8～10cm

3. 心浊音界改变及其临床意义

（1）心外因素：如大量胸水或气胸可使心界移向健侧，胸膜增厚与肺不张则使心界移向病侧，大量腹水或腹腔巨大肿瘤可使横隔抬高，心脏横位，以致心界向左增大等。肺气肿时心浊音界变小。

（2）心脏本身病变

左心室增大：心浊音界向左下增大，心腰加深，心界似靴形。见于主动脉瓣病变或高血压性心脏病。

右心室增大：轻度增大时仅使绝对浊音界增大，而相对浊音界无明显改变。显著增大时，叩诊心界向左右两侧增大，由于同时有心脏顺钟向转位，因此向左增大显著，但虽向左却不向下增大；常见于肺心病、房缺等。

左、右心室增大：心浊音界向两侧增大，且左界向左下增大称普大型。常见于扩张型心肌病。

左心房增大或合并肺动脉段扩大：左心房显著增大时，胸骨左缘第 3 肋间心浊音界增大，使心腰消失。当左心房与肺动脉段均增大时，胸骨左缘第 2、3 肋间心浊音界增大，心腰更为丰满或膨出，心形如梨，常见于二尖瓣狭窄，故又称二尖瓣型心。

升主动脉瘤或主动脉扩张：胸骨右缘第 1、2 肋间浊音界增宽，常伴收缩期搏动。

心包积液：心界向两侧增大且随体位改变。坐位时心浊音界呈三角形烧瓶样，卧位时心底部浊音界增宽。

【听诊】

1. 听诊内容　心率、心律、心音、额外心音、杂音、心包摩擦音。

（1）心率：指每分钟心搏次数，正常成年人在安静、清醒的情况下 60～100 次/分。

（2）心律：即听诊中是否能发现期前收缩（规则心律基础上，突然提前出现一次心跳，其后有一较长间歇，如果期前收缩规律出现，可形成联律，二联律指每一次窦性搏动后出现一次期前收缩，三联律指每 2 次窦性搏动后出现一次期前收缩。）或心房颤动（听诊特点是三个不均一：①心律绝对不规则；②第一心音强弱不等；③短绌脉（pulse deficit）：脉率少于心率，产生的原因过早的心室收缩——心室内仅有少量的血流充盈——不足以将足够的血流输送到外周血管。常见于二尖瓣狭窄，冠心病，高血压病，甲亢，少数原因不明为特发性心房颤动）。

（3）心音：指由心肌收缩、心脏瓣膜关闭和血液撞击心室壁、大动脉壁等引起的振动所产生的声音。它可在胸壁一定部位用听诊器听取，共 4 个，按在心动周期中出现的先后，依次命名为 S_1、S_2、S_3、S_4。正常时只可听到 S_1、S_2，青少年中听到 S_3，如听到 S_4 多数为病理性。S_1：房室瓣关闭——瓣叶突然紧张振动。心室收缩，心房收缩终末部分。约在心电图 R 波的最高点。听诊特点：①音调低；②声音响；③性质钝；④占时长；⑤与心尖冲动同时出现；⑥心尖部听诊最清楚。S_2：半月瓣的关闭——瓣膜振动。心室的等容舒张期，约在心电图 T 波的终末或稍后。听诊特点：①音调高；②强度低；③性质清脆；④占时短；⑤在心尖冲动后出现；⑥心底部听诊最清楚。

（4）心音的改变及其临床意义

1）心音强度改变：①心外因素。胸壁厚度、肺含气量多少、胸腔病变；②心脏本身因素。影响心音强度的主要因素是心肌收缩力、心室充盈程度、瓣膜位置的高低、瓣膜活动性、瓣膜与周围组织的碰击（如人工瓣膜与瓣环或支架的碰撞）、心包积液。

第一心音强度的改变取决室内压增加的速率瓣膜的位置，S_1 增强多见于：二尖瓣狭窄、高热、贫血、甲亢等，心动过速及心肌收缩力增强、三度房室传导阻滞（房室分离，两者同时收缩时使 S_1 增强，为大炮音）。S_1 减弱多见于：二尖瓣关闭不全、P−R 间期延长，主动脉关闭不全、心肌炎、心肌病、心力衰竭、心房颤动。

第二心音强度改变取决于体或肺循环阻力的大小，血压的高低和半月瓣的病理改变，S_2 增强多见于：高血压、动脉硬化、肺心病、左向右分流的先心病、二窄伴肺动脉压力增高，P_2 亢进。S_2 减弱多见于：低血压、主肺动脉瓣狭窄。

2）心音性质改变：大面积心梗、重症心肌炎、心肌严重病变，第一心音失去原有的性质且明显减弱，第二心音也弱，S_1、S_2 极相似，可形成单音律，心率快时，收缩期与舒张期时限几乎相等，听诊类似钟摆律。提示病变严重。

3）心音分裂：正常三尖瓣迟于二尖瓣，肺动脉瓣迟于主动脉瓣关闭，当 S_1 或 S_2 两个主要成分时距延长，听诊时闻及心音两个主要成分分裂为两个声音称为心音分裂。①S_1 分裂：左右室收缩相距＞0.03s，在心尖部或胸骨左下缘清楚。常见于ⓐ心室电活动延迟：完全性右束支阻滞。ⓑ机械活动延迟：肺动脉高压，右心衰竭，二尖瓣狭窄等，三尖瓣关闭延迟。②S_2 分裂：除固定分裂外均受呼吸影响ⓐ生理性分裂：深吸气时，胸腔负压增加→右心血回流增加→右心室排血延长→肺动脉瓣关闭延迟。常见于青少年。ⓑ通常分裂：最常见为器质性因素引起右心室排血时间延长，如肺动脉瓣狭窄、二尖瓣狭窄伴肺动脉高压；或左心室射血时间缩短，主动脉瓣关闭提前，如二尖瓣关闭不全，室间隔缺损。ⓒ固定分裂：指 S_2 分裂不受吸气，呼气的影响，S_2 分裂的两个成分时距较固定，可见于先天性心脏病房间隔缺损。ⓓ反常分裂：又称逆分裂，指主动脉瓣关闭迟于肺动脉瓣，吸气时分裂变窄，呼气时变宽。S_2 逆分裂是病理性体征，见于完全性左束支传导阻滞。另外主动脉瓣狭窄或重度高血压时，左心排血受阻，排血时间延长使主动脉瓣关闭明显延迟，也可出现 S_2 反常分裂。

（5）额外心音：在原有 S_1、S_2 外额外出现的病理性附加心音。舒张期 S_2 之后，形成三音节律，主要有奔马律、开瓣音、心包叩击音；奔马律：系一种额外心音发生在舒张期的三音心律，由于同时常存在的心率增快，额外心音与原有的 S_1、S_2 组成类似马奔跑时的蹄声，故称为奔马律，提示严重器质性心脏病，常见于心力衰竭、急性心肌梗死，重症心肌炎与心肌病，按出现的时间分为：①舒张早期奔马律；②舒张晚期奔马律；③重叠型奔马律。开瓣音：二尖瓣狭窄时舒张早期血液自左心房迅速流入左心室时，弹性尚好的瓣叶迅速开放后又突然停止所致瓣叶振动引起的拍击声音，听诊特点：心尖内侧 S_2 后约 0.06s 音调高，历时短促而响亮、清脆，呈拍击样，标志：二尖瓣弹性及活动度尚好，可作分离术。心包叩击音：见于缩窄性心包炎，机制：舒张早期心室急速充盈时，由于心包增厚，阻碍心室舒张以致心室在舒张过程中被迫骤然停止导致室壁振动而产生的声音。听诊部位：在心尖部和胸骨下段左缘最易听到。肿瘤扑落音见于心房黏液瘤患者，位于心尖或其内侧胸骨左缘第 3、4 肋间，在 S_2 后 0.08～0.12s，出现时间较开瓣音晚，声音类似，但音调较低，且随体位改变。为黏液瘤在舒张期随血流进入左心室，撞碰心室壁和瓣膜，瘤蒂柄突然紧张产生振动所致。

（6）心脏杂音：是指除心音与额外心音之外的，持续时间较长，在心脏收缩或舒张过程中的性质特异的声音。产生机制：正常血流呈层流状态，不发出声音，当血流加速，异常血流通道或血流管径异常以及血黏度改变等均可使层流变为湍流或旋涡而冲击心壁、大血管壁、瓣膜、腱索等使之振动而在相应部位产生杂音。一般认为杂音在某瓣膜听诊区最响则提示该瓣膜有病变：杂音在心尖部最响，提示二尖瓣病变；杂音在主动脉瓣听诊区或肺动脉瓣听诊区最响，则分别提示为主动脉瓣或肺动脉瓣病变；在胸骨左缘第 3、4 肋间闻及响亮而粗糙的收缩期杂音，应考虑室间隔缺损。杂音的传导：二尖瓣关闭不全的杂音向左腋下传导，主动脉瓣狭窄的杂音向颈部传导，二尖瓣狭窄的心尖区隆隆样杂音不向他处传导。一般认为，舒张期杂音和连续性杂音均为器质性杂音，而收缩期杂音则有器质性和功能性两种可能。临床上常用于形容杂音音调的词为柔和、粗糙，功能性杂音较柔和，器质性杂音较粗糙，描述杂音音色的形容词为吹风样、隆隆样、机器样、喷射样、叹气样、乐音样、鸟鸣样等。

杂音在心动周期中时期与部位的特点和意义

1）收缩期

A. 二尖瓣区

a. 功能性：常见于运动，发热，贫血，妊娠与甲亢等，杂音性质柔和，吹风样，强度 2/6 级，时间短，较局限。具有心脏病理意义的功能性杂音主要见于左心增大引起的二尖瓣相对关闭不全。如高心、冠心病、贫血心、扩张型心肌病等，杂音性质较粗糙、吹风样、强度 2～3/6 级，时限较长，可有一定的传导。

b. 器质性：主要见于风湿性二尖瓣关闭不全，性质较粗糙、吹风样、高调，强度在 3/6 级以上，持续时间长，可占全收缩期，甚至遮盖第一心音，向左腋下传导。

B. 主动脉瓣区

a. 功能性：见于升主动脉扩张，如高血压和主动脉粥样硬化。杂音柔和，常有 A_2 亢进。

b. 器质性：见于各种病因的主动脉瓣狭窄，杂音呈典型的收缩中期杂音，喷射性、响亮而粗糙，递增递减型，向颈部传导，常伴有震颤，且 A_2 减弱。

C. 肺动脉瓣区

a. 功能性：多见，尤其在青少年及儿童。柔和，吹风样，强度在 2/6 级以下，时限较短。

b. 相对性：为肺淤血或相对肺动脉高压导致的肺动脉扩张，产生的肺动脉瓣相对性狭窄的杂音，听诊特点与生理性类似，P_2 亢进。见于二尖瓣狭窄，房缺等。

c. 器质性：见于肺动脉瓣狭窄，杂音呈典型的收缩中期杂音，喷射性，粗糙，强度在 3/6 级以上，常伴有震颤且 P_2 减弱。

B. 三尖瓣区

a. 功能性：多见于右心室扩大的病人，如二尖瓣狭窄，肺心病，因右心室扩大导致三尖瓣相对性关闭不全，杂音为吹风样，柔和，吸气时增强，一般在 3/6 以下，可随病情好转，心腔缩小而消失。由于右心室增大，杂音部位可移向左侧近心尖部，需与二尖瓣关闭不全杂音鉴别。

b. 器质性：极少见，听诊特点与器质性二尖瓣关闭不全类似，但不传至腋下，可伴颈静脉和肝脏收缩期搏动。

C. 其他部位

a. 功能性：胸骨左缘第 2、3、4 肋间，部分青少年中可闻及生理性杂音，可能系左或右心室将血液排入主或肺动脉时产生的紊乱血流所致。杂音 1～2/6 级、柔和、无传导，平卧位吸气时杂音易闻及，坐位时杂音减弱或消失。

b. 器质性：胸骨左缘第 3、4 肋间响亮而粗糙的收缩期杂音伴震颤，有时呈喷射性，提示室间隔缺损或肥厚型心肌病。

2）舒张期

A. 二尖瓣区

a. 功能性：主要见于中、重度主动脉瓣关闭不全，导致左心室舒张期容量负荷过高，使二尖瓣基本处于半关闭状态，呈现相对狭窄而产生杂音，称 Austin Flint 杂音。

b. 器质性：主要见于风湿性二尖瓣狭窄。听诊特点为心尖部 S_1 亢进，局限于心尖的舒张中、晚期低调，隆隆样递增型杂音，平卧或左侧卧位易闻及，伴震颤。

B. 主动脉瓣区

特点：见于各种原因主动脉瓣关闭不全所致的器质性杂音。杂音呈舒张早期开始的递减型柔和叹气样的，常向胸骨左缘及心尖传导，于前倾坐位，主动脉瓣第二听诊区最清楚。如风湿性心脏瓣膜病、先天性主动脉瓣关闭不全，特发性主动脉瓣脱垂，梅毒性主动脉瓣炎和马方综合征。

C. 肺动脉瓣区：器质性者引起少见，多由肺动脉扩张引起相对性关闭不全所导致的功能性杂音为主。杂音柔和、较局限、呈舒张期递减型、吹风样，于吸气末增强，常合并 P_2 亢进，称 Graham Steell 杂音。如二尖瓣狭窄伴明显肺动脉高压。

D. 三尖瓣区：局限于胸骨左缘第 4、5 肋间，低调隆隆样，见于三尖瓣狭窄，极为少见。

3）连续性杂音

A. 动脉导管未闭，杂音粗糙、响亮似机器转动样，持续于整个收缩期与舒张期，其间不中断，掩盖 S_2。在胸骨左缘第二肋间听诊最响，常伴有震颤。

B. 先天性的主肺动脉间隔缺损也有类似杂音，位置偏低，在胸骨左缘第 3 肋间。

C. 冠状动静脉瘘、冠状动脉窦瘤破裂也可出现连续性杂音，但前者柔和，后者有瘤体破裂的急性病史。

4）无害性杂音

A. 颈根部近锁骨处甚至在锁骨下可出现连续性柔和杂音，又称静脉营营声，系颈静脉血液快速回流产生。以手指压迫颈静脉，使血流中断杂音即可消失。

B. 锁骨上可有轻而短的收缩期杂音，当双肩向后高度伸张可使杂音消失，可见于正常儿童及青年，其发生机制不清，可能来源于主动脉弓的头臂分支。

（7）心包摩擦音：发生于心脏脏层与壁层之间纤维蛋白沉积粗糙，随着心搏时互相摩擦的声音，在心前区或胸骨左缘第 3、4 肋间最响亮，坐位前倾及呼气末更明显。与病例分析考题中可能会出现，需考虑到各种感染性的心包炎疾病，其次急性心肌梗死发生约一周左右时间，如果存在心包积液了，该声音逐渐消失。

注意事项：①听诊部位：心脏瓣膜听诊区：二尖瓣区，位于心尖冲动最强点，又称心尖区；肺动脉瓣区，在胸骨左缘第 2 肋间；主动脉瓣区，在胸骨右缘第 2 肋间；主动脉瓣第二听诊区，在胸骨左缘第 3 肋间；三尖瓣区，在胸骨下端左缘，即胸骨左缘第 4、5 肋间，这些听诊区域是假定心脏结构和位置正常的情况下拟定的，在心脏结构和位置发生改变时，需根据心脏结构改变的特点和血流方向，调整听诊部位。②听诊顺序：心尖区—肺动脉瓣区—主动脉瓣区第二听诊区—三尖瓣区。③心室收缩期与舒张期的区分：听诊时检查者另一手指及颈总动脉或心尖冲动，与颈总动脉跳起同时的音响为 S_1，标志着收缩期的开始；与动脉搏动陷落同时的音响为 S_2，标志着舒张期的开始。

五、血管检查

（一）脉搏

触诊方式：检查者以食指、中指和环指平放于病人动脉脉搏处，检查时可选择桡动脉、肱动脉、股动脉、颈动脉、足背动脉。检查时两侧对比，正常人两侧脉搏差异很小，不易察觉。存在器质性疾病时，两侧明显不同，比如说缩窄性大动脉炎，或严重动脉硬化时，两侧桡动脉触诊时可不同。

1. 脉率 脉率影响因素类似于心率。成人为 60～100 次/分，老年人稍慢，女性稍快，儿童较快，平均约 90 次/分，<3 岁儿童多在 100 次/分以上。在心律失常时，如心房纤颤或较早出现的期前收缩，可以出现由于部分心脏收缩的搏出量低，不足以引起周围动脉搏动，故脉率可少于心率。

2. 脉律 脉律的节律反映心脏的节律，正常人的脉律规则，存在窦性心律不齐时，脉律可随呼吸时相而改变，吸气时快，呼气时慢。心律失常时均可影响脉律，心房颤动时脉律绝对不规则，强弱不等，脉率小于心率，称脉搏短绌；期前收缩时呈二、三联脉、二度 AVB 可有脉搏脱落，脱落脉等。

3. 紧张度与动脉壁弹性　脉搏紧张度与动脉硬化程度相关。且与血压（主要为收缩压）高低有关。两个手指指腹放于桡动脉上，通过近心端手指加压力的大小及感觉的血管壁弹性状态来判断紧张度。

4. 脉搏强弱　与心搏出量、脉压和外周血管阻力相关。

增强（洪脉）：脉搏增强且振幅大，是由于心搏量大、有脉压宽和外周阻力低所致，见于高热、甲亢、主动脉瓣关闭不全等。

减弱（细脉）：脉搏弱而振幅低，是由于心搏量少、脉压小和外周阻力增高所致，见于心衰、主动脉瓣狭窄与休克等。

（二）脉波

1. 正常脉波　由升支（叩击波）、波峰（潮波）和降波（重搏波）三部分组成。

2. 水冲脉　脉搏骤起骤落，犹如潮水涨落。多见于周围血管扩张，血流量增大，或存在血液分流，反流所致。

3. 交替脉　系节律规则而强弱交替的脉搏。如测量血压过程中，发现强弱脉搏之间存在 10～30mmHg 的压力差，当袖带慢慢放气至脉搏声刚出现时，即代表强搏的声音。一般是认为左心室收缩力强弱交替的表现，为左心室衰竭的重要体征之一。见于高血压性心脏病、急性心肌梗死和主动脉瓣关闭不全导致的心力衰竭等疾病。

4. 奇脉　吸气时脉搏明显减弱甚至消失，主要是左心室搏血量减少所致。在心脏压塞或心包缩窄时，一方面吸气时由于右室舒张受限，回心血量减少继而影响右心排血，右心室排入肺动脉的血量相应减少；另一方面肺循环受吸气时胸腔负压的影响，肺血管扩张，致使肺静脉回流流入左心房血量减少，因而左心室排血也减少。这些因素均形成吸气时脉搏减弱，甚至不能扪及，又称吸停脉。

5. 无脉　脉搏消失，可见于严重休克及多发性大动脉炎，后者是因为某一部位动脉闭塞而致相应部位脉搏消失。

（三）血管杂音及周围血管征

1. 静脉杂音　由于静脉压力低，一般不出现杂音。临床比较有实际意义的是颈静脉营营声，在颈根部近锁骨处，甚至锁骨下，尤其是右侧可出现低调柔和、连续性杂音，坐位及立位明显。以手指压迫颈静脉暂时中断血流，杂音可消失。属无害性杂音。

2. 动脉杂音　多见于周围动脉、肺动脉和冠状动脉。

（1）甲亢时甲状腺侧叶的连续性杂音，提示局部血流丰富。

（2）多发性大动脉炎的狭窄病变部位可听到收缩期杂音。

（3）肾动脉狭窄时，在上腹部或腰背部闻及收缩期杂音。

3. 周围血管征　脉压增大时可触及水冲脉，还可触及以下特有的体征脉搏。

（1）枪击音：外周较大动脉表面，如股动脉，轻放膜型听诊器可听闻及与心跳一致短促如射枪枪击的声音。见于主动脉瓣关闭不全、甲亢和严重贫血。

（2）Duroziez 双重杂音：以钟形听诊器稍加压力放于股动脉上，可闻及收缩期与舒张期双期吹风样杂音。见于主动脉瓣关闭不全等脉压增大的疾病。

4. 毛细血管搏动脉征　用手指轻压患者指甲末端或以玻片轻压患者口唇黏膜处，可使局部发白，当心脏收缩和舒张时则表现为发白的局部边缘发生有规律的红、白交替改变即为毛细血管搏动征。见于主动脉瓣重度关闭不全等。

上述体征可统称周围血管征阳性。

（四）评分标准（表 1-17）

表 1-17　心脏体格检查评分表

项目	具体内容	分值	得分
准备	核对受检者的姓名、床号	2	
	自我介绍，告知目的、注意事项，消除顾虑，取得同意和配合	2	
	准备和检查物品是否齐全完好	2	
	站在病人右侧，问候，告知查体注意事项	2	
	正确暴露胸部，根据病情选择体位（坐位或平卧位）	2	
操作流程	视诊：观察胸廓外形（检查者两眼与受检者胸廓平齐双眼视线与心前区呈切线方向）、对称性、心尖冲动（位置，强度，范围，节律，负向心尖冲动）、心前区其他部位有无搏动（胸骨左缘第 3～4 肋间、剑突下及心底部搏动）	8	
	触诊：心尖冲动（位置、强度，有无抬举样搏动），检查心前区有无异常搏动，震颤（部位，时期）及是否有心包摩擦感（如果有，其部位：心前区或胸骨左缘 3～4 肋间触及）	8	
	检查者先用右手全掌置于心前区，然后以手掌尺侧小鱼际或以食指中指并拢的指腹触诊，不加压	5	
	叩诊：顺序，先左心界后右心界，自下而上，自外而内，卧位扳指沿肋间，坐位时扳指与肋间垂直，力量适中	5	
	叩诊左心界：叩诊位置，自心尖冲动最强点外 2～3cm 开始，逐一肋间，至第 2 肋间，叩出左心界大小	5	
	叩诊右心界：沿锁骨中线自上而下叩出肝上界，然后于其上一肋间由外向内，逐一肋间向上叩诊，直至第 2 肋间	5	
	叩诊左右心界后需要用笔做标记，用硬尺测量各肋间的相对浊音界与前正中线之间的距离，确定大小形状	5	
	用硬尺测量左锁骨中线距前正中线的距离	5	
	听诊：瓣膜听诊区的位置，和听诊顺序正确	3	
	听诊：内容（心率、心律、心音、额外心音、心脏杂音、心包摩擦音）完整	8	
	听诊：心室收缩期与舒张期区分的手法动作体现	2	
	听诊：可描述出疾病所体现的特殊杂音情况	5	
	测定脉搏方法正确，包括脉率及脉律	2	
	交替脉：操作方法正确，嘱病人呼气中期屏住呼吸，判断准确	2	
	奇脉：操作方法正确，嘱病人吸气测定，判断准确	2	
	病情需要时检查血管杂音及周围血管征，操作方法正确，判断准确	2	
	水冲脉：操作方法正确，判断准确	2	
	枪击音：操作方法正确，判断准确。	2	
	Duroziez 双重杂音：操作方法正确，判断准确	2	
	毛细血管搏动脉征：操作方法正确，判断准确。用手指轻压患者指甲末端或以玻片轻压患者口唇黏膜处	2	
总体评价	操作熟练、无菌观念	2	
	操作步骤及手法正确	2	
	操作过程中注意观察受检者反应并及时处理，操作时态度认真严谨、珍视生命	2	
	及时、主动与受检者沟通，操作后给予人文关怀，协助病人整理衣物	2	
	物品复原、整理到位，垃圾分类处理正确	2	
总分		100	

考官签名　　　　　　　　　　　　　　　　审核人签字

六、血压的测定方法

（一）血压测定

血压通常指体循环动脉血压，是重要的生命体征。

1. 测量方法 直接测压法：经皮穿刺将导管送至周围动脉（如桡动脉）内，导管末端接监护测压系统，自动显示血压值。本法虽然精确，但为有创，适应证为重症患者。间接测量法，即袖带加压法。本法简单易行，无创，但易受多种因素影响。

2. 测量血压要求 被检查者安静休息状态下至少5分钟以上。

体位：取坐位（特殊情况下可取仰卧位或站立位）测量。被检者上肢裸露伸直并轻度外展，肘部放于与心脏同一水平。

袖带位置：将气袖均匀紧贴皮肤缠于上臂。袖带下缘在肘窝上约2.5cm。气袖中央位于肱动脉表面。检查者触及肱动脉搏动后，肱动脉搏动约处于肘内侧1/3处，将听诊器体件置于搏动上准备听诊。

打气压：向袖带充气，边充气边听诊，待肱动脉消失后再升30mmHg，缓慢放气，双眼视线随着汞柱下降，平视汞柱表面，根据听诊结果读出血压值。

血压值测定：理论上听诊第一音为收缩压（第1期），音调突然变得沉闷而低钝为第4期，最终声音消失即第5期。声音消失时的血压值即舒张压。收缩压与舒张压之差值为脉压，平均动脉压是舒张压加1/3脉压。注意：当12岁以下的儿童、妊娠妇女、严重贫血、甲亢、主动脉瓣关闭不全时Korotkoff第五音不消失，可以以第4期作为舒张期的读数。血压以3次测得的平均值作为测量结果。

血压标准：

类别	收缩压（mmHg）	舒张压（mmHg）
正常血压	＜120	＜80
正常高值	120～139	80～89
1级高血压（轻度）	140～159	90～99
2级高血压（中度）	160～179	100～109
3级高血压（重度）	≥180	≥110
单纯收缩高血压	≥140	＜90

根据以下几点对照记忆：①血压计放置位置正确；②血压带绑扎部位正确、松紧度适宜；③听诊器胸件放置部位正确；④测量过程流畅。

注意事项：①血压计放置位置正确；②血压带绑扎部位正确、松紧度适宜；③听诊器胸件放置部位正确；④测量过程流畅；⑤血压至少应测量两次，间隔1～2分钟，如收缩压或舒张压两次读数相差5mmHg，应再次测量，以三次读数的平均值作为测量结果。

3. 血压变动的临床意义

（1）血压值受许多因素影响，比如情绪，紧张，运动，睡眠等。定诊高血压病，需至少三次非同日血压值，超过诊断标准。原发性高血压（95%），继发（5%）。继发高血压多见于慢性肾小球肾炎，肾动脉狭窄，嗜铬细胞瘤。高血压是动脉粥样硬化和冠状动脉粥样硬化性心脏病的重要危险因素，也是心力衰竭的重要原因。长期高血压病会引起对的心脏、脑、视网膜等靶器官损害。

（2）低血压：血压低于90/60mmHg时称低血压。急性的持续性的低血压状态多见于严重疾病，如休克、心肌梗死、急性心脏压塞等。

（3）双侧上肢血压差别显著：正常双侧上肢血压差别5～10mmHg。如果超过＞10mmHg。多发性大动脉炎或先天性动脉畸形或严重动脉硬化。

（4）上下肢血压差别异常：正常下肢血压高于上肢血压达20～40mmHg，如下肢血压低于上肢应考虑主动脉缩窄，或胸腹主动脉型大动脉炎等。

（5）脉压改变：脉压差明显增大，结合病史，见于甲亢，主动脉瓣关闭不全，动脉硬化等，为脉压减小，可见于主动脉瓣狭窄、心包积液及严重心力衰竭病人。

（6）血压控制目标值：原则上应将血压降到患者病情允许下最大耐受的水平，目前一般主张血压控制目标值至少＜140/90mmHg。糖尿病或慢性肾病合并高血压病人，血压控制目标值＜130/80mmHg。老年单纯收缩期高血压的降压水平，收缩压 140～150mmHg，舒张压＜90mmHg，但不低于 65～70mmHg，舒张压降得过低可能抵消收缩压下降得到的益处。

4. 动脉血压监测　两个高峰，上午 6：00～10：00am，下午 16：00～18：00pm，夜间血压较白昼下降 10%～20%。适应证：白大衣性高血压、隐匿性高血压、顽固性高血压病、发作性高血压或低血压者。

（二）血压测定评分标准（表 1-18）

表 1-18　血压测定评分表

项目	具体内容	分值	得分
准备	核对受检者的姓名、床号	5	
	自我介绍，告知目的、注意事项，消除顾虑，取得同意和配合	5	
	准备和检查物品是否齐全完好，七步洗手	3	
	站在病人右侧，问候，病情沟通，告知查体注意事项	5	
	根据病情选择体位（坐位或平卧位）	5	
操作流程	体位：被检者上肢充分裸露伸直并轻度外展，肘部放于与心脏同一水平	8	
	血压带绑扎部位正确、松紧度适宜：将气袖均匀紧贴皮肤缠于上臂。袖带下缘在肘窝上约 2.5cm。气袖中央位于肱动脉表面。检查者触及肱动脉搏动后，肱动脉搏动约处于肘内侧 1/3 处。听诊器胸件放置部位正确，准备听诊	11	
	打气压：向袖带充气，边充气边听诊，待肱动脉消失后再升高 30mmHg，缓慢放气，双眼视线随着汞柱下降，平视汞柱表面，根据听诊结果读出血压值	10	
	血压值测定：听诊第一音为收缩压，最终声音消失或音调突然改变记录为舒张压。测出两侧上肢血压，并记录差别	10	
	能正确说出血压标准	10	
总体评价	测量过程流畅，操作熟练	5	
	操作步骤及手法正确	5	
	操作过程中注意观察受检者反应并及时处理，操作时态度认真严谨、珍视生命	5	
	及时、主动与受检者沟通，操作后给予人文关怀，协助病人整理衣物	5	
	物品复原、水银柱关闭、正确关闭血压计，整理到位袖带	8	
总分		100	
考官签名	审核人签字		

（三）体格检查案例试题

1.2-1.　男性，67 岁，突发心悸伴气促 5 小时。患者 5 小时前用力大便时突发心悸、胸闷、气促，不能平卧，无胸痛，伴咳嗽、无咯血，送来急诊。既往有"急性广泛前壁心肌梗死"2 年，药物保守治疗。否认高血压病，糖尿病病史。吸烟 40 年，每天 30 支，无遗传病家族史。请根据主诉及、现病史，既往史对患者进行重点查体，描述可能的阳性结果。

1.2-2.　女性，68 岁，间断性头晕 10 年，活动后胸闷、气短 1 个月。患者 10 年前因经常头晕，检查发现血压增高：160/100mmHg，此后感头晕时测血压多在 160～170/100～105mmHg，间断服用降压 0 号。近 1 个月出现活动后胸闷，心悸、气短，休息可以缓解。偶有四肢乏力，无发作性头痛和呕吐，二便正常。既往无糖尿病、冠心病史、无药物过敏史，吸烟 20 年，少量饮酒，请根据上述资料对患者进行重点查体，描述可能的阳性结果。

1.2-3. 男性，67 岁，反复发作心悸 2 年，加重 1 个月。患者 2 年前晨练时出现心悸，持续约 2 小时后自行缓解，以后类似发作反复出现。近 1 个月心悸发作较前频繁，伴胸闷，持续时间延长至 4～6 小时方能自行缓解，发作时多次查心电图表现为 "P 波消失，代之以 f 波，R-R 间期不等，I，AVL 导联，V_2～V_6 导联 ST 段呈劳损性改变"。既往高血压病史 10 余年，最高血压 170/110mmHg，未系统服药。请根据上述资料对患者进行重点查体，描述可能的阳性结果。

1.2-4. 患者，女性 78 岁，因反复心悸心前区疼痛 10 年，再发加重伴气促 2 天就诊。既往糖尿病史 10 余年。查体：T 36.5℃，P 89 次/分，R 26 次/分，BP 110/80mmHg，HR 105 次/分。神志清，口唇略发绀，心电图示 "P 波消失，代之以 f 波，R-R 间期不等，I，aVL 导联 ST 段抬高 0.2mV，V_2～V_6 导联 ST 段弓背向上型抬高 0.4mV"；心脏彩超提示：左心室壁局限运动幅度减低，室间隔变薄，收缩期二尖瓣脱入左心房，二尖瓣中重度反流，EF 值：45%。请根据上述资料对患者进行重点查体，描述可能的阳性结果。

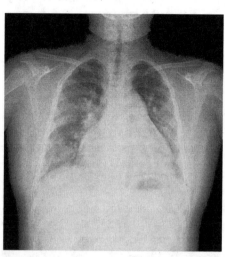

图 1-33 试题 1.2-5.的 X 线片

1.2-5. 患者，20 岁，男性，因气短，乏力 5 年，加重 1 周入院。患者五年前稍适活动后出现气短，心悸，乏力症状，休息后逐步缓解，夜间尚无呼吸困难出现，未予重视，近 1 周，该患者出现上呼吸道感染后，气短，心悸症状加重，伴胸闷感，周身乏力明显，咳嗽，夜间断侧卧位入睡，易憋醒。X 线提示室间隔缺损（图 1-33）。

超声心动图（图 1-34）为：

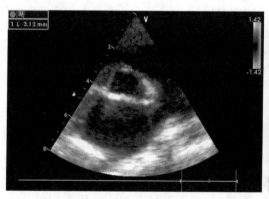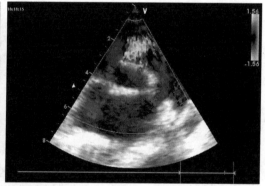

图 1-34 试题 1.2-5.的超声心动图

请根据上述资料对患者进行重点查体，描述可能的阳性结果。

1.2-6. 患者，老年女性，75 岁，阵发性头晕黑矇半年，加重 1 周。半年前患者于轻度活动中出现头晕，伴黑矇症状，一过性视物模糊表现，无视物旋转。近 1 周患者轻度活动中头晕，黑矇发作愈发频繁，且活动中胸闷心悸气短症状明显，夜内易憋醒，坐起有所好转。自测脉搏 25 次/分。既往高血压病史。做心电图（图 1-35）提示三度房室传导阻滞。

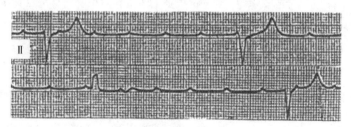

图 1-35 试题 1.1-6.的心电图

请根据上述资料对患者进行重点查体，描述可能的阳性结果。

1.2-7. 患者，42岁，女性，因气短，乏力2年，加重1周入院。患者2年前活动后出现气短，心悸，乏力症状，休息后逐步缓解，未予重视，近1周，该患者出现上呼吸道感染后，胸闷伴活动后气短症状加重，同时出现心悸感，周身乏力明显，伴咳嗽，夜间间断半卧位入睡，自测脉搏不齐，食欲不佳，腹胀，缺乏食欲，少尿。X线及心脏彩超（图1-36）提示房间隔缺损。心电图提示：P波消失，代之以f波，R-R间期不等，心室率120次/分。请根据上述资料对患者进行重点查体，描述可能的阳性结果。

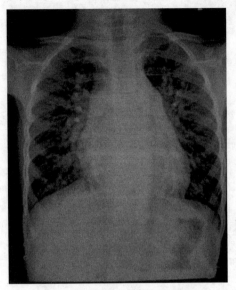

图1-36　试题1.2-7.的心脏彩超

1.2-8. 患者，男性，60岁，反复发作劳累后心悸、呼吸困难、水肿15年余，加重1个月。现病史患者15年余前常宿营野外出现发热、咽痛，此后四肢大关节游走性酸痛，后逐步发现晨起时双眼睑水肿，午后及傍晚下肢水肿。未经特殊治疗。8年起于快步行走200m后，感胸闷、心悸，偶于咳嗽剧烈时痰中带血。夜间阵发性呼吸困难，被迫坐起1小时左右渐趋缓解，无粉红色泡沫样痰，近1个月，病人心悸、气急加重，夜间不能平卧，只能高枕或端坐，同时出现上腹部饱胀、食欲减退，持续性下肢水肿，尿少。心脏彩超提示：二尖瓣叶由于边缘粘连而使瓣叶开放受限，可见二尖瓣口明显变小，形似"鱼口"状。前后叶回声增宽、增强，提示瓣叶增厚，有纤维化或钙化。二尖瓣口开放幅度瓣口面积1.3cm^2。二尖瓣膜及腱索未粘连、及缩短。可见二尖瓣口反流性信号，中量反流。肺动脉高压，三尖瓣反流信号均可见。请根据上述资料对患者进行重点查体，描述可能的阳性结果。

1.2-9. 患者，女性，66岁，间断喘憋1个月入院。患者1个月前于缓慢步行100m后或上二层楼出现喘憋，胸闷、心悸，呼吸困难，每天发作1～2次，夜间阵发性呼吸困难，不能平卧，伴咳嗽咳白色黏痰，伴上腹部饱胀、食欲减退，水肿，尿少。既往史：高血压3级10年，近1年血压正常。陈旧性脑出血病史10年。高脂血症2年。2型糖尿病2年。心脏彩超提示（图1-37）：

请根据上述资料对患者进行重点查体，描述可能的阳性结果。

检查结果
主动脉瓣增厚钙化性狭窄(重度)伴关闭不全(轻度)
左心房扩大，左心室饱满
左心室对称性肥厚
左心室弥漫性运动减低
左心室射血分数减低
左心室舒张功能减退(E/Em:47)限制型

图1-37　试题1.2-9.的检查结果

1.2-10. 患者，男性，35岁，间断发热2个月，喘憋10天入院。患者2个月前出现午后低热，体温37.6℃，同时出现胸痛，心悸症状，气短，咳嗽表现，食欲减退，近10天，该患缓慢步行后即出现喘憋，胸闷、心悸，呼吸困难加重，仍有盗汗，间断发热表现，夜间阵发性呼吸困难，半卧位，伴上腹部饱胀、水肿，尿少。心电图检查提示①窦性心动过速，ST段抬高，以V$_5$、V$_6$明显，弓背向下。肢体导联QRS波呈低电压。并可出现右束支传导阻滞。超声心动图检查可探测出心包内液性暗区。

胸部X线提示（图1-38）

请根据上述资料对患者进行重点查体，描述可能的阳性结果。

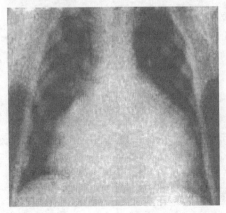

图1-38　试题1.2-10.的X线片

【答案】

1.2-1. 急性左心衰竭。

血压，呼吸，心率，脉率，口唇，颈静脉，肝颈静脉，心脏视触叩听。

1.2-2. 高血压病，心功能减退。血压，心界，杂音。

1.2-3. 高血压病，心房颤动听诊特点。

1.2-4. 急性广泛前壁心肌梗死，合并二尖瓣乳头肌功能失调，二尖瓣脱垂，心房颤动。心脏视触叩听，心尖冲动位置左下移位，触诊心尖冲动位置向左下移位，叩诊心界向左下扩大，听诊为心房颤动的听诊特点，S_1 强弱不等，节律绝对不齐，短绌脉。心尖区可闻及全收缩期 4 级粗糙吹风样杂音，向心尖或左腋下传导。桡动脉短绌脉，心力衰竭体征：左右心衰竭体征。

1.2-5. 室缺。X 线：中度以上缺损心影轻度到中度扩大，左心缘向左向下延长，肺动脉圆锥隆出，主动脉结变小，肺门充血。心脏检查：心前区常有轻度隆起。胸骨左缘第 3、4 肋间能扪及收缩期震颤，并听到Ⅲ～Ⅳ级全收缩期杂音；高位漏斗部缺损则震颤和杂音位于第 2 肋间，肺动脉瓣区第二心音亢进。分流量大者，心尖部尚可听到柔和的功能性舒张中期杂音。肺动脉高压导致分流量减少的病例，收缩期杂音逐步减轻，甚至消失，而肺动脉瓣区第二心音则明显亢进、分裂，并可伴有肺动脉瓣关闭不全的舒张期杂音。

1.2-6. 心律失常，三度房室传导阻滞，心功能不全，听诊大炮音。左心增大。

1.2-7. 房间隔缺损，体格检查发现体形瘦弱，并常表现左侧前胸壁稍有隆起，心脏搏动增强，并可触及右心室抬举感等。其典型表现为胸骨左缘第 2、3 肋间闻及Ⅱ～Ⅲ级收缩期吹风样杂音，伴有第二心音亢进和固定分裂，收缩期杂音为肺动脉瓣血流速度增快所致，少数病人还可扪及收缩期震颤。分流量大者三尖瓣区可听到三尖瓣相对狭窄产生的舒张期隆隆样杂音。如右心室抬举感增强，肺动脉瓣区收缩期杂音减弱，但第二心音更加亢进、分裂，提示存在肺动脉高压。病变晚期将发展为充血性心力衰竭，颈静脉怒张、肝脏增大。

1.2-8. 风湿性心脏病 二尖瓣狭窄及关闭不全 充血性心力衰竭 心功能Ⅳ级心源性肝硬化。查体：T37.8℃，两肺底闻及细湿啰音，心尖冲动正常或不明显；心尖区 S_1 亢进，若瓣膜增厚粘连严重、发生纤维化和钙盐沉积时，则瓣膜僵硬，活动能力减弱，S_1 减弱甚或至消失；二尖瓣开瓣音，是二尖瓣狭窄听诊的特征性改变，在心尖区和胸骨左缘 3、4 肋间最易听到，当二尖瓣叶纤维化或钙质沉积，弹性减弱或消失时，二尖瓣开瓣音消失；心尖区舒张中晚期低调、隆隆样、呈递减-递增型的舒张期杂音，常伴有舒张期震颤，是二尖瓣狭窄最典型的体征。肺动脉听诊区可闻及杂音柔和、局限，舒张递减性吹风样，合并 P_2 亢进，Graham Steell 杂音。且有肝脾肿大、腹水、水肿、黄疸。白细胞计数 14.5×10^9/L，中性 81%，胸透见心影普遍增大，以向左下增大为主，伴有肺内淤血征象。心电图提示快速心房颤动，右心室肥厚。

1.2-9. 体格检查：心率 88bpm，血压 95/65mmHg。半卧位、颈静脉充盈。双下肺可闻及少许湿性啰音。心界左下扩大，心律不齐，可闻及期前收缩，心音低，二尖瓣听诊区可 3/6 级收缩期吹风样杂音，主动脉瓣听诊区可闻及收缩期 3/6 级收缩期粗糙喷射样杂音，向右侧锁骨下传导。肝脏肋下未触及。双下肢无浮肿。

1.2-10. 结核性心包炎。体征主要有：心动过速、心界扩大、心音遥远、偶有心包摩擦音、40%～50%并胸腔积液、大量者可致心脏压塞，可出现颈静脉怒张、奇脉、肝大、端坐呼吸、下肢水肿等。结核性心包炎发展为慢性缩窄性心包炎时无发热、盗汗等症状，而突出表现为颈静脉怒张、低血压及脉压小、腹部膨胀、腹水及水肿等。

七、心电图操作内容

【目的】

了解被检者心电活动情况，是心脏疾病特别是心律失常最常用的检测手段之一。

【适应证】

（1）对心律失常具有肯定的临床价值。

（2）是临床诊断心肌梗死和观察其演变的可靠方法。

（3）是房室肥大、心肌缺血、药物和电解质紊乱等的辅助诊断手段。

（4）对心脏起搏器植入前后患者的心电监测。

（5）是各种危重患者抢救和手术中心脏监护的措施。

（6）在航天及运动等其他医学科研领域的应用。

【作前准备】

1. 环境及器械（物品）准备

（1）符合国家医疗部门有关医学电子检查设备的标准要求，保证安全性。

（2）诊查环境注意保护被检者隐私，室内温度不应低于18℃，检查床的宽度最好大于80cm。合格的心电图机、外接电缆、导联电缆、探查电极（四肢及胸部）。

（3）心电图记录纸。

（4）导电糊或导电膏、棉签（纱布）、酒精。

（5）分规、记录笔、报告单。

（6）检查心电图机工作性能（标准样机检测标准）。

2. 着装准备　检查者按医疗卫生管理规定要求着装，衣帽整洁得体。

3. 核对申请单　患者姓名、年龄、性别、住院号、心电图编号、临床诊断、检查目的。

4. 患者准备　向患者解释心电图检查的目的、方法、注意事项及配合要求。

【操作步骤】

1. 联线　按顺序连接/检查心电图机的地线、电源线、导联线。

2. 连接地线及电源　（使用交流电的心电图机必须先接地线、后接电源）。

3. 开机　打开心电图机开关，使用直流电源者检查电压是否正常。

4. 安装记录纸　检查记录纸是否充足。

5. 标定电压和检查各导联记录　首先描记标定电压 1mV=10mm 的方波，同时检查各导联记录的同步性、灵敏度、阻尼及频响。

6. 患者就位　协助患者仰卧（必要时也可采取其他适宜的体位），充分暴露前胸及手腕、脚踝、放松肢体、保持平静呼吸。

7. 备皮　处理皮肤（肥皂水清洗、酒精去脂、必要时剃毛发）；将导电糊（或导电膏）涂于放置电极处的皮肤上，以减少皮肤阻抗。

8. 标定电压 12 电极　严格按照统一标准，准确安放常规 12 导联心电图探查电极。（不能仅以导联线的颜色分辨上肢、下肢或左右，必须按照标记符号辨识。）

（1）肢体导联：电极应选择两上肢腕关节内侧和两下肢踝关节内侧的上方。RA——右上肢 LA——左上肢 RL（N）——右下肢 LL——左下肢。

（2）胸前导联（图1-39）

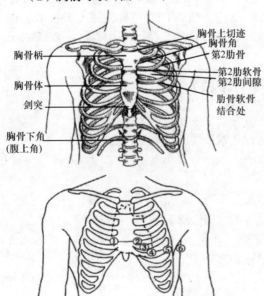

图 1-39　胸前导联的位置

1）选择肋间：先找到胸骨角（Louis 角），其两侧分别与左右肋软骨相连接，为计数肋骨和肋间隙顺序的主要标志。第 2 肋骨下面的间隙为第 2 肋间隙，依次向下数肋间至第 4 肋间隙、第 5 肋间隙。

2）选择胸前导联电极位置：

V_1——胸骨右缘第 4 肋间；

V_2——胸骨左缘第 4 肋间；

V_3——V_2 与 V_4 连线中点（通常先确定 V4 的部位）；

V_4——左锁骨中线第 5 肋间；

V_5——左腋前线与 V_4 同一水平处；

V_6——左腋中线与 V_4 同一水平处；

（女性乳房下垂者应托起乳房，将 V_3、V_4、V_5 的电极位置安置在乳房下的胸壁上而不应安置在乳房上。）

若病情需要记录 18 导联心电图，需加做如下导联（图1-40）：

V_7——左腋后线与 V_4 同一水平处;

V_8——左肩胛线与 V_4 同一水平处;

V_9——左脊柱旁线与 V_4 同一水平处;

V_{3R}——右胸与 V_3 相对应处;

V_{4R}——右胸与 V_4 相对应处;

V_{5R}——右胸与 V_5 相对应处;

描记 V_7、V_8、V_9 导联时患者必须采取仰卧位,可选扁平电极或吸杯电极(背部电极最好用一次性监护电极连接),不应取侧位进行描记。

若怀疑有右位心时加做上肢反接后的肢体导联,反接后的 V_1 与 V_2 及加做 V_{3R}、V_{4R}、V_{5R}、V_{6R} 导联(图 1-41)。(怀疑有右位心时,应加做 V_{3R}、V_{4R}、V_{5R}、V_{6R},尤其注意肢体导联上肢需反接。)

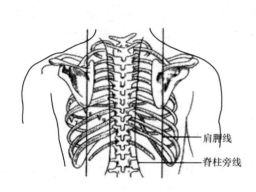

肩胛线

脊柱旁线

图 1-40 V_7、V_8、V_9 导联的位置

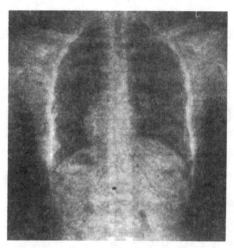

图 1-41 正片胸片 ——右位心

9. 描记心电图

(1)设定纸速为 25mm/s。

(2)观察基线是否稳定,有无交流电或其他干扰,如有应设法排除。

(3)每个导联记录长度不少于 3~4 个完整的心动周期。遇有心律失常时应做长程 II 或 V_1 记录,最好做多导联同步记录。

(4)对急性缺血性胸痛的患者,首次心电图检查必须加做 V_7、V_8、V_9、V_{3R}、V_{4R}、V_{5R},并将胸前各导联放置部位用记号笔做标记,以便以后进行动态比较。

(5)对于电压过高而描记失真的导联,应选用 1mV=5mm 的标准作补充记录。

(6)记录的心电图必须标明患者姓名、性别、年龄、检查日期、 时间。手动记录要标明导联。不能仰卧位的患者应注明体位(重要:标明患者姓名、性别、年龄、检查日期和时间,不能仰卧的患者应注明体位)。

10. 关机 心电图操作结束后,去除电极,清洁被检者皮肤,关闭开关,拔掉电源,最后拔除地线,为下次使用做好准备。

【并发症及处理】 局部皮肤不良反应。

1. 原因 胸部探察电极吸附时间过长或对导电膏过敏。

2. 表现 局部皮肤出现小水疱或红、痒、皮疹。

3. 预防及处理 一般无需特殊处理,去掉电极观察,严重者可予抗过敏治疗。

【相关知识】 心脏约 2/3 位于正中线的左侧 1/3 位于正中线的右侧,前方对向胸骨体和第 2~

6 肋软骨，后方平对第 5~8 胸椎。心脏在发育过程中沿心脏纵轴轻度向左旋转，故左半心位于右半心的左后方。若平第 4 肋间隙通过心脏做一水平切面并标以钟面数字，有助于对心腔位置关系的了解：右心室在 5~8 点；右心房在 8~11 点；左心房在 11~1 点；左心室相当于 2~5 点；房间隔和室间隔大致在 10 点半和 4 点半位置，与身体正中面约成 45°角。

八、书写心电图报告掌握的相关基础知识

书写心电图报告常见于心律失常及心肌梗死病例，下面讲述心律失常的相关知识。

（一）基本概念

1. 心脏传导系统的解剖　窦房结，结间束，房室结，希氏束，左、右束支，浦肯野纤维的位置、特征及其血液供给来源及神经支配。

2. 心律失常的分类　按其发生原理区分为冲动形成异常和冲动传导异常；按心律失常发生的快慢分为快速性心律失常和缓慢性心律失常。

3. 心律失常发生机制　冲动形成异常、冲动传导异常。

4. 心律失常的诊断方法　①病史采集（包括诱因、起止方式、发作频率和程度等）。②体格检查。③心电图检查。④动态心电图（Holter ECG monitoring）。⑤运动试验。⑥食管心电图。⑦临床心电生理检查可进行诊断、治疗、判断预后。进行心电生理检查的主要适应证：窦房结功能测定、房室与室内传导阻滞、心动过速、不明原因晕厥。

5. 各种心律失常的诊治

（二）心律失常的病因、心电图特点、治疗方法（要求重点掌握）

1. 窦性心律失常

（1）临床意义：①病因：生理性如体力活动、情绪波动。药物；病理性分为心脏性及非心脏性。②临床表现：易受自主神经活动影响。

（2）心电图表现：①窦性心律；②窦性心动过速；③窦性心动过缓；④窦性停搏；⑤窦房传导阻滞。

2. 病态窦房结综合征（sick sinus syndrome，SSS）　①病因；②临床表现；③心电图检查；④心电生理与其他检查；⑤治疗。

3. 房性心律失常

（1）房性期前收缩：①病因；②心电图特点；③治疗：病因治疗，药物治疗指征及种类。

（2）房性心动过速：①分 3 类：自律性房性心动过速、折返性房性心动过速、紊乱性房性心动过速；②病因；③临床表现；④心电图表现；⑤心电生理检查特征；⑥治疗：需要紧急处理的指征及洋地黄中毒所致与非洋地黄引起者的处理。

（3）心房扑动：①病因；②临床表现；③心电图表现；④治疗：病因治疗，电复律，药物治疗。

（4）心房颤动：①病因；②临床表现：包括三个"不一致"，心室率一旦规则的几种可能性；③心电图表现；④治疗：包括急性心房颤动、阵发性心房颤动、持续性心房颤动、永久性心房颤动的处理及如何预防栓塞并发症。

4. 房室交界性心律失常

（1）房室交界性期前收缩、房室交界性逸搏及心律以及非阵发性房室交界性心动过速的特点。

（2）与房室交界相关的折返性心动过速：阵发性室上性心动过速简称室上速，折返可发生在窦房结、房室结与心房。房室结内折返性心动过速、利用隐匿性房室旁路的房室折返性心动过速。①病因。②临床表现：心动过速突发突止，持续时间长短不一，病情严重程度与原发病有关。③心电图检查：房室结双径路或房室旁路。④治疗：包括急性发作期药物治疗及直流电复律、射频消融术；预防复发。

5. 预激综合征　①病因。②临床特点：大约 80%为房室折返性心动过速；15%～30%为心房颤动；5%为心房扑动。③心电图特点：典型预激的心电图特点：A 型、B 型。预激发作房室折返性心动过速 QRS 波增宽、畸形时应与室性心动过速鉴别，预激伴心房颤动时可产生极快的心室率。④治疗与预防。

6. 室性心律失常

（1）室性期前收缩：①病因：正常人与各类心脏病患者、电解质紊乱。②临床表现：症状轻重与期前收缩频度无直接关系。③心电图特点：一般特点、室性期前收缩的类型、室性并行心律。④治疗：无器质性心脏病无明显症状者不必使用药物；急性心肌缺血、急性心肌梗死可早期应用 β 受体拮抗剂，以减少心室颤动的危险；慢性心脏病变、心肌梗死后室性期前收缩时应避免使用 Ⅰ 类抗心律失常药物；β 受体拮抗剂对室性期前收缩的疗效不显著，但能降低心肌梗死后猝死发生率、再梗率及总病死率。

（2）室性心动过速：①病因：通常发生于各种器质性心脏病患者。②临床表现：临床症状的轻重与发作时心室率、持续时间、基础心脏病变和心功能状况不同有关。③心电图表现：应与室上速伴室内差异传导相区别。④心电生理检查：对确立室性心动过速的诊断有重要价值。⑤治疗：终止室性心动过速发作、预防复发。⑥特殊类型室性心动过速：包括加速性心室自主节律、尖端扭转型室性心动过速。

（3）心室扑动与心室颤动：①病因：常见于缺血性心脏病、抗心律失常药物如引起 Q-T 间期延长与尖端扭转型室性心动过速的药物。②临床表现：意识丧失、抽搐、呼吸停顿、心音消失、脉搏、血压无法测到。

7. 心脏传导阻滞

（1）房室传导阻滞：①病因：迷走张力增高可致文氏型阻滞，此外，可见于各类器质性心脏病。②临床表现：一度通常无症状；二度可引起心悸与心搏脱漏；三度时症状取决于心室率的快慢与伴随病变，严重时可致 Adams-Stokes 综合征。③心电图表现。④治疗：药物治疗及临时性或永久性心脏起搏治疗。

（2）室内传导阻滞：指希氏束分叉以下部位的传导阻滞，室内传导阻滞由三个部分组成：右束支、左前分支和左后分支；室内传导系统的病变可波及单支、双支或三支。①心电图检查：右束支阻滞、左束支阻滞、左前分支阻滞、左后分支阻滞、双分支阻滞与三分支阻滞。②治疗：慢性单侧束支阻滞的患者如无症状，无需接受治疗；急性前壁心肌梗死发生双支、三支阻滞伴晕厥或 Adams-Stoke 综合征者，应及早安装心脏起搏器治疗。

（三）心电图检查操作评价标准

表 1-19 为心电图检查操作卡，表 1-20 为心电图检查评分表。

表 1-19　心电图检查操作卡

姓名_____　　学号_____　　总分_____

物品准备：（缺少一项扣一分）心电图记录纸、导电糊、棉签（纱布）、酒精、测量分规、记录笔、报告单，有日期的看是否过期。

评分：_____

序号	操作项目	操作动作	口述内容	注意事项	分值	评分
1	检查心电机	（1）检查电源。检查心电机导联球、及肢体导联电极板 （2）安装记录纸或检查记录纸是否充足 （3）再次检查物品齐全、均在有效期内	核对医嘱，患者××，做 12 导心电图检查，将心电机推至患者床旁。检查心电图机用物		10	

续表

序号	操作项目	操作动作	口述内容	注意事项	分值	评分
2	洗手	七步法洗手	七步洗手法洗手		5	
3	核对患者	核对腕带	是××先生吗？我是您的主治医生王大夫，为了了解您的病情制定下一步的治疗方案，我们需要为你做心电图检查，我能核对您的腕带吗？请您放松，配合我。病人神志清，生命体征平稳，一般状态尚可，可配合操作，病人取卧位。××先生请您休息一会，我去为您准备用物，利用这段时间请病人家属为您去除身上的一切电子产品，请您稍等。评估室内环境，安静整洁，温度适宜，可以进行操作，清洁胸前区皮肤	操作动作中核对病历信息及腕带是否符合	10	
4	打开心电机	连接地线及电源，打开心电图机开关	检查心电图机，心电图机各导联完备，打开心电机电源，心电图机电量充足，记录纸充足，打一方波，标定电压 1mV、走纸速度为 25mm/s，心电图运行正常		10	
5	摆体位	（1）拉屏风 （2）协助患者仰卧位，充分暴露前胸及手腕、脚踝	（1）保护病人隐私，病人取平卧位 （2）请您放松肢体、保持平静呼吸，充分暴露前胸及手腕、脚踝		10	
6	处理皮肤安放电极	（1）酒精去脂、必要时剃毛发；将导电糊涂于肢体导联电极板及胸前导联电极球上 （2）选择肋间：先找到骨性标志胸骨角（Louis 角） （3）准确安放常规 12 导联心电图探查电极	可能会有点凉，请您不要紧张，这个过程中若有不舒服的地方请您示意我 （1）连接肢体导联：电极选择两上肢腕关节内侧和两下肢踝关节内侧的上方 RA——右上肢（红）　　LA——左上肢（黄） RL（N）——右下肢（黑）　　LL——左下肢（绿） （2）连接胸前导联 1）选择肋间：先找到胸骨角（Louis 角） 2）选择胸前导电极位置： V_1——胸骨右缘第 4 肋间 V_2——胸骨左缘第 4 肋间 V_3——V_2 与 V_4 连线中点 V_4——左锁骨中线第 5 肋间 V_5——左腋前线与 V_4 同一水平处 V_6——左腋中线与 V_4 同一水平处 若病情需要记录 18 导联心电图，需加做如下导联： V_7——左腋后线与 V_4 同一水平处 V_8——左肩胛线与 V_4 同一水平处 V_9——左脊柱旁线与 V_4 同一水平处 V_{3R}——右胸与 V_3 相对应处 V_{4R}——右胸与 V_4 相对应处 V_{5R}——右胸与 V_5 相对应处	肢体导联选择 胸导选择	15 15	
7	描记心电图	（1）观察基线是否稳定 （2）屏幕上出现心电图信号后，检查电极安装信息提示，有无导联接错 （3）按开始键，等待 10 秒左右，仪器自动分析心电图，打印 （4）每个导联记录长度不少于 3～4 个完整的心动周期 （5）在等待打印过程中，如有电极脱落或其他干扰，重新记录，打印	××先生，我要为您描记心电图，请您不要动。观察基线平稳，观察导联无脱落，描记过程中无干扰，记录		10	

续表

序号	操作项目	操作动作	口述内容	注意事项	分值	评分
8	整理用物	（1）关闭电源，去除电极，清洁被检者皮肤 （2）记录：标明患者姓名、性别、年龄、检查日期、时间 （3）拔掉电源，最后拔除地线，将电极板擦拭干净，整理导联及电极，检查吸球有无脱落 （4）仪器清洁：可用纱布沾上水或酒精清洁仪器和导联，吸球晾干 （5）纸张补充 （6）使用完毕后心电图机归为，充电	去除电极，关闭心电机 标记病人姓名，年龄，住院号，时间，并将心电图夹于病例本中，告知病人"心电图检查已经操作完成"，清洁皮肤 根据检查结果，我们会进一步安排治疗，请您不要紧张 擦拭心电图机各导联 补充心电图纸		10	
9	人文关怀	帮助患者整理上衣及裤脚			5	

表1-20 心电图检查评分表

项目	具体内容	分值	得分
准备	确认，核对患者的信息，包括腕带	2	
	七步洗手法	2	
	检查物品是否齐全，完好，均在有效期内。包括心电机导联球、及肢体导联电极板；安装记录纸或检查记录纸是否充足	2	
	正确暴露胸部，根据病情选择体位（坐位或平卧位）	2	
操作流程	推心电机至病人床旁	2	
	核对患者身份，自我介绍	2	
	评估患者意识，病情，体位，合作程度	3	
	向患者解释操作目的，配合要点，注意事项，消除顾虑，取得同意和配合	3	
	拉屏风、选择体位，充分暴露前胸及手腕、脚踝，腹部保暖	5	
	打开心电机，按电源键，仪器启动，确认心电图机运行正常	5	
	酒精或盐水去脂，将导电糊或盐水涂于连接电极的位置	4	
	确定肢体导联位置，电极选择两上肢腕关节内侧和两下肢踝关节内侧的上方 右上肢（红） 左上肢（黄） 右下肢（黑） 左下肢（绿）	10	
	连接胸前导联 1）选择肋间：先找到胸骨角（Louis角） 2）选择胸前导电极位置： 　　V_1——胸骨右缘第4肋间（红） 　　V_2——胸骨左缘第4肋间（黄） 　　V_3——V_2与V_4连线中点（绿） 　　V_4——左锁骨中线第5肋间（棕） 　　V_5——左腋前线与V_4同一水平处（黑） 　　V_6——左腋中线与V_4同一水平处（紫）	10	
	屏幕上出现心电图信号后，检查电极安装信息提示，有无导联接错。观察基线是否稳定	5	
	按开始键，等待10秒左右，仪器自动分析心电图，打印，每个导联记录长度不少于3~4个完整的心动周期	5	
	在等待打印过程中，如有电极脱落或其他干扰，重新记录，打印	5	
	关闭电源，拔除地线，去除电极，清洁被检者皮肤	5	

续表

项目	具体内容	分值	得分
	将电极板擦拭干净，整理导联及电极，检查吸球有无脱落	2	
	仪器清洁：可用纱布沾上水或酒精清洁仪器和导联，吸球晾干	5	
	纸张补充	5	
	使用完毕后心电图机归为，充电	5	
总体评价	操作熟练、流畅度，准确度	5	
	操作过程中注意观察受检者反应并及时处理，操作时态度认真严谨	2	
	及时、主动与受检者沟通，操作后给予人文关怀，协助病人整理衣物	2	
	物品复原，心电机推回原处，垃圾处理得当	2	
总分		100	
考官签名	审核人签字		

（四）心电图案例试题

1.2a-1. 患者，男性，58 岁，因安静时出现阵发性胸闷不适随即记录本图。既往：高血压病病史、糖尿病病史，无药物过敏史，吸烟 20 年，20 支/日，少量饮酒，喜肉食。查体：T 36.6℃，P 90 次/分，R 18 次/分，BP 170/100mmHg，神志清，巩膜无黄染，睑结膜无苍白，口唇无发绀，颈静脉无怒张，两肺呼吸音听诊可闻及散在干啰音，心前区无异常隆起，心界叩诊正常，心音低钝，$A_2>P_2$，腹平软，肝脾肋下未及，双下肢无水肿。心肌肌钙蛋白 T（cTnT）正常。

（1）请选手为该病人做 12 导标测心电图。

（2）分析该心电图（图 1-42）的报告结果？

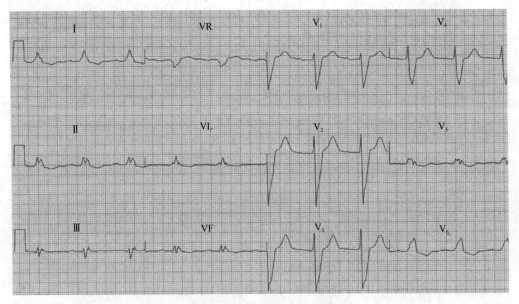

图 1-42　试题 1.2a-1. 心电图

1.2a-2. 患者，男性，58 岁，突发胸骨后压榨性疼痛 4 小时。4 小时前，患者与人争吵时突发胸骨后压榨性疼痛，伴胸闷、大汗、恶心、呕吐，呕吐物为胃内容物，既往无冠心病、糖尿病史，高血压病 5 年，具体用药不详，无烟酒嗜好，父 62 岁死于急性心肌梗死。查体：T 36.5℃，P 82 次/分，R 19 次/分，BP 90/60mmHg，神志清，双肺底可闻及细湿啰音，心界不大，心率 82 次/分，律不齐，可闻及期前收缩 3～5 次/分，心音稍低，未闻及杂音。双下肢无水肿。辅助检查：CK-152U/L，CK-MB 8U/L，肌钙蛋白 T 0.11ng/ml（正常值<0.05ng/ml）。

要求操作：（1）手为该病人完善 12 导标测心电图。

（2）通过以下心电图（图 1-43），请选手书写该病人心电图报告及考虑什么临床疾病？

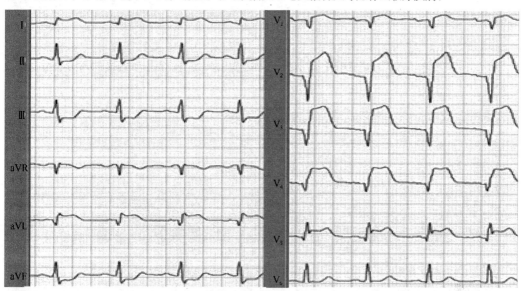

图 1-43　试题 1.2a-2. 心电图

1.2a-3.　慢性冠心病病人，因突然胸闷心悸，大汗，伴一过性黑矇由 120 送入急诊室，血压 96/60mmHg。急诊室做心电图（图 1-44）提示：

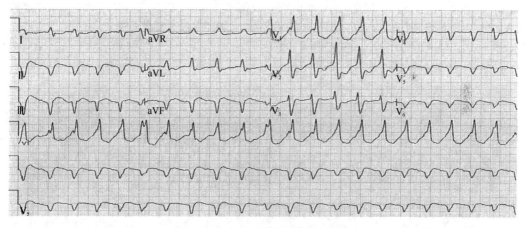

图 1-44　试题 1.2a-3.

该病人心电图高度考虑的临床印诊是什么？

1.2a-4.　患者，女性，60 岁，因有长期心力衰竭伴窦性心动过速入院治疗，在治疗期间，给予强心利尿治疗，在洋地黄治疗过程中，病人仍有间断的胸闷心悸伴呼吸困难，夜间仍有间断不能平卧入睡，同时查体发现，两肺可闻及湿啰音，心率 140 次/分，律齐，心电图（图 1-45）同时患者伴有黄绿视改变，恶心，无呕吐症状。

（1）该病人可能出现了何种病情变化？

（2）该病人目前的心电图结果最可能考虑什么改变？

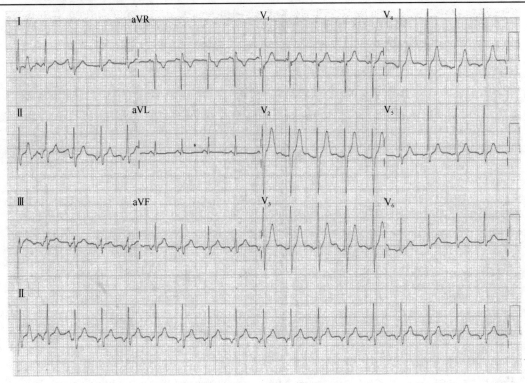

图 1-45　试题 1.2a-4.

1.2a-5. 患者，男，28 岁，阵发性心悸 3 年，每次心悸发作特点突然发生，持续半小时至 3 小时不等，偶可突然终止，本次发作心律齐，200 次/分，按摩颈动脉窦心率能突然减慢至正常。

要求：（1）请为该病人行 12 导心电图检查（图 1-46）。

（2）根据心电图该病人最可能的临床印诊为?

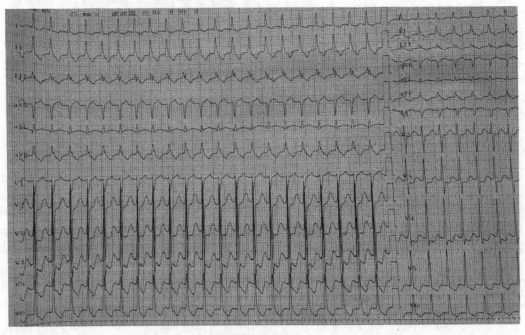

图 1-46　试题 1.2a-5.

（3）该病人若不恢复正常心室率应给与哪些治疗方案？

1.2a-6. 患者，男性，22岁，因突发心悸、气短10小时入院，心电图示快速心房颤动，体检：胸骨左缘三肋间可触及震颤，心率130次/分，S_1强弱不等，胸骨左缘第三肋间可闻及3级左右收缩期粗糙性杂音，双下肢水肿（图1-47、图1-48）。

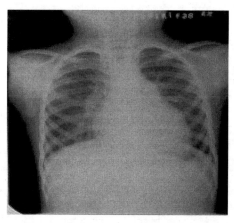

图1-47 试题1.2a-6.

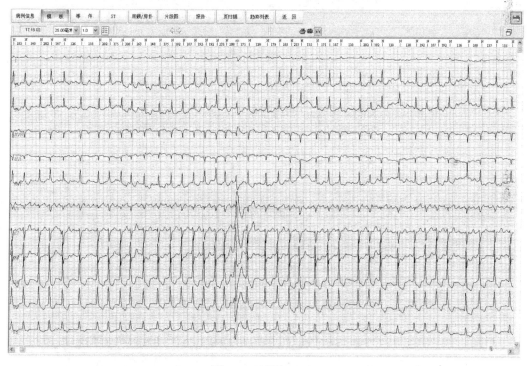

图1-48 试题1.2a-6.

（1）请描述该心电图的报告结果。

（2）该病人的临床印诊可能是什么？

1.2a-7. 患者，女性，40岁，左乳腺癌术后1个月，术后化疗3次，病人诉阵发性胸闷心悸症状，给予常规检查心电图（图1-49）。

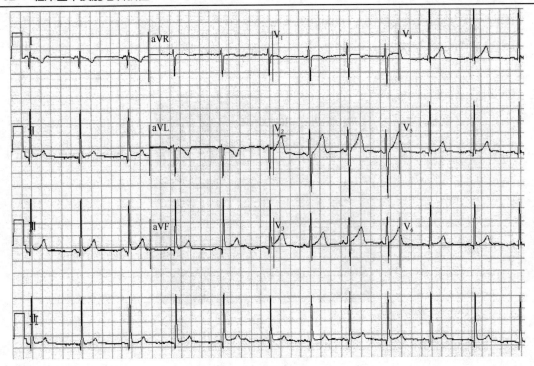

图 1-49 试题 1.2a-7.

（1）根据心电图结果，请写出心电图报告。

（2）根据心电图结果，请选手选择是否需要再次复查心电图？

（3）如果病人不同意复查心电图，请问选手将如何修改心电图？

1.2a-8. 患者，女，69 岁，因阵发性胸闷心悸伴乏力月余来院就诊。给予常规做心电图（图 1-50）。

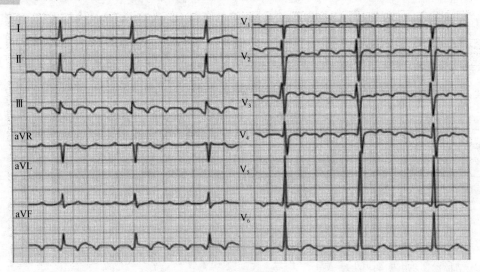

图 1-50 试题 1.2a-8.

（1）根据心电图结果，请详阅心电图并写出心电图报告。

（2）经治疗后患者阵发性胸闷心悸症状逐步缓解，是否需要再次给患者做心电图检查。请一位选手操作。

1.2a-9. 患者，老年男性，80 岁，因阵发性胸闷痛 5 年，持续性发作 5 小时收入院。近 5 小时患者胸闷痛症状持续性发作不缓解，伴大汗，头晕恶心，呕吐，呕吐物为胃内容物，且存在一过性黑矇。查体：血压 80/60mmHg，心率：32 次/分，律不齐，可闻及大炮音。心电图 1-51。

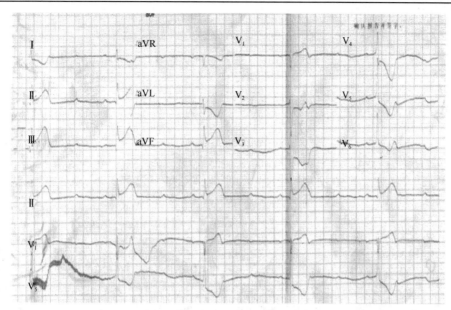

图 1-51　试题 1.2a-9.

（1）根据心电图，请写出心电图报告。

（2）该病人临床印诊最可能考虑什么疾病？

（3）根据心电图判定和患者病情需要加做几个导联心电图，请操作。

1.2a-10. 患者，78 岁男性，高血压史 20 年，血压控制不佳，未系统服药，因全身不适伴恶心呕吐 12 小时来诊。

要求（1）请做 12 导联标测心电图。

（2）根据心电图提示请分析心电图变化及考虑何种疾病。

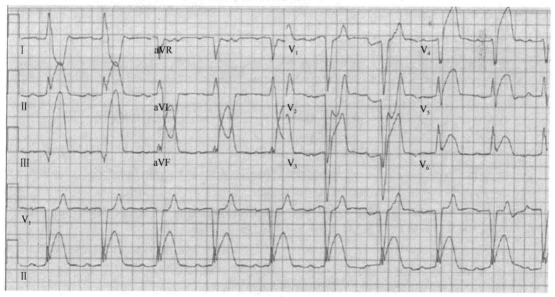

图 1-52　试题 1.2a-10.

（3）根据该心电图变化，下一步需增加哪些心电导联检查？

【答案】

1.2a-1. 心律失常，完全性左束支传导阻滞。

1.2a-2. 急性前壁侧壁心肌梗死/急性广泛前壁心肌梗死。

1.2a-3. 室性心动过速。

1.2a-4. 为洋地黄中毒，非阵发性房室交界区心动过速。

1.2a-5. 阵发性室上速心动过速，治疗方案：电复律或药物治疗。

1.2a-6. 心房颤动①P波消失，可见细颤f波；②可见差异性传导；③R-R间期不等；④ST-T改变。疾病：先心病室间隔缺损。

1.2a-7. 阅心电图后左右手接反，窦性心律，通过心电图会判断需要重新做心电图，并会操作心电图机，做出正确心电图。心电图更改：Ⅱ和Ⅲ、AVL和AVR互换，Ⅰ为倒映。

1.2a-8. 心律失常、心房扑动。

1.2a-9. 心电图报告，窦性心律，急性下壁心肌梗死，心律失常，三度房室传导阻滞，通过心电图和病情会判断需要加做右心室面导联及后壁导联，并会操作（加做右心室面导联 V_{3R}，V_{4R}，V_{5R}，后壁导联 V_7，V_8，V_9），在记录号的心电图纸上标明导联。

1.2a-10. ①窦性心律伴Ⅰ度房室传导阻滞；②左束支传导阻滞；③急性下壁前壁心肌梗死。通过心电图会判断需要加做右心室面导联及后壁导联，并会操作（加做右室面导联 V_{3R}，V_{4R}，V_{5R}，后壁导联 V_7，V_8，V_9），在记录号的心电图纸上标明导联。

（五）心血管疾病试题

一、单项选择题

1.2b-1. 心悸伴晕厥或抽搐最常见于（　　）

A. Ⅰ度窦房传导阻滞　　　　　　B. 心室颤动或阵发性室性心动过速、病态窦房结综合征

C. 甲状腺功能亢进　　　　　　　D. 心脏神经官能症　　　　　　E. 急性失血

1.2b-2. 全身水肿伴胸腹水，下列哪项疾病不予考虑（　　）

A. 肺心病心力衰竭　　　　　　　B. 晚期肝硬化　　　　　　　C. 冠心病全心衰

D. 肾病综合征　　　　　　　　　E. 席汉氏综合征

1.2b-3. 下列哪项不是右心衰的临床表现（　　）

A. 颈静脉充盈或怒张　　　　　　B. 肝大和压痛　　　　　　　C. 周围型发绀

D. 咳粉红色泡沫痰　　　　　　　E. 下垂性凹陷性水肿

1.2b-4. 心脏触及震颤多由于（　　）

A. 心脏瓣膜轻度关闭不全　　　　B. 心脏瓣膜狭窄　　　　　　C. 心房颤动

D. 心室颤动　　　　　　　　　　E. 左心室增大

1.2b-5. 心尖区闻及舒张期隆隆样杂音，提示哪种疾病（　　）

A. 二尖瓣关闭不全　　　　　　　B. 主动脉瓣关闭不全　　　　C. 二尖瓣狭窄

D. 肺动脉狭窄　　　　　　　　　E. 三尖瓣狭窄

1.2b-6. 患者男，50岁，有心脏病史多年。查体：血压：150/40mmHg，可触及水冲脉，毛细血管搏动征阳性，股动脉可闻及枪击音。与上述临床表现相对应的体征是（　　）

A. 胸骨左缘第3肋间收缩期杂音　　B. 胸骨左缘第3肋间舒张期杂音　　C. 心尖区收缩期杂音

D. 胸骨右缘第2肋间舒张期杂音　　E. 胸骨右缘第2肋间收缩期杂音

1.2b-7. 当走纸速度为25mm/s时，心电图横坐标上每小格代表（　　）

A. 0.05s　　　B. 0.02s　　　C. 0.04s　　　D. 0.25s　　　E. 0.50s

1.2b-8. 心电图坐标格上平均P-P间距为15小格（纸速为25mm/s），其心率为（　　）

A. 60次/分　　B. 90次/分　　C. 80次/分　　D. 100次/分　　E. 70次/分

1.2b-9. 心电图上ST-T反映的心电变化正确的是（　　）

A. 心房除极的全过程　　　　　　B. 心房复极的全过程　　　　C. 心室除极的全过程

D. 心室复极的全过程　　　　　　　E. 心房和心室除极的全过程

1.2b-10. 心房颤动电转律的指征是（　　　）

A. 心房颤动伴缓慢心室率　　　B. 心房颤动伴快速心室率　　　C. 左心房大，内径>45mm

D. 左心室有附壁血栓　　　　　E. 洋地黄中毒

1.2b-11. 下列哪项不适合电转律的是（　　　）

A. 阵发性室上性心动过速　　　B. 心房颤动伴低钾血症　　　C. 阵发性室性心动过速

D. 心房颤动伴快速心室率　　　E. 心房扑动1∶1房室传导

1.2b-12. 心房扑动1∶1房室传导电转律时，电能量选择最适合的是（　　　）

A. 单相波50～100J　　　　　B. 双相波50～100J　　　　　C. 单相波100～200J

D. 单相波200J　　　　　　　E. 双相波200J

1.2b-13. 心悸时下列哪项正确（　　　）

A. 心悸可以是低血糖发生时的突出表现

B. 心悸伴发甲状腺机能低下比伴甲状腺功能亢进更常见

C. 二尖瓣狭窄的病人突然呼吸困难加重，通常是由于心律失常引起。

D. 青年男子不规则的心悸常由室上性心动过速引起。

E. 伴有头痛、出汗及高血压考虑为去甲肾上腺分泌肿瘤。

1.2b-14. 心悸伴晕厥或抽搐最常见于（　　　）

A. Ⅰ度窦房传导阻滞　　　　　B. 心室颤动或阵发性室性心动过速、病态窦房结综合征

C. 甲状腺功能亢进　　　　　　D. 心脏神经官能症　　　　　E. 急性失血

1.2b-15. 患者，60岁男性，冠心病心功能不全病史，稍适活动后即可出现胸闷、心悸、气短症状，根据其临床表现心功能分级可分为（　　　）

A. 心功能Ⅰ级　　　B. 心功能Ⅱ级　　　C. 心功能Ⅲ级　　　D. 心功能Ⅳ级　　　E. 急性肺水肿

1.2b-16. 患者女性，风湿热病史，40岁。近4年来逐渐出现活动后明显心悸、气短感。查体：心尖部可闻及舒张晚期隆隆样杂音。最可能的诊断是（　　　）

A. 二尖瓣狭窄　　　　　　　B. 二尖瓣关闭不全　　　　　　C. 主动脉瓣狭窄

D. 主动脉瓣关闭不全　　　　E. 肥厚型梗阻性心肌病

1.2b-17. 患者，男，28岁，阵发性心慌3年，每次心慌突然发生，持续半小时至3小时不等，本次发作心律齐，200次/分，按摩颈动脉窦心率能突然减慢至正常，心电图QRS波形态正常，P波不明显。诊断（　　　）

A. 心房扑动　　　　　　　　B. 窦性心动过速　　　　　　　C. 心房颤动

D. 阵发性室上性心动过速　　E. 阵发性室性心动过速

1.2b-18. 患者，女性，60岁，原有心力衰竭伴快速心房颤动，在洋地黄治疗过程中，心力衰竭未见好转，同时发现心率80次/分，律齐，下列哪种心电图最可能（　　　）

A. P—QRS—T顺序出现　　　　　　　B. P波消失，有f波，R—R间期相等，QRS<0.12秒

C. P波消失，有f波，R—R间期不等　　D. 偶有窦P，QRS宽大畸形，R—R不等

E. P—P相等，R—R相等，P—P频率>R—R频率，P与QRS无关

1.2b-19. 鉴别房性与室性期前收缩，哪一条最有意义（　　　）

A. 期前收缩的QRS波群有无畸形　　　　　　B. 是否有器质性心脏病的基础的P波

C. 期前收缩的QRS波群有无与其固定关系　　D. 期前收缩的T波是否与主波方向一致

E. 期前收缩后的代偿性间歇是否完全

1.2b-20. 患者，男性，22岁，因突发心悸、气急10小时入院，心电图示快速心房颤动，体检：心率190次/分，胸骨左缘第三肋间3级收缩期杂音伴震颤，有先心病室间隔缺损，分析发作时及以往的心电图，其特点是：①P波消失；②QRS波宽大，其起始部模糊顿挫，形成delta波；③R—R间期不等；④V_1、V_2呈rs型，V_5、V_6呈R型。下列治疗中哪项是错误的（　　　）

A. 洋地黄　　　B. 奎尼丁　　　C. 普罗帕酮　　　D. 胺碘酮　　　E. 电复律

二、简答题

1.2b-21. 简要病史：女性，48 岁。发作性心悸一年，双下肢水肿一周门诊就诊。要求：你作为住院医师，请围绕以上简要病史，将应该询问的患者现病史及相关病史的内容写在主诉及相关鉴别询问上。

1.2b-22. 试述心力衰竭患者水肿的原因及特点？

1.2b-23. 心房纤颤的听诊特点和心电图特点？

1.2b-24. 心脏叩诊的方法和叩诊顺序？

1.2b-25. 18 导标测心电图电极放置的标准位置？

1.2b-26. 电除颤时电极板的位置？

【答案】

一、单项选择题

1.2b-1. B；1.2b-2. E；1.2b-3. D；1.2b-4. B；1.2b-5. C；1.2b-6. B；1.2b-7. C；1.2b-8. D；1.2b-9. D；1.2b-10. B；1.2b-11. B；1.2b-12. A；1.2b-13. A；1.2b-14. B；1.2b-15. C；1.2b-16. A；1.2b-17. D；1.2b-18. B；1.2b-19. C；1.2b-20. A

二、简答题

1.2b-21. 现病史：

（1）根据主诉及相关鉴别询问：①发病诱因：有无劳累、剧烈运动、情绪激动、感染，有服用药物；②心悸特点：是否突发突止，发作频率及持续时间，发作时的脉率和节律，加重或缓解方式，与活动及体位的关系。③水肿：发生的缓急，程度，开始水肿的部位，是否为凹陷性及对称性，其他部位有无水肿，加重或缓解的方式。④伴随症状：有无胸痛、呼吸困难，有无头晕，黑矇，晕厥，有无发热，咳嗽，咳痰，有无怕热，乏力，消瘦，有无腹胀，少尿等。

（2）有无诊疗经过：①是否曾到相关医院就诊，做过哪些辅助检查，比如心电图，心脏彩超。②治疗情况：是否用过相关心内科药物治疗，疗效如何。

（3）一般情况问诊：发病以来饮食，睡眠及大便情况。

其他相关病史询问：①有无药物过敏史。②与该疾病有关的其他病史：高血压，冠心病，先心病，贫血，甲亢病史，有无慢性肾病，肝病，肺部疾病，营养不良疾病病史。月经与婚育史。有无家族遗传病史。

1.2b-22. 原因：右心衰竭、心包积液、心肌纤维化原因导致——心肌病变——顺应性下降——心脏舒张功能下降，舒张受限——静脉回流受阻——静脉淤血——腹水、胸水、肢体水肿。

特点：最先出现在身体下垂部位，站立时，多出现于脚踝部位，卧位时多出现于腰骶部。按压时，可出现指压痕，手指抬起后，凹陷慢慢平复。

1.2b-23. ①心律绝对不规则；②第一心音强弱不等；③短绌脉：脉率少于心率。心电图提示：P 波消失，R-R 间期绝对不齐，代之以大小不等、形态不同的 f 波，以 V_1、Ⅱ、Ⅲ、aVF 导联最为明显。（心房颤动发作频率包括心房频率和心室频率，一般心房频率超过 350 次/分，心室频率根据传导情况，可快可慢，慢的有 70 次/分，快的可以达到 200 次/分。）

1.2b-24. 心脏浊音界有相对浊音界和绝对浊音界。方法以左手中指作为叩诊板指，平置于心前区拟叩诊的部位；以右手中指做叩击板指，藉右手腕关节活动力量叩诊，以听到声音由清变浊来确定心浊音界。当受检者取坐位时板指与肋间垂直，若受检者为平卧位则板指与肋间平行。

顺序：先叩左界，后叩右界，由下至上，由外向内。具体：左侧在心尖冲动外 2～3cm 处开始叩诊，逐个肋间向上，直至第 2 肋间。右界叩诊时先叩出肝上界，然后于其上一肋间由外向内，逐一肋间向上叩诊，直至第 2 肋间。

1.2b-25. （1）肢体导联：电极应选择两上肢腕关节内侧和两下肢踝关节内侧的上方。

RA——右上肢　　LA——左上肢　　RL（N）——右下肢　　LL——左下肢

（2）胸前导联：V_1——胸骨右缘第 4 肋间、V_2——胸骨左缘第 4 肋间、V_3——V_2 与 V_4 连线中点（通常先确定 V_4 的部位）、V_4——左锁骨中线第 5 肋间、V_5——左腋前线与 V_4 同一水平处、V_6——左腋中线与 V_4 同一水平处、V_7——左腋后线与 V_4 同一水平处、V_8——左肩胛线与 V_4 同一水平处、V_9——左脊柱旁线与

V_4 同一水平处、V_{3R}——右胸与 V_3 相对应处、V_{4R}——右胸与 V_4 相对应处、V_{5R}——右胸与 V_5 相对应处。

1.2b-26. 电极板位置：两电极板分别放置于患者胸骨右缘锁骨下区及左腋中线，中心在第 5 肋间（心底—心尖部），两电极板之间至少相距 10cm。

九、电转复/电除颤操作规程、评分标准及试题

【目的】

（1）非同步电除颤是通过瞬间高能量的电脉冲对心脏进行紧急非同步电击，以终止心室颤动（包括心室扑动）。

（2）同步电转复是以患者的心电信号为触发标志，瞬间发放通过心脏的高能量电脉冲，达到终止有 R 波存在的某些异位快速性心律失常，并使之转为窦性心律（同步电转复：使电脉冲落在 R 波降支或 R 渡起始 30ms 左右处，相当于心室绝对不应期，避免落在 T 波顶峰前 20～30ms 附近的心室易损期，以免引起心室颤动）。

【概念】

1. 非同步电除颤　心室颤动（包括心室扑动）与无脉室性心动过速（心脏骤停的三种类型：心室颤动、心搏停止、心肌无效电活动）。

2. 同步电转复　除心室颤动（心室扑动）外，其他有 R 波存在的异位快速性心律失常，只要导致低血压、心力衰竭或心绞痛而药物治疗无效时，均是同步电转复的指征。

【适应证】

1. 室性心动过速（室速）

（1）室速不伴有血流动力学障碍时如经药物治疗无效或血流动力学受到严重影响时，应及时采用同步电转复。

（2）发生室速后临床情况严重，如伴有意识障碍、严重低血压、急性肺水肿、急性心肌梗死等，应首选同步电转复。

2. 室上性心动过速（室上速）

（1）阵发性室上速发作时，常规物理或药物治疗无效且伴有明显血流动力学障碍者，应采用同步电转复。

（2）预激综合征伴室上速在药物治疗无效时，可行同步电转复。

（3）心房颤动（房颤）是同步电转复最常见的适应证。符合下列情况者可考虑电转复：①房颤时心室率快（>120 次/分）且药物控制不佳者；②房颤后心力衰竭或心绞痛恶化和不易控制者；③持续房颤病程在 1 年内，且房颤前窦房结功能正常，心功能Ⅰ～Ⅱ级（NYHA），心脏无明显扩大，心胸比率≤55%，左心房内径≤45mm，无左心房附壁血栓者；④二尖瓣病变已经纠正 6 周以上者，因二尖瓣手术或人工瓣膜置换术后 6 周内部分患者可自行恢复窦性心律，且 6 周内常因手术创伤未完全恢复不易电击成功，但也有人认为手术 3 个月后行电转复，此时左心房已缩小，电转复后不易复发；⑤预激综合征合并快速房颤者，如药物无效且存在血流动力学障碍时，应尽快电转复；⑥去除或有效控制基本病因（如甲状腺功能亢进、心肌梗死、肺炎等）后，房颤仍持续存在者。

（4）心房扑动（房扑）是一种药物较难控制的快速性心律失常，对于药物治疗无效或伴有心室率快（如房扑 1∶1 传导时）、血流动力学恶化的患者，宜同步电转复，成功率高（98%～100%），且所用电能较小，因而是同步电转复的最佳适应证。

【禁忌证】

1. 绝对禁忌证　下列情况时绝对禁用电转复。

（1）洋地黄中毒引起的快速性心律失常。

（2）室上性心律失常伴高度或完全性房室传导阻滞。

（3）持续房颤在未用影响房室传导的药物情况下心室率已缓慢者。

（4）伴有病态窦房结综合征（即快-慢综合征）。

（5）近期内有动脉栓塞或经超声心动图检查发现左心房内存在血栓而未接受抗凝治疗者。

2. 相对禁忌证　房颤患者有下列情况时为电转复的相对禁忌证。

（1）拟近期接受心脏外科手术者。

（2）电解质紊乱尤其是低血钾，电转复应在纠正后进行。

（3）严重心功能不全未纠正者，因转复后有发生急性肺水肿的可能。

（4）心脏明显扩大者，即使成功转复后，维持窦性心律的可能性也不大。

（5）甲状腺功能亢进伴房颤而未对前者进行正规治疗者。

（6）伴风湿活动或感染性心内膜炎而未控制的心脏病患者。

（7）转复后在胺碘酮的维持下又复发或不能耐受抗心律失常药物维持治疗者。

（8）房颤为阵发性，既往发作次数少、持续时间短，预期可自动转复者。因为电转复并不能预防其发作。

【操作前准备】

1. 器械准备

（1）除颤器：是电除颤/电转复的装置。在使用前应检查除颤器功能是否完好，电源有无故障，充电是否完全，各种导线有无接触不良，同步性能是否正常。接通电源，连好地线。

（2）配备各种复苏设备：气管插管、吸引器、专用抢救药箱（抢救车）、血压和心电监护以及心脏临时起搏器等。

2. 患者准备

（1）对心室颤动（心室扑动）或伴有严重血流动力学等障碍的快速性室性心动过速患者，需紧急行电除颤/电转复，应在准备及操作的同时向家属交代相关情况。

（2）对于其他快速性心律失常患者，如病情允许或择期实施者应向家属和患者解释复律的目的和利弊、可能出现的并发症和风险，并签署知情同意书。

（3）电转复前应纠正电解质紊乱和酸碱失衡，尤其是纠正低钾血症及酸中毒。

（4）控制心力衰竭。

（5）房颤电转复前：如房颤病程大于 48 小时或不清者，电转复前口服华法林 3 周，并经食管超声心动图检查无左房血栓迹象，可考虑电转复，而且在转律后也需继续抗凝 4 周。如房颤病程小于 48 小时，可以直接电复律，但需在转律前经静脉给予肝素一次。此外，对于血流动力学不稳定的房颤患者，需立即电转复，之前也需经静脉给肝素一次。

（6）择期电转复前：应进行全面体格检查及有关实验室检查，包括电解质、肝功能、肾功能；对正在抗凝治疗的患者，应测凝血酶原时间和活动度。

（7）电转复前应禁食 6～8 小时，以免复律过程中发生恶心和呕吐引起窒息。如果患者正在服用洋地黄类药物，应在复律前停服 24～48 小时。

（8）电转复操作前：①吸氧，建立静脉通道，连接血压和心电监护（注意接地线）；②患者应除去义齿；③测量患者心率、呼吸及血压，常规做心电图，完成心电图记录后把导联线从心电图机上解除，以免损坏心电图机。

（9）麻醉：电转复前麻醉是为了让患者安静，减少电击时患者的不适应，如果患者已处于麻醉或意识丧失状态，则无需麻醉。

3. 操作者准备

（1）核对患者信息。

（2）熟悉患者病情，掌握电除颤/电转复的适应证及禁忌证。

（3）掌握电除颤/电转复操作的相关知识、并发症的诊断及处理。

（4）熟悉除颤器上控制面板的操作。

（5）电除颤，电转复时，操作者及其他工作人员不能与患者、病床及与患者相连接的仪器设备接触，以免触电。

【操作步骤】

1. 非同步电除颤 心室颤动及无脉室速为绝对适应证，应立即实行非同步电除颤。

（1）患者仰卧于硬板床上，身体不接触床上任何金属部分，连接除颤器上的心电监护仪。

（2）在准备除颤器的同时，给予持续的胸外按压。

（3）打开除颤器电源开关，将按钮设置为"非同步"位置。

（4）将两个电极板涂上导电糊或包上 4～6 层浸有生理盐水的纱布垫。

（5）电极位置：两电极分别放置于患者胸骨右缘锁骨下区及左腋中线，中心在第 5 肋间（心底—心尖部），两电极板之间至少相距 10cm，用力按电极板，使其紧贴皮肤。

（6）按下"充电"按钮，除颤器充电能量为单相波型充电到 360J，或双相波型充电到 200J。充好电后再将电极板放置在病人身体上。

（7）充电完毕，检查术者及其他人员确实与患者身体无接触。

（8）按"放电"按钮，当观察到除颤器放电后再放开按钮。

（9）除颤后立即开始心脏按压，5 个循环后根据心电显示判断是否进行下一次除颤。

（10）影响电除颤成功的主要因素是发生心室颤动到进行除颤的时间，每延迟 1 分钟，除颤成功率下降 7%。

（11）除颤过程中和除颤成功后均应监测并记录心律、心率、呼吸、血压及神志等的变化。

2. 同步电转复 适用于有 R 波的某些快速性心律失常，包括房颤伴快速心室率、阵发性室上速及阵发性室速等。

（1）体位：患者仰卧于硬板床上，身体不接触床上任何金属部分，充分暴露胸部，常规测血压，做心电图以备对照。

（2）吸氧 5～15 分钟，开通静脉通道，并使复苏设备处于备用状态。

（3）设定同步状态：连接好除颤器，连接电源（接好地线），将按钮放在"同步"位置。选择 R 波较高的导联进行示波观察，以利于 R 波同步。

（4）麻醉：静脉缓慢注射地西泮 10～40mg（速度 5mg/min），患者报数至其进入蒙眬状态，睫毛反射消失，即可进行电转复。如患者有青光眼或用地西泮有不良反应，可选用硫喷妥钠 1.5～3.0mg/kg 以 50%葡萄糖液稀释后缓慢静脉注射，以患者睫毛反射消失为停止注射指标。该药可抑制呼吸与循环功能，偶尔引起喉痉挛，且其尚可兴奋副交感神经，如窦房结功能低下则影响窦性心律的恢复，故现少用。麻醉前后应给患者吸氧。

（5）放置电极板：将两个电极板分别涂导电糊或包以 4～6 层湿盐水纱布。体外电除颤/电转复时有两种电极板放置部位：①前侧位，一个电极板放在胸骨右缘锁骨下区（心底部），另一个电极板放在左腋中线，中心点约在第 5 肋间（心尖部）。该方式操作方便，多用于急诊。②前后位，一个电极板放在背部左肩胛下区，另一个电极板放在胸骨左缘第 3 和第 4 肋间。此位置通过心脏电流多，电能量需要减少，成功率高，并发症少，择期电转复多用这种方式。两电极板之间距离至少相距 10cm。

（6）充电：选择电能，按"充电"按钮，充电到所需转复电能量。

（7）经胸壁体外电转复常用能量选择：对于单相波除颤器，心房颤动 100～200J；心房扑动 50～100J；阵发性室上性心动过速 100～200J；室性心动过速 100～200J。

（8）充电完毕，检查所有人员（包括操作者）确实没有接触患者、病床及与患者连接的仪器设备，以免触电。

（9）复律：按"放电"按钮电击进行电转复。

（10）电转复后立即听诊心脏并记录心电图，如未转复，可增加转复能量，间隔 2～3 分钟再次进行电击。用地西泮麻醉的患者如需再次放电，常需给原剂量的 1/2～2/3 再次麻醉。如反复电击 3 次或能量达到 300J 以上仍未转复为窦性心律，应停止电转复治疗。

（11）如果转复为窦性心律，应立即测量血压、听心率、记录心电图与术前对照，观察有无 ST 段抬高及 T 波变化，并连续进行心电图、血压、呼吸和意识的监测，一般需持续 24 小时，直至病情稳定。

（12）操作完毕关闭电源，复原按钮，清理电极板，按规定位置准确摆放。

【并发症及处理】

1. 心律失常

（1）期前收缩（早搏）：电除颤、电转复后期前收缩发生率高，与原发病及电刺激有关。大多数期前收缩在电击后数分钟内消失，可不需特殊处理。

（2）室性心动过速、心室颤动：室速、心室颤动的出现可因同步装置不良、放电能量不足、心肌本身病变、低血钾、酸中毒、洋地黄过量等引起。可静脉注射利多卡因、胺碘酮或普鲁卡因胺等，并积极纠正酸中毒，立即再行电除颤。

（3）缓慢性心律失常：最常见的是窦性心动过缓、窦性停搏或房室传导阻滞。这与直流电刺激迷走神经、复律前应用抗心律失常药物、本身已存在的窦房结功能不良和房室传导阻滞等有关。多在短时间内消失，如持续时间长或症状严重，可静脉注射阿托品 0.6～1mg，或静脉点滴异丙肾上腺素，每分钟 1～2μg，必要时行临时心脏起搏。

2. 低血压 低血压发生率为 1%～3%。多见于高能量电击后，可能与心肌损害有关。若血压轻度下降，全身状态良好，大多可在数小时内自行恢复，不需特殊处理，但应严密观察。若血压持续下降，严重影响重要脏器血流灌注时，可静脉注射升压药物多巴胺。

3. 栓塞 栓塞发生率为 1%～3%。可发生在电转复后 2 周以内，多见于复律后 24～48 小时。多发生于慢性房颤电复律成功后，心房恢复有节律的收缩可使心房内附壁血栓脱落，引起动脉栓塞。因此，房颤复律前后应行抗凝治疗，以避免栓塞并发症发生。一旦发生，应积极采取抗凝或溶栓治疗。

4. 急性肺水肿 常发生在电击后 1～3 小时内，发生率为 0.3%～3%，可能与电复律后左心房、左心室的功能不良有关。老年人心功能储备差更易诱发。个别患者可能与肺栓塞有关。发生肺水肿后应立即予以相应处理，即给予利尿、扩血管等治疗。

5. 心肌损伤 心肌损伤发生率为 3%。多因使用过大电击能量或反复多次电击所致。心电图表现为 ST-T 改变，肌钙蛋白及血清酶（CK-MB）轻度升高，大多在数小时或数天（5～7 天）后恢复正常。轻者密切观察，严重者予以相应处置，给予营养心肌药物等对症处理。

6. 呼吸抑制 见于使用硫喷妥钠麻醉的患者。电复律后可有 1～2 分钟的呼吸抑制。应及时给予面罩加压吸氧及人工呼吸，并备用气管插管。

7. 皮肤烧伤 较常见。主要原因为电复律操作时电极板按压不紧，导电糊涂得不均匀或太少有关。多数表现为有局部红斑或轻度肿胀，一般无需特殊处理，可自行缓解。

【操作注意事项】

（1）注意操作前把握好其适应证和禁忌证。

（2）注意上述并发症的处理。

（3）注意操作前确定心电图是否具有非同步电复律的指征。

（4）注意非同步电复律后继续给予胸外按压。

【相关知识】 主要介绍有关电除颤/电转复的新进展。

1. 体外自动除颤器（automatic external defibrillator，AED）

（1）背景：AED 仪器发展至今已近 20 年。它对心律失常识别的特异性、敏感性及电除颤工作的安全性、有效性都有了极大的提高，而且越来越轻巧，功能也越来越多，操作更简单，特别是内置广播式的操作步骤指南，使任何人都可循声实施电除颤。已有研究表明，无论是受训的医护人员、非专业人员，还是外行目击者，均能有效使用 AED 设备对心脏骤停者进行电复律。在一些西方发达国家，AED 的应用使"尽早除颤"真正成为可能，它的广泛分布、简单操作使众多突发心室颤动的患者可以在最短的时间内得到电复律，抢救存活率显著提高。

（2）工作原理：AED 主要包括一个"心律识别器系统"和一个"除颤建议系统"，具有自动识别、分析心电节律、自动充放电及自检功能。新一代的 AED 多使用低能耗、低损伤和高复律的双相波电流（120～200J），远低于单相波的 200～360J，其除颤效率（98%）显著增高，且与常规除颤器相比，AED 可提高存活率 1.8 倍。

（3）适应证

1）室性心动过速：识别准确率在 95% 以上，累积成功率达 100%。

2）心室颤动/心室扑动：检测心室颤动的敏感性和特异性达 100%，累积除颤成功率在 97% 以上。

3）AED 仅适于大于 8 岁的儿童（体重>25kg）。

（4）操作：AED 的操作简单方便，使用时取下并打开 AED 装置，将所附两个黏性电极片分别贴于患者右锁骨下及心尖部，打开开关（ON/OFF）后按声音和屏幕文字提示完成几步简单操作，根据自动心电分析系统提示，确认为恶性心律失常后，提示大家离开患者身体，按下"电击（shock）"键，此系统立即进入节律分析阶段，以决定是否再次除颤，心电节律将自动记录以供参考。

对 F-AED，其心律失常的识别及放电均可自动进行，操作更趋简单。不同厂家 AED 所设置的能量不一样，一般成人常规用双相波能量，以 150J 为常用；少儿可选用 50～100J，即按 2J/kg 计算。

2. 植入式心律转复除颤器（implantable cardioverter defibrillator，ICD）

（1）背景及工作原理：ICD 是一种能终止致命性室性心律失常的一个多功能、多程控参数的电子装置。通过置于心内膜的电极感知室速或心室颤动，然后通过抗心动过速起搏或除颤终止快速性室性心律失常。现今，ICD 已具备除颤、复律、抗心动过速起搏等多项功能。

（2）适应证：目前认为 ICD 是治疗致命性恶性室性心律失常首选的、最有效的方法。大量临床试验证明，ICD 可有效降低猝死高危患者的病死率，与常用抗心律失常药物比较可明显降低总死亡率。

ICD Ⅰ类适应证：①非一过性或可逆性原因引起的心室颤动或血流动力学不稳定的室速所致的心搏骤停（A 级）；②器质性心脏病伴发的持续性室速，无论血流动力学是否稳定（B 级）；③原因不明的晕厥，电生理检查时能诱发出有血流动力学不稳定临床表现的持续性室速或心室颤动，而药物治疗无效，不能耐受或不可取（B 级）；④伴发于冠心病、陈旧性心肌梗死和左心室功能障碍的非持续性心室颤动，不能被Ⅰ类抗心律失常药物所抑制（A 级）；⑤无器质性心脏病的原发性持续性室速，采用其他治疗方法均无效（C 级）。

目前认为猝死的高危人群包括：有心脏骤停复苏史、遗传性原发性心电生理异常（如肥厚型心肌病、长或短 QT 综合征、Brugada 综合征等），尤其是家族中有猝死病史者；心肌梗死和心力衰竭（EF<35%）者。这些人群适时植入 ICD 可避免猝死发生。

（3）操作和并发症：ICD 的植入方法、并发症等基本同一般永久起搏器，由于脉冲发生器的外壳通常被作为除颤电极的阳极，故 ICD 系统通常都放置在左侧，以使除颤电流更合理地通过心脏，术中需测定除颤阈值。

（4）ICD 的随访：植入 ICD 的患者术后第一年每 2～3 个月随访 1 次，然后每年随访 1 次。随访时有关 ICD 工作状态的测试及有关功能及参数的设置技术要求高，需相关的专科医师接诊。

（5）单项波和双相波的区别（了解）：单相波除颤所释放的电流脉冲强度是逐渐衰减至基线水平的，波型宛如半个正弦曲线。

双相波除颤与单项波除颤相比，双相波除颤可以维持一定的有效电流，提高了首次除颤的成功率；由于电流峰值较低，因此它对心肌功能的损害程度也是较轻的；另外，针对人体经胸阻抗的变化，它可以通过一定方式给予补偿，使较高的经胸阻抗者的除颤成功率得到提高。

故此双相波除颤仪具有以下优势：①随经胸阻抗而变化，首次电击成功率较高；②选择的能量较小，电流峰值较低或相对"恒定"，对心肌功能的损伤轻微。由于具有上述优势，双相波取代单相波是除颤仪与电除颤技术的发展趋势。

【电除颤操作卡】

见表1-21，表1-22，表1-23。

表1-21　电除颤操作卡

姓名_____　　学号_____　　总分_____

物品准备：（若物品准备不能满足该项操作，则不得分。）除颤器完好备用状态、导电胶、除颤电极片、纱布五块、心电血压监护仪、必要时水银柱血压计、听诊器。

序号	操作项目	操作动作	口述内容	注意事项	分值	评分
1	素质要求	衣帽整洁，仪表端庄，动作规范，行动敏捷，体现急救意识			5	
2	判断患者情况	需了解患者病情状况，站于患者右侧轻拍肩部，呼唤病人姓名	病人，张杰，醒一醒		5	
3	评估生命指征	用右手的食指、中指及环指触摸病人桡动脉或颈动脉搏动，听诊器听诊心音跳动，同时观察病人的呼吸及意识，肢体状态	病人突然出现意识丧失，抽搐，呼吸暂停，唤之不醒，（立即查体）心音消失，脉搏消失，血压测不清	触摸病人颈动脉搏动或桡动脉搏动<10秒	13	
4	摆体位	患者取仰卧复苏体位，暴露胸部，迅速擦干患者皮肤	检查患者身体不能接触床上任何金属部分，摘除患者身上佩戴的金属物品		5	
5	确认心电活动	打开除颤器电源，连接除颤器上的心电监护导联，并调至监护位置，确认心电波形，发现室颤	病人出现室颤，需紧急电除颤	在准备除颤器的同时，给予持续的胸外按压	10	
6	打开开关	除颤器旋钮调至除颤位置	选择"非同步"电除颤位置		5	
7	涂导电糊	将两个电极板均匀涂抹导电糊	涂上导电糊	现场若没有导电糊，包上4～6层浸有生理盐水的纱布垫亦可	5	
8	选择能量	选择能量按钮至所需的能量处	双相波200J或单相波360J		8	
9	确定电极板位置	两电极板分别放置于胸骨右缘锁骨下区及左腋中线，中心在第5肋间（心底—心尖部）		两电极板之间至少相距10cm，用力按电极板，使其紧贴皮肤	8	
10	充电	按下"充电"按钮，充好电后再将电极板放置在病人身体上	请旁人离开		8	
11	环顾四周	充电完毕，再次检查操作者及其他人员确实与患者身体及病床、仪器无接触		操作者身体后退一小步，不能与患者接触	8	

续表

序号	操作项目	操作动作	口述内容	注意事项	分值	评分
12	放电除颤	双手紧压电极手柄，两拇指同时按压手柄，按"放电"按钮除颤。观察患者心律、心率、呼吸、血压及神志意识等的变化。听诊心音和触摸脉搏变化，观看心电监护仪，如转为窦性心律，表明除颤成功。若除颤不成功，立即开始心脏按压，5个循环后根据心电显示判断是否进行下一次除颤	除颤成功，恢复窦性心律	从启用手控除颤电极板至第一次除颤完毕，全过程不超过20秒钟	10	
13	整理物品	移开电极板，旋钮回位至监护位置，关闭电源 将患者身上及电极板上的导电胶擦拭干净整理，按规定位置准确摆放	将患者身上及电极板上的导电胶擦拭干净 密切观察生命体征，做好后续治疗 若病情稳定，可停用心电监护，取下电极片，擦净皮肤	清洁前必需关掉电源	5	
14	人文关怀	协助病人取舒适卧位，为病人系好衣扣，整理床单，给予人文关怀	病人张杰，您觉得怎么样，您需要放松，有什么不舒服的地方可随时找我们医生，我们会及时来查看		5	

表1-22 电复律操作卡

姓名_____ 学号_____ 总分_____

物品准备：（若物品准备不能满足该项操作，则不得分。）除颤器完好备用状态、导电胶、除颤电极片、纱布五块、心电血压监护仪、必要时水银柱血压计、听诊器。

序号	操作项目	操作动作	口述内容	注意事项	分值	评分
1	素质要求	衣帽整洁，仪表端庄，动作规范，行动敏捷	核对医嘱，将电复律机推至患者床旁。检查用物		5	
2	判断患者情况	需了解患者病情状况，站于患者右侧，核对患者身份，自我介绍。评估患者意识，病情，体位，合作程度。向患者家属解释操作目的及可能出现的并发症及风险，配合要点，注意事项，消除顾虑，取得同意和配合	评估患者意识，病情，体位，合作程度，向患者家属解释操作目的及可能出现的并发症及风险，签署知情同意书		5	
3	评估生命指征	用右手的食指、中指及环指触摸病人桡动脉或颈动脉搏动，听诊器听诊心音，同时观察病人的呼吸及意识，肢体状态	是××先生吗？我是您的主治医生王大夫，为了积极治疗您的疾病及缓解症状，下一步我们需要为您做心律失常电复律治疗，我能核对您的腕带吗，请您放松，配合我。病人神志清，一般状态尚可，评估室内环境，安静整洁，温度适宜，可以进行操作，清洁胸前区皮肤	触摸病人颈动脉搏动或桡动脉搏动<10秒	13	

续表

序号	操作项目	操作动作	口述内容	注意事项	分值	评分
4	摆体位	患者取仰卧复苏体位，暴露胸部，常规测血压，吸氧，开静脉通道	协助病人取仰卧位于硬板床上，检查患者身体不能接触床上金属部分，摘除患者身上佩戴的金属物品。做心电图以备对照。吸氧5~15分钟，开静脉通道，使复苏设备处于备用状态		5	
5	确认心电活动	打开除颤器电源，连接除颤器上的心电监护导联，并调至监护位置，确认心电活动，发现心律失常	病人为心律失常，需要电复律	在准备除颤器的同时，给予持续的胸外按压	10	
6	打开开关	除颤器旋钮调至复律位置	选择"同步"位置，选择R波较高的导联进行观察		5	
7	麻醉	查看患者报数至进入朦胧状态，睫毛反射消失。即可电复律操作	缓慢静脉注射地西泮10~40mg，请患者××您报数。睫毛反射消失。即可电复律操作		5	
8	涂导电糊；选择能量	选择能量按钮至所需的能量处将两个电极板均匀涂抹导电糊	涂抹导电糊；选择能量：单相波房颤100~200J，房扑50~100J，阵发性室上速100~200J，室速100~200J。双相波减半	现场若没有导电糊，包上4~6层浸有生理盐水的纱布垫亦可（根据题目选择能量）	8	
9	确定电极板位置	两电极板分别放置于胸骨右缘锁骨下区及左腋中线，中心在第5肋间（心底—心尖部）		两电极板之间至少相距10cm，用力按电极板，使其紧贴皮肤	8	
10	充电	按下"充电"按钮，充好电后再将电极板放置在病人身体上	请旁人离开	充好电后再将电极板放置在病人身体上	8	
11	环顾四周	充电完毕，再次检查操作者及其他人员确实与患者身体及病床，仪器无接触	再次检查周边环境，后退一小步	操作者身体后退一小步，不能与患者接触	8	
12	放电除颤	双手紧压电极手柄，两拇指同时按压手柄，按"放电"按钮电击复律。复律后立即听诊心脏，并记录心电图	复律后，转为窦性心律，观察患者心律、心率、呼吸、血压及神志意识等的变化	从启用手控除颤电极板至第一次除颤完毕，全过程不超过20秒钟	10	
13	整理物品	操作完毕，复原按钮，关闭电源；清理电极板，按规定位置准确摆放	操作完毕，复原按钮，关闭电源；擦净皮肤，清理电极板，准确摆放。密切观察生命体征，做好后续治疗	清洁前必需关掉电源	5	
14	人文关怀	协助患者取舒适卧位，为病人系好衣扣，整理床单，给予人文关怀	患者××，您觉得怎么样，如有不适感，可随时联系医生，我们会及时来查看		5	

表 1-23　电转复/电除颤的评分标准

项目	内容		操作要求	标准分	评分细则
提问部分30（分）	1. 适应证10（分）	1. 非同步电除颤适用于心室颤动，包括心室扑动、无脉室速		5	未述不得分；描述错误不得分
		2. 同步电复律适用于室速、室上速（阵发性室上速发作、预激综合征伴室上速、房颤、房扑）		5	

续表

项目	内容	操作要求	标准分	评分细则
	2. 禁忌证	绝对禁忌证： （1）洋地黄中毒所致快速心律失常 （2）室上性心律失常伴高度及完全性房室传导阻滞者 （3）持续房颤者，未用影响房室传导的药物前提下，心室率已缓慢 （4）病态窦房结综合征 （5）近期有动脉栓塞或超声提示左房内血栓未经抗凝治疗的	每项2分	未述不得分； 描述不详扣0.5分； 描述错误不得分
	3. 并发症	1. 心律失常 2. 低血压 3. 栓塞 4. 急性肺水肿 5. 心肌损伤、皮肤烧伤 6. 呼吸抑制	每项1分	未述不得分； 描述不详扣0.5分； 描述错误不得分
	4. 注意事项	1. 检查除颤器性能，及时充电，导电胶涂抹均匀，除颤前确定患者除颤部位无潮湿 2. 放电除颤时，需注意患者与操作者及其他人、物体不能接触。 3. 对于能明确区分QRS和T波的室速，应进行同步电复律；无法区分者，采用非同步电复律 4. 同步电复律通常选择稍低的起始能量，按下"同步"键	每项1分	未述不得分； 描述不详扣0.5分；
操作部分70（分）	操作前准备25（分）	1. 器械准备	10	未述不得分；
		（1）除颤器：检查功能完好、电源有无故障、充电是否完全、导联连接无接触不良、同步性能是否正常、接通电源，连好地线	5	描述不详扣0.5分； 描述错误不得分
		（2）配备各种复苏设备：血压、心电监护、气管插管、专用抢救车等	5	
		2. 患者准备	9	未述不得分；
		（1）电转复操作前：①吸氧，建立静脉通道，连接血压和心电监护；②患者应除去义齿及身上金属物品及电子产品；③测量患者心率、呼吸及血压，常规做心电图	5	描述不详扣0.5分； 描述错误不得分
		（2）体位：患者取仰卧位，暴露胸部	4	
		3. 操作者准备	6	未述不得分；
		（1）衣帽整齐，佩戴胸卡，核对患者信息	2	描述不详扣0.5分； 描述错误不得分
		（2）熟悉患者病情，掌握电除颤的适应证及禁忌证	2	
		（3）备齐用物：除颤器、导电胶、除颤电极片	2	
	操作步骤35（分）	非同步电除颤： （1）患者发生阿斯发作，确认生命指征（意识情况，大动脉搏动，听诊心音，瞳孔情况，）确认后，需要非同步电除颤，连接除颤器上的心电监护仪，联接导联，确认心电活动	20 2	未做不得分；操作不规范扣0.5分
		（2）在准备除颤器的同时，给予持续的胸外按压	2	
		（3）打开除颤器电源开关，将按钮设置为"非同步"除颤位置，检查并摘除病人身上的金属物件	2	
		（4）将两个电极板涂上导电糊	2	
		（5）选择能量，充电双相波200J或单相波360J	2	
		（6）按下"充电"按钮。除颤器充电能量为单相波型充电到360J，或双相波型充电到200J。充好电后再将电极板放置在病人身体上	2	
		（7）电极板位置：胸骨右缘锁骨下区及左腋中线与第5肋间交叉处（心底—心尖部），两电极板之间至少相距10cm，用力按电极板，使其紧贴皮肤	2	
		（8）充电完毕，检查术者及其他人员确实与患者身体无接触	1	
		（9）双手紧压手柄，两拇指同时按压"放电"按钮除颤。观察患者反应，注意心跳和脉搏变化，选择导联观察心电活动，如转为窦性心律，表明除颤成功	2	

续表

项目	内容	操作要求	标准分	评分细则
		（10）除颤后立即开始心脏按压，5个循环后根据心电显示判断是否进行下一次除颤	1	
		（11）除颤过程中和除颤成功后均应监测并记录心律、心率、呼吸、血压及神志等的变化	1	
		（12）操作完毕关闭电源，复原按钮，将患者身上及电极板上的导电胶擦拭干净整理，按规定位置准确摆放（举手示意操作结束，停止计时）	1	
		同步电转复：	15	未做不得分；操作
		（1）体位：患者仰卧于硬板床上，如为同步电转复的适应证设定同步状态	2	不规范扣0.5分
		（2）同步电转复能量选择：对于单相波除颤器，心房颤动100～200J；心房扑动50～100J；阵发性室上性心动过速100～200J；室性心动过速100～200J；双相除颤波，心房颤动50～100J；心房扑动25～50J；阵发性室上性心动过速50～100J；室性心动过速50～100J	5	
		（3）充电：按"充电"按钮，充电完毕，检查所有人员（包括操作者）确实没有接触患者、病床及与患者连接的仪器设备	2	
		（4）电复律：按"放电"按钮电击进行电转复	1	
		（5）电转复后如果心电监护仪提示未转复，可增加转复能量，间隔2～3分钟再次进行电击	1	
		（6）如果转复为窦性心律，应记录心电图，并连续进行心电图、血压、呼吸和意识的监测	2	
		（7）操作完毕关闭电源，复原按钮，清理电极板，按规定位置准确摆放	2	
终末评价标准10（分）		1. 病人的心律失常得到及时发现和有效控制	2	不熟练扣2分 一项未述扣0.5分
		2. 给予患者人文关怀	2	
		3. 病人安全，无皮肤灼伤等并发症发生	2	
		4. 除颤仪的保养：①清洁前必需关掉电源，②及时充电，以备急用，③用干净的软布擦拭机器，禁用腐蚀性物质，④操作完毕应用75%乙醇清理电极板，按规定位置准确摆放	4	

【电除颤/电复律的病例分析模拟题】

1.2c-1. 患者，男，28岁，阵发性心悸3年，每次心悸发作特点突然发生，持续半小时至3小时不等，偶可突然终止，此次发作查体：血压：100/60mmHg，神情焦虑，呼吸急促，心律齐，心率：200次/分，杂音闻不清，双下肢无水肿。心电图提示心率200次/分，节律规则，ORS波群形态和时限均正常，P波为逆行型，与QRS波群关系恒定。给予按摩颈动脉窦后心率仍不缓解，仍持续性发作。

要求：该病人若不恢复正常心室率应给与哪些治疗方案，请操作。

1.2c-2. 患者，女性，60岁，因有长期心力衰竭伴窦性心动过速入院治疗，在治疗期间，给予强心利尿治疗，在洋地黄治疗过程中，病人仍有间断的胸闷心悸伴呼吸困难，夜间仍有间断不能平卧入睡，同时查体发现，心率140次/分，律齐，同时患者伴有黄绿视改变，恶心，无呕吐症状。复查检查12导心电图提示：P波为逆行性改变，且Ⅱ、Ⅲ、AVF导联出现P波倒置，AVR导联及V_1导联P波直立，节律齐，R-R间期相等。

（1）为了该病人的进一步治疗，纠正心动过速，请给予病人行低电量电复律治疗？

（2）病人经纠正黄绿视及恶心呕吐病情变化后，继续抗心衰治疗，于3天后，如厕中出现意识丧失，呼吸暂停，触诊脉搏触不到，颜面发绀，周身冰冷，瘫软在厕所中，请立即给予处置。

1.2c-3. 患者68岁，男性，既往有心肌梗死史，因阵发性胸闷心悸3年，伴头晕一过性意识丧失记录以下心电图，患者血压80/50mmHg，脉搏细数，心音不易闻及。审阅以下心电图（图1-53）。

（1）根据心电图（图1-53）该病人此时应给予怎样的处理？请操作。

（2）该病人经积极抢救治疗后心电图（图1-54）提示，应进一步给予何种治疗？请操作。

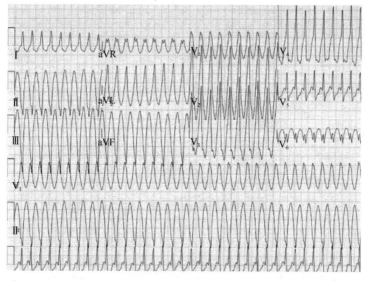

图 1-53 试题 1.2c-3.

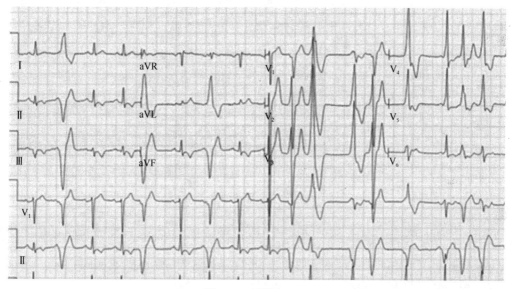

图 1-54 试题 1.2c-3.

1.2c-4. 患者，78 岁女性，因为呼吸困难、军团菌肺炎来到急诊就诊，既往有心力衰竭、阵发性房颤病史，正在服用胺碘酮、阿司匹林，呋塞米，枸橼酸钾颗粒。自带当地医院离子系列提示：血钾 4.5mmol/L，血钠 136mmol/L，血氯 96mmol/L。在询问病情过程中，病人突然出现胸闷大汗，一过性晕厥，血压 80/50mmHg，做心电图（图 1-55）提示以下改变。

给予积极药物治疗后，病人仍有反复发作，应给予怎样处理？

1.2c-5. 患者，37 岁女性，因"阵发性胸闷喘憋 2 年，加重 3 天"入院。既往 2 年前因扩心病曾于我院住院治疗，当时心电图为房扑，入院前一个月于外院剖宫产一男婴，此后逐渐出现胸闷心悸气短症状。3 天前患者出现胸闷气短症状加重，夜间不能平卧，端坐呼吸。体格检查：血压 120/80mmHg 神清语明，颈静脉充盈，肝颈静脉回流征阳性，两肺呼吸音粗糙，可闻及干湿啰音，心界向左下扩大，心率 128 次/分，心音低钝，心律不齐，心尖区可闻及 3/6 级收缩期杂音，双下肢水肿。入院后病人出现多次室速、室颤。

（1）评价以下心电图（图 1-56）为何种改变。

（2）请选手操作该病人该如何处置。

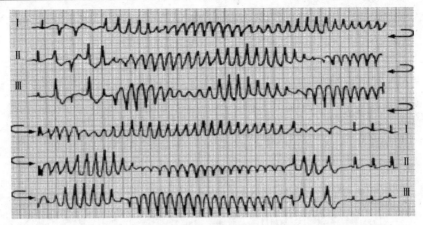

图 1-55　试题 1.2c-4.

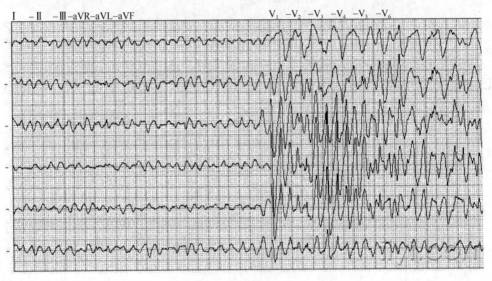

图 1-56　试题 1.2c-5.

1.2c-6.　患者，男性，44 岁，发作性胸闷痛 24h 入院。24h 前睡眠中出现心前区憋闷不适，伴胸痛，持续不缓解，做心电图（图 1-57）提示。

（1）请给该患者心电图写出报告结果。

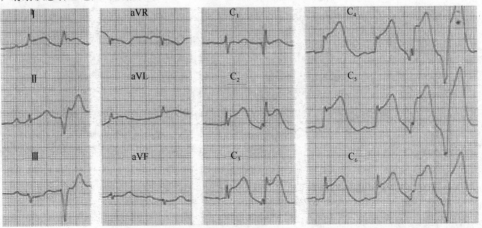

图 1-57　试题 1.2c-6.

（2）该患者突然出现意识丧失，唤之不醒，颈动脉搏动消失，血压测不到，心电监护及心电图（图1-58）提示以下改变。请选手辨认该心电图改变，并给予相关操作。

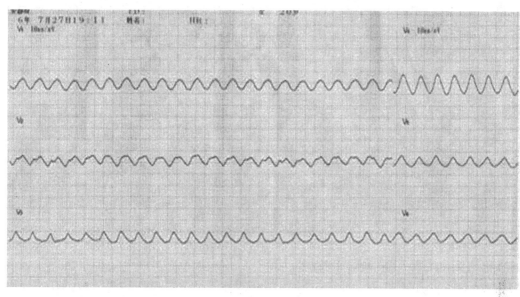

图1-58　试题1.2c-6.（2）

1.2c-7. 患者，女性48岁，因胸闷心悸、乏力3个月，加重一周收入院。患者既往房颤病史，近3周患者服用华法林片，INR达2.5左右，该患者房颤行射频消融术后，恢复窦律，术后2天患者再发胸闷心悸，做心电图提示如下改变：

术后2天发作心悸心电图（图1-59）。

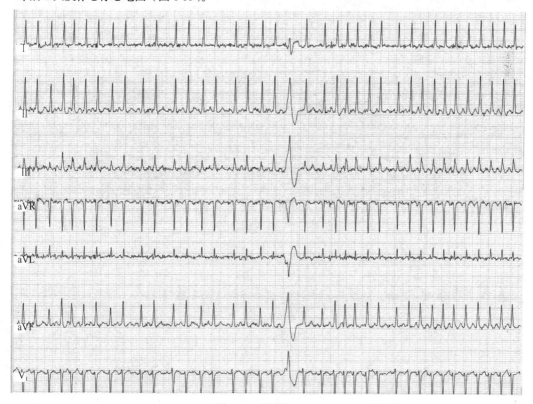

图1-59　试题1.2c-7.

要求：患者再发胸闷心悸症状加重，应怎样处置？

1.2c-8. 患者，男，48 岁，阵发性心悸 5 年，每次心悸发作特点突发突止，持续半小时至一小时不等，今日患者无明显诱因出现胸闷心悸症状，且伴大汗，胸骨压榨性疼痛表现，舌下含服硝酸甘油，疼痛稍适缓解，此次发作查体：血压：100/60mmHg，神情焦虑，心律齐，心率：170 次/分，心音低钝，双下肢无水肿。心电图（图 1-60）提示：

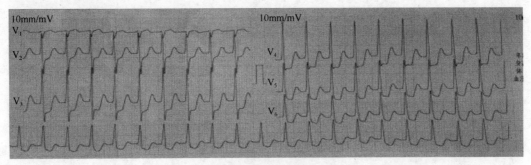

图 1-60　试题 1.2c-8.

心电图为 V$_1$-V$_6$ 导联，下一步应怎样处理？

1.2c-9. 患者，老年男性，70 岁。主因阵发性胸闷心悸加重 3 小时。既往曾诊断为冠心病，房性期前收缩，室性早搏，心房扑动，阵发性室上性心动过速。曾使用西地兰、地高辛、心律平、利多卡因、乙胺碘呋酮等多种抗心律失常药物治疗。此次入院 3 小时，患者心电图（图 1-61）如下：

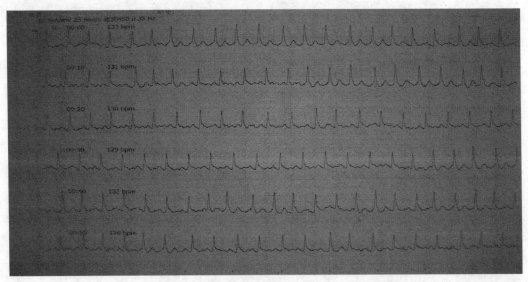

图 1-61　试题 1.2c-9.

请查看心电图，给予患者胺碘酮 150mg 静推 2 次后，给予西地兰静推 0.2mg 后，给予胺碘酮 300mg 静脉续点，仍无效，下一步应如何处理？

1.2c-10. 病历摘要：患者，男性，61 岁，因胸痛心悸持续 1h 不缓解急诊入院，伴气短症状。既往史：有高血压、糖尿病史 40 余年。入院查体：Bp 90/70mmHg，神情焦虑，双肺可闻及水泡音，心率 200 次/分，节律不规整。入院辅助检查：①自带一个月前心电图（图 1-62）示：窦性心律，PR 间期 0.10s，QRS 时间 0.19s，初始有明显的 δ 波，V$_1$-V$_6$、I 、aVL 导联 δ 波和 QRS 主波方向均向上，aVF 导联 δ 和 QRS 主波向下；V$_1$-V$_2$ 导联 R 波顿挫，呈 M 型，V$_5$-V$_6$ 导联 S 波顿挫，T 波直立。②急查肌钙蛋白 T 0.01ng/ml（参考范围：0～0.05 ng/ml）。临床印诊：心律失常　WPW 综合征 RBBB 冠心病心绞痛。

给予药物治疗后，病人症状持续不缓解，应给予何种处置？

【答案】

1.2c-1. 阵发性室上速心动过速，治疗方案：电复律。

1.2c-2. 为洋地黄中毒，并发非阵发性房室交界区心动过速，禁忌电复律。停用洋地黄，给予查血钾血镁，必要时给予钾镁合剂静点。病人纠正洋地黄中毒表现后，在如厕中出现心脏骤停表现，给予心肺复苏治疗。

1.2c-3. 电复律，室性心动过速100～200J单相；心电血压监护。

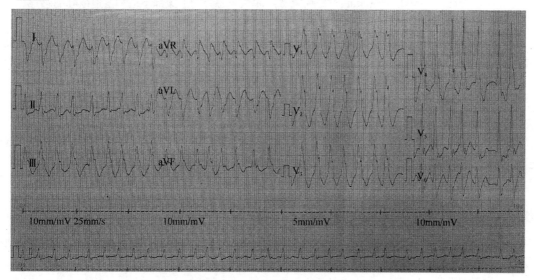

图1-62　试题1.2c-10.

1.2c-4. 电复律，室性心动过速100～200J单相。

1.2c-5. 电除颤，单相360J，双相200J

1.2c-6. 急性广泛前壁心肌梗死；心室扑动，360J单相除颤。

1.2c-7. 可给予电复律房颤单相100～200J；双相50～100J，并坚持抗凝治疗。

1.2c-8. 室上速，电复律，阵发性室上性心动过速100～200J；双相50～100J。

1.2c-9. 房扑2：1不等比传导，给予电复律，单相心房扑动50～100J；双相25～50J。

1.2c-10. 预激合并房颤　电复律，房颤单相100～200J；双相50～100J。

第三节　消化内科基本操作

一、恶心与呕吐的问诊

（一）要点及评分标准

1. 一般项目　姓名、性别、年龄、籍贯、出生地、民族、婚姻、职业等。

2. 主诉　主要的症状、体征及持续时间。

3. 现病史

（1）呕吐的起病，如急起或缓起、有无酗酒史、晕车晕船史以及以往同样的发作史、过去腹部手术史、女性患者的月经史，服药史等。

（2）呕吐发作的诱因。

（3）症状的特点与变化：呕吐的时间有无规律，发作频率，间歇或持续，与饮食，活动的关系，严重程度等；呕吐物的性状及气味，如是否有酸味或胆汁，呕吐物的量。

（4）加重与缓解因素。

（5）诊治情况，血生化及影像学检查结果。

（6）伴随症状，如腹痛、腹泻、头痛、发热、眩晕等。

（7）病后的一般情况。

4. 既往史 个人史、月经史、婚姻生育史、家族史。

（二）相关理论知识

恶心（nausea）、呕吐（vomiting）是临床常见症状。恶心为上腹部不适和紧迫欲吐的感觉。可伴有迷走神经兴奋的症状，如皮肤苍白、出汗、流涎、血压降低及心动过缓等，常为呕吐的前奏。一般恶心后随之呕吐，但也可仅有恶心而无呕吐，或仅有呕吐而无恶心。呕吐是通过胃的强烈收缩迫使胃或部分小肠的内容物经食管、口腔而排出体外的现象。两者均为复杂的反射动作，可由多种原因引起。

【病因】 引起恶心与呕吐的病因很多，按发病机制可归纳为下列几类。

1. 反射性呕吐

（1）咽部受到刺激：如吸烟、剧咳、鼻咽部炎症或溢脓等。

（2）胃、十二指肠疾病：急、慢性胃肠炎、消化性溃疡、功能性消化不良、急性胃扩张或幽门梗阻、十二指肠壅滞等。

（3）肠道疾病：急性阑尾炎、各型肠梗阻、急性出血坏死性肠炎、腹型过敏性紫癜等。

（4）肝胆胰疾病：急性肝炎、肝硬化、肝淤血、急慢性胆囊炎或胰腺炎等。

（5）腹膜及肠系膜疾病：如急性腹膜炎。

（6）其他疾病：如肾输尿管结石、急性肾盂肾炎、急性盆腔炎、异位妊娠破裂等。急性心肌梗死早期、心力衰竭、青光眼、屈光不正等亦可出现恶心、呕吐。

2. 中枢性呕吐

（1）神经系统疾病

1）颅内感染，如各种脑炎、脑膜炎、脑脓肿。

2）脑血管疾病，如脑出血、脑栓塞、脑血栓形成、高血压脑病及偏头痛等。

3）颅脑损伤，如脑挫裂伤或颅内血肿。

4）癫痫，特别是持续状态。

（2）全身性疾病：尿毒症、肝性脑病、糖尿病酮症酸中毒、甲亢危象、甲状旁腺危象、肾上腺皮质功能不全、低血糖、低钠血症及早孕均可引起呕吐。

（3）药物：如某些抗生素、抗癌药、洋地黄、吗啡等可因兴奋呕吐中枢而致呕吐。

（4）中毒：乙醇、重金属、一氧化碳、有机磷农药、鼠药等中毒均可引起呕吐。

（5）精神因素：胃神经症、癔症、神经性厌食等。

3. 前庭障碍性呕吐 凡呕吐伴有听力障碍、眩晕等耳科症状者，需考虑前庭障碍性呕吐。常见疾病有迷路炎，是化脓性中耳炎的常见并发症；梅尼埃病，为突发性的旋转性眩晕伴恶心呕吐；晕动病，一般在航空、乘船和乘车时发生。

【发生机制】 呕吐是一个复杂的反射动作，其过程可分三个阶段，即恶心、干呕（vomiturition）与呕吐。恶心时胃张力和蠕动减弱，十二指肠张力增强，可伴或不伴有十二指肠液反流；干呕时胃上部放松而胃窦部短暂收缩；呕吐时胃窦部持续收缩，贲门开放，腹肌收缩，腹压增加，迫使胃内容物急速而猛烈地从胃反流，经食管、口腔而排出体外。呕吐与反食不同，后者系指无恶心与呕吐的协调动作而胃内容物经食管、口腔溢出体外。

呕吐中枢位于延髓，它有两个功能不同的机构，一是神经反射中枢，即呕吐中枢（vomiting center），位于延髓外侧网状结构的背部，接受来自消化道、大脑皮质、内耳前庭、冠状动脉以及化学感受器触发带的传入冲动，直接支配呕吐的动作；二是化学感受器触发带（chemoreceptor trigger zone），位于延髓第四脑室的底面，接受各种外来的化学物质或药物（如吗啡、洋地黄、吐根碱等）及内生代谢产物（如感染、酮中毒、尿毒症等）的刺激，并由此引发出神经冲动，传至呕吐中枢再引起呕吐。

【临床表现】

1. 呕吐的时间　育龄妇女晨起呕吐见于早期妊娠，亦可见于尿毒症、慢性酒精中毒或功能性消化不良；鼻窦炎患者因起床后脓液经鼻后孔流出刺激咽部，亦可致晨起恶心、干呕。晚上或夜间呕吐见于幽门梗阻。

2. 呕吐与进食的关系　进食过程中或餐后即刻呕吐，可能为幽门管溃疡或精神性呕吐；餐后1小时以上呕吐称延迟性呕吐，提示胃张力下降或胃排空延迟；餐后较久或数餐后呕吐，见于幽门梗阻，呕吐物可有隔夜宿食；餐后近期呕吐，特别是集体发病者，多由食物中毒所致。

3. 呕吐的特点　进食后立刻呕吐，恶心很轻或阙如，吐后又可进食，长期反复发作而营养状态不受影响，多为神经官能性呕吐。喷射状呕吐多为颅内高压性疾病。

4. 呕吐物的性质　带发酵、腐败气味提示胃潴留；带粪臭味提示低位小肠梗阻；不含胆汁说明梗阻平面多在十二指肠乳头以上，含多量胆汁则提示在此平面以下；含有大量酸性液体者多有胃泌素瘤或十二指肠溃疡，无酸味者可能为贲门狭窄或贲门失弛缓症所致。上消化道出血常呈咖啡色样呕吐物。

【伴随症状】

（1）伴腹痛、腹泻者多见于急性胃肠炎或细菌性食物中毒、霍乱、副霍乱及各种原因的急性中毒。

（2）伴右上腹痛及发热、寒战或有黄疸者应考虑胆囊炎或胆石症。

（3）伴头痛及喷射性呕吐者常见于颅内高压症或青光眼。

（4）伴眩晕、眼球震颤者，见于前庭器官疾病。

（5）应用某些药物如抗生素与抗癌药物等，则呕吐可能与药物副作用有关。

（6）已婚育龄妇女早晨呕吐者应注意早孕。

【问诊要点】

1. 一般项目

2. 主诉

3. 现病史

（1）呕吐的起病，如急起或缓起、有无酗酒史、晕车晕船史以及以往同样的发作史、过去腹部手术史、女性患者的月经史，服药史等。

（2）呕吐发作的诱因。

（3）症状的特点与变化：呕吐的时间有无规律，发作频率，间歇或持续，与饮食，活动的关系，严重程度等；呕吐物的性状及气味，如是否有酸味或胆汁，呕吐物的量。

（4）加重与缓解因素。

（5）诊治情况，血生化及影像学检查结果。

（6）伴随症状，如腹痛，腹泻，头痛，发热，眩晕等。

（7）病后的一般情况。

4. 既往史　个人史，月经史，婚姻生育史，家族史。

二、呕血的问诊

（一）要点及评分标准

1. 一般项目　姓名、性别、年龄、籍贯、出生地、民族、婚姻、职业等。

2. 主诉　主要的症状、体征及持续时间。

3. 现病史

（1）确定是否为呕血应注意排除口腔、鼻咽部出血和咯血。

（2）呕血的诱因：有否饮食不节、大量饮酒、毒物或特殊药物摄入史。

（3）呕血的颜色可帮助推测出血的部位和速度，如食管病变出血或出血量大出血速度快者多为鲜红或暗红色；胃内病变或出血量小、出血速度慢者多呈咖啡色样。

（4）呕血量可作为估计出血量的参考，但由于部分血液可较长时间滞留在胃肠道，故应结合全身表现估计出血量。

（5）患者的一般情况如有否口渴、头晕、黑朦、立位时有否心悸、心率变化，有否晕厥或昏倒等。

（6）过去是否有慢性上腹部疼痛、反酸、胃灼热、嗳气等消化不良病史，是否有肝病和长期药物摄入史，并注意药名、剂量及反应等。

4. 既往史 个人史，月经史，婚姻生育史，家族史。

（二）相关理论知识

呕血（hematemesis）是上消化道疾病（指屈氏韧带以上的消化道，包括食管、胃、十二指肠、肝、胆、胰疾病）或全身性疾病所致的上消化道出血，血液经口腔呕出。常伴有黑便，严重时可有急性周围循环衰竭的表现。

【病因】

1. 消化系统疾病

（1）食管疾病反流性食管炎、食管憩室炎、食管癌、食管异物、食管贲门黏膜撕裂（Mallory-weiss综合征）、食管损伤等。大量呕血常由门脉高压所致的食管静脉曲张破裂所致，食管异物戳穿主动脉可造成大量呕血，并危及生命。

（2）胃及十二指肠疾病：最常见为消化性溃疡，其次有急性糜烂出血性胃炎、胃癌、胃泌素瘤（Zollinger-Ellison 综合征）、胃血管异常如恒径动脉综合征（Dieulafoy 病）等亦可引起呕血。其他少见疾病有平滑肌瘤、平滑肌肉瘤、淋巴瘤、息肉、胃黏膜脱垂、急性胃扩张、胃扭转、憩室炎、结核、克罗恩病等。

（3）门脉高压引起的食管胃底静脉曲张破裂或门脉高压性胃病出血。

2. 上消化道邻近器官或组织的疾病 如胆道结石、胆道蛔虫、胆囊癌、胆管癌及壶腹癌出血均可引起大量血液流入十二指肠导致呕血。此外还有急慢性胰腺炎、胰腺癌合并脓肿破溃、主动脉瘤破入食管、胃或十二指肠、纵隔肿瘤破入食道等。

3. 全身性疾病

（1）血液疾病血小板减少性紫癜、过敏性紫癜、白血病、血友病、霍奇金病、遗传性毛细血管扩张症、弥散性血管内凝血及其他凝血机制障碍（如应用抗凝药过量）等。

（2）感染性疾病流行性出血热、钩端螺旋体病、登革热、暴发型肝炎、败血症等。

（3）结缔组织病：系统性红斑狼疮、皮肌炎、结节性多动脉炎累及上消化道。

（4）其他尿毒症、肺源性心脏病、呼吸功能衰竭等。

如上所述，呕血的原因甚多，但以消化性溃疡引起最为常见，其次为食管或胃底静脉曲张破裂，再次为急性糜烂性出血性胃炎和胃癌，因此考虑呕血的病因时，应首先考虑上述四种疾病。当病因未明时，也应考虑一些少见疾病，如平滑肌瘤、血管畸形、血友病、原发性血小板减少性紫癜等。

【临床表现】

1. 呕血与黑便 呕血前常有上腹不适和恶心，随后呕吐血性胃内容物。其颜色视出血量的多少及在胃内停留时间的久暂以及出血的部位而不同。出血量多、在胃内停留时间短、出血位于食管则血色鲜红或混有凝血块，或为暗红色；当出血量较少或在胃内停留时间长，则因血红蛋白与胃酸作用形成酸化正铁血红蛋白（hematin），呕吐物可呈咖啡渣样，为棕褐色。呕血的同时因部分血液经肠道排出体外，可形成黑便（melena）。

2. 失血性周围循环衰竭 出血量占循环血容量 10%以下时，病人一般无明显临床表现；出血量占循环血容量 10%～20%时，可有头晕、无力等症状，多无血压、脉搏等变化；出血量达循环血容量的 20%以上时，则有冷汗、四肢厥冷、心慌、脉搏增快等急性失血症状；若出血量在循环血容量的 30%以上，则有神志不清、面色苍白、心率加快、脉搏细弱、血压下降、呼吸急促等急性周围循环衰竭的表现。

3. 血液学改变 出血早期可无明显血液学改变，出血 3～4h 以后由于组织液的渗出及输液等情况，血液被稀释，血红蛋白及血细胞比容逐渐降低。

4. 其他 大量呕血可出现氮质血症、发热等表现。

【伴随症状】

了解伴随症状对估计失血量及确定病因很有帮助。下列是常见伴随症状。

1. 上腹痛 中青年人，慢性反复发作的上腹痛，具有一定周期性与节律性，多为消化性溃疡；中老年人，慢性上腹痛，疼痛无明显规律性并伴有厌食、消瘦或贫血者，应警惕胃癌。

2. 肝脾肿大 皮肤有蜘蛛痣、肝掌、腹壁静脉曲张或有腹水，化验有肝功能障碍，提示肝硬化门脉高压；肝区疼痛、肝大、质地坚硬、表面凹凸不平或有结节，血清甲胎蛋白（AFP）阳性者多为肝癌。

3. 黄疸 黄疸、寒战、发热伴右上腹绞痛而呕血者，可能由胆道疾病所引起；黄疸、发热及全身皮肤黏膜有出血倾向者，见于某些感染性疾病，如败血症及钩端螺旋体病等。

4. 皮肤黏膜出血 常与血液疾病及凝血功能障碍性疾病有关。

5. 其他 近期有服用非甾体类抗炎药物史、酗酒史、大面积烧伤、颅脑手术、脑血管疾病和严重外伤伴呕血者，应考虑急性胃黏膜病变。在剧烈呕吐后继而呕血，应注意食管贲门黏膜撕裂。

6. 头晕、黑矇、口渴、冷汗 提示血容量不足。上述症状于出血早期可随体位变动（如由卧位变坐、立位时）而发生。伴有肠鸣、黑便者，提示有活动性出血。

【问诊要点】

1. 一般项目

2. 主诉

3. 现病史

（1）确定是否为呕血应注意排除口腔、鼻咽部出血和咯血。

（2）呕血的诱因：有否饮食不节、大量饮酒、毒物或特殊药物摄入史。

（3）呕血的颜色可帮助推测出血的部位和速度，如食管病变出血或出血量大出血速度快者多为鲜红或暗红色；胃内病变或出血量小、出血速度慢者多呈咖啡色样。

（4）呕血量可作为估计出血量的参考，但由于部分血液可较长时间滞留在胃肠道，故应结合全身表现估计出血量。

（5）患者的一般情况如有否口渴、头晕、黑矇、立位时有否心悸、心率变化，有否晕厥或昏倒等。

（6）过去是否有慢性上腹部疼痛、反酸、胃灼热、嗳气等消化不良病史，是否有肝病和长期药物摄入史，并注意药名、剂量及反应等。

4. 既往史 个人史，月经史，婚姻生育史，家族史。

三、便血的问诊

（一）要点及评分标准

1. 一般项目 姓名、性别、年龄、籍贯、出生地、民族、婚姻、职业等。

2. 主诉 主要的症状、体征及持续时间。

3. 现病史

（1）便血的病因和诱因：是否有饮食不节、进食生冷、辛辣刺激等食物史。有否服药史或集体发病。便血的颜色及其与大便的关系可以帮助推测出血的部位、速度及可能的病因。

（2）便血量如同呕血量一样，可以作为估计失血量的参考。但是由于粪便量的影响，需结合患者全身表现才能大致估计失血量。

（3）患者一般情况，如是否伴有头晕、眼花、心慌、出汗等，可以帮助判断血容量丢失情况。

（4）过去有否腹泻、腹痛、肠鸣、痔、肛裂病史，有否使用抗凝药物，有否胃肠手术史等。

4. 既往史　个人史、月经史、婚姻生育史、家族史。

（二）相关理论知识

便血（hematochezia）是指消化道出血，血液由肛门排出。便血颜色可呈鲜红、暗红或黑色。少量出血不造成粪便颜色改变，须经隐血试验才能确定者，称为隐血（occult blood）。

【病因】　引起便血的原因很多，常见的有下列疾病。

1. 下消化道疾病

（1）小肠疾病肠结核、肠伤寒、急性出血性坏死性肠炎、钩虫病、Crohn 病、小肠肿瘤、小肠血管瘤、空肠憩室炎或溃疡、Meckel 憩室炎或溃疡、肠套叠等。

（2）结肠疾病：急性细菌性痢疾、阿米巴痢疾、血吸虫病、溃疡性结肠炎、结肠憩室炎、结肠癌、结肠息肉、缺血性结肠炎等。

（3）直肠肛管疾病：直肠肛管损伤、非特异性直肠炎、放射性直肠炎、直肠息肉、直肠癌、痔、肛裂、肛瘘等。

（4）血管病变：如血管瘤、毛细血管扩张症、血管畸形、血管退行性变、缺血性肠炎、静脉曲张等。

2. 上消化道疾病　见呕血，视出血的量与速度的不同，可表现为便血或黑便。

3. 全身性疾病　白血病、血小板减少性紫癜、血友病、遗传性毛细血管扩张症、维生素 C 及 K 缺乏症、肝脏疾病、尿毒症：流行性出血热、败血症等。

【临床表现】　便血多为下消化道出血，可表现为急性大出血、慢性少量出血及间歇性出血。便血颜色可因出血部位不同、出向量的多少以及血液在肠腔内停留时间的长短而异。如出血量多、速度快则呈鲜红色；若出血量小、速度慢，血液在肠道内停留时间较长，则可为暗红色。粪便可全为血液或混合有粪便，也可仅黏附于粪便表面或于排便后肛门滴血。消化道出血每日在 5ml 以下者，无肉眼可见的粪便颜色改变，称为隐血便，隐血便须用隐血试验才能确定。一般的隐血试验虽敏感性高，但有一定的假阳性，使用抗人血红蛋白单克隆抗体的免疫学检测，可以避免其假阳性。

【伴随症状】　引起便血的疾病很多，为进一步明确诊断必须结合其他症状全面综合考虑。

1. 腹痛　慢性反复上腹痛，且呈周期性与节律性，出血后疼痛减轻，见于消化性溃疡；上腹绞痛或有黄疸伴便血者，应考虑胆道出血；腹痛时排血便或脓血便，便后腹痛减轻，见于细菌性痢疾、阿米巴痢疾或溃疡性结肠炎；腹痛伴便血还见于急性出血性坏死性肠炎、肠套叠、肠系膜血栓形成或栓塞、膈疝等。

2. 里急后重（tenesmus）　即肛门坠胀感。感觉排便未净，排便频繁，但每次排便量甚少，且排便后未感轻松，提示为肛门、直肠疾病，见于痢疾、直肠炎及直肠癌。

3. 发热便血伴发热　常见于传染性疾病，如败血症、流行性出血热、钩端螺旋体病或部分恶性肿瘤，如肠道淋巴瘤、白血病等。

4. 全身出血倾向　便血伴皮肤黏膜出血者，可见于急性传染性疾病及血液疾病，如重症肝炎、流行性出血热、白血病、过敏性紫癜、血友病等。

5. 皮肤改变　皮肤有蜘蛛痣及肝掌者，便血可能与肝硬化门脉高压有关。皮肤黏膜有毛细血管扩张，提示便血可能由遗传性毛细血管扩张症所致。

6. 腹部肿块　便血伴腹部肿块者，应考虑肠道恶性淋巴瘤、结肠癌、肠结核、肠套叠及 crohn

病等。

【问诊要点】

1. 一般项目

2. 主诉

3. 现病史

（1）便血的病因和诱因：是否有饮食不节、进食生冷、辛辣刺激等食物史。有否服药史或集体发病。便血的颜色及其与大便的关系可以帮助推测出血的部位、速度及可能的病因。

（2）便血量如同呕血量一样，可以作为估计失血量的参考。但是由于粪便量的影响，需结合患者全身表现才能大致估计失血量。

（3）患者一般情况，如是否伴有头晕、眼花、心慌、出汗等，可以帮助判断血容量丢失情况。

（4）过去有否腹泻、腹痛、肠鸣、痔、肛裂病史，有否使用抗凝药物，有否胃肠手术史等。

4. 既往史 个人史、月经史、婚姻生育史、家族史。

四、腹痛的问诊

（一）要点及评分标准

1. 一般项目 姓名、性别、年龄、籍贯、出生地、民族、婚姻、职业等。

2. 主诉 主要的症状、体征及持续时间。

3. 现病史

（1）腹痛与年龄、性别、职业的关系：幼儿常见原因有先天畸形、肠套叠、蛔虫病等；青壮年以急性阑尾炎、胰腺炎、消化性溃疡等多见；中老年以胆囊炎、胆石症、恶性肿瘤、心血管疾病多见；育龄妇女要考虑卵巢囊肿扭转、宫外孕等；有长期铅接触史者要考虑铅中毒。

（2）腹痛起病情况：有无饮食、外科手术等诱因，急性起病者要特别注意各种急腹症的鉴别，因其涉及内、外科处理的方向，应仔细询问、寻找诊断线索。缓慢起病者涉及功能性与器质性及良性与恶性疾病的区别，除注意病因、诱因外，应特别注意缓解因素。

（3）腹痛的部位：腹痛的部位多代表疾病部位，对牵涉痛的理解更有助于判断疾病的部位和性质。熟悉神经分布与腹部脏器的关系对疾病的定位诊断有利。

（4）腹痛的性质和严重度：腹痛的性质与病变性质密切相关。烧灼样痛多与化学性刺激有关，如胃酸的刺激；绞痛多为空腔脏器痉挛、扩张或梗阻引起，临床常见者有肠绞痛、胆绞痛、肾绞痛，三者鉴别要点；持续钝痛可能为实质脏器牵张或腹膜外刺激所致；剧烈刀割样疼痛多为脏器穿孔或严重炎症所致；隐痛或胀痛反映病变轻微，可能为脏器轻度扩张或包膜牵扯等所致。

（5）腹痛的时间：特别是与进食、活动、体位的关系，已如前述。饥饿性疼痛，进食后缓解多考虑高酸分泌性胃病，如十二指肠溃疡。

（6）既往病史询问相关病史对于腹痛的诊断颇有帮助，如有消化性溃疡病史要考虑溃疡复发或穿孔；育龄妇女有停经史要考虑宫外孕；有酗酒史要考虑急性胰腺炎和急性胃炎；有心血管意外史要考虑血管栓塞。

4. 既往史 个人史、月经史、婚姻生育史、家族史。

（二）相关理论知识

腹痛（abdominal pain）是临床极其常见的症状。多数由腹部脏器疾病引起，但腹腔外疾病及全身性疾病也可引起。腹痛的性质和程度，既受病变性质和刺激程度的影响，也受神经和心理因素的影响。由于原因较多，病机复杂，因此，必须认真了解病史，进行全面体格检查和必要的辅助检查，并联系病理生理改变，进行综合分析，才能作出正确诊断。临床上一般将腹痛按起病缓急、病程长短分为急性腹痛和慢性腹痛。

【病因】

1. 急性腹痛

（1）腹腔器官急性炎症：如急性胃炎、急性肠炎、急性胰腺炎、急性出血坏死性肠炎、急性胆囊炎、急性阑尾炎等。

（2）空腔脏器阻塞或扩张：如肠梗阻、肠套叠、胆道结石、胆道蛔虫症、泌尿系统结石梗阻等。

（3）脏器扭转或破裂：如肠扭转、肠绞窄、胃肠穿孔、肠系膜或大网膜扭转、卵巢扭转、肝破裂、脾破裂、异位妊娠破裂等。

（4）腹膜炎症：多由胃肠穿孔引起，少部分为自发性腹膜炎。

（5）腹腔内血管阻塞：如缺血性肠病、夹层腹主动脉瘤和门静脉血栓形成。

（6）腹壁疾病：如腹壁挫伤、脓肿及腹壁皮肤带状疱疹。

（7）胸腔疾病所致的腹部牵涉性痛：如肺炎、肺梗死、心绞痛、心肌梗死、急性心包炎、胸膜炎、食管裂孔疝、胸椎结核。

（8）全身性疾病所致的腹痛：如腹型过敏性紫癜、糖尿病酸中毒、尿毒症、铅中毒、血卟啉病等。

2. 慢性腹痛

（1）腹腔脏器慢性炎症：如慢性胃炎、十二指肠炎、慢性胆囊炎及胆道感染、慢性胰腺炎、结核性腹膜炎、溃疡性结肠炎、Crohn 病等。

（2）消化道运动障碍：如功能性消化不良、肠易激综合征及胆道运动功能障碍等。

（3）胃、十二指肠溃疡。

（4）腹腔脏器扭转或梗阻：如慢性胃、肠扭转，十二指肠壅滞，慢性肠梗阻。

（5）脏器包膜的牵张：实质性器官因病变肿胀，导致包膜张力增加而发生的腹痛，如肝淤血、肝炎、肝脓肿、肝癌等。

（6）中毒与代谢障碍：如铅中毒、尿毒症等。

（7）肿瘤压迫及浸润：以恶性肿瘤居多，与肿瘤不断生长、压迫和侵犯感觉神经有关。

【发生机制】 腹痛的机制可分为三种，即内脏性腹痛、躯体性腹痛和牵涉痛。

1. 内脏性腹痛 是腹内某一器官的痛觉信号由交感神经传入脊髓引起，其疼痛特点如下。

（1）疼痛部位不确切，接近腹中线。

（2）疼痛感觉模糊，多为痉挛、不适、钝痛、灼痛。

（3）常伴恶心、呕吐、出汗等其他自主神经兴奋症状。

2. 躯体性腹痛 是由来自腹膜壁层及腹壁的痛觉信号，经体神经传至脊神经根，反映到相应脊髓节段所支配的皮肤所引起。其特点如下。

（1）定位准确，可在腹部一侧。

（2）程度剧烈而持续。

（3）可有局部腹肌强直。

（4）腹痛可因咳嗽、体位变化而加重。

3. 牵涉痛 指内脏性疼痛牵涉到身体体表部位，即内脏痛觉信号传至相应脊髓节段，引起该节段支配的体表部位疼痛。特点是定位明确，疼痛剧烈，有压痛、肌紧张及感觉过敏等。

临床上不少疾病的腹痛涉及多种发生机制，如阑尾炎早期疼痛在脐周或上腹部，常有恶心、呕吐，为内脏性疼痛。随着疾病的发展，持续而强烈的炎症刺激影响相应脊髓节段的躯体传入纤维，出现牵涉痛，疼痛转移至右下腹麦氏（McBurney）点；当炎症进一步发展波及腹膜壁层，则出现躯体性疼痛，程度剧烈，伴以压痛、肌紧张及反跳痛。

【临床表现】

1. 腹痛部位 一般腹痛部位多为病变所在部位。如胃、十二指肠和胰腺疾病，疼痛多在中上腹部；胆囊炎、胆石症、肝脓肿等疼痛多在右上腹部；急性阑尾炎疼痛在右下腹 McBurney 点；小肠疾病疼痛多在脐部或脐周；结肠疾病疼痛多在下腹或左下腹部；膀胱炎、盆腔炎及异位妊娠破裂，疼痛亦在下腹部。弥漫性或部位不定的疼痛见于急性弥漫性腹膜炎、机械性肠梗阻、急性出血坏死性肠炎、血卟啉病、铅中毒、腹型过敏性紫癜等。

2. 腹痛性质和程度 突发的中上腹剧烈刀割样痛、烧灼样痛，多为胃、十二指肠溃疡穿孔；中上腹持续性隐痛多考虑慢性胃炎及胃、十二指肠溃疡；上腹部持续性钝痛或刀割样疼痛呈阵发性加剧多为急性胰腺炎；胆石症或泌尿系统结石常为阵发性绞痛，相当剧烈，致使病人辗转不安；阵发性剑突下钻顶样疼痛是胆道蛔虫症的典型表现；持续性、广泛性剧烈腹痛伴腹壁肌紧张或板样强直，提示为急性弥漫性腹膜炎。**其中隐痛或钝痛多为内脏性疼痛，多由胃肠张力变化或轻度炎症引起，胀痛可能为实质脏器包膜牵张所致。**

3. 诱发因素 胆囊炎或胆石症发作前常有进油腻食物史，急性胰腺炎发作前则常有酗酒、暴饮暴食史，部分机械性肠梗阻多与腹部手术有关，腹部受暴力作用引起的剧痛并有休克者，可能是肝、脾破裂所致。

4. 发作时间 餐后痛可能由于胆胰疾病、胃部肿瘤或消化不良所致，周期性、节律性上腹痛见于胃、十二指肠溃疡，子宫内膜异位者腹痛与月经来潮相关，卵泡破裂者发作在月经间期。

5. 与体位的关系 某些体位可使腹痛加剧或减轻，有可能成为诊断的线索。如胃黏膜脱垂病人左侧卧位可使疼痛减轻，十二指肠壅滞症患者膝胸或俯卧位可使腹痛及呕吐等症状缓解，胰体癌患者仰卧位时疼痛明显，而前倾位或俯卧位时减轻，反流性食管炎患者烧灼痛在躯体前屈时明显，直立位时减轻。

【伴随症状】

1. 腹痛伴发热、寒战 提示有炎症存在，见于急性胆道感染、胆囊炎、肝脓肿、腹腔脓肿，也可见于腹腔外感染性疾病。

2. 腹痛伴黄疸 可能与肝胆胰疾病有关。急性溶血性贫血也可出现腹痛与黄疸。

3. 腹痛伴休克 同时有贫血者可能是腹腔脏器破裂（如肝、脾或异位妊娠破裂）；无贫血者则见于胃肠穿孔、绞窄性肠梗阻、肠扭转、急性出血坏死性胰腺炎等。腹腔外疾病如心肌梗死、肺炎也可有腹痛与休克，应特别警惕。

4. 腹痛伴呕吐、反酸、腹泻 提示食管、胃肠病变，呕吐量大提示胃肠道梗阻；伴反酸、嗳气者提示胃十二指肠溃疡或胃炎；伴腹泻者提示消化吸收障碍或肠道炎症、溃疡或肿瘤。

5. 腹痛伴血尿 可能为泌尿系疾病（如泌尿系结石）所致。

【问诊要点】

1. 一般项目

2. 主诉

3. 现病史

（1）腹痛与年龄、性别、职业的关系：幼儿常见原因有先天畸形、肠套叠、蛔虫病等；青壮年以急性阑尾炎、胰腺炎、消化性溃疡等多见；中老年以胆囊炎、胆石症、恶性肿瘤、心血管疾病多见；育龄妇女要考虑卵巢囊肿扭转、宫外孕等；有长期铅接触史者要考虑铅中毒。

（2）腹痛起病情况：有无饮食、外科手术等诱因，急性起病者要特别注意各种急腹症的鉴别，因其涉及内、外科处理的方向，应仔细询问、寻找诊断线索。缓慢起病者涉及功能性与器质性及良性与恶性疾病的区别，除注意病因、诱因外，应特别注意缓解因素。

（3）腹痛的部位：腹痛的部位多代表疾病部位，对牵涉痛的理解更有助于判断疾病的部位和性质。熟悉神经分布与腹部脏器的关系对疾病的定位诊断有利。

（4）腹痛的性质和严重度：腹痛的性质与病变性质密切相关。烧灼样痛多与化学性刺激有关，如胃酸的刺激；绞痛多为空腔脏器痉挛、扩张或梗阻引起，临床常见者有肠绞痛、胆绞痛、肾绞痛，三者鉴别要点如表 1 持续钝痛可能为实质脏器牵张或腹膜外刺激所致；剧烈刀割样疼痛多为脏器穿孔或严重炎症所致；隐痛或胀痛反映病变轻微，可能为脏器轻度扩张或包膜牵扯等所致。

（5）腹痛的时间：特别是与进食、活动、体位的关系，已如前述。饥饿性疼痛，进食后缓解多考虑高酸分泌性胃病，如十二指肠溃疡。

（6）既往病史询问相关病史对于腹痛的诊断颇有帮助，如有消化性溃疡病史要考虑溃疡复发或穿孔；育龄妇女有停经史要考虑宫外孕；有酗酒史要考虑急性胰腺炎和急性胃炎；有心血管意外史要考虑血管栓塞。

4. 既往史　个人史，月经史，婚姻生育史，家族史。

五、腹泻的问诊

（一）要点及评分标准

1. 一般项目　姓名、性别、年龄、籍贯、出生地、民族、婚姻、职业等。

2. 主诉　主要的症状、体征及持续时间。

3. 现病史

（1）腹泻的起病是否有不洁饮食、旅行、聚餐等病史，是否与摄入脂肪餐有关，或与紧张、焦虑有关。腹泻的次数及大便量有助于判断腹泻的类型及病变的部位，分泌性腹泻粪便量常超过每日 1L，而渗出性腹泻粪便远少于此量。次数多而量少多与直肠刺激有关。

（2）大便的性状及臭味：除仔细观察大便性状外，配合大便常规检查，可大致区分感染与非感染、炎症渗出性与分泌性、动力性腹泻。大便奇臭多有消化吸收障碍，无臭多为分泌性腹泻。

（3）同食者群体发病史及地区和家族中的发病情况：了解上述情况对诊断食物中毒、流行病、地方病及遗传病具有重要价值。

（4）腹泻加重、缓解的因素：如与进食、与油腻食物的关系及抗生素使用史等。

（5）病后一般情况变化：功能性腹泻、下段结肠病变对病人一般情况影响较小；而器质性疾病（如炎症、肿瘤、肝胆胰疾患）、小肠病变影响则较大。

4. 既往史　个人史，月经史，婚姻生育史，家族史。

（二）相关理论知识

腹泻（diarrhea）指排便次数增多，粪质稀薄，或带有黏液、脓血或未消化的食物。如解液状便，每日 3 次以上，或每天粪便总量大于 200g，其中粪便含水量大于 80%，则可认为是腹泻。腹泻可分为急性与慢性两种，超过 2 个月者属慢性腹泻。

【病因】

1. 急性腹泻

（1）肠道疾病：常见的是由病毒、细菌、真菌、原虫、蠕虫等感染所引起的肠炎及急性出血性坏死性肠炎，此外，还有 Crohn 病或溃疡性结肠炎急性发作、急性缺血性肠病等。亦可因抗生素使用而发生的抗生素相关性小肠、结肠炎。

（2）急性中毒：食用毒蕈、桐油、河豚、鱼胆及化学药物如砷、磷、铅、汞等引起的腹泻。

（3）全身性感染：如败血症、伤寒或副伤寒、钩端螺旋体病等。

（4）其他：如变态反应性肠炎、过敏性紫癜；服用某些药物如氟尿嘧啶、利血平及新斯的明等；某些内分泌疾病，如肾上腺皮质功能减退危象、甲亢危象。

2. 慢性腹泻

（1）消化系统疾病：①胃部疾病，如慢性萎缩性胃炎、胃大部切除后胃酸缺乏等。②肠道感染，如肠结核、慢性细菌性痢疾、慢性阿米巴痢疾、血吸虫病、肠鞭毛原虫病、钩虫病、绦虫病等。③肠道非感染性病变，如 Crohn 病、溃疡性结肠炎、结肠多发性息肉、吸收不良综合征等。④肠道肿瘤，结肠绒毛状腺瘤、肠道恶性肿瘤。⑤胰腺疾病，慢性胰腺炎、胰腺癌、胰腺切除术后等。⑥肝胆疾病：肝硬化、胆汁淤积性黄疸、慢性胆囊炎与胆石症。

（2）全身性疾病：①内分泌及代谢障碍疾病，如甲状腺功能亢进、肾上腺皮质功能减退、胃泌素瘤、血管活性肠肽（VIP）瘤、类癌综合征及糖尿病性肠病。②其他系统疾病，系统性红斑狼疮、硬皮病、尿毒症、放射性肠炎等。③药物副作用，如利血平、甲状腺素、洋地黄类药物、消胆胺等。某些抗肿瘤药物和抗生素使用亦可导致腹泻。④神经功能紊乱，如肠易激综合征。

【发生机制】 腹泻的发病机制相当复杂，有些因素又互为因果，从病理生理角度可归纳为下列几个方面。

1. 分泌性腹泻 系肠道分泌大量液体超过肠黏膜吸收能力所致。霍乱弧菌外毒素引起的大量水样腹泻即属于典型的分泌性腹泻。肠道非感染或感染性炎症，如阿米巴肠炎、细菌性痢疾、溃疡性结肠炎、Crohn 病、肠结核以及放射性肠炎、肿瘤溃烂等均可使炎症性渗出物增多而致腹泻。某些胃肠道内分泌肿瘤如胃泌素瘤、VIP 瘤所致的腹泻也属于分泌性腹泻。

2. 消化功能障碍性腹泻 由消化液分泌减少所引起，如慢性胰腺炎、慢性萎缩性胃炎、胃大部切除术后。胰、胆管阻塞可因胆汁和胰酶排泌受阻引起消化功能障碍性腹泻。

3. 渗透性腹泻 是由肠内容物渗透压增高，阻碍肠内水分与电解质的吸收而引起，如乳糖酶缺乏，乳糖不能水解即形成肠内高渗，服用盐类泻剂或甘露醇等引起的腹泻亦属此型。

4. 动力性腹泻 由肠蠕动亢进致肠内食糜停留时间缩短，未被充分吸收所致的腹泻，如肠炎、甲状腺功能亢进、糖尿病、胃肠功能紊乱等。

5. 吸收不良性腹泻 由肠黏膜的吸收面积减少或吸收障碍所引起，如小肠大部分切除、吸收不良综合征、小儿乳糜泻、成人热带及非热带脂肪泻等。

腹泻病例往往不是单一的机制致病，可能涉及多种原因，仅以其中之一机制占优势而已。

【临床表现】 了解临床表现，对明确病因和确定诊断有重要的意义。

1. 起病及病程 急性腹泻起病骤然，病程较短，多为感染或食物中毒所致。慢性腹泻起病缓慢，病程较长，多见于慢性感染、非特异性炎症、吸收不良、消化功能障碍、肠道肿瘤或神经功能紊乱等。

2. 腹泻次数及粪便性质 急性感染性腹泻常有不洁饮食史，于进食后 24 小时内发病，每天排便数次甚至数十次。多呈糊状或水样便，少数为脓血便。慢性腹泻表现为每天排便次数增多，可为稀便，亦可带黏液、脓血，见于慢性痢疾、炎症性肠病及结肠、直肠癌等。阿米巴痢疾的粪便呈暗红色或果酱样。粪便中带黏液而无病理成分者常见于肠易激综合征。

3. 腹泻与腹痛的关系 急性腹泻常有腹痛，尤以感染性腹泻较为明显。小肠疾病的腹泻疼痛常在脐周，便后腹痛缓解不明显。结肠病变疼痛多在下腹，便后疼痛常可缓解。分泌性腹泻往往无明显腹痛。

【伴随症状和体征】 了解腹泻伴随的症状，对了解腹泻的病因和机制、腹泻引起的病理生理改变，乃至作出临床诊断都有重要价值。如：①伴发热者可见于急性细菌性痢疾、伤寒或副伤寒、肠结核、肠道恶性淋巴瘤、Crohn 病、溃疡性结肠炎急性发作期、败血症等；②伴里急后重提示病变以结肠直肠为主，如痢疾、直肠炎、直肠肿瘤等；③伴明显消瘦多提示病变位于小肠，如胃肠道恶性肿瘤、肠结核及吸收不良综合征；④伴皮疹或皮下出血者见于败血症、伤寒或副伤寒、麻疹、过敏性紫癜、糙皮病等；⑤伴腹部包块者见于胃肠恶性肿瘤、肠结核、Crohn 病及血吸虫性肉芽肿；

⑥伴重度失水者常见于分泌性腹泻，如霍乱、细菌性食物中毒或尿毒症等；⑦伴关节痛或关节肿胀者见于 Crohn 病、溃疡性结肠炎、系统性红斑狼疮、肠结核、Whipple 病等。

【问诊要点】

1. 一般项目

2. 主诉

3. 现病史

（1）腹泻的起病是否有不洁饮食、旅行、聚餐等病史，是否与摄入脂肪餐有关，或与紧张、焦虑有关。腹泻的次数及大便量有助于判断腹泻的类型及病变的部位，分泌性腹泻粪便量常超过每日 1L，而渗出性腹泻粪便远少于此量。次数多而量少多与直肠刺激有关。

（2）大便的性状及臭味：除仔细观察大便性状外，配合大便常规检查，可大致区分感染与非感染、炎症渗出性与分泌性、动力性腹泻。大便奇臭多有消化吸收障碍，无臭多为分泌性腹泻。

（3）同食者群体发病史及地区和家族中的发病情况　了解上述情况对诊断食物中毒、流行病、地方病及遗传病具有重要价值。

（4）腹泻加重、缓解的因素：如与进食、与油腻食物的关系及抗生素使用史等。

（5）病后一般情况变化；功能性腹泻、下段结肠病变对病人一般情况影响较小；而器质性疾病（如炎症、肿瘤、肝胆胰疾患）、小肠病变影响则较大。

4. 既往史　个人史，月经史，婚姻生育史，家族史。

六、便秘的问诊

（一）要点及评分标准

1. 一般项目　姓名、性别、年龄、籍贯、出生地、民族、婚姻、职业等。

2. 主诉　主要的症状、体征及持续时间。

3. 现病史

（1）询问病人大便的性状、频度、排便量、排便是否费力，以确定是否便秘。询问便秘的起病与病程、持续或间歇发作、是否因精神紧张、工作压力诱发。并了解年龄、职业、生活习惯、食物是否含足量纤维素、有无偏食等。

（2）询问是否长期服用泻药，药物种类及疗程，是否有腹部、盆腔手术史。

（3）询问有无服用引起便秘的药物史，如吗啡、鸦片制剂、可待因、肠道吸收剂等。

（4）询问其他疾病情况，如代谢病、内分泌病、慢性铅中毒等。

4. 既往史　个人史、月经史、婚姻生育史、家族史。

（二）相关理论知识

便秘（constipation）是指大便次数减少，一般每周少于 3 次，伴排便困难、粪便干结。便秘是临床上常见的症状，多长期持续存在，症状扰人，影响生活质量，病因多样，以肠道疾病最为常见，但诊断时应慎重排除其他病因。

【病因】

1. 功能性便秘　其发生原因如下。

（1）进食量少或食物缺乏纤维素或水分不足，对结肠运动的刺激减少。

（2）因工作紧张、生活节奏过快、工作性质和时间变化、精神因素等打乱了正常的排便习惯。

（3）结肠运动功能紊乱：常见于肠易激综合征，系由结肠及乙状结肠痉挛引起，部分病人可表现为便秘与腹泻交替。

（4）腹肌及盆腔肌张力不足，排便推动力不足，难于将粪便排出体外。

（5）滥用泻药，形成药物依赖，造成便秘；老年体弱，活动过少，肠痉挛致排便困难；结肠冗长。

2. 器质性便秘 发生原因如下。

（1）直肠与肛门病变引起肛门括约肌痉挛、排便疼痛造成惧怕排便，如痔疮、肛裂、肛周脓肿和溃疡、直肠炎等。

（2）局部病变导致排便无力：如大量腹水、膈肌麻痹、系统性硬化症、肌营养不良等。

（3）结肠完全或不完全性梗阻：结肠良、恶性肿瘤、Crohn 病、先天性巨结肠症。各种原因引起的肠粘连、肠扭转、肠套叠等。

（4）腹腔或盆腔内肿瘤的压迫（如子宫肌瘤）。

（5）全身性疾病使肠肌松弛、排便无力：如尿毒症、糖尿病、甲状腺功能低下、脑血管意外、截瘫、多发性硬化、皮肌炎等。此外，血卟啉病及铅中毒引起肠肌痉挛，亦可导致便秘。

（6）应用吗啡类药、抗胆碱能药、钙通道阻滞剂、神经阻滞药、镇静剂、抗抑郁药以及含钙、铝的制酸剂等使肠肌松弛引起便秘。

【发生机制】 食物在消化道经消化吸收后，剩余的食糜残渣从小肠输送至结肠，在结肠内再将大部分的水分和电解质吸收形成粪团，最后输送至乙状结肠及直肠，通过一系列的排便活动将粪便排出体外。从形成粪团到产生便意和排便动作的各个环节，均可因神经系统活动异常、肠平滑肌病变及肛门括约肌功能异常或病变而发生便秘。就排便过程而言，其生理活动包括：①粪团在直肠内膨胀所致的机械性刺激，引起便意及排便反射和随后一系列肌肉活动；②直肠平滑肌的推动性收缩；③肛门内、外括约肌的松弛；④腹肌与膈肌收缩使腹压增高，最后将粪便排出体外。若上述的任何一环节存在缺陷即可导致便秘。便秘发生机制中，常见的因素有：①摄入食物过少特别是纤维素和水分摄入不足，致肠内的食糜和粪团的量不足以刺激肠道的正常蠕动；②各种原因引起的肠道内肌肉张力减低和蠕动减弱；③肠蠕动受阻碍致肠内容物滞留而不能下排，如肠梗阻；④排便过程的神经及肌肉活动障碍，如排便反射减弱或消失、肛门括约肌痉挛、腹肌及膈肌收缩力减弱等。

【临床表现】 急性便秘患者多有腹痛、腹胀，甚至恶心、呕吐，多见于各种原因的肠梗阻；慢性便秘多无特殊表现，部分病人诉口苦、食欲减退、腹胀、下腹不适或有头晕、头痛、疲乏等神经功能症状，但一般不重。排出粪便坚硬如羊粪，排便时可有左腹部或下腹痉挛性疼痛与下坠感，常可在左下腹触及痉挛之乙状结肠。排便困难严重者可因痔加重及肛裂而有大便带血或便血，患者亦可因此而紧张、焦虑。慢性习惯性便秘多发生于中老年人，尤其是经产妇女，可能与肠肌、腹肌与盆底肌的张力降低有关。

【伴随症状】

（1）伴呕吐、腹胀、肠绞痛等，可能为各种原因引起的肠梗阻。

（2）伴腹部包块者应注意结肠肿瘤（注意勿将左下腹痉挛的乙状结肠或其内之粪便块误为肿瘤）、肠结核及 Crohn 病。

（3）便秘与腹泻交替者应注意肠结核、溃疡性结肠炎、肠易激综合征。

（4）伴生活环境改变、精神紧张出现便秘，多为功能性便秘。

【问诊要点】

1. 一般项目

2. 主诉

3. 现病史

（1）询问病人大便的性状、频度、排便量、排便是否费力，以确定是否便秘。询问便秘的起病与病程、持续或间歇发作、是否因精神紧张、工作压力诱发。并了解年龄、职业、生活习惯、食物是否含足量纤维素、有无偏食等。

（2）询问是否长期服用泻药，药物种类及疗程，是否有腹部、盆腔手术史。

（3）询问有无服用引起便秘的药物史，如吗啡、鸦片制剂、可待因、肠道吸收剂等。

（4）询问其他疾病情况，如代谢病、内分泌病、慢性铅中毒等。

4. 既往史 个人史、月经史、婚姻生育史、家族史。

七、黄疸的问诊

（一）要点及评分标准

1. 一般项目 姓名、性别、年龄、籍贯、出生地、民族、婚姻、职业等。

2. 主诉 主要的症状、体征及持续时间。

3. 现病史

（1）确定是否黄疸病人所指发黄应注意与皮肤苍白、球结膜下脂肪及高胡萝卜素血症等相区别。应仔细检查巩膜有无黄染及尿色有无改变。

（2）黄疸的起病急起或缓起，有否群集发病、外出旅游史、药物使用史，有无长期酗酒或肝病史。

（3）黄疸的时间与波动情况，有利于区别梗阻性与肝细胞性黄疸。

（4）伴随症状，有无胃肠道症状，有无发热，腹痛及黄疸以及发热，腹痛的关系。

（5）外科治疗情况，某些特殊检查结果，肝功能改变，过去有无黄疸史，肝、胆、胰疾病史，寄生虫感染史。

4. 既往史 个人史、月经史、婚姻生育史、家族史。

（二）相关理论知识

黄疸（jaundice）是由于血清中胆红素升高致使皮肤、黏膜和巩膜发黄的症状和体征。正常血清总胆红素为 $1.7\sim17.1\mu mol/L$（$0.1\sim1mg/dl$）。胆红素在 $17.1\sim34.2\mu mol/L$（$1\sim2mg/dl$），临床不易察觉，称为隐性黄疸，超过 $34.2\mu mol/L$（$2mg/dl$）时出现临床可见黄疸。引起黄疸的疾病很多，发生机制各异，全面理解胆红素代谢过程对黄疸的鉴别诊断有重要意义。

1. 胆红素的正常代谢 正常红细胞的平均寿命约为 120 天，血循环中衰老的红细胞经单核—巨噬细胞破坏，降解为血红蛋白，血红蛋白在组织蛋白酶的作用下形成血红素和珠蛋白，血红素在催化酶的作用下转变为胆绿素，后者再经还原酶还原为胆红素。正常人每日由红细胞破坏生成的血红蛋白约 7.5g，生成胆红素 $4275\mu mol$（250mg），占总胆红素的 $80\%\sim85\%$。另外 $171\sim513\mu mol$（$10\sim30mg$）的胆红素来源于骨髓幼稚红细胞的血红蛋白和肝内含有亚铁血红素的蛋白质（如过氧化氢酶、过氧化物酶及细胞色素氧化酶与肌红蛋白等），这些胆红素称为旁路胆红素（bypass bilirubin），约占总胆红素的 $15\%\sim20\%$。

上述形成的胆红素称为游离胆红素或非结合胆红素（unconjugated bilirubin，UCB），与血清蛋白结合而输送，不溶于水，不能从肾小球滤出，故尿液中不出现非结合胆红素。非结合胆红素通过血循环运输至肝后，与清蛋白分离并经 DiSSe 间隙被肝细胞所摄取，在肝细胞内和 Y、Z 两种载体蛋白结合，并被运输至肝细胞光面内质网的微粒体部分，经葡萄糖醛酸转移酶的催化作用与葡萄糖醛酸结合，形成胆红素葡萄糖醛酸酯或称结合胆红素（conjugated bilirubin，CB）。结合胆红素为水溶性，可通过肾小球滤过从尿中排出。

结合胆红素从肝细胞经胆管排入肠道后，在回肠末端及结肠经细菌酶的分解与还原作用，形成尿胆原（总量为 $68\sim473\mu mol$）。尿胆原大部分从粪便排出，称为粪胆原。小部分（$10\%\sim20\%$）经肠道吸收，通过门静脉血回到肝内，其中大部分再转变为结合胆红素，又随胆汁排入肠内，形成所谓"胆红素的肠肝循环"。被吸收回肝的小部分尿胆原经体循环由肾排出体外，每日不超过 $6.8\mu mol$

（4mg）。

正常情况下，胆红素进入与离开血循环保持动态的平衡，故血中胆红素的浓度保持相对恒定，总胆红素（TB）1.7～17.1 μmol/L（0.1～1.0 mg/dl），其中 CB 0～3.42 μmol/L（0～0.2 mg/dl），UCB 1.7～13.68 μmol/L（0.1～0.8 mg/dl）。

2. 分类

（1）按病因学分类

1）溶血性黄疸。

2）肝细胞性黄疸。

3）胆汁淤积性黄疸（旧称阻塞性黄疸或梗阻性黄疸）。

4）先天性非溶血性黄疸。

以前三类最为多见，第四类较罕见。

（2）按胆红素性质分类

1）以 UCB 增高为主的黄疸。

2）以 CB 增高为主的黄疸。

（三）病因、发生机制和临床表现

1. 溶血性黄疸

（1）病因和发病机制：凡能引起溶血的疾病都可产生溶血性黄疸。①先天性溶血性贫血，如海洋性贫血、遗传性球形红细胞增多症；②后天性获得性溶血性贫血，如自身免疫性溶血性贫血、新生儿溶血、不同血型输血后的溶血以及蚕豆病、伯氨喹、蛇毒、毒覃、阵发性睡眠性血红蛋白尿等引起的溶血。

由于大量红细胞的破坏，形成大量的非结合胆红素，超过肝细胞的摄取、结合与排泄能力。另一方面，由于溶血造成的贫血、缺氧和红细胞破坏产物的毒性作用，削弱了肝细胞对胆红素的代谢功能，使非结合胆红素在血中潴留，超过正常水平而出现黄疸。

（2）临床表现一般黄疸为轻度，呈浅柠檬色，不伴皮肤瘙痒，其他症状主要为原发病的表现。急性溶血时可有发热、寒战、头痛、呕吐、腰痛，并有不同程度的贫血和血红蛋白尿（尿呈酱油或茶色），严重者可有急性肾衰竭；慢性溶血多为先天性，除伴贫血外尚有脾肿大。

（3）实验室检查：血清 TB 增加，以 UCB 为主，CB 基本正常。由于血中 UCB 增加，故 CB 形成也代偿性增加，从胆道排至肠道也增加，致尿胆原增加，粪胆原随之增加，粪色加深。肠内的尿胆原增加，重吸收至肝内者也增加。由于缺氧及毒素作用，肝脏处理增多尿胆原的能力降低，致血中尿胆原增加，并从肾排出，故尿中尿胆原增加，但无胆红素。急性溶血性黄疸尿中有血红蛋白排出，隐血试验阳性。血液检查除贫血外尚有网织红细胞增加、骨髓红细胞系列增生旺盛等。

2. 肝细胞性黄疸

（1）病因和发病机制：各种使肝细胞严重损害的疾病均可导致黄疸发生，如病毒性肝炎、肝硬化、中毒性肝炎、钩端螺旋体病、败血症等。由于肝细胞的损伤致肝细胞对胆红素的摄取、结合功能降低，因而血中的 UCB 增加。而未受损的肝细胞仍能将部分 UCB 转变为 CB。CB 部分仍经毛细胆管从胆道排泄，另一部分则由于毛细胆管和胆小管因肝细胞肿胀压迫，炎性细胞浸润或胆栓的阻塞使胆汁排泄受阻反流入血循环中，致血中 CB 亦增加而出现黄疸。

（2）临床表现：皮肤、黏膜浅黄至深黄色，可伴有轻度皮肤瘙痒，其他为肝脏原发病的表现，如疲乏、食欲减退，严重者可有出血倾向。

（3）实验室检查：血中 CB 与 UCB 均增加，黄疸型肝炎时，CB 增加幅度多高于 UCB。尿中 CB 定性试验阳性，而尿胆原可因肝功能障碍而增高。此外，血液生化检查有不同程度的肝功能损害。

3. 胆汁淤积性黄疸

（1）病因和发病机制：胆汁淤积可分为肝内性或肝外性。肝内性又可分为肝内阻塞性胆汁淤积和肝内胆汁淤积，前者见于肝内泥沙样结石、癌栓、寄生虫病（如华支睾吸虫病）。后者见于病毒性肝炎、药物性胆汁淤积（如氯丙嗪、甲基睾丸酮和口服避孕药等）、原发性胆汁性肝硬化、妊娠期复发性黄疸等。肝外性胆汁淤积可由胆总管结石、狭窄、炎性水肿、肿瘤及蛔虫等阻塞所引起。由于胆道阻塞，阻塞上方的压力升高，胆管扩张，最后导致小胆管与毛细胆管破裂，胆汁中的胆红素反流入血。此外肝内胆汁淤积有些并非由机械因素引起，而是由于胆汁分泌功能障碍、毛细胆管的通透性增加，胆汁浓缩而流量减少，导致胆道内胆盐沉淀与胆栓形成。

（2）临床表现皮肤呈暗黄色，完全阻塞者颜色更深，甚至呈黄绿色，并有皮肤瘙痒及心动过速，尿色深，粪便颜色变浅或白陶土色。

（3）实验室检查　血清 CU 增加，尿胆红素试验阳性，因肠肝循环途径被阻断，故尿胆原及粪胆素减少或阙如，血清碱性磷酸酶及总胆固醇增高。

4. 先天性非溶血性黄疸　系由肝细胞对胆红素的摄取、结合和排泄有缺陷所致的黄疸，本组疾病临床上少见。

溶血性黄疸一般黄疸程度较轻，慢性溶血者黄疸呈波动性，临床症状较轻，诊断无大困难。肝细胞性与胆汁淤积性黄疸鉴别常有一定困难，胆红素升高的类型与血清酶学改变的分析最为关键。应特别注意直接胆红素与总胆红素的比值，胆汁淤积性黄疸比值多在 60% 以上，甚至高达 80% 以上，肝细胞黄疸则偏低，但二者多有重叠。血清酶学检查项目繁多，前者反映肝细胞损害的严重程度（ALT、AST 等），而后者反映胆管阻塞（ALP、5- NT 和 GT），但二者亦有重叠或缺乏明确界线。因此，需要在此基础上选择适当的影像学检查、其他血清学试验甚至活体组织学检查等检查措施。

（四）辅助检查

下列各项检查，对黄疸的病因诊断有较大帮助。

1. B 型超声波检查　对肝脏的大小、形态、肝内有无占位性病变、胆囊大小及胆道系统有无结石及扩张、脾脏有无肿大、胰腺有无病变等有较大的帮助。

2. X 线检查　腹部平片可发现胆道结石、胰腺钙化。胆道造影可发现胆管结石，并可判断胆囊收缩功能及胆管有无扩张。

3. 经十二指肠镜逆行胰胆管造影（EROP）　可通过内镜直接观察壶腹区与乳头部有无病变，可经造影区别肝外或肝内胆管阻塞的部位。也可了解胰腺有无病变。

4. 经皮肝穿刺胆管造影（PTC）　能清楚地显示整个胆道系统，可区分肝外胆管阻塞与肝内胆汁淤积性黄疸，并对胆管阻塞的部位、程度及范围有所了解。

5. 上腹部 CT 扫描　对显示肝、胆、胰等病变及鉴别引起黄疸的疾病较有帮助。

6. 磁共振成像（MRI）　对肝脏的良恶性肿瘤的鉴别优于 CT，诊断胆管扩张不比 CT 优越，但诊断胆石相当敏感。

7. 放射性核素检查应用　金-189（^{189}Au）或锝-99（^{99}Tc）肝扫描可了解肝有无占位性病变，用碘-131（^{131}I）玫瑰红扫描对鉴别肝外阻塞性黄疸与肝细胞性黄疸有一定的帮助。

8. 磁共振胰胆管造影（MRCP）　是利用水成像原理进行的一种非介入性胰胆管成像技术。因胆管系统内的胆汁属于相对静止的液体，因此 MRCP 可清晰显示胆管系统的形态结构。是一种无创性胆管显像技术，对各种原因引起的梗阻性黄疸胆道扩张情况可以作出比较客观的诊断。它操作简单、安全、无创、不必使用造影剂、不需要进行术前准备，特别适用于 B 超或 CT 有阳性发现，但又不能明确诊断的一般情况较差的患者。

9. 肝穿刺活检及腹腔镜检查　对疑难黄疸病例的诊断有重要的帮助，但肝穿刺活检用于胆汁淤积性黄疸时可发生胆汁外溢造成腹膜炎，伴肝功能不良者亦可因凝血机制障碍而致内出血，故应慎重考虑指征。

（五）伴随症状

伴随症状对黄疸病人的鉴别诊断有重要意义。

（1）黄疸伴发热见于急性胆管炎、肝脓肿、钩端螺旋体病、败血症、大叶性肺炎。病毒性肝炎或急性溶血可先有发热而后出现黄疸。

（2）黄疸伴上腹剧烈疼痛者可见于胆道结石、肝脓肿或胆道蛔虫病；右上腹剧痛、寒战高热和黄疸为夏科（Charcot）三联征，提示急性化脓性胆管炎。持续性右上腹钝痛或胀痛可见于病毒性肝炎、肝脓肿或原发性肝癌。

（3）黄疸伴肝大，若轻度至中度肿大，质地软或中等硬度且表面光滑，见于病毒性肝炎、急性胆道感染或胆道阻塞。明显肿大，质地坚硬，表面凹凸不平有结节者见于原发或继发性肝癌。肝大不明显，而质地较硬边缘不整，表面有小结节者见于肝硬化。

（4）伴胆囊肿大者，提示胆总管有梗阻，常见于胰头癌、壶腹癌、胆总管癌、胆总管结石等。

（5）伴脾肿大者，见于病毒性肝炎、钩端螺旋体病、败血症、疟疾、肝硬化、各种原因引起的溶血性贫血及淋巴瘤等。

（6）伴腹水者见于重症肝炎、肝硬化失代偿期、肝癌等。

（六）问诊要点

1. 一般项目

2. 主诉

3. 现病史

（1）确定是否黄疸病人所指发黄应注意与皮肤苍白、球结膜下脂肪及高胡萝卜素血症等相区别。应仔细检查巩膜有无黄染及尿色有无改变。

（2）黄疸的起病急起或缓起，有否群集发病、外出旅游史、药物使用史，有无长期酗酒或肝病史。

（3）黄疸的时间与波动情况，有利于区别梗阻性与肝细胞性黄疸。

（4）伴随症状，有无胃肠道症状，有无发热，腹痛及黄疸以及发热，腹痛的关系。

（5）外科治疗情况，某些特殊检查结果，肝功能改变，过去有无黄疸史，肝，胆，胰疾病史，寄生虫感染史。

4. 既往史　个人史、月经史、婚姻生育史、家族史。

八、腹　部　检　查

【视诊】

（1）腹部外形：注意掌握腹围测量方法。

（2）呼吸运动。

（3）腹壁静脉。

（4）胃肠型及蠕动波。

（5）腹壁其他情况：皮疹，色素，腹纹，瘢痕，疝，脐部，腹部体毛，上腹部搏动。

注意事项：患者需排空膀胱，低枕仰卧位，两手自然置于身体两侧，注意保暖，充分暴露（上至剑突、下至耻骨联合），光线充足柔和，医生立于患者右侧，切线位观察。

【听诊】　肠鸣音，血管杂音，摩擦音。

【触诊】

1. 腹壁紧张度　浅部触诊法。

2. 压痛与反跳痛　深压触诊法。

压痛检查方法：以两三个手指逐渐按压，细致触摸腹部深在病变部位，以明确压痛的局限部位。检查反跳痛时，当医师用手触诊腹部出现压痛后手指可于原处稍停片刻，使压痛感觉趋于稳定，然后迅速将手抬起，如此时患者感觉腹痛骤然加重，并常伴有痛苦表情或呻吟，称为反跳痛。反跳痛是腹膜壁层已受到累及的征象。腹膜炎三联征指腹肌紧张，压痛与反跳痛。

3. 脏器触诊

（1）肝触诊：采用双手触诊，深部滑行触诊或钩指触诊法。注意肝大小，质地，边缘和表面状态，压痛（肝颈静脉回流），搏动，肝区摩擦感，肝震颤。

（2）脾触诊：深部滑行触诊或双手触诊法。注意脾脏大小，质地，边缘和表面状态，压痛，摩擦感，切迹。

（3）胆囊触诊：可用单手滑行触诊法或钩指触诊法进行。正常胆囊不能触及。胆囊肿大时超过肝缘及肋缘，此时可在右肋下、腹直肌外缘处触到。

Murphy 征、Courvoisier 征。

（4）肾触诊：一般用双手触诊法。平卧或立位。正常人肾一般不易触及，有时可触到右肾下极。在深吸气时能触到 1/2 以上的肾即为肾下垂。有时右肾下垂易误认为肝大，左侧肾下垂误认为脾肿大，应注意鉴别。如肾下垂明显并能在腹腔各个方向移动时称为游走肾。

（5）膀胱触诊：正常膀胱空虚时隐于盆腔内，不易触到。只有当膀胱积尿，充盈胀大时，才越出耻骨而在下腹中部触到。膀胱增大多由积尿所致，呈扁圆形或圆形，触之囊性感，不易用手推移。按压时憋胀，有尿意，排尿或导尿后缩小或消失。由此可与妊娠子宫、卵巢囊肿及直肠肿物等鉴别。膀胱胀大最多见于尿道梗阻、脊髓病所致的尿潴留，也见于昏迷患者腰椎或骶椎麻醉后、手术后局部疼痛患者。

（6）胰触诊：胰位于腹膜后，位置较深，且正常胰柔软，故不能触到。其位置位于上腹部相当于第 1、2 腰椎处，胰头和胰颈约于中线偏右，而胰体尾在中线左侧。当胰腺有病变时，则可在上腹部出现体征。

（7）液波震颤（波动感）。

（8）振水音：冲击触诊法。

（9）注意事项：

1）患者取仰卧位，双腿屈起稍分开，检查者站在患者的右侧，前臂与腹部表面尽量在同一水平。

2）嘱患者做缓慢腹式呼吸，使腹部肌肉松弛。

3）医生的手必须温暖，轻柔。

4）必要时医生一边与患者说话，一边检查。

5）检查顺序：由浅入深，由下至上，由不痛到痛的部位，一般自左下腹开始逆时针方向至右下腹，再至脐部，依次检查腹部各区。

【叩诊】

（1）腹部叩诊音。

（2）胃泡鼓音区及肝脾叩诊。

（3）移动性浊音。

因体位不同而出现浊音区变动的现象，称移动性浊音。这是发现有无腹腔积液的重要检查方法。当腹腔内游离腹水在 1000ml 以上时即可查出移动性浊音。

（4）膀胱叩诊。

（5）肋脊角叩诊。

【腹部检查操作】　表1-24。

表1-24　腹部检查操作卡

项目	具体内容	分值	得分
准备	核对受检者的姓名、床号	2	
	自我介绍，告知目的、注意事项，消除顾虑，取得同意和配合	2	
	准备和检查物品是否齐全完好	2	
	站在病人右侧，问候，告知查体注意事项	2	
	正确暴露腹部，屈膝、放松腹部，双上肢置于躯干两侧	2	
操作流程	观察腹部外形（蹲下平视）、对称性、皮肤、呼吸运动、腹壁静脉曲张、胃肠型及蠕动波及脐部情况	6	
	听诊肠鸣音：右下腹听诊肠鸣音至少1分钟	3	
	听诊有无血管杂音：听诊腹主动脉、双侧肾动脉、双侧髂动脉	2	
	叩诊全腹：从左下腹开始，以逆时针方向叩诊，确定叩诊音分布	4	
	叩诊肝上界：沿右锁骨中线从上至下叩出肝上界	2	
	叩诊肝下界：沿右锁骨中线，从脐水平面向上叩出肝下界，并测量肝脏上下径	2	
	检查肝脏有无叩击痛	2	
	检查移动性浊音：经脐平面，先左后右	8	
	浅触诊触诊全腹部：自左下腹滑行触诊，沿逆时针方向移动	4	
	深触诊全腹部：自左下腹开始，按逆时针方向进行	4	
	训练受检者做加深的腹式呼吸2~3次	2	
	肝脏触诊：在前正中线上双手法触诊肝脏，手法正确	8	
	检查肝颈静脉回流征：用手向肋缘下肝脏位置或肿大的肝脏按压至少10s，观察颈静脉是否怒张	3	
	检查胆囊点有无压痛：位置正确	3	
	Murphy征检查：手法正确，判断准确	4	
	双手法触诊脾脏：双手法，平卧未能触及，再行右侧卧位检查	6	
	双手法触诊双侧肾脏：左手掌置于被检者腰部，右手掌自脐部开始，双手配合，随呼吸运动深部滑行触诊肾脏	4	
	检查液波震荡：手法正确	4	
	振水音：手法正确	4	
	依次检查上、中、下腹壁反射，用棉签有外向内在腹部画一线段，观察是否有腹壁反射	5	
总体评价	操作熟练、无菌观念	2	
	操作步骤及手法正确	2	
	操作过程中注意观察受检者反应并及时处理，操作时态度认真严谨、珍视生命、主动与受检者沟通	2	
	及时、主动与受检者沟通	2	
	物品复原、整理到位，垃圾分类处理正确	2	
总分		100	
考官签名	审核人签字		

九、腹腔穿刺术

【目的】　用于检查腹腔积液的性质、给药、抽取积液，进行诊断和治疗。

【适应证】

（1）腹腔积液性质不明，协助诊断。

（2）大量腹水引起严重腹胀、胸闷、气促、少尿等症状。

（3）腹腔内注入药物。

（4）腹水回输治疗。

（5）人工气腹。

【禁忌证】

（1）躁动不能合作。

（2）肝性脑病前期（相对禁忌证）及肝性脑病。

（3）电解质严重紊乱。

（4）腹膜炎广泛粘连。

（5）包虫病。

（6）巨大卵巢囊肿。

（7）明显出血倾向。

（8）妊娠中后期。

（9）肠麻痹、腹部胀气明显。

【操作前准备】

1. 患者准备

（1）签署知情同意书。

（2）有严重凝血功能障碍者需输血浆或相应凝血因子，纠正后再实施。

（3）过敏体质者需行利多卡因皮试，阴性者方可实施。

（4）穿刺前先嘱患者排尿，以免穿刺时损伤膀胱。

2. 材料准备

（1）腹腔穿刺包：内有弯盘 1 个、止血钳 2 把、组织镊 1 把、消毒碗 1 个、消毒杯 2 个、腹腔穿刺针（针尾连接橡皮管的 8 号或 9 号针头）1 个、无菌洞巾、纱布 2～3 块、棉球、无菌试管数支（留送常规、生化、细菌、病理标本等，必要时加抗凝剂），5ml、20ml 和 50ml 注射器各 1 个及引流袋（放腹水时准备）（由助手打开包装，术者戴无菌手套后放入穿刺包内）。

（2）常规消毒治疗器械 1 套：碘酒、酒精、胶布、局部麻醉药（2%利多卡因 10ml）、无菌手套 2 副。

（3）其他物品：皮尺、多头腹带、盛腹水的容器、培养瓶（需要做细菌培养时）。如需腹腔内注药，准备所需药物。

3. 操作者准备

（1）核对患者信息。

（2）洗手：术者按六步洗手法清洗双手后，准备操作。

（3）放液前应测量体重、腹围、血压、脉搏和腹部体征。

（4）根据病情安排适当体位，如坐位、平卧位、半卧位或稍左侧卧位。协助患者暴露腹部，背部铺好腹带（放腹水时）。

【操作步骤】

1. 体检　术前行腹部体格检查，叩诊移动性浊音，再次确认有腹水。

2. 体位　根据病情可选用平卧位、半卧位或稍左侧卧位。

3. 选择适宜的穿刺点

（1）位置 1：一般取左下腹部脐与左髂前上棘连线中外 1/3 交点处。

（2）位置 2：取脐与耻骨联合连线中点上方 1.0cm、偏左或偏右 1.5cm 处。

（3）位置 3：少量腹水患者取侧卧位，取脐水平线与腋前线或腋中线交点。

（4）包裹性积液需在 B 超定位后穿刺。

4. 消毒　将穿刺部位消毒三次，范围为以穿刺点为中心直径 15cm 区域，第二次的消毒范围不要超越第一次的范围，第三次消毒范围不要超越第二次的范围。戴无菌手套，铺洞巾并使用胶布固定。

5. 麻醉　自皮肤至腹膜壁层用 2%利多卡因逐层做局部浸润麻醉。先在皮下打皮丘（直径 5～10mm），再沿皮下、肌肉、腹膜等逐层麻醉。

6. 穿刺　术者左手固定穿刺处皮肤，右手持腹腔穿刺针经麻醉路径逐步刺入腹壁，待感到针尖抵抗突然消失时，表示针尖已穿过腹膜壁层，即可抽取和引流腹水。诊断性穿刺可直接用 20ml 或 50ml 无菌注射器和 7 号针头进行穿刺。大量放液时可用针尾连接橡皮管的 8 号或 9 号针头，助手用消毒止血钳固定针尖并夹持橡皮管（一次性腹腔穿刺包的橡皮管末端带有夹子，可代替止血钳来夹持橡皮管）。在放腹水时若流出不畅，可将穿刺针稍作移动或变换体位。

7. 放腹水的速度和量　放腹水的速度不应该过快，以防腹压骤然降低、内脏血管扩张而发生血压下降甚至休克等现象。一般每次放腹水的量不超过 3000～6000ml；肝硬化患者第一次放腹水不要超过 3000ml。

8. 标本的收集　置腹水于消毒试管中以备检验用（抽取的第一管液体应该舍弃）。腹水常规需要 4ml 以上；腹水生化需要 2ml 以上；腹水细菌培养需要在无菌操作下将 5ml 腹水注入细菌培养瓶；腹水病理需收集 250ml 以上。

9. 穿刺点的处理　放液结束后拔出穿刺针，盖上消毒纱布，以手指压迫数分钟，再用胶布固定，并用腹带将腹部包扎。

10. 术后的处理　术中注意观察患者反应，并注意保暖。术后测量患者血压、脉搏，测量腹围。送患者安返病房并交代患者注意事项，术后当天保持穿刺点干燥，嘱患者尽量保持使穿刺点朝上的体位；腹压高的患者在穿刺后需用腹带加压包扎。

11. 术后清洁用品的处理　①穿刺后腹水的处理：腹水消毒保留 30 分钟后，倒入医疗污物渠道；②腹穿针、注射器等锐器须放入医疗锐器收集箱；③其余物品投入医疗废物垃圾袋。

【操作评分卡】

见表 1-25。

表 1-25　腹腔穿刺术操作卡

姓名_____　学号_____　总分_____

物品准备：

腹腔穿刺包：弯盘1个，止血钳2把，（尾部连接乳胶管的8号或9号）腹腔穿刺针一根、孔巾1块、巾钳2把、纱布3块，无菌敷贴1块、标本留置试管3个消毒用品：弯盘2个，0.5%碘伏、镊子1把，棉球10个。

麻醉药物：2%利多卡因5ml。

其他：5ml和20ml注射器各1个，连接引流袋的抽液器、胶布1卷，无菌手套2副、记号笔1个洗手液。

序号	操作项目	操作动作	口述内容	注意事项	分值	评分
1	洗手	六步洗手法		六步洗手法洗手	4	
2	核对患者	核对床号、腕带	术者：查阅病例核对医嘱。请问是××床的××吗？无任何禁忌证。你好，我是您的主治医生，根据你的病情需要给你做腹腔穿刺术，你以前有利多卡因过敏史吗？知情同意书已签了吗？请稍等为您准备一下用物，请你排尽尿液平卧于床上。室内安静整洁温度适宜可以进行操作	熟悉并掌握适应证和禁忌证	4	

续表

序号	操作项目	操作动作	口述内容	注意事项	分值	评分
3	检查物品	检查所需物品是否齐全。外包装是否破损，是否在有效期内	助手：所需物品齐全。外包装无破损，在有效期内，可以使用		4	
4	检测生命体征	测量血压、脉搏、心率、呼吸	术者：患者血压、脉搏、心率、呼吸均正常		4	
5	摆体位	根据病情摆放体位，患者取平卧位，暴露下腹部我给你测腹围，移动性浊音阳性	术者：请您仰卧，露出下腹部。测量患者腹围。叩诊移动性浊音阳性	注意保护患者体温	8	
6	穿刺定位	确定穿刺点（1 左髂前上棘与脐连线中外三分之一处 2 脐与耻骨联合连线中点上方 1cm 偏左或偏右 1.5cm 处 3 少量腹水取侧卧位脐水平线与腋前线或腋中线交点处 4 包裹性积液 B 超下穿刺）做标记	术者：选择穿刺点，穿刺点皮肤完整无破损可以进行操作，标记		18	
7	戴无菌手套			按无菌原则戴无菌手套	4	
8	消毒	术者用镊子夹取碘伏棉球（或用无菌棉签蘸取碘伏）以穿刺点为中心画圆消毒 15cm 不留空白区，消毒 3 次，第二次小于第一次范围，第三次小于第二次范围。消毒用后的棉球和镊子由术者放于医疗垃圾箱	术者：我要给您消毒可能有点凉，请配合一下。以穿刺点为中心，画圆消毒直径大于 15cm，不留白，不回消，消毒 3 次		10	
9	铺巾	助手打开穿刺包：术者戴手套，铺无菌孔巾，检查穿刺包内器械，注意注射器与穿刺针是否通畅，并将穿刺针后的橡皮胶管阀门关闭备用	术者：我要为您铺孔巾了请不要随意移动 术者：穿刺针通畅，气密性良好，针尖无倒钩		6	
10	麻醉	在标记点局部皮肤下注射成一皮丘，再将注射器垂直于皮肤表面，于穿刺点中心缓慢刺入，逐层注入麻醉药麻醉，负压回抽抽出腹水拔出注射器，记录进针长度	术者助手：利多卡因包装完整在有效期内可以使用 术者：抽取 2%利多卡因 5ml，于无人处排空气泡。术者：××，我要给你麻醉了，可能有点痛，请您尽量配合，如有不适请及时告诉我。斜行皮肤打一皮丘后垂直进针，进针回吸无血注药，至抽出腹水后拔针。按压至无出血	对于肥胖患者可选用心内穿刺针 术者左手拿一块纱布 回吸见血性腹水为可凝血则更换穿刺点，静置 10min，若为不凝血，则穿刺仅留取化验	6	
11	检查穿刺针	确定穿刺针长度穿刺针通畅，密闭良好，针尖无倒钩	术者：根据麻醉针长度选择合适的穿刺针		4	
12	穿刺	（左手绷紧皮肤）垂直穿刺点进针斜行 1～2cm 再垂直进针，有刺空感，固定穿刺针	术者：我要给您穿刺了，不要紧张，如有不适请告诉我。沿麻醉路径垂直斜行再垂直进针至有突破感后停止进针。 助手：固定穿刺针	拿一块纱布放于无菌区	6	

续表

序号	操作项目	操作动作	口述内容	注意事项	分值	评分
13	抽腹水	助手戴手套接引流袋 若抽出血性腹水立即停止穿刺 若为诊断性穿刺：抽取液体50~100ml 治疗性放液：首次不超过3000ml，以后每次可放腹水3000~6000ml，应注意肝硬化患者一次放腹水一般不超过3000ml。穿刺针末端接引流袋，再打开引流袋开关留取标本（第一管弃掉）	助手：开始进行抽液，抽液过程中注意缓慢匀速，密切观察患者一般状态。诊断性穿刺：抽取液体50~100ml 治疗性放液：首次不超过3000ml，以后每次可放腹水3000~6000ml，应注意肝硬化患者一次放腹水一般不超过3000ml 术者：××，您有什么不舒服的吗？ 助手：抽液完毕，留取适量标本送检，第一管弃掉	（腹水病理收集250ml以上，放液速度不易过快，抽取第一管应舍去，腹水常规需要4ml，生化需要2ml，细菌培养5ml）	8	
14	拔穿刺针	拔穿刺针用无菌纱布按压3到5分钟	术者：拔针，按压3~5分钟至无出血		4	
15	盖辅料	取下无菌纱布换无菌服帖（换无菌纱布，用胶布固定）撤洞巾，放取大量腹水时用腹带加压包扎脱手套	术者：给患者粘贴无菌辅料	胶带方向与皮纹方向平行	2	
16	术后沟通	测腹围及生命体征，标本送检，整理用物，观察有无术后反应。洗手	术者：××，为您的操作已顺利完成感谢您的配合。如有任何不舒服请您告诉我。回病房后请您平卧1到2小时，穿刺部位3到5天内不要沾水。为您再次测量生命体征，测腹围，观察患者无术后反应。为患者整理衣物，恢复舒适体位。 助手：物品进行无害化处理，锐器放入锐器盒 术者：标本标好姓名，床号，及时送检	助手用过与没有用过的锐器物放入锐器盒内，其余物品放入医疗垃圾箱内	2	
17	洗手，做穿刺记录		术者：再次洗手，书写操作记录		6	

【并发症及处理】

1. 肝性脑病和电解质紊乱

（1）术前了解患者有无穿刺的禁忌证。

（2）放液速度不宜过快，放液量要控制，一次不要超过3000ml。

（3）出现症状时停止抽液，按照肝性脑病处理，并维持酸碱、电解质平衡。

2. 出血、损伤周围脏器

（1）术前要复核患者的凝血功能。

（2）操作动作规范、轻柔，熟悉穿刺点，避开腹部血管。

3. 感染

（1）严格按照腹腔穿刺的无菌操作。

（2）感染发生后根据病情适当应用抗生素。

4. 休克

（1）注意控制放液的速度。

（2）立即停止操作，进行适当处理（如补液、吸氧、使用肾上腺素等）。

5. 麻醉意外

（1）术前要详细询问患者的药物过敏史，特别是麻醉药。

（2）如若使用普鲁卡因麻醉，术前应该做皮试。

（3）手术时应该备好肾上腺素等抢救药物。

【相关知识】

漏出液和渗出液的鉴别点总结表 1-26。

表 1-26　漏出液和渗出液的鉴别

类别	漏出液	渗出液
原因	门脉高压、非炎症原因所致	低蛋白血症等炎症、肿瘤或物理、化学刺激
外观	淡黄，透明或微浊	黄色、血色、脓性或乳糜性
比重	<1.018	>1.018
凝固性	不易凝固	易凝固
蛋白定量	<25g/L	>30g/L
糖定量	近似血糖水平	多低于血糖水平
李凡他试验（黏蛋白定性试验）	阴性	阳性
蛋白电泳	以白蛋白为主，球蛋白比例低于血浆	电泳图谱近似血浆
细胞总数	<100×10^6/L	>500×10^6/L
细胞分类	多以淋巴细胞或间皮细胞为主	急性感染多以中性粒细胞为主；慢性感染多以淋巴细胞为主

十、三腔两囊管操作

【目的】

（1）用于食管胃底静脉曲张破裂出血的局部压迫止血。

（2）抽吸胃内积液（血），积气，减轻胃扩张。

【适应证】

适用于一般止血措施难以控制的门静脉高压合并食管胃底静脉曲张破裂出血。

（1）经输血、补液、药物治疗难以控制的出血。

（2）手术后，内镜下注射硬化剂或套扎术后再出血，一般止血治疗无效。

（3）内镜下紧急止血操作失败，或无紧急手术、内镜下行硬化剂注射或套扎术的条件。

【禁忌证】

（1）病情垂危或躁动不合作。

（2）咽喉食管肿瘤病变或曾经手术。

（3）胸腹主动脉瘤。

（4）严重冠心病、高血压。

【操作前准备】

1. 患者准备

（1）测量生命体征（脉搏、血压、呼吸），评价意识状态。

（2）向患者解释进行三腔二囊管插管操作的目的、操作过程、可能的风险。

（3）告知需要配合的事项（操作过程中应配合进行吞咽动作，保持平卧或侧卧位，若出现呕血时，将头偏向一侧，尽量将口中血液吐出，防止发生窒息，如有头晕、心悸、气促等不适及时报告）。

（4）签署知情同意书。

2. 材料准备

（1）治疗车：车上载有以下物品。

1）三腔二囊管：检查两个气囊是否漏气，导管腔是否通畅，气囊胶皮是否老化。

2）辅助用品：血压表、听诊器、电筒、压舌板。

（2）其他：50ml 注射器 2 个、止血钳 3 把、镊子 2 个、治疗碗 2 个、手套、无菌纱布、石蜡油、0.5kg 沙袋（或盐水瓶）、绷带、宽胶布、棉签、治疗巾若干、冰冻生理盐水。

3. 操作者准备

（1）需要两个人操作，注意无菌。

（2）核对患者信息。

（3）操作者洗手，戴无菌手套。助手协助判断三腔二囊管是否进入患者胃内，观察操作过程中患者情况等。

（4）了解患者病情及三腔二囊管操作的目的。

（5）掌握三腔二囊管操作相关并发症的诊断与处理。

【操作步骤】

1. 体位　患者取平卧位、头偏向一侧或取侧卧位。

2. 润滑

（1）将三腔二囊管的前 50～60cm（大约从管前段、气囊段至患者鼻腔段）涂以石蜡油，用注射器抽尽囊内残气后夹闭导管。

（2）铺放治疗巾，润滑鼻孔。

3. 插管

（1）将三腔二囊管经润滑鼻孔插入，入管 12～15cm 检查口腔以防反折；达咽喉部时嘱患者做吞咽动作，注意勿插入气道。

（2）当插至 65cm 处或抽吸胃管有胃内容物时表示管头端已达胃内。

4. 胃囊注气

（1）用 50ml 注射器向胃气囊内注入 250～300ml 空气，使胃气囊膨胀。

（2）用止血钳将胃气囊的管口夹住，以防气体外漏。

（3）将三腔二囊管向外牵引，使已膨胀的胃气囊压在胃底部，牵引时感到有中等阻力感为止。

（4）用宽胶布将三腔二囊管固定于患者的面部或用 0.5kg 的沙袋拉于床前的牵引架上。

5. 抽胃内容物及护理

（1）用注射器经胃管吸出全部胃内容物后，将胃管连接胃肠减压器上，可自减压器中了解止血是否有效。

（2）也可以每隔 15～30 分钟用注射器抽一次胃液，每次抽净，以了解出血是否停止，如减压器内引流液或抽出胃液无血迹、色淡黄，表示压迫止血有效。

（3）每隔 12～24 小时放气 15～30 分钟，避免压迫过久引起黏膜糜烂。

6. 食管气囊注气（胃囊注气后仍有出血时）

（1）向食管气囊内注入 100～150ml 空气，气囊压迫食管下段 1/3 部位。

（2）测气囊压力保持在 35～45mmHg 为宜，具体囊内压力大小根据实际需要来调整，管口用止血钳夹住。

（3）每隔 8～12 小时放气 30～60 分钟，避免压迫过久引起黏膜糜烂。

7. 拔管

（1）出血停止后 24 小时，先放出食管囊气体，然后放松牵引，再放出胃囊气体，继续观察有无出血。

（2）观察 24 小时仍无出血者，即可考虑拔出三腔二囊管。

（3）首先口服石蜡油 20～30ml，抽尽食管囊及胃囊气体，然后缓缓拔出三腔二囊管。

（4）观察囊壁上的血迹，以了解出血的大概部位。

8. 术后处理 术后嘱患者绝对卧床，禁食水。密切观察患者生命体征，意识状态及有无并发症发生。

9. 整理物品

【操作评分卡】

见表 1-27。

表 1-27 三腔两囊管操作卡

姓名_____ 学号_____ 总分_____

物品准备：（缺少一项扣一分）三腔两囊管；听诊器；电筒；压舌板；50ml 注射器（2 个）；止血钳（3 把）；镊子（2 个）；治疗碗（2 个）；手套；无菌纱布；宽胶布；石蜡油；0.5kg 沙袋（或盐水瓶）；绷带；棉签；治疗巾若干；冰冻生理盐水。

序号	操作项目	操作动作	口述内容	注意事项	分值	评分
1	边核对患者边洗手 物品齐全	核对床号、腕带	术者：查阅病例核对医嘱。您好，请问是××吗？根据您病情需要，我们将为您插入三腔两囊管，知情同意书您已仔细阅读并签署了吧，患者意识清醒，生命体征平稳，无明显禁忌证，可以进行操作。室内安静整洁温度适宜可以进行操作		4	
2	摆体位	患者取平卧位、头偏向一侧或取侧卧位	术者：患者取平卧位、头偏向一侧或侧卧位		8	
3	检查鼻腔	检查有无鼻息肉，鼻中隔无弯曲，双侧鼻甲无肥大，选择鼻腔较大侧插管，清除鼻腔内的结痂及分泌物沟通	助手："××，我将为您检查鼻腔，请您配合。" "鼻中隔无弯曲，双侧鼻甲无肥大，选择鼻腔较大侧插管，" "××，我将为您清洁鼻腔，请你配合"	一般胃气囊注气 200～300ml 食管气囊注气 100～150ml	6	
4	洗手戴手套	戴手套	术者：洗手，戴手套			
5	检查物品	检查导管两个气囊；分别标记出三个腔的通道。进行长度标记。测试气囊的注气量，要求注气后气囊有足够大小，外观均称	助手：物品齐全，外包装无破损，在有效期内，可以使用		4	
6	润滑（比对长度：同插胃管）	1. 将三腔两囊管的前 50～60cm（大约从管前段、气囊段至患者鼻腔段）涂以石蜡油，用注射器抽尽囊内残气后夹闭导管。止血钳夹住管口 2. 铺放治疗巾	术者：将三腔两囊管的前 50～60cm 涂以石蜡油，用注射器抽尽囊内残气后夹闭导管。止血钳夹住管口 助手：铺放治疗巾		4	
7	插管	1. 将三腔两囊管经润滑鼻孔插入，入管 12～15cm 检查口腔以防反折；达咽喉时嘱患者做吞咽动作 2. 当插至 65cm 处时或用气过水声法，（抽吸胃管有胃内内容物），检查管头是否在胃内	术者：××，现在要为您插管了，请您配合吞咽动作，如有不适请及时通知我。入管 12～15cm 检查口腔以防反折；达咽喉时嘱患者做吞咽动作，插管至距门齿 65cm 处 助手：听到气过水声	注意勿插入气道	20	

续表

序号	操作项目	操作动作	口述内容	注意事项	分值	评分
8	胃囊注气	1. 50ml 注射器向胃气囊内注入 250ml 空气 2. 将三腔两囊管向外牵引，使胃气囊压在胃底部，牵引时有中等阻力为止 3. 用无菌纱布包裹管末端，0.5kg 沙袋拉于床前的牵引架上	术者：注射器向胃气囊内注入 250ml 空气，将三腔两囊管向外牵引，用无菌纱布包裹管末端，0.5kg 沙袋拉于床前的牵引架上		14	
9	抽取胃内容物及护理	1. 用注射器经胃管吸出全部胃内容物后，了解止血是否有效或每 15～30 分钟用注射器抽胃液，每次抽尽，了解止血是否有效 2. 每隔 12～24 小时放气 15～30 分钟避免压迫过久引起黏膜糜烂	助手：减压器内引流液或抽出胃液无血迹，色淡黄，压迫止血有效。每隔 12～24 小时放气 15～30 分钟		10	
10	食管气囊注气（胃囊注气后仍出血）	1. 50ml 注射器向食管气囊内注入 100～150ml 空气，气囊压迫食管下段 1/3 部位 2. 血压计测囊内压力，保持 35～45mmHg。止血钳夹住管口 3. 每隔 8～12 小时放气 30～60 分钟避免压迫过久引起黏膜糜烂	助手：注射器向食管气囊内注入 100～150ml 空气，每隔 8～12 小时放气 30～60 分钟		10	
11	拔管	1. 出血停止后 24 小时，先放出食管囊气体，然后放松牵引，再放出胃囊气体，继续观察有无出血 2. 观察 24 小时仍无出血者，即可考虑拔管 3. 首先口服石蜡油 20～30ml，抽尽食管囊及胃囊气体，然后缓缓拔出三腔两囊管 4. 观察囊壁上的血迹，以了解出血的大概部位	助手：出血停止后 24 小时，先放出食管囊气体，然后放松牵引，再放出胃囊气体，继续观察有无出血。观察 24 小时仍无出血者，即可考虑拔管。首先口服石蜡油 20～30ml，抽尽食管囊及胃囊气体，然后缓缓拔出三腔两囊管，观察囊壁上的血迹，以了解出血的大概部位		10	
12	术后处置	整理用物，洗手	助手：物品进行无害化处理，锐器放入锐器盒		6	
13	记录		术者：再次洗手，书写操作记录		4	

【并发症及处理】

1. 鼻咽部和食管黏膜损伤、狭窄乃至梗阻　由于大出血时烦躁不安，治疗不合作，食管处于痉挛状态中，术者强行插管，损伤食管黏膜、黏膜下层甚至肌层组织，造成瘢痕狭窄。在短期内反复多次插管，食管在原已狭窄的基础上更易损伤。食管囊和胃囊同时注气加压，食管囊对食管的压迫可引起组织水肿、炎症，甚至坏死，严重者也可造成食管瘢痕狭窄。为了防止上述并发症，三腔二囊管外应充分涂抹石蜡油后慢慢送入，术者动作要轻柔、熟练，三腔两囊管放置妥当后，牵拉方向要与鼻孔成一直线，定时（12～24 小时）放气，每次充气前必须吞入石蜡油 15ml，以润滑食管黏膜，防止囊壁与黏膜粘连。拔管后应仔细检查鼻腔黏膜，如有破损、炎症等情况及时处理，以免发生瘢痕狭窄。

2. 心动过缓　由于膨胀的气囊压迫胃底，导致迷走神经张力突然升高所致。应立即抽出胃囊内气体并吸氧，上述症状即可消失。此外，避免牵引物过重，使贲门、膈肌过度牵拉上提，顶压心尖导致以律失常。成人牵引持重 400～500g 较为安全。

3. 呼吸困难　发生呼吸困难的主要原因是插管时三腔二囊管未完全通过贲门，使胃囊嵌顿于贲门口或食管下端即予充气；其次多由于气囊漏气后，致牵拉脱出阻塞喉部，出现呼吸困难甚至窒息。因此，插管前要按照插胃管法量好长度，在管上做好标记，插管时尽量将置管长度超过标记处，将胃囊充气再慢慢往后拉，直到有阻力感为止。如为插管深度不够出现呼吸困难，立即将气囊放气；如为胃囊破裂或漏气导致的食管囊压迫咽喉部或气管引起的窒息，立即剪断导管，放尽囊内气体拔管，解除堵塞。如病情需要，可更换三腔二囊管重新插入。如为胃囊充气不足引起的三腔二囊管外滑，致使食管囊压迫咽喉部或气管，应将囊内气体放尽，将管送入胃内，长度超过管身标记处，再重新充气。

4. 食管穿孔　引起食管穿孔的主要原因是患者不合作、操作者插管操作用力不当或粗暴，导致食管穿孔；食管静脉曲张破裂出血患者的食管黏膜对缺氧、缺血的耐受力明显降低，使用三腔二囊管压迫时间过长、压力过大易造成食管黏膜缺血、坏死、穿孔。操作时动作应轻柔、敏捷，避免过度刺激。在三腔二囊管压迫初期，持续 12～24 小时放气一次，时间 15～30 分钟，牵引重量为 0.5kg 左右。

【相关知识】

1. 做好插管前患者的心理指导可提高插管成功率　插管前做好患者的心理指导，可缓解其紧张、恐惧的心理，讲解置管对于治疗该病的重要性，可让患者冷静面对该项操作，并且按照操作者的嘱咐主动配合好整个插管过程，使插管中可能出现的症状降到最低。

2. 取左侧卧位插管优于平卧位插管　取左侧卧位，头稍向前屈的体位，喉头位置向左前移位，左侧的会厌襞呈"水平位"掩盖左侧梨状窝，右侧会厌襞呈"直立位"，右侧梨状窝变平坦，这样易使管道顺右侧梨状窝进入食管内。而且侧卧位可防止呕吐时呕吐物吸入气管内发生窒息。另外，取左侧卧位时，由于重力作用，胃内的积血积存于胃大弯侧，减少了呕血量。

3. 石蜡油的有效应用　使用足量的石蜡油润滑管腔表面可降低插管阻力，减少黏膜损害。

4. 插管到咽喉部后继续嘱患者做吞咽动作可减少呕吐　三腔二囊管过了咽喉部以后，仍嘱患者做吞咽动作，每吞咽一次就顺势将三腔二囊管往下送一次，这样同样减轻了对咽喉部的刺激。

5. 三腔二囊管的术后效果及临床应用现状　三腔二囊管压迫止血可使 80%的食管胃底静脉曲张出血得到控制，但拔管后约一半的患者可再次出血且有可能并发呼吸道感染、食道溃疡等严重并发症。因此，目前仅限于在药物和内镜治疗不能控制出血的情况下，为抢救生命、争取时间而使用。

十一、消化内科模拟竞赛试题

（一）单项选择题

1.3-1. 腹腔积液和腹腔积气鉴别，下列哪项最有价值（　　　）

A. 腹部外形　　　　　　B. 腹壁张力　　　　　　C. 移动体位时其形态有无改变

D. 肝浊音界改变　　　　E. 移动性浊音

1.3-2. 以下哪项不是行腹腔穿刺术的目的（　　　）

A. 检查腹腔积液性质　　B. 给药　　　　　　　　C. 检验腹壁血管走形

D. 抽取积液　　　　　　E. 进行诊断和治疗疾病

1.3-3. 下列哪项不是腹腔穿刺术适应证（　　　）

A. 大量腹水引起严重胸闷，气促，少尿等症状，患者难以忍受时

B. 腹腔内注入药物，以协助治疗疾病

C. 进行诊断性穿刺，以明确腹腔内有无积脓，积血

D. 结核性腹膜炎广泛粘连

E. 抽取腹水明确腹水性质

1.3-4. 腹水征阳性标志腹腔腹水多少以上（　　　）

A. 800ml　　　　B. 900ml　　　　C. 1000ml　　　　D. 1500ml　　　　E. 2000ml

1.3-5. 肠鸣音通常听诊部位（　　　）

A. 右下腹　　　　B. 左下腹　　　　C. 左上腹　　　　D. 右上腹　　　　E. 脐部

1.3-6. 下列哪项是三腔两囊管的适应证（　　）

A. 包裹性胸腔积液　　　B. 门脉高压伴胃底静脉曲张破裂大出血　　　C. 腹腔积液

D. 白血病　　　　　　　E. 胃溃疡出血

1.3-7. 呕血的最常见原因（　　）

A. 肝硬化门脉高压　　　B. 血管畸形　　　　　C. 十二指肠球部溃疡

D. 血友病　　　　　　　E. 以上均是

1.3-8. 隐性黄疸是指胆红素值（　　）

A. <17.1μmol/L　　　　B. 17.1～34.2μmol/L　　　C. >34.2μmol/L

D. >44.2μmol/L　　　　E.1.71～3.42μmol/L

1.3-9. 肝脏触诊时，浮沉触诊法用于下列哪种情况（　　）

A. 腹膜炎时肝脏触诊　　B. 大量腹水时肝脏触诊　　C. 肥胖患者的肝脏触诊

D. 单手触诊不满意时　　E. 双手触诊不满意时

1.3-10. 临床上，上消化道出血病人出现黑便时的出血量至少（　　）

A. >5ml　　　B. >50ml　　　C. >100ml　　　D. >200ml　　　E. >500ml

1.3-11. 隐性黄疸是指胆红素值（　　）

A. <17.1μmol/L　　　　B. 17.1～34.2μmol/L　　　C. >34.2μmol/L

D. >44.2μmol/L　　　　E. 1.71～3.42μmol/L

1.3-12. 肝脏触诊时，浮沉触诊法用于下列哪种情况（　　）

A. 腹膜炎时肝脏触诊　　B. 大量腹水时肝脏触诊　　C. 肥胖患者的肝脏触诊

D. 单手触诊不满意时　　E. 双手触诊不满意时

1.3-13. 腹腔穿刺术术前准备其中患者准备不包括（　　）

A. 签署知情同意书

B. 有严重凝血功能障碍者需输血浆或相应凝血因子，纠正后再实施

C. 过敏体质者需行利多卡因皮试，阴性者方可实施

D. 穿刺前先嘱患者排尿，以免穿刺时损伤膀胱

E. 洗手

1.3-14. 腹腔穿刺术患者的体位不包括（　　）

A. 稍右侧卧位　　　B. 坐位　　　C. 平卧位　　　D. 半卧位　　　E. 稍左侧卧位

1.3-15. 一大量腹腔积液患者行腹腔穿刺术明确病因及缓解症状，局部浸润麻醉回吸可见血性腹水，其放腹水的数量应为（　　）

A. 每次放腹水量不宜超过 3000～6000ml　　　B. 仅留取标本送检，不宜放液

C. 次放腹水量不宜超过 1000～3000ml　　　　D. 次放腹水量不宜超过 500～1000ml

E. 一次放腹水量不宜超过 500ml

1.3-16. 恶性肿瘤可出现那个体征（　　）

A. 板状腹　　　B. 蛙腹　　　C. 尖腹　　　D. 舟状腹　　　E. 以上均是

1.3-17. 引起恶心呕吐的病因（　　）

A. PU　　　B. 肠梗阻　　　C. 肝硬化　　　D. 胰腺炎　　　E. 以上均是

1.3-18. 引起恶心呕吐的病因（　　）

A. 幽门梗阻　　　B. 阑尾炎　　　C. 肝淤血　　　D. 青光眼　　　E. 以上均是

1.3-19. 呕血的最常见原因（　　）

A. 肝硬化门脉高压　　　B. 血管畸形　　　C. DU　　　D. 血友病　　　E. 以上均是

1.3-20. 尿毒症病人呕吐属于（　　）

A. 反射性　　　B. 中枢性　　　C. 前庭神经性　　　D. 神经官能性　　　E. 胃源性

1.3-21. 内脏痛的特点（　　）

A. 部位不确切　　B. 疼痛模糊　　C. 伴呕吐　　D. 疼痛多为痉挛，不适，钝痛　　　E. 以上均是

1.3-22. 胃泌素瘤所致的腹泻为（　　　）

A. 渗出性　　　B. 分泌性　　　C. 渗透性　　　　D. 动力性　　　　E. 吸收不良性

1.3-23. 阿米巴痢疾病人的粪便为（　　　）

A. 柏油样　　　B. 脓血便　　　C. 果酱样　　　　D. 鲜血便　　　　E. 洗肉水样

1.3-24. 口服硫酸镁所致腹泻为（　　　）

A. 渗出性　　　B. 分泌性　　　C. 渗透性　　　　D. 动力性　　　　E. 吸收不良性

1.3-25. 肝浊音界扩大见于（　　　）

A. 肝癌　　　　B. 肝脓肿　　　C. 肝炎　　　　　D. 多囊肝　　　　E. 以上均是

1.3-26. 患者行腹腔穿刺术局部麻醉药物为普鲁卡因是否需要做过敏试验（　　　）

A. 需要　　　　B. 不需要　　　C. 可做可不做　　　D. 绝对不用做试验

1.3-27. 患者在实行腹腔穿刺放液术过程中突然出现头晕，心悸，面色苍白，气促等症状，如何处置（　　　）

A. 立即停止操作

B. 立即停止操作，进行适当处理：如补液、吸氧、监测生命指征，必要时使用肾上腺素等

C. 进行适当处理：如补液、吸氧、监测生命指征，必要时使用肾上腺素等

D. 使用去甲肾上腺素

1.3-28. 病人体格检查：腹部膨隆，全腹轻压痛，脾大，肋下 7 cm，左下腹可见静脉曲张及一感染灶，5.0cm×5.0cm，表面溃疡及出血。移动性浊音阳性。诊断：肝硬化失代偿 腹腔积液。为缓解症状选择哪个穿刺点行腹腔穿刺（　　　）

A. 取左下腹部脐与左髂前上棘连线中外 1/3 点处

B. 取侧卧位，取脐水平线与腋前线或腋中线交点

C. 取脐与耻骨联合连线中点上方 1.0cm，偏右 1.5cm 处

D. 在 B 超定位后穿刺

1.3-29. 患者腹胀，尿少。腹部超声：左侧腹部可探及非均质回声肿物，呈假肾样改变。腹腔积液。为明确诊断选择穿刺点（　　　）

A. 取左下腹部脐与左髂前上棘连线中外 1/3 点处

B. 取侧卧位，取脐水平线与右侧腋前线或腋中线交点

C. 取脐与耻骨联合连线中点上方 1.0cm，偏左 1.5cm 处

D. 取脐与耻骨联合连线中点上方 1.0cm，偏右 1.5cm 处

1.3-30. 病人渗出液最可能的诊断是结核性腹膜炎。准备异烟肼及地塞米松性腹腔内注药。患者在换用穿刺针头抽液时无腹水抽出，如何继续腹腔内注射给药（　　　）

A. 取脐与耻骨联合连线中点上方 1.0cm，偏右 1.5cm 处

B. 取左下腹部脐与左髂前上棘连线中外 1/3 点处

C. 取侧卧位，取脐水平线与右侧腋前线或腋中线交点

D. 改为 B 超引导下进行

1.3-31. 腹腔穿刺术的禁忌证不包括（　　　）

A. 躁动不能合作　　　　　　　　　B. 肝性脑病前期（相对禁忌证）及肝性脑病

C. 腹腔积液原因不明　　　　　　　D. 电解质严重紊乱

1.3-32. 腹腔穿刺术的禁忌证包括（　　　）

A. 妊娠中后期　　　　　　　　　　　　B. 腹腔积液性质不明，协助诊断

C. 大量腹水引起严重腹胀、胸闷、气促、少尿等症状　　　D. 腹腔内注入药物

1.3-33. 肝硬化患者一次放腹水一般不超过（　　　）

A. 3000ml　　　B. 300ml　　　C. 5000ml　　　D. 6000ml

1.3-34. 诊断性穿刺：抽取液体一般为（　　　）

A. 100ml　　　B. 50～100ml　　　C. 50ml　　　D. 200ml

1.3-35. 患者骑自行车时被汽车撞伤，伤后感左侧季肋疼痛，持续性，并逐渐扩散全腹，伴有口渴，头晕，不

能行走。站立时，头晕加剧，并有心悸气短。病人受伤后，无呕血及黑便，无明显呼吸困难，未排尿。体格检查：体温 36.8℃，脉搏 110 次/分，血压 90/60mmHg，急性痛苦面容，表情淡漠，回答问题尚准确，面色苍白，贫血貌。胸廓无挤压痛，双肺叩诊清音。腹部略膨隆，腹式呼吸减弱，全腹压痛阳性，轻度肌紧张及反跳痛，肝脾未及，肝上界在右锁骨中线第五肋间，移动性浊音阳性，腹部听诊肠鸣音减弱。为明确诊断如何选择穿刺点（　　）

  A. 取脐与耻骨联合连线中点上方 1.0cm，偏右 1.5cm 处

  B. 取左下腹部脐与左髂前上棘连线中外 1/3 点处

  C. 侧卧位，取脐水平线与腋前线或腋中线交点

  D. 改为 B 超引导下进行

1.3-36. 病人既往有原发性肝癌病史。1 小时前突然右侧季肋部出现剧烈疼痛，持续性，并逐渐扩散全腹，伴有口渴，头晕，不能行走。站立时，头晕加剧，并有心悸气短。病人无呕血及黑便，无明显呼吸困难，未排尿。体格检查：腹部略膨隆，腹式呼吸减弱，全腹压痛阳性，轻度肌紧张及反跳痛，右肋下缘可及质硬包块 8cm×8cm，表面结节样改变，压痛阳性。脾未及，肝上界在右锁骨中线第五肋间，移动性浊音阳性，腹部听诊肠鸣音减弱。未明确诊断考虑进行腹腔穿刺，如何选择穿刺点（　　）

  A. 取脐与耻骨联合连线中点上方 1.0cm，偏右 1.5cm 处

  B. 取左下腹部脐与左髂前上棘连线中外 1/3 点处

  C. 侧卧位，取脐水平线与腋前线或腋中线交点

  D. 改为 B 超引导下进行

1.3-37. 患者行腹腔穿刺术局部浸润麻醉时，注射器尚未穿透壁腹膜进入腹腔，回吸见血，如何处置（　　）

  A. 继续麻醉   B. 原地不动观察患者状态   C. 拔针停止麻醉

  D. 考虑麻醉针进入血管重新更换麻醉位置

1.3-38. 患者行腹腔穿刺术局部浸润麻醉时，注射器穿透壁腹膜进入腹腔，回吸见血，如何处置（　　）

  A. 停止操作，拔针   B. 拔出麻醉针，静置 1 分钟观察   C. 拔出麻醉针，继续放液治疗

  D. 拔出麻醉针，静置观察是否为不凝血

1.3-39. 患者既往有腹部手术及肺结核病史，此次考虑诊断腹腔积液原因不明。常规穿刺点未能抽出腹水，如何进一步穿刺诊断（　　）

  A. 取脐与耻骨联合连线中点上方 1.0cm，偏右 1.5cm 处

  B. 取左下腹部脐与左髂前上棘连线中外 1/3 点处

  C. 改为 B 超引导下进行

  D. 侧卧位，取脐水平线与腋前线或腋中线交点

1.3-40. 患者肝硬化大量腹水引起严重腹胀、胸闷、气促、少尿等症状，为缓解诊治放腹水，如何选择穿刺点（　　）

  A. 取脐与耻骨联合连线中点上方 1.0cm，偏右 1.5cm 处

  B. 取左下腹部脐与左髂前上棘连线中外 1/3 点处

  C. 改为 B 超引导下进行

  D. 侧卧位，取脐水平线与腋前线或腋中线交点

1.3-41. 腹腔穿刺前患者准备不包括（　　）

A. 测量患者血氨浓度

B. 有严重凝血功能障碍者需输血浆或相应凝血因子，纠正后再实施

C. 过敏体质者需行利多卡因皮试，阴性者方可实施

D. 穿刺前先嘱患者排尿，以免穿刺时损伤膀胱

1.3-42. 腹腔穿刺时麻醉手法如何（　　）

A. 在穿刺点自皮肤至腹膜壁层逐层作局部浸润麻醉

B. 在穿刺点先打一个皮丘再垂直进针，自皮肤至腹膜壁层逐层作局部浸润麻醉

C. 在穿刺点直接将麻醉针刺入腹腔内麻醉

D. 在穿刺点斜行-垂直-斜行进针，自皮肤至腹膜壁层逐层作局部浸润麻醉

1.3-43. 大量腹腔积液穿刺如何进针（　　）

A. 垂直刺入腹膜层　　　　　　　　B. 斜行 45°～60°进入 1～2cm，然后再垂直刺入腹膜层

C. 先斜行后垂直再斜行刺入腹膜层　　D. 先垂直后斜行 45°～60°进入 1～2cm，然后再垂直刺入腹膜层

1.3-44. 腹腔穿刺注药如何操作

A. 用注射器抽取所需注射药物，接上橡皮管，边回抽边注药（一定要回抽见到腹水后再注药）

B. 边进针边注药

C. 注射器直接刺入腹腔后注药

D. 放完腹水后注药

1.3-45. 大量放腹水患者术后如何处置（　　）

A. 用腹带将腹部包扎　　B. 不用特殊处置　　　　C. 测量腹围　　　　D. 以胶布固定穿刺点

1.3-46. 肝硬化患者术过多过快放液可诱发肝性脑病和电解质紊乱，但采用何种方法也可大量放液（　　）

A. 大量应用利尿剂

B. 应用护肝药

C. 在静脉补充输注大量白蛋白的基础上（一般放 1000ml 腹水补充 6～8g 白蛋白）

D. 密切观察患者生命指征

1.3-47. 腹腔穿刺过程中应密切观察患者，如发现患者头晕、恶心、心悸、气促、脉快，面色苍白采取处置措施不包括（　　）

A. 平卧不动　　　　　　　　　　　B. 必要时皮下注射 0.1%肾上腺素 0.3～0.5ml

C. 停止放腹水，吸氧　　　　　　　D. 输液，监测生命指征

1.3-48. 腹腔穿刺腹水引流不畅时处理措施不包括（　　）

A. 稍移动穿刺针　　　　　　B. 更换穿刺点　　　　C. 患者稍变换体位

D. 回抽时应缓慢抽吸，防止网膜或肠面堵塞针头

1.3-49. 患者女性，腹胀，腹围渐大。查腹部彩超考虑诊断：左侧巨大卵巢囊肿，腹腔积液。为缓解腹胀行腹腔穿刺，如何选择穿刺点（　　）

A. 取脐与耻骨联合连线中点上方 1.0cm，偏右 1.5cm 处

B. 取左下腹部脐与左髂前上棘连线中外 1/3 点处

C. 改为 B 超引导下进行

D. 有禁忌证，无法行腹腔穿刺术

1.3-50. 患者既往 3 年前有结肠癌手术史，术后腹腔内广泛粘连，多次因肠梗阻行手术解除梗阻。此次病人持续性腹胀一个月。查彩超腹腔积液。为缓解腹胀症状行腹腔（　　）

A. 取脐与耻骨联合连线中点上方 1.0cm，偏右 1.5cm 处

B. 取左下腹部脐与左髂前上棘连线中外 1/3 点处

C. 有禁忌证，无法行腹腔穿刺术

D. B 超引导下进行穿刺

1.3-51. 患者，男，42 岁。因腹胀 2 个月就诊。查体：腹部明显膨隆，左下腹部可见静脉曲张，腹部张力高，移动性浊音阳性。做腹腔穿刺术选择穿刺点（　　）

A. 取脐与耻骨联合连线中点上方 1.0cm，偏右 1.5cm 处

B. 取左下腹部脐与左髂前上棘连线中外 1/3 点处

C. 有禁忌证，无法行腹腔穿刺术

D. B 超引导下进行穿刺

1.3-52. 患者，男，24 岁。因腹胀 15 天，烦躁不安 1 天入院。查体：查体不配合，腹部稍膨隆，移动性浊音阳性。行腹腔穿刺了解腹水性质选择穿刺点（　　）

A. 取脐与耻骨联合连线中点上方 1.0cm，偏右 1.5cm 处

B. 取左下腹部脐与左髂前上棘连线中外 1/3 点处

C. 有禁忌证，无法行腹腔穿刺术

D．B 超引导下进行穿刺

1.3-53. 患者，男，55 岁。因渐进性腹胀 1 个月入院。查体：蛙形腹，移动性浊音阳性。需放腹水缓解症状，选择合适的穿刺点（　　）

A．侧卧位，取脐水平线与右侧腋前线或腋中线交点　　B．取左下腹部脐与左髂前上棘连线中外 1/3 点处

C．改为 B 超引导下进行　　D．侧卧位，取脐水平线与左侧腋前线或腋中线交点

1.3-54. 患者，女，39 岁。持续性腹痛伴发热 1 周，腹痛呈进行性加重。查体：全腹压痛，反跳痛，移动性浊音阳性。为明确诊断选择合适的穿刺点（　　）

A．侧卧位，取脐水平线与腋前线或腋中线交点

B．取脐与左髂前上棘连线中外 1/3 点处

C．改为 B 超引导下进行

D．取脐与耻骨联合连线中点上方 1.0cm，偏左或偏右 1.5cm 处

1.3-55. 下面哪项不是渗出液的特点（　　）

A．比重＞1.018　　B．易凝固　　C．多以淋巴细胞或间皮细胞　　D．李凡他试验阳性

1.3-56. 尖腹是指（　　）

A．腹腔内有大量积液

B．腹水患者平卧时腹部松弛，液体下沉于腹腔两侧，致侧腹部明显膨出扁而宽

C．腹膜有炎症或肿瘤浸润时，腹部常呈尖凸型

D．积气在腹腔内

E．患者仰卧时前腹部明显凹陷，严重者前腹部凹陷几乎贴近脊柱，肋弓、髂嵴和耻骨联合显露，使腹部外形如舟状

1.3-57. Grey-Turner 征是指（　　）

A．急性出血坏死型胰腺炎时左腰部皮肤呈蓝色，为血液自腹膜后间隙渗到侧腹壁的皮下所致

B．急性出血坏死型胰腺炎时脐周围或下腹壁皮肤发蓝为腹腔内大出血的征象

C．皮肤褶皱处（如腹股沟及系腰带部位）有褐色素沉着

D．腰部和腹部不规则的斑片状色素沉着

E．妇女妊娠时，在脐与耻骨联合之间的中线上有褐色素沉着，常持续至分娩后才逐渐消退

1.3-58. 检查时医师以左手掌平放于患者右胸下部，以拇指指腹勾压于右肋下胆囊点处，然后嘱患者缓慢深吸气，在吸气过程中发炎的胆囊下移时碰到用力按压的拇指，即可引起疼痛，此为胆囊触痛，如因剧烈疼痛而致吸气中止称为（　　）

A．Courvoisier 征　　B．胆囊压痛征阳性　　C．胆囊触动征阳性

D．Murphy 征　　E．McBurney 点压痛阳性

1.3-59. 当右心衰竭时引起肝淤血肿大，用手压迫肝脏可使颈静脉怒张更更明显，称（　　）

A．肝-颈静脉回流征　　B．肝震颤　　C．肝下移　　D．心包摩擦感　　E．猫喘

1.3-60. 急性化脓性胆管炎时出现右上腹部剧痛，寒战高热和黄疸，称为（　　）

A．Charcot（夏科）三联征　　B．Zollinger-Ellison 征　　C．Dieulafoy 病

D．结肠充气征　　E．Malliry -Weiss 综合征

1.3-61. 引起恶心呕吐的病因（　　）

A．消化性溃疡　　B．肠梗阻　　C．硬化　　D．胰腺炎　　E．以上均是

1.3-62. 临床上，上消化道出血病人出现隐血变时的出血量至少（　　）

A．＜50ml　　B．＜5ml　　C．＜100ml　　D．＜200ml　　E．＜500ml

1.3-63. 下列那些不是急性腹痛的病因（　　）

A．急性胰腺炎　　B．肠梗阻　　C．肠扭转　　D．门脉血栓　　E．十二指肠球部溃疡

1.3-64. 门脉高压时，腹壁浅静脉的血流方向为（　　）

A．脐以上血流方向由下至上，脐以下血流由上至下　　B．脐以上血流方向由上至下，脐以下血流由下至上

C．以脐为中心向四周伸展　　D．脐以上血流方向由上至下，脐以下血流由上至下

E. 脐以上血流方向由下至上，脐以下血流由下至上

1.3-65. 某患上腹胀，呕吐 2 天病史，清晨空腹于我院就诊，查体发现上腹部振水音，最可能是（　　）

A. 正常　　　　　　　　B. 胃内大量液体潴留　　　C. 腹腔内有大量液体

D. 腹腔内有游离气体　　　E. 腹腔内有肿块

1.3-66. 急性弥漫性腹膜炎，腹膜受刺激而引起腹肌痉挛，腹壁常有明显紧张，甚至强直硬如木板，称为（　　）

A. Grey-Turner 征　　　B. Cullen 征　　　C. 板状腹　　　D. 尖腹　　　E. 蛙腹

1.3-67. 腹膜炎三联征是指（　　）

A. 腹肌紧张 发热 寒战　　　B. 发热 寒战 黄疸　　　C. 腹痛 高热 黄疸

D. 黄疸 寒战 高热　　　E. 腹肌紧张 压痛 反跳痛

1.3-68. 由于胰头癌压迫胆总管导致胆道阻塞，黄疸进行性加深，胆囊也显著肿大，但无压痛，称为（　　）

A. Charcot 三联征　　B. Courvoisier 征　　C. Murphy 征　　D. Rotor 综合征　　E. Gilbert 综合征

1.3-69. 上消化道出血病人，出血量达血容量的多少时可有急性失血症状（　　）

A. >10%　　　B. >20%　　　C. >30%　　　D. >40%　　　E. >50%

1.3-70. 病人呕出咖啡色胃内容物的主要成分是（　　）

A. 血红蛋白与胃内容物的产物　　　　B. 血红蛋白与胃酸的产物

C. 血红蛋白与胃酸形成的酸化血红蛋白　　　D. 血红蛋白与胃酸形成的酸化正铁血红蛋白

E. 以上均错

1.3-71. 腹部检查中哪种最重要（　　）

A. 视诊　　　B. 触诊　　　C. 叩诊　　　D. 听诊　　　E. 嗅诊

1.3-72. 肝浊音界消失见于下列哪种情况（　　）

A. 急性胃肠穿孔　　B. 急性胰腺炎　　C. 急性胆囊炎　　D. 急性阑尾炎　　E. 急性肠梗阻

1.3-73. 患者男，35 岁，上腹部规律性疼痛 5 年，多于秋季出现。1 周以来每晚 12 点左右出现上腹痛，3 小时前患者进食后突然出现持续性剧烈腹痛，以上腹正中为重，不敢呼吸，腹部查体：板状腹，佺腹压痛（＋），反跳痛（＋），肝浊音界消失，肠鸣音减弱。该患者可能的诊断为（　　）

A. 急性胰腺炎　　　　　　B. 肠梗阻　　　　　　C. 十二指肠球部溃疡急性穿孔

D. 幽门梗阻　　　　　　E. 急性胆囊炎

1.3-74. 反跳痛提示（　　）

A. 腹腔内脏器炎症　　　　B. 腹壁炎症　　　　C. 腹腔积液

D. 腹膜壁层炎症　　　　E. 腹腔内占位性病变

1.3-75. 正常人血清胆红素的主要来源是（　　）

A. 肝脏分泌　　　　　　B. 胆管产生　　　　　　C. 血红蛋白破坏后产生

D. 单核-巨噬细胞产生　　　E. 肠道吸收后形成

（二）多项选择题

1.3a-1. 下列引起呕吐的疾病中，属于中枢性呕吐的有（　　）

A. 幽门梗阻　　　B. 脑膜炎　　　C. 急性心肌梗死　　　D. 急性腹膜炎　　　E. 洋地黄中毒

1.3a-2. 下列引起呕吐的疾病中，属于反射性呕吐的有（　　）

A. 幽门梗阻　　　B. 脑膜炎　　　C. 急性心肌梗死　　　D. 急性腹膜炎　　　E. 洋地黄中毒

1.3a-3. 下列关于呕血、黑便正确的是（　　）

A. 呕血最常见的原因是消化性溃疡

B. 大部分患者在出血达循环血容量 7%～9% 时，会出现血压下降、脉细弱、四肢厥冷等表现

C. 每日上消化道出血量超过 5ml 时可出现大便潜血阳性，超过 50ml 时可出现黑便

D. 出血量多或位于食管时出血常呈鲜红色或混有血凝块

E. 出血早期可无明显血液学改变

1.3a-4. 关于腹痛机制下列说法正确的是（　　）

A. 内脏性疼痛定位准确

B. 内脏痛感觉模糊，可伴有恶心、呕吐出汗等

C. 躯体性疼痛程度剧烈而持续，可因为咳嗽、体位变化而加重

D. 牵涉痛可有压痛、肌紧张、感觉过敏等

E. 以上都不对

1.3a-5. 下列正确的是（　　）

A. 内脏性疼痛定位不确切，接近腹中线

B. 内脏痛多为痉挛、不适、钝痛、灼痛，可伴有恶心、呕吐出汗等

C. 躯体性疼痛程度剧烈而持续，可因为咳嗽、体位变化而加重

D. 牵涉痛可有压痛、肌紧张、感觉过敏等

E. 牵涉痛为内脏痛觉信号传至相应脊髓节段，引起该节段支配的体表部位疼痛

1.3a-6. 下列疾病常可致腹部牵涉痛的有（　　）

A. 肺炎　　　　　　B. 心肌梗死　　　　C. 右心衰竭　　　　　　D. 急性心包炎　　　　E. 腹壁带状疱疹

1.3a-7. 关于腹泻下列说法错误的是（　　）

A. 腹泻病程超过2个月者称为慢性腹泻　　　　　　B. 服用氟尿嘧啶、利血平等药物可致急性腹泻

C. 霍乱弧菌所致水样腹泻属于典型的渗透性腹泻　　　D. 变态反应可引起腹泻

E. 肠易激综合征可见黏液脓血便

1.3a-8. 下列疾病易发生腹泻的是（　　）

A. 慢性胰腺炎　　　B. 长期服用吗啡缓释片　　　C. 甲状腺功能亢进

D. 溃疡性结肠炎　　E. 铅中毒

1.3a-9. 上腹痛伴有黄疸可见于（　　）

A. 急性胰腺炎　　　B. 急性化脓性胆管炎　　　　C. 肝脓肿　　　D. 胆道结石　　　E. 胰头癌

1.3a-10. 肝脏浊音界扩大可见于（　　）

A. 肝癌　　　　　　B. 肝炎　　　　　　C. 右心衰　　　　D. 十二指肠穿孔　　　　E. 肺气肿

1.3a-11. 下面关于移动性浊音错误的是（　　）

A. 只有当腹腔内游离腹水在1500ml以上时，才可查出移动性浊音

B. 液波震颤较移动性浊音敏感

C. 肠梗阻患者可出现假阳性

D. 卵巢囊肿也可及移动性浊音，因此需行鉴别

E. 腹水量少时，可取肘膝位

1.3a-12. 哪项会出现振水音（　　）

A. 幽门梗阻　　　　B. 大量摄入液体　　C. 胃扩张　　　D. 胃穿孔　　　　　E. 正常餐后

1.3a-13. 患者，男性，因腹痛2天就诊某医院，诊断为"急性腹膜炎十二指肠穿孔"，查体时可有以下哪些表现（　　）

A. 全腹压痛反跳痛　　B. 腹式呼吸减弱　　　　　　C. 肝脏浊音界消失

D. 肠鸣音消失　　　　E. 腹肌紧张

1.3a-14. 腹膜刺激三联征（　　）

A. 腹肌紧张　　　　B. 压痛　　　　　　C. 转移性腹痛　　　D. 反跳痛　　　　　E. 肠鸣音消失

1.3a-15. 患者，男，56岁，右上腹痛伴发热三天，查体：腹软，右上腹压痛，无反跳痛，肝脏肋下三指，触痛，脾脏肋下未触及，Murphy征（－），移动性浊音（－），肠鸣音5次/分。该患者可能诊断为（　　）

A. 病毒性肝炎　　　B. 肝脓肿　　　　　C. 肝癌　　　　　D. 急性胆囊炎　　　　E. 急性阑尾炎

1.3a-16. 溶血性黄疸时下列哪项正确（　　）

A. 血直接胆红素升高　　　　B. 血间接胆红素升高　　　　C. 尿胆红素升高

D. 尿胆原明显升高　　　　　E. CB/STB＜0.2

1.3a-17. 可致呕血的疾病（　　）

A. 反流性食管炎　　B. 消化性溃疡　　C. 过敏性紫癜　　D. 白血病　　E. Dieulafoy 病

1.3a-18. 呕吐的三个过程（　　　）

A. 恶心　　　　　B. 干呕　　　　　C. 反流　　　　　D. 呕吐　　　　　E. 反食

1.3a-19. 下列疾病可出现腹痛的是（　　　）

A. 心肌梗死　　　B. 胆道结石　　　C. 胃穿孔　　　　D. 缺血性肠病　　E. 肺炎

1.3a-20. 下列说法错误是（　　　）

A. 超过 3 个月者为慢性腹泻　　　　　　B. 一般消化吸收障碍的大便奇臭

C. 肠易激综合征常有黏液脓血便　　　　D. 长期应用抗胆碱药物可致便秘

E. 滥用泻药可致便秘

1.3a-21. 腹痛伴有里急后重的疾病有（　　　）

A. 急性阑尾炎　　B. 痢疾　　　　　C. 直肠炎　　　　D. 直肠癌　　　　E. 急性胆囊炎

1.3a-22. 关于皮肤黏膜黄染的说法中正确的是（　　　）

A. 黄疸首先出现于巩膜、硬腭后部　　　B. 胡萝卜素增高可致皮肤黏膜黄染

C. 黄疸近角巩膜缘处黄染轻　　　　　　D. 胡萝卜素升高所致皮肤黄染先出现于手掌、足底

E. 长期口服呋喃类药物可致皮肤黄染

1.3a-23. 肝脏弥漫性增大可见于（　　　）

A. 病毒性肝炎　　B. 肝淤血　　　　C. 脂肪肝　　　　D. Budd-Chiari 综合征　　E. 肝坏死

1.3a-24. 肝浊音界扩大可见于（　　　）

A. 肝癌　　　　　B. 肝炎　　　　　C. 多囊肝　　　　D. 肝淤血　　　　E. 肝囊肿

1.3a-25. 下列说法正确的是（　　　）

A. 正常情况下，肠鸣音为 4～5 次/分　　　　B. 机械性肠梗阻时肠鸣音减弱

C. 老年性便秘患者肠鸣音增强　　　　　　　D. 麻痹性肠梗阻患者肠鸣音增强

E. 餐后频繁

1.3a-26. 腹泻可伴有（　　　）

A. 发热　　　　　B. 呕吐　　　　　C. 心悸　　　　　D. 便血　　　　　E. 腹痛

1.3a-27. 全身黄疸，大便呈白陶土样便，可见于下列哪些疾病（　　　）

A. 胰头癌　　　　B. 肝硬化　　　　C. 病毒性肝炎　　D. 胆总管结石　　E. 败血症

1.3a-28. 下列有助于鉴别溶血性黄疸和胆汁淤积性黄疸的是（　　　）

A. 直接胆红素/间接胆红素比例　B. 尿胆红素　　C. 尿胆原　　D. 皮肤颜色　　E. 对维生素 K 反应

（三）案例分析题

1.3b-1. 患者，男，30 岁。腹胀尿少 1 个月，近 2 日腹胀加重伴有呼吸困难。5 年前曾受外伤，有输血史。查体：巩膜黄染，可见手掌及上胸部蜘蛛痣，心肺听诊无异常。腹部膨隆，全腹轻压痛，脾大，肋下 7cm，左下腹可见静脉曲张及一感染灶，5.0cm×5.0cm，表面溃疡及出血。移动性浊音阳性，双下肢对称性凹陷性水肿。辅助检查：血清钾离子浓度 3.5mmol/L，白蛋白 22g/L。

要求一：1.A 选手操作，B 选手助手；2.C 选手到指定地点答题。

要求二：为缓解腹胀及呼吸困难症状，请给予患者相应临床处置，准备的局部麻醉药为普鲁卡因。

要求三：患者在实行腹腔穿刺放液术过程中突然出现头晕，心悸，面色苍白，气促等症状，如何处置？

1.3b-2. 患者，男，60 岁。腹胀进食差，双下肢水肿半年，近 1 个月腹胀加重，恶心呕吐，间断性便血。既往体健。查体：贫血外观，结膜苍白，腹部膨隆，软，肝脾肋下未触及，左腰部可触及质硬包块，大小 10cm×10cm，压痛，无反跳痛，包块表面光滑。移动性浊音阳性，双下肢对称性凹陷性水肿。辅助检查：血常规：红细胞 $3.6×10^{12}$/L，血红蛋白 85g/L。生化：钾离子 3.4mmol/L 白蛋白 30g/L。腹部超声：左侧腹部可探及非均质回声肿物，呈假肾样改变。

要求一：1.B 选手操作，C 选手助手；2.A 选手到指定地点答题。

要求二：病人症状改善后，为缓解腹胀及明确诊断，请给予患者相应临床处置？

1.3b-3. 患者，女，32 岁，停经 42 天，腹痛半小时就诊。既往体健。查体：体温 37.2℃，血压 70/30mmHg，

心率120次/分，贫血外观，结膜苍白。腹软，左下腹压痛，无反跳痛。妇科检查：宫颈举痛，后穹隆膨隆，宫体饱满，浮球感，右侧可触及包块，压痛。辅助检查：尿HCG阳性，血常规：血红蛋白73g/L。超声提示：左侧附件混合性包块4cm×3cm×4cm，腹腔积液62mm。

要求一：1.C选手操作，A选手助手；2.B选手到指定地点答题。

要求二：病人查体：体温37.2℃，血压70/30mmHg，心率120次/分。贫血外观，结膜苍白。辅助检查：血常规：血红蛋白73g/L。入院后迅速建立静脉通路。

要求三：考虑患者贫血，立即给予吸氧，建立静脉通路。

要求四：为缓解腹胀症状及明确诊断，请给予患者相应临床处置。请选择提供物品进行穿刺；①后穹隆穿刺包；②腹腔穿刺包。

1.3b-4. 患者，男，65岁，腹胀尿少1个月，近2日腹胀尿少加重，意识欠清。既往有乙型肝炎后肝硬化病史。查体：意识不清。巩膜黄染，可见肝掌及上胸部蜘蛛痣，心肺听诊无异常。腹部膨隆，肝脾肋下未触及，无压痛，双下肢对称性凹陷性水肿。辅助检查：血常规：红细胞$3.5×10^{12}$/L，血红蛋白88g/L，血小板$45×10^9$/L。超声提示：肝硬化失代偿期 腹腔积液80mm。

要求一：1.A选手操作，B选手助手；2.C选手到指定地点答题。

要求二：行腹腔穿刺了解腹水性质。

1.3b-5. 患者，女，26岁，因腹胀，腹痛，低热15天入院。查体：体温37.8℃，体型消瘦，腹部稍膨隆，脐突出，腹部柔韧感，无压痛及反跳痛。移动性浊音阳性。我院腹水常规提示：黄色浑浊，比重（现称为相对密度）1.020，李凡他实验（+），白细胞数$600×10^9$/L，单核细胞0.80，多核细胞0.20，腹水病理学：未发现肿瘤细胞，红细胞沉降率（ESR）67mm/h。

要求一：1.B选手操作，C助手；2.A选手到指定地点答题。

要求二：判断腹水性质，说出最可能的诊断，并根据诊断准备腹腔穿刺及注药所需药物。

要求三：患者在换用穿刺针头抽液时无腹水抽出，下一步如何处置？

1.3b-6. 患者，男，20岁，骑自行车时被汽车撞伤，伤后感左侧季肋疼痛，持续性，并逐渐扩散全腹，伴有口渴，头晕，不能行走。站立时，头晕加剧，并有心悸气短。患者受伤后，无呕血及黑便，无明显呼吸困难，未排尿。体格检查：体温36.8℃，脉搏110次/分，血压90/60mmHg，急性痛苦面容，表情淡漠，回答问题尚准确，面色苍白，贫血貌。胸廓无挤压痛，双肺叩诊清音。腹部略膨隆，腹式呼吸减弱，全腹压痛阳性，轻度肌紧张及反跳痛，肝脾未及，肝上界在右锁骨中线第五肋间，移动性浊音阳性，腹部听诊肠鸣音减弱。辅助检查：血常规：红细胞$3.0×10^{12}$/L，血红蛋白110g/L，白细胞$9.8×10^9$/L。

要求一：1.C选手操作，A选手助手；2.B选手到指定地点答题。

要求二：考虑诊断1.低血容量性休克；2.腹腔实质脏器破裂出血（脾破裂）。为明确诊治，请给予患者相应临床处置。

要求三：利多卡因麻醉过程中，注射器尚未穿透壁腹膜进入腹腔，回吸见血，如何处置？

1.3b-7. 患者，男，47岁，既往有乙型肝炎肝硬化病史10年，原发性肝癌病史3个月。患者1小时前突然右侧季肋部出现剧烈疼痛，持续性，并逐渐扩散全腹，伴有口渴，头晕，不能行走。站立时，头晕加剧，并有心悸气短。患者无呕血及黑便，无明显呼吸困难，未排尿。体格检查：体温36.2℃，脉搏110次/分，血压90/60mmHg，急性痛苦面容，表情淡漠，回答问题尚准确，面色苍白，贫血貌。胸廓无挤压痛，双肺叩诊清音。腹部略膨隆，腹式呼吸减弱，全腹压痛阳性，轻度肌紧张及反跳痛，右肋下缘可及质硬包块8cm×8cm，表面结节样改变，压痛阳性。脾未及，肝上界在右锁骨中线第五肋间，移动性浊音阳性，腹部听诊肠鸣音减弱。辅助检查：血常规：红细胞$3.0×10^{12}$/L，血红蛋白110g/L，白细胞$9.8×10^9$/L。

要求一：1.A选手操作，B选手助手；2.C选手到指定地点答题。

要求二：考虑诊断1.低血容量性休克；2.肝癌结节破裂出血。为明确诊治，请给予患者相应临床处置。

要求三：患者在治疗过程中突然出现意识不清，血压脉搏测不清，如何处置？

1.3b-8. 患者，男，68岁，持续性上腹部疼痛1小时伴头晕，出冷汗，恶心，呕吐。既往有乙型肝炎肝硬化病史。体格查体：贫血外观，结膜苍白，心肺听诊无异常。腹部膨隆，肝大，肋下5cm，全腹部压痛，尤以右上腹部为著，肠鸣音 2 次/分，移动性浊音阳性。辅助检查：血常规：红细胞 $2.5×10^{12}/L$ 白细胞 $12.5×10^9/L$ 中性粒细胞百分比 73%。肿瘤系列：AFP＞1000μg/L。超声提示：肝右叶占位性病变（肝癌？），腹腔积液，肝周低回声区（出血？）

要求一：1.B 选手操作，C 选手助手；2.A 选手到指定地点答题。

要求二：为明确腹腔积液病因及性质，请给予患者相应临床处置。

1.3b-9. 患者，男，78 岁，腹胀尿少 1 个月，近两日腹胀尿少加重。既往有酒精性肝硬化病史。查体：巩膜黄染，可见肝掌。腹部膨隆，全腹轻压痛，肝脾肋下未触及。移动性浊音阳性，双下肢对称性凹陷性水肿。辅助检查：血清钾离子浓度 3.5mmol/L，白蛋白 22g/L。彩超：肝硬化失代偿期 腹腔积液。

要求一：1.C 选手操作，A 选手助手；2.B 选手到指定地点答题。

要求二：为缓解腹胀症状，请给予患者相应临床处置。

要求三：要求腹腔穿刺抽液 1000ml，但在抽至 500ml 时出现腹水抽不出。此情况如何考虑？下一步怎样处理？

要求四：患者住院期间，出现少尿甚至无尿。查体：腹部耻骨联合上方可触及 10cm×10cm 囊性包块，无压痛。超声考虑：膀胱潴留。如何处置。.

1.3b-10. 患者，男，44 岁，腹胀尿少 1 个月。既往有丙型炎肝硬化病史。查体：巩膜黄染，可见肝掌。腹部膨隆，全腹无压痛，肝脾肋下未触及。移动性浊音阳性，双下肢对称性凹陷性水肿。辅助检查：血清钾离子浓度 3mmol/L，白蛋白 28g/L。彩超：肝硬化失代偿期，腹腔积液。

要求一：1.A 选手操作，B 选手助手；2.C 选手到指定地点答题。

要求二：为缓解腹胀症状，请给予患者相应临床处置。

要求三：放液过程中速度过快，一次放液 5000ml。术毕患者突然出现烦躁不安，不配合治疗。急查血氨明显升高，考虑并发肝性脑病，该如何处置。

1.3b-11. 患者，男，30 岁。腹胀尿少 1 个月，近 2 日腹胀加重伴有呼吸困难。5 年前曾受外伤，有输血史。查体：巩膜黄染，可见肝掌及上胸部蜘蛛痣，心肺听诊无异常。腹部膨隆，全腹轻压痛，脾大，肋下 7cm，左下腹可见静脉曲张及一感染灶，5.0cm×5.0cm，表面溃疡及出血。移动性浊音阳性，双下肢对称性凹陷性水肿。辅助检查：血清钾离子浓度 3.5mmol/L，白蛋白 22g/L。

要求一：1.A 选手操作，B 选手助手；2.C 选手到指定地点答题。

要求二：为缓解腹胀及呼吸困难症状，请给予患者相应临床处置，准备的局部麻醉药物为普鲁卡因。

要求三：患者在实行腹腔穿刺放液术过程中突然出现头晕，心悸，面色苍白，气促等症状，如何处置？

1.3b-12. 患者，男，60 岁。腹胀进食差双下肢水肿半年，近一个月腹胀加重，恶心呕吐，间断性便血。既往体健。查体：贫血外观，结膜苍白，腹部膨隆，软，肝脾肋下未触及，左腰部可触及质硬包块，大小 10cm×10cm，压痛，无反跳痛，包块表面光滑。移动性浊音阳性，双下肢对称性凹陷性水肿。辅助检查：血常规：红细胞 $3.6×10^{12}/L$，血红蛋白 85g/L。

生化：钾离子 3.4mmol/L，白蛋白 30g/L。腹部超声：左侧腹部可探及非均质回声肿物，呈假肾样改变。

要求一：1.B 选手操作，C 选手助手；2.A 选手到指定地点答题。

要求二：患者症状改善后，为缓解腹胀及明确诊断，请给予患者相应临床处置？

1.3b-13. 患者，女，32 岁，停经 42 天，腹痛半小时就诊。既往体健。查体：体温 37.2℃，血压 70/30mmHg，心率 120 次/分，贫血外观，结膜苍白。腹软，左下腹压痛，无反跳痛。妇科检查：宫颈举痛，后穹隆膨隆，宫体饱满，浮球感，右侧可触及包块，压痛。辅助检查：尿 HCG 阳性，血常规：血红蛋白 73g/L。超声提示：左侧附件混合性包块 4cm×3cm×4cm，腹腔积液 62mm。

要求一：1.C 选手操作，A 选手助手；2.B 选手到指定地点答题。

要求二：患者查体：体温 37.2℃，血压 70/30mmHg，心率 120 次/分。贫血外观，结膜苍白。辅助检查：血常规：血红蛋白 73g/L。入院后迅速建立静脉通路。

要求三：考虑患者贫血，立即给予吸氧，建立静脉通路。

要求四：为缓解腹胀症状及明确诊断，请给予患者相应临床处置。请选择提供物品进行穿刺；①后穹隆穿刺包；②腹腔穿刺包。

1.3b-14. 患者，男，65 岁，腹胀尿少 1 个月，近 2 日腹胀尿少加重，意识欠清。既往有乙型肝炎后肝硬化病史。查体：意识不清。巩膜黄染，可见肝掌及上胸部蜘蛛痣，心肺听诊无异常。腹部膨隆，肝脾肋下未触及，无压痛，双下肢对称性凹陷性水肿。辅助检查：血常规：红细胞 $3.5×10^{12}/L$，血红蛋白 88g/L，血小板 $45×10^9/L$。超声提示：肝硬化失代偿期　腹腔积液 80mm。

要求一：1.A 选手操作，B 选手助手；2.C 选手到指定地点答题。

要求二：行腹腔穿刺了解腹水性质。

1.3b-15. 患者，女，26 岁，因腹胀，腹痛，低热 15 天入院。查体：体温 37.8℃，体型消瘦，腹部稍膨隆，脐突出，腹部柔韧感，无压痛及反跳痛。移动性浊音阳性。我院腹水常规提示：黄色浑浊，比重（现称为相对密度）1.020，李凡他实验（+），白细胞数 $600×10^9/L$，单核细胞 0.80，多核细胞 0.20，腹水病理学：未发现肿瘤细胞，红细胞沉降率（ESR）67mm/h。

要求一：1. B 选手操作，C 助手；2.A 选手到指定地点答题。

要求二：判断腹水性质，说出最可能的诊断，并根据诊断准备腹腔穿刺及注药所需药物。

1.3b-16. 患者，男，20 岁，骑自行车时被汽车撞伤，伤后感左侧季肋部疼痛，持续性，并逐渐扩散全腹，伴有口渴，头晕，不能行走。站立时，头晕加剧，并有心悸气短。病人受伤后，无呕血及黑便，无明显呼吸困难，未排尿。体格检查：体温 36.8℃，脉搏 110 次/分，血压 90/60mmHg，急性痛苦面容，表情淡漠，回答问题尚准确，面色苍白，贫血貌。胸廓无挤压痛，双肺叩诊清音。腹部略膨隆，腹式呼吸减弱，全腹压痛阳性，轻度肌紧张及反跳痛，肝脾未及，肝上界在右锁骨中线第五肋间，移动性浊音阳性，腹部听诊肠鸣音减弱。辅助检查：血常规：红细胞 $3.0×10^{12}/L$，血红蛋白 110g/L，白细胞 $9.8×10^9/L$。

要求一：1.C 选手操作，A 选手助手；2.B 选手到指定地点答题。

要求二：考虑诊断 1.低血容量性休克；2.腹腔实质脏器破裂出血（脾破裂）。为明确诊治，请给予患者相应临床处置。

要求三：利多卡因麻醉过程中，注射器尚未穿透壁腹膜进入腹腔，回吸见血，如何处置？

1.3b-17. 患者，男，47 岁，既往有乙型肝炎肝硬化病史 10 年，原发性肝癌病史 3 个月。患者 1 小时前突然右侧季肋部出现剧烈疼痛，持续性并逐渐扩散全腹，伴有口渴，头晕，不能行走。站立时，头晕加剧，并有心悸气短。患者无呕血及黑便，无明显呼吸困难，未排尿。体格检查：体温 36.2℃，脉搏 110 次/分，血压 90/60mmHg，急性痛苦面容，表情淡漠，回答问题尚准确，面色苍白，贫血貌。胸廓无挤压痛，双肺叩诊清音。腹部略膨隆，腹式呼吸减弱，全腹压痛阳性，轻度肌紧张及反跳痛，右肋下缘可及质硬包块 8cm×8cm，表面结节样改变，压痛阳性。脾未及，肝上界在右锁骨中线第五肋间，移动性浊音阳性，腹部听诊肠鸣音减弱。辅助检查：血常规：红细胞 $3.0×10^{12}/L$，血红蛋白 110g/L，白细胞 $9.8×10^9/L$。

要求一：1.A 选手操作，B 选手助手；2.C 选手到指定地点答题。

要求二：考虑诊断 1.低血容量性休克；2.肝癌结节破裂出血。为明确诊治，请给予患者相应临床处置。

要求三：患者在治疗过程中突然出现意识不清，血压脉搏测不清，如何处置？

1.3b-18. 患者，男，68 岁，持续性上腹部疼痛 1 小时伴头晕，出冷汗，恶心，呕吐。既往有乙型肝炎肝硬化病史。体格查体：贫血外观，结膜苍白，心肺听诊无异常。腹部膨隆，肝大，肋下 5cm，全腹部压痛，尤以右上腹部为著，肠鸣音 2 次/分，移动性浊音阳性。辅助检查：血常规：红细胞 $2.5×10^{12}/L$，白细胞 $12.5×10^9/L$ 中性粒细胞百分比 73%。肿瘤系列：AFP>1000μg/L。超声提示：肝右叶占位性病变（肝癌？），腹腔积液肝周低回声区（出血？）

要求一：1.B 选手操作，C 选手助手；2.A 选手到指定地点答题。

要求二：为明确腹腔积液病因及性质，请给予患者相应临床处置。

1.3b-19. 患者，男，78 岁，腹胀尿少 1 个月，近 2 日腹胀尿少加重。既往有酒精性肝硬化病史。查体：巩膜黄染，可见肝掌。腹部膨隆，全腹轻压痛，肝脾肋下未触及。移动性浊音阳性，双下肢对称性凹陷性水肿。辅助检查：血清钾离子浓度 3.5mmol/L，白蛋白 22g/L。彩超：肝硬化失代偿期　腹腔积液。

要求一：1.C 选手操作，A 选手助手；2.B 选手到指定地点答题。

要求二：为缓解腹胀症状，请给予患者相应临床处置。

要求三：要求腹腔穿刺抽液 1000ml，但在抽至 500ml 时出现腹水抽不出。此情况如何考虑？下一步怎样处理?

要求四：患者住院期间，出现少尿甚至无尿。查体：腹部耻骨联合上方可触及 10cm×10cm 囊性包块，无压痛。超声考虑：膀胱潴留。如何处置。.

1.3b-20. 患者，男，44 岁，腹胀尿少 1 个月。既往有丙型肝炎肝硬化病史。查体：巩膜黄染，可见肝掌。腹部膨隆，全腹无压痛，肝脾肋下未触及。移动性浊音阳性，双下肢对称性凹陷性水肿。辅助检查：血清钾离子浓度 3mmol/L，白蛋白 28g/L。彩超：肝硬化失代偿期 腹腔积液。

要求一：1.A 选手操作，B 选手助手；2.C 选手到指定地点答题。

要求二：为缓解腹胀症状，请给予患者相应临床处置。

要求三：放液过程中速度过快，一次放液 5000ml。术毕患者突然出现烦躁不安，不配合治疗。急查血氨明显升高，考虑并发肝性脑病，该如何处置。

1.3b-21. 患者，男，58 岁，乙肝病史 30 余年，3 年前于我院明确诊断"肝炎肝硬化失代偿期"，2 年来反复多次因大量呕血，黑便与我院住院。5 天前患者进食饼干后再次呕血，量约 2000ml，伴随心悸，大汗，躁动不安。做胃镜示食管胃底静脉曲张。药物治疗效果不佳，拟插三腔两囊管后转上级医院做静脉套扎术。查体：BP 90/50mmHg，R 22 次/分，T 36.5℃。贫血外观，结膜苍白，腹部平坦，软，移动性浊音阳性，肝脾肋下未触及，双下肢无水肿。患者经输血，补液，药物治疗后症状无明显改善。

要求一：1.A 选手操作，B 选手助手；2.C 选手到指定地点答题。

要求二：为控制的门静脉高压合并食管胃底静脉曲张破裂出血，请给予患者相应处置。

要求三：患者处于休克状态，需给予积极抢救如何处置？

1.3b-22. 患者，男，65 岁，既往 3 年前曾做右侧鼻腔手术。乙肝肝硬化失代偿期病史。做胃镜示食管胃底静脉曲张。5 天前患者进食饼干后呕血，量约 1000ml。查体：BP 120/70mmHg，R 22 次/分，T 36.5℃。贫血外观，结膜苍白，腹部膨隆，软，移动性浊音阳性，肝脾肋下未触及，双下肢水肿。药物治疗不佳，拟插三腔两囊管后转上级医院做静脉套扎术。

要求一：1.A 选手操作，B 选手助手；2.C 选手到指定地点答题。

要求二：为控制的门静脉高压合并食管胃底静脉曲张破裂出血，请给予患者相应处置。

要求三：经积极治疗，患者活动性出血停止，遂出现腹胀，腹围加大，尿少。经利尿，提高血容量等治疗尿少无明显好转。查体：腹部膨隆，肝脾未触及，移动性浊音阳性，双下肢凹陷性水肿。下腹部触及质软囊性包块，经彩超证实为膀胱潴留，为缓解症状如何处置？

要求四：该患者在插三腔两囊管过程中出现再次大量呕血。请进行相应处置。

1.3b-23. 患者，女，65 岁，因呕血 1 天，量约 500ml 入院。患者既往有丙肝病史 20 年。查体：BP 100/70mmHg，R 22 次/分，T 37℃，P 110 次/分。胃镜检查示食管胃底静脉曲张。查体：一般情况差，神清，呼吸急促，贫血外观，结膜苍白，巩膜黄染，面部及颈部可见 3 个蜘蛛痣。两肺未闻及啰音，心率 110 次/分，腹部膨隆，无压痛及反跳痛，肝脾肋下未触及，移动性浊音阳性，双下肢水肿。

要求一：1.A 选手操作，B 选手助手；2.C 选手到指定地点答题。

要求二：为控制的门静脉高压合并食管胃底静脉曲张破裂出血，请给予患者相应处置。

1.3b-24. 患者，女，66 岁，既往有食道癌手术史，有肝硬化病史。此次因食欲不振 5 年，呕血一次入院。病人近 5 年来常有食欲不振，厌油腻。1 天前患者呕咖啡样物 2 次，呈喷射状，含有血凝块，总量约 800ml，未排黑便。消化道钡透是：食管胃底静脉曲张。

要求一：1.A 选手操作，B 选手助手；2.C 选手到指定地点答题。

要求二：为控制的门静脉高压合并食管胃底静脉曲张破裂出血，请给予患者相应处置。

1.3b-25. 患者，男，78 岁，农民，既往有酒精性肝硬化病史。此次因呕血 2 次入院。入院前一天，患者自觉上腹部不适，遂呕血，内含血凝块两次（量不祥），遂出现头晕，乏力，大汗症状。故患者到当地社区医院就诊。既往无手术史。查体：神清语明，贫血外观，腹部饱满，肝脾未触及，移动性浊音阴性，肠鸣音 5 次/分，双下肢无水肿。

要求一：1.A 选手操作，B 选手助手；2.C 选手到指定地点答题。

要求二：为控制的门静脉高压合并食管胃底静脉曲张破裂出血，请给予患者相应处置。

要求三：患者消化道出血停止，生命指征平稳，转往上级医院行食管胃底静脉硬化套扎治疗。住院期间其自行口服"偏方中药"后突然出现恶心，呕吐，呼吸困难，咳嗽。查体：呼吸急促，咳嗽。考虑何种诊断，如何处置？

1.3b-26. 患者，女，74 岁，因呕血 1 天，量约 400ml 入院。病人既往有乙肝病史 20 年。查体：BP 100/70mmHg，R 22 次/分，T 37℃，P 110 次/分。胃镜检查示食管胃底静脉曲张。查体：一般情况差，表情淡漠，呼吸急促，贫血外观，结膜苍白，巩膜黄染，面部及颈部可见 3 个蜘蛛痣。两肺未闻及啰音，心率 110 次/分，腹部膨隆，无压痛及反跳痛，肝脾肋下未触及，移动性浊音阳性，双下肢水肿。

要求一：1.A 选手操作，B 选手助手；2.C 选手到指定地点答题。

要求二：为控制的门静脉高压合并食管胃底静脉曲张破裂出血，请给予患者相应处置。

要求三：三腔两囊管压迫止血操作成功，病人突然出现呼吸困难，如何给予紧急处置？

1.3b-27. 患者，女，50 岁，因"反复腹胀，食欲缺乏，厌油 5 年，呕血 1 次"入院。患者既往有肝硬化病史，入院 20 分钟后患者出现恶心，上腹灼痛等症状，随即呕血凝块 3 次，总量约计 3300ml。查体：BP 100/70mmHg，R 22 次/分，T 37.1℃，P 110 次/分。一般情况差，表情淡漠，呼吸急促，贫血外观，结膜苍白，巩膜黄染，腹部膨隆，无压痛及反跳痛，肝脾肋下未触及，移动性浊音阳性，双下肢水肿。

要求一：1.A 选手操作，B 选手助手；2.C 选手到指定地点答题。

要求二：为控制的门静脉高压合并食管胃底静脉曲张破裂出血，请给予患者相应处置。

要求三：患者已插入三腔两囊管，胃囊压迫止血，插管前心电监护心电图正常，插管后心电监护示多发室性期前收缩。请行进一步处理。

1.3b-28. 患者，男，52 岁，既往有丙型肝炎后肝硬化病史，有食管胃底静脉曲张内镜下硬化治疗手术史。此次因呕血 1 天，量约 800ml 入院。做胃镜示食管胃底静脉曲张。此次在基层医院药物治疗效果不佳，拟积极处理后转往上级医院。

要求一：1.A 选手操作，B 选手助手；2.C 选手到指定地点答题。

要求二：为控制的门静脉高压合并食管胃底静脉曲张破裂出血，请给予患者相应处置。

要求三：在为患者准备插管过程中发现气囊漏气，下一步处理措施。

1.3b-29. 患者，男，52 岁，既往有丙型肝炎后肝硬化病史，有食管胃底静脉曲张内镜下硬化及套扎治疗手术史。反复呕血药物及内镜下治疗效果不佳就诊，拟行三腔两囊管处理。术前检查发现患者神志模糊，多言乱动，BP 80/50mmHg，P 110 次/分。

要求一：1.A 选手操作，B 选手助手；2.C 选手到指定地点答题。

要求二：为控制的门静脉高压合并食管胃底静脉曲张破裂出血，请给予患者相应处置。

1.3b-30. 患者，女，62 岁，因"反复腹胀，食欲缺乏，厌油 5 年，呕血 1 次"入院。患者既往有自身免疫性肝硬化病史，因肝硬化食管静脉曲张破裂出血，反复呕血药物治疗效果不佳就诊。插图三腔两囊管后成功止血，观察出血停止已 24 小时。

要求一：1.A 选手操作，B 选手助手；2.C 选手到指定地点答题。

要求二：已插入三腔两囊管，请进行下一步处置。

要求三：患者经上述处理后病情稳定，无再次出血。请拔出三腔两囊管。

1.3b-31. 患者，男，46 岁，持续性上腹痛 10 小时。患者 10 小时前无明显诱因突发上腹痛，为持续性，向腰背部放散，发热，呕吐。发病后排成形便 1 次。半年前查体发现血脂异常。查体：T 36.5℃，P 80 次/分，R 18 次/分，BP 110/70mmHg，急性病容，双肺未闻及干湿性啰音。心率 80 次/分，律齐，各瓣膜区未闻及杂音。腹部平坦，软，脐上偏左压痛，无肌紧张及反跳痛，未触及包块，肝脾肋下未触及，Murphy 征阴性，移动性浊音阴性，肠鸣音正常。实验室检查：血常规：RBC $3.0×10^{12}$/L，HGB 140g/L，WBC $10.2×10^9$/L。血淀粉酶 360U/L。

要求：根据以上病例摘要，请给予初步诊断，诊断依据，进一步检查。

1.3b-32. 简要病史：男性，42 岁，反复上腹胀满 2 个月，伴呕吐隔夜食物 2 周。要求：你作为住院医师，请叙述应如何询问该患者现病史及相关内容？

【答案】

（一）单项选择题

1.3-1. E；1.3-2. C；1.3-3. D；1.3-4. C；1.3-5. A；1.3-6. B；1.3-7. C；1.3-8. B；1.3-9. B；1.3-10. B；1.3-11. B；1.3-12. B；1.3-13. E；1.3-14. A；1.3-15. B；1.3-16. A；1.3-17. E；1.3-18. E；1.3-19. C；1.3-20. B；1.3-21. E；1.3-22. B；1.3-23. C；1.3-24. C；1.3-25. E；1.3-26. A；1.3-27. B；1.3-28. C；1.3-29. B；1.3-30. D；1.3-31. C；1.3-32. A；1.3-33. A；1.3-34. B；1.3-35. C；1.3-36. C；1.3-37. D；1.3-38. B；1.3-39. C；1.3-40. B；1.3-41. A；1.3-42. B；1.3-43. D；1.3-44. A；1.3-45. A；1.3-46. C；1.3-47. A；1.3-48. B；1.3-49. D；1.3-50. C；1.3-51. A；1.3-52. C；1.3-53. B；1.3-54. A；1.3-55. C；1.3-56. B；1.3-57. A；1.3-58.D ；1.3-59. A；1.3-60. A；1.3-61. E；1.3-62. B；1.3-63. D；1.3-64. C；1.3-65. B；1.3-66. C；1.3-67. E；1.3-68. B；1.3-69. B；1.3-70. D；1.3-71. B；1.3-72. A；1.3-73. C；1.3-74. D；1.3-75. C

（二）多项选择题

1.3a-1. BE；1.3a-2. ACD；1.3a-3. ACDE；1.3a-4. BCD；1.3a-5. ABCDE；1.3a-6. ABD；1.3a-7. CE；1.3a-8. ACDE；1.3a-9. BCDE；1.3a-10. ABC；1.3a-11. ABD；1.3a-12. ABCE；1.3a-13. ABCDE；1.3a-14. ABD；1.3a-15. ABC；1.3a-16. ABDE；1.3a-17. ABCDE；1.3a-18. ABD；1.3a-19. ABCDE；1.3a-20. ABC；1.3a-21. BCD；1.3a-22. ABCDE；1.3a-23. ABCD；1.3a-24. ABCDE；1.3a-25. AE；1.3a-26. ABCDE；1.3a-27. AD；1.3a-28. ABCE；

（三）案例分析题

1.3b-1. ①局部麻醉药为普鲁卡因，要先做皮试，阴性方可操作。选择脐与耻骨联合连线中点上方1.0cm，偏右1.5cm处为穿刺点行腹腔穿刺。②立即停止操作，进行适当处理（如补液、吸氧、监测生命指征，必要时使用肾上腺素等）。

1.3b-2. 取脐与耻骨联合连线中点上方1.0cm、偏右1.5cm处为穿刺点行腹腔穿刺。

1.3b-3. ①建立静脉通路，吸氧。②取脐与耻骨联合连线中点上方1.0cm、偏左或偏右1.5cm处为穿刺点行腹腔穿刺。

1.3b-4. 术前应排空膀胱，昏迷患者术前应先导尿，以免损伤膀胱。

1.3b-5. ①渗出液最可能的诊断是结核性腹膜炎。要求准备异烟肼及地塞米松。②患者在换用穿刺针头抽液时无腹水抽出，考虑腹水分隔或腹水量太少，应变换进针深度或穿刺方向后若确实无腹水抽出，取消注药。改为B超引导下进行。

1.3b-6. ①少量腹水患者取侧卧位，取脐水平线与腋前线或腋中线交点行诊断性腹腔穿刺。②考虑麻醉针进入血管重新更换麻醉位置。

1.3b-7. ①少量腹水患者取侧卧位，取脐水平线与腋前线或腋中线交点行诊断性腹腔穿刺。②立即建立静脉输血通路，吸氧，床头心电描绘，急查血常规+血型，抢救药物治疗维持生命指征，必要时备血输血，心脏按压。

1.3b-8. 选择脐与左侧髂前上棘连线中外1/3为穿刺点行腹腔穿刺，抽出血性腹水，静置10分钟为不凝血，留取标本化验。

1.3b-9. ①选择脐与左侧髂前上棘连线中外1/3为穿刺点行腹腔穿刺。②考虑负压过大，游离大网膜堵塞针孔，应减小负压，调整进针深度及方向。③导尿。

1.3b-10. ①选择脐与左侧髂前上棘连线中外1/3为穿刺点行腹腔穿刺。②放液速度不宜过快，放液量要控制，一次不要超过3000ml，出现症状时停止抽液，按照肝性脑病处理，并维持酸碱、电解质平衡。

1.3b-11. ①局部麻醉药为普鲁卡因，要先做皮试，阴性方可操作。选择脐与耻骨联合连线中点上方1.0cm，偏右1.5cm处为穿刺点行腹腔穿刺。②立即停止操作，进行适当处理（如补液、吸氧、监测生命指征，必要时使用肾上腺素等）。

1.3b-12. 取脐与耻骨联合连线中点上方1.0cm、偏右1.5cm处为穿刺点行腹腔穿刺。

1.3b-13. ①建立静脉通路，吸氧。②取脐与耻骨联合连线中点上方1.0cm、偏左或偏右1.5cm处为穿刺点行腹腔穿刺。

1.3b-14. 术前应排空膀胱，昏迷患者术前应先导尿，以免损伤膀胱。

1.3b-15. ①渗出液最可能的诊断是结核性腹膜炎。要求准备异烟肼及地塞米松。②患者在换用穿刺针头抽液时无腹水抽出，考虑腹水分隔或腹水量太少，应变换进针深度或穿刺方向后若确实无腹水抽出，取消注药。改为 B 超引导下进行。

1.3b-16. ①少量腹水患者取侧卧位，取脐水平线与腋前线或腋中线交点行诊断性腹腔穿刺。②考虑麻醉针进入血管重新更换麻醉位置。

1.3b-17. ①少量腹水患者取侧卧位，取脐水平线与腋前线或腋中线交点行诊断性腹腔穿刺。②立即建立静脉输血通路，吸氧，床头心电描绘，急查血常规+血型，抢救药物治疗维持生命指征，必要时备血输血，心脏按压。

1.3b-18. 选择脐与左侧髂前上棘连线中外 1/3 为穿刺点行腹腔穿刺，抽出血性腹水，静置 10 分钟为不凝血，留取标本化验。

13.b-19. ①选择脐与左侧髂前上棘连线中外 1/3 为穿刺点行腹腔穿刺。②考虑负压过大，游离大网膜堵塞针孔，应减小负压，调整进针深度及方向。③导尿。

1.3b-20. ①选择脐与左侧髂前上棘连线中外 1/3 为穿刺点行腹腔穿刺。②放液速度不宜过快，放液量要控制，一次不要超过 3000ml，出现症状时停止抽液，按照肝性脑病处理，并维持酸碱、电解质平衡。

1.3b-21. ①病情垂危，躁动不合作无法行三腔两囊管置入术。②吸氧，心电描绘，建立静脉通路，备血输血。

1.3b-22. ①要求检查鼻腔，选择左侧鼻腔插管。给予三腔两囊管置入术。②导尿术。③插管过程中患者出现再次大量呕血，立即停止插管，将头偏向一侧，尽量将口中血液吐出，必要时负压吸引，防止窒息，观察生命指征。

1.3b-23. 三腔两囊管置入术。

1.3b-24. 病人有食道癌手术史无法行三腔两囊管置入术。

1.3b-25. ①三腔两囊管置入术。②药物误吸入气管，吸痰术。

1.3b-26. ①三腔两囊管置入术。②胃囊破裂，三腔两囊管滑出，立即间断导管，放尽囊内气体拔管。

1.3b-27. ①三腔两囊管置入术。②心电图为多发室性期前收缩，考虑并发症出现，应检查是否牵引物过重，检查三腔两囊管是否外滑，抽气（注意顺序），吸氧，观察生命体征。

1.3b-28. ①三腔两囊管置入术。②检查气囊漏气应立即更换三腔两囊管。

1.3b-29. 考虑失血性休克，肝性脑病前兆，暂不宜插管，等病情平稳后再插。准备插管用物起混淆作用。

1.3b-30. ①先放食管囊，再放胃囊，放气后胃内留置 24 小时观察，未再出血可拔管。②口服石蜡油 20～30ml，先放食管囊，再放胃囊，缓慢拔出三腔两囊管。

1.3b-31. ①初步诊断：急性胰腺炎。②诊断依据：①中年患者，急性起病，既往血脂异常。②持续性上腹痛，向背部放散。③查体：腹软，左上腹压痛，无反跳痛，墨菲征阴性，肠鸣音正常。④血淀粉酶升高。

1.3b-32. 初步诊断：可能为幽门梗阻（胃十二指肠球部溃疡并发）。现病史，根据主诉及相关鉴别询问：①呕吐时间，次数及与腹胀关系，呕吐物的性质，气味和容量。②诱发因素及伴随症状（有无口渴，尿少，乏力，手足抽搐等）。

第四节　神经内科基本操作

一、头痛的问诊

首先应详细询问病史，头痛的诊断问诊十分重要。

1. 头痛部位　头颅深部病变或颅内病变时，头痛部位与病变部位不一定符合，大脑半球的病变疼痛多位于病变的同侧，以额部为多，并向颞部放射。小脑幕以下肿瘤头痛多位于后枕部。一般颅外病变头痛与病灶一致，或位于病灶附近，如鼻源性和齿源性头痛。青光眼引起的头痛多位于眼的周围或眼上部。

2. 头痛的形式　是突然发病还是慢性起病；是发作性还是持续性；头痛发作在一天中的变化；是否有周期性。

3. 头痛的性质 根据头痛的性质可以判断头痛的病因。例如原发性三叉神经痛表现为颜面部发作性、短暂的电击样疼痛。舌咽神经痛的特点是咽后部发作性疼痛向耳及枕部放射。血管性头痛则为搏动跳动样头痛。

4. 头痛的诱因及减轻和加重因素 紧张性头痛往往遇到劳累、睡眠差时诱发。偏头痛在月经期时容易发作。焦虑性头痛往往在遇到不愉快的事情时发作。运动性头痛由于剧烈的体育运动诱发。颅内压增高引起的头痛一般大小便、低头、咳嗽用力时加重。

5. 头痛的程度 轻度：头痛能忍受，不影响生活、学习、工作。中度：头痛尚能忍受，对生活、学习、工作有一定影响。重度：头痛严重，对生活、学习、工作有影响，必须休息甚至卧床。

6. 头痛有无先兆及伴随症状 头痛前有无闪光、亮点和异彩等视觉先兆。有无伴随焦虑和抑郁症状，如情绪低落、记忆力减退、对事物失去兴趣、心慌、心悸等。

7. 诊治经过及用药情况 有的止痛药可以引起头痛。比如长期服用消炎痛可以引起头痛。

二、眩晕的问诊

眩晕在问诊时需注意以下几个方面。

1. 头晕是否伴有视物旋转或自身旋转感或外界的摇晃感/倾倒感 我们一般将头晕分为眩晕、晕厥前、头重脚轻感、失平衡感。若是眩晕，我们就要考虑这周围性的还是中枢性的。若是非眩晕，即头晕乎乎的或昏沉感，则要考虑很多是否与内科疾病相关。

2. 眩晕是发作性的还是持续性的 眩晕若是反复发作的，应考虑是否是 BPPV、梅尼埃病、前庭性偏头痛等等，若是首次发作且为持续性的，我们则会考虑是否前庭神经元炎、后循环梗死、迷路炎等。

3. 眩晕发作的持续时间 如眩晕发作时间为秒-分计，我们主要考虑 BPPV、前庭阵发症、前半规管裂、外淋巴瘘等；若为分计，主要考虑后循环 TIA、前庭阵发症等；若以小时计，最常见则为梅尼埃病；若发作以天为计，主要考虑前庭神经元炎、后循环梗死等；而前庭性偏头痛发作时间则为分-天不等。

4. 眩晕发作的诱发因素 临床最常见的即为体位相关的眩晕发作，即改变体位时可诱发眩晕，临床最常见的即为 BPPV。另外，还需注意声音诱发，最常见于前半规管裂；行走时诱发，需考虑双侧前庭病；转头时诱发，需排除前庭阵发症等。

5. 眩晕发作是否伴有耳蜗症状 若伴有耳鸣及听力下降，临床最经典的即为梅尼埃病。另外即为迷路炎。伴有耳蜗症状，往往为周围性眩晕，但遇到伴有血管危险因素的老年患者仍需注意 AICA 梗死可能。

6. 眩晕发作是否伴有神经系统的症状 这是神经内科医生遇到眩晕患者最关心的问题，因为要区分中枢性眩晕还是周围性眩晕，而中枢性眩晕可能导致致命性危险。

7. 眩晕患者既往有无特殊病史 既往是否有头痛病史，尤其是偏头痛。另外还要注意有无血管危险因素，如高血压、糖尿病、吸烟等。

三、晕厥的问诊

（1）晕厥发生年龄、性别。
（2）晕厥发作的诱因、发作与体位关系、与咳嗽及排尿关系、与用药关系。
（3）晕厥发生速度、发作持续时间、发作时面色、血压及脉搏情况。
（4）晕厥伴随的症状。
（5）有无心、脑血管病史。

（6）既往有无相同发作史及家族史。

四、抽搐及惊厥的问诊

抽搐与惊厥均属于不随意运动。抽搐是指全身或局部骨骼肌群非自主的抽动或强烈收缩，常可引起关节的运动和强直。当肌群收缩表现为强直性和阵挛时，称为惊厥。惊厥表现的抽搐一般为全身性、对称性，伴有或不伴有意识丧失。问诊要点如下。

（1）发病最初年龄：有无家族史及反复发作史。

（2）诱发因素：抽搐发作与睡眠、饮食、情绪和月经等的关系。

（3）发作先兆：眼前有无闪光、有无闻到怪味、心慌、胸腹内气流上升的异常感觉及不自主咀嚼等。

（4）抽搐的部位和形式：是全身抽搐、还是局部抽搐；肢体是伸直、屈曲还是阵挛。

（5）伴随症状：有无意识丧失及大小便失禁，口吐白沫、摔伤和舌咬伤等。

（6）抽搐后症状：有无昏睡、头痛或肢体一过性瘫痪。

（7）发作的频率。

（8）以往的诊治经过。

（9）既往史：包括出生史、发育史、颅脑疾病史、长期服药史，有无心、肺、肝、肾及内分泌疾病史。

五、意识障碍的问诊

（1）发病的诱因，有无药物或乙醇滥用，有无外伤，详细询问既往疾病史。

（2）发作的频率及持续时间。

（3）有无心血管及呼吸系统症状。

（4）有无四肢抽搐、舌咬伤、尿便失禁等伴随症状。

（5）转醒后有无后遗症。

（6）询问发病环境和现场特点。

六、神经系统疾病的常见症状

（一）意识障碍

意识是指个体对周围环境及自身状态的感知能力。意识障碍可分为意识清晰程度下降和意识内容变化两方面。前者表现为嗜睡、昏睡和昏迷；后者表现为意识模糊和谵妄等。意识的维持依赖大脑皮质的兴奋。脑干上行网状激活系统（ascending reticular activating system）接受各种感觉信息的侧支传入，发放兴奋从脑干向上传至丘脑的非特异性核团，再由此弥散投射至大脑皮质，使整个大脑皮质保持兴奋，维持觉醒状态。因此，上行网状激活系统或双侧大脑皮质损害均可导致意识障碍。

1. 以觉醒度改变为主的意识障碍

（1）嗜睡（somnolence）：是意识障碍的早期表现。患者表现为睡眠时间过度延长，但能被叫醒，醒后可勉强配合检查及回答简单问题，停止刺激后患者又继续入睡。

（2）昏睡（sopor）：是一种比嗜睡较重的意识障碍。患者处于沉睡状态，正常的外界刺激不能使其觉醒，须经高声呼唤或其他较强烈刺激方可唤醒，对言语的反应能力尚未完全丧失，可作含糊、简单而不完全的答话，停止刺激后又很快入睡。

（3）昏迷（coma）：是一种最为严重的意识障碍。患者意识完全丧失，各种强刺激不能使其觉醒，无有目的的自主活动，不能自发睁眼。昏迷按严重程度可分为三级。

1）浅昏迷：意识完全丧失，仍有较少的无意识自发动作。对周围事物及声、光等刺激全无反应，对强烈刺激如疼痛刺激可有回避动作及痛苦表情，但不能觉醒。吞咽反射、咳嗽反射、角膜反射以及瞳孔对光反射仍然存在。生命体征无明显改变。

2）中昏迷：对外界的正常刺激均无反应，自发动作很少。对强刺激的防御反射、角膜反射和瞳孔对光反射减弱，大小便潴留或失禁，此时生命体征已有改变。

3）深昏迷：对外界任何刺激均无反应，全身肌肉松弛，无任何自主运动。眼球固定，瞳孔散大，各种反射消失，大小便多失禁。生命体征已有明显改变，呼吸不规则，血压或有下降。

大脑和脑干功能全部丧失时称脑死亡，其确定标准是：患者对外界任何刺激均无反应，无任何自主运动，但脊髓反射可以存在；脑干反射（包括对光反射、角膜反射、头眼反射、前庭眼反射、咳嗽反射）完全消失，瞳孔散大固定；自主呼吸停止，需要人工呼吸机维持换气；脑电图提示脑电活动消失，呈一直线；经颅多普勒超声提示无脑血流灌注现象；体感诱发电位提示脑干功能丧失；上述情况持续时间至少 12 小时，经各种抢救无效；需除外急性药物中毒、低温和内分泌代谢疾病等。

2. 以意识内容改变为主的意识障碍

（1）意识模糊（confusion）：表现为注意力减退，情感反应淡漠，定向力障碍，活动减少，语言缺乏连贯性，对外界刺激可有反应，但低于正常水平。

（2）谵妄（delirium）：谵妄是一种急性的脑高级功能障碍，患者对周围环境的认识及反应能力均有下降，表现为认知、注意力、定向、记忆功能受损，思维推理迟钝，语言功能障碍，错觉幻觉，睡眠觉醒周期紊乱等，可表现为紧张、恐惧和兴奋不安，甚至可有冲动和攻击行为。病情常呈波动性，夜间加重，白天减轻，常持续数小时和数天。引起谵妄的常见神经系统疾病有脑炎、脑血管病、脑外伤及代谢性脑病等。其他系统性疾病也可引起谵妄，如酸碱平衡及水电解质紊乱、营养物质缺乏、高热、中毒等。

3. 特殊类型的意识障碍

（1）去皮质综合征（decorticated syndrome，apallic syndrome）：多见于因双侧大脑皮质广泛损害而导致的皮质功能减退或丧失，皮质下功能仍保存。患者表现为意识丧失，但睡眠和觉醒周期存在，能无意识地睁眼、闭眼或转动眼球，但眼球不能随光线或物品转动，貌似清醒但对外界刺激无反应。光反射、角膜反射，甚至咀嚼动作、吞咽、防御反射均存在，可有吸吮、强握等原始反射，但无自发动作。大小便失禁。四肢肌张力增高，双侧锥体束征阳性。身体姿势为上肢屈曲内收，腕及手指屈曲，双下肢伸直，足屈曲，有时称为去皮质强直（decorticate rigidity）。该综合征常见于缺氧性脑病、脑炎、中毒和严重颅脑外伤等。

（2）无动性缄默症（akinetic mutism）：又称睁眼昏迷（coma vigil），由脑干上部和丘脑的网状激活系统受损引起，此时大脑半球及其传出通路无病变。患者能注视周围环境及人物，貌似清醒，但不能活动或言语，二便失禁。肌张力减低，无锥体束征。强烈刺激不能改变其意识状态，存在觉醒—睡眠周期。本症常见于脑干梗死。

（3）植物状态（vegetative state）：是指大脑半球严重受损而脑干功能相对保留的一种状态。患者对自身和外界的认知功能全部丧失，呼之不应，不能与外界交流，有自发或反射性睁眼，偶可发现视物追踪，可有无意义哭笑，存在吸吮、咀嚼和吞咽等原始反射，有觉醒—睡眠周期，大小便失禁。持续植物状态指颅脑外伤后植物状态持续 12 个月以上，其他原因持续在 3 个月以上。

4. 意识障碍的鉴别诊断　以下各综合征易被误诊为意识障碍，临床上应加以鉴别。

（1）闭锁综合征：又称去传出状态，病变位于脑桥基底部，双侧锥体束和皮质脑干束均受累。患者意识清醒，因运动传出通路几乎完全受损而呈失运动状态，眼球不能向两侧转动，不能张口，四肢瘫痪，不能言语，仅能以瞬目和眼球垂直运动示意与周围建立联系。本综合征可由脑血管病、感染、肿瘤、脱髓鞘病等引起。

（2）意志缺乏症：患者处于清醒状态，运动感觉功能存在，记忆功能尚好，但因缺乏始动性而不语少动，对刺激无反应、无欲望，呈严重淡漠状态，可有额叶释放反射，如掌颏反射、吸吮反射等。本症多由双侧额叶病变所致。

（3）木僵（stupor）：表现为不语不动，不吃不喝，对外界刺激缺乏反应，甚至出现大小便潴留，多伴有蜡样屈曲、违拗症，言语刺激触及其痛处时可有流泪、心率增快等情感反应，缓解后多能清楚回忆发病过程。见于精神分裂症的紧张性木僵、严重抑郁症的抑郁性木僵、反应性精神障碍的反应性木僵等。

（二）认知障碍

认知是指人脑接受外界信息，经过加工处理，转换成内在的心理活动，从而获取知识或应用知识的过程。它包括记忆、语言、视空间、执行、计算和理解判断等方面。认知障碍是指上述几项认知功能中的一项或多项受损，当上述认知域有 2 项或 2 项以上受累，影响个体的日常或社会能力时，可考虑为痴呆。

1. 记忆障碍 记忆是信息在脑内储存和提取的过程，一般分为瞬时记忆、短时记忆和长时记忆三类。瞬时记忆为大脑对事物的瞬时映象，有效作用时间不超过 2 秒，所记的信息内容不构成真正的记忆。瞬时记忆的信息大部分迅速消退，只有得到注意和复习的小部分信息转入短时记忆中，短时记忆时间也很短，不超过 1 分钟。短时记忆经过反复的学习、系统化，在脑内储存，进入长时记忆，可持续数分钟、数天，甚至一生。临床上记忆障碍的类型多是根据长时记忆分类的，包括遗忘、记忆减退、记忆错误，记忆增强等不同表现。

（1）遗忘（amnesia）：遗忘是对识记过的材料不能再认与回忆，或者表现为错误的再认或回忆。根据遗忘的具体表现可分为顺行性遗忘、逆行性遗忘、进行性遗忘、系统成分性遗忘、选择性遗忘、暂时性遗忘等多种类型，其中前两者最为重要。

1）顺行性遗忘指回忆不起在疾病发生以后一段时间内所经历的事件，近期事件记忆差，不能保留新近获得的信息，而远期记忆尚保存。常见于阿尔茨海默病的早期、癫痫、双侧海马梗死、间脑综合征、严重的颅脑外伤等。

2）逆行性遗忘指回忆不起疾病发生之前某一阶段的事件，过去的信息与时间梯度相关的丢失。常见于脑震荡后遗症、缺氧、中毒、阿尔茨海默病的中晚期、癫痫发作后等。

（2）记忆减退：指识记、保持、再认和回忆普遍减退。早期往往是回忆减弱，特别是对日期、年代专有名词、术语概念等的回忆发生困难，以后表现为近期和远期记忆均减退。临床上常见于阿尔茨海默病、血管性痴呆、代谢性脑病等。

（3）记忆错误

1）记忆恍惚包括似曾相识、旧事如新、重演性记忆错误等，与记忆减退过程有关，常见于颞叶癫痫、中毒、神经症、精神分裂症等。

2）错构指患者记忆有时间顺序上的错误，如患者将过去生活中所经历的事件归之于另一无关时期，而患者并不自觉，并且坚信自己所说的完全正确。常见于更年期综合征、精神发育迟滞、乙醇中毒性精神病和脑动脉硬化症等。

3）虚构指患者将过去事实上从未发生的事或体验回忆为确有其事，患者不能自行纠正错误。常见于柯萨可夫综合征，可以由脑外伤、乙醇中毒、感染性脑病等引起。

（4）记忆增强：指对远事记忆的异常性增加。患者表现出对很久以前所发生的、似乎已经遗忘的体验，此时又能重新回忆起来，甚至一些琐碎的毫无意义的事情或细微情节都能详细回忆。多见于躁狂症、妄想或服用兴奋剂过量。

2. 视空间障碍　患者因不能准确地判断自身及物体的位置而出现的功能障碍，表现患者停车时找不到停车位，回家时因判断错方向而迷路，铺桌布时因不能对桌布及桌角位置正确判断而无法使桌布与桌子对齐，不能准确地将锅放在炉灶上而将锅摔到地上。不能准确地临摹立体图，严重时连简单的平面图也无法画出。生活中，可有穿衣困难，不能判断衣服的上下和左右，衣服及裤子穿反等。

3. 执行功能障碍　执行功能是指确立目标、制订和修正计划、实施计划，从而进行有目的活动的能力，是一种综合运用知识、信息的能力。

执行功能障碍与额叶—皮质下环路受损有关。执行功能障碍时，患者不能做出计划，不能进行创新性的工作，不能根据规则进行自我调整，不能对多件事进行统筹安排。执行功能障碍常见于血管性痴呆、阿尔茨海默病、帕金森病痴呆、进行性核上性麻痹、路易体痴呆和额颞叶痴呆等。

4. 计算力障碍　计算能力取决于患者本身的智力、先天对数字的感觉和数学能力，以及受教育水平。计算力障碍指计算能力减退，以前能作的简单计算无法正确作出。如"黄瓜 8 角 1 斤，2 角能买几斤"这样的问题，患者难以回答，或者要经过长时间地计算和反复地更正。日常生活中，患者买菜购物不知道该付多少钱，该找回多少。随着病情的进展，患者不能简单的计算，不能正确列算式，甚至不认识数字和算术符号，计算障碍是优势半球顶叶特别是角回损伤的表现。

5. 失语　失语（aphasia）是指在神志清楚、意识正常，发音和构音没有障碍的情况下，大脑皮质语言功能区病变导致的言语交流能力障碍，表现为自发谈话、听理解、复述、命名、阅读和书写六个基本方面能力残缺或丧失，如患者构音正常但表达障碍，肢体运动功能正常但书写障碍，视力正常但阅读障碍，听力正常但言语理解障碍等。不同的大脑语言功能区受损可有不同的临床表现。下面简要介绍主要的失语类型。

（1）外侧裂周围失语综合征：包括 Broca 失语、Wernicke 失语和传导性失语，病灶位于外侧裂周围，共同特点是均有复述障碍。

1）Broca 失语又称表达性失语或运动性失语，由优势侧额下回后部（Broca 区）病变引起。临床表现以口语表达障碍最突出，谈话为非流利型、电报式语言，讲话费力，找词困难，只能讲一两个简单的词，且用词不当，或仅能发出个别的语音。口语理解相对保留，对单词和简单陈述句的理解正常，句式结构复杂时则出现困难。复述、命名、阅读和书写均有不同程度的损害。常见于脑梗死、脑出血等可引起 Broca 区损害的神经系统疾病。

2）Wernicke 失语又称听觉性失语或感觉性失语，由优势侧颞上回后部（Wernicke 区）病变引起。临床特点为严重听理解障碍，表现为患者听觉正常，但不能听懂别人和自己的讲话。口语表达为流利型，语量增多，发音和语调正常，但言语混乱而割裂，难以理解，答非所问。复述障碍与听理解障碍一致，存在不同程度命名、阅读和书写障碍。常见于脑梗死、脑出血等可引起 Wernicke 区损害的神经系统疾病。

3）传导性失语，多数传导性失语患者病变累及优势侧缘上回、Wernicke 区等部位，临床表现为流利性口语，患者语言中有大量错词，但自身可以感知到其错误，欲纠正而显得口吃，听起来似非流利性失语，但表达短语或句子完整。听理解障碍较轻，在执行复杂指令时明显。复述障碍较自发谈话和听理解障碍重，两者损害不成比例，是本症的最大特点。命名、阅读和书写也有不同程度的损害。

（2）经皮质性失语综合征：又称为分水岭区失语综合征，病灶位于分水岭区，共同特点是复述相对保留。

1）经皮质运动性失语病变多位于优势侧 Broca 区附近，但 Broca 区可不受累，也可位于优势侧额叶侧面，主要由于语言运动区之间的纤维联系受损，导致语言障碍，表现为患者能理解他人的言语，但自己只能讲一两个简单的词或短语，呈非流利性失语，类似于 Broca 失语，但程度较 Broca

失语轻，患者复述功能完整保留。本症多见于优势侧额叶分水岭区的脑梗死。

2）经皮质感觉性失语病变位于优势侧 Wernicke 区附近，表现为听觉理解障碍，对简单词汇和复杂语句的理解均有明显障碍，讲话流利，语言空洞、混乱而割裂，找词困难，经常是答非所问，类似于 Wernicke 失语，但障碍程度较 Wernicke 失语轻。复述功能相对完整，但常不能理解复述的含义。有时可将检查者故意说错的话完整复述，这与经皮质运动性失语患者复述时可纠正检查者故意说错的话明显不同。本症多见于优势侧、颞顶叶分水岭区的脑梗死。

3）经皮质混合性失语又称语言区孤立，为经皮质运动性失语和经皮质感觉性失语并存，突出特点是复述相对好，其他语言功能均严重障碍或完全丧失。本症多见于优势大脑半球分水岭区的大片病灶，累及额、顶、颞叶。

（3）完全性失语：也称混合性失语，是最严重的一种失语类型。临床上以所有语言功能均严重障碍几乎完全丧失为特点。患者限于刻板语言，听理解严重缺陷，命名、复述、阅读和书写不能。

（4）命名性失语：又称遗忘性失语，由优势侧颞中回后部病变引起。主要特点为命名不能，多数是物体的名称，尤其是那些极少使用的东西的名称。如令患者说物体的名称时，仅能叙述该物体的性质和用途。自发谈话为流利型，缺实质词，赘话和空话多。听理解、复述阅读和书写障碍轻。常见于脑梗死、脑出血等可引起优势侧颞中回后部损害的神经疾病。

（5）皮质下失语：皮质下失语是指丘脑、基底节、内囊、皮质下深部白质等部位病损所致的失语。经常由脑血管病、脑炎引起。

1）丘脑性失语由丘脑及其联系通路受损所致。表现为急性期有不同程度的缄默不语，以后出现语言交流、阅读理解障碍，言语流利性受损，音量减小，可同时伴有重复语言、模仿语言、错语、命名不能等。复述功能可保留。

2）内囊、基底节损害所致的失语：内囊、壳核受损时，表现为语言流利性降低，速慢，理解基本无障碍，常常用词不当。能看懂书面文字，但不能读出或读错。壳核后部病变时，表现为听觉理解障碍，讲话流利，找词困难，类似于 wernicke 失语。

6. 失用　失用（apraxia）是指在意识清楚、语言理解功能及运动功能正常情况下，患者丧失完成有目的的复杂活动的能力。临床上，失用可大致分为以下几种。

1）观念性失用（ideational apraxia）：常由双侧大脑半球受累引起。观念性失用是对复杂精细的动作失去了正确概念，导致患者不能把一组复杂精细动作按逻辑次序分解组合，使得各个动作的前后次序混乱，目的错误，无法正确完成整套动作。该类患者模仿动作一般无障碍。本症常由中毒、动脉硬化性脑病和帕金森综合征等导致大脑半球弥漫性病变的疾病引起。

2）观念运动性失用（ideomotor apraxia）：病变多位于优势半球顶叶。观念运动性失用是在自然状态下，患者可以完成相关动作，可以口述相关动作的过程，但不能按指令去完成这类动作。如向患者发出指令命其张嘴，患者不能完成动作，但给他苹果则会自然张嘴去咬。

3）肢体运动性失用（melokinetic apraxia）：病变多位于双侧或对侧皮质运动区。主要表现为肢体，通常为上肢远端，失去执行精确熟练动作的能力，自发动作、执行口令及模仿均受到影响，如患者不能弹琴、书写和编织等。

4）结构性失用（constructional apraxia）：病变多位于非优势半球顶叶或顶枕联合区。结构性失用是指对空间分析和对动作概念化的障碍。表现为患者绘制或制作包含有空间位置关系的图像或模型有困难，不能将物体的各个成分连贯成一个整体。

5）穿衣失用（dressing apraxia）：病变位于非优势侧顶叶。穿衣失用是指丧失了习惯而熟悉的穿衣操作能力。表现为患者穿衣时上下颠倒，正反及前后颠倒，扣错钮扣，将双下肢穿入同一条裤腿等。

7. 失认　失认（agnosia）是指患者无视觉、听觉和躯体感觉障碍，在意识正常情况下，不能辨别以往熟悉的事物。临床上，失认可有以下几种。

（1）视觉失认：病变多位于枕叶。患者的视觉足以看清周围物体，但看到以前熟悉的事物时却不能正确识别、描述及命名，而通过其他感觉途径则可认出。如患者看到手机不知为何物，但通过手的触摸和听到电话的来电立刻就可辨认出是手机。这种视觉性失认不是由于视力方面的问题导致的，多与枕叶视中枢损害有关。视觉失认包括：物体失认，不能辨别熟悉的物体；面容失认，不能认出既往熟悉的家人和朋友；颜色失认，不能正确地分辨红、黄、蓝、绿等颜色。

（2）听觉失认：病变多位于双侧颞上回中部及其听觉联络纤维。听觉失认指患者听力正常但却不能辨认以前熟悉的声音，如以前能辨认出来的手机铃声、动物叫声、汽车声、钢琴声等。

（3）触觉失认：病变多位于双侧顶叶角回及缘上回。触觉失认即实体觉缺失，患者无初级触觉和位置觉障碍，闭眼后不能通过触摸辨别以前熟悉的物品，如牙刷、钥匙、手机等，但如睁眼看到或用耳朵听到物体发出的声音就能识别。

（4）体象障碍：病变多位于非优势半球顶叶。体象障碍指患者基本感知功能正常，但对自身躯体的存在、空间位置及各部位之间的关系失去辨别能力，临床可表现为：①偏侧忽视；②病觉缺失：患者对对侧肢体的偏瘫全面否认，否认瘫痪的存在；③手指失认：指不能辨别自己的双手手指和名称；④自体认识不能：患者否认对侧肢体的存在；⑤幻肢现象：患者认为自己的肢体已不复存在，自己的手脚已丢失，或多出了一个或数个，例如认为自己有三只手等。

8. 轻度认知障碍 轻度认知障碍（mild cognitive impairment，MCI）是介于正常衰老和痴呆之间的中间状态，是一种认知障碍综合征。与年龄和教育程度匹配的正常老人相比，患者存在轻度认知功能减退，但日常能力没有受到明显影响。

轻度认知障碍的核心症状是认知功能的减退，其认知减退必须满足以下两点：

（1）认知功能下降：符合以下任一条：①主诉或者知情者报告的认知损害，客观检查有认知损害的证据；②客观检查证实认知功能较以往减退。

（2）日常基本能力正常，复杂的工具性日常能力可以有轻微损害。

根据损害的认知域，轻度认知障碍症状可以分为两大类：①遗忘型轻度认知障碍；②非遗忘型轻度认知障碍。

9. 痴呆 痴呆（dementia）是由于脑功能障碍而产生的获得性、持续性智能损害综合征，可由脑退行性变（如阿尔茨海默病、额颞叶变性等）引起，也可由其他原因（如脑血管病、外伤、中毒等）导致。与轻度认知障碍相比，痴呆患者必须有两项或两项以上认知域受损，并导致患者的日常或社会能力明显减退。

痴呆患者除以上认知症状外，还可以伴发精神行为的异常。精神情感症状包括幻觉、妄想、淡漠、意志减退、不安、抑郁、焦躁等；行为异常包括徘徊、多动、攻击、暴力、捡拾垃圾、藏匿东西、过食、异食、睡眠障碍等。有些患者还有明显的人格改变。

（三）头痛

头痛（headache）指外眦、外耳道与枕外隆突连线以上部位的疼痛。面痛（facial pain）指上述连线以下到下颌部的疼痛。

头痛的主要临床表现为全头或局部的胀痛或钝痛、搏动性疼痛、头重感、戴帽感或勒紧感等，同时可伴有恶心、呕吐、眩晕和视力障碍等。临床上，多种疾病均可引起不同种类的头部疼痛，根据发生的速度、疼痛的部位、发生及持续的时间、疼痛的程度、疼痛的性质及伴随症状等可对头部疼痛加以鉴别诊断。

头痛的部位和发病快慢对病灶的诊断有一定的参考价值，详见表1-28和表1-29。

表 1-28　头痛部位与疾病的可能关系

头痛部位	病因
全头	脑肿瘤、颅内出血、颅内感染、紧张性头痛、低颅压性头痛
偏侧头部	血管性偏头痛、鼻窦炎性头痛、耳源性头痛、牙源性头痛
前头部	后颅窝肿瘤、小脑幕上肿瘤、鼻窦炎性头痛、丛集性头痛
眼部	高颅压性头痛、丛集性头痛、青光眼、一氧化碳中毒性头痛
双颞部	垂体瘤、蝶鞍附近肿瘤
枕颈部	蛛网膜下腔出血、脑膜炎、后颅窝肿瘤、高颅压性头痛、高血压头痛、颈性头痛、肌挛缩性头痛

表 1-29　头痛发病快慢与疾病的关系

头痛的发病形式	病因
急性头痛	蛛网膜下腔出血、脑梗死、脑出血、脑炎、脑膜脑炎、癫痫、高血压脑病、腰穿导致的低颅压、青光眼、急性虹膜炎
亚急性头痛	颅内占位病变、良性颅内压增高、高血压头痛
慢性头痛	偏头痛、丛集性头痛、紧张性头痛、药物依赖性头痛、鼻窦炎

（四）痫性发作和晕厥

痫性发作和晕厥是临床上较为常见的发作症状，两者均可导致短暂的可逆性意识丧失，但二者具有不同的病理基础及临床特点，临床上需加以鉴别。

1. 痫性发作　指由于大脑皮质神经元异常放电而导致的短暂脑功能障碍。

根据痫性发作时的大脑病灶部位及发作时间的不同，痫性发作可有多种临床表现：①意识障碍：发作初始，可有突发意识丧失，发作结束后，可有短暂的意识模糊，定向力障碍等；②运动异常：常见有肢体抽搐、阵挛等，依发作性质（如局限性或全面性）可有不同表现，如单手不自主运动、口角及眼睑抽动、四肢强直阵挛等；③感觉异常：发作时感觉异常可表现为肢体麻木感和针刺感，多发生于口角、舌、手指、足趾等部位；④精神异常：有些发作的类型可有精神异常，表现为记忆恍惚，如似曾相识和旧事如新等，情感异常，如无名恐惧和抑郁等，以及幻觉错觉等；⑤自主神经功能异常：发作时自主神经功能异常可表现为面部及全身苍白、潮红、多汗、瞳孔散大及小便失禁等。

临床上，痫性发作的病因多种多样，可由原发性神经系统疾病引起，也可由其他系统疾病引起，表 1-30 列出了发作的常见的病因。

表 1-30　痫性发作的常见病因

分类	病因
原发性神经系统疾病	特发性癫痫、脑外伤、脑卒中或脑血管畸形、脑炎或脑膜炎
系统性疾病	低血糖、低血钠、低血钙、高渗状态、尿毒症、肝性脑病、高血压脑病、药物中毒、高热

2. 晕厥（syncope）　是由于大脑半球及脑干血液供应减少，导致的伴有姿势张力丧失的意识丧失。其病理机制是大脑及脑干的低灌注，与痫性发作有明显的不同。

晕厥的临床表现有：①晕厥前期，晕厥发生前数分钟通常会有一些先兆症状，表现为乏力、头晕、恶心、面色苍白、大汗、视物不清、恍惚、心动过速等；②晕厥期，此期患者意识丧失，并伴有血压下降、脉弱及瞳孔散大，心动过速转变为心动过缓，有时可伴有尿失禁；③恢复期，晕厥患者得到及时处理很快恢复后，可留有头晕、头痛、恶心、面色苍白及乏力的症状。经休息后症状可完全消失。

3. 痫性发作与晕厥的鉴别　可通过有无先兆症状、发作是否与体位相关、发作时间长短、皮肤颜色改变、有无肢体抽搐、尿失禁或舌咬伤，发作后有无头痛症状，发作后有无意识障碍等情况，结合脑电图相鉴别。

（五）眩晕

眩晕（vertigo）是一种运动性或位置性错觉，造成人与周围环境空间关系在大脑皮质中反应失真，产生旋转、倾倒及起伏等感觉。眩晕与头昏不同，后者表现为头重脚轻、步态不稳等。临床上按眩晕的性质可分为真性眩晕与假性眩晕。存在自身或对外界环境空间位置的错觉为真性眩晕，而仅有一般的晕动感并无对自身或外界环境空间位置错觉称假性眩晕。按病变的解剖部位可将眩晕分为系统性眩晕和非系统性眩晕，前者由前庭神经系统病变引起，后者由前庭系统以外病变引起。

1. 系统性眩晕　系统性眩晕是眩晕的主要病因，按照病变部位和临床表现的不同又可分为周围性眩晕与中枢性眩晕。前者指前庭感受器及前庭神经颅外段（未出内听道）病变而引起的眩晕，眩晕感严重，持续时间短，常见于梅尼埃病、良性发作性位置性眩晕、前庭神经元炎、迷路卒中等病；后者指前庭神经颅内段、前庭神经核、核上纤维、内侧纵束、小脑和大脑皮质病变引起的眩晕，眩晕感可较轻，但持续时间长，常见于椎-基底动脉供血不足、脑干梗死、小脑梗死或出血等病。

2. 非系统性眩晕　非系统性眩晕临床表现为头晕眼花、站立不稳，通常无外界环境或自身旋转感或摇摆感，很少伴有恶心、呕吐，为假性眩晕。常由眼部疾病（眼外肌麻痹、屈光不正、先天性视力障碍），心血管系统疾病（高血压、低血压、心律不齐、心力衰竭），内分泌代谢疾病（低血糖、糖尿病、尿毒症），中毒、感染和贫血等疾病引起。

（六）视觉障碍

视觉障碍（disturbance of vision）由视觉感受器至枕叶中枢之间的任何部位受损引起，可分为二类：视力障碍和视野缺损。

1. 视力障碍　视力障碍是指单眼或双眼全部视野的视力下降或丧失两种。

（1）单眼视力障碍

1）可见于：①眼动脉或视网膜中央动脉闭塞。②一过性单眼视力障碍，又可称为一过性黑矇。临床表现为患者单眼突然发生短暂性视力减退或缺失，病情进展快，几秒钟内达高峰，持续 1～5 分钟后，进入缓解期，在 10～20 分钟内恢复正常。主要见于颈内动脉系统的短暂性脑缺血发作。

2）进行性单眼视力障碍：可在几小时或数分钟内持续进展并达到高峰，如治疗不及时，一般为不可逆的视力障碍。常见于：①视神经炎，亚急性起病，单侧视力减退，可有复发缓解过程。②巨细胞（颞）动脉炎，本病最常见的并发症是视神经前部的供血动脉闭塞，可导致单眼失明。③视神经压迫性病变，见于肿瘤等压迫性病变，可先有视野缺损，并逐渐出现视力障碍甚至失明。Foster-Kennedy 综合征是一种特殊的视神经压迫性病变，为额叶底部肿瘤引起的同侧视神经萎缩及对侧视盘水肿，可伴有同侧嗅觉缺失。

（2）双眼视力障碍

1）一过性双眼视力障碍：本症多见于双侧枕叶视皮质的短暂性脑缺血发作，起病急，数分钟到数小时可缓解，可伴有视野缺损。由双侧枕叶皮质视中枢病变引起的视力障碍又称为皮质盲（cortical blindness），表现为双眼视力下降或完全丧失、眼底正常、双眼瞳孔对光反射正常。

2）进行性视力障碍：起病较慢，病情进行性加重，直致视力完全丧失。多见于原发性视神经萎缩、颅高压引起的慢性视盘水肿、中毒或营养缺乏性视神经病（乙醇、甲醇及重金属中毒，维生素 B_{12} 缺乏等）。

2. 视野缺损　当眼球平直向前注视某一点时所见到的全部空间，叫做视野。视野缺损是指视野的某一区域出现视力障碍而其他区域视力正常。视野缺损可有偏盲及象限盲等。

（1）双眼颞侧偏盲：多见于视交叉中部病变，此时，由双眼鼻侧视网膜发出的纤维受损，患者表现为双眼颞侧半视野视力障碍而鼻侧半视力正常。常见于垂体瘤及颅咽管瘤。

（2）双眼对侧同向性偏盲：视束、外侧膝状体、视辐射及视皮质病变均可导致病灶对侧同向性偏盲。此时，由双眼病灶同侧视网膜发出的纤维受损，患者表现为病灶对侧半视野双眼视力障碍而同侧半视力正常。枕叶视皮质受损时，患者视野中心部常保留，称为黄斑回避，其可能原因是黄斑区部分视觉纤维存在双侧投射，以及接受黄斑区纤维投射的视皮质具有大脑前-后循环的双重血液供应。

（3）双眼对侧同向上象限盲及双眼对侧同向下象限盲：双眼对侧同向上象限盲主要由颞叶后部病变引起，表现为病灶对侧半视野上半部分视力障碍。双眼对侧同向下象限盲主要由顶叶病变引起，表现为病灶对侧半视野下半部分视力障碍。常见于颞、顶叶的肿瘤及血管病等。

（七）听觉障碍

听觉障碍可由听觉传导通路损害引起，表现为耳聋、耳鸣及听觉过敏。

1. 耳聋（deafness） 耳聋即听力的减退或丧失，临床上有两个基本类型：传导性耳聋和感音性耳聋。

（1）传导性耳聋是由于外耳和中耳向内耳传递声波的系统病变引起的听力下降，声波不能或很少进入内耳 Corti 器从而引起神经冲动。临床特点为：低音调的听力明显减低或丧失，而高音调的听力正常或轻微减低；Rinne 试验阴性，即骨导大于气导；Weber 试验偏向患侧；无前庭功能障碍。多见于中耳炎、鼓膜穿孔、外耳道耵聍堵塞等。

（2）感音性耳聋是由于 Corti 器、耳蜗神经和听觉通路病理改变所致。临床特点为：高音调的听力明显减低或丧失，低音调听力正常或轻微减低。Rinne 试验阳性，即气导大于骨导，但二者都降低；Weber 试验偏向健侧；可伴有前庭功能障碍。多见于迷路炎和听神经瘤等。双侧蜗神经核及核上听觉中枢损害可导致中枢性耳聋，可出现中枢性听力减退，一般程度较轻。

（3）传导性耳聋和感音性耳聋鉴别，表 1-31。

表 1-31 传导性耳聋和感音性耳聋鉴别

检查方法	正常	传导性耳聋	感音性耳聋
Rinne 试验	气导>骨导	气导<骨导	气导>骨导（均缩短）
Weber 试验	居中	偏向患侧	偏向健侧

2. 耳鸣（tinnitus） 耳鸣是指在没有任何外界声源刺激的情况下，患者听到的一种鸣响感，在听觉传导通路上任何部位的刺激性病变都可引起耳鸣。耳鸣分为主观性耳鸣和客观性耳鸣，前者指患者自己感觉而无客观检查发现，后者指患者和检查者都可听到，用听诊器听患者的耳、眼、头、颈部等处常可听到血管杂音。神经系统疾病引起的耳鸣多表现为高音调（如听神经损伤后、脑桥小脑角处听神经瘤或颅底蛛网膜炎），而中耳的病变多为低音调。

3. 听觉过敏（hyperacusis） 听觉过敏是指患者对于正常的声音感觉比实际声源的强度大。中耳炎早期三叉神经骨膜张肌肌支刺激性病变，导致鼓膜张肌张力增高而使鼓膜过度紧张时，可有听觉过敏外，面神经麻痹时，引起镫骨肌瘫痪，使镫骨紧压在前庭窗上，小的振动即可引起内淋巴的强烈振动，产生听觉过敏。

（八）眼球震颤

眼球震颤（nystagmus）是指眼球注视某一点时发生的不自主的节律性往复运动称眼震。按照眼震节律性往复运动的方向可将眼震分为水平性眼震、垂直性眼震和旋转眼震。按照眼震运动的节律又可分为钟摆样眼震和跳动性眼震。钟摆样眼震指眼球运动各个方向上的速度及幅度均相等，跳动性眼震指眼球运动在一个方向上的速度比另一方快，因此有慢相和快相之分，通常用快相表示眼震的方向。

1. 前庭周围性眼震　前庭系统周围部包括半规管、前庭神经节、前庭神经内听道部分病变可引起前庭周围性眼震，表现为水平性或水平旋转性眼震，一般无垂直性眼震，持续时间较短，多呈发作性，一般不超过3周，幅度较中枢性眼震细小，可伴有眩晕、恶心、呕吐等前庭功能障碍，可有听力异常。

2. 前庭中枢性眼震　前庭系统中枢部包括前庭神经颅内部分和前庭神经核，表现为眼震方向具有多样性，可为水平、垂直、旋转等，持续时间长，幅度大。除前庭神经核病变以外，眩晕程度轻，但持续时间长。听力及前庭功能一般正常。Romberg征阳性，但倾倒方向无规律，与头位无一定的关系。常见于椎-基底动脉系统血管病、多发性硬化、蛛网膜炎、脑桥小脑角肿瘤、脑干肿瘤、梅毒等。

（九）构音障碍

构音障碍的特点即口语形成障碍，表现为发音困难、发音不清，发声、音调及语速的异常，严重者完全不能发音。病因主要有三方面，包括中枢神经病变、周围神经病变及肌肉病变。

不同损害部位构音障碍的特点

（1）上运动神经元损害：单侧锥体束受损时，双唇和舌承担的辅音部分不清晰，发音和语音共鸣正常。双侧锥体束受损时，说话带鼻音、声音嘶哑和言语缓慢，辅音发音明显不清晰，常伴有吞咽困难、饮水呛咳、咽反射亢进和强哭强笑等。

（2）基底节病变：说话缓慢而含糊，声调低沉，发音单调，音节颤抖样融合，言语断节及口吃样重复等。

（3）小脑病变：又称共济失调性构音障碍，构音含糊，音节缓慢拖长，声音强弱不等甚至呈爆发样，言语不连贯，呈吟诗样或分节样有吞咽困难、饮水呛咳、咽反射亢进和强哭强笑等。

（4）下运动神经元损害：支配发音和构音器官的脑神经核和（或）脑神经、司呼吸肌的脊神经病变，导致受累肌肉张力过低或张力消失而出现弛缓性构音障碍，共同特点是发音费力和声音强弱不等。面神经病变影响唇音和唇齿音发音，在双侧病变时更为明显；舌下神经病变使舌肌运动障碍，表现为舌音不清、言语含糊，伴有舌肌萎缩和舌肌震颤；迷走神经喉返支单侧损害时表现声音嘶哑和复音现象，双侧病变时无明显发音障碍，但可影响气道通畅而造成吸气性哮鸣；迷走神经咽支和舌咽神经损害时可引起软腭麻痹，说话带鼻音并影响声音共鸣；膈神经损害时造成膈肌麻痹，使声音强度减弱，发音费力，语句变短。该类型构音障碍主要见于进行性延髓麻痹、急性脊髓炎、吉兰-巴雷综合征、脑干肿瘤、延髓空洞、副肿瘤综合征及各种原因导致的颅底损害等。

（5）肌肉病变：发音和构音相关的肌肉病变时出现此类型构音障碍，表现类似下运动神经元损害，但多同时伴有其他肌肉病变，如重症肌无力、进行性肌营养不良和强直性肌病等。

（十）瘫痪

瘫痪（paralysis）是指个体随意运动功能的减低或丧失，可分为神经源性、神经肌肉接头性及肌源性等类型（表1-32、表1-33）。

表1-32　瘫痪的分类

按瘫痪的病因	按瘫痪的分布
神经源性	偏瘫
神经肌肉接头性	截瘫
肌源性	四肢瘫
按瘫痪的程度	交叉瘫
不完全性	单瘫
完全性	按运动传导通路的不同部位
按瘫痪的肌张力状态	上运动神经元性瘫痪
痉挛性	下运动神经元性瘫痪
弛缓性	

表 1-33 上运动神经元和下运动神经元性瘫痪的比较

临床检查	上运动神经元性瘫痪	下运动神经元性瘫痪
瘫痪分布	整个肢体为主	肌群为主
肌张力	增高，呈痉挛性瘫痪	降低，呈弛缓性瘫痪
浅反射	消失	消失
腱反射	增强	减弱或消失
病理反射	阳性	阴性
肌萎缩	无或有轻度废用性萎缩	明显
皮肤营养障碍	多数无障碍	常有
肌束颤动或肌纤维颤动	无	可有
肌电图	神经传导速度正常，无失神经电位	神经传导速度异常，有失神经电位

（十一）肌萎缩

肌萎缩（muscular atrophy）是指由于肌肉营养不良而导致的骨骼肌体积缩小，肌纤维变细甚至消失，通常是下运动神经元病变或肌肉病变的结果。临床上，可分为神经源性肌萎缩和肌源性肌萎缩。

1. 神经源性肌萎缩 神经源性肌萎缩是指神经肌肉接头之前的神经结构病变所引起的肌萎缩，此类肌萎缩常起病急、进展较快，但随病因而异。①当损伤部位在脊髓前角细胞时，受累肢体的肌萎缩呈节段性分布，伴肌张力减低、腱反射减弱和肌束震颤，一般无感觉障碍；延髓运动神经核病变时，可出现延髓麻痹、舌肌萎缩和肌束震颤。常见于急性脊髓灰质炎、进行性脊肌萎缩症和肌萎缩侧索硬化症等。②当损伤部位在神经根或神经干时，肌萎缩常呈根性或干性分布。单纯前根损伤所引起的肌萎缩和脊髓前角的损害相似，但后根同时受累则出现感觉障碍和疼痛。常见于腰骶外伤、颈椎病等。③多神经根或神经丛的损害常出现以近端为主的肌萎缩，常见于急性炎症性脱髓鞘性多发性神经病。④单神经病变时，肌萎缩按照神经支配的范围分布。神经源性肌萎缩肌电图显示病变部位纤颤电位，肌肉活检可见肌纤维数量减少并变细、细胞核集中和结缔组织增生。

2. 肌源性肌萎缩 肌源性肌萎缩指神经肌肉接头突触后膜以后，包括肌膜、线粒体、肌丝等病变所引的肌萎缩。肌萎缩分布不能以神经节段性、干性、根性或某一周围神经支配所能解释，不伴皮肤营养障碍和感觉障碍，无肌束颤动。实验室检查血清酶如肌酸磷酸激酶等不同程度升高。肌电图呈肌源性损害。肌肉活检可见病变部位肌纤维肿胀、坏死、结缔组织增生和炎细胞浸润等。常见于进行性肌营养不良、强直性肌营养不良和肌炎等。

除上述两种肌萎缩外，临床上还可见到由于脑血管病等上运动神经元损害引起的废用性肌萎缩以及肌肉血管病变引起的缺血性肌萎缩。

（十二）躯体感觉障碍

躯体感觉（somatic sensation）指作用于躯体感受器的各种刺激在人脑中的反映。

1. 抑制性症状 感觉径路破坏时功能受到抑制，出现感觉（痛觉、温度觉、触觉和深感觉）减退或缺失。一个部位各种感觉缺失，称完全性感觉缺失。在意识清醒的情况下，某部位出现某种感觉障碍而该部位其他感觉保存者称分离性感觉障碍。患者深浅感觉正常，但无视觉参加的情况下，对刺激部位、物体形状、重量等不能辨别者，称皮质感觉缺失。当一神经分布区有自发痛，同时又存在痛觉减退者，称痛性痛觉减退或痛性麻痹。

2. 刺激性或激惹性症状

（1）感觉过敏：指一般情况下对正常人不会引起不适或只引起轻微感觉的刺激，患者却感觉非常强烈，甚至难以忍受。

（2）感觉过度：感觉过度一般发生在感觉障碍的基础上，具有以下特点：①潜伏期长，刺激开始后不能立即感知，必须经历一段时间才出现；②感受性降低，兴奋阈增高，刺激必须达到一定的强度才能感觉到；③不愉快的感觉，患者所感到的刺激具有暴发性，呈现一种剧烈的、定位不明确的、难以形容的不愉快感；④扩散性，刺激有扩散的趋势，单点的刺激患者可感到是多点刺激并向四周扩散；⑤延时性，当刺激停止后在一定时间内患者仍有刺激存在的感觉，即出现"后作用"，一般为强烈难受的感觉，常见于烧灼性神经痛、带状疱疹疼痛、丘脑的血管性病变。

（3）感觉倒错：感觉倒错指对刺激产生的错误感觉，如冷的刺激产生热的感觉，触觉刺激或其他刺激误认为是痛觉等。常见于顶叶病变或癔症。

（4）感觉异常：感觉异常指在没有任何外界刺激的情况下，患者感到某些部位有蚁行感、麻木、瘙痒、重压、针刺、冷热、肿胀，而客观检查无感觉障碍。常见于周围神经或自主神经病变。

（5）疼痛：是感觉纤维受刺激时的躯体感受，是机体的防御机制。临床上常见的疼痛可有以下几种。①局部疼痛：是局部病变的局限性疼痛，如三叉神经痛引起的局部疼痛；②放射性疼痛：中枢神经、神经根或神经干刺激病变时，疼痛不仅发生在局部，而且扩散到受累神经的支配区，如神经根受到肿瘤或椎间盘的压迫，脊髓空洞症的痛性麻痹；③扩散性疼痛：是刺激由一个神经分支扩散到另一个神经分支而产生的疼痛，如牙疼时，疼痛扩散到其他三叉神经的分支区域；④牵涉性疼痛：内脏病变时出现在相应体表区的疼痛，如心绞痛可引起左胸及左上肢内侧痛，胆囊病变可引起右肩痛；⑤幻肢痛：是截肢后，感到被切断的肢体仍然存在，且出现疼痛，这种现象称幻肢痛，与下行抑制系统的脱失有关；⑥灼烧性神经痛：剧烈的烧灼样疼痛，多见于正中神经或坐骨神经损伤后，可能是由于沿损伤轴突表面产生的异位性冲动，或损伤部位的无髓鞘轴突之间发生了神经纤维间接触。

（十三）共济失调

共济运动指在前庭、脊髓、小脑和锥体外系共同参与下完成运动的协调和平衡。共济失调指小脑、本体感觉及前庭功能障碍导致的运动笨拙和不协调，累及躯干、四肢和咽喉肌时可引起身体平衡、姿势、步态及言语障碍。临床上，共济失调可有以下几种。

1. 小脑性共济失调　小脑本身、小脑脚的传入或传出联系纤维、红核、脑桥或脊髓的病变均可产生小脑性共济失调。小脑性共济失调表现为随意运动的力量、速度、幅度和节律的不规则，即协调运动障碍，可伴有肌张力减低、眼球运动障碍及言语障碍。

（1）姿势和步态异常，小脑蚓部病变可引起头和躯干的共济失调，导致平衡障碍，姿势和步态的异常。患者站立不稳，步态蹒跚，行走时两腿分开呈共济失调步态，坐位时患者将双手和两腿呈外展位分开以保持身体平衡。上蚓部病变时身体向前倾倒，下蚓部病变时患者向后倾倒。小脑半球控制同侧肢体的协调运动并维持正常的肌张力，一侧小脑半球受损，行走时患者向患侧倾倒。

（2）随意运动协调障碍，包括辨距不良、意向性震颤、精细动作协调障碍。

（3）言语障碍，由于发声器官如口唇、舌、咽喉等肌肉的共济失调，患者表现为说话缓慢、发音不清和声音断续、顿挫或爆发式，呈爆发性或吟诗样语言。

（4）眼球运动障碍，眼外肌共济失调可导致眼球运动障碍。患者表现为双眼粗大眼震，少数患者可见下跳性眼震、反弹性眼震等。

（5）肌张力减低，小脑病变时常可出现肌张力降低，腱反射减弱或消失，当患者取坐位时两腿自然下垂叩击腱反射后，小腿不停摆动，像钟摆一样（钟摆样腱反射）。

2. 大脑性共济失调　大脑额、颞、枕叶与小脑半球之间通过额桥束和颞枕桥束形成纤维联系，当其损害时可引起大脑性共济失调。由于大脑皮质和小脑之间纤维交叉，一侧大脑病变引起对侧肢体共济失调。大脑性共济失调较小脑性共济失调症状轻，多见于脑血管病、多发性硬化等损伤额桥束和颞枕桥束纤维联系的疾病。

（1）额叶性共济失调：由额叶或额桥小脑束病变引起表现类似小脑性共济失调如体位性平衡障碍，步态不稳，向后或一侧倾倒，但症状较轻。常伴有肌张力增高，病理反射阳性，精神症状，强握反射等额叶损害表现。见于肿瘤、脑血管病等。

（2）颞叶性共济失调：由颞叶或颞桥束病变引起。患者表现为对侧肢体的共济失调，症状较轻，早期不易发现，可伴有颞叶受损的其他症状或体征，如同向性象限盲和失语等。见于脑血管病及颅内高压压迫颞叶时。

（3）顶叶性共济失调表现：对侧患肢不同程度的共济失调，闭眼时症状明显，深感觉障碍多不重，两侧旁中央小叶后部受损可出现双下肢感觉性共济失调及大小便障碍。

（4）枕叶性共济失调：由枕叶或枕桥束病变引起。患者表现为对侧肢体的共济失调，症状轻，常伴有深感觉障碍，闭眼时加重，可同时伴有枕叶受损的其他症状或体征，如视觉障碍等。见于肿瘤、脑血管病等。

3. 感觉性共济失调　深感觉障碍使患者不能辨别肢体的位置及运动方向，出现感觉性共济失调。深感觉传导路径中脊神经后根、脊髓后索、丘脑至大脑皮质顶叶任何部位的损害都可出现深觉性共济失调。表现为站立不稳，迈步的远近无法控制，落脚不知深浅，踩棉花感。睁眼时有视觉辅助，症状较轻，黑暗中或闭目时症状加重。感觉性共济失调无眩晕、眼震和言语障碍。多见于脊髓后索和周围神经病变，也可见于其他影响深感觉传导路的病变等。

4. 前庭性共济失调　前庭损害时因失去身体空间定向能力，产生前庭性共济失调。临床表现为站立不稳，改变头位可使症状加重，行走时向患侧倾倒。伴有明显的眩晕、恶心、呕吐、眼球震颤。四肢共济运动及言语功能正常。多见于内耳疾病、脑血管病、脑炎及多发性硬化等。

（十四）步态异常

步态（gait）是指行走、站立的运动形式与姿态。机体很多部位参与维持正常步态，故步态异常的临床表现及发病因素多种多样。一些神经系统疾病，虽然病变部位不同，但可出现相似的步态障碍。步态异常可分为以下几种。

1. 痉挛性偏瘫步态　病侧上肢屈曲、内收、旋前，不能自然摆动，下肢伸直、外旋，迈步时将患侧盆骨部提的较高，或腿外旋画一半圈的环形运动，脚刮擦地面。

2. 痉挛性截瘫步态　又称"剪刀样步态"患者站立时双下肢伸直位，大腿靠近，小腿略分开，双足下垂伴有内旋，行走时两大腿强烈内收，膝关节几乎紧贴，足前半和趾底部着地，用足尖走路，交叉前进，似剪刀状。

3. 慌张步态　帕金森病的典型症状之一，站立时身体前屈，头向前探，肘、腕、膝关节屈曲，双臂略微内收于躯干前。行走时起步困难，第一步不能迅速迈出，开始行走后，步履缓慢，后逐渐速度加快，小碎步前进，双上肢自然摆臂减少，停步困难，极易跌倒，转身时以一脚为轴，挪蹭转身。

4. 摇摆步态　又称"鸭步"行走时躯干部，特别是臀部左右交替摆动。

5. 跨阈步态　是由于胫前肌群病变或腓总神经损害导致足尖下垂，足部不能背曲，行走时，为避免上述因素造成的足尖拖地现象，向前迈步抬腿过高，脚悬起，落脚时总是足尖先触及地面，如跨门槛样。

6. 感觉性共济失调步态　肢体活动不稳，晃动，行走时姿势屈曲，仔细看地面和双腿，寻找落脚点及外周支撑。

7. 小脑步态　行走时两腿分开，步基宽大，站立时向一侧倾倒，步态不稳且向一侧偏斜。

（十五）不自主运动

不自主运动（involuntary movement）指患者在意识清楚的情况下，出现的不受主观控制的无目的的异常运动。不自主运动主要包括以下几种。

1. 震颤（tremor） 主动肌与拮抗肌交替收缩引起的人体某一部位有节律的振荡运动。

2. 震颤的分类

（1）静止性震颤（static tremor）是指在安静和肌肉松弛的情况下出现的震颤，表现为安静时出现，活动时减轻，睡眠时消失，手指有节律的抖动，每秒 4～6 次，呈"搓药丸样"，严重时可发生于头、下颌、唇舌、前臂、下肢及足等部位。常见于帕金森病。

（2）动作性震颤（action tremor）

1）姿势性震颤：这种震颤在随意运动时不出现，以上肢为主，头部及下肢也可见到。常见于特发性震颤、慢性乙醇中毒、肝性脑病、肝豆状核变性。

2）舞蹈样运动：多由尾状核和壳核的病变引起，为肢体不规则、无节律和无目的的不自主运动，表现为耸肩转颈、伸臂、抬臂、摆手和手指伸屈等动作，上肢比下肢重，远端比近端重，随情绪激动时加重，安静时减轻，入睡后消失。头面部可出现挤眉弄眼、撅嘴伸舌等动作。病情严重时肢体可有粗大的频繁动作。见于小舞蹈病或亨廷顿病等。

3）手足徐动症：又称指划动作或易变性痉挛。表现为由于上肢远端的游走性肌张力增高或降低，手指做缓慢交替性的伸屈动作。有时出现发音不清和鬼脸，亦可出现足部不自主动作。多见于脑炎、播散性脑脊髓炎、核黄疸和肝豆状核变性等。

4）扭转痉挛：病变位于基底节，又称变形性肌张力障碍，表现为躯干和四肢发生的不自主的扭曲运动。躯干及脊旁肌受累引起的围绕躯干或肢体长轴的缓慢旋转性不自主运动是本症的特征。本症可为原发性遗传疾病，也可见于肝豆状核变性以及某些药物反应等。

5）偏身投掷：为一侧肢体猛烈的投掷样的不自主运动，运动幅度大，力量强，以肢体近端为重。为对侧丘脑底核损害所致，也可见于纹状体至丘脑底核传导通路的病变。

6）抽动症：为单个或多个肌肉的快速收缩动作，固定一处或呈游走性，表现为挤眉弄眼、面肌抽动、鼻翼扇动、撅嘴。如果累及呼吸及发音肌肉，抽动时会伴有不自主的发音，或伴有秽语，故称"抽动秽语综合征"。本病常见于儿童，病因及发病机制尚不清楚，部分病例由基底节病变引起，有些是与精神因素有关。

（十六）尿便障碍

尿便障碍包括排尿障碍和排便障碍，主要由自主神经功能紊乱所致，病变部位在皮质、下丘脑、脑干和脊髓。

1. 排尿障碍 排尿障碍是自主神经系统病变的常见症状之一，主要表现为排尿困难、尿频、尿潴留、尿失禁及自动性排尿等，由排尿中枢或周围神经病变所致，也可由膀胱或尿路病变引起。由神经系统病变导致的排尿障碍可称为神经源性膀胱，主要有以下类型。

（1）感觉障碍性膀胱：早期表现为排尿困难，膀胱不能完全排空，晚期膀胱感觉丧失，毫无尿意，尿潴留或尿液充盈至一定程度不能排出而表现为充盈性尿失禁。本症多见于多发性硬化、亚急性联合变性及脊髓痨损害脊髓后索或后根，也可见于昏迷、脊髓休克期。

（2）运动障碍性膀胱：病变损害骶髓前角或前根，导致脊髓排尿反射弧的传出障碍，又称运动性无张力膀胱。早期表现为排尿困难，膀胱不能完全排空，膀胱冷热感和膨胀感，尿意存在，严重时有疼痛感，晚期表现为尿潴留或充盈性尿失禁。动力学检查发现膀胱内压低。本症多见于急性脊髓灰质炎、吉兰巴雷综合征等。

（3）自主性膀胱：病变损害脊髓排尿反射中枢（S_2～S_4）或马尾或盆神经，使膀胱完全脱离感觉、运动神经支配而成为自主器官。临床表现为尿不能完全排空，咳嗽和屏气时可出现压力性尿失禁，早期表现为排尿困难、膀胱膨胀，后期为充盈性尿失禁。

（4）反射性膀胱：当骶髓以上的横贯性病变损害两侧锥体束时，完全由骶髓中枢控制排尿，并引起排尿反射亢进，称为自动膀胱。由于从排尿高级中枢发出至骶部的传出纤维紧靠锥体束，不仅丧失了控制外括约肌的能力，而且引起排尿动作所需的牵张反射亢进，导致尿频及间歇性尿失禁。本症为骶段以上脊髓横贯性损伤所致，多见于横贯性脊髓炎、脊髓高位完全性损伤或肿瘤。

（5）无抑制性膀胱：是由于皮层和锥体束病变使其对骶髓排尿中枢的抑制减弱所致。

2. 排便障碍 排便障碍是以便秘、便失禁、自动性排便及排便急迫为主要表现的一组症状。

（1）便秘：便秘是指2～3日或数日排便1次，粪便干硬。表现为便量减少、过硬及排出困难可伴有腹胀、食欲缺乏、直肠会阴坠胀及心情烦躁等症状，严重时可有其他并发症。

（2）大便失禁：大便失禁是指粪便在直肠肛门时粪便不时地流出。

（3）自动性排便：肛门内、外括约肌处于弛缓状态，大便不能自控，大便失禁常见于深昏迷或癫痫发作患者。

（4）排便急迫：由神经系统病变引起的排便急迫较为罕见，本症多由躯体疾病引起，有时可见于腰骶部神经刺激性病变，此时常伴有鞍区痛觉过敏。

（十七）颅内压异常及脑疝

1. 颅内压异常 正常成人颅压 80～180mmH$_2$O，儿童 40～100mmH$_2$O，在脑组织体积增加、脑水肿，颅内占位性病变、颅内血容量增加、脑脊液增加（脑积水）及颅腔狭小情况下，颅内压会增高。

良性颅内压增高（benign intracranial hypertension）以颅内压增高为特征的一组综合征，又称为"假脑瘤"。其临床表现为颅内压增高，腰穿压力>200mmH$_2$O，伴头痛、呕吐及视力障碍症状，神经系统检查除视盘水肿、展神经麻痹外，无其他神经系统定位体征，头颅 CT 或 MRI 显示无脑室扩大或颅内占位病变。

2. 脑疝

（1）小脑幕裂孔疝

1）外侧型（钩回疝），颞叶内侧海马回及钩回等结构疝入小脑幕裂孔而形成，颅内压增高的症状明显加重，意识障碍进行性恶化，动眼神经麻痹可为早期症状（尤其瞳孔改变），双侧锥体束损害体征，去脑强直及生命体征的改变。

2）中央型（中心疝），小脑幕上内容物向下移位通过小脑幕裂孔，使脑干逐层受累，明显的意识障碍，进行性加重，呼吸改变较明显，瞳孔可至疾病中晚期才出现改变，较易出现去皮质或去脑强直。

（2）枕骨大孔疝：小脑扁桃体及邻近小脑组织向下移位经枕骨大孔疝入颈椎管上端，枕、颈部疼痛，颈强直或强迫头位，意识障碍，伴有后组脑神经受累表现，分为慢性和急性枕骨大孔疝。

七、神经系统体格检查法

（一）意识障碍检查

在意识障碍或昏迷的情况下，体格检查不可能做得面面俱到，但应当强调快而准确。

1. 意识状态 应迅速确定有无意识障碍及临床分类和分级。

2. 生命体征

（1）体温：增高提示有感染性或炎症性疾病。过高则可能为中暑、脑干损害。过低提示为休克、第Ⅲ脑室肿瘤、肾上腺皮质功能减退、冻伤或镇静药过量。

（2）脉搏：不齐可能为心脏病。微弱无力提示休克或内出血等。过速可能为休克、心力衰竭、高热或甲亢危象。过缓提示颅内压增高或阿-斯综合征。

（3）呼吸：深而快的规律性呼吸常见于糖尿病酸中毒，称为 Kussmaul 呼吸；浅而快速的规律性呼吸见于休克、心肺疾病或安眠药中毒引起的呼吸衰竭；间脑和中脑上部损害常引起潮式呼吸（Cheyne-Stokes 呼吸）；中脑下部和脑桥上部损害引起长吸气呼吸；脑桥下部和延髓上部损害引起共济失调性或点头呼吸。

（4）血压：过高提示颅内压增高、高血压脑病或脑出血。过低可能为烧伤、脱水、休克、晕厥、肾上腺皮质功能减退或深昏迷状态。

3. 气味　酒味为急性酒精中毒。肝臭味示肝昏迷。苹果味提示糖尿病酸中毒。大蒜味为敌敌畏中毒。尿臭味（氨味）提示尿毒症。

4. 皮肤黏膜　黄染可能是肝昏迷或药物中毒。发绀多为心肺疾病。多汗提示有机磷中毒、甲亢危象或低血糖。苍白见于休克、贫血或低血糖。潮红为阿托品类药物中毒、高热、一氧化碳中毒等。大片皮下瘀斑可能为胸腔挤压伤综合征。面部黄色瘤可能提示结节硬化病合并癫痫发作。

5. 头面部　注意头发内的皮下瘀斑或头皮血肿。鼻和耳道溢液或出血常见于颅底骨折。双瞳孔缩小提示有机磷或安眠药中毒。双瞳孔散大见于阿托品类药物中毒或深昏迷状态。双瞳孔不等大可能有脑疝形成。眼底视神经乳头水肿为颅内压增高表现。

6. 胸部　桶状胸、叩诊反响、唇甲紫绀、肺部听诊有啰音等提示有严重的肺气肿及肺部感染，可能合并肺性脑病。心律异常见于心房纤颤、心房扑动、阿-斯综合征等。

7. 腹部　肝、脾肿大合并腹水者常为肝昏迷。腹部膨隆且有压痛可能为内出血或麻痹性肠梗阻。

8. 四肢　肌束震颤见于有机磷中毒。双手扑翼样震颤多为中毒性或代谢性脑病。杵状指提示慢性心肺疾病。指甲内有横行白线可能为重度贫血或重金属中毒。双下肢可凹性水肿可能为心、肾或肝疾患。

9. 神经系统　重点检查脑膜刺激征和锥体束征，包括颈强直、Kernig 和 Lasegue 征、Babinski征等。发热有脑膜刺激征常提示中枢神经系统感染；不发热而有脑膜刺激征则见于蛛网膜下腔出血。偏瘫多见于脑血管病或颅内肿瘤。表 1-34 所示从呼吸、瞳孔变化、眼球运动（玩偶头试验，doll head test）和运动反应来确定脑干不同部位的损害。

表 1-34　脑干损害的临床表现

损害水平	呼吸	瞳孔	眼球运动	运动反应
间脑	潮式呼吸	小、对光反应（+）	浮动、运动充分	伸展过度
中脑	潮式呼吸	居中、固定、不规则	只有外展运动	去皮层
中脑下部和脑桥上部	长吸气呼吸	针尖大小、对光反应（+）	只有外展运动	去大脑
脑桥下部和延髓上部	共济失调性呼吸	针尖大小，对光反应（+）	无运动	弛缓或下肢屈曲

（二）脑神经检查

脑神经检查对颅脑损害的定位诊断极有意义。脑神经共有 12 对，检查脑神经应按先后顺序进行，以免重复和遗漏。

【嗅神经检查（olfactory nerve examination）】　嗅觉的灵敏度可通过问诊了解。

1. 检查方法　嘱病人闭目，并用手指压住一侧鼻孔，然后用香烟、香皂、牙膏等带有气味的物品分别放于鼻孔前，让病人说出所嗅到的气味（图 1-63）。同法检查对侧。嗅觉正常时可明确分辨出测试物品的气味。

2. 临床意义　如一侧嗅觉减退或丧失，则为同侧的嗅球、嗅束、嗅丝的损害。见于创伤、前颅凹占位病变、颅底脑膜结核等。鼻黏膜炎症或萎缩亦可出现嗅觉障碍。

【视神经检查（optic nerve examination）】　包括视力、视野和眼底检查。

1. 视力检查（vision examination）

2. 视野检查（visual field examination）　视野是指患者正视前方，眼球不动时所能看到的范围。

（1）检查方法：一般可先用手试法，分别检查两侧视野。嘱病人背光与医师对坐，相距约为1m，各自用手遮住相对眼睛（病人遮左眼，医师遮右眼），对视片刻，保持眼球不动，医师用手指分别自上、下、左、右由周边向中央慢慢移动，注意手指位置应在检查者与病人之间，如医师视野正常，病人应与检查者同时看到手指，如病人视野变小或异常时应进一步作视野计检查（图1-64）。

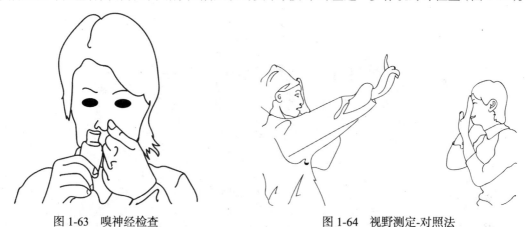

图1-63　嗅神经检查　　　　　　　　　　图1-64　视野测定-对照法

（2）临床意义：视野的异常改变提示视神经通路的损害，对定位诊断有重要意义（图1-65）。

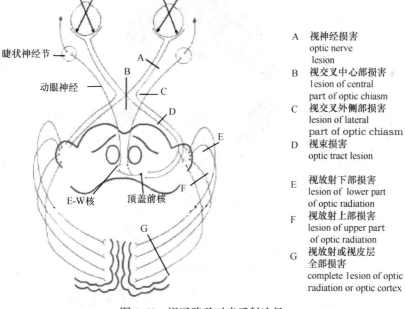

图1-65　视通路及对光反射途径

3. 眼底检查（ocular fundus examination）

【**动眼神经检查（oculomotor nerve examination）**】　动眼神经支配提睑肌、上直肌、下直肌、内直肌及下斜肌的运动，检查时如发现上睑下垂，眼球向内、上、下方向活动受限，均提示有动眼神经麻痹（图1-66）。

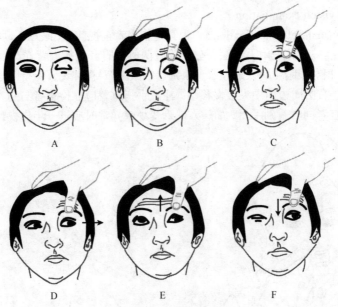

图 1-66 左动眼神经麻痹

【**滑车神经检查**（trochlear nerve examination）】 滑车神经支配眼球的上斜肌，如眼球向下及外展运动减弱，提示滑车神经有损害（图 1-67）。

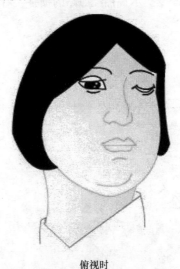

俯视时
overlooking

图 1-67 滑车神经检查

【**三叉神经检查**（trigeminal examination）】 三叉神经具有运动与感觉两种功能。检查内容包括面部感觉检查、运动功能检查、角膜反射检查及下颌反射检查。

1. 面部感觉检查 医师用针、棉签及盛有冷、热水的试管分别检查面部三叉神经分布区域（前额、鼻部两侧及下颌）内皮肤的痛觉、触觉及温度觉，两侧对比。观察有无减退、消失或过敏（图 1-68）。

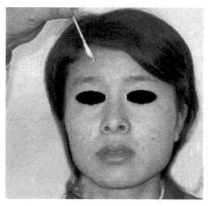
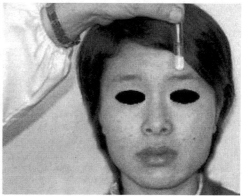

图 1-68　面部感觉检查

2. 运动功能检查　医师将双手置于病人两侧下颌角上面咀嚼肌隆起处，嘱病人做咀嚼动作，即可对比两侧咀嚼肌力量强弱的差异。也可将一手置于病人的颊下向上用力，然后嘱病人做张口动作，以感触张口动作时的肌力。正常人两侧翼内、外肌肌力相等，张口时下颌位于中间而无偏斜。当一侧三叉神经运动支损害时，张口时下颌偏向病侧。检查时可嘱病人张口，以上下门齿的中缝为标志，观察下颌有无偏斜（图 1-69）。

3. 角膜反射检查　有细棉絮轻触角膜外缘，观察有无双眼瞬目动作。

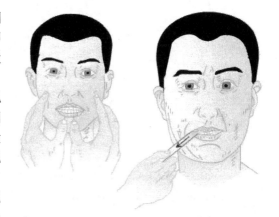

图 1-69　咀嚼肌肌力检查方法

4. 下颌反射检查　患者轻启下颌，检查者以左手拇指轻置于下颌齿列上，右手执叩诊锤轻叩拇指，观察有无下颌快速上提反射。

【展神经检查】　展神经支配眼球的外直肌，检查时将目标物分别向左右两侧移动，观察眼球向外转动情况。展神经受损时眼球外展障碍（图 1-70）。

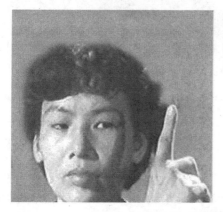
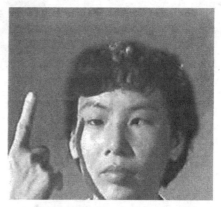

图 1-70　右展神经麻痹检查法

【面神经检查（facial nerve examination）】　包括运动和味觉检查两部分。

1. 运动　首先观察病人在安静、说话和做表情动作时有无双侧面肌的不对称，例如睑裂、鼻唇沟及口角两侧是否对称。其次可嘱病人作皱眉、闭眼、露齿、鼓腮或吹口哨等动作，观察左右两侧的差异（图 1-71）。受损时患侧动作有障碍，常见于面神经瘫痪及脑血管病变（图 1-72）。

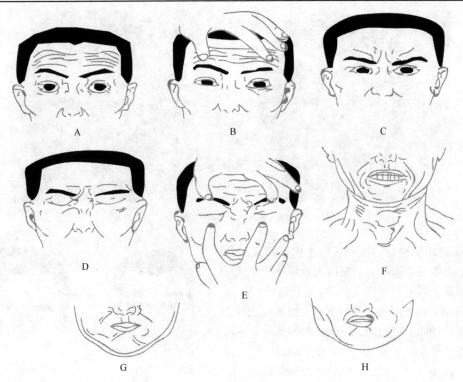

图 1-71 面部表情肌检查

A. 皱额 elevating the eyebrows and wrinkling the forehead；B. 皱额肌力 wrinkling the forehead to resist ance；C. 皱眉 frowning；D. 闭眼 closing eyes；E. 闭眼肌力 closing eyes to resistance；F. 露齿 showing teeth；G. 鼓气 puffing cheeks；H. 吹哨 whistling

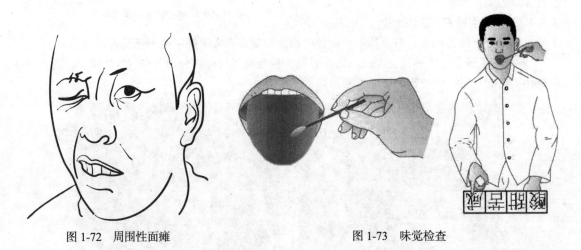

图 1-72 周围性面瘫   图 1-73 味觉检查

2. 味觉 准备不同的试液（如糖水、盐水、醋酸溶液等），嘱患者伸舌，检查者以棉签分别依次蘸取上述试液，轻涂于患者一侧舌前 2/3 舌面上，让其辨味。每试一侧后即需漱口，两侧分别试之。面神经损害时舌前 2/3 味觉丧失（图 1-73）。

【位听神经检查（auditory nerve examination）】

1. 听力检查 粗略的检查可用耳语、表音或音叉，准确的检查需借助电测听计。音叉试验（图1-74），表声试验（图 1-75），韦伯试验（图 1-76）。

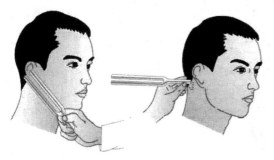

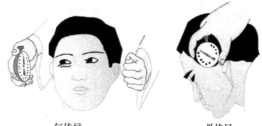

气传导　　　　　　骨传导

图 1-74　听力的音叉试验检查　　　　　　　图 1-75　表声试验

2. 前庭功能检查　询问病人有否眩晕，夜行困难；观察病人有否眼球震颤等，若有以上症状需考虑耳蜗及前庭神经病变（图 1-77～图 1-80）。

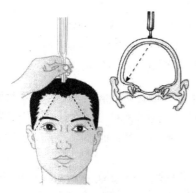

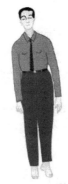

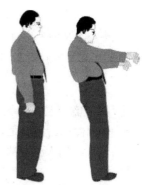

右小脑半球病变　　　　　脊髓小脑束病变

图 1-76　韦伯试验检查法　　　　　　　图 1-77　闭目难立征

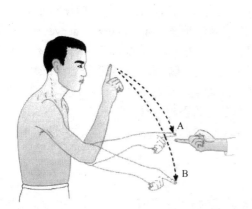

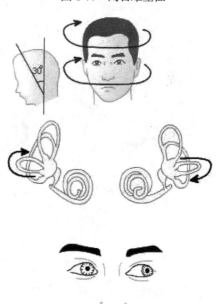

快相fast phase

慢相slow phase

图 1-78　指指试验　　　　　　　图 1-79　旋转试验

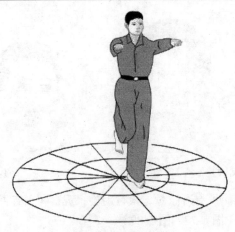

图 1-80 原地踏步试验

在地上画两个半径各为 0.5 米和 1 米的同心圆，并按每 30°画一直线将分为 12 等份，令受检查者闭眼并向前平行伸直两臂，原地踏步走 50～100 步，观察身体有无摇摆，双臂在垂直或水平面上有无偏斜，测量身体前移的距离和偏离垂直轴的角度。如一侧迷路有病，身体便向患侧偏斜旋转，如旋转大于 30°或向前移后退大于 1 米，即视为异常

【舌咽神经检查（glossopharyngeal nerve examination）】　检查时嘱病人张口，先观察腭垂是否居中，两侧软腭高度是否一致，然后嘱病人发"ā"音，观察两侧软腭上抬是否有力、腭垂是否偏斜等，若病人有吞咽困难，饮水呛咳等，见于 Guillain-Barre 综合征、脑干病变或鼻咽癌脑转移等。

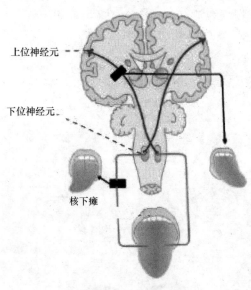

上位神经元

下位神经元

核下瘫

图 1-81 舌下神经瘫示意图

【迷走神经检查（vagus nerve examination）】迷走神经有许多功能与舌咽神经密切结合，检查时嘱病人张口发"ā"音，若一侧软腭不能随之上抬及腭垂偏向健侧，则为迷走神经麻痹的表现。

【副神经检查（accessory nerve examination）】副神经主要支配胸锁乳突肌和斜方肌，前者主要作用是向对侧转颈，后者作用为耸肩。检查时，需注意观察有无萎缩，有无斜颈及垂肩等。检测肌力的方法是：医师将一手置于病人腮部，嘱病人向该侧转头以测试胸锁乳突肌的收缩力，然后将两手放在病人双肩上下压，嘱病人作对抗性抬肩动作。若力量减弱见于副神经损伤、肌萎缩、脊髓侧索硬化、后颅凹肿瘤等。

【舌下神经检查（hypoglossal nerve examination）】　舌下神经检查支配同侧舌肌，其作用是伸舌向前，并推向对侧。检查时嘱病人伸舌，观察有无舌偏斜，舌缘两侧厚薄不相等及颤动等。出现以上现象提示舌下神经核病变，舌向一侧偏斜常见于脑血管病变。舌下神经瘫见图 1-81。

（三）运动功能检查

运动功能大体可分随意和不随意运动两种。

【随意运动与肌力】

1. 随意运动　是指意识支配下的动作，随意运动功能的丧失称为瘫痪。可分为单瘫、偏瘫、截瘫及交叉瘫痪。

（1）偏瘫（hemiplegia）为一侧肢体随意运动丧失，并伴有同侧中枢性面瘫及舌瘫。见于脑出血、脑动脉血栓形成、脑肿瘤等。

（2）单瘫（monoplegia）为单一肢体的随意运动丧失，多见于脊髓灰质炎。

（3）截瘫（paraplegia）多为双侧下肢随意运动丧失，是脊髓横贯性损伤的结果，见于脊髓外伤、脊髓炎、脊椎结核等。

（4）交叉瘫（crossed paralysis）为一侧脑神经损害所致的同侧周围性脑神经麻痹及对侧肢体的中枢性偏瘫。

（5）四肢瘫：见于高位（颈段）脊髓横断。

2. 肌力（myodynamia） 指肢体作某种主动运动时肌肉最大的收缩力。

（1）肌力分级：肌力大小程度分六级。

0级：肌肉完全身麻醉瘫，通过观察及触诊肌肉完全无收缩力。

1级：病人主动收缩肌肉时，虽然有收缩，但不能带动关节活动。

2级：肌肉活动可以带动水平方向的关节活动，但不能对抗地心引力。

3级：对抗地心引力时关节仍能主动活动，但不能对抗阻力。

4级：能抗较大的阻力，但比正常者为弱。

5级：正常肌力。

（2）肌力测定方法：肌肉肌力检查方法是嘱被检查者依次作上下肢各关节屈伸运动，同时检查者给予适当阻力。下面列举脊髓各节段支配的主要肌肉肌力测定方法：

1）颈丛支配的主要肌肉肌力检查

A. 菱形肌：患者两手叉腰使肘关节向后用力，肩胛内收，检查者给予阻抗并沿脊柱缘触摸肌肉。

B. 冈上肌：患者肩外展15°时，检查者给予阻抗，并在冈上窝处触摸收缩的肌肉。

C. 冈下肌：患者肘关节屈曲后再使前臂外旋，并在冈下窝处触摸此肌。

D. 胸大肌：上臂平举状态下强力内收，检查者给予阻抗。

E. 背阔肌：使上举之臂放至水平位，检查者给予阻抗，或使臂下垂向后伸并给予阻抗。

F. 三角肌：抬臂至水平位（由15°至90°）并给予阻抗。

G. 肱二头肌：屈前臂并使之外旋，检查者给予阻抗。

H. 肱三头肌：屈前臂后再伸直，检查者给予阻抗。

I. 拇长伸肌：患者拇指末节伸直，检查者给予阻抗。

J. 拇长展肌：患者拇指外展并稍伸直，检查者从第一掌骨外侧给予阻抗。

K. 拇长屈肌：患者拇指末节屈曲，检查者给予阻抗。

L. 指浅屈肌：患者屈曲第2～5指的中节，检查者给予阻抗。

M. 桡侧腕屈肌：患者屈腕及外展，检查者给予阻抗，并于桡腕关节处触摸紧张的肌腱。

N. 尺侧腕屈肌：患者屈曲并内收腕部，检查者给予阻抗，并触摸收缩的肌肉及肌腱。

O. 小指展肌：患者小指外展，检查者给予阻抗。

2）腰丛支配的主要肌肉肌力检查

A. 髂腰肌：患者仰卧位，使髋关节屈曲，检查者给予阻抗。

B. 股四头肌：患者仰卧位，膝关节与髋关节屈曲，然后伸直小腿。

3）骶丛支配的主要肌肉肌力检查

A. 臀大肌：患者俯卧，小腿屈曲后抬大腿使膝关节离床面，检查者给予阻抗。

B. 股二头肌：患者仰卧，先将膝关节与髋关节屈曲抬起，然后再强力屈膝，检查者给予阻抗。

C. 胫骨前肌：患者足伸直，内收并提举足内缘，检查者给予阻抗。

D. 拇长伸肌：患者拇指伸直，检查者给予阻抗，并触摸紧张的肌腱。

E. 趾长伸肌：患者伸直第2～5趾的近端趾节，检查者给予阻抗，并触摸紧张的肌腱。

F. 腓肠肌：患者仰卧位，使足跖屈，检查者给予阻抗。

（3）肌力测定的临床意义：通过检查肢体肌力，可以估计神经系统或肌肉损害的程度、范围及其分布情况。神经系统周围神经损害常见到某个肌肉或肌群出现不同程度的肌力减弱或瘫痪。

【肌张力（muscular tone）】 指肌肉静止松弛状态下的紧张度。

1. 检查方法 在病人肌肉松弛时，医生的双手握住病人肢体，用不同的速度和幅度，反复作被动的伸屈和旋转动作，测试这一肢体有关肌肉的张力。以同样方法进行各个肢体及关节的被动运动，并作两侧比较。

2. 肌张力改变及其临床意义

（1）肌张力增高：肌肉坚硬，被动运动阻力增大，关节运动范围缩小。可表现为痉挛性或强直性。

1）痉挛性肌张力增高：在被动运动开始时阻力较大，终末时突感减弱，称为折刀（clasp knife）现象，见于锥体束受损。

2）强直性肌张力增高：指一组拮抗肌群的张力均增加，作被动运动时，伸肌与屈肌的肌张力同等增强，见于锥体外系损害。如在强直性肌张力增强的基础上又伴有震颤，当做被动运动时可出现齿轮顿挫样感觉，称齿轮样肌张力增高。

（2）肌张力减弱：肌肉弛缓松软，被动运动时阻力减退或消失，关节运动范围扩大，有时呈过度屈伸现象。见于小脑病变等。

【不随意运动（involuntary movement）】 亦称不自主运动。指病人不能随意控制的无目的的异常动作。

1. 检查方法及内容 不自主运动的检查主要依靠视诊。应着重注意其部位、时间、幅度及节律、运动形式或询问随意运动、情绪紧张、姿势、睡眠、转移注意力、安静休息、疲劳等对不自主运动的影响，进而确诊。

2. 常见类型 不自主运动的表现类型见有肌束颤动、震颤、手足搐搦、手足徐动症、舞蹈样运动、摸空症、扭转痉挛等。

（1）肌束颤动（fasciculation），指病人身体某处肌肉出现细小快速的或蠕动样的颤动。可用叩诊锤轻度叩打肌肉诱发，常作为神经源性肌萎缩与肌源性肌萎缩的鉴别依据。可见于下运动神经元变性所致的继发肌萎缩，亦可见于其他各种下运动神经元疾患，如脊髓空洞症、脊髓灰质炎、髓内或髓外肿瘤。

（2）震颤（tremor），一种不自主而有节律、交替的细小抖动。根据震颤与随意运动的关系分以下几种。

1）静止性震颤：指病人在清醒安静状态下，身体某部分有一系列不随意的较有规律的抖动，睡眠时震颤消失。典型的静止性震颤见于帕金森病及综合征，肝豆状核变性等。

2）动作性震颤：可为姿势性震颤或意向性震颤，前者病人在保持某个姿势时出现震颤，静止时则消失；后者在近目的物时愈明显。见于小脑疾患、扑翼样震颤及酒精、汞等药物中毒。亦可见于慢性肝病、早期肝昏迷。

3）老年性震颤：常表现为点头或摇头动作，一般不伴有肌张力的改变。与震颤麻痹相似，但多见于老年动脉硬化，常见于甲状腺功能亢进。

（3）手足搐搦（tetany），发作时手足肌肉呈紧张性痉挛，在上肢表现为腕部屈曲、手指伸展、指掌关节屈曲、拇指内形成"助产士手（obstetrician hand）"。见于低钙血症和碱中毒。

（4）手足徐动（athetosis），又称"指划动作（point at movements）"。检查时，令患者肢体作随意运动，肢体远端表现为各种程度的屈曲、伸直、外展、内收相混合的蠕虫样运动及各种奇特姿态，可见以下几方面。

1）先天性及婴儿期疾病，如先天性双侧手足徐动症、婴儿大脑性瘫痪。

2）症状性手足徐动症，如脑炎、肝豆状核变性、脑动脉硬化伴脑软化、核黄疸、麻痹性痴呆症、脑穿通畸形等。

（5）舞蹈样运动（chorea），为肢体的一种快速、不规则、无目的、不对称的运动，持续时间不长。睡眠时发作较轻或消失。面部可表现为噘嘴、眨眼、举眉、伸舌等，四肢表现为不定向地大幅度运动，与其持续握手过程中，可感到时松时紧。多见于儿童的脑风湿病变。

（6）摸空症（carphology），表现为上肢以肘、腕、手关节为主的一种无意识摸索动作。见于脑膜炎、伤寒及败血症病人。

（7）扭转痉挛（torsion dystonia），又称"扭转性肌张力障碍"。指肢体或躯干顺纵轴呈畸形扭转的不随意动作。扭转时肌张力增高，扭转停止时肌力正常。原发性扭转痉挛原因不明，可见于流脑、一氧化碳中毒，肝豆状核变性。痉挛性斜颈可为扭转痉挛的一种症状。

（8）肌阵挛（myoclonus），指病人出现个别肌肉或多组肌肉群突发的、短促而快速、不规则不自主的收缩。阵挛可见于面颌、舌及咽喉部。其机制可能与大脑皮质、齿状核、结合臂、纹状体、中央顶盖束等病变有关。见于急慢性脑瘤及肌阵挛性癫痫。正常人入睡过程中亦可偶发，但无病理性意义。

【共济运动】

任何一个简单的动作，需有主动肌、对抗肌、协同肌及固定肌等四组肌肉的精确配合才能完成，依靠小脑、前庭系统、深感觉、锥体外系统的共同调节，当上述结构发生病变，动作协调发生障碍，称为共济失调。

1. 共济失调的分类　根据病变部位不同可分为以下几种

（1）小脑性共济失调：由小脑及其传入、传出纤维损害引起，见于肿瘤、酒精中毒等。主要表现为肢体运动性共济失调，闭眼时明显，常伴有小脑损害的其他症状。

（2）前庭性共济失调：由前庭系统损害引起，主要表现为行走时向一侧倾倒、前庭性眼球震颤等前庭刺激症状。

（3）脊髓性共济失调：脊髓后根、后索、脑干内侧等部位损害时，由于深感觉传导障碍，病人不能正确了解肢体的位置。表现走路抬脚高，落脚重，同时有深感觉减弱。睁眼较轻，闭眼时明显加重。

（4）大脑性共济失调：为额叶及颞叶损伤，由于额叶脑桥小脑束及颞叶小脑脑桥束受损发生对侧小脑半球功能障碍失调，同时对侧肢体肌张力增高，病理反射阳性。

2. 共济失调的检查方法　检查共济运动，首先可观察病人的日常动作如穿衣、进食、系扣、取物、站、行走等运动的速度、范围、方向、及力度均发生障碍。常用的检查方法如下。

（1）指鼻试验（finger nose test）：检查者先给病人做示范动作，手臂外展并完全伸直，然后用示指指端点触自己的鼻尖，速度先慢后快。然后让病人做同样的动作，先睁眼后闭眼，并进行双侧对比。小脑半球的病变以患侧上肢的共济失调为明显，睁眼和闭眼时变化不大，称为小脑性共济失调。感觉性共济运动失调仅见轻微障碍，闭目时由于失去了视觉的补偿，与睁眼时有很大差别，甚至找不到自己的鼻尖。

（2）指指试验（finger- finger test）：嘱被检查者伸直示指，曲肘，然后伸直前臂以示指触碰对面医师的示指。若总是偏向一侧，则提示该侧小脑或迷路有病损。

（3）轮替动作（alternate motion）：嘱被检查者用一侧手掌和手背反复交替、快速地拍击另侧手背，共济失调患者动作笨拙、缓慢、节律不均。一侧快速动作障碍则提示该侧小脑半球有病变。

（4）跟-膝-胫试验（heel-knee-tibia test）：嘱被检查者仰卧，一侧下肢伸直，另一侧下肢依次做如下动作：第一，下肢抬高伸直；第二，足跟放在另侧膝盖上；第三，足跟沿对侧胫骨徐徐滑下。

共济失调患者出现动作不稳或失误。

（5）闭目难立（Romberg）征：嘱病人双足并拢直立，两臂向前伸平，观察有无站立不稳，并注意闭目后的改变。能保持站立平衡，而闭眼时则有斜的表现（闭目难立征阳性）。闭目睁目皆不稳提示小脑蚓部病变。

（四）感觉功能检查

1. 感觉功能检查的注意事项

（1）检查感觉功能时，病人必须意识清晰，检查者态度要和蔼，耐心地向病人解释检查的方法、目的和意义，不能有任何暗示。

（2）检查时环境应安静，要求患者闭目，最好在病人无自发疼痛的情况下检查。

（3）检查时要注意双侧比较及远近比较。可由感觉障碍区向正常区逐步移行，如果感觉过敏也可由正常区向障碍区检查。

（4）发现感觉障碍时，应注意障碍的程度、性质及范围。应反复检查核实，作出详细记录或图示，以利日后观察。

2. 感觉的分类及检查　可分为浅感觉、深感觉和复合感觉的检查。

（1）浅感觉检查：指对皮肤及黏膜的痛觉、温度觉及触觉有否异常的检查。

1）痛觉（algesia）通常用大头针的针尖以均匀的力量轻刺病人皮肤，让病人立即陈述具体的感受。测试时注意两侧对称部位的比较，检查后记录感觉障碍的类型（正常、过敏、减退、消失）和范围。

2）温度觉（thalposis）通常用盛有热水（40～50℃）及冷水（5～10℃）的试管测试，让病人回答自己的感受（冷或热）觉。温度觉障碍见于脊髓丘脑侧束损伤。

3）触觉（thigmesthesia）用棉签轻触病人的皮肤或黏膜，让病人回答有无一种轻痒的感觉。

（2）深感觉检查：是测试肌肉、肌腱和关节等深部组织的感觉，包括位置觉、运动觉和震动觉。

1）位置觉（position sensation）：嘱病人闭目，检查者将其肢体摆放成某种姿势，让病人说出所放的位置或用对侧肢体模仿该动作。

2）运动觉（motor sensation）：检查者轻捏患者的手指或足趾两侧，上下移动5°左右，让病人说出肢体被动运动的方向，以了解其减退的程度。

3）震动觉（vibration）：将震动着的音叉（128Hz）置放在病人肢体的骨隆起处如内外踝、腕关节、髋骨、锁骨、桡骨有无震动的感觉，检查时要上、下对比，左、右对比。正常人有共鸣性震动感。震动觉障碍见于脊髓后索损害。

3. 复合感觉（synaesthesia）　包括皮肤定位感觉、两点辨别感觉、图形觉及实体觉。这些感觉是大脑综合、分析感觉。

（1）皮肤定位觉（skin topesthesia）：是测定触觉定位能力的检查，医师用手轻触皮肤某处，让病人用手指出被触皮肤位置。

（2）两点辨别感觉（two-point discrimination）：病人闭目，用分开的双脚规刺激两点皮肤，如病人有两点感觉，逐渐缩短双脚距离，直至感觉为一点为止。身体各部对两点辨别感觉灵敏度不同，以舌尖、鼻端、手指最明显，四肢近端和躯干最差。

（3）图形觉（graphesthesia）：嘱病人闭目，检查者用竹签或笔杆在病人皮肤上画一几何图形。

（4）实体觉（stereognosis）：是测试手对实体物的大小、形状、性质的识别能力。检查时嘱病人闭目，将物体如铅笔，让其触摸后说出物体的名称。

（五）反射检查

反射是对感觉刺激的不随意运动反应，通过神经反射弧完成。反射由感受器、传入神经（感觉神经）、反射中枢（脑和脊髓）、传出神经（运动神经）和效应器（肌肉、腺体等）组成，并受大脑皮质的易化和抑制性控制，使反射活动维持一定的速度、强度（幅度）和持续时间。临床常用的是简单的肌肉收缩反射。反射检查比较客观，但仍须病人合作，肢体放松，保持对称和适当位置。叩诊锤叩击力量要均匀适当。检查时可用与患者谈话或嘱患者阅读、咳嗽或两手勾住用力牵拉等方法，使其精神放松，以利反射的引出。

1. 深反射　是刺激肌腱、骨膜引起的肌肉收缩反应，因反射弧通过深感觉感受器，又称深反射或本体反射。

（1）肱二头肌腱反射（颈 5、6，肌皮神经）：前臂半屈，叩击置于二头肌腱上的拇指，引起前臂屈曲，同时感到二头肌腱收缩。

（2）肱三头肌腱反射（颈 6、7，桡神经）：前臂半屈并旋前，托住肘部，叩击鹰嘴突上方三头肌腱，引起前臂伸展。

（3）桡骨膜反射（颈 5～8，桡神经）：前臂半屈，叩击桡骨茎突，引起前臂屈曲、旋前和手指屈曲。

（4）膝腱反射（腰 2～4，股神经）：坐位，两小腿自然悬垂或足着地；或仰卧，膝稍屈，以手托腘窝，叩击髌骨下缘股四头肌肌腱，引起小腿伸直。

（5）跟腱反射（骶 1，2，胫神经）：仰卧，膝半屈，两腿分开，以手轻板其足使稍背屈，叩击跟腱引起足跖曲。

当深反射高度亢进时，如突然牵拉引出该反射的肌腱不放手，使之持续紧张，则出现该牵拉部位的持续性、节律性收缩，称阵挛，主要见于上运动元性瘫痪。①踝阵挛：仰卧、托腘窝使膝髋稍屈，另手握足底突然背屈并不再松手，引起足踝节律性伸屈不止。②髌阵挛：仰卧，下肢伸直，以拇、食指置髌骨上缘，突然用力向下推并不再松手，引起髌骨节律性上下运动不止。

（6）临床意义

1）减退、消失提示反射弧受损或中断，亦见于神经肌肉接头或肌肉本身疾病，如重症肌无力，周期性麻痹等。麻醉、昏迷、熟睡、脊髓休克期、颅压增高，尤其后颅窝肿瘤，深反射也降低或消失。

2）亢进多见于锥体束病变，昏迷或麻醉早期也可出现，系对脊髓反射弧的抑制解除所致；亦见于手足搐搦、破伤风等肌肉兴奋性增高时。癔症或其他神经官能症深反射也常亢进。

正常人深反射也可亢进，老年人跟腱反射可消失，故反射的不对称比增强或消失更有意义。

2. 浅反射　刺激皮肤、黏膜引起的肌肉收缩反应。

（1）腹壁反射（肋间神经，上：胸 7、8；中：胸 9、10；下：胸 11、12）：仰卧，以棉签或叩诊锤柄自外向内轻划上、中、下腹壁皮肤，引起同侧腹壁肌肉收缩。

（2）提睾反射（生殖股神经，腰 1、2）：以叩诊锤柄由上向下轻划股上部内侧皮肤，引起同侧睾丸上提。

（3）临床意义

1）减退、消失：见于反射弧中断时。但腹壁和提睾反射减退或消失，亦可见于锥体束损害，因其除脊髓反射弧外，尚有皮质通路。此外，深睡、麻醉、昏迷、新生儿等，腹壁反射也常消失。

2）亢进：震颤麻痹综合征或其他锥体外系疾病时，偶见浅反射尤其腹壁反射中度亢进，系损伤中脑抑制浅反射的中枢所致。精神紧张和神经官能症时，腹壁反射也可有不同程度的亢进。

3. 病理反射　当上运动神经元受损后，被锥体束抑制的屈曲性防御反射变得易化或被释放，称为病理反射。

（1）Babinski 征：用叩诊锤柄端等物由后向前划足底外缘直到拇趾基部，阳性者拇趾背屈，余各趾呈扇形分开，膝、髋关节屈曲。刺激过重或足底感觉过敏时亦可出现肢体回缩的假阳性反应。

此征也可用下列方法引出：①Oppenheim 征：以拇、示指沿胫骨自上向下划。②Chaddock 征：由后向前划足背外侧缘。③Gordon 征：用力挤压腓肠肌。

（2）Hoffmann 征：为上肢的病理反射。检查时左手握病人手腕，右手食、中指夹住病人中指，将腕稍背屈，各指半屈放松，以拇指急速轻弹其中指指甲，引起拇指及其余各指屈曲者为阳性。此征可见于 10%～20% 的正常人，故一侧阳性者始有意义。

（六）脑膜刺激征

为脑脊膜和神经根受刺激性损害时，因有关肌群反射性痉挛而产生的体征。

1. 颈强直 颈前屈时有抵抗，头仍可后仰或旋转。

2. Kernig 征 仰卧，屈膝髋关节呈直角，再伸小腿，因屈肌痉挛使伸膝受限，小于 135° 并有疼痛及阻力者为阳性。

3. Brudzinski 征 ①颈症：仰卧，屈颈时引起双下肢屈曲者为阳性。②下肢征：仰卧，伸直抬起一侧下肢时，对侧下肢屈曲为阳性。

脑膜刺激征主要见于脑膜炎、蛛网膜下腔出血、颅内压增高和脑膜转移瘤等。颈部征亦可见于后颅凹、环枕部或高颈段肿瘤。

（七）自主神经系统检查

自主神经支配内脏器官、腺体、血管和立毛肌等，分为交感神经和副交感神经两大系统。其中枢部分包括大脑皮层、丘脑下部、脑干及脊髓侧角细胞（含骶髓相当于侧角部分）。丘脑下部系自主神经系统重要的皮质下中枢，其前部为副交感神经代表区，后部为交感神经代表区。通过大量联系纤维，调节机体水、盐、脂肪代谢和垂体-内分泌功能等。脑干则有司理呼吸、心跳和血管运动等的中枢。其周围部分的交感神经系统，节前纤维起自胸1～腰2的脊髓侧角细胞，经相应前根和白交通支进入两侧椎旁由交感神经节（颈部只有上、中、下三个）组成的交感神经干，然后在交感节内或穿越交感干到椎前神经节内，或直达脏器附近或其壁内，更换神经元再发出节后纤维，支配汗腺、立毛肌、胸腹腔脏器和瞳孔扩瞳肌。周围部分的副交感神经系统，其节前纤维起自脑干内脏运动神经核（如涎核、背运动核等）及骶髓2～4节侧角区，分别经Ⅲ、Ⅶ、Ⅸ、Ⅹ对颅神经和骶2～4前根至头面部及内脏附近或其壁内更换神经元，再发出较短的节后纤维，支配瞳孔约肌、唾液腺、内脏、膀胱和肛门括约肌等。

1. 皮肤颜色和温度 观察肤色，触摸其温度，注意有无水肿，以了解血管功能。血管功能的刺激症状为血管收缩、皮肤发白，发凉；毁坏症状为血管扩张、皮肤发红、发热，之后因血流受阻而发绀、发凉，并可有水肿。

皮肤划痕试验：用骨针在皮肤上稍稍用力划过，血管受刺激数秒后收缩，出现白色条纹，继以血管扩张变为稍宽之红色条纹，持续 10 余分钟，为正常反应。若红条纹宽达数厘米且持续时间较长至呈现白色隆起（皮肤划痕症），则表明有皮肤血管功能失调。

交感神经损害时，其支配体表区内少汗或无汗：刺激性病变则多汗。

2. 毛发指甲营养状况 注意皮肤质地是否正常，有无粗糙、发亮、变薄、增厚、脱落溃疡或褥疮等；毛发有无稀少，脱落；指甲有无起纹，枯脆、裂痕等。周围神经、脊髓侧角和脊髓横贯性病变损害自主神经通路时，均可产生皮肤、毛发、指甲的营养改变。

3. 膀胱和直肠功能 了解排尿有无费力、急迫和尿意，有无尿潴留和残留尿及每次排尿的尿量。了解有无大便失禁或便秘。

膀胱功能障碍可分两大类：

（1）低（失）张力性膀胱：脊髓排尿反射弧损害引起，常见于圆锥、马尾和后索病变。但也可见于横贯性脊髓病的急性期（休克期）。膀胱逼尿肌张力低或无张力，尿充盈后不引起反射性收缩而致尿潴留。过度充盈后少量尿液被迫进入尿道,形成点滴(溢出性)尿失禁,残尿多,膀胱容量大。如系感受通路受损,则尿意也消失。

(2)高张力性膀胱:骶髓排尿反射中枢以上部位损害时,排尿反射弧失去高级中枢抑制,逼尿肌张力增高,膀胱容量减少,外括约肌失去自主控制而导致尿失禁,尿次数多而每次排尿量少,见于旁中央小叶病变(失抑制性膀胱,无残尿)和骶髓以上横贯性脊髓损害的慢性期(反射性膀胱,有少量残尿)。但脊髓横贯性损害的早期,则表现为尿急、尿频。

八、腰椎穿刺术

腰椎穿刺术(lumbar puncture)是用腰穿针经腰椎间隙刺入椎管内的一种诊疗技术。常用于检查脑脊液的性质,对诊断脑炎、脑膜炎、脑血管病变、脑瘤等有重要意义。有时也用于鞘内注射药物或注入空气做气脑摄片检查,以及测定颅内压力和了解蛛网膜下腔是否阻塞等。

【适应证】
(1)中枢神经系统感染、变性、脱髓鞘疾病。
(2)怀疑蛛网膜下腔出血而CT扫描阴性者。
(3)某些颅内肿瘤。
(4)脊髓病变、多发性神经根病变。
(5)原因未明的昏迷、抽搐。
(6)椎管造影。
(7)某些疾病的椎管内注射给药和减压引流治疗。
(8)蛛网膜下腔出血及某些颅内炎症时,引流有刺激性脑脊液以缓解头痛等临床症状。
(9)测定颅内压力,了解有无颅内压增高或减低。
(10)检查脑脊液的动力学,了解椎管内是否阻塞及其程度。

【禁忌证】
(1)颅内高压有可能形成脑疝者。
(2)怀疑后颅窝肿瘤。
(3)有颅底骨折并脑脊液漏者。
(4)穿刺部位皮肤及脊柱有感染者,腰椎有畸形或骨质破坏。
(5)有出血倾向者。
(6)垂危、休克或躁动不能配合检查的患者。
(7)全身严重感染如败血症等不宜穿刺,以免发生中枢神经系统感染。
(8)高位颈段脊髓肿瘤,腰穿后可致脊髓急性受压,出现呼吸麻痹。

【器械准备】 腰椎穿刺模型、腰椎穿刺包(包括消毒孔巾、9号和12号腰穿针各1枚、玻璃测压管、消毒纱布、标本容器等)、无菌手套2副、弯盘1个、局部麻醉药(利多卡因100mg)一支、5ml和10ml注射器各1支、消毒液(碘伏)1瓶、砂轮1枚、油性画线笔1支、棉签1包、胶布1卷、椅子1把。需做细菌培养者,准备灭菌试管。如需腰椎穿刺注射药物,应准备好所需药物及注射器。

(1)详细了解病史,穿刺前检查患者的生命体征、意识、瞳孔及有无视乳头水肿。
(2)向患者和(或)法定监护人详细说明腰椎穿刺的目的、意义、安全性和可能发生的并发症。简要说明操作过程,解除患者的顾虑,取得配合,并签署知情同意书。
(3)核查器械准备是否齐全。
(4)术者及助手常规洗手,戴好帽子和口罩。

【操作步骤】

1. 体位　患者侧卧于硬板床，脊柱尽量靠近床边，背部和床面垂直，头颈向前胸屈曲，两手抱膝紧贴腹部，尽量使腰椎后凸，拉大椎间隙，以利进针。

2. 穿刺点定位　双侧髂棘最高点连线与后正中线的交会处最为适宜，相当于 L_4 棘突或 $L_{3\sim4}$ 棘突间隙。通常选择 $L_{3\sim4}$ 棘突间隙为穿刺点，用油性画线笔在皮肤上作标记（图 1-82）。如果在 $L_{3\sim4}$ 棘突间隙穿刺失败，可改在上或下一椎间隙进行。

3. 消毒　用碘伏在穿刺点部位，自内向外进行皮肤消毒，消毒范围直径约 15cm。解开穿刺包，术者戴无菌手套，检查穿刺包内器械，注意穿刺针是否通畅，并铺消毒孔巾。

4. 局部麻醉　持 5ml 注射器抽取利多卡因（Lidocaine）5ml，持针（针尖斜面向上）在穿刺点斜刺入皮内，注射利多卡因至形成橘皮样隆起的皮丘（5mm），然后用利多卡因自皮肤到椎间韧带作局部麻醉。在拔出针头前注意穿刺的深度。

5. 腰椎穿刺（图 1-83）　术者用左手拇指和示指绷紧并固定穿刺部位皮肤，避免穿刺点移位，右手持腰穿针垂直于脊背平面，针尖刺入皮下后，要从正面及侧面观察看进针方向是否正确，这是穿刺成功的关键。针头稍斜向头部，缓慢刺入（成人 4～6cm，儿童 2～4cm）。针头穿过韧带时有一定的阻力感，当阻力突然降低时，提示针已穿过硬脊膜进入蛛网膜下腔。将针芯慢慢拨出，可见脑脊液流出。

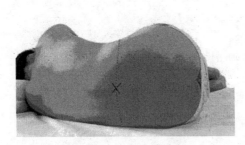
图 1-82　腰椎穿刺位置

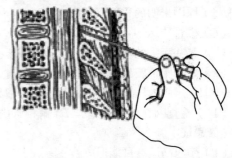
图 1-83　腰椎穿刺点及角度图

6. 测压　接上测压管测量颅内压力，要求患者全身放松，双下肢和颈部略伸展，平静呼吸，可见测压管内液面缓缓上升，到一定平面后液平面随呼吸而波动，此读数为脑脊液压力。正常侧卧位脑脊液压力为 70～180mmH$_2$O（40～50 滴/分）。

7. 奎肯试验（Queckenstedt test）　又称压颈试验，其意义是了解蛛网膜下腔有无阻塞。压颈试验前应先作压腹试验，由助手用拳压患者腹部持续 20 秒，脑脊液压力即迅速上升，解除压迫后，压力如迅速下降至原水平，证明腰穿针完全在蛛网膜下腔内。压颈试验方法：由助手先后分别压迫左右颈静脉，然后同时压迫双侧颈静脉，每次压迫 10 秒。正常时压迫一侧颈静脉后，脑脊液压力迅速升高 1 倍左右，解除压迫后 10～20 秒，迅速降至原来水平，表示蛛网膜下腔通畅。如在穿刺部位以上有椎管梗阻，压颈时压力不上升（完全性梗阻），或压力上升、下降缓慢（部分性梗阻），称为压颈试验阳性。如压迫一侧颈静脉脑脊液压力不上升，但压迫对侧上升正常，提示梗阻侧的横窦闭塞。压颈试验的原理是：正常脑和脊髓的蛛网膜下腔是相通的，压迫颈静脉→颅内静脉压增高→脑脊液回流受阻→颅内压迅速上升。凡颅内高压者，禁做此试验。

8. 脑脊液送检　测压后用标本容器收集脑脊液 2～5ml 送检，包括化验及细菌培养等。若颅内压增高时放液需谨慎，仅收集测压管中脑脊液，或用针芯控制慢慢放出，最好不要超过 2ml。

9. 穿刺结束　插入针芯拔针，局部按压 1～2 分钟，消毒穿刺点，覆盖无菌纱布，用胶布固定。

【腰椎穿刺术操作卡】　表 1-35。

表 1-35　腰椎穿刺术操作卡

学号_____　姓名_____　总分_____

物品准备：（10 分）

1）消毒用品：碘伏棉球、卵圆钳、弯盘。

2）穿刺包：纱布×4，12 号、9 号穿刺针各一个，孔巾×1，测压管（一弯、二直），试管×4。

3）其他：2%利多卡因一支，5ml 注射器，胶布一卷，无菌手套。

序号	操作项目	操作动作	口述内容	注意事项	分值	评分
1	洗手	七步洗手法，戴帽子，戴口罩			5	
2	核对患者信息	核对患者姓名、查看临床资料（头或腰椎 CT 或 MRI），测生命指征	"您好，是 1 号床 A 先生吗？我是您的主治医师，根据您的病情，需要为您进行腰椎穿刺，知情同意书您已经详细阅读并签署了吧，您没有利多卡因麻醉药过敏史吧，您的凝血功能正常，您已经排空膀胱了吧，您现在的生命体征平稳，无眼底视盘水肿，可以进行腰椎穿刺了"	熟悉并掌握适应证及禁忌证	6	
3	确定穿刺点	协助患者摆好体位，整理患者衣物，确定穿刺点并标记	"请您侧卧于治疗床，头向胸前弯曲，双手抱膝，双膝向腹部弯曲，腰背尽量向后弓起。现在，我要为您充分暴露穿刺位点，取双侧髂棘最高处连线与后正中线交点为穿刺点（相当于第 3～4 腰椎间隙）"	注意患者保暖	8	
4	消毒(术者)	自穿刺点中心环形常规皮肤消毒 3 次	"现在我要为您消毒了，可能会有点凉，请您忍耐一下。消毒范围为直径 15cm，每次消毒范围不超过前一次"	消毒不要留白，每次消毒范围不超过上一次	8	
5	检查穿刺包（助手）	检查穿刺包有效期及密闭性，打开穿刺包。准备 5ml 注射器，备麻醉药	"穿刺包干燥，密闭性良好，在有效期内，可以使用"。"5 毫升注射器包装完整，在有效期内，可以使用"		5	
6	戴无菌手套，铺无菌孔巾	检查无菌手套有效期，戴无菌手套。铺无菌孔巾	"手套密闭性良好，在有效期内，可以使用"。"铺无菌孔巾，孔巾中心为穿刺中心"		6	
7	注射麻醉药	助手：核对麻醉药名称、浓度、有效日期及时间。术者：抽取 2%利多卡因 2～4ml，排气，再次确认穿刺点，斜行进针打一皮丘，再垂直进针，间断负压回抽，无液体及血液吸出，则注入麻药，逐层浸润麻醉，用无菌纱布按压 1～2 分钟，待麻醉药生效	助手："2%的利多卡因在有效期内，瓶身瓶底无裂痕，对光照射无浑浊沉淀。请核对"术者："核对完毕""现在我要给您打麻药了，可能会有点疼，请您忍耐一下""边进针边回吸，见无血性液体，给药"	麻醉时应充分麻醉减少穿刺时患者的疼痛	8	
8	核对穿刺包内物品	核对穿刺包内物品，检查穿刺针，根据患者自身情况选取穿刺针型号	"针芯干燥、与穿刺针匹配，穿刺针通畅、无倒钩，与测压管匹配"		6	

续表

序号	操作项目	操作动作	口述内容	注意事项	分值	评分
9	穿刺	左手固定穿刺部位，右手持穿刺针沿穿刺点（针尖斜面向上）垂直进针，待有两次刺空感后，停止进针	"成人穿刺深度一般为 4～6cm，儿童为 2～4cm"	穿刺过程中，注意观察患者意识、瞳孔、脉搏、呼吸的改变，若病情有变，应立即停止操作，并进行抢救	10	
10	连接测压管	缓慢拔出针芯，见有脑脊液流出，还纳针芯，将针尖斜面转向头侧。嘱患者全身放松。拔出针芯，连接测压管，记录脑脊液压力后还纳针芯	"全身放松"	如压力明显增高，针芯不能完全拔出，使脑脊液缓慢滴出，以防止脑疝形成	8	
11	脑脊液送检	用无菌试管留取2～4ml脑脊液送检。	送检顺序：第一管为脑脊液细菌学检查；第二管化验糖及蛋白、寡克隆带及髓鞘碱性蛋白质；第三管进行细胞计数及分类；第四管为脑脊液特异性化验等如结核 PCR 等		8	
12	固定	插入针芯，拔出穿刺针。按压 3～5 分钟，盖上无菌纱布，用胶布固定			6	
13	术后沟通	整体物品，垃圾分类处理，脱手套，洗手，记录	"××，我已为您做完腰穿，请继续去枕平卧4～6 小时，穿刺部位 3～5 天不要沾水，生命体征平稳，如有不适请及时与我联系"	腰穿后嘱患者去枕平卧 4～6 小时，防止低压性头痛	6	

【术后处理】

（1）术毕嘱患者去枕平卧 4～6 小时，以免引起术后头痛。

（2）整理用物，医疗垃圾分类处置，标本及时送检，并做详细穿刺记录。

【注意事项】

（1）严格无菌操作。

（2）疑有颅内高压必须先做眼底检查，如有明显视盘水肿或有脑疝先兆者，禁忌穿刺。如果必须穿刺协助诊断，可先用脱水剂降低颅内压。然后选用细穿刺针穿刺，刺入硬脊膜后针芯不要完全拔出，使脑脊液缓慢滴出，以免引起脑疝。

（3）穿刺过程，注意观察患者意识、瞳孔、脉搏、呼吸的改变，若病情突变，应立即停止操作，并进行抢救。发现颅内高压或出现脑疝症状，应立即停止放液，快速静脉给予脱水剂或向椎管内注入生理盐水 10～20ml，如脑疝不能复位，迅速行脑室穿刺。

（4）防止因放液过多、穿刺针过粗脑脊液自穿刺孔处外漏或过早起床所引起的低压性头痛。低颅压者可于腰穿放出脑脊液后，注入等量生理盐水，防止病情加重。术后头痛治疗主要是补充液体如生理盐水 500～1500ml，或鼓励病人多饮水；多进咸食，少进甜食，以免利尿，卧床休息，一般 5～7 天缓解。

（5）鞘内注射药物，需放出等量脑脊液，药物要以生理盐水稀释，注射应极缓慢。推入药物时勿一次完全注入，应注入、回抽，每次注入多于回抽，如此反复多次，才可完成。

（6）损伤性出血多为穿刺不顺利所致，血性脑脊液数分钟后可自凝。非损伤性出血如蛛网膜下腔出血通常不自凝。

（7）取脑脊液检查时，第 1 管作细菌学检查，第 2 管作生化检查，第 3 管作常规、细胞学检查，以免因损伤致细胞检查不准确。

（8）腰椎穿刺失败原因：①穿刺方向不对；②穿刺针选择不对，成人用细针，儿童用粗针都容易穿刺失败；③病人过分紧张，椎间隙未拉开；④脊柱畸形，病人过度肥胖等。

九、神经内科模拟竞赛试题

（一）单项选择题

1.4-1. 正常成人颅压为：（   ）

A. 80～160mmH$_2$O　　　B. 100～180mmH$_2$O　　　C. 80～180mmH$_2$O　　　D. 100～200mmH$_2$O

1.4-2. 诊断癫痫的主要依据是：（   ）

A. 脑脊液检查　　　B. 头部 CT、MR　　　C. 病史和脑电图　　　D. 体格检查

1.4-3. 短暂的意识丧失见于：（   ）

A. 意识模糊　　　B. 晕厥　　　C. 谵妄　　　D. 浅昏迷

1.4-4. 帕金森病人常见步态：（   ）

A. 慌张步态　　　B. 共济失调步态　　　C. 剪刀步态　　　D. 偏瘫步态

1.4-5. 颅内压增高的典型表现是：（   ）

A. 眩晕伴呕吐　　　B. 短暂性意识丧失、脉搏减缓　　　C. 躁动不安、胡言乱语

D. 头痛、呕吐、视盘水肿

1.4-6. Broca 失语的病损部位：（   ）

A. 优势侧额下回后部病变引起　　　B. 优势侧颞上回后部病变引起　　　C. 角回病变引起

D. 优势侧颞中回后部病变引起

1.4-7. 女 65 岁，近半年左手活动欠灵活，静止时出现每秒 4～6 次的节律性颤动，入睡后消失。此症状为：（   ）

A. 手足徐动　　　B. 静止性震颤　　　C. 舞蹈样动作　　　D. 扭转痉挛

1.4-8. 患者 60 岁，走路时双脚踩棉花感、睁眼站立不稳，Romberg 征明显，双下肢振动觉消失，病变在：（   ）

A. 小脑　　　B. 脊髓后索　　　C. 脊髓后角　　　D. 大脑额叶

1.4-9. 脑出血病人 CT 图像：（   ）

A. 起病后即可见低密度异常影　　　B. 起病 24 至 48 小时后可见异常高密度影

C. 可见脑室扩张　　　D. 起病即可见高密度异常影

1.4-10. 40 岁男性，扛重物时突然出现颈部疼痛，继之四肢瘫痪。查体：神志清、颅神经正常，双上肢迟缓性瘫痪，双下肢痉挛性瘫痪。最可能出现的病变部位：（   ）

A. 桥脑　　　B. 延髓　　　C. 高位颈段　　　D. 颈膨大

1.4-11. 有助于预防腰椎穿刺后头痛的正确措施是：（   ）

A. 腰椎穿刺后头部抬高 45°；多饮水　　　B. 尽可能用细的穿刺针

C. 腰椎穿刺针的针尖面垂直于患者躯干的长轴　　　D. 以上都正确

1.4-12. 单侧压颈试验 CSF 压力不上升提示：（   ）

A. 上矢状窦受阻　　　B. 对称乙状窦、横窦受阻　　　C. 同侧乙状窦、横窦受阻

D. 下矢状窦受阻；　　　E. 直窦受阻

1.4-13. 弗洛因综合征（Froin syndrome），最常见于：（   ）

A. 病毒性脑膜炎　　　B. 重症肌无力　　　C. 多发性硬化　　　D. 椎管梗阻

E. 良性高颅内压

1.4-14. 支配泪腺分泌的神经是：（   ）

A. 面神经　　　B. 三叉神经　　　C. 舌咽神经　　　D. 迷走神经

1.4-15. 蛛网膜下腔出血最常见的病因是：（   ）

A. 高血压　　　B. 脑动脉粥样硬化　　　C. 先天性脑底动脉瘤　　　D. 脑血管畸形　　　E. 血液病

1.4-16. 脑血栓形成最常见的病因是:(　　　)

A. 高血压病　　　B. 脑动脉粥样硬化　　　C. 各种脑动脉炎　　　D. 血压偏低　　　E. 红细胞增多症

1.4-17. 脑出血的内科疗法中,最重要是:(　　　)

A. 降低血压　　　B. 控制出血　　　C. 控制脑水肿,预防脑疝

D. 加强护理,注意水与电解质平衡　　　E. 气管切开,吸氧

1.4-18. 一位脑出血的病人,很快昏迷,双侧瞳孔极度缩小,四肢瘫痪,高热,呼吸障碍,出血部位应考虑:(　　　)

A. 内囊内侧和丘脑附近　　　B. 外囊附近　　　C. 桥脑　　　D. 小脑

E. 内囊内侧扩延至外囊附近

1.4-19. 深反射亢进见于:(　　　)

A. 后根受损　　　B. 前角受损　　　C. 肌肉病变　　　D. 脑或脊髓损害　　　E. 后束受损

1.4-20. 书写中枢位于:(　　　)

A. 额下回后部　　　B. 颞上回后部　　　C. 额中回后部　　　D. 角回

1.4-21. 谵妄是指:(　　　)

A. 无意识障碍,症状多而阳性体征少　　　B. 表情淡薄,回答理性,但迟钝

C. 意识模糊,胡言乱语、躁动不安　　　D. 思维异常活跃、好说、好动、但意识清楚

1.4-22. 昏迷病人 Glasgow 昏迷评定量表分值为:(　　　)

A. 14 分　　　B. 12 分　　　C. 10 分　　　D. 9～12 分　　　E. 3～8 分

1.4-23. 下列不属于周围神经损害表现的是:(　　　)

A. 肌张力增高　　　B. 下肢麻木　　　C. 上肢无汗　　　D. 直立性低血压

1.4-24. 命名性失语的病损部位:(　　　)

A. 优势侧额下回后部病变引起　　　B. 优势侧颞上回后部病变引起

C. 角回病变引起　　　D. 优势侧颞中回后部病变引起

1.4-25. 一位病人,步态不稳,行走时双眼注视地面,跨大步,举足过高,踏步作响,应考虑:(　　　)

A. 前庭性共济失调　　　B. 大脑性共济失调　　　C. 小脑性共济失调　　　D. 感觉性共济失调

1.4-26. 左侧舌下神经周围性瘫痪,表现为:(　　　)

A. 伸舌偏右,无舌肌萎缩　　　B. 伸舌偏左,伴舌肌萎缩

C. 伸舌偏右,伴舌肌萎缩及肌束震颤　　　D. 伸舌偏左,无舌肌萎缩

1.4-27. 感觉性共济失调是因为:(　　　)

A. 浅感觉发生障碍　　　B. 深感觉发生障碍　　　C. 前庭耳蜗刺激　　　D. 视觉障碍

E. 听觉发生障碍

1.4-28. 下列哪个情况常见于典型的偏头痛:(　　　)

A. 畏光　　　B. 家族史　　　C. 视觉先兆　　　D. 恶心　　　E. 非甾体抗炎药有效

1.4-29. 下列哪项属于深反射:(　　　)

A. 踝反射　　　B. 咽反射　　　C. 提睾反射　　　D. 腹壁反射　　　E. 角膜反射

1.4-30. 舌咽、迷走神经受损不会引起:(　　　)

A. 发音嘶哑　　　B. 伸舌偏斜　　　C. 吞咽困难　　　D. 悬雍垂偏斜　　　E. 咽反射消失

1.4-31. 患者,女,23 岁,诉 2 天来出现向右视物成双,体检:右眼内斜,不能向外侧转动,余神经等检查正常,病变累及的颅神经是:(　　　)

A. 右侧三叉神经　　　B. 右侧动眼神经　　　C. 右侧展神经　　　D. 右侧面神经

E. 右侧视神经

1.4-32. 一患者出现完全性左侧偏盲,其病变部位在:(　　　)

A. 视交叉之前　　　B. 视交叉　　　C. 右侧顶叶　　　D. 右侧颞叶

E. 右侧的视束、外侧膝状体、视辐射和枕叶之间

1.4-33. 深感觉不包括：（　　）

A. 肌肉感觉　　　B. 骨膜感觉　　　C. 肌腱感觉　　　D. 内脏感觉　　　E. 关节感觉

1.4-34. 右侧额纹消失、眼睑不能闭合、鼻唇沟变浅，露齿时口角偏向左侧，可能是：（　　）

A. 左侧中枢性面神经麻痹　　　B. 右侧中枢性面神经麻痹　　　C. 左侧周围性面神经麻痹

D. 右侧周围性面神经麻痹　　　E. 双侧周围性面神经麻痹

（二）多项选择题

1.4-35. 高级皮质功能的检查内容包括哪几项：（　　）

A. 记忆力　　B. 计算力　　C. 定向力　　D. 失语：包括听理解、口语表达、复述、命名、阅读、书写

E. 失用　　F. 失认　　G. 视空间技能及执行功能

1.4-36. 头痛的问诊内容包括哪些：（　　）

A. 头痛的起病时间，起病方式，部位与范围，性质、频度、诱发加重因素和缓解因素

B. 头痛的伴随症状

C. 起病前是否有感染及其他相关疾病

D. 诊治经过及相关药物使用情况

1.4-37. 脑膜刺激征常见于：（　　）

A. 蛛网膜下腔出血　　B. 脑炎　　　C. 帕金森病　　　D. 脑膜炎　　　E. 椎基底动脉供血不足

1.4-38. 大脑的分叶包括：（　　）

A. 额叶　　　B. 颞叶　　　C. 顶叶　　　D. 枕叶　　　E. 岛叶

1.4-39. 定向力的评估内容包括哪些：（　　）

A. 时间定向力　　　B. 顺序定向力　　　C. 人物定向力　　　D. 地点定向力　　E. 视空间定向力

1.4-40. 记忆分为：（　　）

A. 短时记忆　　　B. 长时记忆　　　C. 近期记忆　　　D. 远期记忆　　　E. 瞬时记忆

1.4-41. 失语的临床检查包括哪几个方面：（　　）

A. 口语表达　　　B. 听理解　　　C. 复述　　　D. 命名　　　E. 阅读及书写能力

1.4-42. 检查前庭功能通常进行哪两种试验：（　　）

A. Rinne 试验　　　B. Weber 试验　　　C. 冷热水试验　　　D. 转椅试验

1.4-43. 腰穿禁忌证：（　　）

A. 小脑肿瘤　　B. 腰椎外伤畸形并感染　　C. 脑出血　　　D. 腰部局部皮肤发炎　　　E. 脑炎

1.4-44. 深昏迷的临床表现：（　　）

A. 肌肉松弛　　B. 病例征阳性　　C. 生命指征无变化　　　D. 角膜反射消失　　　E. 腱反射存在

（三）病例分析题

1.4-45. 患者，男，65 岁，1 天前起床时感左手无力，吐词不清，6 小时前出现左侧偏身运动不能，不能言语。既往有高血压史。查体：左上肢肌力 0°，左下肢Ⅱ°，左侧肌张力低，病理反射左侧阳性，左侧提睾反射消失。左侧偏身痛觉减退，左鼻唇沟浅伸舌偏左，不能言语。

请提出定位诊断，定性诊断，治疗方案。

1.4-46. 患者，75 岁，男性，既往有心房纤颤病史，一日从沙发上站起时突然向右侧倒下呼之不应。急诊头颅 CT 示左侧大脑中动脉供血区低密度影，发病 2 日后发现右下肢肿胀、发凉、色青紫。

1. 该病人首先考虑的诊断是：

2. 该病人最有可能的病因是：

1.4-47. 患者，老年男性，70 岁，突然头痛、恶心、呕吐 3 小时，测血压 200/125mmHg，左侧鼻唇沟浅，伸舌左偏，左侧肢体偏瘫。

（1）病变最可能的部位：（　　）

A. 左侧基底节区　　　B. 右侧基底节区　　　C. 脑桥　　　D. 延髓　　　E. 小脑

（2）若病变继续发展首先最可能出现的瞳孔变化是：（　　）

A. 右侧瞳孔先散大再缩小　　　B. 右侧瞳孔先缩小再散大　　　C. 左侧瞳孔先散大再缩小

D. 左侧瞳孔先缩小再散大　　　　E. 双侧瞳孔散大

（3）关于上述病例下列处理不妥的是：（　　　）

A. 头 CT 检查　　　　　　B. 密切观察病情变化，必要时手术治疗　　　　C. 脑血管造影检查

D. 加强脱水、止血、抗炎治疗　E. 防止并发症

（4）不久后患者出现一侧瞳孔散大固定，继而死亡，根据神经系统的症状体征，患者最可能发生了：（　　　）

A. 心肌梗死　　　　B. 枕骨大孔疝　　　　C. 颞叶沟回疝　　　D. 中心疝　　　E. 肺栓塞

1.4-48. 患者年轻女性，32 岁，突然剧烈头痛 6 小时，既往无高血压病史、近期无感染史，查体：神志清，右侧瞳孔散大，右侧眼睑下垂，眼球向上、向下、向内不能运动，颈强阳性，头 CT 示：脑正中裂，外侧裂池及基底池呈高密度影。

（1）首先考虑的诊断是：（　　　）

A. 脑实质出血　　　B. 脑膜癌病　　　C. 蛛网膜下腔出血　D. 脑膜炎　　E. 脑瘤

（2）其受累的颅神经：（　　　）

A. 滑车神经　　　B. 动眼神经　　　C. 展神经　　　　D. 三叉神经　　E. 面神经

（3）如进行脑脊液检查，最有可能是检查所见：（　　　）

A. 脑脊液蛋白升高　B. 脑脊液正常　　C. 脑脊液中见大量的白细胞　　D. 脑脊液中见肿瘤细胞

E. 血性脑脊液

1.4-49. 患者，女性，68 岁，发现右侧肢体无力 2 小时，既往高血压病、糖尿病病史 10 余年，查体：神志清，言语笨拙，右侧肢体记录 2 级。

（1）为明确诊断最有价值的检查项目是：（　　　）

A. 脑血管造影　　　B. 头颅 CT　　　C. 腰穿　　　　D. TCD　　　E. SPECT

（2）患者入院后一小时，确诊为急性脑梗死，目前最佳的治疗方案是：（　　　）

A. 抗血小板和抗凝治疗　　　　B. 脱水降颅压治疗　　　　　　C. 降纤治疗

D. 尿激酶溶栓治疗　　　　　　E. 抗血管痉挛治疗

【答案】

（一）单项选择题

1.4-1. C；1.4-2. C；1.4-3. B；1.4-4. A；1.4-5. D；1.4-6. A；1.4-7. B；1.4-8. B；1.4-9. D；1.4-10. D；1.4-11. B；1.4-12. C；1.4-13. D；1.4-14. A；1.4-15. C；1.4-16. B；1.4-17. C；1.4-18. C；1.4-19. D；1.4-20. C；1.4-21. C；1.4-22. E；1.4-23. A；1.4-24. D；1.4-25. D；1.4-26. B；1.4-27. B；1.4-28. C；1.4-29. A；1.4-30. B；1.4-31. C；1.4-32. E；1.4-33. D；1.4-34. D。

（二）多项选择题

1.4-35. A、B、C、D、E、F、G；1.4-36. A、B、C、D；1.4-37. A、B、D；1.4-38. A、B、C、D、E；1.4-39. A、C、D；1.4-40. A、B、E；1.4-41. A、B、C、D、E；1.4-42. C、D；1.4-43. A、B、D；1.4-44. A、D。

（三）病例分析题

1.4-45. 定位诊断：左侧基底节区。定性诊断：脑梗死。
治疗方案：控制血压、改善脑血液循环（血液稀释疗法、血管扩张剂）抗血栓疗法。

1.4-46. 1. 诊断：脑栓死。2. 病因：心源性栓子脱落。

1.4-47. （1）B；（2）B；（3）C；（4）C

1.4-48. （1）C；（2）B；（3）E

1.4-49. （1）B；（2）D

第五节　感染内科基本操作发热问诊

正常人体温因受大脑皮层及下部体温中枢的控制，通过神经、体液因素调节产热与散热过程，而保持相对恒定，在某种情况下，体温中枢兴奋或功能紊乱或产热过多，散热过少，致使体温高出正常范围，即为发热（fever）。致热因素很多，最常见的是致热原性发热，致热原大致可分为三种：

白细胞致热原：是中性粒细胞和大单核细胞释放的致热物质，又称内源性致热原。外源性致热源：从病原体提取的能致热物质如内毒素、外毒素和结核菌素。类固醇致热原：一般与原胆烷醇有关。后两种致热原都不能直接作用于体温中枢，而最终的致热因素是白细胞致热原。当白细胞吞噬坏死组织、或与外源性致热原、类固醇致热原、抗原-抗体复合物等接触时则产生和释放致热原。作用于体温调节中枢而引起发热。其他因素（如物理、化学因素）可直接作用于体温调节中枢引起发热。一般来说，发热是人体患病时的一种病理生理反应。

一、综　　述

（一）常见病因分类

临床上大致分为两大类

1. 感染性发热　各种病原体（如病毒、肺炎支原体、立克次体、细菌、螺旋体、原虫、寄生虫、真菌）所致的急、慢性感染均可出现发热。其原因系由于病原体的代谢产物或其毒素作用于白细胞而产生致热原。

2. 非感染性发热

（1）无菌性坏死物质的吸收

1）各种肿瘤及血液病（如癌、类癌、淋巴肉瘤、急性白血病、急性溶血等级）所引起的组织坏死及细胞破坏。

2）因血管栓塞或血栓形成引起的心、肺、脾等内脏梗死或肢体坏死。

3）机械性、物理性或化学性的损害（如大面积烧伤、大手术后组织损伤、内出血、大血肿等）。

（2）变态反应：是抗原—抗体反应的结果，可见于风湿热、血清、结缔组织病等。

（3）内分泌与代谢障碍性疾病：如甲状腺功能亢进及大量脱水，前者引起产热过多，后者引起散热减少。

（4）体温调节中枢功能紊乱：由于物理性（如中暑）化学性（如重度安眠药中毒）或机械性（如脑出血、硬脑膜下出血、脑震荡、颅骨骨折）等因素直接损害体温调节中枢，使其功能失常而引起发热。

（5）神经官能症：由于自主神经（曾用名：植物神经）系统功能紊乱而影响正常体温调节，常表现为低热。诊断时应首先排除各类疾病后才能确定。

（二）临床检查

【发热情况】

（1）有何诱因：如受凉、进不洁饮食等。

（2）起病缓急：突然发热（如大叶性肺炎）还是逐渐体温增高（如伤寒）。

（3）发热程度：高热还是低热（常见于结核病、胆道感染等）。

（4）每日温差：波动在1℃以内还是2℃以上。

（5）发热持续及间歇的时间。

（6）退热情况：骤退或渐退，自动退热或用药后退热。

【伴随症状】

1. 伴有头痛、呕吐或昏迷　可见于乙型脑炎、流行性脑脊髓膜炎、脑型疟疾、脑出血、蛛网膜下腔出血、中毒性痢疾。

2. 发热伴有寒战　见于疟疾、大叶性肺炎、败血症、急性溶血性疾病、急性胆囊炎等。

3. 伴有关节痛　常见于风湿热、结核病、结缔组织病。

4. 伴有淋巴结　肝脾肿大　可见于血液病（血液病、淋巴瘤、恶性网状细胞增多症、免疫母细胞淋巴结病）、癌肿、传染病（布鲁菌病、黑热病、传染性单核细胞增多症）。

5. 伴有尿痛、尿急、尿频 常见于尿路感染如肾盂肾炎等。

6. 伴有咳嗽、咳痰、胸痛 常见于呼吸系疾病如上感、支气管炎、肺炎、胸膜炎、肺结核等。

7. 伴有恶心、呕吐、腹痛、腹泻 常见于急性胃肠炎、细菌性疾病等。

8. 伴有出血现象 可见于流行性出血热、钩端螺旋体病、急性白血病、急性再生障碍性贫血、败血症、重症麻疹及病毒性肝炎等。

9. 伴随结合膜充血 常见于咽结膜热、流行性出血热、斑疹伤寒、恙虫病、钩端螺旋体病等。

10. 伴有口唇疱疹 常见于风疹、水痘、斑疹伤寒、流行性脑脊髓膜炎、大叶性肺炎等。

11. 伴有咽痛 可见于白喉、急性扁桃体炎、急性咽喉炎、急性喉炎等。

【流行病学情况】 是否到过流行病区，有无接触过传染病患者，以及发病季节等，对血吸虫病、流行性出血热、乙型脑炎、流行性脑脊髓炎的诊断有重要意义。

【问诊要点】

（1）起病时间、季节、起病情况（急缓）、病程长短、程度（热度高低）、频度（持续性或间歇性）、诱因。

（2）有无畏寒、寒战、大汗或盗汗。

（3）包括多系统症状询问，是否咳嗽、咳痰、咯血、胸痛；腹痛、呕吐、腹泻；尿急、尿频、尿痛；皮疹、出血、头痛、肌肉关节痛等。

（4）患病期间一般情况：精神状态、食欲、体重、睡眠、大小便。

（5）诊治过程。

（6）传染病接触史、疫水接触史、手术史、流产及分娩史、服药史、职业特点等。

二、发热相关理论知识

【概述】

1. 发热的定义 发热（fever，pyrexia）是指病理性体温升高，使人体对于致病因子的一种全身性反应。当晨起休息时体温超过正常体温范围或一日之间体温相差在 1℃ 以上时称为发热。正常人体温范围：口腔温度（舌下测量）36.3～37.21℃，直肠温度（肛门测量）36.5～37.71℃，腋下温度（腋窝测量）36.0～37.01℃。

2. 发热待查的定义 发热待查又称未明热或不明原因发热（fever of unknown origin，FUO）。

（1）发热持续 2～3 周以上。

（2）体温数次超过 38.5℃。

（3）经完整的病史询问、体检和常规实验室检查不能确诊（1 周内）。

3. 国外对特殊人群 FUO 的定义

（1）HIV 抗体阳性病人：体温大于 38.3℃ 超过 4 周，其中住院病人热程超过 3 天仍不能明确病因者。

（2）颗粒细胞缺乏者：外周血有核细胞计数小于 $500 \times 10^6/L$，体温大于 38.3℃ 超过 3 天且培养阴性 2 天以上。

（3）老年患者：除病者为老年人外，其他标准同经典 FUO。

（4）住院病人：因非感染性疾病入院的病人发热大于 3 天病因不能明确者。

儿童 FUO 的诊断标准仍不统一。目前，国内经典的 FUO 定义仍是最为适用的。

【发热的机制】

体温调节的调定点学说 各种病原微生物及其毒素、抗原抗体复合物、炎症或某些化学物质等外源性致热源，通过作用于体内细胞产生内源性致热因子，间接或直接作用于下丘脑体温调节中枢，使体温调节中枢的体温调定点水平升高，导致机体产热增加，而散热不能相应地随之增加或散热减少，使体温升高超过正常范围（图 1-84）。

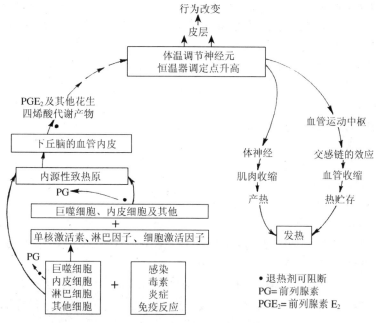

图 1-84 体温的定点调节

【发热的病因（原因）】

1. 病因分类 根据致病原因不同可分为两大类：感染性疾病和非感染性疾病。

（1）感染性疾病：包括病毒、细菌、支原体、衣原体、立克次体、螺旋体、真菌、原虫等病原微生物感染。

（2）非感染性疾病

1）肿瘤性疾病：血液系统肿瘤，如恶性组织细胞病、恶性淋巴瘤、白血病、多发性骨髓瘤等；实体性肿瘤，如原发性肝癌、肺癌、肾癌、结肠癌、胃癌、胰腺癌等。

2）血管-结缔组织疾病：常见的如系统性红斑狼疮、成人斯蒂尔病、类风湿关节炎、风湿热、混合性结缔组织病；少见的有皮肌炎、结节性多动脉炎、变应性肉芽肿性血管炎、韦氏肉芽肿病等。

3）其他疾病：如药物热、脱水热、各种坏死组织吸收热、中暑、功能热、伪热等。

2. 病因的分布和构成 图 1-85。

（1）感染性疾病

1）成人 FUO 前 4 位感染性病因依次为：结核、伤寒、局灶性脓肿、败血症，占 64.7%。

2）老年人 FUO 感染性病因依次为：局灶性脓肿、结核、败血症。

（2）肿瘤性疾病

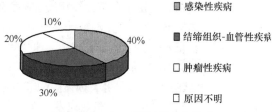

图 1-85 FUO 病因分布和构成

1）成人 FUO 前 4 位肿瘤性病因依次为恶性组织细胞病、恶性淋巴瘤、急性白血病、原发性肝癌，占 77.3%。

2）老年人 FUO 肿瘤性病因以实体瘤占首位，其次是恶性淋巴瘤、恶性组织细胞病。

（3）血管-结缔组织疾病

1）成人前 4 位病因依次为系统性红斑狼疮、风湿热、类风湿关节炎、成人斯蒂尔病，占 71.8%。

2）老年人以巨细胞动脉炎占首位。

（4）其他疾病：较多见的是药物热、功能性发热。

【发热对机体的影响】

（1）一定程度的感染性发热能提高机体的防御能力，如单核吞噬细胞系统功能增强，抗体产生增多，肝脏解毒功能增高，有利于机体战胜致病因子。

（2）发热过高或过久对机体不利，除防御反应减弱外，还会引起机体能量物质及维生素过多消耗，代谢失调和组织器官功能障碍。

（3）非感染性发热大多对机体有害无益，可对机体起消耗作用。

【发热待查的诊断思路和步骤】

（1）判断有无发热。

（2）鉴别器质性与功能性发热。

（3）区分感染性与非感染性发热。

（4）病因诊断。

1. 判断有无发热

（1）当口温超过 37.3℃、肛温超过 37.7℃、腋温超过 37℃以上，且除外生理因素和测量方法误差时即可诊断发热。

（2）生理性体温升高的常见原因：①进食：可升高体温 0.2～0.7℃；②运动：剧烈运动可升高体温 1.5℃；③妊娠：妊娠 3 个月内，可有持续低热；④月经：经前低热；⑤高温环境；⑥生理性应激：心情紧张、焦虑等；⑦原发性体温升高：原因不明，多见于女性。

2. 鉴别器质性与功能性发热

（1）器质性发热：存在病理因素，主要是由于致热原间接或直接作用于下丘脑体温调节中枢，使体温调节中枢的体温调定点水平升高，导致机体产热增加，而散热不能相应地随之增加或散热减少，体温升高。

特点是：体温一般较高，≥38℃，常伴有相应的组织器官病变、损伤的临床表现和实验室检查的异常。

（2）功能性发热：主要是由自主神经功能紊乱，影响正常的体温调节过程，是产热大于散热，体温升高。

特点是：多为低热，很少超过 38℃，常伴由自主神经功能失调的其他表现。

除排卵后低热、妊娠期低热及在高温环境引起的生理性低热外，常见的功能性低热有以下 3 种。

1）原发性低热：由于自主神经功能紊乱所致的体温调节障碍或体质异常；低热可持续数月甚至数年之久，热型较规则，体温波动在 0.5℃以内。

2）感染后低热：由于病毒、细菌、原虫等病原微生物感染致发热后，低热不退，而原有感染已愈，可能与体温调节中枢对温度调定点的功能尚未恢复有关。如伤寒治愈后的低热。

3）夏季低热：多见于幼儿，因体温调节中枢功能不完善，夏季身体虚弱、且多发生于营养不良者或脑发育不全者。特点是：低热仅发生在夏季，秋凉后自行退热，每年如此反复出现，连续数年后多可自愈。

3. 区分感染性与非感染性发热

（1）感染性发热特点

1）起病较急，伴有寒战或无寒战。

2）常有感染中毒症状。

3）常有感染的定位症状和体征。

4）常伴有外周血常规异常改变，白细胞计数增高或减低。

5）四唑氮蓝试验（NBT）：如中性粒细胞还原NBT超过20%，提示有细菌性感染，有助于与病毒性感染及非感染性发热鉴别。

6）C-反应蛋白（CRP）测定：阳性提示有细菌性感染及风湿类疾病；阴性多为病毒性感染或非感染性发热。

7）中性粒细胞碱性磷酸酯酶积分：正常值0～37，增高越多越有利于细菌性感染的诊断。

（2）非感染性发热的特点

1）一般发热时间较长，常超过2个月，时间越长可能性越大。

2）长期发热但一般情况较好，无明显感染中毒症状。

3）常伴有贫血、无痛性多部位的淋巴结肿大、肝脾大等。

4）血管-结缔组织疾病发热常伴有皮疹和多器官受损的表现。

5）肿瘤性发热患者常伴有不明原因的体重明显下降等表现。

4. 病因诊断

（1）诊断的基本原则："一个、常见、多发、可治、器质性疾病"。

（2）诊断的方法：详细询问病史、全面细致的体格检查，选择性的实验室检查和必要的诊断性治疗。

【发热待查的诊断方法】

1. 详细询问病史和全面细致的体格检查　全面、系统、准确无误的病史是作出正确诊断的关键。体检资料是比较客观的，常能证实病史中的诉述和发现病史中的遗漏，准确、全面、系统地进行体格检查，发现一些阳性病理体征，常能为诊断提供重要线索。

（1）病史询问的要点：发热待查大多是以长期发热为主要临床表现，因此，对发热的经过及特点要重点详细询问。①发热有无诱因。②有无前驱症状；③发热的方式，是急骤还是缓慢；④发热的程度、有无规律性（热型）；⑤发热时的伴随症状和自觉症状；⑥发热以来至就诊时的诊疗经过；⑦解热剂、抗生素、糖皮质激素及免疫抑制剂的使用情况。

此外，不能忽视对个人既往史（疾病史、手术史、外伤史、药物过敏史、输血史、预防接种史等），家族史（家庭成员中有无类似疾病或特殊疾病），个人生活史（生活和工作的环境情况、饮食生活习惯和嗜好、宠物饲养和动物接触情况、传染病人或类似病人接触史等），旅游史和冶游史等的详细询问。

（2）发热待查的病史线索（表1-36）。

表1-36　发热待查的病史线索

药物或毒物接触史	药物热、烟雾热
蜱接触史	间歇热、落基山斑点热、莱姆病
动物接触史	鹦鹉热、钩体病、布鲁菌（又称布氏杆菌）病、弓形虫比病、猫抓热、Q热、兔咬热
肌痛	旋毛虫病、亚急性心内膜炎、结节性多动脉炎、类风湿性关节炎、家族性地中海热、多发性肌炎
头痛	间歇热、兔咬热、慢性脑膜炎/脑炎、疟疾、布鲁菌病、CNS肿瘤、落基山斑点热
神志异常	类肉瘤性脑膜炎、结核性脑膜炎、隐球菌性脑膜炎、肿瘤性脑膜炎、CNS肿瘤、布鲁菌病、伤寒、HIV
干咳	结核、Q热、鹦鹉热、伤寒、肺部肿瘤、落基山斑点热、急性风湿热
眼痛或视力异常	一过性动脉炎（栓塞）、亚急性心内膜炎、间歇热、脑脓肿、Takayasu动脉炎
消耗	肿瘤、淋巴瘤、巨细胞病毒、单核细胞增多症、伤寒、系统性红斑狼疮、类风湿关节炎、弓形虫病
腹痛	结节性多动脉炎、脓肿、家族地中海热、卟啉病、间歇热、胆囊炎
背痛	布鲁菌病、亚急性心内膜炎
颈痛	亚急性甲状腺炎、一过性动脉炎、化脓性颈静脉炎

（3）发热相关因素与疾病病因的关系

1）起病情况：一般感染性疾病起病较急，尤其是细菌、病毒感染；典型伤寒、结核等除外。非感染性疾病发病相对较慢。恶组、淋巴瘤、噬血细胞综合征等，可以表现为急骤起病，且病情凶险。

2）热型

A. 稽留热：伤寒、斑疹伤寒、大叶性肺炎。

B. 弛张热：伤寒缓解期、出血热、败血症、脓毒血症、肝脓肿、严重肺结核、风湿热。

C. 间歇热：疟疾、肾盂肾炎、布鲁菌病。

D. 波状热：布鲁菌病。

E. 消耗热：败血症。

F. 马鞍热：登革热。

G. 回归热：回归热、霍奇金病。

H. 不规则热：结核病、感染性心内膜炎、流感、风湿热、恶性肿瘤。

3）热程与疾病病因的关系：一般的规律是：随着热程时间的延长，感染性疾病的可能性逐渐减少，而肿瘤性疾病及血管-结缔组织性疾病的比例相对增加，持续时间愈长，这种趋势也愈明显。

4）发热病因与年龄、性别的关系

A. 6岁以下患儿，感染性疾病的发病率最高，特别是原发性上呼吸道、泌尿道感染或全身感染；6～14岁，结缔组织-血管性疾病和小肠炎症性疾病开始常见；14岁以上成人，感染性疾病仍占首位，但肿瘤性疾病的发病率明显增高。

B. 女性患者，泌尿性感染、血管-结缔组织疾病、胆道感染及肺外结核常见，明显高于男性；而恶性肿瘤、原发性肝癌、肺结核、阿米巴肝脓肿等男性明显多于女性。

（4）伴随症状与体征

1）寒战：寒战、高热可见于多种急性疾病，如反复寒战、高热则多发生于细菌感染播散（病原体一时侵入血流），某种并发症的发展阶段（如局限性脓肿侵入血流），寄生虫的自然生物学周期（如疟疾）或肿瘤坏死液化吸收等。临床上最常见某些细菌感染和疟疾引起的寒战；罕见：结核病、伤寒、立克次体病、病毒感染、风湿热引起的寒战。注意：感染性疾病引起的寒战与输液反应相鉴别。

2）面容：伤寒面容、酒醉貌、蝶形红斑、口周苍白等。

3）皮疹、黏膜疹：玫瑰疹、巴氏线、科氏斑、搔抓状出血点等。

几种特征性皮疹：

莱姆病—— 慢性移行性红斑。

皮肌炎—— 淡紫色眼睑。

结节性脂膜炎——皮下结节。

4）淋巴结肿大

A. 全身性淋巴结肿大：传染性单核细胞增多症、结核病、兔热病、弓形虫病、HIV 感染，白血病、恶性淋巴瘤、结缔组织病等。

B. 局部淋巴结肿大：局灶性感染、恶性淋巴瘤、恶性肿瘤转移等。

5）体格检查的几个要点和要求

A. 养成全面、系统、反复地"从头到脚"细致地检查的习惯。

B. 不放过任何可疑体征；不放过任何部位。

C. 疑是感染性疾病时应注意检查具有和外界相通的部位。如外耳道、鼻道、鼻咽部、气道、胆道、尿道和外阴等。

D. 要注意检查容易被忽视或遗漏的淋巴结肿大、皮疹和口、咽、甲状腺、外阴等部位。

E. 需要引起重视一些重要的体征：皮疹、出血点，淋巴结肿大、肝、脾大，关节肿大、畸形、功能障碍，局部隆起、肿块，新出现的心脏杂音，肺部啰音，局部叩痛等。

2. 选择性的实验室检查　有针对性地应用检测手段和准确的检测结果有助于疾病的确诊。

常规检查项目：血、尿、便常规，血生化、胸片、腹部 B 超。

（1）疑为感染性疾病

1）炎症标志物检查：白细胞总数及分类、红细胞沉降率、C 反应蛋白、唾液酸、血清转铁蛋白、血清铜蓝蛋白。

2）病原学检查：各种病原微生物的培养、涂片镜检和分子生物学 PCR 技术检测等。

3）血清学检查：各种病原微生物抗原、抗体的检测。

4）皮内试验：PPD、组织胞浆菌皮内试验、布鲁菌（又称布氏杆菌）病皮内试验、肺吸虫病皮内试验、血吸虫病皮内试验和华支睾吸虫病皮内试验。

5）影像学检查：B 超、CT、MRI、X-线等。

（2）疑为肿瘤性疾病

1）影像学检查：B 超、CT、MRI、X-线、PET、胃肠钡餐、血管造影、泌尿道造影、ERCP、PTC 等。

2）内窥镜检查：纤维支气管镜、胃镜、肠镜、胸腔镜、腹腔镜等。

3）肿瘤标志物

A. 甲胎蛋白（AFP）：原发性肝癌、生殖细胞癌。

B. 癌胚抗原（CEA）：消化道癌、肺癌、乳腺癌。

C. 糖链抗原 19-9（CA19-9）：胰腺癌、胆管癌、腺化道癌。

D. 糖链抗原 50（CA50）：胰腺癌、胆管癌、腺化道癌。

E. 糖链抗原 242（CA242）：胰腺癌、胆管癌、结肠癌。

F. 糖链抗原 125（CA125）：卵巢癌、子宫内膜癌、胰腺癌、胸腹膜癌。

G. 糖链抗原 15-3（CA15-3）：乳腺癌、卵巢癌。

H. 糖链抗原 72-4（CA72-4）：卵巢癌、胃癌。

I. 鳞癌相关抗原（SCC）：子宫颈癌、非鳞状上皮癌、食管癌、喉癌。

J. 前列腺特异性抗原（PSA）：前列腺癌。

4）病理组织、细胞学检查

A. 淋巴、皮肤、骨髓及其他脏器活检。

B. 免疫组化检查。

（3）疑为血管-结缔组织性疾病

1）抗核抗体检查：ANA 总抗体检查。

A.　ds-DNA 抗体：SLE。

B.　抗组蛋白抗体：药物性 SLE、SLE、RA。

C.　抗 SM 抗体：SLE。

D.　抗 U1-RNP 抗体：MCTD、SLE。

E.　抗 SS-A 抗体：SS、SLE。

F.　抗 SS-B 抗体：SS、SLE。

G.　抗 SCI-70 抗体：PSS。

H.　抗 PM-1 抗体：PM、DM。

I.　抗 JO-1 抗体：PM、DM。

2）免疫学检查：①类风湿因子；②抗中性粒细胞胞浆抗体（ANCA）；③免疫球蛋白；④蛋白

电泳；⑤免疫复合物；⑥补体。

（4）外周血"反常"改变的临床意义：绝大多数细菌性感染外周血白细胞总数和中性粒细胞增多；病毒性感染外周血白细胞总数和中性粒细胞大多减少；而支原体、衣原体、立克次体等感染外周血白细胞总数和中性粒细胞大多正常。但在某些传染病中外周血常规却"反常"改变。

1）外周血白细胞减少的细菌性感染：①伤寒；②结核；③布鲁菌病；④某些 G⁻杆菌败血症；

2）外周血白细胞增多的病毒性感染：①传染性单核细胞增多症；②流行性出血热；③传染性淋巴细胞增多症；④流行性乙型脑炎；⑤森林脑炎；⑥狂犬病。外周血异形淋巴细胞是某些传染病的特征性改变。

3）外周血异形淋巴细胞的临床意义：主要见于①流行性出血热；②传染性单核细胞增多症；③病毒性肝炎；④输血后综合征；也可见于①疟疾；②结核；③布鲁菌病；④对氨基水杨酸钠、苯妥英钠等药物的变态反应。

3. 诊断性治疗　某些发热待查患者虽然经过反复考虑、细致检查及临床观察，但仍不能确诊，可根据最近的拟诊。进行试验性治疗，以期达到既能验证诊断又能完成治疗的目的。这是一种仅被列为特定条件下的一项诊断手段，不能滥用。

（1）诊断性治疗的风险

1）降低诊断性培养的检出率。

2）改变感染形式而非治愈。

3）治疗不良反应：激素可降低免疫学试验阳性率，激素可诱发感染而无炎症征象。

（2）诊断性治疗的适应证：严格来说诊断性治疗一般只限于下列情况。

1）氯喹：用于疑为疟疾者。

2）甲硝唑或依米丁：用于疑为阿米巴肝脓肿者。

3）抗结核药：用于疑为结核病者。

4）水杨酸制剂：用于疑为风湿热者。

5）糖皮质激素：用于疑为变应性亚败血症等变态反应性和结缔组织疾病者。

6）万古霉素：用于疑为耐药 G⁺球菌感染者。

7）大环内酯类：用于疑为支原体、衣原体感染者。

8）阿米卡星、头孢他定、亚胺培南（泰能）：用于疑为铜绿假单胞菌感染者。

9）链霉素、庆大霉素：用于疑为土拉伦斯菌（兔热病）感染者。

（3）诊断性治疗的原则

1）疾病的可能性是单一的。

2）药物治疗的机理和作用环节是明确的。

3）所选药物是特异的。

4）判断疾病治愈的标准是已知的和客观的。

（4）介绍两个发热待查的诊断试验

萘普生试验：萘普生每日 2 次口服，每次 350mg，连用 3 天，对肿瘤性发热有退热作用，并可降至正常以下；对血管-结缔组织疾病可略退热，但不能降至正常；对感染性疾病发热无效。萘普生试验性治疗对鉴别三种发热类别有一定的参考意义。

功能性低热试验：先让病人在发热期间（如为午后发热则可自 14：00～22：00）每半小时测量一次体温，并做好记录，连续 3 天，以判断其发热何时开始，持续时间多长。自第四天开始，与发热开始前半小时口服阿司匹林 0.5～1.0g 或吲哚美辛 25mg，继续每半小时测量一次体温，连续 3 天，以判定退热药有无退热作用（使体温降至 37℃以下）。如肯定有退热作用，则常提示为感染性发热（以结核最为多见）或风湿热，需进一步检查和（或）试验性治疗，如肯定无退热作用，则常提示为功能性发热。

【特别提示】

（1）血常规检查时应注意嗜酸性细胞计数、单核细胞、淋巴细胞、异型淋巴计数等变化。

（2）红细胞沉降率检查特异性不强。

（3）有时骨髓穿刺应多部位、多次复查，或活检。

（4）重视病原微生物的涂片检查和培养。

（5）影像学检查有时需要动态观察和复查。

（6）结核病（尤其是肺外结核）和淋巴瘤的临床表现千变万化，是FUO病因诊断永远要考虑的两种疾病。

（7）要重视久病和用药后的真菌二重感染以及"药物热"的问题；因为，目前不合理用药、滥用抗生素等情况，十分普遍和严重。

（8）拟诊分析和临床诊断仍应遵循临床诊断的基本原则："一个、常见、多发、可治、器质性疾病"，因为，FUO最后确诊仍以常见病、多发病为主。

三、传染病预防与隔离

（一）呼吸道传染病预防与控制知识

【几种常见呼吸道传染病流行特点】

1. 流行性感冒　简称流感，是由流感病毒引起的急性呼吸道传染病，传染性极高。

传染源是流感患者。流感主要在人多拥挤的密闭环境中经空气或飞沫传播，亦可通过直接接触患者的分泌物而传播。

人群普遍易感。潜伏期短，通常为1～3日。

流感流行具有一定的季节性，我国北方地区的流行一般均发生在冬春季节，南方四季都有病例发生，发病高峰在夏季和冬季。

主要临床表现：发热、头痛、肌痛、乏力、鼻炎、咽痛和咳嗽，还可出现肠胃不适。

2. 流行性腮腺炎　是由腮腺炎病毒所引起的急性呼吸道传染病。

传染源是腮腺炎患者和携带病毒者。流行性腮腺炎可经直接接触患者的唾液或飞沫传播。患者在腮腺明显肿胀前6、7日至肿胀后9日期间具有传染性。

易感人群为1岁以上的儿童和青少年。潜伏期为12～25日，通常为18日。感染后一般可获得持久免疫力。

流行性腮腺炎全年均有发病，但以冬春季为主。

主要临床表现：前驱症状可出现发热、头痛、无力、食欲缺乏等，发病1至2日后出现颧骨弓或耳部疼痛，然后出现唾液腺肿大，通常可见一侧或双侧腮腺肿大，除腮腺肿胀外，还可引起脑膜炎、脑膜脑炎、睾丸炎、卵巢炎、胰腺炎等。

3. 水痘　是由水痘带-状疱疹病毒（疱疹病毒的一种）引起的一种急性呼吸道传染病。

传染源是水痘患者。水痘通过患者咳嗽产生的飞沫或散布在空气中的鼻咽喉分泌物传播，也可经人与人接触直接传播、或接触到水痘痘浆污染的物品而间接传播。

人群普遍易感，但发病主要是儿童。潜伏期为10～24日，通常为14～16日。病后可获终身免疫。

主要临床表现：患者从出现皮疹前2日至出疹后6日具有传染性。患病初期出现轻微发烧、疲倦和软弱无力；斑疹出现后数小时即转化为丘疹、疱疹。皮疹分布呈向心性，即躯干、头部较多，四肢处较少。一般典型水疱皮疹历时1～6天，由于皮疹先后，分批出现，因此在出疹第2～3天内，在病人身上同一部位可见到各阶段的皮疹（即斑疹、丘疹、疱疹及结痂）同时存在。大部分情况下，病人症状都是轻微的，可不治而愈。

4. 麻疹 是由麻疹病毒引起的急性呼吸道传染病。

传染源是麻疹患者。麻疹主要是通过飞沫或直接接触患者的鼻咽喉分泌物传播。

人群普遍易感。没有麻疹疫苗前，麻疹是一种普遍发生的儿童传染病；相关疫苗发明后，麻疹的发病率已经大大降低。麻疹的潜伏期为 7 至 18 日，通常为 14 日。病愈后有持久免疫力。

麻疹发病季节以冬春季为多，但全年均可发生。

其主要临床表现：感染初期出现咳嗽、流涕、发热、眼红及口腔内出现白点（科氏斑）；3 至 7 日后皮肤会出现斑丘疹，通常由面部扩散到全身，维持 4 至 7 日，亦可能长达 3 个星期，留下褐色斑痕或出现脱屑；病重者的呼吸系统、消化系统及脑部会受影响，导致严重后果，甚至死亡。

【呼吸道传染病防控重点】

（1）保持良好的个人及环境卫生。

（2）勤洗手，使用肥皂或洗手液并用流动水洗手，不用污浊的毛巾擦手。双手接触呼吸道分泌物后（如打喷嚏后）应立即洗手。

（3）打喷嚏或咳嗽时应用手帕或纸巾掩住口鼻，避免飞沫污染他人。患者在家或外出时佩戴口罩，以免传染他人。

（4）均衡饮食、适量运动、充足休息，避免过度疲劳。

（5）学校教室、宿舍等人员集中的场所每天应开窗通风数次（冬天要避免穿堂风），保持室内空气新鲜。

（6）在呼吸道传染病高发期，尽量不到人多拥挤、空气污浊的场所；不得已必须去时，最好戴口罩。

（7）在流感流行季节前接种流感疫苗也可减少感染的机会或减轻流感症状。

（8）防控呼吸道传染病，关键要做到"四早"，即早发现、早报告、早隔离、早治疗。

1）建立学校晨检制度、因病缺勤病因追查与登记制度对早期发现传染病很非常重要，特别是在传染病流行季节。因此学校（特别是中小学校）或托幼机构应当建立并落实学校晨检制度、因病缺勤病因追查与登记制度。老师发现学生有传染病早期症状、疑似传染病病人及因病缺勤等情况时，应及时告知学校传染病疫情报告人进行进一步排查，以确保做到传染病的早发现、早报告。

2）学校一旦发现传染病病人或疑似传染病病人，要及时向当地的疾病预防控制机构进行报告，并同时向上级教育行政部门报告。并在卫生部门的指导下作好相应的防控工作。各级教育行政部门接到学校传染病疫情报告后，应及时报告上一级教育行政部门及同级政府和卫生行政部门。

（二）流行性脑脊髓膜炎预防与控制知识

流行性脑脊髓膜炎简称"流脑"，是由脑膜炎奈瑟菌引起经呼吸道传播所致的一种化脓性脑膜炎。人感染脑膜炎奈瑟菌后大多数表现为鼻咽部带菌状态（带菌者），只有少数成为流脑患者。流脑患者和带菌者为传染源。病菌通过咳嗽、喷嚏等经飞沫直接从空气中传播。人群普遍易感，但以 10～20 岁的青少年为主。本病全年均可发病，但多发生在冬春季（11 月～次年 5 月，3 月～4 月为高峰）。流脑的主要临床表现为突发性高热、头痛、呕吐、皮肤和黏膜出血点或瘀斑及颈项强直等脑膜刺激征，脑脊液呈化脓性改变。少数病例病情严重，病程进展快，救治不当易导致死亡。

防控"流脑"，关键要做到"四早"，即早发现、早报告、早隔离、早治疗。防控措施采用以加强个人防护、预防接种、加强监测、早发现病人、积极隔离治疗为主的综合防治措施。

关于疫情发现与报告。建立健全学校传染病疫情监控与报告制度，对早期发现和控制"流脑"在学校流行非常关键。各级教育行政部门和学校必须尽快明确学校传染病疫情的报告人，负责学校传染病的监控与报告工作。学校传染病疫情报告人要及时了解学生的出勤、健康情况，一旦发现传染病病人或疑似传染病病人，要及时向当地疾病预防控制机构报告，同时向上级教育行政部门报告。

1. 疫情发现 中小学应建立并落实"晨检"制度，加强对学生的健康状况的监测。晨检应在学校专职（兼职）卫生保健人员或学校传染病疫情报告人的指导下，由班主任或班级卫生员对早晨到校的每个学生进行观察、询问，及时了解学生出勤、健康状况；班主任或班级卫生员发现学生有传染病早期症状者（如发热、全身疼痛、头痛、呕吐、咳嗽、皮肤和黏膜出血点或瘀斑等）以及可疑传染病患者（请病假的学生应追查病因），应及时报告专职（兼职）卫生保健人员或学校传染病疫情报告人进行排查，以确保做到早发现。另外，学校应教育学生进行自我观察，如有发热、全身疼痛、头痛、呕吐、咳嗽等身体不适时，要及时告诉家长或教师，以确保早发现、早治疗。

2. 疫情报告 当在同一班级、同一楼层或同一宿舍里短期内出现多个学生发热、全身疼痛、头痛、呕吐、咳嗽、皮肤和黏膜出血点或瘀斑等症状时，应高度注意是否为传染病流行的前驱症状。班主任或教师、宿舍管理员等有关人员应立即报告专职（兼职）卫生保健人员或学校传染病疫情报告人。学校的传染病疫情报告人必须在第一时间向所在地、县（区）级疾病预防控制机构报告，同时向上级教育主管部门报告。报告内容应包括：发病时间、发病地点、发病人数、主要症状、密切接触者、已采取的措施等。各级教育行政部门接到疫情报告后，应及时报告上一级教育行政部门和卫生行政部门，重大疫情要向当地政府报告。

3. 控制疫情，防止蔓延 关于流行性脑脊髓膜炎疫情的处理。发生"流脑"疫情的学校应当主动配合疾病预防控制中心开展工作，提供所需资料，落实有关措施，安抚患者家属情绪、合理调整工作及教学计划，控制疫情，做好稳定工作。学校要积极配合当地疾病预防控制中心，采取下列措施控制疫情，防止疫情的进一步蔓延。

（1）隔离病人：发现有传染病早期症状者，应及时采取隔离、督促患病学生或通知家长立即到医院就诊。①发热（体温≥38℃），或≥37.5℃伴畏寒、咳嗽、头痛、呕吐、肌肉酸痛者应劝其及时就医并回家休息或安排在单独宿舍区居住，休息期间不参加集体活动，不进入公共场所。同时指派人员负责追踪记录转归情况并报告当地疾病预防控制机构。②热退48小时后，患者可恢复正常上课。

（2）实行每天晨检制度：发现学生有发热、全身疼痛、头痛、呕吐、咳嗽、皮肤和黏膜出血点或瘀斑等"流脑"早期症状等，应督促其及时就医并回家休息。

（3）加强室内通风、换气：按照《中小学校教室换气卫生标准》（GB/T 17226—1998）规定，每小时需要置换空气。①教室、图书馆（阅览室）等学习场所的通风与换气。学校应根据季节和天气的不同，确定换气方式与次数，如温暖天气宜实行全日开窗的方式换气，寒冷天气在课前和课间休息期间宜利用教室和走廊的窗户开窗换气。②宿舍等生活场所的通风与换气：宿舍管理员每天应督促学生在起床后，将宿舍窗户打开通风，确保宿舍空气新鲜。应每天对各班教室、宿舍等学生学习、生活场所开窗通风换气情况进行督促检查，纳入对年级、班级评比的内容。

（4）学校根据实际情况减少或停止集体活动，尽可能减少与发病班级学生的接触，尽量避免全校或较多人员集会。必要时可依法（经县区政府批准）采取停课等紧急措施，控制疫情的进一步扩散蔓延。

（5）消毒处理：学校应在当地疾病预防控制机构专业人员的指导下对部分重点场所、公用物品进行湿式清洁，必要时用1%漂白粉澄清液或其他含氯制剂喷雾消毒，对物体表面可用适当浓度含氢制剂（含氯消毒液如1∶49漂白水、二氧化氯液）擦拭或抹洗。

（6）加强卫生宣传与健康教育工作：增强学生防范意识和防范能力。学校应根据传染病流行特点，通过多种形式加大对学生进行冬春季传染病预防知识的宣传教育，特别要教育学生养成良好的个人卫生，如：打喷嚏、咳嗽时应使用纸巾、手帕并掩着口鼻，不要直接面对他人打喷嚏、咳嗽，用过的纸巾、手帕勿乱扔；打喷嚏、咳嗽和擦鼻子后要洗手。接触病人及呼吸道分泌物后要立即洗手，看护患者要戴口罩。要加强体育锻炼和营养、保持充足的休息，以增强体质、提高机体抵御疾病的能力。要保持家居教室空气流通。鼓励有病及时就医并居家休息等。

（7）预防服药和应急接种：按照《疫苗流通和预防接种管理条例》要求，经学校所在地县级以上人民政府决定，并报省、自治区、直辖市人民政府卫生主管部门备案后，可对学校人群进行预防服药和应急接种。①预防服药：在医生指导下可对密切接触者采取应急预防性服药。药物可选择磺胺药物或其他抗菌药物（如利福平）。②应急接种：根据流脑病例实验室诊断、人群免疫监测和菌群监测等结果，由卫生专业机构决定使用疫苗的种类。

（三）常见传染病隔离预防操作（表 1-37）

表 1-37　常见传染病隔离预防

病名	潜伏期		隔离期	接触者观察及处理
	常见	最短至最长		
病毒性肝炎				
甲型	30 天左右	5～45 天	自发病之日起 3 周	密切接触者检疫 45 天，每周检查 ALT 一次，以便早期发现，观察间可用丙种球蛋白注射：接触后 1 周内应用有效
乙型	60～90 天	30～180 天	急性期最好隔离至 HBsAg 阴转。恢复期不阴转者按 HBsAg 携带者处理。有 HBV 复制标志的患者，应调离接触食品、自来水或幼托工作，不能献血	急性肝炎密切接触者应医学观察 45 天并进行乙肝疫苗注射，幼托机构发现病人后的观察间，不办理入托、转托手续。疑诊肝炎的幼托和饮食行业人员，应暂停原工作
丙型	40 天左右	15～180 天	急性隔离至病情稳定。饮食行业与幼托人员病愈后需 HCVR 阴转方能恢复工作	同乙型肝炎
丁型	重叠感染 混合感染	3～4 周 6～12 周	同乙型肝炎	同乙型肝炎
戊型	40 天左右	10～75 天	自发病之日起 3 周	密切接触者应医学观察 60 天。丙种球蛋白注射无预防效果
脊髓灰质炎	5～14 天	3～35 天	自发病之日起隔离 40 天。第一周为呼吸道及消化道隔离，第二周以后消化道隔离	密切接触者应医学观察 20 天。观察期可用活疫苗进行快速免疫
霍乱	1～3 天	数小时至 6 天	腹泻停止后 2 天，隔日大便培养 1 次，连续 3 次阴性即可解除隔离	密切接触者或疑似患者应医学观察 5 天，并连续送粪便培养 3 次，若阴性可解除隔离观察
细菌性痢疾	1～3 天	数小时至 7 天	急性期症状消失，粪检阴性后，连续 2 次粪培养阴性可解除隔离	医学观察 7 天。饮食行业人员观察间应送粪便培养 1 次。阴性者解除观察
伤寒	8～14 天	3～60 天	临床症状消失后 5 天起间歇送粪培养，2 次阴性解除隔离。无培养条件时体温正常 15 天解除隔离	密切接触者医学观察：伤寒 23 天，副伤寒 15 天。饮食行业人员观察期应送粪便培养 1 次，阴性方能工作
副伤寒甲、乙	6～10 天	2～15 天		
副伤寒丙	1～3 天	2～15 天		
阿米巴痢疾	7～14 天	4 天至 1 年	症状消失后连续 3 次粪检未找到滋养体或包囊，可解除隔离	接触者不隔离，但从事饮食工作者发现本病时，其他人员应作粪检，发现溶组织阿米巴滋养体或包囊者应调离饮食工作
流行性感冒	1～3 天	数小时至 4 天	热退后 2 天解除隔离	大流行时集体单位应进行医学观察，出现发热等症状时应早期隔离
麻疹	8～12 天	6～18 天	隔离期自发病之日起至退疹时或出疹后 5 天	密切接触者而未进行疫苗接种的儿童医学观察 21 天，并应用丙球蛋白。曾接受被动免疫者医学观察 28 天
猩红热	2～5 天	1～12 天	发病后 6 天	接触儿童作咽拭子培养，可疑者隔离治疗。
流行性腮腺炎	14～21 天	8～30 天	隔离至腮腺肿大完全消退，约 3 周左右	成人一般不检疫、但幼儿园、托儿所及部队密切接触者应医学观察 3 周
流行性脑脊髓膜炎	2～3 天	1～10 天	症状消失后 3 天，但不少于发病后 1 周	医学观察 7 天，密切接触的儿童可服磺胺或利福平预防
白喉	2～4 天	1～7 天	隔离至症状消失后 2 次鼻咽分泌物培养阴性	医学观察 7 天

续表

病名	潜伏期		隔离期	接触者观察及处理
	常见	最短至最长		
百日咳	7～10天	2～20天	痉咳发生后30天或发病后40天解除隔离	医学观察21天，观察观察期间幼儿可用红霉素等预防
SARS	4～7天	2～21天	隔离期3～4周（待定）	接触者隔离3周、流行期来自疫区人员医学观察2周
流行性乙型脑炎	10～14天	4～21天	隔离至体温正常	接触者不检疫
流行性出血热	7～14天	4～46天	隔离期10天	不检疫
登革热	5～8天	3～19天	隔离起病后7天	不检疫
钩端螺旋体病原体	10天左右	2～28天	隔离至治愈	密切接触者不检疫，但有疫水接触者医学观察2周，观察期间可注射青霉素作预防性治疗
艾滋病	15～60天	9天～10年以上	HIV感染者及病人均应隔离至病毒或P24核心蛋白从血液中消失。不能献血	密切接触者或性伴侣应医学观察2年
狂犬病	4～8周	5天～10年以上	病程中隔离治疗	被狂犬或狼咬伤者应进行医学院观察，观察期间应注射免疫血清及狂犬疫苗
布鲁菌病	2周	7天～1年以上	急性期临床症状消失后解除隔离	不检疫
鼠疫	2～4天	1～8天	腺鼠疫隔离至淋巴结肿大完全消退。肺鼠疫在临床症状消失后，痰连续培养6次阴性，方能解除隔离	密切接触者医学观察9天
腺鼠疫	1～3天	数小时至3天		
肺鼠疫				
炭疽	1～5天	12小时～12天	皮肤炭疽隔离至创口痊愈，痂皮脱落。其他类型患者症状消失后分泌物或排泄物连续培养2次阴性方能解难隔离	密切接触者医学观察8天
流行性斑疹伤寒	10～12天	5～23天	彻底灭虱后隔离至体温正常后12天	密切接触者灭虱后医学观察15天
地方性斑疹伤寒	1～2周	4～18天	隔离至症状消失	不检疫，进入疫区被蜱叮咬者可口服多西环素预防
淋病	2～10天		患病期间性接触隔离	对性伴侣进行检查，阳性者进行治疗
梅毒	2～4周	10～90天	不隔离	性伴侣定期检查观察
急性出血结膜炎	2～3天	14小时～6天	隔离至症状消失	不检疫
破伤风	7～14天	2天～数月	不隔离	不检疫
疟疾			病愈后原虫检查阴性解除隔离	不检疫
间日疟	13～15天	2天～1年		
三日疟	21～30天	14～45天		
恶性疟	7～12天	14～45天		
卵形疟	13～15天	7～15天		
黑热病	3～5月	10天～9年	隔离至症状消失，原虫检查阴性	不检疫
风疹	18天	14～21天	出疹后5天解除	不检疫

四、医务人员防护用品的使用

防护用品应符合国家相关标准，在有效期内使用。

（一）口罩的使用

应根据不同的操作要求选用不同种类的口罩。一般诊疗活动，可佩戴纱布口罩或外科口罩；手

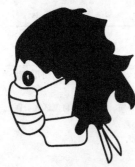

术室工作或护理免疫功能低下患者、进行体腔穿刺等操作时应戴外科口罩；接触经空气传播或近距离接触经飞沫传播的呼吸道传染病患者时，应戴医用防护口罩。纱布口罩应保持清洁，每天更换、清洁与消毒，遇污染时及时更换。

1. 口罩的正确佩戴方法及注意事项

（1）外科口罩的佩戴方法

1）将口罩罩住鼻、口及下巴，口罩下方带系于颈后，上方带系于头顶中部，如图 1-86。

图 1-86　外科口罩的佩戴 2）将双手指尖放在鼻夹上，从中间位置开始，用手指向内按压，并逐步向两侧移动，根据鼻梁形状塑造鼻夹。

3）调整系带的松紧度。

（2）医用防护口罩的佩戴方法

1）一手托住防护口罩，有鼻夹的一面背向外，如图 1-87A。

2）将防护口罩罩住鼻、口及下巴，鼻夹部位向上紧贴面部，如图 1-87B。

3）用另一只手将下方系带拉过头顶，放在颈后双耳下，如图 1-87C。

4）再将上方系带拉至头顶中部，如图 1-87D。

5）将双手指尖放在金属鼻夹上，从中间位置开始，用手指向内按鼻夹，并分别向两侧移动和按压，根据鼻梁的形状塑造鼻夹，如图 1-87E。

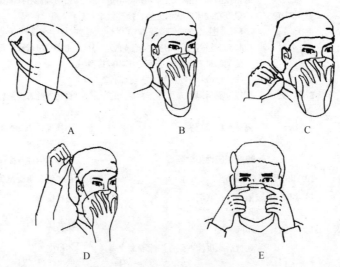

图 1-87　医用防护口罩的佩戴

（3）注意事项

1）不应一只手捏鼻夹。

2）医用外科口罩只能一次性使用。

3）口罩潮湿后、受到患者血液、体液污染后，应及时更换。

4）每次佩戴医用防护口罩进入工作区域之前，应进行密合性检查。检查方法：将双手完全盖住防护口罩，快速的呼气，若鼻夹附近有漏气应按图 1-87D 调整鼻夹，若漏气位于四周，应调整到不漏气为止。

（4）摘口罩方法

1）不要接触口罩前面（污染面）。

2）先解开下面的系带，再解开上面的系带，如图1-88A。

3）用手仅捏住口罩的系带丢至医疗废物容器内，如图1-88B。

（二）护目镜、防护面罩的使用

1. 下列情况应使用护目镜或防护面罩

（1）在进行诊疗、护理操作，可能发生患者血液、体液、分泌物等喷溅时。

（2）近距离接触经飞沫传播的传染病患者时。

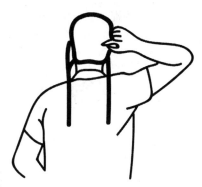

图1-88 摘口罩方法

（3）为呼吸道传染病患者进行气管切开、气管插管等近距离操作，可能发生患者血液、体液、分泌物喷溅时，应使用全面型防护面罩。

2. 佩戴检查防护 佩戴前应检查有无破损，佩戴装置有无松懈。每次使用后应清洁与消毒。

3. 护目镜或防护面罩的戴摘方法

（1）戴上护目镜或防护面罩，调节舒适度，如图1-89A。

（2）摘护目镜或面罩的方法：

捏住靠近头部或耳朵的一边摘掉，放入回收或医疗废物容器内，如图1-89B。

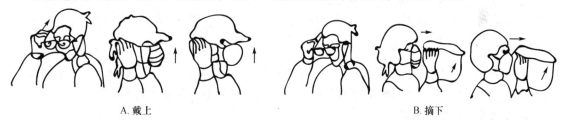

A. 戴上   B. 摘下

图1-89 护目镜或防护面罩的戴摘

（三）手套的使用

（1）应根据不同操作的需要，选择合适种类和规格的手套。

1）接触患者的血液、体液、分泌物、排泄物、呕吐物及污染物品时，应戴清洁手套。

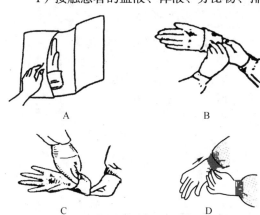

A   B

C   D

图1-90 戴无菌手套方法

2）进行手术等无菌操作、接触患者破损皮肤、黏膜时，应戴无菌手套。

（2）无菌手套戴脱方法

1）戴无菌手套方法

A. 打开手套包，一手掀起口袋的开口处，如图图1-90A。

B. 另一手捏住手套翻折部分（手套内面）取出手套，对准五指戴上，如图1-90B。

C. 掀起另一只袋口，以戴着无菌手套的手指插入另一只手套的翻边内面，将手套戴好。然后将手套的翻转处套在工作衣袖外面，如图1-90C、图1-90D。

2）脱手套的方法

A. 用戴着手套的手捏住另一只手套污染面的边缘将手套脱下，如图1-91A。

B. 戴着手套的手握住脱下的手套，用脱下手套的手捏住另一只手套清洁面（内面）的边缘，将手套脱下，如图1-91B。

C. 用手捏住手套的里面丢至医疗废物容器内，如图1-91C。

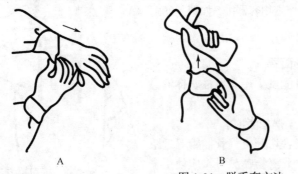
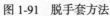
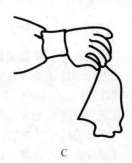

A   B   C

图 1-91　脱手套方法

3）注意事项

A. 诊疗护理不同的患者之间应更换手套。

B. 操作完成后脱去手套，应按规定程序与方法洗手，戴手套不能替代洗手，必要时进行手消毒。

C. 操作时发现手套破损时，应及时更换。

D. 戴无菌手套时，应防止手套污染。

E. 一次性手套应一次性使用。

（四）隔离衣与防护服的使用

应根据诊疗工作的需要，选用隔离衣或防护服。防护服应符合《医用一次性防护服技术要求》（GB 19082—2009）的规定。隔离衣应后开口，能遮盖住全部衣服和外露的皮肤。

1. 下列情况应穿隔离衣

（1）接触经接触传播的感染性疾病患者如传染病患者、多重耐药菌感染患者等时。

（2）对患者实行保护性隔离时，如大面积烧伤患者、骨髓移植患者等患者的诊疗、护理时。

（3）可能受到患者血液、体液、分泌物、排泄物喷溅时。

（4）接触经空气传播或飞沫传播的传染病患者，可能受到患者血液、体液、分泌物、排泄物喷溅时，应穿防护服。

2. 隔离衣与防护服穿脱方法

（1）隔离衣穿脱方法

1）穿隔离衣方法

A. 右手提衣领，左手伸入袖内，右手将衣领向上拉，露出左手，如图1-92A。

B. 换左手持衣领，右手伸入袖内，露出右手，勿触及面部，如图1-92B。

C. 两手持衣领，由领子中央顺着边缘向后系好颈带，如图1-92C。

D. 再扎好袖口，如图1-92D。

E. 将隔离衣一边（约在腰下5cm）处渐向前拉，见到边缘捏住，如图1-92E。

F. 同法捏住另一侧边缘，如图1-92F。

G. 双手在背后将衣边对齐，如图1-92G。

H. 向一侧折叠，一手按住折叠处，另一手将腰带拉至背后折叠处，如图1-92H。

I. 将腰带在背后交叉，回到前面将带子系好如图1-92I。

2）脱隔离衣方法

A. 解开腰带，在前面打一活结，如图1-93A。

B. 解开袖带，塞入袖袢内，充分暴露双手，进行手消毒，如图1-93B。

C. 解开颈后带子，如图1-93C。

D. 右手伸入左手腕部袖内，拉下袖子过手，如图 1-93D。

E. 用遮盖着的左手握住右手隔离衣袖子的外面，拉下右侧袖子，如图 1-93E。

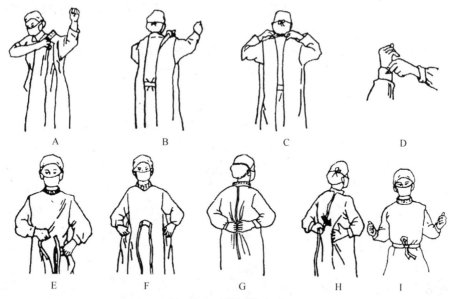

图 1-92 穿隔离衣方法

F. 双手转换逐渐从袖管中退出，脱下隔离衣，如图 1-93F。

G. 左手握住领子，右手将隔离衣两边对齐，污染面向外悬挂污染区；如果悬挂污染区外，则污染面向里。

H. 不再使用时，将脱下的隔离衣，污染面向内，卷成包裹状，丢至医疗废物容器内或放入回收袋中，如图 1-93G。

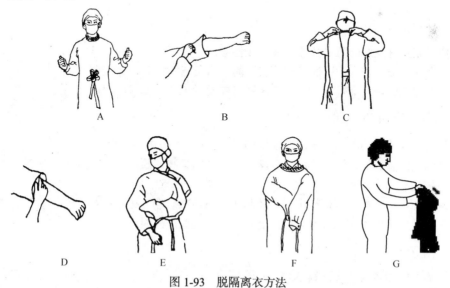

图 1-93 脱隔离衣方法

（2）防护服穿脱方法

1）穿防护服：联体或分体防护服，应遵循先穿下衣，再穿上衣，然后戴好帽子，最后拉上拉锁的顺序。

2）脱防护服

A. 脱分体防护服时应先将拉链拉开（图 1-94A）。向上提拉帽子，使帽子脱离头部（图 1-94B）。脱袖子、上衣，将污染面向里放入医疗废物袋（图 1-94C）。脱下衣，由上向下边脱边卷，污染面向里，脱下后置于医疗废物袋（图 1-94D、图 1-94E）。

B. 脱联体防护服时，先将拉链拉到底（图 1-94F）。向上提拉帽子，使帽子脱离头部，脱袖子（图 1-94G、图 1-94H）；由上向下边脱边卷（图 1-94I），污染面向里直至全部脱下后放入医疗废物袋内（图 1-94J）。

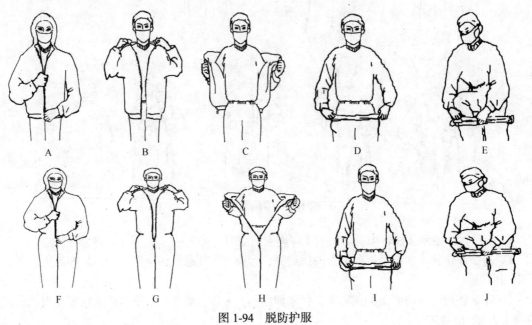

图 1-94　脱防护服

（五）鞋套的使用

（1）鞋套应具有良好的防水性能，并一次性应用。

（2）从潜在污染区进入污染区时和从缓冲间进入负压病室时应穿鞋套。

（3）应在规定区域内穿鞋套，离开该区域时应及时脱掉。发现破损应及时更换。

（六）防水围裙的使用

（1）分为重复使用的围裙和一次性使用的围裙。

（2）可能受到患者的血液、体液、分泌物及其他污染物质喷溅、进行复用医疗器械的清洗时，应穿防水围裙。

（3）重复使用的围裙，每班使用后应及时清洗与消毒。遇有破损或渗透时，应及时更换。

（4）一次性使用围裙应一次性使用，受到明显污染时应及时更换。

（七）帽子的使用

（1）分为布制帽子和一次性帽子。

（2）进入污染区和洁净环境前、进行无菌操作等时应戴帽子。

（3）被患者血液、体液污染时，应立即更换。

（4）布制帽子应保持清洁，每次或每天更换与清洁。

（5）一次性帽子应一次性使用。

（八）注意事项

（1）隔离衣和防护服只限在规定区域内穿脱。

（2）穿前应检查隔离衣和防护服有无破损；穿时勿使衣袖触及面部及衣领。发现有渗漏或破损应及时更换；脱时应注意避免污染。

（3）隔离衣使用一次后即更换的穿脱方法

1）穿法：同"穿隔离衣方法"。

2）脱法：脱隔离衣方法中"A.解开腰带，在前面打一活结，B.解开袖带，塞入袖袢内，充分暴露双手，进行手消毒"的操作后，消毒双手，解开颈后带子，双手持带将隔离衣从胸前向下拉。右手捏住左衣领内侧清洁面脱去左袖。左手捏住右侧衣领内侧下拉脱下右袖，将隔离衣污染面向里，衣领及衣边卷至中央，放入污衣袋清洗消毒后备用。

（4）隔离衣每天更换、清洗与消毒，遇污染随时更换。

（九）防护用品操作

穿脱防护服操作评分见表1-38。

表1-38　穿脱防护服比赛评分标准

单位＿＿＿＿＿　姓名＿＿＿＿＿　得分：＿＿＿＿＿

程序	规范项目	分值	评分标准	扣分	得分
操作流程 30分	**穿防护用品顺序** 1. 戴工作帽 2. 戴N95口罩 3. 穿防护服 4. 戴防护眼镜 5. 穿防护靴 6. 戴手套，将手套套在防护服袖口外面				
	步骤一　戴帽子（5） 1. 将脑后的长发完成发髻，刘海向上梳理 2. 将帽子由额前向脑后罩于头部，不让头发外漏				
	步骤二　戴口罩（3） 1. 戴口罩，一手托着口罩，扣于面部适当的部位，另一只手将口罩戴在合适的部位 2. 双手置于鼻夹处，同时稍用力均匀压紧鼻夹，使鼻夹贴合鼻梁处。在此过程中，双手不接触面部任何部位				
	步骤三　穿防护服（8） 1. 打开防护衣后，将拉链拉至合适位置 2. 左右手握住左右袖口的同时，抓住防护服腰部的拉链开口处 3. 先穿下肢，后穿上肢，然后加拉链拉至胸部，再将防护帽扣至头部，将拉链完全拉上后，密封拉链口	35	顺序有错0分；操作一处不规范视项目扣1~3分 穿戴完毕有暴露每处扣3分		
	步骤四　戴眼罩（3） 将眼罩至于眼部合适部位，调节舒适度				
	步骤五　穿胶鞋（3） 1. 为方便穿着，套上鞋套后，将裤脚塞入袜子或鞋套内 2. 将防护服裤脚罩于胶鞋里面				

续表

程序	规范项目	分值	评分标准	扣分	得分

步骤六 戴手套（3）

先戴上手套后，将手套反折一部分，然后将防护服
　袖口稍拉向手掌部并固定，将手套反折部分紧套
　于防护服袖口

整体要求（10）

穿防护服全过程稳、准、轻、快，符合操作原则；
　穿戴完毕应整洁无暴露

评分要点

1. **帽子**：无头发外漏

2. **口罩**：鼻夹贴合鼻梁

3. **戴眼罩**：调节舒适度，并保持无皮肤外露

4. **穿胶鞋**：防护服裤脚罩于胶鞋里面

5. **戴手套**：将手套紧套于防护服袖口外面

脱防护用品顺序

1. 摘下防护眼镜

2. 解防护服

3. 脱手套

4. 脱掉防护服

5. 脱防护靴

6. 摘口罩　　　　　　　　　　　　30

7. 摘帽子

步骤一 摘眼罩（3）

抓住眼罩一侧的外边缘，将眼罩轻轻摘下，放入黄
　色垃圾袋中，注意双手不要接触到面部

步骤二 解防护服（3）

轻轻解开密封胶条

步骤三 脱手套（3）　　　　　　　　　　　顺序有错 0 分；操作一处不规

手套应将里面朝外，放入医疗废物袋中　　　　　范视项目扣 1～3 分 有二次

步骤四 脱防护服（7）　　　　　　　　　　污染动作的每处扣 3～7 分，

拉开拉链，先脱去防护帽部分，再将袖子脱出后双　单个步骤扣完为止

　手抓住防护服的内面，将防护服内面朝外轻轻卷

　至胶鞋的脚踝部

步骤五 脱防护靴（3）

1. 脱下胶鞋

2. 用防护服包裹胶鞋，防护服内面始终朝外，一起
　放入黄色垃圾袋

步骤六 脱口罩（7）

左手托住口罩，右手将口罩的两条橡皮筋分别取下，
　左手将口罩抓于掌心，放入黄色垃圾袋

步骤七 脱帽子（4）

双手伸进帽子耳后双方的内侧边缘，将帽子内面朝
　外取下，放入污物袋

评分要点

1. 脱掉防护服，将里面朝外，放入医疗废物袋中
　脱防护服过程中双手不能触及防护服外面，应无二
　次污染

2. 脱手套，手套里面朝外，放入医疗废物袋中

3. 脱掉的防护用品要放入指定容器（污物桶或医疗
　废物袋）

续表

程序	规范项目	分值	评分标准	扣分	得分
	4. 摘口罩，注意双手不要接触面部，并无二次污染 5. 解开密封胶条时手不应触及皮肤 6. 脱帽子，不出现二次污染	35	每个动作重复5~7次 顺序每错一处扣5分； 一处操作不规范扣2分		

七步洗手法
第一步：掌心相对，手指并拢相互揉搓
第二步：洗背侧指缝 手心对手背沿指缝相互揉搓，
　　双手交换进行
第三步：洗掌侧指缝 掌心相对，双手交叉沿指缝相
　　互揉搓
第四步：洗拇指 一手握另一手大拇指旋转揉搓，双
　　手交换进行
第五步：洗指背 弯曲各手指关节，半握拳把指背放
　　在另一手掌心旋转揉搓，双手交换进行
第六步：洗指尖 弯曲各手指关节，把指尖合拢在另
　　一手掌心旋转揉搓，双手交换进行
第七步：洗手腕、手臂 揉搓手腕、手臂，双手交换
　　进行

五、血源性病原体职业接触处理操作规程

（一）局部处理措施

1. 锐器伤

（1）如有伤口，应当轻轻由近心端向远心端挤压，尽可能挤出损伤处的血液，再用肥皂水和流动水进行冲洗。禁止进行伤口的局部挤压。

（2）受伤部位的伤口冲洗后，应当用消毒液，如75%的乙醇或者0.5%聚维酮碘（碘伏）进行消毒。

2. 黏膜接触　用生理盐水反复冲洗污染的黏膜，直至冲洗干净。

（二）报告

（1）报告部门负责人（医生向科主任报告，护士或工勤人员向护士长报告）、医院感染管理科。

（2）填写"经血传播疾病接触个案登记表"。

（三）评估与预防

1. 评价源患者　感染管理科接到报告后尽快评估经血传播疾病接触情况，并尽可能在24小时内采取预防措施。

（1）根据现有信息评估被传染的风险，包括源患者的液体类型（例如血液，可见体液，其他潜在的传染性液体或组织和浓缩的病毒）和职业接触类型（即经皮伤害、经黏膜或破损皮肤和叮咬）。

（2）在获得源患者或其直系亲属知情同意后，方可进行HBV、HCV和HIV血清检测。

（3）对于未知源患者，要评估接触者被乙型肝炎病毒、丙型肝炎病毒或艾滋病病毒感染的风险。

（4）不应检测被废弃的针具或注射器的病毒污染情况。

2. 评价接触者

（1）通过乙肝疫苗接种史和接种反应评估接触者乙肝病毒感染的免疫状况。

（2）根据源患者情况立即给发生经血传播疾病接触的医务人员开具HBsAg、抗-HBs、ALT、

抗-HCV、抗-HIV、TPHA 检查单。

（四）接触后预防措施

1. 患者 HBsAg（＋）

（1）医务人员抗-HBs＜10mU/ml 或抗-HBs 水平不详，应立即注射 HBIG 200～400U，并同时在不同部位接种一针乙型肝炎疫苗（20μg），于 1 个月和 6 个月后分别接种第二针和第三针乙型肝炎疫苗（各 20μg）。

（2）医务人员抗-HBs≥10mU/ml 者，可不进行特殊处理。

2. 患者抗-HCV（＋）　　没有推荐采用接触后预防措施。

3. 患者抗-HIV（＋）　　感染管理科应立即向主管院长报告，由疾病预防控制中心进行评估与防护指导，尽快采取接触后预防措施，预防性用药应当在发生艾滋病病毒职业接触后 4 小时内实施，最迟不得超过 24 小时。但即使超过 24 小时，也应实施预防性用药。对所有不知是否怀孕的育龄妇女进行妊娠检测。育龄妇女在预防性用药期间，应避免或终止妊娠。

4. 患者 TPHA（＋）

（1）推荐方案：苄星青霉素，24 万 U，单次肌内注射。

（2）青霉素过敏：多西环素（强力霉素）100mg，2 次/天，连用 14 天；或四环素 500mg，4 次/天，口服，连用 14 天；头孢曲松最佳剂量和疗程尚未确定，推荐 1g/d，肌内注射，连用 8～10 天；或阿奇霉素 2 g，单次口服，但已有耐药报道。

（五）接触后的随访与咨询

（1）医院感染管理科负责督促经血传播疾病接触当事人按时进行疫苗接种和化验，并负责追踪确认化验结果和服用药物，配合医生进行定期监测随访。

（2）在处理过程中，医院感染管理科应为经血传播疾病接触当事人提供咨询，必要时请心理医生帮助减轻其紧张恐慌心理，稳定情绪。

（3）医院和有关知情人应为经血传播疾病接触当事人严格保密，不得向无关人员泄露经血传播疾病接触当事人的情况。

（4）乙型肝炎病毒接触跟踪检测。

1）在最后一剂疫苗接种 1～2 个月之后进行病毒抗体追踪检测。

2）如果 3～4 个月前注射过乙肝免疫球蛋白，则抗原抗体反应不能确定为接种疫苗后产生的免疫反应。

（5）丙型肝炎病毒接触：接触 4～6 个月之后进行丙型肝炎抗体追踪检测。

（6）艾滋病病毒接触：接触后应于 6 个月内开展艾滋病病毒追踪检测，包括在接触后的第 4 周、第 8 周、第 12 周及 6 个月时对艾滋病病毒抗体进行检测，对服用药物的毒性进行监测和处理，观察和记录艾滋病病毒感染的早期症状等。

（7）职业接触的途径：指在从事职业活动时，通过眼、口、鼻及其他黏膜、破损皮肤或胃肠道外途径（针刺、人咬伤、擦伤和割伤等途径穿透皮肤或黏膜屏障）接触血液或其他潜在传染性物质。

1）职业接触级别

职业接触级别愈高致病危险性愈大。艾滋病病毒接触级别分为 3 级，发病危险性依次增大。

一级接触：接触原为体液、血液或者含有体液、血液的医疗器械、物品；接触类型为：可能有损伤的皮肤或者黏膜沾染了接触源，接触量小且接触时间较短。

二级接触：接触原为体液、血液或者含有体液、血液的医疗器械、物品；接触类型为：接触原沾染了可能有损伤的皮肤或者黏膜，接触量大且接触时间长；或者接触类型为：接触原刺伤或者割伤皮肤，但损伤程度较轻，为表皮擦伤或者针刺伤。

三级接触：接触原为体液、血液或者含有体液、血液的医疗器械、物品；接触类型为：接触原刺伤或者割伤皮肤，损伤程度较重，为深部伤口或者割伤有明显可见的血液。

2）艾滋病病毒接触源的病毒载量水平

接触源的病毒载量水平愈高致病危险性愈大。艾滋病的病毒载量水平分为接触源不明、轻度和重度 3 种类型。

接触不明型：不能确定接触原是否为艾滋病病毒阳性者。

轻度类型：经检验，接触原为艾滋病病毒阳性，但滴度低，艾滋病病毒感染者无临床症状，CD4 计数高（艾滋病病毒感染者的 CD 4 细胞出现进行性或不规则性下降，标志着免疫系统受到严重损害）。

重度类型：经检验，接触原为艾滋病病毒阳性，滴度高，艾滋病病毒感染者有临床症状，CD4 计数低者。

六、血源性病原体职业接触防护导则（GBZ/T 213—2008）

1. 范围　本导则规定了血源性病原体职业接触的预防控制措施、个人防护用品以及职业接触后的评估、预防及随访等要求。

本导则适用于医疗卫生机构，也适用于其他存在血源性病原体职业接触的用人单位。

2. 规范性引用文件　下列文件中的条款通过本导则的引用而成为本导则的条款。凡是注日期的引用文件，其随后所有的修改单（不包括勘误的内容）或修订版均不适用于本导则，然而，鼓励根据本导则达成协议的各方研究是否可使用这些文件的最新版本。凡是不注日期的引用文件，其最新版本适用于本导则。

3. 术语和定义　下列术语和定义适用于本导则。

3.1 血源性病原体（bloodborne pathogen）　指存在于血液和某些体液中的能引起人体疾病的病原微生物，例如乙型肝炎病毒（HBV）、丙型肝炎病毒（HCV）和艾滋病病毒（HIV）等。

3.2 职业接触（occupational exposure）　指劳动者在从事职业活动中，通过眼、口、鼻及其他黏膜、破损皮肤或非胃肠道接触含血源性病原体的血液或其他潜在传染性物质的状态。

3.3 非胃肠道接触（parenteral exposure）　指劳动者在从事职业活动中，通过针刺、咬伤、擦伤和割伤等途径穿透皮肤或黏膜屏障接触血源性病原体的状态。

3.4 污染（contamination）　指作业环境、物体内或其表面存在含血源性病原体的血液或者其他潜在传染性物质的状态。

3.5 医疗废物（regulated medical waste）　指医疗卫生机构在医疗、预防、保健以及其他医疗卫生相关活动中产生的具有直接或者间接传染性、毒性以及其他危害性的废物。在本导则中，医疗废物包括液体血液、半液体血液以及其他潜在传染性物质；对压缩后呈液体或半液体的废物处理时释出的血液或者其他潜在污染性物质；处理固体压缩状废物时释出的血液或者其他潜在污染性物质；污染的锐器、含有血液或其他潜在传染性物质的病理性和微生物性废物。

3.6 被污染的衣物（contaminated laundry）　指被含血源性病原体的血液或其他潜在传染性物质污染，或者可能包裹有污染锐器的衣物。

3.7 工程控制（engineering control）　指采用某些措施和工具隔离或消除工作场所血源性病原体危害，如使用处理锐器的容器、自带套管的针具或更安全的医疗设施（包括锐器伤害防护装置和无针系统）。

3.8 洗手设施（handwashing facilitie）　指能提供充足的流动水（非手动开关）、洗手液（皂）和一次性手巾或热风干手器等的设施。

3.9 无针系统（needleless system）　指在下列医疗卫生工作中不使用针具的设施：（1）建立动

脉或静脉通路收集血液；（2）向体内输入药物或液体；（3）其他通过污染锐器损伤皮肤而导致的潜在职业接触。

3.10 有保护装置的锐器（sharps with engineered sharps injury protection） 指装有减少职业接触事故的内置安全构件的锐器，用于抽取体液、刺入静脉和动脉或输入药品或液体等。

3.11 病原制备机构（pathogens production facility） 指批量化、规模化制备高浓度 HBV、HCV 或 HIV 等病原微生物的机构。

3.12 临床实验室（clinical laboratory） 指在临床诊疗或其他筛检活动中对血液或其他传染性材料进行检验工作的实验室。

3.13 研究实验室（research laboratory） 指在研究过程中制备或使用研究量的 HBV、HCV 和 HIV 等病原微生物的实验室，研究实验室可能制备出高浓度的 HBV、HCV 和 HIV 等，但制备的病原数量比病原制备机构少。

3.14 源患者（source individual） 指医疗卫生机构的病人、供血者、尸体以及羁押或劳教机构及戒毒所的人员等，其血液或其他潜在传染性物质可能导致劳动者血源性病原体的职业接触。

3.15 普遍预防（universal precaution） 是控制血源性病原体传播的策略之一，其理念就是将所有来源于人体血液或体液的物质都视作已感染了 HBV、HCV、HIV 或其他血源性病原体而加以防护。

3.16 标准预防（standard precaution） 根据普遍预防原则，医疗卫生机构所采取的一整套预防控制血源性病原体职业接触的程序和措施。

3.17 接触后预防（post-exposure prophylaxis） 在接触可能感染血源性病原体的血液或其他体液之后，应立即采取的一整套预防控制措施，包括应急处理、对接触源的评价、对接触者的评价和接触后预防措施、咨询与随访等。

3.18 其他潜在传染物质（other potentially infectious material） 指体液；任何从人体（活体或尸体）上取下的未经固定处理的组织或器官；含艾滋病病毒的细胞或组织培养液或器官培养液；含 HBV 或 HIV 的培养基或培养液；感染了 HBV 或 HIV 的实验动物的血液或器官或组织等。

其中体液是指精液、脑脊液、阴道分泌物、滑囊液、胎盘液、胸腔液、心包液、腹腔液、羊水、口腔科操作时的唾液、其他被污染的体液或不能与体液区分的液体。

3.19 被污染的锐器（contaminated sharp） 指被污染的、能刺破皮肤的物品。包括注射针、穿刺针和缝合针等针具、各类医用或检测用锐器、载玻片、破损玻璃试管、安瓿、固定义齿并暴露在外的金属丝及实验室检测器材等。

4. 用人单位应遵循的职业卫生防护原则和职责

4.1 职业卫生防护原则

4.1.1 血源性病原体的职业接触是工作场所引起的问题，用人单位应开展血源性病原体职业接触的预防控制活动，以保障劳动者享有职业病防治法所规定的职业卫生权利，并接受政府、劳动者和工会组织的监督。

4.1.2 禁止以就业为目的的职业健康筛查。对劳动者血源性病原体的检测应当按照自愿的原则进行，对劳动者的个人健康信息，包括血源性病原体感染状况，应遵循保密原则。检测结果不应作为是否聘用劳动者的依据。

4.1.3 应对感染或疑似感染血源性病原体疾病的劳动者予以关怀、治疗和支持，不应歧视或羞辱。对于患有血源性病原体相关疾病的劳动者，只要医学上认可能胜任工作并不妨碍他人的，用人单位应尽量安排其在合适的工作岗位上任职。

4.1.4 对因职业接触血源性病原体而感染乙型病毒性肝炎、丙型病毒性肝炎或艾滋病等的劳动者，应依法享受工伤待遇。

4.2　职业卫生防护职责

4.2.1　用人单位应按照职业病防治法的要求建立职业卫生管理体系，体系框架和运行模式见附录 B。

4.2.2　用人单位应按照血源性病原体职业接触风险控制的优先等级制定书面接触控制计划，以消除或者减少劳动者对血源性病原体的职业接触，血源性传染病控制的优先等级见附录 C。

4.2.2.1　职业接触风险控制计划应包含如下要素：①对血源性病原体的职业接触进行识别；②血源性病原体职业接触风险控制的实施方案和进度表，包括具体执行方法，艾滋病病毒和乙型肝炎病毒研究实验室及病原制备场所等的控制措施，乙型肝炎病毒疫苗接种及职业接触后预防措施，对劳动者的职业卫生培训和职业危害告知及职业接触事故的记录、存档和报告。

4.2.2.2　确保劳动者了解职业接触风险控制计划的相关内容。

4.2.2.3　对职业接触风险控制计划每年至少进行 1 次总结、检查和修订，并随工作任务、程序和工作岗位的变化及时改进。修订职业接触控制计划时应体现消除或减少血源性病原体接触的新技术，考虑选用经济、适用、有效和更安全的医疗器械和设施。

4.2.2.4　职业接触风险控制计划应落实用于职业危害的识别、评价和控制、安全操作和职业卫生培训教育等经费。

4.2.3　用人单位应对工作场所的职业危害进行识别、评价和控制。采取措施保障注射安全（见附录 D）及降低手术职业接触的风险（见附录 E）。制定职业卫生安全操作规程，为劳动者提供符合职业安全卫生要求的工作场所。

4.2.4　用人单位应对劳动者进行职业意外接触后的评估、预防和随访；对劳动者开展职业卫生培训和职业危害告知；为劳动者交纳社会保险。

4.2.5　做好职业接触的记录和报告及档案的保存和转移。

5. 职业接触的危害识别与风险评估　用人单位应为每个劳动者进行可能的职业接触识别，包括列出可能的职业接触工种清单，描述工作任务和程序；进行职业危害识别时，不考虑是否使用个人防护用品。

5.1　职业接触的识别

5.1.1　识别方法

5.1.1.1　与医护人员访谈，了解一般操作规程、可能的职业危害因素及其对健康的影响以及医护人员的职业卫生需求。

5.1.1.2　查阅血源性病原体职业接触事故分析报告，分析事故发生发展趋势，确定高风险行动和作业，评价职业接触事故报告与资料归档程序，检查预防控制措施的效果。

5.1.1.3　检查工作场所的布局、操作方式和其他可能的职业接触的来源，包括导致血源性病原体职业接触的所有可能来源，尤其是医疗废弃物的处理，查明医护人员血源性病原体职业接触风险最高的工种及其有关血源性病原体防护知识、态度和行为，并按工种进行列表阐明。

5.1.2　可能发生血源性病原体职业接触的主要工作场所

5.1.2.1　医疗机构（重点是手术室、妇产科病房、产科、普通病房的外科操作、牙科、骨科和供应室等）；

5.1.2.2　病原制备机构；

5.1.2.3　血源性病原体临床实验室；

5.1.2.4　血源性病原体研究实验室；

5.1.2.5　医疗废弃物的收集、运输和处理的单位；

5.1.2.6　其他场所：采供血机构、戒毒所、殡仪馆、羁押或劳教机构等。

5.1.3　可能接触血源性病原体的主要人群：指那些因职业而经常接触血液或其他潜在传染性物

质的人，包括：①医疗机构医护人员，包括护士、医生、病理（尸体）解剖人员（包括法医）、药剂师、实习医学生、废物处理人员和护工等；②疾病预防控制机构工作人员，包括公共安全工作人员、应急反应人员、医疗急救人员或志愿者等；③微生物实验室和科研机构工作人员，包括实验人员、采血人员、技师和合同工等；④其他人员，如羁押或劳教机构、戒毒所的工作人员和殡葬业工作人员等。

5.1.4 职业接触的途径　在从事职业活动时，通过眼、口、鼻及其他黏膜、破损皮肤或胃肠道外途径（针刺、人咬伤、擦伤和割伤等途径穿透皮肤或黏膜屏障）接触血液或其他潜在传染性物质。

5.2 风险评估　根据职业危害识别进行风险评估，以确定医护人员接触血源性病原体的风险水平与性质，同时制定必要措施消除危害或降低风险。风险评估包括：

5.2.1 血源性病原体在工作场所的传播途径。

5.2.2 接触血源性病原体的类型、频率和数量，各种传播途径和最可能的传播途径，对同时接触多种血源性病原体的情况进行分析。

5.2.3 接触与重复接触的影响因素，包括工作场所的布局，职业安全卫生操作规程，工作场所的清洁与整理，个人防护用品与防护设施的适用性、数量及其运行和使用状况。

5.2.4 用人单位、职业卫生管理人员和医护人员有关血源性病原体知识及职业卫生安全操作规程的掌握和职业卫生培训情况。

5.2.5 所使用的各类医疗卫生设备是否有增加或减小职业接触风险的可能。

5.2.6 现行的职业接触风险控制措施的运行情况以及是否需要采取新的预防控制措施。

6. 风险控制　血源性病原体职业接触风险的控制遵循职业病防治的优先等级原则，首先是消除风险，其次是工程控制、管理措施和行为控制，再次是个人防护和接触后预防措施，参见附录C。

6.1 血源性病原体职业危害预防的最有效措施是尽量完全消除工作场所的危害，如尽量少用锐器或针具，取消所有不必要的注射，消除毛巾挂钩等不必要的锐器，以及采用无针系统进行静脉注射。

6.2 如无法消除风险，用人单位应当考虑用其他风险较小的方式取代现行操作规程，例如使用毒性较低的化学物质代替原有毒性较高的消毒剂，如用聚乙酸替换戊二醛等。

6.3 采取工程控制措施将工作场所的血源性病原体隔离或移开，包括机械、设施和设备，并应定期检查、维修和更换。

6.3.1 配备并使用锐器容器，也称之为"安全盒"。可重复使用的锐器用完后应放入防穿刺、防渗漏、有警示标识或安全标色和中文警示说明的硬质容器中，以便进行适当处理。

6.3.2 采用新技术，如使用有安全保护装置的锐器。

6.3.3 改善人机工效条件，如改善照明，保持工作场所整洁和工作台布置良好。

6.3.4 为劳动者提供便利的洗手和/或消毒设施、或免水洗的手消毒剂及眼睛冲洗设施，确保劳动者每次操作后能及时洗手和冲洗眼，在脱去手套或其他个人防护用品后能立即洗手，在接触血液或其他潜在传染性物质后，能立即用洗手液（皂）和流动水清洗手和其他部位的皮肤或黏膜。

6.3.5 配备必要的消毒灭菌设施，如高压锅等，并应定期修理和更换。

6.4 个人防护用品

6.4.1 一般原则

6.4.1.1 存在可能发生职业接触风险的用人单位应免费为劳动者提供适宜的个人防护用品，如手套、围裙、工作服、面具或者面罩、护目镜、口罩、人工呼吸专用套筒或者其他呼吸装置。适宜的个人防护用品指在正常工作条件下，在有效期内使用能够有效阻止血液或者其他潜在传染性物质渗透或者污染劳动者的工作服、便服、内衣、皮肤、眼睛、口腔或其他黏膜。用人单位应保证在工作场所向劳动者提供的个人防护用品种类和尺寸适宜。应为对乳胶手套过敏的劳动者提供低敏型手套、手套内衬、无粉手套或其他类似替代品。

6.4.1.2 用人单位应确保劳动者正确使用个人防护用品。在某些罕见和特殊情况下，劳动者根据职业判断，认为使用某种个人防护用品会影响医疗卫生服务、公共卫生服务或可能增加劳动者本人或其同事安全危害时，可暂时或短时间不穿戴个人防护用品。用人单位应当对此类情况进行调查、确认，并记录在案，以防此类情况再次发生，当发生此类情况时，应：

（1）立即脱掉被血液或其他潜在污染物渗透的衣物。

（2）劳动者离开工作区前应先脱去个人防护用品。

（3）将脱掉的个人防护用品放在指定的区域或容器内进行储存、清洗、消毒或处理。

6.4.1.3 用人单位应按本要求免费为劳动者清洁、清洗和处理个人防护用品。

6.4.1.4 用人单位应根据要求为劳动者免费维修和更换个人防护用品，以确保其防护效果。

7. 职业接触后的评估、预防和随访

7.1 一般原则

7.1.1 用人单位应为劳动者免费接种乙肝疫苗，对发生职业性意外接触事故的劳动者进行接触后评估、预防和随访。

7.1.1.1 用人单位应在岗前培训的 10 个工作日内，为劳动者接种乙肝疫苗。若劳动者以前接受过全程乙肝疫苗接种并抗体检测表明有免疫力或具有接种的医学禁忌证的情况下，劳动者可不接种。

7.1.1.2 如果劳动者不同意接种乙肝疫苗，应向用人单位提交书面声明，但以后又愿意接受者用人单位应及时给予接种。

7.1.2 用人单位应在规定时间内委托有资质的专业机构进行职业意外接触后评估、预防和随访，并提供以下资料：相关管理规定；接触者的职责描述；发生接触的途径和情况记录；如可能应提供源患者的血液检测结果；所有与职业接触相关的医疗救治记录（包括疫苗接种）。

7.1.3 用人单位应当委托有资质的实验室进行病毒检测。

7.1.4 在获得源患者或其直系亲属和接触者知情同意后，方可进行 HBV、HCV 和 HIV 血清检测。应将源患者的血液检测结果告知接触者，同时应告知其相应的权利和义务。

7.1.5 专业机构应在接触事故评估结束后 15 天内，完成书面评估报告，并交用人单位；

7.1.5.1 关于接种乙肝疫苗的随访意见仅限于明确劳动者是否需要接种以及是否已经接种乙肝疫苗。

7.1.5.2 关于接触后评价和随访的书面报告仅限于：告知劳动者评估结果，因接触血液或其他潜在传染性物质后的健康影响，以及需要的进一步检查和治疗。

7.1.5.3 所有其他发现和诊断都应保密，不应写在书面报告中。

7.2 接触后的应急处理　发生血源性病原体意外职业接触后应立即进行局部处理，包括：

7.2.1 用肥皂液和流动水清洗被污染的皮肤，用生理盐水冲洗被污染的黏膜。

7.2.2 如有伤口，应当轻轻由近心端向远心端挤压，避免挤压伤口局部，尽可能挤出损伤处的血液，再用肥皂水和流动水进行冲洗。

7.2.3 受伤部位的伤口冲洗后，应当用消毒液，如用 70%乙醇或者 0.5%碘伏进行消毒，并包扎伤口；被接触的黏膜，应当反复用生理盐水冲洗干净。

7.3 评价源患者

7.3.1 根据现有信息评估被传染的风险，包括源患者的液体类型（例如血液，可见体液，其他潜在的传染性液体或组织和浓缩的病毒）和职业接触类型（即经皮伤害、经黏膜或破损皮肤和叮咬）。

7.3.2 对已知源患者进行乙肝病毒表面抗原、丙肝病毒抗体和艾滋病病毒检测。

7.3.3 对于未知源患者，要评估接触者被乙型肝炎病毒、丙型肝炎病毒或艾滋病病毒感染的

风险。

7.3.4 不应检测被废弃的针具或注射器的病毒污染情况。

7.4 评价接触者 通过乙肝疫苗接种史和接种反应评估接触者乙肝病毒感染的免疫状况。

7.5 采取接触后预防措施。

7.5.1 乙型肝炎病毒 接触后预防措施与接种疫苗的状态紧密相关：

7.5.1.1 未接种疫苗者，应采取注射乙肝免疫球蛋白和接种乙肝疫苗的措施；

7.5.1.2 以前接种过疫苗，已知有反应者，无需处理；

7.5.1.3 以前接种过疫苗，已知没有反应者，应采取注射乙肝免疫球蛋白和接种乙肝疫苗的措施；

7.5.1.4 抗体反应未知者进行抗原抗体检测，如检测结果不充分，应采取注射乙肝免疫球蛋白和接种乙肝疫苗的措施。

7.5.2 丙型肝炎病毒 没有推荐采用接触后预防措施。

7.5.3 艾滋病病毒 尽快采取接触后预防措施，预防性用药应当在发生艾滋病病毒职业接触后4 小时内实施，最迟不得超过 24 小时。但即使超过 24 小时，也应实施预防性用药。对所有不知是否怀孕的育龄妇女进行妊娠检测。育龄妇女在预防性用药期间，应避免或终止妊娠。预防性用药应：

7.5.3.1 如果存在用药指征，则应当在接触后尽快开始接触后预防。

7.5.3.2 接触后 72 小时内应当考虑对接触者进行重新评估，尤其是获得了新的接触情况或源患者资料时。

7.5.3.3 在接触者可耐受的前提下，给予 4 周的接触后预防性用药。

7.5.3.4 如果证实源患者未感染血源性病原体，则应当立即中断接触后预防性用药。

7.6 接触后的随访与咨询

7.6.1 建议接触者在随访期间发生的任何急症都向用人单位请求进行医学评估。

7.6.2 乙型肝炎病毒接触 对接种乙型肝炎疫苗的接触者开展跟踪检测：

7.6.2.1 在最后一剂疫苗接种 1 个月～2 个月之后进行病毒抗体追踪检测；

7.6.2.2 如果 3 个月～4 个月前注射过乙肝免疫球蛋白，则抗原抗体反应不能确定为接种疫苗后产生的免疫反应。

7.6.3 丙型肝炎病毒接触

7.6.3.1 接触 4 个月～6 个月之后进行丙型肝炎抗体和丙氨酸转氨酶基线检测和追踪检测。

7.6.3.2 如想早期诊断丙型肝炎病毒感染，应在接触 4 周～6 周后检测丙型肝炎病毒 RNA。

7.6.3.3 通过补充检测，反复确认丙型肝炎病毒抗体酶免疫（Elas）水平。

7.6.4 艾滋病病毒接触

7.6.4.1 接触后应于 6 个月内开展艾滋病病毒追踪检测，包括在接触后的第 4 周、第 8 周、第 12 周及 6 个月时对艾滋病病毒抗体进行检测，对服用药物的毒性进行监测和处理，观察和记录艾滋病病毒感染的早期症状等。

7.6.4.2 如果疾病伴随反复出现的急性症状，则开展艾滋病病毒抗体检测。

7.6.4.3 接触者应采取预防措施防止随访期间的再次传染。

7.6.4.4 在接触后 72 小时内评估接触者的接触后预防水平，并进行至少 2 周的药品毒性监测。

8. 危害告知 按 GBZ158 要求，张贴生物危害警示标识。

8.1 在医疗废物的容器上、存放血液或其他潜在传染物质的冰箱（冷柜）上、或其他用于储存、运输血液或其他潜在传染物质的容器上，张贴生物危害警示标识。

8.2 应按标准要求在被污染的仪器设备上张贴生物危害警示标识，并注明仪器设备被污染的部位。

8.3 应在 HBV、HCV 和 HIV 实验室和病原制备场所工作区入口处张贴生物警示标识，并同时注明：传染性病原的名称，进入本区域的特殊要求，本实验室负责人及其电话号码。

9. 职业卫生信息和培训

9.1 用人单位应为劳动者提供职业卫生培训，应包括：

9.1.1 对新劳动者、学生和志愿者开展上岗前职业卫生培训；

9.1.2 定期职业卫生培训，每年至少一次；如发生新的职业接触，用人单位应加强培训。

9.2 应根据不同劳动者提供适宜职业卫生培训教材；培训者应当熟悉培训内容。

9.3 职业卫生培训基本要求

9.3.1 告知劳动者有关职业安全卫生的法定权利和义务；强调道德、性别和社会伦理与艾滋病病毒和其他病原体管理的关系；本导则的内容解释、管理和实施办法。

9.3.2 血源性疾病的症状和流行病学的基本知识；血源性病原体的传播途径；工作中产生血液、体液和其他潜在传染物职业接触的识别方法；介绍乙肝疫苗的有关信息，包括有效性、安全性、接种方法、接种的益处及免费提供疫苗和接种等。

9.3.3 提供书面的职业接触风险控制计划和方法；预防和减少职业接触的方法及其应用的局限性，包括适当的工程控制、操作程序和个人防护用品；有关个人防护用品的种类、用途、使用地点、更换、消毒和废弃等方面的知识；选择个人防护用品的依据；有关警示标识的解释。

9.3.4 开展职业卫生应急培训，介绍发生血液、体液或其他潜在传染物接触事故时，应立即采取的措施和联系的人员；发生职业接触时，应遵循的工作程序，包括事故报告的方式及可获得的医学随访；发生职业接触后，用人单位应对劳动者提供接触后评估和随访的有关信息。

9.3.5 培训过程中应进行互动式问答。

9.4 除上述培训外，HBV、HCV 和 HIV 研究实验室和制备场所的劳动者还应当接受以下培训：

9.4.1 劳动者从事接触 HBV、HCV 和 HIV 工作前，用人单位应当确保劳动者掌握微生物操作技术和规程，以及特殊设备的使用方法。

9.4.2 进行接触 HBV、HCV 和 HIV 工作前，用人单位应当确保劳动者具备处理人类病原微生物或者组织培养的实践经验。

9.4.3 用人单位应当为没有处理人类病原微生物实践经验的劳动者提供专门培训，并安排实践操作训练，提高工作熟练程度（不包括如何处理传染性病原体）。

9.4.4 用人单位应确保劳动者熟练掌握传染性病原体操作的安全技能后方可从事该项工作。

9.4.5 在 HBV、HCV 和 HIV 研究实验室和制备场所工作的劳动者应进行专业培训。

10. 记录的保存、管理和转移

10.1 职业接触记录　用人单位应当按要求为每个发生职业接触的劳动者建立和保存准确的职业接触记录。

10.1.1 职业接触记录的内容包括：基本情况、接触方式、发生经过、接触后的紧急处理、接触源评估、接触者的免疫水平、接触后的预防性措施、接触后随访以及对是否感染血源性病原体的结论等，血源性病原体职业接触登记表见附录 F。

10.1.2 职业接触记录应当按要求永久保存。职业接触记录的信息应为受伤害的劳动者保密。除非法律要求，没有劳动者的书面知情同意，不能对任何人公开。

10.2 医学记录

10.2.1 医学记录应当包括：劳动者的姓名和身份证号；乙型肝炎疫苗接种卡或记录；所有检查结果，包括检验和随访结果；专业机构提供的职业接触书面评估报告。

10.2.2 用人单位应当确保医学记录保密；除非法律要求，没有劳动者的书面知情同意，不能对任何人公开。医学记录应按有关规定永久保管。

10.3 培训记录

10.3.1 培训记录应当包括如下信息：培训日期；培训内容或者培训小结；培训者姓名和资质；参加培训的劳动者的姓名和工作岗位。

10.3.2 培训记录应当至少保存 5 年。

10.4 记录管理

10.4.1 用人单位应按照职业卫生监督检查的要求保存所有记录。

10.4.2 劳动者培训记录应当按要求提供给有关监督管理部门。

10.4.3 劳动者医学记录应当按要求提供给劳动者本人、任何经劳动者知情同意的其他人。

10.5 记录转移

10.5.1 用人单位应当遵守记录转移要求。

10.5.2 如果用人单位停业，并且没有继任者接受和保留医学记录，用人单位至少提前 3 个月通知有关监督管理部门，并移交医学记录。劳动者有权要求用人单位将其医学记录妥善移交。

附录 A （资料性附录）

本导则的使用说明

A.1 本导则适用于存在血源性病原体职业接触的用人单位。

A.1.1 本导则中提到的"用人单位"指可能造成劳动者血源性职业接触的机构，如医疗卫生机构、采供血机构、研究机构实验室、戒毒所、羁押或劳教机构等。

A.1.2 本导则中提到的"劳动者"指与用人单位发生劳动关系并在职业活动中有可能接触血源性病原体的人。

A.1.3 本导则中提到的"医护人员"指由于工作内容需要而接触人或人血液以及其他人体液的工作人员，如：①医疗机构医护人员，包括护士、医生、病理（尸体）解剖人员（包括法医）、药剂师、实习医学生、废物处理人员和护工等；②疾病预防控制机构工作人员，包括公共安全工作人员、应急反应人员、医疗急救人员或志愿者等；③微生物实验室和科研机构工作人员，包括实验人员、采血人员、技师和合同工等；④其他人员，如羁押或劳教机构、戒毒所的工作人员和殡葬业工作人员等。

A.2 职业接触级别　职业接触级别愈高致病危险性愈大。艾滋病病毒接触级别分为 3 级，发病危险性依次增大。

a）一级接触：接触源为体液、血液或者含有体液、血液的医疗器械、物品；接触类型为可能有损伤的皮肤或者黏膜沾染了接触源，接触量小且接触时间较短。

b）二级接触：接触源为体液、血液或者含有体液、血液的医疗器械、物品；接触类型为接触源沾染了可能有损伤的皮肤或者黏膜，接触量大且接触时间长；或者接触类型为接触源刺伤或者割伤皮肤，但损伤程度较轻，为表皮擦伤或者针刺伤。

c）三级接触：接触源为体液、血液或者含有体液、血液的医疗器械、物品；接触类型为接触源刺伤或者割伤皮肤，损伤程度较重，为深部伤口或者割伤有明显可见的血液。

A.3 艾滋病病毒接触源的病毒载量水平　接触源的病毒载量水平愈高致病危险性愈大。艾滋病的病毒载量水平分为接触源不明、轻度和重度 3 种类型。

a）接触不明型：不能确定接触源是否为艾滋病病毒阳性者。

b）轻度类型：经检验，接触源为艾滋病病毒阳性，但滴度低，艾滋病病毒感染者无临床症状，D4 计数高（艾滋病病毒感染者的 CD4 细胞出现进行性或不规则性下降，标志着免疫系统受到严重损害）。

c）重度类型：经检验，接触源为艾滋病病毒阳性，滴度高，艾滋病病毒感染者有临床症状，CD4 计数低者。

附录 B （资料性附录）

医疗机构职业安全卫生管理体系结构

B.1 建立健全职业病防治组织机构和规章制度

包括：用人单位法定代表人应遵守国家有关职业病防治的法规政策标准；设立职业病防治领导机构；设置职业卫生管理机构；配备专（兼）职的职业卫生专业人员；职业病防治工作纳入法定代表人目标管理责任制；制定职业病防治计划和实施方案；建立、健全职业卫生管理制度；设置岗位操作规程；建立健全职业卫生档案；建立、健全劳动者职业健康监护档案；建立、健全工作场所职业病危害因素检测及评价制度；确保职业病防治管理必要的经费投入；依法参加工伤保险。

B.2 加强建设项目职业病危害前期预防

包括：申报职业病危害项目；建设项目预评价；职业病危害严重的建设项目的防护设施设计和卫生审查；建设项目职业病危害控制效果评价和卫生验收。

B.3 加强材料和设备管理

包括：优先采用有利于职业病防治和保护劳动者健康的新技术、新工艺和新材料；不生产、经营、进口和使用国家明令禁止使用的可能产生职业病危害的设备和材料；企业使用的主导原材料供应商应当符合《职业病防治法》要求；对所采用的有危害的技术、工艺和材料不隐瞒其危害；可能产生职业病危害的设备应有中文说明书；在可能产生职业病危害的设备的醒目位置设置警示标识和中文警示说明；使用、生产、经营可能产生职业病危害的化学品，应有中文说明书；使用放射性同位素和含有放射性物质材料的，应有中文说明书；不得将存在或可能产生职业病危害的作业转嫁给不具备职业病防护条件的单位和个人；不得接受不具备防护条件的职业病危害的作业；有毒物品的包装应有明显的警示标识和中文警示说明。

B.4 加强作业场所管理

包括：职业病危害因素的强度或者浓度符合国家职业卫生标准；生产布局合理；有害和无害作业分开；可能发生急性职业损伤的有毒、有害工作场所，设置报警装置；可能发生急性职业损伤的有毒有害工作场所，配置现场急救用品；可能发生急性职业损伤的有毒、有害工作场所，配置冲洗设备；可能发生急性职业损伤的有毒、有害工作场所，配置应急撤离通道；可能发生急性职业损伤的有毒、有害工作场所，配置必要的泄险区；放射工作场所和放射源储存场所设置警示标识；核设施、辐照装置、放射治疗、工业探伤等使用强辐射源的工作场所设置安全联锁和超剂量报警装置；有毒有害工作场所和职业病危害事故现场警示标识的设置；高毒作业应设置车间淋浴间；高毒作业应设置更衣室；高毒作业设置物品存放专用间。

B.5 加强作业场所职业病危害因素监测

包括：专人负责职业病危害因素日常监测；按规定定期对工作场所职业病危害因素识别、检测、评价，提出整改措施；检测、评价结果存入用人单位职业卫生档案；检测、评价结果定期向所在地卫生行政部门报告。

B.6 对劳动者积极履行告知义务

包括：作业场所职业病危害告知和劳动合同中的职业病危害告知；在醒目位置公布有关职业病防治的规章制度；签订劳动合同，并在合同中载明可能产生的职业病危害及其后果；签订劳动合同，并在合同中载明职业病防护措施和待遇；在醒目位置公布操作规程；在醒目位置公布急性职业病危害事故应急救援措施；作业场所职业病危害因素监测、评价结果告知；告知劳动者职业健康检查结果；对于患职业病或职业禁忌证的劳动者企业应告知本人。

B.7 加强防护设施和个人职业病防护用品

包括：职业病防护设施配备齐全；职业病防护设施有效；职业病防护设施及其台账；有个人职业病防护用品计划，并组织实施；按标准配备符合防治职业病要求的个人防护用品；有个人职业病防护用品发放登记记录；及时维护、定期检测职业病防护设施；及时维护、定期检测应急救援设施；及时维护、定期检测职业病个人防护用品。

B.8 对劳动者开展职业健康监护

包括就业前、就业中、离岗和应急职业健康检查；建立职业健康监护档案；妥善安排职业禁忌证和健康受到损害的劳动者；按规定组织上岗前的职业健康检查；按规定组织在岗期间的职业健康检查；按规定组织离岗时的职业健康检查；禁止有职业禁忌证的劳动者从事其所禁忌的作业；调离并妥善安置有职业健康损害的劳动者；未进行离岗职业健康检查，不得解除或者终止劳动合同；职业健康监护档案符合要求，并妥善保管；如实、无偿为劳动者提供职业健康监护档案复印件；对遭受或可能遭受急性职业病危害的劳动者进行健康检查和医学观察；禁止安排未成年工从事接触职业病危害的作业；不安排孕期、哺乳期的女职工从事对本人和胎儿、婴儿有危害的作业；禁止使用童工；对从事接触职业病危害的作业劳动者，给予适当岗位津贴。

B.9 加强职业病危害事故的应急救援

包括：建立健全职业病危害事故应急救援预案；应急救援设施完好；定期演练职业病危害事故应急救援预案。

B.10 加强职业卫生培训

包括就业前、就业中的职业卫生培训，培训内容包括：用人单位的法定代表人、管理者代表和管理人员应接受职业卫生培训；对上岗前的劳动者应进行职业卫生培训；定期对在岗期间的劳动者进行职业卫生培训。

B.11 加强职业病诊断与病人保障

包括：及时向卫生行政部门报告职业病人；及时向卫生行政部门报告疑似职业病人；向所在地劳动保障部门报告职业病人；积极安排劳动者进行职业病诊断、鉴定；安排疑似职业病人进行职业病诊断；安排职业病人进行治疗、定期检查、康复；调离和妥善安置职业病人；如实提供职业病诊断、鉴定所需要的资料。

B.12 加强群众监督

包括：建立工会组织；设立工会劳动保护监督检查网络；开展群众性劳动保护监督检查活动；民主管理、民主监督；平等协商，签订集体合同。

附录 C （资料性附录）

血源性传染病控制的优先等级

C.1 血源性传染病的控制应遵循职业病防治的优先等级原则。首先是消除风险，其次是工程控制、管理措施和行为控制，再次是个人防护和接触后预防措施。

C.2 各种控制方法的控制效果见表 C.1。

表 C.1　血源性传染病风险控制效果一览表

控制方法	控制措施效能
消除危害	应当尽可能优先采用消除危害因素的措施，如将锐器和针具全部转移到工作场所之外，消除所有不必要的注射，用喷射注射器来替代注射或针具，清除不必要的锐器，如手巾钩和采用无针Ⅳ系统。 研究表明，使用无针系统Ⅳ能将针刺伤害降低 78.7%。

续表

控制方法	控制措施效能
工程控制	通过工程控制措施控制或转移工作场所的危害，如使用锐器处置容器（也称为安全盒）或者立即回收、插套或钝化使用后的针具（也称为安全针具装置或有防伤害装置的锐器）。 使用锐器容器可将伤害减少 2/3。调查表明，安全针装置可将伤害减少 23%～100%，平均能减少 71%。
管理控制	制定政策限制接触危害如采取普通预防策略，包括组建劳动者卫生安全委员会和针刺伤害预防委员会，制定职业接触风险控制计划，移走所有的不安全装置，持续培训安全装置的使用方法。 安全意识薄弱和减员将会增加近 50%的针刺伤害。
操作规程控制	通过改变劳动者的行为减少对血源性病原体的职业接触，如消除针具的重复使用，将锐器容器放在视线水平且在手臂所能及的范围内，在锐器容器装满之前将其清空，在开始一项医疗程序之前，建立安全处理和处置锐器的设施方法。 消除针具的重复使用可将针刺伤害减少 2/3。
个人防护用品（PPE）	在劳动者与危害之间设置屏障或过滤装置，如护目镜、手套、口罩和防护服。 PPE 可以预防血液溅洒时的意外职业接触，但是不能预防针刺伤害。外科手术时使用双层手套可将内层手套被刺穿的可能性降低近 60%～70%。

附录 D　（资料性附录）

安 全 注 射

　　D.1 安全注射的含义　安全注射是指注射不伤及接受者和提供者，并且保障所产生的废物不对社会造成危害，因此要确保提供安全注射所需要的条件，并坚持遵守安全操作规程。

　　D.2 实现安全注射的措施

　　D.2.1 改善病人和医护人员的行为，降低过度注射，保障注射安全。

　　国家制定改善注射行为的战略目标、安全操作规程和最低卫生服务标准，促进安全技术和合理注射的应用（建议制定口服药导则），减少不必要的注射，如可通过口服药物治疗者，应鼓励其使用口服药，使用一次性注射器或经充分消毒的设备进行注射，对所有的医护人员进行安全注射培训，并建立监督机制。

　　D.2.2 提供安全注射装置和容器。

　　用人单位禁止未经充分消毒灭菌的注射器与针具的重复使用，在医疗卫生服务工作场所持续、充分地提供注射设备和传染控制装置，包括安全盒。免疫注射时使用自动销毁式注射器、一次性注射器和针具。

　　D.2.3 锐器废物管理。

　　用人单位开展有效、安全和环境友好的锐器废物管理，减少因针刺造成的伤害，包括制定职业安全卫生管理方针，评估废物管理体系，选择并实施适宜的废物处理系统，制定废物管理制度，对废物处理人员进行培训，建立废物处理监督制度。

　　使用过的针具和注射器应当立即处理，不得重复使用，使用防穿刺和防液体渗漏容器，在容器装满之前将其关闭、密封和处理。

附录 E　（资料性附录）

降低手术风险的措施

　　E.1 对外科手术风险的辨识

　　E.1.1 这些措施适用于外科和所有涉及外科操作的内科、接生和牙科，包括常规医疗操作，也适用于产科、妇科和应急救援。

E.1.2 在手术室或接生过程中大多数的皮肤伤害是由锐利的缝合针所引起，已发现皮肤伤害的风险与外科手术的类型及其持续时间，以及在缝合时用手指而不是用工具来握住组织有关系。手套穿孔是职业接触的常见原因，并且时常被忽视。由于水化作用，手术延长时橡胶手套也会穿孔渗水。尽管双层手套不能"防止"锐器伤害，但是可将里层手套被穿透的风险减少6倍，由于双层手套的分流作用还可减少血液渗透量。

E.1.3 使用钝化针具能进一步减少手套的刺破和皮肤的损害。尽管这类针具不适用于缝合皮肤和肠道，但可适用于腹部的其他缝合。皮肤和腹部缝合时，用U形针来代替锐利的缝合针更为安全。

E.1.4 如果医护人员的皮肤表面不完整，其皮肤直接接触血液就有血源性病原体传播的风险。外科手术人员可能会因为频繁擦洗而患皮炎或在其他活动中切割和磨损，导致皮肤不完整。

E.1.5 为了将伤害的风险减小到最低，应当将外科队伍中每位人员的工作任务要点列出，识别每位人员可能的职业接触风险并根据风险提出预防控制措施。定期进行风险识别和风险控制效果的评审。

E.2 降低皮肤职业接触风险的方法、程序和设备

E.2.1 降低皮肤接触风险的措施

（1）除非是手术安全和手术成功所必需，否则任何时候在开放伤口/体腔进行操作者不要超过1名；

（2）采用"免用手"技术，因为任何锐器不能同时由两个人触摸；避免手术中经手手传递锐器；

（3）保证锐器或针具在传递过程中能经过一个"过渡区域"安全传递；将锐器放置到过渡区域时要通知。过渡区域可以是一个盘子、腰盘或手术区的指定区域；

（4）确保解剖刀和锐利针具不被遗落在手术区域，但负责擦洗的护士应迅速将手术人员及其助理堆放在"过渡区域"的物品清走；

（5）在缝合时尽可能使用工具而不是手指来牵引或握持组织；

（6）使用器械处理针具和转移手术刀；

（7）要求非利手或助手远离针具和锐器；

（8）在缝合前时移走锐器；缝合时使用工具而不用手指来打结。

E.2.2 如可行，应考虑采用替代设备与程序降低皮肤接触的风险

（1）消除不必要的锐器和针具，如使用适宜的电灼器、钝化针具和U形针具等；

（2）如果有行之有效的替代方法，尽量采用创伤较小的外科手术；

（3）使用带有刀片回缩处理装置的或带有刀片废弃一体化装置的手术刀，以避免装、卸刀片时被手术刀伤害；

（4）外科手术的手术单上避免使用锐利的夹子；带有自粘性手术膜的一次性手术单可配有钝性夹子；

（5）考虑使用内层较大的双层手套，以增加舒适性。

E.3 降低血液与皮肤直接接触风险的措施

（1）如果怀疑或确认手套被刺破，如可能则擦洗，一旦安全容许应尽快更换手套；

（2）外科手术延长时，即使没有怀疑或确认手套被刺穿，手术人员及其助理也应定期更换手套；

（3）应保护身体、眼睛和面部，免受职业接触的风险；

（4）认为有血液直接接触并造成"穿透"的风险时，例如预测手术会大出血，则应选用袖口与袖子防水、内衬塑料围裙的手术衣；

（5）如果腿或脚有可能被污染，则应确保用防渗透的手术衣或围裙将腿覆盖，穿防渗透鞋，尽量选用高腰套靴，在手术单上提供"收集袋"，以降低腿和脚被污染的风险；

（6）配戴头盔和外科面罩。男性医护人员戴面罩比帽子更好，以保护刚刮过胡子的脸颊和颈部；

（7）手术结束后，在病人离开手术室之前，确保彻底清洁病人皮肤上的血迹；

（8）离开污染区时，脱下所有的防护服，包括防渗透鞋。所有被污染的、能重复使用的防护服，包括防渗透鞋，都应当进行清洁和消毒或灭菌处理，在处理过程中应当遵循普遍防护的原则。防渗透鞋在使用之后应当充分去污。

E.4 减少眼睛和其他面部接触的措施

E.4.1 使用护目镜保护眼睛黏膜免受污染。护目镜可以防止溅洒伤害（包括侧面溅洒）而不造成视力损失和不适。如果手术过程中存在血液溅洒的风险，包括气溶胶或其他潜在的传染性物质时，应当考虑使用面罩。也可选用同时保护眼睛和面部的个人防护用品。

E.4.2 应当准备洗眼站，以备发生事故时使用，在洗眼之前应取下隐形眼镜。

附表（血源性病原体职业接触登记表，表 1-39）

表 1-39 血源性病原体职业接触登记表

一、基本情况							
编号		性别		年龄/工龄	/	职业	
工作单位							
职业史	岗位名称	起止年限			工作描述		
既往发生职业接触的情况	时间	地点			接触方式	采取的措施	
个人防护用品的使用情况							
是否接受过专业操作培训							
是否接受过职业安全卫生操作培训							

二、本次接触方式			
（一）接触			
皮肤 无破损□ 有破损□		黏膜 □	
接触部位：		接触面积： cm^2	
接触量和时间	量小接触时间短 □ 量小接触时间长 □	量大接触时间短 □ 量大接触时间长 □	
污染物来源	（1）血液□	（2）何种体液：	（3）其他：
（二）针刺或锐器割伤			
何种器械	（1）空心针 □	（2）实心针 □	
	（3）其他器械：	（4）器械型号：	
损伤程度、危险度	表皮擦伤、针刺 低危 □	伤口较深、器皿上可见血液 高危 □	
污染物来源	（1）血液□	（2）含血体液□	（3）其他：
（三）其他方式			
致伤方式	抓伤 □ 咬伤 □ 其他：	破损、出血 有□ 无□	

三、发生经过描述			
发生时间		发生地点：	
发生经过			
事故原因初步分析			

四、接触后紧急处理			
（一）皮肤	1. 清水冲洗　　　□	2. 是否用肥皂　　是□　　否□	
	3. 是否挤出损伤处血液：是□ 否□	4. 消毒药物：	
	5. 冲洗时间：　　　　min		
（二）黏膜	1. 生理盐水　　　□	2. 清水　　　　　□	
	3. 其他液体：	4. 冲洗时间：　　　　min	

备注：

五、源患者评估			
（一）源患者的基本情况	患者编号：	性别：	年龄：
	病名：		
	确诊时间：		
	确诊单位：		
（二）接触级别（AIDS）	（1）1级接触 □	（2）2级接触　□	（3）3级接触 □
（三）源患者严重程度（AIDS）	（1）轻度　　□	（2）重度　　□	（3）不明　　□
（四）已知源患者病毒抗体检测结果	（1）抗 HIV　□	（2）抗 HBV　□	（3）抗 HCV □
（五）未知源患者的风险	（1）HIV　　□	（2）HBV　　□	（3）HCV　□
		评估人：	

六、接触者免疫水平评估		
是否接种过乙型肝炎疫苗　　　　是□　　　　　　否□		
接种疫苗后的反应：		

七、接触后的预防性措施		
（一）接触 HIV		
是否需要预防性用药　　　　是□　　　　　　否□		
用何种药物及用量	（1）	
	（2）	
	（3）	
开始用药时间	停止用药时间	

续表

因毒副作用，修改治疗方案	
副作用	
肝功能检查 肾功能检查	

（二）接触 HBV

接种疫苗情况	抗体反应情况	应采取的措施	是否采取了相应措施
未接种		接种 HBIG+HB 疫苗	
已接种	有反应	无需采取措施	
	无反应	接种 HBIG+HB 疫苗	
	未知	检测并接种 HBIG+HB 疫苗	

八、接触后追踪检测

（一）HIV 血清学检测

	项目	日期	结果	项目	日期	结果
接触后当天						
4 周						
8 周						
12 周						
6 个月						

备注：

（二）HBV 血清学检测

	项目	日期	结果	项目	日期	结果
1 个月						
2 个月						
3 个月						
4 个月						

备注：

续表

（三）HCV 血清学检测

	项目	日期	结果	项目	日期	结果
4 周						
6 周						
4 个月						
6 个月						

备注：

九、对是否感染血源性病原体的结论

接触后未感染 HIV	☐	接触后感染 HIV	☐
接触后未感染 HBV	☐	接触后感染 HBV	☐
接触后未感染 HCV	☐	接触后感染 HCV	☐

备注：

填表说明：

1. 本表格用于发生血源性病原体职业接触的医护人员；

2. "填表人"指用人单位负责职业安全卫生工作的专（兼）职人员；

3. "审核人"指用人单位的负责人或法定代表人；

4. 所涉及的名词术语和技术要求见正文及附录 A。

填表单位＿＿＿＿＿＿＿＿＿＿　　填 表 人＿＿＿＿＿＿＿＿＿＿＿

审 核 人＿＿＿＿＿＿＿＿＿＿　　填表时间＿＿＿＿＿＿＿＿＿＿＿

联系电话＿＿＿＿＿＿＿＿＿＿

七、发 热 试 题

（一）单项选择题

1.5a-1. 有关发热的概念中哪项是正确的（　　）

A. 体温超过正常值 0.5℃　　　　B. 产热过程超过散热过程　　　　C. 是临床上常见的疾病

D. 是体温调节中枢调定点上移所致　E. 由体温调节中枢调节功能障碍引起

1.5a-2. 临床上常把体温上升超过正常值的多少称为发热（　　）

A. 0.2℃　　　　B. 0.5℃　　　　C. 1.0℃　　　　D. 1.5℃　　　　E. 2.0℃

1.5a-3. 下列哪项不属于过热（　　）

A. 先天性汗腺缺陷　　　　B. 脱水热　　　C. 暑　　　D. 严重创伤　　　　E. 甲亢

1.5a-4. 关于发热概念的描述下列哪项不正确（　　）

A. 是体温调定点上移的结果　　B. 是临床上一种常见的疾病　　　　C. 与致热源的作用有关

D. 机体产热过程超过散热过程　E. 属病理性体温升高

1.5a-5. 过热见于（　　）

A. 妇女月经前期　　B. 妊娠期　　　C. 热射病　　　　D. 剧烈运动　　　　E. 癫痫发作

1.5a-6. 下列微生物或其产物中哪项不是发热激活物（　　）

A. 葡萄球菌之肠毒素　　　　B. 溶血性链球菌之红疹毒素　　　　C. 麻疹病毒

D. 酵母　　　　E. 生理盐水

1.5a-7. 引起发热最常见的原因是（　　）

A. 无菌性炎症　　　B. 恶性肿瘤　　　C. 变态反应　　　D. 细菌感染　　　E. 病毒感染

1.5a-8. 寒战是由于（　　）

A. 全身性骨骼肌不随意的周期性收缩　　　　B. 全身性骨骼肌不随意的僵直性收缩

C. 下肢骨骼肌不随意的周期性收缩　　　　D. 竖毛肌周期性收缩

E. 竖毛肌不随意收缩

1.5a-9. 调节体温的高级中枢位于（　　）

A. 大脑皮层　　　B. 海马回　　　C. 视前区前下丘脑　D.脑桥　　　E. 脊髓

1.5a-10. 发热高峰期的热代谢特点是（　　）

A. 产热超过散热　　　B. 产热与散热在高水平上相对平衡　　　C. 散热明显减少

D. 辐射热明显减少　　　E. 对流热明显减少

1.5a-11. 一般公认体温升高1℃基础代谢率提高（　　）

A. 5　　　B. 13　　　C. 27　　　D. 50　　　E. 1 倍

1.5a-12. 发热病人最常出现（　　）

A. 代谢性酸中毒　　　B. 呼吸性酸中毒　　　C. 混合性酸中毒　　　D. 代谢性碱中毒　　　E. 混合性碱中毒

1.5a-13. 发热时体温上升期机体变化（　　）

A. 体温高于调定点　　　B. 体温低于调定点　　　C. 体温与调定点相适应

D. 产热小于散热　　　E. 产热与散热相等

1.5a-14. 体温下降期可导致（　　）

A. Na 潴留　　　B. CG 潴留　　　C. 水潴留　　　D. 脱水　　　E. 出汗减少

1.5a-15. 高热病人容易发生（　　）

A. 低渗性脱水　　　B. 等渗性脱水　　　C. 高渗性脱水　　　D. 水中毒　　　E. 水肿

1.5a-16. 发热机体在体温上升期泌尿功能变化是（　　）

A. 尿量减少，比重升高　　　B. 尿量减少，比重减小　　　C. 尿量增多，比重升高

D. 尿量增多，比重减小　　　E. 尿量无变化，比重无变化

（二）多项选择题

1.5a-17. 发热机制的中心环节是（　　）

A. 产热增多　　　　B. 散热减少　　　　C. 体温调节机构失控

D. 支配外周血管神经障碍　　　E. 体温调定点上

1.5a-18. 生理性体温升高包括（　　）

A. 癫痫发作　　　B. 月经前期　　　C. 妊娠期　　　D. 剧烈运动　　　E. 甲状腺功能亢进

1.5a-19. 过热见于（　　）

A. 先天性汗腺缺乏　　B. 中暑　　　C. 剧烈运动　　　D. 甲状腺功能亢进　　E. 恶性肿瘤

1.5a-20. 下列哪些不属于发热激活物（　　）

A. 尿酸结晶　　　B. 内毒素　　　C. 热休克蛋白　　　D. 炎性渗出物　　　E. 白细胞介素

1.5a-21. 发热体温上升期的热代谢特点是（　　）

A. 中心体温低于调定点　　　B. 出汗　　C. 皮肤血管扩张　　　D. 寒战　　　E. 产热增多散热减少

1.5a-22. 发热退热期的热代谢特点（　　）

A. 产热大于散热　　　B. 产热等于散热　　　C. 产热小于散热　　　D. 产热障碍　　　E. 有出汗

1.5a-23. 发热高峰期的热代谢特点是（　　）

A. 有"鸡皮"现象　　　B. 有寒战　　　C. 皮肤血管舒张　　　D. 中心体温与调定点相适应

E. 产热大于散热

1.5a-24. 发热机体代谢改变的总特点是（　　）

A. 基础代谢率升高　　　B. 分解代谢增强　　　C. 氧化磷酸化降低　　　D. 能源物质消耗增多

E. 营养物质消耗增多

1.5a-25. 发热机体可出现（　　　）

A. 糖原合成增加　　　B. 代谢性酸中毒　　　C. 血浆蛋白升高　　　D. 磷脂合成增加　　　E. 脱水

（三）问答题

1.5a-26. 简述发热发病学的基础环节。

1.5a-27. 试述发热的时相及临床表现和热代谢特点。

【答案】

（一）单项选择题

1.5a-1. D；1.5a-2. B；1.5a-3. D；1.5a-4. E；1.5a-5. B；1.5a-6. C；1.5a-7. E；1.5a-8. D；1.5a-9. B；1.5a-10. B；1.5a-11. A；1.5a-12. B；1.5a-13. D；1.5a-14. C；1.5a-15. A；1.5a-16. E

（二）多项选择题

1.5a-17. BCD；1.5a-18. ABD；1.5a-19. CE；1.5a-20. ADE；1.5a-21. CE；1.5a-22. CD；1.5a-23. ABDE；1.5a-24. BE；1.5a-25. ABDE

（三）问答题

1.5a-26. 信息传递：发热激活物与产 EP 细胞结合后即被激活，始动 EP 的生成。

中枢调节：释放入血后通过血脑屏障直接入脑，通过下丘脑终板血管器入脑，通过迷走神经将发热信息传入中枢，三个途径将致热信号传入中枢。当外周致热信号启动体温正负调节介质，一方面正调节介质使体温上升，另一方面通过负调节介质限制上升。两者相互作用的结果决定调节点上移的水平及发热的幅度和过程。

发热效应：使皮肤血管收缩导致散热减少，骨骼肌紧张导致产热增多，最终使体温升高。

1.5a-27.

	体温上升期	高峰期	退热期
调定点	中心温度	中心温度	中心温度
热代谢	产热、散热	产热、散热、高水平平衡	产热、散热
临床表现	皮肤苍白、恶寒、"鸡皮"、寒战	皮肤潮红、自觉酷热、干燥	出汗
机制	皮肤血管收缩、骨骼肌周期性不随意收缩、竖毛肌收缩	皮肤血管扩张、水分蒸发多	皮肤血管扩张、汗腺分泌

八、医务人员职业防护知识培训试题

（一）单项选择题

1.5b-1. 职业暴露的原因有（　　　）

A. 针刺　　　　　　　B. 切割　　　　　　　C. 直接接触　　　　　　　D. 以上都对

1.5b-2. 预防艾滋病病毒感染的防护措施应当遵照什么原则（　　　）

A. 一般预防　　　　　B. 标准预防　　　　　C. 直接接触　　　　　　　D. 以上都对

1.5b-3. 下列哪类人群不属于艾滋病毒感染的高危人群（　　　）

A. 同性恋者　　　　　B. 性乱交者　　　　　C. 静脉吸毒者　　　　　　D. 医护人员

1.5b-4. 艾滋病毒不可以通过下列哪种方式传播（　　　）

A. 共用针头或注射器　　　B. 性接触　　　　　C. 日常生活接触　　　　　D. 母婴传播

1.5b-5. 在诊疗、护理操作过程中，有可能发生艾滋病人的血液、体液飞溅到医务人员的面部时，医务人员以下哪种做法是错误的（　　　）

A. 戴手套　　　　　　B. 戴具有防渗透性能的口罩　　　C. 戴防护眼镜　　　　D. 不用戴手套

1.5b-6. 为防针刺伤，错误的做法是（　　　）

A. 使用后的锐器直接放入耐刺、防渗漏的利器盒　　　　　　B. 利用针头处理设备进行安全处置

C. 使用具有安全性能的注射器、输液器等医用锐器，以防刺伤　　D. 将针套套回针头，以防扎伤别人

1.5b-7. 预防性用药应当在发生艾滋病病毒职业暴露后多久应用最好（　　）

A. 72 小时内　　　　B. 36 小时内　　　　C. 24 小时内　　　　D. 4 小时内

1.5b-8. 医用防护口罩的效能持续应用多长时间？（　　）

A. 6～8 小时　　　　B. 4～6 小时　　　　C. 8 小时以上　　　　D. 10 小时以上

1.5b-9. 无菌操作中发现手套破裂应（　　）

A. 用无菌纱布将破裂处包好　　B. 用胶布将破裂处粘好　　　　C. 立即更换　　D. 再加套一副手套

1.5b-10. 各种治疗、护理及换药操作次序应为（　　）

A. 清洁伤口-感染伤口-隔离伤口　　　　B. 感染伤口-隔离伤口-清洁伤口

C. 清洁伤口-隔离伤口-感染伤口　　　　D. 隔离伤口-感染伤口-清洁伤口

（二）多项选择题

1.5b-11. 艾滋病病毒职业暴露是指医务人员从事诊疗、护理等工作过程中出现哪几种意外，有可能被艾滋病病毒感染的情况。（　　）

A. 艾滋病病毒感染者或者艾滋病病人的血液污染了皮肤或者黏膜

B. 被含有艾滋病病毒的血液、体液污染了的针头及其他锐器刺破皮肤

C. 接触了艾滋病感染病人

1.5b-12. 医务人员发生艾滋病病毒职业暴露后，以下做法正确的是（　　）

A. 立即用肥皂液和流动水清洗污染的皮肤

B. 用生理盐水冲洗黏膜

C. 进行伤口的局部挤压

D. 如有伤口，应当在伤口旁端轻轻挤压，尽可能挤出损伤处的血液，再用肥皂液和流动水进行冲洗

E. 受伤部位的伤口冲洗后，应当用消毒液，如：75%乙醇或者 0.5%碘伏进行消毒，并包扎伤口

1.5b-13. 艾滋病暴露源的病毒载量水平分为那三种类型（　　）

A. 轻度　　　　B. 中度　　　　C. 重度　　　　D. 暴露源不明　　　　E. 以上都对

1.5b-14. 医务人员发生艾滋病病毒职业暴露后，应对其进行随访，随访的时间为职业暴露后（　　）

A. 第 4 周　　　　B. 第 6 周　　　　C. 第 8 周　　　　D. 第 12 周　　　　E. 6 个月时

1.5b-15. 个人防护用品包括（　　）

A. 口罩　　　　B. 帽子　　　　C. 隔离衣　　　　D. 护目镜　　　　E. 手套

1.5b-16. 标准预防是医院所有患者和医务人员采取的一组预防感染措施。包括（　　）

A. 手卫生　　B. 个人防护用品的使用　　　　C. 安全注射

D. 穿戴 PPE 正确处理患者环境中污染的物品与医疗器械

1.5b-17. 某病区住院病人 1 周内出现 6 例 MRSA 感染病例，经调查病人均为院内感染，哪些可能是传播途径？（　　）

A. 空气　　　　B. 医务人员手　　　　C. 呼吸机管道　　　　D. 食物　　　　E. 病室内抹布

1.5b-18. 哪些是戴医用防护口罩的注意事项（　　）

A. 不应一只手提鼻夹

B. 医用外科口罩只能一次性使用

C. 口罩受到患者血液、体液污染后，应及时更换

D. 每次佩戴医用防护口罩进入工作区域之前，应进行密合性检查

E. 口罩潮湿后，应及时更换

【答案】

（一）单项选择题

1.5b-1. D；1.5b-2. B；1.5b-3. D；1.5b-4. C；1.5b-5. D；1.5b-6. D；1.5b-7. D；1.5b-8. A；1.5b-9. C；1.5b-10. A

（二）多项选择题

1.5b-11. AB；1.5b-12. ABDE；1.5b-13. ACD；1.5b-14. ACDE；1.5b-15. ABCDE；1.5b-16. ABCD；1.5b-17. BCE；1.5b-18. ABCDE

九、医务人员职业暴露与预防试题

多项选择题

1.5c-1. 医务人员职业暴露主要包括以下几种？（　　　）

A. 化学性职业暴露　　　B. 感染性职业暴露　　　C. 放射性职业暴露　　　D. 其他职业暴露

1.5c-2. 医务人员血源传播最多的病原体是（　　　）

A. HIV　　　　　　B. HBV　　　　　　C. HCV　　　　　　D. 克雅病

1.5c-3. 预防锐器损伤应采取的措施有（　　　）

A. 减少锐器使用　　　B. 及时处理使用后的锐器　　　C. 不携带锐器走动　　　D. 医务人员进行疫苗注射

1.5c-4. 锐器损伤发生率最高的器具是（　　　）

A. 注射器　　　　　B. 手术刀　　　　　C. 缝合针　　　　　D. 玻璃

1.5c-5. 医务人员发生职业暴露最多的人群是（　　　）

A. 护士　　　　　　B. 医生　　　　　　C. 技术员　　　　　D. 保洁人员

1.5c-6. 如果血液喷溅到完整的皮肤上应该用（　　　）清洗污染的皮肤？

A. 肥皂液　　　　　B. 流动水　　　　　C. 含氯消毒液　　　　D. 75%乙醇

1.5c-7. 医务人员发和职业暴露应采取的措施包括（　　　）

A. 紧急局部处理　　　B. 报告　　　　　C. 填写登记表　　　　D. 基线评估

1.5c-8. 标准预防的原则是（　　　）

A. 保护病人　　　　B. 保护医务人员　　　C. 两者都是　　　　D. 两者都不是

1.5c-9. 标准预防是认定病人的（　　　）都具有传染性。

A. 血液　　　B. 体液　　　C. 分泌物　　　D. 排泄物　　　E. 非完整的皮肤黏膜

1.5c-10. 关于戴手套说法正确的是（　　　）

A. 不要戴手套按电梯按钮　　　　　　B. 摘除手套后必须要洗手

C. 皮肤有损伤时戴双层手套　　　　　D. 每个患者之间只要手套不损坏不用更换

【答案】

多项选择题

1.5c-1. ABCD；1.5c-2. ABC；1.5c-3. BCD；1.5c-4. A；1.5c-5. A；1.5c-6. C；1.5c-7. ABCD；1.5c-8. C；1.5c-9. ABCD；1.5c-10. ABC

十、血源性病原体接触试题

（一）单项选择题

1.5d-1. 流行性乙型脑炎的传播途径是（　　　）

A. 呼吸道传播　　　B. 消化道传播　　　C. 接触传播　　　D. 蚊虫传播

1.5d-2. 流行性脑脊髓膜炎（流脑）的病原菌是（　　　）

A. 脑膜炎双球菌　　　B. 肺炎双球菌　　　C. 流感嗜血杆菌　　　D. 结核杆菌

1.5d-3. 流行性腮腺炎表现为（　　　）

A. 显非化脓性炎症、腮管口红肿　　　B. 腮腺管口红肿可挤出脓液

C. 颌下肿大，有压痛，局部皮肤发红　　　D. 耳后肿大，有压痛，局部皮肤发红

1.5d-4. 被犬咬伤右小腿，伤口深，咬伤面积大，在当地行伤口缝合，此时对伤口最好的处理方法是（　　　）

A. 伤口已缝合，不必再处理　　　B. 对伤口表面用碘酒、酒精消毒

C. 切开伤口，用肥皂水冲洗后在缝合　　　D. 切开伤口，用肥皂水冲洗，碘酒酒精消毒

E. 切开伤口，用肥皂水冲洗，碘酒酒精消毒，免疫球蛋白浸润注射

1.5d-5. 甲类传染病有（　　　）

A. 霍乱、鼠疫　　　B. 麻疹、疟疾　　　C. 传染性非典型性肺炎、禽流感　　　D. 乙脑、血吸虫病

1.5d-6. 传染病流行是指（　　　）

A. 一个地区短期内突发多例同一种传染病

B. 一个地区突发某种历年从未或很少发生过的传染病

C. 一个地区某种传染病的发病率显著超过该病历年的一般发病率水平

D. 一个地区某种传染病的发病率显著超过该病历年的最高发病率水平

1.5d-7. 疫区是指（　　　）

A. 发生传染病的那个村子

B. 发生传染病的那个医院

C. 传染病在人群中流行，其病原体向周围传播时可能波及的地区

D. 传染病在人群中流行，其病原体向周围传播时已经传染到的地区

1.5d-8. 病源携带者是指（　　　）

A. 接触病原体的人

B. 接触传染病病人的人

C. 感染病原体无临床症状但能排出病原体的人

D. 感染病原体有临床症状也能排出病原体的人

1.5d-9. 传染病爆发是指（　　　）

A. 短期内在一个家庭突然发生多例多种传染病

B. 短期内在一个家庭突然发生多例同一种传染病

C. 短期内在局部地区突然发生多例同一种传染病

D. 短期内在一个医院突然发生多例同一种传染病

1.5d-10. 医疗机构发现甲类传染病时，采取下列措施哪项是错误的（　　　）

A. 对病人、病原携带者予以隔离治疗

B. 对疑似病人应统一集中治疗

C. 对病人、病原携带者、疑似病人的密切接触者，应指定场所进行医学观察和采取其他必要的预防措施。

1.5d-11. 采取接触后预防措施下列说法错误的是（　　　）

A. 乙型肝炎病毒接触后预防措施与接种疫苗的状态紧密相关，未接种疫苗者，应采取注射乙肝免疫球蛋白和接种乙肝疫苗的措施；以前接种过疫苗，无需采取预防措施

B. 丙型肝炎病毒没有推荐采用接触后预防措施

C. 艾滋病病毒尽快采取接触后预防措施，预防性用药应当在发生艾滋病病毒职业接触后 4 小时内实施，最迟不得超过 24 小时。但即使超过 24 小时，也应实施预防性用药。在接触者可耐受的前提下，给予 4 周的接触后预防性用药

D. 对所有不知是否怀孕的艾滋病病毒职业接触后育龄妇女都要进行妊娠检测，育龄妇女在预防性用药期间，应避免或终止妊娠

1.5d-12. 在艾滋病病毒职业接触预防性用药期间，如果证实源患者未感染血源性病原体，则应当（　　　）

A. 继续服完 4 周的接触后预防性用药

B. 立即中断接触后预防性用药

C. 逐步减量至停药

D. 重新评估，2 周内停药

1.5d-13. 丙型肝炎病毒接触者，进行丙型肝炎抗体和丙氨酸转氨酶基线检测和追踪检测，应在（　　　）

A. 接触 1～3 个月之后

B. 接触 4～6 个月之后

C. 接触 6～9 个月之后

D. 接触 9～12 个月之后

1.5d-14. 如想早期诊断丙型肝炎病毒感染，应在接触（　　　）后检测丙型肝炎病毒 RNA。

A. 立即　　　　B. 1～2 周　　　　C. 2～3 周　　　　D. 4～6 周

1.5d-15. 职业接触级别愈高致病危险性愈大。艾滋病病毒接触级别分为（　　　）级，发病危险性依次增大。

A. 2 级　　　　B. 3 级　　　　C. 4 级　　　　D. 5 级

（二）多项选择题

1.5d-16. 无针系统是指在下列医疗卫生工作中不使用针具的设施（　　　）

A. 建立动脉或静脉通路收集血液

B. 向体内输入药物或液体

C. 其他通过污染锐器损伤皮肤而导致的潜在职业接触

D. 以上都不是

1.5d-17. 下列正确的是（　　　）

A. 普遍预防是控制血源性病原体传播的策略之一，其理念就是将所有来源于人体血液或体液的物质都视作已感染了 HBV、HCV、HIV 或其他血源性病原体而加以防护

B. 标准预防是根据普遍预防原则，医疗卫生机构所采取的一整套预防控制血源性病原体职业接触的程序和措施

C. 接触后预防在接触可能感染血源性病原体的血液或其他体液之后，应立即采取的一整套预防控制措施，包括应急处理、对接触源的评价、对接触者的评价和接触后预防措施、咨询与随访等

D. 丙型肝炎病毒（HCV）推荐采用接触后预防措施

1.5d-18. 可能发生血源性病原体职业接触的主要工作场所（　　）

A. 医疗机构（重点是手术室、妇产科病房、产科、普通病房的外科操作、牙科、骨科和供应室等）

B. 病原制备机构　　　　　　　　　　C. 血源性病原体临床实验室

D. 血源性病原体研究实验室　　　　　E. 医疗废弃物的收集、运输和处理的单位

F. 其他场所：采供血机构、戒毒所、殡仪馆、羁押或劳教机构等

1.5d-19. 可能接触血源性病原体的主要人群指那些因职业而经常接触血液或其他潜在传染性物质的人，包括（　　）

A. 医疗机构医护人员，包括护士、医生、病理（尸体）解剖人员（包括法医）、药剂师、实习医学生、废物处理人员和护工等

B. 疾病预防控制机构工作人员，包括公共安全工作人员、应急反应人员、医疗急救人员或志愿者等

C. 微生物实验室和科研机构工作人员，包括实验人员、采血人员、技师和合同工等

D. 其他人员，如羁押或劳教机构、戒毒所的工作人员和殡葬业工作人员等

1.5d-20. 职业危害风险评估包括（　　）

A. 血源性病原体在工作场所的传播途径

B. 接触血源性病原体的类型、频率和数量，各种传播途径和最可能的传播途径，对同时接触多种血源性病原体的情况进行分析

C. 接触与重复接触的影响因素，包括工作场所的布局，职业安全卫生操作规程，工作场所的清洁与整理，个人防护用品与防护设施的适用性、数量及其运行和使用状况

D. 用人单位、职业卫生管理人员和医护人员有关血源性病原体知识及职业卫生安全操作规程的掌握和职业卫生培训情况

E. 所使用的各类医疗卫生设备是否有增加或减小职业接触风险的可能

F. 现行的职业接触风险控制措施的运行情况以及是否需要采取新的预防控制措施

（三）案例分析题

1.5d-21. 某患者因严重车祸外伤送往急诊室抢救，医生在探查骨折情况时不慎扎伤自己右手环指，而此时该患者抗 HCV 结果回报阳性，由于技术等因素手术仍然需要操作者继续完成。

请问：操作者应该如何处理？备品需准备哪些？

1.5d-22. [操作题] 患者女性，学生，21 岁，因持续高热伴咳嗽流涕 7 天，全身肌肉酸痛，伴有轻度气促，呼吸费力，（流行病学史，来自疫区，H7N9 高发密集地区），现住在发热隔离病房。

要求：（1）正确防护后进入发热病房为患者诊查。

　　　（2）如何离开隔离病房。

【答案】

（一）单项选择题

1.5d-1. D；1.5d-2. A；1.5d-3. A；1.5d-4. E；1.5d-5. A；1.5d-6. C；1.5d-7. C；1.5d-8. C；1.5d-9. C；1.5d-10. B；1.5d-11. A；1.5d-12. B；1.5d-13. B；1.5d-14. D；1.5d-15. B

（二）多项选择题

1.5d-16. ABC；1.5d-17. ABC；1.5d-18. ABCDEF；1.5d-19. ABCDEF；1.5d-20. ABCDEF

（三）案例分析题

1.5d-21. 如有伤口，应当轻轻由近心端向远心端挤压，尽可能挤出损伤处的血液，再用肥皂水和流动水进行冲洗。禁止进行伤口的局部挤压。受伤部位的伤口冲洗后，应当用消毒液，如 75% 的乙醇或者 0.5% 聚维

酮碘（碘伏）进行消毒。报告部门负责人（医生向科主任报告，护士或工勤人员向护士长报告）、医院感染管理科。填写"经血传播疾病接触个案登记表"。由于丙肝无疫苗可注射，手术如必须术者完成则重新刷手后佩戴手套继续进行。

1.5d-22. 略

第六节　血液科基本操作

一、皮肤黏膜出血的问诊

（一）要点及评分标准

（1）一般项目：姓名、性别、年龄、籍贯、出生地、民族、婚姻、职业等。

（2）主诉：主要的症状、体征及持续时间。

（3）现病史：①出血时间、缓急、部位、范围、特点（自发性或损伤后）、诱因；②有无伴发鼻出血、齿龈渗血、咯血、便血、血尿等症状；③有无皮肤苍白、乏力、头晕、眼花、耳鸣、记忆力减退、发热、黄疸、腹痛、关节疼痛等贫血及相关疾病症状；④诊治经过；⑤病程中的一般情况。

（4）既往史，个人史，婚姻史，生育史与月经史，家族史。

（二）相关理论知识

1. 概念　皮肤黏膜出血是因为机体止血或凝血功能障碍所引起，通常以全身性或局限性皮肤黏膜自发性出血或损伤后难以止血为临床特征。

2. 病因　皮肤黏膜出血的基本病因有三个因素。

血管壁的功能异常：正常在血管破损时，局部小血管即发生反射性收缩，使血流变慢，利于初期止血，继之在血小板释放的血管收缩素等血清素作用下，毛细血管较持久收缩，发挥止血作用。当毛细血管壁存在先天性缺陷或受损伤时不能正常收缩发挥止血作用，可以导致皮肤黏膜出血，常见于：遗传性出血性毛细血管扩张症、过敏性紫癜、严重感染、维生素C缺乏、动脉硬化等。

血小板数量或功能异常：血小板在止血过程中起重要作用，在血管损伤处血小板相互黏附、聚集成白色血栓阻塞伤口。血小板膜磷脂在磷脂酶作用下释放花生四烯酸，随后转化为血栓烷 A_2（TXA_2），进一步促进血小板聚集，并有强烈的血管收缩作用，促进局部止血，当血小板的数量和功能异常时，均可引起皮肤黏膜出血。常见于：血小板减少、血小板增多、血小板功能异常。

凝血功能障碍：凝血过程较复杂，有许多凝血因子参与，任何一个凝血因子缺乏或功能不足均可引起凝血障碍，导致皮肤黏膜出血。常见于：遗传性凝血因子缺乏、继发于严重肝病、尿毒症、维生素K缺乏、血液中抗凝物质过多、纤溶亢进等。

3. 临床表现　皮肤黏膜出血表现为血液淤积于皮肤或黏膜下，形成红色或暗红色斑，压之不褪色，视出血面积大小可分为瘀点、紫癜和瘀斑。

血小板减少出血的特点为同时有出血点、紫癜和瘀斑、鼻出血、牙龈出血、月经过多、血尿及黑便等，严重者可致脑出血。

因血管壁功能异常引起的出血特点为皮肤黏膜的瘀点瘀斑，如过敏性紫癜表现为四肢对称性、高出皮肤（荨麻疹或丘疹样）紫癜，可伴痒感、关节痛及腹痛，累及肾脏时可有血尿。老年性紫癜常为手足的伸侧瘀斑。

因凝血功能障碍引起的出血常表现为内脏、肌肉出血或软组织血肿，亦常有关节腔出血，且常有家族史或肝脏病史。

4. 伴随症状　皮肤黏膜出血的问诊同时，需注意一些皮肤黏膜出血的伴随症状：①四肢对称性紫癜伴有关节痛、腹痛与血尿者，见于过敏性紫癜；②紫癜伴有广泛性出血，如鼻出血、齿龈出血、血尿、黑便者，见于血小板减少性紫癜、弥散性血管内凝血；③紫癜伴随有黄疸者，见于肝脏疾病；④自幼有轻伤后出血不止，且伴有关节肿痛或畸形者，见于血友病。

5. 问诊要点 皮肤黏膜问诊的要点包括：①出血时间、缓急、部位、范围、特点（自发性或损伤后）、诱因；②有无伴发鼻出血、齿龈渗血、咯血、便血、血尿等症状；③有无皮肤苍白、乏力、头晕、眼花、耳鸣、记忆力减退、发热、黄疸、腹痛、关节疼痛等贫血及相关疾病症状；④过敏史、外伤史、感染史、肝肾疾病史；⑤过去易出血及易出血疾病家族史；⑥职业特点，有无化学药物及放射线物质接触史，服药史；⑦既往史、月经史、婚育史、家族史等。

二、贫血的问诊

（一）要点及评分标准

1. 一般项目 包括姓名、性别、年龄、籍贯、出生地、民族、婚姻否、职业，吸烟及饮酒史。

2. 主诉 主要的症状、体征及持续时间，伴随症状。

3. 现病史 ①贫血发生的时间、速度、程度、可能的诱因；②有无伴发畏寒、寒战、发热、皮肤黏膜出血、呕血、便血史，有无肝脾肿大、皮肤黏膜黄染、水肿等感染与出血性疾病的症状；③对干预治疗的反应；④病程中的一般情况。

4. 既往史，个人史，月经史，婚姻生育史，家族史，生活史（包括吸烟史、饮酒史）。

（二）相关理论知识

1. 概念 贫血是指人体的外周血红细胞容量减少，低于正常范围下限，不能运输足够的氧至组织而产生的综合征。

2. 病因 依据贫血的病因和发病机制，贫血可分为三类。

（1）红细胞生成减少性贫血：造血细胞、骨髓造血微环境和造血原料异常均可影响红细胞生成，形成红细胞生成减少性贫血。①造血干细胞异常可见于：再生障碍性贫血、纯红细胞再生障碍贫血、先天性红细胞生成异常性贫血等；②造血微环境异常所致贫血可见于：骨髓坏死、骨髓纤维化、各种髓外肿瘤性疾病的骨髓转移及各种感染或非感染性骨髓炎、造血调节因子水平异常所致贫血等；③造血原料不足或利用障碍可见于叶酸或维生素 B_{12} 缺乏或利用障碍所致贫血、缺铁和铁利用障碍所致贫血等。

（2）红细胞破坏过多性贫血：即红细胞破坏过多性贫血。

（3）失血性贫血。

3. 临床表现 贫血的临床表现与贫血的病因、贫血发生的速度、贫血时血容量下降的程度、贫血导致血液携氧能力下降的程度及血液、循环、呼吸等系统对贫血的代偿和耐受能力有关。

主要表现为：

（1）神经系统：头晕、头痛、乏力、失眠、多梦、耳鸣、注意力不集中。

（2）呼吸循环系统：活动后心悸气短，长期贫血还可导致贫血性心脏病，出现心律失常及心功能不全。

（3）消化系统：消化功能不良、腹胀、食欲减低等症状。

（4）皮肤黏膜：皮肤黏膜苍白是贫血的主要表现，粗糙、缺少光泽甚至形成溃疡是贫血时的另一类表现，溶血性贫血时可引起皮肤黏膜黄染。

（5）泌尿生殖内分泌系统：长期贫血会影响内分泌腺体的功能和红细胞生成素的分泌，溶血性贫血时可出现高尿胆元尿、血红蛋白尿和含铁血黄素尿。

4. 问诊要点 贫血问诊的要点：①贫血发生的时间、速度、程度、可能的诱因；②有无伴发畏寒、寒战、发热、皮肤黏膜出血、呕血、便血史，有无肝脾肿大、皮肤黏膜黄染、水肿等感染与出血性疾病的症状；③既往史有无消化系统疾病、肾病、糖尿病、恶性肿瘤性疾病等；④对干预治疗的反应；⑤营养史有无偏食厌食，月经史有无月经过多，婚育史，家族史；⑥危险因素（射线、化学毒物或药物、病原微生物）暴露或接触史。

5. 伴随症状　在贫血患者问诊的同时，需注意贫血的伴随症状：①皮肤、黏膜黄染、肝脾肿大常见于溶血性贫血；②同时伴有皮肤黏膜出血与发热等全身反应或局部感染者，常见于急性白血病或再生障碍性贫血等；③营养不良如皮肤毛发干燥、舌乳头萎缩、匙状甲、神经系统深感觉障碍者，常见于缺铁性贫血与巨幼细胞性贫血；④皮肤的绿色瘤、淋巴结肿大、肝脾肿大者常见于白血病与淋巴瘤等；⑤皮肤黏膜损害、关节损害等可见于自身免疫病等。

三、骨髓穿刺术

（一）适应证

1. 各种血液病的诊断和全身肿瘤性疾病是否有骨髓侵犯或转移。

2. 原因不明的肝、脾、淋巴结肿大及某些发热原因未明者。

3. 某些传染病或寄生虫病需骨髓培养或涂片寻找病原体。

4. 诊断某些代谢性疾病。

5. 观察血液病及其他骨髓侵犯疾病的治疗反应和判断预后。

6. 骨髓移植时采集足量的骨髓。

（二）禁忌证

血友病及严重凝血功能障碍者禁止做骨髓穿刺；有出血倾向者，操作时应特别注意。

骨髓穿刺局部皮肤有感染者。

相对禁忌：晚期妊娠的孕妇。

（三）准备工作

1. 怀疑有凝血功能障碍者，在骨髓穿刺前应做凝血功能方面的检查，以决定是否适合做此种检查。

2. 介绍自己，核对患者姓名、性别、床号等，向病人说明穿刺目的消除其顾虑，嘱患者操作前的注意事项。签署知情同意书。询问病人有无药物过敏史，有过敏者需做利多卡因皮试。

3. 器械准备：骨髓穿刺包（骨髓穿刺针 1 个、无菌盘 1 个、镊子 1 把、孔巾 1 个、纱布 2 个、棉球若干、无菌手套一副、干净玻片 6～8 个、抗凝管 3 个、5ml 注射器 1 个、10ml 或 20ml 注射器 1 个）、0.5%碘伏、2%利多卡因一支、胶布，需做培养者准备培养基。

（四）操作方法与步骤

1. 髂前上棘穿刺

（1）穿刺部位：髂前上棘后 1～2cm 处。

（2）病人仰卧。

（3）用碘酒、酒精（由内向外）进行常规皮肤消毒，打开穿刺包。戴无菌手套，并检查穿刺包内器械，铺无菌孔巾。

（4）在穿刺点用 2%利多卡因做皮肤、皮下、骨膜麻醉。

（5）将骨髓穿刺针的固定器固定在离针尖 1～1.5cm 处，用左手的拇指和食指将髂嵴两旁的皮肤拉紧并固定，以右手持针向骨面垂直刺入，当针尖接触骨质后将穿刺针左右旋转，缓缓钻入骨质。当感到阻力消失且穿刺针已固定在骨内直立不倒时为止。

（6）拔出针芯，接上无菌干燥的 10ml 或 20ml 注射器，用适当的力抽吸，抽吸时病人感到疼痛，随即便有少量红色骨髓液进入注射器，吸取 0.2ml 左右，作涂片用。如作骨髓液细菌培养则可抽取 1.5ml。若抽不出骨髓液，可放回针芯，稍加旋转或继续钻入少许，再行抽吸。

（7）取得骨髓液后，将注射器及穿刺针迅速拔出，在穿刺位置盖以消毒纱布及贴上胶布，按压 1～2 分钟。同时迅速将取出的骨髓液滴于载玻片上作涂片；如作细菌培养，则将骨髓液注入培养基中，术后清洗注射器及穿刺针，并将器具归还穿刺包。

（8）标本处理：骨髓涂片与骨髓液连同申请单送检根据临床需要进行相应的检查。

2. 髂后上棘穿刺

（1）穿刺部位：腰五和骶一水平旁开约 3cm 一圆钝形突起处。

（2）病人侧卧或俯卧位。

（3）用碘酒、酒精（由内向外）进行常规皮肤消毒，打开穿刺包。戴无菌手套，并检查穿刺包内器械，铺无菌孔巾。

（4）在穿刺点用 2%利多卡因做皮肤、皮下、骨膜麻醉。

（5）将骨髓穿刺针的固定器固定在离针尖 1～1.5cm 处，用左手的拇指和食指将穿刺部位两旁的皮肤拉紧并固定，以右手持针向骨面垂直刺入，当针尖接触骨质后将穿刺针左右旋转，缓缓钻入骨质。当感到阻力消失且穿刺针已固定在骨内直立不倒时为止。

（6）拔出针芯，接上无菌干燥的 10ml 或 20ml 注射器，用适当的力抽吸，抽吸时病人感到疼痛，随即便有少量红色骨髓液进入注射器，吸取 0.2ml 左右，作涂片用。如作骨髓液细菌培养则可抽取 1.5ml。若抽不出骨髓液，可放回针芯，稍加旋转或继续钻入少许，再行抽吸。

（7）取得骨髓液后，将注射器及穿刺针迅速拔出，在穿刺位置盖以消毒纱布及贴上胶布，按压 1～2 分钟。同时迅速将取出的骨髓液滴于载玻片上作涂片；如作细菌培养，则将骨髓液注入培养基中，术后清洗注射器及穿刺针，并将器具归还穿刺包。

（8）标本处理：骨髓涂片与骨髓液连同申请单送检根据临床需要进行相应的检查。

3. 胸骨穿刺

（1）穿刺部位：第二肋间隙胸骨体的中线部位。

（2）病人仰卧。

（3）用碘酒、酒精（由内向外）进行常规皮肤消毒，打开穿刺包。戴无菌手套，并检查穿刺包内器械，铺无菌孔巾。

（4）在穿刺点用 2%利多卡因做皮肤、皮下、骨膜麻醉。

（5）将骨髓穿刺针的固定器固定在离针尖 1～1.5cm 处，用左手的拇指和食指将穿刺部位的皮肤拉紧并固定，针头斜面朝向髓腔，针尖指向患者头部，与骨面成 30°～40°角刺入，当针尖接触骨质后将穿刺针左右旋转，缓缓钻入骨质。当感到阻力消失且穿刺针已固定在骨内直立不倒时为止。

（6）拔出针芯，接上无菌干燥的 10ml 或 20ml 注射器，用适当的力抽吸，抽吸时病人感到疼痛，随即便有少量红色骨髓液进入注射器，吸取 0.2ml 左右，作涂片用。如作骨髓液细菌培养则可抽取 1.5ml。若抽不出骨髓液，可放回针芯，稍加旋转或继续钻入少许，再行抽吸。

（7）取得骨髓液后，将注射器及穿刺针迅速拔出，在穿刺位置盖以消毒纱布及贴上胶布，按压 1～2 分钟。同时迅速将取出的骨髓液滴于载玻片上作涂片；如作细菌培养，则将骨髓液注入培养基中，术后清洗注射器及穿刺针，并将器具归还穿刺包。

（8）骨髓涂片与骨髓液连同申请单送检根据临床需要进行相应的检查。

（五）穿刺注意事项

（1）检查前注意检查患者凝血功能，有出血倾向者应特别注意，血友病患者禁做骨穿。注意核对姓名，询问有无过敏史。

（2）穿刺针和注射器必须干燥，以免发生溶血。

（3）穿刺针进入骨髓腔后要避免过大摆动，以免折断穿刺针。胸骨穿刺不可用力过猛，进针过深，以防穿透内侧骨板而发生意外。

（4）穿刺中如感到骨质坚硬难以进针时，不可强行进针。应考虑大理石骨病可能，及时行 X 线检查，以明确诊断。

（5）做细胞形态检查时，抽取骨髓液不宜过多，以免稀释。骨髓液易凝，抽出后应立即涂片。

（6）某些疾病呈局灶性，需多部位穿刺，如再生障碍性贫血、多发性骨髓瘤等，有些疾病诊断除骨髓细胞学改变之外，尚需了解骨髓组织结构的变化及骨髓细胞与组织之间的关系，还有某些疾病骨髓穿刺时出现干抽现象，此时应采用骨髓活检性骨髓活体组织病理学检查，如骨髓纤维化、骨髓增生异常综合征等。

四、模拟竞赛试题

（一）单项选择题

1.5e-1. 有关造血干细胞 HSC 的描述哪些不正确（　　）

A. 是各种血细胞与免疫细胞的起源细胞

B. 外周血含有少量 HSC

C. 脐带血、胎盘血是胎儿期外周血的一部分，含有较多的 HSC

D. HSC 具有不断自我更新与多向分化增殖的能力

E. HSC 在体内形成 HSC 池，因此其数量是不稳定的

1.5e-2. 慢性贫血患者对缺氧的耐受性增加主要是由于（　　）

A. 心输出量增加，血液循环加速

B. 呼吸频率加速，增加换气功能

C. 红细胞中 2，3-二磷酸甘油酸浓度增高

D. 缺氧敏感器官的血流量增加

E. 骨髓幼红细胞增生增加

1.5e-3. 慢性全身性疾病导致贫血的机制重要的是（　　）

A. 红细胞寿命缩短　　　B. 骨髓不能代偿增生　　　C. 网状内皮系统不能释放储存铁

D. 无效造血 E EPO 水平降低

1.5e-4. 下列哪一种表现为小细胞低色素性贫血，又有显性溶血现象（　　）

A. 免疫性溶血性贫血　　B. 再生障碍性贫血　　　C. 铁粒幼细胞贫血

D. 血红蛋白病　　　E. 慢性失血性贫血

1.5e-5. 请问此患者可能为下列哪一种病：某男性患者，血常规示：WBC 5.6×10^9/L，N 68%，L 32%，RBC 3.1×10^{12}/L，Hb 70g/L，MCV 67fl，MCHC 255g/L（　　）

A. 巨幼细胞性贫血　　　B. 肝病所致贫血　　　C. 溶血性贫血

D. 缺铁性贫血　　　E. 再生障碍性贫血

1.5e-6. 贫血的临床表现不取决于（　　）

A. 贫血的程度　　　B. 贫血的速度　　　C. 患者的体力活动程度

D. 性别　　　E. 机体对缺氧的代偿能力和适应能力

1.5e-7. 小细胞正色素性贫血可出现在下列哪些疾病中（　　）

A. 慢性化脓性感染所致的贫血　　B. 缺铁性贫血　　　C. 再生障碍性贫血

D. 叶酸缺乏所致的贫血　　　E. 慢性失血性贫血

1.5e-8. 正细胞正色素性贫血可出现在下列哪些疾病中（　　）

A. 慢性化脓性感染所致的贫血　　B. 缺铁性贫血　　　C. 再生障碍性贫血

D. 叶酸缺乏所致的贫血　　　E. 慢性失血性贫血

1.5e-9. 缺乏维生素 B_{12} 可导致何种贫血（　　）

A. 大细胞正色素贫血　　　B. 正细胞正色素贫血　　　C. 小细胞低色素贫血

D. 小细胞正色素贫血　　　E. 大细胞低色素贫血

1.5e-10. 缺铁性贫血按细胞形态分类，属于下列何种贫血（　　）

A. 大细胞正色素贫血　　　　　　　B. 正细胞正色素贫血　　　　　C. 小细胞低色素贫血

D. 小细胞正色素贫血　　　　　　　E. 大细胞低色素贫血

1.5e-11. 干细胞造血功能障碍见于下列（　　　）

A. 缺铁性贫血　　　　　　　　　　B. 再生障碍性贫血　　　　　　C. 机械性溶血性贫血

D. 遗传性球形红细胞增多症引起的贫血　　　　　　　　E. 失血性贫血

1.5e-12. 造血原料缺乏可致下列何种贫血（　　　）

A. 缺铁性贫血　　　　　　　　　　B. 再生障碍性贫血　　　　　　C. 机械性溶血性贫血

D. 遗传性球形红细胞增多症引起的贫血　　　　　　　　E. 失血性贫血

1.5e-13. 下列何种贫血存在红细胞内在缺陷（　　　）

A. 缺铁性贫血　　　　　　　　　　B. 再生障碍性贫血　　　　　　C. 机械性溶血性贫血

D. 遗传性球形红细胞增多症引起的贫血　　　　　　　　E. 失血性贫血

1.5e-14. 明确缺铁诊断的实验室检查为（　　　）

A. 平均红细胞及血红蛋白量（McH）减少　　B. 血清蛋白浓度下降　　C. 血清铁浓度下降

D. 骨髓储存铁缺乏　　　　　　　　E. 平均红细胞容积（MCV）下降

1.5e-15. 以下何种实验室检查可鉴别缺铁性贫血与铁幼粒细胞性贫血（　　　）

A. 血清铁饱和度　　　　　　　　　B. MCV、MCH、MCF　　　　C. 骨髓铁染色

D. 红细胞内游离原卟啉　　　　　　E. 血清总铁结合力

1.5e-16. 缺铁性贫血的首要原因是（　　　）

A. 铁摄入不足　　　　　　　　　　B. 铁需要量增多　　　　　　　C. 铁吸收不良

D. 慢性失血损失过多　　　　　　　E. 骨髓造血功能减退

1.5e-17. 缺铁性贫血采用铁剂治疗，观察疗效最早标志是什么（　　　）

A. 血红蛋白上升　　　　　　　　　B. MCH 增多　　　　　　　　C. MCV 增大

D. 网织红细胞增高　　　　　　　　E. 骨髓血细胞形态恢复

1.5e-18. 血清铁降低而总铁结合力增高提示（　　　）

A. 再生障碍性贫血　　　　　　　　B. 溶血性贫血　　　　　　　　C. 缺铁性贫血

D. 铁粒幼细胞性贫血　　　　　　　E. 慢性感染性贫血

1.5e-19. 可以鉴别再生障碍性贫血和急性粒细胞白血病的是（　　　）

A. 周围血中有全血细胞减少　　　　B. 周围血中有幼粒细胞　　　　C. 周围血中有幼红细胞

D. 骨髓检查　　　　　　　　　　　E. 以上都不是

1.5e-20. 再生障碍性贫血的主要诊断依据是（　　　）

A. 全血细胞减少　　　　　　　　　B. 网织红细胞减低　　　　　　C. 无淋巴结肿大

D. 无肝脾肿大　　　　　　　　　　E. 以上都不是

1.5e-21. 关于溶血性贫血的定义，正确的是（　　　）

A. 红细胞寿命缩短　　　　　　　　　　B. 红细胞破坏增加　　　　　C. 骨髓造血功能亢进

D. 红细胞破坏增加，骨髓造血能够代偿　　E. 红细胞破坏增加，超过骨髓造血代偿能力

1.5e-22. 末梢血反映骨髓幼红细胞增生程度准确的指标是（　　　）

A. 出现有核红细胞　　　　　　　　B. 血红蛋白与红细胞计数　　　C. 网织红细胞百分数

D. 网织红细胞绝对值　　　　　　　E. 红细胞出现豪一周氏小体

1.5e-23. 确诊急性粒细胞白血病的主要依据是（　　　）

A. 全血细胞减少　　　　　　　　　B. 白细胞计数异常增多　　　　C. 周围血片可见幼稚细胞

D. 骨髓增生极度活跃　　　　　　　E. 骨髓涂片原始粒细胞＞30%

1.5e-24. 中枢神经系统白血病多见于（　　　）

A. 急性淋巴细胞白血病　　　　　　B. 急性粒细胞白血病　　　　　C. 急性单核细胞白血病

D. 慢性粒细胞白血病　　　　　　　E. 慢性淋巴细胞白血病

1.5e-25. 某急性白血病患者，染色体检查发现 t（15；17）（q22，q21），属何种分型（　　　）

A. 急性非淋巴细胞白血病 M5　　　　B. 慢性粒细胞白血病　　　　C. 急性非淋巴细胞白血病 M3

D. 急性非淋巴细胞白血病 M2　　　　E. 急性非淋巴细胞白血病 M7

1.5e-26. 慢性粒细胞白血病中，哪项体征最常见（　　）

A. 绿色瘤　　B. 脾大　　　　　　C. 肠胃压痛　　　　D. 淋巴结大　　　　E. 紫癜

1.5e-27. 男，40 岁，牙龈出血，发热半月，查 HGB 50g/L，WBC 12×10^9/L，原始粒细胞 0.30，Plt 7×10^9/L，患者贫血的主要原因是（　　）

A. 出血　　　　　　　　　　B. 红细胞寿命缩短　　　　　　C. 造血原料缺乏

D. 幼稚红细胞代谢受到异常增生细胞的干扰　　　　　　E. 无效红细胞生成

1.5e-28. 慢粒患者，白细胞计数 600×10^9/L，巨脾，出现左上腹剧痛。其诊断最可能是（　　）

A. 脾梗死　　B. 心绞痛　　　　　　C. 胰腺炎　　　　D. 胃肠穿孔　　　　E. 肾结石

1.5e-29. 下列哪项不符合中枢神经系统白血病（　　）

A. 以急性淋巴细胞白血病最多见　　B. 可出现于治疗后血液和骨髓仍在缓解中

C. 可出现颅神经瘫痪　　　　D. 视力模糊　　　　　　E. 脑脊液检查蛋白减少

1.5e-30. 关于慢性粒细胞白血病急变，下列哪项不符（　　）

A. 贫血和血小板减少加重　　B. 外周血网织红细胞增多　　C. 骨、关节剧痛

D. 脾进行性肿大　　　　E. 高热，抗菌治疗无效

1.5e-31. 凝血连锁反应的关键是（　　）

A. 凝血酶形成　　　　B. 凝血活酶形成　　　　　　C. 纤维蛋白形成

D. 纤维蛋白单体形成　　E. 血管内皮损伤

1.5e-32. 人体内最重要的抗凝物质是（　　）

A. 蛋白　　　　B. 系统　　C. 组织因子途径抑制物（TFPI）　　D. 抗凝血静Ⅲ（AT_Ⅲ）

E. 肝素 E 纤溶酶

1.5e-33. 凝血活酶的组成成分是（　　）

A. FX、FV、PF3、Ca^{2+}　　　　B. FX、FV、PF3　　　　C. FX、FV、Ca^{2+}

D. FV、PF3、Ca^{2+}　　　　E. FX、PF3、Ca^{2+}

1.5e-34. 凝血第三阶段的产物是（　　）

A. 纤维蛋白单体形成　　　　B. 凝血酶形成　　　　C. 凝血活酶形成

D. 不稳定性纤维蛋白　　　　E. 交联纤维蛋白

1.5e-35. 血小板疾病的临床表现中罕见的是（　　）

A. 皮肤紫癜　　B. 内脏出血　　C. 关节腔出血　　D. 月经过多　　E. 眼底出血

1.5e-36. 凝血障碍性疾病的临床表现中常见的是（　　）

A. 血肿和内脏出血　　B. 皮肤紫癜　　C. 眼底出血　　D. 月经过多　　E. 女性多见

1.5e-37. 能为 FXa、FV、PF3、钙所形成的活性复合物所激活的是（　　）

A. V 因子　　B. Ⅱ因子　　　　C. Ⅻ因子　　　　D. Ⅶ因子　　　　E. X 因子

1.5e-38. 有关过敏性紫癜的描述中不正确的是（　　）

A. 是血管变态反应性疾病　　B. 多见于青少年　　C. 男性发病多于女性

D. 春秋季发病较多　　　　E. 毛细血管脆性及通透性降低

1.5e-39. 以下哪种不是过敏性紫癜的致敏因素（　　）

A. 细菌感染　　B. 病毒感染　　C. 食物　　　　D. 解热镇痛药物　　E. 糖皮质激素

1.5e-40. 过敏性紫癜最常见的类型是（　　）

A. 单纯型　　　　B. 腹型　　　　C. 关节型　　　　D. 肾型　　　　E. 混合型

1.5e-41. 过敏性紫癜最严重的类型是（　　）

A. 单纯型　　　　B. 腹型　　　　C. 关节型　　　　D. 肾型　　　　E. 混合型

1.5e-42. 过敏性紫癜的临床表现中正确的是（　　）

A. 单纯型主要表现为皮肤瘀斑　　　　　　B. 关节型多发生于小关节

C. 腹型的消化道表现以腹痛最常见 　　　　D. 单纯型紫癜分布不对称

E. 肾型虽最为严重，但亦预后良好，不会演变为慢性肾炎或肾病综合征

1.5e-43. 有关 ITP 实验室检查不正确的是（　　　）

A. 急性型血小板多在 20×10^9/L 以下　　B. 血小板平均体积增大　　C. 产板的巨核细胞比例大于 30%

D. 多数患者血小板相关抗体及补体阳性　　E. 急性型骨髓巨核细胞数正常

（二）多项选择题

1.5f-1. 骨髓造血微环境由下列哪些组成（　　　）

A. 基质细胞　　　　B. 细胞因子　　　　C. 细胞外基质　　　　D. 纤维组织　　　　E. 黄骨髓

1.5f-2. 下列哪些疾病与 HSC 受损有关（　　　）

A. 再生障碍性贫血　　　　B. 阵发性睡眠性血红蛋白　　　　C. 骨髓增生异常综合征

D. 原发性血小板增多症　　　　E. 骨髓纤维化

1.5f-3. 贫血常见的临床表现有（　　　）

A. 疲乏、软弱无力　　　　B. 心悸、气短　　　　C. 杵状指　　　　D. 头晕　　　　E. 耳鸣

1.5f-4. 对贫血患者的体格检查应注意（　　　）

A. 皮肤、黏膜有无出血点　　　　B. 皮肤、巩膜有无黄染　　　　C. 淋巴结、肝、脾是否肿大

D. 肛门指检是否有指套染血　　　　E. 舌乳头萎缩

1.5f-5. 下列说法哪些正确（　　　）

A. 叶酸主要在十二指肠及近端空肠吸收

B. 人体内叶酸储存量为 5～20mg，近 1/2 在肝

C. 维生素 B_{12} 以 5-脱氧腺苷钴胺形式存在于肝及其他组织

D. 体内维生素 B_{12} 的储存量约为 2～5mg，其中 50%～90%在肝

E. 维生素 B_{12} 在胃经合成 R-维生素 B_{12}，然后进入十二指肠与内因子结合形成 IF-B_{12} 复合物被吸收

1.5f-6. 巨幼细胞贫血的骨髓形态学检查正确的是（　　　）

A. 增生活跃或明显活跃　　　　B. 红系增生显著，巨幼变，老核幼浆　　　　C. 粒系也有巨幼变

D. 巨核细胞体积增大，分叶过多　　　　E. 骨髓铁染色常增多

1.5f-7. 溶血性疾病时，以下概念正确的有（　　　）

A. 骨髓幼红细胞增生活跃，以中晚幼红细胞为主　　　　B. 网织红细胞绝对值增高

C. 红细胞寿命缩短，破坏增加　　　　D. 血清胆红素正常可排除溶血性贫血

E. 血浆结合珠蛋白下降

1.5f-8. 下列检查中哪些与溶血有关（　　　）

A. 网织红细胞增多　　　　B. 血清直接胆红素明显增高　　　　C. 粪胆原增高

D. 尿胆原增高　　　　E. 结合珠蛋白下降

1.5f-9. 引起血管内溶血的常见原因（　　　）

A. 血型不合的输血　　　　B. 巨幼细胞性贫血　　　　C. 阵发性睡眠性血红蛋白尿

D. 遗传性球形细胞增多症　　　　E. 自身免疫性溶血性贫血

1.5f-10. 有关红细胞代偿性增生检查有（　　　）

A. 网织红细胞增多　　　　B. 红细胞吞噬现象　　　　C. 周围血中出现幼红细胞

D. 骨髓幼红细胞增生　　　　E. 含铁血黄素尿

1.5f-11. 下列说法正确的是（　　　）

A. 血管受损时人体对出血最早的生理反应是局部血管发生收缩

B. 血管内皮损伤可启动内源及外源性凝血

C. 凝血酶形成是凝血连锁反应中的关键

D. 抗凝血酶-Ⅲ（AT'Ⅲ）是人体内最重要的抗凝物质

E. 健康人体内凝血与抗凝、纤维蛋白形成与纤溶维持着动态平衡

1.5f-12. 关于血小板疾病，说法正确的是（　　　）

A. 罕见关节腔出血   B. 常见眼底出血   C. 常见内脏出血

D. 常见阳性家族史   E. 多见皮肤紫癜

1.5f-13. 关于过敏性紫癜皮肤紫癜的特点描述正确的是（ ）

A. 紫癜多累及躯干   B. 紫癜多累及四肢   C. 紫癜多高于皮面

D. 紫癜多与皮面相平   E. 紫癜可融合成片形成瘀斑

1.5f-14. 下列关于 ITP 临床特征的描述中正确的是（ ）

A. 急性型患者颅内出血是致死的主要原因 B. 急性型患者可出现脾肿大

C. 慢性型主要见于青年女性   D. 慢性患者感染后病情可骤然加重，出现广泛、严重出血

E. 月经过多可为唯一症状

1.5f-15. 关于 ITP 下列哪些说法正确（ ）

A. 急性 ITP 血小板多在 20×10^9/L 以下 B. 慢性 ITP 血小板多在 50×10^9/L 左右

C. 其骨髓象可出现巨核细胞减少   D. 其骨髓象巨核细胞多数有成熟障碍

E. 其骨髓象巨核细胞数目可正常

1.5f-16. 糖皮质激素治疗 ITP 的机制包括（ ）

A. 减少抗体产生 B. 减少脾脏对血小板的阻留 C. 抑制巨噬细胞对血小板的破坏

D. 改善毛细血管通透性 E. 减轻抗原抗体反应

1.5f-17. ITP 患者的急症处理包括（ ）

A. 血小板悬液输注 B. 静脉注射丙种球蛋白 C. 血浆置换

D. 免疫抑制剂冲击治疗 E. 大剂量甲泼尼龙

（三）案例分析题

1.5g-1. 题干：患者女性，25 岁，因自觉头晕乏力 3 个月余，加重 3 天来诊。

要求：询问贫血的病史，看实验室检查结果，写出诊断与治疗原则标准化病人提供的病史要点：患者约 3 个月前开始自觉头晕乏力，活动后心悸气短，睡眠较差，3 天前来月经出血量较大，上述症状明显加重。患者近半年来月经量较大，无发热，无皮肤黏膜出血，饮食尚可，二便未见异常。

提供给选手的资料：血常规：白细胞（WBC）5.2×10^9/L，红细胞（RBC）3.98×10^{12}/L，血红蛋白（HGB）65g/L，平均红细胞体积（MCV）68fl，红细胞平均血红蛋白浓度（MCHC）0.28，血小板（PLT）125×10^9/L，血清铁 3.5μmol/L，总铁结合力 87.5μmol/L，血清转铁蛋白饱和度 0.12。

1.5g-2. 题干：患者男性，70 岁，因自觉乏力腹胀 3 个月来诊。

要求：询问贫血的病史，分析实验室结果，写出诊断及治疗原则。

标准化病人提供的病史要点：患者约 3 个月前开始无明显诱因自觉乏力，同时伴有腹胀食欲不振，症状进行性加重，无发热，无恶心呕吐，无皮肤黏膜黄染，无酱油色尿与柏油样便。患者长期素食。

提供给选手的资料：血常规：白细胞（WBC）5.2×10^9/L，红细胞（RBC）2.11×10^{12}/L，血红蛋白（HGB）82g/L，平均红细胞体积（MCV）116fl，红细胞平均血红蛋白浓度（MCHC）0.38，血小板（PLT）211×10^9/L，维生素 B_{12} 35pg/L。

1.5g-3. 题干：患者女性，32 岁，因皮肤多处瘀点瘀斑 1 周来诊。

要求：询问出血的病史，看实验室检查结果，写出目前初步诊断与治疗原则。

标准化病人提供的病史要点：患者约一周前无明显诱因发现周身皮肤出现多处瘀点、瘀斑，以四肢为重，同时伴有间断齿龈渗血，无发热，无呕血、黑便，无明显头晕乏力、活动后心悸气短，近 2 个月月经量较前增多。既往身体健康，无家族史，无毒物药物接触史。

提供给选手的资料：血常规：白细胞（WBC）5.2×10^9/L，红细胞（RBC）3.89×10^{12}/L，血红蛋白（HGB）125g/L，血小板（PLT）5×10^9/L，凝血功能检查均正常，骨髓分析：粒系红系增生正常，巨核细胞 125，未见产板巨核细胞。

1.5g-4. 患者，男，18 岁，反复低热伴骨关节痛半月，近两日上述症状加重伴自觉头晕乏力而来诊，无药物食物过敏史，无手术外伤史，无输血史。查体：体温：38℃，脉搏 90 次/分，神清语明，贫血外观，双侧颌下可触及多个蚕豆大淋巴结，表面光滑无压痛，胸骨压痛阳性，心肺听诊无异常，腹软，肝脾未触及。

辅助检查：血常规：白细胞 $15.1×10^9$/L，红细胞 $3.07×10^{12}$/L，血红蛋白 85g/L，血小板 $52×10^9$/L。

要求一：A 选手操作，B 选手助手，C 选手到指定地点答题。

要求二：患者贫血、发热，骨关节痛，请给予患者相应的临床处置。

要求三：为明确诊断，请给予患者相应的临床处置，并选择提供的物品进行操作。

1.5g-5. 女性，32 岁，月经量增多，牙龈出血，伴头晕 1 年，双下肢有散在淤斑，肝脾未触及，Hb 65g/L，Ret $2.13×10^9$/L，MCV 82fl，MCHC 33%，WBC $3.1×10^9$/L，N 43%，L 57%，Pt $38×10^9$/L。

要求一： B 选手操作，C 选手助手，A 选手到指定地点答题。

要求二：该患者诊断可能是什么？进一步明确诊断需要哪些检查？

要求三：患者全血细胞减少，请给予患者相应的临床处置。

要求四：为明确诊断，请给予患者相应的临床处置，并选择提供的物品进行操作。

1.5g-6. 17 岁女性患者，皮肤紫癜、鼻腔出血 2 天，起病 1 周前有"上呼吸道感染"史，体查：四肢皮肤及口腔黏膜见出血点，咽部稍充血，腹部无压痛，肝脾无肿大，血常规 WBC $11.2×10^9$/L、HGB 90g/L、PLT $2×10^9$/L，网织红细胞百分比 1.6%，骨髓象示：增生明显活跃，粒红系未见明显异常，巨核细胞数量正常 75 个/片，见 1 个产板巨核细胞。该患者最可能的诊断是什么？对于该病的治疗首选是什么？

要求一：C 选手操作，A 选手助手，B 选手到指定地点答题。

要求二：请给予患者相应的临床处置。

要求三：为明确诊断，请给予患者相应的临床处置，并选择提供的物品进行操作。

要求四：骨髓象示：增生明显活跃，粒红系未见明显异常，巨核细胞数量正常 75 个/片，见 1 个产板巨核细胞。该患者最可能的诊断是什么？对于该病的治疗首选是什么？

1.5g-7. 女，35 岁，乏力、腹胀半年。查：贫血貌，肝于右肋下 1cm 触及，脾于左肋下 8cm 触及；Hb 90g/L，WBC $385×10^9$/L，分类以中、晚幼粒为主，血小板 $400×10^9$/L。

要求一：C 选手操作，A 选手助手，B 选手到指定地点答题。

要求二：请给予患者相应的临床处置。

要求三：为明确诊断，请给予患者相应的临床处置，并选择提供的物品进行操作。

要求四：该患者考虑诊断疾病是什么，尚需进一步完善哪些相关检查？治疗首选是什么？

1.5g-8. 38 岁高龄产妇合并妊娠高血压综合征，产前血常规正常，产后阴道持续大量出血不止，迅速出现血压下降、呼吸困难、少尿、意识障碍，实验室检查示纤维蛋白原 0.5g/L，PLT $46×10^9$/L，PT 16 秒，APTT 84 秒，3P 试验阳性。

要求一：C 选手操作，A 选手助手，B 选手到指定地点答题。

要求二：请给予患者相应的临床处置。

要求三：该患者目前最有可能发生的疾病是什么？首要的治疗应是什么？

要求四：该患者血小板减少，应马上给予骨髓穿刺检查以明确血小板减少的原因。

1.5g-9. 女性，18 岁，苍白，月经过多 2 个月，肝肋下及边、质软、脾肋下未及。血常规：血红蛋白 60g/L，白细胞 $2.7×10^9$/L，血小板 $30×10^9$/L。

要求一：C 选手操作，A 选手助手，B 选手到指定地点答题。

要求二：请给予患者相应的临床处置。

要求三：为明确诊断，请给予患者相应的临床处置，并选择提供的物品进行操作。

要求四：分别在髂前及髂后上棘进行骨髓穿刺，取材不满意，下一步应选择哪项操作？

1.5g-10. 男，40 岁，牙龈出血，发热半月，查体：生命指征平稳，重度贫血外观，浅表淋巴结未触及，胸骨压痛阳性，心肺听诊无明显异常，腹软，肝脾未触及，血常规：Hb 50g/L，WBC $12×10^9$/L，原始粒细胞 0.30，PLT $7×10^9$/L。

要求一：B 选手操作，C 选手助手，A 选手到指定地点答题。

要求二：请给予患者相应的临床处置。

要求三：为明确诊断，请给予患者相应的临床处置，并选择提供的物品进行操作。

要求四：患者可能的诊断是什么？患者重度贫血的原因是什么？

1.5g-11. 男，23岁，间断牙龈出血、低热半月，查体：生命指征平稳，贫血外观，周身皮肤散在瘀点瘀斑，心肺听诊未闻及明显异常，腹软，肝脾未触及，血常规：Hb 62g/L，WBC $4.3×10^9$/L，外周血幼稚细胞0.30，PLT $17×10^9$/L。

要求一：B选手操作，C选手助手，A选手到指定地点答题。

要求二：请给予患者相应的临床处置。

要求三：为明确诊断，请给予患者相应的临床处置，并选择提供的物品进行操作。

要求四：该患染色体检查发现t（15；17）（q22，q21），属何种分型。

1.5g-12. 男，42岁，乏力、腹胀半年。查：贫血貌，肝于右肋下1cm触及，脾于左肋下8cm触及；血常规：Hb 90g/L，WBC $124×10^9$/L，分类以中、晚幼粒为主，血小板 $400×10^9$/L，骨髓象显示：粒系增生极度活跃，以中、晚幼粒细胞增多为主，NAP积分降低。

要求一：C选手操作，A选手助手，B选手到指定地点答题。

要求二：请给予患者相应的临床处置。

要求三：为明确诊断，请给予患者相应的临床处置，并选择提供的物品进行操作。

要求四：该患染色体检查发现 t（9；22）（q34，q11），属何种分型，中性粒细胞碱性磷酸酶积分如何变化？

1.5g-13. 患者，男，28岁，反复低热伴骨关节痛半月，近2日上述症状加重伴自觉头晕乏力而来诊，无药物食物过敏史，无手术外伤史，无输血史。查体：体温：38℃，脉搏90次/分，神清语明，贫血外观，双侧颌下可触及多个蚕豆大淋巴结，表面光滑无压痛，胸骨压痛阳性，心肺听诊无异常，腹软，肝脾未触及。辅助检查：血常规：白细胞 $15.1×10^9$/L，红细胞 $3.07×10^{12}$/L，血红蛋白85g/L，血小板 $12×10^9$/L。

要求一：B选手操作，C选手助手，A选手到指定地点答题。

要求二：请给予患者相应的临床处置。

要求三：为明确诊断，请给予患者相应的临床处置，并选择提供的物品进行操作。

要求四：患者经骨髓分析确诊为急性淋巴细胞白血病，本病完全缓解后最常见的髓外复发部位是什么？如何进行预防？

【答案】

（一）单项选择题

1.5e-1. E；1.5e-2. C；1.5e-3. C；1.5e-4. D；1.5e-5. D；1.5e-6. D；1.5e-7. E；1.5e-8. C；1.5e-9. A；1.5e-10. C；1.5e-11. B；1.5e-12. A；1.5e-13. D；1.5e-14. D；1.5e-15. C；1.5e-16. D；1.5e-17. D；1.5e-18. C；1.5e-19. D；1.5e-20. E；1.5e-21. E；1.5e-22. D；1.5e-23. E；1.5e-24. A；1.5e-25. C；1.5e-26. B；1.5e-27. D；1.5e-28. A；1.5e-29. E；1.5e-30. D；1.5e-31. A；1.5e-32. C；1.5e-33. A；1.5e-34. E；1.5e-35. C；1.5e-36. A；1.5e-37. B；1.5e-38. E；1.5e-39. E；1.5e-40. A；1.5e-41. D；1.5e-42. C；1.5e-43. C

（二）多项选择题

1.5f-1. ABC；1.5f-2. ABCDE；1.5f-3. ABDE；1.5f-4. ABCDE；1.5f-5. ABCDE；1.5f-6. ACDE；1.5f-7. ABCE；1.5f-8. ACDE；1.5f-9. AC；1.5f-10. ACD；1.5f-11. ABCDE；1.5f-12. ABCE；1.5f-13. BCE；1.5f-14. ACDE；1.5f-15. ABDE；1.5f-16. ABCDE；1.5f-17. ABCE

（三）案例分析题

1.5g-1. ①诊断：缺铁性贫血，根据患者青年女性，有月经过多病史，有头晕乏力、活动后心悸气短、失眠等贫血的临床表现，血常规表现为小细胞低色素性贫血，血清铁降低，总铁结合力升高；②治疗：补充铁剂治疗，调节饮食，食用含铁丰富的食物，妇科就诊，查明是否有妇科疾病导致月经过多，并进行治疗。

1.5g-2. 诊断：巨幼细胞性贫血。根据患者长期素食史，有乏力、腹胀、食欲不振等贫血的临床表现，血常规提示巨幼细胞性贫血，维生素B_{12}明显降低，治疗给予补充维生素B_{12}，调节饮食，完善生化等相关检查，必要时可给予胃镜检查以明确是否同时合并有消化系统疾病。

1.5g-3. 初步诊断：免疫性血小板减少性紫癜。根据患者有出血的临床表现，血常规提示血小板明显减少，骨髓巨核细胞数量增多，成熟障碍。患者血小板极度减少，嘱患者严格卧床休息，避免剧烈活动，首选糖皮质激素治疗。如病情需要，可给予静脉注射用免疫球蛋白或大剂量糖皮质激素冲击治疗。

1.5g-4. （1）建立静脉通路，吸氧，给予必要的退热、镇痛治疗。

（2）骨髓穿刺术。

1.5g-5. 该患全血细胞减少，可能诊断再生障碍性贫血、急性白血病、骨髓增生异常综合征等，进一步确诊首先应完善骨髓分析检查。处置：建立静脉通路，吸氧，输血，嘱患者注意预防感染，卧床休息，避免剧烈活动与情绪激动。骨髓穿刺术，如考虑为再生障碍性贫血，尚需多部位穿刺及骨髓活检术进一步确诊。

1.5g-6. ①嘱患者严格卧床休息，避免剧烈活动与情绪激动，必要时可考虑单采血小板输入预防重要脏器出血危及生命。②骨髓穿刺术。③最可能的诊断为免疫性血小板减少性紫癜，治疗首选糖皮质激素。

1.5g-7. ①建立静脉通路，给予抑制血小板聚集药物口服或静点，可给予白细胞单采术治疗。②骨髓穿刺术。③患者考虑诊断慢性粒细胞白血病，尚需完善中性粒细胞碱性磷酸酶、染色体、融合基因等相关检查进一步明确诊断，治疗首选伊马替尼。

1.5g-8. ①建立静脉通路，吸氧，积极治疗原发病，在充分抗凝的基础上成分输血，纠正凝血功能障碍。②该患目前考虑为弥散性血管内凝血，首要的治疗是积极治疗原发病。

患者凝血功能障碍，属骨髓穿刺术的禁忌证，不应进行此项操作。

1.5g-9. ①嘱患者卧床休息，避免剧烈活动，必要时成分输血与吸氧。②骨髓穿刺术。③患者髂骨取材不满意，可完善胸骨骨髓穿刺与骨髓活检术进一步明确诊断。

1.5g-10. ①嘱患者卧床休息，避免剧烈活动，必要时成分输血与吸氧。②骨髓穿刺术。③患者可能诊断为急性白血病，贫血是由于正常红系造血受异常增生的细胞抑制所致。

1.5g-11. ①嘱患者卧床休息，避免剧烈活动，必要时成分输血与吸氧。②骨髓穿刺术。③急性早幼粒细胞白血病。

1.5g-12. ①建立静脉通路，给予抑制血小板聚集药物口服或静点，可给予白细胞单采术治疗。②骨髓穿刺术。③慢性粒细胞白血病，中性粒细胞碱性磷酸酶积分明显降低。

1.5g-13. ①嘱患者卧床休息，避免剧烈活动，必要时成分输血与吸氧。②骨髓穿刺术。③急性淋巴细胞白血病最常见的髓外复发部位为中枢神经系统与睾丸，可给予鞘内注射化疗药物，睾丸白血病可与双侧照射治疗与全身化疗。

第二章　外科学相关知识

第一节　普外科基础知识

一、引流术及相关知识

（一）目的

防止血液、脓液、渗出液消化道或泌尿道漏出的液体在组织或体腔积聚，去除菌的培养基，阻止感染的发生或扩散，解除局部的压力，避免积液对邻近器官的压迫和组织损害；防止皮肤的过早闭合，延长引流时间，有利于脓腔或积液的缩小和自其基底开始的肉芽组织生长及伤口的良好愈合。

（二）体外引流的适应证和影响引流效果的因素

1. 外科引流的适应证

（1）化脓性病变手术或脓肿切开手术后，应置引流，以利于排出继续形成的脓性分泌物。

（2）复杂或深部伤口清创术后，放置引流，以利于坏死组织的排出。

（3）手术野或切口继续存在有渗血或渗液。

（4）局限性积液或积血切排后，估计仍有分泌物形成者，如疝修补后阴囊积液。

（5）消化道或泌尿道手术后，不能排除消化液或尿液的渗漏，应放置引流以利于渗漏的液体排出。

（6）为防止积液或积气对周围组织的压迫性损害，而放置减压性引流，如胸腔手术后采取的胸腔闭式引流。

（7）中、大型手术后放置引流，有助于术后观察并发症的发生。

2. 影响引流效果的因素　①压力梯度。②腹腔内压。③胸腔内压。④引流道：（a）引流物不应通过原切口处引出；（b）在腹壁中的引流道应直通；（c）引流道应该尽量短。⑤引流物性质及引流管的种类。

（三）外科引流的并发症

并发症　①异物作用；②机械问题；③生理性紊乱；④引流不充分。

（四）基础知识

（1）引流为双向通道，除考虑引流的优点外，还必须考虑到继发感染的可能性，因此应以敷料覆盖伤口，并尽可能及早去掉引流，从而减少感染的发生率。

（2）因引流可使细菌逆行进入伤口，又能妨碍伤口闭合，故不应经切口置入引流。

（3）引流物应以缝线固定于皮肤表面，如已从皮肤表面脱落，应十分小心地将它充分固定，否则还有可能脱出或掉入引流腔中。

（4）引流物不应通过因纤维化易导致功能损害的区域，如经关节间隙或腱鞘放置引流。

（5）各种引流不应置于肠吻合区去引流缝合口，以免增加肠吻合口瘘的危险。

（6）局限性腹腔内囊肿可行引流，而对弥漫性腹膜炎急性引流并无益处，然而，通过多个空腹吸引引流持续地冲洗腹腔对病人可能有帮助，但应牢记，腹腔内置各种引流均可促进麻痹性肠梗阻或刺激性肠粘连，而导致术后机械性肠梗阻。

（7）引流物过于僵硬可引起周围组织的压迫性坏死，尤其是靠近大血管、肌腱、神经或实质器官，应特别警惕。

（8）预防性引流应于引流液明显减少时即拔除引流管，治疗性引流在引流减少时，仍应保持于原来的位置，然后逐步去除引流管，每日放出数厘米，以利于引流通道从深部逐步闭合，可防治形成无效腔。

（9）进入引流腔的戳孔伤口应够大，以利通畅引流，如单纯依靠重力引流时引流应呈低垂状。

（10）如需向上引流才能引出引流液时，为了克服其重力作用，应选用负压吸引引流。

（11）按不同情况选择引流物，如Ⅰ类切口，为防止皮下积血，影响愈合，应采取如胶片或半片乳胶管引流，胸腔引流应采用较粗和一定硬度的塑料管，以保证引流通畅和不被压瘪。

（12）放置引流物时必须保持通畅，如纱布引流条不应紧塞伤口，脓腔引流管必须置于脓腔最低位，相对切开引流的腔隙，引流物可以从两切开贯穿引出。

（13）根据需要及时更换敷料，以防止引流分泌物等湿透敷料，增加感染机会。

（14）动态观察引流情况，包括引流是否通畅，引流液的量，颜色气味，有无沉淀并记录。

（15）引流管应连接无菌贮液袋或引流瓶，闭式胸腔引流管应连接无菌水封引流瓶，以保持负压。

二、无 菌 术

（一）刷手

【目的】 手术前刷手作为一种简便易行的消毒措施，能有效预防和控制病原体传播，防止术后感染的发生。

【适应证】 所有参加手术的人员都必须进行手术前刷手。

【禁忌证】

（1）手臂皮肤有破损或有化脓性感染者。

（2）参加手术的人员患有传染性疾病，且处于传染期者（如流感等）。

【操作前准备】

（1）更换刷手衣、换鞋、戴好帽子勿使头发暴露（口罩需罩住口鼻）。

（2）修剪指甲，去除指甲下污垢，摘除手部饰品。

（3）将刷手衣袖挽至肘上 10cm 处。

（4）材料准备：无菌毛刷、肥皂或皂液、0.5%碘伏、无菌方巾。

【操作步骤】

1. 碘伏刷手法

（1）先用肥皂和水把手和前臂清洗一遍，无菌毛巾擦干。

（2）碘伏刷手：用消毒的软毛刷蘸取 0.5%碘伏刷手。刷手顺序采用三段法：先刷双手，顺序为：指端、甲缘及两侧甲沟，再由拇指的桡侧起渐次到背侧、尺侧、依次刷完五指及指蹼，然后再刷手掌、手背；再刷双前臂；最后刷双上臂至肘上 6cm。刷手时间 5 分钟，要求应用力适当，均匀一致，从手到臂，交替逐渐上行，顺序不可逆转，不可留有空白区。时间的安排并不是均匀分配的，双手的用时要多一些。

（3）擦手：用无菌小毛巾擦干手部后，对角折叠成三角形，放于前臂并使三角形的底边朝上，另一手抓住下垂的两角，并拉紧和旋转，逐渐向上移动至肘上 6cm。再用另一块无菌小毛巾以同样的方法擦干对侧手和臂。注意毛巾移动方向只能从手到上臂，切忌相反。擦手的目的是为了方便戴无菌手套，因此擦手不一定把碘伏擦得十分干净，适当留下一些碘伏会形成一层保护膜，更加有利于无菌操作。

（4）刷手完成后体位：双手保持在胸前，双肘成半屈位。消毒后的双手应该保持下不可低过腰际以下，上不可高过肩部的位置。如误触及非无菌物品，必须重新刷手。

2. 肥皂水刷手法

（1）普通刷手：先用普通肥皂进行一般刷手（可按六步洗手法洗手）。

（2）无菌刷手：用消毒毛刷蘸消毒肥皂水依次刷手指尖、手、腕、前臂至肘上10cm处，两上肢交替进行刷洗。刷完一次后用清水将肥皂水冲去。共刷洗3遍，时间共10分钟。冲洗后保持拱手姿势。

（3）擦手：用无菌小毛巾，先擦干双手，之后由手向前臂、肘部到上臂（肘上10cm处）顺序擦干，先擦干一侧，翻转手巾再擦另一侧，擦过肘部的手巾不能再接触手和前臂。

（4）泡手：将手、前臂到肘上6cm处浸泡在70%乙醇内，5分钟。

（5）手臂浸泡后保持拱手姿势，待其自然干。

3. 简易刷手法

（1）普通刷手：先用普通肥皂进行一般刷手（可按六步洗手法洗手）。

（2）无菌刷手：用消毒毛刷蘸洁肤柔刷手液刷手指尖、手、腕、前臂至肘上10cm处，刷时用相当力量，注意甲缘下及指间部位，保持指尖朝上、肘朝下，两上肢沿手、腕、前臂、肘上交替进行刷洗，刷完一次后用清水将刷手液冲去，时间3分钟。冲洗后保持拱手姿势。

（3）擦手：用无菌小毛巾由手向前臂、肘部到上臂（肘上10cm处）顺序擦干，先擦干一侧，翻转手巾再擦另一侧，擦过肘部的手巾不能再接触手和前臂。

【相关知识】

1. 消毒药品 种类很多，如1：1000苯扎溴铵，1：2000氯己新液等。使用这些浸泡液刷手时间可缩短为5分钟。浸泡前一定要冲干净手臂上的肥皂水，以免影响杀菌药效。这样的消毒液使用不能超过4次。

2. 连台手术的刷手 如手套未破，连续施行另一台手术时，可不用重新刷手，仅需浸泡70%乙醇溶液或0.1%新洁尔灭溶液5分钟，也可用碘尔康或灭菌王涂擦手和前臂，或用洁肤柔消毒凝胶涂擦手和前臂一遍，再穿无菌手术衣和戴手套。若前一次手术为污染手术，则连续施行手术前应重新刷手。

3. 普通洗手的方法（六步洗手法洗手） 采用流动水洗手，使双手充分浸润。取适量肥皂或者皂液，均匀涂抹至整个手掌、手背、手指和指缝。认真揉搓双手，应注意清洗双手所有皮肤，清洗指背，指尖和指缝，具体揉搓步骤如下。

第一步：掌心相对，手指并拢，相互揉搓。

第二步：手心对手背沿指缝相互揉搓，交换进行。

第三步：掌心相对，双手交叉指缝相互揉搓。

第四步：右手握住左手大拇指旋转揉搓，交换进行。

第五步：弯曲手指使关节在另一手掌心旋转揉搓，交换进行。

第六步：将5个手指尖并拢放在另一手掌心旋转揉搓，交换进行，在流动水下彻底冲洗双手，擦干，取适量护手液护肤。

（二）手术区消毒

【目的】 手术区域消毒的目的是消灭拟作切口处及其周围皮肤上的细菌，防止细菌进入创口内。因此，手术区域准备是无菌操作的一个重要环节。

【适应证】 任何手术均需通过皮肤或黏膜进入手术野才能进行操作。所以原则上来讲，凡是准备手术者均需要进行手术区域的消毒。

【禁忌证】 目前消毒剂常用2%～3%碘酊加用70%～75%乙醇脱碘、0.5%（吡咯烷酮）PVP-碘、0.5%碘尔康溶液或1：1000苯扎溴铵溶液。对某种消毒剂过敏者应更换其他消毒剂进行消毒。

【消毒前准备】

1. 患者准备

（1）手术前应对手术区进行清洗、剃毛和酒精消毒，并加以保护。

（2）如为腹部手术应剃除阴毛，胸部和上肢手术应剃除同侧腋毛，头颅部应剃除一部分或全部头发，并用 70%乙醇涂擦，最后用无菌巾包裹。

（3）择期手术患者在病情允许的情况下，术前一天要沐浴更衣，用肥皂温水洗净皮肤，尤其手术区域必须洗净。注意清除脐或会阴等处的积垢，以免影响手术台上的皮肤消毒，如皮肤上留有膏药或胶布粘贴痕迹，需用乙醚或松节油擦净。

（4）心血管手术、器官移植术、人工组织植入术等手术前须用 3%碘酊和 70%乙醇涂擦，骨科的无菌手术须用碘酊、乙醇连续 3 天消毒准备，每天一次，用无菌巾包裹。

（5）儿外科手术除在头部者以外不必去毛。

（6）一般非急症手术，若发现患者皮肤切口处有红疹、毛囊炎、小疖肿等炎症，应延期手术，以免造成切口感染。

（7）烧伤后和其他病变的肉芽创面施行植皮术以前，需换药尽量减轻感染和减少分泌物。

2. 材料准备

（1）手术扇形台。

（2）消毒剂。

（3）消毒棉球。

（4）托盘 1 只。

（5）卵圆钳 3 把。

3. 操作者准备

（1）消毒者剪短指甲。

（2）进入手术更衣室后更换洗手衣、裤、鞋。

（3）戴好口罩和帽子。

（4）消毒者手及皮肤的消毒。

（5）进入手术室后接受洗手护士传递的消毒器械。

【操作步骤】

1. 碘酊酒精皮肤消毒法

（1）站在患者右侧。检查消毒区皮肤清洁情况。

（2）手臂消毒后（不戴手套），从器械护士手中接过三把夹持纱球的无菌海绵钳，一个纱球蘸 2.5%～3%碘酊，两个纱球蘸 70%～75%乙醇溶液。

（3）消毒顺序：由清洁区向相对不清洁区消毒。离心形消毒，用于清洁刀口皮肤消毒，从手术野中心部开始向周围涂擦。向心形消毒，用于感染伤口或肛门、会阴部的消毒，从手术区外周清洁部向感染伤口或肛门、会阴部涂擦。

（4）消毒方式：环形或螺旋消毒，用于小手术野的消毒。平行形或迭瓦形消毒，用于大手术野的消毒。

（5）先用 2.5%～3%碘酊纱球涂擦手术区皮肤，待干后，再用 70%～75%乙醇溶液纱球涂擦两遍，脱净碘酊。每遍范围逐渐缩小，最后用酒精纱球将边缘碘酊擦净。

2. 0.5%PVP-碘皮肤消毒法

（1）站在患者右侧。检查消毒区皮肤清洁情况。

（2）从器械护士手中接过盛有消毒液的消毒弯盘，两把夹持纱球的无菌海绵钳。

（3）按碘酒+酒精皮肤消毒法同样的消毒顺序与消毒方式，无遗漏地在涂布消毒液，完成第一遍消毒。待消毒液晾干后，换无菌海绵钳以同样的方式涂布第二遍消毒液。

3. 不同手术部位常采用的消毒溶液

（1）普通外科手术皮肤消毒：用 2.5%～3%碘酊消毒，待干后，用 70%～75%乙醇脱碘或 0.5% PVP-碘进行手术区皮肤消毒。

（2）颅脑外科、骨外科、心胸外科手术区皮肤消毒，0.5% PVP-碘进行手术区皮肤消毒。

（3）五官科手术消毒，面部皮肤用 70%乙醇消毒 2 遍，口腔黏膜、鼻部黏膜消毒用 0.5%碘伏或 2%红汞消毒。

（4）婴幼儿皮肤消毒：婴幼儿皮肤柔嫩，一般用 70%乙醇或 0.75%碘酊消毒。

（5）会阴部、面部等处手术区，用 0.3%或 0.5%碘伏消毒。

（6）植皮术对供皮区的皮肤消毒，用 70%乙醇涂擦 2～3 遍。

（7）皮肤受损沾染者的消毒，烧伤清创和新鲜创伤的清创，用无菌生理盐水反复冲洗，至创面基本上清洁时拭干。烧伤创面按其尝试处理。创伤的伤口内用 3%过氧化氢和 1：10 碘伏浸泡消毒，外周皮肤按常规消毒。创伤较重者在缝合伤口前还需重新消毒铺巾。

4. 手术野皮肤消毒范围 原则上包括手术切口周围 15～20cm 的区域（图 2-1、图 2-2、图 2-3，图 2-4、图 2-5）。

（1）头部手术皮肤消毒范围：头及前额。

（2）口、唇部手术皮肤消毒范围：面唇、颈及上胸部。

（3）颈部手术皮肤消毒范围：上至下唇，下至乳头，两侧至斜方肌前缘。

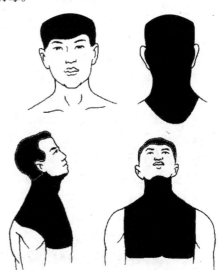

图 2-1 头、前额及颈部手术消毒范围

（4）锁骨部手术皮肤消毒范围：上至颈部上缘，下至上臂上 1/3 处和乳头上缘，两侧过腋中线。

（5）胸部手术皮肤消毒范围：（侧卧位）前后过中线，上至锁骨及上臂 1/3 处，下过肋缘。

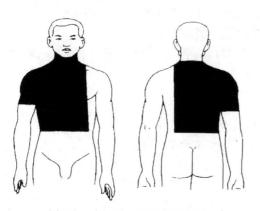

图 2-2 胸部手术皮肤消毒范围

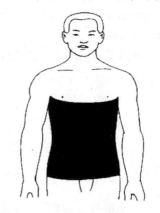

图 2-3 上腹部手术皮肤消毒范围

（6）乳腺癌根治手术皮肤消毒范围：前至对侧锁骨中线，后至腋后线，上过锁骨及上臂，下过脐水平线。如大腿取皮，则大腿过膝，周围消毒。

（7）上腹部手术皮肤消毒范围：上至乳头、下至耻骨联合，两侧至腋中线。

（8）下腹部手术皮肤消毒范围：上至剑突、下至大腿上 1/3，两侧至腋中线。

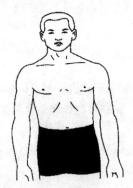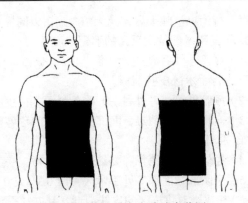

图 2-4　腹股沟及阴囊部手术皮肤消毒范围　　　图 2-5　肾脏手术皮肤消毒范围

（9）腹股沟及阴囊部手术皮肤消毒范围：上至肚脐线，下至大腿，两侧至腋中线。

（10）颈椎手术皮肤消毒范围：上至颅顶，下至两腋窝连线。

（11）胸椎手术皮肤消毒范围：上至肩，下至髂嵴连线，两侧至腋中线。

（12）腰椎手术皮肤消毒范围：上至两腋窝连线，下过臂部，两侧至腋中线。

（13）肾脏手术皮肤消毒范围：前后过中线，上至腋窝，下至腹股沟。

（14）会阴部手术皮肤消毒范围：耻骨联合、肛门周围及臀，大腿上 1/3 内侧。

（15）四肢手术皮肤消毒范围：周围消毒，上下各超过一个关节。

【相关知识】

（1）面部、口唇和会阴部黏膜、阴囊等处，不能耐受碘的刺激，宜用刺激性小的消毒液来代替。如用 2% 红汞或 0.5% 碘伏液消毒，以上两种消毒剂都不能与碘接触或混用。

（2）涂擦各种消毒溶液时，应稍用力，以便增加消毒剂渗透力。

（3）清洁刀口应以切口为中心向四周消毒。感染伤口或肛门处手术，则应由手术区外周开始向感染伤口或肛门处消毒。已接触消毒范围边缘或污染部位的消毒纱布，不能再返擦清洁处。

（4）消毒范围要包括手术切口周围 15～20cm 的区域，如有延长切口的可能，则应扩大消毒范围。

（5）消毒腹部皮肤时，先在脐窝中滴数滴消毒溶液，待皮肤消毒完毕后再擦净。

（6）碘酒纱球勿蘸过多，以免流散他处，烧伤皮肤。脱碘必须干净。

（7）消毒者双手勿与患者皮肤或其他未消毒物品接触，消毒用钳不可放回手术器械桌。

（三）铺单（铺巾）

【目的】

（1）显露手术切口所必需的皮肤区，使手术区域成为无菌环境。

（2）遮盖手术区外的身体其他部位，以避免或尽量减少术中污染。

【操作前准备】

1. 患者准备

（1）除局部麻醉外，手术患者已完成相应的麻醉工作。

（2）根据手术需要已对手术患者完成留置导尿。

（3）手术患者已根据具体的手术方式选择好相应的手术体位，相应手术部位已作醒目标记。

（4）手术患者的手术区皮肤已进行了正确的消毒。

2. 材料准备

（1）根据不同手术需要准备相应的一整套无菌巾单，以腹部手术为例：通常需要无菌巾 4～6 块，中单 2 条，薄膜手术巾 1 块，剖腹单 1 条。

（2）如无薄膜手术巾，通常准备巾钳4把。

3. 操作者准备

（1）需要2个人操作，一位铺巾者，另一位为传递无菌巾和配合有关操作的护士或医生。

（2）操作者已刷手。

（3）操作者了解患者病情、拟行手术方案及主刀者的切口设计。

【操作步骤】 以腹部手术为例。

（1）铺单者（第一助手）站在病人的右侧，确定切口。

（2）铺治疗巾：洗手护士将四块治疗巾，按1/4和3/4折叠后逐一递给铺巾者，前3块折边向着手术助手，第4块折边向着器械护士。铺巾者先铺四块无菌治疗巾于切口四周（近切口侧的治疗巾反折1/4或1/3，反折部朝下）。

（3）铺巾顺序：首先接第1块无菌巾，手术巾在距皮肤10cm以上高度放下盖住切口的下方，然后铺置于手术野对侧、上方，第4块无菌巾盖住铺巾者的贴身侧。

（4）用巾钳夹住无菌巾之交叉处固定，或用薄膜手术巾覆盖切口。

（5）铺中单：洗手护士协助铺巾者铺中单，头侧超过麻醉架，足侧超过手术台。

（6）铺完中单后，铺单者应再用消毒剂泡手3分钟或用络合碘制剂涂擦手臂，再穿灭菌手术衣、戴灭菌手套，进行铺大单。

（7）铺大单时洞口对准手术区，指示大单头部的标记应位于切口上方。两侧铺开后，先向上展开，盖住麻醉架，再向下展开，盖住手术托盘及床尾，遮盖除手术区以外身体所有部位。

【操作中注意事项】

（1）铺巾者与洗手护士的手不能接触。

（2）铺巾时每块手术巾的反折部靠近切口。

（3）消毒的手臂不能接触靠近手术区的灭菌敷料，铺单时双手只接触手术单的边角部。

（4）放下的手术巾不能移动，若手术巾位置不正确，只能由手术区向外移动，否则取走之，用新手术巾重新铺巾。

（5）铺无菌单时如被污染应当即更换。

（6）固定最外一层无菌单或固定吸引、电刀线等不得用巾钳，以防钳子移动造成污染，可用组织钳固定。

（7）大单的头端应盖过手术架，两侧和足端部应垂下超过手术台边缘30cm。

【相关知识】

（1）一般原则：铺巾者未穿上手术衣铺巾、单时，应先铺对侧，后铺操作侧；穿上手术衣时，先铺操作侧，后铺对侧；先铺"脏区"（如会阴部、下腹部），后铺洁净区；先铺下方，后铺上方。

（2）一次性铺巾：相对于传统的灭菌布料铺巾，现在越来越多地采用一次性手术铺巾，这种铺巾采用的面料材料有SMS、木浆水刺布、PE复合浸渍无纺布等，具有良好的隔阻能力，抗燃能力和低纤维絮。同时在铺巾上附有粘纸条，以方便铺巾与患者身体以及铺巾之间的固定。

（四）穿脱手术衣与戴无菌手套

【目的】 隔绝手术室医护人员皮肤及衣物上的细菌，防止细菌移位到手术切口和皮肤引起污染。

【操作前准备】

（1）在穿无菌手术衣与戴无菌手套前，手术人员必须洗手，并经消毒液泡手和晾干。

（2）无菌手术衣包事先由巡回护士打开，无菌手套亦由巡回护士备好。

（3）根据标号选择无菌手套的大小。

【操作步骤】

1. 穿手术衣和戴无菌手套（图 2-6）

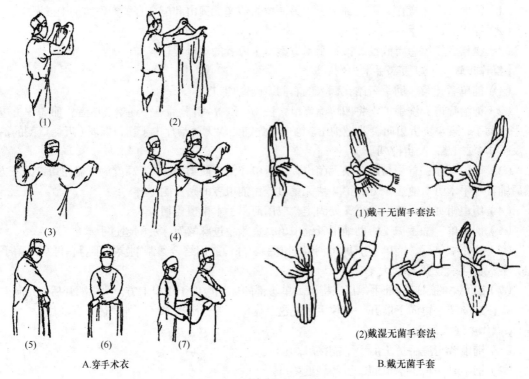

(1)　　　　　　　　(2)

(3)　　　　　　　　(4)　　　　　　　(1)戴干无菌手套法

(5)　　　　(6)　　　　(7)　　　　(2)戴湿无菌手套法

A.穿手术衣　　　　　　　　　　　B.戴无菌手套

图 2-6

（1）取一件折叠的手术衣，手不得触及下面剩余的手术衣，远离胸前及手术台和其他人员。

（2）认出衣领，手术衣的内面对着自己，用双手分别提起手术衣的衣领两端，轻抖开手术衣，有腰带的一面向外。

（3）将手术衣略向上抛起，顺势双手同时插入袖筒，两臂向前平举伸直，手伸向前，不可高举过肩。巡回护士在身后协助拉开衣领两角并系好背部衣带，穿衣者将手向前伸出衣袖，避免手部接触手术衣外面。

（4）常规戴无菌手套：选用与自己手尺码相一致的无菌手套一副，由巡回护士拆开外包，术者取出内层套袋。用左手自手套袋内捏住两只手套套口的翻折部而一并取出之。先将右手伸入右手手套内，再用已戴好手套的右手指插入左手手套的翻折部，以助左手伸入手套内。整理双手衣袖口，避免触及腕部皮肤，将手套翻折部翻回盖住手术衣袖口。注意在未戴手套前，手不能接触手套外面，戴好手套后，手套外面不能接触皮肤。手套外面的润滑粉需用无菌盐水冲净。

（5）系腰带

1）对于全遮盖式手术衣：提起前襟的腰带，将右手的腰带递给已戴好手套的手术人员，或由巡回护士用无菌持物钳夹持，自身向左后旋转，使腰带绕穿衣者一周，交穿衣者自行在左侧腰间系紧。

2）对于传统后开襟手术衣：向前方稍弯曲姿势，交叉提起腰带后送（手交叉而腰带不交叉），让巡回护士接住腰带在背部系紧（穿衣者与巡回护士之手不可接触）。

（6）穿好手术衣、戴好手套，在等待手术开始前，应将双手放在手术衣胸前的夹层或双手互握置于胸前。双手不可高举过肩、垂于腰下或双手交叉放于腋下。

2. 脱手术衣

（1）他人帮助脱衣法：自己双手抱肘，由巡回护士将手术衣肩部向肘部翻转，然后再向手的方向扯脱，如此则手套的腕部就随着翻转于手上。

（2）个人脱手术衣法：左手抓住右肩手术衣，自上拉下，使衣袖翻向外。如法拉下左肩手术衣。脱下全部手术衣，使衣里外翻，保护手臂及洗手衣裤不被手术衣外面所污染。最后脱下手术衣扔于污衣袋中。

（3）先脱手术衣再脱手套。

【基础知识】

1. 戴湿手套法 消毒后，趁湿先戴手套，后穿手术衣。

（1）从盛手套的盆内取湿手套一双，盛水于手套内。

（2）左手伸入手套后，稍抬高左手，让积水顺腕部流出戴好。然后左手伸入右手套反折部之外圈戴右手套，抬起右手，使积水顺腕部流出（先戴右侧手套亦可）。

（3）穿好手术衣，将手套反折部位拉到袖口上，不可露出手腕。目前，多数医院使用经高压蒸汽灭菌的干手套或一次性无菌干手套，有条件医院一般不宜采用。

2. 无接触戴手套 主要是为了防止手接触手套增加手术感染的机会。

（1）穿上无菌手术衣后，双手伸进袖口处，手不出袖口。

（2）右手隔着衣袖取无菌手套放于左手的袖口处，手套的手指向上，各手指相对。放上手套的手隔着衣袖将手套的侧翻折边抓住，右手隔着衣袖将另一侧翻折边将手套翻于袖口上，右手隔着衣袖向上提拉左手衣袖，左手迅速伸入手套内。

（3）同法戴右手。

三、外科伤口换药、拆线

（一）换药

【目的】

（1）观察伤口的情况和变化。

（2）针对各种伤口的清洁或污染程度，通过规范的换药操作（包括Ⅰ、Ⅱ级手术后缝合切口的清洁换药和外伤后污染伤口的清创术等），创造有利条件，促进伤口愈合。

（3）保护伤口，避免再损伤。

（4）预防及控制伤口继发性感染。

【适应证】

（1）术后无菌伤口，如无特殊反应，3～5天后第一次换药。

（2）伤口有血液或液体流出，需换药检视并止血。

（3）感染伤口，分泌物较多，需每天换药。

（4）新鲜肉芽创面，隔1～2天换药。

（5）严重感染或置引流的伤口及粪瘘等，应根据引流量的多少决定换药的次数。

（6）烟卷引流伤口，每日换药1～2次，以保持敷料干燥。

（7）硅胶管引流伤口隔2～3天换药一次，引流3～7天更换或拔除时给予换药。

【操作前准备】

1. 患者准备

（1）了解换药部位情况，对操作过程可能出现的状况做出评价。

（2）告知患者换药的目的，操作过程及可能出现的情况。

（3）患者应采取最舒适且伤口暴露最好的体位，注意保护患者隐私。

（4）应注意保暖，避免着凉。

（5）如伤口较复杂或疼痛较重，可适当给予镇痛或镇静药物以解除患者的恐惧及不安。

2. 操作者准备

（1）了解情况：了解伤口情况，协助患者体位摆放。

（2）安排时间：避开患者进食及陪护人员，操作前半小时勿清扫。

（3）决定顺序：多个换药时，先安排清洁伤口；再处理污染伤口，避免交叉感染。

（4）无菌准备：衣、帽、口罩、洗手、剪指甲等。

（5）换药地点：根据用品、人员及伤口大小、复杂情况，选择在病房或换药室进行。

3. 材料准备

（1）治疗车：车上载有以下物品。

1）换药包：内含：治疗碗（盘）2个，有齿、无齿镊各1把或血管钳2把，手术剪1把。

2）换药用品：2%碘酊和70%乙醇棉球或碘伏、生理盐水、棉球若干、根据伤口所选择的敷料、胶布卷、无菌手套。

（2）其他用品：引流物、探针、注射器（5ml或20ml）、汽油或松节油、棉签。

（3）根据伤口需要酌情备用胸、腹带或绷带。必要时备酒精灯、火柴、穿刺针等。

【操作步骤】

1. 一般换药方法

（1）暴露伤口，揭去敷料。在做好换药准备后，用手揭去外层敷料，将沾污敷料内面向上放在弯盘中，再用镊子轻轻揭取内层敷料。如分泌物干结粘着，可用盐水湿润后再揭下，以免损伤肉芽组织和新生上皮。

（2）观察伤口，了解渗出。关注揭下敷料吸附的渗出物，观察伤口有无红肿、出血，有无分泌物及其性质，注意创面皮肤、肉芽组织的颜色变化。

（3）清理伤口，更换引流。用双手执镊操作法。一把镊子可直接接触伤口，另一把镊子专用于从换药碗中夹取无菌物品，递给接触伤口的镊子（两镊不可相碰）。先以酒精棉球自内向外消毒伤口周围皮肤两次，然后以盐水棉球轻轻拭去伤口内脓液或分泌物，拭净后根据不同伤口，适当安放引流物（纱布、凡士林纱布条，皮片或引流管）。

（4）覆盖伤口，固定敷料。盖上无菌干纱布，以胶布粘贴固定，胶布粘贴方向应与肢体或躯体长轴垂直。如创面广泛、渗液多，可加用棉垫。关节部位胶布不易固定时可用绷带包扎。

2. 缝合伤口的换药

（1）更换敷料：一般在缝合后第3日检查有无创面感染现象。如无感染，切口及周围皮肤消毒后用无菌纱布盖好，对缝线有脓液或缝线周围红肿者，应挑破脓头或拆除缝线，按感染伤口处理，定时换药。

（2）存在引流：对于手术中渗血较多或有污染，放置皮片或硅胶管引流的伤口，如渗血、渗液湿透外层纱布，应随时更换敷料。

（3）取出引流：引流物一般在手术后24～48小时取出，局部以75%乙醇消毒后，更换无菌敷料。

（4）伤口异常：如果患者伤口疼痛或3～4日后尚有发热，应及时检查伤口是否有感染可能。一般手术后2～3天，由于组织对缝线的反应，针眼可能稍有红肿，可用75%乙醇湿敷；如见针眼有小水疱，应提前拆去此针缝线；如局部红肿范围大，并触到硬结，甚至波动，应提前拆除缝线，伤口敞开引流，按脓腔伤口处理。

（5）拆线：详见后面拆线部分。

3. 不同创面的换药

（1）浅、平、洁净的创面：用无菌盐水棉球拭去伤口渗液后，盖以凡士林纱布。干纱布保护，1～2天换药一次。

（2）肉芽过度生长的创面：正常的肉芽色鲜红、致密、洁净、表面平坦、易出血。如发现肉芽色泽淡红或灰暗，表面呈粗大颗粒状，水肿发亮高于创缘，可将其剪除，再将盐水棉球拭干，压迫止血，也可用 10%～20%硝酸银液烧灼，再用等渗盐水擦拭，若肉芽轻度水肿，可用 3%～10%高渗盐水湿敷。

（3）脓液或分泌物较多的创面：此类伤口宜用消毒溶液湿敷，以减少脓液或分泌物。湿敷药物视创面情况而定，可用 1：5000 呋喃西林或漂白粉硼酸溶液等。每天换药 2～4 次，同时可根据创面培养的不同菌种，选用敏感的抗生素。对于有较深脓腔或窦道的伤口，可用生理盐水或各种有杀菌去腐作用的溶液进行冲洗，伤口内放置适当的引流物。

（4）慢性顽固性溃疡：此类创面由于局部循环不良、营养障碍、早期处理不当或由于特异性感染等原因，使创面长期溃烂，久不愈合。处理此类创面时，首先找出原因，改善全身状况。搔刮创面、紫外线照射、高压氧治疗、局部用生肌散等，都有利于促进肉芽生长。

【引流物的种类和使用】

1. 常用引流物

（1）凡士林纱条：用于新切开的脓腔，或不宜缝合的伤口。优点是保护肉芽和上皮组织，不与创面粘连，易于撕揭而不疼痛。缺点是不易吸收分泌物，不适宜渗出物较多或深部伤口。

（2）纱布引流条：生理盐水或药液浸湿后对脓液有稀释和吸附作用。用于切开引流后需要湿敷的伤口。

（3）硅胶引流条：用于术后渗血，或脓腔开口较小的伤口。

（4）烟卷引流：将纱布卷成长形作引流芯，然后用乳胶皮片包裹，形似香烟。主要利用管芯纱布的毛细血管作用引流，质地柔软，表面光滑，多用于腹腔引流，或肌层深部脓肿的引流。

（5）硅胶引流管：用于腹腔引流、深部感染引流，或预防深部感染。

（6）双腔引流管：为平行的管，顶端均有数个侧孔，一个管进空气，另一个用于引流。

（7）双套引流管：系将一细的引流管套入另一粗的引流管，各自的顶端也均有数个侧孔，粗管可进入空气，细管用于引流。双腔管和双套管主要用于腹腔内部位较深和分泌物持续大量产生区域的引流。

（8）特殊管状引流物：多为适应某些空腔脏器的特点，或特殊的引流功能要求而制。如：T 管引流，专门用于胆道引流；蕈状导尿管引流，引流膀胱及肾盂造口，也用于胆囊造口。

2. 引流的放置与拔除

（1）引流物的选择

1）切口内少量渗液用硅胶皮条引流。

2）脓液较多时用烟卷引流。

3）脏器腔内或腹腔引流用硅胶管、双腔或双套管引流。

4）脓腔引流用硅胶皮条、凡士林纱条或纱布引流条引流。

（2）引流物的放置

1）脓腔应先排净脓液，清洗，吸干余液后再放引流。

2）探明伤口深度、方向、大小，将引流物一端放置底部，向上稍拔出少许，使之与底部肉芽稍有距离，另一端放在伤口的浅面以利肉芽由底部向上生长。

3）腹腔引流最好应另戳创引出，以免影响主要切口愈合。

4）纱布引流时应去除碎边，以防异物遗留伤口内。

5）引流物应妥善固定。

6）长期放置引流时，应定期更换引流物。

（3）引流物的拔除

1）术后预防性引流一次性拔除。

2）脓腔引流逐渐拔除。

3）拔除时去除固定缝线、松动、旋转，使其与周围组织充分分离。

4）多条多根引流物应逐条或逐根拔除。

5）应注意拔除引流物的数量、完整性，有无残留物。

【换药的相关知识】

1. 严格执行无菌操作技术 凡接触伤口的物品，均须无菌，防止污染及交叉感染，各种无菌敷料从容器中取出后，不得放回，污染的敷料须放入弯盘或污物桶内，不得随便乱丢。

2. 换药次序 先无菌伤口，后感染伤口，对特异性感染伤口，如气性坏疽、破伤风等，应在最后换药或指定专人负责。

3. 特殊感染伤口的换药 如气性坏疽、破伤风、绿脓杆菌等感染伤口，换药时必须严格执行隔离技术，除必要物品外，不带其他物品，用过的器械要专门处理，敷料要焚毁或深埋。

4. 换药时伤口分泌物识别

（1）血液：血性、淡血性、鲜红血性、陈旧血性。

（2）血浆：淡黄色清亮液体。

（3）脓液：颜色、气味、黏稠度根据细菌种类而不同。

（4）空腔脏器漏出液：胆汁、胰液、胃肠道液体和尿液等。

（二）拆线

【目的】

（1）不论愈合伤口或感染伤口，一切皮肤缝线作为异物均需在适当的时间被剪除。

（2）手术切口发生某些并发症时（如切口化脓性感染、皮下血肿等）拆除切口内缝线，便于充分引流、线段异物的去除。

【拆线的适应证】

（1）正常手术切口，已到拆线时间，切口愈合良好，局部及全身无异常表现者。

（2）头面颈部4～5日；下腹部、会阴部6～7日；胸部、上腹部、背部、臀部7～9日；四肢10～12日，近关节处和减张缝线需14日。

（3）伤口术后有红、肿、热、痛等明显感染者，应提前拆线。

【延迟拆线的指征】

（1）严重贫血、消瘦，轻度恶病质者。

（2）严重失水或水电解质紊乱尚未纠正者。

（3）老年体弱及婴幼儿患者伤口愈合不良者。

（4）伴有呼吸道感染，咳嗽没有控制的胸、腹部切口。

（5）切口局部水肿明显且持续时间较长者。

（6）有糖尿病史者。

（7）服用糖皮质激素者。

（8）腹内压增高，大量腹水等。

【拆线的操作前准备】

（1）患者准备：同换药部分。

（2）操作者准备：同换药部分。

（3）材料准备

1）拆线包：内含：治疗碗（盘）2个，有齿、无齿镊各1把或血管钳2把，拆线剪刀一把。

2）换药用品：2%碘酊和70%乙醇棉球或碘伏，生理盐水棉球若干、根据伤口所选择的敷料、胶布卷、无菌手套。

【拆线的操作步骤】　　见图 2-7。

1. 消毒　取下切口上的敷料，用碘酒、酒精或碘伏由内至外消毒缝合口及周围皮肤 5～6cm，待干。

2. 剪线　用镊子夹起线头轻轻提起，把埋在皮内的线段拉出针眼之外 1～2mm，将剪尖插进线结下空隙，紧贴针眼，在由皮内拉出的部分将线剪断。

3. 拉线　随即将缝线向切口的缝线剪断侧拉出，动作要轻巧。如向对侧硬拉可能因张力原因使创口被拉开，且患者有疼痛感。

4. 覆盖　酒精棉球再擦拭一次，覆盖敷料，胶布固定。

【拆线的相关知识】

（1）蝶形胶布的使用：拆线后如发现愈合不良、裂开，可用蝶形胶布在酒精灯火焰上消毒后，将两侧拉合固定，包扎。

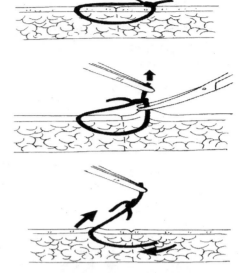

图 2-7　拆线过程示意图

（2）间断拆线：对于切口长、局部张力高、患者营养情况较差以及其他不利于伤口愈合因素的患者，在到了常规拆线时间时，有时可采用先间断拆去一半的缝线，余下的在 1～2 天后拆除。这样既减轻了延迟拆线造成皮肤针眼瘢痕，也确保了伤口的安全愈合。

（3）拆线后伤口 24 小时内避免沾湿。

（4）短期（6～8 周）内避免剧烈活动形成的张力对伤口的影响，老年、体弱和服用皮质激素者的活动更为延后。

四、外科手术基本操作技术及相关知识

切开（分离）、缝合、结扎是临床医学各科，特别是外科手术的基本技巧。基本操作的训练有助于锻炼医生的手的灵活性和稳定性。养成左右手的协调配合能力。熟练掌握外科基本操作技术对全面提高临床医疗，特别是外科手术的质量，增进为患者的服务水平有非常重要的意义。

（一）切开

【目的】

（1）是外科手术的必要步骤，也是解剖暴露各种组织的基本方法。

（2）是清除脓肿和病变组织的主要治疗方式。

【切开前的基本准备】

（1）复杂的切口应在预定切口区用深色笔画标记线。

（2）针对手术选用相应的麻醉方式。

（3）手术区域的消毒，铺巾，麻醉。

（4）手术人员的消毒无菌准备。

（5）器械的准备：切开的主要器械是手术刀，手术刀分为刀片和刀柄两部分。刀片通常有圆和尖刀片两种类型和大，中，小三种规格。使用前用执针钳夹持刀片背侧和刀柄的沟槽嵌合推入即可。不可用手操作。术毕用同法取出刀片。

【执刀方式】

根据切口的部位、大小和性质的不同，执刀的方式常用的有以下四种。

1. 执弓法　适用于较大的胸腹部切口。

2. 抓持法 适用于范围较广的大块组织切割，如截肢等。

3. 执笔法 适用于小的皮肤切口或较为精细组织的解剖等。

4. 反挑法 先将刀锋刺入组织再向上反挑。适用于胆管、肠管的切开，局部的小脓肿切开等。

【切口的选择原则】

（1）方便手术区域的暴露。

（2）减少组织损伤，避开可能的主要血管和神经。

（3）切口的大小要选择合适，对简单的手术提倡微创切口，而复杂的恶性肿瘤根治等手术则尽量要求足够的显露。

（4）方向尽量保持和皮纹一致，注意术后的瘢痕不影响外观（如乳腺，甲状腺）和各种关节的功能。

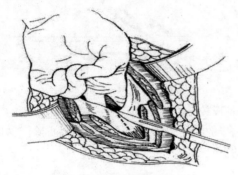

图 2-8　皮肤切开

【操作技术】

1. 皮肤切开 见图 2-8。

（1）切开前再次消毒一次，用齿镊检查切口麻醉情况，通知麻醉师。

（2）切开时不可使皮肤随刀移动，术者应该左手拇、食二指分开，绷紧固定切口两侧皮肤。较大切口应由主刀和助手用左手掌边缘或纱布垫相对应地压迫皮肤。

（3）刀刃与皮肤垂直，否则切成斜形的创口，不易缝合，影响愈合，切开时用力要均匀，一刀切开皮肤全层，避免多次切割致切口不整齐；垂直出刀。

2. 浅部脓肿切开

（1）用尖刀刺入脓肿腔中央，向两端延长切口，如脓肿不大，切口最好到达脓腔边缘。

（2）切开脓腔后，以手指伸入其中，如有间隔组织，可轻轻地将其分开，使成单一的空腔，以利于排脓。如脓腔不大，可在脓腔两侧切开做对口引流。

（3）填入蓬松湿盐水纱布或碘伏纱布或凡士林纱布，并用干纱布或棉垫包扎。

3. 深部脓肿切开

（1）切开之前先用针吸穿刺抽吸，找到脓腔后，将针头留在原处，作为切开的标志。

（2）先切开皮肤、皮下组织，然后顺针头的方向，用止血钳钝性分开肌层，到达脓腔后，将其充分打开，并以手指伸入脓腔内检查。

（3）手术后置入干纱布条，一端留在外面，或置入有侧孔的橡皮引流管。

（4）若脓肿切开后，腔内有多量出血时，可用干纱布按顺序紧紧地填塞整个脓腔，以压迫止血，术后 2 天，用无菌盐水浸湿全部填塞之敷料后，轻轻取出，改换成烟卷或凡士林纱布引流。

（5）术后作好手术记录，特别应注明引流物的数量。

4. 腹膜切开

（1）术者与一助交替提起腹膜，用刀柄或手指检查确保无其他组织。

（2）在两钳之间先切小口然后再扩大。

（二）基本缝合法

【目的】　缝合的目的是借缝合的张力维持伤口边缘相互对合以消灭空隙，有利于组织愈合。切口的良好愈合与正确选用缝合方法，合理选择缝合材料及精细的操作技术有关。在临床上因缝合不当而发生严重并发症，危及病人生命的情况并非少见。临床医师必须要注意掌握常见的缝合方法和原则。

【适应证】　手术切口和适宜一期缝合的新鲜创伤伤口。

【禁忌证】 污染严重或已化脓感染的伤口。

【器械准备】（以腹部手术缝合为例） 缝线：1、4、7 号丝线若干（供术者作选择用），常规腹部外科的缝针数套，手术刀一把，无齿镊，有齿镊各一把。持针器一把，小直止血钳两把，线剪一把，手套。

【操作方法】 根据缝合后切口边缘的形态分为单纯、内翻、外翻三类，每类又有间断或连续两种。

1. 单纯缝合法 为外科手术中广泛应用的一种缝合法，缝合后切口边缘对合。

（1）单纯间断缝合法（interrupted suture）：简单、安全，不影响创缘的血运，最常用。常用于皮肤、皮下组织、腹膜及胃肠道等的缝合。一般皮肤缝合的针距约 1～2cm、边距约 0.5～1cm。

（2）单纯连续缝合法（continuous suture）：优点是节省用线和时间，减少线头，创缘受力较均匀，对合较严密。缺点是一处断裂，则全松脱；常用于缝合腹膜、胃肠道和血管等，不适于张力较大组织的缝合。

（3）"8"字形缝合法（图 2-9）：实际上是两个间断缝合，结扎较牢固且可节省时间，常用于缝合腱膜、腹直肌鞘前层及缝扎止血。

（4）连续扣锁缝合法，又称毯边（锁边）缝合法，闭合及止血效果较好，常用于胃肠道吻合时后壁全层缝合。

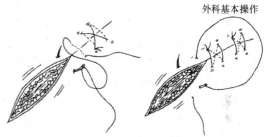

图 2-9 "8"字形缝合法

2. 内翻缝合法（mattress suture）：缝合后切口内翻，外面光滑，常用于胃肠道吻合。

（1）垂直褥式内翻缝合法，又称仑李特（Lembert）式缝合法。分间断与连续两种，常用的为间断法。在胃肠及肠肠吻合时用以缝合浆肌层。

（2）水平褥式内翻缝合法：又分为三种，间断水平褥式内翻缝合法，又称何尔斯太（Halsted）缝合法，用以缝合浆肌层或修补胃肠道小穿孔；连续水平褥式内翻缝合法，又称库欣（Gushing）缝合，多用于缝合浆肌层；连续全层水平褥式内翻缝合法，又称康乃尔（Connell）缝合法，多用于胃肠吻合时缝合前壁全层。

（3）荷包口内翻缝合法，用于埋藏阑尾残端、缝合小的肠穿孔或固定胃、肠、膀胱、胆囊造瘘等引流管。

3. 外翻缝合法 缝合后切口外翻，内面光滑。常用于血管吻合、腹膜缝合、减张缝合等。有时亦用于缝合松弛的皮肤（如老年或经产妇腹部、阴囊皮肤等）防止皮缘内卷，影响愈合。

（1）间断垂直褥式外翻缝合法（图 2-10）

（2）间断水平褥式外翻缝合法（图 2-11）

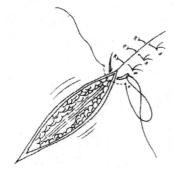

图 2-10 间断垂直褥式外翻缝合法

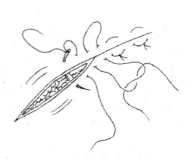

图 2-11 间断水平褥式外翻缝合法

（3）连续外翻缝合法

【缝合注意事项】

（1）无论何种缝线（可吸收或不可吸收），均为异物，因此应尽可能选用较细缝线或少用。一般选用线的拉力能胜过组织张力即可。为了减少缝线量，肠线宜用连续缝合，丝线宜用间断缝合。

（2）不同的组织器官有不同的缝合方法，选择适当的缝合方法是做好缝合的前提条件。

（3）1号丝线用作皮肤、皮下组织及部分内脏，或用于小血管结扎，4号或7号丝线作较大血管结扎止血，肌肉或肌膜、腹膜缝合时应用。10号丝线仅用于减张性缝合及在结扎未闭的动脉导管时用。5-0，7-0丝线作较小血管及神经吻合用。

（4）增加缝合后切口抗张力的方法是增加缝合密度而不是增粗缝线；虽然连续缝合的力量分布均匀抗张力较用间断缝合者强，但缺点是一处断裂将使全部缝线松脱，伤口裂开，同时连续缝合的线较多，异物反应亦较大，特别是伤口感染后的处理较间断缝伤口更为困难，如无特殊需要，一般少用连续缝合。

（5）缝合切口时应将创缘各层对合好。缝合皮肤皮下时，垂直进针和出针，不宜过深或过浅；结扎时以将创缘对拢为宜，不宜过紧或过松。过浅或过松将留下无效腔、积血积液，或切口对合不齐，导致伤口感染或裂开；过深或过浅则皮缘易内卷或下陷，过紧尚可影响切口血循环，妨碍愈合。以间断缝合为佳，一般情况下每针边距0.5～0.6cm，针距1.0～1.2cm，相邻两针间的四点形成正方形为佳。

（6）结扎张力适当。结扎过紧，会造成组织缺血坏死，造成感染或脓肿。结扎过松，遗留无效腔，形成血肿或血清肿，招致感染影响愈合。

（7）已经感染的伤口除皮肤外，不宜用丝线缝合。

（8）剪线：原则体内组织结扎的丝线线头保留2mm；肠线线头3～4mm，血管缝线保留5～8mm。皮肤缝合的线头应留长，一般为5～8mm，便于以后拆除。

（三）结扎

【目的】 正确而熟练的打结是外科医生必备而又重要的基本功，是保证手术成功的关键。因为手术中的止血和缝合均需进行结扎，而结扎是否牢固可靠，又与打结的方法是否正确有关。结如果打得不牢固，出现松动、滑脱，就会引起术后出血、消化道瘘、胆瘘等并发症，轻则给病人带来痛苦，重则危及病人生命。可见，打结是外科手术操作中十分重要的技术，要求临床医师在学习和工作中首先了解正确的打结方法，然后逐渐熟练掌握。

【结的种类】（图2-12）

1. 平结 又称方结、缩帆结。是外科手术中主要的打结方式，其特点是结扎线来回交错，第一个结与第二个结方向相反，着力均匀，不易滑脱，牢固可靠。用于较小血管和各种缝合时的结扎。

2. 三重结 在平结基础上再重复第一个结，共三个结，第二个结和第三个结方向相反，加强了结扎线间摩擦力，防止结线松散滑脱，因而牢固可靠，用于较大血管的结扎。重复二个二重结即为四重结，仅在结扎特别重要的大血管时采用。

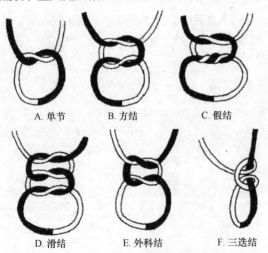

A. 单节　　B. 方结　　C. 假结

D. 滑结　　E. 外科结　　F. 三迭结

图2-12　结的种类

3. 外科结 打第一个结时缠绕两次，打第二个时仅缠绕一次，其目的是让第一个结圈摩擦力增大，打第二个结时不易滑脱和松动，使结扎更牢固。大血管或有张力缝合后的结扎强调使用外科结。其中假结和滑结容易滑脱，是初学者常犯的错误，应尽量避免。

【打结方法】 常用有三种。

1. 单手打结法 为最常用的一种方法，作结速度快，节省结扎线，左右手均可作结，简便迅速。

2. 双手打结法 也较常采用，结扎可靠，主要用于深部或组织张力较大的缝合结扎，缺点是作结速度较慢，结扎线需较长。

3. 持针钳打结法 用持针钳或血管钳打结，常用于体表小手术或线头短用手打结有困难时，仅术者一人操作，方便易行，节省线，在张力缝合时，为防止滑脱，可在第一个结时连续缠绕两次形成外科结。

此外，对深部组织如胸、腹、盆腔的组织结扎，应实行深部打结法，即在完成线的交叉后，左手持住线的一端，右手食指尖逐渐将线结向下推移，再略超过结的中点和左手相对用力，直至线结收紧。

【打结注意事项】

（1）无论用何种方法打结，第一结和第二结的方向不能相同，否则即成假结，容易滑脱；即使两结的方向相反，如果两手用力不均匀，只拉紧一根线，即成滑结。两种结均应避免。

（2）打结时，每一结均应放平后再拉紧，如果未放平，可将线尾交换位置，忌使成锐角，否则，稍一用力即会将线扯断。

（3）结扎时，用力应缓慢均匀。两手的距离不宜离线结处太远，特别是深部打结时，最好是用一手指按线结近处，徐徐拉紧，否则，均易将线扯断或未结扎紧而滑脱。

（4）临床工作实践中，结扎组织和血管时，应在第一个单结完成后，让助手松开止血钳，打结者再次收紧线结确保可靠后再打第二个结。

（5）重要的血管和组织需要施行二次以上的结扎，大的血管使用细线结扎比粗线更可靠。粗线难以完全阻断血流和更容易滑脱。

五、拔 甲 术

【适应证】

（1）嵌甲。

（2）甲沟炎引起弥漫性甲下脓肿。

（3）指（趾）癣药物及局部治疗无效。

【禁忌证】 急性感染暂时不手术。

【操作前准备】

（1）材料准备：尖刀1个、刀柄1柄、剥离器1个、血管钳1把、2%利多卡因1个、5ml注射器1个、无菌手套1个、无菌孔巾、凡士林纱布若干、无菌纱布若干、胶布、消毒弯盘、0.5%碘伏、镊子2把、无菌棉球若干。

（2）患者准备：讲明穿刺的目的和过程、风险和注意事项。

操作者准备：洗手、戴帽子、口罩。

【操作过程】

（1）患者仰卧位，上肢外展或取坐位，患肢置于托架上。

（2）消毒：常规消毒、戴无菌手套、铺无菌孔巾。

（3）2%利多卡因在指（趾）根两侧神经阻滞麻醉。

（4）麻醉生效后，术者左手拇指和示指捏紧患者指根两侧，控制出血。

（5）尖刀分离甲根部和两侧皮肤。

（6）剥离器由指（趾）甲板与甲床之间插入，向两侧切割分离，分离时紧贴甲板，切勿伤及甲床。

（7）血管钳夹紧指（趾），按水平方向抽拔，或用止血钳夹持指（趾）甲的一侧向另一侧翻卷，使指甲脱离甲床。检查拔出的指（趾）甲是否完整，特别是基部两角，查看是否有甲角残留。

（8）凡士林纱布覆盖甲床，纱布包扎创面。

六、脓肿切开引流术

【目的】

（1）及时切开引流体表软组织化脓性感染形成的脓肿，有利于减少毒素吸收，减轻中毒症状。

（2）针对脓液细菌培养及药敏试验的结果使用抗生素能有效地控制感染的扩散。

【适应证】

（1）体表软组织化脓性感染伴脓肿形成。

（2）需行细菌药敏试验以指导抗感染治疗。

【禁忌证】

（1）全身出血性疾病患者。

（2）化脓性炎症早期，尚未形成脓肿及抗生素治疗炎症有吸收、消散趋势时。

【操作前准备】

1. 患者准备

（1）测量生命体征（心率、血压、呼吸），并对全身状况加以评价。

（2）向患者解释操作的目的，操作过程，可能的风险。

（3）告知需要配合的事项（操作过程中保持体位，如有不适及时报告）。

（4）签署知情同意书。

（5）术前清洗局部，剔去毛发，局部若涂有油质类药物时，可用松节油轻轻擦去，体位依脓肿所在部位而定。

2. 材料准备 治疗车：车上载有以下物品。

（1）治疗盘，治疗碗，小弯血管钳1把，直血管钳1把，镊子一把，11号尖刀片和相应3号刀柄，剪刀，无菌杯，细橡胶皮管1根，棉签，胶布，纱布，小洞巾等。

（2）消毒用品：1%碘伏。

（3）麻药：2%利多卡因10ml或1%普鲁卡因10ml。

（4）其他：注射器（5ml的2个，10ml的1个），胶布1卷，凡士林纱布条1条，抢救车1个，无菌手套2副。

（5）无菌培养瓶。

3. 操作者准备

（1）了解患者病情、操作目的等情况。

（2）掌握浅表脓肿切开引流操作相关知识，并发症的诊断与处理。

（3）术前协助患者体位摆放，操作者戴帽子、口罩，并刷手。

【操作步骤】

1. 体位 根据患者脓肿部位取患者舒适体位。

2. 消毒铺单

1）准备：术者刷手，戴好无菌手套，在两个消毒小杯内分别放入数个棉球，助手协助，分别倒入少量 1% 碘伏。

2）消毒：戴无菌手套，使用 1% 碘伏消毒手术区域 2 遍（切开周围区域 30cm，由外向内）。

3）铺巾：无菌孔巾中心对准手术操作区域。

3. 麻醉选择 浅表脓肿可采用 1% 利多卡因局部浸润麻醉，但应注意注射药物时应从远处逐渐向脓腔附近推进，避免针头接触感染区域。

4. 切开及排脓

1）于脓肿中央用尖刀作一适当的刺入，然后用刀向上反挑一切口，即可见到脓液排出，用注射器抽取适量脓液送细菌培养及药敏试验。

2）待脓液排净后，以止血钳或手指伸入脓腔，探查其大小、位置以及形状，据此确定切口是否大小合适、方向适当。

3）遇脓腔内有纤维隔膜将其分隔为多个小房者，应用手指钝性分离，使其变为单一大脓腔，以利引流。

4）术中切忌动作粗暴而损伤血管导致大出血；或挤压脓肿，造成感染扩散。

5. 引流

（1）脓肿切开当天应使用凡士林纱布引流。可将纱布的一端送到脓腔底部，使其充填脓腔另一端留置于脓腔口，注意为使引流口有足够的宽敞度，引流物充填时应当底松口紧，使伤口呈漏斗形最为理想。外部以无菌纱布包扎。

（2）术后第 2 天更换包扎敷料及引流条，以后可根据引流液量及脓腔愈合情况，逐步更换为油纱条或盐水纱条引流，并最终拔除。

（3）因局部解剖关系切口不能扩大或脓腔过大者，可在两极作对口引流，充分敞开脓腔，以甲硝唑或庆大霉素冲洗脓腔。

6. 标本处理 记录脓液量与性质，将脓液送细菌培养及做细菌药敏实验。

【并发症及处理】

（1）出血：脓肿壁渗血不应盲目止血，可以凡士林纱布条填塞压迫以达止血目的。

（2）感染扩散：局部引流调整，外加全身敏感抗生素使用。

【相关知识】

（1）在波动最明显处做切口。

（2）切口做在脓腔的最低位，长度足够，以利引流。

（3）切口方向选择与大血管、神经干、皮纹平行，避免跨越关节，以免瘢痕挛缩，影响关节功能。

（4）切口不要穿过对侧脓腔壁而达到正常组织，以免感染扩散。

（5）脓肿切开后切口经久不愈，可能与脓腔引流不畅，异物存留或冷脓肿等有关。

七、清 创 术

【目的】 对一新鲜开放性损伤及时、正确地采用手术方法清理伤口，修复重要组织，使开放污染的伤口变为清洁伤口，防止感染，有利于伤口一期愈合。

【适应证】

（1）伤后 6～8 小时以内的新鲜伤口。

（2）污染较轻，不超过 24 小时的伤口。

（3）头面部伤口，一般在伤后 24～48 小时以内，争取清创后一期缝合。

【禁忌证】

（1）超过 24 小时、污染严重的伤口。

（2）有活动性出血、休克、昏迷的患者，必须首先进行有效的抢救措施，待病情稳定后，不失时机的进行清创。

【操作前准备】

1. 患者准备

（1）综合评估病情，如有颅脑伤或胸、腹严重损伤，或已有轻微休克迹象者，需及时采取综合治疗措施。

（2）X 线摄片，了解是否有骨折及骨折的部位和类型。

（3）防治感染，早期、合理应用抗生素。

（4）与患者及家属谈话，做好各种解释工作，如一期缝合的原则、发生感染的可能性和局部表现、若不缝合下一步的处理方法、对伤肢功能和美容的影响等，争取清醒患者配合，并签署有创操作知情同意书。

（5）良好的麻醉状态。

2. 材料准备　无菌手术包、无菌软毛刷、肥皂水、无菌生理盐水、3%过氧化氢溶液，3%碘酊，75%乙醇、0.5%碘伏、1‰苯扎溴铵（新洁尔灭）、止血带、无菌敷料、绷带等。

3. 操作者准备

（1）戴帽子、口罩、手套。

（2）了解伤情，检查伤部，判断有无重要血管、神经、肌腱和骨骼损伤；针对伤情，进行必要的准备，以免术中忙乱。

【操作步骤】

1. 清洗

（1）皮肤的清洗：先用无菌纱布覆盖伤口，剃去伤口周围的毛发，其范围应距离伤口边缘 5cm以上，有油污者，用酒精或乙醚擦除。更换覆盖伤口的无菌纱布，戴无菌手套，用水和用无菌软毛刷蘸肥皂液刷洗伤肢及伤口周围皮肤 2～3 次，每次用大量无菌生理盐水冲洗，每次冲洗后更换毛刷及手套，更换覆盖伤口的无菌纱布，至清洁为止，注意勿使冲洗液流入伤口内。

（2）伤口的清洗：揭去覆盖伤口的纱布，用无菌生理盐水冲洗伤口，并用无菌小纱布球轻轻擦去伤口内的污物和异物，用 3%过氧化氢溶液冲洗，待创面呈现泡沫后，再用无菌生理盐水冲洗干净（擦干皮肤），用碘酒、酒精或碘伏在伤口周围消毒后，铺无菌巾准备手术。

2. 清理　术者按常规洗手、穿手术衣、戴无菌手套。依解剖层次由浅入深仔细探查，识别组织活力，检查有无血管、神经、肌腱与骨骼损伤，在此过程中如有较大的出血点，应予止血。如四肢创面有大量出血，可用止血带，并记录上止血带的压力及时间。

（1）皮肤清创：切除因撕裂和挫伤已失去活力的皮肤。对不整齐有血供的皮肤，沿伤口边缘切除 1～2mm 的污染区域加以修整。彻底清除污染、失去活力、不出血的皮下组织，直至正常出血部位为止。对于撕脱伤剥脱的皮瓣，切不可盲目直接缝回原位，应彻底切除皮下组织，仅保留皮肤行全厚植皮覆盖创面。

（2）清除失活组织：充分显露潜行的创腔、创袋，必要时切开表面皮肤，彻底清除存留其内的异物、血肿。沿肢体纵轴切开深筋膜，彻底清除挫裂严重、失去生机、丧失血供的组织，尤其是坏死的肌肉，应切至出血、刺激肌组织有收缩反应为止。

（3）重要组织清创

1）血管清创：血管仅受污染而未断裂，可将污染的血管外膜切除；完全断裂、挫伤、血栓栓塞的肢体重要血管，则需将其切除后吻合或行血管移植；挫伤严重的小血管予以切除，断端可结扎。

2）神经清创：对污染轻者，可用生理盐水棉球小心轻拭；污染严重者，可将已污染的神经外膜小心剥离切除，并尽可能保留其分支。

3）肌腱清创：严重挫裂、污染、失去生机的肌腱应予以切除；未受伤的肌腱，小心加以保护。

4）骨折断端清创：污染的骨折端可用刀片刮除、咬骨钳咬除或清洗；污染进入骨髓腔内者，可用刮匙刮除。与周围组织失去联系、游离的小骨片酌情将其摘除与周围组织有联系的小碎骨片，切勿草率的游离除去。大块游离骨片在清创后用 1%。新洁尔灭浸泡 5 分钟，再用生理盐水清洗后原位回植。

（4）再次清洗：经彻底清创后，用无菌生理盐水再次冲洗伤口 2～3 次，然后以 1‰新洁尔灭浸泡伤口 3～5 分钟。若伤口污染较重、受伤时间较长，可用 3%过氧化氢溶液浸泡，最后用生理盐水冲洗。更换手术器械、手套，伤口周围再铺一层无菌巾。

（5）修复

1）骨折的整复和固定：清创后应在直视下将骨折整复，若复位后较为稳定，可用石膏托、持续骨牵引或骨外固定器行外固定。下列情况可考虑用内固定：①血管、神经损伤行吻合修复者；②骨折整复后，断端极不稳定；③多发骨折、多段骨折。但对损伤污染严重、受伤时间较长、不易彻底清创者，内固定感染率高，应用时应慎重考虑。

2）血管修复：重要血管损伤清创后应在无张力下一期吻合。若缺损较多，可行自体血管移植修复。

3）神经修复：神经断裂后，力争一期缝合修复。如有缺损，可游离神经远、近端或屈曲邻近关节使两断端靠拢缝合。缺损＞2cm 行自体神经移植。若条件不允许，可留待二期处理。

4）肌腱修复：利器切断、断端平整、无组织挫伤，可在清创后将肌腱缝合。

（6）伤口引流：伤口表浅、止血良好、缝合后无无效腔，一般不必放置引流物。伤口深、损伤范围大且重度污染严重的伤口和有无效腔、可能有血肿形成时，应在伤口低位或另外切口放置引流物，并保持引流通畅。

（7）伤口闭合：组织损伤及污染程度较轻、清创及时（伤后 6～8 小时以内）彻底者，可一期直接或减张缝合；否则，宜延期缝合伤口。有皮肤缺损者可行植皮术。若有血管、神经、肌腱、骨骼等重要组织外露者，宜行皮瓣转移修复伤口，覆盖外露的重要组织。最后用酒精消毒皮肤，覆盖无菌纱布，并妥善包扎固定。

【并发症及处理】

1. 体液和营养代谢失衡 根据血电解质、血红蛋白、血浆蛋白的测定等采取相应措施。

2. 感染 合理使用抗菌药和破伤风抗毒素或免疫球蛋白。术后应观察伤口有无红肿、压痛、渗液及分泌物等感染征象，一旦出现应拆除部分乃至全部缝线敞开引流。

3. 伤肢坏死或功能障碍 术后应适当抬高伤肢，以利血液和淋巴回流。注意定期观察伤肢血供、感觉和运动功能。摄 X 线片了解骨折复位情况，如复位不佳，需待伤口完全愈合后再行处理。

【相关知识】

1. 脉冲式伤口冲洗器 是一种高科技脉冲式直流电驱动变速柔和震动冲洗装置，它自控变速，将抗生素、冲洗液根据不同的软组织，以脉冲式的方式将冲洗液喷射到创伤组织内，同时利用前置的冲洗盘以柔软的方式刷洗创伤组织，将异物以及坏死组织得以清除，脉冲式伤口冲洗器同时将沉积在伤口内的冲洗液吸到回收瓶内，以使伤口保持清洁，并减少手术刷清创反复冲刷创伤组织造成的二次损伤。

2. 负压封闭引流技术（vacuum sealing drainage，VSD） 是一种处理各种复杂创面和用于深部引流的全新方法，相对于现有各种外科引流技术而言 VSD 技术是一种革命性的进展。负压封闭引流技术（VSD）的原理是利用医用高分子泡沫材料作为负压引流管和创面间的中介，高负压经过引流管传递到医用泡沫材料，且均匀分布在医用泡沫材料的表面，由于泡沫材料的高度可塑性，负压可以到达被引流区的每一点，形成一个全方位的引流。较大块的、质地不太硬的块状引出物在高负压作用下被分割和塑形成颗粒状,经过泡沫材料的孔隙进入引流管,再被迅速吸入收集容器。而可能堵塞引流管的大块引出物则被泡沫材料阻挡,只能附着在泡沫材料表面,在去除或更换引流时与泡沫材料一起离开机体。通过封闭创面与外界隔绝,防止污染和交叉感染,并保证负压的持续存在。持续负压使创面渗出物立即被吸走,从而有效保持创面清洁并抑制细菌生长。由于高负压经过作为中介的柔软的泡沫材料均匀分布于被引流区的表面,可以有效地防止传统负压引流时可能发生的脏器被吸住或受压而致的缺血、坏死、穿孔等并发症。在这个高效引流系统中,被引流区的渗出物和坏死组织将及时地被清除,被引流区内可达到"零积聚",创面能够很快地获得清洁的环境。在有较大的腔隙存在时,腔隙也将因高负压的存在而加速缩小。对浅表创面,透性粘贴薄膜和泡沫材料组成复合型敷料,使局部环境更接近生理性的湿润状态。高负压同时也有利于局部微循环的改善和组织水肿的消退,并刺激肉芽组织生长。

八、体表肿瘤与肿块的处理

【目的】

(1)诊断作用:了解体表肿物性质。

(2)治疗作用:切除肿瘤以解决肿瘤引起的局部压迫或不适等情况,特殊部位手术如脸部等可满足患者对美容效果的要求。

【适应证】

全身各部位的体表肿物如皮脂腺囊肿、表皮样囊肿、皮样囊肿、腱鞘囊肿以及一些体表的良性肿瘤,如纤维瘤、脂肪瘤、血管瘤等。

【禁忌证】

(1)全身出血性疾病者。

(2)肿物合并周围皮肤感染情况者。

【操作前准备】

1. 患者准备

(1)测量生命体征(心率、血压、呼吸),评估全身状况,确定对手术的耐受性。

(2)向患者解释操作目的,操作过程,可能的风险。

(3)告知需要配合的事项(操作过程中保持体位,如有头晕、心悸、气促等不适及时报告)。

(4)签署知情同意书。

(5)术前清洗局部,剔去毛发,局部若涂有油质类药物时,可用松节油轻轻擦去,体位依肿物所在部位而定。

2. 材料准备

(1)治疗车:车上载有以下物品。

1)切开缝合包(包括治疗盘、治疗碗、洞巾、无菌巾、布巾钳、刀片、刀柄、小血管钳、组织钳、有齿镊、组织剪、3/0 号线、4/0 号线、中圆针、三角针、持针器、胶布、纱布、弯盘)。

2)消毒用品:碘伏或碘酒、酒精或碘尔康。

3)麻药:2%利多卡因 10ml 或 1%普鲁卡因 10ml。

(2)其他:注射器(5ml 或 10ml 1 个),无菌标本瓶 1 个,抢救车 1 个,无菌手套 2 副,90%乙醇或 5%甲醛溶液,生理盐水等。

3. 操作者准备

(1)掌握体表肿物切除操作相关知识,并发症的诊断与处理。

(2)了解患者病情、操作目的及术前辅助检查情况,确定无手术禁忌证。

(3)协助患者体位摆放,操作者戴帽子口罩,清点及准备器械。

【操作步骤】

1. 体位 根据患者体表肿物部位取病变最佳暴露及患者舒适体位。

2. 麻醉选择 利多卡因局部浸润、区域阻滞或神经阻滞麻醉。

3. 消毒铺单

（1）准备：术者刷手，戴好无菌手套，在两个消毒小杯内分别放入数个棉球，助手协助，分别倒入少量1%碘伏。

（2）消毒（以碘伏消毒为例）：戴无菌手套，使用1%碘伏消毒手术区域2遍，（手术区域周围30cm，由内向外）。

（3）铺巾：无菌孔巾中心对准操作区域。

4. 麻醉 沿表浅肿瘤周围皮下，用利多卡因作区域阻滞麻醉，皮肤切口线可加用皮内麻醉。

5. 切除肿瘤

（1）根据肿瘤大小不同而采用梭形或纵行切口（应平行皮纹方向，避开关节等部位）。

（2）切开皮肤后，用组织钳将一侧皮缘提起，用剪刀沿肿瘤或囊肿包膜外做钝性或锐性分离。

（3）依同法分离肿瘤或囊肿的另一侧及基部，直到肿瘤或囊肿完全摘除。若分离时不慎剥破囊肿，应先用纱布擦去其内容物，然后继续将囊肿完全摘除。如果是腱鞘囊肿，需将囊肿连同其茎部的病变组织以及周围部分正常的腱鞘彻底切除，以减少复发机会。

（4）缝合切口。除肿物较大、较深或合并炎症外，一般不放置引流。根据手术区血运情况，多于术后5~7天拆线。

6. 标本处理 记录位置、外形、大小、硬度、性质及与周围组织粘连情况、关系等，将标本置于福尔马林溶液中，送病理检查。

【并发症及处理】

1. 出血 出血少，可以加压包扎，出血多，需重新打开止血。

2. 感染 局部热敷，更换敷料，有时需要伤口引流及使用抗生素。

3. 复发 了解病变性质后，再次手术治疗。

【相关知识】

（1）若切除的肿物病检为恶性，需再次手术扩大切除范围，或行相关后期治疗。

（2）合并感染的体表肿物（如皮脂腺囊肿），术后易发生切口感染，可考虑术中引流如橡皮片引流。

（3）皮脂腺囊肿术中破裂，极易复发。

九、乳腺检查方法

正常儿童及男子乳房一般不明显，乳头位置大约位于锁骨中线第4肋间，患者采取坐位或仰卧位。

【视诊】

1. 对称性 一般情况下，两侧乳房基本对称，一侧乳房增大：见于先天畸形，囊肿形成，炎症或肿瘤；一侧乳房明显缩小：发育不全。

2. 表现情况 皮肤发红：提示局部炎症，或乳癌及浅表淋巴管引起的癌性淋巴管炎，前者伴有肿、热、痛，后者不伴有热痛；乳房水肿：毛管和毛囊开口明显可见，见于乳癌和炎症，局部皮肤外观呈"橘皮"或"猪皮"样。

3. 乳头 位置，大小，两侧是否对称，有无倒置或内翻。

乳头回缩：如自幼发生，为发育异常，如为近期发生，可能为乳癌。

乳头分泌物：提示乳腺导管病变，分泌物呈血性，见于导管内良性乳突状瘤或乳癌；乳头分泌物由清亮变为绿色或黄色：见于慢性囊性乳腺炎。

4. 皮肤回缩 可由于外伤或炎症，使局部脂肪坏死，成纤维细胞增生，造成受累区域乳房表层和深层之间悬韧带缩短之故。如无确切的乳房急性炎症病史，皮肤回缩常提示恶性肿瘤的存在。为了早期发现皮肤回缩现象，可嘱患者双手上举超过头部，或相互推压双手掌面，或双手推压两侧髋部等。

5. 腋窝和锁骨上窝 有无红肿，包块，溃疡，瘘管和瘢痕等。

【触诊】

1. 分界 乳房上界：第2或第3肋骨；下界：第6或第7肋骨；内界：胸骨缘 外界：止于腋前线。

2. 患者体位 坐位，先两臂下垂，然后双肩高举超过头部或双手叉腰再行检察；仰卧位时，可垫小枕抬高肩部。

3. 顺序 先健侧后患侧，检察左侧乳房时，由外上象限开始顺时针方向检查，最后触诊乳头，右侧乳房，则逆时针方向进行。

4. 内容 ①硬度和弹性：硬度增加，弹性消失，提示皮下组织被炎症或新生物所浸润，乳晕下有癌肿存在时，皮肤弹性消失。②乳腺肿瘤：恶性：无炎症表现，多为单发并与皮下组织粘连，局部皮肤"橘皮"样，乳头常回缩，晚期伴有腋窝淋巴结转移；良性：质较软，界限清楚，并有一定活动度，常见有乳腺囊性增生，乳腺纤维瘤等。

男性乳房增生异常：见于内分泌紊乱。

十、颈部肿物的检查法

（一）概述

颈部的炎症、肿瘤、畸形等均可表现为颈部肿块，临床上甚为多见，其中不少是恶性肿瘤，因此，掌握颈部肿块的诊断与鉴别有其重要的意义。

1. 颈部解剖分区 颈部以胸锁乳突肌前缘和斜方肌前缘为界，可分为颈前、颈侧和颈后三个区。颈前区为两侧胸锁乳突肌前缘的部分：以舌骨为界又分为颌下颏下区和颈前正中区。颈侧区为胸锁乳突肌前缘和斜方肌前缘的部分，其又分为胸锁乳突肌区和颈后三角区，颈后三角区又被肩胛舌骨肌分为肩胛舌骨肌斜方肌区和锁骨上窝。颈后区为两侧斜方肌前缘后方部分。

2. 颈部肿块分类 按病理性质，颈部肿块可分为：

（1）肿瘤：如原发性肿瘤（包括淋巴细胞肉瘤、网状细胞肉瘤、霍奇金病等）。转移性恶性肿瘤，原发灶多在口腔、鼻咽部、甲状腺、肺、纵隔、乳房、胃肠道和胰腺等处。颈后区的肿瘤亦有纤维瘤、脂肪瘤等良性肿块。

（2）炎症：急性、慢性淋巴结炎，淋巴结核，涎腺炎，软组织化脓感染等。

（3）先天性畸形：甲状腺舌管囊肿或瘘、胸腺咽管囊肿或瘘、囊状淋巴管瘤、颈下皮样囊肿等。

（二）病史和体检

询问病史可以了解肿块发生的诱因、肿块出现的时间和生长的快慢，从而可以大致推测肿块的性质。局部检查对诊断更有帮助，如视诊可以观察肿块所在的部位，能否随吞咽动作上下移动，是否随屏气而有增大。触诊能确定肿块的数目和大小、硬度及活动度，是单个肿块或是几个结节的融合，以及肿块是否有囊性感或搏动感等。听诊对颈部肿块的诊断有时也有帮助，如毒性甲状腺肿有时可听到肿块上有收缩期杂音或嗡鸣音，通常以左上极最为明显。颈部的动脉瘤或动静脉瘘也有连续的或与心跳相应的杂音。吞咽动作时如听到肿块有咕噜声，是咽膨出的特征。

观察肿块所在部位是诊断的第一步，也是关键的一步。因为颈部各区有其特殊的组织结构，而各种特殊病变亦各有其好发部位。例如，位于颈前中部或气管两侧的肿块，特别是能随吞咽动作上下移动者，大多为甲状腺舌管囊肿。位于胸锁乳突肌前（颈前三角区）的颈侧部肿块，囊性者可能为鳃裂囊肿或咽膨出，实性者可能是腮腺肿大（炎症或肿瘤）、慢性淋巴结炎或某种癌转移。而位于胸锁乳突肌后（颈后三角区）的肿块，上部枕三角中的可能为淋巴结核或淋巴肉瘤，下部锁骨上三角中的硬结可能为淋巴结的癌转移。其次应决定肿块为囊性或实性，因一般囊性肿多为良性，如正中部的舌下腺囊肿或甲状腺舌导管囊肿，颈侧部的甲状腺囊腺瘤、食管憩室、血管瘤或淋巴水瘤等。实性的肿块边缘清楚、硬度低者大多为良性瘤，边缘不整且硬度高者可能为恶性肿瘤。移动度较大者多为良性瘤或炎性淋巴结，不能推动者可能是炎性的或癌性的浸润性病变。肿块的增长速度对诊断有参考价值。外伤包括手术后迅速出现的肿块多是血肿，饮食后明显增大的肿块往往提示食管憩室，肿块增大迅速且有局部压痛和全身反应者多为急性炎症或出血，历时几个星期或几个月的缓慢增大肿块，可能为慢性炎症或恶性病变。

（三）各种辅助检查

某种特殊检查有助于颈部肿块的诊断。常用的 B 型超声能集声像于一体，同时也可在动态下观察其形态大小、界限、位置、内部结构以及与周围组织的关系。X线检查可确定肿块是囊性或实性、有无钙化。根据食管和气管的移位情况可以推测肿块的部位、大小、甚至性质。有些来源于肺癌或胃癌的颈部转移结节，通过X线检查也可能发现其原发病灶，有助于诊断。穿刺抽吸和活检对某些颈部肿块的诊断更有决定性价值，囊性者可抽取囊内容物检查其性质，或抽空后注入造影剂确定囊肿的部位和大小，实性肿块通过穿刺活检多可以明确其病变性质。对于各种血管瘤，通过穿刺造影也能明确诊断，而对于甲状腺或甲状旁腺的肿瘤，则需通过各种生化测定和（或）核素检查才能明确诊断。CT、磁共振对肿块性质的确定和原发灶的诊断亦有肯定的价值。

（四）颈部各区的肿块类别

前已述及，颈部的慢性肿块在病理上主要是各种腺体或淋巴结的急慢性炎症、各种良恶性肿瘤，以及各种先天性的发育畸形。但从诊断上看，因各种不同的病理性肿块大多有其特发的部位，而颈部各区因含有不同的组织结构，其肿块也各有特性。因而从肿块所在部位进行分析，可能是鉴别诊断中的首要依据。

§1. 颈前中部的肿块

颏下三角中的主要组织是舌下腺和淋巴结，故此区的囊性肿块者多为舌下腺囊肿，系舌下腺导管被阻塞后的继发病变。此种肿块不仅触之有囊性感，且透光试验呈阳性。颏下区内的实性结节多为淋巴结肿大，如舌、唇、口腔等处无特殊病变，则此种淋巴结可能为单纯的炎症表现，如上述部位有可疑的病变，则应将有关病灶做活组织检查，以决定其病变性质。

位于舌骨下、气管前或略偏侧面的肿物，大多与甲状腺有关。若患者做吞咽动作时肿块能随之上下移动，该肿块则在甲状腺之内，如甲状腺锥状体、峡部（或腺叶），或与甲状腺相连（如甲状腺舌导管囊肿），至少表示该肿物是紧贴在甲状腺上（如周围组织和淋巴结的浸润或转移）。甲状腺的弥漫性肿大主要为无毒性（缺碘性）或毒性（功能亢进）甲状腺肿，结节性肿大主要是甲状腺腺瘤或癌。甲状腺舌导管囊肿，是甲状腺舌导管在胚胎发育过程中未能完全消失的结果。此种囊肿有时有导管通到舌根的盲孔，故不仅仅有囊性感，且在牵拉舌根线或伸缩舌头时囊肿能随之有一定的移动度，在鉴别诊断上有一定意义。

§2. 甲状腺局部检查

1. 视诊 观察甲状腺的大小和对称性，检查时嘱咐被检查者做吞咽动作，可见甲状腺随吞咽动作而向上移动，如不易辨认时，再嘱咐被检查者两手放于枕后，头向后仰，再进行观察即较明显。

2. 触诊 站于受检者前面用拇指或站于受检者后面用示指从胸骨上切迹向上触摸，请受检者吞咽，判断甲状腺有无增大、结节或肿块。

有肿大者应确定肿大程度，甲状腺肿大可分三度：不能看出肿大但能触及者为Ⅰ度；能看到肿大又能触及，但在胸锁乳突肌以内者为Ⅱ度；超过胸锁乳突肌外缘者为Ⅲ度。

必须同时检查颈部淋巴结，注意区别颈部肿物是否来源于甲状腺。

3. 听诊 用钟形听诊器直接放在肿大的甲状腺上，听取有无血管杂音，甲亢时可听到低调的连续性静脉"嗡鸣"音，或收缩期动脉杂音。

4. 实验室检查

（1）甲状腺功能测定：如甲功六项与甲功八项等，可对甲亢、甲减做出诊断。

（2）甲状腺抗体测定：对甲状腺炎诊断。

5. 放射性核素检查 放射性核素有：^{131}I（碘-131）和^{99m}Tc（锝-99m）。根据甲状腺的吸收功能可将结节分热结节、温结节、凉结节、冷结节四类，可对甲状腺肿瘤性质进行分析。

6. 超声波检查 探测甲状腺肿块的形态、大小、数目及与颈动脉鞘的位置关系；确定肿块是囊性还是实性；明确颈部淋巴结的情况；以及作为穿刺检查的定位手段。

7. CT、磁共振成像（MRI）检查 CT及MRI检查可清楚显示甲状腺肿瘤的大小、形态及与气管、食管、血管甚至神经的位置关系，充分明确癌肿侵犯范围，为手术实施提供科学依据。

8. 细针穿刺细胞学检查 可对甲状腺做病理检查，方法简单，阳性率高。

§3. 颈前三角区的肿块

颌下三角区的组织主要是颌下腺、腮腺和淋巴结，故该区内的肿物累及淋巴结者，主要是颌下淋巴结的炎性肿大或口、舌及鼻咽等处的癌转移，后者不仅硬度高，且可查见原发病灶。颌下腺本身的病变以炎性肿大或导管囊性扩张较多见。而腮腺除单纯性或病毒性的炎性肿大外，多见于腮腺混合瘤或腮腺癌，前者可同时或相继累及两侧，后者一般是单侧病变。这些病变较为常见，诊断并不困难。

颈动脉旁区：位于胸锁乳突肌前，二腹肌之下。其内的组织结构较多，除淋巴结之外尚有来自气管、食管和血管的病变。这些病变一般也可区分为囊性和实性两类。囊性的可能为鳃裂囊肿、咽膨出或食管憩室，偶可为结核性脓肿。实性者可能为颈动脉体瘤、甲状旁腺瘤，但最多见的是甲状腺癌的转移淋巴结。

鳃裂囊肿好发于儿童或青少年颈部的一侧，其位置视该囊肿源自哪一个鳃裂而定。一般在囊肿的深部常有一条纤维窦道在颈内、外动脉之间上行，直连扁桃腺附近的咽壁上。此种鳃裂囊肿虽不多见，但因继发感染常形成脓肿或瘘管，故诊断并不困难，治疗时须将整个囊肿连同窦道一并切除。

咽膨出或食管憩室也较罕见。它们也是一种发育畸形，常表现为一个压缩性的肿物，位置多在胸锁乳突肌的上与中交界处，多见于左侧。咽膨出常伴有一定程度的吞咽困难，且在吞咽时可闻及肿物上有咕噜声，而食管憩室在饮食后常有明显增大。做气管镜检查或食道钡餐造影可明确诊断。

颈前三角区内肿物以实性者为多见，其中最常见的是源自甲状腺、口腔、鼻、咽、喉等处的癌转移。此外，淋巴瘤和一般性或结核性的淋巴结炎也不罕见。如果该肿块具有明显的搏动性，应考虑为颈动脉体瘤。该瘤位于颈内外动脉分叉之间，一般并无特殊症状，但瘤体较大者因压迫颈内动脉可致眩晕、恶心和呕吐。做颈动脉造影时如见颈内、外动脉间有肿物将血管向两侧推开，即可以肯定诊断。但须注意颈动脉瘤是属一种化学感受器瘤，受压时迷走神经刺激可致心搏骤停，故检查时切忌压迫过甚。

§4. 颈后三角区的肿物

位于胸锁乳突肌后面的颈后三角区，一般以肩胛舌骨肌为界，也可以分为枕三角和锁骨上区两部分。通常枕三角中的肿块较少，偶尔可有结核性淋巴结肿大和恶性淋巴瘤，甚至畸胎瘤。这些肿物均须先整块切除，做活组织检查后才能确定诊断。

锁骨上区内出现肿物的机会相对较多。在婴幼儿或者青少年，如肿物有囊性感且透光试验阳性者多为淋巴管瘤，是淋巴管组成的良性瘤，常有完整包膜，应予整块切除。成年人锁骨上区内的实性结节除一般的淋巴结炎外，质地较硬者多为某种恶性肿瘤的转移性淋巴结肿，在左侧者多为胃癌转移，右侧者为肺癌转移。但也可能是其他癌瘤的转移，均应摘除后做组织切片，根据其组织学诊断推测其原发癌灶的可能部位。然而有些淋巴结的活检虽为癌转移，但从组织结构上很难确定其原发灶，且在临床上也没有原发癌的症状，因而在治疗上颇为困难。

一般说来，颈部肿块除甲状腺以外，80%是肿瘤性的，其中的 80%是恶性肿瘤，恶性肿瘤中80%为淋巴结的癌转移。其原发灶 80%来自颈部，20%来自锁骨下。此外，根据淋巴引流的解剖规律，颈上部包括颌下和颏下淋巴结有癌转移时，其原发灶大多在鼻咽、口腔、舌、唇和齿龈等处，颈中部淋巴结的癌转移原发灶多在舌根、口腔和甲状腺等处，而颈下部淋巴结的癌转移，其原发灶多在甲状腺、咽、喉或扁桃腺等处。根据以上规律可有助于寻找原发灶。

十一、普外科模拟竞赛试题

（一）单项选择题

2.1-1. 有齿镊在手术中主要用于夹（　　　）

A. 软组织　　　　B. 脂肪　　　　C. 神经　　　　D. 皮肤　　　　E. 血管

2.1-2. 外科应用抗菌药物时，正确的是（　　　）

A. 抗菌药物的剂量一般按年龄计算　　　　B. 应用抗菌药物后，可以减免一些外科处理

C. 所有的外科感染均需应用抗菌药物　　　　D. 外科感染时，一般情况下首选广谱抗生素并联合用药

E. 手术的预防性用药应在术前 1 小时或麻醉开始时静脉滴注，一般均在术后 24 小时内停药

2.1-3. 特异性感染是指（　　　）

A. 金黄色葡萄球菌感染　　　　B. 变形杆菌感染　　　　C. 绿脓杆菌感染

D. 链球菌感染　　　　E. 破伤风杆菌感染

2.1-4. 对污染较重的伤口清创后暂不予缝合，观察 2～3 天后如无明显感染，再行缝合，这种缝合称（　　　）

A. 一期缝合　　　　B. 二期缝合　　　　C. 延期缝合　　　　D. 减张缝合　　　　E. 以上都不是

2.1-5. 下列哪项不是深静脉插管引起感染的原因（　　　）

A. 插管时无菌操作不严格　　　　B. 经常往导管系统加入药物

C. 营养液配制后低温环境保存超过 24 小时才使用　　　　D. 插管后局部伤口处理不妥

E. 营养液配制过程在普通治疗室进行

2.1-6. 手术后早期离床活动的目的，下列哪项是不正确的（　　　）

A. 预防肺部并发症　　　　B. 预防下肢静脉血栓形成　　　　C. 减少腹胀和尿潴留

D. 减少感染扩散　　　　E. 促进切口愈合

2.1-7. 深部脓肿切开排脓的主要指征是（　　　）

A. 寒战高热　　　　B. 白细胞升高伴核左移　　　　C. 局部压痛明显

D. 穿刺有脓　　　　E. 局部功能障碍

2.1-8. 穿无菌手术衣和戴手套的方法为（　　　）

A. 使用干手套应先穿手术衣、后戴手套　　　　B. 使用湿手套应先穿手术衣、后戴手套

C. 使用湿手套应先穿手术衣、后戴手套　　　　D. 使用干手套应先戴手套、后穿手术衣

E. 连台手术可不管其顺序

2.1-9. 穿手术衣和戴无菌手套后，必须保持的无菌地带除双上肢外，还需包括（　　　）

A. 整个胸、腹、背部　　　　B. 整个颈、胸、腹、背、肩部　　　　C. 腰部以上的前胸和后背

D. 腰部以上的前胸和侧胸　　　　E. 腰部以上的前胸和肩部

2.1-10. 手术中如手套破损或接触到有菌区时应（　　　）

A. 重新洗手　　　　B. 以碘酒、酒精消毒　　　　C. 终止手术

D. 另换无菌手套   E. 再加戴一双手套

2.1-11. 手术台上器械坠落，正确的是（   ）

A. 拾起再用   B. 冲洗后再用   C. 不能使用   D. 可不用计数   E. 可拿出手术间

2.1-12. 切开空腔脏器前，要先用纱布保护周围组织，是为了（   ）

A. 避免损伤空腔脏器   B. 防止或减少污染   C. 防止水分蒸发过多

D. 防止术后胃扩张   E. 防止术后腹胀

2.1-13. 感染伤口处理原则为（   ）

A. 引流换药   B. 清创后延期缝合   C. 清创后 I 期缝合

D. 全层减张缝合   E. 单清创不缝合

2.1-14. 关节切开引流术选择切口的原则错误的是（   ）

A. 易于得到充分引流   B.便于早期活动   C. 避开主要的血管神经

D. 皮肤下组织的切口必须与肢体纵轴方向一致   E. 关节囊的切口要与皮肤切口相交叉

2.1-15. 下列哪种属于不正确的持刀法（   ）

A. 执弓法   B. 抓持法   C. 执笔法   D. 反挑法   E. 握拳法

2.1-16. 阑尾切除术引起术后阑尾系膜牵拉综合征其表现为（   ）

A. 头痛、头昏、呕吐   B. 腹痛、食欲不振   C. 心窝部疼痛、恶心呕吐、食欲不振

D. 弥漫性腹痛、恶心呕吐、腹泻   E. 恶心呕吐、食欲不振、睡眠欠佳

2.1-17. 阑尾切除术包埋阑尾残端在盲肠壁上做浆肌层荷包缝合时应距阑尾根部中心点（   ）

A. 0.5cm   B. 0.6cm   C. 0.8cm   D. 1cm   E. 1.5cm

2.1-18. 关于外科感染何者不正确（   ）

A. 早期以红肿热痛为主要表现   B. 尽早切开排脓   C. 多数有白细胞计数增高

D. 感染越重局部症状愈明显   E. 治疗不当局部表现可发展成全身感染

2.1-19. 伤口愈合所必备的成分是（   ）

A. 维生素 D   B. 碳水化合物   C. B 族维生素   D. 维生素 C   E. 脂肪

2.1-20. 丝线打结剪线后，留下线头长度一般为（   ）

A. 1～2mm   B. 3～4mm   C. 4～5mm   D. 5～6mm   E. 6mm 以上

（二）多项选择题

2.1-21. 消毒皮肤的操作中，正确的是（   ）

A. 消毒感染伤口或肛门，应由四周向手术区中心涂擦   B. 已接触污染部位的纱布，不能返擦清洁处

C. 有延长切口可能时，消毒范围应适当扩大   D. 消毒范围为切口周围 10cm 区域

E. 通常由手术区中心部向四周涂擦

2.1-22. 下述无菌操作规则，正确的是（   ）

A. 手术者的上肢前臂一旦触及有菌物后，应更换手套   B. 手套有破口时，应即更换

C. 无菌手术单湿透时，应加盖干无菌单   D. 不能越过头部或术者背后传递无菌器械物品

E. 坠落在手术台边以下的器械物品，可捡回再用

2.1-23. 下列有关外科感染问题，哪些是正确的（   ）

A. 疖是毛囊与临近的皮脂腺化脓性感染   B. 痈是多数散在，不相关联的疖病

C. 丹毒是皮内网状淋巴管的炎性病变   D. 急性蜂窝织炎是皮下结缔组织的感染

E. 脓肿是急性感染后局限性脓液积聚

2.1-24. 关于清创术，下列哪几项是正确的（   ）

A. 清创术最好在伤后 6～8 小时内施行

B. 污染较轻的伤口，伤后 12 小时一般仍可一期缝合

C. 超过 12 小时的伤口，清创后一般不予缝合

D. 面颈部、关节附近、神经血管暴露的伤口，即使超过 24 小时，仍应缝合

E. 战地伤口早期，可作一期缝合

（三）病例分析题

2.1-25. 男性，26 岁，腹痛、腹泻、发热 10 小时。患者于 10 小时前，出现下腹部不适，呈阵发性并伴有恶心，呕吐，呕吐物为胃内容物，自服黄连素和吗叮啉，未见好转，腹痛由胃部移至右下腹部并出现发热（自测体温 38.5℃）及腹泻数次，为稀便，无脓血便，来我院急诊，查便常规阴性，查血常规 WBC18×10⁹/L，急收入院。既往体健，无肝肾病史，无结核及疫水接触史，无药物过敏史。查体：T 38.7℃，P 120 次/分，BP 110/70mmHg。发育营养正常，全身皮肤无黄染，无出血点及皮疹，浅表淋巴结不大，眼睑无水肿，结膜无苍白，巩膜无黄染，颈软，甲状腺不大，心界大小正常，心率 120 次/分，律齐，未闻及杂音。双肺呼吸音清，未闻干湿啰音，腹平，肝脾未及，无包块。全腹压痛以右下腹麦氏点周围为著，无明显肌紧张及反跳痛，肠鸣音亢进：10～15 次/分。辅助检查：Hb 162g/L，WBC 25×10⁹/L，中性分叶 85%，杆状 9%，尿常规（－）。粪便常规：稀水样便，WBC 3～5/高倍，RBC 0～2/高倍，肝功能正常。

（1）诊断及诊断依据？

（2）鉴别诊断 ？

（3）进一步检查？

（4）治疗原则？

2.1-26. 女性，39 岁，烦躁不安、畏热、消瘦 2 月余。患者于 2 月前因工作紧张，烦躁性急，常因小事与人争吵，难以自控。着衣不多，仍感燥热多汗，在外就诊服用安神药物，收效不十分明显。发病以来饭量有所增加，体重却较前下降。睡眠不好，常需服用安眠药。成形大便每日增为 2 次，小便无改变，近 2 个月来月经较前量少。既往体健，无结核或肝炎病史，家族中无精神病或高血压患者。查体：T37.2℃，P92 次/分，R20 次/分，Bp 130/70mmHg。发育营养可，神情稍激动，眼球略突出，眼裂增宽，瞬目减少。两叶甲状腺可及、轻度肿大、均匀，未扪及结节，无震颤和杂音，浅表淋巴结不大，心肺（－），腹软，肝脾未及。

（1）诊断及诊断依据？

（2）鉴别诊断？

（3）进一步检查？

（4）手术治疗术式？

【答案】

（一）单项选择题

2.1-1. D；2.1-2. E；2.1-3. C；2.1-4. C；2.1-5. C；2.1-6. D；2.1-7. D；2.1-8. A；2.1-9. D；2.1-10. D；2.1-11. C；2.1-12. B；2.1-13. A；2.1-14. E；2.1-15. E；2.1-16. C；2.1-17. D；2.1-18. B；2.1-19. D；2.1-20. A

（二）多项选择题

2.1-21. ABCE；2.1-22. BCDE；2.1-23. ACDE；2.1-24. ABCD

（三）病例分析题

2.1-25.（1）诊断及诊断依据

诊断：急性阑尾炎（化脓性）。

诊断依据：①转移性右下腹痛。②右下腹固定压痛。③发热，白细胞增高。

（2）鉴别诊断：①急性胃肠炎、菌痢。②尿路结石感染。

（3）进一步检查：①腹部 B 超。②复查粪便常规，血常规。

（4）治疗原则：①阑尾切除术。②抗感染治疗。

2.1-26.（1）诊断及诊断依据

诊断：甲状腺功能亢进症（原发性）。

诊断依据：①有怕热多汗，性情急躁；②食欲增加，体重下降；③状腺肿大，突眼；④脉率加快，脉压增大。

（2）鉴别诊断：①单纯性甲状腺肿；②神经官能症；③结核，恶性肿瘤。

（3）进一步检查：①颈部 B 超，同位素扫描；② T3、T4、TSH 测定；③碘-131 摄取率。

（4）治疗原则：甲状腺次全切除术。

十二、外科基本技能操作考核评分标准

考核标准由 7 个卡（表）分别表述见表 2-1～表 2-7。表 2-1 外科基本技能操作考核评分标准（拆线）；表 2-2 外科基本技能操作考核评分卡（换药）；表 2-3 无菌技术与基本手术操作；表 2-4 体表肿物切除评分卡；表 2-5 清创术评分卡；表 2-6 颈部体格检查考试考核评分卡；表 2-7 乳腺检查评分卡。

表 2-1 外科基本技能操作考核评分标准（拆线）

总分：100 分

评分标准	满分	扣分	得分	评分标准	满分	扣分	得分
一、准备	（20）			五、提问（四个问题，每题五分）	（20）		
1. 洗手	2			1. 问题 1	5		
2. 伤口情况了解	2			2. 问题 2	5		
3. 器材及敷料准备	4			3. 问题 3	5		
4. 持物钳的使用	4			4. 问题 4	5		
5. 器材及敷料放置	4			考核评语			
6. 拆线包在病床前的放置	2						
7. 伤口显露，敷料取除	2						
二、具体操作	（50）						
1. 内层敷料取除	5						
2. 伤口情况检查	5						
3. 消毒液的选择与使用	5						
4. 两把镊子的使用	5						
5. 缝线头端的牵引方向	5						
6. 剪线方法（单纯缝合、褥式缝合）	10						
7. 抽线方法	5						
8. 皮肤对和不良，局部血肿或积液，缝线反应及感染等情况的处理（如无此类情况，可提相关问题）	5			总分（得分合计）：			
9. 伤口覆盖、固定包扎	5						
三、拆线后敷料及器械的处理	（5）						
四、洗手、拆线经过描述、记录	（5）			主考教师（签名） 年 月 日			

表 2-2 外科基本技能操作考核评分卡（换药）

总分：100 分

评分标准	满分	扣分	得分	评分标准	满分	扣分	得分
一、准备	（16）			8. 外层伤口敷料（无菌、污染、感染伤口）移除	2		
1. 洗手	2			二、消毒	（14）		
2. 伤口情况了解	2			1. 换药器械的正确使用	4		
3. 敷料及器材准备（换药包）	2			2. 两把换药镊的功能	4		
4. 持物钳的使用	2			3. 消毒液的选择	2		
5. 换药器材及敷料放置	2			4. 消毒顺序及范围（部位、无菌伤口、污染伤口、化脓伤口有何不同）	4		
6. 换药器具在病床前的放置	2			三、更换敷料	（30）		
7. 伤口显露	2			1. 内层敷料的取除	5		

续表

2. 伤口检查、清洗、引流物等的处理	10		考核评语		
3. 敷料、引流物的适当选择	10				
4. 外层敷料覆盖、粘贴、固定、包扎	5				
四、污染、化脓敷料、器械的处理方法	（10）				
1. 各种敷料的处理	5				
2. 各类器械的处理	5				
五、洗手，伤口情况的描述、记录	（10）				
六、提问（四个问题，每题5分）	（20）		总分（得分合计）：		
1. 问题1	5				
2. 问题2	5				
3. 问题3	5		主考教师（签名）		
4. 问题4	5		年 月 日		

表2-3 无菌技术与基本手术操作

总分：100分

第一部分 无菌技术操作（共30分） 此项操作前，应检查手指甲是否剪好，着装是否符合要求，否则不可进入此项操作				评分标准	满分	扣分	得分
评分标准	满分	扣分	得分	四、消毒及铺巾	（12）		
一、刷手	（10）			1. 消毒钳持拿	2		
1. 刷手的顺序及范围	2			2. 消毒顺序和范围	2		
2. 刷手的重点部位	2			3. 脱碘	2		
3. 冲洗时顺序及手臂的保护	2			4. 铺巾顺序	2		
4. 用毛巾擦手臂时的无菌操作	2			5. 手术巾铺后有无移动	2		
5. 刷手后是否接触了有菌物品，接触后的处理	1			6. 消毒与铺巾过程中无菌观念	2		
6. 刷手时间	1			第二部分 外科基本手术操作（共50分）			
二、穿衣	（4）			一、切开	（10）		
1. 提衣动作	1			1. 切开操作（皮肤应绷紧，刀应垂直于组织，按层切开）	4		
2. 递送腰带	1			2. 持刀姿势	3		
3. 手是否接触有菌区	1			3. 切开的深浅、大小	3		
4. 穿衣时手举高度	1			二、止血（钳夹止血）	（8）		
三、戴手套	（4）			1. 持钳方法	2		
1. 提取手套	1			2. 目标准确与否	2		
2. 戴手套时无菌观念	1			3. 钳夹组织	2		
3. 手套腕部外翻部位	1			4. 止血打结时，松钳时间的掌握	2		
4. 手套口套扎手术衣袖口	1			三、打结	（12）		

续表

评分标准	满分	扣分	得分		
1. 打结时绕线	4			考	
2. 打结时拉线方向（打成滑结或顺结）	4				
3. 打第二结时，第一结是否松开，结扎是否牢靠	4				
四、剪线	（10）			核	
1. 持剪方式	3				
2. 剪线方法	4			评	
3. 留线长度	3				
五、缝合	10				
1. 器材（针、镊、线）选择	2			语	
2. 持针器械	2				
3. 进出针	2				
4. 缝合方法	2				
5. 结扎	2				
第三部分 提问（共20分，提问四个问题，每题5分）	（20）			总分（得分合计）：	
1. 问题1	5				
2. 问题2	5				
3. 问题3	5			主考教师（签名）	
4. 问题4	5			年　月　日	

表 2-4　体表肿物切除评分卡

	评分标准	满分	扣分	扣分原因
切开操作	切口消毒，切口长度10cm，深度0.5cm或者（体表肿物麻醉）	5		
	持刀（持剪）手法正确	10		
	切开手法正确（90°；45°）	5		
	手术刀与组织角度正确	5		
	一次性切开皮肤或皮下组织	10		
	切口边缘光滑，无参差不齐	5		
	保护皮肤	5		
间断缝合操作	进针方向	5		
	缝合动作	10		
	拔针方向	5		
	持针钳握持	5		
	手术镊握持	5		
	打结、剪线	10		
	基本站姿正确	5		
提问		10		

表 2-5　清创术评分卡

项目	操作要求	标准分	扣分及原因	实得分
准备	器械准备：消毒钳、持针器、镊子（有齿及无齿镊）、缝合线、剪刀、引流条或橡皮膜、外用生理盐水、纱布、棉垫、绷带、胶布、75%乙醇、双氧水、碘伏等（每漏一项扣 0.5 分）	10		
操作程序与步骤	术者洗手（规范六步洗手法 6 分）、戴口罩（2 分）、戴帽子（2 分）	10		
	1. 清洗去污 ①用无菌纱布覆盖伤口（3 分）；②剪去毛发，除去伤口周围的污垢油腻（用肥皂水、松节油）（3 分）；③用外用生理盐水清洗创口周围皮肤；用生理盐水、双氧水反复冲洗伤口，用无菌纱布覆盖伤口（6 分） 2. 伤口的处理 ①常规麻醉后，消毒伤口周围的皮肤，取掉覆盖伤口的纱布，铺无菌巾，换手套，穿无菌手术衣（12 分）；②检查伤口，清除血凝块和异物（3 分）；③切除失去活力的组织（3 分）；④必要时可扩大伤口，以便处理深部创伤组织（3 分）；⑤伤口内彻底止血（3 分）；⑥最后再次用无菌生理盐水和双氧水反复冲洗伤口（3 分） 3. 缝合伤口 ①更换手术单、器械和手术者手套（5 分）；②按组织层次缝合创缘（3 分）；③污染严重或留有无效腔时应置引流物或延期缝合皮肤（3 分）	50		
	伤口覆盖无菌纱布或棉垫，以胶布固定	3		
	更换下来的敷料集中放于弯盘内，倒入污桶	2		
	术后用物处理（医疗废物处理）	10		
戴无菌手套	（1）开包正确（3 分）；防止包内侧清洁面的污染 （2）取手套正确（3 分）；从手套包内取出手套，捏住手套反折处 （3）第一只手套戴法正确（3 分）；右手对准手套五指插入戴好，并将右手四个手指插入另一手套反折处 （4）第二只手套戴法正确（3 分）；左手顺势戴好手套，两手分别把反折部翻至手术衣袖口上 （5）戴好手套后双手位置姿势正确（3 分）。双手、前臂置手胸前向上，不能接触胸腹部	15		

表 2-6　颈部体格检查考试考核评分卡

检查项目	检查内容		检查要点	考核方法	分值	扣分标准	得分
颈部体格检查	颈部分区		颈前三角：胸锁乳突肌内缘，下颌骨下缘与前中线之间的区域。颈后三角：胸锁乳突肌后缘，锁骨上缘与前方肌前缘之间的区域	口述	10	漏一项或一项口述不清扣 5 分	
	颈部皮肤		注意有无蜘蛛痣、疔疖、疤痕、瘘管、神经性皮炎、银屑病	口述	5	漏一项或一项口述不清扣 2 分	
	颈部血管	颈静脉	正常坐立位不显露，平卧稍充盈，限于锁骨上缘至下颌角距离的下 2/3 以内。检查：取 30°~40°半卧位，充盈度超过 2/3 为怒张，颈静脉也可见搏动，但触动无搏动感	口述	10	漏一项或一项口述不清扣 5 分	
		颈动脉搏动	安静时可触及搏动但不易看到，如出现搏动见于主动脉关闭不全，甲亢，高血压	口述	5	漏一项或一项口述不清扣 2 分	
		血管杂音	患者处端坐位，听诊颈部。锁骨上区，无血管杂音，应注意杂音出现的部位，强度，性质及搏动方向，动脉狭窄，粥样硬化时常可听到杂音	边口述边操作	10	漏一项或操作不规范扣 5 分，口述不清酌情扣分	

检查项目	检查内容		检查要点	考核方法	分值	扣分标准	得分
颈部体格检查	气管		病人取舒适坐或卧位，颈部处自然和直立状态，医师将食指与无名指分别置于两侧胸锁关节上，然后将中指置于气管之上，观察中指是否在二指之间如距离不等则为气管偏移。也可将中指置于气管两侧胸锁乳突肌间隙，根据间隙宽窄判断气管有无偏移	边口述边操作	10	漏一项或操作不规范扣5分，口述不清酌情扣分	
甲状腺检查	望诊		患者端坐，医师观察甲状腺大小，是否对称，并嘱患者做吞咽动作，甲状腺随吞咽上下移动。判断有无肿大，不易辨认时，嘱患者头后仰，双手放于枕后。观察更为清楚	口述	5	漏一项或一项口述不清扣2分	
	触诊	前触诊	检查者站于受检者前面，用拇指指腹从胸骨上窝沿气管正中向上角摸，并令其作吞咽动作，感觉手下软组织有无增厚，了解甲状腺峡部有无肿大	边口述边操作	10	漏一项或操作不规范扣5分，口述不清酌情扣分	
			检查者一手拇指将气管推向对侧，另一手食、中指置于对侧胸锁乳突肌后缘向前推动拇指触及该侧叶甲状腺，并令受检者作吞咽动作，用同样方法检查对侧甲腺	边口述边操作	10	漏一项或操作不规范扣5分，口述不清酌情扣分	
		单手触诊	甲状腺侧叶也可单手触诊，方法是：食指和中指向对侧推气管，拇指触诊甲状腺，换手触诊对侧甲状腺，检查者右手检查患者右侧甲状腺，左手查左侧甲状腺	边口述边操作	10	漏一项或操作不规范扣5分，口述不清酌情扣分	
		后面触诊	受检者取坐位。检查者站其后面，一手食、中指将气管推向对侧，另一手拇指向前下方推动胸锁乳突肌，食、中指触及甲状腺侧叶，应同时令受检者作吞咽动作。用同样方法检查对侧甲状腺	边口述边操作	10	漏一项或操作不规范扣5分，口述不清酌情扣分	
	听诊		将听诊器分别置于甲状腺左右侧叶，听诊有无血管杂音	边口述边操作	5	操作不规范或口述不清扣2分	

表2-7 乳腺检查评分卡

项目	分值	内容及评分标准	满分	得分
操作前准备	30	检查前洗手（5分）；检查后洗手（5分）	10	
		检查前告知患者暴露乳房，取得病人的谅解	10	
		检查前打开勺子灯	10	
操作过程	50	有视诊过程[选手在暴露模拟人乳腺后直接进入触诊不建议给分]	10	
		触诊手法 用并拢的四指指腹检查（5分）；不抓捏组织（5分）	10	
		触诊顺序 左侧：外上→外下→内下→内上（10分） 右侧：外上→外下→内下→内上（10分）	20	
		检查乳头及乳晕区 检查完每一侧乳房后轻挤乳头，判断有无溢液	10	
总体评价	20	触诊过程中是否询问患者有何不适	10	
		查体结束后模拟人衣物还原（5分）；关上勺子灯（5分）	10	
监考教师：			100	

第二节　骨外科基本操作

一、运动系统的理学检查

运动系统的检查包括理学检查；图像诊断学检查[包括①图片。断层、立体造影等X射线检查；②计算机断层扫描X线摄片（以下简称CT）检查、磁共振；③同位素扫描；④超声波检查；⑤肌电图检查等]；关节镜等内窥镜检查；实验室检查以及病理学检查等。但最基本、最重要的是理学检查，而其他检查都是辅助检查，用以证实或否定理学检查的结果，以明确诊断、病变及其进展。由于运动系统包括四肢与躯干的骨、关节、肌肉、肌腱、韧带、筋膜、神经、血管以及皮肤与皮下组织，各具许多理学检查特点。下面介绍理学检查的基本方法和一般内容。

（一）运动系统理学检查的基本检查方法

【检查原则】

1. 检查次序　为视诊、触诊、叩诊、听诊、动诊和量诊和其他特殊理学检查。在检查过程中，操作者应遵循一定的检查原则，例如：在四肢检查过程中应进行左右对比检查，先检查健侧，再检查患侧，以及全身和其他部位，骨与关节的病伤大多为局部疾病，但也可为整个疾病的局部表现，或为局部疾病的全身反应。在动诊检查中应先嘱患者进行主动运动检查，后对患者进行被动运动检查；在具体检查过程中，应根据患者的个体情况综合分析灵活选择相应的检查方法，并注意检查的条理。

2. 暴露要广，两侧要对比　仅仅暴露病部或伤部，等于坐井观天，不观全貌。检查室要温暖，光线要充足。下肢脱去长裤，上肢脱去袖管，腰背部脱去上衣，检查女病人时要有女护士在旁。四肢两侧对称，不可错失对比良机。

3. 先由病人"检查"，后有医师检查　很多慢性病人可以自己指出疼痛的准确部位，或做反常活动。必须因势利导，嘱病人用一根手指指出痛点的准确部位，或光脚裸体作出反常动作。这样，常可事半功倍，很快获得正确诊断。

4. 辨证论证，综合分析　结合解剖生理，思考发病组织：结合病史、体征和理化等各项资料思考病理和诊断。疾病和损伤都有其发生、发展过程。通译疾患在不同阶段，其表现和意义也各不同。不论何时，都要结合病理思考诊断。

【检查方法】

1. 视诊　观察：健康情况；病部肿胀与肿块，皮肤光泽与皮下静脉，创面、窦道与瘢痕；患肢的姿势、畸形、步态与活动等。包括整体视诊和局部视诊。

（1）整体视诊：躯干和四肢的姿势、轴线及步态有无异常，左右肢体的对称性，肢体的长度、粗细是否有明显异常。

（2）局部视诊：皮肤有无红肿、色素沉着、瘢痕、窦道等，局部软组织有无肿胀、淤血，局部有无肿块，肌肉是否萎缩，伤口的形状、大小与深度，有无异物及活动性出血等。

2. 触诊　包括骨、关节、肌肉、肌腱、韧带等触诊，以及压痛部位和肿块及其他检查。疼痛是运动系统疾患的主诉，而压痛是重要体征，包括部位、深度、范围、程度和性质。压痛所在，常是疾病所在，因此压痛点的正确定位对诊断极为重要。压痛范围可小如针尖（肱骨外上髁炎），大致累及整个关节（化性关节炎）；其部位可浅可深，按照疾病部位而定。必要时，取卧位，使肌肉放松后做深部位触诊。

对肿块，要从触诊查出它的：①大小；②硬度与波动；③表面光滑度；④活动度；⑤深度；⑥与骨关节的关系；⑦皮肤温度；⑧全身和有关淋巴结的肿块等。

四肢的骨与关节，除髋关节、股骨上部和桡骨上部外，都可触及，对四肢疾病和损伤都不可忽略骨骼的触诊，如棘突触诊检查有无脊柱侧弯；局部皮肤的温度和湿度；有无异常活动及骨擦感。

3. 叩诊　主要检查有无叩击痛，包括直接叩击痛和间接叩击痛（又称轴向叩击痛或传导痛）。

（1）直接叩击痛：疑有骨、关节急性损伤或炎性疾病时，可在相应部位出现直接叩击痛。

（2）间接叩击痛：疑有骨、关节伤病时，用拳头或叩诊锤沿肢体长轴叩诊肢体远端，可在相应部位出现疼痛即为阳性，提示骨、关节急性损伤或炎性疾病等。

4. 听诊　主要检查有无关节弹响及摩擦音，应注意关节弹响若不伴有其他临床症状，多无临床意义。摩擦音是骨折的特征性表现之一，但检查时应注意手法轻柔，勿因检查而加重患者损伤。

5. 动诊　包括肌肉收缩和关节活动等检查，须与健侧对比，超过或不及者都不正常。肌肉收缩检查包括静态和动态两种。静态检查时，关节不动，而可摸到和看到肌肉的收缩。动态检查时，肌肉收缩作用于关节，使其活动，从关节的抗伸、抗屈力以及步态等去检查肌肉收缩的情况。

关节活动检查包括主动活动和被动活动。关节活动障碍的原因有：①骨与关节的疾患；②肌腱、韧带等疾病；③神经疾病；④皮肤瘢痕挛缩等。

关节主动活动和被动活动障碍的关系如下：①被动活动正常，主动活动不能者——神经麻痹，或肌腱断裂；②主动和被动活动者均不能者——关节强直，僵硬，肌肉挛缩，皮肤瘢痕挛缩等。

动诊须与健侧对比，须与望、触、量诊配合，有时须与听诊配合（如膝关节半月软骨撕裂症中的回旋挤压试验）。

（1）主动活动：注意肢体的肌力和关节活动范围，有条件者可选用相应的角度测量工具进行关节活动角度的测量。

（2）被动活动：和主动运动的关节活动范围进行比较，此外许多骨科特殊检查也属于被动活动检查。

（3）异常活动：观察有无关节强直、关节活动范围超常、假关节活动等。

6. 量诊　使用简单工具测量肢体的长度与周径、关节活动范围、肌力、感觉障碍区等。

（1）长度测量法：目的在于测量骨的缩短或增长的程度。原则与方法：须将两侧肢体置于对称位置，然后利用骨性标志，测量两侧肢体长度，并予比较。例如，测量下肢长度时须先将骨盆置于与躯体垂直的位置，然后调整两下肢，使其在伸屈收展各方向都对称，再进行测量。

可用测量的骨标志，上肢有肩峰端，肱骨外上髁和桡骨茎突；下肢有髂前上棘，股内收肌结节和胫骨内髁。以上各骨标志仍是小的骨面，上须选定一点作为测量的起止点。有布尺或钢卷尺测量，记录其长度。如果方法严格，误差仅在 0.5cm 以内。具体测量方法如下。

1）上肢长度：肩峰至桡骨茎突或中指指尖。

2）上臂长度：肩峰至肱骨外髁。

3）前臂长度：尺骨鹰嘴至尺骨茎突或桡骨小头至桡骨茎突。

4）下肢长度：髂前上棘至内踝尖或脐至内踝尖（间接长度），股骨大转子至外踝尖（直接长度）。

5）大腿长度：股骨大转子顶点到外侧膝关节缝。

6）小腿长度：内侧膝关节缝至内踝尖或腓骨小头至桡骨茎突。

（2）肢体周径测量法：目的在于测定患肢肌肉有无萎缩或肥大。以大腿为例，先嘱病人放松股四头肌。从髌骨上缘起向大腿中段量一任意距离，然后用布尺测量此一点的周径。用同法测量健侧的同一平面的周径，记录二者之差。

（3）关节活动范围测量法：可用量角器测量。以关节的中立位为0°，以此为起点，测量其伸、屈、展、收等角度。对肩与髋，须将肩胛骨或骨盆固定后才能测得准确结果。对手指，由于关节很多，难以一一采用总测法。

记录方法：对膝、肘等关节可记录如下：0°（伸）⇔30°（屈）。0 度和 30° 为假设数字，代表伸、屈的角度，⇔代表活动方向。在记录内收、外展、旋转等角度时，也须用括弧注明，例如 25°（收）⇔30°（展）。对脊柱的活动可记录如下：上、下数字代表屈、伸，两旁数字代表左、右侧偏屈。

（4）肌力测量法：目的是测定肌肉瘫痪程度。方法：嘱病人主动收缩指定的肌肉或组织，而放松其对抗肌，测其对抗引力和不同阻力的能力。肌力共分 6 级：0 级——肌肉完全无收缩；1 级——肌肉稍有收缩，但无关节活动；2 级——肌肉收缩可使关节活动，但不能对抗引力；3 级——可对抗引力，但不能对抗阻力；4 级——可对抗引力和轻微阻力；5 级——有对抗阻力的肌肉收缩。0 级为完全瘫痪，5 级为正常。

感觉消失区测定法：病人静卧床上，闭眼不看检查。用棉花轻触病部皮肤，试测触觉，从感觉消失区向感觉正常区进行，用断续直线（—— —— ——）标记触觉消失的边界。用注射针头或大头针轻刺皮肤，试测痛觉，用锐角（^^^）标记痛觉消失的边界。用两支试管，分别盛有热水和冷水，轮流在皮肤上试测温度觉，用断续波形线（～ ～ ～ ～）标记温度觉消失的边界。必要时，试测深感觉和位置感，用文字记录。

（5）腱反射检查：嘱病人放松检查的肌肉后才进行检查。如病人情绪紧张，肌肉不放松，分散病人注意力后再检查。

（6）自主神经检查：检查结果不受病人的主观意志所影响，较为客观。交感神经功能障碍的表现：①支配区内的皮肤干燥无汗，或多汗冷湿；②立毛反射消失；③血管运动和营养障碍，以下肢最为明显。皮肤、皮下组织和肌肉均萎缩，但也可有水肿。皮肤可光滑菲薄，易溃难愈；也可暗无光泽，过度角化；色可鲜红，也可苍白、发绀；皮肤温度可高可低；皮毛脱落或消失；指甲失去光泽，脆弱易裂，发生纵横突起。须将功能障碍区的边界画出。

（二）骨科各部位理学检查要点及评分标准

1. 肩部检查法

（1）视诊：双肩是否等高、对称，有无畸形，肩的正常外形为圆弧形。肩关节脱位后，呈直角形，称"方肩"。肩部有较厚的三角肌，肩的轻微肿胀并不明显，须两侧对比才能察觉。

（2）触诊：锁骨位于皮下，可用手触摸到。检查时，站在病人背后用两手检查喙突尖在锁骨下方,肱骨头的内侧。它与肩峰肩端和肱骨大结节形成肩三角，可用来检查肩关节周围有无骨折或脱位。肱骨头的前、外、后侧有肥厚的三角肌，不易摸清，但可以从腋窝摸到。

（3）动诊和量诊：肩关节是指盂肱关节，活动到一定范围时，须有肩锁、胸锁关节和肩胛骨的联合活动，配合行动。测量肩关节的活动时，检查者须站在病人背后，用手指将肩胛骨下脚固定，再作肩的主动和被动活动。肩的中立位（0°）是上肢的自然下垂，肘窝向前。肩外展超过 90° 时，称为上举，须有肱骨外旋和肩关节活动的配合才能完成。肩关节的正常参考活动范围：前屈上举 150°⇔170°，后伸 40°⇔45°，外展上举 160°⇔180°，内收 20°⇔40°，水平位外旋 60°⇔80°（或贴壁 45°），水平位内旋 70°⇔90°（或贴壁 70°），水平屈曲 135°，水平伸展 30°。肩关节脱位后，常以测量肩峰到肱骨外上髁之间的距离作为诊断依据，患侧较健侧为长。

（4）特殊检查：搭肩试验（Dugas 征）：又称杜加征。肩关节脱位患者，将患侧肘部紧贴胸壁时，手掌搭不到健侧肩部，或手掌搭在健侧肩部时，肘部无法贴近胸壁，即为阳性。

（5）肩关节理学检查评分标准，见表 2-8。

表 2-8 肩关节理学检查评分标准

项目（分）	具体内容和评分细则	满分	得分	备注
操作前准备（5）	着装：着装整洁、戴口罩帽子、准备检查用具（笔、尺子）	1		
	跟患者沟通：核对患者，介绍自己及将要进行的检查，取得合作	2		
	患者体位：协助患者取端坐位，双侧广泛暴露	2		

续表

项目（分）	具体内容和评分细则	满分	得分	备注
视诊（10）	观察双侧肩部是否等高、对称，有无畸形	5		
	局部有无肿胀，皮肤有无红肿、窦道等，如有伤口或包块，需进一步具体描述	5		
触诊（20）	局部有无压痛：部位、深度、范围、程度和性质	5		
	局部有无包块：部位、大小、硬度、活动度、与邻近组织的关系、有无波动感	5		
听诊（5）	有无关节弹响及骨擦音（在动诊过程中有描述即可）	5		
动诊（30）	先让患者主动活动（屈伸、内收外展、内旋外旋）并目测活动幅度，注意分析活动与疼痛关系	10		
	被动活动肩关节（屈伸、内收外展、内旋外旋），并目测活动幅度，注意分析活动与疼痛关系	10		
	测量肩关节各方向肌力	5		
	Dugas 试验是否阳性	5		
量诊（10）	上肢长度测量	5		
	上肢肢体周径测量	5		
查体原则（15）	是否两侧对比，广泛暴露	5		
	是否按先健侧后患侧，先主动后被动原则	5		
	是否按视、触、叩、动、量顺序	2		
	是否有综合思考，查体是否全面合理	3		
整体评估（5）	操作的熟练程度，手法正确，人文关怀	5		
总分		100		
裁判签名				

2. 肘关节和上臂的检测方法

（1）视诊：前臂完全旋前时，上臂与前臂中轴成一直线。前臂完全旋后时，上臂与前臂之间可有 10°～15° 的外翻角，称提携角。在肘部骨折或疾病，此角度可减小或增大，称肘内翻或肘外翻。

肱骨内上髁骨折、肱骨外髁骨折、桡骨小头骨折、肱骨髁上骨折和尺骨鹰嘴骨折也容易摸清。但桡骨小头有一定的触诊法：病人屈肘 90°，检查者用一手的中指置于肱骨外上髁，将食指并于中指远侧；另一手旋转前臂。此时在示指下可感到桡骨小头在旋转。

（2）动诊：肘关节以完全伸直为中立位（0°），正常参考活动范围：屈曲 135°⇔140°，过伸 0°⇔10°，旋前（掌心向下）80°⇔90°，旋后（掌心向上）80°⇔90°。

（3）量诊：正常肘关节伸直时，肱骨内、外上髁与尺骨鹰嘴在一直线上。肘屈至 90° 时，此三点成等腰三角形，以内、外上髁的连线为基底，称肘后三角。在肱骨髁上骨折，这三点的关系并无改变；但在肘关节脱位、内上髁骨折和外髁骨折时，此三角即不成对等腰三角形。

整个尺骨背侧缘和桡骨下 2/3 可从皮下摸清，但桡骨上 1/3 为肥厚的肌肉所覆盖，不易摸清。前臂旋转活动可用以下方法测量：两侧上臂紧贴胸侧，屈肘 90°，两手各握一筷子。拇指向上为中立位（0°）。前臂的向内旋转，称旋后；向内旋转称旋前。从前方观察两前臂的旋转角度，加以对比。正常旋转范围约 80°（旋前）⇔100°（旋后）。

（4）特殊检查：腕伸肌紧张试验（Mills）：患者肘关节伸直，前臂旋前，腕关节被动屈曲，引起肱骨外上髁处疼痛者为阳性，常见于肱骨外上髁炎。

（5）肘关节理学检查评分标准，见表 2-9。

表 2-9　肘关节理学检查评分标准

项目（分）	具体内容和评分细则	满分	得分	备注
操作前准备（5）	着装：着装整洁、戴口罩帽子、准备检查用具（笔、尺子）	1		
	跟患者沟通：核对患者，介绍自己及将要进行的检查，取得合作	2		
	患者体位：协助患者取端坐位，双侧广泛暴露	2		
视诊（10）	观察肘部有无畸形，双侧是否对称，提携角有无异常	5		
	肘关节有无肿胀，皮肤有无红肿、窦道等，如有伤口或包块，需进一步具体描述	5		
触诊（20）	局部有无压痛：部位、深度、范围、程度和性质	5		
	局部有无包块：部位、大小、硬度、活动度、与邻近组织的关系、有无波动感	5		
	局部皮肤的温度和湿度有无异常；局部触诊有无异常活动和骨擦感	5		
	肘后三角是否有异常	5		
叩诊（5）	局部有无直接叩痛，如鹰嘴	5		
听诊（5）	有无关节弹响及骨擦音（在动诊过程中有描述即可）	5		
动诊（20）	先让患者主动活动（屈伸、内旋、外旋）并目测活动幅度，注意分析活动与疼痛关系	5		
	被动活动肘关节（屈伸、内旋、外旋），并目测活动幅度，注意分析活动与疼痛关系	5		
	测量肘关节各方向肌力	5		
	腕伸肌紧张试验（Mills 征）是否阳性（根据患者个体情况选做）	5		
量诊（15）	上肢长度测量	5		
	上肢肢体周径测量	5		
	提携角的测量，有无肘关节内、外翻	5		
查体原则（15）	是否两侧对比，广泛暴露	5		
	是否按先健侧后患侧，先主动后被动原则	5		
	是否按视、触、叩、动、量顺序	2		
	是否有综合思考，查体是否全面合理	3		
整体评估（10）	操作的熟练程度，手法正确，人文关怀	10		
总分		100		

裁判签名

3. 腕关节检查法

（1）视诊：解剖学"鼻烟窝"是腕部拇长伸和拇长展与拇短伸肌腱之间的一个三角形凹陷，它的深部为腕舟骨，骨折时，此窝有肿胀。腕关节结核和类风湿性关节炎表现为整个腕关节肿胀。前者为单关节发病，后者常伴有手指和其他大关节的肿胀和畸形，并两侧对称。月骨脱位后，腕背侧或掌侧肿胀，握拳时第三掌骨头向近侧回缩。腕背是腱鞘囊肿的好发部位，为黄豆指甲大小的半球形肿块。

（2）触诊：桡骨远端除桡骨结节外较平坦，掌侧略凹。桡骨茎突低于尺骨茎突约 1cm。桡骨远端骨折（Colles 骨折）时，这一解剖关系发生改变。舟骨骨折除鼻烟窝有肿胀外，局部压痛也是重要体征。由于该处有桡神经浅支经过，正常也有轻压痛，须与健侧对比。紧紧握拳，用力屈腕，在前臂下段掌侧，可见到和摸到下列肌腱，从尺侧到桡侧依次为：尺侧腕屈肌，第四指的指浅屈肌，掌长肌和桡侧腕屈肌。在掌长肌和指浅屈肌之间的深面为正中神经，但约有 10% 病人的掌长肌腱缺如。

桡动脉在桡侧腕屈肌的桡侧。

（3）叩诊：疑为舟骨或月骨病变时，可作间接叩诊。病人轻握拳手向尺偏，叩击第三掌骨头，腕部靠中线处有疼痛者，可能为月骨缺血性坏死或舟骨骨折。

（4）动诊和量诊：腕关节的中立位（0°）是第三掌骨与前臂纵轴成直线，无背伸或掌屈。活动范围：70°（背伸）⇔80°（掌屈），25°（桡侧偏屈）。

4. 手的检查

（1）视诊：手的畸形很多。并指和多指为先天畸形；巨指可为脂肪瘤、淋巴瘤、血管瘤引起；杵状指是慢性心肺疾患的表现；锤状指是指伸肌腱肌止点处撕脱；梭状指多为结核、内生软骨瘤或指关节损伤；爪形手是前臂屈肌群缺血性挛缩；类风湿性关节炎呈两侧多发性掌指、指间和腕关节的肿大。

（2）触诊：指骨和掌骨都可摸清，骨折移位和畸形愈合都可用触诊检查。手部瘢痕须配合动诊，观察肌腱有无粘连，并需检查有无神经瘤或神经粘连。

（3）动诊和量诊：手指各关节完全伸直为中立位（0°）。屈的范围：掌指关节 90°，近侧指间关节120°，远侧指间关节 60°⇔80°。手指如有部分僵硬，可测量指甲缘至远侧掌纹之间的距离（称总测法）。以中指为中线，各指伸直时向中指靠拢的动作称内收，反之为外展。中指本身的动作称尺偏或桡偏。手在休息位时，拇的腕掌关节向掌侧旋转 90°。加此拇指向手掌方向合拢的动作为内收。拇指的指腹与其他手指的指腹的对合动作，称为对掌。

手的休息位和功能位：腕关节背伸 10°，示指至小指如半握拳状，拇部分外展，拇指尖接近示指的远侧指间关节。手的功能位为腕关节背伸 30°。

指伸肌腱在手背部断裂时，该指的掌指关节不能主动完全伸直；在近侧指节断裂时，指间关节不能主动完全伸直；在末节指骨的肌止点处撕脱时，远侧指间关节不能伸直，呈锤状指。

指屈肌腱在掌部断裂时，该指在休息位的屈度很少或完全伸直。指深、浅屈肌腱断裂的鉴别法：以中指为例，先将示指、无名指和小指固定于中立位，嘱病人屈曲中指。正常，该指近侧指关节可屈曲；如果指浅屈腱已断裂，则不能。将手指的近侧指间关节固定于伸直位，嘱病人屈曲远侧指间关节。正常，可主动屈曲，如指深屈肌腱已断裂，则不能。

5. 上肢神经检查法

（1）桡神经：在肘部，桡神经分成两束终支，一为桡神经浅支，一为深支即骨间背侧神经。①单纯的浅支损伤可发生在桡骨茎突部的手术或损伤中。拇指背侧以及手背的桡侧感觉障碍。②单纯的深支损害可发生在肘部分支以下，拇指掌侧和指间关节以及其他四指的掌指关节失去主动伸直的能力，拇指不能外展。但由于桡侧腕长伸肌并未瘫痪，因此并不发生垂腕，而在企图伸腕时，腕向桡偏。③桡神经损害发生在肱骨中三分之一处者，除上述感觉和运动体征外，尚有垂腕。肱桡肌亦瘫痪。④桡神经损害发生在腋部时，除上述体征外，尚有肱三头肌瘫痪，并有上臂和前臂感觉障碍。肱桡肌肌力检查法：屈肘 90°，前臂中立位，嘱病人用力屈肘。正常，可在阻力下可见到肱桡肌膨起。三头肌肌力检查法：病人坐下，肘屈 90°，置于桌上，以消除引力的作用。如果三头肌肌力正常，肘很容易伸直。

（2）正中神经：正中神经的损害最容易发生在肘部和腕部。不论哪一水平的损害，共同的体征是都有不能用拇指和示指去捡起一根细针。

新鲜损害：①腕部损害：腕以下，正中神经仅供应拇短屈肌、拇对掌肌和拇短展肌，而前二者常有变异，因此测验拇短展肌的功能最为可靠。拇短展肌的触笔检查：病手平放桌上，手掌朝天。嘱病人将拇伸直，尽量向桌面靠拢。检查者手持钢笔或铅笔，置于病人拇指上空。嘱病人用拇指边缘接触钢笔或铅笔。正中神经有损害者，不能做此动作。②肘窝及其以上的损害：正中神经有肘以下才分出肌支，因此除上述体征外，尚有拇、示、中三指的屈肌、桡侧腕屈肌及前臂旋前肌的瘫痪。

但由于一些肌肉有双重神经支配，最有诊断价值的检查法是 Ochsner 的握手测验：嘱病人将两手手指放开，相互穿插合抱。正中神经有损害者，所有手指都能屈曲，只有病侧四指不能屈曲。

陈旧损害：①腕部损害：大鱼际常明显萎缩。②肘部损害：在手的休息位中，所有手指都有轻度屈曲，但病侧示指完全伸直，指萎缩，指甲弯曲；拇与其他手指的掌面，面向同一个方向，犹如猿手。

（3）尺神经：尺神经控制手的精细动作。同样，新鲜损害的表现不如陈旧损害明显。

新鲜损害：①腕部损害：Froment 征是测验尺神经损伤后拇内收瘫痪的最好方法。嘱病人用两手的拇指的掌面和示指的边缘同时夹住一张折叠的报纸。此动作需要拇内收肌的作用如拇内收肌已瘫痪，病人只能屈曲拇的指间关节（拇长屈肌的收缩，由正中神经支配），与示指边缘将纸夹住，而不能在指间关节伸直的情况下完成此动作。尺神经爪形手表现为小指与环指掌指关节过伸，而指间关节屈曲。此畸形为腕部尺神经损害所特有，神经损害的水平越高，此畸形越不显著。②肘部损害：可测验尺侧腕屈肌。病人将手与前臂平置桌上，手掌朝天，尽可能伸直手指。嘱病人将腕关节屈曲和尺偏。如尺侧腕屈肌仍有作用者，可在腕上部摸到和看到此肌的收缩动作。尺神经麻痹者，此肌无收缩。

陈旧损害：除上述体征外，尚有：①小指和无名指消瘦，指间关节屈而不伸，掌指关节过伸，也呈尺神经爪形手。②有明显的骨间肌和拇内收肌萎缩。

（4）腱反射：肱二头肌腱反射（颈 5、6 神经）检查法：屈肘 90°，检查者手握肘部，置拇指于肱二头肌肌腱上，用叩诊锤轻叩该指，可感到该肌收缩和肘关节的屈曲跳动。

肱三头肌肌腱反射（颈 7 神经）检查法：屈肘 60°，用叩诊锤叩击肘后上方的肱三头肌腱，可见到肱三头肌的收缩和肘关节的伸直跳动。

6. 脊柱及骨盆检查法

（1）视诊：脊柱有四个生理弧：颈部与腰段前凸，胸段与骶椎后凸。观察生理弧有无改变。

脊柱的常见畸形有：角状后突（结核、骨折、肿瘤等）圆弧形后突（强直性脊柱炎、佝偻病、姿态性驼背等），侧凸（特发性脊柱侧凸、脊髓灰质炎后遗症、椎间盘突出症等）。胸段原有后凸。轻微后突容易察觉。颈、腰段原为前凸，轻微后突不易察觉。

观察两侧椎旁肌有无痉挛，可见到两旁肌肉膨出，扪之坚硬，脊柱中线成一深沟，伸屈受限。嘱病人两手在胸前交叉，搁在对侧肩上，然后向前弯腰，观察脊柱的活动范围和两侧胸廓是否对称。

（2）触诊：用食、中两指沿着棘突从上而下划过：①在皮肤上可以清楚地显出一条红线，可看出脊柱有无侧凸畸形；②可以摸清轻微的后突畸形和压痛点。颈椎下段最突出的棘突为颈 7。两侧髂嵴最高点的连线通过腰 3～4 棘突，以此二处作起点，可以确定胸、腰椎的位置。

对腰痛病人，先由病人指出痛点，然后进行触诊，可以避免主观盲目的检查。

（3）叩诊：用手指或叩诊器从颈 7 到骶 2 逐一轻叩各棘突，有叩痛者表示该处有病变。对椎间盘突出症，椎旁有叩痛者即该处椎间盘有突出。

（4）动诊和量诊：脊柱的中立位（0°）是身体直立，头向前看。颈段的活动范围是前屈均为35°～45°，后伸为 30°～45°，左右侧屈为 45°，左右旋转各 60°～80°；腰段的活动范围前屈 90°，后伸 30°，左右侧屈为 20°～30°，左右旋转各 30°，弯腰动作包括屈腰和屈髋两个动作，因此在测定腰段的活动度时，须用两手固定骨盆。

（5）特殊检查

1）上臂牵拉实验（Eaton 征）：患者取坐位，头偏向健侧，检查者一手放于患者头部，另一手握住患者腕部使上肢外展，向相反方向牵拉。若出现颈部疼痛加重，患侧肢体疼痛、麻木者为阳性。常见于颈椎病，提示神经根受压。

2）压头实验（Spurling 征）：患者取坐位，头稍向患侧的侧后方倾斜。检查者站于患者后方，双手交叉放于患者头顶向下压，若出现颈部疼痛，并向患侧上肢放射则为阳性。常见于颈椎病。

3）拾物试验：对不能配合检查的患儿，可在地上放物品，嘱患儿去拾捡，如患儿拾物时只能屈曲两膝、双髋，而不能弯腰者为阳性。多见于有骶棘肌痉挛、脊柱僵硬或活动时疼痛者。

4）儿童腰部伸展试验：患儿俯卧，医生将患儿双小腿提起，正常儿童腰部柔软，后伸自如，无疼痛反应。若有脊柱结核的患儿，腰部呈僵硬状，并随臀部抬高离开床面，且有疼痛。

5）腰骶关节过伸试验（Naoholos 征）：患者取俯卧位，检查者站于右侧，右前臂置于患者的两大腿的前侧，另一手压住腰脊柱，抬起患者大腿；出现腰部疼痛为阳性，提示腰骶关节病变。

6）髋关节过伸试验（Yeoman 征）：患者取俯卧位，患者膝关节屈曲 90°，检查者站在右侧，左手压住其骶部，右手握住其踝部，向上提起，使髋过伸。此时必扭动骶髂关节，因此这一试验，非但可检查髋关节，同时也检查骶髂关节是否有病。

7）骶髂关节扭转试验（Gaenslen 征）：患者取仰卧位，健侧髋、膝屈曲，由病人双手抱住；患侧大腿垂于床缘外。检查者一手按住健侧，一手压其患侧膝关节，使大腿后伸，扭转骶髂关节。骶髂关节痛者为阳性。

8）直腿抬高试验及加强实验：患者取仰卧位，双下肢伸直，检查者一手托患者足跟，另一手保持膝关节伸直，缓慢抬高患肢，如抬高不能达到正常高度即出现坐骨神经的放射痛，称为直腿抬高试验的阳性。抬高到最大限度引起疼痛时，稍放低缓解疼痛，然后将足背屈，患肢再次出现坐骨神经的放射痛，称为直腿抬高加强试验的阳性。常见于腰椎间盘突出症。

（6）脊柱理学检查评分标准：表 2-10。

表 2-10　脊柱理学检查评分标准

项目（分）	具体内容和评分细则	满分	得分	备注
操作前准备（5）	着装：着装整洁、戴口罩帽子、准备检查用具（笔、尺子、叩诊锤）	2		
	跟患者沟通：核对患者，介绍自己及将要进行的检查，取得合作	3		
视诊（15）	观察患者站立姿势、行走步态有无异常	3		
	从侧位观察脊柱的正常生理曲线是否存在	5		
	从背侧观察脊柱棘突是否在一条直线上，有无脊柱侧弯	5		
	脊柱局部有无肿块，皮肤有无红肿、窦道等	2		
触诊（10）	在棘突和棘突旁自上而下按压，检查棘突和椎旁肌肉有无压痛	5		
	局部有无包块：部位、大小、硬度、活动度、与邻近组织的关系等	5		
叩诊（10）	用手指或叩诊锤叩击相应的棘突，检查有无棘突叩痛	5		
	患者取端坐位，检查者左手置于患者头顶，右手半握拳以小鱼际叩击左手，检查有无脊柱间接叩痛	5		
动诊（40）	检查患者颈椎活动度（屈伸、左右侧屈、左右旋转），检查旋转时注意固定患者双肩	10		
	检查患者腰椎活动度（屈伸、左右侧屈、左右旋转），检查旋转时注意固定患者骨盆	10		
	颈部特殊检查：上臂牵拉试验（Eaton 征）、压头试验（Spurling 征）是否阳性（根据患者个体情况选做）	10		
	腰骶部特殊检查：腰骶关节过伸试验（Naoholos 征）、髋关节过伸试验（Yeoman 征）、骶髂关节扭转试验（Gaenslen 征）、直腿抬高试验及加强试验是否阳性（根据患者个体情况选做）	10		
查体原则（10）	是否按视、触、叩、动顺序	5		
	是否有综合思考，查体是否全面合理	5		
整体评估（10）	操作的熟练程度，手法正确，人文关怀	10		
总分		100		
裁判签名				

7. 脊髓损伤的检查 脊柱骨折脱位并发脊髓损伤相当常见，其病残率和死亡率很高。正确诊断脊髓损伤部位各类型，对决定治疗和估计预后极为重要。诊断方法，除脊柱检查和X线检查外，主要为神经系统检查。但由于神经解剖和生理的复杂性，这里将只概述急性脊髓损伤的一些检查原则和个别方法。

脊髓损伤急症病人的检查内容为感觉、运动、反射、交感神经和大小二便的括约肌功能，其程序也为望、触、动、量、和其他特殊检查。

（1）视诊：在温暖的环境中，脱去或剪去衣服，尽量不移动或少移动已经损伤的脊柱。观察下肢的活动。如已瘫痪，观察胸腹部呼吸运动，仅有胸部呼吸而无腹部主动呼吸活动者为胸髓中段以下的损伤；如胸腹部主动呼吸活动均消失、腹部呼吸活动反常者为颈脊髓损伤。观察上肢的姿势和活动。上肢屈肘位瘫痪者为颈7脊髓损伤。阴茎勃起者表示骶髓以上横断，并且脊髓休克已过。

（2）触诊：检查肢体和躯干的痛觉和触觉，必要时检查其他感觉，以诊断麻痹平面。详细记录，以备以后对比。不忘检查会阴部和肛周感觉。用触诊和叩诊检查膀胱有无尿潴留和膀胱充盈的程度。做肛门指诊，检查肛门括约肌有无收缩能力。做整个脊柱的棘突触诊，从后突畸形和压痛部位，可粗略估计脊柱损伤的部位，与神经检查比较，核对脊髓损伤的平面。

（3）动诊和量诊：详细检查肢体肌力，即使极微弱的主动活动，对诊断和预后都有重大意义，记录肌肉的名称及其肌力。检查腱反射和其他反射。出现正常或病理反射者，都表示脊髓休克已过，但意义不同。常作的腹壁反射是用钝针在上、中、下腹壁皮肤上轻轻划过，正常者可见腹肌向受刺侧收缩。提睾反射是用钝针划过大腿内侧上1/3处皮肤，正常，同侧睾丸上提，是受腰1～4节段支配。肛门反射：用针刺肛周皮肤，观察肛周皮肤有无皱缩，或从肛检手指上是否可以感到肛门外括约肌的收缩，有收缩者为阳性。球海绵体反射：用拇、示二指挤压龟头或阴蒂，或牵拉插在膀胱内的导尿管，球海绵体和肛门外括约肌有收缩者为阳性。

8. 髋关节检查法
（1）视诊：检查髋关节须脱去长裤，仅穿三角短裤，卧于硬床上进行。在对比下，观察髋的前、后侧有无肿胀和畸形，并观察臀、大腿、小腿的肌肉有无萎缩和肢体长短。对能行走的病人，须观察站立姿势和步态。

髋关节的慢性感染常呈屈曲内收畸形；髋关节后脱位，髋关节脱位呈屈曲、内收、内旋畸形；股骨颈或干骨折，伤肢大多外旋。为了观察髋的屈曲畸形和腰的代偿前凸，须让病人卧于硬板床上，以观察腰段是否空虚（前凸），并可用手插入腰脊柱后方，予以证实，腹股沟的脓肿和窦道要注意是否来自脊柱或骨盆。

（2）触诊及叩诊：检查病人自己指出的痛点或肿块。必须检查内收肌有无痉挛。内收肌痉挛常是髋关节疾患的早期体征之一。是否有足跟叩击痛（传导痛）、大转子叩击痛。

（3）动诊：髋、膝伸直，髌骨向上，即为髋的中立位（0°）。髋的正常活动范围为：0°（伸）⇔130°～140°（屈），过伸10°；20°～30°（内收）⇔30°～45°（外展）；40°（内旋）⇔40°（外旋）。屈髋时，膝须屈曲，否则腘绳肌将限制髋的屈度。

（4）量诊：除下肢的长度、周径、轴线测量外，当疑有股骨颈骨折或髋关节脱位时，还可以做如下测量。①Shoemaker征：在大转子尖端和髂前上棘之间画一连线，向腹壁延伸。正常，该延线在脐或脐以上与中线交叉。如因伤或病使大转子上移，则此延线在脐以下与中线相交。有时不必画线，只要同时摸清两侧大转子尖端和髂前上棘，凭目测和感觉已能测定。②Nelaton线：病人侧卧，髋半屈，在髂前上棘和坐骨结节之间画一条连线。正常，此线通过大转子尖端。③Bryant三角：病人仰卧，从髂前上棘画一垂直线，再从大转子尖端画一水平线，并将髂前上棘与大转子尖端连成一线，即成三角形。测量其底线，正常约为5cm，可与健侧对比。如大转子向上移位，则此底线较健侧为短。

（5）特殊检查
1）"4"字试验（Patrick征）：患者仰卧位，一侧肢体伸直，另一侧下肢屈髋屈膝，大腿外展外旋，并将患侧小腿横置于健侧大腿前方，做成一"4"字。正常情况下，受检测的大腿外侧可以靠近床面。髋关节或骶髂关节病变时，则受限制（须与健侧对比）。

2）髋屈曲畸形实验（Thomas 征）：患者取仰卧位，尽量屈曲健侧髋、膝关节，双手抱住膝部，使腰平贴床面。正常，对侧下肢不离床面。如对侧髋关节有屈曲畸形，该侧下肢即不能与床面接触，其翘起的角度，即髋的屈曲畸形角度。另一方法，病人仰卧硬板床上，检查者一手置于病人腰后，另一手托起病侧膝部，慢慢将其提起，使髋与膝屈曲。正常，髋屈至 80°～90°时才感到骨盆开始活动。如髋有活动限制，则髋屈至一定角度时，即在腰后手上感到骨盆活动。记录病侧股骨与床面之间的角度，此即髋的屈曲畸形。如髋已强直，则一开始就可感到骨盆活动。

3）单腿独立试验（Trendelenburg 征）：又称臀中肌试验，患者直立，背向医生，患肢屈髋屈膝上提，用健肢单独站立。正常时，骨盆向健侧倾斜，患侧臀皱襞向上提起，称为阴性。同法使患肢单独站立，如发现健侧骨盆及臀皱襞下降，即为阳性，见于髋关节病变不稳如先天性髋关节脱位，或臀中肌麻痹。任何使臀中肌无力的疾病均可使这一体征出现阳性。

4）望远镜试验：又称套叠征。患者仰卧位，下肢伸直，医生一手握住小腿，沿身体纵轴向上推；另一手摸着同侧大粗隆，此触及有活塞样活动感，为阳性。见于先天性髋关节脱位，尤以幼儿体征更为明显。

5）蛙式试验：又称双髋外展试验，用于婴儿。患儿仰卧，检查者扶持患者两侧膝部，将双侧髋、膝关节均屈曲 90°，再作双髋外展外旋动作，呈蛙式位。如一侧或双侧大腿不能平落于床面，即为阳性，说明髋关节外展受限。多见于先天性髋脱位。

（6）髋关节理学检查评分标准，表 2-11。

表 2-11　髋关节理学检查评分标准

项目（分）	具体内容和评分细则	满分	得分	备注
操作前准备（5）	着装：着装整洁、戴口罩帽子、准备检查用具（笔、尺子、叩诊锤）	1		
	跟患者沟通：核对患者，介绍自己及将要进行的检查，取得合作	1		
	患者体位：协助患者取仰卧位，双侧广泛暴露	2		
	检查者位置：站在患者右侧	1		
视诊（5）	观察患者站立姿势、行走步态有无异常，患肢是否有畸形、萎缩，左右肢体是否对称等	3		
	患髋局部有无肿胀，皮肤有无红肿、窦道等，如有伤口或包块，需进一步具体描述	2		
触诊（10）	局部有无压痛：部位、深度、范围、程度和性质	5		
	局部有无包块：部位、大小、硬度、活动度、与邻近组织的关系、有无波动感	3		
	局部皮肤的温度和湿度有无异常；局部触诊有无异常活动和骨擦感	2		
叩诊（10）	直接叩痛检查，如大转子叩击痛	5		
	间接叩痛检查，下肢纵向叩击痛	5		
听诊（5）	有无髋关节弹响及骨擦音（在动诊过程中有描述即可）	5		
动诊（25）	先让患者主动活动（屈伸）并目测活动幅度，注意分析活动和疼痛关系	3		
	被动活动髋关节（屈伸、内收外展、内旋外旋）并目测活动幅度，注意分析活动和疼痛关系	5		
	测量髋关节各方向肌力	2		
	直腿抬高试验是否阳性（排除腰椎病变）	5		
	Thomas 征是否阳性	5		
	"4" 字征（Patrick 征）或床边试验（Gaenslen 征）或伸髋试验（Yeoman 试验）是否阳性（根据患者个体情况选做）	5		

续表

项目（分）	具体内容和评分细则	满分	得分	备注
量诊（20）	下肢长度测量	5		
	下肢对线测量，是否有成角与旋转畸形	5		
	大腿周径测量	5		
	大转子上移征：Nelaton 线，Shoemaker 线，Bryant 三角测量（根据患者个体情况选做）	5		
查体原则（15）	是否两侧对比，广泛暴露	5		
	是否按先健侧后患侧，先主动后被动原则	5		
	是否按视、触、叩、动、量顺序	2		
	是否有综合思考，查体是否全面合理	3		
整体评估（5）	操作的熟练程度，手法正确，人文关怀	5		
总分				
裁判签名				

9. 膝关节检查 膝关节为人体最为复杂的关节，需注意的检查如下。

（1）检查内容

1）侧副韧带：①压痛：上止点、下止点、体部；②张力、粗细、厚薄（内侧张力）；③开口感（侧搬 Test）牵拉痛；④外侧副韧带开口感必须在过伸位时才有效；⑤内侧副韧带开口感应在 0°、30°位；⑥外侧副韧带断裂：牵拉腓总 N 致腓总 N 伤。

2）半月板：①固定性交锁（关节鼠一般无固定性交锁）；②伸直差 15°（被动伸直痛）；③关节间隙凸出（游离缘裂张力消失，向外凸）；④摇摆；⑤挤压实验类似查侧副韧带：内侧半月板挤压：将膝内翻疼痛为（+）；外侧半月板挤压将膝外翻疼痛为（+）。

3）前十字韧带：①Lachman：注意有无抵抗；②ADT 内旋位、中立位、外旋位；③垂腿 ADT；④Pivot shift。

4）后十字韧带：①PDT 内旋位、中立位、外旋位；②垂腿 PDT；③Drop-back（胫骨塌陷）。

（2）具体检查方法如下

1）视诊：膝关节有无内外翻畸形，关节有无肿胀，股四头肌有无萎缩等。

2）触诊：确定压痛位置，是否有腘窝肿块。

3）动诊：膝关节正常参考活动范围：屈曲：120°～150°，过伸 5°～10°，屈曲时内旋 10°，外旋 20°。

（3）特殊检查

1）浮髌试验：患者仰卧位，患肢伸直放松，医生一手虎口对着髌骨上缘，手掌压在髌上囊上，使关节积液集中在髌骨之下，另一手食指以垂直方向挤压髌骨，并迅速放开。如感觉髌骨浮动或有撞击股骨髁的感觉，即为阳性，提示膝关节内有积液。

2）髌股研磨试验：患者仰卧，患肢伸直放松，医生用一手按压住髌骨，并使其在股骨髁关节面上做上下及左右的移动，如有摩擦音或患者感觉疼痛，则为阳性，提示髌骨软化症。

3）回旋挤压试验（McMurray 征）：又称半月板弹响试验。患者取仰卧位，医生一手握住患肢足部，另一手拇指及其余四指分别握住膝关节内、外侧关节间隙，先使膝关节极度屈曲，然后将小腿内收、外旋（或内旋），并逐渐伸直膝关节，此时内侧膝关节疼痛或有弹响，说明内侧半月板损伤。反之使小腿外展、内旋（或外旋），再逐渐伸直膝关节，如有外侧膝关节疼痛或弹响，说明外侧半月板损伤。

4）研磨试验：此试验为鉴别侧副韧带损伤与半月板损伤的方法。患者取俯卧位，下肢伸直，患膝屈曲 90°，一助手固定大腿，医生双手握住足踝沿小腿纵轴提起小腿，并内外旋转，此时侧副韧带处于紧张状态，如有损伤，在旋转时会引起疼痛，提示侧副韧带损伤。另一方法是医生双手按压足部，并内外旋转小腿，若出现疼痛，提示半月板损伤。

5）侧方挤压试验（Bohler 征）：患者取仰卧位，伸直下肢，医生一手握住踝关节向外侧施加压力，另一手在膝关节做向内侧加压，使膝关节内侧副韧带承受外翻张力，如有疼痛或有侧方活动，则为阳性，提示内侧副韧带损伤。如作相反方向施加压力，使膝关节外侧副韧带承受内翻张力，此时有疼痛或侧方活动，提示外侧副韧带损伤。

6）抽屉试验（Drawer 征）：患者取仰卧位，屈膝 90°，足平放于床上，检查者坐在患者的足部，以稳定其足，双手握住小腿上端做前拉后推的动作，如小腿上端能向前拉动，说明前交叉韧带损伤；如小腿上端能向后推动则说明后交叉韧带损伤。

7）莱切曼试验（Lachman 征）：平卧位，膝屈曲 15° 左右，一手抓住大腿，另一手握持小腿，将胫骨向前、后推移，注意移动程度，超过 0.5cm 为阳性，提示前后交叉韧带损伤，此法较抽屉试验检出阳性率高。

（4）膝关节理学检查评分标准，表 2-12。

表 2-12　膝关节理学检查评分标准

项目（分）	具体内容和评分细则	满分	得分	备注
操作前准备（5）	着装：着装整洁、戴口罩帽子、准备检查用具（笔、尺子、叩诊锤）	1		
	跟患者沟通：核对患者，介绍自己及将要进行的检查，取得合作	1		
	患者体位：协助患者取仰卧位，双侧广泛暴露	2		
	检查者位置：站在患者右侧	1		
视诊（10）	观察患者站立姿势、行走步态有无异常，膝关节是否有内、外翻畸形，左右肢体是否对称等	5		
	膝关节有无肿胀，股四头肌有无萎缩，皮肤有无红肿、窦道等，如有伤口或包块，需进一步具体描述	5		
触诊（15）	局部有无压痛：部位、深度、范围、程度和性质	5		
	局部有无包块：部位、大小、硬度、活动度、与邻近组织的关系、有无波动感，尤其注意有无腘窝肿块	5		
	局部皮肤的温度和湿度有无异常；局部触诊有无异常活动和骨擦感	5		
听诊（5）	有无关节弹响及骨擦音（在动诊过程中有描述即可）	5		
动诊（30）	先让患者主动活动（屈伸）并目测活动幅度，注意分析活动与疼痛关系	5		
	被动活动膝关节（屈伸、内旋外旋），并目测膝关节活动幅度，注意分析活动与疼痛关系	5		
	测量膝关节各方向肌力	5		
	浮髌试验是否阳性	5		
	回旋挤压试验（McMurray 征），侧方挤压试验（Bohler 征），抽屉试验（Drawer 征）是否阳性	10		
量诊（15）	下肢长度测量	5		
	下肢对线测量，是否有成角与旋转畸形	5		
	大腿周径测量	5		
查体原则（15）	是否两侧对比，广泛暴露	5		
	是否按先健侧后患侧，先主动后被动原则	5		
	是否按视、触、动、量顺序	2		
	是否有综合思考，查体是否全面合理	3		
整体评估（5）	操作的熟练程度，手法正确，人文关怀	5		
总分		100		
裁判签名				

10. 踝部和足的检查法

（1）视诊：足的常见畸形有马蹄足、马蹄内翻足、外翻足、高弓足、平底足、外翻、锤状趾等。

（2）触诊：足背动脉是胫前动脉的分支。检查这一动脉的脉搏对了解足和下肢的血循环极为重要。它行走于第一、二跖骨之间，在跖骨基部扪摸，脉搏最清。

（3）动诊：踝关节的中立位（0°）是足的外缘和小腿垂直。它的活动范围为25°（背屈）⇔45°（跖屈）。足的内翻和外翻活动主要在跟距关节，内收和外展在距跗和跗间关节，角度很小。

检查马蹄足时，须鉴别是由胫骨前肌瘫痪所致，还是由跟腱挛缩或患难与共肢缩短引起。

11. 下肢神经检查法

（1）腓总神经：损伤后，足呈马蹄内翻畸形，不能主动背屈、外翻，小腿外侧和足背皮肤感觉消失。

（2）胫神经：损伤后，足呈仰趾畸形，不能主动跖屈踝关节，足底皮肤感觉消失。

（3）坐骨神经：见（1）、（2）。

（4）膝反射（腰2~4神经）：患者仰卧位，放松膝的伸屈肌。术者将一前臂插入膝后，轻轻抬起，使膝稍屈；另一手用叩诊锤轻叩髌韧带。每叩一次，小腿跳动一次。两侧比较，观察患侧反射是正常、亢进、降低、或消失。

（5）跟腱反射：患者取仰卧位，两髋两膝屈曲，两大腿外展，放松踝的伸屈肌。术者一手抵住一侧脚底，使踝背屈，一手用锤轻叩跟腱，观察同上。

二、骨科基本石膏固定技术

（一）石膏固定技术

【目的】

（1）使包扎的肢体得到较长时间的固定。

（2）使肢体保持某一特别位置，制止患部肌肉的不必要收缩和活动。

（3）保持肢体间的特别位置，例如交腿皮瓣。

（4）靠坚固的石膏支持面减轻或消除身体患病部位的负重。

（5）保护患部，避免再度受到外伤。

（6）封闭伤口，减少混合感染的机会。

（7）利用石膏与肢体表面成型作着力点，以作患部的牵引或伸展。

【适应证】

（1）稳定性骨折复位后：脊柱压缩复位、关节脱位复位后、骨折开放复位及内固定后以及关节扭伤、韧带撕裂及撕脱等。

（2）术后促进愈合及防止病理性骨折：如神经吻合、肌腱移植、韧带缝合、关节融合固定、截骨术、骨移植、关节移植、显微外科、骨髓炎等术后。

（3）纠正先天性畸形：如先天性髋关节脱位、先天性马蹄内翻足的畸形矫正等。

（4）骨病：对慢性骨关节病、骨关节感染及颈椎病等的治疗及手术前后包括脊柱手术前、后石膏床等。

【禁忌证】

（1）开放性损伤，包括软组织缺损及开放骨折。

（2）肢体严重肿胀，张力水泡形成，血液循环障碍者。

（3）局部皮肤病患者酌情应用。

（4）怀孕的妇女绕胸腹部包扎。

（5）全身情况差，尤其心肺功能不全的年迈者，以及不可有胸腹部包扎石膏绷带者。

【操作前准备】

1. 使用器材　石膏绷带、普通绷带、棉衬及袜套、石膏床、拆除石膏所需剪锯及撑开器等。

2. 患者准备　采取舒适的体位，脱掉内外衣暴露固定肢体，局部清洗，需要手法复位者可局部消毒麻醉。根据需要选择体位，用肥皂水彻底清洁皮肤，有伤口者要换药。在石膏凝固定型前，不要随意改变已固定好的姿势，维持治疗所需的位置确定固定范围测量石膏夹板或管型的长度。及时发现并发症。骨突位置要注意保护。

3. 操作者准备　核对患者信息。根据所测量长度准备石膏，助手维持肢体位置。根据固定肢体准备相应尺寸和数量的石膏绷带、棉垫、油布及一盆 40℃ 的温水、绷带数卷、剪刀等辅助工具，一张较大的操作台了解固定的部位及目的。石膏的厚度：上肢一般是 12～14 层，下肢 14～16 层；宽度以包围肢体周径 2/3 为宜。

4. 选择合适的固定方法　石膏绷带的种类有许多种。包括石膏托、石膏床、石膏管型、有衬垫石膏、无衬垫石膏等。石膏托是将石膏绷带来回折叠 8～12 层的条状，放到肢体的一侧，用纱布绷带包扎，使之成型而达到固定目的的；躯干部的石膏托习惯上称石膏床，又分前、后石膏床；石膏管型是以石膏托为基础，再用石膏绷带缠绕呈管状；有衬垫石膏是在肢体上先用棉纸或其他衬垫物作螺旋形包扎 1～3 层，然后再包扎成石膏管型；无衬垫石膏是只在石膏型的边缘部和骨的突起部用棉纸作薄层的环形包扎或衬垫，而其他部分和皮肤直接密贴所包的石膏型。

【操作步骤】（操作卡）

1. 确定肢体的固定位置　按照关节功能位进行固定能保证以后关节的功能。比如肩关节以外展 75°～90°、前屈 15°～30° 为度。肘关节以屈曲 90° 为度。腕关节以背屈 15°～30°、尺偏 10°。髋关节：外展 15°、屈曲 15°、无旋转。膝关节：伸直或屈曲 5°～10°。踝关节：背屈 90° 中立为度。拇指对掌位固定。前臂中立位固定。

2. 放置衬垫　放置棉花或绵纸衬垫，以保证在石膏定型后骨突部位不受石膏摩擦和挤压。

3. 浸泡石膏绷带　将石膏绷带卷平放于准备好的温水中，切忌竖立投放。石膏卷要完全浸泡在水中，至气泡溢出停止，双手握住石膏两端将石膏从水中取出，并向中间轻轻挤压，挤出多余的水分。

4. 缠绕石膏绷带　需要两人进行，助手托扶患者肢体维持正确位置，操作者将浸好的石膏绷带卷开端贴于患者肢体上，双手交替，环形缠绕。应使石膏绷带卷贴着肢体，由近侧推滚向远侧，不可抽拉绷带。每圈石膏绷带压住前一圈约 1/2 宽，边推边用手在绷带上推摩，使石膏绷带各层紧密结合。

5. 石膏加固　其方法是缠绕石膏绷带前，将制好的石膏条置于肢体的一侧，然后缠绕石膏绷带。

6. 石膏塑型　石膏缠绕完毕，在石膏未定型前进行塑形，使之完全适合于肢体轮廓以保证石膏对肢体的有效固定，不至于干固后松动、滑脱。

7. 修削石膏　石膏固定完成后需切出多余的部分，便于不需要固定关节的活动。手指、足趾必须露出，以便于观察肢端的血液循环和感觉运动情况。

8. 未干石膏开窗、刨开

9. 石膏标记　石膏固定完成后，在其表面用彩笔标明病名、病变部位、受伤日期、石膏固定日期、计划拆换时间，有伤口而无开窗者划出开窗部位。

10. 石膏术后的处理　维持石膏固定位置，直至石膏完全凝固；搬运时注意勿折断，否则及时修补；抬高患肢，防止肿胀；密切观察远端肢体血运、感觉、运动情况；注意石膏固定部位保暖，防止冻伤；肢体肿胀消退后，如石膏过松，应及时更换。

11. Colles 骨折石膏固定技术评分标准　表 2-13。

表 2-13　Colles 骨折石膏固定技术评分标准

项目（分）	具体内容和评分细则	满分	得分	备注
操作前准备（5）	着装整洁、戴口罩帽子、准备用具［石膏绷带、水桶或水盆（盛温水）、普通绷带、棉衬及袜套、卷尺、标记笔、消毒麻醉用具等］	2		
	跟患者沟通，介绍自己及将要进行的检查，核对患者信息及影像学检查，询问患者药物过敏史，向患者交代注意事项，取得患者合作	3		
消毒麻醉（10）	消毒骨折处皮肤，由内向外环形消毒皮肤，络合碘消毒至少 2 遍，注意勿留空隙，棉签不要返回已消毒区域	5		
	核对麻醉药，抽吸 10 ml 左右麻醉药（如 2%利多卡因），在骨折部位最肿胀处进针，回抽见血后注入麻醉药，等待 5～10 分钟	5		
手法复位（10）	两位助手，一人固定伤肢肘关节，一人固定伤肢手掌（一手握住拇指，另一手握住其余四指），充分牵引腕关节，并保持牵引状态	4		
	术者双手握住患者腕部，拇指压住骨折远端向远侧推挤，其余四指抵住骨折近端，加大屈腕角度，纠正成角，然后向尺侧挤压，缓慢放松并维持牵引，在屈腕、尺偏位检查骨折对位、对线及稳定情况	6		
石膏固定（45）	石膏 准备　石膏的选用：合适规格的石膏（小号或中号）	2		
	石膏长度：以伤肢或健肢比较决定石膏长度，背侧：掌指关节至前臂中上段，掌侧：远侧掌横纹至前臂中上段	4		
	石膏层数：10～12 层	4		
	棉质袜套套于伤肢，并外覆适当厚度棉衬，骨性突起部位加衬垫保护	5		
	将铺好的石膏绷带卷成柱状，将石膏放在温水内，待气泡出净，手握两端，双手相对轻轻挤去水分，在水平桌面摊开抹平	5		
	将石膏夹板置于骨折端两侧，双手掌塑形，使石膏和肢体尽可能贴合。塑形完毕后，助手维持位置，扶托石膏时应用手掌，禁用手指	5		
	绷带 固定　绷带由远端向近端缠绕	4		
	每层绷带覆盖上一层的 1/3 或 1/2	4		
	绷带缠绕过程中不能拉紧再缠绕	4		
	绷带缠绕过程中不能翻转	3		
	伤肢悬吊于胸前	3		
	石膏上注明操作日期	2		
术后处理（15）	检查腕关节固定于功能位，石膏松紧度适宜，患肢手指、肘关节屈伸无明显受限	5		
	检查伤肢末端血液循环及感觉有无异常	5		
	交代术后注意事项：注意患肢血运，如感患肢肿痛、青紫、麻木，速来院就诊；石膏松动来院就诊；抬高患肢；适当功能锻炼；2 周后复查	5		
整体评估（15）	操作的熟练程度，手法正确	5		
	拆除石膏见石膏内侧无明显突起压迫组织	5		
	人文关怀	5		
总分		100		
裁判签名				

【并发症及处理】

1. 皮肤压疮　主要原因是骨突未加衬垫，包扎过紧，石膏接触皮肤的部分不平坦，特别是操作时在石膏固化前手指挤压造成局部凹陷,接触皮肤面则局部突出压迫皮肤,时间长久则出现压疮,操作时塑形及抹平石膏应使用手掌,避免手指挤压,发现应及时矫正回复石膏夹板或管型表面顺滑。

2. 神经麻痹　主要发生在表浅神经，如腓总神经，尺神经等，原因是不熟悉这些表浅神经的解剖，保护不足，局部压迫时间过长，相应神经麻痹，早期发现及时解除压迫可能恢复，时间过长则难以恢复，重在预防，短腿石膏近端应远离腓骨小头 3 至 4 横指。

3. 筋膜间室综合征 闭合骨折早期肢体肿胀，局部血肿或软组织反应会使肿胀加重，石膏固定过紧会进一步限制间室容积的扩大，造成间室内压力增高，影响血液回流，最终发生筋膜间室综合征，早期发现应及时彻底松解石膏，解除肢体的外部挤压因素，患者往往表现为剧烈疼痛，止痛药难以控制，被动活动足趾会加剧疼痛，应高度警惕，及时处理，重在预防，骨折早期固定不可过紧，要密切观察。

4. 关节固定时间过久会发生僵硬，粘连，特别是非功能位固定会造成肢体功能障碍。应及时拆除石膏，尽早进行关节功能练习，恢复关节活动度，必要时辅助理疗，或应用非甾体消炎止痛药。

5. 石膏固定造成失用性肌肉萎缩，骨质疏松，固定期间应做等长肌肉收缩练习，拆除石膏后加强肌肉力量训练及负重练习。

【相关理论知识】

（1）石膏的塑形固化是利用了无水硫酸钙（熟石膏）遇水变成带结晶水的硫酸钙（生石膏）结晶硬化的原理，临床上可制作成不同规格的石膏绷带，熟石膏喷洒在纱布上制成卷带，密封防水保存，使用时拆封加水进行操作，石膏硬化速度与水温有关，冷水可降低硬化速度，可根据需要决定水温度，传统石膏价廉，操作方便，但不耐磨，不防水，容易断裂，重量大。

（2）随着技术改进临床上目前有高分子材料制作的石膏夹板或卷带，是传统石膏的升级换代产品，其主要由进口聚氨酯、聚酯和高分子纤维组成，其使用卫生、简单、轻便、硬化快、不怕水、无毒、无副作用，是骨科外固定理想的固定材料。其原理也是高分子有机材料遇水或空气中的水蒸气硬化成塑料样结构，硬化之前同样可以进行塑形。高分子石膏有良好盼透气性，固定后不会引起皮肤瘙痒、溃烂和异味等；操作简单卫生，常温水下使用，很短时间完成固定，易拆除且护理量少；防水性好，可阻挡 85% 的水分浸入，病人可沐浴或进行药浴，且耐湿耐潮；有良好的可塑性；其硬化前，良好的伸缩性便于塑形及整合；强度高，强度是石膏的 20 倍，确保固定牢固；硬化快，3～5 分钟开始硬化 20 分钟后可承重；X 线透过性好，摄片检查时不必拆除绷带。不过高分子石膏费用高，硬化后质地硬，容易造成皮肤压迫，特别是边缘锐利，要注意防护，衬垫要充足。

（3）注意事项。观察远端肢体很重要。石膏固定不能调节松紧度，固定范围较大，一般须超过骨折部的上下关节，无法进行关节活动，易引起关节僵硬。长腿石膏在腓骨小头处加充足衬垫，局部塑形不可过紧。置患者于正确体位。四肢固定者患肢略高于心脏并稳妥放置，避免旋转、扭曲。在翻身或搬动时必须保持固定位置不变，防止石膏断裂、变形等意外情况发生。石膏边缘衬以棉花或海绵，防止边缘擦伤皮肤。肩肘环形石膏固定，尺神经沟部位要用棉垫衬好，防止压迫损伤尺神经。下肢石膏拆除后继续用弹力绷带包扎，逐步放松使肢体适应，防止失用性水肿的形成。了解石膏固定术后的常见并发症，如骨筋膜室综合征、压疮、骨质疏松、化脓性皮炎、关节僵硬、肌肉萎缩、关节僵直、石膏综合征。浸泡石膏平放入水，待无气泡后以手握住其两端，将水挤出，勿绞扭。浸泡温度越高，硬化时间越短，反之则越长。

石膏绷带要平整，勿扭转，以防形成皱褶。管型石膏绷带松紧度要合适。躯干及特殊位置固定，注意呼吸、饮食；塑捏成型切勿用手指，以免形成凹陷造成局部压迫；特别注意膝轮廓及足横弓、纵弓塑形。要将手指、足趾露出，以便观察肢体的血液循环、感觉和活动功能等，同时有利功能锻炼。

（二）小夹板固定技术

夹板固定是用扎带或绷带把木板、竹板、硬纸或塑料制成的夹板固定在骨折已复位的肢体上，以利于骨折断端在相对静止的条件下愈合，同时配合以循序渐进的功能锻炼，促进骨折愈合和恢复肢体功能的一种治疗方法。

【目的】 临时固定，便于转移；骨折治疗，动静结合；止痛防休克；纠正畸形。

【适应证】

（1）创伤患者应紧急转移，肢体外伤临时固定保护。

（2）肢体骨折的治疗，适用于骨折相对简单，易于复位，相对稳定的骨折，包括肱骨、尺桡骨、股骨远端、胫腓骨及踝关节等部位的骨折，包括闭合骨折需要辅以外固定者，手术治疗切口愈合需辅以外固定者，开放骨折软组织伤口愈合者。

（3）肌腱损伤后肢体保护，维持治疗所需位置，促进肌腱愈合特别是手指足趾部位的损伤。

（4）关节脱位整复后的固定及四肢软组织挫伤的制动。

【禁忌证】

（1）开放损伤，局部组织缺损或皮肤条件差，挤压可造成损伤加重或缺血或感染。

（2）骨折已有神经损伤症状，使用可能加重损伤者。

（3）局部肿胀或张力水泡存在，可疑筋膜间室综合征者谨慎使用。

（4）难以整复的关节内骨折、关节周围骨折、股骨骨折、粉碎骨折及躯干部位的骨折。但可用于临时固定。

（5）不能按时观察的患者。

（6）不易稳定的骨折，过度肥胖，皮下脂肪多，固定不可靠，影响效果。

【操作前准备】

1. 器材准备 包括合适大小外形的夹板，由柳木、椴木或杉木制成，肢体面衬棉垫，外用纱套，各种纸垫或棉垫捆扎用的布带。

2. 患者准备 需要手法复位者可先清理皮肤，局部麻醉下进行骨折整复，患肢套纱套，骨突部位及骨折成角突出着力部位加衬垫。

3. 术者准备 根据患者肢体大小选择合适的夹板，由助手维持复位后的位置。

【操作步骤】

（1）根据骨折的部位，类型及患者肢体情况，将选择合适的夹板（经过塑形后），固定垫、衬垫、扎带等固定器材准备齐全。

（2）骨折满意整复后，由助手维持位置，将所需的固定垫安放于适当的位置用胶布贴牢。

（3）选择固定垫放置法。一垫固定法，主要压迫骨折部位。二垫固定法，用于有侧方移位的骨折。三垫固定法，用于有成角畸形的骨折。

（4）将棉垫或棉纸包裹于伤处，勿使其有皱褶。

（5）绵纸包裹伤处，夹板至于外侧，板的两端勿超过棉垫，骨折线最好位于夹板之中央，助手持夹板，术者捆绑束带，依次捆扎中间、远端、近端，缠绕两周后打活结于夹板的前侧或外侧，用力要均匀，其松紧度应使束带在夹板上可以不费力地上下推移 1cm 为宜。

（6）在麻醉未失效时，搬动患者应注意防止骨折再移位。抬高患肢，密切观察患肢血运，如发现肢端严重肿胀、青紫、麻木、剧痛等，应及时处理。

（7）骨折复位后 4 日以内，可根据肢体肿胀和夹板的松紧程度，每日适当放松一些，但仍应以能上下推移 1cm 为宜；4 日后如果夹板松动，可适当捆紧。

（8）开始每周酌情透视或拍片 1～2 次；如骨折变位，应及时纠正或重新复位。必要时改作石膏固定。

（9）2～3 周后如骨折已有纤维连接可重新固定，以后每周在门诊复查 1 次，直至骨折临床愈合。

（10）及时指导患者功能锻炼。

（11）小夹板固定技术评分标准，表2-14。

表 2-14　小夹板固定技术评分标准

项目（分）	具体内容和评分细则	满分	得分	备注
操作前准备 （10）	着装整洁、戴口罩帽子、准备用具［小夹板（可用柳木、椴木或杉木，根据肢体长度、部位做成各种不同规格及形状）、纸压垫或分骨垫、布带、胶带、标记笔等］	5		
	跟患者沟通，介绍自己及将要进行的操作，核对患者信息及 X 线等检查；向患者交代注意事项，取得患者合作	5		
操作过程 （60）	合理放置伤肢，适当牵引，外套纱套或包 1～2 层棉纸或绷带	10		
	根据骨折的部位和类型，放置纸压垫或分骨垫，以胶带固定	10		
	选用合适型号的小夹板，依次放置于肢体前、后、内、外侧，贴紧肢体，由助手扶托稳固	10		
	布带固定：先扎骨折端部位，然后向两端等距离捆扎，保持松紧度为布带能上下移动约 1cm	20		
	检查伤肢末端的血液循环及感觉情况	10		
术后处理 （15）	复查 X 线，再次检查骨折端对位情况	5		
	在伤肢固定后 1～3 天内特别注意观察末端血液循环及感觉情况，并随时酌情调节各个布带的松紧度。然后每周进行 X 线检查及调整布带松紧度 1～2 次，直至骨折愈合	5		
	固定治疗期间，患者仍需进行定时定量的功能锻炼	5		
整体评估 （15）	操作的熟练程度，手法正确	10		
	人文关怀	5		
总分		100		
裁判签名				

【并发症及处理】

1. 皮肤压疮　包扎过紧，肢体肿胀，多发于骨突部位，受力集中，早期表现剧烈疼痛，还会出现肢体末端血液循环异常，发现应及时松解调整捆扎布带，骨突部位增加衬垫，儿童及意识不清使用夹板要及时观察，避免压疮。

2. 筋膜间室综合征　骨折早期因局部血肿及软组织损伤，肿胀会持续还会进一步加重，特别手法整复后会加重软组织反应，此时使用夹板固定，即使按照常规松紧度固定也会发生捆扎布带变得过紧，筋膜间室压力增高，影响血液循环，若处理不及时有发生筋膜间室综合征的可能，固定后应按常规及时复诊观察，发现异常疼痛、指端循环障碍，应及时松解捆扎布带，抬高患肢促进回流，减轻肿胀，重在预防，密切观察。

3. 神经麻痹　肢体有些部位神经表浅，如尺神经、腓总神经等，使用小夹板时应避让或增加衬垫，若不熟悉相关固定部位的解剖，常规使用夹板，可能会造成神经压迫，早期表现疼痛、麻木，时间过长会发生神经麻痹，足下垂，手内在肌肉萎缩等。早期发现，及时松解减压，避开神经部位。

4. 固定失效，造成骨折移位，畸形愈合　夹板固定为非坚强固定，固定期间要动静结合，若捆扎布带变松弛，固定失效，骨折容易发生再移位，时间过久会造成骨折畸形愈合。固定期间应及时复查 X 线，确保骨折的对位对线良好。

5. 关节固定时间过久会发生僵硬，粘连　特别是非功能位固定会造成肢体功能障碍。应及时拆除夹板，尽早进行关节功能练习，恢复关节活动度，必要时辅助理疗，或应用非甾体消炎止痛药。

6. 夹板固定会造成失用性肌肉萎缩，骨质疏松　固定期间应做等长肌肉收缩练习，以利复位的稳定；其他关节、肢体也应多活动，帮助血液循环，防止肌肉萎缩和关节强直，促进骨痂生长、骨折愈合。拆除夹板后需要加强肌肉力量训练及负重练习。

【相关知识】

（1）小夹板局部固定是利用与肢体外形相适应的特制夹板固定治疗骨折，多数夹板治疗骨折不包括骨折邻近关节，仅少数邻近关节的骨折使用超关节固定。其原理是通过使用各种类型的衬垫，形成两点或三点着力点，外用4条布带捆扎挤压维持骨折对位。固定期间松紧度要及时调整，管理麻烦，适应证有限，使用不当会造成严重并发症。

（2）固定方法的选择是骨折复位后的一大关键，时间长、要求高。其重要程度不亚于复位，采用合适的固定方法可以使骨折得到稳定的固定，不易移位；病人舒适，患肢得到充分休息。上肢首选夹板固定，下肢首选石膏固定。对稳定型上肢骨折可采用石膏固定，下肢有明显移位成角的骨干骨折，亦可采用夹板固定。

（3）功能锻炼。被固定的患肢应加强肌肉收缩活动，以利复位的稳定；其他关节、肢体也应多活动，帮助血液循环，防止肌肉萎缩和关节强直，促进骨痂生长、骨折愈合。主动运动是功能锻炼的主要形式，根据病人的活动能力，在不影响骨折断端移位的前提下，尽早进行肌肉收缩放松运动及未固定关节的各向运动，来促进血液循环，增强体质，减轻创伤对全身反应，防止关节僵硬，因此主动运动应自始至终贯串在整个骨折修复过程中。被动运动。循序渐进是功能锻炼第一要点。应根据骨折的稳定程度，可从轻微活动开始逐渐增加活动量和活动时间，不能操之过急，若骤然做剧烈活动而使骨断端再移位，同时也要防止有些病人在医务人员正确指导下不敢进行锻炼，对这样的病人应作耐心说服工作。功能锻炼是为了加速骨折愈合与恢复患肢功能，所以对骨折有利的活动应鼓励病人坚持锻炼，对骨折愈合不利的活动要严加防止。如外展型肱骨外科颈骨折的外展活动，内收型骨折的内收活动，伸直型肱骨髁上骨折的伸直活动，屈曲型骨折的屈曲活动，前臂骨折的旋转活动，胫腓骨干骨折的内外旋转活动，桡骨下端伸直型骨折的背伸桡屈活动等都应防止。

（4）桡骨远端骨折夹板固定示例（伸直型为例，图2-13）。①手法整复示范。②敷药，绷带缠绕1～2层。③放置压力垫（远端背侧、桡侧各放一平垫，两骨间放置分骨垫），然后放前后夹板：掌侧板平腕横纹，背侧板超腕关节，紧绕绷带包扎1层。④再放桡尺夹板：桡侧夹板超腕关节，尺侧夹板平尺骨头，继续绷带紧绕固定，外加三条扎带捆扎。⑤悬吊胸前。

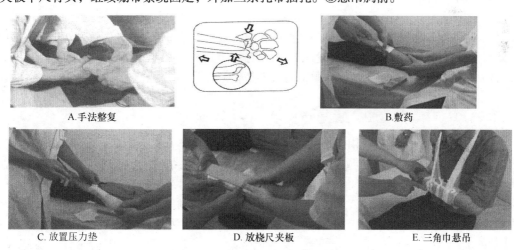

A.手法整复　　　　　　　　　　　　　　　　　　　B.敷药

C.放置压力垫　　　　　　　　D.放桡尺夹板　　　　　　　　E.三角巾悬吊

图2-13　桡骨远端骨折夹板固定

（5）肱骨外科颈骨折示例，图2-14。

1）外敷药物，绷带缠绕1～2层。

2）放置夹板：前、外、后侧板下达肘部、上超过肩关节与肩峰齐平，内侧板自腋下到内上髁上方（内侧板的蘑菇头放置：外展型放在腋下；内收型放在内上髁上方）。

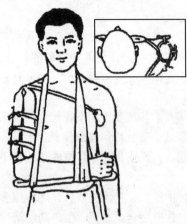

图 2-14　肱骨外科颈骨折示例

3）上臂处用三条扎带固定，前、外、后夹板在肩关节上方穿孔，用扎带作超关节固定，并用绷带穿过扎带圈斜跨健侧腋下固定。

4）屈时 90°，悬挂胸前。

【注意事项】

（1）所选择夹板长短、宽窄应当合适。太宽不能固定牢靠，太窄容易引起皮肤坏死。夹板应占肢体周径五分之四。

（2）小夹板固定能有效地防止再发生成角、旋转和侧方移位；一般不包括骨折的上下关节，便于早期功能锻炼，防止关节僵硬。

（3）抬高患肢，以利肿胀消退。

（4）密切观察伤肢的血运情况，特别是固定后 3～4 天内更应注意观察肢端皮肤颜色，温度，感觉及肿胀程度。如发现肢端肿胀，疼痛，温度下降，颜色紫暗，麻木，伸屈障碍并伴剧痛者，应及时处理。切勿误认为是骨折引起的疼痛，否则有发生缺血坏死之危险。

（5）注意询问骨骼突出处有无灼痛感，如患者持续疼痛，则应解除夹板进行检查。以防止压迫性溃疡发生。

（6）注意经常调节扎带的松紧度，一般在 3～4 日内，因局部损伤性炎症反应，肿胀加重，以致夹板过紧，应适当放松扎带。以后随着局部肿胀消退，扎带松弛应及时收紧扎带。

（7）定期进行 X 线检查，了解骨折是否再发生移位，特别是在 2 周内要经常检查，如有移位及时处理。

（8）指导患者进行合理的功能锻炼，并将固定后的注意事项及练功方法向患者及家属交代清楚，取得患者的合作，方可取得良好治疗效果。

（9）夹板固定时间的长短，应根据骨折愈合情况而定。达到骨折临床愈合标准，即可解除夹板固定。

（10）在进行手法整复前，病人的一般健康状况必须是良好和稳定的。在整复时让病人采用舒适的体位，对顺利完成整复，避免并发症是非常有意义的。

（11）施加暴力或反复多次的手法整复对病人是有弊而无一利的，应予避免。

三、牵　引　术

牵引术是通过牵引装置，利用悬垂之重量作为牵引力，身体重量为反牵引力，以缓解肌肉紧张和强烈收缩，整复骨折、脱位，预防和矫正软组织挛缩，以及对某些疾病术前组织松解和术后制动的一种治疗方法。主要有骨牵引、皮牵引等。骨牵引是利用钢针或钳夹穿过骨质进行牵引，牵引力直接作用于骨或关节，起到复位、固定与休息作用。皮牵引是利用粘贴于肢体皮肤的粘胶条（或乳胶海绵条）使牵引力直接作用于皮肤，间接牵拉肌肉和骨骼，而达到患肢复位、固定与休息的目的。

【目的】

（1）促进骨折断端复位。

（2）使受伤肢体得以休息和固定。

（3）预防及矫正畸形。

（4）便于开放性创面的观察与处理。

【适应证】

（1）骨折的复位：利用牵引使重叠和成角的骨折复位。

（2）骨折的固定：经牵引复位的骨折，持续使用牵引维持复位的位置，直至骨折愈合。临床上常采用局部小夹板固定与牵引配合使用。

（3）关节脱位后的复位制动，如脱位后或人工关节置换术后早期维持固定肢体位置。

（4）肿瘤、炎症、结核等疾病引起骨关节的破坏，牵引可防止其发生病理骨折或脱位。

（5）关节内感染，肿胀和疼痛会引起肌肉痉挛造成屈曲畸形，牵引可防止或纠正关节畸形和减轻症状，以及用于关节功能的康复治疗。

（6）重叠和短缩的骨与关节骨折，术前牵引使软组织得以延伸，便于手术，如短缩的陈旧股骨干骨折，术前强力牵引利于术中复位固定。粗隆上移的陈旧股骨颈骨折，术前牵引利于术中人工股骨头复位。

（7）用于椎间盘突出症及颈椎病（非脊髓型）的牵引治疗。

1. 皮肤牵引适应证

（1）小儿股骨干骨折，牵引重量不超过3000g。主要用于学龄前儿童及骨折移位不明显的学龄儿童。

（2）老年人股骨骨折（包括粗隆间骨折等）无明显移位者。

（3）成年人轻度或小儿关节挛缩者。

2. 骨牵引适应证

（1）成年人下肢不稳定型骨折者。

（2）骨盆环（主指后环）完全断裂及移位者。

（3）学龄儿童股骨不稳定型骨折者。

（4）小儿肘部骨折（髁部）不能立即复位而需牵引下观察、消肿与维持对位者。

（5）皮肤牵引无法实施的短小管骨骨折者，如掌骨、指骨等。

（6）髋臼中心性脱位、错位严重者。

（7）其他需牵引治疗而又不适于皮肤牵引者。

【禁忌证】

牵引处有炎症、张力性水泡或开放性创伤污染严重者是牵引术的禁忌证。

局部骨骼有病变如骨髓炎及严重骨质疏松时不适于骨牵引。对胶布过敏者，皮肤有破损、炎症者，肌肉力量强大有力者不适于皮肤牵引。

【操作前准备】

1. 器材准备

（1）皮牵引：所需用的牵引架及附属装置。宽胶布。绷带、成人用宽10cm的绷带，小儿用宽5cm或8cm的绷带。扩张板，根据部位不同分为6cm×6cm、7cm×7cm、8cm×8cm、10cm×10cm四种，其厚度为1cm，在扩张板中央钻0.5cm直径的圆孔，供牵引绳穿入。安息香酸酊，具有保护皮肤与增加胶布的黏度作用。纱布或绵纸，用以保护骨突处。牵引绳，常用棉麻线绳或尼龙绳。

（2）骨牵引：需要准备钢针、牵引弓、牵引绳、滑车、支架（托马斯架或布朗架）等。钢针分为两种：一种是斯特曼针（Steinmteinman针），直径为3～4mm，用这种钢针时，牵引弓须以硬金属条制成；另一种是克氏针（Kirschner针），直径为1.5～2.5mm，须用张力性牵引弓，此弓的作用是钳紧钢针两端，再用其螺旋力量，把钢针向两端拉紧，这样就不易将钢针拉弯。牵引架：包括托马斯架、布朗架及牵引绳，滑车等。持续骨牵引的伤肢需置于特制的支架上，各关节要处于肌肉松弛状态，牵引方向应保证远、近侧骨折段方向一致。牵引床骨牵引一般需要卧床，采用特制的牵引床可保证牵引的效果，也有利于患者在牵引状态下功能练习。另外还需要手摇钻、锤子、消毒钳、注射器及枕头、刀片、止血钳，以及所用的牵引弓等。

2. 患者准备　患者皮肤准备，除紧急情况外，一般对患肢先以肥皂水擦拭，除去油污。再以清水洗净，剃毛。皮牵引的患者在贴胶布处涂安息香酸酊。

3. 操作者准备 核对患者信息；手部清洗；确定牵引方式，如采用骨牵引需要确定进针部位及进针方向并做标记。

【操作步骤】

1. 皮牵引

（1）先清洁皮肤，在牵引区涂上安息香酸酊，并在其未干之前贴上胶布。

（2）贴于身体之胶布应先备妥，粘贴时要平坦无皱折，胶布末端分 2～3 块，以使牵引力均匀分布在患肢上。

（3）在骨隆起处用纱块或棉垫保护，可用长条胶布大螺旋形将两侧牵引胶布连接，但切忌环形缠绕肢体。

（4）再用绷带缠绕二层，但胶布近端留 1cm 露出，以利日后观察胶布有否脱落。

（5）牵引端用宽窄适宜的扩张板。

（6）放置牵引架，加适当重量。下肢牵引时要抬高床尾。

（7）皮牵引评分标准：表 2-15。

表 2-15 皮牵引评分标准

项目（分）	具体内容和评分细则	满分	得分	备注
操作准备（20）	核对患者姓名、性别、年龄	2		
	核对 X 线片	5		
	核对同意书，向患者交代牵引及其注意事项	2		
	患者取仰卧位，检查患肢感觉及末梢血运	5		
	测量血压、脉搏	2		
	检查准备的物品	2		
	对精神紧张者术前镇静	2		
操作过程（50）	选择合适大小皮牵引套	10		
	腓骨小头处加垫保护	10		
	牵引套如过松，可外加绷带缠绕固定	10		
	牵引方向与肢体长轴一致	10		
	牵引重量不超过 5kg	10		
术后处理（20）	再次检查患肢感觉及末梢血运	10		
	交代牵引术后注意事项	5		
	术后测患者血压、脉搏并观察反应	5		
整体评估（10）	操作熟练，过程流畅	5		
	人文关怀	5		
总分		100		
裁判签名				

2. 骨牵引

（1）穿针部位

1）尺骨鹰嘴：肘关节屈曲 90°，在鹰嘴最突出部穿入，由内向外，注意勿损伤位于肱骨内上髁下方的尺神经。

2）胫骨结节：进针部位是胫骨结节向下 1.0cm，作一条与胫骨纵轴垂直的横线，在胫骨嵴两侧各 3cm 左右处，作两条与胫骨纵轴平行的纵线，与横线相交的两点，即为针的进出点。成年人用斯氏针，儿童改用粗克氏针。注意勿损伤腓总神经。

3）跟骨：踝关节中立位，内踝下端至足跟后下缘连线的中点，即为由内向外的进针穿刺点。选择适当粗细的斯氏针，注意勿损伤胫后动脉及胫神经。

4）股骨髁上：取仰卧位，置患肢于牵引架上，屈膝 40°。进针部位为髌骨上缘 1.5cm 平面内侧，与内收肌结节向上延长线相交点即为进针点。注意进针方向是由内向外。注意勿损伤动脉。

（2）操作方法

1）放好体位，划标线记，常规消毒，铺无菌巾。

2）手术者在牵引针进出口处，采用局部浸润麻醉方法，由皮肤直至骨膜下，助手固定患肢，皮肤轻向近心端牵拉。

3）术者用骨钻，将牵引针直接穿入皮肤，按进出口位置，垂直于骨干钻入。调整牵引针两侧长度对称，连接牵引弓，牵引针两端用抗生素药瓶或者特制尾帽保护，以免刺伤患者，调整进出针部位的皮肤保持平整，用酒精纱块覆盖。

4）牵引绳一端与牵引弓连接，另一端通过牵引床或牵引架的滑轮，在距地面适当高度连接牵引砣。调整肢体高度使牵引绳于肢体力线一致，适当抬高床尾，利用体重牵引对抗。

5）选择牵引重量为体重的 1/12～1/7。根据不同年龄、部位、体重进行调整。

6）牵引安装完成后要定期测量肢体长度，观察肢体肿胀、肢体活动及血液循环情况。

（3）骨牵引评分标准，表 2-16。

表 2-16 骨牵引评分标准

项目（分）	具体内容和评分细则		满分	得分	备注
操作准备（10）	核对患者姓名、性别、年龄		2		
	核对 X 线片		2		
	核对同意书，向患者交代注意事项		2		
	核对凝血功能和血常规检查，询问患者有无麻醉药物过敏史		1		
	测量患者血压、脉搏，检查肢体末梢感觉、血运		1		
	检查准备的物品		1		
	对精神紧张者术前镇静		1		
定位（10）	确定牵引部位		3		
	进出针点位置标记		4		
	确定进出针方向		3		
消毒铺巾（10）	洗手、戴口罩、帽子		1		
	以穿刺点为中心，由内向外环形消毒皮肤，直径 15 cm		1		
	络合碘消毒 3 遍		1		
	注意勿留空隙，棉签不要返回已消毒区域		1		
	检查牵引包消毒日期		1		
	戴无菌手套		1		
	检查消毒指示卡		1		
	核对包内器械		1		
	检查牵引针（斯氏针）大小是否合适，有无弯曲		1		
	铺巾		1		
麻醉（5）	核对麻醉药（2% 利多卡因）并抽吸 2ml		2		
	逐层浸润麻醉	先打皮丘	1		
		垂直进针，推药前回抽	1		
		深度：需麻醉到骨膜	1		

续表

项目（分）	具体内容和评分细则	满分	得分	备注
穿刺过程（35）	牵引针垂直肢体长轴	5		
	缓慢钻入或锤击击入	5		
	出针点位置合适，无明显偏差	5		
	调节外露牵引针长度，双侧对称	5		
	连接牵引弓，牵引针两端用抗生素药瓶保护	5		
	进出针点皮肤消毒，无菌敷料保护	5		
	询问并观察患者反应	5		
术后处理（15）	连接牵引砣，牵引方向与肢体长轴一致	5		
	牵引重量为体重的 1/12～1/7	5		
	检查肢体末梢感觉、血运	2		
	术后测血压、脉搏并观察患者反应	2		
	交代术后注意事项	1		
整体评估（15）	无菌观念	10		
	人文关怀	5		
总分		100		
裁判签名				

【并发症及处理】

1. 皮肤水疱、溃疡和褥疮 可因胶布过敏、粘贴时有皱褶、胶布或海绵滑脱及长期卧床压迫等引起。经常检查肢体末端血运，肢体及牵引绳有无受压，牵引绳有无脱出滑轮等情况，及时纠正。

2. 血管和神经损伤 可因穿刺部位、深浅及方向不当引起，也可由牵引过度引起。预防为主，熟悉牵引部位的解剖结构，选择合适的进针点及方向。

3. 牵引针或牵引弓脱落 骨牵引位置太浅，可使骨皮质撕脱，致钢针脱落；牵引弓螺母未拧紧，可使牵引弓滑脱。

4. 牵引针眼感染 因无菌操作不严格、反复穿刺、针眼护理不当或牵引针左右滑动引起。加强针道护理，定期换药消毒针眼周围皮肤。发生感染者应保持引流通畅，局部干燥，感染严重时则需要去除牵引针更换位置再牵引。

5. 关节僵硬 因患肢长期固定，缺乏功能锻炼引起。要加强护理，注意肢体保暖，鼓励病人主动进行肌肉收缩锻炼。

6. 足下垂 因腓总神经受压、踝关节未置于功能位及缺乏功能锻炼等引起。避免重要神经部位的压迫，皮牵引时加用衬垫加以保护。鼓励肢体作等长肌肉收缩运动。

7. 颅内血肿 由于颅骨钻孔太深，突破内板，损伤血管引起。预防为主，小心操作。

8. 深静脉血栓、肺栓塞 因长期卧床、制动等引起。可加强护理，鼓励患者作肢体等长收缩活动，必要时口服或者注射预防血栓的药物。

9. 呼吸、泌尿系统并发症 坠积性肺炎、泌尿系统感染等。多见于老年病人，因机体抵抗力下降及长期卧床引起。鼓励排痰、积极抗炎。

【相关知识】

1. 几种常见的牵引方式 兜带牵引是系利用厚布或皮革按局部体形和治疗目的制成各种兜带，托扎身体的受力部位，再通过牵引装置进行牵引。枕颌带牵引适应于无脊髓损伤的颈椎骨折脱位、颈椎间盘突出症及颈椎病等，牵引重量不超过 3～5kg。骨盆悬吊牵引适用于耻骨联合分离、骨盆环骨折分离、髂骨翼骨折向外移位、骶髂关节分离等，牵引重量以能使臀部稍离开床面即可，一般每侧重量 3～5kg，牵引时间为 4～6 周。尺骨鹰嘴牵引适用于难以复位或肿胀严重的肱骨髁上骨折和髁间骨折、粉碎型肱骨下端骨折、移位严重的肱骨干斜形骨折或开放性骨折。牵引重量一般为 2～4kg。股骨髁上牵引适用于股骨干骨折，粗隆间骨折，髋关节脱位，骨盆骨折向上移位，髋关节手术前需松解粘连者。牵引重量按患者体重 1/8～1/7 计算，老年人按 1/9 计算，维持量为 3kg。胫骨结节牵引适用于股骨干骨折、伸直型股骨髁上骨折等。牵引重量为 7～8kg。跟骨牵引适用于胫骨髁部骨折、胫腓骨不稳定性骨折、跟骨粉碎性骨折、跟骨骨折向上移位、膝关节屈曲挛缩畸形等，牵引重量为 4～6kg。颅骨牵引适用于颈椎骨折脱位，第 1、2 颈椎的牵引重量用 4kg，以后每下降一椎体增加 1kg，复位后其维持量为 3～4kg。

2. 骨牵引注意事项及术后处理要点 骨牵引时，要准确选定进针点，严格消毒，克氏针或斯氏针应按一定方向进针，即在有重要神经、血管侧进针，注意勿损伤邻近的神经和血管。进针必须和肢体长轴相垂直，以免牵引中受力不均，牵引针向一侧滑动。牵引针必先抵达骨皮质后，才可以用手摇钻钻入。进针时要掌握住方向，方向不正确，加重量后容易引起牵引钳脱落，造成不必要的附加损伤。骨牵引针固定于马蹄铁（牵引弓）后，应旋转螺柄使马蹄铁尽量撑开，以保持骨牵引针的张力，避免其在牵引中弯曲，骨牵引针孔应每日检查，清洁消毒避免感染。牵引重量要根据伤情、年龄、体质等决定。即使需要大重量牵引，开始也不宜加到极限，而应逐渐增加。每日测量肢体长度，与健侧对比，以随时加减重量，否则影响骨折愈合。定期复查 X 线片，以了解牵引复位情况。一旦骨折复位就要用维持重量。牵引过程中，要充分利用身体的反牵引作用，可抬高床脚。牵引方向一般与骨折近段的骨轴线相一致。进、出针部位，要用酒精纱布包盖，并每日用酒精消毒，以防感染引起骨髓炎。颈椎前脱位，有关节交锁，需先进行屈曲位牵引，然后再行过伸位牵引，否则，交锁的关节突不易解脱。经常检查牵引系统是否正常工作，经常检查肢体末端血运，肢体及牵引绳有无受压，牵引绳有无脱出滑轮等情况，及时纠正。定期检查骨折对位情况，及时调整牵引方向和牵引重量，避免过度牵引，随着使用目的的不同，及时调整重量。骨牵引病人卧床时间长，要加强护理，防止发生褥疮，注意肢体保暖，鼓励病人主动进行肌肉收缩锻炼，促进骨折愈合。

3. 持续牵引的注意事项 注意胶布有无松脱，扩张板是否在适合角度，有否折断。经常检查牵引架的位置，如有错位或松动，应及时纠正。注意牵引绳是否受阻，注意牵引重量是否合适。重锤应离地面 26cm 左右。注意牵引针出入口处有无感染，有否移位，每天用 75% 乙醇滴在纱布上，以防感染。患肢牵引轴线是否符合要求，有否旋转，成角畸形。注意肢体皮温、色泽，有否血循环变差或神经受压现象。骨折或脱位病例，除上述各项外，还应注意每天测量、并记录肢体长度变化情况，应按患者具体情况、不同类型骨折，及时调整牵引重量。视情况有规律地指导病人作肌肉运动及关节功能锻炼。按术前或术后要求，及时调整牵引角度。

四、关节穿刺术

【目的】

（1）检查关节腔内积液，以明确诊断。如果关节急性或慢性感染也为早期手术切开引流提供依据。

（2）抽出关节腔内积液、积血或积脓，以达到减压，减轻患者痛苦。

（3）关节腔内注入某些药物进行治疗。比如膝关节退行性疾病的患者，于关节腔内注射玻璃酸钠等药物进行治疗。

【适应证】

（1）已明确的关节炎，但持久不愈的关节腔较多积液，影响关节功能时。

（2）未确诊的关节肿痛伴积液，需采集关节液做诊断用途，如取关节液行偏振光镜检查尿酸盐结晶，以诊断痛风性关节炎。

（3）适用于关节镜进行肉眼观察，滑膜活检或切除，可同时抽取滑液。

（4）向关节腔内注射药物，治疗骨关节炎等膝关节疾病。

【禁忌证】

（1）穿刺部位局部皮肤有破溃、严重皮疹或感染。

（2）严重凝血机制障碍，如血友病等。

【操作前准备】

用物准备：①常规消毒治疗盘1套。②无菌关节穿刺包：内有穿刺针头、5ml和20ml注射器、洞巾、纱布。③其他用物。无菌手套、1%利多卡因，按需要准备标本瓶、培养瓶或注射药物、绷带。

【操作步骤】（操作卡）

（1）向病人做好解释，消除顾虑，取得合作。

（2）选择穿刺部位及姿势。

1）肩关节

A. 前侧入路：是肩关节最简单、常用的穿刺途径。触知锁骨与其下方的喙突，穿刺针在喙突尖端的下方肱骨头中间的部位沿着关节间隙直接向背侧内侧刺入，进针约3cm即进入关节腔。

B. 后侧入路：由于操作时远离患者视线，因此更具有人性化。患侧手臂内旋内收交叉过胸前搭至对侧肩部，可以使肩关节充分打开。针从肩峰后外侧角的下方（1～2cm）向喙突顶端方向刺入，进针2～3cm即进入关节腔。

C. 肩峰下滑囊入路：肩峰下滑囊是腱板与肩峰之间的滑液囊，具有帮助腱板滑行的功能，肩峰下滑液囊的大小因人而异，当上肢下垂时形成约1cm的空隙。触知肩峰外缘与肩峰角，并确定与腱板之间的空隙，穿刺针以30°仰角从稍后方在肩峰的下面刺入，进针2～3cm即进入肩峰下滑囊。肩关节积液波动多在前面较明显，故亦可从肩峰前面波动最明显处刺入。

2）肘关节

A. 后侧入路：当屈肘90°时，自尺骨鹰嘴顶端和肱骨外上髁之间向内前方刺入。

B. 外侧入路：前臂被动旋转，触到桡骨小头，在其近端与肱骨头之间自外侧刺入。

C. 鹰嘴上入路：屈肘45°，穿刺针自尺骨鹰嘴突近端穿过肱三头肌肌腱刺入鹰嘴窝即进入关节腔。

3）腕关节

A. 桡背侧入路：腕关节稍微掌屈并尺倾，自拇长伸肌腱与食指固有伸肌腱之间，或桡骨茎突远端"鼻烟窝"处垂直刺入。因桡动脉行经桡骨茎突远方，故最好不采用"鼻烟窝"处穿刺，以免损伤血管。

B. 尺侧入路：穿刺针在尺骨茎突侧面下方尺侧腕屈肌和尺侧腕伸肌之间垂直刺入。

4）髋关节

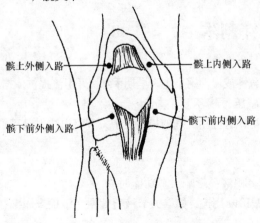

髌上外侧入路
髌上内侧入路
髌下前外侧入路
髌下前内侧入路

图2-15　膝关节腔进针点

A. 前侧入路：取仰卧位，双下肢伸直并稍微外旋，在髂前上棘与耻骨结节连线的中点，腹股沟韧带下2cm，触及股动脉搏动后，在外侧1cm处垂直刺入可达股骨头，稍后退针即可抽出关节液，或者在股动脉搏动点的外侧3cm处，约在大转子的上缘水平，向后内倾斜约60°进针，当有明显突破感时即进入关节腔。

B. 后侧入路：俯卧位，自股骨大粗隆中央与髂后上棘连线的中外1/3交界处垂直进针。

C. 外侧入路：取下肢内收位，从股骨大转子上缘平行，经股骨颈向内上方刺入。

5）膝关节（图2-15、图2-16）

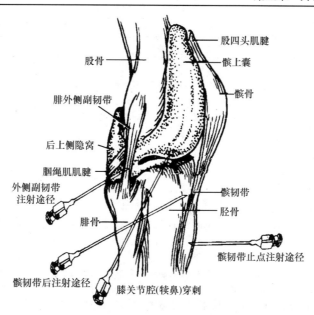

图 2-16　膝关节周围进针途径

A. 髌上入路：仰卧位，膝关节充分伸展、放松，以髌骨上缘的水平线与髌骨内外缘的垂直线的交点为穿刺点，经此两点各种方向均可刺入关节腔，以向下及向中心 45°线为最佳。

B. 髌旁入路：屈膝 90°悬小腿位，经髌韧带的两侧紧贴髌骨下方向后进针。

6）踝关节

A. 前外侧入路：踝关节轻度跖屈、内收，于外踝前上方约 2cm，伸趾肌腱外缘与外踝之间的凹陷处，向下内后方进针即可达关节腔。

B. 前内侧入路：踝关节轻度跖屈、外翻，在内踝前方、胫前肌腱与内踝之间，穿刺针向外后方刺入即达关节腔。

（3）术者及助手戴无菌手套。

（4）常规局部皮肤消毒，铺盖无菌孔巾。

（5）用局部麻醉药物从皮肤至关节腔行局部麻醉。

（6）用 16～18 号针头沿麻醉途径刺入关节腔。缓慢进行抽吸，速度不能过快，以免针头发生阻塞。万一发生阻塞，可将注射器取下，注入少许空气，将阻塞排除，然后再继续抽吸。

（7）抽吸完毕，迅速拔出针头，以免针尖漏液污染关节周围正常组织。术毕穿刺部位盖消毒纱布，用胶布固定。

（8）膝关节腔穿刺评分标准，表 2-17。

表 2-17　膝关节腔穿刺评分标准

项目（分）	具体内容和评分细则	满分	得分	备注
操作前准备（10）	着装整洁、戴口罩帽子、准备用具（手套、络合碘、消毒器械、5ml 注射器、20ml 注射器、18～20 号穿刺针、2% 利多卡因注射液、无菌试管、无菌孔巾、胶带、弯盘、纱布、绷带等）	2		
	跟患者沟通，介绍自己及将要进行的检查，核对手术同意书，核查患者血常规、凝血功能、影像学检查；询问患者药物过敏史，向患者交代注意事项患者，取得合作	5		
	测量患者血压、脉搏	3		

续表

项目（分）	具体内容和评分细则	满分	得分	备注
定位（15）	患者仰卧，对患膝进行浮髌试验检查	5		
	患者仰卧，以髌骨上缘的水平线与髌骨外缘的垂直线的交点为穿刺点；或患者取坐位，屈膝90°，在髌骨下缘膝韧带两侧的膝眼处定位进针点	10		
消毒铺巾（10）	以穿刺点为中心，由内向外环形消毒皮肤，直径15cm（络合碘消毒至少2遍），注意勿留空隙，棉签不要返回已消毒区域	5		
	戴无菌手套	2		
	铺无菌孔巾	3		
麻醉（10）	核对麻醉药，抽吸2~3ml麻醉药	4		
	逐层浸润麻醉：先打皮丘，然后垂直进针，每次注射麻醉药前需回抽	6		
穿刺抽液（25）	左手固定穿刺部位皮肤，选择10ml或20ml注射器，自穿刺点进针，注意穿刺针方向（取髌骨上缘外侧为穿刺点时，需斜行向内下进针；取髌骨下缘两侧膝眼为穿刺点时，可垂直向后进针）	10		
	当阻力消失有落空感时，抽出关节液。穿刺抽液不成功时，可适当调整进针方向，不应直接拔出穿刺针	5		
	拔下注射器，针头不动，将装有药物的注射器接针头，注入药物（根据患者个体情况选做）	5		
	用试管接取关节液，按需要留取标本送检（生化、常规、病原学检查等）	5		
术后处理（15）	拔针后按压，再次消毒穿刺点	4		
	覆盖纱布，胶布固定，如大量穿刺抽液，需适当加压包扎固定	5		
	术后测患者血压、脉搏并观察反应	4		
	交代术后注意事项	2		
整体评估（15）	操作的熟练程度，手法正确，人文关怀	5		
	无菌观念	10		
总分		100		
裁判签名				

【并发症及处理】

1. 注射局部、关节轻或中度疼痛和肿胀 患者多能耐受，无需特殊治疗，也可对症处理，一般2~3天后症状消失。

2. 药物注入局部软组织 立即引起局部胀痛，应及时发现并尽量减少注入局部组织的药物量。局部可采用热敷，促进消肿，如疼痛症状较重者可口服及外涂止痛药物（膏或霜剂）。

3. 过敏反应 主要表现为荨麻疹，严重时可出现过敏性休克。如发现过敏反应立即停药，并作相应抗过敏处理。对禽类及蛋类过敏的患者应慎重使用HA。

4. 注射关节化脓性感染 较少见，严格无菌操作可基本避免此不良事件。如确定为关节感染则按感染性关节炎治疗。

5. 其他 恶心、呕吐、发热，浮肿（颜面、眼睑等）、颜面发红等。

【相关理论知识】

1. 常用药物 玻璃酸钠注射液是关节滑液的主要成分，是软骨基质成分之一。在关节腔内起润滑作用，减少组织间摩擦，同时发挥弹性作用，缓冲应力对关节软骨的作用，发挥应有的生理功能。关节腔内注入高分子量、高浓度、高黏弹性的玻璃酸钠，能明显改善滑膜组织的炎症反应，提高滑液中玻璃酸钠含量，增强关节液黏稠性和润滑功能，保护关节软骨，促进关节软骨的愈合与再生，缓解疼痛，增强关节活动度。一次2ml，一周1次，5周为一疗程。臭氧：具有消炎、止痛的作用。臭氧（O_3）是一种由三个氧原子组成的强氧化剂，常温下半衰期约20min，易分解和溶于水只能现场生产，立即应用，是一种淡蓝色有特殊臭味的气体，与 O_2 相比 O_3 比重大，该作用在瞬间完成没有永久残留。医用臭氧治疗关节疾病的原理可能为，当臭氧被注射进关节腔后，立即与关节滑液中的生化分子（如蛋白等）发生反应，产生 ROS，LOPs（lipid oxidation productions），灭活或抑制蛋白水解酶和炎性细胞因子，减轻炎症。并诱导超氧化物歧化酶，谷胱甘肽超氧化物酶的产生。使间质细胞和关节软骨合成增多。还有比如曲安奈德注射液+利多卡因+维生素 B_{12}、当归注射液等。

2. 臭氧关节腔的注射方法 关节腔内注射自医用臭氧治疗仪，该仪器以医用纯氧为原料，将其与医用氧气瓶连接，注射前调节医用纯氧输出量为 4～5 L/min，调整 O_3 输出浓度 40～50μg/ml，打开电源开关约 15s 后即可嗅到臭氧的气味，用注射器收集 O_3。抽取浓度为 40～50μg/ml 的医用臭氧 40ml（注意不要用力吸抽注射器防止空气混入），注射完毕后，嘱患者保持关节放松，休息 15min 左右，然后轻微活动关节，轻者治疗 1 次，重者 1 周后可再次关节腔内注射 40μg/ml 的医用臭氧 20ml。有关节积液时，先行抽吸积液。治疗前仔细询问病史，身体条件不允许或精神异常者；对臭氧过敏者、甲亢及 G-6-PD 缺乏症患者为禁忌证。注射完毕后用无菌纱布包扎针眼，主动或被动活动膝关节数分钟。

3. 肩关节解剖概要 参与肩关节运动的关节包括肱盂关节、肩锁关节、胸锁关节及肩胸关节，但以肱盂关节的功能最为重要。肱盂关节由肱骨头和肩胛盂构成。肩胛盂浅，由冈上肌、冈下肌、小圆肌和肩胛下肌所组成的腱性组织进行加固，称为肩袖。肩袖以扁宽的腱膜牢固地附着于关节囊的外侧肱骨外科颈周缘，有悬吊肱骨、稳定肱骨头、协助三角肌外展、内外旋肩关节的功能。参与肩关节运动的骨骼肌很多，主要有三角肌、冈上肌、冈下肌、大圆肌、肩胛下肌、肱二头肌、肱三头肌等。肩关节有许多重要的体表标志。喙突是一个可以在体表触及的指状突起，长约4cm，位于锁骨中外 1/3 交界处的前下方 2.5cm 处，恰好位于三角肌胸大肌间沟的上端（有时部分被胸大肌前缘覆盖），故可作为该肌间沟切口、肩关节腔穿刺及关节镜检查等重要体表标志。在喙突上，附着有 5 个具有临床意义的重要解剖结构，即喙肩韧带、喙锁韧带、胸小肌、喙肱肌及肱二头肌短头联合腱以及位于喙肩韧带深面的喙肱韧带。喙突除作为定位标志，同时也是安全标志，其内侧即为血管神经束，因此所有的操作均应尽量在其外侧完成。头静脉是三角肌和胸大肌间隙的标志，可以游离小束三角肌纤维连同头静脉一起牵向内侧。

4. 肘关节解剖概要 肘关节由肱骨下端、尺骨鹰嘴窝、桡骨头及关节囊、内外侧副韧带构成。主要完成屈伸活动及很小的尺偏、桡偏活动。在桡骨头周围有桡骨环状韧带，附着于尺骨的桡骨切迹的前后缘，此韧带同切迹一起形成一个漏斗形的骨纤维环，包绕桡骨头，可以防止桡骨小头脱出。4 岁以下的幼儿，桡骨头发育不全，且环状韧带较松弛，故当肘关节伸直位牵拉前臂时，易发生桡骨头半脱位。肱骨臂轴与尺骨臂轴的延长线相交形成一向外开放的角度，约 165°～170°，其补角为 15°±5°，即提携角。男性一般为 5°～10°，女性一般为 10°～15°。提携角在 0°～10° 之间时为直肘，小于 0°为肘内翻，大于 15°为肘外翻。这三种情况均属肘畸形。肘后三角是指正常肘关节在屈肘呈直角时，肱骨内、外上髁与尺骨鹰嘴尖端，三点成一尖向远侧的等腰三角形，肘关节伸直时，三点成一直线。当肘关节脱位或骨折时，上述正常关系即发生改变。肘外侧三角是指屈肘 90°时，肱骨外上髁、桡骨头与尺骨鹰嘴尖端，三点成一尖向前的三角形。其中央点是肘关节穿刺的进针部位。伸肘时，上述三点间的凹陷称为肘后窝，其深面适对肱桡关节，并可触及桡骨头，也是肘关节穿刺点。

5. 腕关节解剖概要 腕关节又称桡腕关节，是典型的椭圆关节。腕关节由手的舟骨、月骨和三角骨的近侧关节面作为关节头，桡骨的腕关节面和尺骨头下方的关节盘作为关节窝而构成。在腕关节侧位片中，桡骨远端关节面掌、背侧最远点连线与桡骨长轴的垂直线之间夹角，称为桡骨掌倾角，正常值：10°～15°。桡骨纵轴线的垂线与桡骨远端尺桡侧最远点的连线之间的夹角称为桡骨尺偏角，正常范围为 21°～25°，平均 23°。手腕有三个管道通过不同的结构。桡侧管有桡侧腕屈肌腱通过。尺侧管有尺动静脉及尺神经通过。腕管由屈肌支持带与腕骨沟共同构成。管内有指浅、深屈肌腱及屈肌总腱鞘、拇长屈肌腱及其腱鞘和正中神经通过。在管内，各指浅、深屈肌腱被屈肌总腱鞘包裹；拇长屈肌腱被拇长屈肌腱鞘包绕。两腱鞘均超过屈肌支持带近侧和远侧各 2.5cm。屈肌总腱鞘常与小指指滑膜相通。由于拇长屈肌腱鞘一直延续到拇指的末节，故拇长屈肌腱鞘与拇指的指滑膜鞘相连。正中神经在腕管内变扁平，紧贴屈肌支持带桡侧端深面，腕骨骨折时可压迫正中神经，导致腕管综合征。

6. 髋关节解剖概要　股骨头、颈与髋臼共同构成髋关节，是躯干与下肢的重要连接装置和承重结构。股骨颈的长轴与股骨干纵轴之间形成的角度称为颈干角，又称内倾角。正常值在 110°～140°之间，男性平均为 132°，女性平均为 127°。颈干角随年龄的增大而减小，儿童的颈干角大于成年人，儿童平均为 151°。颈干角大于正常值为髋外翻，小于正常值为髋内翻。股骨距是位于小转子深部股骨颈、体连接部的内后方的致密骨板，是股骨体后内侧皮质向松质内的延伸。人体股骨颈的中轴线与股骨内外髁中点间的连线形成的夹角即为前倾角，又称扭转角，正常范围在 12°～15°。成人股骨头的血液供应有多种来源。股骨头圆韧带内的小凹动脉，提供股骨头凹部的血液循环；股骨干滋养动脉分支，沿着股骨颈进入股骨头；旋股内侧动脉的分支，是股骨头的重要营养动脉，在股骨颈基底部关节囊滑膜反折处分为骺外侧动脉、干骺端上侧动脉和干骺端下侧动脉。骺外侧动脉供应股骨头 2/3～4/5 区域的血液循环。旋股内侧动脉损伤是股骨头坏死的重要原因。

7. 膝关节的解剖概要　膝关节由股骨内、外侧髁和胫骨内、外侧髁以及髌骨构成，为人体最大且构造最复杂的关节，属于滑车关节。膝关节有许多重要的辅助结构。由 2 个纤维软骨板构成，垫在胫骨内、外侧髁关节面上的结构称为半月板。内侧半月板呈 "C" 字形，前端窄后部宽，外缘中部与关节囊纤维层和胫侧副韧带相连。外侧半月板：呈 "O" 字形，外缘的后部与腘绳肌腱相连。半月板有加深关节窝，缓冲震动和保护膝关节的功能。翼状襞：在关节腔内，位于髌骨下方的两侧，含有脂肪的皱襞，填充关节腔。翼状襞有增大关节稳固性，有缓冲震动的功能。髌上囊和髌下深囊：位于股四头肌腱与骨面之间。其具有减少腱与骨面之间相互摩擦的作用。膝关节还有一些加固关节的韧带。比如位于关节腔内，分别附着于股骨内侧髁与胫骨髁间隆起的前后交叉韧带。前后交叉韧带具有防止股骨和胫骨前后移位的作用。位于膝关节外侧稍后方，起于股骨外侧髁，止于腓骨小头的腓侧副韧带。其具有从外侧加固和限制膝关节过伸的作用。位于膝关节的内侧偏后方的胫侧副韧带，起于股骨内侧髁，止于胫骨内侧髁。具有从内侧加固和限制膝关节过伸的功能。位于膝关节的前方，由股四头肌腱延续部分所构成的髌韧带。起于髌骨，止于胫骨粗隆。具有从前方加固和限制膝关节过度屈的功能。

8. 踝关节的解剖概要　踝关节由胫骨远端、腓骨远端和距骨体构成，踝穴容纳距骨体。胫骨远端内侧突出部分为内踝，腓骨远端突出部分为外踝。内踝和外踝不在同一冠状面上外踝较内踝低 1cm 左右。矢状面上，外踝较内踝偏向后 1cm 后踝较前踝更向下延伸，限制距骨后移。踝关节关节囊纤维层增厚形成韧带，主要有三组：内侧副韧带为一强韧的三角形韧带，又名三角韧带，位于关节的内侧。起自内踝，呈扇形向下止于距、跟、舟三骨。三角韧带主要限制足的背屈，前部纤维则限制足的跖屈。外侧副韧带，起自外踝，分三束分别止于距骨前外侧，跟骨外侧和跟骨后方，是踝部最薄弱的韧带。下胫腓韧带，又称胫腓横韧带，分别于胫腓骨下端的前方和后方连接胫骨和腓骨，加深踝穴的前后方、稳定踝关节。跟骨结节关节角是跟骨结节上缘（跟骨结节与跟骨后关节突的连线）与跟距关节面（跟骨前后关节突连线）形成的夹角，正常大约 30°～45°。为跟距关系的一个重要标志，又称 Bohler 角。跟骨角变小，提示有扁平足或跟骨骨折；角度增大时，提示有弓形足。

9. 注意事项　①严格无菌操作，以免引起关节腔感染。②任何只要能进入关节腔的部位即为穿刺进针部位，应避免神经、血管及重要结构损伤。③进针时应避开明显的皮肤感染和皮肤病损区域，以减少发生关节感染的危险。④当抽取液体后，再稍稍将穿刺针进入少许，尽量抽尽关节腔内的积液。但穿刺不宜过深，以免损伤软骨及关节内其他结构。慎勿试图将关节积液抽尽最后一滴。⑤推药前应确保针尖在关节腔的空腔内，推注时无阻力，不可把药注入软组织内。⑥注射后要轻轻活动关节使药液分布均匀关节穿刺术后，患者应尽可能休息1~2天，针眼处6小时内不要接触水，48小时内不宜涂抹外用药。⑦穿刺如遇骨性阻挡宜略退针少许并稍改换穿刺方向。⑧反复在关节内注射类固醇类药物，可造成关节软骨损伤，因此一年内同一关节注射的次数最好不超过三次。

五、脊柱损伤搬运术

脊柱损伤为涉及脊柱结构的损伤，可以是脊柱骨性结构的损伤，表现为骨折、脱位、韧带损伤；也可以波及脊柱中所容纳的重要神经结构——脊髓，而造成严重的脊髓损伤。轻微的脊柱损伤，如脊柱压缩骨折，经适当治疗，通常可痊愈；而合并脊髓损伤的脊柱损伤，其脊髓损伤为永久性且不可逆转。脊柱和脊髓损伤多见于地震、塌方等事故中的重物压砸、高空坠落和车祸等情况，且多引起多器官受损的复合伤。脊柱损伤常常伴发马尾和脊髓损伤，还可以引起尿潴留、泌尿系统感染、肠道功能障碍、心肺功能不全、深静脉血栓形成等多种并发症，重者导致患者截瘫甚至死亡。脊髓损伤程度与搬运方式的正确与否的关系密切，现场处理不当，将直接影响病情的发展和转归。目前推荐处理措施包括，坚强的颈托固定，有力地侧方支持，在搬运过程中保持脊柱轴线稳定，以避免进一步的损伤。

【目的】 急救时对脊柱损伤病员进行有效固定，避免发生脊柱或脊髓再次损伤。

【适应证】 钝性创伤者出现下列情况应行脊柱固定。

（1）脊柱疼痛或触痛。

（2）出现神经性缺损主诉或体征。

（3）脊柱结构变形。

【禁忌证】

（1）禁止一人抬头、一人抬脚或搂抱的搬运方法。切忌使脊柱作过伸、过屈的搬运动作可能会加重脊髓损伤。

（2）转运患者时禁止采用软垫。

【操作前准备】

1. 物品准备 脊柱固定担架（长约180cm，宽度同肩宽，约45cm）、短脊板、固定带、颈托、头部固定器，必要时可就地取材木板、门板等。

2. 现场评估 观察周围环境安全后，急救员正面走向伤者表明身份；告知伤者不要做任何动作，初步判断伤情，简要说明急救目的；先稳定自己再固定伤者，避免加重脊柱损伤。

早期评估和复苏服从创伤高级生命支持原则（advanced trauma life support，ATLS）。ATLS分类与首次评估的"ABCDE"：A-气道维持及颈髓保护（airway and in-line immobilization）、B-呼吸和通气（breathing）、C-包括循环维持及出血控制（circulation and control bleeding）、D-残疾评估：神经系统状况（disability）、E-暴露/环境控制：（exposure and environment）。

（1）气道：在创伤病人当中对气道的评估和管理是最重要的。若病人的颈椎处于稳定位置时应当首先对病人的气道进行管理。只有颈椎处于稳定位置时才能实施气道管理。如果需要紧急气管插管，由此产生的颈椎损伤的风险亦不容忽视。

使用直视喉镜及经口气管插管时，保持颈椎直线制动（in-line immobilization）而非直线牵引（in-line distraction），并维持颈椎功能中立位被证明是安全有效的，只有极少部分情况会造成神经功能的恶化。而人工的直线牵引颈椎因为可能造成受伤颈椎的分离，特别是枕颈关节的分离而被废止。

（2）呼吸：若患者出现 C_3 水平以上的脊柱骨折，则在事故现场容易出现急性呼吸暂停，此时需要紧急的气管插管和机械通气。而 C_3 水平以下脊柱骨折的患者，仍存在自主呼吸，但因为膈肌和肋间肌的功能受损，一段时间之后容易出现延迟通气功能障碍。对上述情况的预判非常重要。如果肺部功能监测（VC，血气分析等）提示病人有通气功能衰竭的迹象，那么应当积极地尽早对患者进行气管插管控制呼吸而不是等待患者呼吸功能完全衰退时才行气管插管。

（3）循环：若在事故现场，患者出现低血压，应当首先考虑出血，寻找出血位置应当成为首要任务。如座位上绑着安全带的车祸患者如果出现胸部脊柱部位的屈曲牵张损伤，通常容易伴随较为严重的腹部损伤，如大动脉的钝性撕裂。而神经源性休克是另外一种低血压的原因，颈髓损伤的患者该类型休克发生率约在 20%。这类休克是由于脊髓损伤时支配血管和心脏的部分外周交感神经受到损伤，通常表现为低血压合并心动过缓，特别是损伤到 T_4 水平时。为了减少继发性缺血对受伤脊髓的影响，必须及时地纠正低血压。在介入治疗时，需要动脉和静脉通路的侵入性监测确保安全。而低血压最初的处理措施包括液体复苏。一旦病人的体内液体补足，若仍存在持续的低血压情况，可以使用血管加压素如多巴胺和肾上腺素等增加血管阻力升高血压。低心输出量可能是由于持续的心动过缓所致，可以使用阿托品等对抗，而若心动过缓持续存在，则可考虑使用临时心脏起搏器。为了减少继发性缺血对受伤脊髓的影响，必须及时地纠正低血压。

（4）残疾和暴露：搬运脊柱损伤的病人时采用原木滚动搬运法有助于对脊柱后方的检查。若在脊柱后方触及疼痛，水肿，或者阶梯样畸形则提示后方韧带有损伤。在四肢瘫的病人中，因为感觉缺失的关系胸腰部的痛觉消失很难界定原因。在这些病人中，需要通过影像学检查对其他非临近节段的脊柱损伤进行排除。肛门指诊对脊柱损伤的病人十分重要。无论该技术是否是神经功能检查中最为重要的，该技术可以对创伤病人的神经功能水平确定提供极大的帮助。下肢如果出现有轴向过渡负荷的损伤，如跟骨，pilon 或者胫骨平台骨折等，则提示该类患者伴有胸腰段的爆裂性骨折可能。

（5）神经功能评估：在急性脊柱创伤病人评估中，神经功能评估通常采用 ISNCSCI（*International Standards for the Neurologic Classification of Spinal Cord Injury*，脊髓损伤神经功能分级国际标准）标准，该标准由 ASIA（American Spinal Injury Association）发布。其中包括运动功能检查、感觉功能检查、反射和脊髓休克损伤程度及神经功能平面。运动检查包括对 5 对关键上肢肌肉和 5 对关键下肢肌肉的肌力评估，肌力评估分级依据 *Medical Research Council* 标准。在上肢肌力评估中包括：C_5，肘关节屈曲；C_6，腕关节伸展；C_7，肘关节伸展；C_8，中指屈曲；T_1，指端外展。而下肢肌力评估的关键肌包括：L_2，髋关节屈曲；L_3，膝关节伸展；L_4，踝关节背伸；L_5，大踇趾伸展；S_1，踝关节跖屈。感觉功能检查包括全身 28 个节段皮神经的轻触觉和针刺觉检查。感觉功能检查的结果可以表示为：消失，受损，正常，评分分别为 0，1，2 分。脊柱损伤的病人中，反射随着时间变化而变化。在损伤急性期，深部腱反射活动通常消失，肢体表现为弛缓性瘫痪；在脊髓休克恢复过程中，深部腱反射呈亢进状态。病理征如 Babiskin 征等通常在此时可以引出（表 2-18）。

表 2-18　脊柱损伤评估

时相	深反射	肌张力	病理征	肢体瘫痪
急性期	消失	低	阳性	迟缓性瘫痪（软瘫）
脊休克期恢复期	亢进	高	阳性	痉挛性瘫痪（硬瘫）

通常认为脊髓休克是脊髓损伤时一种生理上的暂时状态，表现为短暂性的损伤节段尾部的反射功能消失。脊髓休克恢复的先驱表现是反射功能的逐渐恢复，通常脊髓休克恢复在伤后 24～48h 内。原则上，诊断完全脊髓损伤需要等到脊髓损伤休克期过后才能成立。脊髓损伤严重程度的标准

化评分：ASIA 损伤评分量表（AIS）。ASIA 损伤评分量表是目前国际上评估脊髓神经功能损伤最为常用的一个评分量表。

1）没有神经运动及感觉功能保留。

2）仅有感觉功能保留而运动功能消失。

3）有部分运动功能保留，但肌肉的肌力小于 2 级。

4）肌肉功能保留，肌力大于等于 3 级。

5）感觉和运动功能均保留。

感觉功能平面指靠近尾段的针刺觉和浅触觉均正常的部位，而运动功能平面是指运动功能完整的部位。因为肌肉往往是多神经支配的，所以当一块肌肉肌力至少为 3 级时认为该肌肉神经支配完整。神经功能水平面用以描述尚存的人体感觉和运动功能。

【操作步骤】

1. 徒手制动　使用徒手制动法时，应先考虑所作动作的目的，如欲把伤病者转动时，应尽量使手臂或手肘找到支点，再固定伤病者。转动伤病者时，须使伤病者的头部、颈及身体保持在正中成一直线的位置。拯救人员也须互相协调，须以号令来沟通，在动作一致的情况下转动伤病者。

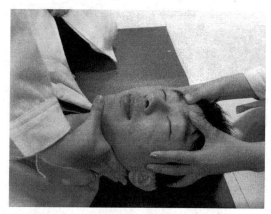

图 2-17　头锁

（1）头锁：伤者仰卧位上下移动躯体是头颈固定方法，亦可应用于头部牵引。术者双膝跪于伤者一侧，一手肘关节弯曲，前臂贴于脊柱部位，手掌固定于头枕部，另一手肘关节支点固定于地面，其余手掌固定于头额顶部（图 2-17）。

（2）头胸锁：伤者仰卧是固定头颈的方法。用作转换其他制动锁或放置头枕时的制动手法。跪或半蹲跪在伤病者右侧；近额的手肘固定在膝上或小腿内侧，用手指按着伤病者前额；把另一手臂枕于伤病者胸骨上或肩膊处，用拇指及中指分按伤病者两颧，手掌须弧曲但不可盖着伤病者口鼻（图 2-18）。

（3）头肩锁：翻转伤者是固定头部的方法。术者跪于伤者头部上方，一手肘关节固定于翻转侧大腿，手掌托于同侧肩后，拇指固定于肩前，另一手四指自然分开，挤于另一侧头颞部，拇指固定于前额（图 2-19）。

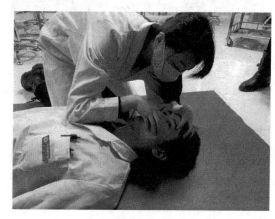

图 2-18　头胸锁

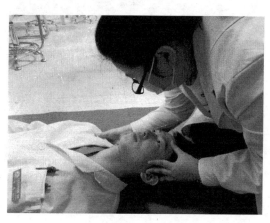

图 2-19　头肩锁

（4）胸背锁：伤者坐位或侧卧位时固定头颈的方法。术者前臂垂直贴于伤者背部，以肘关节支点固定伤者，手掌分开固定于伤者枕骨部，另一手肘关节支点贴于前胸、前臂垂直，手腕屈曲，拇指及其余四指分开，固定于颧骨部（图2-20）。

（5）头背锁：伤者俯卧时固定头颈的方法。术者双膝跪于伤者一侧，一手肘关节弯曲，前臂贴于脊柱部位，手掌固定于头枕部，另一手肘关节支点固定于地面，其余手掌固定于头额顶部（图2-21）。

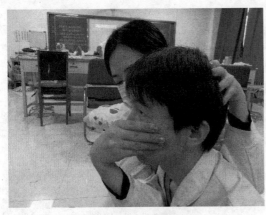

图 2-20　胸背锁

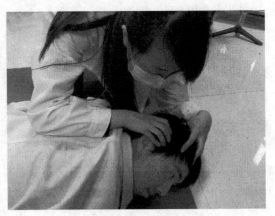

图 2-21　头背锁

2. 颈托固定法　颈托是一种承托颈部的装备。其作用是将受伤颈部尽量制动，保护受伤的颈椎免受进一步损害。但套上硬颈套并不能完全制动，因此，在运送伤病者时，仍须格外小心。

使用程序：让伤病者不要乱动，并保持头部于现有姿势；术者甲先用头锁为伤病者制动；把伤病者头部置于正中位置（伤病者的头部与身躯的轴心线须成一直线）。如在转动伤病者头部时，伤病者感到痛楚，应立即停止转动，不要使用硬颈套。术者乙用拇指与掌面垂直，余四指并拢并与伤员额面垂直，测量下颌角至斜方肌前缘的距离，再量度颈托下缘硬胶边至手指顶的距离，把红点移至指顶孔并扣紧孔锁；将颈托套入伤病者颈部，轻轻把颈托拉紧，直至颈套下巴托的中轴线与伤病者的轴心线成一直线，把颈套收紧及固定。

3. 脊柱损伤病人搬运时的翻转手法

（1）交叉手（图2-23）。

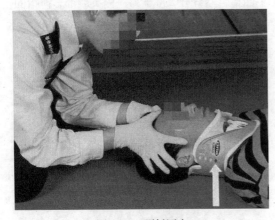

图 2-22　颈托固定

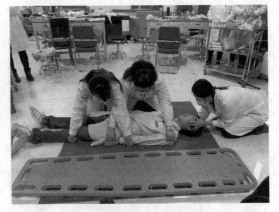

图 2-23　交叉手

（2）推手（图2-24）。

（3）环抱手（图2-25）。

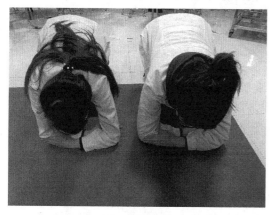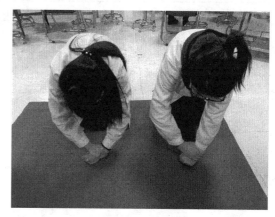

图2-24　推手　　　　　　　　　　　　　　　图2-25　环抱手

4. 颈托及脊柱板固定步骤

（1）现场评估、判断：包括现场环境、询问伤员病情，告知伤员配合。将患者置于仰卧位，通过上头锁调整颈部位置，使鼻尖位于躯体中轴线上（胸骨正中）。

（2）检查头颈部：助手头胸锁固定头颈部，医生检查头枕部，包括颈椎形状、压痛等。上头锁，上颈托，助手检查测量伤员颈部的长度调整所需尺寸，正确上颈托。

（3）全身检查判断伤情（医生或医助）：次序为，颜面—胸—腹—骨盆—下肢—上肢。

（4）为患者准备上脊柱板：1助手头胸锁、2助准备脊柱板及约束带完毕，1医生头肩锁（肩锁在侧翻的同侧）。

（5）整体侧翻：1医生指挥，2位助手左右手交叉抱伤员的肩、髂和膝部，将伤者轴位整体侧翻于侧卧位，保持脊柱在同一轴线。助手检查背部及脊柱后，拉脊柱板纵向摆放在背部合适的位置，将伤者同步放置回仰卧位。

（6）平移（推）伤员：1助手用胸锁手法固定头颈部，医生改用双肩锁，助手左右手交叉，将伤者平移至脊柱板中间，并调整上下位置。

（7）头部固定：1助头胸锁，2助准备头部固定器，医生上头部固定器并固定。

（8）脊柱板约束带固定：对胸部、髋关节、膝关节、踝关节、双足以约束带固定，检查松紧度。再次检查伤情后，搬运伤员，注意保持平稳。

5. 脊柱损伤的急救及搬运评分标准　见表2-19。

表2-19　脊柱损伤的急救及搬运评分标准

项目	操作要求		标准分	扣分	实得分
准备	戴手套，观察周围环境安全后正面走向伤者，表明身份		2		
	初步判断伤情（意识、截瘫）		2		
	告知伤者不能随意活动		1		
操作	急救员按分工准备物品及脊柱板，做好操作准备		1		
	调整颈部位置	急救员位置正确	1		
		术者使用头锁手形正确	3		
		术者体姿正确，手指不遮盖双耳	2		
		助手食指置伤者胸骨正中指引，术者调整颈部位置	2		
		助手使用头胸锁正确，术者检查颈部	3		

项目		操作要求	标准分	扣分	实得分
操作	助手安置颈托	测量颈部长度手形正确	3		
		调整颈托	3		
		颈托使用方法正确，安置得当	3		
	助手检查判断伤情	检查顺序和方法正确	3		
	助手做头胸锁操作	使用头胸锁手形正确	3		
		急救员体姿正确	2		
		不得遮盖口、鼻	3		
	术者做头肩锁操作	使用头肩锁手形正确	3		
		急救员体姿正确	2		
		手掌、前臂固定头部	3		
	整体侧翻伤员	术者指挥，助手左右手交叉，将伤者轴位翻动于侧卧位	3		
		动作协调、平稳	3		
		助手检查背部方法正确	3		
	平移伤员于脊柱板	将脊柱板安置于伤员背部适当的位置	2		
		术者指挥，助手左右手交叉，将伤者轴位翻动于仰卧位	3		
		助手用头胸锁手法固定头颈，手法正确	3		
		术者用双肩锁固定头颈，手法正确	3		
		术者指挥，助手双手交叉，将伤员用双前臂推至脊柱板适当位置	3		
		急救员体姿正确	2		
		急救员动作正确，协调、平稳	3		
	固定伤员	助手使用头胸锁手法正确	3		
		术者使用头锁手法正确	3		
		安全带依次固定躯干、髋关节、膝关节，安全带位置正确，松紧度适当	3		
		助手头胸锁手法正确	2		
		安置头部固定器位置正确	1		
		三角巾固定手臂松紧适宜	1		
	搬运伤者	术者指挥，急救员平稳抬起伤者，足先行	2		
		术者在头侧，同时观察头颈部情况	2		
整体质量	操作熟练；动作规范；口令简洁；声音脆亮；配合默契		5		
	在规定时间内完成（计时从评判长宣布比赛开始至固定伤者在长脊板上并抬起伤者）		5		
合计			100		
裁判签名					

【并发症及处理】

1. 误吸　颈托可能增高颅内压和脑脊液压力，并能改变吞咽的功能而增加误吸的可能性，所以尽快尽早的确诊颈部损伤以便及早的解除颈托固定非常重要。

2. 褥疮　工具仅仅使用在解救和转运过程中，因为长期平卧在该平板上时容易造成较为严重的褥疮，所以脊柱板的使用应注意制动时间，应当尽早地将病人从担架板上转移至适当的病床中。转运至病房后，护理人员可用温水擦拭患者身体，保持其皮肤清洁，促进全身血液循环。对于皮肤干燥与粗糙的患者，可以使用爽身粉，保持皮肤润滑，严禁在破溃与潮湿的皮肤上涂抹，以免引起感染。经常为患者翻身，受压部位可垫水垫，以减轻局部压力；保持床单清洁、平整、干燥、无渣屑，最大限度地预防压疮的产生。

3. 脊髓的二次损伤　脊柱骨折患者在受伤时没有或仅有轻微的脊髓损伤，但经过搬运出现了脊髓损伤或原有损伤加重，即脊髓的二次损伤。注意保护患者的受伤部位，保持脊柱纵轴水平一致，避免脊柱旋移或扭动；颈髓损伤转运者需固定头部，使头颈随躯干一同滚动，切忌颈部旋转、伸屈、侧偏，防止损伤延髓造成患者呼吸、心跳停止。转运前后需要注意患者感觉及肌力变化，避免搬运时加重脊髓损伤。

4. 长期卧床并发症　由于卧床可能引起坠积性肺炎，肺部感染；小便失禁、留置尿管可能引起尿路感染、结石；上下肢活动不能可能引起肌肉萎缩，关节僵硬；皮肤失去神经支配和营养，加上卧床，在骶尾部，可能形成压疮；人体的深静脉内可能形成血栓，影响血液回流，表现为双下肢肿胀；栓子脱落，可能造成肺栓塞，危及生命。

【相关知识】

1. 脊髓损伤的早期诊断　年轻人的高能量损伤是脊柱或者脊髓损伤最常见的原因，如摩托车碰撞、高危险职业。老年病人低能量损伤是第二常见原因，老年病人由于骨质疏松合并脊柱僵直等原因，在低能量下容易出现脆性骨折。医患双方均应当警惕在某些特殊的情况下脊柱损伤的症状容易被其他损伤掩盖，如闭合性的颅脑和面部损伤的患者，这类损伤在患者头部遭受暴力时往往容易合并颈椎损伤。此外，若发现单节段的脊柱骨折，需警惕其他脊柱椎体的骨折。所有头部损伤的患者尤其是合并有前额和面部损伤的患者应高度怀疑可能发生了颈脊髓损伤；患者有多发长骨和骨盆骨折或局灶性神经功能缺失者，应高度怀疑脊柱脊髓损伤的可能。对于昏迷的患者更应该注意加强保护。

2. 脊柱保护　一旦脊髓损伤确诊，在接受最终治疗前需要对脊柱进行保护。对脊柱损伤而出现颈椎不稳定的患者而言，最常见的保护措施是颈部的固定矫形（如 Philadelphia collar），并在颈部双侧放置沙袋，前额用一绷带固定。如果患者的神经功能无明显受损迹象，无论患者颈椎脊柱排列是否紊乱，在手术前行牵引治疗的意义都不是太大；但如果有脊髓神经的压迫，并且脊髓压迫症状因颈椎节段的排列紊乱而呈持续进展，在排除牵引相关禁忌证后（伸展牵张型损伤，枕颈关节脱位等）可对患者实施颈椎牵引治疗。若患者出现枕颈关节脱位这种高度不稳定的损伤时推荐立即使用 Halo 头架以维持颈椎稳定性。

3. 脊髓损伤病人的神经保护　脊髓损伤的最初阶段，脊髓的连续性仍然存在，但脊髓内部的神经细胞结构受到破坏。在脊髓受损后可以很快发生神经细胞的病理生理改变，并向邻近阶段蔓延。神经保护的策略在于尽可能将神经损伤的范围缩小到最小，这也是目前应用范围最广的高剂量的激素类药物甲强龙的作用机制。现在的观点是，甲强龙可以作为急性脊髓损伤治疗的一个可用选择，而非治疗的必须用药。反对者的核心观点在于根据 NASCIS II AND III 研究结果，随着使用激素类药物的时间延长，其神经保护功能获得的收益并没有增加，反而相关的并发症，如败血症，肺炎，ICU 住院天数等均有明显增加。很多大型的医疗机构目前已经放弃对急性脊髓损伤的患者应用大剂量的甲强龙冲击治疗，但目前美国的医疗环境仍然在迫使某些医生去使用激素类药物。

4. 颈椎脱位　目前对创伤性颈椎关节脱位的早期治疗仍存在较大争议，焦点在于对这类患者是在复位前行 MRI 检查，后使用闭合牵引装置对患者颈椎脱位进行复位，还是进行急诊手术治疗，稳定脱位关节。闭合牵引复位的方法远期可能造成已经破坏和移位的椎间盘组织突入椎管内造成神经压迫而产生后遗症，因此有些学者建议在进行牵引复位前行 MRI 检查，若检查提示有椎间盘突出，可考虑行切开复位 + 椎间盘切除术。而反对者则对神志清楚的能合作的病人的闭合复位的成功性和安全性有所质疑，并且他们认为对脊髓创伤的病人特别是部分损伤的病人而言，及时恢复脊柱功能排列和神经减压对患者预后至关重要。目前，在该治疗领域没有一个统一的治疗指南，各个医疗机构内的治疗策略不尽相同，特别是 MRI 检查及时性和开始手术时间方面各个机构差别较大。

5. 手术介入时机　尽管此前已经有多个动物实验研究和个别病案报道支持对急性脊髓损伤患

者进行早期的手术减压策略，但直到最近发表的一项人类临床研究结论才证明了这个结论。一项多中心，前瞻性的随机研究（STASCIS）近期报道了颈椎损伤病人，在伤后 24 小时内进行急诊手术或者闭合神经减压，随访 6 个月后其神经功能恢复率（AIS 评分改善至少 2 级）较对照组（延迟治疗，>24h）显著改善（19.8%，8.8%）。

6. 术后康复护理 合并脊髓损伤的患者和家属出院后，在家里的生活和护理。针对脊髓损伤的并发症，对于不幸发生脊髓损伤的患者和家庭，经历了手术和医护人员的精心医治，为康复创造了条件。可能的有经济条件的，可在医院的康复理疗科学习康复的相关知识，包括上下肢关节、肌肉的按摩和锻炼，膀胱训练以利于小便控制等。没有经济条件的，回家后，积极帮患者翻身，避免形成压疮；每天拍背，患者咳嗽时通过按压胸腹交界处，帮助患者排痰，避免肺部感染；多喝水，膀胱训练，避免泌尿系感染和结石；勤擦拭身体，上下肢关节、肌肉的按摩和锻炼，避免深静脉血栓；多与患者沟通，鼓励患者，树立坚定生活下去的信心，心理疏导很重要。

六、局部封闭技术

局部封闭又被简称为封闭，最初是指用麻醉药物阻滞局部周围神经或用局部麻醉药物注入疼痛区域以达到止痛的作用，有将疼痛部位与中枢隔离的意思，故称封闭。

【目的】

1. 消炎止痛 临床上大多数软组织慢性疼痛与周围神经有关。主要分三大类别。一是骨质增生引起纤维组织增生、硬化、挛缩和移位而压迫了临近组织刺激神经末梢，如腱鞘炎、肩周炎及周围神经卡压性疾病。二是创伤后局部血肿的机化纤维化甚至骨化，损伤的软组织变性纤维化瘢痕化直接牵扯周围神经末梢或压迫临近神经干。三是创伤和炎症造成的软组织肿胀及释放促炎物质，如缓激肽、P 物质、前列腺素、5-羟色胺、H^+ 等等，对神经末梢的刺激。这三类疼痛主要都是通过痛觉神经（C 类纤维）传入中枢。因此局部封闭不仅可以起到早期止痛的目的。减少形成难治性疼痛的可能性，还可能协助医师判断疼痛产生的原因和部位。

2. 诊断性治疗 通过局部麻醉药的浸润，使神经根周围的肌肉松弛，从而即刻减轻对神经根的压迫，使神经根恢复到正常状态。例如患者在颈部神经根周围阻滞后，1～2min 内感觉到颈肩臂痛、不适感明显减轻甚至消失。上肢的感觉明显改善，肩外展、曲肘及手抓握力明显增加。同时使用的激素如复方倍他米松、曲安耐德等不仅可延长局部麻醉药的时间，而且激素的局部作用也可使纤维组织软化、退变，从而减轻对神经根的压迫。当颈椎病的诊断有疑问时可作颈部封闭，如果患者症状或体征毫无变化，颈椎病可能性大，而患者症状和体征消失或明显减轻则可能是颈部软组织疾病。局部封闭至今仍是鉴别颈椎病还是颈部软组织压迫引起颈肩痛、手部麻木的重要方法之一。

3. 软化纤维瘢痕组织 软化纤维瘢痕组织是局部封闭能够获得长期效果的基础。损伤的软组织变性纤维化瘢痕化直接牵扯周围神经末梢或压迫临近神经干，也是软组织慢性疼痛的重要原因之一。如果早期疼痛没有及时治疗，反复的疼痛刺激可能发生中枢性神经可塑性改变或是在大脑皮质形成固定的痛性兴奋灶，以致发生痛觉过敏，甚至出现顽固性难治性疼痛。

4. 降低局部创伤免疫反应 目前常用的局部封闭药物是局部麻醉药加糖皮质激素，类固醇类激素主要起到局部的抗炎作用、免疫抑制作用及抗过敏作用。然而局部用含有激素的药物，在抑制了局部炎性反应和创伤免疫反应的同时，也抑制了巨噬细胞对抗原的吞噬和处理；抑制了白细胞和巨噬细胞移行降低局部的抗感染能力，所以局部封闭的部位一旦发生感染或是本来存在潜在的感染灶，将可能在局部产生难以治愈的感染，并可能随着组织间隙扩散，最终可能严重影响肢体功能。因此，局部封闭前断定局部有没有感染，以及在注射过程中的无菌操作是十分重要的。

【适应证】

1. 腱鞘炎 如拇长屈肌缩窄性腱鞘炎、屈指肌腱缩窄性腱鞘炎、桡骨茎突缩窄性腱鞘炎、拇长伸肌缩窄性腱鞘炎、腱鞘囊肿等。

2. 周围神经卡压性疾病 如指神经卡压、桡神经浅支卡压、前臂外侧皮神经卡压、腕尺管综合征、肘管综合征、腕管综合征等。

3. 肩关节疼痛 如肩关节周围炎、肩关节撞击综合征、肩袖部分撕裂、冈上肌腱炎等等。

4. 肌肉起止点及韧带劳损（无菌性炎症） 如肱骨外上髁炎（网球肘）、肱骨内上髁炎（高尔夫球肘）、股骨内上髁炎、项韧带骨化等。

5. 腰背疼痛 如急性腰扭伤、慢性腰部劳损、腰背肌筋膜炎、棘间韧带劳损（无菌性炎症）、第三腰椎横突综合征等。

6. 滑囊炎 如跟腱滑囊炎、跖筋膜炎、大转子滑囊炎、坐骨滑囊炎、髌前滑囊炎、鹅足滑囊炎等。

7. 退行性骨关节炎 脊柱的退行性变、骶髂关节炎、耻骨炎、髋关节退行性变、膝关节退行性变、髌骨软骨软化等。

8. 类风湿关节炎

9. 其他疾病的封闭治疗 如创伤性关节炎、外伤性痛性神经瘤、增生性瘢痕、痛性瘢痕、复杂性区域疼痛综合征、非特异性肋软骨炎（Tietze 病）、痛风性关节炎等。

10. 医源性并发症的防治 臂丛神经阻滞麻醉造成的臂丛神经损伤、注射造成的坐骨神经损伤、术后伤口下硬结、术后伤口下积液等等。

11. 局部注射长效糖皮质激素在手术中的应用 如肌腱粘连松解术、周围神经粘连松解术等。

【禁忌证】

（1）患者拒绝接受封闭或对封闭异常担心。

（2）穿刺部位或邻近皮肤有局部感染。

（3）怀疑局部疼痛可能与局部感染有关。

（4）痛点处或痛点邻近处的 X 片提示有骨或软组织病理性病变，如骨肿瘤。

（5）正在治疗中的全身慢性感染，如结核病。

（6）患者的凝血功能异常。

（7）有消化道反复出血史，特别是近期有消化道出血者。

（8）有严重的高血压或糖尿病。

（9）患者不能使用激素或对激素、麻醉药过敏。

【操作前准备】

1. 患者准备

（1）向患者解释此项操作的目的，操作过程，可能的风险。

（2）告知需要配合的事项（操作过程中注意避免剧烈活动，保持体位，如有头晕、心悸、气促等不适及时报告）。

2. 材料准备 治疗车，车上载有以下物品。

（1）消毒用品：2.5%碘酊，75%乙醇或安尔碘。

（2）药品：麻醉药物（常用为利多卡因，或罗哌卡因），含或不含有糖皮质激素。

（3）其他：注射器（5ml 1 个、20ml 1 个），输液贴 1 个，无菌棉签若干。

3. 操作者准备 操作者洗手，摆好患者体位，打开需要用的药品。

【操作步骤】

1. 体位 充分暴露穿刺点即可。

2. 穿刺点选择 应仔细寻找压痛点，要求找到压之最疼痛一点，然后估计进针的深度，此时要想一想该进针点下方的解剖，有没有重要的神经血管经过。如系肌肉起止点处的疼痛，如网球肘，高尔夫球肘针尖必须抵到肱骨外上髁或内髁，但不是在外上髁或内髁的顶点，那里的皮肤很薄，很容易造成皮肤萎缩。如果压痛点偏内髁内侧，进针时就应该想到周围的重要结构如肱动脉、静脉和正中神经，切不可损伤它们。如系神经卡压，该神经如紧贴骨骼，针尖必须抵到骨，比如上臂桡神经卡压，针尖必须抵到肱骨。

3. 消毒 严格执行无菌技术，消毒部位用碘酊、乙醇或碘伏消毒 2～3 遍。

4. 核对药物 抽药前一定核对药物的有效期和浓度。

5. 注射 从合适部位进针，到达应该到达的部位后（如骨膜处，腱鞘内等），回抽药物，确定针头不在血管内后再推药。

6. 拔针 拔针后注射点用无菌敷贴覆盖。

7. 观察 在任何部位做局部封闭后，都应该让患者休息并观察 10～15 分钟，注意部分患者可能出现头晕、头昏、步态不稳的情况。

8. 评分标准 表 2-20。

表 2-20 肱骨外上髁炎局部封闭术评分标准

项目（分）	具体内容和评分细则	满分	得分	备注
操作前准备（10）	着装整洁、戴口罩帽子、准备用具（手套、络合碘、消毒器械、5ml 注射器、20ml 注射器、18～20号穿刺针、2% 利多卡因注射液、无菌试管、无菌孔巾、胶带、弯盘、纱布、绷带等）	2		
	跟患者沟通，介绍自己及将要进行的检查，核对手术同意书，核查患者血常规、凝血功能、影像学检查；询问患者药物过敏史，向患者交代注意事项患者，取得合作	5		
	测量患者血压、脉搏	3		
定位（15）	患者坐位，仔细寻找压痛点，要求找到压之最疼痛一点，然后估计进针的深度	5		
	患者坐位，针尖必须抵到肱骨外上髁。画线笔进行标记	10		
消毒铺巾（10）	以穿刺点为中心，由内向外环形消毒皮肤，直径 15cm（络合碘消毒至少 2 遍），注意勿留空隙，棉签不要返回已消毒区域	5		
	戴无菌手套	2		
	铺无菌孔巾	3		
麻醉（10）	核对麻醉药，抽吸 2～3ml 麻醉药	4		
	逐层浸润麻醉：先打皮丘，然后垂直进针，每次注射麻醉药前需回抽	6		
局部注射（25）	左手固定穿刺部位皮肤，选择 5ml 或 10ml 注射器，自穿刺点进针，注意穿刺针方向	10		
	当阻力消失有落空感时，到达腱鞘处。不成功时，可适当调整进针方向，不应直接拔出穿刺针	5		
	拔下注射器，针头不动，将装有药物的注射器接针头，注入药物（根据患者个体情况选做）	10		
术后处理（15）	拔针后按压，再次消毒穿刺点	4		
	覆盖纱布，胶布固定	5		
	术后测患者血压、脉搏并观察反应	4		
	交代术后注意事项	2		
整体评估（15）	操作的熟练程度，手法正确，人文关怀	5		
	无菌观念	10		
总分		100		
裁判签名				

【并发症及处理】

（1）局部难以治愈的感染，软化纤维组织的作用导致肌腱断裂甚至跟腱断裂，皮肤皮下脂肪组织明显萎缩、发白等。感染可能导致肢体的残疾，感染可沿腱鞘或组织间隙蔓延，治疗不及时可能累及骨与关节，甚至不得不截肢。

（2）激素注射后可发生如下改变：减少发炎部位免疫细胞数目，减少血管扩张，稳定溶酶体膜，抑制巨噬细胞的吞噬作用，减少前列腺素及相关物质生成。应该注意到凡是激素可能发生的副作用，局部封闭时都可能发生，如骨质疏松，股骨头无菌性坏死等。只是局部封闭时用激素的量小，间隔时间长，单位时间起作用的激素量更小，可能发生激素副作用的几率小而已。因此不可频繁注射。

（3）局部封闭所用的局部麻醉药，注射后都可能产生头晕、头昏、步态不稳的情况，注射点愈近头部就愈易发生。这可能是局部麻药被吸收后全身小血管扩张造成的，因此局部封闭后要求患者休息并观察 15～20 分钟。

（4）注射时万万不可将药物直接注入神经干内，这将造成患者剧烈的疼痛，接着是该神经干支配区的感觉麻痹，运动丧失，极少数患者可能发生不可逆的神经损伤，以至造成注射区域的肌肉萎缩、肢体的运动功能障碍。所以如果患者在穿刺中感麻痛，应立即改变穿刺方向，切不可将药物注入神经干内，在关节附近、神经经过的部位避免注射中草药制剂。

（5）邻近脏器的损伤，如在胸背部做局部封闭造成张力性气胸，膝部注射导致膝关节内血肿等，所以要想到穿刺点下方的脏器和可能发生的危险以避免。

（6）注射局部麻醉药时没有回抽，误注入血管，引起血管栓塞致远端缺血，这一点只要我们平时注意点，不要太随便就可避免。

（7）局部麻醉药并没有注入血管内，而是局封液引起血管持续性痉挛，导致远端手指缺血坏死。

【相关知识】

（1）每年可作几次局部封闭的问题，目前没有定论。这和每次的用药量和用药的间隔时间有很大的关系。如复方倍他米松（得宝松）一次用 1 支和用多支影响是不同的。复方倍他米松中的二丙酸倍他米松在体内难以溶解且可以持续产生作用 3 周，用药后 3 周至 1 个月再次封闭时体内已经没有外来的激素，相当于每天用泼尼松 2.8mg 左右，这样的剂量不应该有太大的影响。曲安奈德（确炎舒松-A）在体内大概可维持 1 周左右，因此再注射要求相隔 1 周左右。

（2）麻醉剂常用有罗哌卡因和利多卡因。罗哌卡因常用浓度为 0.5%溶液，利多卡因用于神经阻滞常用浓度为 1%～2%。局部用药时复方倍他米松每次用量 0.2～1ml，同时加麻醉药 1～2ml。曲安奈德局部封闭时每处 20～30mg，每次用量不超过 40mg，使用时可添加局部麻醉药（同复方倍他米松）。但因为局部封闭可以用于全身多处部位，随具体部位不同剂量有所不同。

（3）当今使用的比较好的复方倍他米松即得保松和罗哌卡因即耐乐品或左旋布比卡英的配伍，这是目前公认的速效、长效、抗炎效价高，而且是最安全，阻滞时间最长的，毒性反应最小及疼痛反跳最低的用于局部封闭的药物配伍。

（4）临床上单独用局部封闭治疗某个病痛常常是不够的，我们可以给患者一些其他的辅助治疗，比如物理理疗、体疗及药物治疗。如肩周炎和网球肘的患者作肩部封闭后积极给予镇痛药物，可延长封闭作用的时间，减少局部封闭麻醉药作用消退后局部严重疼痛的发生。还可以给患者在疼痛部位作红外线照射、激光照射、超短波治疗及电刺激治疗、温水浴等。还应该指导和帮助患者在能够忍受的情况下逐渐增大肩关节的活动范围，每天完成一定的量。可给患者适当服用一段时间的止痛药和肌松药。经过上述治疗 2～3 个疗程仍然无法缓解的患者，可能需要在麻醉下给予手法牵拉、被动全方位活动肩关节，少数患者甚至需要手术治疗，切除充血、血肿、水肿、纤维化的瘢痕组织，必要时还得同时做肩峰成形术等。此外还有不少的难治性疼痛，针对这些患者应该及时给予心理治疗和精神治疗。

（5）注意事项。①不可注射到皮下，更不能注入皮内，以免造成皮肤发白、变薄。如患者脂肪很少则应从组织肥厚一些的部位进针。②不要从皮肤十分厚而坚韧的部位进针，如局部封闭跟骨骨刺引起的疼痛，可从跟内侧皮肤较薄处对准痛点进针，到位后再注入药物，效果会更好。③不要注入肌腱内，因为激素有软化纤维组织的作用，可能造成肌腱断裂。④注射药物前必须回抽，确定针头不在血管内才能注药。尤其在颈部封闭时更要注意，绝不能将药物注入颈部血管内。⑤严格执行无菌操作技术，不能疏忽大意。注射部位用碘酊、乙醇或碘伏消毒2～3遍，注射完成后，注射点用无菌敷料覆盖。⑥医生在做颈部局部封闭时要想到颈部封闭的危险性，一定要有呼吸复苏的知识技能，一旦发生呼吸障碍，自己先立即抢救，同时请麻醉医生会诊。⑦尽可能用最小号的针头注射，使穿刺的创伤减少到最低程度。⑧严格消毒，防止感染，否则后果严重。⑨严格控制药量。⑩避免药物注入血管造成血管内膜损伤，引起血管闭塞。

（6）网球肘。患网球肘（肱骨外上髁炎）时，肘关节外侧前臂伸肌起点处肌腱发炎疼痛。疼痛的产生是由于前臂伸肌重复用力引起的慢性撕拉伤造成的。患者会在用力抓握或提举物体时感到患部疼痛。网球肘是过劳性综合征的典型例子。网球、羽毛球运动员较常见，家庭主妇、砖瓦工、木工等长期反复用力做肘部活动者，也易患此病。前臂伸肌肌腱在抓握东西（如网球拍）时收缩、紧张，过多使用这些肌肉会造成这些肌肉起点的肌腱变性、退化和撕裂，即通常说的网球肘。网球肘病因包括：①击网球时技术不正确，网球拍大小不合适或网拍线张力不合适、高尔夫握杆或挥杆技术不正确等。②手臂某些活动过多，如网球、羽毛球抽球、棒球投球；其他工作如刷油漆、划船、使锤子或螺丝刀等。网球肘发病的危险因素：打网球或高尔夫；从事需要握拳状态下重复伸腕的工作；肌肉用力不平衡；柔韧性下降；年龄增大。本病多数发病缓慢，网球肘的症状初期，患者只是感到肘关节外侧酸痛，患者自觉肘关节外上方活动痛，疼痛有时可向上或向下放射，感觉酸胀不适，不愿活动。手不能用力握物，握锹、提壶、拧毛巾、打毛衣等运动可使疼痛加重。一般在肱骨外上髁处有局限性压痛点，有时压痛可向下放散，甚至在伸肌腱上也有轻度压痛及活动痛。局部无红肿，肘关节伸屈不受影响，但前臂旋转活动时可疼痛。严重者伸指、伸腕或拿筷动作时即可引起疼痛。有少数患者在阴雨天时自觉疼痛加重。在检查时可发现桡侧腕短伸肌起点即肘关节外上压痛。关节活动度正常，局部肿胀不常见。患者前臂内旋，腕关节由掌屈再背伸重复损伤机制时，即会出现肘关节外上疼痛。一般不需要拍X线片，必要时可通过X线片了解肘关节骨骼是否正常、伸肌腱近端处有否钙盐沉着。网球肘的诊断主要根据临床表现及查体，主要表现为肘关节外侧的疼痛和压痛，疼痛可沿前臂向手放射，前臂肌肉紧张，肘关节不能完全伸直，肘或腕关节僵硬或活动受限。做下列活动时疼痛加重：握手、旋转门把手、手掌朝下拾东西、网球反手击球、打高尔夫球挥杆、按压肘关节外侧。根据患者的具体情况制订个性化治疗方案，治疗的目的是减轻或消除症状，避免复发。非手术治疗。休息，避免引起疼痛的活动，疼痛消失前不要运动，尤其是禁打网球。冰敷，冰敷肘外侧1周，1天4次，1次15～20分钟。毛巾包裹冰块时不要将冰块接触皮肤以免冻伤皮肤。服药，阿司匹林或非甾体类消炎止痛药（如布洛芬等）。护具，在前臂使用加压抗力护具，可以限制前臂肌肉产生的力量。热疗，热疗应用在牵拉疗法和运动准备活动之前。牵拉疗法，当急性疼痛消失后即按医嘱开始轻柔牵拉肘部和腕部，不要产生疼痛，保持牵拉状态10秒钟，重复6次。力量练习，按医嘱进行加强腕伸肌肉力量的训练。逐渐恢复运动，按医生建议，开始锻炼运动项目（工作活动）需要的手臂运动。用可的松局部封闭，在肘关节特定部位注射可的松类药物可以消炎、止痛。体外冲击波治疗，可以改善局部血运，减轻炎症，对肌腱末端病的疗效较好。手术治疗。如果是网球肘的晚期或顽固性网球肘，经过正规保守治疗半年至1年后，症状仍然严重、影响生活和工作可以采取手术治疗。手术方法有微创的关节镜手术和创伤亦不大的开放性手术，以清除不健康的组织，改善或重建局部的血液循环，使肌腱和骨愈合。纠正直臂击球的动作，让大臂和小臂无论在后摆还是前挥时都保持一个固定且具弹性的角度。用支撑力较强的护腕和护肘把腕、肘部保护起来。限制腕、肘部的翻转和伸直。打球时于前臂肌腹处缠绕弹性绷带，可以减少疼痛发生，但松紧需适中。一旦被确诊为网球肘，则最好能够中止练习，待完全康复并对错误动作进行纠正之后再继续进行练习。

七、手法复位技术

【目的】　通过手法的技术操作使移位的骨折端获得解剖或功能复位。

【适应证】

1. 新鲜的闭合骨折　闭合骨折是指骨折处皮肤黏膜未破裂，骨折与外界不相通。复位时间越早越好，在局部未产生肿胀与肌肉痉挛以前，骨折复位易获得成功。因为在骨折后 1～4 小时，骨折局部呈现明显的软弱，肌肉松弛是复位的宝贵时机。若超过 24 小时，复位困难。

2. 稳定和易于外固定的骨折　稳定骨折是指复位经适当的外固定不易发生再移位者，比如裂纹骨折、青枝骨折、嵌插骨折等。

【禁忌证】

1. 开放性骨折　开放骨折是指骨折处皮肤或黏膜破裂，骨折与外界相通。有些闭合骨折的断端已经穿破肌肉和深筋膜，对皮肤造成直接压迫而引起坏死分离，称为潜在开放性骨折。开放骨折容易造成皮肤软组织感染或者骨髓炎，故宜手术清创后，选择合适的内固定或者外固定。

2. 肢体高度肿胀难以复位及固定　骨折后，断端出血，软组织肿胀，手法复位小夹板固定后，由于小夹板纵向挤压，静脉回流受阻，肢体远端肿胀加剧，不仅骨折端得不到牢固的固定，而且会压迫软组织，进一步加重损伤。

3. 骨折并发重要血管神经损伤　手法复位无法一期探查并修复血管神经，而且非直视下的手法复位，容易对血管和神经造成二次损伤。

4. 关节内骨折　关节内骨折是指关节囊内的骨折。可能有两种情况，一种是影响关节软骨面的骨折如胫骨平台骨折、髌骨骨折、肘关节的肱骨内外髁及髁间骨折、肱骨小头骨折、桡骨头骨折、尺骨鹰嘴骨折、内外踝骨折、股骨头骨折、手舟骨骨折等；另一种是骨折线不影响关节软骨面的骨折如股骨颈骨折、桡骨颈骨折等。关节内骨折早期的炎症反应及晚期的创伤性关节炎，均可出现疼痛、酸胀不适，程度及持续时间不尽相同。因此有移位的关节内骨折应争取达到解剖复位，恢复关节软骨面的平滑。在多数情况下，手法复位难以成功，以切开复位内固定为主要治疗方法。

5. 复位后不易维持复位的不稳定骨折　不稳定骨折复位后易于发生再移位，如斜形骨折、螺旋形骨折、粉碎骨折、多段骨折等。此类骨折手法复位和固定都较为困难，适合切开复位。

6. 患者无法配合麻醉和操作。

【操作前准备】

1. 患者准备

（1）测量患者的生命体征，评估患者的一般情况。

（2）向患者说明手法复位的优点和缺点，告知患者手法复位可能失败，并由患者自己选择是否接受手法复位。

（3）向患者解释手法复位的具体步骤，告知患者在操作过程中应配合的事项（如充分放松患肢肌肉、如有不适随时告知术者）。

（4）确认患者既往无麻醉药物过敏史。

2. 材料准备

（1）治疗车。

（2）消毒用品：1%碘酒、75%乙醇。

（3）局部麻醉药：2%利多卡因 10ml。

（4）其他：无菌手套、消毒棉签、10ml 的无菌注射器。

（5）座椅或检查床。

操作者准备

（1）需要 2 人或多人操作。

（2）术者仔细观阅患者的影像学资料，明确骨折的部位、移位情况、是否稳定等特征。

（3）术者熟练掌握骨折手术复位的相关技术，对于术中出现的并发症及复位失败等情况可以妥善处理。

（4）术者洗手，佩戴帽子和无菌手套；助手协助患者摆放体位并显露出骨折部位。

【操作步骤】

1. 体位　根据具体的骨折部位和需要进行的手法复位操作而采取不同的体位。以常见的桡骨远端骨折为例，患者取直立坐位，患肢外展。

2. 消毒　用 1%碘酒，以骨折部位的血肿进针点为中心，向周边环形扩展，以 75%乙醇脱碘 2 次。

3. 麻醉　以 10ml 无菌注射器吸入 2%利多卡因 10ml，取骨折部位肿胀最明显处进针，回抽见淤血后将利多卡因注射入血肿内，等待 5～10 分钟。

4. 肌松弛位　将患肢各关节置于肌松弛的体位，以减少肌肉对骨折段的牵拉。

5. 对准方向　将远端骨折端对准近端骨折端所指的方向。

6. 拔伸牵引　主要用于克服肌肉的收缩力，矫正重叠、成角移位，恢复肢体长度。凡有重叠、成角移位的骨折、关节脱位，都需应用此法。按照"欲合先离、离而复合"的原则，由助手两人，分别握住远近骨折段，开始时，应先在骨折或脱位原有畸形的位置上，沿着肢体纵轴对抗牵引，待将刺入骨折部位周围软组织内的骨折断端，慢慢地拔伸出后，再按照整复要求，改变肢体方位，加大牵引力。牵引力的大小，取决于伤员肌力强弱及重叠移位的程度。如青壮年肌力较强或重叠移位大者，牵引力应大，反之牵引力应小。开始牵引时，力量应由小逐渐加大，而且要持续稳妥，勿忽大忽小。牵引力与反牵引力要均衡对等，复位后再慢慢减弱，固定后即停止牵引。注意事项：对肌群丰厚的伤肢，如股骨干骨折，单靠徒手对抗牵引有困难者，应结合骨牵引。对上肢骨折，如肱骨干骨折，勿用大力牵引，以防止招致断端分离。

7. 手摸心会　医者在检查诊断或整复治疗过程中，用两手触摸伤损处，并对由触摸时所得到之异常体征、感觉等，进行综合分析判断，以作出比较确切的结论，以便在整复手法治疗中做到心中有数。此法主要用于整复前，明确骨折部位移位方向，是确定整复方案不可缺少的步骤。首先用手指细心触摸伤处，辨明是伤骨或是脱位，再明辨损伤的轻重和类型。表浅部位的骨折，如前臂、上臂、小腿骨折等，可用手直接触摸出骨折部的骨面，是凹陷或是突出，判明其错位方向。肌肉丰厚的部位，不易摸出骨折端时，可用一手固定骨折近端，轻轻活动远折端，通过骨擦感及骨异常活动情况，来了解骨折部位。骨折整复后，助手继续维持伤肢复位后的位置，用轻手法触摸骨折局部，如畸形消失，骨嵴平顺连续，骨面平整，无骨擦感，说明骨折已复位。注意事项：触摸时，手法宜先轻后重，由表及里，从远到近，两头相对。重点注意压痛点、畸形和异常活动。

8. 旋转回绕　适用于骨折断端间的旋转及背向移位。方法：旋转手法适用于牵引过程中，以远端对近端，使骨干轴线相应对位，旋转畸形即自行矫正。回绕手法多用于骨折断端之间有软组织嵌入的股骨干或肱骨干骨折；或背对背移位的斜面骨折。手法复位时应先加重牵引，使骨折端分开，嵌入的软组织常可自行解脱；然后放松牵引，术者两手分别握住远、近骨折端，按原来骨折移位方向逆向回绕，引导骨折断端相对。可从骨折端相互触碰音的有无和强弱来判断嵌入的软组织是否完全解脱。背对背移位的骨折以骨折移位时的相反方向施行回绕手法。注意事项：回绕时，必须谨慎，避免损伤血管神经。如有软组织阻挡感时，即应改变回绕手法的方向，常可使背对背的骨折断端变成面对面。

9. 端提、捺正 主要用于矫正前、后、内、外的侧方移位。方法：术者一手固定骨折近端，另手握住骨折远端，突者按，陷者提，旁者推，如以人体中轴来讲，前后侧（即上、下侧）用提按手法，即用两手拇指按突出的骨折一端向下，两手四指提下陷的骨折另一端向上。如向侧方移位时（左右侧移位），一手端正骨折一端，另一手将向外突出的骨折另一端向内按捺。经过上提下按、内、外捺正手法，其前后或内外侧移位即可得到矫正。注意事项：操作时，用力要适当，方向要正确，着力点要准确，术者手指与伤部皮肤接触要紧密，切忌在皮肤上来回滑动、摩擦，以免挫伤皮肤。

10. 掰正、分骨 尺、桡骨和掌、跖骨骨折时，骨折段可因成角移位及侧方移位而互相靠拢，此时可采用掰正手法。术者用两手拇指及其余各指分别挤捏骨折背侧及掌侧骨间隙，矫正成角移位和侧方移位，使靠拢的骨折两端分开。儿童青肢骨折仅有成角移位时，可采用分骨手法。术者用两手拇指压住成角的顶部，其余四指分别掰折远近骨折端即可矫正。

11. 夹挤分骨 适用于两骨并列部位的骨折如桡尺骨、胫腓骨骨折等。方法：整复时，应以两手拇指为一方，食、中、环三指为另一方，在骨折部对向夹挤骨间隙，使靠拢的骨折端分开，远近骨折端即相应稳定，并列双骨折就能像单骨折一样，一起复位。

12. 屈伸收展 适应于干骺端骨折，断端有旋转及成角移位。如肱骨外科颈骨折、肱骨髁上骨折和股骨干上段骨折等。这些骨折，因靠近关节部，单靠牵引非但不能矫正成角，而且容易引起成角畸形加大，故必须结合屈伸收展。方法：单轴性关节（能屈伸的关节）用屈伸手法，多轴性关节用展收或屈伸手法。如伸直型肱骨髁上骨折，须在牵引下屈曲肘关节；屈曲型骨折，则须在牵引下伸直肘关节。多轴关节（如肩、髋）附近的骨折，骨折一般在三个平面上移位（水平面、矢状面及冠状面），复位时，要改变几个方向，才能将骨折复位，如股骨干上段骨折，牵引方向应先内收，而后外展，再前屈，方能矫正断端重叠及向外、向前的成角移位。注意事项：在屈曲收展前，必须先矫正重叠移位。

13. 成角折顶 对于横断或锯齿型骨折，如患者肌肉发达，单靠牵引不能完全矫正重叠移位时可用折顶手法。方法：折顶时，术者两手拇指抵压于突出的骨折一端，其他四指重叠环抱于下陷的骨折另一端，两手拇指用力向下挤压于突出的骨折端，加大骨折端原有的成角；依靠拇指感觉，估计骨折远近段断端的骨皮质已经对顶相接，然后骤然反折，此时环抱于骨折另一端的四指将下陷的骨折端持续向上提，而拇指仍然用力将突出骨折端继续向下按，在拇指与其他四指间形成一种捻搓力（剪力）。用力大小以原来重叠移位多少来定。用力方向可正可斜。单纯前后方重叠移位者可正向折顶，同时还有侧移位者可斜向折顶。通过这一手法，不但可以矫正重叠移位，侧方移位也可以得到一起矫正。前臂中、下 1/3 骨折，一般多采用分骨、折顶手法，可获得一次成功复位。

14. 摇摆触碰 横断或锯齿型骨折的断端间可能有间隙，则采用摇摆触碰法。方法：术者用两手固定骨折部，助手在维持牵引下稍稍左右或上下摇摆骨折远端，使骨擦音变小直至消失，骨折面即可紧密吻合。横断骨折发生在干骺端松、坚质骨交界处时，骨折整复固定后，可用一手固定骨折部的夹板，另一首掌轻轻叩击骨折远端，使骨折断面紧密嵌插，整复可更加稳定。

15. 评分标准 表 2-21。

表 2-21 Colles 骨折石膏固定技术评分标准

项目（分）	具体内容和评分细则	满分	得分	备注
操作前准备（5）	着装整洁、戴口罩帽子、准备用具［石膏绷带、水桶或水盆（盛温水）、普通绷带、棉衬及袜套、卷尺、标记笔、消毒麻醉用等］	2		
	跟患者沟通，介绍自己及将要进行的检查，核对患者信息及影像学检查，询问患者药物过敏史，向患者交代注意事项，取得患者合作	3		

续表

项目（分）	具体内容和评分细则		满分	得分	备注
消毒麻醉（10）	消毒骨折处皮肤，由内向外环形消毒皮肤，络合碘消毒至少 2 遍，注意勿留空隙，棉签不要返回已消毒区域		5		
	核对麻醉药，抽吸 10 ml 左右麻醉药（如 2% 利多卡因），在骨折部位最肿胀处进针，回抽见血后注入麻醉药，等待 5～10 分钟		5		
手法复位（10）	两位助手，一人固定伤肢肘关节，一人固定伤肢手掌（一手握住拇指，另一手握住其余四指），充分牵引腕关节，并保持牵引状态		4		
	术者双手握住患者腕部，拇指压住骨折远端向远侧推挤，其余四指抵住骨折近端，加大屈腕角度，纠正成角，然后向尺侧挤压，缓慢放松并维持牵引，在屈腕、尺偏位检查骨折对位、对线及稳定情况		6		
石膏固定（45）	石膏准备	石膏的选用：合适规格的石膏（小号或中号）	2		
		石膏长度：以伤肢或健肢比测决定石膏长度，背侧：掌指关节至前臂中上段，掌侧：远侧掌横纹至前臂中上段	4		
		石膏层数：10～12 层	4		
	棉质袜套套于伤肢，并外覆适当厚度棉衬，骨性突起部位加衬垫保护		5		
	将铺好的石膏绷带卷成柱状，将石膏放在温水内，待气泡出净，手握两端，双手相对轻轻挤去水分，在水平桌面摊开抹平		5		
	将石膏夹板置于骨折端两侧，双手掌塑形，使石膏和肢体尽可能贴合。塑形完毕后，助手维持位置，扶托石膏时应用手掌，禁用手指		5		
	绷带固定	绷带由远端向近端缠绕	4		
		每层绷带覆盖上一层的 1/3 或 1/2	4		
		绷带缠绕过程中不能拉紧再缠绕	4		
		绷带缠绕过程中不能翻转	3		
	伤肢悬吊于胸前		3		
	石膏上注明操作日期		2		
术后处理（15）	检查腕关节固定于功能位，石膏松紧度适宜，患肢手指、肘关节屈伸无明显受限		5		
	检查伤肢末端血液循环及感觉有无异常		5		
	交代术后注意事项：注意患肢血运，如感觉患肢肿痛、青紫、麻木，速来院就诊；石膏松动来院就诊；抬高患肢；适当功能锻炼；2 周后复查		5		
整体评估（15）	操作的熟练程度，手法正确		5		
	拆除石膏见石膏内侧无明显突起压迫组织		5		
	人文关怀		5		
总分			100		
裁判签名					

【并发症及处理】

1. 麻醉药物过敏　注射局部麻醉药时出现心悸、气促、面色苍白等表现。应立即停止注射，并给予抗过敏治疗。

2. 手法复位失败原因　可因以下原因引起。

（1）适应证选择不当，如极度不稳定的骨折。

（2）受伤时间过久，局部软组织肿胀严重。

（3）患者不能充分配合。

（4）术者操作手法不当。一次手法复位失败，可待患者稍事休息后再次尝试手法复位，若再次失败，应转为切开复位，切不可反复多次尝试和粗暴操作。

3. 罕见并发症包括　复位过程中骨折端伤及血管、神经，出现患肢麻木、苍白、皮温下降等。应立即停止操作，转为切开复位，并探查、修复相应的血管、神经。

【相关知识】

1. 骨折复位的基本原则　①早期复位。②无痛。③患肢放松位。④牵引与对抗牵引。⑤远端对近端。⑥手法操作轻柔。⑦首选闭合复位。⑧力争解剖复位，保证功能复位。

2. 解剖复位　骨折段通过复位，恢复了正常解剖关系，对位（两骨折端的接触面）、对线（两骨折端在纵轴上的关系）完全良好，愈合后能够完全恢复原有功能。

3. 功能复位　由于各种原因未能达到解剖复位，但骨折愈合后对肢体功能无明显影响。功能复位的标准：①旋转、分离移位：必须完全纠正。②短缩移位：成人下肢骨折不应超过1cm，上肢不应超过2cm，儿童下肢骨折短缩应在2cm以内。③成角移位：具有生理弧度的骨干，允许与其弧度一致的10°以内的成角。侧方成角必须完全复位侧方移位。④长骨干横行骨折，骨折端对位至少应达到1/3，干骺端骨折对位应不少于3/4。

4. 一般对位　对于老年或体弱及有慢性疾患者，骨折后对位差点是可以的。骨折愈合后，虽有轻度畸形，只要关节活动好，能够自理生活即可。儿童伤员因塑形力强，要求标准与成人不同，如股骨肱骨干骨折，可允许成角移位15°，旋转移位5°，重叠移位2cm以内。

5. 对整复时间的要求　原则上争取尽早进行，达到一次正确复位。最好在伤后反应性肿胀以前，即伤后1～4小时内进行整复。此时，复位操作容易，且不因整复迟延而破坏新生骨，有利于骨折愈合。如就诊已晚，应根据具体情况而定。一般程度的肿胀，仍可进行复位，但对局部肿胀严重者，不宜勉强整复。如发生张力性水泡，应在无菌操作下将水泡刺破，放空泡液，纱布包扎。经适当的临时固定、抬高患肢，待2～3日肿胀稍减后，再行整复。但前臂及肱骨髁上骨折伴有严重肿胀、刺痛、手指不能伸屈活动者，不应等待，应查明原因，及时采取改善血液循环的有效措施，以防发生缺血性肌挛缩。如系开放性骨折，可根据具体情况，在清创缝合后，按闭合性骨折处理，争取一次复位成功。如伤员合并休克、昏迷以及内脏和中枢神经系统损伤时，需在全身情况稳定后，方可整复骨折。

6. 注意事项　①良好的沟通才会有满意的配合。②需1至2名助手施以对抗牵引。③术前仔细阅片是正确判断骨折情况和成功复位的关键。④麻醉的选择。一般上肢骨折最好采用臂丛麻醉，下肢骨折用单腰麻。有些部位的骨折，如巩固外科颈骨折、桡骨下端骨折和脊柱骨折，也可用适量的2%利多卡因局部浸润麻醉。尽可能不用采用全身麻醉，因为当全身麻醉病人苏醒时，患肢常不自觉乱动，难以控制，以至于骨折再移位。

八、骨外科模拟竞赛试题

（一）单项选择题

2.2-1. 右下肢被机动车压伤，具备下列哪项可诊断为骨折（　　　）

A. 局部高度肿胀　　B. 压痛明显　　C. 下肢不能自主活动　　D. 骨擦音　　E. 明显跛行

2.2-2. 骨筋膜室综合征的晚期并发症是（　　　）

A. 缺血性骨坏死　　B. 肾功能障碍　　C. 缺血性肌挛缩　　D. 不明原因发热　　E. 慢性骨髓炎

2.2-3. "餐叉"畸形见于（　　　）

A. 尺骨上端骨折　　B. 桡骨上端骨折　　C. 桡骨下端骨折　　D. 尺骨下端骨折　　E. 肱骨髁上骨折

2.2-4. 骨折病人长期卧床可能发生（　　　）

A. 脂肪栓塞　　B. 创伤性关节炎　　C. 损伤性关节炎　　D. 缺血性骨坏死　　E. 坠积性肺炎

2.2-5. 下列尺神经损伤的临床表现中，正确的是（　　　）

A. 手的第二蚓状肌麻痹　　　　B. 拇背伸功能障碍　　　　C. 猿手畸形

D. 第三、四蚓状肌及骨间掌、背侧肌麻痹　　　　E. 桡侧皮肤感觉迟钝

2.2-6. 股骨干中下段骨折容易发生（　　）

A. 骨折迟延愈合　　　　B. 筋膜间隔综合征　　　C. 股神经损伤

D. 腘血管损伤　　　　　E. 骨折不愈合

2.2-7. 男性，25 岁。喜好网球运动，右肘关节外侧疼痛 1 个月，加重 3 天，持物无力，拧毛巾痛。体格检查：除右肘关节外侧局限性压痛外，下列哪项试验最有助于诊断（　　）

A. Froment　　　B. Mills　　　C. Finkelstein　　　D. Gaenslen　　　E. Dugas

2.2-8. 肘关节提携角，为（　　）

A. 1°～5°　　　B. 6°～9°　　　C. 10°～15°　　　D. 16°～19°　　　E. 20°～25°

2.2-9. 测定大粗隆上移，可用哪种方法确定（　　）

A. Bryant 三角　　　　　B. Chamberlain 线　　　　　C. Pauwels 角

D. Codman 三角　　　　　E. Schmorl 结节

2.2-10. 颈 6 骨折脱位伴截瘫患者，检查时，股四头肌稍有收缩，但不引起膝关节活动，这时的肌力应该是（　　）

A. 1 级　　　B. 2 级　　　C. 3 级　　　D. 4 级　　　E. 5 级

2.2-11. 桡骨下 1/3 骨折合并尺骨小头脱位（　　）

A. 孟氏骨折　　　B. 盖氏骨折　　　C. Colles 骨折　　　D. Smith 骨折　　　E. Barton 骨折

2.2-12. 女性，70 岁。下楼时不慎摔伤右髋部，查体：右下肢短缩，外旋 50°畸形，右髋肿胀不明显，但有叩痛，该患者最易发生的并发症是（　　）

A. 脂肪栓塞　　　　　B. 坐骨神经损伤　　　　　C. 髋内翻畸形

D. 股骨头缺血性坏死　　E. 髋关节周围创伤性骨化

2.2-13. 某男患儿，1 岁，股骨干上 1/3 斜骨折、治疗最好采用（　　）

A. 水平皮牵引　　　　B. 水平骨牵引　　　　C. 垂直悬吊牵引

D. 切开复位内固定　　E. 石膏或夹板外固定

2.2-14. 某女性患者，36 岁，外伤后患肢垂腕畸形，各指、掌指关节不能伸直，拇指不能伸直，手背桡侧皮肤感觉麻木，考虑损伤的神经是（　　）

A. 尺神经　　　B. 桡神经　　　C. 正中神经　　　D. 腋神经　　　E. 肌皮神经

2.2-15. 所谓单腿站立试验，是用来测试（　　）

A. 腰部是否有侧突畸形　　　　　　　　　　B. 下肢长短是否等长

C. 髋关节的臀中，小肌功能及股骨头与髋的关系是否正常　　　D. 臀大肌是否瘫痪

E. 髋关节是否强直

2.2-16. 测量两下肢真实长度时，一般误差不应超过（　　）

A. 0.1cm　　　B. 0.2cm　　　C. 0.5cm　　　D. 1.0cm　　　E. 2.0cm

2.2-17. 伸直型肱骨髁上骨折，常见的并发症是（　　）

A. 肱骨下端缺血性坏死　　　B. 血管神经损伤　　　C. 骨折局部感染

D. 脂肪栓塞　　　　　　　　E. 损伤性休克

2.2-18. 颈部疼痛，四肢无力两年的患者，检查时出现第二肋间以下感觉明显减弱，对其诊断最有意义的检查是（　　）

A. 胸椎的 X 线平片　　　B. 颈椎的 X 线平片　　　C. 颈椎的 MRI

D. 胸椎的 MRI　　　　　　E. 全身详细的体检

2.2-19. 再植的断手，最好的保存方法，是（　　）

A. 放于无菌生理盐水中　　　B. 放于林格液中　　　C. 放于 75%的乙醇溶液中

D. 无菌纱布包裹常温保存　　E. 断手放于冰水中

2.2-20. 颈 6 骨折脱位伴截瘫患者，检查时，股四头肌稍有收缩，但不有引起膝关节活动，这时的肌力应该是（　　）

A. 1 级　　　B. 2 级　　　C. 3 级　　　D. 4 级　　　E. 5 级

2.2-21. 跟腱反射，是检查（　　　）

A. 腰 2 神经根　　　　B. 颈 6 神经根　　　　C. 腰 4 神经根　　　　D. 腰 5 神经根　　　　E. 骶 1 神经根

2.2-22. 半月板的特殊检查是（　　　）

A. Bryant 三角　　　　B. Dugas 征　　　　C. Finkelstein 试验

D. Mcmurray 试验　　　E. Lachmann 试验

2.2-23. 膝关节韧带损伤的特殊试验（　　　）

A. Bryant 三角　　　　　　B. Dugas 征　　　　　　　C. Finkelstein 试验

D. Mcmurray 试验　　　　　E. Lachmann 试验

2.2-24. 骨牵引时可选择自内向外或自外向内进针，主要依据是（　　　）

A. 术者方便　　　B. 患者舒适　　　C. 操作安全性　　　D. 肢体侧别　　　E. 术者及助手爱好

2.2-25. 狭窄性腱鞘炎，疗效比较好的方法是（　　　）

A. 理疗　　　　　　　　B. 限制活动　　　　　　　C. 内服止痛药物

D. 伤湿止痛膏局部贴敷　　E. 局部封闭

2.2-26. 关于胫骨结节骨软骨炎的治疗，不宜采用的方法是（　　　）

A. 减少膝关节剧烈活动课缓解症状　　　　B. 症状明显时可行膝关节短期制动

C. 局部封闭　　　　　　　　　　　　　　D. 成年后仍有症状可行钻孔和植骨术

E. 一般无需服用镇痛药

2.2-27. 下列哪种疾病不宜使用局部封闭治疗（　　　）

A. 蜂窝织炎　　　　B. 肱骨外上髁炎　　　　C. 肩周炎　　　　D. 棘上韧带炎　　　　E. 桡骨茎突炎

2.2-28. 关于醋酸泼尼松龙局部封闭，下列说法错误的是（　　　）

A. 适用于诊断明确的慢性损伤性炎症　　　B. 严格无菌操作　　　　C. 注射部位准确

D. 防止注入神经干内　　　　　　　　　　E. 必须配合口服止痛药物治疗

2.2-29. 对于具有较尖锐齿的横形骨折，可采用下面哪种复位手法（　　　）

A. 端提　　　B. 捺正　　　C. 回旋　　　D. 反折　　　E. 分骨

2.2-30. 以下哪些不是骨折复位的基本原则（　　　）

A. 早期复位　　　　　　B. 首选闭合复位　　　　　C. 反复闭合复位直到成功

D. 力争解剖复位　　　　E. 复位后必须固定

2.2-31. 下列哪项不是桡骨远端骨折手法复位失败的可能原因（　　　）

A. 患者体型矮小、桡骨直径过细　　　　　B. 复位前未给予局部麻醉

C. 患处过度肿胀　　　　　　　　　　　　D. 复位过程中患者不配合

E. 骨折端粉碎程度比较高，极度不稳定

2.2-32. 目前高分子材料的类石膏使用逐渐普及，使用过程中更要关注（　　　）

A. 空气污染　　　B. 使用者的保护　　　C. 患者的经济能力

D. 废料的处理　　　E. 硬化后造成的损伤及压迫

2.2-33. 老年人髌骨骨折无移位，采用长腿石膏托固定一周，突感憋气，心慌，呼吸急促，此时正确的处理是（　　　）

A. 拍片检查骨折有无移位　　　B. 检查石膏松紧度，重新固定　　　C. 抬高患肢

D. 使用抗生素处理肺炎　　　　E. 胸部检查除外肺栓塞

2.2-34. 短腿石膏固定踝关节骨折时，近端要离开腓骨小头一段距离，一般为 3～4 横指，目的是（　　　）

A. 加强固定　　　　　　　　B. 舒适　　　　　　　　C. 避免皮肤压疮

D. 避免神经压迫　　　　　　E. 提高膝关节活动度

2.2-35. 踝关节骨折不需要手法复位，采用石膏固定时，踝关节应采取何种位置（　　　）

A. 内翻位　　　B. 外旋位　　　C. 中立位　　　D. 极度背屈位　　　E. 跖屈位

2.2-36. 安装石膏夹板或管型是，助手要手扶石膏，术者进行绷带缠绕，此时助手采取手掌平托石膏，此操作的目的是（　　　）

A. 患者舒服   B. 避免石膏局部变形造成压迫   C. 术者操作方便

D. 助手可以坚持更长时间   E. 避免石膏水分流失过快

2.2-37. 石膏固定术后，患者剧烈疼痛，有加重趋势，此时的正确处理方式是（   ）

A. 使用更强的止痛药物   B. 抬高患肢   C. 请疼痛科会诊

D. 检查石膏松紧度，酌情松解石膏   E. 解释病情，继续观察

2.2-38. 骨牵引是需要抬高床尾，目的是（   ）

A. 促进血液回流   B. 舒适   C. 体重对抗牵引

D. 患肢随时观察血运情况   E. 改变牵引角度

2.2-39. 老年股骨粗隆间骨折，进行下肢牵引保守治疗，治疗期间往往被忽视且容易造成猝死的并发症是（   ）

A. 坠积性肺炎   B. 泌尿系结石   C. 皮肤压疮

D. 心肺功能不全   E. 下肢血栓形成

2.2-40. 股骨干骨折进行股骨髁上牵引保守治疗，骨折远端向后内侧移位，牵引方向如何确定（   ）

A. 水平牵引，牵引方向与下肢轴线一致即可   B. 向外成交牵引，纠正内侧移位

C. 水平牵引，压迫近端协助复位   D. 向前外侧牵引，纠正移位

E. 根据影像估计牵引方向与骨折近端一致

2.2-41. 关于胫腓骨骨折，错误的是（   ）

A. 两块夹板分别置于小腿内侧、外侧   B. 夹板长度可不超过膝关节

C. 至少三条带状三角巾固定   D. 注意避免腓总神经损伤

E. 以上都是

2.2-42. 6 岁，女孩，外伤致肱骨髁上伸直型骨折，经手法复位，石膏外固定，5 小时后出现手麻，主动活动障碍，手发凉，此时的治疗，应采取（   ）

A. 立即拆除石膏，改用骨牵引治疗   B. 应用血管扩张药

C. 手术探查，手术治疗   D. 观察 2 天，视情况采取相应措施

E. 臂丛麻醉

2.2-43. 化脓性关节炎的早期诊断中最有价值的方法（   ）

A. 关节肿胀及压缩   B. 浮髌试验（＋）   C. X 线摄片

D. 关节穿刺抽液检查   E. 白细胞总数及中性粒细胞增多

（2.2-44.、2.2-45.共用题干）

35 岁，女性，步行中后仰跌倒，右手掌撑地伤后 1 小时，右肩痛，不敢活动。检查：右肩方肩畸形，杜加（Dugas）征（＋）。

2.2-44. 临床诊断首先考虑（   ）

A. 右肩周软组织损伤   B. 右肩关节前脱位   C. 肱骨外科颈骨折

D. 肱骨解剖颈骨折   E. 肩锁关节脱位

2.2-45. 需要对右肩关节做的辅助检查是（   ）

A. 正位平片   B. 侧位平片   C. 正位及穿胸位平片

D. CT   E. 肩关节镜

（2.2-46.、2.2-47.题共用题干）

男性，45 岁，因弯腰时突发腰痛伴左下肢放射痛，既往有反复发作的腰痛病史，查体腰椎轻度侧弯，腰 4、5 椎间隙左侧旁开 1.5cm 压痛并向下肢放射，左下肢皮肤感觉同右侧无异常，左下肢直腿抬高试验阳性

2.2-46. 接诊时该病人应考虑（   ）

A. 急性腰扭伤   B. 腰椎间盘突出症   C. 腰椎管狭窄症

D. 腰肌筋膜炎   E. 第三腰椎横突综合征

2.2-47. 该病人明确诊断，最有价值的辅助检查方法是（   ）

A. 腰椎 MRI 检查   B. 腰椎 X 线片检查   C. 腰椎 B 超

D. 肌电图检查   E. 脊髓造影

2.2-48. 患者，女性，21 岁。颈椎高位骨折脱位，并出现呼吸困难。首选的措施是（   ）

A. 手法复位   B. 吸氧   C. 气管切开

D. 手术切开复位   E. 行 MRI 检查以明确损伤位置和程度

2.2-49. 患者，男性，20 岁。左股骨干骨折 6 小时。查体：血压 9.3/6.7kPa（70/50mmHg），心率 120 次/分，神志清，表情淡漠，左大腿肿胀，扭曲畸形，足背动脉搏动稍弱。首选处理为（   ）

A. 手术探查血管   B. 钢板内固定术   C. 骨牵引术

D. 手法复位，小夹板固定   E. 输血，输液

2.2-50. 某中年男性，乘汽车时发生车祸，伤后右髋关节疼痛活动受限，患肢短缩，早屈曲、内收、内旋畸形，应首先考虑的诊断是（   ）

A. 髋关节结核   B. 髋关节脱位   C. 髋关节骨折

D. 股骨干骨折   E. 股骨颈骨折

（二）多项选择题

2.2-51. 骨折的急救包括（   ）

A. 一般处理   B. 创口包扎   C. 妥善固定   D. 迅速运输   E. 开放骨折复位

2.2-52. 治疗髌骨软化症，下列哪项措施可以采用（   ）

A. 理疗   B. 口服氨糖美辛   C. 制动休息

D. 股四头肌功能联系   E. 关节内注射醋酸泼尼松

2.2-53. 可采用局部注射封闭治疗的是（   ）

A. 胸壁结核   B. 原发性骨肿瘤   C. 非特异性肋软骨炎

D. 网球肘   E. 化脓性关节炎

2.2-54. 下列哪些药物不需要皮试（   ）

A. 醋酸泼尼松   B. 复方倍他米松   C. 利多卡因

D. 罗哌卡因   E. 普鲁卡因

2.2-55. 下列哪些骨折可以尝试手法复位（   ）

A. 腰椎压缩骨折   B. Colles 骨折   C. 颈椎骨折

D. 锁骨骨折   E. 尺骨鹰嘴骨折

2.2-56. 以下哪些是手法复位的禁忌证（   ）

A. 新鲜骨折   B. 开放骨折   C. 关节内骨折

D. 稳定骨折   E. 伴有神经损伤的骨折

2.2-57. 男，73 岁，乘车急刹车时摔倒，左桡骨 Colles 骨折明显移位。关于该病例的讨论正确的是（   ）

A. 查体时能见银叉样畸形

B. 骨折断端血肿越大对膜内化骨越有利，骨折愈合速度越快

C. 手法复位最好在局部麻醉下完成

D. 整复时应将患腕固定在掌屈尺偏的位置

E. 整复后可用石膏托或小夹板固定

2.2-58. 以下哪些手法复位结果不符合复位标准（   ）

A. 儿童的下肢长骨短缩 1cm   B. 成人下肢长骨短缩 2cm

C. 长骨干横行骨折，骨折端对位达到 1/2   D. 与长骨干弧度一致的 5°成角

E. 旋转移位 4°

2.2-59. 下列哪些骨折不适于手法复位（   ）

A. 外踝骨折   B. 腕舟状骨骨折   C. 胫骨平台骨折

D. Colles 骨折   E. 颈椎骨折

2.2-60. 关于正中神经损伤的描述，正确的是（   ）

A. 肱骨髁上骨折容易引起正中神经损伤

B. 前臂下部和腕部正中神经易被锐器损伤

C. 前臂上部受损后，除旋前圆肌外，该神经支配的肌肉活动和皮肤感觉全部丧失

D. 神经修复后，用石膏托骨端肢体于缝合处毫无张力的姿势 4 周

E. 损伤后在前臂表现为除尺侧腕屈肌和环指、小指指深屈肌以外的所有前臂屈肌瘫痪

2.2-61. 关于急救固定的注意事项，描述正确的是（　　　）

A. 脊柱、骨盆、四肢及肋骨骨折需要固定

B. 关节脱位及软组织严重挫裂伤需要固定

C. 如伴有出血及开放性伤口存在，先行伤口包扎止血，然后固定

D. 脊柱搬运时为使患者舒适采用软垫

E. 如有心脏停搏、休克、昏迷、窒息等情况，先行心肺复苏、抗休克、开放呼吸道等处理，同时进行急救固定

2.2-62. 骨折的治疗原则（　　　）

A. 创口包扎　　　　B. 复位　　　　C. 固定　　　　D. 正确搬运　　　　E. 功能锻炼

2.2-63. 骨痂的形成大致可分为四期。下列哪些属于骨痂形成期（　　　）

A. 血肿炎症机化期　　　　B. 原始骨痂形成期　　　　C. 成熟骨痂形成期　　　　D. 骨痂改造塑性期

2.2-64. 可表现为"银叉"畸形的骨折是（　　　）

A. Colles 骨折　　　　B. Smith 骨折　　　　C. Barton 骨折　　　　D. monteggia 骨折　　　　E. 盖式骨折

2.2-65. 颈椎病的分型包括（　　　）

A. 脊髓型颈椎病　　　　B. 神经根型颈椎病　　　　C. 椎动脉型颈椎病

D. 交感神经型颈椎病　　　　E. 颈间盘型颈椎病

（三）病例题

2.2-66. 患者，男，28 岁，左膝疼痛伴低热 1 年，行走困难。体格检查：左膝梭形肿胀，左大腿肌萎缩，左膝轻度屈曲。X 线片示骨质疏松，关节间隙狭窄，无明显骨质增生。红细胞沉降率增快 35mm/h，血白细胞分类不高。该患者最可能的诊断是什么?依据是什么? 下一步该做哪些检查以协助诊断? 试述膝关节穿刺操作。

2.2-67. 患者，女，70 岁，下台阶时摔伤髋部，伤后感髋部疼痛，下肢活动受限，不能站立和行走。查体左下肢短缩 3cm，右足外旋50°，髋部叩压痛明显，旋转痛阳性，髋部无明显肿胀及瘀斑。结合如下影像学资料（图 2-26）做出诊断? 其诊断依据? 并进行皮牵引操作。

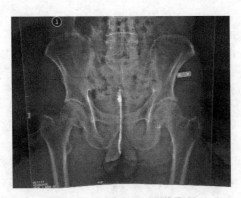 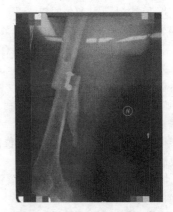

图 2-26　习题 2.2-67.影像资料　　　　图 2-27　习题 2.2-68.的 X 线片

2.2-68. 患者，男，70 岁，因车祸外伤致右下肢骨折 12 小时就诊。查体：患肢肿胀、轻度畸形，可闻及骨擦音骨擦感，右侧肢体末梢感觉、血运无明显异常。X 线检查如图 2-27。该患者的诊断是什么? 请给患者下肢进行骨牵引操作。

2.2-69. 患者，男，45 岁，因跌倒后左手掌着地后左肘部疼痛、肿胀、畸形 2 小时入院。体检；肘后肿胀，肘后三角关系存在，上臂明显缩短畸形。因病人不合作，未能进行神经及血管功能检查。该病人可能有哪些损

伤?为排除合并损伤需要着重进行哪些物理检查?

2.2-70. 患者,女,40 岁,摔倒后左侧腕关节疼痛 6 小时就诊,腕关节肿胀畸形,可闻及骨擦音骨擦感,X 线检查如图 2-28。请结合病史和影像学资料做出诊断,并对患者采取手法复位及石膏固定操作。

2.2-71. 患者,男,25 岁,因高处坠落伤 3 小时,感觉颈部疼痛,四肢麻木。请模拟急救场景对伤者进行外伤转运。

2.2-72. 患者,女,40 岁,因右侧肘关节外上方疼痛 1 个月,活动后加重,患侧上肢不能持重,手不能用力握物就诊。既往体,无外伤、手术史。肘关节 X 线未见明显异常。试述对患者进行相应的理学检查,并作出诊断。在相应部位进行局部封闭治疗。

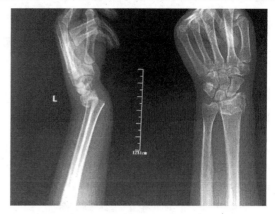

图 2-28　习题 2.2-70.的 X 线片

2.2-73. 患者,48 岁,因车祸外伤致左小腿疼痛肿胀 5 小时。患肢畸形,可问及骨擦音骨擦感,小腿外侧有瘀青,皮肤完整,下肢末梢感觉、血液良好。现考虑左侧胫腓骨骨折,请模拟现场用小夹板固定技术对患者进行临时固定。

【答案】

(一)单项选择题

2.2-1. D;2.2-2. C;2.2-3. C;2.2-4. E;2.2-5. D;2.2-6. D;2.2-7. B;2.2-8. C;2.2-9. A;2.2-10. A;
2.2-11. B;2.2-12. D;2.2-13. C;2.2-14. B;2.2-15. C;2.2-16. C;2.2-17. B;2.2-18. C;2.2-19. D;2.2-20. A;
2.21. E;2.2-22. D;2.2-23. E;2.2-24. C;2.2-25. E;2.2-26. C;2.2-27. A;2.2-28. E;2.2-29. D;2.2-30. C;
2.2-31. A;2.2-32. E;2.2-33. E;2.2-34. D;2.2-35. C;2.2-36. B;2.2-37. D;2.2-38. C;2.2-39. E;2.2-40. E;
2.2-41. B;2.2-42. A;2.2-43. D;2.2-44. B;2.2-45. C;2.2-46. B;2.2-47. A;2.2-48. C;2.2-49. E;2.2-50. B

(二)多项选择题

2.2-51. ABCD;2.2-52. ABCD;2.2-53. CD;2.2-54. ABCD;2.2-55. BD;2.2-56. BCE;2.2-57. ACDE;
2.2-58. BE;2.2-59. CE;2.2-60. BCDE;2.2-61. ABCE;2.2-62. BCE;2.2-63. ABD;2.2-64. AC;2.2-65. ABCD

(三)病例题

2.2-66. 该病人最可能的诊断是左膝关节结核。发病年龄、临床表现及 X 线表现均符合这一诊断。膝关节穿刺液的菌培养,关节镜探查滑膜组织病理检查,复查胸片等等。

根据题干要求进行膝关节穿刺。操作时注意无菌操作。操作前签署穿刺同意书。选择合适的穿刺位点(患者仰卧,以髌骨上缘的水平线与髌骨外缘的垂直线的交点为穿刺点;或患者采取坐位,屈膝 90°,在髌骨下缘髌韧带两侧的膝眼处定位进针点)。进针穿刺后,抽取关节液并送检。敷料覆盖针眼,穿刺结束后嘱患者休息观察 10～15min,并交代术后注意事项。

详见膝关节穿刺章节操作卡(表 2-12 和表 2-17)。

2.2-67. 该病人最可能的诊断是右侧股骨颈骨折。老年人有摔倒受伤史,伤后感髋部疼痛,下肢活动受限,不能站立和行走,应怀疑病人有股骨颈骨折。检查时可发现患肢出现外旋畸形,一般在 45°～60°之间,可发现患肢短缩。伤后少有出现髋部肿胀及瘀斑,可出现局部压痛及轴向叩击痛。转子间骨折患肢的外旋角度偏大,90°左右多见,可加以鉴别。

皮牵引操作前应注意检查伤肢末端血运及感觉,排除血管、神经损伤。在应用皮牵引套进行固定前,骨突部位注意保护,如腓骨小头。注意调节牵引方向及肢体长轴平行以获得最大的轴向牵引力,皮牵引重量不超过 5kg。详见皮牵引操作卡。

2.2-68. 右侧骨干骨折。操作时注意无菌操作。操作前签署手术同意书。选择合适的穿刺进针点(胫骨结节牵引或股骨髁上牵引),注意进针及出针方向。麻醉时,注意麻醉深度要充分,麻醉到骨膜。在骨牵引针穿过骨皮质时禁用锤击进针。进针后注意调节两侧长度,并用药瓶保护尖端。牵引是注意牵引方向与肢体长轴平行以获得最大轴向牵引力。骨牵引重量一般为体重 1/8～1/7，详见骨牵引操作卡。

2.2-69. 病人存在伸直型肱骨髁上骨折。鉴别要点：①肘关节脱位：肘后三角关系发生改变，弹性固定；②屈曲型肱骨髁上骨折：多为肘关节着地，肘后方可扪及骨折断端。进一步检查：①前臂桡神经功能检查及正中神经功能检查，需作伸腕检查桡神经是否损伤，对掌检查正中神经是否损伤；②桡动脉和尺动脉检查：了解肱动脉是否发生危象。观察前臂血液循环、桡动脉搏动，了解有无桡动脉损伤。

2.2-70. 左侧桡骨远端伸直型骨折或 Colles 骨折。手法复位前根据患者个体情况予以局部麻醉，复位前应充分牵引，复位时注意纠正骨折的成角畸形及移位。石膏夹板应有一定的厚度（10～12 层），以保证其强度。石膏固定前注意保护骨突起部。石膏塑性时注意与肢体贴合。助手应用手掌托起石膏，禁用手指。绷带固定完毕后，在石膏上注明操作时间，并向患者交代注意事项，及时复查 X 线。2 周后水肿消退后，调整松紧度或重塑石膏。详见石膏固定章节操作卡。

2.2-71. 患者高处坠落伤，感觉颈部疼痛、四肢麻木考虑颈椎损伤可能。因按照颈椎外伤搬运要求进行，搬运过程中要保持脊柱"同轴性"移动，置于担架后，颈部两侧应放置沙袋或异物固定头部。操作评分详见脊髓损伤搬运操作卡。

2.2-72. 考虑为右侧肱骨外上髁炎。查体时注意肘关节肱骨外科固定压痛点及肘关节 Mills 征的检查。具体操作详见肘关节查体操作卡（表 2-9）。

局部封闭治疗时，注意无菌操作规范。操作前签署治疗同意书。选择合适的麻醉药物或者激素药物。根据压痛点确认穿刺的部位，注意穿刺深度，药物使用前需仔细核对药物浓度及有效期信息。局部封闭治疗后嘱患者休息观察 10～15min，并交代术后注意事项。详细操作见局部封闭治疗操作卡。

2.2-73. 小夹板固定前注意保护好患肢的皮肤，应根据患者肢体长度及骨折类型选择合适长度及形状的夹板。现具体操作步骤如下（表 2-22）。

表 2-22　小夹板固定操作步骤

项目	操作要求	分值	扣分标准	得分
操作前准备	观察周围环境，确定可以安全施救，向患者表明身份，安慰患者，解除患者顾虑	10		
	检查生命体征，如患者有患者心脏骤停、休克、昏迷、窒息等危及生命情况，应先进行相应处理，同时行急救固定	10		
	病人准备：告知患者即将进行固定操作的目的，取得配合	5		
	1. 摆放体位，检查患肢：将患者摆放为仰卧平卧位，脱去鞋袜，检查患肢情况，包括观察末梢循环（按压甲床或足趾皮肤观察充血时间）、感觉情况、足背动脉搏动情况	10	体位错误或不当、为脱鞋袜、未检查或遗漏、错误每项扣 3 分	
	2. 放置三角巾：将三角巾按底边长叠成宽 2～3 横指或 5cm 宽条状，放置于患肢骨折或断端上下两端、膝关节、踝关节、大腿处下方； 三角巾可放置 4～5 条，膝关节、踝关节处必须放置； 可两人配合抬起患侧肢体后放置，也可从肢体下方穿过，尽量避免肢体变形导致再次损伤	15	错误、不恰当每项扣 2.5 分	
操作过程	3. 放置夹板和衬垫： 方法 A：将夹板平放于患肢内、外侧，在夹板上放置衬垫或棉垫 方法 B：患肢两侧放置衬垫或棉垫 注：可用胶布将棉垫适当固定在夹板或患肢上避免滑落。夹板下端至足跟部，上端至大腿中段（或膝关节以上），夹住患肢内外侧；确保夹板不与皮肤直接接触（尤其突出关节或骨面处必须放置衬垫或棉垫）；在肢体弯曲处等间隙较大的地方，可适当加厚衬垫物	17	衬垫放置错误扣 5 分，夹板位置错误扣 5 分，夹板与皮肤接触扣 5 分，步骤错误扣 3～5 分	
	4. 固定：先固定骨折部位上、下两端，然后分别固定膝关节、踝关节、大腿处三角巾，三角巾打结着力点应位于夹板处；足部用三角巾"8"字固定，使足部背屈，与小腿呈直角，处于功能位	17	固定顺序错误扣 5 分 打结位置错误扣 6 分 足部固定错误扣 6 分	
	5. 检查：检查固定后的松紧度，进行调节；检查患肢血循、感觉情况、对比检查足背动脉搏动情况，如有苍白、发紫、发冷、麻木等表现，应立即进行调整	11	遗漏、操作错误每项扣 2 分	
	6. 整理：将三角巾、衬垫等整理规范，避免拖曳、外露	5	未进行或不规范扣 2～4 分	

第三节 血管外科基本操作

一、水、电解质代谢和酸碱平衡失调

外科危重病人经常发生不同类型、不同程度的水、电解质或酸碱平衡失调。对各种失调的正确判断并积极处理直接关系到病人的安危。保持机体正常的体液容量、渗透压及电解质含量有重要意义，是物质代谢和各器官功能正常进行的基本保证。

1. 体液的含量 体液的主要成分是水和电解质。体液量随年龄、性别、胖瘦而异。

2. 体液总量占体重比 成年男性占 60%；成年女性占 55%；儿童占 65%~70%；婴儿占 75%；新生儿占 80%。

3. 体液分布

（1）细胞内液：绝大部分存在于骨骼肌中，男性占 40%，女性占 35%。

（2）细胞外液：男女均为 20%，血浆：5%，组织间液：15%组织间液和无功能性（也称第三间隙液；脑脊液、关节液、消化液等）。

（3）离子成分：细胞外液阳离子主要是 Na^+，阴离子：Cl^-、HCO_3^-；细胞内液阳离子主要是 K^+、Mg^{2+}，阴离子：HPO_4^{2-}、蛋白质。

4. 体液平衡的调节 下丘脑-垂体后叶-抗利尿激素系统及肾素-醛固酮系统作用于肾脏、调节尿量、尿钠、尿钾及尿酸，从而维持体液的正常渗透压及血容量。

5. 酸碱平衡的维持 正常人体液略偏碱性，pH 为 7.4±0.05。人体对酸碱的调节是通过缓冲系统、肺的呼吸和肾的排泄而完成的。缓冲系统能迅速调节；呼吸系统调节量大；肾脏起着根本调节作用。

6. 缓冲系统 人体共有 9 对，其中 HCO_3^- 和 H_2CO_3 是重要的一对。正常血浆 HCO_3^- 平均为 24mmol/L，H_2CO_3 平均为 1.2mmol/L，只要二者的比值为 20：1，则 pH 为 7.40。

7. 肺的呼吸 通过 CO_2 的排出，调节 $PaCO_2$ 从而调节血中的 H_2CO_3。

8. 肾的排泄

（1）H^+-Na^+ 交换，排出 H^+。

（2）分泌 NH_3+H^+ 结合成 NH_4^+ 排出。

（3）HCO_3^- 的重吸收。

（4）尿液酸化而排出 H^+。

9. 体液代谢的失调

（1）容量失调：等渗性体液的改变。

（2）浓度失调：细胞外液中水分的改变。

（3）成分失调：细胞外液中其他离子的改变。

10. 临床处理的基本原则概述 水、电解质和酸碱平衡失调是临床上很常见的病理生理改变。无论是哪一种平衡失调都会造成机体代谢紊乱，进一步恶化则可导致器官功能衰竭，甚至死亡。因此，如何维持病人水、电解质和酸碱平衡，如何及时纠正已产生的平衡失调，成为临床工作的首要任务。

充分掌握病史，详细检查病人体征。即刻的实验室检查：血、尿常规，电解质，血气分析等。综合病史及实验室资料，确定水、电解质和酸碱失调的类型及程度。积极治疗原发病的同时，制订治疗方案。

首先要处理的：积极恢复病人的血容量，保证循环状态良好；缺氧状态应予以积极纠正；严重的酸中毒或碱中毒的纠正；重度高钾血症的治疗。

纠正任何一种失调不可能一步到位，用药量也缺少理想的计算公式来作依据。应密切观察病情变化，边治疗边调整治疗方案。最理想的治疗结果往往是在原发病被彻底治愈之际。

水和钠的代谢紊乱

水和钠的关系密切，临床上缺水和缺钠常同时存在，但因水钠代谢紊乱的程度不同可分为下列几种类型：等渗性脱水，低渗性脱水，高渗性脱水，水中毒。

（一）等渗性脱水

等渗性脱水又称急性脱水，水钠丢失大致相等，血清钠在正常范围内，细胞内外液均减少，以细胞外液减少为主。

【病因】 ①消化液急性丧失（大量呕吐，肠瘘）；②体液丢失在软组织内或感染区（腹内感染、肠梗阻、烧伤）；③早期创面渗液。

【分度】 根据缺失细胞外液的量分为轻、中、重三度。

1. 轻度 缺失 10% 细胞外液相当缺失 2%～4% 体重。临床表现为尿少、厌食、恶心、乏力。

2. 中度 缺失 25% 细胞外液相当缺失 4%～6% 体重。临床表现为不口渴，舌干燥，眼球下陷，皮肤干燥、松弛，脉细速，肢端湿冷，血压不稳或下降。

3. 重度 缺失 30%～35% 细胞外液相当缺失 6%～7% 体重，临床表现为严重休克，常合并代谢性酸中毒。

【诊断】 ①临床表现；②Hb、RBC 升高，血细胞比容增加；③血 Na^+、Cl^- 正常；④尿比重升高；⑤血气分析。

【治疗原则】

（1）祛除病因。

（2）补平衡液或等渗盐水。

（3）尿量＞40ml/h，应补钾。

（二）低渗性脱水

低渗性脱水又称继发性脱水，缺水小于缺钠，血清钠＜135mmol/L，细胞内水肿明显。

【病因】 ①胃肠液持续丧失（呕吐、慢性肠梗阻）；②大创面慢性渗液；③肾排 Na^+ 排水过多（利尿剂的不当运用）。

【分度】 根据缺钠的量分为轻、中、重三度。

轻度：血清 Na^+ 130～135mmol/L，相当于缺 0.5g/kg NaCl；临床表现为疲乏、头晕、手足麻木、口渴不明显。

中度：血清 Na^+ 120～130mmol/L，相当于缺 0.5～0.75g/kg NaCl，临床表现为恶心呕吐，脉细速，血压不稳定或下降，脉压差降低，浅静脉萎陷，视力模糊，站立性晕倒。

重度：血清 Na^+＜120mmol/L，相当于缺 0.75～1.25g/kg NaCl，临床表现为神志不清，肌肉抽搐，休克。

【诊断】 ①临床表现；②尿 Na^+ 或 Cl^- 降低；③血 Na^+ 降低；④Hb、RBC 升高，血细胞比容增加；⑤尿比重＜1.010。

【治疗原则】

（1）处理原发病。

（2）补等渗或高渗盐水（先盐后糖）。

（三）高渗性脱水

高渗性脱水又称原发性脱水，缺水多于缺钠，血清钠＞150mmol/L，细胞内脱水明显。

【病因】 水分摄入不足或丢失过多。高热、大汗、大量输入高渗盐水。

【分度】 根据缺水的量分为轻、中、重三度。

轻度：缺水 2%～4%，临床表现为口渴。

中度：缺水 4%～6%，临床表现为极度口渴；乏力、尿少；唇舌干燥、眼窝凹陷；烦躁。

重度：缺水＞6%，临床表现为上述症状；躁狂、幻觉、谵妄昏迷、脑功能障碍。

【诊断】 ①临床表现；②血钠＞150mmol/L；③RBC 升高，血细胞比容升高；④尿比重升高。

【治疗原则】

（1）祛除病因。

（2）饮水。

（3）补低渗溶液 0.45%氯化钠溶液或 5%葡萄糖溶液，先盐后糖。

（四）水中毒

水中毒又称为稀释性低血钠。水中毒较少发生，系指机体摄入水总量超过了排出水量，以致水分在体内潴留，引起血浆渗透压下降和循环血量增多。

【病因】 ①抗利尿激素分泌过多；②肾功能不全，排尿不畅；③摄入水分过多或输液过多。

【临床表现】

急性水中毒：临床表现颅内压增高症状，如头痛、嗜睡、躁动、精神紊乱、定向能力失常、谵妄、甚至昏迷。

慢性水中毒：临床表现软弱无力、恶心、呕吐、嗜睡。

【诊断】 ①临床表现；②尿 Na^+ 或 Cl^- 降低；③血 Na^+ 降低；④Hb、RBC、血细胞比容均降低。

【治疗原则】

（1）处理原发病，停止水分摄入。

（2）轻者自除，重者补等渗或高渗溶液。

体内钾的异常

（一）低钾血症

血清钾＜3.5mmol/L，即为低钾血症。

【病因】 ①长期禁食；②肾排 K^+ 过多；③补液中少 K^+ 或无 K^+，高渗糖水使 K^+ 进入细胞内。

【临床表现】 ①乏力，腱反射减弱或消失，重者软瘫或呼吸肌麻痹；②胃肠功能障碍（腹胀、肠麻痹，口苦、恶心、呕吐）；③心脏改变（传导节律异常）；④脑功能障碍：神情淡漠，定向力丧失，重者昏迷；⑤低血钾常合并代谢性碱中毒；⑥低血钾可被严重的缺水缺钠症状掩盖，直至纠正水钠代谢紊乱后方表现出来。

【诊断】 ①临床表现；②血清钾＜3.5mmol/L。

【治疗原则】

（1）去除病因

（2）补钾

1）口服。

2）静脉滴注：注意以下几点，①不能静脉注射；②浓度＜0.3%；③补钾速度＜20mmol/L，每日不能超过 6～8g；④尿量＞40ml/L 补钾。

（二）高钾血症

血清钾＞5.5mmol/L，即为高钾血症。

【病因】 ①输入钾盐过快、过量、过浓；②细胞内钾大量释放；③肾功能减退。

【临床表现】 ①肌肉乏力，感觉异常，神志淡漠；②心脏应激性下降，心跳缓慢，心律不齐；③心电图改变。

【诊断】 ①临床表现；②血清钾＞5.5mmol/L。

【治疗原则】

（1）治疗原发疾病。

（2）迅速降低血钾浓度。

体内钙的异常

机体内 99%以磷酸钙和碳酸钙形式存在于骨骼中。细胞外液钙仅是总量的 0.1%。血清钙浓度为 2.25～2.75mmol/L，相当恒定。

（一）低钙血症

【病因】 急性重症胰腺炎、坏死性筋膜炎、肾衰竭、消化道瘘、甲状旁腺功能受损。

【临床表现】 易激动，口周和指尖麻木及针刺感、手足抽搐、肌肉痛。

【诊断】 血清钙<2 mmol/L。

【治疗原则】

（1）纠正原发病。

（2）补钙。

（二）高钙血症

【病因】 ①甲旁亢；②骨转移癌。

【临床表现】 早期：疲乏、软弱、厌食、恶心，体重下降，后期：头痛、背及四肢痛、口渴多尿；血清钙浓度高达 4～5mmol/L 时可能有生命危险。

【诊断】 血清钙>2.75mmol/L。

【治疗原则】

（1）甲旁亢者，手术。

（2）骨转移癌者，低钙饮食。

体内镁的异常

镁是体内含量占第四位的阳离子。正常成人体内镁总量约 1000mmol，约合镁 23.5g。约有一半的镁存在于骨骼内，其余几乎都存在于细胞内，仅有 1%存在于细胞外液中。镁有多种生理功能，对神经活动的控制，神经肌肉兴奋性的传递、肌肉收缩、心脏激动性及血管张力等方面都有重要作用。正常浓度：0.70～1.10mmol/L。

（一）镁缺乏

【病因】 饥饿，吸收障碍综合征，长时间的胃肠道消化液丧失，急性胰腺炎。

【临床表现】 神经、肌肉及中枢神经亢进：面色苍白、肌震颤、手足抽搐记忆力减退，紧张，易激动，重者烦躁、谵妄。

【诊断】 镁负荷试验：正常人在静脉输注氯化镁或硫酸镁 0.25mmol/kg 后，注入量的 90%很快从尿中排出。而镁缺乏者则不同，注入量的 40%～80%被保留在体内，尿镁很少。

【治疗原则】 按 0.25mmol/（kg·d）的剂量补充镁盐，如氯化镁、硫酸镁。

（二）镁过多

【病因】 主要病因为肾功能不全，偶见硫酸镁治疗子痫时。烧伤早期、广泛外伤应激反应、严重酸中毒。

【临床表现】 乏力，疲倦，腱反射消失和血压下降等，心脏传导功能障碍，心电图改变，晚期可出现呼吸抑制，嗜睡、昏迷甚至心脏骤停。

【诊断】 血清镁>3mmol/L。

【治疗原则】 静脉缓慢输注 2.5～5.0mmol/L 葡萄糖酸钙或氯化钙溶液，同时纠正酸中毒和缺水。

酸碱平衡的失调

正常 pH 在 7.35～7.45 时为代偿，若＜7.35 或＞7.45 为失代偿。当细胞外液中 pH 的改变始发于 $NaHCO_3$ 下降或升高，称为代谢性酸中毒或代谢性碱中毒。而原发于 H_2CO_3 升高或降低，则称呼吸性酸中毒或呼吸性碱中毒。

（一）代谢性酸中毒

【病因】 ①丧失 HCO_3^-（碱性物质）；②体内有机酸形成过多；③肾功不全：不能排 H^+。

【临床表现】 ①轻者被原发病变掩盖；②呼吸加深加快；③面部潮红，心率加快，血压偏低，神志不清，甚至昏迷；④对称性肌张力下降，腱反射减弱或消失；⑤常有严重缺水和心律不齐，休克；⑥少尿、无尿，反常性碱性尿。

【诊断】 ①严重腹泻、肠瘘或休克病史和有深而快呼吸；②血气分析可以明确诊断：CO_2CP 下降，pH 下降；③测血 Na^+、K^+、Cl^- 有助于判断病情。

【治疗】

（1）首先治疗原发疾病。

（2）HCO_3^-＜10mmol/L 的病人应立即用液体及碱剂治疗。

（3）常用药物：①乳酸钠；②碳酸氢钠。

（二）代谢性碱中毒

【病因】 ①酸性胃液丢失过多；②低钾血症；③碱性物质摄入过多；④利尿剂的作用。

【临床表现】 一般无明显症状，典型者有呼吸浅慢，或有神经精神症状，如嗜睡、精神错乱或谵妄等。可伴有低钾血症和缺水的临床表现。

【诊断】 ①病史和体征；②血气分析可以明确诊断：CO_2CP 升高，pH 上升；③反常性酸性尿。

【治疗原则】

（1）治疗病因；

（2）补充等渗盐水和 KCl。

（三）呼吸性酸中毒

【病因】 ①肺换气功能不足：全身麻醉过深、镇静剂过量、中枢神经系统损伤、气胸、急性肺水肿、呼吸机使用不当；②肺部本身的疾患：肺组织广泛纤维化，重度肺气肿；③呼吸道梗阻：痰液引流不畅，肺不张。

【临床表现】 呼吸困难，胸闷气促，躁动不安等，因换气不足致缺氧，可有发绀、头痛。酸中毒加重可有血压下降、谵妄、昏迷。

【诊断】 ①病史和体征；②血气分析可以明确诊断：pH＜7.35，$PaCO_2$ 升高。

【治疗原则】 治疗原发疾病和改善肺通气功能。

（四）呼吸性碱中毒

【病因】 ①高热、创伤、感染；②人工呼吸机使用不当；③某些中枢神经系统疾病。

【临床表现】 呼吸不规则，由深快转为浅慢；反应迟钝，手足麻木，肌肉震颤，手足抽搐。

【诊断】 ①病史和体征；②血气分析可以明确诊断：pH＞7.45，$PaCO_2$ 下降。

【治疗】 积极治疗原发病，必要时吸入含 5% CO_2 的氧气。

二、外科营养支持

【定义】 所谓营养支持，就是对经口摄入常规饮食无法满足营养需要的患者经肠内或肠外途径实施营养供给的一种临床治疗措施。因此，临床许多重症患者的救治离不开合理的营养支持。

【目的】

（1）提供和补充必需的营养素，预防或治疗常量和微量营养素缺乏。

（2）改善患者的整体状况；保护和维持器官的结构和功能；维持组织细胞的正常代谢；加速器官与组织的修复。

【基本原则】 ①有利于维持生命体征的平稳；②不加重器官功能的损害（营养供给与目前代谢状况相适应）；③有利于病情缓解，疾病恢复；④避免与营养支持操作技术有关的并发症发生。

【营养支持的实施】 ①客观的营养状况评价；②确定营养素需要量；③选择合理的营养支持途径：肠内营养（enteral nutrition，EN）及胃肠道外营养（parenteral nutrition，PN）。

（一）肠外营养（PN）

【定义】 经静脉途径给予机体营养素。

【优点】 符合医生处方习惯；滴注时管理方便；可避免肠内营养支持引起的胃肠并发症；便于重症病人的支持治疗。

【适应证】 不能从胃肠正常摄入营养者；肠内营养不能满足患者需要需肠外补充者；超高代谢消耗；其他：如器官功能衰竭。

【缺点】 ①并发症发生率高：由技术操作引起的并发症，与感染有关的并发症，代谢性并发症，肠黏膜屏障功能降低；②营养成分不完全；③费用高。

【实施方式】

1. 周围静脉营养（peripheral PN，PPN）

适应证：低渗透压营养液、短期支持（短期静脉营养支持；TPN 不能施行；导管感染或败血症）。

并发症：静脉炎，可加入肝素或氢化可的松减少血管内皮反应。

2. 中心静脉营养（total PN，TPN）

适应证：胃肠道功能丧失；长时间营养支持（超过 5～7 天）。

并发症：中心静脉血栓；感染；机械性并发症。

【营养制剂】

1. 氮源 氨基酸溶液，包括 8 种必需氨基酸和 6～10 种非必需氨基酸。谷氨酰胺需要另外添加。

2. 葡萄糖溶液 主要能源物质，等渗液 5% 和高渗液（10%、25%、50%）。

3. 脂肪乳剂 10%～20%。

4. 维生素制剂 水溶性维生素复合制剂和脂溶性维生素复合制剂。

5. 矿物质和微量元素制剂 10% 氯化钾、10% 氯化钠、10% 葡萄糖酸钙、25% 硫酸镁、无机或有机磷制剂；微量元素为复合制剂。

【静脉营养支持监测和护理】

严格无菌操作：

1. 加强导管护理 每天更换输液管道、营养输液系统不能作采血或给药用、每日局部消毒换药、3 天作一次棉拭子培养、保持管腔通畅。

2. 严密监测病人 生命体征、尿糖、尿素氮和电解质、血糖、血清蛋白、血气分析、血常规、每日出入液体记录。

（二）肠内营养（EN）

【优点】 比肠外营养更符合生理；有助于维持肠黏膜细胞的结构和功能的完整性；促进肠黏

膜细胞的增生、修复和维护肠黏膜屏障，减少肠源性疾病的发生。"机械、生物、免疫、化学屏障"。

【禁忌证】 消化道麻痹所致肠道功能障碍；胃肠上部瘘；严重腹泻或持续不断呕吐者；明显的肺部疾病可能因饲管所致窒息者；出血性患者应考虑饲管可能导致消化道出血。

【并发症】

胃肠道并发症：腹胀、腹泻、便秘；吸入性肺炎；机械性并发症：导管阻塞、导管移位至胃、导管误入呼吸道、造瘘口渗漏、压迫性坏死。

【营养制剂】 适合 EN 的理想制剂应是：营养物质齐全，容易消化吸收，残渣少，无乳糖，等渗，黏稠度低，稳定性好。类型包括，①单体食物：要素膳；适用于不需要消化即可直接吸收的空肠喂养。②多聚体食物：大分子营养素组成的非要素饮食；适用于消化以后方可吸收的胃内喂养，如混合奶等。

（三）外科营养支持技术——鼻饲

【适应证】 至少要有 100cm 长的空肠或 150mc 长的回肠，最好有完整的回盲瓣和部分结肠。

①胃肠道外瘘（最佳适应证）；②消化道：上消化道损伤（如食管烧伤）、梗阻（贲门、幽门梗阻）、胃大部切除术残胃排空延迟等；③腹部大手术后；④短肠综合征；⑤急性重症胰腺炎；⑥严重创伤（如烧伤）与感染（如败血症）；⑦肠道炎性疾病；⑧接受化疗或放疗的恶性肿瘤患者；⑨围术期的应用；⑩中枢神经系统疾病。

【禁忌证】 肠梗阻、胃肠道大出血、顽固性呕吐为鼻饲的禁忌证。当患者有肠麻痹时，宜先用静脉营养，待肠蠕动恢复后再改用肠内营养。

【设备及用品】 无菌包或鼻饲包、消毒石蜡油、无菌纱布、无菌镊子、无菌镊子罐及持物钳。50ml 注射器、一次性胃管 2 根、治疗巾一块、无菌棉签、胶布、听诊器、压舌板、温开水、鼻饲液、快速手消毒剂、鼻饲盘。

【操作流程】

（1）洗手、戴口罩、戴手套。

（2）携用物至患者床旁，核对腕带床号及姓名；向意识清醒患者做解释，以取得合作，取得同意后，协助患者摆好体位（临床中有三种体位：右侧卧位、坐位、仰卧位）。

（3）打开鼻饲包取出治疗巾，铺于颌下，检查患者鼻腔，用湿棉签清洁鼻孔，打开胃管包，取出胃管，抽吸少量生理盐水检查胃管是否通畅。测量胃管插入深度，测量方法有两种：①用胃管测量从前额发际至胸骨剑突的距离；②由鼻尖至耳垂再到胸骨剑突的距离。用石蜡油纱布或石蜡棉球涂抹需要插入的胃管部分。左手持纱布托住胃管，右手持镊子夹管，沿一侧鼻腔轻轻向前下推进、插入，当胃管通过咽部时（14~16cm 处），嘱患者做吞咽动作，顺利通过后继续向前推至预定长度（成年人 45~55cm，儿童 18~24cm）。用压舌板检查胃管是否盘曲在口腔内。

（4）判断胃管在胃内的方法：①抽取胃液法，经胃管接注射器回抽，有胃液流出，这是确定胃管是否在胃内最可靠的方法；②气过水声法，置听诊器于胃部，用注射器快速从胃管注入 10ml 空气，可听到气过水声；③气泡逸出法，将胃管末端置盛水碗内，无气体溢出，反之表明误入气管。

（5）确定胃管在胃内后，用纱布拭净口角分泌物，撤鼻饲盘，摘手套，用小线套在双侧固定于耳部。

（6）灌食时，将温流食徐徐注入，然后再注入少量温开水，鼻饲液温度 38~40℃。

（7）将胃管开口端反折，用纱布包好，用小线扎紧用安全别针固定于患者衣领处或枕旁。

（8）协助患者取舒适卧位，整理床单位，清理用物。

【注意事项】

（1）医患之间进行有效的沟通，可以减轻插胃管时给患者及家属带来的心理压力。

（2）插管时动作轻柔，避免损伤食管黏膜。

（3）插管过程中，若插入不畅时，应检查胃管是否盘在口中；若插管中途，患者出现呛咳、呼吸困难，发绀等情况，表示误入气管，应立即拔出。

（4）昏迷患者插管时，应先将患者头向后仰，当胃管插至咽喉部（约15cm），再左手托起头部，使下颌靠近胸骨柄，加大咽部通道的弧度，使管端沿后壁滑行，插至所需长度。如插入不畅，应检查胃管是否盘曲在口腔中。插管过程中如发现剧烈呛咳、呼吸困难、发绀等情况，应立即拔出，休息片刻后重插。插入适当深度并检查胃管是否在胃内。

（5）每次灌食前应检查并确定胃管是否在胃内，并注意速度、温度、容量；每次鼻饲量≤200ml，水温38～40℃，间隔时间≥2小时。

（6）每天检查胃管插入深度，并检查患者有无胃潴留，每次灌注鼻饲之前，抽吸并测量胃内残留量，若胃内容物超过150ml，应通知医生减量或暂停鼻饲。

（7）鼻饲混合流食，应当间接加温，防蛋白凝固。

（8）鼻饲给药时，应先研碎溶解后灌入，灌入前后应用20ml生理盐水或温开水冲洗导管。

（9）长期鼻饲者，每日进行口腔护理，普通胃管每周更换一次，硅胶胃管每月更换一次。

三、静脉切开术

表 2-23　静脉切开术操作卡（满分 100 分）

操作前准备	仪表端庄，着装整洁，戴帽子和口罩，局部备皮	3分	一项不合格扣1分
	准备用物：静脉切开包、手套、治疗盘、注射器、利多卡因、消毒用品、缝合针及缝线、刀片等	2分	
操作流程	医患沟通，告知静脉切开必要性与可行性，缓解压力，签署知情同意书	10分	不签署知情同意书扣5分，未沟通扣5分，沟通使用过多专业术语或不全面扣2分
	患者仰卧位，选好切开部位及切口，多采用内踝上方的大隐静脉	5分	错或少一条扣2分
	消毒：0.1%碘伏消毒皮肤3遍，消毒范围15cm，消毒顺序：沿穿刺点同心圆消毒，由中心往外	10分	消毒方式、范围错误各扣2分
	打开静脉切开包，戴手套，检查包内器械，铺巾	5分	戴手套、铺巾不正确各扣2分
	局部麻醉：核对麻醉药名称、浓度、时间、有效期，用2%利多卡因5ml先在切开点局部皮肤下注射形成一皮丘，再将注射器垂直于皮肤表面，于穿刺点标记处缓慢刺入，间断负压回抽，如无液体及鲜血吸出，则注射麻醉药，逐层麻醉各层组织	10分	不做皮丘、不查对麻药，进针位置、角度不正确、注药前不回抽各扣1分
	切开皮肤：在所选择的静脉切开处做横行皮肤切口1.5～2cm；切口不可太深，以免损伤血管	10分	每处不合规范扣5分损伤血管扣5分
	分离血管：用小弯血管钳沿血管方向分离皮下组织，将静脉暴露1～2cm；将静脉挑出并在静脉下穿过细丝线2根，用1根先结扎静脉远侧端，暂不剪断丝线，留作安置导管时作牵引用。分离皮下组织时应仔细，以免损伤静脉	10分	每处不合规范扣5分损伤静脉扣5分
	静脉插管与输液：牵引远侧丝线将静脉提起，用小剪刀在静脉壁上剪一"V"形切口，以无齿镊夹起切口上唇静脉壁，将已连好注射器排净空气的塑料管或平头针插入静脉切口，回抽见血后，再缓慢注入盐水，后结扎静脉近端丝线，并固定在插入的塑料管或针头上，观察输液是否通畅，局部是否有肿胀及血管有无外渗	10分	每处不合规范扣5分剪断静脉扣5分进入空气扣5分
	固定输液管与切口缝合：剪去多余丝线，缝合皮肤切口；用1根皮肤缝线环绕导管结扎固定，以防滑脱；外用无菌敷料覆盖，胶布固定	10分	每处不合规范扣5分
观察及注意事项	观察：观察输液是否通畅，局部是否有肿胀及血管有无外渗。护理：注意无菌技术，慎防感染。导管留置时间一般不超过3天，如细硅胶管，留置时间可稍长。如无禁忌，可每日定时用小剂量肝素溶液冲洗导管。若发生静脉炎，应立即拔管	15分	遗漏1条扣2分

四、中心静脉置管术

表 2-24　中心静脉置管术操作卡（满分 100 分）

序号	项目	操作要求	口述内容	注意事项	分值	得分
1	目的	为紧急情况下患者大量输血、补液的途径		遗漏扣 2 分	2	
2	适应证	1. 体外循环下各种心血管手术 2. 估计术中将出现血流动力学变化较大的非体外循环手术 3. 严重外伤、休克以及急性循环衰竭等危重患者的抢救 4. 需长期高营养治疗或经静脉抗生素治疗 5. 经静脉放置临时或永久心脏起搏器 6. 持续性血液滤过		每述一条加 1 分	5	
3	禁忌证	1. 出血倾向（禁锁骨下静脉穿刺） 2. 局部皮肤感染（选择其他部位穿刺） 3. 胸廓畸形或严重的肺气肿锁骨下静脉穿刺为相对禁忌证，建议颈内静脉穿刺		每述一条加 1 分	3	
4	操作前准备	仪表端庄，着装整洁，戴帽子和口罩		一项不合格扣 1 分	3	
5		准备用物：清洁盘，小切开包，一次性深静脉穿刺包一个，0.4%枸橼酸钠生理盐水或肝素稀释液（肝素 15～20mg 加入 100ml 生理盐水中），1%甲紫			2	
6		举手示意开始				
7	操作流程	术前准备：检查患者凝血功能；对于清醒患者，取得患者配合，医患沟通，告知穿刺必要性与可行性，缓解压力，签署知情同意书	您好，是×号床的×××吗？我是医生，根据您的病情，需要进行中心静脉置管，知情同意书您已经详细阅读并签署了吧，无利多卡因过敏史，无禁忌证	不签署知情同意书扣 5 分，未沟通扣 5 分，沟通使用过多专业术语或不全面扣 2 分	10	
8		定位（以颈内静脉穿刺为例）：穿刺前应行体表标志定位，颈内静脉位于颈总动脉前外 3～5mm 处，锁骨上切迹是颈内静脉经过锁骨的标志点，通常以胸锁乳突肌胸骨头、锁骨头和锁骨三者所形成的三角区所形成的三角形的顶点作为穿刺点	去枕仰卧位，颈内静脉位于颈总动脉前外 3～5mm 处，通常以胸锁乳突肌胸骨头、锁骨头和锁骨三者所形成的三角区所形成的三角形的顶点作为穿刺点	缺或错一项扣 2.5 分，定位错误扣 10 分	10	
9		体位：患者去枕仰卧位，最好头低 15°～30°（Trendelenburg 体位），以保持静脉充盈和减少空气栓塞的危险性，头转向对侧		体位不正确扣 5 分	5	
10		颈部皮肤消毒，术者穿无菌手术衣及手套，铺无菌单，显露胸骨上切迹、锁骨、胸锁乳突肌侧缘和下颌骨下缘。检查导管完好性和各腔通透性	以穿刺点为中心，同心圆式消毒，不留白，不回消，范围 15cm	消毒方式错误扣 2 分，戴手套、穿手术衣、铺巾不正确各扣 2 分	5	
11		确定穿刺点后局部浸润麻醉颈动脉外侧皮肤及深部组织，用麻醉针试穿刺，确定穿刺方向及深度	斜行打一皮丘，间断负压回吸，逐层浸润麻醉	不做皮丘、不查对麻药，进针位置、角度不正确、注药前不回抽各扣 1 分	5	

续表

序号	项目	操作要求	口述内容	注意事项	分值	得分
12	操作流程	左手轻柔扪及颈动脉,中间径路穿刺时针尖指向胸锁关节下后方,针体与胸锁乳突肌锁骨头内侧缘平行,针轴与额平面呈45°~60°角,如能摸清颈动脉搏动,则按颈动脉平行方向穿刺。后侧径路穿刺时针尖对准胸骨上切迹,紧贴胸锁乳突肌腹面,针轴与矢状面和水平面呈45°角,深度不超过5~7cm。穿刺针进入皮肤后保持负压,直至回抽出静脉血	中间径路穿刺时针尖指向胸锁关节下后方,针体与胸锁乳突肌锁骨头内侧缘平行,针轴与额平面呈45°~60°,摸清颈动脉搏动,则按颈动脉平行方向穿刺	每处不合规范扣5分	10	
13		从注射器尾部导丝口插入引导丝(如用普通注射器则撤去注射器,从针头处插入引导丝),将穿刺针沿引导丝拔除。可用小手术刀片与皮肤平行向外侧(以免损伤颈动脉)破皮使之表面扩大	操作加口述	每处不合规范扣5分	10	
14		绷紧皮肤,沿引导丝插入扩张管,轻轻旋转扩张管扩致颈内静脉,固定好引导丝近端将扩张管撤出	操作加口述	每处不合规范扣5分	10	
15		沿引导丝插入导管(成人置管深度一般以13~15cm为宜),拔除引导丝,用肝素生理盐水注射器与导管各腔末端连接进行试抽,在抽出回血后,向导管内注入2~3ml肝素生理盐水,取下注射器,拧上肝素帽。将导管固定处与皮肤缝合固定,应用敷料覆盖	操作加口述	每处不合规范扣5分	10	
16	观察及注意事项	观察:摄X线胸片以明确不透X线的导管的位置,并排除气胸。导管尖端正确位置应处于上腔静脉与右心房交界处。确定导管尖端没有扭曲和未贴在上腔静脉管壁上 注意事项: 1. 颅内高压或充血性心力衰竭病人不应采取Trendelenburg体位 2. 颈内静脉穿刺进针深度一般为3.5~4.5cm,以不超过锁骨为度 3. 锁骨下静脉穿刺进针过程中应保持针尖紧贴于锁骨后缘以避免气胸 4. 股静脉穿刺时,切不可盲目用穿刺针向腹部方向无限制地进针,以免将穿刺针穿入腹腔,引起并发症	随后请您摄X线胸片以明确不透X线的导管的位置,并排除气胸。如有任何不适,请及时就医	遗漏1条扣2分	10	

五、血管疾病检查法

(一)适应证、禁忌证

(略)。

(二)设备与用品

听诊器。

(三)操作流程

【外周血管检查】

1. 颈动脉搏动触诊 检查者以拇指置颈动脉搏动处(在甲状软骨水平胸锁乳突肌内侧)触之

并比较两侧颈动脉搏动,禁忌双侧一起触诊。

2. 毛细血管搏动征检查方法 用手指轻压被检查者指甲末端或以玻片轻压被检查者口唇黏膜,可使局部发白,发生有规律的红、白交替改变即为毛细血管搏动征。

3. 水冲脉检查方法 检查者握紧被检查者手腕掌面,示指、中指、环指指腹触于桡动脉上,遂将其前臂高举超过头部,有水冲脉者可使检查者明显感知犹如水冲的脉搏。同法检查对侧。

4. 枪击音检查 在外周较大动脉表面(多选择肱动脉或股动脉),轻放听诊器膜型体件于动脉表面可闻及与心搏一致短促如射枪的声音,即为阳性。主要见于主动脉瓣关闭不全、甲状腺功能亢进。同法检查对侧。

5. Duroziez 双重杂音 检查 Duroziez 杂音时,讲听诊器钟形体件稍加压,放于股动脉表面,并使体件开口方向稍偏向近心端,若闻及收缩期与舒张期吹风样杂音,即为阳性。同法检查对侧。

6. Buerger 试验 先抬高下肢 45°或高举上肢过头,持续 60s,肢体远端保持淡红色或稍微发白,如呈苍白或蜡白色提示动脉供血不足;再将肢体下垂,正常人皮肤色泽可在 10s 内恢复,如恢复时间超过 45s,且色泽不均匀则进一步提示动脉供血障碍。肢体持续下垂,正常人可有轻度潮红,出现明显潮红或发绀提示静脉逆流或回流障碍。

【静脉疾病检查 】

1. 深静脉通畅试验(Perthes 试验) 患者站立,在患肢大腿根部扎止血带,阻断大隐静脉回流,然后嘱患者交替伸屈膝关节 10~20 次,以促进下肢肌泵收缩以促进静脉血液从深静脉系统回流,若曲张的浅静脉明显减轻或消失,表示深静脉通畅;若曲张静脉不减轻,张力增高甚至出现胀痛,说明深静脉不通畅。

2. 瓣膜及大隐静脉与深静脉交通支瓣膜功能试验(Trendelenburg 试验) 患者仰卧,患肢抬高,使曲张静脉空虚,在大腿根部扎止血带,阻止大隐静脉血液倒流。然后让患者站立 30s,松解止血带,密切观察大隐静脉曲张的充盈情况。小隐静脉瓣膜及小隐静脉与深静脉之间交通支瓣膜功能试验,除止血带扎于腘窝外,试验方法同上,结果及意义相似。

3. 直腿伸踝试验(Homans 征) 检查时嘱患者下肢伸直,作被动或主动的踝关节背屈动作,如出现小腿剧痛常提示深静脉血栓形成,这是由于腓肠肌和比目鱼肌被动拉长而刺激小腿肌肉内病变的静脉,引起小腿肌肉深部疼痛。

4. 交通静脉瓣膜功能试验(Pratt 试验) 患者平卧,抬高患肢,在大腿根部扎止血带,先从足趾向上至腘窝缚缠第一根弹力绷带,在自止血带处向下,扎上第二根弹力绷带,一边向下解开第一根弹力绷带,一边向下继续缚缠第二根弹力绷带,如果在两根弹力绷带之间的间隙内出现曲张静脉,即表示在该处有功能不全的交通静脉。

5. 压迫瘘口检查(Branham-Nicoladoni 征) 是先天性动静脉瘘的一个症状。压迫瘘口后,经瘘支分流的血流被迫进入动脉系统,周围循环阻力的增加和动脉系统内突然增加的额外血容量使血压上升,并刺激主动脉减压神经和颈动脉窦内的神经末梢,抑制血管舒缩中枢,使心率变慢。

6. 雷诺现象(Raynaud phenomenon,Rp) 也称雷诺综合征,皮肤受到寒冷刺激后顺序出现苍白、青紫、潮红的变化。

【注意事项】

(1)Perthers 试验可促进下肢血液从深静脉系统回流,如曲张的浅静脉明显减轻或消失,表明深静脉通畅,若曲张静脉不减轻,甚至加重,说明深静脉阻塞。

(2)Trendelenburg 试验时密切观察大隐静脉曲张的充盈情况:①松解止血带前,大隐静脉萎陷空虚。当松解止血带时,大隐静脉立即自上而下逆向充盈,提示大隐静脉瓣膜功能不全,而大隐静脉与深静脉之间的交通支瓣膜功能正常。②在松解止血带前,大隐静脉已部分充盈曲张,松解止血带后,充盈曲张更为明显,说明大隐静脉瓣膜及其与深静脉交通支瓣膜均功能不全。③未松解止血带前,大隐静脉既有充盈曲张,而松解止血带后,曲张静脉充盈并未加重,说明大隐静脉与深静脉间交通支瓣膜功能不全，而大隐静脉瓣膜功能正常。

（3）血管性疾病：一是血管张力变化引起的疼痛。在战壕足或浸润足的早期和损伤后血管张力紊乱的病例中，可有严重的灼痛。红斑性肢痛症患者，肢体暴露于温热环境时，也有同样的疼痛。这些都是因血管过度扩张所引起。在血管显著痉挛时，由于血流减少，引起周围神经缺血，也可产生肢体疼痛，如雷诺病。二是夜间痉挛。临床特征为夜间出现腓肠肌或足部肌痉挛伴有疼痛，使患者从睡眠中痛醒，症状持续数分钟至 20min，发作次数不定，多时整夜数次，少时 1 次/月，痉挛时发作，按摩痉挛的肌肉或下地行走，可使疼痛解除。此可由血管性疾病和非血管性疾病所引起。前者以静脉淤血多见，如静脉曲张和静脉炎后综合征，动脉血流障碍引起夜间痉挛较少见。非血管性疾病多为电解质紊乱所致。如妊娠期高磷血症，血液透析时的低钙、低镁症，心脏病患者在严格限制食盐摄入的同时应用利尿剂引起的低氯血症，严重呕吐、腹泻和出汗等丧失体液和盐类等。此外，高血压、周围神经疾病、糖尿病血糖过高、酮尿和低血糖发作，也可发生痉挛。

六、试　题

（一）单项选择题

2.3-1. 一般选择四肢表浅静脉切开，最常用的是（　　）

A. 股静脉　　　　　　B. 锁骨下静脉　　　　　　C. 内踝前大隐静脉

D. 头静脉　　　　　　E. 贵要静脉

2.3-2. 高位大隐静脉切开法部位（　　）

A. 膝部腘静脉水平　　　　B.大腿中上 1/3 水平　　　C. 腹股沟韧带中点下内方两横指

D. 腹股沟韧带中点上内方两横指　　　　　E. 腹股沟韧带中点下外方两横指

2.3-3. 静脉切开导管留置时间一般不超过（　　）

A. 24 小时　　B. 36 小时　　C. 48 小时　　　　D. 72 小时　　　　E. 96 小时

2.3-4. 代谢性酸中毒原因（　　）

A. 酸性胃液丢失过多　　　　B. 低钾血症　　　　　C. 肾功不全，不能排 H^+

D. 碱性物质摄入过多　　　　E. 利尿剂的作用

2.3-5. 代谢性碱中毒原因（　　）

A. 丧失 HCO_3^-（碱性物质）　　　　B. 体内有机酸形成过多　　　　C. 肾功不全：不能排 H^+

D. 低钾血症　　　　　E. 水中毒

2.3-6. 低钾血症病因（　　）

A. 长期禁食　　　　B. 输入钾盐过快、过量、过浓　　　C. 细胞内钾大量释放

D. 肾功能减退　　　　E. 水中毒

2.3-7. PPN 适应证除外（　　）

A. 短期静脉营养支持　　　B. TPN 不能施行　　　　　C. 导管感染或败血症

D. 胃肠道功能丧失　　　E. 长时间营养支持（超过 5～7 天）

2.3-8. 营养支持基本原则除外（　　）

A. 有利于维持生命体征的平稳　　B. 不加重器官功能的损害（营养供给与目前代谢状况相适应）

C. 有利于病情缓解，疾病恢复　　D. 避免与营养支持操作技术有关的并发症发生

E. 符合医生用药习惯

2.3-9. 营养支持基本原则除外（　　）

A. 有利于维持生命体征的平稳　　　B. 不加重器官功能的损害（营养供给与目前代谢状况相适应）

C. 有利于病情缓解，疾病恢复　　　D. 避免与营养支持操作技术有关的并发症发生

E. 符合医生用药习惯

2.3-10. 静脉疾病检查方法除外（　　）

A. 水冲脉　　　　　B. Perthes 试验　　　　C. Trendelenburg 试验

D. Homans 征　　　　　　　　E. Branham-Nicoladoni 征

2.3-11. 水冲脉者考虑（　　）

A. 严重贫血　　　　　　B. 甲状腺功能减退　　　　　　C. 肺动脉高压

D. 房间隔缺损　　　　　E. 动静脉瘘

2.3-12. 颈内静脉穿刺时，导丝进入一般不超过（　　）

A. 10cm　　　　B. 15cm　　　　C. 20cm　　　　D. 25cm　　　　E. 30cm

2.3-13. 中心静脉穿刺术操作哪项是错误的（　　）

A. 熟悉局部解剖是穿刺置管成功的关键　　　　B. 严格无菌操作

C. 可在同一部位反复多次穿刺　　　　D. 用细针试穿

E. 退针的时候要尽量缓慢一点

2.3-14. 锁骨下路穿刺的优点哪项是错误的（　　）

A. 穿刺部位为锁骨下方胸壁，该处较为平坦，可以进行满意的消毒准备

B. 穿刺导管易于固定，敷料不跨越关节，易于清洁和更换

C. 不影响患者颈部和上肢的活动，敷料对患者是舒适的

D. 误伤锁骨下动脉后容易压迫止血

E. 利于置管后护理

2.3-15. 下列各项高血钾的治疗，哪项是正确的（　　）

A. 不可用地塞米松　　　　B. 不可用葡萄糖酸钙　　　　C. 不可用呋塞米

D. 可用 5%碳酸氢钠液　　　E. 可用安体舒通

2.3-16. 治疗高渗性脱水最好用（　　）

A. 0.85%盐水　　　　B. 等渗盐水加氯化钾　　　　C. 5%葡萄糖溶液

D. 5%葡萄糖盐水　　　E. 复方氯化钠溶液

2.3-17. 血钾过高时最主要的毒性作用是（　　）

A. 导致急性心力衰竭　　　　B. 引起麻痹性肠梗阻　　　　C. 诱发代谢性酸中毒

D. 引起心脏停搏　　　　E. 引起急性肾小管坏死

2.3-18. 下列症状中，哪项不是低血钾症的临床表现（　　）

A. 肌肉软弱无力，甚至四肢瘫痪　　　　B. 腹胀，肠麻痹

C. 心慌，心率快，甚至心率失调　　　　D. 尿量明显减少，出现大量蛋白尿及管型

E. 低钾低氯性碱中毒

2.3-19. 水电解质紊乱时，口渴显著及早期出现神经症状如烦躁，谵妄，抽搐等多见于（　　）

A. 高渗性脱水　　　　B. 低渗性脱水　　　　C. 等渗性脱水

D. 低钾血症　　　　E. 低钠血症

（二）简答题

2.3-20. 静脉切开的适应证有哪些？

2.3-21. 静脉切开的禁忌证有哪些？

2.3-22. 体液代谢的失调大体上有哪几种？

2.3-23. 何为镁负荷试验？

2.3-24. 解释（Trendelenburg 试验）意义？

2.3-25. 解释（Perthes 试验）意义？

2.3-26. 营养支持的定义是什么？

2.3-27. 营养支持途径有哪些？

2.3-28. 中心静脉置管术适应证有哪些？

2.3-29. 中心静脉置管术禁忌证有哪些？

2.3-30. 肠内营养早期的原则？

（三）病例题

2.3-31. 某患者消化道手术后一周仅静脉输注葡萄糖盐水，最容易发生的电解质紊乱是什么？进行纠正时

应注意哪些问题？

2.3-32. 病人头晕、乏力、恶心呕吐、血清 Na^+ 130mmol/L、血清 K^+ 4.5mmol/L、尿比重 1.010，是哪种电解质失调？应如何纠正？如何配制溶液？

2.3-33. 患者，男，30 岁，因突发车祸致全身多发伤入院。查体：危重面容，呼吸急促，血压：80/50mmHg，右锁骨下第 1、2 肋处有外伤和局部血肿，骨盆挤压征阳性。外周静脉开放困难，现为患者实施中心静脉置管。

要求：请选择最佳穿刺部位，并说明理由。写出操作步骤。

2.3-34. 患者，男性，22 岁，因右颈部蜂窝织炎就诊（范围覆盖锁骨），病情危重，要为患者施行中心静脉置管。

要求：（1）选择穿刺部位。

（2）如果在实施中心静脉置管回抽为鲜红血液且压力很高，如何判断并作出处理。

【答案】

（一）单项选择题

2.3-1. C；2.3-2. C；2.3-3. D；2.3-4. C；2.3-5. D；2.3-6. A；2.3-7. E；2.3-8. E；2.3-9. E；2.3-10. A
2.3-11. A；2.3-12. B；2.3-13. C；2.3-14. D；2.3-15. D；2.3-16. C；2.3-17. D；2.3-18. D；2.3-19. A

（二）简答题

2.3-20.

（1）病情紧急如休克、大出血等，急需快速大量输血、输液而静脉穿刺有困难时。

（2）需较长时间维持静脉输液，而表浅静脉和深静脉穿刺有困难或已阻塞者。

（3）施行某些特殊检查如心导管检查、中心静脉压测定等。

2.3-21.

（1）静脉周围皮肤有炎症。

（2）有静脉炎。

（3）已有血栓形成。

（4）有出血倾向者。

2.3-22.

容量失调：等渗性体液的改变。

浓度失调：细胞外液中水分的改变。

成分失调：细胞外液中其他离子的改变。

2.3-23.

正常人在静脉输注氯化镁或硫酸镁 0.25ml/kg 后，注入量的 90%很快从尿中排出。而镁缺乏者则不同，注入量的 40%～80%被保留在体内，尿镁很少。

2.3-24.

Perthes 试验可促进下肢血液从深静脉系统回流，如曲张的浅静脉明显减轻或消失，表明深静脉通畅，若曲张静脉不减轻，甚至加重，说明深静脉阻塞。

2.3-25.

Trendelenburg 试验时密切观察大隐静脉曲张的充盈情况：①松解止血带前，大隐静脉萎陷空虚。当松解止血带时，大隐静脉立即自上而下逆向充盈，提示大隐静脉瓣膜功能不全，而大隐静脉与深静脉之间的交通支瓣膜功能正常。②在松解止血带前，大隐静脉已部分充盈曲张，松解止血带后，充盈曲张更为明显，说明大隐静脉瓣膜及其与深静脉交通支瓣膜均功能不全。③未松解止血带前，大隐静脉既有充盈曲张，而松解止血带后，曲张静脉充盈并未加重，说明大隐静脉与深静脉间交通支瓣膜功能不全，而大隐静脉瓣膜功能正常。

2.3-26.

所谓营养支持，就是对经口摄入常规饮食无法满足营养需要的病人经肠内或肠外途径实施营养供给的一种临床治疗措施。

2.3-27.

肠内营养（enteral nutrition，EN）。

胃肠道外营养（Parenteral nutrition，PN）。

2.3-28.

（1）外周静脉穿刺困难。

（2）长期输液治疗。

（3）大量、快速扩容通道。

（4）胃肠外营养治疗。

（5）药物治疗（化疗、高渗、刺激性）。

（6）血液透析、血浆置换术。

（7）危重病人抢救和大手术期行 CVP 监测。

（8）放置起搏器电极。

2.3-29.

（1）上腔静脉、锁骨下静脉、颈内静脉等通路不畅或损伤。

（2）严重出、凝血障碍的患者。

（3）严重的感染性疾病及糖尿病患者。

（4）穿刺部位皮肤存在感染、破溃等。

（5）麻醉药及肝素过敏者。

（6）意识不清不能配合操作者。

（7）合并严重的上腔静脉压迫综合征及右心房压力过高的患者等。

2.3-30.

（1）由慢到快。

（2）由少到多。

（3）由低浓度到高浓度的原则。

（三）病例题

2.3-31.

低钾血症。

肾功能状态：尿量每小时 30ml 以上，每日 700ml 以上补钾较为安全。

需补钾 4～6 天，严重者 10～20 天。

注意有无合并碱中毒，低镁症。

低钾与低血钙症并存时需补钙。

2.3-32.

低渗性缺水；以补高渗溶液为主，可用生理盐水 1000ml 加入 10%葡萄糖溶液 250ml 以及 5%碳酸氢钠溶液 100ml 配成溶液使用。

2.3-33. 步骤如下

（1）患者去枕仰卧位，最好头低 15°～30°（Trendelenburg 体位），以保持静脉充盈和减少空气栓塞的危险性，头转向对侧。

（2）颈部皮肤消毒，术者穿无菌手术衣及手套，铺无菌单，显露胸骨上切迹、锁骨、胸锁乳突肌侧缘和下颌骨下缘。检查导管完好性和各腔通透性。

（3）确定穿刺点：文献报道颈内静脉穿刺径路有 13 种之多，但常用中间径路或后侧径路（根据穿刺点与胸锁乳突肌的关系）。中间径路定位于胸锁乳突肌胸骨头、锁骨头及锁骨形成的三角顶点，环状软骨水平定位，距锁骨上 3～4 横指以上。后侧径路定位于胸锁乳突肌锁骨头后缘、锁骨上 5cm 或颈外浅静脉与胸锁乳突肌交点的上方。

（4）确定穿刺点后局部浸润麻醉颈动脉外侧皮肤及深部组织，用麻醉针试穿刺，确定穿刺方向及深度。

（5）左手轻柔扪及颈动脉，中间径路穿刺时针尖指向胸锁关节下后方，针体与胸锁乳突肌锁骨头内侧缘平行，针轴与额平面呈 45°～60°角，如能摸清颈动脉搏动，则按颈动脉平行方向穿刺。后侧径路穿刺时针尖对准胸骨上切迹，紧贴胸锁乳突肌腹面，针轴与矢状面及水平面呈 45°角，深度不超过 5～7cm。穿刺针进入皮肤后保持负压，直至回抽出静脉血。

（6）从注射器尾部导丝口插入引导丝（如用普通注射器则撤去注射器，从针头处插入引导丝），将穿刺针沿引导丝拔除。可用小手术刀片与皮肤平行向外侧（以免损伤颈动脉）破皮使之表面扩大。

（7）绷紧皮肤，沿引导丝插入扩张管，轻轻旋转扩张管扩张致颈内静脉，固定好引导丝近端将扩张管撤出。

（8）沿引导丝插入导管（成人置管深度一般以 13～15cm 为宜），拔除引导丝，用肝素生理盐水注射器与导管各腔末端连接进行试抽，在抽出回血后，向导管内注入 2～3ml 肝素生理盐水，取下注射器，拧上肝素帽。将导管固定处与皮肤缝合固定，应用敷料覆盖。

（9）摄 X 线胸片以明确不透 X 线的导管的位置，并排除气胸。导管尖端正确位置应处于上腔静脉与右心房交界处。确定导管尖端没有扭曲和未贴在上腔静脉管壁上。

2.3-34.

（1）股静脉。（2）误入股动脉。拔针并压迫止血。

第四节　神经外科基本操作

一、头　部

（一）头部检查

在头部外伤中，首先观察头部是否变形，头部检查包括：头皮损伤的情况、颅骨骨折和骨膜撕裂、脑脊液流出、脑组织外溢。

头皮损伤　头皮裂伤、头皮撕脱伤、头皮血肿。

颅骨骨折　观察到或触到头皮软组织向内凹陷，但同时不能排除头皮血肿的可能。

脑组织损伤　在有头皮裂伤或头皮撕脱伤和颅骨骨折的情况下，观察是否有脑组织外溢。

（二）颅脑损伤的急救技术

当头皮损伤出血时，需要及时有效的止血，防止休克，同时要保护创面，免受污染。

【目的】　快速、有效地控制出血，减少血容量的丢失，避免休克的发生。

【适应证】　周围血管创伤性出血。

【操作前准备】

1. 器材准备　纱布、三角巾、绷带。

2. 止血药物　生理盐水及必要的止血药物。

3. 操作者准备　协助伤者采取合适的体位，根据伤者出血伤口的具体情况，选择适当的止血器材；告知伤者即将采取的止血措施及具体方法，消除伤者紧张、恐惧的情绪，争取伤者的配合。

【止血方法】

1. 指压止血法　适用于动脉出血。

（1）头皮出血压迫法：头皮前部出血时，压迫耳前下颌关节的颞动脉，头皮后部出血时，压迫耳后突起下方的稍外侧耳后动脉。

（2）头颈部出血压迫法：用拇指将伤侧的颈总动脉向后压迫。

2. 加压包扎法　包括：三角巾包扎法和绷带回返包扎法。

（1）适用于静脉出血和毛细血管出血，适合的部位为额顶部出血。

（2）用消毒的纱布或干净的毛巾、布块折叠成比伤口稍大的垫盖住伤口，再用。

（3）绷带或折成条状的布带或三角巾紧紧包扎，其松紧度以能达到止血目的的为宜。

【并发症及处理】

1. 持续出血　加压包扎中压力不足。需要调整绷带或三角巾的压力。

2. 皮肤瘀斑、水疱　创伤后伤口周围软组织肿胀，应用加压包扎及止血带止血均可加重皮肤受压，从而产生瘀斑及张力性水疱。加压包扎及止血带止血后应密切观察局部肿胀情况，调整绷带或三角巾的压力。

3. 体位

（1）坐位：头部三角巾包扎时，操作者站在患者的后方，绷带回返包扎时操作者站在患者的左前方，助手站在患者的右侧。

（2）仰卧位：操作者站在患者的头上，助手俯身于患者的右侧，右手拖住和保护患者的颈部，左手协助操作者进行包扎。

4. 要求掌握的 2 种包扎法 表 2-25、表 2-26。

表 2-25　三角巾固定的包扎方法评分表

项目	操作要求	分值	扣分标准	得分
目的	保护伤口；减少污染；压迫止血	10		
适应证	头部的开放性损伤	10	每缺失 1 条，扣 5 分	
禁忌证	1. 粉碎性骨折，骨折片松动的患者禁忌行加压包扎，避免骨折片损伤脑组织	10		
	2. 头颅损伤伴脑组织外露			
操作前准备	1. 器材准备：无菌敷料、三角巾。急救现场如果没有上述常规包扎材料时，可用身边的衣服、手绢、毛巾等材料进行包扎	5		
	2. 操作者准备：戴手套、观察并检查伤口，根据伤口的具体情况，准备适当的包扎材料。告知伤者即将采取包扎方法，消除伤者紧张、恐惧心理；协助伤者采取舒适体位	5		
操作流程	1. 无菌纱布覆盖伤口	10		
	2. 将三角巾底边的底边折边并齐眉，中点对应鼻梁	10		
	3. 顶角位到枕后，然后将底边经耳上向扎紧压住顶角，在颈后交叉，再经耳上到额部拉紧打结	15		
	4. 最后将顶角向上反折嵌入底边用胶布或别针固定	10		
观察及注意事项	1. 动作迅速、准确，不能加重伤员头痛、出血和污染伤口	15	每缺失一条，扣 5 分	
	2. 包扎要贴实，打结要牢固			
	3. 包扎应松紧适度，过紧影响血运，过松造成辅料脱落或移动			

表 2-26　头部回返包扎法评分表

项目	操作要求	分值	扣分标准	得分
目的	保护伤口；减少污染；压迫止血	10		
适应证	头部的开放性损伤	10	每缺失 1 条，扣 5 分	
禁忌证	1. 粉碎性骨折，骨折片松动的患者禁忌行加压包扎，避免骨折片损伤脑组织	10		
	2. 头颅损伤伴脑组织外露			
操作前准备	1. 器材准备：无菌敷料、绷带。急救现场如果没有上述常规包扎材料时，可用身边的衣服、手绢、毛巾等材料进行包扎	5		
	2. 操作者准备：戴手套、观察并检查伤口，根据伤口的具体情况，准备适当的包扎材料。告知伤者即将采取包扎方法，消除伤者紧张、恐惧心理；协助伤者采取舒适体位	5		
操作流程	1. 无菌纱布盖住伤口	10		
	2. 先行环形包扎	10		
	3. 反折 90°，将纱布来回反折，第一道在中央，以后每道依次向左右延伸，直至覆盖全部伤口	10		
	4. 最后的环形包扎	10		
	5. 最后环形包扎后，打结固定	5		
观察及注意事项	1. 动作迅速、准确，不能加重伤员头痛、出血和污染伤口	15	每缺失一条，扣 5 分	
	2. 包扎要贴实，打结要牢固			
	3. 包扎应松紧适度，过紧影响血运，过松造成辅料脱落或移动			

5. 操作习题

2.4A-1. 患者，男，35 岁，从 2m 高处不慎摔落，头顶部一裂伤口，长约 4cm，颈部伸直，活动时疼痛，患者仰面躺在地上，过路人拨打了 120，作为 120 的医生到达现场后，如何为患者进行救治。

2.4A-2. 患者，男，40 岁，车祸致伤头部，当时患者意识不清，就诊于当地小医院，行头部 CT 检查，诊断为左侧额颞顶硬膜下血肿、右额颞部头皮裂伤，需要手术治疗，由于医院较小不具备开颅手术条件，建议上级医院治疗，为争取时间，医生给予加压包扎，作为急救 120 的出诊医生，送患者去上级医院，途中患者头部巴扎的纱布已湿透，血压下降 90/50mmHg，心率 110 次/分，作为医生如何为其处置。

2.4A-3. 患者，男，30 岁，高处坠落，仰面倒在地上，头部流血，查体：额部裂伤口，长约 5cm，裂伤口边缘流血，其下方颅骨凹陷性骨折，面积约 5cm×5cm，事故现场如何为患者处理伤口。

2.4A-4. 患者，男，29 岁，高处坠落，俯卧倒在地上，头部流血，查体：患者神志神志不清，颈动脉搏动正常，呼吸平稳，额部裂伤口，长约 5cm，事故现场如何为患者处理伤口。

2.4A-5. 患者，男，20 岁，高处坠落，俯卧倒在地上，头部流血，查体：呼唤不醒，颈动脉搏动消失，未闻及呼吸音，额部裂伤口，长约 5cm，事故现场如何救治患者。

【答案】

2.4A-1. 仰卧位，托起颈部进行三角巾包扎或头部绷带回返包扎。

2.4A-2. 抗休克，更换敷料和三角巾包扎或头部绷带回返包扎。

2.4A-3. 包扎创口，不能加压包扎，指压止血法。

2.4A-4. 采取座位为患者进行头部三角巾包扎或头部绷带回返包扎。

2.4A-5. 首先进行心肺复苏，其他的人可进行头部包扎，人员少，则心肺复苏成功后进行头部包扎。

（三）头部试题

1. 单项选择题

2.4-1. 正常成人颅内压为（ ）

A. 70～200 mmHg   B. 5～20 mmH$_2$O   C. 0.5～1.0kPa   D. 70～200mmH$_2$O

2.4-2. 颅高压增高的三主征是（ ）

A. 头痛、呕吐、眩晕   B. 头痛、呕吐、癫痫   C. 头痛、呕吐、视盘水肿

D. 头痛、呕吐、复视   E. 头痛、呕吐、精神症状

2.4-3. 左侧小脑幕裂孔疝的典型临床表现是（ ）

A. 昏迷、右侧瞳孔散大、左侧肢体偏瘫   B. 昏迷、左侧瞳孔散大、右侧肢体偏瘫

C. 昏迷、左侧瞳孔散大、左侧肢体偏瘫   D. 昏迷、右侧瞳孔散大、右侧肢体偏瘫

E. 昏迷、双侧瞳孔散大、去脑强直发作

2.4-4. 下列哪些是颅后窝损伤的表现（ ）

A. 熊猫眼   B. Battle 征   C. 视神经损伤   D. 脑脊液鼻漏   E. 面、听神经损伤

2.4-5. 小脑幕切迹疝最具有诊断意义的临床表现是（ ）

A. 神志不清   B. 剧烈头痛   C. 早期出现呼吸变慢和骤停

D. 瞳孔不等大   E. 生命体征紊乱

2.4-6. 患者，男性，58 岁。突然头痛呕吐，伴意识障碍 30 分钟。查体：神志清，颈部抵抗，克氏征阳性。右侧上睑下垂，右侧瞳孔 4mm，光反射消失。最可能的诊断是（ ）

A. 脑梗死   B. 蛛网膜下腔出血   C. 高血压脑出血

D. 脑动静脉畸形出血   E. 颅脑肿瘤

2.4-7. 下列哪些不是颅前窝骨折的表现（ ）

A. 熊猫眼   B. 嗅神经损伤   C. 视神经损伤

D. 脑脊液鼻漏   E. 面、听神经损伤

2.4-8. 脑震荡与脑挫裂伤的鉴别首选是（ ）

A. 临床表现   B. CT 检查   C. 脑脊液检查

D. 生化检查　　　　　　　　　E. 脑电图检查

2.4-9. 一般头皮裂伤清创时间不应超过（　　）

A. 24 小时　　　B. 72 小时　　　C. 8 小时　　　D. 48 小时　　　E. 12 小时

2.4-10. 急性颅内压增高的病人，有脑疝表现时，应立即使用的最佳药物是（　　）

A. 25%山梨醇　　　　B. 20%甘露醇　　　　C. 50%葡萄糖　　　　D. 50%甘油

2.4-11. 头皮撕脱伤血管断端整齐，血管吻合最好在多长时间内进行（　　）

A. 24 小时　　　B. 72 小时　　　C. 6 小时　　　D. 48 小时　　　E. 12 小时

2.4-12. 颅骨凹陷性骨折，颅骨凹陷的深度超过几厘米，需要手术治疗（　　）

A. 1 厘米　　　　B. 1.5 厘米　　　　C. 0.5 厘米　　　　D. 2 厘米

2.4-13. 患者，女，30 岁，头部外伤后昏迷 5 小时，查体：中度昏迷，右侧瞳孔散大，对光反射消失，左侧肢体肌张力增高，病理征（＋），头部 CT 示：右侧额颞顶部颅骨内板下新月形高密度影，最可能的诊断是（　　）

A. 急性硬膜下血肿　　　B. 急性硬膜外血肿　　　C. 急性硬膜下积液　　　D. 脑挫伤

2.4-14. Battle 征是指（　　）

A. 颅前窝骨折　　　B. 颅中窝骨折　　　C. 颅后窝骨折　　　D. 外力直接作用所致

2.4-15. 患者，男，35 岁，头部外伤后昏迷 1 小时，右侧肢体瘫痪，后逐渐好转，头颅 CT 示颅内散在高密度影，应考虑为（　　）

A. 脑内血肿　　　　　B. 急性硬膜外血肿　　　　　C. 急性硬膜下血肿

D. 脑震荡　　　　　E. 脑挫裂伤

2.4-16. 巨大帽状腱膜下血肿处理原则（　　）

A. 热敷　　　B. 冷敷　　　C. 预防感染　　　D. 加压包扎　　　E. 抽吸引流

2.4-17. 患者，男，80 岁。半个月前出现头痛、间断呕吐，并逐渐出现左侧肢体无力。3 个月前有头部外伤史。头颅 CT 示右顶枕新月形低密度影。最可能的诊断是（　　）

A. 急性硬膜外血肿　　　　　B. 硬膜下积脓　　　　　C. 慢性硬膜下血肿

D. 慢性硬膜外血肿　　　　　E. 急性硬膜下血肿

2.4-18. 患者，女，67 岁。车祸后立即昏迷，伤后 2 小时被送至医院。查体：昏迷状态，左顶枕部有一直径 4cm 头皮血肿，右侧瞳孔散大，对光反射消失，左侧肢体肌张力增高，病理反射阳性。头部 CT 示：右额颞部骨板下新月形高密度影。该患者最可能的诊断是（　　）

A. 右额颞脑内血肿，脑疝　　　　　B. 右额颞急性硬膜下积液，脑疝

C. 右额颞脑挫裂伤　　　　　D. 右额颞急性硬膜外血肿，脑疝

E. 右额颞急性硬膜下血肿，脑疝

2.4-19. 患者，男，30 岁，头部外伤 6 小时，伤后有一过性意识障碍，3 小时后再次出现昏迷，查体：左颞部头皮血肿，左侧瞳孔散大。CT 扫描显示：左侧颞部硬膜外血肿。颅内出血的来源是（　　）

A. 大脑前动脉　　　B. 大脑中动脉　　　C. 脑膜中动脉　　　D. 颞浅动脉　　　E. 枕动脉

2.4-20. 颞部硬膜外血肿易引起（　　）

A. 原发性脑水肿　　　　　B. 继发性脑水肿　　　　　C. 原发性脑干损伤

D. 小脑幕切迹疝　　　　　E. 枕骨大孔疝

2.4-21. 头部外伤后，最常扣及的头皮下波动的是（　　）

A. 皮下血肿　　　B. 帽状腱膜下血肿　　　C. 骨膜下血肿　　　D. 皮下积液

2.4-22. 小脑幕切迹疝时，有定位意义的瞳孔改变是（　　）

A. 双侧瞳孔大小多变　　　B. 患侧瞳孔逐渐缩小　　　C. 双侧瞳孔散大

D. 双侧瞳孔缩小　　　　　E. 患侧瞳孔逐渐扩大

2.4-23. 急性硬膜外血肿患者出现中间清醒期的长短主要取决于（　　）

A. 出血的来源　　　B. 血肿形成的速度　　　C. 血肿的部位

D. 原发性颅脑损伤的程度　　　　　　E. 血肿的体积

2.4-24. 患者，女，45岁，头部外伤后昏迷3小时，查体：中度昏迷，右侧瞳孔散大，对光反射消失，左侧肢体肌张力增高，病理征（＋）头部CT示右侧额颞部高密度梭形影，最可能的诊断是（　　）

　　A. 急性硬膜下血肿　　　　　B. 急性硬膜外血肿　　　　C. 急性硬膜下积液

　　D. 脑挫伤　　　　　　　　　E. 脑内血肿

2.4-25. 患者，男，21岁。右侧颞部击伤后昏迷30分钟，清醒5小时后有转入昏迷，伴右侧瞳孔散大，左侧肢体瘫痪。首先考虑的诊断是（　　）

　　A. 脑干损伤　　　　　　　　B. 左侧脑内血肿　　　　　C. 右侧脑挫裂伤

　　D. 右侧急性硬膜外血肿　　　E. 右侧急性硬膜下血肿

2.4-26. 患者，男，35岁，头部外伤后昏迷2小时，出现右侧肢体瘫痪，后逐渐好转，头部CT示颅内有散在高密度影。最可能考虑的诊断是（　　）

　　A. 脑内血肿　　　　　B. 急性硬膜外血肿　　　C. 急性硬膜下血肿　　　D. 脑挫裂伤

2.4-27. 患者，女，60岁，头部外伤后昏迷2小时，查体：中度昏迷，右侧瞳孔散大，对光反射消失，左侧肢体肌张力增高，病理征（＋）。头颅CT示右侧额颞部高密度新月形影。最可能的诊断是（　　）

　　A. 急性硬膜下血肿　　　B. 急性硬膜外血肿　　　C. 急性硬膜下积液　　　D. 脑挫裂伤

2.4-28. 颅内压增高时病人早期生命体征改变为（　　）

　　A. 血压升高，脉搏变缓，脉压变小　　　　　B. 血压升高，脉搏变缓，脉压增大

　　C. 血压降低，脉搏变缓，脉压变小　　　　　D. 血压降低，脉搏增快，脉压变小

　　E. 血压升高，脉搏增快，脉压增大

2.4-29. 患者，男，40岁。车祸外伤后10小时，当时无昏迷。入院时查体：神志清，答话切题，右侧肢体肌力Ⅳ级，霍夫曼征阳性，头颅X线平片及CT均提示左顶骨凹陷性骨折，直径3cm，深度2cm，正确的治疗是（　　）

　　A. 抗感染治疗　　　　　　　B. 手术摘除凹陷的骨折碎片，解除对脑组织的压迫

　　C. 脱水治疗　　　　　　　　D. 观察病情变化，决定下一步治疗方案

　　E. 保守治疗，应用神经营养剂

2.4-30. 颅内压增高的昏迷患者，出现上呼吸道梗阻应最先采取的措施是（　　）

　　A. 应用呼吸兴奋剂　　　　　B. 气管插管　　　　　　C. 胃肠减压

　　D. 吸氧　　　　　　　　　　E. 加强翻身、拍背、吸痰

2.4-31. 腰穿的禁忌证（　　）

　　A. 脑动脉硬化　　　　　　　B. 神经系统性病变　　　　C. 急性脊髓炎

　　D. 后颅窝占位性病变　　　　E. 神经系统炎症

2.4-32. 患者，女，40岁，跌倒时枕部着地，30分钟后昏迷，抢救措施中不当的是（　　）

　　A. 立即经静脉给予脱水剂　　　B. 腰椎穿刺确定有无颅内出血　　　C. 立即输入止血剂

　　D. 静脉输入抗生素预防感染　　　E. 保持呼吸道通畅

2.4-33. 高血压脑出血患者入院时昏迷，已脑疝，应首先采取的急救措施是（　　）

　　A. 开颅手术　　　　　　　　B. 腰穿放脑脊液　　　　　C. 脑室穿刺

　　D. 静脉快速滴注甘露醇　　　E. 静脉注射50%葡萄糖

2.4-34. 诊断颅盖部的线性骨折主要靠（　　）

　　A. CT　　　　B. MRI　　　　C. X线摄片　　　　D. B超　　　　E. 脑血管照影

2.4-35. 颅底骨折通常的诊断依据是（　　）

　　A. 偏瘫　　　　B. 头痛伴呕吐　　　C. 脑脊液鼻、耳漏　　　D. 头皮血肿　　　E. 昏迷

2.4-36. 患者，男，80岁。2个月前轻微头部外伤。半个月前出现头痛，间断呕吐，并逐渐出现左侧肢体无力。CT见右侧顶枕新月形低密度影，中线明显移位。最先的治疗措施是（　　）

　　A. 钻孔血肿引流　　　　　B. 开颅手术血肿清除　　　　C. 静脉滴注脱水剂

　　D. 静脉滴注止血剂　　　　E. 静脉滴注抗生素

2.4-37. 患儿，5岁。阵发性头痛3个月，因突然剧烈头痛、反复呕吐半天急诊入院。检查：神志清醒，

双瞳孔正常，颈项强直，半小时后突然呼吸停止、心跳存在。其诊断是（ ）

    A. 垂体腺瘤   B. 急性脑水肿   C. 急性脑膜炎

    D. 枕骨大孔疝   E. 小脑幕切迹疝

2.4-38. 患者，男，28 岁。车祸后出现短暂昏迷。醒后轻微头痛，逐渐致剧烈头痛、频繁呕吐，伤后 3 小时意识丧失。查体：神志昏迷，右侧瞳孔散大，对光反射消失，左侧肢体瘫痪。头颅 X 线片显示右颞骨骨折，且向颅底方向延伸。其主要的临床诊断是（ ）

    A. 脑震荡   B. 脑干损伤   C. 颅底骨折   D. 脑疝   E. 脑挫裂伤

2.4-39. 患者，女，65 岁，突发剧烈头痛后昏迷 1 小时。查体：深昏迷，颈强直，四肢无自主活动，肌张力高，腱反射活跃。头部 CT 示脑沟与脑池高密度影。最可能的诊断是（ ）

    A. 脑血栓形成   B. 脑栓塞   C. 短暂性脑缺血发作

    D. 蛛网膜下腔出血   E. 脑出血

2. 多项选择题

2.4-40. 头皮撕脱伤后，脱落的皮瓣如何保存（ ）

    A. 地点离医院较近，用干净的布包好，以便与伤员一同送到医院

    B. 距离医院较远，低温保存

    C. 离医院较远，两层膜包好，并在周围放冰块或冰棒以降温

    D. 离医院较远，用干净的毛巾包好，随患者一同送往医院

    E. 以上选项全对

2.4-41. 哪些是颅前凹骨折的临床表现（ ）

    A. 鼻出血、脑脊液鼻漏   B. "熊猫眼"征   C. 损伤嗅神经

    D. 视神经   E. 脑脊液耳漏

2.4-42. 哪些是颅中窝骨折临床表现（ ）

    A. 鼻出血   B. 脑脊液鼻漏   C. 耳漏

    D. 面、听神经受损   E. 视神经损伤

2.4-43. 哪些是颅后窝骨折临床表现（ ）

    A. Battle 征   B. 脑脊液耳漏   C. 迷走神经损伤

    D. 动眼神经损伤   E. 舌咽神经损伤

2.4-44. 颅内压增高的后果（ ）

    A. 脑血流量的降低，造成脑缺血甚至脑死亡   B. 脑移位和脑疝

    C. 脑水肿   D. 库欣反应

    E. 胃肠功能紊乱及消化道出血

3. 病例分析题

2.4-45. 患者，女，40 岁，入院前 2 小时，乘坐摩托车时摔倒，伤后患者神志清，恶心，呕吐，双侧肢体能活动良好，由 120 送入我院就诊，入院前半小时，患者出现意识不清，呼唤不醒。查体：血压 150/85mmHg，脉搏 70 次/分，浅昏迷，双侧瞳孔直径 3.0mm，对光反射灵敏，左侧肢体肌张力增高，右侧肢体肌张力正常，左侧 Babinski 征（＋），右侧 Babinski 征（—），右侧额顶部头皮肿胀，颈软，克氏征（—）。头部 CT：右侧额颞顶部颅骨内板下梭形高密度影，右侧侧脑室受压，中线结构向左侧移位约 1.0cm，右侧颞顶部皮下高密度影。

    （1）诊断是什么？

    （2）诊断依据是什么？

    （3）鉴别诊断：

    （4）治疗原则：

2.4-46. 患者，女，40 岁，入院前 2 小时，乘坐的小轿车与另一辆小轿车相撞，伤后患者意识不清，恶心，呕吐，呕吐物为胃内容物，无四肢抽搐，无大小便失禁。

    入院查体：血压 110/80mmHg，脉搏 85 次/分，呼吸 20 次/分，浅昏迷，双侧瞳孔直径 2.0mm，对光反射

消失，左侧肢体肌张力增高，双侧 Babinski 征（＋），前额部头皮肿胀，颈软，克氏征（－）。

辅助检查：

头部 CT：未见明显异常。

（1）诊断是什么？

（2）诊断依据是什么？

（3）鉴别诊断是什么？

（4）进一步检查是什么？

（5）治疗原则是什么？

2.4-47. 患者，男，35 岁，入院前 3 小时，在乡间小路上骑摩托车摔倒，伤后患者出现神志不清，几分钟后缓解，清醒后感头痛，无恶心，无呕吐，双侧肢体能活动良好，入院前 2 小时，患者出现头痛加重，恶心，呕吐，呕吐物为胃内容物，入院前半小时，出现意识不清，呼唤不醒。

入院查体：血压 160/85mmHg，脉搏 75 次/分，呼吸 15 次/分，浅昏迷，右侧瞳孔直径 4.5mm，对光反射消失，左侧瞳孔直径 3.0mm，对光反射迟钝，左侧肢体肌张力增高，右侧肢体肌张力正常，左侧 Babinski 征（＋），右侧 Babinski 征（－），右侧额顶部头皮肿胀，颈软，克氏征（－）。辅助检查：头部 CT：右侧额颞顶部颅骨内板下梭形高密度影，右侧侧脑室受压，中线结构向左侧移位约 1.5cm，右侧颞骨线性骨质不连续，右侧颞顶部皮下高密度影。

（1）诊断是什么？

（2）诊断依据是什么？

（3）鉴别诊断是什么？

（4）治疗原则是什么？

2.4-48. 患者，女，31 岁。车祸致头部被撞伤后 8 小时，伤后曾有短暂意识障碍。醒后感到头痛，并呕吐。1 小时前突然意识不清。头部 CT 示：左颞部板障下可见一双凸透镜型高密度影，同侧脑室受压，中线向右侧移位。查体：神志浅昏迷，左侧瞳孔 5.0mm，对光反射消失，右侧瞳孔 3.0mm，对光反射迟钝。体温：36.8 度，脉搏 82 次/分，呼吸 22 次/分，血压 140/90mmHg。

（1）诊断是什么？

（2）诊断依据是什么？

（3）治疗原则是什么？

【答案】

1. 单项选择题

2.4-1. A；2.4-2. C；2.4-3. B；2.4-4. B；2.4-5. B；2.4-6. B；2.4-7. E；2.4-8. B；2.4-9. A；2.4-10. B；2.4-11. C；2.4-12. A；2.4-13. A；2.4-14. C；2.4-15. E；2.4-16. E；2.4-17. C；2.4-18. E；2.4-19. C；2.4-20. D；2.4-21. B；2.4-22. E；2.4-23. B；2.4-24. C；2.4-25. D；2.4-26. D；2.4-27. A；2.4-28. B；2.4-29. B；2.4-30. B；2.4-31. D；2.4-32. B；2.4-33. D；2.4-34. C；2.4-35. C；2.4-36. C；2.4-37. D；2.4-38. D；2.4-39. D

2. 多项选择题

2.4-40. ABC；2.4-41. ABCD；2.4-42. ABCD；2.4-43. ACE；2.4-44. ABCDE

3. 病例分析题

2.4-45.

（1）右侧额颞顶急性硬膜下血肿。

（2）①外伤病史，恶心、呕吐。②查体：浅昏迷。③头部 CT：右侧额颞顶部颅骨内板下梭形高密度影，右侧侧脑室受压，中线结构向左侧移位约 1.0cm，右侧颞顶部皮下高密度影。

（3）急性硬膜下血肿　外伤病史，有颅高压症状和局灶症状，患者可有意识障碍，头部 CT：颅骨内板下新月形高密度影。

（4）①给予甘露醇注射液 250ml，快速静脉滴注。②完善相关检查，急诊手术行"硬膜外血肿清除术"。

2.4-46.

（1）①弥漫性轴索损伤。②额部头皮血肿。

（2）①外伤后意识不清。②查体：浅昏迷。③头部 CT：未见明显异常。

（3）脑震荡 外伤病史，患者可有头痛，恶心，呕吐，短暂的意识障碍，一般不超过 20 分钟，头部 CT 无明显改变。

（4）MRI 头部。

（5）①完善相关检查。②给予营养神经，促醒等对症治疗，营养支持。③必要时行"气管切开术"。

2.4-47.

（1）①右侧额颞顶硬膜下血肿。②脑疝。③右颞骨骨折。④右颞顶头皮血肿。

（2）①外伤病史，伤后意识不清，恶心，呕吐。②查体：浅昏迷，右侧瞳孔直径 4.5mm，对光反射消失，左侧瞳孔直径 3.0mm，对光反射迟钝，左侧肢体肌张力增高，右侧肢体肌张力正常，左侧 Babinski 征（+），右侧 Babinski 征（-）。③头部 CT：右侧额颞顶部颅骨内板下梭形高密度影，右侧侧脑室受压，中线结构向左侧移位约 1.5cm，右侧颞骨线性骨质不连续，右侧颞顶部皮下高密度影。

（3）急性硬膜下血肿 外伤病史，有颅高压症状和局灶症状，患者可有意识障碍，头部 CT：颅骨内板下梭形形高密度影。

（4）①静点甘露醇注射液 250ml。②完善相关检查，急诊手术行"硬膜下血肿清除术"。

2.4-48.

（1）①急性左颞硬膜外血肿。②脑疝。

（2）①中年女性；明确外伤史。②伤后曾有中间清醒期。③头部 CT 示：左颞部板障下可见一双凸透镜型高密度影，同侧脑室受压，中线向右侧移位。

（3）急诊行硬膜外血肿清除手术。

二、颅内压增高症

（一）颅内压的解剖学基础

颅腔及其内容物（脑组织、脑脊液、血液）是组成颅内压的解剖学基础；脑脊液的液体静力压和脑血管张力变动的压力是组成颅内压的生理学基础。颅内压指颅内容物对颅腔壁的压力，它是由液体静力压和血管张力的压力两个因素所组成的。通过生理调节，维持着相对稳定的正常颅内压。

颅内压的组成 正常人颅腔是由颅底骨和颅盖骨组成的腔体，有容纳和保护其内容物的作用。除了出入颅腔的脑血管（特别是颈静脉）及颅底孔（特别是枕骨大孔）与颅外相通外，可以把颅腔看做一个完全密闭的容器，而且由于组成颅腔的颅骨坚硬而不能扩张，所以每个人的颅腔容积是恒定的。颅腔内有三种内容物，即脑组织、脑脊液和血液。脑组织其体积在颅腔内最大，约重 1400g，占颅腔总容积的 80%～90%；脑脊液约 150ml，约占颅腔总容积的 10%；血液约 75ml，约占颅腔总容积的 2%～11%。正常情况下，脑血容量的变化较大，其多少取决于脑血管的扩张和收缩程度。在正常生理情况下，颅腔容积及其所容纳的内容物的体积是相适应的并在颅内保持着相对稳定的压力，这种压力就是指脑组织、脑脊液和血液对颅腔壁上所产生的压力，即称颅内压。颅内压主要由两种压力因素组成并维持着，即脑脊液的液体静力压和脑血管张力变动的压力，这两种压力调节着颅内压在正常生理条件下的波动，维持着中枢神经系统内环境的稳定，保证了中枢神经系统各种生理功能的完成。

（二）颅内压的测定

颅内压是指颅腔内容物对颅腔壁上所产生的压力，又称脑压。由于存在于蛛网膜下腔和脑池内的脑脊液，介于颅腔壁和脑组织之间，并与脑室和脊髓腔内蛛网膜下腔相通，所以脑脊液的静力压就可代表颅内压力。通常以侧卧位时颅腔内脑脊液压力为代表。用穿刺小脑延髓池或侧脑室，以测压管或压力表测出的读数，即为临床的颅内压力。这一压力与侧卧腰椎穿刺所测得的脑脊液压力接近，故临床上都采用后一种方法进行测定。正常颅内压，在侧卧位时，成人压力为 0.7～2.0kPa（相当于 5～15mmHg 或 70～200mmH$_2$O），儿童为 0.5～1.0kPa（相当于 3.5～7.5mmHg 或 50～100mmH$_2$O），此压力比平卧时侧脑室的压力要高。坐位时腰穿压力可达 3.3～4.0kPa（25～30mmHg 或 350～400mmH$_2$O），但这一压力比坐位时侧脑室的压力要低。这是因为颅腔虽然是一个闭合的空腔，但并非闭合的绝对严密，在枕骨大孔及颈静脉孔处都受到外界大气压力的影响。另外采用的测压方法亦不是封闭的，而是开放的。这一现象说明颅内压与单纯的脑脊液静力压是不同的。颅内压对静脉压的变动很敏感，测压时如压迫颈静脉，颅内压立即升高。咳嗽、喷嚏、憋气、用力等也引起颅内压相应明显波动。因此早在 1936 年 Pnock 和 Boshes 就认为颅内压的形成主要是由于大气压作用于颅外大静脉的结果。这种解释至今仍被公认为是比较合理的。脑组织内含组织间液，它与脑脊液压力应该是平衡的。组织间液的压力与毛细血管远端的压力也应该是平衡的。因此颅内压应与毛细血管远端压力相等，或稍高于颈静脉压力。正常人颈内动脉压力与椎动脉的平均压力为 12kPa（90mmHg）。经过微动脉时血压下降最多，到达毛细血管时其平均压力只有 4.7kPa（35mmHg），在动物的其他脏器中测量，从毛细血管的动脉端至静脉端血压为 2.0～2.67kPa（15～20mmHg）。故毛细血管的静脉端平均压力应为 2.0～2.67kPa，基本与颅内压接近。颅内压随心脏的搏动而波动，波幅为 0.27～0.58kPa（2～4mmHg）不等，这是由于心脏的每一搏出引起动脉扩张的结果。随着呼吸动作改变，颅内压亦随之发生波动，波幅为 0.7～1.33kPa（5～10mmHg），这是由于胸腔内压力作用于上腔静脉引起静脉变动的结果。此外颅内压还有自发节律性波动，是全身血管和脑血管运动的一种反应。由于颅内压受多种因素影响而波动，因此，在单位时间内所测得的压力只有相对的意义。较正确的了解颅内压的情况，应采用持续的压力测量和记录的方法。连续测量并记录压力，可随时了解颅内压变动情况，并可取得更精确的颅内压数据。这种方法称为颅内压监护术。临床上表达颅内压都采用平均值。即曲线图上相当于波宽的 1/3 处，也就是曲线下缘的舒张压加上 1/3 的脉压（曲线上、下压力之差），相当于 0.7～2.0kPa（5～15mmHg）。

（三）颅内压的自动调节

正常颅内压因受多种生理因素的影响是波动的，但通过生理活动可自动地进行调节，并相对稳定的保持在一定的压力范围内。由于颅腔容积固定，因此，颅腔内脑组织、供应脑的血液和脑脊液的总体积也都不允许有大幅度的增减。如其中之一的体积增大时，必须有其他的内容物同时或至少其中一种的体积减缩来平衡。在正常的生理情况下，颅内三大内容物中，脑组织的体积比较恒定，因此，颅内压在正常范围内的调节就成为脑的供应血液量（脑血流量）和脑脊液之间的平衡。

（四）颅内压增高的原因

1. 颅腔狭小 颅腔狭小，多见于颅骨先天性畸形、颅骨异常增殖症及外伤性颅骨广泛凹陷性骨折等，均能引起颅腔变小，使脑组织受压，影响脑及颅骨的正常发育和生理功能，产生一系列症状和不同程度的颅内压增高。常见病因如下。

（1）狭颅症：颅缝早期闭合的颅骨狭小畸形。

（2）颅底凹陷症：先天发育和后天继发两种，先天少见，继发于佝偻病、骨软化症、畸形性骨炎、成骨不全等。表现为枢椎齿突高出正常水平而进入枕骨大孔。

（3）颅骨纤维异常增殖症、畸形性骨炎。

（4）向颅内增生的颅骨骨肿瘤：良性骨瘤常见有骨瘤、骨化纤维瘤、巨细胞瘤、海绵状血管瘤、软骨瘤、皮样囊肿、表皮样囊肿等。恶性常见骨髓瘤、骨肉瘤、网织细胞肉瘤、转移瘤等。

（5）外伤性颅骨凹陷。

2. 脑血流量的增加　各种原因引起的二氧化碳蓄积和碳酸血症导致脑血容量增加，均能引起颅内压增高，常见原因如下。

（1）脑血管性疾病：包括动静脉畸形、血管瘤、毛细血管扩张症等。

（2）下丘脑、鞍区、脑干等处血管运动中枢附近受刺激导致急性脑血管扩张（急性脑肿胀）。

（3）各种类型严重高血压。

3. 脑脊液量增加　当脑室系统和蛛网膜下腔循环通路发生阻塞或脑脊液生成过多或吸收减少，脑脊液积聚形成脑积水，引起颅内压增高。脑积水系指由于脑脊液的产生或吸收不平衡所致脑脊液在脑室系统内过量积聚，引起脑室系统部分或全部扩大，颅内压升高。临床表现为头痛、呕吐、视力下降和视盘水肿。按照脑积水发生机制可分为阻塞性脑积水、交通性脑积水和正常压力性脑积水。

（1）先天发育性脑积水：中脑导水管发育畸形、颅脑脊膜膨出、先天性延髓及扁桃体下疝畸形、第四脑室闭锁症、脑发育不全性脑积水等。

（2）后天获得性脑积水：各种原因引起室间孔闭塞、第三脑室、中脑导水管、第四脑室、第四脑室正中孔、小脑延髓池等阻塞。

（3）交通性脑积水：各种原因引起蛛网膜粘连、外伤或自发性蛛网膜下腔出血后及脑膜炎后的脑积水。

（4）脑脊液吸收障碍：各种静脉窦受压或阻塞、耳源性脑积水等。

（5）脑脊液分泌过多：如脉络丛乳头状瘤等。

（6）假性脑瘤综合征（又称良性颅内压增高综合征）：因静脉窦阻塞、内分泌失调、血液病、维生素 A 过多症、药物性反应及代谢性疾病等引起。

4. 颅内占位性病变　颅内占位性病变占据有限的颅内空间，使脑容积代偿失调，压迫脑组织，脑组织移位或破坏，导致脑水月中而引起颅内压增高。常见颅内血肿、肿瘤、脓肿、肉芽肿及脑寄生虫等。

常见肿瘤如下。

（1）幕上中线区肿瘤：颅咽管瘤、生殖细胞瘤、畸胎瘤、垂体肿瘤。

（2）幕上中线区以外肿瘤：星形细胞瘤、少突胶质细胞瘤、幕上室管膜瘤、转移瘤、脑膜瘤。

（3）幕下中线区肿瘤：髓母细胞瘤、颅后窝室管膜瘤、脑干星形细胞瘤、皮样囊肿。

（4）幕下小脑半球及小脑表面肿瘤：小脑星形细胞瘤、血管网状细胞瘤、听神经瘤、三叉神经瘤、胆脂瘤、味网膜囊肿。

5. 脑组织体积增加和脑水肿　1967年KlatZo首先提出脑水肿从发病机制和病理方面分为血管源性与细胞毒性两大类。以后有些学者又补充了很多类型，1975 年 Fishman 提出间质性脑水肿，1979 年 Miller 提出低渗透性与流体静力压性脑水肿。此外仍有许多其他类型，如缺血性脑水肿、中毒性脑水肿与粒细胞性脑水肿等。然而从病理学的角度分类，总不外乎以血管源性为主的细胞外水肿和以细胞毒性为主的细胞内水肿两大类。血管源性脑水肿主要由于血脑屏障受损，脑毛细血管通透性增加，血浆蛋白与水分外溢，细胞外液增加，脑的白质主要由较疏松的神经纤维所组成，因此水肿以脑白质为主。细胞毒性脑水肿主要由于脑缺血、缺氧，细胞膜泵的能源 ATP 很快耗损，泵功能衰竭，细胞内钙、钠、氧化物与水潴留，导致脑细胞水肿。

（五）颅内压增高的分类

颅内压增高是由多种原因和因素引起的。根据起病原因，速度和预后可分为弥漫性和局限性颅内压增高；急性和慢性颅内压增高及良性颅内压增高。各种类型的颅内压增高所表现的基本临床症状是头痛、呕吐、视盘水肿，特称为"颅内压增高的三主征"。但是，由于各种原因和病理过程不一样，所以都有各自的特定证候，就连上述的"三主征"，在各型的具体表现也不尽相同，仔细鉴别各型颅内压增高的临床特点，对于病因及预后的判断是非常必要的。

1. 按病因分类

（1）弥漫性颅内压增高：多由于颅腔狭小或脑实质普遍性体积增加所引起。它的特点是颅腔内各部位及各分腔之间不存在明显的压力差，因此在脑室造影，颅脑 CT 等拍片检查上，脑组织及中线结构显示没有明显移位。临床常见各种原因引起的弥漫性脑膜炎、弥漫性脑水肿、交通性脑积水等造成的颅内压增高都属此种类型。这类病人对颅内压增高的耐受性较大，释放出部分脑脊液后增高的颅内压可见到明显下降，颅内压增高症状可明显好转，压力解除后神经功能恢复也较快。

（2）局限性颅内压增高：多因颅内某一部位有局限性的扩张病变引起。在病变部位压力首先增高，促使它附近的脑组织受到来自病灶的压力而发生移位，并把压力传向远处，在颅内各分腔之间存在着压力差，这种压力差是导致脑室、脑干及中线结构移位的主要动力。神经外科临床上见到的颅内压增高大多数属于此种类型。其原因常见有颅内各种占位性病变，如肿瘤、脓肿、囊肿、肉芽肿等。病人对这种类型颅内压增高的耐受力较低，压力解除后神经功能的恢复较慢且常不完全，这可能与脑移位和脑受压引起的脑血管自动调节功能损害和血脑屏障的局部破坏有关。由于脑局部受压较久，局部的血管长期处于张力消失状态，血管壁肌层失去了正常的舒缩能力，因此，血管腔被动地随颅内压的降低而扩张，血脑屏障破坏，血管壁通透性增加并有渗出，甚至发生脑实质的出血和水肿，所以纵然压力已被解除，神经功能在短期内仍不易恢复。

2. 按发生速度分类

（1）急性颅内压增高：常见于急性颅内出血、重型脑挫裂伤、神经系统的急性炎症和中毒等。其特点为早期出现剧烈的头痛、烦躁不安、频繁呕吐、继而出现意识障碍，表现为嗜睡或神志恍惚，逐渐进入昏迷。有时出现频繁的抽搐。抽搐的主要原因是脑组织缺血、缺氧而刺激大脑皮质的运动中枢所引起的，脑干网状结构受刺激和损害时，则出现间歇性或持续性肢体强直；其他生命体征如体温、脉搏、血压、瞳孔等变化也较明显。急性颅内压增高时，眼底可表现为小动脉痉挛，视盘水肿往往不明显，或只有较轻度的静脉扩张淤血，以及视盘边界部分欠清。有部分急性颅内血肿病人，可于短时间内出现眼底视盘水肿、出血等。

（2）慢性颅内压增高：常见于颅内发展缓慢的局限性病变，如肿瘤、肉芽肿、囊肿、脓肿等。

（六）颅内压增高的临床表现

1. 头痛　慢性颅内压增高所致的头痛，其特点是头痛常表现为持续性钝痛，伴有阵发性加剧，常因咳嗽打喷嚏等用力动作而加重。头痛常是慢性颅内压增高的唯一的早期症状，初期多不严重，随着病变的发展逐渐加剧。但应注意与神经血管性头痛或神经官能性头痛相区别，该类头痛为阵发性发作，在缓解期间可完全正常。头痛一般位于双颞侧与前额。颅后窝占位性病变时，头痛则常位于枕部；头痛的原因可能是由于颅内高压时，刺激颅内敏感结构，如脑膜、血管和脑神经受到牵扯或挤压所致。

2. 恶心、呕吐　常出现于晨起头痛加重时，典型表现为与饮食无关的喷射性呕吐，呕吐后头痛可略减轻。呕吐前常伴恶心，早期常只有恶心而无呕吐，晚期则在呕吐前不一定有恶心。恶心、呕吐是因高颅压时刺激了迷走神经核团或其神经根所引起的。脑干肿瘤起源于迷走神经核团附近者，呕吐有时是早期唯一的症状，可造成诊断上的困难，有时误诊为"功能性呕吐"而延误治疗时机。

3. 视盘水肿及视力障碍　是颅内压增高的主要客观体征。颅内压增高过程的早期，先出现视网膜静脉回流受阻，静脉淤血，继而则出现视盘周围渗出、水肿、出血，甚至隆起。早期视力一般正常；晚期则出现继发性视神经萎缩，视力明显障碍，视野向心性缩小，最后可导致失明，一旦失明，恢复几乎是不可能的。因此，早期及时处理颅内压增高，对于保存视力是很重要的。肿瘤病人，70%以上有视盘水肿，婴儿几乎完全不发生视盘水肿，幼儿也少见。

4. 其他症状　一侧或双侧展神经麻痹、复视、黑矇、耳鸣、猝倒、精神迟钝、智力减退、记忆力下降、情绪淡漠或欣快、意识模糊等症状亦不少见。如病变位于功能区还可伴有相应的体征出现。

5. 颅内压增高的晚期 可出现生命体征的明显改变，如血压升高、心率缓慢、脉搏徐缓、呼吸慢而深等，这些变化是中枢神经系统为改善脑循环的代偿性功能表现。最后导致呼吸、循环功能衰竭而死亡。

（七）颅内压增高的后果

颅内压增高持续时间较长，可导致一系列的生理功能紊乱和病理改变。颅内压增高到一定水平时，可严重地影响脑的血流量，致使脑缺血、缺氧而产生脑水肿，进一步加重颅内压增高，脑组织受压移位而发生脑疝；亦可压迫或破坏下丘脑造成自主神经功能紊乱，而引起急性消化道溃疡、穿孔、出血等。严重颅内压增高还常并发肺水肿等并发症。若脑组织变形使脑血管受到影响时，颅内压增高超 3.33kPa（25mmHg）即可引起严重的后果，甚至造成脑死亡。

1. 脑血流量的降低，造成脑缺血或脑死亡 正常成人每分钟颅内血液循环量约有 1200ml，这个数值较为恒定，它是通过脑血管的自动调节来完成的。脑血流量与脑灌注压（平均动脉压-颅内压）成正比；与脑血管阻力成反比。正常脑灌注压为 10～12kPa（75～90mmHg），这时脑血管的自动调节功能良好。当颅内压增高引起脑灌注压下降时，就能通过血管阻力的降低，使两者的比值不变，从而保证了脑血流量没有太大的波动。如果颅内压不断增高，使脑灌注压低于 5.33kPa（40mmHg）时，脑血管自动调节功能丧失即脑血管处于麻痹状态，脑血流量就不能保持其稳定状态。这时血压如有上升，脑血管就缺乏相应的收缩，脑血管扩张，脑血流量猛增，颅内压也随之急剧上升；同时，由于颅内压增高使静脉血回流受阻，因此，当颅内压升至接近动脉压水平时，颅内血流几乎完全停顿下来。此时做脑血管造影，造影剂不能进入颅内，往往只停留在颈动脉的虹吸部而不能前进，这意味着病人已处于极端严重的脑缺血状态，预后不良。库欣（Cushing）于 1900 年曾用等渗盐水灌入狗的蛛网膜下腔以造成颅内压增高，发现当颅内压增高接近动脉舒张压水平时，受试动物的血压显著增高，脉搏减慢、脉压加大，继之出现潮式呼吸、血压下降、脉搏细速，最终呼吸停止，最后心脏停搏而死亡。这一试验称为库欣反应，对判断颅内压增高的程度有一定的帮助。但以后，尤其是应用持续性颅内压监护以来，则观察到颅内压的高低并非与动脉压的升降经常相关。一般认为库欣反应的出现，与其说是对颅内压增高时脑缺血的代偿反应，倒不如说是一个严重颅内压增高的信号。出现库欣反应说明脑血流量自动调节已濒于丧失，病人处于危急状态。此时病情虽然是危险的，但若进行及时有效地抢救，有时病情还是可逆转的，切勿失掉抢救机会。

2. 脑移位和脑疝 颅内压增高时，由于颅内压力分布不均，脑组织及病变区向非病变区由高压区向低压区发生大块移动，这种脑大块移位或脑移动，对颅腔提供了一定的代偿空间，以暂时缓解颅内压的增高。如这种情况再继续加重发展，则有关部位的部分脑组织，将被挤进与之相邻的小脑幕孔、枕骨大孔等原有脑池存在的部位，这些部位又是容易被侵占的地带，结果形成脑疝。疝入的脑组织可压迫邻近的脑干结构而引起急剧症状者称为急性脑疝；如症状不明显，而仅在造影片上或手术中发现者则称为慢性脑疝，常见于慢性小脑扁桃体疝。慢性小脑幕疝发生率较少。急性脑疝常为颅内压增高引起死亡的主要原因，也是神经外科工作中常见的急症情况，应予特别重视。

3. 脑水肿 颅内压增高发展到一定程度时，可影响脑代谢和脑血流量，破坏血脑屏障、脑细胞代谢障碍、脑脊液循环障碍等而产生脑水肿，从而使颅腔内容物体积增大，进一步加重颅内压增高。近年来的研究提出脑水肿可分为血管源性、细胞毒性、间质性、渗透性和流体静力压性脑水肿，共 5 种。各种脑水肿都有其发生特点，但其共同点都是在颅内压增高基础上发生的，且更进一步加重颅内压增高。临床上常见同一疾病同时或先后发生不同类型的脑水肿。

4. 库欣（Cushing）反应 颅内压急剧增高时，病人出现心跳和脉搏缓慢、呼吸节律减慢血压升高（又称"两慢一高"），称为库欣反应。这种危象多见于急性颅内压增高病例，慢性者则不明显。

5. 胃肠功能紊乱及消化道出血 颅内压增高病情严重或长时间昏迷的病人中，有一部分病人可表现为胃肠功能紊乱，可发生胃肠道黏膜糜烂和溃疡，最常见于胃和十二指肠，也可见于食管，回盲部与直肠，严重者可出现功能紊乱和出血。这种情况可能与颅内压增高引起下丘脑中自主神经功能紊乱有关。亦有人认为颅内压增高时，全身血管收缩，消化道黏膜可因缺血而产生溃疡。

6. 神经源性肺水肿　颅内压增高病人，可并发肺水肿，年轻人更为多见，且常在一次癫痫大发作之后出现。临床表现为呼吸急促、痰鸣、有大量泡沫状血性痰液。更多见于重型颅脑外伤及高血压脑出血病人。有人报道在死于脑外伤颅内血肿的病人中，肺水肿发生率可高达 10%。其发生机制可能与血流动力学改变有关。当颅内压增高时，导致全身血压反应性增高，使左心室负荷加重，产生左心室舒张不全，左心房及静脉压力增高，引起肺毛细血管压力增加与液体外渗，形成肺水肿。另外有人认为颅内压增高引起交感神经兴奋者及去甲肾上腺素释放，致全身血管收缩及心排血量增加，大量血液被迫进入阻力较低的肺循环系统，从而产生肺水肿。

从以上所述可以看出，颅内压增高的病人，在颅内压力不断增高的过程中，因脑缺血、缺氧程度的不同或形成脑疝，可导致中枢神经系统，首先是从较高级的大脑皮质逐渐影响到皮质下较低级的神经中枢，病人可表现出各种不同程度的后果，从植物性生存直到死亡。脑死亡早期的病理检查发现广泛脑组织软化和坏死，坏死区主要集中于大脑皮质。若对病人行人工呼吸超过 24 小时，则40%的病人出现典型的呼吸机型脑（respirator brain），即脑组织已广泛软化自溶，难以从颅腔中取出，也难以固定。颅内局灶性或弥漫性病变，引起的脑体积增大和颅内压增高，当发展到颅腔容积严重失代偿时，由于颅腔内容物对压力的承受能力不同，使一部分脑组织从压力高处经过颅腔内解剖上的裂隙或孔道，向压力低处移位并嵌顿，即称为脑疝。脑组织移位是颅内压增高引起的特殊病理改变，而脑疝又是脑组织移位进一步发展的后果。疝出的脑组织压迫脑的重要结构或生命中枢，经常导致严重的后果。脑疝是颅内病变发展过程中的一种紧急而严重的情况，必须进行及时的诊断和抢救，否则将导致病人呼吸、循环衰竭或突然死亡。

三、脑　疝

（一）脑疝解剖学基础

颅腔除通过枕骨大孔与脊髓腔相通外，基本上是完全密闭的，而且由于颅骨坚硬不能扩张，所以颅腔的容积是恒定的。硬脑膜紧贴在颅骨的内面，皱襞突入颅腔，将颅腔分为：①幕上腔：又被大脑镰分为左右两个分腔，容纳左右大脑半球；②幕下腔：小脑幕将颅腔分隔成幕上、下两个腔，幕下腔容纳小脑和脑干。

1. 大脑镰　大脑镰前起鸡冠，后至枕骨内粗隆，并与小脑幕中线的上方相连。大脑镰的上方在与两侧硬脑膜连接处有上矢状窦，在大脑镰下方游离缘处有下矢状窦。大脑镰前窄后宽，其游离缘呈向上的弓背形，颇似镰刀状而得名。因此，当一侧大脑半球偏前的占位性病变或脑水肿，可使该侧的额叶脑组织向对侧移位。因大脑镰越靠近游离缘越薄，而且镰下两侧分腔相通，一侧颅腔内容物增多时可将大脑镰向对侧推移，部分脑组织经镰下被挤压到对侧分腔，而发生大脑镰下疝。

2. 小脑幕（又称天幕）　小脑幕是硬脑膜突入小脑和大脑底面之间的延续部分，呈水平位，它紧紧附着于枕骨横沟与颞骨岩部上缘之间，其横沟部为横窦所在。小脑幕内侧缘游离，叫小脑幕切迹缘。可分为前后两部，前部在矢状方向伸向前方与岩骨牢固接连，其游离缘形如索带，可分为内外两股。内股较短止于后床突，称为岩床内侧韧带，有动眼神经经过其上缘，向前进入海绵窦。外股较长，向前止于前床突，称为岩床外侧韧带，构成海绵窦的外侧壁和顶盖；游离缘的后部呈弓形陡直的向后上方，再稍向前转弯，在中线上与对侧游离缘汇合，此汇合点相当于小脑幕的顶峰，双侧游离缘环抱，形成小脑幕孔，脑干通过其中。小脑幕孔的边缘称为小脑幕切迹。小脑幕孔形如瓜子状，前圆后尖，纵径大于横径，纵径平均为 60mm，横径约为 32mm。幕的中央高，两侧低。其上外方为大脑枕叶和颞叶底后部的海马回和海马沟回，幕下为小脑的上面，幕顶后部与大脑镰相连。

小脑幕裂孔区及其附近有下列解剖结构。

（1）颞叶后部内侧的海马沟回和海马回：在正常情况下即位于小脑幕切迹缘上方并向内稍突出，超过切迹缘平均为 3mm。当一侧大脑半球发生占位性病变时，颅内压力超过一定限度时，海马沟回或海马回极易被挤入小脑幕孔内，造成小脑幕切迹疝，即颞叶沟回疝。

（2）中脑顶盖部的上丘及大脑脚恰在此幕孔之中通过。相当于小脑幕切迹平面的中脑内部结构，从前到后有大脑脚、黑质、红核、动眼神经核、网状结构的被盖部及导水管和上丘。当脑疝形成后所出现的一些症状和体征，都和这些部位的结构受到挤压和损害有关。

（3）基底动脉的分支小脑上动脉和大脑后动脉，分别走行于小脑幕的下方和上方，动眼神经从脚间窝走出后，即穿过两动脉之间向前行走。

（4）在小脑幕切迹缘与中脑之间有充满脑脊液的脑池环绕，借以保护中脑并且是脑脊液流动的重要通道。脑池由前向后依所在部位不同又分为以下三部分。

1）脚间池：也叫基底池，其前界为鞍背，后界为大脑脚和脚间窝，有灰结节，乳头体从上方海马沟回、海马回的内侧部和齿状回从外侧伸向池内。在脚间池内有后交通动脉、基底静脉、大脑后动脉、动眼神经等通过。

2）环池：是脚间池向后延续部分，位于中脑两侧与小脑幕游离缘之间，海马回从上方稍向池内突入。池中有大脑后动脉、基底静脉和滑车神经通过。

3）四叠体池：又叫 Galen 池或大脑大静脉池，由两侧的环池后端在中脑的后方汇合而成。此池较宽，前界为松果体、胼胝体压部的下缘与前髓帆，向后与小脑蚓池相通。相邻的脑为小脑蚓部、中脑部、胼胝体压部、穹隆回峡部、大脑舌状回前部直至距状裂。池内有左右大脑内静脉和基底静脉汇合而成的大脑大静脉。

3. 枕骨大孔 颅腔的最下端是枕骨大孔，位于颅后凹最低部的中央，略呈卵圆形，前后径略大于横径，在成年人前后径长约35mm，横径约30mm，其下缘相当于延髓与脊髓的衔接处，枕骨大孔的前部为延髓，后部为小脑延髓池，此池主要为延髓起保护作用。在正中矢状切面上，小脑延髓池呈三角形，其上界是小脑蚓部的下缘，蚓垂及两侧的扁桃体，底部是延髓的背侧面，后方是硬脑膜和寰枕膜，第四脑室正中孔为其最高点，它向下与脊髓蛛网膜下腔相通，在两侧与小脑脑桥角池相通。小脑延髓池横径为 50～60mm，高达 15～20mm（由正中孔到第四脑室底的高度）。在小脑扁桃体内侧有迂曲的小脑后下动脉匐行绕过。延髓是人的生命中枢，管理呼吸和心血管的运动。此外，椎动脉、脊髓前动脉、副神经、舌下神经均经枕骨大孔穿过，所以当严重颅内压增高时，可挤压小脑扁桃体进入枕骨大孔，导致枕骨大孔疝。压迫延髓及上述诸结构而出现相应的症状和体征，甚至造成呼吸、心搏骤停。

（二）脑疝的分类及病程分期

各种原因引起的局限性和弥漫性颅内压增高，都可导致脑组织由高压区向低压区移位，如果在移位过程中脑组织被挤入硬脑膜间隙或颅骨生理孔道，引起嵌顿，称为脑疝。

从解剖学方面来看，脑疝均发生于颅内骨嵴突起锐利部位和硬脑膜孔洞的游离缘附近，并且与所在部位的脑池密切相关。从病理生理学方面看，脑移位和脑疝都是颅内压增高引起的特殊病理表现，而脑疝是脑移位进一步发展的后果，也是颅内压增高恶性循环的关键环节。脑疝的严重性并不仅仅限于某一脑池被阻塞和疝入的脑组织受挤压出现的病理改变，更严重的是疝入的脑组织还损害邻近的神经结构和血管，阻碍并破坏了脑脊液循环和脑血液循环的生理调节，使颅内压更加增高，形成恶性循环，危及生命。脑疝有多种类型，各类脑疝的病程发展具有同一规律性，现分述如下：

【脑疝的分类】 颅内有多处部位易发生脑疝，疝入的脑组织不同，病理变化过程也较为复杂，因此脑疝的分类和命名也不统一，目前通用的分类命名有以下两种。

1. 按疝入的部位分类命名

（1）大脑镰下疝。

（2）蝶骨嵴疝。

（3）枕大孔疝。

（4）穿颅疝。

（5）小脑幕裂孔疝（小脑幕切迹疝、天幕疝）。

1）小脑幕切迹上疝。

2）小脑幕切迹下疝：又分为前位疝或脚间池疝；后位疝又分为环池疝和四叠体疝。

2. 按疝内容物分类命名

（1）扣带回疝。

（2）海马钩回疝。

（3）海马回疝。

（4）小脑蚓部疝。

（5）小脑扁桃体疝。

（6）小脑幕裂孔疝和枕骨大孔疝是两类最常见的脑疝，其习惯称法常用小脑幕切迹疝和小脑扁桃体疝。

临床上最常见的是小脑幕切迹疝、枕骨大孔疝、大脑镰下疝，下面将详细介绍小脑幕切迹疝和枕骨大孔疝的临床表现。

【脑疝的病程分期】

1. 初期　称为脑疝前驱期，指脑疝即将形成前的阶段。主要症状为病人突然发生或再度加重的意识障碍，剧烈头痛、频繁呕吐、烦躁不安及轻微的呼吸加快加深，脉搏增快，血压上升，体温升高等。以上症状主要是由于颅内压增高到使脑组织缺氧的程度突然加重所引起的，此期常被忽视，延缓治疗，导致脑疝形成。

2. 中期　称为脑疝代偿期，脑疝已经形成，脑干受到疝入脑组织的直接压迫，颅内压增高的症状较前驱期又有所加重，但对颅内压增高的调节功能尚有代偿能力。此期症状分为两组，即：①全脑症状：昏迷程度加深、呼吸再度加深而缓慢、脉搏缓慢、体温升高、血压继续上升以及全身肌张力增高等，这是严重的颅内高压造成全脑缺氧及疝入的脑组织对脑干压迫和局部损害而引起的；②局部症状：疝入的脑组织压迫刺激邻近的神经结构引起的，包括一侧瞳孔大、偏瘫或锥体束征等。

3. 晚期　称为脑疝衰竭期，脑干严重损害，生理调节失效，各种代偿功能耗尽。呼吸及循环功能衰竭，深度昏迷血压大幅度波动并逐渐下降，体温下降，双侧瞳孔散大固定四肢肌张力消失。此期多数抢救无效，呼吸先停止，不久心脏停搏而死亡。

以上各期持续的时间，取决于导致脑疝的原发病变部位、性质和脑疝发生的类型。一般情况下，枕骨大孔疝的病程较小脑幕裂孔疝为短；继发于急性颅脑损伤的脑疝，病程均较短，大多数在24小时内结束各期病程。在慢性颅内压增高造成的脑疝各期持续时间相对较长。也有一些病例上述各期的表现不明显，可转瞬间从疝前期过渡到衰竭期，例如特别严重的颅脑损伤以及腰椎穿刺造成的枕骨大孔疝，往往因呼吸突然停止而死亡。

【常见的脑疝】

1. 大脑镰下疝　大脑镰下疝是由于一侧大脑半球的病变使同侧大脑半球的扣带回经大脑镰下方向对侧移位的结果。由于大脑镰本身坚韧而固定于颅骨，它的移位受到一定的限制。所以，较大限度的侧方移位多半发生在大脑镰下缘与漏斗间的脑组织，尤其是扣带回，因此又称扣带回疝。冠状位扫描对显示大脑镰最清楚，可见病变同侧的扣带回被压迫，通过大脑镰的游离缘向对侧移位，同时伴随胼胝体和同侧侧脑室体部、透明隔及第三脑室向对侧移位，横断扫描仅能显示病变同侧侧脑室和第三脑室越过中线向对侧移位，显示患侧侧脑室明显低于对侧侧脑室。大脑镰是硬脑膜的一部分，由鸡冠向后伸延至枕骨内隆凸，形成一种镰刀状中隔，分隔大脑两半球，起固定大脑半球的作用，防止大脑半球左右移动。当一侧幕上占位病变或一侧大脑水肿时，引起同侧脑组织通过大脑镰下游离缘疝入对侧颅腔内，形成大脑镰下疝。大脑镰下疝以前部较明显。大脑镰下疝时，常因大脑前动脉和大脑内静脉受大脑镰的压迫，致使同侧内侧面或旁中央小叶发生缺血、出血、水肿软化等，由于脑组织的损伤，而出现相应的临床症状和体征。由于大脑镰下疝，使脑组织移位，压迫和牵扯了半球内面的大脑前动脉和大脑内静脉，因而发生血液循环障碍，导致脑水肿和颅内压增高症状，亦可出现对侧肢体主要是下肢轻瘫和锥体束征，感觉减退和排尿功能障碍等。大脑镰下疝时一般无意识障碍，此疝常与小脑幕切迹疝同时发生，故临床上不易诊断。可通过脑室造影、颈动脉造影、颅脑 CT 断层扫描和磁共振等检查帮助诊断。脑室造影正位像显示脑室受压变形，向对侧移位。颈动脉造影显示大脑前动脉向对侧移位，大脑镰征阳性，即说明大脑镰下疝存在。颅脑 CT 断层扫描和磁共振等检查可明显显示脑组织的移位情况及脑水肿的程度，还可对病变作定性诊断。从健侧脑室穿刺放脑脊液引流，可加重大脑镰下疝的发展，严重者可诱发脑干移位及小脑幕切迹疝，使病人陷入昏迷。

2. 小脑幕裂孔疝　脑组织疝入小脑幕裂孔时，即形成所谓的小脑幕裂孔疝，又称小脑幕切迹疝或天幕疝，因疝入的脑组织常是颞叶沟回，又称颞叶钩回疝。小脑幕切迹与中脑之间有脑池环绕，脑池各部的划分与名称亦尚未完全统一。比较为多数人接受的是由后向前将脑池分为四叠体池（又称 Galen 池或大脑大静脉池）、环池（位于中脑两侧与小脑幕游离缘之间）与脚间池（又称基底池）。由于脑池各部分大小不一，其解剖结构亦不相同，所以又形成不同类型的小脑幕切迹疝，按疝入脑部所指的方向，可分为小脑幕切迹下疝和小脑幕切迹上疝两大类。小脑幕切迹疝形成后可出现许多病理变化及其相应的临床症状和体征，必须积极地进行抢救治疗。

（1）小脑幕切迹疝的类型

小脑幕切迹下疝：这是小脑幕切迹疝中最常见的一类，临床上习惯讲的小脑幕切迹疝一般是指此类。该疝多因一侧大脑半球占位性病变造成的颅内两侧压力不等，脑组织由压力高的部位向压力低的部位推移，被挤入小脑幕切迹的脑池内造成下疝。按脑池受累部位，下疝又分成下列三种情况。

A. 脚间池疝：由颞叶海马沟回疝入脚间池而形成，故又称沟回疝。因脚间池较其他池宽，所以它成为小脑幕切迹疝中最常见发生的部位，其症状典型，具有代表性，故有时广义地将它总称为小脑幕切迹疝。其发生主要由于海马沟回受到幕上特别是受到颞部压力的推移，使它向内下方移动大大超过小脑幕切迹缘而进入脚间池，压迫同侧的中脑部分及该部的各有关结构，而脚间池窝常不受累。

B. 环池疝：常由幕上颞区脑部的压力将海马推向内侧，疝入环池。疝内容多见于海马回，所以又称为海马回疝，沟回后部也常疝入，严重者有时舌状回或齿状回也可疝入池中。

C. 四叠体池疝：常见幕上顶部或枕部的脑组织向中线方向移位所引起，疝入四叠体池的脑组织常为海马回后部，有时舌状回的前内端穿隆回峡部，甚至距状裂与此池相邻的部分枕叶也可疝入四叠体池内。如发生在一侧，可将中脑挤向内前方，因较易损害大脑大静脉，后果较脚间池疝和环池疝严重。小脑幕切迹下疝的三种类型中，最常见的是脚间池疝，各型可单独发生，亦可同时出现。最常迫使颞叶沟回突入脚间池内，因该池在前，故此处发生的疝命名为前位疝，将发生于后方的环池和四叠体池的疝称为后位疝；有时疾病晚期，前位疝发展到和后位疝联合出现，则称为全疝；两侧全疝同时存在，则称为环状疝。

（2）小脑幕切迹疝的病理：当幕上占位病变不断增长时，脑干和患侧大脑半球向对侧移位，但由于半球上部有大脑镰的限制，其移位较轻，而两半球底部近中线结构，如沟回和海马回等侧移位较明显，并且由于脑干向对侧移位时，脑干与同侧小脑幕切迹缘之间的间隙增大，促使颞叶沟回更易疝入脚间池中。最初是患侧的动眼神经，大脑后动脉，后交通动脉和大脑脚受到牵拉和挤压；病情继续发展，对侧的神经和血管亦受牵拉，最后中脑全部均遭受挤压。因此在小脑幕切迹疝的形成和发展过程中，主要有以下病理生理改变。

1）脑干变化：小脑幕切迹疝发生后不仅中脑遭受疝入组织的直接压迫，同时由于脑干向下移位，所引起的脑干供血障碍不仅影响中脑本身，也向上影响下丘脑，向下影响脑桥甚至包括延髓。脑干有以下两方面改变。

A. 脑干的变形和移位：当中脑受到一侧或两侧沟回疝挤压时，其外形改变为前后径变长和横径缩短，疝出的脑组织首先压迫同侧大脑脚，逐渐发展将累及整个中脑。有时将脑干推移向对侧，使对侧大脑脚与对侧小脑幕游离缘相挤，以致造成病变侧的偏瘫，如不仔细分析病情，容易导致病变定位的错误。脑干向下移位也可使脑干纵轴变形，严重时脑干扭曲，以致其内部结构发生牵拉和移位等改变。有时大脑半球后部病变也可引起小脑幕切迹后疝，疝入四叠体池内的扣带回后部和胼胝体压部等组织，早期压迫中脑后部结构，如四叠体、动眼神经和滑车神经及中脑被盖部，当小脑幕切迹后疝晚期，全部中脑受累时，则前疝和后疝即完全一致。

B. 脑干缺血、水肿和出血：小脑幕切迹疝引起的脑干缺血或出血的原因，首先是当脑干受压时静脉回流不畅而产生淤滞，以致引起静脉破裂出血；其次是脑干下移远较基底动脉下移为多，这是由于基底动脉受大脑后动脉、后交通动脉和颈内动脉固定所致。因此造成中脑和脑桥上部的旁中央区的动脉受牵拉，以致引起血管痉挛和脑干内小动脉破裂出血，因而导致脑干的缺血和出血性损害，在旁中央支供应的被盖，呈现点状或片状出血，并继发脑干水肿和软化，因破坏了被盖部的网状上行激活系统，病人出现意识障碍。

2）动眼神经损害：动眼神经自中脑腹侧面大脑脚底内缘处离开脑，在脚间池内自后下向前上走行，进入海绵窦。在此段径路内，副交感神经纤维集中在动眼神经的背面。在脚间池内，动眼神经的上面是大脑后动脉和后交通动脉，下面为小脑上动脉。因此，动眼神经受压的方式有四种。①当颞叶沟回疝入脚间池内时，可直接压迫动眼神经和它的营养血管。②当一侧颞叶沟回疝时，可压迫位于动眼神经上方的大脑后动脉，然后是夹在大脑后动脉和小脑上动脉之间的动眼神经间接受压。③由于动眼神经前端进入海绵窦处较为固定，所以当脑干受压下移时，可遭受向下的牵拉而受损害。④动眼神经路经岩床内侧韧带、小脑幕切迹缘、鞍背和岩骨尖等处均为坚韧的结缔组织或骨性组织，脑干受压下移时，可将动眼神经挤压在这些无伸缩性的组织上而受到损害，动眼神经本身与受压处发生压痕、缺血、点状出血，甚至坏死。

3）脑脊液循环障碍：小脑幕切迹疝引起的脑脊液循环障碍有两种情况。一是围绕在中脑周围的脑池是脑脊液循环的必经之路，当脑疝造成脑池梗阻时，就可发生脑脊液向幕上的回流障碍。另外，当脑干受压、变形和扭曲时，可引起中脑导水管的部分或完全梗阻，使脑脊液不能流回第四脑室，导致导水管以上的脑室系统扩大，形成梗阻性脑积水，使颅内压增高更加严重。

4）脑组织的改变：疝出的脑组织不能及时还纳，可因血液回流障碍而发生充血、水肿以致引起嵌顿。嵌顿的脑组织即发生缺血、出血、水肿和坏死，以致体积膨胀，更严重地压迫脑干，脑干向下移位，还可使下丘脑牵拉受压于后床突及附近的韧带上，致使垂体柄折叠，加上缺血缺氧，导致自主神经功能紊乱、代谢失调和内分泌障碍，使病情更加复杂严重。

（3）小脑幕切迹疝的临床表现：小脑幕切迹疝根据其临床症状和体征的变化过程，可分为三个阶段。

1）早期：脑疝的早期诊断对治疗和预后极其重要，应对早期症状和体征的变化进行细致严密的观察。

A. 颅内压增高：小脑幕切迹疝的早期，如病人头痛加剧、呕吐频繁、躁动不安等严重颅内压增高表现时，提示病情将迅速发生变化，此时应及时进行诊断和处理。

B. 意识障碍：病人由神志清醒，逐渐出现嗜睡，对外界各种刺激反应差，说明病情在逐渐恶化。

C. 瞳孔变化：最初可有短时间瞳孔缩小，但多不易被发现，以后患侧瞳孔即开始逐渐散大，对光反应迟钝。瞳孔散大的原因可能是向下移位的大脑后动脉挤压在动眼神经上，因支配瞳孔括约肌的神经纤维正集中在该神经的上方，因此病人常先出现患侧瞳孔的扩大。另外可能是因疝出的脑组织直接压迫或牵拉动眼神经等因素所致散大。

D. 锥体束征：因病变侧疝出的脑组织直接挤压大脑脚所引起，早期症状表现较轻，必须仔细检查才能发现，一般表现为病变对侧上下肢自主活动不灵活，肌力稍弱和肌张力增高等改变。早期如能确定诊断和及时治疗，多能取得良好的效果。

2）中期：即出现小脑幕切迹疝的典型表现。

A. 意识障碍：在原颅内压增高，大脑功能受损的情况下，由于脑疝的发生使脑干功能受到损害，网状结构的上行激活系统受累，意识障碍进行性加重，病人呈现半昏迷状态，对呼唤已无反应。

B. 瞳孔变化：脑疝侧瞳孔明显散大，对光反射消失，此时对侧瞳孔仍可正常，但对光反射多已减弱，两眼球尚能左右摆动。提示动眼神经背侧部的副交感神经纤维已遭受损害。

C. 生命体征：出现明显变化，表现为呼吸深而慢，有的病人先快而后变慢，血压升高，脉搏慢而有力，体温上升。

D. 锥体束征：主要由于病变侧大脑脚受压，出现对侧上下肢瘫痪，包括中枢性面瘫、肌张力增高、腱反射亢进和病理反射阳性等。有时由于脑干被推挤向对侧移位，致使对侧大脑脚与对侧小脑幕游离缘相挤，出现病变同侧的肢体偏瘫，必须注意分析鉴别。

3）晚期：即中枢衰竭期，此时脑干严重受压移位时间较久，导致继发性脑干缺血、缺氧、水肿和出血等改变，病人意识呈深昏迷状态，对一切刺激均无反应。双侧瞳孔均明显散大，对光反射消失，眼球固定不动，并多呈去脑强直状态。生命中枢开始衰竭，出现潮式或叹息样呼吸，脉搏细弱，血压和体温下降，最后呼吸停止，不久心跳亦停止。但若进行心脏按压，在人工呼吸维持的情况下，心跳常可维持数日，但终将心脏停搏而死亡。

小脑幕切迹疝的临床表现，早期症状与前疝不同，主要表现为四叠体受压的体征，如两眼睑下垂，两眼球上视困难，两侧瞳孔散大和对光反射减弱或消失。晚期出现昏迷和去大脑强直，症状与前疝相同。

四、颅脑损伤

（一）解剖基础

可将幕上软组织区分为额顶枕区和两侧的颞区。

1. 额顶枕区

境界：前为眶上缘，后为枕外隆凸和上项线，两侧借上颞线与颞区分离。

层次：覆盖此区的软组织，由浅入深分为五层，皮肤、皮下组织、帽状腱膜及枕额肌，腱膜膜下疏松的结缔组织和颅骨外膜，其中浅部3层紧密连接，难以将其自行分开，因此常将此三层合称为头皮。皮肤内具有丰富的血管，外伤时易导致出血，皮下组织由致密的结缔组织和脂肪组织构成，并有许多结缔组织小梁，使皮肤和帽状腱膜紧密相连，将脂肪分隔成许多小格，内有神经和血管穿行，创伤时血管的断端不易自行收缩和闭合，故出血较多。

浅筋膜内的血管和神经分为前、外、后三组。前组分为内、外两组，外侧组距中线约2.5cm，有眶上动脉和眶上神经，内侧组距正中线约2cm，有滑车上动脉、静脉和滑车神经。后组：枕动脉和枕大神经分布枕区，枕动脉是颈外动脉的分支，从颈部走形，经过颞骨乳突的枕动脉沟，斜穿枕部一些肌肉而达枕部皮下。外侧组：包括耳前和而后两组，来源于颞区。帽状腱膜前连枕额肌的额腹，后连枕腹，两侧逐渐变薄，续于颞筋膜。腱膜下疏松结缔组织为帽状腱膜和骨膜间薄层疏松结缔组织。颅骨外膜由致密结缔组织构成，借少量结缔组织与颅骨表面相连，二者易于剥离。骨膜与骨缝紧密愈着，骨膜下血肿，常局限于一块颅骨表面。

2. 颞区

境界：颞区位于颅顶的两侧，介于颞上线和颧弓上缘之间。

层次：由浅入深分为 5 层，依次为皮肤、浅筋膜、颞筋膜、颞肌和颅骨外膜。皮肤活动度大，易于缝合，浅筋膜层所含脂肪组织较少，血管和神经分为耳前和而后两组，耳前组有颞浅动脉、静脉和耳颞神经，颞浅动脉为颈外动脉的两终末支之一，其搏动可在耳屏前方触及，该动脉在颧弓上发约 2～3 厘米处分为前后两支。颞浅静脉汇入下颌后静脉，耳颞神经为下颌神经的分支。耳后组有耳后动脉、静脉和枕小神经，分布于颞区的后部，耳后动脉起自颈外动脉，耳后静脉汇入颈外静脉，枕小神经来自第 2、3 颈神经。颞筋膜上方附着于上颞线，向下分为深、浅两层，浅层附着在颧弓的外面，深层附着在颧弓的内面，两层之间有脂肪组织，颞中动脉和静脉由此通过。颞肌呈扇形，起自颞窝和颞筋膜的深面，前部肌纤维向下，后部肌纤维向前，逐渐集中，经颧弓深面，止于下颌骨的冠突。骨膜较薄，贴于颞骨的表面，骨膜和颞肌之间有大量脂肪组织。

颅顶骨：前方为额骨，后方为枕骨，在额、枕骨之间是左、右顶骨，两侧的前方小部分为蝶骨大翼，后方大部分为颞骨鳞部。颅顶各骨之间以颅缝相结合。颅顶骨分为外板、板障和内板三层，外板较厚对张力的耐受性较大，内板较薄，质地较脆弱，内板易发生骨折，骨折片可刺伤局部的血管、脑膜和脑组织等引起血肿。

硬脑膜：附着在颅骨内板的表面，与颅顶骨附着疏松，易于分离，与颅底骨附着紧密，不易分离。

蛛网膜：由很薄的结缔组织构成，是一种半透明的膜，位于硬脑膜的深部，其下方的腔隙为蛛网膜下腔。

软脑膜：是紧贴于脑表面的一层透明的薄膜，并深入裂隙。脑的血管在软脑膜内分支成网，并入脑实质的浅层，软脑膜也随血管至脑实质一段。

脑组织：分为脑皮质和脑髓质，当血肿发生时，可在任何部位。

（二）颅脑损伤

颅脑损伤：平时主要因交通事故、坠落、跌倒等所致，战时则多因火器伤造成。多年来，尽管在颅脑损伤的临床诊治及相关基础研究方面取得了许多进展，但其死亡率和致残率依然高居身体各部位损伤之首。

【颅脑损伤方式】 外界暴力造成颅脑损伤一般有两种方式：一种是暴力直接作用于头部引起的损伤，称为直接损伤；另一种是暴力作用于身体其他部位，然后传导至头部所造成的损伤，称为间接损伤。

1. 直接损伤 ①加速性损伤：相对静止的头部突然遭受外力打击，头部沿外力作用方向呈加速运动而造成的损伤，称为加速性损伤，例如钝器击伤即属此类。这种方式造成的损伤主要发生在着力部位，即着力伤（coup injury）。②减速性损伤：运动着的头部突然撞于静止的物体所引起的损伤，称为减速性损伤，例如坠落或跌倒时头部着地即属此类损伤。这种方式所致的损伤不仅发生于着力部位，也常发生于着力部位的对侧，即对冲伤（contrecoup injury）。③挤压性损伤：两个不同方向的外力同时作用于头部，颅骨发生严重变形而造成的损伤，称为挤压性损伤，如车轮压轧伤和新生儿产伤等。

2. 间接损伤 ①坠落时双足或臀部着地，外力经脊柱传导至颅底引起颅底骨折和脑损伤。②外力作用于躯干，引起躯干突然加速运动时，头颅由于惯性，其运动落后于躯干，于是在颅颈之间发生强烈的过伸或过屈，或先伸后又回跳性地过屈，有如挥鞭样动作，造成颅颈交界处延髓与脊髓连接部的损伤，即挥鞭伤。③胸部突然遭受挤压时，胸腔压力升高，经上腔静脉逆行传递，使该静脉所属的上胸、肩颈、头面皮肤和黏膜及脑组织发生弥散点状出血，称为创伤性窒息。

临床实际中所见的颅脑损伤，因单一方式所致者固然较多，但几种不同损伤相继发生者并不少见。如车辆从伤员后方撞击其背部，可造成挥鞭性损伤，继而伤员倒地，头部撞于地面，又发生减速性损伤，然后又被碾压于车轮之下，形成挤压性损伤。因此，必须对每个伤员的受伤方式进行认真分析，方能作出正确判断。

【损伤机制】 概括如下。

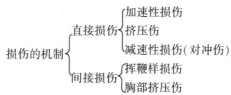

根据不同部位的损伤,现将损伤的疾病概括如下:

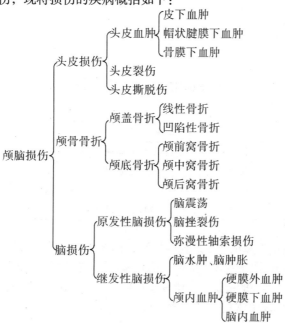

(三)头皮损伤

头皮损伤均由直接外力造成,损伤的类型与致伤物的种类密切相关,钝器常造成头皮挫伤、不规则裂伤和血肿,锐器大多造成整齐的裂伤,发辫卷入机器则可引起撕脱伤,单纯的头皮损伤一般不引起严重的后果,但在颅脑损伤的诊治中不可忽视,因为根据头皮损伤的情况可推测外力的性质和大小,而且头皮损伤的部位常是着力部位,而着力部位对判断脑损伤的位置十分重要,头皮血运丰富,伤后极易造成失血,部分伤员尤其是小儿可导致休克,一旦感染,可向深部蔓延,引起颅骨骨髓炎和颅内感染的可能。

【头皮损伤分类】

$$头皮损伤\begin{cases}头皮血肿\\头皮裂伤\\头皮撕撕脱伤\end{cases}$$

【头皮血肿(scalp hematoma)分类】 头皮血肿多因钝器伤所致,按血肿出现于头皮内的具体层次分为皮下血肿、帽状腱膜下血肿、骨膜下血肿。

$$头皮血肿\begin{cases}皮下血肿\\帽状腱膜下血肿\\冒膜下血肿\end{cases}$$

1. 皮下血肿 血肿不易扩散而范围较局限。血肿周围软组织肿胀,触之有凹陷感,易与凹陷骨折混淆,有时需头颅 X 线摄片检查才能明确。

处置:此种血肿一般不需处理,数日后可自行吸收。

2. 帽状腱膜下血肿 帽状腱膜下血肿较大,甚至可延及全头,不受颅缝的限制,触之较软,有明显的波动，婴幼儿巨大的帽状腱膜下血肿可引起贫血甚至休克。

处置：

（1）血肿较小者可加压包扎，待其自行吸收。

（2）若血肿较大，则应在严格皮肤准备和消毒下穿刺抽吸，然后再加压包扎。

（3）经反复穿刺加压包扎血肿仍不能缩小者，需注意是否有凝血功能障碍或其他原因。

（4）对已有的感染的血肿，需要切开引流。

3. 骨膜下血肿（subperiosteal hematoma） 骨膜在颅缝处附着牢固，故血肿范围常不超过颅缝。诊断时应注意是否伴有颅骨骨折。

处置：

（1）同帽状腱膜下血肿。

（2）伴有颅骨骨折者不宜强力加压包扎，以防血液经骨折缝流入颅内，引起硬膜外血肿。

三种头皮血肿的临床特点的对比（表 2-27）。

表 2-27　三种头皮血肿特点对比

特点	皮下血肿	帽状腱膜下血肿	骨膜下血肿
血肿位置	皮下组织	帽状腱膜与骨膜之间	骨膜与颅骨之间
血肿范围	小而局限	大而广泛，可波及整个头皮	血肿周界止于骨缝
血肿硬度	较硬	较软，有明显波动感	张力大，波动感不明显

【头皮裂伤】 因锐器所致的头皮裂伤较平直，创缘整齐，除少数锐器可进入颅内造成开放性颅脑损伤外，大多数裂伤仅限于头皮，虽可深达骨膜，但颅骨常完整。因钝器或头部碰撞造成的头皮裂伤多不规则，创缘有挫伤的痕迹，常伴有颅骨骨折或脑损伤。头皮血供丰富，血管不能自行回缩，出血较多，严重者可发生休克。

头皮裂伤处理原则

（1）现场急救，应立即压迫创缘，控制明显出血点。

（2）头皮血供丰富，愈合能力强，即使伤后超过 24 小时，只要没有明显感染征象，仍可进行一期清创缝合。

（3）注意伤口深部有无骨折、碎骨片及异物。

（4）术后常规使用抗生素和破伤风抗毒素。

【头皮撕脱伤（scalp avulsion）】 大块或全部头皮连同帽状腱膜同时撕脱，有时连同部分骨膜同时撕脱，使露骨暴露，创面大，出血多，易导致休克。

1. 头皮撕脱伤处理原则

（1）现场采用有效的包扎、止血，将撕脱的头皮和病人转往医院。

（2）注意抗休克、抗感染和保护创面。

（3）加压包扎止血。

2. 脱落皮瓣的保护

（1）地点离医院较近。小心将撕脱的头皮连同头发从机器上取下，用干净的布包好，以便与伤员一同送到医院行植皮手术。

（2）地点离医院较远。如果发生意外的地点距离医院较远，应把撕脱下来的头皮放在两层新的塑料薄膜袋内，扎紧袋口以防渗水，将其放置在冰壶（冰棒瓶或其他能保温的泡沫盒）内，并在周围放冰块或冰棒以降温，尽快随同伤员一起送到医院。这样做能够保护撕脱的头皮组织，提高植皮的成功率。

头皮撕脱伤应根据伤后时间、撕脱是否完全、撕脱头皮的条件、颅骨是否裸露、创面有无感染征象等情况采用不同的方法处理。

3. 处理原则　①若皮瓣尚未完全脱离且血供尚好，可在细致清创后原位缝合。②如皮瓣已完全脱落，但完整，无明显污染，血管断端整齐，且伤后未超过 6 小时，可在清创后试行头皮血管（颞浅动、静脉或枕动、静脉）吻合，再全层缝合撕脱的头皮；如因条件所限，不能采用此法，则需将撕脱的头皮瓣切薄成类似的中厚皮片，置于骨膜上，再缝合包扎。③如撕脱的皮瓣挫伤或污染较重已不能利用，而骨膜尚未撕脱，又不能作转移皮瓣时，可取腹部或大腿中厚皮片作游离植皮；若骨膜已遭破坏，颅骨外露，可先做局部筋膜转移，再植皮。④伤后已久，创面已有感染或经上述处理失败者，只能行创面清洁和更换敷料，待肉芽组织生长后再行邮票状植皮。如颅骨裸露，还需做多处颅骨钻孔至板障层，等钻孔处长出肉芽后再植皮。

（四）颅骨骨折

闭合性颅脑损伤中有颅骨骨折者约占 15% ～20%。颅骨骨折的重要性常常并不在于骨折本身，而在于可能同时并发的脑膜、脑、颅内血管和脑神经的损伤。

【**发生机制**】　颅骨遭受外力时是否造成骨折，主要取决于外力大小、作用方向和致伤物与颅骨接触的面积以及颅骨的解剖结构特点。外力作用于头部瞬间，颅骨产生弯曲变形；外力作用消失后，颅骨又立即弹回。如外力较大，使颅骨的变形超过其弹性限度，即发生骨折。颅骨骨折的性质和范围主要取决于致伤物的大小和速度：致伤物体积大，速度慢，多引起线性骨折；体积大，速度快，易造成凹陷骨折；体积小，速度快，则可导致圆锥样凹陷骨折或穿入性骨折。外力作用于头部的方向与骨折的性质和部位也有很大关系：垂直打击于颅盖部的外力常引起着力点处的凹陷或粉碎骨折；斜向外力打击于颅盖部，常引起线形骨折。此外，伤者年龄、着力点的部位、着力时头部固定与否与骨折的关系也很密切。

【**颅骨骨折分类**】　按骨折部位分为颅盖骨折和颅底骨折。

按骨折形态分为线形骨折和凹陷性骨折。

按骨折与外界相通分为开放性骨折和闭合性骨折。

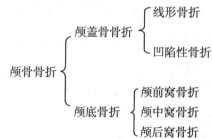

§1. 颅盖骨骨折

1. 分类

（1）线性骨折：外力直接作用于颅骨，可单发或多发，发生率最高。诊断主要依靠病史和 X 片。单纯线形骨折不需特殊处理，警惕合并颅内出血及脑损伤。

（2）凹陷性骨折：范围较大和明显的凹陷骨折，软组织出血不多时，触诊多可确定。但小的凹陷骨折易与边缘较硬的头皮下血肿混淆，需经 X 线平片或 CT 骨窗相方能鉴别。凹陷骨折因骨片陷入颅内，使局部脑组织受压或产生挫裂伤，临床上可出现相应的病灶症状和局限性癫痫。如并发颅内血肿，可产生颅内压增高症状。凹陷骨折刺破静脉窦可引起致命的大出血。

2. 诊断

（1）好发于额骨及顶骨。

（2）切线位 X 线可了解深度。

（3）CT 检查不仅了解骨折情况，还可了解有无合并脑损伤。

3. 手术指征

（1）压迫重要功能区，引起功能障碍。

（2）合并脑损伤或导致颅内压增高。

（3）凹陷深度大于 1cm。

（4）开放性粉碎性骨折。

（5）压迫静脉窦，引起功能障碍或颅内压增高。

§2. 颅底骨折

颅底骨折大多由颅盖骨折延伸而来，少数可因头部挤压伤或着力部位于颅底水平的外伤所造成颅底骨折绝大多数为线形骨折、由于颅底结构上的特点，横行骨折线在颅前窝可由眶顶达到筛板甚至伸延至对侧，在颅中窝常沿岩骨前缘走行甚至将蝶鞍横断。纵形骨折线邻近中线者，常在筛板、视神经孔、破裂孔、岩骨内侧和岩枕裂直达枕骨大孔的线上，靠外侧者则常在眶顶、圆孔和卵圆孔的线上，甚至将岩骨横断。

1. 临床表现

（1）颅前窝骨折临床表现

1）常伴有鼻出血、脑脊液鼻漏。

2）球结膜下出血、眼眶周围淤血（"熊猫眼"征）。

3）损伤嗅、视神经。

（2）颅中窝骨折临床表现

1）可有鼻出血，脑脊液鼻漏、耳漏。

2）骨折累及颞骨岩部伴中耳鼓膜破裂，脑脊液经外耳道流出，鼓膜完整可经咽鼓管流向咽部。

3）面、听神经易受损。

（3）颅后窝骨折临床表现

1）乳突部皮下淤斑（Battle 征）。

2）后组颅神经损伤。

2. 诊断

（1）颅底骨折 X 线诊断阳性率低，诊断主要依靠临床表现。目前颅底薄扫 CT 可提高诊断率。

（2）颅底骨折的特点为不是暴力的直接作用点和迟发性。

（3）如有脑脊液漏或气颅可确诊。

3. 治疗

（1）颅底骨折如为闭合性，本身无需特殊处理。

（2）脑脊液漏时，需要预防颅内感染。

（3）不可堵塞、冲洗鼻腔或外耳道，不做腰穿。

（4）头高位，避免用力咳嗽，绝大多数自行愈合。

（5）漏液超过一个月者考虑手术修补。

（6）对伤后视力减退，疑为碎骨片挫伤或血肿压迫视神经者，应争取在 12 小时内性视神经探查减压术。

（五）脑损伤

颅脑损伤的具体分类如下。

（1）按照脑损伤发生的时间和机制

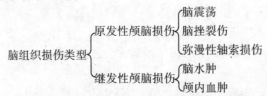

（2）按照脑与外界是否相通分为

$$按照脑与外界是否相通分为\begin{cases}闭合性脑损伤 \\ \\ 开放性脑损伤\end{cases}$$

（3）损伤程度分级

$$伤情轻重分级\begin{cases}轻型：脑震荡、颅骨骨折、昏迷30分钟以内 \\ 中型：轻度脑挫裂伤、小颅内血肿昏迷6小时以内广泛颅骨骨折、重度脑挫裂 \\ 重型：伤、脑干损伤、大颅内血肿、昏迷6小时以上\end{cases}$$

§1. 脑震荡

表现为一过性脑功能障碍，无肉眼可见的神经病理改变，显微镜下可见神经组织结构紊乱。

1. 临床表现

（1）短暂的意识障碍（＜30分钟）。

（2）逆行性遗忘。

（3）自主神经功能紊乱。

（4）神经系统无阳性体征，颅CT检查无异常，脑脊液无红细胞。

2. 治疗原则

（1）一般无需特殊治，适当的休息，注意观察病情变化。

（2）对症治疗，镇痛、镇静等。

§2. 脑挫裂伤

脑组织实质性损伤，主要发生在大脑皮层，包括脑挫伤和脑裂伤：脑挫伤指软脑膜尚完整，脑裂伤指软脑膜、血管和脑组织同时有破裂，伴有外伤性蛛网膜下腔出血。

1. 临床表现

（1）意识障碍：伤后立即出现，由于伤情不同，昏迷程度、时间不同。

（2）局灶症状体征：偏瘫、肢体抽搐、失语等。

（3）颅高压与脑疝：头痛、恶心、呕吐、昏迷。

（4）生命体征改变：血压升高、心率下降、瞳孔不等大、体温升高等改变。

2. 影像学检查 头颅CT：脑实质内可见高低混杂密度影。

3. 诊断

（1）外伤病史，伤后出现颅内压增高、烦躁不安，意识障碍。

（2）临床表现 意识障碍、局灶症状颅内压增高和脑疝，生命体征紊乱。

（3）头颅CT：脑组织内可见高低混杂密度影。

4. 治疗

（1）非手术治疗：适用轻度和中度患者。

1）监测生命体征。

2）及时复查头颅CT，动态了解病情变化。

3）保持呼吸道通畅。

4）脱水降颅内压，维持水电解质平衡。

（2）手术治疗：如下情况应考虑手术：①继发性脑水肿严重，脱水治疗无效，病情日趋恶化；②颅内血肿清除后，颅内压无明显缓解，脑挫裂伤区继续膨出，而又除外了颅内其他部位血肿；③脑挫裂伤灶或血肿清除后，伤情一度好转，以后又恶化出现脑疝。手术方法包括脑挫裂伤灶清除、额极或颞极切除、颞肌下减压或骨瓣切除减压等。

§3. 弥漫性轴索损伤

脑弥漫性轴索损伤是头部遭受加速性旋转外力作用时,因剪应力而造成的以脑内神经轴索肿胀断裂为主要特征的损伤，诊断治疗困难，预后差，好发于神经轴索聚集区，如胼胝体、脑干、灰白质交界处、小脑、内囊和基底节区。目前认为原发性脑干损伤实际上就是最重要的弥漫性轴索损伤，而脑震荡是最轻的一类。

根据病理所见弥漫性轴索损伤分为三级：Ⅰ级，显微镜下发现轴索球，分布于轴索聚积区，以胼胝体和矢状窦旁白质区为主；Ⅱ级，除Ⅰ级特点外，肉眼可见胼胝体有撕裂出血灶；Ⅲ级，除Ⅱ级特点外，尚可见脑干上端背外侧组织撕裂出血灶。

1. 临床表现

（1）意识障碍：伤后即刻发生的长时间的严重意识障碍是弥漫性轴索损伤的典型临床表现。一般认为，弥漫性轴索损伤病人无伤后清醒期，但近年来研究发现，轻型损伤者伤后可有清醒期，甚至能言语。

（2）瞳孔和眼球运动改变：部分病人可有单侧或双侧瞳孔散大，广泛损伤者可有双眼向损伤对侧和向下凝视。但是此种改变缺乏特异性。

2. 诊断

（1）伤后持续昏迷（＞6 小时）。

（2）CT 示脑组织撕裂出血或正常。

（3）颅内压正常，但临床症状差。

（4）无明显脑结构异常的伤后持续植物状态。

（5）创伤后弥漫性脑萎缩。

（6）尸检见特异性病理改变。

3. 治疗　包括呼吸道管理、过度换气和吸氧、低温、钙拮抗剂、激素、脱水、巴比妥类药物等。

§4. 颅内血肿

颅内血肿的分类：

闭合性外伤性颅内血肿

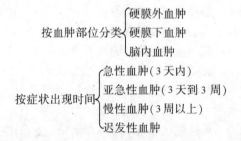

§4.1 硬膜外血肿

硬膜外血肿的特点：约占外伤性颅内血肿的 30%；与颅骨骨折关系密切，骨折或颅骨短暂变形导致板障出血或位于骨沟内的硬脑膜动脉或静脉窦破裂出血；出血来源以脑膜中动脉最常见。

1. 临床表现

（1）意识障碍：典型的表现为"中间清醒期"的出现。

（2）瞳孔的改变：动眼神经受到牵连轻微出现瞳孔缩小，动眼神经麻痹时出现瞳孔散大。

（3）颅内压增高：头痛、呕吐、血压升高、呼吸及脉搏减慢，进一步增高脑疝。

（4）神经系统：对侧偏瘫、感觉障碍、锥体束征阳性。

（5）生命体征的改变：当脑干结构受压或颅高压到达一定程度时，出现生命体征的改变。

2. 影像学检查　头颅 CT：颅骨内板下方梭形高密度影，边缘光滑锐利，内部密度均匀，血肿可单发，也可多发，多发者血肿大小不等，血肿大者占位效应明显，中线结构移位。

3. 诊断

（1）根据头部受伤史，伤后当时清醒，以后昏迷，或出现有中间清醒（好转）期的意识障碍过程。

（2）可有意识障碍，或局灶症状，以及瞳孔的改变。

（3）CT 表现颅骨内板下梭形密度增高影。

4. 治疗

（1）保守治疗：颅高压症状不明显，无明显的局灶症状，幕上血肿量小于 40ml，颞区血肿量小于 20ml，幕下血肿量小于 10ml。

（2）手术治疗：手术适应证有明显颅内压增高症状和体征；CT 扫描提示明显脑受压的颅内血肿；幕上血肿量大于 40 ml、颞区血肿量大于 20ml、幕下血肿量大于 10ml。

§4.2　硬膜下血肿

硬膜下血肿占颅内血肿的 40%，外伤性颅内血肿的最常见类型，分为急性、亚急性、慢性硬膜下血肿。

§4.2.1　慢性硬膜下血肿

【临床表现】

（1）好发于老年人，有轻微头外伤或无外伤史。

（2）血肿可发生于一侧或双侧。

（3）常在伤后数周或数月出现症状。

（4）慢性颅内压增高症状，主要表现头痛、轻偏瘫、失语、智力障碍、记忆力减退等。

【影像学检查】

头颅 CT：颅骨内板下方出现新月形或半月形低密度区，也可高、等或混杂密度，最后变成低密度直至吸收，占位效应明显，脑室受压移位。

【诊断】

（1）头部有轻微的外伤史或无明确的外伤史。

（2）慢性颅压增高的症状，常见为头痛。

（3）其他神经系统症状，抽搐、精神异常、偏瘫等症状。

（4）头颅 CT：颅骨内板下方出现新月形或半月形低密度区，也可高、等或混杂密度。

【治疗】

慢性硬脑膜下血肿病人凡有明显症状者，即应手术治疗，且首选钻孔引流术。

§4.2.2　急性和亚急性硬脑膜下血肿

急性和亚急性硬膜下血肿急性和亚急性硬脑膜下血肿的出血来源主要是脑皮质血管，大多由对冲性脑挫裂伤所致，好发于额极、颞极及其底面，可视为脑挫裂伤的一种并发症，称为复合型硬脑膜下血肿。

【临床表现】

1. 意识障碍　伴有脑挫裂伤的急性复合型血肿病人多表现为持续昏迷或昏迷进行性加重，亚急性或单纯型血肿则多有中间清醒期。

2. 颅内压增高　血肿及脑挫裂伤继发的脑水肿均可造成颅内压增高，导致头痛、恶心、呕吐及生命体征改变。

3. 瞳孔改变　复合型血肿病情进展迅速，容易引起脑疝而出现瞳孔改变，单纯型或亚急性血肿瞳孔变化出现较晚。

4. 神经系统体征　伤后立即出现的偏瘫等征象，因脑挫裂伤所致。逐渐出现的体征，则是血肿压迫功能区或脑疝的表现。

【影像学检查】　头颅 CT：颅骨内板下方新月形高密度影，常伴有脑挫裂伤，占位效应明显，硬膜下血肿可出现不同程度的占位效应，如脑室受压变形移位，脑沟变浅甚至消失，大脑中线结构移位。

【诊断】　根据有较重的头部外伤史，伤后即有意识障碍并逐渐加重，或出现中间清醒期，伴有颅压增高症状，多表明有急性或亚急性硬脑膜下血肿。CT 扫描可以确诊，急性或亚急性硬脑膜下血肿表现为脑表面新月形高密度、混杂密度或等密度影（图 18-5），多伴有脑挫裂伤和脑受压。

【治疗】

1. 保守治疗 颅高压症状不明显，无明显的局灶症状，幕上血肿量小于 40ml，颞区血肿量小于 20ml，幕下血肿量小于 10ml。

2. 手术治疗 手术适应证有明显颅内压增高症状和体征；CT 扫描提示明显脑受压的颅内血肿；幕上血肿量大于 40 ml、颞区血肿量大于 20ml、幕下血肿量大于 10ml。

§4.3 脑内血肿

在闭合性颅脑损伤中，发生率为 0.5%～1.0%。常与枕部着力时的额、颞对冲性脑挫裂伤同时存在，少数位于着力部位。脑内血肿有两种类型：浅部血肿多由于挫裂的脑皮质血管破裂所致，常与硬脑膜下血肿同时存在，多位于额极、颞极及其底面；深部血肿为脑深部血管破裂所引起，脑表面无明显挫裂伤，很少见。

【临床表现】 脑内血肿与伴有脑挫裂伤的复合性硬脑膜下血肿的症状很相似，而且事实上两者常同时存在。及时施行 CT 扫描可证实脑内血肿的存在，表现为脑挫裂伤区附近或脑深部白质内类圆形或不规则高密度影。

【影像学检查】 头颅 CT：脑组织内可见高密度的血肿影，可同时伴有脑挫裂伤和（或）硬膜下血肿的表现。

【诊断】 外伤病史，伤后可有头痛、恶心、呕吐等颅高压表现。

可有意识障碍，可有局灶症状，以及生命体征的改变。

头颅 CT：脑组织内可见高密度血肿影。

【治疗】 临床表现相对较轻的可给予保守对症治疗，损伤到一定程度可考虑手术治疗，脑内血肿的治疗与硬脑膜下血肿相同，多采用骨瓣或骨窗开颅，在清除硬脑膜下血肿和明显挫碎糜烂的脑组织后，大多数脑内血肿即已显露，将之一并清除。对少数脑深部血肿，如颅压增高显著，病情进行性加重，也应考虑手术，根据具体情况选用开颅血肿清除或钻孔引流术。

（六）开放性颅脑损伤

非火器或火器性致伤物所造成的头皮、颅骨、硬脑膜和脑组织与外界相通的创伤统称为开放性颅脑损伤：与闭合性脑损伤相比，除损伤原因和机制不同外，诊断和治疗也有特点。

非火器性开放性颅脑损伤

【临床表现】

1. 意识障碍 锐器所致的脑损伤局限，很少或不引起脑震荡或弥散性损伤，故伤后多无意识障碍。

2. 脑局灶症状 因开放伤的脑局部损伤比较严重，故脑局灶症状较多见，如瘫痪、感觉障碍、失语、偏盲等。

3. 生命体征 生命体征多无明显变化，但如直接伤及脑干、下丘脑等重要结构，或钝器引起广泛脑损伤时，生命体征可有明显改变，出血较多者，可出现休克征象。

4. 脑脊液、脑组织外溢 有些开放性脑损伤病人的伤口处可见脑脊液和（或）脑组织外溢。

【影像学检查】 头颅 CT 表现为颅内血肿，以及脑水肿，可精确定位骨折片或异物。

【诊断】

（1）明确的外伤史，可见头部伤口，甚至可见到脑脊液和（或）脑组织外溢。

（2）颅内压增高和局灶症状。

（3）CT 可以确定脑损伤的部位和范围及是否继发颅内血肿、脑水肿或脑肿胀，对存留的骨折片或异物作出精确的定位。

【治疗】

（1）防治休克：闭合伤引起休克者少见，但开放性颅脑损伤因创伤部出血过多而造成的失血性休克比较常见。因此，迅速控制出血，补充血容量，纠正休克，十分重要。

（2）插入颅腔的致伤物的处理对插入颅腔的致伤物，不可贸然撼动或拔出，以免引起突然的颅内大出血。应将病人送至有条件的单位，在对致伤物可能伤及颅内重要结构（血管等）有所 预测并做好充分准备的情况下，才可在术中将致伤物小心取出。

（3）突出脑组织的保护：有时由于创伤和骨折范围较大，破碎脑组织外溢或脑组织经伤口突出较多见。这对缓解急性颅内压增高有利，但同时增加了感染的机会。急救处理时应注意保护突出的脑组织

（4）清创手术：开放性颅脑损伤应争取在6～8小时内施行清创术，在无明显污染并应用抗生素的前提下，早期清创的时限可延长到72小时。术前应认真分析颅骨X线平片和CT片，仔细检查伤口，充分了解骨折、碎骨片及异物分布、脑挫裂伤和脑内血肿等情况。清创由浅入深，逐层进行，彻底清除头发、碎骨片等异物，吸出血肿和破碎的脑组织，彻底止血硬脑膜应严密缝合，如有困难，可取自体帽状腱膜或颞肌筋膜修补，最后缝合头皮，术后加强抗感染。

如开放伤累及侧脑室，术中应尽可能清除脑室中的血块、脑碎屑和异物等。累及静脉窦时，术前需准备2000～3000ml血液，以及必要时进行静脉窦修补的器材，才能进行清创。累及鼻窦时，清创术中应严密修复硬脑膜，并处理好损伤的鼻窦。

第五节　泌尿外科

一、男性导尿术

导尿术是用无菌导尿管自尿道插入膀胱引出尿液的方法。导尿可引起医源性感染，因此，在操作中应严格掌握无菌技术，熟悉男、女性尿道解剖特点。避免增加病人的痛苦。

【目的】

（1）为尿潴留病人解除痛苦；使尿失禁病人保持会阴清洁干燥。

（2）收集无菌尿标本，做细菌培养。

（3）避免盆腔手术时误伤膀胱，为危重、休克病人正确记录尿量，测尿比重提供依据。

（4）检查膀胱功能，测膀胱容量、压力及残余尿量。

（5）鉴别尿闭和尿潴留，以明确肾功能不全或排尿功能障碍。

（6）诊断及治疗膀胱和尿道的疾病，如进行膀胱造影或对膀胱肿瘤病人进行化疗等。

【适应证】

（1）各种下尿路梗阻所致尿潴留。

（2）危重病人抢救。

（3）膀胱疾病诊断与治疗。

（4）进行尿道或膀胱造影。

（5）留取未受污染的尿标本做细菌培养。

（6）产科手术前的常规导尿。

（7）膀胱内药物灌注或膀胱冲洗。

（8）探查尿道有无狭窄，了解少尿或无尿原因。

【禁忌证】　男性导尿的禁忌证：急性尿道炎、急性前列腺炎、急性附睾炎。

【操作前准备】

（1）洗手。

（2）备齐用物

无菌物品：导尿包、无菌手套、无菌持物钳、0.2%碘伏。

一般物品：治疗盘内弯盘两个、纱布 1 块、弯止血钳、镊子各 1 把、消毒毛巾、橡胶布、治疗巾、屏风、大浴巾。

（3）了解病人意识、病情、自理能力，做好核对。

（4）准备清洁、隐蔽、有利保护病人隐私的环境。

【操作步骤】 导尿操作过程基本分为清洁、消毒、铺巾、插导尿管、连接集尿袋五步（操作卡，表 2-28 男患者导尿术评分标准）。

（1）携用物至患者床旁。

（2）核对、解释：再次核对患者姓名及床号；并再次向患者解释和交代。

（3）操作者站在患者右侧，松开床尾盖被，协助患者脱去对侧裤子，盖在近侧腿部，对侧腿用盖被遮盖。

（4）准备体位：患者取屈膝仰卧位，两腿充分外展外旋，暴露局部区域。如患者因病症不能配合时，可协助患者维持适当的姿势。

（5）铺垫巾于患者臀下。

（6）消毒双手。

（7）初步消毒外阴区：在治疗车上打开无菌导尿包的外包装，并将外包装袋置于床尾。取出初步消毒用物，弯盘（内放镊子及碘伏棉球）置于患者两腿间。操作者左手戴手套，右手持镊子夹取碘伏棉球，依次消毒阴阜、大腿内侧上 1/3、阴茎、阴囊。左手提起阴茎将包皮向后推，暴露尿道口，自尿道口向外向后旋转擦拭尿道口、龟头至冠状沟。污棉球、镊子置外包装袋内。消毒完毕，将弯盘移至床尾，脱下手套置外包装袋内。将外包装袋移至治疗车下层。

（8）再次消毒双手。

（9）将导尿包放在患者两腿之间，按无菌操作原则打开治疗巾。戴好无菌手套后，取出孔巾，铺在患者的外阴处并暴露阴茎。

（10）按操作顺序整理用物，取出导尿管并向气囊注水后抽空，检查是否渗漏。润滑导尿管。根据需要连接导尿管和集尿袋的引流管，将消毒液棉球置于弯盘内。

（11）再次消毒：左手用纱布包住阴茎，将包皮向后推，暴露尿道口。右手持镊子夹消毒液棉球，再次消毒尿道口、龟头及冠状沟数次，最后一个棉球在尿道口加强消毒。

（12）导尿：根据导尿的目的完成导尿操作。

1）一次性导尿：左手继续用无菌纱布固定阴茎并向上提起，与腹壁成 60°角，将弯盘置于孔巾口旁，嘱患者张口呼吸。用另一把镊子夹持导尿管，对准尿道口轻柔插入 20～22cm，见尿液流出后再插入 2～3cm。松开左手下移固定导尿管，将尿液引流到集尿袋内至合适量。如需做尿培养，弃去前段尿液，用无菌标本瓶接取中段尿液 5ml，盖好瓶盖，放置稳妥处（操作结束后尿标本贴标签送检）。导尿完毕，轻轻拔出导尿管，撤下孔巾，擦净外阴。

2）留置导尿：左手继续用无菌纱布固定阴茎并向上提起，与腹壁成 60°角，将弯盘置于孔巾口旁，嘱患者张口呼吸。用另一把镊子夹持导尿管，对准尿道口轻轻插入 20～22cm，见尿液流出后再插入 5～7cm（基本插到导尿管分叉处），将尿液引流至集尿袋内。夹闭导尿管，连接注射器，根据导尿管上注明的气囊容积向气囊注入等量的无菌溶液，轻拉导尿管有阻力感，即证明导尿管固定于膀胱内。导尿成功后将包皮复位，撤下孔巾，擦净外阴。集尿袋固定于床旁，安置妥当后放开夹闭的导尿管，保持引流通畅。

（13）整理用物：撤下一次性垫巾，脱去手套。导尿用物按医疗废弃物分类处理。

（14）安置患者：协助患者穿好裤子，安置舒适体位并告知患者操作完毕。整理床单位，保持病室整洁。

（15）消毒双手。

（16）观察并记录：询问患者感觉，观察患者反应及排尿等情况，记录导尿时间、尿量、尿液颜色及性质等情况。

（17）男患者导尿术评分标准，表2-28。

表2-28 男患者导尿术评分标准（100分）

项目		操作标准要求	分值
准备6分	护士2分	着装规范、整洁（1分），洗手、戴口罩（1分）	2
	用物4分	无菌导尿包1个（治疗碗2个、小药杯1个、小镊子2把、血管钳1把、大棉球10余个、纱布、洞巾1个），弯盘，棉签，导尿管2根，一次性手套，无菌手套，一次性治疗巾，无菌持物钳及容器1套，碘伏溶液，润滑油瓶，标本瓶或试管，浴巾，便盆，无菌纱布（4分）（缺一样扣0.5分）	4
评估4分	患者2分	了解患者病情、临床诊断以及导尿目的，患者意识、心理情况配合操作程度（2分）	2
	环境2分	清洁、无尘，关闭门窗，屏风遮挡，无干扰（2分）	2
实施80分		步履轻盈，携用物至病室（1分），再次核对并解释操作目的和过程（1分）	2
		患者取屈膝仰卧位（2分），脱去对侧裤腿盖在近侧腿上（1分），对侧腿和上身用被遮盖（1分）	4
		治疗巾垫于患者臀下（1分），弯盘置于外阴处，治疗碗放置在弯盘后（1分）	2
		一手戴一次性手套（1分），一手持镊子夹取消毒棉球依次初步消毒外阜——阴茎——阴囊（3分）	4
		然后左手用无菌纱布裹住阴茎将包皮向后推暴露尿道口（2分）	2
		右手持镊子夹取消毒棉球自尿道口向外旋转（2分），依次擦拭消毒尿道口——龟头——冠状沟数次（3分）	5
		每个棉球限用1次（2分），污棉球放在弯盘内（1分）	3
		移治疗碗和弯盘至床尾（1分），脱手套置弯盘内（1分）	2
		在患者两腿间，打开导尿包（1分），按无菌技术打开治疗巾（3分），上半层置于患者臀下（1分）	5
		戴无菌手套（1分），铺洞巾（1分），按操作顺序排列好用物（2分）	4
		润滑导尿管前端（2分）	2
		左手用无菌纱布裹住阴茎并提起，使之与腹壁成60°角（2分），将包皮向后退，暴露尿道口（1分）	3
		右手持钳夹消毒液棉球，再次消毒尿道口（2分）	2
		左手用无菌纱布固定阴茎（1分），右手将无菌治疗碗置洞巾口旁（1分），嘱患者张口呼吸（2分）	4
		血管钳夹持导尿管对准尿道口轻轻插入尿道20～22cm（8分），见尿液流出再插入1～2cm（4分）	12
		固定导尿管（1分），将尿液引入治疗碗内（1分）	2
		密切注意患者的反应及询问其感觉（2分）	2
		导尿完毕，轻轻拔出导尿管至弯盘内（3分）	3
		撤下洞巾，擦净外阴（2分），撤去患者臀下的治疗巾放在治疗车下层（1分），脱去手套置弯盘内（1分）	4
		协助患者整理衣、裤取舒适卧位（2分），整理床单元（2分）	4
		清理用物（2分），放置合理（2分）	4
		测量尿量（1分），尿标本贴标签后送检（1分）	2
		洗手（1分），记录结果，报告操作完毕（1分）	2
评价10分		有爱伤观念（2分），沟通语言通俗易懂，用词准确（1分），无菌观念强（2分）	5
		操作前、中、后均认真执行查对制度（2分），举止符合规范，操作熟练、轻巧、符合程序（1分）	3
		物品放置合理、省时、省力（2分）	2
		操作时间：10min完成（从遮挡患者开始），每超过30s扣1分	

【并发症及处理】

1. 尿路感染 导尿相关尿路感染是医院感染中最常见的感染类型。其危险因素包括患者方面和导尿管理置入与维护方面。患者方面的危险因素主要包括：患者年龄、性别、基础疾病、免疫力和其他健康状况等。导尿管置入和维护方面的危险因素主要包括：导尿管置入方法、导尿管留置时间、导尿管护理质量和抗菌药物临床使用等。导尿和相关尿路感染方式主要为逆行性感染。医务人员应针对危险因素，加强导尿管相关尿路感染的预防与控制工作。置管前严格掌握留置导尿管的适应证；仔细检查无菌导尿包；对留置导尿管的患者，应该采用密闭式引流装置；告知患者留置导尿管的目的、配合要点和置管后的注意事项。置管时严格遵循无菌操作原则，如导尿管被污染应当重新更换无菌导尿管。置管后保持尿液引流通畅，避免打折、弯曲；任何时候保证集尿袋高度在膀胱水平以下；活动或搬运时夹闭引流管，防止尿液逆流；任何时候防止移动和牵拉导尿管；保持尿道口清洁，定期更换集尿袋和导尿管。鼓励患者多饮水，达到自然冲洗尿路的目的。如患者出现尿路感染时，应及时更换导尿管，并留取尿液进行微生物病原学检查，必要时应用抗生素治疗。

2. 尿道损伤　导尿时选择导尿管的型号过大或者是导尿管突然被外力（如患者烦躁或翻身时）牵拉，有时甚至会将整个导尿管拉出造成尿道损伤；导尿管气囊卡在尿道内口，气囊压迫膀胱壁或尿道，也会造成尿道黏膜的损伤。医务人员应正确选择导尿管型号，最大限度降低尿道损伤；置管时动作要轻柔，置管后将导尿和固定稳妥，防止脱出，从而避免损伤尿道黏膜。

3. 气囊破裂致膀胱异物　导尿管气囊内注入液体过多、压力。

（一）肾损伤

【病因及病理】

1. 病因——了解

（1）闭合性损伤——最多见。

（2）开放性损伤：弹片、枪弹、刀刃。

（3）肾本身病变：肾积水、肾肿瘤、肾结核等，有时极轻微的创伤，也可造成严重的"自发性"肾破裂。

（4）医疗操作损伤：肾穿刺等。

2. 病理

（1）肾挫伤：轻微，可自愈——大多数。

（2）肾部分裂伤。

（3）肾全层裂伤：症状明显，后果严重，均需手术治疗。

（4）肾蒂伤：多发生于右肾，可引起大出血、休克，常来不及诊治就死亡。应迅速确诊并施行手术。

（5）晚期：

持久尿外渗——尿囊肿。

血肿、尿外渗——组织纤维化，压迫肾盂输尿管交界处——肾积水；

部分肾实质缺血、肾蒂周围纤维化压迫肾动脉——肾血管性高血压。

【临床表现】

1. 休克　见于严重肾裂伤、肾蒂裂伤或合并其他脏器损伤。

2. 血尿　肾挫伤较轻；严重肾裂伤则呈大量肉眼血尿，并有血块阻塞尿路。

注意：血尿与损伤程度不成比例，如肾蒂血管断裂、损伤性肾动脉血栓形成、肾盂广泛撕裂、输尿管断裂或凝血块阻塞时可无明显血尿。

3. 疼痛　腰腹部疼痛。血液、尿液渗入腹腔或合并腹内脏器损伤时，出现全腹疼痛和腹膜刺激症状。血块通过输尿管时可出现肾绞痛。

4. 腰腹部包块　肾周血肿及尿外渗使局部肿胀形成。

5. 发热　血肿和尿外渗易合并感染，甚至导致肾周脓肿或化脓性腹膜炎，伴有全身中毒症状。

【诊断】

（1）病史及体检。

（2）血、尿常规：尿中含多量红细胞；血红蛋白与血细胞比容持续降低提示有活动性出血，白细胞增多提示有继发感染。

（3）特殊检查

首选：CT。次选：B超，简便实用。

排泄性尿路造影：可评价肾损伤的范围和程度。

选择性肾动脉造影：可显示肾动脉和肾实质损伤情况。

不宜采用：逆行肾盂造影（易招致感染）。

【治疗】

1. 紧急治疗 纠正休克，同时明确有无合并损伤，做好手术探查的准备。

2. 保守治疗

（1）绝对卧床休息2～4周，通常肾损伤后4～6周肾挫裂伤才趋于愈合。恢复后2～3个月不参加体力劳动。

（2）密切观察：血压、脉搏、呼吸、体温、血尿浓度及血红蛋白和血细胞比容的检测。注意腰部包块有无增大。

（3）补充血容量，维持水电解质平衡。必要时输血。

（4）预防感染：广谱抗生素。

（5）使用止痛、镇静和止血药物。

3. 手术治疗

手术指征：①开放性肾损伤；②严重休克经输血、输液仍不能纠正；③合并腹内脏器损伤者；④腰部包块逐渐增大；⑤血尿逐渐加重，血红蛋白及血细胞比容逐渐下降。

（二）球部尿道损伤

了解男性尿道结构，见图2-29。

【病因及病理】

（1）病因——骑跨伤。

（2）病理

1）尿道挫伤——仅有尿道水肿和出血。

2）尿道裂伤——尿道周围血肿和尿外渗，愈后引起瘢痕性尿道狭窄。

3）尿道完全断裂——因尿道断端退缩、分离，血肿较大，可发生尿潴留。用力排尿则发生尿外渗。

【临床表现】

（1）尿道出血：尿液可为血尿。即使不排尿也可见尿道口滴血。

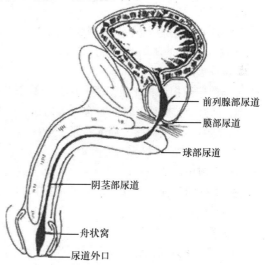

前列腺部尿道
膜部尿道
球部尿道
阴茎部尿道
舟状窝
尿道外口

图 2-29 男性尿道结构示意图

（2）疼痛：会阴部疼痛，可放射至尿道外口，排尿时加重。

（3）排尿困难：因尿道水肿和疼痛致括约肌痉挛，发生排尿困难；尿道完全断裂时，则可发生尿潴留。

（4）局部血肿。

（5）尿外渗。

【诊断】

（1）病史和体检。

（2）导尿

插入导尿管，留置导尿一周以引流尿液并支撑尿道。注意：如一次插入困难，不应反复试插，以免加重创伤和导致感染。

（3）X线——尿道造影：尿道断裂时可见造影剂外溢。

【治疗】

1. 不同程度尿道球部损伤的不同处理　见表2-29。

表 2-29　尿道球部损伤的不同处理

	处理
挫伤或轻度裂伤	无需特殊处理，可自愈。抗生素预防感染、多饮水稀释尿液，必要时插入导尿管引流1周
尿道裂伤	·尿引流1周
	·如导尿失败，应即行会阴尿道修补，并留置导尿管2～3周
	·严重者——耻骨上膀胱造瘘术
尿道断裂	经会阴尿道修补术或断端吻合术，留置导尿管2～3周
	断裂严重、血肿大——膀胱造瘘术，也可经会阴清除血肿，做断端吻合

2. 紧急处理　尿道球海绵体严重出血可致休克，应立即压迫会阴部止血，采取抗休克措施，尽早手术。

（三）后尿道损伤

【病因及病理】

1. 病因　骨盆骨折。

2. 病理　膜部尿道穿过尿生殖膈，当骨盆骨折时，附着于耻骨下支的尿生殖膈突然移位，造成剪切样暴力，使薄弱的膜部尿道撕裂，甚至在前列腺尖端处撕断。

【临床表现】

（与前尿道损伤相比较，不同的是更易引起休克及尿外渗）

1. 休克　较严重，常同时合并大出血，引起休克。

2. 疼痛　下腹部痛，局部肌紧张及压痛。

3. 排尿困难　发生急性尿潴留。

4. 尿道出血　尿道口仅少量血液流出或无流血。

5. 尿外渗及血肿　多在前列腺周围形成血肿或尿外渗。尿生殖膈撕裂时，血肿及尿外渗可渗出于会阴区皮下。

【诊断】

1. 病史和体格检查　骨盆挤压伤后出现尿潴留，应考虑后尿道损伤；骨盆挤压及分离实验阳性；直肠指诊：可触及直肠前柔韧的血肿及压痛，有时可扪及浮动的前列腺尖端。

2. X线检查　骨盆平片——骨盆骨折；尿道造影——后尿道有造影剂外渗。

【治疗】——与前尿道损伤不同！

1. 紧急处理　平卧位，减少搬动，以免加重损伤。积极纠正休克。不宜插入导尿管！避免加重局部损伤及感染。尿潴留者：可行耻骨上膀胱穿刺，吸出尿液。

2. 手术治疗

（1）早期处理——耻骨上高位膀胱造瘘：排尿困难尿潴留者，尤其是休克严重者，仅做耻骨上膀胱造瘘术，3～6 个月后再行尿道重建术。不加重尿道损伤及出血，可减少感染和降低尿道狭窄及阳痿的发生率（图 2-30）。

（2）尿道会师牵引术：切开膀胱后，以金属尿道探为引导，经尿道置尿管入膀胱，并做适当牵引，缩短尿道断端的距离。目的：恢复尿道连续性，避免尿道分离形成较大的瘢痕狭窄。

（3）并发症的处理

1）尿道狭窄：轻者定期做尿道扩张；严重者，在伤后 3～6 个月经尿道内切开或会阴切开行瘢痕切除及尿道端端吻合术。

2）直肠损伤：早期立即修补，并做暂时性结肠造瘘术。

3）尿道直肠瘘：等待 3～6 个月后再施行修补术。

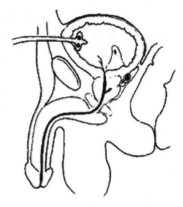

图 2-30 高位膀胱造瘘

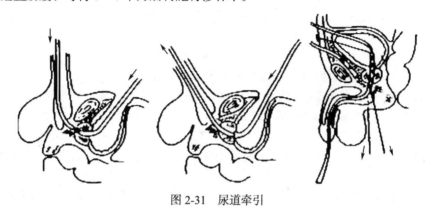

图 2-31 尿道牵引

（四）膀胱损伤

【解剖特点与概述】 膀胱是位于腹膜外、盆腔内的空腔脏器，其形状、大小、位置随年龄、膀胱内尿液多少及其邻近脏器的状态的不同而不同。

幼儿的膀胱大部分位于腹腔内，无骨盆保护，以后降至盆腔。女性膀胱较男性为低。

空虚的膀胱呈四面锥体形，分为底、体、尖、颈四部和上面、下外侧面。膀胱底呈三角形，朝向后下方。在男性，膀胱的后面与直肠、精囊及输精管壶腹部相邻，下面和前列腺以肌肉紧密结合而固定。在女性，膀胱后面为子宫和阴道上部，下面临近尿生殖膈。

腹膜覆盖膀胱的顶和后上部。膀胱空虚时，腹膜下降至耻骨联合处；膀胱充盈时，腹膜随膀胱上升，前面直接与腹前壁相贴。

成人的正常膀胱容量一般为 350～500ml。女性膀胱容量较男性稍小，但妊娠期膀胱容量增加。在膀胱炎、不稳定膀胱、上运动神经元病变、手术后功能障碍、尿失禁、泌尿系结核晚期膀胱挛缩时，膀胱容量会减小；在感觉障碍性疾病、下运动神经元病变、尿道梗阻、巨膀胱症、感觉麻痹性膀胱时，膀胱容量会增大。

膀胱壁分为黏膜层、黏膜下层、肌肉层和浆膜层。

【病因】 膀胱空虚时位于骨盆深处，受到骨盆、筋膜、肌肉及其他软组织的保护，不易受到损伤。

膀胱损伤多发生于膀胱充盈时，此时膀胱高出于耻骨联合以上，与前腹壁相贴，体积增大，壁薄，张力增加，又失去了骨盆的保护，容易受到损伤。

幼儿的膀胱位置较成年人高，稍充盈即突出至下腹部，因此，幼儿膀胱更易受到损伤。

根据损伤病因不同，膀胱损伤可分为：

1. 闭合性损伤 最常见。多发生于膀胱充盈时，发生车祸、撞击、踢伤、坠落等，暴力作用于下腹部。骨盆骨折时，骨折断端或游离骨片刺破膀胱。酒醉也是引起膀胱破裂的因素之一，由于酒精的麻醉作用，酒醉者对疼痛不敏感，膀胱常膨胀充盈，腹壁肌肉松弛，如果此时摔倒、翻身、甚至咳嗽，就有可能发生膀胱破裂。膀胱本身存在病变，如肿瘤、结核性溃疡、憩室、炎症、多次手术后等，当膀胱充盈时，在咳嗽、恶心、呕吐、用力过猛等使腹内压增加的情况下，发生破裂，称为膀胱自发性破裂。

2. 开放性损伤 由弹片、子弹或尖刀等锐器贯通所致，常合并直肠、阴道、子宫等其他脏器损伤。形成膀胱腹壁瘘、膀胱直肠瘘或膀胱阴道瘘等。

3. 医源性损伤 多由于器械操作不当引起。在膀胱镜检查时，尤其当膀胱结核性挛缩时更易穿破膀胱。尿道扩张、经尿道膀胱碎石术、疝修补术、难产时对产程延长处理不当、输卵管结扎术、剖宫产术、人工流产、盆腔脏器切除术等均可能损伤膀胱。经尿道膀胱肿瘤电切时，尤其电切侧壁肿瘤时，易引起闭孔神经反射，膀胱突然收缩造成穿孔。行膀胱颈部、前列腺等电切术时操作不当，也可能损伤膀胱。

【病理】

1. 膀胱损伤根据病理类型 可分为膀胱挫伤和膀胱破裂。

（1）膀胱挫伤：指仅膀胱黏膜或肌层受到损伤，膀胱未破裂。局部出血或形成血肿。可发生血尿，但无尿外渗。大部分膀胱损伤为膀胱挫伤。

（2）膀胱破裂：膀胱破裂指膀胱壁全层破裂，有尿外渗。严重损伤可造成膀胱破裂。

2. 膀胱破裂根据病因 可分为外伤性膀胱破裂、医源性膀胱破裂和自发性膀胱破裂。其中外伤性膀胱破裂为最常见类型。

3. 根据膀胱破裂的位置与腹膜的关系 又可分为腹膜内膀胱破裂、腹膜外膀胱破裂和混合型膀胱破裂。

（1）腹膜内膀胱破裂：膀胱破裂部位多发生在腹膜覆盖的膀胱顶部。多发生于膀胱充盈时遭受暴力打击，膀胱内压骤然升高，腹膜覆盖的膀胱顶部较薄弱，易发生破裂，破裂位置也可以发生在膀胱后壁。发生腹膜内膀胱破裂后，裂口与腹腔相通，尿液流入腹腔，引起尿性腹膜炎。医源性损伤也可导致腹膜内膀胱破裂。

（2）腹膜外膀胱破裂：膀胱壁破裂，但腹膜完整。损伤多发生在膀胱前壁近颈部，或膀胱底部，多发生于骨盆骨折移位明显或有游离骨片者。尿液外渗到腹膜外膀胱周围组织及耻骨后间隙，沿骨盆筋膜到达盆底，沿输尿管周围疏松组织蔓延到肾区。可继发化脓性感染。腹膜外膀胱破裂较腹膜内膀胱破裂多见。

（3）混合型膀胱破裂：腹膜内膀胱破裂、腹膜外膀胱破裂均存在。伤情常较重。

【临床表现】 膀胱挫伤仅有下腹部疼痛和轻微血尿。可无明显症状，或因有临近器官损伤、复合伤而未引起注意，短期内可自愈。膀胱破裂的症状明显，可产生：

1. 休克 由创伤、疼痛和失血引起。当大量尿液流入腹腔时，由于尿液刺激引起剧烈腹痛，可引起休克；如发生骨盆骨折、合并其他脏器损伤，可发生失血性休克。约半数膀胱破裂者发生休克。

2. 下腹部疼痛 发生骨盆骨折时，疼痛更为剧烈。腹膜外膀胱破裂者下腹部、耻骨后疼痛，可向会阴部放射。下腹部压痛、肌紧张。直肠指检触及直肠前壁有饱胀感。腹膜内膀胱破裂者，尿液流入腹腔引起急性腹膜炎症状，全腹胀痛、肌紧张、肠鸣音减弱、消失。渗尿多时，有移动性浊音。

3. 排尿困难和血尿 虽有尿急，但不能排尿或仅排出少量血尿。

4. 尿瘘　开放性损伤者可有体表伤口、直肠、阴道漏尿。闭合性损伤者在尿外渗继发感染、破溃后，可形成尿瘘。

【诊断】

1. 病史与体检　有下腹部外伤史、外伤性骨盆骨折史、膀胱尿道内器械操作史、难产或放疗后出现腹痛、排尿困难或血尿。体检发现下腹部耻骨上区压痛，直肠指检触及直肠前壁有饱胀感，提示腹膜外膀胱破裂；如全腹胀痛，有压痛、反跳痛、肌紧张，并有移动性浊音，提示腹膜内膀胱破裂。

2. 导尿检查　怀疑有膀胱破裂时应行导尿检查。如果导尿管可顺利插入膀胱，但不能导出尿液或仅导出少量血尿，再经导尿管注入生理盐水 300ml，5 分钟后放出，如果导出量明显少于注入量，提示可能存在膀胱破裂。

3. X 线检查　骨盆平片可以发现骨盆骨折。膀胱造影对诊断膀胱破裂很有价值：自导尿管注入 15%～30%造影剂 300ml，行前后位、左斜位、右斜位摄片，放出造影剂，用生理盐水冲洗膀胱，再次摄片，如果显示造影剂外溢，则为膀胱破裂。还有学者应用膀胱注气造影法：经导尿管注入大量空气，如果有腹膜内膀胱破裂，可发生气腹，膈下可见游离气体。排泄性尿路造影：对怀疑同时存在上尿路损伤者，可行此检查。

4. 腹腔穿刺　发生腹膜内膀胱破裂，当大量尿液流入腹腔后，腹腔穿刺可抽出淡血性尿液。

5. 膀胱镜检查　可观察膀胱破裂口的位置和大小。对治疗提供帮助。

6. 超声检查　可以明确膀胱破裂的部位、范围以及尿外渗的程度。操作简便，无创伤，正确诊断率高，可在床旁进行，不影响抢救时机，可重复检查，动态观察病变化，能同时检查有无腹部其他脏器损伤，为及时手术提供有价值的依据。

7. CT 检查　可见膀胱壁连续性中断，破裂处膀胱壁结构不清。膀胱周围可见液体阴影，提示尿外渗。少数患者由于血块堵塞膀胱破裂口，影响检查结果，或合并邻近脏器损伤者，应提倡 CT 检查。

【治疗】

1. 抗休克治疗　输液、输血、止痛、镇静。尽早使用广谱抗生素预防感染。

2. 保守治疗　膀胱挫伤或膀胱造影仅有少量造影剂外渗，症状轻的膀胱破裂，可留置导尿管持续引流尿液 7～10 天，并使用抗生素预防感染，小的膀胱裂口可以愈合。但需严密观察病情变化。

3. 手术治疗　膀胱破裂伴有明显的尿外渗和出血，需尽早手术治疗。要求：闭合膀胱裂口，膀胱及尿外渗部位充分引流。

【术后处理】　耻骨上膀胱造瘘管或尿道留置导尿管于术后 7～10 天拔除。如果无膀胱颈、尿道损伤，可先拔除膀胱造瘘管，待造瘘口愈合后再拔除尿道留置的导尿管，以防出现尿瘘。

二、耻骨上膀胱穿刺造口术

【目的】　是引流膀胱内尿液的方法之一，多在导尿失败时使用。因为不经过尿道，膀胱造瘘可消除导尿管对尿道的刺激，在定期更换造瘘管的情况下能长期保留。

【适应证】

（1）急性尿潴留，导尿不成功者。

（2）阴茎，尿道损伤患者。

（3）尿道及膀胱手术后的患者。

（4）慢性尿潴留，不适宜长期留置导尿管者，如前列腺增生不适宜手术患者。

（5）配合前列腺电切术，避免 TUR 综合征者。

【禁忌证】

（1）有严重凝血功能障碍。

（2）穿刺部位有感染者。

（3）膀胱无法充盈者。

（4）下腹部手术者。

（5）盆腔巨大肿瘤致膀胱受压无法完成穿刺操作者。

【操作前准备】

1. 患者准备

（1）签署知情同意书。

（2）有严重凝血功能障碍者需输血浆或相应凝血因子，纠正后再实施。

（3）过敏体质者需行利多卡因皮试，阴性者方可实施。

（4）穿刺前先嘱患者憋尿，以免穿刺时损伤肠管。

2. 材料准备

物品准备：穿刺包（弯盘 2 个、血管钳 2 个、孔巾 1、棉球若干、纱布 2 块、手术尖刀、膀胱穿刺套管针、持针器、缝合线）5ml 注射器，2% 利多卡因，导尿管，无菌手套，碘伏。局部备皮。

操作者准备：洗手戴口罩。

3. 操作者准备

（1）核对患者信息。

（2）洗手：术者按六步洗手法清洗双手后，准备操作。

（3）穿刺前应测量血压、脉搏等生命体征。

（4）根据病情安排适当体位，协助患者暴露下腹部。确认膀胱已高度充盈。

4. 操作步骤

（1）患者平卧位，操作者位于患者右侧，用触诊及叩诊方法，耻骨上能够叩及胀大的膀胱，确定膀胱充盈，避免损伤腹膜及肠管。

（2）常规消毒铺巾，2.5% 碘酒以穿刺点为中心向四周环形扩展消毒，范围为穿刺点周围至少 15 厘米皮肤。再用 75% 乙醇脱碘 2 次。标记穿刺点（垂直耻骨联合上方 1~2 横指处），穿刺点避开感染灶，打开穿刺包，检查器械是否有损毁，是否匹配良好。

（3）切口定位，腹正中线，耻骨联合上方 1~2 横指处。

（4）麻醉：核对麻醉药名称、浓度、时间、有效期、用 2% 利多卡因 5ml 先在穿刺点局部皮肤下注射形成一皮丘，再将注射器垂直于皮肤表面，于穿刺点标记处缓慢刺入，间断负压回抽，如无液体及鲜血吸出，则注射麻醉药，逐层麻醉各层组织，直至膀胱腔，记录进针长度，对于过于肥胖的患者可选用心内穿刺针。

（5）切口：确认部位做 1cm 长横行皮肤切口，用尖手术刀切开皮肤浅筋膜直到腹直肌前鞘。

（6）穿刺：右手持穿刺针，左手在下方保护确认缓慢进针，通过腹直肌前鞘有阻力，当有明显落空感时拔出针芯可见有尿液流出，在拔出针芯同时将穿刺造瘘管继续向膀胱内推进 2~3cm，目的是防止膀胱尿液排空后穿刺造瘘管脱出膀胱，此时用止血钳夹闭造瘘管，防止尿液持续流出。

（7）固定造瘘管，皮肤切口缝合一针，打结后线尾结扎固定造瘘管。剪好侧孔纱布两块交叉覆盖切口，固定纱布，接好引流袋，松开止血钳。放出尿液不易过快，每次少于 500ml。

（8）观察：尿液颜色，如有血尿可适当加压牵引导尿管止血。嘱平卧休息，术后观察造瘘管引流是否通畅，腹部体征，下腹胀是否缓解。

（9）护理：每 2~3 天更换伤口敷料一次；每周更换引流尿袋一次；每月更换造瘘管一次。如发生造瘘管阻塞，及时冲洗；多饮水，以防止发生膀胱结石。

5. 耻骨上膀胱穿刺造口术评分 表 2-30。

表 2-30 耻骨上膀胱穿刺造口术评分表（满分 100 分）

项目	操作要求	分值	扣分标准	得分
目的	是引流膀胱内尿液的方法之一，多在导尿失败时使用。	2	遗漏扣 2 分	
适应证	1. 急性尿潴留，导尿不成功者 2. 阴茎，尿道损伤患者 3. 尿道以及膀胱手术后的患者 4. 慢性尿潴留，不适宜长期留置导尿管者，如前列腺增生不适宜手术患者 5. 配合前列腺电切术，避免 TUR 综合征者	3	每述一条加 1 分	
禁忌证	1. 有严重凝血功能障碍 2. 穿刺部位有感染者 3. 膀胱未充盈者 4. 下腹部手术者导致局部组织器官粘连严重者 5. 盆腔巨大肿瘤致膀胱受压无法完成穿刺操作者	5	每述一条加 1 分	
操作前准备	仪表端庄，着装整洁，戴帽子和口罩，局部备皮	3	一项不合格扣 1 分	
	准备用物：穿刺包、注射器、利多卡因、胶布、消毒用品、缝合针及缝线、刀片等 举手示意开始	2		
操作流程	医患沟通，告知穿刺必要性与可行性，缓解压力 签署知情同意书	10	不签署知情同意书扣 5 分，未沟通扣 5 分，沟通使用过多专业术语或不全面扣 2 分	
	患者平卧位，操作者位于患者右侧，用触诊及叩诊方法，耻骨上能够叩及胀大的膀胱，确定膀胱充盈，避免损伤腹膜及肠管	5	错或少一条扣 2 分	
	标记穿刺点：垂直耻骨联合上方 1～2 横指处	10	缺或错一项扣 2.5 分，定位错误扣 10 分	
	戴手套、铺巾，常规消毒铺巾，2.5%碘酒以穿刺点为中心向四周环形扩展消毒 3 次，范围为穿刺点周围至少 15 厘米皮肤	5	消毒方式、范围错误各扣 2 分，戴手套、铺巾不正确各扣 2 分	
	麻醉：核对麻醉药名称、浓度、时间、有效期，用 2%利多卡因 5ml 先在穿刺点局部皮肤下注射形成一皮丘，再将注射器垂直于皮肤表面，于穿刺点标记处缓慢刺入，间断负压回抽，如无液体及鲜血吸出，则注射麻醉药，逐层麻醉各层组织，直至膀胱腔，记录进针长度	10	不做皮丘、不查对麻药，进针位置、角度不正确、注药前不回抽各扣 1 分	
	切口：确认部位做 1cm 长横行皮肤切口，用尖手术刀切开皮肤浅筋膜直到腹直肌前鞘	10	每处不合规范扣 5 分未达腹直肌前鞘扣 5 分	
	穿刺：右手持穿刺针，左手在下方保护确认缓慢垂直进针	15	未垂直进针扣 5 分，拔出针芯同时未将穿刺造瘘管继续向膀胱内推进扣 5 分，未夹闭造瘘管扣 5 分	
	通过腹直肌前鞘有阻力，当有明显落空感时拔出针芯可见有尿液流出，在拔出针芯同时将穿刺造瘘管继续向膀胱内推进 2～3cm，此时用止血钳夹闭造瘘管，防止尿液持续流出			
	固定尿管，皮肤切口缝合一针，打结后线尾结扎固定造瘘管，剪好侧孔纱布两块交叉覆盖切口，固定纱布，接好引流袋，松开止血钳。放出尿液不易过快，每次少于 500ml	10	每处不合规范扣 5 分	
观察及注意事项	观察：尿液颜色，如有血尿可适当加压牵引导尿管止血。嘱平卧休息，术后观察造瘘管引流是否通畅，腹部体征，下腹胀是否缓解	10	遗漏 1 条扣 2 分	
	护理：每 2 天更换伤口敷料一次；每周更换引流尿袋一次；每月更换造瘘管一次。如发生造瘘管阻塞，及时冲洗；多饮水，以防止发生膀胱结石，泌尿外科定期复查，随诊			

【并发症及处理】

1. 穿刺误入腹腔及损伤肠管 是最严重的并发症，应该立即手术修补，对有下腹部手术史的患者，如必须膀胱穿刺造瘘，需在 B 超引导下完成。

2. 膀胱出血，伤口渗血 缝合切口就能很好止血。

3. 尿外渗 避免反复穿刺，保证造瘘管通畅。

4. 膀胱刺激征 部分患者对造瘘管有一个适应过程，如果症状明显，可口服治疗尿频的药物。

5. 造瘘管脱落 避免方法，造瘘管成功置入膀胱后，在拔出针芯同时将穿刺造瘘管继续向膀胱内推进约 10cm，另外切口缝合打结后线尾结扎固定造瘘管，做到以上两点，一般造瘘管不会脱落。

6. 麻醉意外

1）术前要详细询问患者的药物过敏史，特别是麻醉药。

2）如若使用普鲁卡因麻醉，术前应该做皮试。

3）手术时应该备好肾上腺素等抢救药物。

【相关知识】

良性前列腺增生 病理学表现为细胞增生，而不是肥大，故应命名为前列腺增生，是引起男性老年人排尿障碍原因中最为常见的一种良性疾病。

【病因】 有关前列腺增生症发病机制的研究很多，但至今病因仍不完全清楚。目前一致公认老龄和有功能的睾丸是前列腺增生发病的两个重要因素，二者缺了不可。组织学上 BPH 的发病率随年龄的增长而增加。随着年龄逐渐增大，前列腺也随之增长，男性在 35 岁以后前列腺可有不同程度的增生，多在 50 岁以后出现临床症状。

前列腺（图 2-32）的正常发育有赖于雄激素，青春期前切除睾丸，前列腺即不发育，老年后也不会发生前列腺增生。前列腺增生的病人在切除睾丸后，增生的上皮细胞会发生凋亡（apoptosis）腺体萎缩。

受性激素的调控，前列腺间质细胞和腺上皮细胞相互影响，各种生长因子的作用，随着年龄增长体内性激素平衡失调以及雌、雄激素的协同效应等，可能是前列腺增生的重要病因。

【病理】 前列腺腺体增生开始于围绕尿道精阜的腺体，这部分腺体称为移行带，未增生之前仅占前列腺组织的 5%。前列腺其余腺体由中央带（占 25%）和外周带（占 70%）组成。

中央带似楔形并包绕射精管，外周带组成了前列腺的背侧及外侧部分，是前列腺癌最常发生的部位（图 2-32）。

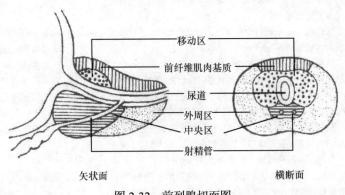

矢状面　　　　　　　　　横断面

图 2-32　前列腺切面图

前列腺增生主要发生于前列腺尿道周围移行带，增生组织呈多发结节，并逐渐增大。增生的腺体将外周的腺体挤压萎缩形成前列腺外科包膜，与增生腺体有明显界限，易于分离。

增生腺体突向后尿道，使前列腺尿道伸长、弯曲、受压变窄，尿道阻力增加，引起排尿困难（图 2-33）。

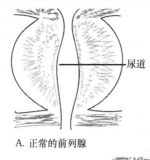

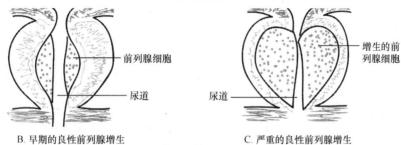

图 2-33 前列腺增生

此外,前列腺内尤其是围绕膀胱颈部的平滑肌内含有丰富的 α 肾上腺素能受体,这些受体的激活使该处平滑肌收缩,可明显增加前列腺尿道的阻力。

前列腺增生及 α 肾上腺素能受体兴奋致后尿道平滑肌收缩,造成膀胱出口梗阻,为了克服排尿阻力,逼尿肌增强其收缩能力,逐渐代偿性肥大,肌束形成粗糙的网状结构,加上长期膀胱内高压,膀胱壁出现小梁小室或假性憩室。

如膀胱容量较小,逼尿肌退变,顺应性差,出现逼尿肌不稳定收缩,病人有明显尿频、尿急和急迫性尿失禁,可造成输尿管尿液排出阻力增大,引起上尿路扩张积水。

如梗阻长期未能解除,逼尿肌萎缩,失去代偿能力,收缩力减弱,导致膀胱不能排空而出现残余尿。

随着残余尿量增加,膀胱壁变薄,膀胱无张力扩大,可出现充盈性尿失禁或无症状慢性尿潴留,尿液反流引起上尿路积水及肾功能损害。梗阻引起膀胱尿潴留,还可继发感染和结石形成。

【临床表现】 前列腺增生症多在 50 岁以后出现症状。症状与前列腺体积大小不完全成比例,而取决于引起梗阻的程度、病变发展速度以及是否合并感染等,症状可时轻时重。

1. 尿频 是前列腺增生病人最常见的早期症状,夜间更为明显。尿频的原因,早期是因增生的前列腺充血刺激引起。随着病情发展,梗阻加重,残余尿量增多,膀胱有效容量减少,尿频逐渐加重。此外,梗阻诱发逼尿肌功能改变,膀胱顺应性降低或逼尿肌不稳定,尿频更为明显,并出现急迫性尿失禁等症状。

2. 排尿困难 是前列腺增生最重要的症状,病情发展缓慢。典型表现是排尿迟缓、断续、尿流细而无力、射程短、终末滴沥、排尿时间延长。如梗阻严重,残余尿量较多时,常需要用力并增加腹压以帮助排尿,排尿终末常有尿不尽感。当梗阻加重达一定程度时,过多的残余尿可使膀胱逼尿肌功能受损,收缩力减弱,逐渐发生尿潴留并出现尿失禁。

膀胱过度充盈致使少量尿液从尿道口溢出,称为充盈性尿失禁。

前列腺增生的任何阶段中,可因气候变化、劳累、饮酒、便秘、久坐等因素,使前列腺突然充血、水肿导致急性尿潴留,病人不能排尿,膀胱胀满,下腹疼痛难忍,常需去医院急诊处理。

前列腺增生合并感染或结石时,可出现明显尿频、尿急、尿痛症状。

增生腺体表面黏膜较大的血管破裂时,亦可发生不同程度的无痛性肉眼血尿,应与泌尿系肿瘤引起的血尿鉴别。

梗阻引起严重肾积水、肾功能损害时，可出现慢性肾功能不全，如食欲缺乏、恶心、呕吐、贫血、乏力等症状。

长期排尿困难导致腹压增高，还可引起腹股沟疝、内痔与脱肛等。

【诊断】

1. 检查　50 岁以上男性出现典型的排尿不畅的临床表现，须考虑有前列腺增生的可能。一般需作下列检查：直肠指检是重要的检查方法，每例前列腺增生病人均需做此项检查。

（1）指检：多数病人可触到增大的前列腺，表面光滑，质韧、有弹性，边缘清楚，中间沟变浅或消失，即可作出初步诊断。指检结束时应注意肛门括约肌张力是否正常。

（2）B 超：可经腹壁、直肠或尿道途径进行。

经腹壁超声检查时膀胱需要充盈，扫描可清晰显示前列腺体积大小，增生腺体是否突入膀胱，还可以测定膀胱残余尿量。

经直肠超声扫描对前列腺内部结构分辨度更为精确，目前已普遍被采用.

经尿道途径可准确分辨增生移行带与外周带的情况，因系有创检查，故较少采用。

B 超还可以了解膀胱有无结石以及上尿路有无继发积水等病变。

（3）尿流率检查：可以确定前列腺增生病人排尿的梗阻程度。检查时要求排尿量在 150～200ml，如最大尿流率<15ml/s 表明排尿不畅。

如<10ml/s 则表明梗阻较为严重，常是手术指征之一。

如果排尿困难主要是由于逼尿肌功能失常引起，应行尿流动力学检查，通过测定排尿时膀胱逼尿肌压力变化等，可了解是否存在逼尿肌反射不能、逼尿肌不稳定和膀胱顺应性差等功能受损情况。

（4）前列腺特异性抗原（PSA）测定对排除前列腺癌，尤其前列腺有结节或质地较硬时十分必要。

血清 PSA 正常值为 4ng/ml。PSA 敏感性高，但特异性有限，许多因素都可影响 PSA 的测定值，如前列腺增生也可使 PSA 增高。

（5）放射性核素肾图有助于了解上尿路有无梗阻及肾功能损害。

有血尿的病人应行静脉尿路造影和膀胱镜检查，以除外合并有泌尿系统肿瘤的可能。

2. 鉴别　鉴别诊断前列腺增生引起排尿困难，应与下列疾病鉴别。

（1）膀胱颈挛缩亦称膀胱颈纤维化：多为慢性炎症所致，发病年龄较轻，多在 40～50 岁出现排尿不畅症状，但前列腺体积不增大，膀胱镜检查可以确诊。

（2）前列腺癌：前列腺有结节，质地坚硬或血清 PSA 升高，鉴别需行 MRI 和系统前列腺穿刺活组织检查。

（3）尿道狭窄：多有尿道损伤及感染病史，行尿道膀胱造影与尿道镜检查，不难确诊。

（4）神经源性膀胱功能障碍：临床表现与前列腺增生相似，有排尿困难、残余尿量较多、肾积水和肾功能不全，前列腺不增大，为动力性梗阻。

（5）病人常有中枢或周围神经系统损害的病史和体征，如有下肢感觉和运动障碍，会阴皮肤感觉减退、肛门括约肌松弛或反射消失等。

（6）静脉尿路造影常显示上尿路有扩张积水，膀胱常呈"圣诞树"形。

尿流动力学检查可以明确诊断。

【治疗】　前列腺增生未引起明显梗阻者一般无需处理，可观察等待。梗阻较轻或不能耐受手术者可采用药物治疗或非手术微创治疗。排尿梗阻症状严重、膀胱残余尿量超过 50ml 或既往出现过急性尿潴留、药物治疗疗效不佳而全身状况能够耐受手术者，应争取早日手术治疗。对前列腺增生的治疗可分为：

1. 观察等待 良性前列腺增生病人若长期症状较轻，不影响生活与睡眠，一般无需治疗可观察等待。但需密切随访，如症状加重，应选择其他方法治疗。

2. 药物治疗 治疗前列腺增生的药物很多，常用的药物有：①α肾上腺素能受体阻滞剂（α受体阻滞剂）、②5α-还原酶抑制剂和植物类药等。

其中。$α_1$受体对排尿影响较大，$α_1$受体主要分布在前列腺基质平滑肌中，阻滞 $α_1$ 受体能有效地降低膀胱颈及前列腺的平滑肌张力，减少尿道阻力，改善排尿功能。

常用药物有特拉唑嗪 terazosin）、哌唑嗪（Prazosin）、阿夫唑嗪（alfuzosin）、多沙唑嗪（doxazosin）及坦索罗辛（tamsulosin）等，对症状较轻、前列腺增生体积较小的病人有良好的疗效。副作用多较轻微，主要有头晕、鼻塞、直立性低血压等。

5α-还原酶抑制剂是激素类药物，在前列腺内阻止睾酮转变为双氢睾酮，故可使前列腺体积部分缩小，改善排尿症状。

一般在服药 3 个月之后见效，停药后症状易复发，需长期服药，对体积较大的前列腺与受体阻滞剂同时服用疗效更佳。过去常用的雌激素因对心血管系统副作用大，不宜常规应用。

3. 手术治疗 前列腺增生梗阻严重、残余尿量较多、症状明显而药物治疗效果不好，身体状况能耐受手术者，应考虑手术治疗。

如有尿路感染、残余尿量较多或有肾积水、肾功能不全时，宜先留置导尿管或膀胱造瘘引流尿液，并抗感染治疗，待上述情况明显改善或恢复后再择期手术。

手术疗效肯定，但有一定痛苦与并发症等。

开放手术多采用耻骨上经膀胱或耻骨后前列腺切除术。

经尿道前列腺切除术（TURP）适用于大多数良性前列腺增生病人，有电切镜设备和有经验者可采用。

4. 其他疗法

（1）激光治疗：Nd-YAG 激光有接触性、非接触性和组织内插入等方式，疗效不十分理想。目前应用钬（Ho）激光、绿激光等治疗前列腺增生，疗效肯定。

（2）经尿道球囊高压扩张术。

（3）前列腺尿道网状支架。

（4）经尿道热疗。

（5）体外高强度聚焦超声等缓解前列腺增生引起的梗阻症状有一定疗效。适用于不能耐受手术的病人。

三、血尿的问诊

血尿是指离心沉淀尿中每高倍镜视野≥3 个红细胞，或非离心尿液超过 1 个或 1 小时尿红细胞计数超过 10 万，或 12 小时尿沉渣计数超过 50 万，均示尿液中红细胞异常增多，是常见的泌尿系统症状。原因有泌尿系炎症、结核、结石或肿瘤、外伤、药物等，对机体影响甚为悬殊。轻者仅镜下发现红细胞增多，称为镜下血尿；重者外观呈洗肉水样或含有血凝块，称为肉眼血尿。通常每升尿液中有 1ml 血液时即肉眼可见，尿呈红色或呈洗肉水样。发现红色尿后，首先要分清是真性血尿还是假性血尿。有些药物可以引起红色尿，如氨基比林、苯妥英钠、利福平、酚红等；需与真性血尿区别。近年来无明显伴随症状的血尿有增多趋势，大多为肾小球性血尿，已广泛引起重视和进行研究。

【病因】

1. 肾脏及尿路疾病

（1）炎症：急慢性肾小球肾炎、急慢性肾盂肾炎、急性膀胱炎、尿道炎、泌尿系统结核、泌尿系统霉菌感染等。

（2）结石：肾盂、输尿管、膀胱、尿道，任何部位结石，当结石移动时划破尿路上皮，既容易引起血尿亦容易继发感染。大块结石可引起尿路梗阻甚至引起肾功能损害。

（3）肿瘤：泌尿系统任何部位的恶性肿瘤或邻近器官的恶性肿瘤侵及泌尿道时均可引起血尿。

（4）外伤：是指暴力伤及泌尿系统。

（5）先天畸形：多囊肾，先天性肾小球基底膜超薄，肾炎，胡桃夹现象（该病是血管先天畸形引起走行于腹主动脉和肠系膜上动脉之间的左肾静脉受挤压，引起顽固性镜下血尿。右肾静脉径直注入下腔静脉，而左肾静脉须穿过腹主动脉与肠系膜上动脉所形成的夹角注入下腔静脉。正常时此角 45°～60°，若先天性此角过小或被肠系膜脂肪、肿大淋巴结、腹膜充填均可引起胡桃夹现象。诊断主要靠 CT、B 超、肾静脉造影检查。治疗须手术矫正）。

2. 全身性疾病

（1）出血性疾病：血小板减少性紫癜、过敏性紫癜、血友病、白血病、恶性组织细胞病、再生障碍性贫血等。

（2）结缔组织病：系统性红斑狼疮、皮肌炎、结节性多动脉炎、硬皮病等。

（3）感染性疾患：钩端螺旋体病、流行性出血热、丝虫病、感染性细菌性心内膜炎、猩红热等。

（4）心血管疾病：充血性心力衰竭、肾栓塞、肾静脉血栓形成。

（5）内分泌代谢疾病：痛风肾、糖尿病肾病、甲状旁腺功能亢进症。

（6）物理化学因素：如食物过敏，放射线照射，药物（如磺胺、酚、汞、铅、砷中毒，大量输注甘露醇、甘油等），毒物，运动后等。

3. 邻近器官疾病 子宫、阴道或直肠的肿瘤侵及尿路。

【临床表现】

1. 尿颜色的改变 血尿的主要表现是尿颜色的改变，除镜下血尿颜色正常外，肉眼血尿根据出血量多少而呈不同颜色。尿呈淡红色像洗肉水样，提示每升尿含血量超过 1ml。出血严重时尿可呈血液状。肾脏出血时，尿与血混合均匀，尿呈暗红色；膀胱或前列腺出血尿色鲜红，有时有血凝块。

2. 分段尿异常 将全程尿分段观察颜色，如尿三杯试验，用三个清洁玻璃杯分别留起始段、中段和终末段尿观察，如起始段血尿提示病变在尿道；终末段血尿提示出血部位在膀胱颈部、三角区或后尿道的前列腺和精囊腺；三段尿均呈红色即全程血尿，提示血尿来自肾脏或输尿管。

3. 肾性或肾后性血尿 镜下血尿颜色正常，但显微镜检查可确定血尿，并可判断是肾性或肾后性血尿。镜下红细胞大小不一形态多样为肾小球性血尿，见于肾小球肾炎。

4. 症状性血尿 血尿的同时患者伴有全身或局部症状。而以泌尿系统症状为主。如伴有肾区钝痛或绞痛提示病变在肾脏。膀胱和尿道病变则常有尿频尿急和排尿困难。

5. 无症状性血尿 部分患者血尿既无泌尿道症状也无全身症状，见于某些疾病的早期，如肾结核，肾癌或膀胱癌早期。

6. 伴随症状 ①血尿伴肾绞痛是肾或输尿管结石的特征；②血尿伴尿流中断见于膀胱和尿道结石；③血尿伴尿流细和排尿困难见于前列腺炎、前列腺癌；④血尿伴尿频急尿痛见于膀胱炎和尿道炎，同时伴有腰痛，高热畏寒常为肾盂肾炎；⑤血尿伴有水肿，高血压，蛋白尿见于肾小球肾炎；⑥血尿伴肾肿块，单侧可见于肿瘤，肾积水和肾囊肿；双侧肿大见于先天性多囊肾，触及移动性肾脏见于肾下垂或游走肾；⑦血尿伴有皮肤黏膜及其他部位出血，见于血液病和某些感染性疾病；⑧血尿合并乳糜尿见于丝虫病，慢性肾盂肾炎。

【检查】

1. 询问病史 ①尿的颜色，如为红色应进一步了解是否进食引起红色尿的药品或食物，是否为女性的月经期间，以排除假性血尿；②血尿出现在尿程的哪一段，是否全程血尿，有无血块；

③是否伴有全身或泌尿系统症状；④有无腰腹部新近外伤和泌尿道器械检查史；⑤过去是否有高血压和肾炎史；⑥家族中有无耳聋和肾炎史。

2. 检查血尿的定位分析　以下三种血尿，可用尿三杯试验加以区别。

（1）初血尿：血尿仅见于排尿的开始，病变多在尿道。

（2）终末血尿：排尿行将结束时出现血尿，病变多在膀胱三角区、膀胱颈部或后尿道。

（3）全程血尿：血尿出现在排尿的全过程，出血部位多在膀胱、输尿管或肾脏。

3. 常规检查方法

（1）尿沉渣中管型：特别是红细胞管型，表示出血来自肾实质，主要见于肾小球肾炎。

（2）尿蛋白测定：血尿伴有较严重的蛋白尿几乎都是肾小球性血尿的象征。

（3）尿中含有免疫球蛋白的颗粒管型（IGM）。

（4）尿红细胞形态：用位相显微镜检查尿沉渣，是目前鉴别肾小球性或非肾小球性血尿的最常用的方法。当尿红细胞数>$8×10^6$/L，其中异形红细胞（环形、靶形、芽胞形等）>30%，应视为肾小球性血尿。尿中尿蛋白定量>500 毫克/24 小时，常提示为肾小球性血尿。如肾盂、输尿管、膀胱或尿道出血（即非肾小球性出血）其红细胞的形成，大小绝大多数是正常的，仅小部分为畸形红细胞。如为肾小球疾病而致血尿，则绝大部分为畸形红细胞，占 75%以上，其形态各异，大小明显差异。

【诊断】　血尿的原因可以从其是否伴有其他症状进行分析。无症状的血尿应首先考虑泌尿系肿瘤的可能性；血尿伴有疼痛，尤其是伴有绞痛应考虑尿路结石；如伴有尿痛及尿流中断，应考虑膀胱结石；如伴有明显膀胱刺激症状，则以尿路感染、泌尿系结核以及膀胱肿瘤等多见。此外，应结合患者病史、年龄、血尿的色泽、程度等对血尿的原因进行综合判断。

【鉴别诊断】　红色尿不一定是血尿，需仔细辨别。如尿呈暗红色或酱油色，不混浊无沉淀，镜检无或仅有少量红细胞，见于血红蛋白尿；棕红色或葡萄酒色，不混浊，镜检无红细胞见于卟啉尿；服用某些药物如大黄、利福平，或进食某些红色蔬菜也可排红色尿，但镜检无红细胞。

【治疗】　血尿患者须卧床休息，尽量减少剧烈的活动。大量饮水加快药物和结石排泄。肾炎已发生水肿者应少饮水。应用止血药物，还可合用维生素 C。慎用导致血尿的药物，尤其是有肾脏疾病的患者。血尿由泌尿系感染引起，可口服和注射抗生素和尿路清洁剂。血尿病因复杂，有的病情很严重，应尽早去专科医院检查确诊，早期治疗。

（1）积极治疗泌尿系统的炎症、结石等疾病。

（2）在平时生活中，不能经常使膀胱高度充盈。感觉到尿意，即排尿，以减少尿液在膀胱存留时间过长。

（3）注意劳逸结合，避免剧烈运动。

总之，发现血尿，及早检查、确诊、及时治疗；一时难以确诊时需定期复查。

【如何确定血尿来源】　发现血尿时首先应确定是否为真性血尿，即排除某些原因引起的假性血尿和红颜色尿，前者如由于月经，痔出血或尿道口附近疾患产生出血混到尿液中所致；后者如接触某些颜料或内服利福平等药物以及某些毒物（酚、一氧化碳、氯仿、蛇毒），药物（磺胺、奎宁），挤压伤，烧伤，疟疾，错型输血等原因所致的血红蛋白尿或肌红蛋白尿，而一过性血尿可由花粉、化学物质或药物过敏引起，月经期剧烈运动后，病毒感染亦可发生，一般无重要意义，当排除上述各种情况，并作多次检查均为血尿时才应重视，通过病史，体检，化验室检查和其他辅助检查作出诊断，确定了为真性血尿后，应进行血尿的定位诊断，区分血尿来自肾实质还是来自肾路：①如在尿沉渣中发现管型，特别是红细胞管型，表示出血来自肾实质；②血尿伴有较严重的蛋白尿几乎都是肾小球性血尿的征象；③如尿中能发现含有免疫球蛋白的管型则多为肾实质性出血；④肾小球疾病导致的血尿，其红细胞绝大部分是畸形的，其形态各异，大小明显差异，而非肾小球性血尿，其红细胞绝大多数大小正常，仅少部分为畸形红细胞，非肾小球性血尿的病因十分复杂，应特别警惕泌尿生殖系统的恶性肿瘤，两类血尿对症治疗原则也是相反的。

四、尿频、尿急与尿痛的问诊

尿频、尿急、尿痛同时出现，称为尿路刺激征。

【临床表现与伴随症状】

（1）急性肾盂肾炎：高热、畏寒、肾区叩击痛，可伴或不伴尿路刺激征。

（2）急性膀胱炎，急性尿道炎：可无全身症状，仅表现为尿路刺激征。

（3）肾结核：常伴尿频、尿急、尿痛，常伴乏力、低热、盗汗等结核中毒症状。

（4）STD：伴尿道口脓性分泌物及红肿。

（5）急性前列腺炎：直肠指诊前列腺肿大，有明显触痛。

（6）慢性前列腺炎：会阴部酸胀，肛门下坠，耻骨上隐痛并向腹股沟放射。前列腺质韧，有轻压痛。

（7）前列腺增生：早期表现为尿频，随后出现进行性排尿困难，合并感染出现膀胱刺激症状。

【问诊要点】

1. 现病史

（1）年龄，性别，病程。

（2）是否有明确诱因。排尿的频率，夜尿次数，每次尿量。尿痛的部位，性质，时间和放射部位。

（3）伴随症状：有无发热，腰痛，血尿，脓尿，排尿困难及尿道口分泌物等。

（4）诊疗经过，是否查尿常规，尿培养等。

（5）一般情况。

2. 其他病史

（1）既往史：有无泌尿系感染，结石病史，有无结核病史，有无盆腔手术，导尿，尿路器械检查病史等。有无药物过敏史。

（2）个人史：有无毒物，射线接触史。

（3）月经婚育史。

（4）家族史。

五、少尿与无尿的问诊

（一）概述

健康成人昼夜（24 小时）尿量为 1000～2000ml（排尿量约为 1ml/min），且日尿量多于夜尿量。如 24 小时内尿最少于 400ml 或每小时尿最少于 17ml，称为少尿（oliguria）。如 24 小时内尿量少 100ml（尿液可能来自肾小管分泌，不能反映来自肾小球滤过渡）或 12 小时内完全无尿者称为无尿（anuria）或尿闭。随着患者少尿或无尿时间的持续延长，体内将出现血清肌酐（Scr）、血尿素氮（BUN）升高、水电解质紊乱及代谢性酸中毒等表现，称之为急性肾衰竭（acute renal failure）或肾功能不全。引起少尿与无尿的原因常见于：①肾缺血和各种外源性动植物中毒可发生肾小管上皮细胞损伤和坏死，使近曲小管对钠的重吸收减少，以及肾小球滤过率降低。②重症感染，如脓毒症、肾综合征出血热等合并低血压或休克时，由于肾血流量减少，均易导致急性肾小管坏死，肾小球滤过率降低。③各种原因引起的血管内溶血，释放出来的血红蛋白以及创伤时产生的肌红蛋向，均通过肾脏排泄，可损害肾小管而引起急性肾小管坏死。也可阻塞管腔，引起少尿或无尿。④各种原因引起的自身免疫性疾病，如各种急进性肾小球肾炎、SIE 所致的肾炎综合征、恶性肾硬化、急性肾小管坏死及急性肾小管间质炎症、动脉粥样硬化、肾动脉栓塞或血栓形成所致的肾小球和肾小管功能损害，以及肾结石、肾肿瘤等引起尿路梗阻的各种因素，均可导致的尿路梗阻致使双侧肾盂积水，严重时可引起少尿或无尿。休克、创伤、挤压伤等因素引起的急性肾衰竭，其主要原因在于发生缺血后的再灌注。

（二）临床特点及诊断

【临床表现】

1. 先驱症状　如乏力、倦怠、水肿，大多数在先驱症状 12～24 小时后即开始出现少尿或无尿。

2. 消化系统　伴有恶心、呕吐、厌食、呃逆及腹泻等。

3. 呼吸系统　呼吸深而快，常有气促，甚至发生 Kussmaul 呼吸。易合并感染，尤以呼吸道感染常见。

4. 循环系统　血压不同程度升高，重者可发生高血压脑病。发生心包炎时，左胸剧烈疼痛，常伴有心包摩擦音、甚至发生心脏压塞。晚期可出现心脏扩大、各种心律失常和心力衰竭等。

5. 血液系统　绝大多数患者出现贫血，一般为正常形态、正色素性贫血，且随着肾功能减退而加剧。发生贫血的原因主要与肾脏分泌促红细胞生成素（EPO）减少，血中存在抑制红细胞生成的物质、红细胞寿命缩短、造血物质（铁和叶酸）缺乏、维发感染等有关。

6. 神经系统　头昏、烦躁不安，严重者可出现意识障碍、抽搐、扑翼样震颤及肌阵挛等，思维不集中、失眠或嗜睡、周围神经病变，自主神经症状等亦较多见。

7. 皮肤表现　患者面色萎黄、水肿，皮肤干燥、脱屑、无光泽、有色素沉着。顽固性皮肤瘙痒常见，与尿素及钙盐沉着等有关。

8. 性腺功能障碍　慢性肾衰竭的患者肾素-血管紧张素、泌乳素及胃泌素分泌过多，促甲状腺素、睾丸素、皮质醇较正常偏低。可出现甲状腺、性腺功能低下，男性可出现性欲缺乏和阳痿，女性可出现闭经、不孕。胰岛素、高血糖素及甲状旁腺素等激素的作用时间可延长。

9. 代谢异常　慢性肾衰竭的患者呈负氮平衡。必需氨基酸水平较低，空腹血糖正常或偏低，糖耐最常有减退。甘油三酯水平常有升高，极低及低密度脂蛋白增多等。

【实验室检查】

1. 尿液检查　尿比重、尿细胞学检查对肾前性与肾性少尿或无尿有鉴别诊断意义。一般情况下，肾前性少尿或无尿比重增高，急性肾小管坏死尿比重一般低于 1.014。尿中见大量病理成分提示为肾性少尿。

2. 肾功能检查　血尿素氮和肌酐升高。血尿素氮/血肌酐≤10 是重要诊断指标。此外，尿液中尿素/血尿素<15（正常尿中尿素 200～600mmol/24h，尿/血尿素之比>20），尿肌酐/血肌酐≤10 也有诊断意义。尿及血生化检查对肾前性与肾性少尿或无尿有鉴别诊断意义。

3. 血液　红细胞及血红蛋白均下降，白细胞增多，血小板减少。可有高血钾、低血钠、高血镁、高血磷、低血钙等，二氧化碳结合力亦降低。

4. 滤过钠排泄分数（FENa）测定　该法对病因诊断有一定意义。其值>1 者为急性肾小管坏死，见于非少尿型急性肾小管坏死及尿路梗阻。其值<1 者，为肾前性氮质血症及急性肾小球肾炎。

5. 中心静脉压测定　对鉴别肾前性与急性肾小管坏死有意义，而且对指导治疗亦有作用。

6. 影像学检查　选择尿路 X 线（如腹部平片）、超声、CT 及膀胱镜等检查有助于病因诊断，如对肾动脉狭窄、血栓、肾盂积水、肾囊肿、多囊肾、肾肿瘤、肾结石等疾病患者，影像学检查多可明确病因。

7. 肾图　肾图对评价尿路梗阻引起的肾功能受损程度比静脉肾盂造影灵敏，对下诊断尿路梗阻等肾后性少尿是一种可简便而且检出率较高的方法。

【诊断】 应根据病史、体格检查和必要的实验室及辅助检查作出病因诊断。

1. 病史 病史询问要点包括：①有无导致血容量不足的原因；②有无严重的肝脏和心脏疾病；③有无肾脏疾病史，慢性肾病应特别注意既往肾毒性药物用药史；④有无尿路梗阻史；⑤少尿或无尿的发展过程及持续时间等。

2. 体格检查 重点应放在有无颜面水肿，心力衰竭体征及浆膜腔积液等体液潴留体征和腹部检查，包括膀胱尿潴留、包块、腹水、肾扪诊、睾痛、叩击痛等检查，必要时可进行直肠检查。系统检查主要是生命体征、循环状态和皮肤黏膜弹性等检查。

3. 实验室及辅助检查 精确记录尿量，尿常规，血常规、血液及尿液生化等检测有助于判定少尿或无尿的病因，并有利于对病情程度和预后的判定。针对疑似病因的检查可选择不同的方法，如疑似肾实质性或肾后性少尿，应选择 B 超或 CT 检查。必要时可进行肾活检病理检查。中心静脉压测定对于判定血容量不足和心力衰竭引起的肾前性少尿有重要价值。相关疾病的检查如怀疑有糖尿病应进行血糖检测，怀疑溶血性疾病应进行免疫学检查，怀疑中毒应进行毒物分析，怀疑感染性疾病应进行病原学检查等。

【急诊处理】

1. 紧急处置 应优先处理危及生命的严重液体过量或水不足、高血钾。

（1）收入 ICU 或透析室，监测生命体征和中心静脉压（central venous pressure，CVP），评估血容量是否充足。

（2）如果血容量不足，应进行补液治疗。当血容量补足后，如果仍少尿或无尿，可给予呋塞米（速尿）或依他尼酸。如果血压仍持续较低，应开始应用缩血管药物。

（3）如果血容量过多，应考虑紧急血液滤过或透析，并给予吸氧和呋塞米、硝酸酯类药物。

（4）积极处理高血钾：可给予 10% 葡萄糖酸钙 10～20ml 静注，根据需要可在 1 小时后重复使用；50% 葡萄糖 50ml 加入胰岛素 10U 15～30 分钟内静脉注射；必要时可行血液透析治疗。

2. 进一步治疗 在上述治疗基础上，应进一步处理酸中毒、低钠血症、高磷血症、营养不良、脓毒症等。

3. 病因治疗 积极治疗原发病，尽快完成相关检查以明确引起少尿或无尿的病因，并采取相应措施，处理原则是标本兼治，急则治其标。

（1）肾前性少尿或无尿针对病因予以治疗，如补充血容量，纠正脱水及休克，改善循环；如低蛋白血症，补充白蛋白，综合治疗心力衰竭等。

（2）肾实质性疾病引起的少尿或无尿根据其原发病给予不同处理，可在血容量充足的前提下适当使用利尿药。

（3）肾后性少尿或无尿有明确引起梗阻原因者，及时解除梗阻，有手术指征者，应尽早手术治疗。

4. 对症治疗 如有尿潴留，应及时导尿治疗，必要时放置导尿管，及时处理病程中出现的高钾血症。

六、多尿的问诊

（1）暂时性多尿：短时间内摄入过多的水分，饮料和含水的食物；使用利尿药后，可出现短时间多尿。

（2）持续性多尿：

1）内分泌代谢障碍：①垂体性尿崩症；②糖尿病；③原发性甲状旁腺功能亢进；④原发性醛固酮增多症。

2）肾脏疾病：①肾性尿崩症；②肾小管浓缩功能不全。

3）精神因素：精神性多饮患者常自觉烦渴而大量引水引起多尿。

七、泌尿外科试题

（一）单项选择题

2.5-1. 排尿中断的症状常见那种疾病（　　）

A. 膀胱癌　　B. 肾结石　　C. 输尿管结石　　D. 膀胱结石　　E. 肾癌

2.5-2. 泌尿外科疾病中哪一类疾病常不伴有血尿（　　）

A. 泌尿系肿瘤　　　B. 泌尿系统感染　　　C. 原发性醛固酮增多症

D. 泌尿系结石　　　E. 泌尿系外伤

2.5-3. 无痛性间歇性肉眼血尿最常见（　　）

A. 急性肾盂肾炎　　　B. 急性前列腺炎　　　C. 肾结核

D. 膀胱肿瘤　　　E. 肾肿瘤

2.5-4. 下列检查哪项对前列腺癌诊断意义不大（　　）

A. PSA 检查　　　B. 肛门直肠指检　　　C. 排泄性尿路造影

D. 前列腺穿刺活检　　E. 前列腺 B 超

2.5-5. 尿路梗阻伴残尿量增加，尿液不断从尿道流出，应属那种情况（　　）

A. 压力性尿失禁　　　B. 急迫性尿失禁　　　C. 真性尿失禁

D. 充溢性尿失禁　　　E. 混合性尿失禁

2.5-6. 下腹外伤患者，小便不能解出，下腹痛，腹肌稍紧张，需立即确定膀胱有无破裂应用哪种方法（　　）

A. 尿道造影　　　B. 膀胱造影　　　C. 排泄性尿路造影

D. 插入导尿管注水试验　　E. 膀胱 B 超

2.5-7. 尿普通细菌培养有细菌生长、菌落数大于 10 万/ml 认为是（　　）

A. 尿液污染　　　B. 确诊尿路感染　　　C. 泌尿系结核

D. 盆腔炎　　　E. 前列腺炎

2.5-8. 有尿频、尿急症状尿普通培养无菌生长，尿常规检查 pH 5，镜检大量脓球可能为（　　）

A. 急性肾盂肾炎　　　B. 急性膀胱炎　　　C. 泌尿系结核

D. 急性前列腺炎　　　E. 急性尿道炎

2.5-9. 泌尿外科疾病中下列哪种疾病伴有血尿（　　）

A. 睾丸癌　　B. 肾囊肿　　C. 肾盂癌　　D. 精索静脉曲张　　E. 肾上腺皮质癌

2.5-10. 每次排尿开始有血尿，而排尿终末尿液正常，病变初步是位于（　　）

A. 肾、输尿管　　B. 前尿道　　C. 膀胱颈及三角区　　D. 前列腺　　E. 膀胱底部

2.5-11. 老年患者有会阴不适排尿不畅，血 PSA＞10ng/ml，可能为（　　）

A. 前列腺炎　　B. 前列腺增生症（BPH）　　C. 前列腺癌　　D. 神经源性膀胱　　E. 膀胱癌

2.5-12. 诊断膀胱癌的最好方法是（　　）

A. 膀胱造影　　B. 直肠膀胱双合诊　　C. 膀胱镜检查　　D. 尿液脱落细胞　　E. 尿常规

2.5-13. 检测肾功能严重受损，伴有重度肾积水的最佳方法（　　）

A. 排泄性尿路造影　　B. CT　　C. MRI　　D. MRU　　E. 双肾 B 超

2.5-14. 膀胱刺激症状是指（　　）

A. 尿频　　B. 尿痛　　C. 尿急　　D. 尿频、尿急　　E. 尿频、尿急、尿痛

2.5-15. 下列哪项不是排尿困难的症状（　　）

A. 尿频尿急　　　B. 排尿踌躇　　　C. 尿线无力变细

D. 排尿时间延长　　　E. 尿后滴沥不尽

2.5-16. 老年人排尿困难最常见的病因是（　　）

A. 排尿无力　　　B. 神经性膀胱　　　C. 膀胱结石

D. 尿道狭窄　　　E. 良性前列腺增生

2.5-17. 下列几种尿失禁的类型，应除外的是（　　）

A. 充溢性尿失禁　　　B. 压力性尿失禁　　　C. 急迫性尿失禁

D. 真性尿失禁　　　　　　　　　E. 膀胱性尿失禁

2.5-18. 关于尿潴留，下列哪项是错误的（　　）

A. 尿潴留可分急性和慢性两类　　　　　　　　B. 急性尿潴留即是无尿

C. 慢性尿潴留多由膀胱出口以下尿路不完全梗阻所致　　D. 可出现充溢性尿失禁

E. 导尿是治疗急性尿潴留的最常用方法

2.5-19. 关于血尿，以下哪项是错误的（　　）

A. 肉眼能见到血色者称为肉眼血尿

B. 1000ml 尿中含 1ml 血液即呈肉眼血尿

C. 通过显微镜可见到尿中红细胞者为镜下血尿

D. 一般认为离心尿每高倍视野中有 2 个以上红细胞有病理意义

E. 血尿的程度与疾病的严重性成正比

2.5-20. 初始血尿提示病变部位多在（　　）

A. 后尿道及膀胱顶部　　　　B. 尿道及膀胱颈部　　　　C. 输尿管上段

D. 肾脏　　　　　　　　　　E. 输尿管下段

2.5-21. 终末血尿提示病变部位多在（　　）

A. 后尿道、膀胱颈部及膀胱三角区　　　B. 肾脏　　　　C. 输尿管上段

D. 膀胱　　　　　　　　　　　　　E. 输尿管下

2.5-22. 全程血尿提示病变部位多在（　　）

A. 膀胱　　B. 输尿管　　C. 肾脏　　D. 后尿道　　E. 膀胱及其以上尿路

2.5-23. 肾绞痛发作，伴镜下血尿，多见于（　　）

A. 肿瘤　　B. 结核　　C. 结石　　D. 肾积水　　E. 梗阻

2.5-24. 尿液细菌学检查，采集尿液的常用方法是（　　）

A. 晨尿　　B. 中断尿　　C. 终末尿　　D. 导尿　　E. 膀胱穿刺抽尿

2.5-25. 尿细菌培养菌落计数每毫升尿在多少个以上提示尿路感染（　　）

A. 10^2 以上　　B. 10^3 以上　　C. 10^5 以上　　D. 10^7 以上　　E. 10^9 以上

2.5-26. 尿三杯试验中第 1 杯检查结果示红、白细胞多，则提示病变部位多在（　　）

A. 肾、输尿管、膀胱　　B. 前列腺、膀胱　　　　C. 尿道及膀胱颈部

D. 后尿道　　　　　　　E. 后尿道、膀胱颈、三角区

2.5-27. 尿三杯试验中第 3 杯检查结果为红、白细胞多，则提示病变部位多在（　　）

A. 肾、输尿管、膀胱　　B. 前列腺、膀胱　　　　C. 尿道及膀胱颈部

D. 后尿道　　　　　　　E. 后尿道、膀胱颈、三角区

2.5-28. 在尿三杯试验中，三杯尿液均有红、白细胞，则提示为病变部位多在（　　）

A. 肾、输尿管、膀胱　　B. 前列腺、膀胱　　　　C. 尿道及膀胱颈部

D. 后尿道　　　　　　　E. 后尿道、膀胱颈、三角区

2.5-29. 男，66 岁，进行性排尿困难 1 年余，尽 3 月来尿频，每日排尿 10 余次，且尿道外口长常有尿液溢出。体检：下腹部隆起，叩诊实音；直肠指检：前列腺 4cm×5cm 大小，质韧，中央沟消失，测残余尿 300ml。根据上述病史、体检应考虑下面哪种排尿异常（　　）

A. 遗尿　　　　　　　B. 真性尿失禁　　　　C. 压力性尿失禁

D. 急迫性尿失禁　　　E. 充溢性尿失禁

2.5-30. 肾挫伤的主要临床表现为（　　）

A. 大量肉眼血尿　　　B. 镜下血尿或肉眼血尿　　C. 不易纠正的严重休克

D. 腰部肿块和肉眼血尿　E. 腰部肿块

2.5-31. 肾脏损伤漏诊的最主要原因是（　　）

A. 无肉眼血尿症状　　B. 血液溢向肾外　　　C. 合并其他内脏损伤

D. 尿液外溢至肾周　　E. 合并感染

2.5-32. 输尿管损伤最常见的原因是（　　）

A. 外界暴力　　　　　B. 腹膜后盆腔手术损伤　　　C. 输尿管插管和套石时损伤

D. 放射性损伤　　　　E. 盆腔炎症损害

2.5-33. 判断膀胱破裂最简便的检查方法是（　　　）

A. 耻骨上膀胱穿刺　　B. 插入金属尿管　　　C. 膀胱造影

D. 导尿及膀胱注水试验　　E. 腹腔穿刺

2.5-34. 有助于区别腹膜外膀胱破裂和后尿道断裂的是，前者有（　　　）

A. 休克　　　　　　　B. 骨盆骨折　　　　　C. 排尿困难

D. 尿道口流出少量血性尿液　　　　E. 尿导管易插入膀胱，造影时造影剂漏至膀胱外盆腔内

2.5-35. 尿道球部破裂流血不止，应采用哪种治疗方法最好（　　　）

A. 留置导尿　　　　　B. 膀胱穿刺　　　　　C. 膀胱造瘘

D. 尿道修补术　　　　E. 尿道会师术

2.5-36. 尿道损伤后并发尿潴留患者，顺利插入导尿管后，下一步处理是（　　　）

A. 导出尿液后立即拔出导尿管　　　　B. 留置导尿管 2～4 周

C. 留置导尿管并作耻骨上膀胱造瘘　　D. 拔除导尿管并作耻骨上膀胱造瘘

E. 切开会阴，探查尿道

2.5-37. 尿道损伤后最易造成的并发症是（　　　）

A. 尿道狭窄　　　　　B. 尿瘘　　　　　　　C. 慢性尿道周围脓肿

D. 尿失禁　　　　　　E. 阳痿或阴茎萎缩

2.5-38. 球部尿道损伤后导致的明显尿外渗，局部处理方法应是（　　　）

A. 局部穿刺抽吸外渗尿液　　B. 局部热敷　　　C. 理疗

D. 尿外渗部位多处切开引流　　E. 不必处理

2.5-39. 关于尿道损伤后尿道狭窄的治疗方法，下列哪项是不妥当的（　　　）

A. 加强控制感染　　　　　B. 经会阴切除瘢痕，作尿道端吻合

C. 经尿道切开或切除瘢痕　　D. 定期尿道扩张

E. 永久性膀胱造瘘

2.5-40. 骨盆骨折合并尿道损伤时，易损伤尿道的（　　　）

A. 阴茎部　　　B. 球部　　　C. 尿道外口　　　D. 膜部　　　E. 尿道内口

2.5-41. 后尿道损伤时，外渗尿常出现在（　　　）

A. 会阴浅袋　　B. 阴囊部　　C. 阴茎部　　　D. 耻骨后间隙及膀胱周围　　　E. 下腹部浅筋膜

2.5-42. 上尿路结石典型的症状是（　　　）

A. 血尿+尿痛　　B. 腰痛+血尿　　C. 腰痛+脓尿　　D. 尿频+血尿　　E. 腰痛+尿痛

2.5-43. 诊断膀胱癌最主要检查方法是（　　　）

A. 尿脱落细胞检查　　　B. 膀胱镜检查必要时活检　　C. 膀胱双合诊

D. B 超　　　　　　　　E. 静脉尿路造影

2.5-44. 男，52 岁。间断无痛全程肉眼血尿 3 个月，查：肾区无叩痛，尿检，红细胞充满/HP，膀胱镜未见异常，静脉尿路造影示右肾盂有充盈缺损，首先应考虑诊断为（　　　）

A. 肾盂肾炎　　　B. 肾结核　　　C. 肾结石　　　D. 肾囊肿　　　E. 肾盂癌

2.5-45. 成人泌尿系最常见的肿瘤（　　　）

A. 肾癌　　　　　B. 肾胚胎瘤　　　C. 膀胱癌　　　D. 肾囊肿　　　E. 肾盂癌

2.5-46. 前列腺增生梗阻症状主要决定于（　　　）

A. 前列腺增生的部位　　　B. 前列腺体积大小　　　C. 患者年龄

D. 前列腺硬度　　　　　　E. 有无并发癌

2.5-47. 前列腺增生症，最主要的症状是（　　　）

A. 血尿　　B. 排尿痛　　C. 进行性排尿困难　　　D. 会阴疼痛和便秘　　　E. 尿流中断

2.5-48. 骑跨伤常造成尿道哪部位损伤（　　　）

A. 阴茎部　　B. 球部　　C. 膜部　　　D. 前列腺部　　　E. 膀胱颈部

2.5-49. 骨盆骨折最易损伤的尿道部位（　　）

A. 阴茎部　　　B. 球部　　　　C. 膜部　　　　D. 前列腺部　　　　E. 膀胱颈部

2.5-50. 前列腺增生症，残余尿过多，使膀胱失去收缩能力，膀胱过度膨胀，尿不自主从尿道口充出，称为（　　）

A. 压力性尿失禁　　　　　B. 充盈性尿失禁　　　　　C. 急迫性尿失禁

D. 真性尿失禁　　　　　E. 尿淋沥

2.5-51. 前列腺增生症伴尿潴留，首先考虑的处理方法是（　　）

A. 导尿一次拔除导尿管　　　　　　　B. 导尿并保留导尿管创伤小

C. 耻骨上膀胱穿刺排尿　　　　　　　D. 用金属导尿管导尿

（二）多项选择题

2.5-52. 排尿困难包括哪几项（　　）

A. 尿线变细　　　　B. 排尿时间延长　　　　C. 排尿射程缩短

D. 不便滴沥　　　　E. 尿失禁

2.5-53. 尿道膀胱镜检查可以（　　）

A. 尿道膀胱有无结石、肿瘤　　　　B. 测定分肾功能　　　　C. 取膀胱异物及活检

D. 扩张狭窄尿道　　　　E. 膀胱憩室

2.5-54. 证实有无残尿和测定残尿量，哪几项检查是正确的（　　）

A. 排尿后插入导尿管　　　　B. 排尿后膀胱区叩诊　　　　C. 肛门直肠指诊

D. 排尿后膀胱区超声检查　　　　E. 排尿后 KUB 检查

2.5-55. 疑为膀胱破裂可作哪几项检查确诊（　　）

A. 导尿管作膀胱内注液试验　　　　B. 尿道探子检查　　　　C. 膀胱造影

D. 膀胱尿道镜检查　　　　E. MRU 检查

2.5-56. 下列几种情况有排小便能自控，哪几种排尿异常不属于尿失禁（　　）

A. 急性尿失禁　　　　B. 阴道膀胱瘘　　　　C. 输尿管异位开口

D. 压力性尿失禁　　　　E. 充溢性尿失禁

2.5-57. 目前临床上常用的肾功能检查方法有（　　）

A. 血肌酐、血尿素氮测定　　　　B. 内生肌酐清除率测　　　　C. 尿浓缩稀释联合检查

D. 肾小球滤过率和有效血液量测定　　　　E. 排泄性尿路造影

（三）简答

2.5-58. 前列腺增生的症状有哪些？

2.5-59. 尿潴留症状是怎么引起的？引起尿潴留症状的疾病有哪些？

2.5-60. 膀胱造瘘禁忌证

2.5-61. 膀胱造瘘并发症及处理

（四）病例分析

2.5-62. 男，66 岁。排尿困难 5 年，夜尿 4～5 次。直肠指检可触及前列腺增生Ⅲ°，B 超可查残余尿 220ml，双肾中度积水，血 Cr 360μmol/L，尿常规：白细胞 20～30 个/HP，

（1）患者目前应此患采取何种治疗方法？

（2）如患者导尿不成功，应采取何种治疗方法？

（3）病人除前列腺增生外还伴发肾积水及肾功能不全，此种肾衰为何种类型肾衰，处置上应注意哪些问题？

（4）患者暂时引流尿液后下一步诊治方案？

2.5-63. 男，67 岁。渐进性排尿困难 3 年，夜尿 5～6 次，伴尿失禁，直肠指检：前列腺Ⅲ°，光滑，质地韧，中间沟消失，血 Cr：100μmol/L，B 超：残余尿 400ml，彩超示：前列腺增大，心脏、肝功正常，尿常规正常，既往史：5 年前曾有脑梗病史，房颤病史 4 年，心功能 3 级。

（1）患者排尿困难，为鉴别是由前列腺增生引起还是由脑梗死引起，应再行何种检查？

（2）医生询问病史后给患者做直肠指诊。关于直肠指诊，应注意检查哪些方面？

（3）完善相关检查后，考虑病人前列腺增生引发排尿困难，病人尿失禁为何种类型尿失禁？

（4）经麻醉会诊，病人心功能较差，及病人不宜行经尿道前列腺电切术，下一步建议病人行何种处置？

2.5-64. 男，67 岁。渐进性排尿困难 3 年，入院彩超显示：残余尿 400ml，彩超示：前列腺增大，心脏、肝功能正常，尿常规正常，既往史：5 年前曾有脑梗病史，给予膀胱穿刺造瘘，导出尿液 700ml，后病人出现血尿。

（1）病人血尿可能原因？

（2）如病人血尿较重如何进一步处置？

（3）膀胱造瘘过程中如何避免血尿发生？

（五）操作项目

2.5-65. 女，65 岁，以"小腹部胀痛 3 小时"收住于我院急诊科。入院查体：下腹膨隆，叩诊呈浊音，无腹肌紧张。实验室检查：彩超示：膀胱高度充盈，病人脑血栓 10 年余，不能自行行走。病人下一步处置方案。

2.5-66. 男，42 岁。抬入病室，被车撞伤致骨盆骨折。不能排尿，诉下腹部胀痛，彩超示膀胱高度充盈，腹部脏器无异常，腹腔无渗液。留置导尿管不成功。查：BP 70/50mmHg，P 120 次/分，下腹部隆起，该患者入院后紧急处置方法。

2.5-67. 男，71 岁，因"进行性排尿困难 1 周伴急性尿潴留"入院。患者 7 天前出现排尿困难症状。追问患者病史，病人曾因前尿道损伤入院手术治疗，入院后专科查体：下腹膨隆，叩诊浊音，耻骨上膀胱区压痛。入院膀胱尿道镜检查发现病人尿道狭窄，导尿管无法置入膀胱，病人下一步处置方案。

2.5-68. 女，72 岁，排尿困难 5 年，B 超可查残余尿 320ml。双肾中度积水，血 Cr 360μmol/L，尿常规：白细胞加 20～30 个/HP，此患者目前选择哪项治疗方法最好。

2.5-69. 85 岁。因良性前列腺增生并排尿困难 10 天入院，查体下腹部未隆起，膀胱达耻骨上两横指，彩超示膀胱充盈欠佳，病人留置导尿不成功，下一步处置方案。

2.5-70. 患者男性，85 岁。因良性前列腺增生并急性尿潴留 1 天急诊入院，查体下腹部隆起，膀胱底脐下两横指，彩超示前列腺 6.3 cm×5.4 cm×4.7 cm，中叶突入膀胱腔内。急诊导尿失败，病人下一步处置方案。

2.5-71. 患者男，42 岁，抬入病室，被车撞伤致骨盆骨折。不能排尿，诉下腹部胀痛，彩超示膀胱高度充盈，腹部脏器无异常，腹腔无渗液。留置导尿管不成功。查：BP 120/80mmHg，P 70 次/分，下腹部隆起，入院急检化验指标均在正常范围。该患者入院后紧急处置方法。

2.5-72. 男，72 岁。排尿困难 5 年，夜尿 4～5 次。直肠指检可触及前列腺增生Ⅲ°，B 超可查残余尿 220ml。双肾中度积水，血 Cr 360μmol/L，尿常规：白细胞加 20～30 个/HP，此患者目前选择哪项治疗方法最好。

2.5-73. 患者男性，75 岁，3 年前曾因前列腺增生及膀胱结石行膀胱切开取石及前列腺剜除术，近日再次出现排尿困难症状，留置导尿管不成功，查体下腹部正中一直径约 10.0cm 纵行切口，下一步处置方案。

2.5-74. 患者男性，80 岁。因良性前列腺增生并急性尿潴留，在当地医院留置导尿管，留置导尿管 3 天后病人出现右侧阴囊肿大症状，伴发热，彩超示：右侧附睾炎。下一步处置方案。

【答案】

（一）单项选择题

2.5-1. D；2.5-2. C；2.5-3. D；2.5-4. C；2.5-5. D；2.5-6. D；2.5-7. B；2.5-8. C；2.5-9. C；2.5-10. B；2.5-11. C；2.5-12. C；2.5-13. D；2.5-14. E；2.5-15. A；2.5-16. E；2.5-17. E；2.5-18. B；2.5-19. E；2.5-20. B；2.5-21. A；2.5-22. E；2.5-23. C；2.5-24. B；2.5-25. C；2.5-26. C；2.5-27. E；2.5-28. A；2.5-29. E；2.5-30 B；2.5-31. C；2.5-32. B；2.5-33. D；2.5-34. E；2.5-35. D；2.5-36. B；2.5-37. A；2.5-38. D；2.5-39. E；2.5-40. D；2.5-41. D；2.5-42. B；2.5-43. B；2.5-44. E；2.5-45. C；2.5-46. A；2.5-47. C；2.5-48. C；2.5-49. C；2.5-50. B；2.5-51 B

（二）多项选择题

2.5-52. ABCD；2.5-53. ABCE；2.5-54. ABD；2.5-55. ACD；2.5-56. BC；2.5-57. ABCDE

（三）简答

2.5-58.

（1）储尿期症状。尿频、尿急、尿痛，夜尿增多，尿频为最早期症状，尿失禁。

（2）排尿期症状。排尿困难：排尿时间延长，尿线细而无力。有排尿不尽感觉。如梗阻进一步加重，患者必须增加腹压以帮助排尿。呼吸使腹压增减，出现尿流中断及淋漓。

（3）排尿后症状。尿不尽、残余尿增多：残余尿是膀胱逼尿肌失代偿的结果。当残余尿量很大，膀胱过度膨胀且压力很高，高于尿道阻力，尿便自行从尿道溢出，称充溢性尿失禁。有的患者平时残余尿不多，但在受凉、饮酒、憋尿，服用药物或有其他原因引起交感神经兴奋时，可突然发生急性尿潴留。患者尿潴留的症状可时好时坏。部分患者可以是急性尿潴留为首发症状。

（4）其他症状。①血尿；②泌尿系感染；③膀胱结石；④肾功能损害；⑤长期下尿路梗阻可出现因膀胱憩室充盈所致的下腹部包块或肾积水引起的上腹部包块。长期依靠增加腹压帮助排尿可引起疝、痔和脱肛。

2.5-59. 尿潴留是排尿困难的一种，是指有尿意，尿液充满膀胱，但不能排出的状态，可急性发作，病人下腹胀痛难忍，也可缓慢发展，平常表现为排尿困难，在某种诱因作用下，突然发生尿不能排出。按病因可分机械性梗阻和动力性梗阻二类。其中机械性梗阻包括尿道损伤或结石、异物的突然阻塞或前列腺增生、尿道狭窄等。动力性梗阻包括中枢和周围神经急性损伤、炎症、疾病水肿出血、各种松弛平滑肌药物如阿托品、普鲁本辛等。

引起尿潴留症状的疾病①前列腺炎；②前列腺增生；③尿路梗阻；④尿道狭窄；⑤脑血栓形成；⑥前列腺癌，⑦脊髓损伤，⑧尿道结石。

2.5-60. ①有严重凝血功能障碍；②穿刺部位有感染者；③膀胱无法充盈者；④下腹部手术者；⑤盆腔巨大肿瘤致膀胱受压无法完成穿刺操作者。

2.5-61.

（1）穿刺误入腹腔及损伤肠管：是最严重的并发症，应该立即手术修补，对有下腹部手术史的患者，如必须膀胱穿刺造瘘，需在B超引导下完成。

（2）膀胱出血，伤口渗血：缝合切口就能很好止血。

（3）尿外渗：避免反复穿刺，保证造瘘管通畅。

（4）膀胱刺激征：部分患者对造瘘管有一个适应过程，如果症状明显，可口服治疗尿频的药物。

（5）造瘘管脱落：避免方法，造瘘管成功置入膀胱后，在拔出针芯同时将穿刺造瘘管继续向膀胱内推进约10cm，另外切口缝合打结后线尾结扎固定造瘘管，做到以上两点，一般造瘘管不会脱落。

（四）病例分析

2.5-62.

（1）留置导尿。

（2）膀胱穿刺造瘘术。

（3）肾后性肾衰竭。应监测尿量及肾功离子，查输尿管CT以排除其他疾病。

（4）待病人肾功能恢复后，如无手术禁忌证，建议行经尿道前列腺电切术。

2.5-63.

（1）尿流动力学检测。

（2）了解肛管括约肌功能，了解前列腺大小，质地，有无结节及中间沟情况。

（3）充盈性尿失禁。

（4）膀胱穿刺造瘘术或留置导尿。

2.5-64.

（1）膀胱内尿液放出过快，膀胱壁血管内外压力差增大，膀胱毛细血管破裂出血。造瘘过程中损伤前列腺组织。

（2）行膀胱冲洗，避免血块形成，堵塞导尿管。

（3）避免膀胱内尿液放出过快，首次放出尿液不超过500ml，膀胱造瘘过程中须垂直刺入膀胱造瘘管。

（五）操作项目

2.5-65. 导尿。

2.5-66. 建立静脉通路，补液输血，待生命指征平稳后可考虑行膀胱穿刺造瘘术。

2.5-67. 建议行膀胱穿刺造瘘术。

2.5-68. 导尿。

2.5-69. 膀胱充盈不佳，建议开放行膀胱造口术。

2.5-70. 建议行膀胱穿刺造瘘术。

2.5-71. 建议行膀胱穿刺造瘘术。

2.5-72. 导尿。

2.5-73. 建议入院行膀胱造口术（开放手术，膀胱腹壁造口术）。

2.5-74. 建议行膀胱穿刺造瘘术。

第六节　心胸外科基本操作

一、胸部损伤查体

【目的】　初步评估胸部损伤情况及程度。

【适应证】　各种创伤病人。

【禁忌证】　需要紧急心肺复苏的病人。

【操作前准备】

1. 患者准备

（1）测量生命体征（心率、血压、呼吸）。

（2）向患者解释胸部查体的目的、操作过程，消除患者对这种相对简单操作的恐惧和焦虑。

（3）告知需要配合的事项，指导患者取合适体位。

（4）如有不适，及时告知医护人员。

2. 材料准备　血压计、听诊器、皮尺、计时器。

【操作步骤】　见表 2-31。

表 2-31　胸部损伤查体操作卡

	步骤及方法	分值	得分
操作实施	1. 备齐用物，核对患者床号、姓名，做好解释工作	15	
	2. 袒露胸部，观察患者发育、营养、意识状态、面容、表情、体位、姿势、步态、胸廓起伏、呼吸状态等		
	3. 双手对称放置于患者胸前，感知患者体温、湿度、语音震颤、有无皮下气肿、压痛、波动、骨擦感、呼吸活动度等情况		
	直接叩诊：医师右手中间三指并拢，用其掌面直接叩击患者胸部，双侧对称进行，判断胸部的振动感及音响		
	间接叩诊：医师将左手中指第二指节紧贴于叩诊部位，其他手指稍微抬起，勿与体表接触，右手指自然弯曲，用中指指端叩击左手中指末端指关节或第二指骨的远端，叩诊时应以腕关节与掌指关节活动为主		
	4. 听诊：听诊时环境要安静，避免干扰，要温暖，避风以免病人由于肌束颤动而出现附加音，切忌隔着衣服听诊；双肺对称性听诊，由肺尖至肺底，心脏听诊按逆时针方向听诊		
评价	1. 操作熟练，动作轻稳，患者合作	5	
	2. 患者感觉舒适，无胸闷症状		
	3. 操作安全，无肋骨骨折断端损伤周围脏器等意外发生		
特殊处置	触诊时注意压力适中，不宜过紧，以免肋骨骨折端嵌入胸膜腔内，发生气胸、血胸等并发症	5	
注意事项	体检时手法轻柔，患者能耐受为宜	5	
总分		30	

【相关理论知识】　胸部体格检查通常的方法有四种，即视诊、触诊、叩诊、听诊。体格检查的过程即是基本技能的训练过程，也是临床经验积累的过程，也是与病人交流、沟通、了解病情、

建立良好医患关系的过程。体格检查过程中，要以病人为中心，避免交叉感染，医师站在病人的右侧，检查环境光线应适当，室内应温暖、安静，手法规范、轻柔，检查部位暴露充分，力求全面、系统、重点、规范和正确，按一定顺序进行，避免遗漏和反复翻动病人。

二、胸带固定胸廓术

【目的】 固定胸廓，限制肋骨断端活动，减轻疼痛。

【适应证】

（1）固定肋骨骨折。

（2）胸部手术术后。

【禁忌证】 胸廓严重塌陷者。

【操作前准备】

1. 患者准备

（1）测量生命体征（心率、血压、呼吸）。

（2）向患者解释胸带固定胸廓的目的、操作过程、可能的风险，消除患者对这种相对简单操作的恐惧和焦虑。

（3）告知需要配合的事项，指导患者取合适体位。

（4）如有不适，及时告知医护人员。

2. 材料准备 胸带、毛巾或纱布垫。

【操作步骤】 胸带固定操作卡，表 2-32。

表 2-32 胸带固定操作卡

	步骤及方法	分值	得分
操作实施	1. 备齐用物，核对患者床号、姓名，做好解释工作，再次检查胸带型号	115	
	2. 清洁胸带固定部位皮肤		
	3. 摆好体位：取坐位或平卧位		
	4. 打开胸带，将胸带的背端放置于患者背部，肩端两条带子从背部经肩膀绕至胸前，调节好位置后，将胸带的胸端逐根半重叠式固定，松紧度以患者能耐受为宜，嘱其深吸气，然后固定，至引流管放置处时，胸带从引流管下端穿过		
	5. 帮助患者整理好衣服及被子，并予宣教		
评价	1. 操作熟练，动作轻稳，患者合作	5	
	2. 胸带放置位置准确，松紧度适宜		
	3. 患者感觉舒适，无胸闷症状		
	4. 操作安全，无引流管脱出等意外发生		
特殊处置	浮枷胸固定方法是用棉垫数块或沙袋压迫覆盖于胸壁软化区，并固定包扎。注意压力适中，不宜过紧，以免肋骨骨折端嵌入胸膜腔内，发生气胸、血胸等并发症	5	
注意事项	1. 注意胸带固定的松紧度，以患者能耐受为宜	5	
	2. 过松时应重新固定胸带		
	3. 出汗多时应及时松开胸带，擦洗背部及胸部皮肤，并更换胸带		
	4. 背部有伤口时，注意防止受压，避免压疮		
	5. 指导患者有效咳嗽排痰		
总分		30	

【并发症及处理】 疼痛：患者因胸带挤压胸廓，肋骨骨折处疼痛，予以镇痛药口服，必要时给予盐酸哌替啶/盐酸布桂嗪肌内注射。

血气胸：胸带收紧胸廓后，胸廓减小，肋骨断端进一步损伤周围血管或肺组织，患者表现为呼吸困难，心慌、胸闷等症状进一步加重，当出现张力性气胸时可有皮下气肿等表现，听诊呼吸音消失。患者生命指征平稳时复查胸部 CT，呼吸及循环不稳定时立即予以胸腔闭式引流。

【相关理论知识】

1. 多根多处肋骨骨折　由于局部胸壁失去了肋骨的完整支撑而软化，出现反常呼吸，这类胸廓称连枷胸。如果胸壁软化区范围较广泛，在呼吸时两侧胸腔内压力不平衡，使纵隔左右扑动，引起体内缺氧和二氧化碳潴留，并影响静脉血液回流，严重的可以发生呼吸和循环衰竭。

2. 肋骨骨折处理原则　有效控制疼痛，肺部物理治疗和早期活动。

三、血、气胸的急救

（一）气胸的急救

【目的】　排气减压，维护呼吸、循环稳定。

【适应证】　大量气胸、开放性气胸、张力性气胸。

【禁忌证】　少量气胸。

【操作前准备】

1. 患者准备

（1）测量生命体征（心率、血压、呼吸）。

（2）签署知情同意书，向患者家属解释胸腔闭式引流的目的、操作过程、可能的风险。

（3）告知需要配合的事项（操作过程中需保持体位，如有头晕、心悸、气促等及时报告）。

（4）张力性气胸应立即胸膜腔穿刺抽气减压，保证生命体征平稳，以争取手术前的准备时间。

2. 材料准备

院前急救：无菌粗针头、消毒用品、无菌手套等。

院内急救：参见胸腔闭式引流术。

3. 操作前准备

（1）需两个人操作。

（2）操作者洗手，戴帽子、口罩、无菌手套。

（3）了解病史并详细胸部查体，结合 X 线胸片、胸部 CT 等影像学资料以及超声检查等协助定位。

（4）掌握胸腔闭式引流操作相关知识、并发症的诊断与处理。

【操作步骤】

1. 院前急救　粗针头穿刺胸膜腔减压，并外接单向活瓣装置或水封瓶；紧急时可在针头柄部外接剪有小口的柔软塑料袋、气球等，使胸膜腔内气体易于排出，而外界空气不能进入胸腔。

2. 进一步处理　紧急进行胸腔闭式引流术，闭式引流管可接负压吸引装置，以利于气体排出，促进肺复张。使用抗生素预防感染。漏气停止 24h，复查 X 线胸片证实肺膨胀良好，方可拔管。持续漏气而肺难以膨胀，需警惕大的支气管甚至气管损伤，必要时行开胸探查或电视胸腔镜手术探查。

3. 院内急救　详见第四节胸腔闭式引流术及拔管。

【并发症及处理】　详见第四节胸腔闭式引流术及拔管。

（二）血胸的急救

【目的】　引流胸腔内血液，改善呼吸及循环状态，观察胸腔内出血情况。

【适应证】

（1）胸腔积血量＞0.5L。

（2）开放性血气胸。

（3）凝固性血胸，胸腔内穿出可凝血。

（4）感染性血胸和脓血胸。

【禁忌证】　主动脉夹层破裂。

【操作前准备】　详见第四节胸腔闭式引流术及拔管。

【操作步骤】　详见第四节胸腔闭式引流术及拔管。

【并发症及处理】　详见第四节胸腔闭式引流术及拔管。

【相关知识】　血、气胸的急救是临床工作中常见的急、危重症之一。

（1）临床一般将气胸分为闭合性气胸、开放性气胸、张力性气胸3类，少量气胸，肺组织压缩＜30%，可予以观察，一般1～2周多可自行吸收；中量气胸，肺组织压缩30%～50%，可进行胸腔穿刺术；大量气胸，肺组织压缩＞50%，应及时进行胸腔闭式引流术；开放性气胸需立即将开放变为闭合；张力性气胸需紧急排气减压。

（2）血胸通常是由肺损伤、肋间血管及胸廓内血管损伤、心脏大血管的损伤等造成。临床上分为：进行性血胸、凝固性血胸、感染性血胸或脓血胸、迟发性血胸。对于成人而言，少量血胸积血量≤0.5L，给予严密观察，必要时行胸腔穿刺引流术；中量血胸0.5～1.0L，行胸腔穿刺术或必要时胸腔闭式引流术；大量血胸＞1.0L，行胸腔闭式引流术，必要时开胸探查。

四、胸腔闭式引流术及拔管

【目的】　充分引流胸腔内积气、积液，促进肺复张，恢复胸腔内负压。

【适应证】

（1）中、大量自发性气胸，开放性气胸，张力性气胸，血气胸（中等量以上）。

（2）气胸经胸膜腔穿刺术抽气后肺不能复张者。

（3）气胸合并胸腔内感染，疑有早期脓胸者。

（4）血胸（中等量以上）、乳糜胸。

（5）大量胸腔积液或持续胸腔积液需彻底引流，以便诊断和治疗。

（6）急性或慢性脓胸，胸腔内仍有脓液未能排出者。

（7）伴支气管胸膜瘘或食管胸膜瘘的脓胸或脓气胸。

（8）开放胸部手术、心脏手术或胸腔镜手术后。

（9）在机械通气治疗中出现气胸，但仍须进行机械辅助呼吸者。

（10）恶性肿瘤胸膜转移或顽固性气胸患者，需胸腔内注药行抗肿瘤或胸膜固定术。

【禁忌证】

（1）对有凝血功能障碍或重症血小板减少有出血倾向者，或正在接受抗凝治疗者。

（2）肝性胸腔积液，持续引流将导致大量蛋白质和电解质丢失，手术要慎重。

（3）结核性脓胸。

【操作前准备】

1. 患者准备

（1）测量生命体征（心率、血压、呼吸）。

（2）向患者解释胸腔闭式引流的目的、操作过程、可能的风险，消除患者对这种相对简单手术的恐惧和焦虑。

（3）告知需要配合的事项（操作过程中需保持体位，如有头晕、心悸、气促等及时报告）。

（4）签署知情同意书。

（5）张力性气胸应立即胸膜腔穿刺抽气减压，保证生命体征平稳，以争取手术前的准备时间。

（6）外伤性血胸应补液维持循环。

2. 材料准备

（1）胸腔闭式引流手术包：镊子1把、中弯钳2把、刀柄1把、11号手术刀片1个，剪刀1把、孔巾1个、纱布3块、缝合针1个、2个角针、7号丝线缝线1包。

（2）消毒用品：2.5%碘酊和75%乙醇。

（3）麻醉药：2%利多卡因5ml。

（4）其他：龙胆紫，棉签，注射器（5ml或10ml 1个），胸腔闭式引流装置1个，胸腔闭式引流连接配套管1套，胸腔闭式引流管1根（气胸选择24-28F引流管、胸腔积液选择28-32F引流管、脓胸选择32-36F引流管），治疗床1张，抢救车1个，无菌手套2副，无菌生理盐水500ml，胶布1卷。

3. 操作前准备

（1）需两个人操作。

（2）操作者洗手，戴帽子、口罩、无菌手套。

（3）了解病史并详细胸部查体，结合X线胸片、胸部CT等影像学资料以及超声检查等协助定位。

（4）掌握胸腔闭式引流操作相关知识、并发症的诊断与处理。

【操作步骤】 胸腔闭式引流术及拔管操作，表2-33。

表2-33 胸腔闭式引流术及拔管操作卡

	步骤及方法	分值	得分
体位	体位摆放正确（平卧位或半卧位）	25	
穿刺点定位	定位准确（气胸选锁中线第二肋间，血胸选腋中线第6、7肋间）（mark笔或龙胆紫棉签标记位置）（左右要分清）（切口避开浅静脉明显或局部皮肤感染处）	5	
术前准备	戴口罩、帽子（不露头发及口鼻）	2	
	常规消毒皮肤（直径15cm，消毒二次，第二次范围小于第一次，每次消毒不留空白，持物钳尖始终朝下）	25	
	进行手消，戴无菌手套	2	
	覆盖消毒洞巾（洞巾中心与消毒中心一致）	2	
	麻醉手法正确并试穿（再次核对胸片左右侧，二人核对2%利多卡因未过期，穿刺包未过期，麻醉药5ml，排气，打皮丘，注射器针尖斜面朝下，逐层浸润，注意先回抽，无回血后再注药，突破胸膜回吸，如有鲜血吸出，且体外凝集，则提示损伤血管，应拔针、压迫，平稳后更换穿刺部位或方向再行麻醉）	15	
	人文关怀（张先生，现在要给您麻醉了，可能会有些疼，请忍耐一下，不要乱动）		
操作过程	切口选择准确，边缘整齐，逐层分离皮下组织及肋间肌并穿透壁层胸膜（沿肋间切开皮肤及皮下组织2cm，中弯钳交叉钝性分离胸壁肌肉，沿下位肋骨上缘垂直钝性分离肋间肌，直至进入胸膜腔）	10	
	扩张皮肤并置管，置管深度及方向正确，连接引流装置正确。（二把中弯钳，一把扩张切口，另一把钳夹引流管端置入胸腔）	10	
	连接水封瓶	2	
	缝合及固定（垂直切口缝合，外科结固定管）	25	
	覆盖无菌纱布（粘贴3条胶布沿肋间方向固定）	25	
	人文关怀（张先生，刚刚的引流非常成功，如果术后出现什么不适，请及时与我们联系）	5	
	（助手戴手套前需做操作：拆水封瓶，核对麻醉药，拆针套，拆水封瓶管，倒消毒液）（助手戴手套后操作：穿线，夹管，安装刀片）	5	

续表

步骤及方法		分值	得分
术后处理	操作完毕，观察引流管波动情况	21	
	观察生命指征，术后患者注意事项	2	
	垃圾分类处理	2	
	完成手术记录	2	
注意事项	操作顺序正确，手法熟练，回答准确	5	
	无菌观念（贯穿操作始终，水封瓶切忌高于腰部，勿意外拔出引流管）	5	
	态度和蔼，关心病人	5	
总分		100	

【并发症及处理】

1. 胸膜反应　穿刺或置管过程中或置管后出现头晕、气促、心悸、面色苍白、血压下降，应立即停止操作，平卧，吸氧，皮下注射 0.1%肾上腺素 0.3~0.5ml。

2. 出血　多由于引流的位置靠近肋骨下缘损伤肋间血管所致，少数由于引流管所致胸内粘连带断裂或直接损伤心脏、大血管引起。但偶有损伤膈肌血管，凝血功能差的患者，引起活动性出血，出现低血压、出血性休克，需要输血、输液，甚至胸腔镜或开胸探查止血。

3. 引流不畅或皮下气肿、积液　多由于插管的深度不够或固定不牢致使引流管或其侧孔位于胸壁软组织中，或引流管被凝血块、纤维素条索堵塞。引流管连接不牢，大量漏气也可造成皮下气肿，需调整引流管位置甚至重新置管，或胸带加压包扎。

4. 复张性肺水肿　对于肺萎陷时间较长者，大量排出积气或积液后，受压肺泡快速复张后引起复张性肺水肿，突然出现气促、咳泡沫痰等表现。置管后排放气体或液体速度不能过快，交替关闭、开放引流管，可预防肺水肿及纵隔摆动的发生。治疗以限制液体入量、利尿为主，必要时可使用小剂量激素处理。

5. 肺不张　对于肺受压时间过长、实变，或肺内存在严重漏气者可能出现复张欠佳，需长期带管或进一步手术。

6. 重要脏器损伤　穿刺过于暴力，胸腔粘连可能致肺损伤；穿刺置管位置选择过低，可能有损伤肝、脾、膈肌的危险。故尽量避免暴力置管操作，胸腔粘连者经 B 超或 CT 引导下定位后置管，避免在肩胛下角线第 9 肋间和腋后线第 8 肋以下操作。

7. 其他并发症　包括心律失常、胸痛、局部皮肤红肿感染，予对症处理。

【胸腔引流管的管理】

（1）置管后及时复查 X 线或 CT 以明确肺复张情况及引流管位置，若怀疑引流不通畅、临床症状未缓解时应立即复查。

（2）观察胸腔漏气情况、水封瓶中液体波动情况及引流液的性状及引流量。

（3）避免引流管打折、扭曲，避免抬高引流瓶超过置管平面，尽量不要夹闭。

（4）定期挤压引流管以保持管腔通畅。

【相关知识】

（1）上述介绍为传统胸腔闭式引流方法，也可以选择套管针穿刺置管。套管针有两种，一种为针芯直接插在特制的引流管内，用针芯将引流管插入胸腔后，拔出针芯，引流管就留在了胸腔内；另一种为三通金属套管，穿入胸腔后边拔针芯边从套管内送入引流管。

（2）经肋床置管引流，切口应定在脓腔底部。沿肋骨做 5~7cm 长切口，切开胸壁肌肉显露肋骨，切开骨膜，剪除一段 2~3cm 长的肋骨。经肋床切开脓腔，吸出脓液，分开粘连，安放一根较粗的闭式引流管。2~3 周后如脓腔仍未闭合，可将引流管剪断改为开放引流。

五、心包穿刺术

【目的】 明确心包积液的性质，充分引流心包积液，解除心包填塞。

【适应证】

（1）心包腔积液，且需要判定积液的性质与病原。

（2）有大量心包积液或心脏压塞时，穿刺抽液以减轻症状。

（3）结核性或化脓性心包炎时，穿刺注药。

【禁忌证】

（1）主动脉夹层破裂。

（2）出血性疾病，如严重血小板减少，PLT$<50\times10^9$/L，正在接受抗凝治疗的患者。

（3）心包积液过少，心尖部 10mm 以下，局限性积液不能穿刺。

（4）疑穿刺部位有感染者或者合并菌血症或败血症者。

（5）烦躁不安，不能合作者。

【操作前准备】

1. 患者准备

（1）测量生命体征（心率、血压、呼吸）。

（2）向患者解释心包穿刺的目的、操作过程、可能的风险，消除患者对这种相对简单手术的恐惧和焦虑。

（3）告知需要配合的事项（操作过程中需保持体位，如有头晕、心悸、气促等及时报告）。

（4）签署知情同意书。

2. 材料准备

（1）无菌心包穿刺包：心包穿刺针（针座接胶管），10ml 和 50ml 注射器，7 号针头，血管钳，洞巾，纱布等。

（2）消毒用品：2.5%碘酊和 75%乙醇。

（3）麻醉药：2%利多卡因 5ml。

（4）其他：龙胆紫、棉签、消毒缸、治疗床 1 张、监护仪 1 台、抢救车 1 个、无菌手套 2 副、无菌生理盐水 250ml、胶布 1 卷、备用心电图机、心脏除颤仪和人工呼吸器。

3. 操作前准备

（1）需两个人操作。

（2）操作者洗手，戴帽子、口罩、无菌手套。

（3）了解病史并详细胸部查体，结合 X 线胸片、胸部 CT 等影像学资料以及超声检查等协助定位。

（4）掌握心包穿刺术操作相关知识、并发症的诊断与处理。

【操作步骤】 心包穿刺术评分标准，表 2-34。

表 2-34　心包穿刺术评分标准

	步骤及方法	分值	得分
体位	患者取坐位或半卧位，双臂自然下垂，面向术者	2	
穿刺点定位	选剑突下左侧肋弓旁 1cm，用龙胆紫棉签标记。目前多数病例可根据彩超定位穿刺	10	
术前准备	戴口罩、帽子（不露头发及口鼻）	2	
	常规消毒皮肤（直径 15cm，消毒二次，第二次范围小于第一次，每次消毒不留空白，持物钳尖始终朝下）	5	
	戴无菌手套	2	
	覆盖消毒洞巾（洞巾中心与消毒中心一致）	2	

续表

步骤及方法	分值	得分
操作过程	麻醉手法正确并试穿（二人核对利多卡因未过期，麻醉药 2ml，排气，打皮丘，注射器针尖斜面朝下，逐层浸润，注意先回抽，无回血后再注药，突破心包回吸）	10	
	穿刺方向角度：与腹壁夹角 45°，向左 45°，向上 45°	10	
	穿刺深度：保持方向，抽出液体即停止进针，进针宜慢，保持深度	10	
	进入心包腔后，将注射器连接于橡皮管，放开钳夹处，缓慢抽液，当针管吸满后，应先夹闭橡皮管，以防空气进入。首次放液不超过 100ml	20	
	术中经常询问患者并观察患者症状，观察心电或脉搏变化	5	
	留取标本	2	
	操作完毕，拔出穿刺针，覆盖无菌纱布	2	
术后处理	加压固定	2	
	术后患者注意事项，静卧、监测	2	
	垃圾分类处理	2	
	标记标本，并送检，完成穿刺记录	2	
注意事项	操作顺序正确，手法熟练，回答准确	3	
	无菌观念（贯穿操作始终）	5	
	态度和蔼，关心病人（给您做个穿刺，不要紧张，给您打麻药）	2	
总分		100	

【并发症及处理】

1. 心律失常 患者出现心悸、胸闷不适等临床表现，心电监护显示心律失常，提示针尖可能已触碰心脏，应稍向外退针，并询问患者有无不适感，继续观察患者心率、血压等情况，必要时终止操作，并给予对症治疗。

2. 心肌损伤或穿孔 心包腔穿出鲜红色可凝血性液，同时患者伴有气促、心悸、胸闷等不适，血压下降，提示针尖可能损伤心肌导致出血或穿透心肌，引起心肌穿孔、心脏压塞，应马上向外退针，引流心包内出血，予以升压、补充血容量、抗休克，并请心脏外科紧急会诊，必要时行开胸修补术。

3. 血、气胸 患者出现呼吸困难、心慌等不适，听诊同侧呼吸音减弱或消失，予以停止操作，吸氧、监测生命指征变化，必要时行胸腔穿刺或胸腔闭式引流术。

4. 其他并发症 包括局部麻醉药过敏、胸痛、局部皮肤红肿感染，予对症处理。

【相关知识】 心包穿刺是一项高危险的手术操作，必须严格掌握指征，须有经验的医师操作或指导，穿刺过程中和结束后必须对患者进行心电监护。穿刺点通常选心尖部或剑突下为穿刺点，最好是根据超声定位确定心包与心肌间距最大处，且不损伤周围组织和心脏为最佳穿刺点。

1. 心前区穿刺点 于左侧第 5 肋间隙，心浊音界左缘向内 1~2cm，沿第 6 肋间上缘向内、向后指向脊柱进针。此部位操作技术较胸骨下穿刺点的难度小，但不适于化脓性心包炎或渗出液体较少的心包炎穿刺，并有伤及胸膜造成气胸的可能。

2. 胸骨下穿刺点 取左侧肋弓角作为胸骨下穿刺点，穿刺针与腹壁角度为 30°~45°，针刺向上、后、内，达心包腔底部，针头边进边吸，至吸出液体时即停止前进。

六、心胸外科模拟竞赛试题

（一）单项选择题

2.6-1. 肋骨骨折中最易折断的是（　　　）

A. 第 1~7 肋　　　B. 第 4~7 肋　　　C. 第 8~12 肋　　　D. 第 1~4 肋　　　E. 第 8~10 肋

2.6-2. 以下哪点不是肋骨骨折的治疗方法（　　）

A. 有效控制疼痛　　　　　　　B. 胸带固定胸廓　　　　　　　C. 预防呼吸道并发症

D. 卧床、制动，防止骨折断端错位　　　　　　　　　　　E. 切开复位内固定术

2.6-3. 诊断肋骨骨折最可靠的方法是（　　）

A. USG　　　　　B. 胸部 X-Ray　　　　C. 查及骨擦感　　　　D. 胸部 CT　　　　E. MRI

2.6-4. 开放性气胸的急救措施是（　　）

A. 胸腔穿刺术　　　　　　　B. 胸腔闭式引流术　　　　　　C. 剖胸探查

D. 加压包扎封闭创口　　　E. 粗针头排气减压

2.6-5. 哪项不是气胸的积气来源（　　）

A. 胸壁开放创口　　　　　　B. 肺漏气　　　　　　　　　　C. 支气管断裂

D. 食管破裂　　　　　　　　E. 肾上腺手术致胸膜破裂

2.6-6. 关于气胸的论述哪项是错误的（　　）

A. 少量气胸无需处置　　　B. 大量持续漏气需要剖胸探查　　　C. 查体叩诊呈浊音

D. 胸片可见肺纹理消失　　E. 停止漏气 24 小时，复查胸片见肺膨胀，方可拔出引流管

2.6-7. 血胸的胸腔闭式引流位置是（　　）

A. 锁中线第二肋间　　　　B. 腋中线第 3～4 肋间　　　　C. 腋前线第五肋间

D. 腋中线到腋后线之间第 6 或 7 肋间　　　　　　E. 肩甲角线第 10 肋间

2.6-8. 成人血胸量 900ml 为（　　）

A. 微量血胸　　　　　　　　B. 少量血胸　　　　　　　　C. 中量血胸

D. 大量血胸　　　　　　　　E. 巨量血胸

2.6-9. 关于血胸的论述哪项是错误的（　　）

A. 少量血胸无需处置

B. 少量血胸合并脾破裂需要全身麻醉手术，应行胸腔闭式引流术

C. 非进行性血胸可根据积血量多少，采用胸腔穿刺术或胸腔引流术

D. 每小时引流量超过 300ml 可判断为进行性血胸

E. 凝固性血胸可待病情稳定后行剖胸手术

2.6-10. Beck 三联征不包括哪项？（　　）

A. 颈静脉怒张　　　　　　　B. 心包摩擦音　　　　　　　C. 心音遥远

D. 动脉压下降　　　　　　　E. 脉压差缩小

2.6-11. 心包积液的病因不包括（　　）

A. 肺硬化性血管瘤　　　　　B. 乳腺癌　　　　　　　　　C. 尿毒症

D. 流感病毒　　　　　　　　E. 甲状腺功能减退

2.6-12. 胸部创伤后，血胸不凝固的原因是（　　）

A. 弥散性血管内凝血　　　　B. 凝血酶原减少　　　　C. 心、肺、膈肌运动的去纤维蛋白作用

D. 血小板消耗减少　　　　　E. 多种凝血因子减少

2.6-13. 某患者左前胸刀刺伤 2 小时后，感觉胸闷、气短，查体：面色苍白，四肢湿冷，心率 120 次/分，血压 80/70mmHg，颈静脉怒张，首先考虑：（　　）

A. 连枷胸　　　　　　　　　B. 开放性气胸　　　　　　　C. 血气胸

D. 急性心脏压塞　　　　　　E. 肺裂伤

2.6-14. 根据胸部创伤分类，下列属于开放性损伤的是（　　）

A. 气胸伴皮下气肿　　　B. 胸部皮肤有伤口，肺萎陷 40%　　　C. 心脏压塞

D. 肋骨骨折并气胸　　　E. 肋骨骨折并血胸

2.6-15. 多根多处肋骨骨折导致呼吸衰竭的主要原因（　　）

A. 肺不张　　　　　　　　　B. 剧痛不敢呼吸　　　　　　C. 反常呼吸运动

D. 纵隔摆动　　　　　　　　E. 继发肺部感染

2.6-16. 关于多根多处肋骨骨折的病理生理学哪项不正确？（　　　）

A. 肋骨骨折严重的可发生呼吸、循环衰竭　　　B. 吸气时，软化区向外膨出，称为连枷胸

C. 呼吸时二侧胸膜腔压力不平衡致使纵隔扑动　　　D. 可引起体内缺氧和二氧化碳潴留

E. 胸壁出现软化区

2.6-17. 胸腔闭式引流的适应证不正确的是（　　　）

A. 各种气胸　　　　　　　　　B. 脓胸　　　　　　　　　C. 大量血胸

D. 切开胸膜腔者　　　　　　　E. 少量气胸需要全身麻醉剖胸探查者

2.6-18. 张力性气胸的体征不正确的是（　　　）

A. 常合并皮下气肿　　　　　　B. 叩诊呈鼓音　　　　　　C. 气管向健侧移位

D. 肋间隙变窄　　　　　　　　E. 口唇发绀

2.6-19. 胸膜腔积血来源不包括（　　　）

A. 心脏大血管　　　　　　　　B. 肺组织　　　　　　　　C. 肋间动脉

D. 胃底食管静脉　　　　　　　E. 乳内动脉

2.6-20. 血胸的治疗哪项是错误的（　　　）

A. 小量血胸可自行吸收　　　　B. 进行性血胸需要剖胸探查

C. 凝固性血胸需要剖胸手术　　D. 主动脉夹层引起的小量血胸不需要胸腔闭式引流术

E. 主动脉夹层引起的大量血胸需要胸腔闭式引流术

（二）病例分析题

2.6-21. 7岁，男孩，因四轮车碾压、呼吸困难半小时，到镇医院就诊，脉率：112次/分、血压：90/55mmHg、呼吸：32次/分，头面部肿胀，气管左移，右侧胸廓饱满，肋间隙增宽，可触及握雪感，未触及骨擦感，叩诊呈右肺鼓音，听诊右肺呼吸音消失，睾丸肿胀，直径约10cm。请问如何诊断？急救措施是什么？如何进行转运？

2.6-22. 26岁，男性，因右胸散弹伤、胸痛、呼吸困难20分钟，到我院急诊就诊，脉率：124次/分、血压：70/40mmHg、呼吸：24次/分，气管左移，右侧前胸壁第四肋水平见直径5cm皮肤缺如，右侧胸廓饱满，肋间隙增宽，叩诊呈右胸浊音，听诊右肺呼吸音消失。做何项检查明确诊断？可能的诊断是什么？如何进一步处置？

【答案】

（一）单项选择题

2.6-1. B；2.6-2. D；2.6-3. C；2.6-4. D；2.6-5. D；2.6-6. C；2.6-7. D；2.6-8. C；2.6-9. D；2.6-10. B；
2.6-11. A；2.6-12. C；2.6-13. D；2.6-14. B；2.6-15. C；2.6-16. B；2.6-17. A；2.6-18. D；2.6-19. D；2.6-20. E

（二）病例分析题

2.6-21. 诊断是张力性气胸。急救措施是粗针头排气减压。

2.6-22. 可做诊断性胸穿明确诊断。诊断是血胸。进一步处置是行胸腔闭式引流术。

第七节　急诊外科基本操作

一、淋巴结检查

一般只能检查身体浅表部位淋巴结,主要包括头颈部淋巴结群、上肢淋巴结群和下肢淋巴结群。

（一）表浅淋巴结分布

1. 头颈部淋巴结群　颈部淋巴结群（图2-34）分为：①耳前淋巴结，②耳后淋巴结，③枕淋巴结，④颌下淋巴结，⑤颏下淋巴结，⑥颈前淋巴结，⑦颈后淋巴结，⑧锁骨上淋巴结。

2. 上肢淋巴结群

（1）腋窝淋巴结（图2-35）：①外侧淋巴结群，②胸肌淋巴结群，③肩胛下淋巴结群，④中央淋巴结群，⑤腋尖淋巴结群。

（2）滑车上淋巴结。

3. 下肢淋巴结群

（1）腹股沟淋巴结（图 2-36）：可分为上、下两群。

（2）腘窝淋巴结。

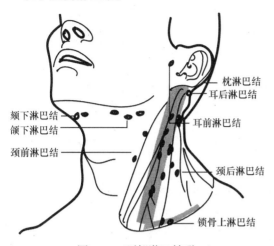

图 2-34　颈部淋巴结群

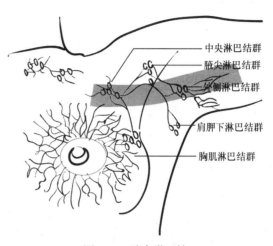

图 2-35　腋窝淋巴结

（二）检查方法及顺序

1. 检查方法　检查淋巴结的方法有视诊和触诊。视诊时不仅要注意局部征象（包括皮肤是否隆起，颜色有无变化，有无皮疹、瘢痕、瘘管等）也要注意全身状态。

触诊是检查淋巴结的主要方法。检查者将示、中、环三指并拢，其指腹平放于被检查部位的皮肤上进行滑动触诊，这里所说的滑动是指腹按压的皮肤与皮下组织之间的滑动；滑动的方式应取互相垂直的多个方向或转动式滑动，这有助于淋巴结与肌肉和血管结节的区别。

检查颈部淋巴结（图 2-37 至图 2-39）时可站在被检查者前面和背后，手指紧贴检查部位，由浅及深进行滑动触诊，嘱被检查者头稍低，或偏向检查侧，以使皮肤或肌肉松弛，有利于触诊。检查锁骨上淋巴结（图 2-40）时，让被检查者取坐位

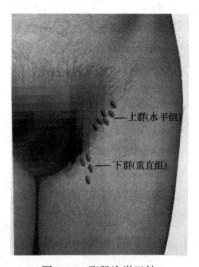

图 2-36　腹股沟淋巴结

或卧位，头部稍向前屈，用双手进行触诊，左手触诊右侧，右手触诊左侧，由浅部逐渐触摸至锁骨后深部。检查腋窝淋巴结（图 2-41）时，被检查者前臂稍外展，检查者以右手检查左侧，以左手

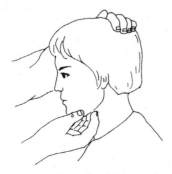

图 2-37　下颌下淋巴结检查示意图

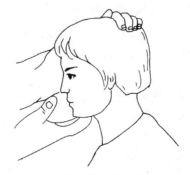

图 2-38　刻下淋巴结检查示意图

检查右侧，触诊时由浅及深至腋窝各部。检查滑车上淋巴结（图 2-42）时，以左（右）手扶托被检查者左（右）前臂，以右（左）手向滑车上由浅及深进行触摸。

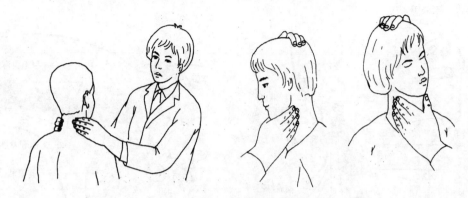

图 2-39 颈前、后淋巴结检查示意图

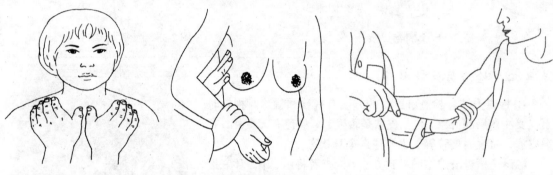

图 2-40 锁骨上淋巴结检查　　图 2-41 腋窝淋巴结检查　　图 2-42 滑车上淋巴结检查示意图
　　　　示意图　　　　　　　　　　示意图

发现淋巴结肿大时，应注意其部位、大小、数目、硬度、压痛、活动度、有无粘连，局部皮肤有无红肿、瘢痕、瘘管等。同时注意寻找引起淋巴结肿大的原发病灶。

2. 检查顺序　全身体格检查时，淋巴结的检查应在身体部位检查过程中进行。为了避免遗漏应特别注意淋巴结的检查顺序。头颈部淋巴结的检查顺序是：耳前、耳后、枕部、颌下、颏下、颈前、颈后、锁骨上淋巴结。上肢淋巴结的检查顺序是：腋窝淋巴结、滑车上淋巴结。腋窝淋巴结是按腋尖群、中央群、胸肌群、肩胛下群和外侧群的顺序进行。下肢淋巴结的检查顺序是：腹股沟淋巴结（先查上群，后查下群）、腘窝淋巴结。

（三）淋巴结肿大病因

淋巴结肿大按其分布可分为局限性和全身性淋巴结肿大。

1. 局限性淋巴结肿大

（1）非特异性淋巴结炎。

（2）单纯性淋巴结炎。

（3）淋巴结结核。

（4）恶性肿瘤淋巴结转移。

2. 全身性淋巴结肿大

（1）感染性疾病。

（2）非感染性疾病：①结缔组织疾病。②血液系统疾病。

二、淋巴结穿刺术

【目的】　协助临床诊断。

【适应证】

（1）用于浅淋巴结肿大的病因诊断与鉴别诊断。

（2）肿大淋巴结抽脓及治疗。

【禁忌证】

（1）高度怀疑或已确诊的原发性恶性肿瘤。

（2）靠近大动脉或神经的相对较小的淋巴结。

【操作前准备】

（1）物品：消毒液，注射器 10ml，玻璃片，染色液，纱布，胶布。

（2）签署有创操作同意书。

【操作步骤】　淋巴结穿刺术，表 2-35。

表 2-35　淋巴结穿刺术操作卡

姓名_____　学号_____　总分_____

物品准备：10 毫升注射器 1 支，碘伏棉球，镊子两把，载玻片，无菌纱布，胶布，手套及无菌孔巾　　　　评分：_____

序号	操作项目	操作动作	口述内容	注意事项	分值	评分
1	洗手	七步洗手法洗手	洗手		5	
2	核对患者	核对床号、腕带	您好，请问您是××（查看腕带）吗？根据病情需要，我们将为您进行淋巴结穿刺操作，知情同意书您已经详细阅读并签署了吧？您现在生命体征平稳，无明显穿刺禁忌证、可以进行淋巴结穿刺操作		5	
3	检查物品	外包装无破损，物品干燥、密封良好、在有效期内，可以使用。所需物品齐全	外包装无破损，物品干燥、密封良好、在有效期内，可以使用，所需物品齐全		5	
4	摆体位	采取合适体位充分暴露穿刺淋巴结		注意保护患者体温	5	
5	穿刺定位	选择适于穿刺且明显肿大的淋巴结进行穿刺		注意穿刺点应避开皮肤感染灶	10	
6	消毒	常规穿刺部位（不需要戴手套时消毒手术者左手食指、中指、无名指）	您好，下面要给您消毒了，有点凉，请您配合范围至少 15cm，不留空白区第二次消毒范围不超过第一次		10	
7	戴手套	无菌原则戴无菌手套		注意无菌操作	5	
8	铺巾	无菌孔巾中心对准穿刺点，上方以胶布或巾钳固定于患者衣服上		注意无菌原则，孔巾不能随意移动	10	
9	穿刺	以左手拇指食指固定穿刺点皮肤，右手吃注射器顶部垂直刺入沿淋巴结长轴方向用力抽吸，负压状态下拔针，同时纱布按压穿刺部位		注意避免抽出血液以免影响检查效果	25	

序号	操作项目	操作动作	口述内容	注意事项	分值	评分
10	涂片	将抽吸液体喷射到载玻片上,并制备涂片送检,标记,如吸出液量少,固定注射器内栓拔出针头后将注射器取下,充气后再将针头内的抽出液喷射到玻璃片上制成均匀涂片,染色镜检			10	
11	包扎,固定	穿刺部位纱布胶布固定,方向与人体长轴垂直			5	
12	术后沟通	整理用物 用过与没有用过的锐器物放入锐器盒内,其余物品放入医疗垃圾箱内	穿刺完毕,请您耐心等待结果,如有不适及时与医生及护士取得联系		5	

【并发症及处理】

穿刺血管:及时拔针,按压血管止血。伤及肺尖形成气胸:按气胸处理。

【相关理论知识】

(1)选择可疑性较大的淋巴结进行穿刺。治疗性穿刺应选择波动明显的淋巴结。

(2)最好在饭前穿刺,以免抽出物中含脂质过多,影响染色。

(3)若未能获得抽出物时,可将针头再由原穿刺点刺入,并可在不同方向连续穿刺,抽吸数次,只要不发生出血直到取得抽出物为止,也可选择其他肿大淋巴结穿刺。

(4)注意选择易于固定的部位,淋巴结不宜过小,且应远离大血管,穿刺针不可刺入太深,以免伤及深部组织,锁骨上淋巴结穿刺时,注意勿伤及肺尖。

(5)在作涂片之前要注意抽出物的外观性状。一般炎症抽出液色微黄;结核病变可见干酪样物,结核性脓液是黄绿色或污灰色黏稠液体。

(6)如系淋巴结抽脓给药,注药量不要太大,要少于吸出的脓液量。

(7)淋巴结穿刺结果阳性有诊断价值;阴性不能排除疾病诊断。

(8)如系淋巴结抽脓给药,要在淋巴结上方高位进针,如系淋巴结结核液化抽脓,则从上方高位的健康皮肤处进针。

(9)淋巴结穿刺检查不能明确诊断时,应采用淋巴结活组织检查术进行检查,以进一步明确诊断。淋巴结活组织检查时一般摘取部分淋巴结,不要求完整淋巴结。

三、创伤急救及开放性创伤的处理

创伤的处理 创伤急救四大技术包括止血、包扎、固定及搬运。

(一)止血技术

【目的】 快速、有效地控制外出血,减少血容量丢失,避免休克发生。

【适应证】

(1)周围血管创伤性出血。

(2)特殊感染截肢不用止血带,如气性坏疽。

(3)动脉硬化症、糖尿病、慢性肾功能不全者,慎用止血带或休克裤。

【操作前准备】

1. 器材准备 止血器材，包括急救包、纱布垫、纱布、三角巾、绷带、弹性橡皮带、空气止血带、休克裤等。

2. 止血药物 生理盐水及必要的止血药，如凝血酶、去甲肾上腺素等。

3. 操作者准备 协助伤者采取舒适体位；根据伤者出血伤口的具体情况，选择适当止血器材；告知伤者即将采取的止血措施及具体方法，消除伤者紧张、恐惧情绪，争取伤者配合。

【操作步骤】

1. 指压止血法 指压止血法是一种简单有效的临时性止血方法，它根据动脉的走向，在出血伤口的近心端，用指压住动脉处，向骨骼方向加压，达到临时止血的目的。指压止血法适用于头部、颈部、四肢的动脉出血，依据出血部位的不同，可分为如下几种方法。

（1）头顶出血压迫法（图2-43）：方法是在伤侧耳前，对准下颌关节上方，用拇指压迫颞动脉。

（2）头颈部出血压迫法（图2-44）：方法是用拇指将伤侧的颈总动脉向后压迫。

（3）面部出血压迫法（图2-45）：用拇指压迫下颌角处的面动脉。

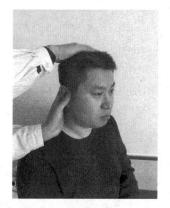 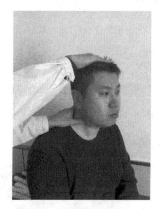 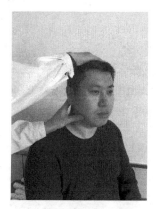

图2-43 头顶出血压迫法　　图2-44 头颈部出血压迫法　　图2-45 面部出血压迫法

（4）头皮出血压迫法（图2-46）：头皮前部出血时，压迫耳前下颌关节上方的颞动脉。头皮后部出血则压迫耳后突起下方稍外侧的耳后动脉。

（5）腋窝和肩部出血压迫法（图2-47）：在锁骨上窝对准第一肋骨用拇指向下压迫锁骨下动脉。

（6）上臂出血压迫法：一手将患肢太高，另一手用拇指压迫上臂内侧的肱动脉。

（7）前臂出血压迫法（图2-48）：用拇指压迫伤侧肘窝肱二头肌腱内侧的肱动脉末端。

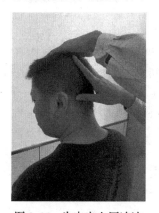 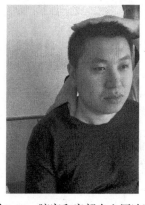 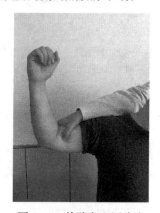

图2-46 头皮出血压迫法　　图2-47 腋窝和肩部出血压迫法　　图2-48 前臂出血压迫法

（8）手部出血压迫法（图 2-49）：用两手指分别压迫腕部的尺动脉、桡动脉。

（9）手指出血压迫法（图 2-50）：用拇指及示指压迫伤指尺、桡两侧之指动脉。

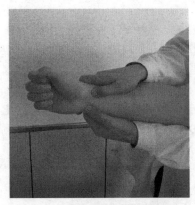 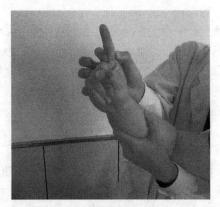

图 2-49　手部出血压迫法　　　　　图 2-50　手指出血压迫法

（10）下肢出血压迫法（图 2-51）及足部出血压迫法（图 2-52）：用两手拇指重叠向后用力压迫腹股沟中点稍下方的股动脉及腘动脉，用两手拇指分别压迫足背踇长伸肌腱外侧的足背动脉和内踝与足跟之间的胫后动脉。

2. 加压包扎止血法　此种止血方法多用于静脉出血和毛细血管出血（图 2-53）。用消毒纱布或干净的毛巾、布块折叠成比伤口稍大的垫盖住伤口，再用绷带或折成条状的布带或三角巾紧紧包扎，其松紧度以能达到止血目的为宜。

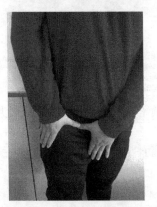 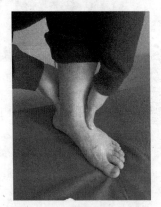 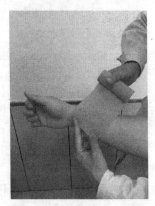

图 2-51　下肢出血压迫法　　　图 2-52　足部出血压迫法　　　图 2-53　加压包扎止血法

3. 填塞止血法　广泛而深层的软组织创伤，如腹股沟或腋窝等部位活动性出血及内脏实质性脏器破裂，如肝粉碎性破裂出血，可用灭菌纱布或子宫垫填塞伤口，外加包扎固定。外部加压敷料应超出伤口至少 5cm。

4. 止血带法　止血带一般适用于四肢大动脉的出血，并常常在采用加压包扎不能有效止血的情况下才选用止血带。

（1）止血带的类型：常用的止血带有以下几种类型。

1）橡皮管止血带：常用弹性较大的橡皮管，便于急救时使用。

2）弹性橡皮带（驱血带）：用宽约 5cm 的弹性橡皮带，抬高患肢，在肢体上重叠加压，包绕几圈，以达到止血目的。

3）充气止血带：压迫面宽而软，压力均匀，还有压力表测定压力，比较安全。常用于四肢活动性大出血或四肢手术过程中应用。

（2）止血带应用要点

1）止血带不可直接缠在皮肤上，止血带的相应部位要有衬垫，如三角巾、毛巾、衣服等均可。

2）止血带绕扎部位：标准位置上肢为上臂上 1/3，下肢为大腿中、上 1/3。

3）成人上肢止血带压力不高于 40kPa（300mmHg），下肢不高于 66.7kPa（500mmHg），儿童减半。

4）原则上应尽量缩短使用止血带的时间，通常可允许 1 小时左右。如病情危急需持续应用，可松开止血带（局部加压包扎）10 分钟左右继续应用，再次应用时应改变止血带放置位置。

5）止血带的解除要在输液、输血和准备好有效的止血手段后，在密切观察下缓慢放松止血带。若止血带缠扎过久，组织已发生明显广泛坏死时，在截肢前不宜放松止血带。

6）应用止血带的时间和部位要求有明显记录及标志。

5. 并发症及处理

（1）持续出血：因加压包扎及止血带止血中压力不足导致。需要调整绷带及止血带压力。

（2）皮肤瘀斑、水疱：创伤后伤口周围软组织肿胀，应用加压包扎及止血带止血均可加重皮肤受压，从而产生瘀斑及张力性水疱。加压包扎及止血带止血后应密切观察局部肿胀情况，调整绷带及止血带压力。

（3）伤者烦躁不安及伤口远端疼痛加重：主要原因为阻断肢体供血时间过久，导致肢体缺血性疼痛。可根据出血控制情况调整绷带及止血带压力。

（4）神经损伤：常见于：①伤者存在骨折及关节脱位，已有局部神经压迫。此时继续伤口局部加压包扎，进一步加重神经损伤；②止血带放置位置不当引起，应用止血带止血应放置正确位置。

（5）肢体缺血坏死：止血带应用压力过高及持续时间过长所致。应严格遵守止血带应用规范。

（6）止血带休克：放松止血带时，大量血液流向患肢，造成全身有效血容量急剧减少所导致的休克。放松止血带时应遵循"慢放—观察—再慢放—再观察"的原则，不要一放到底。

（7）下肢深静脉血栓：使用止血带会造成患肢远端静脉血流淤滞和血管内皮损伤，同时可加剧伤者的高凝状态，有深静脉血栓形成倾向。严格遵守止血带应用规范及尽量减少止血带使用时间尤为重要。

6. 相关知识 成人的血液约占其体重的 8%，失血总量达到总血量的 20% 以上时，可导致失血性休克。当出血量达到总血量 40% 时，则可危及生命。各种出血中，以动脉出血最为危险，其特点是伤口呈喷射状搏动性向外涌出鲜红色的血液，如伤口持续向外溢出暗红色的血液，则为静脉出血，而毛细血管损伤则是伤口向外渗出鲜红色的血液。急救止血过程中，各种止血方法可单独应用，也可联合应用，达到快速、可靠、安全的止血目的。

（二）包扎技术

【目的】 保护伤口；减少污染；压迫止血；固定骨折、关节、敷料；减少伤者疼痛。

【适应证】

（1）头面部、躯干及四肢开放性损伤。

（2）头颅外伤伴脑组织外露、胸腹部开放性损伤伴脏器外露及骨断端外露的伤口需特殊方式包扎。

（3）特殊原因需开放、暴露的伤口不能包扎，如颜面部烧伤等。

（4）局部骨折并伴有神经损伤症状的伤口禁忌行加压包扎。

【操作前准备】

1. 器材准备 无菌敷料、绷带、三角巾等，急救现场没有上述常规包扎材料时，可用身边的衣服、手绢、毛巾等材料进行包扎。

2. 操作者准备　戴手套，观察并检查伤口，根据伤口具体情况准备适当包扎器材。告知伤者即将采取的包扎方法，消除伤者紧张、恐惧心理；协助伤者采取舒适体位，去除内外衣，尽量暴露需包扎部位。

【操作步骤】　包括绷带包扎及三角巾包扎（进行包扎前，均应以无菌敷料覆盖伤口及创面，包扎关节固定时应使其处于功能位）。

绷带的正确持法：左手持绷带头，右手持绷带卷，以绷带外面贴近包扎部位。

绷带包扎的顺序：注意"三点一走行"，即绷带起点、终点、着力点及缠绕走行，通常遵循由左到右，由远心端向近心端的顺序缠绕。

1. 绷带包扎法

（1）环形包扎法（图 2-54）：常用于肢体较小部位的包扎，或用于其他包扎法的开始和终结。包扎时打开绷带卷，把绷带斜放伤肢上，用手压住，将绷带绕肢体包扎一周后，再将带头和一小角反折过来，然后继续绕圈包扎，第二圈盖住第一圈，包扎 3～4 圈即可。

（2）螺旋包扎法（图 2-55）：绷带卷斜行缠绕，每卷压着前面的一半或三分之一。此法多用于肢体粗细差别不大的部位。

（3）反折螺旋包扎法（图 2-56）：螺旋包扎时，用一拇指压住绷带上方，将其反折向下，压住前一圈的一半或三分之一。多用于肢体粗细相差较大的部位。

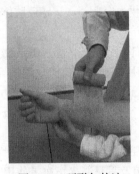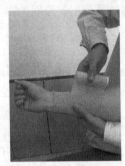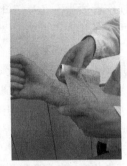

图 2-54　环形包扎法　　　　图 2-55　螺旋包扎法　　　　图 2-56　反折螺旋包扎法

（4）"8"字包扎法（图 2-57）：多用于手部、足踝部及肩关节部位的包扎。在关节上方开始做环形包扎数圈，然后将绷带斜行缠绕，一圈在关节下缠绕，两圈在关节凹面交叉，反复进行，每圈压过前一圈一半或三分之一。

（5）回返包扎法（图 2-58）：用于头部、指（趾）末端及断肢残端的包扎。先行环形包扎，再将绷带反转 90°，反复来回反折。第一道在中央，以后每道依次向左右延伸，直至伤口全部覆盖，

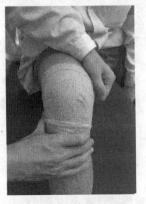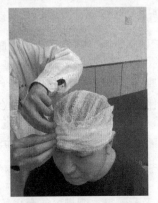

图 2-57　"8"字包扎法　　　　图 2-58　回返包扎法

最后进行环形包扎，压住所有绷带返折处包扎完毕，绷带末端可用胶布粘合，如没有胶布，可采取末端撕开打结或末端反折打结固定。

2. 三角巾包扎法

（1）头顶帽式包扎法（图2-59）及头、耳部风帽式包扎法（图2-60）：头顶帽式包扎法是将三角巾底边折边并齐眉，中点对鼻梁，顶角向后盖住头部，两底角从耳郭上方向后压住顶角，在枕骨粗隆下交叉反折向前，在前额打结，将后面顶角拉平，压迫伤口后，将多余部分整理后塞入交叉处。适用于头顶部出血的包扎。

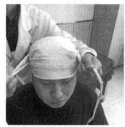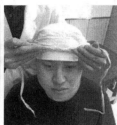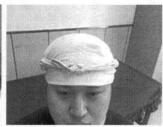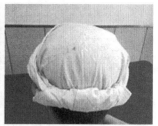

图 2-59 头顶帽式包扎法

头、耳部风帽式包扎法是将三角巾顶角与底边中心线各打一结，顶角置于前额齐眉处，底边于枕后，包住头部，将两底边向面部拉紧，并分别向内折成宽条状，在额部交叉拉至枕部，在底边结上打结。适用于颜面部、下颌部出血的包扎。

（2）面具式包扎法（图2-61）：将三角巾顶角打一结，提住两底角，顶角结兜住下颌部，底边拉向枕后，两底角拉紧在枕后交叉压住底边，再绕前至前额处打结。用手提起眼、口、鼻处，剪开小洞。用于面部创伤出血的包扎。

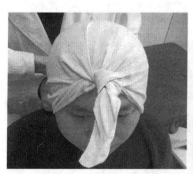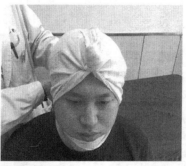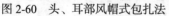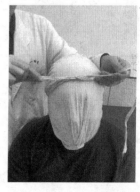

图 2-60 头、耳部风帽式包扎法　　　　　　图 2-61 面具式包扎法

（3）下颌兜式包扎法（图2-62）：将三角巾折成四指宽，一端扣上系带，把毛巾托住下颌向上提，系带与三角巾：一端在头上颞部交叉绕前，在耳旁扎结。

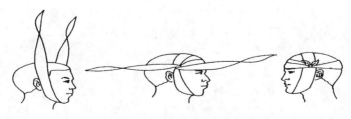

图 2-62 下颌兜式包扎法

（4）单肩包扎法（图 2-63）及双肩包扎法（图 2-64）：单肩包扎法是三角巾折成燕尾状（90°）放于肩上，夹角对准颈部，燕尾底边两角包绕上臂上部并打结，再拉紧两燕尾角，分别经胸背拉到对侧腋下打结。

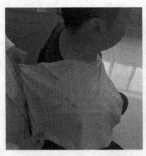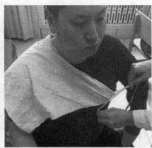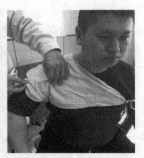

图 2-63　单肩包扎法

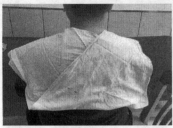

双肩包扎法是三角巾折成燕尾状（120°），夹角对准颈后正中，燕尾分别披在两肩处，燕尾角向前包住肩部至腋下，与燕尾底边打结。

（5）胸背部包扎法（图 2-65）及侧胸包扎法（图 2-66）：胸背部包扎法是三角巾折成燕尾状（100°），夹角对准胸骨上窝，两燕尾角过肩于背后，与底边系带，围胸在后背打结，将一燕尾角系带拉绕横带后上提，与另一燕尾角打结。

侧胸包扎法是三角巾盖在伤侧胸部，顶角绕过伤侧肩部到背部，底边围胸到背部，两底边角打结，再与顶角打结。

（6）三角巾腹部包扎法（图 2-67）：将三角巾底边向上，顶角向下，两底角绕到腰后打结，顶角由腿间拉向后面与底角结再打一结。用于无内脏脱出的腹部外伤包扎。

（7）三角巾四肢包扎法（图 2-68）：包扎膝、肘部时，将只角巾扎叠成比伤口稍宽的带状，斜放伤处，两端压住上下两边绕

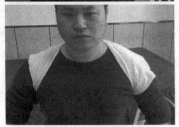

图 2-64　双肩包扎法

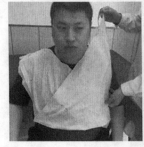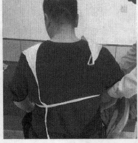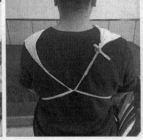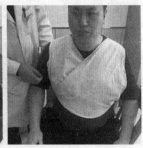

图 2-65　胸背部包扎法

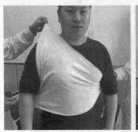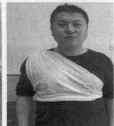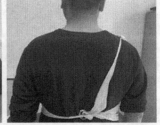

图 2-66　侧胸包扎法

肢体一周，在肢体侧方打结固定。手指（脚趾）平放于一三角巾中央，朝向顶角，底边横于腕部，将顶角折回盖手（足）背部，两底角绕道背部交叉，围绕腕部一圈后在背部打结。

（8）三角巾单侧臀部包扎法（图2-69）：燕尾底边包绕至伤侧大腿根部，在腿根部内侧打结，两燕尾角分别通过腰腹部至对侧腰间打结，后片应大于前片并压住。

（9）三角巾前臂悬挂包扎法

1）大手挂（图2-70）：将伤肢屈曲成80°～85°角（手略高于肘）。三角巾展开于臂胸之间，顶角与肘部方向一致，上端从未受伤的肩部绕过颈部，至对侧腋窝处，另一端拉起在锁骨上窝处打结，挂住手臂。用于手腕、手臂、肘部上肢中间部分的悬吊。

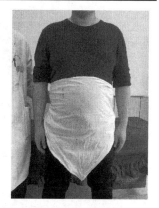

图2-67　三角巾腹部包扎法

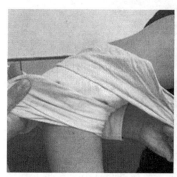
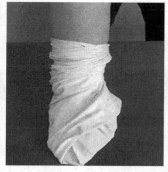
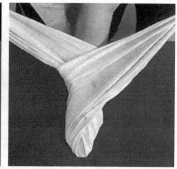

图2-68　三角巾四肢包扎法

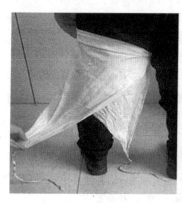
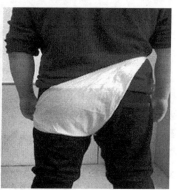

图2-69　三角巾单侧臀部包扎法

2）小手挂（图2-71）：将伤肢屈曲成30°角（手指向肩部）。三角巾展开盖住臂胸，顶角与肘部方向一致，先将顶角塞入肘后夹紧，再将底边从手部起塞入臂内，下端绕过背部在健侧锁骨上窝处打结，挂住手臂。用于手机肩部上肢两头部分的悬吊。

3. 特殊伤口的包扎处理

（1）存在较大异物的伤口包扎：先将两打敷料置于异物两侧，再用棉垫覆盖敷料及伤口周围，尽量使其挤靠住异物使其无法活动，然后用绷带将棉垫加压固定牢固（如异物过长、过大影响抢救及转运，可由专业救援人员切割）。

（2）腹部脏器溢出的伤口包扎：协助伤者仰卧屈膝位，在脱出脏器表面覆盖生理盐水纱垫，碗、盆等器皿扣件脱出的内脏，再用宽胶布或三角巾固定（如急救现场无生理盐水纱垫，可用干净的塑料袋或保鲜膜替代）。脑组织外露也可应用此方法包扎。

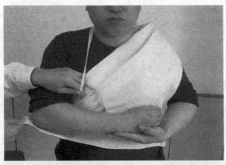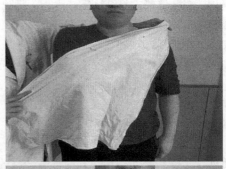
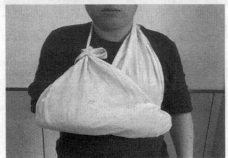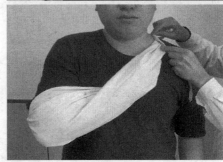

图 2-70　大手挂　　　　　　　　　　　　　图 2-71　小手挂

（3）伴有创伤性气胸的伤口包扎：协助伤者半卧位，检查伤者呼吸情况及气管位置，判断是否存在开放性气胸；检查伤者胸壁、颈根部皮肤有无皮下气肿及捻发感，判断早期是否存在张力性气胸。

（4）伴有肢体离断伤的伤口包扎：大量敷料覆盖肢体断端，采取回返加压包扎，以宽胶布自残端向向心端拉紧粘贴；离断肢体用无菌敷料包裹，外套塑料袋，放入另一装满冰块的塑料袋中保存。

（5）伴有颅底骨折的伤口包扎：头颅外伤者伴鼻腔、耳道流出较大量淡红色液体，高度怀疑颅底骨折存在。只包扎头部其他部位伤口，以无菌敷料擦拭耳道及鼻孔，禁忌压迫、填塞伤者鼻腔及耳道。

（6）开放性骨折伴骨断端外露的伤口包扎：禁止现场复位还纳、冲洗、上药。无菌敷料覆盖伤口及骨折端绷带包扎，包扎过程中应适度牵引防止骨折端反复异常活动。

【并发症及处理】

1. 包扎脱落　主要由于包扎方法不当、绷带及三角巾尾端固定失效所致，需重新包扎。

2. 皮肤压疮及水疱　创伤后伤口周围软组织水肿，包扎过紧可使皮肤进一步受压，从而产生压疮及水疱。包扎后应密切观察患肢肿胀情况，调整绷带及三角巾松紧度。

3. 肢体缺血坏死　加压包扎力量过大、时间过长可使伤后组织缺血加重，严重者可导致肢体缺血坏死。包扎后观察肢体血运情况，适当调整绷带缠绕力度。

（三）固定技术

【目的】　稳定骨折断端，防止骨折断端移位；缓解疼痛；减少出血；便于搬运。

【适应证】

（1）脊柱、骨盆、四肢及肋骨骨折。

（2）关节脱位及软组织严重挫裂伤。

（3）如伴有出血及开放性伤口存在，先行伤口包扎、止血，然后固定。

（4）如伤者有心脏停搏、休克、昏迷、窒息等情况，先行心肺复苏、抗休克、开放呼吸道等处理，同时行急救固定。

【操作前准备】

1. 器材准备 绷带、三角巾、夹板、石膏及衬垫物、颈托及其他替代物。

2. 操作者准备 告知伤者即将进行的操作,消除伤者紧张,恐惧心理,协助伤者采取舒适体位,检查患肢,准备相应的固定器材。

【操作步骤】

1. 头部固定(图 2-72) 下颌骨折固定的方法同头部十字包扎法。

2. 锁骨及肋骨骨折固定

(1)锁骨骨折"8"字固定(图 2-73):将两条三角巾叠成 5cm 宽的长带形,分别环绕两个肩关节,于肩后方打结;再分别将三角巾的底角拉紧,两肩关节保持后伸,在背部将底角拉紧打结。

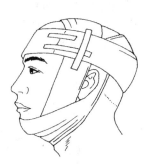

图 2-72 头部固定

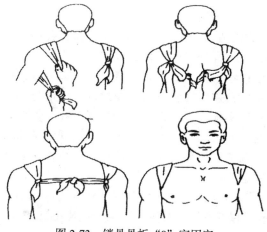

图 2-73 锁骨骨折"8"字固定

(2)肋骨骨折固定:方法同胸部外伤三角巾包扎。

3. 四肢骨折固定

(1)肱骨骨折固定(图 2-74):用两条三角巾和一块夹板将伤肢固定,然后用一块燕尾式三角巾中间悬吊前臂,使两底角向上绕颈部后打结,最后用一条带状三角巾分别经胸背于健侧腋下打结。

(2)肘关节骨折固定(图 2-75):分为两情况——肘关节伤后处于伸直位及屈曲位。

1)肘关节骨折处于伸直位:将夹板置于掌侧(自指端至肩关节),可用一卷绷带或两块三角巾把肘关节固定。

2)肘关节骨折处于屈曲位:将两条三角巾叠成宽带形,夹板置于肘关节内侧,分别以三角巾于上臂及前臂固定。

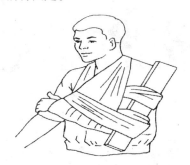

图 2-74 肱骨骨折固定

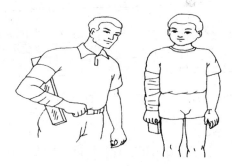

图 2-75 肘关节骨折固定

(3)尺、桡骨骨折固定(图 2-76):夹板置于伤肢下方,用两块带状三角巾或绷带把伤肢和夹板固定,再用一块燕尾三角巾悬吊伤肢,最后用一条带状三角巾的两底边分别绕胸背于健侧腋下打结固定。

(4)股骨骨折固定(图 2-77):用一块长夹板(长度为伤者的腋下至足跟)放在伤肢侧,另用一块短夹板(长度为会阴至足跟)放在伤肢内侧,至少用四条带状三角巾,分别在腋下、腰部、

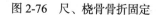

图 2-76 尺、桡骨骨折固定

大腿根部及膝部分环绕伤肢包扎固定。

（5）胫、腓骨骨折固定（图 2-78）：两块夹板分别置于小腿内、外侧，夹板长度超过膝关节，至少用三条带状三角巾固定。

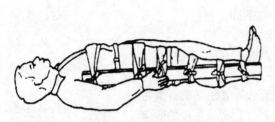

图 2-77 股骨骨折固定

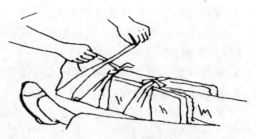

图 2-78 胫、腓骨骨折固定

4. 脊柱骨折固定

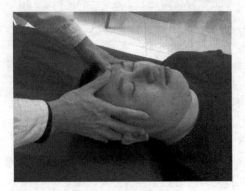

图 2-79 颈椎骨折固定

（1）颈椎骨折固定（图 2-79）：首选颈托固定。伤者平卧，颈椎处于中立位，以双手拇指置于伤者前额，示指置于耳前，其余三指置于头部后方，抱紧伤者头部，避免旋转、过伸及过屈，可沿身体纵轴方向轻度实施牵引，助手协助放置颈托。如需移动，则需有专人保持此颈椎位置，多人同时搬运，保持"同轴性"移动，置于担架上后，颈部两侧放置沙袋固定头部。

（2）胸椎、腰椎骨折固定（图 2-80）：伤者仰卧，多人协作，保持脊柱"同轴性"，置于硬质担架上，以至少四条宽带式三角巾横行固定。

5. 骨盆骨折固定（图 2-81）　将一条带状三角巾的中段放于腰骶部，绕髋前至腹部打结；协助伤者轻度屈膝，膝下垫软垫，另取两条带式三角巾于膝部及踝部横行固定。

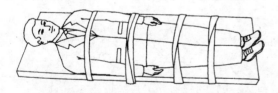

图 2-80 胸椎、腰椎骨折固定

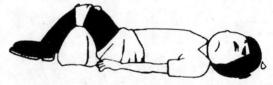

图 2-81 骨盆骨折固定

操作要点：

（1）怀疑脊柱骨折、骨盆骨折、大腿或小腿骨折，应就地固定，切忌随便移动伤者。

（2）固定应力求稳定牢固，采用超关节固定，固定材料的长度应超过固定两端的上、下两个关节。

（3）夹板不要直接接触皮肤，应先用毛巾等软物垫在夹板与皮肤之间，尤其在肢体弯曲处等间隙较大的地方，要适当加厚垫衬。

（4）固定要松紧适中。

【并发症的处理】

1. 固定失效　由于固定过程中，绷带及三角巾固定打结不牢、固定力度不够导致，需重新固定。

2. 皮肤及软组织损伤 由于固定过程中未使用足够的夹板内衬、固定过程中力度过大，导致皮肤受压而引起的继发损伤。注意使用软垫衬（尤其在有骨性突起处），固定过程中包扎力度适中，可有效减少此类并发症。

3. 肢体缺血坏死 固定过紧、时间过长可使受伤的组织缺血加重，严重者可导致肢体缺血坏死。固定后应观察肢体远端血运情况，适当调整固定的松紧程度。

4. 神经损伤 急救固定时要特别注意保护伤处及需固定部位的重要神经组织，避免固定造成神经损伤。可在固定物与皮肤间加软衬垫等避免神经损伤。

（四）搬运技术

【目的】 将伤者运往安全地带或有条件进一步救治的医疗机构。

【适应证】

（1）经止血、包扎、固定处理后需进一步进行专业处理的创伤伤者。

（2）伤者所在的环境有危险，如可能发生爆炸、燃烧、伴生化学毒性伤害、交通事故二次伤害、泥石流、洪水等，应迅速将伤者转运至安全处。

（3）没有经过详细检查，病情不清的伤者不能搬运。

（4）病情危重，需要实施现场急救的伤者，特别是生命体征不稳定，有窒息、大出血、严重骨折、内脏溢出、昏迷、休克的伤者，或存在其他危及生命的情况，应先行有效的止血、抗休克、心肺复苏等抢救治疗，病情基本稳定后，安排转运。

注：如果伤者所在的环境有危险以及有发生二次伤害的可能，应在尽可能保护伤者的情况下迅速撤离现场。没有绝对禁忌证。

【操作前准备】

1. 器材准备 绷带、三角巾、脊柱板及配套头部固定器、颈托、担架、可移动生命体征监测设备、除颤设备及急救、药品、输液设备等。

2. 救护者准备

（1）根据伤者病情，协助伤者保持相应体位。如无特殊病情，以伤者感觉舒适为最佳。

1）仰卧位：绝大部分危重伤者均可采用，尤其是脊柱骨折、下肢骨折、腹部损伤的伤者。

2）侧卧位，伤者昏迷伴呕吐，可采用此体位。

3）半卧位：适用于呼吸困难、胸部外伤伴有血气胸的伤者。

（2）如伤者清醒，向伤者告知转运目的地、具体转运方法及转运过程中的注意事项，消除伤者恐惧、焦虑心理；根据伤者具体病情准备适当转运器材。

【徒手搬运】 徒手搬运通常应用于伤者病情较轻、没有脊柱损伤时。

（1）单人搬运

1）扶持法（图2-82）：对病情较轻、能够站立行走者可采用此法。救护者站于伤者一侧，伤者的上肢揽着救护者的颈部，救护者用外侧的手牵着其手腕，另一手伸过伤者背部扶持其腰部。

2）抱持法（图2-83）：适用于体重较轻的伤者。如果伤者病情允许站立，则救护者站于伤者一侧，一手托其背部，一手托其大腿，将其抱起；如伤者无法站立，先协助伤者采取仰卧位，救护者屈一膝跪地，用一手将其背部稍稍扶托起，另一手从腋窝处托过，将伤者抱起。如伤者能够配合，可让其上肢抱持救护者颈部。

3）背负法（图2-84）：救护者站在伤者身前，背向伤者，微弯背部，将伤者背起。

（2）双人搬运

1）椅托式（图2-85）：又称座位搬运法。甲、乙两名救护者在伤者两侧相对而立，甲以右膝、乙以左膝跪地，各以一手入伤者大腿之下而互相紧握，其他手彼此交替而搭于肩上，以支持伤者背部。如伤者体重较大且意识清醒，则两名救护者双腕互握呈"#"字状置于伤者臀下，伤者分别抱持救护者颈部，救护者抬其转运。

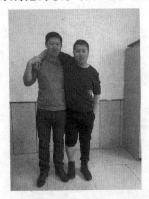
图 2-82　扶持法

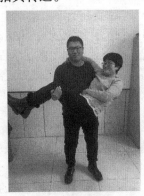
图 2-83　抱持法

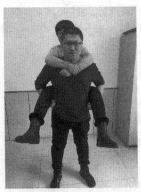
图 2-84　背负法

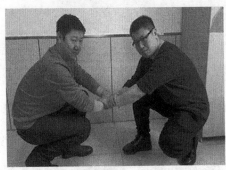

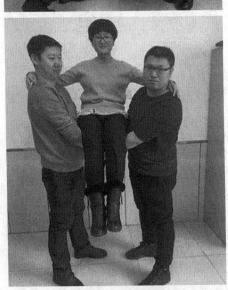
图 2-85　双人搬运椅托式

2）拉车式（图 2-86）：伤者卧位。甲、乙两名护送者，一人站在伤者头部后方，两手插到腋下，将其抱入怀内，双手交叉抓住伤者对侧腕部；另一人站其足部，跨在伤者的两腿中间，双手握持伤者双膝部。两人步调一致慢慢抬起伤者前行。

（3）三人搬运（图 2-87）：常用于疑有脊柱损伤者。可以三人并排，立于伤者同侧，将伤者抱起，保持伤者头、颈、胸、腹平直，齐步一致前进。

【器械搬运】　担架搬运：担架分为软式担架和硬式担架，脊柱损伤伤者均须用硬式担架搬运。脊柱损伤者转运详见骨科相关章节部分。

【转运途中需注意的情况】

（1）有条件时，对重症伤者应使用心电监护仪及血氧饱和度仪监测。

（2）观察伤者面部、口唇及肢端颜色：发现异常立刻查找原因并采取相应措施。

（3）观察呼吸：观察伤者胸部起伏，必要时停车检查。

（4）检查循环：注意观察出血、脉搏、毛细血管充盈、皮肤的质量。

（5）观察瞳孔：观测瞳孔大小及双侧对称情况。

（6）观察伤者的主要受伤部位：注意局部有无渗血、包扎绷带或三角巾是否松弛脱落、止血带的状态等，发现问题及时处理。

（7）发现病情异常（呼吸、心跳停止等），应立即展开抢救，如开通呼吸道（如气管插管等），心肺复苏术，进一步止血、包扎、固定等，待病情稳定后，继续转运。

（8）每隔半小时需对伤情再评估一次，重伤者每隔 15 分钟评估一次。

【常见并发症的处理及预防】

1. 窒息　根据具体情况采用相应的对策。如改善伤者体位，使伤者成为稳定侧卧位（复原卧位）；清理口腔异物，插入口咽管，必要时实施气管插管、气囊人工呼吸及呼吸机，还可以酌情使用呼吸兴奋剂。对于现场处理效果不明显的伤者，应争分夺秒送医院，不要在现场及途中停留。预防措施：运送伤者前必须充分开放呼吸道；让伤者采取稳定侧卧位并妥善固定伤者体位；建立通畅的静脉通道；做好呼吸支持的各项准备。

2. 伤者坠地 如搬运过程中出现伤者坠地，立即检查伤者，特别注意查明首先触地的部位，仔细检查伤者有无摔伤，还要检查伤者病情及原有的伤处，并酌情采取重新包扎、固定等措施。预防措施：应根据伤者体重、伤情及自身力量合理设计搬运方案。当伤者体重大时，应合理安排足够的人手，当人员不足时应等待增援，除非情况紧急，不要勉强搬运伤者。妥善固定伤者，特别是对躁动的伤者，应将其牢固固定在担架上，必要时

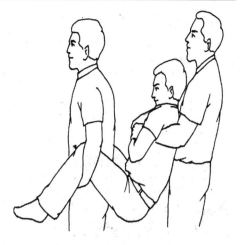

图 2-86　双人搬运拉车式

应用镇静药（呼吸衰竭伤者禁用）。在转运过程中，如果急救者发生疲劳应该立即停止转运，调整、休息后再继续转运。此外，要选择坚固的搬运工具，同时在运送过程中仔细观察路况，及时发现及排除障碍物等。

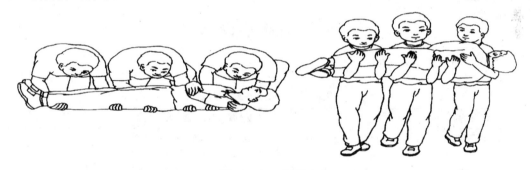

图 2-87　三人搬运

3. 伤情恶化 转运过程需一定时间，有可能原发病情持续加重，甚至危及生命，转运途中必须仔细观察伤者生命体征的变化，发现异常及时给予相应处理。

（五）开放性创伤的处理

1. 浅部开放性创伤 如小刺伤，伤口的出血直接压迫 3～5 分钟即可止血，止血后可用 70%乙醇或碘伏原液涂擦，包以无菌敷料，保持局部干燥 24～48 小时，伤口内若有异物存留，应设法取出，然后消毒和包扎。

2. 浅表小伤口的处理 先用等渗盐水棉球蘸干净组织裂隙，再用 70%乙醇或碘伏消毒外周皮肤，可用一条小的蝶形胶布固定创缘使皮肤完全对合，再在皮肤上涂碘伏，外加包扎，一周内每日涂碘伏一次，10 日左右除去胶布。仅有皮肤层裂口，消毒后无菌包扎即可。

3. 一般伤口处理 开放性伤口常有污染，伤后 6～8 小时内清创一般都可达到一期愈合。清创步骤：

（1）先用无菌敷料覆盖伤口，用无菌刷和肥皂液清洗周围皮肤。

（2）去除伤口敷料后可取出明显可见的异物，血块及脱落的组织碎块，用生理盐水反复冲洗。

（3）常规消毒铺巾并局部麻醉。

（4）沿原伤口切除创缘皮肤 1～2mm，必要时可扩大伤口，但肢体部位应沿纵轴切开，经关节

的切口应做 S 形切开。

（5）由浅至深，切除失活的组织，清除血肿，凝血块和异物，对损伤的肌腱和神经可酌情进行修复或仅用周围组织掩盖。

（6）彻底止血。

（7）再次用生理盐水反复冲洗伤腔，污染重者可用 3%过氧化氢溶液清洗后再以生理盐水冲洗。

（8）彻底清创后，伤后时间短和污染轻的伤口可予缝合，缝合后消毒皮肤，外加包扎，必要时固定制动。如果伤口污染较重或处理时间已超过伤后 8～12 小时，但尚未发生明显感染，皮肤缝线暂不结扎，伤口内留置盐水纱条引流。24～48 小时后伤口仍无明显感染者，可将缝线结扎使创缘对合。如果伤口已感染，则取下缝线按感染伤口处理。

4. 感染伤口的处理　用等渗盐水或呋喃西林等药液纱布条敷在伤口内，引流脓液促使肉芽组织生长，如肉芽有水肿，可用高渗盐水湿敷，如肉芽生长过多，超过创缘平面而有碍创缘上皮生长，可用 10%硝酸银液棉签涂肉芽面，随即用等渗盐水棉签擦去。

5. 战伤　如火器伤，伤口的处理原则是尽早清创，充分显露伤道，清除坏死和失活的组织，清创后不宜一期缝合，除头、面、手和外阴部外，一般禁止初期缝合，伤口引流通畅 3～5 天后，酌情行延期缝合。

四、急腹症诊断

急腹症诊断公式见表 2-36。

表 2-36　急腹症诊断公式表

消化道穿孔	突发上腹部剧痛+膈下游离气体
胆石症、胆道感染	胆囊结石=阵发性右上腹绞痛+墨菲征阳性+无黄疸+B 超示胆囊内强回声团伴声影
	胆管结石=阵发性右上腹绞痛+黄疸+B 超示胆管内强回声团伴声影
	急性胆囊炎=阵发性右上腹绞痛+墨菲征阳性+B 超示胆囊增大，壁增厚（双边征）
	胆管炎=夏柯三联征（右上腹痛+寒战、高热+黄疸）
急性胰腺炎	饱餐（脂肪餐）+突发/持续上腹痛+腹膜刺激征+淀粉酶增高
肠梗阻	腹痛+恶心呕吐+腹胀+便秘（肛门停止排气、排便）（即痛、吐、胀、闭）
结核性腹膜炎	低热、盗汗+腹痛+腹水+腹部包块+腹壁揉面感
急性阑尾炎	转移性右下腹痛+麦氏点压痛
腹外疝	斜疝=下腹肿物压痛+不能还纳+进入阴囊
	直疝=下腹肿物+疝内容物不能入阴囊
腹部闭合性损伤	肾损伤=腰部损伤+血尿
	肝破裂=右腹部外伤+腹膜刺激征
	脾破裂=左腹部外伤+全腹痛+腹腔内出血
	肠破裂=腹中部外伤+腹膜刺激征
尿路结石	血尿+腹部、腰部绞痛并向右下腹、会阴部放射
异位妊娠	已婚妇女+停经史+阴道出血+下腹痛+hCG 阳性
急性盆腔炎	已婚妇女+人流史/剖宫产+白带增多+下腹痛+宫颈抬举痛+阴道脓性分泌物
卵巢囊肿蒂扭转或破裂	卵巢囊肿蒂扭转=中年女性+体位改变+突发左、右下腹痛+囊性肿物
	卵巢囊肿破裂=突发剧烈疼痛+腹膜刺激征+腹水征

五、肛门与直肠（肛门）指检

【目的】　协助临床诊断。

【操作步骤】 见表 2-37。

表 2-37 肛门、直肠指检操作评分表

姓名_____ 学号_____ 总分_____

物品准备：手套或指套，润滑剂（液状石蜡或肥皂液或凡士林），卫生纸 评分：_____

序号	操作项目	操作动作	口述内容	注意事项	分值	评分
1	洗手	七步法洗手	七步法洗手洗手		5	
2	核对患者	核对腕带	您好，您是×××吗？我是您的主治医师，根据你的病情要为您做肛门指检操作，请你尽量配合我，不要紧张	掌握好适应证和禁忌证	10	
3	检查物品	检查物品	物品齐全、均在有效期内		5	
4	摆体位	协助患者摆放体位	取胸肘膝位或左侧卧位		5	
5	戴手（指）套	戴手（指）套并涂以润滑剂	手（指）套，在有效期内可以使用		5	
6	检查	检查者站在被检者后面或右侧首先视诊：双手轻轻分开肛门及其周围皮肤，观察肛门及其周围皮肤颜色及皱褶，注意肛门周围有无肛门闭锁与狭窄，瘢痕与红肿，肛裂，痔，肛瘘等然后触诊：以右手示指轻轻按摩肛门周围并嘱被检者深呼吸，使肛门括约肌松弛，待被检者适应之后，再轻柔地插入肛门及直肠内进行触诊先检查括约肌的紧张度，插入肛管及直肠后，有顺序地上下左右全面检查，男性注意检查前列腺，女性注意检查子宫及输卵管，撤出手指时，观察手（指）套，有无染血	我要为您进行检查了，请您放松，深呼吸，如有不适，请及时告诉我		25	
7	术后沟通并记录	整理衣物及恢复体位，整理用物，医用垃圾和生活垃圾分类并记录	×××先生您的检查已经完成了，请你回去好好休息，如有不适及时告知，感谢您的配合	医用垃圾和生活垃圾分类	5	

【相关理论知识】 直肠指诊男性还可以做前列腺及精囊检查，女性可做子宫及输卵管的检查，检查完成后，缓慢抽出手指，观察指套上有无黏液及脓血等，如果有应取涂片镜检或做细菌学检查，如果直肠病因不能明确，应建议进一步作内镜检查，病变记录：注明检查时患者所取体位，检查所发现的病变应按时针方向进行记录，肘膝位时肛门后正中点为 12 点钟位，前正中点为 6 点钟位，而仰卧位的时钟位则与此相反。

六、急诊外科模拟竞赛试题

（一）单项选择题

2.7-1. 下列那一项不会影响伤口愈合（　　）

A. 早期彻底清创　　　B. 低蛋白血症　　　C. 创口内有异物和坏死组织

D. 大量、长期使用糖皮质激素　　　E. 创口包扎过紧

2.7-2. 止血带连续使用的时间不宜超过（　　）

A. 30 分钟　　　B. 1 小时　　　C. 2 小时　　　D. 3 小时　　　E. 4 小时

2.7-3. 男性，27岁，受伤后体表无伤口，外耳道有血迹伴听觉障碍，并有呼吸困难，可能为（　　）

A. 扭伤　　　B. 挫伤　　　C. 冲击伤　　　D. 胸部刀刺伤　　　E. 切割伤

2.7-4. 下列损伤中，哪项应优先处理（　　）

A. 张力性气胸　　　B. 单根多段肋骨骨折　　　　C. 下肢开放性骨折

D. 包膜下脾破裂　　　E. 脑挫裂伤

2.7-5. 伤口边缘整齐，小而深，出血多，深部组织的神经、血管可能也被损伤，应为（　　）

A. 挫伤　　　B. 擦伤　　　C. 刺伤　　　D. 撕裂伤　　　E. 挤压伤

2.7-6. 男，30岁，右大腿刀刺伤18小时，伤口红肿明显，并有渗出液，当前最恰当的治疗措施是（　　）

A. 清创缝合　　　B. 延期缝合　　　C. 理疗　　　D. 引流　　　E. 局部固定

2.7-7. 女性，25岁，面部刀刺伤12小时，刀口长4cm，深0.7cm，最适当的治疗措施是（　　）

A. 清创缝合　　　B. 延期缝合　　　C. 换药　　　D. 理疗　　　E. 热敷

2.7-8. 男性，不慎从二楼坠落致骨盆骨折及左股骨下段开放性骨折，伤口大量出血，现场急救首先应（　　）

A. 输液　　　B. 止血　　　C. 骨折复位　　　D. 骨折临时固定　　　E. 止疼

2.7-9. 经清创缝合的创口3～5天后，病人高热，伤处红肿、剧痛，此时应（　　）

A. 继续观察　　　B. 加大抗生素剂量　　　C. 局部冷敷

D. 局部热敷　　　E. 拆除缝线，引流

2.7-10. 火器伤初期外科处理中下列哪项不够恰当（　　）

A. 询问伤情，查阅记录　　　B. 检查局部和全身　　　C. 防治休克

D. 早期清创，一期缝合　　　E. 早期使用抗生素

2.7-11. 一患者车祸后2小时送至医院，诉咳嗽、胸部疼痛。查T 36.5℃，P 130次/分，R 30次/分，BP90/60mmHg，神清，右胸部压痛明显，右肺呼吸音低，右下肢有骨折征。胸片示：右侧液气胸。创伤种类为（　　）

A. 穿透伤　　　B. 盲管伤　　　C. 开放伤　　　D. 挤压伤　　　E. 闭合伤

2.7-12. 男性，20岁，右大腿刀刺伤18小时，伤口红肿明显，并有渗出液，当前最恰当的治疗措施是（　　）

A. 清创缝合　　　B. 抗生素治疗　　　C. 理疗　　　D. 清理伤口后换药　　　E. 局部固定

2.7-13. 有关损伤的急救和转运，下列哪项是错误的（　　）

A. 开放创口应用无菌纱布覆盖，缠上绷带

B. 昏迷病人为防止呕吐物导致窒息，最可靠的方法是放置胃管

C. 四肢动脉大出血时要上止血带或立即止血

D. 对怀疑有脊柱骨折的伤员必须平卧板床

E. 对长管骨骨折就地行简易外固定后转运

2.7-14. 伤口肉芽组织生长健康，颜色鲜红，分泌物少，易出血，换药应选用（　　）

A. 20%硫酸镁湿敷　　　B. 无刺激性的凡士林纱布　　　C. 1∶5000呋喃西林溶液湿敷

D. 优琐溶液湿敷　　　E. 含0.9%氯化钠的生理盐水

2.7-15. 患者，男，43岁，因胃溃疡行胃大部切除术，术后切口血肿，但尚未化脓，则该病人的切口为（　　）

A. Ⅰ类切口/丙级愈合　　　B. Ⅱ类切口/乙级愈合　　　C. Ⅱ类切口/丙级愈合

D. Ⅲ类切口/乙级愈合　　　E. Ⅲ类切口/丙级愈合

2.7-16. 下列哪项因素有利于创伤修复和伤口愈合（　　）

A. 细菌感染　　　B. 血液循环障碍　　　C. 异物存留

D. 局部制动　　　E. 服用皮质激素类药物

2.7-17. 男性，42岁，突发性中上腹持续性疼痛，阵发性加剧3小时，并向右肩背部放射，频繁呕吐，吐出胃液及少量胆汁。查体：腹软，肠鸣音活跃。心电图示：心房颤动，白细胞：$17×10^9$/L。最应做何检查以助于诊断（　　）

A. 血常规　　　B. 尿常规　　　C. B超　　　D. 诊断性腹腔穿刺　　　E. 立卧位腹部X线平片

2.7-18. 男性，10岁，突发性中上腹疼痛1小时，伴呕吐。查体：腹软，中上腹有轻度深压痛，无肌紧张及反跳痛，拟诊为（　　）

A. 胆石症　　B. 胃溃疡穿孔　　C. 急性胃肠炎　　D. 胆道蛔虫症　　E. 急性肠梗阻

2.7-19. 男性，66岁，中上腹疼痛6小时，伴畏寒、高热2小时，以往曾行胆囊切除术。查体：T：39.6℃，腹软，剑突下及右上腹均有压痛，有轻度肌紧张及反跳痛，肝区叩击痛阳性，白细胞：13.9×10⁹/L 中性粒细胞89%，拟诊为（　　）

A. 急性消化道溃疡穿孔　　B. 急性坏疽性阑尾炎　　C. 急性绞窄性肠梗阻
D. 急性梗阻性化脓性胆管炎　　E. 急性出血性坏死性胰腺炎

2.7-20. 女性，55岁，右上腹隐痛半年，加重3天，既往有慢性腹泻史。查体：体温39.6℃，肝肿大，触痛明显。白细胞19×10⁹/L，中性粒细胞90%。核素肝扫描示肝右叶有一 58mm×66mm 大小占位性病变。拟诊为（　　）

A. 原发性肝癌　　B. 慢性胆囊炎结石急性发作　　C. 细菌性肝脓肿
D. 急性化脓性胆管炎　　E. 急性胆管炎，伴肝内脓肿形成

2.7-21. 男性，55岁，上腹部痛4天，加重2小时，伴恶心、呕吐、发热。曾有"溃疡病病史"。查体：T38.6℃，腹软，剑突下及右上腹均有压痛，有轻度肌紧张及反跳痛，肝区叩击痛阳性，白细胞13.9×10⁹/L 中性粒细胞89%，拟诊为（　　）

A. 急性腹膜炎　　B. 急性消化道溃疡穿孔　　C. 急性肠系膜动脉栓塞
D. 急性胆管炎　　E. 急性胆囊炎，胆石症

2.7-22. 女性，35岁，腹痛5小时来诊，经检查诊断为外科急腹症，下列哪项决定是正确的（　　）
A. 粘连性肠梗阻不需要手术治疗
B. 消化道穿孔不是剖腹探查的绝对指征
C. 先有发热的急腹痛一般是外科急腹症，均须手术治疗
D. 疑为绞窄性肠梗阻时不可手术治疗，必须诊断明确后才可手术
E. 急性胰腺炎是否手术治疗要根据血淀粉酶的测定结果而定

2.7-23. 女性，54岁，因上腹部剧痛，休克2小时入院。查体：巩膜轻度黄染，重度腹胀，肠鸣音消失，移动性浊音（±），血糖11mmol/L，血钙1.4mmol/L，CO₂结合力30mmol/L，血淀粉酶1250温氏单位，心电图示：T波倒置，ST段下降。拟诊为（　　）

A. 急性水肿性胰腺炎　　B. 心肌梗死，心源性休克　　C. 急性坏死性胰腺炎
D. 胃穿孔伴弥漫性腹膜炎，感染性休克　　E. 急性梗阻性化脓性胆管炎

2.7-24. 男性，32岁，饭后2小时出现腹痛，并进行性加重，向双侧腰部放射，伴恶心、呕吐。查体：神志清，体温38.2℃，血压10/5kPa，脉搏100次/分，律齐。患者的病程演变还可能出现的体征可除外（　　）

A. 巩膜轻度黄染　　B. 出现病理性反射　　C. 季肋部皮肤出现灰紫斑，脐周皮肤青紫
D. 上腹部明显压痛，肌紧张及反跳痛　　E. 偶可出现手足抽搐

2.7-25. 患者来院急诊时，对于腹痛必须考虑的问题中那项除外（　　）
A. 患者所指的腹痛部位有局限性压痛时，基本上是该部位的内脏疾患
B. 虽然让患者做充分的深呼吸，但腹部却丝毫不随呼吸而起伏运动时，多是弥漫性腹膜炎
C. 急性胰腺炎时腹肌紧张可不明显，至少不足腹肌板样强直
D. 让患者咳嗽而感觉上腹部疼痛时，均可认为是上腹部的炎症性病变
E. 急性阑尾炎的早期症状中可诉中上腹或剑突下疼痛

2.7-26. 急腹症的诊断中，下列哪项是错误的（　　）
A. 胃、十二指肠溃疡急性穿孔，腹部透视膈下可无游离性气体
B. 在病人所指疼痛的部位有局限性压痛时，基本上是该部位内脏的疾病
C. 让病人咳嗽时感觉上腹疼痛不一定意味着是上腹部炎症性疼痛
D. 血、尿淀粉酶正常不能否定急性胰腺炎的诊断

2.7-27. 胃、十二指肠溃疡病穿孔引起的急腹症早期症状中，下列哪项是错误的（　　）
A. 腹肌紧张　　B. 呕吐　　C. 早期出现休克症状
D. 发热　　E. 肠鸣音消失

2.7-28. 急腹症的治疗中，下列哪项是错误的（　　　）

A. 并非所有的急腹症均需手术

B. 胆道蛔虫并发急性梗阻性化脓性胆管炎时应行手术治疗

C. 急腹症诊断不时时，忌用吗啡类止痛剂。

D. 并非所有脾破裂均需做脾切除

E. 一旦诊断为胃十二指肠溃疡急性穿孔时均应立即手术

2.7-29. 男，28 岁，高热，咳嗽，右上腹持续性疼痛 2 天，无恶心呕吐，体温：39.2℃，巩膜无黄染，右下胸可闻及少量湿啰音，腹 软，右上腹有轻压痛，无肌紧张，未 扪及包块，肠鸣音正常，白细胞：15.9×10⁹/L，中性粒细胞：80%，其腹痛原因可能是由于（　　　）

　　A. 胆石症　　　　　　　　B. 急性胆囊炎　　　　　　　　C. 十二指肠溃疡穿孔

　　D. 右肾结石　　　　　　　E. 右下肺炎

2.7-30. 女，18 岁，右下腹疼痛 3 天，伴恶心呕吐，体温：38.2℃。右下腹可扪及固定的包块，约为 45mm×40mm，压痛明显，腹软，肠鸣音正常。白细胞：3×10⁹/L，中性粒细胞：85%。诊断最大可能为（　　　）

　　A. 盲肠结核　　　　　　　B. 肠套叠　　　　　　　　　　C. 结肠肿瘤

　　D. 阑尾周围脓肿　　　　　E. 右侧卵巢囊肿

2.7-31. 女，27 岁，右下腹阵发性剧痛半天，无恶心呕吐。腹软，右下腹麦氏点轻压痛，肠鸣音正常，白细胞 0.9×10⁹/L，中性粒细胞：70%，尿红细胞（+），诊断最大可能性（　　　）

　　A. 右侧输卵管炎　　　　　B. 宫外孕　　　　　　　　　　C. 右侧输尿管结石

　　D. 节段性回肠炎　　　　　E. 急性阑尾炎

2.7-32. 女，22 岁，妊娠 3 个月，中上腹阵发性疼痛 8 小时，间歇时症状基本消失。查体：腹平软，剑突下有深压痛，无肌紧张和反跳痛。此时应考虑做的检查是（　　　）

　　A. 诊断性腹腔穿刺　　　　B. 血、尿常规　　　　　　　　C. 腹部 X 线平片

　　D. B 超　　　　　　　　　E. 胸腹部透视

2.7-33. 女，25 岁，突感上腹部剧痛，不能直腰 0.5 小时。查体：脉搏 110 次/分，板样腹，肠鸣音消失。血红蛋白 120g/L，白细胞：8.3×10⁹/L。此时最有价值的检查是（　　　）

　　A. 腹部立位 X 线平片　　　B. 血生化　　　　　　　　　C. 腹部 B 超

　　D. 腹部 CT　　　　　　　　E. 腹腔穿刺或灌洗

2.7-34. 男，32 岁，突发性上腹部疼痛 3 小时，查体：腹平，全腹部压痛，腹肌呈板样强直，肠鸣音消失，肝浊音界缩小。诊断应首先考虑（　　　）

　　A. 急性胰腺炎　　　　　　B. 急性胆囊炎穿孔伴腹膜炎　　　　C. 急性阑尾炎穿孔伴腹膜炎

　　D. 急性机械性肠梗阻　　　E. 溃疡病穿孔伴腹膜炎

2.7-35. 淋巴结穿刺见到里-斯细胞有助于诊断的疾病是（　　　）

　　A. 淋巴结转移癌　　　　　B. 淋巴结结核　　　　　　　　C. 淋巴结反应性增生

　　D. 霍奇金病　　　　　　　E. 非霍奇金淋巴瘤

2.7-36. 淋巴结穿刺活检可用于诊断以下疾病（　　　）

　　A. 淋巴瘤　　　B. 淋巴结结核　　　C. 转移癌　　　D. 真菌病　　　E. 以上都是

2.7-37. 淋巴结穿刺活检不常用的物品是（　　　）

　　A. 清洁盘　　　B. 50ml 注射器　　　C. 18 号或 19 号针头　　　D. 1%～2%利多卡因　　　E. 清洁玻片

2.7-38. 以下淋巴结穿刺术错误的是（　　　）

　　A. 常规消毒欲穿刺的部位，穿刺者直接用左手拇指、示指及中指固定欲穿刺的淋巴结

　　B. 抽取 2%利多卡因 1～2ml，在欲穿刺点的表面，做局部浸润麻醉

　　C. 右手持注射器，将针头从垂直方向或 45°方向刺入淋巴结中心

　　D. 抽取毕，拔出针头，局部涂碘酊，用无菌纱布覆盖并按压片刻（3 分钟）

2.7-39. 淋巴结活检以下错误的是（　　　）

　　A. 淋巴结局部有明显炎症反应或即将溃烂者，不宜穿刺

B. 具有轻度炎症反应而必须穿刺者，可从健康皮肤由侧面潜行进针，以防瘘管形成

C. 刺入淋巴结不宜过深，以免穿透淋巴结而损伤附近组织

D. 穿刺一般不宜选用腋窝淋巴结　E 以上都不对

2.7-40. 颈部淋巴结肿大的原因有（　　）

A. 急慢性感染，淋巴结结核　　　　　B. 恶性淋巴瘤

C. 肿瘤转移　　　　　　　　　　　　D. 白血病，恶性组织细胞病，结节病

E. 以上都是

2.7-41. 淋巴结穿刺相对禁忌证有（　　）

A. 出血性疾病及接受抗凝治疗者　　　　　B. 有精神疾病或检查不配合者

C. 局部皮肤感染者（应在感染控制后进行）　　D. 以上都是

2.7-42. 淋巴结穿刺方法错误的是（　　）

A. 选择适于穿刺，并且明显肿大的淋巴结

B. 常规消毒局部皮肤和操作者的手指

C. 操作者以右手拇指和示指固定淋巴结

D. 固定注射器的内栓，拔出针头，将注射器取下充气后，再将针头内的抽取液喷射到载玻片上，并及时制备涂片

E. 穿刺完毕，需包扎固定

2.7-43. 淋巴结穿刺正确的是（　　）

A. 要选择易于固定，不宜过少和远离大血管的淋巴结

B. 穿刺时，若未能获得抽取液，可将穿刺针由原穿刺点刺入，并在不同方向连续穿刺（但注意不能发生出血）

C. 制备涂片前要注意抽取液的外观和性状，炎性抽取液为淡黄色，结核性病变的抽取液为黄绿色或污灰色黏稠样液体，可见干酪样物质

D. 最好于餐前穿刺，以免抽取液中脂质过多，影响检查结果

E. 以上都对

2.7-44. 淋巴结组织检查术（活检）一下错误的是（　　）

A. 一般选择明显肿大，且操作方便的淋巴结

B. 常规消毒局部皮肤，操作者戴无菌手套，铺无菌巾，然后做局部麻醉

C. 常规方法摘取淋巴结

D. 摘取淋巴结后，立即置于含 0.9%氯化钠的生理盐水，并及时送检

E. 切口缝合后，以 2%碘酊消毒，敷以无菌纱布，并胶布固定

（二）多项选择题

2.7-45. 移动性浊音阳性见于（　　）

A. 腹腔内积液　　　B. 腹腔内积血　　　C. 腹腔内积脓　　　D. 腹腔内积气

2.7-46. 胃肠穿孔的临床表现可能有（　　）

A. 腹式呼吸减弱或消失　　　B. 肠鸣音亢进　　　C. 移动性浊音阳性　　　D. 腹膜刺激征

2.7-47. 能引起急性上腹痛的外科疾病有（　　）

A. 溃疡病穿孔　　　B. 胆石症　　　C. 胆道蛔虫病　　　D. 急性阑尾炎

2.7-48. 下列疾病中可引起右下腹痛的是（　　）

A. 急性阑尾炎　　　B. 胃十二指肠溃疡穿孔　　　C. 右侧子宫附件炎　　　D. 急性胰腺炎

2.7-49. 腹腔穿刺液是血性是，一般应考虑为（　　）

A. 胃穿孔　　　B. 急性绞窄性肠梗阻　　　C. 癌性腹膜炎　　　D. 肠穿孔

2.7-50. 腹部内脏痛的特点有（　　）

A. 对牵拉、挤压、化学物质刺激较敏感　　　B. 疼痛开始常定位不准确

C. 常伴恶心、呕吐　　　D. 疼痛常伴有非自主的腹肌紧张

2.7-51. 急腹症如不能诊断明确，但有下列哪些情况需要手术探查（　　）

A. 脏器有血运障碍，如肠坏死　　　　B. 腹膜炎不能局限有扩散倾向

C. 腹腔有活动性出血　　　　　　　　D. 非手术治疗病情无改善或恶化

2.7-52. 与肾、输尿管结石鉴别诊断的疾病有（　　）

A. 急性胆囊炎　　　　　B. 胆总管结石　　　　　C. 胃十二指肠溃疡

D. 急性阑尾炎　　　　　E. 卵巢囊肿蒂扭转

2.7-53. 诊断性腹腔穿刺的适应证是（　　）

A. 急性低位肠梗阻　　　B. 急性腹膜炎原因不清　　　C. 急性胆囊炎

D. 急性胰腺炎　　　　　E. 疑有腹腔内脏破裂出血

2.7-54. 直肠指检对下列哪些疾病有诊断或鉴别诊断意义（　　）

A. 急性阑尾炎　　B. 直肠癌　　C. 胃癌　　D. 肠梗阻　　E. 盆腔脓肿

2.7-55. 消化性溃疡穿孔典型的症状和体征是（　　）

A. 突发性上腹部剧烈疼痛　　　　　　B. 多伴有呕血或黑便

C. 面色苍白，四肢冰凉可有休克表现　　D. 腹肌紧张呈板状腹

E. 有一度好转，后有阵发性加重

2.7-56. 下列哪几项急腹症在诊断有困难时，可采用诊断性腹腔穿刺（　　）

A. 机械性肠梗阻　　　　B. 腹腔内出血　　　　C. 消化道大出血

D. 急性腹膜炎　　　　　E. 麻痹性肠梗阻

2.7-57. 鉴别急腹症，采集现病史时应将腹痛作为重点，包括（　　）

A. 腹痛的诱因　　　　　B. 腹痛的部位　　　　C. 腹痛发生的缓急

D. 腹痛的性质　　　　　E. 腹痛的程度

2.7-58. 下列哪几种疾病腹腔穿刺时，可得血性液体（　　）

A. 肠系膜血管栓塞　　　B. 溃疡病穿孔　　　　C. 输卵管妊娠

D. 输尿管结石　　　　　E. 胃溃疡并出血

2.7-59. 上腹部常见的疼痛原因有（　　）

A. 急性阑尾炎　　　　　B. 胃、十二指肠溃疡病　　　C. 胆囊炎

D. 胰腺炎　　　　　　　E. 右侧腹膜炎

2.7-60. 急腹症诊断不明时的非手术疗法指征是（　　）

A. 症状及体征已稳定或好转者　　　　B. 腹膜刺激症状不明显或局限化者

C. 起病已超过 3 日以上，病情无明显恶化者　D. 经用少量吗啡类止痛剂即好转者

E. 经治疗症状改善不明显

2.7-61. 经常伴有膈下游离气体的情况有（　　）

A. 胃十二指肠溃疡穿孔　　　B. 腹部手术后 2 周内　　　C. 肠道外伤穿孔

D. 阑尾穿孔　　　　　　　　E. 胆囊穿孔

2.7-62. 急腹症在未明确诊断前应（　　）

A. 半卧位　　　　　　　B. 禁食　　　　　C. 疼痛剧烈时使用小剂量吗啡

D. 胃肠减压　　　　　　E. 便秘是低压灌肠

2.7-63. 急腹症的辅助检查时指（　　）

A. X 线检查　　　　　　B. 化验　　　　　C. 腹部压痛

D. 恶心呕吐　　　　　　E. 肛门指检

2.7-64. 急腹症的症状是指（　　）

A. 腹痛　　B. 恶心呕吐　　C. 腹部压痛　　D. 血白细胞增高　　E. 发热

2.7-65. 急腹症的体征是指（　　）

A. 腹部压痛　　B. 腹泻　　C. 呕吐　　D. 肠型　　E. 肠鸣音亢进

2.7-66. 急腹症的护理诊断室（　　）

A. 焦虑与恐惧　　　　　　　B. 腹痛　　　　　　　　C. 体温过高

D. 体液不足，营养失调　　　E. 潜在并发症

2.7-67. 下列因素中妨碍损伤修复的是（　　）

A. 伤口内有异物或坏死组织　　　　　B. 长时间休克

C. 伤后未用破伤风抗毒素　　　　　　D. 使用大量糖皮质激素

2.7-68. 闭合性软组织损伤中，哪些容易引起急性肾衰竭（　　）

A. 冲击伤　　　　　B. 外伤性窒息　　　　　C. 严重挤压伤　　　　　D. 挫伤

2.7-69. 创伤治疗中优先抢救的急症是（　　）

A. 心搏骤停　　　　B. 窒息　　　　　C. 大出血、休克　　　　D. 开放性气胸

2.7-70. 脏器闭合性损伤，一旦确诊或有高度怀疑时，应采取的措施是（　　）

A. 做好紧急术前准备，力争早期手术　　　B. 结肠破裂时，应及时肌注 TAT

C. 有威胁生命的情况时，应首先迅速处理　D. 治疗既要全面，又要抓住重点

2.7-71. 火器伤的特点是（　　）

A. 常规武器战争中最多的创伤　　　　B. 伤情复杂

C. 不同于其他创伤　　　　　　　　　D. 伤道内基本无菌

2.7-72. 严重损伤容易并发感染的原因是（　　）

A. 常并发休克　　　B. 细菌污染　　　C. 中性粒细胞功能降低　　　D. 皮肤屏障功能破坏

2.7-73. 清创术的注意事项是（　　）

A. 清洗伤口要认真　　　　　　　B. 缝合时不留死腔

C. 伤口较深者要逐层缝合　　　　D. 创口内的大骨片清洗后放回原处

2.7-74. 严重创伤后常见的并发症主要有（　　）

A. 感染　　　　　　B. 休克　　　　　C. 脂肪栓塞综合征

D. 应激性溃疡　　　E. 凝血功能障碍

2.7-75. 下列损伤中，清创后可作一期缝合者有（　　）

A. 火器伤 4 小时，伤口污染较重　　　B. 大腿严重挫裂伤，组织坏死已 24 小时

C. 手外伤后 8 小时，伤口污染较重　　D. 关节开放性损伤 10 小时

E. 会阴部挫裂伤 8 小时

2.7-76. 不利于创伤修复的局部因素有（　　）

A. 伤口包扎过紧　　　B. 伤口内有异物存留　　　C. 伤口感染

D. 制动不够　　　　　E. 失活组织过多

2.7-77. 创伤组织修复过程中，肉芽组织的构成是（　　）

A. 成纤维细胞　　　B. 内皮细胞　　　C. 间叶细胞　　　D. 新生血管　　　E. 上述都不是

2.7-78. 伤口包扎的目的是（　　）

A. 保护伤口　　　　　B. 减少污染　　　　　C. 固定敷料

D. 帮助止血　　　　　E. 上述都不是

2.7-79. 严重挤压伤可引起（　　）

A. 剧烈疼痛　　　B. 骨筋膜综合征　　　C. 休克　　　D. 急性肾衰竭　　　E. 脂肪栓塞

2.7-80. 下列哪些属多发性损伤（　　）

A. 挫伤　　　B. 火器伤　　　C. 爆震伤　　　D. 刺伤　　　E. 挤压伤

2.7-81. 清创时伤口的处理原则是（　　）

A. 去除异常，切除失去生机的组织　　　B. 尽量保留头、面、手部皮肤组织

C. 较大的游离骨片，清创后放回原处　　　D. 受伤的肌腱、神经尽量修复

E. 体腔部位的伤口原则上一期缝合

2.7-82. 烧伤的急救原则是（　　）

A. 消除致病原因　　　　B. 使创面不受污染　　　　C. 防止进一步损伤

D. 大量使用抗生素 　　　　　E. 及时使用破伤风抗毒素

2.7-83. 烧伤的现场急救措施，包括（　　　）

A. 消除致伤原因 　　　B. 创面可涂药物保护 　　　C. 预防休克

D. 保护呼吸道通畅 　　　E. 掌握转送时机

（三）病例分析

2.7-84. 题干：男，56 岁，发现颈部肿大淋巴结 2 日来院就诊，无发热，有吸烟史 30 年，1 个月来偶有咳嗽，无痰，查体：左侧颈侧区可触及数枚肿大淋巴结，淋巴结质韧，近融合状态，活动度差，双肺呼吸音粗。

（1）据以上病情患者需先做什么检查？

（2）淋巴结穿刺抽出黄绿色液，可见干酪样物质，可考虑什么疾病？

（3）其进一步治疗应采取什么措施？

2.7-85. 题干：女，67 岁，1 个月前因颈部淋巴结肿大不适门诊就诊，无发热，无盗汗等，有长期吸烟史，无腹痛，当时行颈部淋巴结穿刺术，报炎性增生象，胸部 CT 未发现结核及占位性病变，腹部彩超肝胆脾胰正常。

（1）下一步需做什么检查帮助诊断？

（2）颈部肿物可分哪三大类？

（3）分别描述胸腔恶性肿瘤，腹腔恶性肿瘤，乳腺恶性肿瘤，盆腔及外阴恶性肿瘤常见浅表淋巴结转移部位。

2.7-86. 题干：男，22 岁，车祸致伤来院急诊。查体：神志不清、呕血，口鼻均有泥沙夹血外溢，呼吸困难，左胸严重擦伤、肿胀，心率：120 次/分，血压：90/60mmHg，腹部膨隆，全腹部压痛、反跳痛，四肢尚可活动，左大腿中段肿胀明显。

（1）此时最主要的抢救措施是（　　　）

A. 输血，抢救休克 　　　B. 保持呼吸道通畅 　　　C. 请胸外科会诊

D. 吸氧 　　　E. 左下肢固定

（2）下列哪项诊断不予考虑（　　　）

A. 血气胸 　　B. 腹部闭合性损伤 　　C. 颅脑损伤 　　D. 鼻骨骨折 　　E. 左股骨骨折

（3）最合适的处理（　　　）

A. 多科会诊处理 　　　B. 输血输氧 　　　C. 影像学检查

D. 紧急处理后收入院治疗 　　　E. 左下肢包扎固定

2.7-87. 题干：女，42 岁，腹部闭合性损伤 8 小时，持续性腹痛、腹胀伴有恶心呕吐入院。入院后查体：腹膨隆，呼吸运动受限，全腹部明显压痛，反跳痛，肌紧张，肠鸣音消失。

（1）此时应诊断为（　　　）

A. 腹腔实质性脏器破裂 　　　B. 腹腔空腔脏器破裂 　　　C. 腹实质性与空腔脏器同时损伤

D. 腹壁软组织严重挫伤 　　　E. 肠系膜血管血栓

（2）最有效的检查为（　　　）

A. 腹部彩超 　　　B. 腹部透视 　　　C. 腹部 CT

D. 血常规，血尿淀粉酶检查 　　　E. 钡餐透视

（3）下列哪项治疗方法不合适（　　　）

A. 马上手术 　　　B. 密切观察生命体征 　　　C. 根据情况选择保守或手术

D. 禁食，胃肠减压 　　　E. 腹腔穿刺后明确诊断

2.7-88. 题干：某多发伤病人，急救时发现同时存在窒息、腹部内脏脱出、股骨开放性骨折。病人血压低，脉细速，问急救时应首先处理哪项，然后再依次处理哪项？

2.7-89. 题干：男，32 岁，因右上肢被火药枪击伤后出血 3 小时，当地医院行清创及 TAT 治疗后转入院。查体：生命指征平稳，右上肢肿胀、麻木、触痛，右腕关节功能障碍，右桡动脉未扪及搏动。右上肢 CR 片提示：右上肢见大量异物。

（1）该患者首先应考虑的检查是（　　　）

A. 右上肢 X 线检查 　　　B. 右上肢 CT 　　　C. 右上肢血管造影

D. 右上肢肌电图　　　　　　E. 右腕关节 CT 重建

（2）急需进行的手术是（　　　）

A. 右上肢异物取出术　　　B. 右桡动脉探查及清创术　　　C. 右上肢清创异物取出术

D. 右上肢神经探查术　　　E. 右上肢清创术

（3）对异物的正确处理是（　　　）

A. 异物必须全部取出　　　　　　B. 异物可不做处理

C. 异物大于 0.5cm，有必要取出　　　D. 异物若影响关节功能则必须取出

E. 异物在大血管附近，如无血运障碍可不必取出

2.7-90. 题干：男，26 岁 车祸致重度颅脑损伤，昏迷状态。

要求：（1）适合迅速采取哪项通气方法？

（2）哪些损伤可造成呼吸道阻塞（也就是造成呼吸道阻塞的原因）。

（3）通气常用的方法有哪些？

2.7-91. 题干：男，36 岁 被他人用刀刺伤左大腿下段内侧，考虑有动脉血管损伤，已给予止血带止血，需转运至佳木斯，需 1.5 小时车程，血压偏低。

要求：（1）你作为医生途中应怎么进一步处理止血带？

（2）使用止血带的注意事项？

（3）上、下肢上止血带的位置及压力。

（4）什么叫止血带休克。

2.7-92. 题干：患者，女，32 岁，已婚。病史：右下腹持续性胀痛，明显加剧 1 天，无发热，无恶心、呕吐。月经既往规则，已停经 32 天。既往无类似发作。查体：T 37.8℃，P 90 次/分，BP 115/75mmHg，急性病容，神志清，腹平坦、软，右下腹局限性压痛及轻度肌紧张，无反跳痛。腰大肌试验阳性，阴道检查：宫颈无触痛，后穹隆空虚。血常规：白细胞：15×10⁹/L，L0.83，尿镜检：红细胞 0～3 个/HP。

问：最可能的诊断是什么病？鉴别诊断有哪些？

2.7-93. 题干：男，30 岁，餐后参加搬砖劳动，突然脐周剧痛，伴恶心、呕吐胃内容物，无呕血。体检：急性痛苦病容，大汗淋漓，喜取胸膝卧位，Bp：80/60mmHg，P：120 次/分，T：37.0℃，R：30 次/分。心肺未见异常，腹稍胀，腹式呼吸减弱，左侧腹稍隆起。轻度腹肌紧张，并有压痛、反跳痛，肝浊音界存在，肠鸣音减弱。直肠指检未见异常。

问：为确定诊断需做哪项辅助检查？最可能的诊断是什么？

2.7-94. 题干：患者，男，55 岁，近来腹胀痛，偶有腹泻及便秘，3 天来有里急后重感，偶有血便。体格检查：神志清，无贫血，浅表淋巴结无肿大，心肺未闻及异常，腹平软，未及包块，无移动性浊音。血常规：白细胞 9.3×10⁹/L，红细胞 3.8×10¹²/L。

要求：（1）为明确病因首选什么检查？

（2）直肠（肛门）指检时，在直肠触及一个大约 2cm×3cm 的包块，质地坚硬，表面凹凸不平，你考虑可能是什么性质的病变？

（3）当你直肠（肛门）指检完成后，抽出手指，发现手套上有脓血，此时你应该怎么做 ？

（4）在做直肠（肛门）指检时，应注意什么？

2.7-95. 题干：患者，男，52 岁，一年半前开始出现大便习惯改变，排便次数增加及便时伴有出血及黏液，在当地医院按"结肠炎"治疗，效果不明显，病情时好时坏，严重时出现黏液脓血便，及至最近 3 个月，便前肛门有下坠感，粪便变细且常出现大便困难及腹胀。

要求：（1）请作出初步诊断，提出依据。

（2）应马上做什么检查？

（3）并做哪些进一步的检查 ？

2.7-96. 题干：男，35 岁，不慎从 3 米高工地坠地，右大腿被地上的钢筋穿透。

要求：（1）请你行伤口包扎。

（2）完成后举手示意。

2.7-97. 题干：男，28 岁，车祸致头外伤，右颞部开放创口长约 10cm，可见颅骨碎骨块及脑组织外露。

要求：（1）请你行头部包扎。

（2）完成后举手示意。

2.7-98. 题目：患者，女，46岁。已婚，反复发热2个月余，经多家医院诊治，未查明原因。近2天，患者颈部及左腹股沟处摸到"肿块"来院就诊。

（1）你作为接诊医师，测过体温后，行浅表淋巴结触诊时应主要检查哪些部位的淋巴结群？

（2）请考生做颈部淋巴结、腋窝淋巴结检查（在被检查者人体上操作演示）

（3）肺癌、胃癌及乳腺癌最易转移至何处浅表淋巴结？

（4）腹股沟淋巴结肿大且有触痛首先考虑什么？

（5）左锁骨上淋巴结肿大常见于什么病？

（6）体检时发现浅表淋巴结肿大时，应注意什么？

（7）颈部淋巴结肿大破溃常见于什么疾病？

（8）腹股沟和滑车上淋巴结肿大常见于什么疾病？

【答案】

（一）单项选择题

2.7-1. A；2.7-2. B；2.7-3. C；2.7-4. A；2.7-5. C；2.7-6. D；2.7-7. A；2.7-8. B；2.7-9. E；2.7-10. D；2.7-11. E；2.7-12. D；2.7-13. B；2.7-14. B；2.7-15. B；2.7-16. D；2.7-17. C；2.7-18. D；2.7-19. D；2.7-20. E；2.7-21. E；2.7-22. B；2.7-23. C；2.7-24. B；2.7-25. B；2.7-26. D；2.7-27. D；2.7-28. E；2.7-29. E；2.7-30. D；2.7-31. C；2.7-32. D；2.7-33. A；2.7-34. E；2.7-35. D；2.7-36. E；2.7-37. B（10ml注射器）；2.7-38. A（固定前手指用乙醇擦拭）；2.7-39. D（腹股沟淋巴结）；2.7-40. E；2.7-41. D；2.7-42. C（左手）；2.7-43. E；2.7-44. D（10%甲醛或95%乙醇中固定）

（二）多项选择题

2.7-45. ABC；2.7-46. ACD；2.7-47. ABCD；2.7-48. AC；2.7-49. BC；2.7-50. ABC；2.7-51. ABCD；2.7-52. ABCDE；2.7-53. BDE；2.7-54. ABCDE；2.7-55. ACD；2.7-56. BD；2.7-57. ABCDE；2.7-58. AC；2.7-59. ABCDE；2.7-60. ABC；2.7-61. ABC；2.7-62. ABD；2.7-63. AB；2.7-64. ABE；2.7-65. ADE；2.7-66. ABCDE；2.7-67. ABD；2.7-68. AC；2.7-69. ABCD；2.7-70. ACD；2.7-71. ABCD；2.7-72. ABCD；2.7-73. ABCD；2.7-74. ABCDE；2.7-75. CDE；2.7-76. ABCDE；2.7-77. ABD；2.7-78. ABCD；2.7-79. ABDCE；2.7-80. BD；2.7-81. ABCDE；2.7-82. ABC；2.7-83. ADE

（三）病例分析

2.7-84. （1）胸部CT；（2）淋巴结结核；（3）完善相关检查，抗结核治疗。

2.7-85. （1）颈部淋巴结活检。

（2）①肿瘤性疾病；②炎症性疾病；③先天性畸形。

（3）胸腔恶性肿瘤者多转移至右锁骨上淋巴结；腹腔恶性肿瘤者多转移至左锁骨上淋巴结；乳腺恶性肿瘤多转移至腋窝淋巴结；盆腔及外阴恶性肿瘤者多转移至腹股沟淋巴结。

2.7-86. （1）B，（2）E，（3）D

2.7-87. （1）B，（2）B，（3）A

2.7-88. 先抢救窒息，因其危及病人生命；同时积极抗休克，再处理开放性骨折，因股骨开放性骨折可造成大量失血和组织损伤，再处理腹腔内脏脱出。

2.7-89. （1）C，（2）B，（3）D

2.7-90. （1）抬起下颌。

（2）①颌面、颈部损伤，②重型颅脑损伤，③吸入性损伤，④肺部爆震伤。

（3）①手指掏出致阻塞异物，②抬起下颌，③环甲膜穿刺或切开，④气管插管，⑤气管切开。

2.7-91. （1）①输液后如病情平稳1小时左右缓慢放松止血带10分钟左右。②再次应用时改变止血带放置位置。

（2）①不必包扎过紧，以能止住出血为度。②应每隔一小时放松10分钟左右，且使用时间一般不应超过4小时。③上止血带的伤员必须有显著标志，并注明启用时间，优先转送。④松解止血带之前，应先输液或输血，补充血容量，准备好止血用器材，然后再缓慢放松止血带。⑤因止血带使用时间过长，远端肢体已发生坏死者，应在原止血带大近端加上新止血带，然后再行截肢术。⑥再次应用止血带必须改变止血带放置位置。

（3）绕扎部位：上肢为上臂上 1/3，下肢为大腿中、上 1/3，上肢止血带压力不应高于 40kPa（300mmHg），下肢不高于 66.7kPa（500mmHg），儿童减半。

（4）止血带休克：放松止血带时，大量血液流向患肢，造成全身有效血容量急剧减少所导致大休克。放松止血带时应遵循"慢放—观察—再慢放—再观察"的原则，不要一放到底。

2.7-92. 可诊断为急性阑尾炎。因有停经，应与宫外孕破裂相鉴别，但阴道检查不支持。又因有镜下血尿，应考虑输尿管结石，但持续性疼痛不支持此诊断，且尿中少数红细胞可由后位阑尾炎引起。

2.7-93. 立位腹部 X 线平片，可见孤立胀大的肠袢，远端肠腔空虚，近端可见肠管积气或液气平。最可能的诊断是急性小肠扭转。

2.7-94.（1）直肠（肛门）指检。

（2）直肠癌。

（3）应取涂片镜检或做细菌学检查。

（4）应注意检查肛门及括约肌的紧张度，直肠黏膜是否光滑，有无压痛、肿块及波动感，指套上有无黏液、脓血等。

2.7-95.（1）直肠癌？ 依据：病人的性别年龄属于结直肠肿瘤的高危人群，出现与排便有关的症状后经抗结肠炎治疗效果不明显，应高度怀疑直肠癌的可能。

（2）应立即做直肠指检。

（3）下一步还需做结肠镜，直视下肉眼所见协助诊断，取病理活检以明确诊断；钡剂灌肠检查以排除结肠中多发性原发癌；B 型超声检查，CT 检查等以排除肝脏等远处转移。

2.7-96. ①注意观察生命指征，操作前准备，爱伤观念。

②先将俩打敷料置于异物两侧，再用棉垫覆盖敷料及伤口周围，尽量使其挤靠住异物使其无法活动，然后用绷带将棉垫加压固定牢固（如异物过长，过大影响抢救及运转，可由专业救援人员切割）。

③爱伤观念。

2.7-97. ①注意观察生命指征，操作前准备，爱伤观念。

②在脱出脏器表面覆盖生理盐水纱垫，用碗，盆等器皿扣住脱出的内脏，再用宽胶布或三角巾固定（如急救现场无生理盐水纱垫，可用干净的塑料袋或保鲜膜替代）。脑组织外露也可应用此方法包扎。

③爱伤观念。

2.7-98.

（1）表浅淋巴结主要部位有头部淋巴结群（1分）、上肢淋巴结群（1分）和下肢淋巴结群。（1分）

（2）考生操作如下：

1）检查前爱伤意识——态度、语音（告知）、动作（被检查者体位、脱衣）。

2）颈部淋巴结检查方法。

A. 医师一般应站在被检查者后面或前面均可，边检查边告知被检查者正确体位、姿势。（1分）

B. 检查手法正确。（2分）

检查者首先搓热双手。（1分）

◆ 然后将手指紧贴检查部位，由浅及深进行滑动触诊（1分）。

◆ 检查顺序正确（2分）

顺序为：耳前、耳后、乳突区、枕骨下区、颌下、颏下、颈前三角、颈后三角、锁骨上淋巴结。（如顺序不对，无规律的触摸，不能得分）。

3）腋窝淋巴结检查方法正确。

A. 被检查者体位和姿势正确：请被检者坐下，考生面对被检查者。（1分）

B. 检查手法正确。（4分）

·用左手握住被检查者左手腕，以右手触诊左侧腋窝的 5 组淋巴结。（2分）

·用右手握住被检查者左手腕，以左手触诊左侧腋窝的 5 组淋巴结。（2分）

检查两侧腋窝五组淋巴结，由浅及深滑动触诊。

腋窝淋巴结检查顺序：腋尖群、中央群、胸肌群、肩胛下群、外侧群。

4）查体后受伤意识——态度、语言（告知）、动作（恢复体位、穿衣）。

考生易犯错误：

检查前后受伤意识欠缺（–2分）。

检查者及被检查者相互位置不正确（–1分）。

检查顺序错误，毫无章法地乱触（不能得分）。

检查手法错误（–2分）。

只检查一侧而忘记另一侧的检查（–2分）。

不能完整回答考官提问（–1至–3分）。

（3）肺癌最常见向锁骨上或腋窝淋巴结群转移，尤以向右锁骨上淋巴结转移多见（1分）

胃癌多见于向左锁骨上淋巴结转移。（1分）

乳腺癌多见于转移至腋窝淋巴结。（1分）

（4）首先考虑下肢、会阴部炎症的可能。

（5）常见于胃癌转移和胰腺癌转移。

（6）应注意其部位、大小、数目、硬度、压痛、活动度、有无粘连，局部皮肤有无红肿、瘢痕、瘘管等。

（7）淋巴结核、肿瘤转移、淋巴瘤。

（8）腹股沟淋巴结肿大常见于淋病、梅毒、盆腔肿瘤。

滑车上淋巴结肿大常见于非霍奇金淋巴瘤。

第八节　烧伤外科基本操作

一、概　　述

烧伤：一切致热因素、射线等引起以皮肤损伤为主的创伤。

烧伤为平、战时常见外伤。平时烧伤发生率为外科住院病人的 3%～5%。

根据第二次世界大战期间的统计，美国在日本广岛，长崎投下的两颗原子弹，每颗原子弹爆炸烧伤约 5 万人，烧伤发生率为 60%～80%。因此，做好平、战时烧伤的防治工作是很重要的。

分类

1. 热力烧伤　火焰、热液、高温气体、激光、炽热金属液体或固体等引起的组织损害。

分为：①热液；②火焰；③爆炸；④电损伤：高压电、低压电、雷电。

2. 化学烧伤　分为①酸烧伤；②碱烧伤；③中药外用不当所致。

3. 射线。

二、伤　情　判　定

伤情判定的两个最基本要求：面积和深度伤情评估。包括以下几个方面。

（1）烧伤面积的估算。

（2）烧伤深度的估计。

（3）烧伤严重程度分类。

（4）吸入性损伤。

（一）烧伤面积和深度

烧伤面积和深度是估计烧伤严重程度的主要因素，也是进行治疗的重要依据。

1. 烧伤面积计算 烧伤面积的估算指皮肤烧伤区域占全身体表面积的百分数。

（1）中国九分法：1970 年全国烧伤会议讨论后应用，定名为"中国九分法"。

成人：将体表面积分成 11 个 9% 和 1 个 1%。

小儿：头大、下肢小的特点，头颈部和双下肢用公式计算，其余部位和成人一样。

公式：头颈部 = 9+（12-年龄）；双下肢 = 46-（12-年龄）。

（2）手掌法：将病人的手五指并拢，单掌面积为 1%。

2. 烧伤深度估计 我国普遍采用三度四分法，即根据皮肤烧伤的深浅分为浅Ⅰ度、浅Ⅱ度、深Ⅱ度、Ⅲ度。深达肌肉、骨质者仍按Ⅲ度计算。临床上为表达方便，将Ⅰ度和浅Ⅱ度称为浅烧伤，将深Ⅱ度和Ⅲ度称为深烧伤。

Ⅰ度：伤及表皮层；红斑；烧灼感；1 周愈合无瘢痕。病变轻，一般包括表皮角质层、透明层、颗粒层的损伤，偶可伤及棘状层，但生发层健在，因而增殖再生能力活跃，常于短期内（3~5 天）脱屑愈合，不遗留瘢痕。表面红斑状，干燥，烧灼感。

浅Ⅱ度：伤及真皮浅层；大水疱，去疱皮后创基潮红；剧痛；2 周愈合；无瘢痕。伤及整个表皮和部分真皮乳头层。由于生发层部分受损，上皮的再生有赖于残存的生发层及皮肤附件，如汗腺及毛囊等的上皮增殖。如无继发感染一般经 1~2 周左右愈合，亦不留瘢痕。

深Ⅱ度：伤及真皮深层；小水疱，去疱皮后创基红白相间；疼痛迟钝；4 周愈合；留瘢痕。烧伤深及真皮乳头层以下，但仍残留部分网状层。由于真皮的厚度不一，烧伤的深浅也不一，故深Ⅱ度烧伤临床变异较多。浅的接近浅Ⅱ度，深的则临界Ⅲ度。由于真皮内毛囊、汗腺等皮肤附件的残存，仍可再生上皮，成为修复创面的上皮小岛。如无感染，一般需 3~4 周创面自行愈合，如发生了感染，破坏了皮肤附件或上皮小岛，创面需手术植皮方能愈合。

Ⅲ度：伤及全层皮肤，甚至肌肉骨骼；皮革状，焦痂，苍白；疼痛消失；3~4 周溶痂后须植皮才能愈合；遗留瘢痕。一般指全层皮肤的烧伤，除表皮、真皮及皮肤附件全部毁损外，有时可深及脂肪、肌肉甚至骨骼、内脏器官等。创面蜡白或焦黄，硬如皮革，干燥，无渗液，发凉，针刺和拔毛无痛觉。可见粗大的树枝状血管网，植皮愈合，愈合后形成瘢痕，造成畸形。

人体不同部位，皮肤厚度不一。因而同一条件下的烧伤所引起的损伤深度也不一样。同一部位的皮肤，因年龄、性别和职业等不同，其厚度也不一。烧伤原因不同、临床表现也不尽一致。皮肤的隔热作用较大，散热也慢。烧伤发生后，虽然脱离了热源，但在一段时间内热力仍可继续渗透，使创面加深。应注意皮肤的生物学动态变化及其影响因素，各种变化均受外界条件的影响（表 2-38）。

表 2-38 烧伤深度的鉴别及临床转归

烧伤深度		损伤层次	局部病理	临床特征	局部感觉	拔毛试验	皮肤温度	愈合过程
Ⅰ（红斑）		表皮层，生发层健在	毛细血管扩张充血渗出	表皮红肿，局部红斑，无水泡，干燥	微过敏，烧灼样刺痛	痛	微增（热）	3~5 天脱屑，痊愈，无瘢痕
Ⅱ（水泡）	浅Ⅱ度	伤及生发层，甚至真皮乳头层	血浆渗出积于表皮与真皮之间	水泡大而饱满，创面渗液多，湿润、潮红，水肿明显	感觉过敏，剧痛	痛	增高	因生发层部分被毁，无感染，2 周内痊愈，不留瘢痕，短期色素沉着
	深Ⅱ度	真皮深层，但残留皮肤附件	变质的皮肤增厚，皮下层渗出明显	水泡小而浅皮厚，创面渗液少，浅红或红白相间，基底肿胀明显，有出血点和网状栓塞血管	感觉迟钝，疼痛	微痛	稍低	无严重感染，3~4 周愈合，因残留皮肤附件增生覆盖创面前已形成肉芽，故有轻度瘢痕和色素沉着

续表

烧伤深度	损伤层次	局部病理	临床特征	局部感觉	拔毛试验	皮肤温度	愈合过程
Ⅲ（焦痂）	皮肤全层,可伤及皮下组织、肌肉和骨骼	组织细胞脱水、坏死、蛋白凝固形成焦痂	创面苍白或焦黄炭化,干燥呈皮革样,可见树枝状血管栓塞	感觉消失	不痛且易拔出	局部发凉	3～5周焦痂脱落呈现肉芽创面,因无上皮再生来源,小创面可由周围健康上皮长入而有瘢痕,大创面须植皮有畸形

（二）烧伤严重程度的分类

1970年全国烧伤会议提出的标准。

轻度：Ⅱ度烧伤面积10%以下。

中度：Ⅱ度烧伤面积在10%～30%或Ⅲ度烧伤面积不足10%。

重度：总面积在31%～50%或Ⅲ度面积在11%～20%，或烧伤面积不足上述百分比，但有下列情况之一者：①全身情况严重或有休克；②复合伤（严重创伤、冲击伤、放射伤、化学中毒等）；③中、重度呼吸道烧伤（呼吸道烧伤波及喉以下者）。

特重烧伤：总面积50%以上或Ⅲ度烧伤面积达20%以上者。

（三）吸入性损伤

诊断要点：

（1）密闭室内发生的烧伤。

（2）面颈和前胸部烧伤，特别是口鼻周围的深度烧伤。

（3）鼻毛烧焦，口唇肿胀，口腔、口咽部红肿或有水疱或黏膜发白。

（4）刺激性咳嗽，痰中有炭屑。

（5）声嘶、吞咽困难或疼痛。

（6）呼吸困难和或哮鸣。

（7）纤维支气管镜检。

三、烧伤的临床分期

烧伤不仅造成局部组织的损伤，而且引起全身反应。全身反应的轻重随烧伤面积的大小和深度的不同而有很大差异。烧伤创面的存在和变化（如体液渗出、感染和组织修复等）贯穿烧伤治疗的全过程。临床上根据烧伤创面引起全身病理生理变化的阶段性，一般将烧伤病程经过分为休克期、急性感染期、修复期、康复期。各期有不同的特点，各期之间紧密联系而有重叠，并非截然分开。

1. 体液渗出期（休克期）　体液渗出的速度以伤后6～8小时内最快，24～36小时渗出逐渐减少而停止，严重烧伤亦可延至48小时以上。毛细血管通透性增加和扩张，血管内的血浆样液体很快渗入组织间隙或渗出创面。形成组织水肿、渗出液或水疱。严重烧伤病人非烧伤区组织毛细血管通透性也增加，体液的丧失进一步增加。此后，毛细血管的张力和通透性逐渐恢复，渗出液体和电解质逐渐回收，进入回吸收期。

2. 急性感染期　皮肤、黏膜屏障功能受损；机体免疫功能受抑；机体抵抗力降低；易感性增加。

感染的主要滋生地为创面，其次是接触污染，主要来自急救人员。烧伤创面存在大量坏死组织、渗出物和血循环有障碍的组织，适于细菌繁殖，故易发生感染。引起全身性感染的细菌入侵途径，主要为创面。细菌还可以由其他病灶或途径入血播散，如静脉切开插管等。急性感染期一般为伤后1～2周内。此期的主要矛盾是防治感染，尤其是全身性感染。也应及时注意内脏并发症的防治。防治感染应及早开始，包括及早妥善保护创面，防治好休克，积极扶持机体抵抗力，及早处理感染创面和消除病灶等。其中防治好休克尤为重要。抗休克的本身即包括了抗感染因素。早期抗感染也是抗休克的重要措施。

3. 创面修复期 本期的中心环节是加强营养。扶持机体修复机能和抵抗力。积极消灭创面。注意感染的防治。

4. 康复期 深Ⅱ度和Ⅲ度创面愈合后，均可产生瘢痕，并可并发瘢痕增生、挛缩畸形，影响功能，故还需要一个锻炼、理疗、体疗或手术整形过程以恢复功能。有的创面愈合后，尚有瘙痒或疼痛，某些内脏器官的功能障碍都需要一恢复过程。深Ⅱ度和Ⅲ度创面愈合后常反复出现水疱，甚至溃破，形成所谓"残余创面"。

四、病 理 生 理

烧伤的病理改变主要取决于热源温度和热力作用的时间；其次烧伤的发生发展与机体的条件有关。

烧伤后的组织损害，由中心向四周由表层向深层可分为三个带。凝固带，处于烧伤部位的中心，是直接接触热损伤的部位，特征是血管栓塞，细胞坏死；淤滞带，在损伤皮肤的中区域中层，特征是血管扩张，细胞变性；充血带，在损伤皮肤的边缘部分或深层，特征是血管扩张，有白细胞渗出。

1. 局部病变

2. 全身反应 小而浅的烧伤，除疼痛刺激外，对全身影响不明显。大而深的烧伤，可用图2-88阐述明显的多方面全身变化。

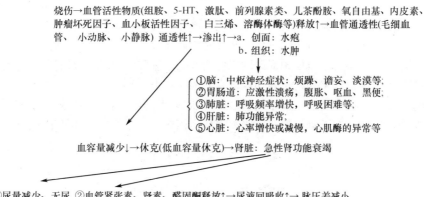

图 2-88 烧伤病理生理

3. 并发症 伤后可并发休克、脓毒症、肺部感染和急性呼吸衰竭、急性肾衰竭、应激性溃疡（curling溃疡）和胃扩张、多系统器官衰竭等。

五、现场急救与后送

现场急救目的：尽快去除致伤原因，脱离现场，和对危及生命的情况采取救治措施。

1. 冷疗 热力烧伤后及时冷疗能防止热力继续作用于创面使其加深，并可减轻疼痛、减少渗出和水肿。

（1）脱离致伤源：灭火。尽快脱去着火或沸液浸渍的衣服。用水将火浇灭，或跳入附近水池、河沟内。迅速卧倒后，慢慢在地上滚动，压灭火焰。禁止伤员衣服着火时站立或奔跑呼叫，以防增加头面部烧伤或吸入性损伤。迅速离开密闭和通风不良的现场，以免发生吸入性损伤和窒息。用身边不易燃的材料，如毯子、雨衣（非塑料或油布）、大衣、棉被等，最好是阻燃材料，迅速覆盖着火处，以便与空气隔绝。凝固汽油弹爆炸、油点下落时，应迅速隐蔽或利用衣物等将身体遮盖，尤其是裸露部位。

（2）处理危及生命的合并伤，如出血、窒息、气胸等。

（3）保持呼吸道通畅。

（4）镇静止痛。

（5）补液：口服含盐饮料或者静脉补液。

（6）应用抗生素。

（7）保护创面：用干净床单、衣服包裹创面。可用干净的敷料或布类保护，或行简单包扎后送医。避免有色药物涂抹，增加对烧伤深度的判定困难。

（8）后送。应就地抗休克，待休克已基本平稳后再送。①严重大面积烧伤早期应避免长途转送；②安慰和鼓励病人，使其情绪稳定。

注意有无心跳及呼吸停止、复合伤，对大出血、窒息、开放性气胸、骨折、严重中毒等危及病人生命的情况应先施行相应的急救措施。

2. 对于严重大面积烧伤伤员的接诊处理

（1）了解伤员一般情况，有无休克、呼吸道烧伤及合并伤。估计烧伤面积与深度。

（2）进行输液配血。有休克或休克先兆者，输液愈早愈好，勿延误时间。同时制订初步输液计划。

（3）酌情给止痛剂。休克严重病员止痛剂应自静脉注射。

（4）放留置导尿管，记录每小时尿量，必要时测尿比重。

（5）中重度呼吸道烧伤，或面颈部深度烧伤后喉头水肿呼吸困难，应做气管切开。给氧。

（6）选用抗菌药物。如未注射过破伤风毒素时应予注射。

（7）病情稳定或休克好转后，及早施行肢体环状焦痂切开减压，取暴露或包扎疗法。

（8）做好各项病情观察（如脉搏、呼吸、血压、液体出入量等）与详细记录。

六、烧 伤 治 疗

1. 早期及时补液，迅速纠正低血容量休克，维持呼吸道通畅。

2. 使用有效抗生素，及时有效地防治全身性感染。

3. 尽早切除深度烧伤组织，用自、异体皮移植覆盖，促进创面愈合，减少感染来源。

4. 积极治疗严重吸入性损伤，采取有效措施防治脏器功能障碍。

5. 实施早期救治与功能恢复重建一体化理念，早期重视心理、外观、功能恢复。

七、烧 伤 休 克

烧伤休克的病理生理：烧伤后毛细血管通透性增高，烧伤和非烧伤区组织的循环液渗出至细胞间质内。烧伤组织的渗透压增高，加重组织水肿。细胞膜功能受损，细胞外液进入细胞内。伤后低蛋白血症，有利于循环内液体渗出至组织间隙内。

烧伤休克的临床表现和诊断：脉搏加快，心率增快，脉搏细弱；呼吸浅快；尿量减少是烧伤休克的早期表现；口渴为烧伤休克较早的表现；烦躁不安出现较早；是脑细胞因血液灌流不良缺氧的表现；恶心和呕吐是烧伤休克早期症状之一；末梢循环充盈不良，肢端凉；血压和脉压的变化，脉压变小是烧伤休克的早期表现；心输出量、中心静脉压及肺动脉楔压的变化，组织氧合情况；水电解质和酸碱紊乱的情况；血液浓缩，低钠血症、低蛋白、酸中毒。

休克防治：液体疗法是防治烧伤休克的主要措施。根据病人的烧伤面积和体重按公式计算补液量。

（一）补液量的计算

伤后第一个 24 小时补液量：成人每 1%烧伤面积每千克体重补充胶体液 0.5ml 和电解质液 1.0ml。另补充基础水分 2000ml。伤后第一个 8 小时输入估计量的一半，后 16 小时补充另一半。广泛深度烧伤者：补充胶体液 1.0ml 和电解质液 1.0ml，比例 1:1。

伤后第二个 24 小时补液量：胶体及电解质液均补充第一个 24 小时输入量的一半。另外补充水分 2000ml。

休克补液量=额外损失量+基础需要量（生理需要量）

1. 成人补液公式

第一个 24h 额外损失量=烧伤面积×体重×1.5ml/kg[1%面积]

第二个 24h 额外损失量=第一个 24h 额外损失量的 1/2

生理需要量=2000ml

举例：烧伤面积 50%（Ⅱ+Ⅲ），体重 60kg，第 1 个 24 小时输入量

第一个 24h 补液总量=额外损失量+生理需要量

$$=50×60×1.5+2000$$

$$=6500ml$$

电解质溶液 50×60×0.75=2250ml（其中等渗盐溶液 1500ml，等渗碱性溶液 750ml）

胶体液 50×60×0.75=2250ml 基础水分 2000ml 输入总量 6500ml

简化公式：系上述公式的基础上加以简化，计算较方便而省略体重，运用于青壮年，第 1 个 24 小时输入量=烧伤面积（Ⅱ+Ⅲ）×100+1000

2. 小儿输液公式

额外损失量：幼儿烧伤后第 1 个 24 小时输液量 1.8ml/kg，1%Ⅱ度、Ⅲ度面积，婴儿为 2.0ml，胶体与电解质液比例以 1:1 较妥（小儿体重小，要尽量满足其余血或血浆用量）。

基础需要量，婴儿 100～140ml/（kg·d），儿童以 70～100ml/（kg·d）较合适，维持尿量 1ml/（kg·h）。

（二）补液的种类

1. 额外损失量 电解质+胶体。

2. 中、重度烧伤 电解质：胶体=2:1。

3. 特重烧伤 电解质：胶体=1:1。

4. 生理需要量 水分（5%～10%葡萄糖）。

（1）电解质液首选用平衡盐，其次选用等渗盐水。平衡溶液：乳酸林格液是目前广泛应用的等渗电解质液，其钠与氯离子均较接近正常血浆。某些大面积烧伤，代谢性酸中毒严重，pH 下降明显，在血气分析的监护下，补充一定量的碱性药物。深度烧伤、电烧伤病人，伴有血红蛋白和肌红蛋白尿者，亦应适当增加碱性溶液量，碱化尿液，防止血红蛋白或肌红蛋白沉积于肾小管，以利其排泄，对保护肾功能有益。

（2）胶体液首选血浆，其次全血、代血浆、右旋糖酐。血浆仍然是目前广泛应用的较理想胶体。血浆容量扩张剂者（所谓血浆代用品），国内较常用中分子右旋糖酐。下列情况，可考虑输全血：

①补液治疗后，休克无明显好转，而血细胞压积不高者；②大面积深度烧伤或深度电烧伤，红细胞破坏严重者；③烧伤合并有出血性损伤时；④血浆来源困难时。

（3）水分选用5%或10%葡萄糖溶液。每天基本水分需要量的2000ml，可用5%～10%葡萄糖溶液补充。如果气温或体温过高、深度烧伤面积很大，呼吸过快或有气管切开等情况时，由于水分量增蒸发多，应相应增加水分补充量。在烧伤休克期，由于糖皮质激素、胰高糖素及肾上腺素增多，使糖原异生及分解作用增速，血糖增高；同时胰岛素分泌减少，机体利用糖的能力下降，早期也不宜补充过多的葡萄糖，以免发生高血糖症。输液一般以5%～10%葡萄糖溶液为宜，不宜输注高渗糖液。如因暴露疗法、室内温度高或炎热季节，则需增加水分输入量，以维持每小时尿量50～60ml，补充经皮肤、肺的不显性失水。

（三）补液方法

先盐后糖，先晶后胶，先快后慢，交替输入。

补液量的分配　伤后前8h输入第一个 24h 液体总量的一半，后16h均匀输入另一半液体；第二个24h液体均匀输入。

调节输液的临床的指标：

（1）量保持50～60ml/小时，即1ml/（kg·h），尿量是最便、可靠的反映血容量和肾功的指标，尿量减少常发生在血压下降之前，是敏感指标。最简便的方法是留置导尿。

（2）脉搏：成人120次/分以下，小儿在140次/分以下；

（3）血压：收缩压在12kPa以上，脉压差在2.67 kPa以上。

（4）红细胞$5×10^{12}$/L以下，血细胞压积50%以下。

（5）血清钠不高于160mmol/L；

（6）病员神志安静合作，毛细血管充盈反应良好，四肢温暖。若病人烦躁不安，表示血容量不足，应加快补液，但应除外剧烈疼痛和脑水肿。

（7）中心静脉压（CVP）维持在5～10cmH₂O，CVP是反映血容量最理想、最可靠的指标，若CVP低、尿少、血压低为血容量不足，若CVP正常或偏高，而尿少、血压仍低，表示心功不全。

在肾功能正常时，尿量是一个很有价值的指标。每小时尿量符合要求，表示血容量接近正常。如果尿量少，血压、脉压差正常，应先输入晶体液或水分。如尿少，血压低、脉压差小，表示血容量不足或已有休克，应先输入胶体液。

（四）休克期可能遇到一些问题

烧伤后已处于休克状态者怎么办？输液治疗是从烧伤时开始计算24小时的，治疗较晚开始输液时的速度应快一些，但不能为完成计算量而在短期内输入过多的液体（可致肺水肿），应观察尿量、脉搏、血压等临床指标，每小时调整输液量；第二个24小时输液量也要相应调整。

1. 少尿与无尿　按前述方法进行输液治疗，在排除导尿管阻塞因素后确实是少尿与无尿时，首先应考虑血容量不足，可加快输液速度。一般在补足血容量后再给以利尿剂（如甘露醇、山梨醇）或解痉剂（654-Ⅱ）后，大多数可以增加尿量。若仍然少尿或无尿而血压正常时，即诊断为急性肾衰竭。这时输液量应严格控制，同时进行急性肾功衰竭的其他治疗。

2. 血红蛋白尿　大面积三度烧伤，尤其是肌肉烧伤多者，由于红细胞大量破坏，常见血红蛋白尿或肌红蛋白尿。为防沉淀堵塞肾小管，应适当增加输液量，维持尿量 80～100ml/小时，输碱性溶液碱化尿液，并应用甘露醇，使尿量增加，血红蛋白及排出，对肾脏也可起保护作用。

3. 烦躁不安　往往是烧伤休克期血容量不足、中枢缺氧的表现。在注射止痛药后仍然烦躁不安，则勿误认为是疼痛所致，应加速输液，尤其是输胶体液。如果有呼吸道烧伤或面颈部烧伤后肿胀，有呼吸困难伴烦躁不安时，常为呼吸道梗阻的征象，必须迅速做气管切开，以防窒息。

八、烧伤感染的防治

感染、脓毒性休克、多器官功能衰竭是烧伤病人死亡的主要原因：①创面感染。是烧伤感染中明显而主要的病原菌侵入途径。②呼吸道感染。③肠源性感染。④静脉感染。静脉导管感染是一重要的医源性感染途径。

全身侵袭性感染即创面脓毒症和败血症的防治，往往是严重烧伤抢救成功与否的关键。近30年来烧伤感染一直占烧伤死亡原因的首位。常见细菌为金葡菌，绿脓杆菌，弗氏枸橼酸杆菌，硝酸盐阴性杆菌以及其他肠道阴性杆菌。严重烧伤还可能出现毒菌感染、厌氧菌和病毒感染。

1. 烧伤创面脓毒症 细菌在烧伤创面坏死组织上繁殖生长，迅速扩大并向深部侵入，创面感染严重、潮湿、渗液，出现出血点或坏死斑，进而细胞侵袭至焦痂下健康组织，集中在血管周围，甚至侵入血管内，每克组织的细菌量超过 10^5，此时全身感染症状显著，而血培养可为阴性，即为烧伤创面脓毒症。

处理原则与败血症同（见下文）。强调预防为主，严重的深度大面积烧伤争取平稳渡过休克期甚为重要。在创面渗出高峰期前应用对烧伤创面细菌有针对性的抗生素，使其在痂下细胞外液中形成抗生素保护屏障也是关键。积极处理创面，尽早以手术或非手术的方法去除感染创面的焦痂或痂皮，用植皮的方法覆盖和封闭创面。

2. 烧伤败血症 根据一组 5506 例伤员统计发生败血症 501 例，发生率 9.1%死亡 177 例，败血症死亡率 35.3%（全组死亡 313 例，败血症死亡占总死亡数的 56.6%，居死亡首位）。因此，败血症的防治，必须认真对待，做到早预防、早诊断、早处理。

（1）烧伤败血症发生时机，多集中在伤后 3 周内。伤后 3～7 天（水肿回吸收期）为第一个高峰；脱痂时（10～20 天）为第二个高峰。烧伤面积越大，深度烧伤越多，败血症发生率也越高。

（2）感染入侵途径：深二度与三度创面感染后，常为败血症的主要来源，尤其是潮湿受压感染的创面，细菌更容易侵入血流。其次是静脉切开或静脉穿刺输液感染成静脉炎时，亦可成为败血症发生的途径。有些严重病例肠道内源性感染亦有可能，就予以注意。

烧伤创面感染与细菌的侵入血流只是引起败血症的重要条件，而烧伤败血症的发生与否，决定因素在于机体的抵抗力。例如伤员休克期渡过不平稳、早期创面处理不完善、焦痂溶解期创面处理有缺欠，大面积切痂或创面虽小而合并有慢性病等，都可以降低机体抵抗力，导致败血症的发生，应予警惕。

3. 烧伤败血症的主要表现及诊断 主要依靠临床症状作出早期诊断。因此必须密切观察临床症状的变化，分析其变化的原因，抓住下述早期症状变化：①体温骤升 39.5～40℃或反常的下降；②心率加快达 140 次/分以上，呼吸增加，不能以其他原因解释者；③精神症状如谵语，烦躁，幻觉等；④食欲减退，腹胀或腹泻；⑤创面恶化，焦痂变潮湿或其深Ⅱ度痂皮见针尖大小的溢液点或出血点，数目在不断增加或渐趋扩大，或肉芽创面灰暗，高低不平，有暗红色的点状坏死；或已成活的皮片呈蚕食状被侵袭，不见扩大反而缩小；⑥白细胞增高或不断下降，中毒颗粒增多。可根据这 2～3 个症状或体征作出早期临床败血症的诊断，先按败血症治疗，不必等待血液细菌培养结果。另外，败血症发生前 24～48 小时，已有中性粒细胞吞噬功能、杀菌活力和趋化性降低，巨噬细胞也类似改变。T 抑制细胞在败血症时数量增加，纤维连接蛋白和丙种球蛋白减少。当然败血症的确诊应该是除临床症状外，还必须有血培养阳性结果为依据。

如果出现明显腹胀或肠麻痹，神志恍惚，创面坏死，淤血、潮湿、糜烂或已生长之皮片脱落，血压下降，呼吸困难，已属败血症晚期症状。金黄色葡萄球菌败血症，往往以高热、白细胞显著增加、狂躁谵语、精神淡漠、肠麻痹及中毒性休克为多见。这种症状体征上的差异，可结合创面菌种变化去分析判断，供选择抗菌药时参考，但应注意到烧伤败血症可能非单一菌种，常有混合感染。为了进一步明确菌种计数，对诊断亦很有帮助。临床上也见到死于败血症的烧伤病人，死后心血培养仍未生长细菌，这与大剂量的抗生素应用有关，也与创面或胃肠道黏膜屏障受损，被吸收到血循环的细菌内毒素的重要致死作用有关。

4. 烧伤败血症的防治

（1）坚持严格的消毒隔离制度：做好床边隔离，减少或防止细菌的入侵，尤其是绿脓杆菌和耐药性金黄色葡萄球菌的交叉感染。在静脉输液时，严格无菌操作，及时防治静脉炎。为防导管败血症，禁止在大隐静脉近端切开，插管至髂外静脉、下腔静脉。静脉切开插管或穿刺应由四肢远侧开始，尽量远离创面和避免通过创面作静脉切开。如急诊抗休克输液已做了通过创面的踝部静脉切开，要妥善保护，及时更换渗透敷料，插管超过3天即拔管。如静脉通道附近有红肿疼痛反应，输液不够通畅，或由近端挤压出脓性分泌物时，应立即拔管，创面敞开。总之，导管败血症应十分警惕，并注意预防。

（2）营养与支持疗法：这是防治感染的基础。大面积烧伤每天需补充热量16 720kJ（4000kcal）以上蛋白质100～150g。热量与氮的摄入以100:1较合适。营养补充以口服为主，口服不足加静脉补充。根据病人饮食习惯改进烹调技术和内容，进高热量蛋白饮食，脂肪控制在5%～10%，同时放硅胶胃管，滴注要素饮食（可在夜间），其浓度和量均宜逐渐增加，以病人能耐受不引起腹泻为度。外周静脉内可以滴注25%葡萄糖能量合剂，前两者需用双头输液器同时滴注，避免使用深静插管带来的感染危险，注意补充全血，血浆及人体白蛋白，维持Hb100g/L以上，血浆白蛋白30g/L以上，肌注丙种球蛋白，皮下注射转移因子。针对绿脓杆菌感染输以绿脓杆菌免疫血浆，增强抗感染能力。维持水电解质平衡，纠正脱水、低血钾、酸中毒。补充各种维生素及微量元素等。

（3）正确处理创面：是防治全身感染关键之一。烧伤休克较稳定后及早清创，外用磺胺嘧啶银AgSD，尽早暴露创面。抗休克期间随时更换潮湿的敷料及床垫。48小时后及早翻身，处理并烤干创面，有利于预防感染。对大面积Ⅲ度焦痂作早期切痂植皮，是预防败血症的积极措施。对于尚未切痂的创面保持干燥，经常检查有无痂下积脓，及时引流。已发生败血症的情况下施行切痂手术应慎重考虑。衡量病人对手术的耐受性，不但要找准创面感染病灶，还要顾及肺部感染情况，把挽救生命放在第一位。若迫不得已需要手术，应力求简单有效，时间短，仅做抢救性病灶切除，然后用异体（种）皮覆盖。广泛深Ⅱ度烧伤痂皮溶解发生败血症者，需尽量清除痂皮，清洗、引流，湿敷与半暴露相结合，外用抗菌药物。感染的肉芽创面应防止过长时间的受压，覆盖的异体皮、异种皮、冻干皮等，在败血症时需每天检查并及时更换。

（4）合理使用抗菌药物：抗生素是防治感染的重要武器，但必须通过机体才能发挥作用。由于耐药菌的增加，临床常用的一些抗生素，治疗烧伤全身感染逐渐失去应用价值，而需要新一代的抗菌药。如G⁻杆菌属感染，绿脓杆菌、产气杆菌、克雷伯菌、硝碱盐阴性杆菌、枸橼酸杆菌等，可先用丁胺卡那毒素、先锋必、新型青毒素Ⅱ等。乙型溶血性链球菌感染仍选用青毒素G。羧苄青毒素对绿脓杆菌的作用降低，氧哌嗪青毒素对绿脓杆菌、粪链球菌、奇异变形杆菌有良好的抗菌活性，唯此两种药物用量宜大。在用药方法上，临床未明确细菌学诊断和药敏结果前，可参照创面上分离到的菌种和药敏结果选择抗生素。要用很早，用量足，稀释在100ml葡萄糖液或等渗盐水内静滴，每种抗生素单独给予。2～3种抗生素交替滴入，联合用药。使用抗生素针对性强者，常常在24～36小时可以看到初步效果。败血症症状控制后及时停药。另外，在切除有细菌集落的焦痂时，败血症的发生率较高，手术前、手术操作过程中和手术后均要静滴抗生素，直到术后3～4天全身情况较稳定。

（5）营养支持：口服+静脉营养。

九、烧伤创面处理

处理方法：①包扎疗法，②暴露疗法，③半暴露疗法，④浸浴疗法，⑤手术植皮。

烧伤创面处理原则：烧伤后 21 天内能自行愈合的创面为浅度创面，包括浅Ⅱ度创面和偏浅的深Ⅱ度创面；而烧伤后 21 天内不能愈合的创面为深度创面，包括偏深的深Ⅱ度创面和Ⅲ度创面。

浅度烧伤创面的处理原则是保护残存的上皮组织，防止和减轻创面感染，为创面再上皮化提供适宜的环境，促进创面早日愈合。

深度创面的处理原则是尽早去除坏死组织并以自体皮覆盖创面，以期达到创面及早永久闭合的目的。

（一）烧伤清创术

目的：去除残留在烧伤创面上的致伤因子和污染物质，预防和控制创面感染。

最好在伤后 6～8 小时内进行，但必须根据患者的全身情况来决定。环境要求清洁，室温保持在 28～32℃。严格遵守无菌操作原则，参加清创人员须戴口罩、帽子及消毒手套。尽可能减少对病人的刺激，清创应在良好的镇痛、镇静下进行。剃除烧伤部位及其附近的毛发，剪除指（趾）甲，清洗创面周围的正常皮肤。去除附于创面上的污物。

腐皮及水泡的处理

已分离脱落的腐皮应予以剪除，浅Ⅱ度创面未分离的腐皮应尽量予以保留，小水泡无需处理，大水泡可在低位剪破引流，偏浅的深Ⅱ度腐皮应尽量予以保留，偏深的深Ⅱ度创面腐皮和Ⅲ度创面腐皮应予以去除，化学烧伤，特别是含有毒性物质的化学烧伤，创面腐皮（坏死表皮）亦应去除。

1. 包扎疗法

适应证：四肢烧伤，浅度烧伤，污染较轻，手术植皮的病人。

方法：用无菌吸水的敷料，从远到近心端均匀包扎。

注意事项：压力均匀，包扎至功能位，注意血运，冬天保暖，夏天防中暑。

2. 暴露疗法

适应证：大面积烧伤，污染重，不适宜包扎部位。

方法：不用任何敷料，把创面暴露于干热空气中，使创面的渗液及坏死组织干燥成痂，以暂时保护创面。

注意事项：适宜的温度和湿度，防止交叉感染。

3. 浸浴疗法

浸浴的时机：伤后 2 周左右。

浸浴的温度：水温为 38～39℃，室温 28～30℃。

浸浴的目的：①可以彻底清除创面脓汁及疏松的脓痂及坏死组织。②可以减少创面细菌和毒素。③可以使痂皮和焦痂软化促进分离，有利于引流痂下积脓。④可以控制感染使残余创面愈合。⑤可以减轻疼痛，促进血液循环。

浸浴的注意事项：①浸浴前测体温、脉率、呼吸频率，做好解释，并排便。②浸浴中观察病人，若有心慌，出汗，脉搏快，面色苍白等应终止浸浴。③初次浸浴不宜超过半小时以后可以 1～1.5h 为宜。④浸浴后应保暖、休息，再处理创面。

（二）烧烫伤早期创面的处理

1. 烧烫伤后的现场急救

（1）若身上着火，应迅速脱去燃烧的衣服或用水浇灭身上的火；也可就地打滚，靠身体压灭火苗；或用被子、毯子、大衣等覆盖以隔绝空气灭火。

注意：切忌奔跑呼叫，因为奔跑会产生风，会使火越烧越旺；同时喊叫会将火焰和烟雾吸入呼吸睡眠道，加重吸入性损伤。如果一时难以脱离着火现场，可用湿毛巾捂嘴，防止有毒气体吸入。注意保持身体的低姿势，尽量靠近可以透空气的门窗。

（2）如果烫伤部位被粘住，衣服不可硬脱下来。可以一面浇水，一面用剪刀小心剪开衣物。烫伤范围过大，可全身浸泡在浴缸中（冬天除外），但如果发生颤抖现象，要立刻停止。

（3）当受到硫酸、石灰等化学物烧伤时，应即刻脱去衣服或剪开衣服，用大量自来水或清水冲洗，将化学物冲洗干净，再去医院治疗。

（4）脸部烧伤，可以用脸盆盛满水，将脸部浸入水中，或用湿毛巾冷敷15分钟，湿毛巾要频频更换。

（5）如果眼睛不慎被硫酸、石灰等烧伤，立即让伤侧眼在下，用自来水从上向下冲洗，水流不要太急。冲不掉的石灰粒可用棉签剔除，再冲洗，然后去医院处理。

（6）或用冷水浸洗。然后用酒精将创面和周围皮肤消毒，也可以用1‰的新洁尔灭将创面和周围皮肤消毒，最后涂上皮维碘软膏和磺胺嘧啶即可。若水泡不大，可用中药京万红、紫草膏。如果烧伤的水泡破溃，可用1%的食盐水煮沸晾至室温后，冲洗伤口，或到医院换药。

（7）对于烧伤较严重者，立即拨打急救电话，如120、119号码等，就地等待治疗，可先隔着衣服用水冲10~20分钟。在等待救护车的时，对于口渴的病人，可以少量多次口服含盐的液体，如姜盐茶、咸菜汤、咸豆浆等，不要在短时间内服用大量的白开水，以免引发脑水肿和肺水肿等并发症。

注意：不要涂有颜色的外用药物如红汞、紫药水或牙膏、油膏等油性物质。如果出现水泡，要注意保留，不要将泡皮撕去，同时用干净的毛巾、被单等包敷，避免去医院途中污染。不要在烫伤的地方涂味精、酱油等。如果是手脚烧伤，可尽量保持其在高于心脏的位置，以减轻水肿。

2. 现场急救中的创面处理 现场急救时创面不做特殊处理，不涂任何药物，尤其是红汞、龙胆紫一类有色的外用药。大面积烧伤创面涂红汞可能导致汞中毒，同时也影响对创面深度的判断。可用消毒敷料或干净被单包扎或覆盖，免受污染和再损伤。中、小面积的四肢创面，可浸入度的清洁冷水中半小时。然后再简单包扎，待进一步处理。

3. 冷水疗法 冷水疗法（冷疗）是一种用于烧伤早期创面处理的传统治疗方法。

所谓冷疗是在烧伤后立即或清创后用温度较低的冷水（一般10~20℃，夏季可低至3~5℃）对创面进行浸泡、冲洗，或湿敷。临床和实验均表明，冷疗具有下列优点。

（1）迅速降低局部温度，终止热力对组织的继续损伤，同时可中和化学物质的有害作用。

（2）有效地降低毛细血管通透性，减轻组织水肿，其机制在于抑制热力损伤肥大细胞释放炎性介质，以及阻抑缓激肽系统对血管的作用。

（3）可使局部代谢率及氧耗减少，因而可减少组织内乳酸的产生，预防代谢性酸中毒。

（4）促进上皮生长，主要因冷疗防止了皮肤继续破坏，同时抑制了前列腺素、血栓素，改善伤后皮肤的微循环。

（5）冷疗有效地缓解疼痛，水温越低，冷疗时间越长，止痛效果越好。这是由于低温可降低局部皮神经的敏感性。

4. 冷疗注意事项

（1）冷疗只适用的于面积≤20%的二度创面，大于此面积，可加剧机体应激反应，干扰、破坏机体内环境平衡，加重伤情。炎热季节面积可适当放宽。

（2）冷疗用水，一般可采用自来水，四肢创面可浸泡，躯干、头部以冲淋或湿敷为好，持续时间1~3小时为宜，期间可暂停。

（3）冷疗应在伤后6小时内进行，时间愈早效果愈好，冷疗后如能对创面保持干燥，不会加重感染。相反，冷疗具有机械作用，一般可不必再清创，如果污染严重，则可在冷疗同时清创。

5. 预防孩子烧烫伤

（三）烧伤清创术操作评分

烧伤清创术操作（评分）卡，表2-39。

表 2-39　烧伤清创术操作卡

姓名_____　学号_____　总分_____

物品准备:（缺少一项扣一分）换药包（无菌弯盘或小碗、医用镊子 2 把），脱脂纱布，苯扎溴胺棉球，碘伏棉球，盐水棉球，剪刀，医用凡士林，医用绷带，孔巾，药物等，有日期的看是否过期。

戴帽子和口罩。

评分:_____

序号	操作项目	操作动作	口述内容	注意事项	分值	评分
1	询问病情	暴露创面	您是什么原因在什么地方受伤的？都有哪些不舒服的症状？以前有过什么疾病？有痰吗？	观察头面部有无严重烧伤，有无吸入性损失、休克及复合伤等	5	
2	洗手	六步法洗手	六步法洗手		5，2 次洗手共5 分	
3	检查物品	检查物品	物品齐全、均在有效期内		5，缺少一项扣1 分	
4	医患沟通	医患沟通，告知创面清创、换药，缓解压力。在镇痛、镇静药物下进行，注意保暖，室温在 28～32℃	请无关人员离开，我现在要开始换药，可能有点不疼痛，请不要害怕，放松		5，沟通使用过多专业术语或不全面扣 2 分	
5	准备创面	患者适当体位，操作者位于患者伤侧，剃除烧伤部位及其附近的毛发，剪除指(趾)甲，盐水清洗创面周围的正常皮肤	剃除烧伤部位及其附近的毛发，剪除指(趾)甲，盐水清洗创面周围的正常皮肤（距创面边缘 5.0厘米），冲洗 2 次		10，错或少一条扣2 分	
6	再次洗手	六步法洗手				
7	清洗创面	戴无菌手套，铺消毒隔离巾，盐水、苯扎溴胺去除附于创面上的污物	正确戴无菌手套，铺消毒隔离巾。消毒步骤：①苯扎溴胺棉球由创缘外 5.0 厘米向创面；②盐水棉球由创缘外 5.0 厘米向创面；③铺巾		10，缺或错一项扣2.5 分，戴手套、铺巾不正确各扣 2 分	
8		苯扎溴胺、碘伏、盐水再次冲洗创面	注意消毒方式、范围；①苯扎溴胺棉球由创面向创缘外 3.0 厘米；②盐水棉球由创面向创缘外 3.0 厘米；③碘伏棉球由创面向创缘外 3.0 厘米		10，消毒方式、范围错误各扣 2 分	
9	创面处理	已分离脱落的腐皮应予以剪除，浅Ⅱ度创面未分离的腐皮应尽量予以保留，小水泡无需处理，大水泡可在低位剪破引流，偏浅的深Ⅱ度腐皮应尽量予以保留，偏深的深Ⅱ度创面腐皮和Ⅲ度创面腐皮应予以去除	深度创面及浅度创面处理的区别。处理完创面后，碘伏棉球由创面向创缘外 1.0 厘米；盐水棉球由创面向创缘外 1.0 厘米		10，深度创面腐皮不去除、水泡不处理各扣 2 分	

续表

序号	操作项目	操作动作	口述内容	注意事项	分值	评分
10	包扎	将外用药物、医用凡士林纱布、无菌吸水敷料覆盖创面,无菌纱布超过创面边缘约5厘米,无菌纱布厚5厘米	无菌吸水敷料包扎的范围、厚度;凡士林纱布至创缘外1.0厘米。若用外用药膏则药膏厚0.2~0.3厘米		10,每处不合规范扣5分 无菌吸水敷料过少、范围过小扣5分	
		各关节处于功能位,医用绷带从远到近心端均匀加压包扎	各关节处于功能位		10,未至功能位扣5分,绷带压力不均匀、过紧扣5分	
11	观察	注意血运,不要在创面伤涂有色药物。若渗出过多,及时更换外层敷料	注意末梢循环情况		5,末梢循环障碍扣5分	
12	病情及沟通	整理用物	具体创面的面积、深度等相关病情,下次换药时间等,及注意事项	医用垃圾和生活垃圾分类、利器放入利器盒	5,缺项扣2分	

第三章 妇产科相关知识

第一节 妇科基本操作

一、盆腔检查（pelvic examination）

【目的】 通过盆腔检查可以初步了解患者外阴、阴道、宫颈、子宫、附件及其他宫旁组织的情况，达到协助诊断女性生殖系统疾病及鉴别与之相关的其他器官、系统疾病的目的。

【适应证】 对怀疑有妇产科疾病或需要排除妇产科疾病的患者，以及进行常规妇科查体的人员需做盆腔检查。

【检查前准备】

1. 器械准备

（1）一次性臀部垫单。

（2）无菌手套、一次性检查手套。

（3）一次性窥阴器、宫颈刮板、玻片、干试管、长棉签、小棉签、石蜡油，络合碘、生理盐水、10%氢氧化钾等。

（4）如需筛查宫颈癌，应同时准备好制片物品，有两种细胞学检查方法：①液基细胞学检查，需准备 TCT 或 LCT 小瓶、宫颈取材毛刷；②巴氏细胞学检查，需准备玻片、刮板及 95%乙醇。

（5）生化单、标记笔、试管架。

2. 患者准备

（1）除尿失禁或盆腔脏器严重脱垂患者外，检查前应排空膀胱。如有排尿困难，必要时导尿后检查。对于长期便秘者，也可灌肠后检查。

（2）为避免交叉感染，每位患者应在臀部下放置一块一次性消毒垫单，用后将其放入医疗垃圾桶内。

3. 检查者准备

（1）检查者在检查前应充分了解患者的既往史特别是月经婚育史，做到态度和蔼、操作轻柔；应告知患者妇科检查的必要性和可能引起的不适，使之不紧张。

（2）检查前检查者应洗手并擦干。

【操作步骤】

基本要求：患者取膀胱截石位，臀部紧邻检查床缘，头部稍高，双手臂自然放置床两侧，腹部放松，检查者面向患者，站立在其两腿之间。如患者病情危重不能搬动时，也可在病床上检查，检查者站立在病床的右侧。对怀疑有盆腔内病变的腹壁肥厚、高度紧张不合作或未婚患者，必要时可麻醉下行盆腔检查。如盆腔检查不满意，可行 B 超检查。

盆腔检查步骤如下。

1. 外阴检查（vulva examination）

（1）观察：外阴发育、阴毛的分布和多少、有无畸形，观察外阴皮肤颜色、有无溃疡、肿物、增厚、变薄或萎缩、有无手术瘢痕。

（2）戴无菌手套或一次性检查手套后，用一只手分开大小阴唇，暴露尿道口及阴道口，观察大小阴唇的颜色，黏膜是否光滑，有无赘生物，尿道口及阴道口有无畸形和赘生物，处女膜是否完整、有无闭锁或突出。

（3）对老年患者或可疑有子宫脱垂的患者，应嘱患者屏气后观察阴道前后壁有无膨出、子宫有无脱垂，令患者咳嗽或屏气时观察有无尿液流出，了解有无压力性尿失禁。

（4）以一手的拇指与示指及中指触摸一侧前庭大腺部位，了解有无前庭大腺囊肿及其大小、质地、有无触痛，并挤压观察腺体开口是否有异常分泌物溢出，检查一侧后再查另一侧；同时触摸其他外阴部皮肤及黏膜的质地、有无触痛，了解视诊时发现的肿物大小、质地、边界是否清晰、是否活动、有无压痛。

2. 窥阴器检查（vaginal speculum examination） 根据患者年龄及阴道的松紧度选择合适大小的窥阴器。无性生活者除非病情需要，且经本人同意并签字，否则禁做窥阴器检查。

（1）左手分开大小阴唇，暴露阴道口，右手持窥阴器，先将其前后两叶闭合，避开尿道周围的敏感区，斜行 45°沿阴道侧后壁缓缓插入阴道，边推进边顺时针旋转 45°，放正窥阴器并打开前后两叶，旋转时观察阴道前、侧、后壁黏膜，最终暴露宫颈。检查者应注意阴道黏膜颜色、皱襞多少、有无赘生物、瘢痕、溃疡及有无畸形、穹隆有无变浅、是否饱满。

（2）注意阴道分泌物的量、颜色及气味，如需留取标本，应在检查前准备好相应物品。根据检查要求进行阴道分泌物的留取。

（3）检查宫颈：暴露宫颈后，应注意观察宫颈的大小、颜色、外口形状。注意有无糜烂样改变、出血、裂伤、颈管黏膜外翻、潴留囊肿、溃疡及新生物。初诊患者或一年内未进行宫颈防癌检查或有可疑宫颈病变者，可用长棉签轻轻擦拭宫颈表面黏液样分泌物后进行涂片做细胞学检查。

（4）检查完毕后，稍退出窥阴器至宫颈下方后，再使两叶闭合，旋转 90° 后轻轻取出。

3. 双合诊（bimanual examination） 检查者一手戴好无菌手套，示指、中指涂润滑剂后缓慢插入阴道，另一手在腹部随患者呼吸配合检查。如患者年龄较大或有阴道狭窄，可用单指进行检查。目的在于扪清阴道、宫颈、宫体、双附件、子宫韧带和宫旁结缔组织以及盆腔内其他器官和组织有无异常。

（1）检查阴道：了解阴道松紧度、通畅度和深度，注意有无先天畸形（特别注意有无双阴道、阴道横隔、纵隔及斜隔等）、瘢痕、结节或肿块和触痛。如有结节或赘生物应注意其位置、颜色、质地、活动度及与周围组织的关系。手指触及后穹隆时患者感觉疼痛为后穹隆触痛。

（2）检查宫颈：了解宫颈大小、形状、硬度及宫颈外口情况，注意宫颈位置、有无子宫脱垂、接触性出血。如有阴道畸形者注意有无双宫颈畸形。当向上或两侧活动宫颈，患者感觉疼痛时为宫颈抬举痛及摇摆痛。

（3）检查子宫及附件：检查者一手的食指及中指（阴道狭小者可仅用食指）放入阴道，另一手在腹部配合检查称为双合诊。

1）检查子宫：检查时需戴消毒手套，如有阴道流血或一个月内有宫腔操作或流产史者戴无菌手套。检查者的阴道内手指放在宫颈后方向上向前方抬举宫颈，另一手以四指指腹自腹部平脐处向下向后随患者呼吸按压腹壁，并逐渐向耻骨联合部移动，通过内、外手指同时分别抬举和按压，相互协调，即可扪清子宫的位置、大小、形状、硬度、活动度、表面情况及有无压痛。多数妇女的子宫位置呈前倾略前屈位。如双合诊不能清楚地扪及宫体或可疑子宫内膜异位症、恶性病变者，应三合诊检查。

2）检查附件：在触摸子宫后，阴道内手指由宫颈后方移至一侧穹隆部，尽可能往上向盆腔深部扪触；同时另一手从同侧脐旁开始，由上向下逐渐移动按压腹壁，与阴道内手指相互对合，以触摸该侧子宫附件处有无增厚、肿块或压痛。对触到的肿块，应查清其位置、大小、形状、质地或硬度，活动度、边界和表面情况、与子宫的关系及有无压痛等。正常输卵管不能触及。正常卵巢偶可扪及，约为 4cm×3cm×1 cm 大小，可活动，触之略有酸胀感。

4. 三合诊（bimanual rectovaginal examination） 指腹部、阴道、直肠联合检查，是双合诊检查的补充。以一手食指放入阴道，中指放入直肠以替代双合诊时阴道内的两指，其余检查步骤与双合诊检查时相同。三合诊的目的在于弥补双合诊的不足，通过三合诊可更进一步了解后倾或后屈子宫的大小，发现子宫后壁、子宫直肠陷凹、宫骶切带和双侧盆腔后部病变及其与邻近器官的关系，扪清主韧带及宫旁情况以估计盆腔内病变范围，特别是癌肿与盆壁间的关系，以及扪诊阴道直肠隔、骶骨前方或直肠内有无病变等。

5. 肛腹指诊（肛诊）（anus-abdominal examination）　未婚或阴道闭锁、阴道狭窄等不能进行阴道检查者，行直肠—腹部检查即肛查。检查者戴一次性检查手套后示指蘸取润滑剂，轻轻按摩肛门周围，嘱患者像解大便样屏气的同时轻轻进入直肠，配合患者呼吸以直肠内的示指与腹部上的手配合检查，了解子宫及附件。

【注意事项】

（1）对于无性生活的女性禁作双合诊、三合诊及阴道窥器检查，如病情所致确需进行如上检查时，须经患者及其家属同意，并签署知情同意书后进行。

（2）对于病情危重患者，除非必须立即进行妇科检查以确定诊断，应待病情稳定后再进行盆腔检查。

（3）男医师对患者进行妇科检查时必须有一名女医务人员在场，以消除患者的紧张情绪，减少不必要的误会。

（4）对于有阴道流血的患者，如确需妇科检查，应行外阴消毒后进行，以减少感染的发生。

【相关知识】

外阴为女性生殖道的外露器官，可以通过对外阴组织的望、触了解外阴的情况，通过使用窥阴器了解阴道、宫颈的情况。子宫及附件位于盆腔深处，通过放入阴道或直肠的手与腹壁上的手的相对运动，可以了解子宫及双附件、宫旁组织的情况。

二、阴道分泌物检查（examination of vaginal discharge）

【目的】　通过对阴道分泌物的性状、病原学等检查，诊断女性生殖系统炎症、判断卵巢功能。

【适应证】

（1）凡进行阴道检查者，应常规进行阴道滴虫、假丝酵母菌及清洁度检查。

（2）如受检者白带异常，应进行相应的病原体检查或培养。

（3）需要了解卵巢功能者，应行阴道脱落细胞内分泌检查。

（4）需要判断月经周期中的不同阶段，可进行宫颈黏液结晶检查。

【检查前准备】

1. 器械准备

（1）一般材料：同盆腔检查所用材料。

（2）相关取材所需物品：干棉球、生理盐水、10%氢氧化钾溶液、滴管、载玻片、试管、棉拭子、培养管、尖嘴长弯钳、显微镜等。

2. 患者准备　同盆腔检查。

3. 检查者准备　同盆腔检查。

【操作步骤】　患者取膀胱截石位，臀部紧邻检查床缘，头部稍高，双手臂自然放置床两侧，腹部放松，检查者面向患者，站立在其两腿之间。如患者病情危重，不能搬动时也可在病床上检查，检查者站立在病床的右侧。根据需要选择所用器具。放置窥阴器方法见盆腔检查。

1. 滴虫检查　阴道毛滴虫是一种极微小有鞭毛的原虫生物，用肉眼无法看到，用显微镜才可见。虫体外形呈梨形，顶端有 4 根鞭毛，后端有 1 根鞭毛，与波动膜外缘相连。检查方法如下。

（1）悬滴法：取干燥玻片一张，在其上滴一滴生理盐水，用刮板或棉拭子（最好用刮板，以免棉纤维脱落影响视野）刮取阴道侧壁上 1/3 黏膜上附着的分泌物后，轻轻混入在已制备好的玻片上的生理盐水悬滴后即刻放置在显微镜低倍镜下观察，如为冬季可在暖气上放置片刻后镜检。

（2）培养法：外阴消毒后放置窥阴器，用无菌棉拭子同法取阴道分泌物后放置在肝浸汤培养基或大豆蛋白胨培养基中，37℃孵育 48 小时后检查有无滴虫生长。

2. 念珠菌检查 念珠菌是一种真菌，包括白假丝酵母菌、光滑假丝酵母菌、近平滑假丝酵母菌、热带假丝酵母菌等，通常引起阴道炎的是白假丝酵母菌。此菌呈卵圆形，有芽孢及细胞发芽伸长而形成的假菌丝。检查方法如下。

（1）悬滴法：取干燥玻片一张，在其上滴 10%氢氧化钾溶液或生理盐水一滴，用刮板或棉拭子刮取阴道侧壁上 1/3 黏膜上附着的分泌物后，混入在已制备好的玻片上制成悬滴后显微镜下观察有无念珠菌菌丝。由于 10%氢氧化钾可以溶解其他细胞成分，菌丝的检出率高于生理盐水悬滴，阳性率为 70%～80%。

（2）涂片法：同上法取材后，将分泌物均匀涂抹在一张干燥的玻片上，进行革兰染色后显微镜低倍镜下检查。

（3）培养法：外阴消毒后放置窥阴器，以无菌干燥棉拭子同法取材后，将其接种在 TTC 沙保罗（Sabouraud）培养基上，置 37℃温箱，3～4 天后出现菌落。若菌落为白色，可能为假丝酵母菌；若为红色、紫红色等其他颜色，可能为非白念珠菌。若进一步对白念珠菌及非白念珠菌进行菌种鉴定，需在 25℃玉米-吐温培养基上进一步培养 72 小时，显微镜下有假菌丝，中隔部伴有才成簇的圆形分生孢子，顶端有厚壁的厚膜孢子，芽管试验阳性，即为白念珠菌。不符合以上特征的即为非白念珠菌。

3. 阴道清洁度检查 取一张干燥玻片，将一滴生理盐水玻片上，取阴道分泌物少许，混于玻片上的生理盐水中，置显微镜高倍镜下观察。

（1）清洁度Ⅰ度：镜下看到正常阴道上皮脱落细胞为主及一些阴道杆菌，极少有白细胞。

（2）清洁度Ⅲ度：镜下看到大量白细胞及较多杂菌、病原体，极少的阴道上皮脱落细胞。

（3）清洁度Ⅱ度：镜下所见介于前两者之间。

4. 线索细胞检查 取一张干燥玻片，将一滴生理盐水滴在玻片上，取阴道分泌物少许，混于玻片上的生理盐水中，置显微镜高倍镜下观察。

线索细胞的特点为阴道表层细胞膜上贴附着大量颗粒状物，即加德纳菌，细胞边缘的大部分不平滑。若见到>20%的线索细胞，分泌物胺试验阳性，pH>4.5，则可诊断细菌性阴道病。

5. 淋球菌检查 淋球菌常存在于急性尿道炎与阴道炎脓性分泌物的白细胞中，形态呈卵圆形或豆形，常成对排列，邻近面扁平或稍凹陷，像两粒豆子对在一起。检查方法如下。

（1）涂片法：取干燥玻片一张，先以干棉球擦净宫颈表面分泌物，再用无菌棉拭子伸入宫颈管 1.5～2cm 转动并停留 20～30 秒，或经阴道前壁向耻骨联合方向挤压尿道或尿道旁腺，用棉拭子或刮板留取自尿道口流出的分泌物，均匀涂抹在玻片上，用革兰染色方法染色后，寻找中性粒细胞内的革兰阴性双球菌。此法阳性率为 40%～60%，有假阳性。

（2）培养法：外阴消毒后放置窥阴器，同涂片法留取分泌物标本，立即接种至 Thayer-Martin 培养基中培养或进行聚合酶链反应（PCR），其阳性率可达 80%～90.5%。

6. 内分泌功能检查 用消毒刮板在阴道侧壁上 1/3 处轻轻刮取黏液及细胞后，均匀地涂在玻片上，用 95%乙醇固定，待巴氏染色后显微镜下观察细胞形态。对未婚者可用浸湿的消毒棉签轻轻伸入至阴道，在阴道侧壁上 1/3 处轻卷后取出棉签，将其涂至玻片上，同法固定和染色后读片。

7. 宫颈黏液结晶检查 暴露宫颈，以长弯钳伸入宫颈管，钳取宫颈黏液后打开长弯钳，观察钳尖处黏液性状及拉丝度，并将黏液置于干燥玻片上令其自然干燥，显微镜低倍镜下观察结晶的形状。正常月经周期中第 7 天出现羊齿状结晶，排卵后结晶减少，一般在月经周期第 22 天时消失，出现椭圆小体。

8. 人乳头瘤病毒（HPV）检查 暴露宫颈后，用干棉球擦净宫颈分泌物，用检查专用毛刷伸入宫颈管中旋转 3～5 周，取出毛刷将其放入专用试管中，在瓶口水平折断毛刷杆，盖好试管帽送检。

【注意事项】

（1）采集标本前 24～48 小时内应禁性生活、阴道检查、阴道灌洗及阴道上药。

（2）使用的窥阴器不得涂润滑剂。

（3）采集器等用品应保持干燥。

（4）为提高滴虫的检出率，应注意标本保暖。

（5）不同检查的最佳取材部位不同。

【相关知识】

（1）阴道及宫颈阴道部被覆的是鳞状上皮，为非角化的鳞状上皮。上皮细胞分为表层、中层和底层，其生长受雌激素影响。检查阴道上 1/3 黏膜的脱落细胞形态可以反映卵巢功能。

（2）宫颈黏膜腺体受卵巢功能影响，宫颈黏液量、形状及结晶的类型随卵巢周期而变化，通过本检查可以了解卵巢功能—在雌激素影响下，当月经周期处于增生期时，宫颈黏液为羊齿状结晶；排卵期时，宫颈黏液含水量增多，透明且稀薄，延展性增大，拉丝长度可达 10cm；排卵期后，在孕激素的影响下，宫颈黏液变为黏稠而浑浊，拉丝度仅为 1～2cm。

（3）阴道分泌物主要由阴道黏膜渗出物、宫颈管、子宫内膜及输卵管腺体分泌物、以上组织中的脱落细胞及阴道内的细菌等组成。当以上都位发生感染时，炎性渗出增多，而且其中的病原体含量较多，可以通过阴道分泌物的取材进行病原学检查。

（4）念珠菌感染在临床上的表现主要是外阴奇痒，妇科检查可见白带呈白色豆渣样，阴道黏膜红肿，小阴唇内侧及阴道黏膜上附着白色膜状物。治疗局部可以用 2%～3%苏打水清洗外阴及阴道上制霉菌素栓、克霉唑等。

（5）滴虫阴道炎临床上主要表现为白带多、外阴痒，妇科检查可见阴道宫颈充血，阴道内多量稀薄泡沫状白带，灰黄色。治疗局部可用甲硝唑外用。连续 3 次月经期后检查滴虫阴性诊断为治愈。

（6）淋病奈瑟菌宫颈炎单纯急性发作主张大剂量、单次给药，常用第三代头孢菌素类。

三、生殖道细胞学检查（cytological examination）

（一）阴道涂片

【目的】 对脱落细胞进行形态观察。筛查生殖道病变，间接了解雌激素水平。

【时机】 采集标本前 24 小时内禁止性生活、阴道检查、阴道灌洗及用药。

【操作前准备】

1. 器械准备

（1）一般材料：同盆腔检查所用材料。

（2）阴道涂片所需特殊物品：无菌干燥玻片、长棉签、95%乙醇、生理盐水。

2. 患者准备 同盆腔检查。

3. 检查者准备 同盆腔检查。

【操作步骤】 患者取膀胱截石位，臀部紧邻检查床缘，头部稍高，双手臂自然放置床两侧，腹部放松，检查者面向患者，站立在其两腿之间。如患者病情危重，不能搬动时也可在病床上检查，检查者站立在病床的右侧。根据需要选择所用器具。放置窥阴器方法见盆腔检查。

1. 涂片法

（1）将一张干燥的玻片取出，用铅笔在有毛玻璃的一侧写好患者姓名、住院号等信息（不要贴不干胶等，以免染色时将患者信息消掉）。

（2）正确放置窥阴器，暴露宫颈后，用干棉球轻轻擦拭宫颈表面黏液样分泌物后进行涂片做细胞学检查。

（3）长棉签于阴道侧壁上 1/3 处轻轻刮取黏液及细胞，将其沿一个方向涂在已准备好的玻片上。

（4）95%乙醇固定标本，待巴氏染色后显微镜下观察细胞形态。

2. 并发症及处理 （无）

【相关理论知识】　生殖道上皮细胞受卵巢激素的影响出现周期性变化，妊娠期亦有变化。检查阴道上段脱落细胞既可反映体内性激素水平，又可协助诊断生殖道不同部位恶性肿瘤，简便、经济实用，但只是初筛，不能确诊。

（二）宫颈细胞学检查（cervical cytological examination）

【目的】　宫颈细胞学检查是通过对宫颈及宫颈管脱落细胞的检查，进行宫颈癌前病变和宫颈癌的筛查、诊断。

【适应证】

（1）一般人群的宫颈癌筛查：凡有性生活的女性，应每 1～2 年进行一次宫颈癌筛查。

（2）有接触性出血、不规则阴道流血或有阴道排液者、临床检查宫颈异常的妇女。

（3）因妇科良性疾病拟行子宫切除手术前。

（4）高危人群的复查：曾有过细胞学异常、宫颈病变或宫颈癌治疗后的随诊。

【操作前准备】

1. 器械准备

（1）一般材料：同盆腔检查所用材料。

（2）宫颈涂片所需特殊物品：干燥棉球、长弯钳、特殊形状的刮板、毛刷、玻片（一侧为毛玻璃）、95%乙醇、含检查介质的小瓶。

2. 患者准备　同盆腔检查。

3. 检查者准备　同盆腔检查。

【操作步骤】　患者取膀胱截石位，臀部紧邻检查床缘，头部稍高，双手臂自然放置床两侧，腹部放松，检查者面向患者，站立在其两腿之间。如患者病情危重，不能搬动时也可在病床上检查，检查者站立在病床的右侧。根据需要选择所用器具。放置窥阴器方法见盆腔检查。

1. 涂片法（pap smear）

（1）将一张干燥的玻片取出，用铅笔在有毛玻璃的一侧写好患者姓名、住院号等信息（不要贴不干胶等，以免染色时将患者信息消掉）。

（2）正确放置窥阴器，暴露宫颈后，用干棉球轻轻擦拭宫颈表面黏液样分泌物后进行涂片做细胞学检查。

（3）用特制小刮板的一头伸入宫颈管，另一头贴覆在宫颈表面，以宫颈外口为圆心沿一个方向轻轻旋转一周，将其沿一个方向涂在已准备好的玻片上。

（4）95%乙醇固定标本，待巴氏染色后显微镜下观察细胞形态。

（5）如果没有特制刮板，可分别进行宫颈表面和宫颈管涂片，即用普通刮板贴覆子宫颈表面轻轻刮取分泌物后涂片，再用较细的刮板伸入至宫颈管内，沿一个方向旋转后再将所取细胞涂在玻片上送检。

（6）如遇宫颈肥大患者，应注意涂片时在宫颈表面取材，不得遗漏涂片区域，特别是鳞柱上皮交界处。

2. 薄层液基细胞学涂片（liquid-based cytology）

（1）取一个装有细胞保存液体的小瓶，在其表面贴上患者信息的标签或用记号笔写上患者姓名等身份记号。

（2）正确放置窥阴器，暴露宫颈时避免窥阴器触碰宫颈，勿用干棉球等擦拭宫颈表面。

（3）用专用的特制毛刷伸入宫颈管约 1cm，以宫颈外口为中心，旋转 360°～720° 后取出并将毛刷头浸泡至保存液体中备检。

（4）如遇宫颈肥大患者，应注意刷取宫颈表面旋转毛刷不能刷到的区域，特别是鳞柱上皮交界处。如有必要可使用刮板补充抹片。

【注意事项】

（1）采集标本前 24～48 小时内应禁性生活、阴道检查、阴道灌洗及阴道上药。

（2）使用的窥阴器不得涂润滑剂。

（3）采集器等用品应保持干燥。

（4）阴道流血量非常多时，除特别需要应暂缓进行宫颈涂片，以免因红细胞过多而影响镜下观察。

（5）阴道炎症的急性期：应先治疗阴道炎症后再行宫颈涂片检查，否则不仅易于发生感染，还会影响细胞学检查结果的准确性。

【相关知识】 宫颈上皮由宫颈阴道部的鳞状上皮和宫颈管的柱状上皮组成。宫颈的鳞状上皮中含有表皮生长因子受体、雌激素受体和孕激素受体；宫颈的鳞状上皮和柱状上皮的交界处是宫颈癌的好发部位，而鳞柱交界受雌激素影响，在不同年龄位置不同。为提高宫颈癌筛查的阳性率，应特别了解宫颈上皮的这个特点，注意选择鳞柱交界处作为涂片的重点。

四、经阴道后穹隆穿刺术（Culdocentesis）

【目的】 通过后穹隆穿刺可以了解盆腹腔内液体的性状，进行相应理化检查、病理检查及病原学检查，并对相应疾病进行诊断和治疗。

【适应证】

（1）对疑有腹腔内出血的患者，如异位妊娠、卵巢滤泡破裂、黄体破裂等的辅助诊断。

（2）怀疑腹腔内积液或积脓时，了解积液性质，协助明确诊断；如为腹腔积脓，可以穿刺做病原学检查、穿刺引流及局部药物治疗。

（3）对于可疑恶性肿瘤的患者，可以通过穿刺留取腹水进行细胞学检查，也可以对后穹隆肿物进行细针穿刺病理检查（但目前对后者存在争议）。

（4）超声引导下行卵巢子宫内膜异位囊肿穿刺治疗、盆腔包裹性积液穿刺治疗、输卵管妊娠部位药物注射。

（5）超声引导下经阴道后穹隆穿刺取卵，用于各种助孕技术。

【禁忌证】

（1）严重的盆腔粘连，疑有肠管与子宫后壁粘连。

（2）子宫直肠陷凹完全被巨大肿物占据。

（3）异位妊娠拟用非手术治疗时，无需进行后穹隆穿刺，以免引起感染。

（4）对于高度怀疑恶性肿瘤的患者，一部分学者主张尽量避免后穹隆穿刺，以免肿瘤细胞种植。

（5）合并严重的阴道炎症。

【操作前准备】

1. 器械准备

（1）穿刺包（含窥阴器、宫颈钳、9 号长针头）。

（2）无菌手套。

（3）消毒液（安尔碘或碘伏、2.5%碘酊和 75%乙醇；如碘过敏，备 0.1%苯扎溴铵溶液）。

（4）10ml 或 20ml 注射器。

（5）纱布数块。

（6）根据实际需要准备玻片、培养皿、无水乙醇、抗生素等。

2. 患者准备

（1）向患者讲明手术的必要性，充分了解患者的病史，签署知情同意书。

（2）测量血压、脉搏，必要时开放静脉通路。

（3）术前化验检查，包括血常规、凝血功能检查等。

（4）患者排空小便后取膀胱截石位，必要时导尿。

3. 操作者准备

（1）充分了解患者既往史及内科合并症及盆腹腔手术史。

（2）术前七步洗手，戴好口罩、帽子。

（3）核对患者，检查知情同意书是否已经签署。

（4）行盆腔检查了解阴道分泌物性状，确认无急性生殖道炎症；了解子宫大小、位置及双侧宫旁情况，特别要注意后穹隆是否膨隆、有无肿瘤或结节，如阴道流血行消毒后双合诊；确认有无急性生殖道炎症。

【操作步骤】

（1）打开穿刺包，戴无菌手套。外阴、阴道 0.5%碘伏或安尔碘消毒，铺无菌孔巾。持窥阴器边旋转边消毒阴道，退出窥阴器后更换窥阴器固定暴露宫颈，宫颈钳钳夹宫颈后唇，碘酊、酒精再次消毒阴道，尤其是后穹隆穿刺部位。

（2）取 9 号穿刺针接 10ml 或 20ml 注射器，检查针头是否通畅，确认针头无阻塞后，左手向前上方牵拉宫颈钳，右手持注射器，在后穹隆中央或稍偏患侧、阴道后壁与后穹隆交界处稍下方、平行宫颈管方向缓缓刺入，当针头穿透阴道壁，出现落空感后（进针 2~3cm），立即抽取液体。如无液体抽出，可以适当改变进针深度和方向，或边退针边抽吸，必要时令患者半坐卧位使盆腹腔内液体汇积于子宫直肠陷凹以便于抽吸。

（3）如抽出脓液或陈旧性血液需要进行相应治疗时，按预定方案进行。

（4）操作结束时轻轻拔出针头后，应注意穿刺点有无活动性出血，并可用棉球压迫至止血后取出窥器。

（5）如抽出血液，应使之静置 10 分钟以上，观察其是否凝集。

（6）如欲行细胞学检查应立即涂片，待其干燥后以 95%乙醇固定后送检。

（7）如行其他检查，对标本进行相应处置（见腹腔穿刺术）。

（8）交代术后注意事项。

【并发症及处理】

1. 误伤血管 进针方向错误，误伤血管，抽出血液静置后可以凝固。要注意患者主诉，如出现穿刺后腹痛、肛门坠胀，甚至血压下降，应及时进行盆腔检查，必要时进行超声检查，了解有无血肿发生。

2. 误伤直肠 进针方向过于靠后时，可以伤及直肠。一般小损伤无需特别处理；如破口较大出现相应症状，应请外科会诊，决定治疗方案。对盆腔轻度粘连，确需穿刺时可以超声引导下进行。

3. 感染 应严格按无菌规则进行操作，阴道炎症患者应治疗后进行穿刺，必要时同时应用抗生素。

【相关知识】 子宫直肠陷凹是腹腔最低点，腹腔内如有积血、积脓或积液时常常存留于此。后穹隆的组织相对较薄，经后穹隆穿刺进行治疗、取卵、注射等损伤小、操作方便。经阴道后穹隆穿刺对于诊断、治疗许多妇产科疾病是必不可少的常用辅助方法。对于腹壁过于肥厚，积液量较少的患者，腹穿困难时可考虑经阴道后穹隆穿刺。

五、输卵管畅通试验

（一）输卵管通液术

【目的】 　输卵管通液术（hydrotubation）是检查输卵管是否通畅的一种方法，且具有一定的治疗功效。检查者通过导管向宫腔内注入液体，根据注液阻力大小、有无回流及注入液体量和患者感觉等；判断输卵管是否通畅。由于操作简便，无需特殊设备，广泛应用于临床。

【适应证】

（1）不孕症，男方精液正常，疑有输卵管阻塞者。

（2）检验和评价输卵管绝育术、输卵管再通术或输卵管成形术的效果。

（3）对输卵管黏膜轻度粘连有疏通作用。

【禁忌证】

（1）内外生殖器急性炎症或慢性炎症急性或亚急性发作。

（2）月经期或有不规则阴道流血。

（3）可疑妊娠。

（4）严重的全身性疾病，如心、肺功能异常等，不能耐受手术。

（5）体温高于 37.5℃。

【操作前准备】

（1）月经干净 3～7 日，术前 3 日禁性生活。

（2）术前半小时肌内注射阿托品 0.5mg 解痉。

（3）患者排空膀胱。

【操作准备】

1. 常用器械 　阴道窥器、宫颈钳、妇科钳、宫颈导管、Y 形管、压力表、注射器等。

2. 常用液体 　生理盐水或抗生素溶液（庆大霉素 8 万 U、地塞米松 5mg、透明质酸酶 1500U、注射用水 20ml），可加用 0.5%的利多卡因 2ml 以减少输卵管痉挛。

【操作步骤】

（1）患者取膀胱截石位，外阴、阴道常规消毒后铺无菌巾，双合诊了解子宫位置及大小。

（2）放置阴道窥器充分暴露宫颈，再次消毒阴道穹隆及宫颈，以宫颈钳钳夹宫颈前唇。沿宫腔方向置入宫颈导管，并使其与宫颈外口紧密相贴。

（3）用 Y 形管将宫颈导管与压力表、注射器相连，压力表应高于 Y 形管水平，以免液体进入压力表。

（4）将注射器与宫颈导管相连，并使宫颈导管内充满生理盐水或抗生素溶液。排出空气后沿宫腔方向将其置入宫颈管内，缓慢推注液体，压力不超过 160mmHg。观察推注时阻力大小、经宫颈注入的液体是否回流、患者下腹部是否疼痛等。

（5）术毕取出宫颈导管，再次消毒宫颈、阴道，取出阴道窥器。

【结果评定】

1. 输卵管通畅 　顺利推注 20ml 生理盐水无阻力，压力维持在 60～80mmHg 以下，或开始稍有阻力，随后阻力消失，无液体回流，患者也无不适感，提示输卵管通畅。

2. 输卵管阻塞 　勉强注入 5ml 生理盐水即感有阻力，压力表见压力持续上升而无下降，或者感下腹胀痛，停止推注后液体又回流至注射器内，表明输卵管阻塞。

3. 输卵管通而不畅 　注射液体有阻力，再经加压注入又能推进，说明有轻度粘连已被分离，患者感轻微腹痛。

【注意事项】

（1）所用无菌生理盐水温度以接近体温为宜，以免液体过冷而致输卵管痉挛。

（2）注入液体时必须使宫颈导管紧贴宫颈外口，以防止液体外漏。

（3）术后2周禁盆浴及性生活，酌情给予抗生素预防感染。

（二）子宫输卵管造影

【目的】　子宫输卵管造影（hysterosalpingography，HSG）是通过导管向宫腔及输卵管注入造影剂，行X线透视及摄片，根据造影剂在输卵管及盆腔内的显影情况了解输卵管是否通畅、阻塞部位及宫腔形态。该检查损伤小，能对输卵管阻塞作出较正确诊断，准确率可达80%，且具有一定的治疗功效。

【适应证】

（1）了解输卵管是否通畅及其形态、阻塞部位。

（2）了解宫腔形态，确定有无子宫畸形及类型，有无宫腔粘连、子宫黏膜下肌瘤、子宫内膜息肉及异物等。

（3）内生殖器结核非活动期。

（4）不明原因的习惯性流产，了解宫颈内口是否松弛，宫颈及子宫有无畸形。

【禁忌证】

（1）内、外生殖器急性或亚急性炎症。

（2）严重的全身性疾病，不能耐受手术。

（3）妊娠期、月经期。

（4）产后、流产、刮宫术后6周内。

（5）碘过敏者。

【操作前准备】

（1）造影时间以月经干净3~7日为宜，术前3日禁性生活。

（2）做碘过敏试验，试验阴性者方可造影。

（3）术前半小时肌内注射阿托品0.5mg解痉。

（4）术前排空膀胱，便秘者术前行清洁灌肠，以使子宫保持正常位置，避免出现外压假象。

【设备材料】

1. 设备及器械　X线放射诊断仪、子宫导管、阴道窥器、宫颈钳、妇科钳、20ml注射器等。

2. 造影剂　目前国内外均使用碘造影剂，分油溶性与水溶性两种：油剂（40%碘化油）密度大、显影效果好、刺激小、过敏少，但检查时间长、吸收慢，易引起异物反应，形成肉芽肿或形成油栓；水剂（76%泛影葡胺液）吸收快，检查时间短，但子宫输卵管边缘部分显影欠佳，细微病变不易观察，有的患者在注药时有刺激性疼痛。

【操作步骤】

（1）患者取膀胱截石位，常规消毒外阴及阴道，铺无菌巾，双合诊检查子宫位置及大小。

（2）以阴道窥器扩张阴道，充分暴露宫颈，再次消毒阴道穹隆及宫颈，用宫颈钳钳央宫颈前唇，探查宫腔。

（3）将造影剂充满宫颈导管，排出空气，沿宫腔方向将其置入宫颈管内，徐徐注入碘化油，在X线透视下观察碘化油流经输卵管及宫腔情况并摄片。24小时后再摄盆腔平片，以观察腹腔内有无游离碘化油。若用泛影葡胺液造影，应在注射后立即摄片，10~20分钟后第二次摄片，观察泛影葡胺液流入盆腔情况。

（4）注入造影剂后子宫角圆钝而输卵管不显影，则考虑输卵管痉挛，可保持原位，肌内注射阿托品0.5mg，20分钟后再透视、摄片；或停止操作，下次摄片前先使用解痉药物。

【结果评定】

1. 正常子宫、输卵管 宫腔呈倒三角形，双侧输卵管显影形态柔软，24 小时后摄片盆腔内见散在造影剂。

2. 宫腔异常 患子宫内膜结核时子宫失去原有的倒三角形态，内膜呈锯齿状。黏膜下肌瘤时可见宫腔充盈缺损；子宫畸形时有相应显示。

3. 输卵管异常 输卵管结核显示输卵管形态不规则、僵直或呈串珠状，有时可见钙化点。

输卵管积水见输卵管远端呈气囊状扩张；24 小时后盆腔 X 线摄片未见盆腔内散在造影剂，说明卵管不通；输卵管发育异常，可见过长或过短的输卵管、异常扩张的输卵管、输卵管憩室等。

【注意事项】

（1）碘化油充盈宫颈导管时必须排尽空气，以免空气进入宫腔造成充盈缺损，引起误诊。

（2）宫颈导管与宫颈外口必须紧贴，以防碘化油流入阴道里。

（3）宫颈导管不要插入太深，以免损伤子宫或引起子宫穿孔。

（4）注碘化油时用力不可过大，推注不可过快，以免损伤输卵管。

（5）透视下发现造影剂进入异常通道，同时患者出现咳嗽，应警惕发生油栓，立即停止操作，取头低脚高位严密观察。

（6）造影后 2 周禁盆浴及性生活，可酌情给予抗菌药物预防感染。

（7）有时因输卵管痉挛造成输卵管不通的假象，必要时重复进行。

【相关知识点】 输卵管造影与输卵管通液相比，留有客观的影像学证据，但造影剂在一些患者身上可能引起盆腔内肉芽肿。

六、阴道镜检查（colposcopy）

【目的】 用于各种宫颈疾病及生殖器病变的诊断。

【禁忌证】 检查前 24 小时内避免性交，阴道、宫颈操作及治疗（冲洗、妇科检查、活检等），以减少对检查部位的刺激和干扰。遇有检查部位出血或阴道、宫颈急性炎症，不宜进行检查。

【操作前准备】 核对患者信息，解释操作目的，术前排空膀胱。

【操作步骤】

（1）患者取膀胱截石位，用生理盐水湿润阴道窥器或不使用润滑剂，暴露宫颈穹窿部，棉球轻轻擦除宫颈分泌物。

（2）调整阴道镜和检查台高度以合适检查，将镜头放置距外阴 10cm 的位置（镜头距宫颈 15～20cm），镜头对准宫颈，打开光源（使用电子阴道镜，连接监视器），调节焦距，使光线柔和可加用绿色滤光镜片，进行更精确的血管检查时，可加红色滤光镜片。

（3）为区分正常与异常、鳞状上皮和柱状上皮，可借助于以下溶液：①3%醋酸溶液（蒸馏水 97ml+纯冰醋酸 3ml）：使柱状上皮迅速肿胀、发白，呈葡萄状改变，数秒钟后，磷-柱状上皮交接处非常清晰。②碘溶液（蒸馏水 100ml+碘 1g+碘化钾 2g）：使富含糖原的正常鳞状上皮着色，呈棕褐色；非典型增生、癌变上皮内糖原少而不被着色。柱状上皮及因雌激素水平低得上皮也不着色。出现不着色区称为碘试验阳性。③40%三氯醋酸（蒸馏水 60ml+纯三氯醋酸 40ml）：使尖锐湿疣呈针刺状突起，与正常黏膜界限清楚。

（4）观察内容 宫颈大小，糜烂样组织范围，宫颈黏膜有无外翻；上皮有无异常、病变范围；血管形态、毛细血管间距离等。

七、处女膜切开术（incision of imperforate hymen）

处女膜也称阴道前膜，是位于女性阴道口与阴道前庭分界处、环绕阴道口的一层薄膜状组织。

在处女膜的中央，通常有一直径为 1~1.5cm 的小孔，月经就是通过这一小孔排出体外，医学上称为处女膜孔。处女膜孔的形状各不相同，根据开孔的形状，处女膜孔可分为圆形、椭圆形、环形、筛形、伞形、分叶形、星形、中隔分离形、月牙形、半月形、唇形等 30 余种，一般常见的处女膜孔为圆形和椭圆形。

【目的】 处女膜先天异常（如处女膜闭锁、筛状处女膜）多在青春发育期月经来潮后月经血潴留内生殖器（阴道、子宫、输卵管）引起腹痛时发现。应用处女膜切开术切开闭锁处女膜，引流月经血，从而达到治疗目的。

【适应证】

（1）处女膜闭锁，经血潴留的患者。

（2）筛状处女膜经血引流不畅，引起经血潴留的患者。

【禁忌证】 幼儿期尚未月经来潮，解剖结构也尚未发育完善，不能盲目手术。

【操作前准备】

（1）核对患者信息。向患者解释手术的目的、操作过程、风险及需要配合的事项，签署知情同意书。

（2）术前排空膀胱，清洁外阴并消毒。

【操作步骤】

（1）体位：膀胱截石位。

（2）器械检查：注射器、手术刀、剪刀、鼠齿钳、止血钳、持针器、2-0 号可吸收线。

（3）消毒铺单：消毒、铺无菌孔巾。

（4）麻醉：一般采用骶管内麻醉，也可采用局部麻醉或全身麻醉。

（5）分开阴唇，闭锁的处女膜因月经血潴留呈蓝紫色，在其最膨出部 2→8 点及 10→4 点处，从中心向周围做放射状切开，呈 "X" 形，达处女膜环（如有电刀可以电刀切开闭锁的处女膜）。必要时可先用粗针穿刺处女膜最膨出部，抽出褐色积血，明确诊断后再行切开。

（6）尽可能排出阴道内积血，积血排出后检查宫颈、阴道是否正常。

（7）修剪处女膜切口，使其呈 "瓣状" 圆形，并可顺利容纳两指。

（8）用 2-0 号可吸收线连续扣锁缝合切开的处女膜边缘黏膜，止血并成型。

（9）术后处理

1）术后保持引流通畅，防止创面粘连，鼓励坐起或下床活动，有利于潴留经血流出。

2）保持外阴清洁，但不宜阴道灌洗。

3）保留导尿管 24~48 小时。

4）必须时给予抗生素预防感染。

5）术后一个月复查 B 超，了解有无子宫或输卵管积血。

【并发症及处理】

（1）周围脏器损伤：如处女膜较厚，可插入导尿管和用手指在肛门指示，防止损伤尿道和直肠。

（2）感染：是其主要并发症，可选择合适的抗生素。

【相关知识】 正常阴道为前后略扁的肌性管道，上端为阴道穹隆，下端以阴道口开口于阴道前庭，阴道口有处女膜环行黏膜皱襞，为阴道与阴道前庭的分界。胚胎分化过程中的变异可导致阴道各部发生畸形，影响了正常的生理功能。处女膜异常属于常见的先天性疾病，系泌尿生殖窦上皮未能贯穿前庭部所致，包括处女膜闭锁、筛状处女膜、处女膜狭窄等。处女膜闭锁又称无孔处女膜，临床上比较常见。在青春期初潮前无任何症状，初潮后因处女膜闭锁使经血无法排出，最初经血积累在阴道内，多次月经来潮后经血逐渐积聚，造成子宫、输卵管积血，甚至腹腔内积血，引起下腹疼痛，如不及时排出潴留经血，可以继发引起子宫腺肌症或子宫内膜异位症。

八、外阴肿物切除术

（一）前庭大腺囊肿／脓肿造口术／袋形缝合术（marsupialization of bartholin gland cyst or bartholin gland abscess）

【目的】 治疗前庭大腺囊肿/脓肿，使其中的囊液或脓液排出，缓解症状。具有手术操作简单、出血少、不易损伤邻近脏器、恢复快、不留瘢痕等优点，并在术后保留前庭大腺的功能，因此优于前庭大腺囊肿剥除术。

【适应证】 较小的前庭大腺囊肿可以观察，较大或反复感染的前庭大腺囊肿则宜行囊肿造口术，或称为"袋形缝合术"。对于已经形成脓肿者，宜积极手术，以利引流。

【禁忌证】

1. 绝对禁忌证 前庭大腺急性感染期尚未形成脓肿或囊肿时应先保守治疗，不宜手术。

2. 相对禁忌证

（1）外阴或阴道局部炎症急性期：应先治疗局部炎症后再考虑手术，以免术后伤口感染。

（2）月经期或月经前期不宜手术。

（3）凝血功能障碍或重症血小板减少者应慎用，必要时可补充一定量的凝血因子或血小板，使凝血功能得到纠正后再行手术。

【操作前准备】

1. 患者准备 术前应仔细询问患者的月经情况，避免在患者的月经期或月经前期施行手术；还应仔细询问患者有无内外科合并症，长期服药情况（如是否服用阿司匹林、华法林等影响凝血功能的药物及停药时间等）；完善术前的相关化验检查（包括白带常规、全血细胞分析、凝血功能检查等）；向患者及家属解释前庭大腺造口术的目的、操作过程、风险、需要配合的事项，签署知情同意书。

2. 材料准备 治疗车、切开缝合包、尖刀片、2-0可吸收线或号丝线、消毒用品、5ml注射器、2%利多卡因及生理盐水。如为脓肿，还应准备留取脓液培养的拭子。

3. 操作者准备 需要两个人操作。操作者准备好需要戴的帽子、口罩及无菌手套；助手协助患者体位摆放，并安抚患者以消除或缓解其对手术的恐惧心理，协助留取脓液拭子培养等。

【操作步骤】

1. 体位 排空膀胱后取膀胱截石位，便于显露手术部位。熟悉手术局部的解剖层次。

2. 器械检查 洗手后佩戴帽子、口罩，并按照无菌操作原则戴无菌手套。检查所用器械（连接好尖刀片，准备好止血钳、缝针、缝线、剪刀），用5ml注射器吸取2%利多卡因及生理盐水各2.5ml并混匀备用。

3. 消毒铺单 消毒外阴、阴道，铺无菌孔巾。

4. 麻醉 5ml注射器在切口局部皮下注射形成一个皮丘；将1%利多卡因溶液呈扇形逐层浸润麻醉拟切开部位的皮肤及皮下深层组织，在此过程中，操作者应间断负压回抽，判断是否刺破血管或穿入囊腔。

5. 切开囊肿 将患侧小阴唇外翻，在处女膜缘的外侧、皮肤与黏膜交界处，从囊肿最突出的较薄处做纵行切口，长度应与囊肿等长。

6. 冲洗 待囊液流尽后（如囊液为脓性，此时可以留取脓液培养），用20ml注射器抽生理盐水或生理盐水稀释的络合碘液反复多次冲洗囊腔。

7. 缝合 用2-0可吸收线或1号丝线将囊壁与周围的皮肤黏膜间断缝合，形成口袋状。造口的中心则形成一个新的腺管开口，为了防止形成的开口粘连闭锁，可在囊腔内放置生理盐水纱条或油纱条引流，表面覆盖单层无菌纱布，胶布固定。

8. 标本处理 记录囊液的量与性状，必要时（如囊液为脓液或有发热、血常规白细胞升高等感染征象时）行细菌培养检查；如可疑特殊病原体感染，则应行相应检查。

9. 术后注意事项 嘱患者平卧休息，无不适后再离院。

（1）症状上注意：有无局部疼痛、头晕、肛门坠胀感。

（2）体征上注意：有无创面的活跃出血、外阴血肿形成、心率增快、血压下降。

（3）术后予以口服抗生素预防感染，如囊液为脓性，则需静脉应用抗生素。

（4）术后 24 小时开始每日来院换药（取出引流纱条后，先用盐水或盐水稀释的络合碘液冲洗囊腔，再更换新的引流纱条），直至术后 3～5 天伤口拆线（如果手术时用可吸收线缝合则可以不拆线）后，可以延长更换纱条的间隔，同时予以 1∶5000 高锰酸钾液坐浴，一日 2 次，每次 15～20 分钟。

【并发症及处理】

1. 外阴血肿 外阴血供丰富，如术中止血不彻底，易于发生血肿。因此，对于外阴血肿以预防为主。一旦发生，可先予以局部加压包扎及冷敷（24 小时内），待血止住后，血肿不再继续增大，可以解除加压，辅以局部热敷（24 小时后）或理疗，促进血肿消散，同时予以抗生素预防感染及脓肿形成。对于活跃出血造成较大的血肿者，有时需要再次手术清除血肿，并找到出血的血管，予以彻底缝扎止血。

2. 感染／败血症 由于手术切口临近阴道、肛门，容易被细菌污染而发生感染，且局部环境决定了厌氧菌感染的机会较多。主要通过局部换药和高锰酸钾液坐浴进行预防，换药时应注意引流纱条放置到囊腔的最深部，以确保脓液充分引流。每次大便后应保持外阴局部的清洁，同时给予抗生素预防感染。一旦发生感染，如有异常分泌物，则应加强抗生素的使用（广谱抗生素合并抗厌氧菌抗生素同时使用）。

3. 囊肿复发 如果术后放置于伤口的盐水纱条或油纱条脱落后没有及时更换，造口周围的新鲜创面可能会相互对合发生愈合而使造口封闭，腔内引流不畅导致囊肿复发。术后前几日应每日更换纱条，以确保两侧的创面无法接触，待创面自行愈合后再延长换药间隔，逐步过渡到停止换药。

4. 周围脏器损伤 外阴邻近脏器如尿道、直肠等，如操作不当，切口过深或行囊肿剔除可能会伤及邻近脏器，发生直肠阴道瘘。如发生副损伤，需要保守治疗或待炎症完全消散后再Ⅱ期手术。

5. 其他并发症 包括疼痛、局部皮肤红肿，对症处理即可。

（二）外阴肿物（良性肿瘤）切除术 Resection of Vulvar Tumor（Benign Tumor）

【目的】

1. 诊断作用 切除肿物做病理检查以明确诊断，如为恶性，还需要进一步治疗。

2. 治疗作用 切除外阴肿物，达到治疗作用。

3. 预防作用 预防某些具有恶变潜质的癌前病变进一步进展为外阴癌。

【适应证】

（1）各种外阴的良性肿瘤，如脂肪瘤、纤维瘤、平滑肌瘤、乳头瘤等。

（2）外阴部孤立、范围局限的病灶，不能除外恶性的，可以先行外阴肿物切除，待明确肿物性质后再决定进一步治疗。

【禁忌证】

1. 无绝对禁忌证。

2. 相对禁忌证

（1）、（2）、（3）同前庭大腺囊肿造口术。

（4）如已有病理检查证实为恶性者，则不宜行此术式，而应当按照外阴恶性肿瘤治疗规范进行。

【操作前准备】

1. 患者准备　术前应仔细询问患者的月经情况，避免在患者的月经期或月经前期施行手术；还应仔细询问患者有无内外科合并症，长期服药情况（如是否服用阿司匹林、华法林等影响凝血功能的药物及停药时间等）；完善术前的相关化验检查（包括白带常规、全血细胞分析、凝血功能检查等）；向患者解释外阴肿物切除术的目的、操作过程、术中和术后可能发生的风险、需要配合的事项，签署知情同意书。

2. 材料准备　治疗车、切开缝合包、尖刀片、2-0 可吸收线和 1 号丝线、消毒用品、5ml 注射器、2%利多卡因及生理盐水各一支、标本容器及 10%甲醛（福尔马林）溶液。

3. 操作者准备　需要两人操作。操作者准备好需要戴的帽子、口罩及无菌手套；助手协助患者的体位摆放，并安抚患者以消除其紧张情绪，同时，注意观察手术进行中患者的一般情况，协助暴露术野，处理切除的标本等。

【操作步骤】

1. 体位　排空膀胱后取膀胱截石位，便于显露手术部位；必要时开放静脉通路。

2. 切口的选择　分为带蒂和不带蒂的肿物：如为带蒂肿物，则在蒂周围沿皮肤纹路的方向做纺锤形切口；如不带蒂，较小的肿物可沿肿物的长轴方向切开，对于肿物较大者，也可沿长轴做纺锤形切口。设计好切口的位置后，用记号笔予以标记。如果肿物大，术后可能需要植皮的，切口的设计可以请整形外科医师共同商讨后决定。

3. 器械检查　洗手后佩戴帽子、口罩，并按照无菌操作原则戴无菌手套。检查所用器械（连接好尖刀片，准备好止血钳、缝针、缝线、剪刀），用 5ml 注射器吸取 2%利多卡因及生理盐水各 2.5ml 并混匀备用。

4. 消毒铺单　消毒外阴、阴道，铺无菌孔巾。

5. 麻醉

（1）局部浸润麻醉：5ml 注射器在切口局部皮下注射形成一个皮丘；将 1%利多卡因溶液呈扇形逐层浸润麻醉拟切开部位的皮肤及皮下深层组织。在此过程中，操作者应间断负压回抽，判断是否刺破血管。

（2）骶管麻醉：属于腰麻的一种，需要专门的麻醉科医师进行操作和监护。适用于外阴部巨大肿物且部位较深、估计手术时间较长者。

6. 切除

（1）带蒂肿物的切除

1）切开：沿蒂根部周围做纺锤形切口，将皮肤切开。

2）分离：分离蒂的根部长约 1cm，用弯止血钳夹住蒂根部，在止血钳的上方切除肿瘤。

3）缝扎或结扎瘤蒂：用 2-0 可吸收线贯穿缝扎瘤蒂，对于蒂较细的肿瘤，也可予以结扎。

4）缝合皮肤：用 1 号丝线间断缝合皮肤。

（2）无蒂肿物的切除

1）切开：沿原设计的切口于肿物表面切开皮肤。

2）分离：用 Alice 钳夹皮肤切缘及牵引肿物，用止血钳或刀柄沿肿瘤周围分离，直至肿瘤完全剥离，对于肿瘤界限清晰者，钝性分离效果较好；对于界限不清者（如会阴部的内膜异位症病灶），可以锐性分离，在分离过程中随时缝扎止血。完全剥离肿瘤后应用手指仔细探查创面的深层及周围，以免分叶状肿瘤残留部分未完全切除。

3）闭合瘤腔：如果肿物较大，用 2-0 可吸收线自基底部开始间断"8"字缝合，闭合瘤腔，同时也能减少皮肤缝合时的张力。

4）缝合皮肤：用 1 号丝线间断缝合皮肤。

7. 标本处理　送病理学检查，如果有可疑感染，应同时送相应的病原学检查。

8. 完善手术记录　详细记录手术情况，包括手术方式、范围、出血量等。

9. 术后注意事项　嘱患者平卧休息，无不适后再离院。

（1）、（2），（3）同前庭大腺囊肿造口术。

（4）术后3~5天拆线，张力较大的切口或合并贫血者可适当，延长拆线时间。

（5）嘱患者术后应随访。

【并发症及处理】

（1）同前庭大腺囊肿造口术并发症的1、2、3、4、5。

（2）肿瘤复发：切除时应尽量连同包膜完整切除，以防残留而易于复发。复发时可以再次手术切除。

【相关知识】　前庭大腺囊肿是由前庭大腺腺管开口部阻塞、分泌物积聚于腺腔而形成。行前庭大腺造口术取代以前的囊肿剥除术，方法简单，损伤小，术后还能保留腺体功能。

外阴良性肿瘤确诊依靠组织学诊断，治疗多采用局部肿瘤切除，乳头瘤术中需做冰冻病理切片，如有恶变应及时扩大手术范围；汗腺瘤治疗前需先行外阴活检病理，确诊后行病变局部切除。

九、宫 颈 手 术

（一）宫颈息肉摘除术（excision of cervical polyp）

宫颈息肉大多来自宫颈管黏膜，单发或多发，多为良性，质软，宫于血管，呈鲜红色。有蒂与宫颈相连，息肉大小不等，直径从数毫米至数厘米，大者可露子宫颈外口。

【目的】

1. 治疗作用　有些病例有性交后出血或不规则阴道出血、白带增多症状，摘除息肉可达到治疗作用。

2. 诊断作用　摘除息肉样赘生物送病理检查以明确性质。

【适应证】　宫颈息肉样赘生物。

【禁忌证】

（1）生殖道急性炎症。

（2）经期或经前一周。

【操作前准备】

1. 患者准备　手术时间以月经干净后3~7天为宜，术前做白带常规检查；大的蒂部较深的息肉需行阴道B超检查以明确蒂的附着部位。

2. 材料准备　治疗车、窥阴器、消毒用品、大棉签、鼠齿钳、止血钳、方纱、碘方纱、止血药物、可吸收缝线、病理检查容器。

3. 操作者准备　核对患者信息。向患者解释治疗的目的、操作过程、风险、需要配合的事项。操作者戴好帽子、口罩，洗手消毒。

【操作步骤】

1. 体位　取膀胱截石位，常规消毒外阴、阴道、宫颈。

2. 盆腔检查　了解息肉大小、部位、蒂的长短及附着部位。

3. 窥阴器暴露宫颈　根据息肉大小进行手术。

4. 蒂细的小息肉　可用止血钳夹持息肉根部，将钳向一个方向旋转数圈，即可扭断息肉。若有活动性出血，局部涂以硝酸银或 Monsel solution（蒙塞尔液）或纱布压迫止血。

5. 蒂较粗大的息肉　以鼠齿钳夹持息肉，轻轻向下牵引，暴露息肉蒂的根部。用止血钳钳夹息肉根部，切断根部，切下息肉，用丝线结扎或缝合息肉根部。

6. 多个息肉 对来源于宫颈管的多个息肉或蒂部较高近宫颈内口者，估计切除困难，可使用宫腔镜电切除。

7. 样品处理 切除组织用 10% 甲醛固定，送病理检查。

【并发症及处理】

1. 感染 术后应常规予抗生素预防感染。

2. 出血 少量出血可压迫止血或用止血药、明胶海绵填塞，或填塞纱布并于次日取出。多量出血者往往蒂粗或无蒂，导致创面大，可用低频电熨止血，或用可吸收线缝扎，或宫腔镜下电凝止血。

【相关知识】 宫颈息肉是宫颈组织炎性增生，因其位置暴露困难，应尤其注意蒂部的完整切除，防止残留或复发。宫颈其他赘生物可以是宫颈上皮内瘤样病变或肿瘤，切除组织需行病理检查以诊断排除。

（二）宫颈物理治疗（physical therapy of cervix）

宫颈物理治疗是使用物理方法作用于宫颈以达到治疗的目的。物理治疗包括激光治疗、电熨治疗、冷冻治疗、微波治疗及光热疗法等。

【目的】 通过物理的作用使病变的宫颈上皮破坏，坏死、脱落后，为新生的鳞状上皮所覆盖，以达到治疗宫颈病变的作用。

【适应证】

（1）宫颈良性病变（宫颈腺体囊肿、宫颈湿疣等）。

（2）组织学证实为宫颈上皮内瘤样病变（Ⅰ、Ⅱ级）。

【禁忌证】

（1）生殖道急性炎症。

（2）如宫颈管取材发现任何级别的宫颈上皮内瘤变（cervical intraepithelial neoplasia，CIN）或阴道镜结果不满意，则不宜行物理治疗。

【操作前准备】

1. 患者准备 术前白带常规检查；常规进行宫颈细胞学检查，必要时行阴道镜及宫颈活体组织检查，以排除宫颈浸润癌。手术时间以月经干净后 3~7 天为宜，术前禁止性生活 3 天。

2. 材料准备 治疗车、窥阴器、消毒用品、大棉签、物理治疗所用仪器。检查机器及其相应器械性能是否正常。

3. 操作者准备 核对患者信息。向患者解释宫颈物理治疗的目的、操作过程、风险、需要配合的事项。操作者戴好帽子、口罩，洗手消毒。

【操作步骤】

（1）患者排空膀胱，取膀胱截石位。

（2）常规消毒外阴阴道，窥阴器扩张阴道，充分暴露宫颈，碘伏液消毒阴道及宫颈，再用无菌干棉球擦干。

（3）根据病情所需采用不同的物理治疗方法，开启所需仪器。

（4）物理治疗

1）微波治疗：微波治疗的原理是热效应与非热效应。热效应有烧灼宫颈病变组织的作用，非热效应可使被辐射部位血液循环加速，代谢增强，从而达到组织修复作用。操作前检查微波治疗仪各旋钮是否处于"零"位。接上电源。调整工作频率，最大输出功率为 70W。手持微波辐射器，接触宫颈。脚踏开关，将辐射器探头由内向外，由病灶向正常区边缘逐步移动，直到整个病灶受到辐射为止。病灶中心部位比边缘区辐射时间稍长些，一般辐射时间以局部组织变为灰白色或微黄色为宜。

2）激光治疗：调整功率及焦距（一般根据激光类型来调整），操作者持激光刀头距病变组织2cm，激光发射头指针对准子宫颈口，自中心向外作同心圆状烧灼。烧灼深度根据病变程度而定，可深达5～6mm，烧灼范围应超过糜烂面边缘1～2mm。

3）高频电熨治疗：将夹有铅板的电极板放在患者的臀部或大腿，与皮肤直接接触。打开电源，拭净球形的电极头，让电极头与宫颈糜烂组织接触，然后脚踏开关，自宫颈外口由内向外，由病变部向正常区边缘熨灼，越近边缘，电熨时间及所用压力越小。电熨深度根据病变程度而定，一般为2～3mm；电熨范围一般需超过病变边缘1～2mm，最后用针形电极插入子宫颈管腔内0.5～1.0cm深，电灼管壁一周。电熨的时间以熨后的局部组织变为深黄色为宜。

4）冷冻治疗：治疗开始前，应检查气筒内压力，确保治疗过程中有足够的冷冻气体。根据病灶情况选择适宜探头，将探头用力紧紧按压子宫颈病变处，但不宜超过病灶太多，然后放冷气制冷，探头温度下降到0～10℃，在探头四周开始出现一团白霜，这时探头已吸住糜烂组织，即开始计算时间。冷冻时间1～3分钟，时间一到立即停止冷气。组织复温后再冷冻第二遍，以增强效果。

5）波姆光治疗：将照射机头伸入阴道内的窥阴器中，不接触其他任何组织，距糜烂面约0.5cm，功率10～16W，每次10秒至数分钟，创面颜色变为灰白色即可终止照射。

（5）子宫颈管及创面涂以消毒液。

（6）检查无出血，取出窥阴器。

【并发症及处理】

（1）物理治疗术后会有少量阴道血性分泌物，需应用抗生素预防感染。

（2）宫颈创面出血：术后4～10天创面脱痂时，部分患者可能出血。出血多时可小心放置窥阴器，寻找出血点，局部应用止血粉、止血液或纱条压迫。

（3）感染：部分患者术后发生局部感染或有脓性分泌物，可局部或全身使用抗生素。

（4）宫颈管狭窄或粘连：物理治疗探头进入宫颈管过深或时间较长，可引起局部组织损伤而形成粘连、狭窄。因此，术中应掌握探头进入宫颈管0.5～1cm，时间不宜过长。

【相关知识】 宫颈物理治疗后应告知患者进行治疗后自我护理及可能出现的临床症状。治疗后应注意局部清洁，一个月内不要进行阴道冲洗或使用阴道棉栓或性交。术后出现发热及严重下腹痛、阴道脓性分泌物、出血量多或出血时间长应及时就诊。术后一个月应复诊，观察创面愈合情况。

十、刮宫术（dilatation & curettage）

【目的】 刮宫术是通过刮取子宫内膜或清除宫腔内容物达到诊断和治疗的目的。

【适应证】

（1）子宫异常出血或阴道排液，为证实或排除子宫内膜、宫颈病变或其他妇科疾病，如子宫内膜炎症、子宫内膜癌、宫颈管癌等，也可作为异位妊娠的鉴别诊断方法。

（2）功能性子宫出血的诊断及治疗。

（3）了解不孕症患者有无排卵及子宫内膜情况。

（4）不全流产的诊断和治疗。

（5）清除自然流产、葡萄胎等的宫腔内容物。

【禁忌证】

（1）急性生殖道炎症。

（2）可疑宫内妊娠且有继续妊娠要求者。

（3）严重的全身性疾病。

（4）手术当日体温＞37.5℃。

【操作前准备】

1. 材料准备

（1）消毒刮宫包：无菌钳，窥阴器（检查窥器、手术窥器），宫颈钳，宫颈扩张器，探针，刮匙（取内膜器、大小刮匙），无菌孔巾，长棉签（2根）、纱布数块。

（2）无菌手套。

（3）消毒液（安尔碘或碘伏）、2.5%碘酊、75%乙醇；如碘过敏，备0.1%苯扎溴铵溶液。

（4）标本容器、10%甲醛、病理申请单。

（5）药品：局部麻醉药、镇静药、抢救用药等。

2. 患者准备

（1）全面了解病史、体格检查及相关辅助检查，排除禁忌证向患者说明手术的必要性，解释说明操作过程、风险，需要配合的事项。

（2）签署知情同意书。

（3）刮宫通常无需麻醉。如有条件，可以在麻醉下（静脉麻醉、吸入麻醉或腰麻）进行。对于宫颈口过紧者，给予镇静药或宫颈表面麻醉。

3. 操作者准备

（1）戴好口罩、帽子。

（2）核对患者，检查是否已经签署知情同意书。

（3）刷手后，穿手术衣、戴手套（或右手戴两只手套）。

（4）患者排空膀胱，取膀胱截石位。

（5）助手协助患者摆放体位，密切观察手术过程中患者的情况等。

【操作步骤】

1. 诊断性刮宫（dilatation＆curettage） 用于诊断、治疗宫腔疾病。

（1）体位：取膀胱截石位。

（2）常规消毒外阴、阴道，铺无菌巾。行双合诊检查，了解子宫大小、位置及双附件情况，判断有无急、慢性生殖道炎症。然后更换手套（也可右手脱下一只手套）。

（3）用窥阴器暴露宫颈，再次消毒阴道穹隆，碘酊、酒精消毒宫颈及宫颈管口。

（4）宫颈钳钳夹宫颈前唇：探针沿子宫腔方向缓缓伸入宫腔达宫底，探测宫腔的长度和方向，记录宫腔深度。

（5）根据宫颈的松紧度决定是否扩张宫颈：如宫颈口过紧，自小号宫颈扩张器开始，以执笔式持宫颈扩张器沿子宫方向缓慢扩张宫颈内口，至所用的刮匙能顺利通过。

（6）用内膜取样器或小刮匙慢慢伸入至宫底，从内到外有次序地分别刮取子宫前、后、左、右四壁及子宫角部内膜，并将其放在已准备好的干净纱布上。

（7）刮宫时注意宫腔有无形态异常。

（8）清理阴道内积血，观察有无活动出血。如无活动出血，取下宫颈钳和窥阴器及孔巾。

（9）将纱布上的组织全部装在标本瓶中，组织固定液固定后送病理检查。

（10）交代术后注意事项。

2. 分段诊断性刮宫（fractional curettage） 主要用于诊断子宫内膜病变，特别是子宫内膜癌等恶性肿瘤。

（1）体位：取膀胱截石位。

（2）常规消毒外阴、阴道，铺无菌巾。行双合诊检查，了解子宫大小、位置及双附件情况，判断有无急、慢性生殖道炎症。然后更换手套（也可右手脱下1只手套）。

（3）用窥阴器暴露宫颈，再次消毒阴道穹隆，碘酊、酒精消毒宫颈及宫颈管口。

（4）宫颈钳钳夹宫颈前唇。小刮匙伸入宫颈管 2～2.5cm 按从内向外的顺序搔刮宫颈管一周，将所刮出的组织放置在备好的纱布上。

（5）探针沿子宫腔方向缓缓伸入宫腔达宫底，探测宫腔的长度和方向，记录宫腔深度。

（6）如宫颈口过紧，逐号选择宫颈扩张器扩张宫颈，至所用的器械能顺利通过。

（7）小刮匙沿宫腔方向缓慢进入宫腔并达宫底部，从内到外进行刮宫，并依次将子宫腔四壁、宫底及两侧宫角组织刮出，放置在另一块备好的纱布上。如刮出的组织糟脆，可疑子宫内膜癌，即停止继续刮宫。

（8）刮宫时注意宫腔有无形态异常及高低不平。

（9）清理阴道内积血，观察有无活动出血。如无活动出血，取下宫颈钳和窥阴器及孔巾。

（10）将纱布上的组织分别装入标本瓶中，标记好取材部位，组织固定液固定后送检。

（11）讲明术后注意事项。

【并发症及处理】

1. 子宫穿孔　是严重的并发症，应及时发现，立即处理。手术时突然出现"无底"的感觉，或刮匙进入宫腔的深度超过测量的深度，要考虑子宫穿孔的可能。多发生于哺乳期、绝经后、患子宫恶性肿瘤，或子宫位置不明、操作不慎等情况下。处理：立即停止手术，观察有无内出血和脏器损伤的征象等。如破裂口小，生命体征稳定，可保守治疗。如破裂口大，有内出血、脏器损伤等，应立即剖腹探查，针对损伤情况处理。

2. 出血　对可疑子宫内膜癌、黏膜下肌瘤、稽留流产等患者，常因子宫收缩不良而出血过多。术前应配血、开放静脉。在扩张宫颈后，尽快刮取宫腔内容物。除了怀疑恶性肿瘤或取活检外，应全面刮宫。必要时应备皮，做好开腹手术准备。

3. 感染　对于出血时间长，合并贫血、糖尿病，可疑结核或应用免疫抑制剂者，术前及术后应使用抗生素预防感染。术中应严格无菌操作。

4. 宫腔粘连　粘连发生的部位在宫颈管、宫腔，如粘连阻断经血排出，可以造成闭经、周期性腹痛。处理：根据粘连的部位，采用扩张宫颈或分离宫腔粘连的处理。如宫颈粘连，用探针或小号扩张器缓慢扩张宫颈。如宫腔粘连，建议宫腔镜下行分离术。术后可以放置宫内节育器，预防再次粘连；人工周期 2～3 个周期，促进子宫内膜生长。

【相关知识】

（1）子宫内膜或宫颈管黏膜的病理可以诊断该部位疾病。

（2）子宫内膜在卵巢激素作用下呈周期性变化，子宫内膜不同的表现反映卵巢功能。

（3）宫腔镜可直视下观察宫颈管、子宫内膜及输卵管开口，能更直观地了解宫腔结构、准确地取材并送病理检查，治疗各种宫腔内病变，适应于大部分的刮宫术患者。

十一、基础体温（basic body temperature）

【目的】　①监测有无排卵。②确定排卵时间。

【适应证】　①备孕妇女。②异常子宫出血的患者。

【禁忌证】　（略）

【操作前准备】　体温计。

【操作步骤】　每天清晨清醒后测量口腔温度，记录并绘成图表。如呈双相，说明有排卵；反之，则无排卵。

【并发症及处理】　（略）

【相关知识】　基础体温（basic body temperature，BBT）是基础状态下的体温，也就是完全休息（如睡眠）时的体温。尽管 37℃ 是正常的体温，但基础体温一般低一些，通常低于 36.7℃。基础体温记录表可作为排卵试验是基于孕激素可使体温升高。因为排卵后孕激素水平升高，BBT 也升高。这个效果有一定的浓度依赖性，但质比量更重要；孕激素浓度超过 3ng/ml 时，就可使 BBT 升高。排卵后 BBT 的升高是很微妙的，但如果每天仔细监测并记录 BBT 还是比较容易检测到排卵的。

第二节　产科基本操作

一、妊娠腹部四步触诊检查法

【目的】　四步触诊是孕中、晚期产科腹部检查方法，检查子宫大小、胎产式、胎先露、胎方位及胎先露是否衔接。

【适应证】　孕中、晚期孕妇（通常在 24 周后）。

【禁忌证】　无绝对禁忌证，但对子宫敏感、晚期先兆流产或先兆早产者检查时务必轻柔，并且需避开宫缩时间，尽量减少检查的时间和次数，对足月已经有宫缩者，应在宫缩间歇期检查。

【操作前准备】　物品准备：皮尺、洗手液、一次性臀巾。

检查者准备：清洁双手。

【操作步骤】

1. 体位　孕妇排尿后仰卧在检查床上，头部稍垫高，暴露腹部，双腿自然略屈曲，稍分开，使腹部放松。检查者站在孕妇的右侧，在做前三步手法时，检查者面向孕妇头端；使第四步手法时，检查者面向孕妇足端。

2. 第一步　检查者将左手置于宫底部，描述宫底距离脐或剑突的指数，估计胎儿大小与妊娠月份是否相符；两手置于宫底部，以两手指腹相对交替轻推，判断在宫底部的胎儿部分，若为胎头则硬而圆且有浮球感，若为胎臀则柔软而宽且形态不规则。

3. 第二步　确定胎产式后，检查者两手掌分别置于腹部左右侧，轻轻深按进行检查。触到平坦饱满部分为胎背，并确定胎背向前、向侧方或向后。触到可变形的高低不平部分为胎儿肢体，有时能感到胎儿肢体在活动。

4. 第三步　检查者右手拇指与其他 4 指分开，置于骨盆入口上方握住胎先露部，进一步检查是胎头或胎臀，左右推动以确定是否衔接。若胎先露部仍可以左右移动，表示尚未衔接入盆，若不能被推动，则表示已衔接。

5. 第四步　检查者左右分别置于胎先露部的两侧，沿骨盆入口向下深按，进一步核实胎先露的诊断是否正确，并确定胎先露部的入盆情况。先露为胎头时，一手能顺利进入骨盆入口，另一手则被胎头隆起部阻挡，该隆起部为胎头隆突。枕先露时，胎儿隆突为额骨，与胎儿肢体同侧；面先露时，胎头隆突为枕骨，与胎背同侧。

【相关知识】　四步触诊是通过腹部触诊的方式了解胎儿大小及胎位的物理诊断方法。每月妊娠子宫的大小为：12 周末在耻骨联合上 2～3 横指；16 周末在脐耻之间；20 周末在脐下 1 横指；24 周末在脐上 1 横指；28 周末在脐上 3 横指；32 周末在脐与剑突之间；36 周末在剑突下 2 横指；40 周末在脐与剑突之间或略高。

有经验的产科医生可通过四步触诊估计胎儿重量及胎位是否正常。

二、女性骨盆内、外测量（pelvimetry）

【目的】　骨盆测量是骨产道检查的主要方法，包括骨盆外测量与内测量。外测量可间接了解骨盆的大小及形态；内测量经阴道测量骨盆内径，较外测量而言能更准确地测知真骨盆的大小。

【适应证】

1. 外测量 产前检查常规，首次产检即可进行。

2. 内测量 妊娠 24～35^{+6} 周；≥36 周或有阴道流血、可疑胎膜早破等应消毒外阴后进行。

【禁忌证】 前置胎盘患者除非备血并做好术前准备，否则禁做内测量。

【操作前准备】

1. 环境 室温适宜，光线明亮，检查床旁注意屏风遮蔽保护患者隐私。

2. 操作者准备 向患者简要介绍操作目的、过程、需配合的事项；了解患者产检情况、现病史、既往史。

3. 物品

（1）一次性垫巾。

（2）一次性检查手套及无菌手套。

（3）骨盆外测量器、骨盆出口测量器、汤姆斯骨盆出口测量器。

（4）大头棉签或外阴消毒包（备卵圆钳、消毒杯、无菌纱布块）。

（5）消毒液（0.5%碘伏；如碘过敏，用 0.1%苯扎溴铵溶液）。

（6）肥皂水、温开水、石蜡油。

【操作步骤】

1. 体位 孕妇排尿后仰卧在检查床上，双腿稍屈曲分开，或仰卧于妇科检查床上，呈膀胱截石位。臀下垫一次性垫巾。

2. 骨盆外测量径线

（1）髂棘间径：孕妇伸腿仰卧位，暴露腹部至大腿根部。检查者位于孕妇右侧，手持骨盆外测量器，测量两侧髂前上棘外缘的距离，正常值 23～26cm。此径线间接推测骨盆入口横径。

（2）髂嵴间径：体位、工具同上，测量两侧髂嵴最宽点外缘距离，正常值 25～28cm。此径线也间接推测骨盆入口横径。

（3）骶耻外径：检查者立于孕妇右侧，孕妇取左侧卧位，右腿伸直，左腿屈曲，测量耻骨联合上缘中点到第 5 腰椎棘突下缘的距离（第 5 腰椎棘突下定位：髂嵴后连线中点下 1.5cm，相当于米氏菱形窝上角）。正常值为 18～20cm。此径线间接推测骨盆入口前后径长度，是骨盆外测量中最重要的径线。

（4）坐骨结节间径（出口横径）：孕妇仰卧位，脱开一边裤腿，双腿向腹部弯曲，双手抱膝，向两侧外上方充分展开。检查者面向孕妇立于两腿之间，使用出口测量尺测量两坐骨结节内侧缘的距离，正常值为 8.5～9.5cm。此径线直接测出骨盆出口横径长度。若此值<8cm，应加测骨盆出口后矢状径。

（5）出口后矢状径：坐骨结节间径中点至骶骨尖端的长度。检查者戴一次性检查手套，右手示指蘸少量石蜡油伸入孕妇肛门向骶骨方向，拇指置于孕妇体外骶尾部，两指共同找到骶骨尖端，用尺放于坐骨结节径线上。用汤姆斯骨盆出口测量器一端放于坐骨结节间径中点，另一端放于骶骨尖端处，即可测得出口后矢状径，正常值 8～9cm。此值与坐骨结节间径之和>15cm 时表明骨盆出口狭窄不明显。

（6）耻骨弓角度：孕妇仰卧位，双腿向腹部弯曲，双手紧抱双膝，向两侧外上方充分展开，或仰卧于产床上成膀胱截石位。检查者戴一次性检查手套面向孕妇双腿之间，两拇指指尖对拢放置在耻骨联合下缘，两拇指分别放在耻骨降支上面，测量两拇指间形成的角度。正常值 90°，小于 80°为不正常。此角度反应骨盆出口横径的宽度。

3. 孕 36 周后，骨盆内测量前要截石位消毒外阴：用消毒干纱球遮盖阴道口，防止消毒液流入阴道。①先冲洗：卵圆钳钳夹无菌纱布蘸肥皂水擦洗外阴部，顺序是大阴唇、小阴唇、阴阜、大腿内上 1/3、会阴及肛门周围；再钳一块纱布用温开水冲洗肥皂沫，最后无菌纱布擦干水迹（顺序同前）；②再消毒：卵圆钳夹无菌纱布浸碘伏（或苯扎溴铵溶液）进行外阴消毒，顺序同肥皂液擦洗。消毒毕取下阴道口纱球和臀下便盆或塑料布（也可简化使用大棉签按上述步骤冲洗消毒）。

4. 骨盆内测量径线　检查者面向孕妇，立于孕妇两腿之间，右手戴无菌手套，可用碘伏（或0.1%苯扎溴铵溶液）润滑手套，示指、中指并拢伸入阴道，拇指伸直，其余各指屈曲。

（1）对角径：为耻骨联合下缘至骶岬上缘中点的距离，正常值为12.5～13cm，此值减去1.5～2.0cm 为骨盆入口前后径的长度，称为真结合径，正常值为 11cm。检查者一手食指、中指伸入阴道，用中指尖触到骶岬上缘中点，食指上缘紧贴耻骨联合下缘，另一手指标记此接触点，抽出阴道内手指，测量中指尖至此接触点的距离。测量时中指尖触不到骶岬上缘时表示对角径值＞12.5cm。

（2）坐骨棘间径：测量两坐骨棘间的距离，正常值为 10cm。方法为一手食指、中指放入阴道内，触及两侧坐骨棘，估计其间的距离。此径线代表中骨盆横径，如此径线过小会影响分娩过程中胎头的下降。

（3）坐骨切迹宽度：代表中骨盆后矢状径，为坐骨棘与骶骨下段间的距离，即骶棘韧带宽度。将阴道内示指置于韧带上移动，能容纳 3 横指（5.5～6cm）为正常，否则为中骨盆狭窄。

【并发症及处理】　（略）

【相关知识】　骨盆大小及形状对分娩有直接影响，是决定胎儿能否顺利经阴道分娩的重要因素。但骨盆结构复杂，受种族、体型、身高比例、遗传、外伤等多种因素影响而可能呈现多样化的立体结构，本章所述的对体表标志点进行的各种外测量径线其实难以准确估计真骨盆腔的大小及立体形态，内测量对骨盆大小与胎儿适应性（头盆是否相称）的评估更为重要，常需要在产程过程中动态评估完成，准确的内测量需要丰富的产科临床经验。特殊情况如前置胎盘，如必须阴道内诊，需备血、有急诊手术的条件。

三、孕妇肛门与阴道检查法

【目的】

1. 肛门检查　了解宫颈软硬度、宫颈消失程度（通过宫颈管的长度，即厚薄程度了解）、宫口扩张程度，是否破膜、骨盆腔大小（特别是骶骨弯曲度、坐骨棘间径、坐骨切迹宽度、骶尾关节活动度），确定胎先露及先露下降程度，部分可确定胎方位。

2. 阴道检查　了解骨盆腔大小，宫颈软硬度、宫颈消失程度（通过宫颈管的长度，即厚薄程度了解）、宫口扩张程度、是否破膜，确定胎先露、胎方位及先露下降程度。

【适应证】　肛门检查适应证：孕中、晚期孕妇。

阴道检查适应证

（1）肛门检查不清、宫口扩张及胎头下降程度不明。

（2）疑有脐带先露或脐带脱垂。

（3）轻度头盆不称经试产 4 小时产程进展缓慢者。

（4）产程中出现异常，需排除头盆不称者。

【禁忌证】

1. 肛门检查禁忌证　产前出血、可疑前置胎盘。

2. 阴道检查相对禁忌证　阴道流血不能排除前置胎盘时，要在开放静脉并做好配血前提下进行阴道检查。无绝对禁忌证。

【操作前准备】

1. 肛门检查操作前需准备　一次性检查手套、消毒纱布、无菌石蜡油、一次性臀巾、小棉签。

2. 道检查前需准备　①无菌手套、无菌大棉签及小棉签；②肥皂液、温水及消毒液（0.5%

碘伏）；③阴检包（窥阴器、臀巾、孔巾、弯盘、消毒杯、无菌卵圆钳消毒纱布等）；④无菌石蜡油；⑤一次性臀巾。

【操作步骤】

（1）孕妇仰卧位于检查床上，垫一次性臀巾，脱掉右侧裤子，双腿屈曲略分开，检查者站立于孕妇两腿间或孕妇右侧。

（2）检查前双侧均戴一次性手套，左手用消毒纱布覆盖阴道口避免粪便污染。

（3）右侧戴一次性检查手套，示指向后触及尾骨尖端，了解尾骨活动度，向上了解骶骨弯曲度，再触摸两侧坐骨棘是否突出，坐骨切迹宽度是否可容 3 指，并确定胎头高低，然后指腹向上探查宫口，摸清其四周边缘，估计宫颈管消退情况和宫口扩张厘米数。未破膜者在胎头前方可触到有弹性的胎胞，已破膜者能直接触到胎头，根据颅缝及囟门位置确定胎位。

（4）阴道检查

1）孕妇仰卧位与检查床上，垫一次性臀巾，两腿屈曲分开，在臀下放便盆或塑料布。

2）大棉签蘸肥皂水擦洗外阴部，顺序是大阴唇、小阴唇、阴阜、大腿内上 1/3、会阴及肛门周围，用温开水冲掉肥皂水，用消毒干纱球盖住阴道口，防止冲洗液流入阴道，先用大棉签擦干外阴，再用大棉签浸透 0.5%碘伏，进行外阴消毒两次，顺序是小阴唇、大阴唇、阴阜、大腿内上 1/3、会阴及肛门周围。取下阴道口纱球和臀下便盆或塑料布。

3）检查者双手戴无菌手套，左侧拇指和食指将阴唇分开，充分暴露阴道口，右侧持窥阴器（表面涂无菌石蜡油），斜行沿阴道测后壁缓慢插入阴道内，边推边进将窥阴器两叶转正并逐渐张开，检查宫颈、阴道壁情况。

4）右手示指与中指涂无菌石蜡油后同时进入阴道内，拇指伸直，其余各指屈曲。左手用无菌纱布遮盖肛门。

5）右手以中指指尖沿骶骨触摸骶骨岬，并了解骶骨曲度，坐骨棘是否突出、坐骨棘间径、坐骨切迹宽度、尾骨活动度；判断胎先露及高低位置，然后指腹向上探查宫颈，了解宫颈柔软度，长度，扩张情况及宫颈相对于先露部分和阴道的位置。

6）胎膜已破者，可了解羊水性状。

7）动作轻柔，避免接触肛周，并减少手指进出次数。

8）根据胎先露前方是否有血管波动感排除是否有脐带先露和脱垂的可能。

9）根据胎先露前是否有其他如同海绵样的组织，排除前置或低置胎盘的可能。

【相关知识】

1. 胎先露　胎儿最先进入骨盆入口的部分间"先露部"。头位的先露部可因胎头俯屈良好，俯屈不良及仰伸等情况不同，分为枕先露，额先露及面先露等，其中以枕先露最常见，额及面先露少见。臀位的先露部为臀，因胎儿下肢屈曲程度不同可分为单臀先露（腿直臀先露或伸腿臀先露），完全臀先露（混合臀先露或盘腿臀先露），不完全臀先露（单足或双足先露或足膝先露）等。横位的先露部为肩，又称肩先露。

2. 胎方位　胎儿先露部的指示点与母体骨盆的关系成为胎方位，简称胎位。人为地将母体骨盆腔分为左前、右前、左后、右后、左横及右横六个部分。顶先露以枕骨为指示点，额及面先露以前囟及额部为指示点，臀先露以骶骨为指示点，肩先露以肩胛骨为指示点。每种胎先露有六种胎方位，称为"枕左前"，位于右前方时为"枕右前"，这两种方位最为常见。其他较少见的为枕左后、枕右后、枕左横及枕右横。横位有肩左前、肩右前、肩左后及肩左后及肩右后四种方位。

3. 儿头颅缝　两顶骨之间的颅缝为矢状缝，是确定胎位的重要标志。顶骨与额骨之间的颅缝为冠状缝。两额骨之间的颅缝为额缝。枕骨与顶之间的颅缝为人字缝。位于胎头前方由矢状缝、冠状缝及额缝汇合而呈菱形的囟门为大囟门或称前囟；位于胎头后方由矢状缝与人字缝汇合而呈三角形的囟门为小囟门或称后囟门。

先露下降程度以坐骨棘平面为衡量标准。以此为"0"。在棘上 1cm 者为"-1"，棘下 1cm 者为"+1"，以此类推。

四、电子胎儿监护

【目的】 监护胎儿宫内状态。

【适应证】 妊娠 34 周后、高危孕妇提前。

【禁忌证】 （略）

【操作前准备】

（1）明确电子胎儿监护运用的临床情况（适应证）：观察和记录胎心率的动态变化，了解胎心与胎动、宫缩之间的关系，评估胎儿宫内安危。①无应激实验（non-stress test，NST），为无宫缩，无外界负荷刺激下，胎动与胎心率变化的关系，可了解胎儿贮备能力。②缩宫素激惹试验（oxytocin challenge test，OCT），又称为宫缩应激试验（contraction stress test，CST），通过诱发宫缩，用胎儿监护仪记录胎心率变化，了解胎盘子宫缩时一过性缺氧的负荷变化，测定胎儿储备能力。适用于所有高危妊娠孕妇临产后，产程中出现的异常情况（羊水胎粪污染、听诊胎心异常、产程异常），NST 无反应者。

（2）判断患者是否可以进行胎儿电子监护（禁忌证）：①NST 无禁忌。② OCT 的禁忌证：前置胎盘或产前出血原因不明者，胎膜早破，不希望近期分娩者；先兆早产或有早产史；宫颈功能不全者；多胎妊娠或羊水过多；瘢痕子宫者；胎儿宫内已有缺氧者。

（3）电子胎儿监护在妊娠 34 周开始，高危妊娠孕妇可酌情提前。

（4）准备用物：电子胎心监护仪、超声耦合剂。

【操作步骤】

1. NST

（1）携用物至床旁，查对孕妇姓名、年龄、床号，与孕妇和家属沟通，介绍自己，向孕妇解释做胎心监护的目的、方法和要求，以取得配合。

（2）检查时注意隐私保护，室内温度适中。

（3）取半卧位略向左斜以防体位性低血压。

（4）将胎心探头放在胎心最清楚处。

（5）宫缩传感器缚于孕妇腹前壁近宫底部。

（6）胎动计数器置于孕妇手中，并告知使用方法。

（7）设定走纸速度（一般为 3cm/min 或 2cm/min）。

（8）测定时间为 20min，结果如为无反应型则需刺激胎儿，如推动胎儿、改变孕妇体位、音响刺激、进食糖水或静脉注射 50%葡萄糖液 60ml 后继续测定 20min，共测 40min。

（9）监护完毕，撤去探头，并擦净孕妇皮肤。

（10）协助孕妇取舒适的卧位，整理监护用物。

2. OCT

（1）～（6）与 NST 相同。

（7）诱发宫缩前，连续测定基础胎心率及子宫收缩 10～20min 作为对照，如宫缩已能达到规定要求，则无必要再刺激宫缩。

（8）诱发宫缩，具体方法有：①透过衣服摩擦乳头 2min 直至产生宫缩。②缩宫素 2.5U 加入 5%葡萄糖液 500ml 中静脉点滴。开始剂量为 5 滴/min，每 15min 倍增 1 次，以诱发出满意宫缩时的最小剂量维持到试验结束。诱发宫缩成功的标志为每 10min 出现 3 次宫缩，持续时间达到 40～60s。

（9）诱发满意宫缩后监护记录持续 30min。

（10）试验结束后，停止滴注缩宫素，观察至宫缩完全消失为止。

（11）监护完毕，撤去探头，并擦净孕妇皮肤。

（12）协助孕妇取舒适的卧位，整理用物。

3. 操作后处理

（1）监护图上标明孕妇姓名、年龄、检查日期和时间。

（2）判断 NST 或 OCT 的临床意义及给出处理意见。

【并发症】 （略）

【操作注意事项】

（1）试验前 12h 一般不用镇静药，避免空腹时测定，测定时环境需安静。

（2）试验前测血压，试验中每 10 min 测 1 次。

（3）胎儿基线心率＞160 次 / min 持续达 10 min 者需测孕妇体温及脉搏。

（4）下列情况可出现 NST 无反应：胎儿处于生理性睡眠阶段，孕妇摄入抑制中枢神经系统的药物，胎儿缺氧，胎儿畸形（无脑儿）。

（5）OCT 诱发宫缩时缩宫素最大剂量不得超过 20U/min。

（6）OCT 试验过程中出现宫缩过强、胎心减速时应停止刺激，患者取左侧卧位并予以吸氧。

（7）检查前后，要注意洗手。

五、剖 宫 产 术

【目的】 剖宫产是解决阴道难产、某些孕期并发症和合并症的一种有效快速、相对安全的常用手术。

【适应证】

1. 母体指征

（1）骨盆狭窄严重或轻度狭窄试产失败等。

（2）滞产：因宫缩乏力所致，且经处理无效。

（3）高危妊娠：如重度妊高征（先兆子痫、子痫）；合并心脏病、心功能不全；合并妊高征与巨大儿；肾病或肝病；既往有多次难产、死胎、死产、习惯性流产、早产等。

（4）判断失误或经阴道助产手术失败而胎儿仍存活者。

（5）子宫先兆破裂者。

（6）妊娠合并严重尖锐湿疣或淋病者。

（7）产道畸形：如双子宫未妊娠子宫阻塞产道；双子宫妊娠子宫扭转；高位阴道完全性横隔；阴道纵隔伴有胎位不正；双子宫畸形成形术后；人工阴道成形术后；子宫颈纤维化不扩张或宫颈瘢痕等。

（8）妊娠合并生殖器瘘管、直肠或盆腔良、恶性肿瘤梗阻产道，如合并子宫下段前壁或宫颈肌瘤、卵巢肿瘤嵌顿、子宫颈癌、骶骨畸胎瘤等。

（9）产道手术后，如会阴Ⅲ度裂伤修补术后、生殖道瘘修补术后、子宫脱垂修补术后、阴道损伤修补术后瘢痕狭窄。

（10）外阴或阴道静脉曲张严重、或外阴水肿严重经治疗无效，选择剖宫产术可避免发生曲张静脉破裂，或导致水肿外阴重度裂伤者。

（11）孕妇年龄大于 30 岁，多年不孕，胎儿宝贵等。

2. 胎儿指征

（1）胎儿窘迫：有时占剖宫产指征的首位。

（2）胎位异常：如臀位、横位、额先露、颏后位、胎头高直位、枕横位伴胎头前不均倾等。

（3）多胎妊娠：如双胎、三胎、四胎等。双胎一般可经阴道分娩，如临产后宫缩乏力、双胎第1个胎儿为臀位、横位或两头交锁、嵌顿等应行剖宫产术。

（4）巨大儿、珍贵儿。

（5）脐带脱垂或脐带先露。

（6）联体双胎。

3. 母儿指征　胎盘是联系母儿的纽带，胎盘病变需剖宫产者为母儿指征。

（1）前置胎盘、前置血管、胎盘边缘血窦破裂出血较多者。

（2）胎盘早期剥离。

（3）胎盘功能降低：见于过期妊娠、胎儿宫内发育迟缓。

（4）胎膜早破并羊水污染或宫内感染。

（5）相对性头盆不称，也可列入母儿指征。经严格试产，胎头仍不下降，宫口扩张受阻者。

【禁忌证】　严重生命指征异常、多脏器衰竭。

【操作步骤】

1. 术前准备

（1）腹部准备与一般开腹手术相同。

（2）如为选择性剖宫产手术，术前晚进流质，手术当日晨禁饮食。

（3）术前放置保留导尿管。

（4）早期破膜或有感染的孕妇，术前应用抗生素。

（5）术前两小时禁用吗啡、杜冷丁、安定等呼吸抑制剂。

（6）术前备血。

（7）做好新生儿抢救准备，如氧气、吸引器及急救药品等。

2. 麻醉　蛛网膜下腔阻滞麻醉、持续硬膜外麻醉、腰硬联合麻醉或全身麻醉。国内最常应用硬膜外麻醉。

【手术步骤】

1. 切开腹壁

（1）体位：取仰卧位。

（2）切口：可取下腹正中纵切口或正中旁纵切口，或下腹横切口（Pfannenstiel 切口或 Joel-Cohen 切口）。长 12～15cm。

（3）打开腹壁及腹膜腔。

2. 检查子宫位置　检查子宫有否右侧旋转，有则予以矫正，预防子宫下段横切口伤及子宫血管或输尿管。

3. 显露子宫下段。

4. 剪开子宫膀胱腹膜反折。

5. 下推膀胱　两把 Allis 钳牵提子宫下段腹膜膀胱缘，术者右手示指钝性分离子宫下段与膀胱间隙，深达 3～4cm。注意膀胱两侧角部分离下推要充分。

6. 切开子宫下段　于子宫下段腹膜反折切缘下 2cm 之中线处，横行切开子宫肌层 2～3cm。

7. 扩大子宫下段切口　术者左、右食指伸入子宫切口两侧呈钝性、左右、偏向上外侧撕拉至 2～3cm，准备好吸引器，刺破羊膜囊，吸尽羊水，向两侧扩大切开至 10 cm。

8. 娩出胎儿　去除耻骨上拉钩。术者以左手（术者站在产妇左侧）四指沿切口下缘伸入宫腔置于胎头下方，向上捞起胎头并娩出。捞头同时，术者右手或助手用力推压宫底以助娩出。

胎头娩出子宫切口后，术者立即清理呼吸道黏液，接着再以双手牵引胎头娩出胎肩、躯干及肢体。手法娩出困难者，可立即使用产钳将胎头撬出。如为臀位按臀位分娩机转娩出胎儿。如为横位，先行内倒转，以臀位机转娩出。娩出胎儿后1～2分钟断脐交台下接生者处理。

9. 娩出胎盘 胎儿娩出后，宫体立即注射缩宫素，并用卵圆钳钳夹子宫切口以止血。清理吸净或拭净子宫切口周围羊水、胎粪及血液。然后手伸入宫腔，从胎盘边缘处徒手剥离胎盘，并旋转取出胎盘胎膜。检查娩出的胎盘是否完整，并用卵圆钳钳夹纱布垫拭净宫腔内残留的胎膜或胎盘组织。

10. 缝合子宫切口 自术者侧连续缝合子宫肌层后浆肌层包埋一层。注意子宫切口两侧角的缝合，应于切口侧角外0.5～1cm处始末，切口缝合后如有出血应再单独缝合止血。如未临产，在缝合子宫切口前，术者应用手指或宫颈扩张器扩张宫颈，以利术后子宫缩复引流。

11. 缝合子宫膀胱反折腹膜 将膀胱侧、子宫侧腹膜切缘用1号丝线连续缝合。

12. 探查结束关腹 清理腹腔内积血及羊水，探查双侧附件，将子宫扳成前位，并将肠管、大网膜推至子宫后部而使子宫保持前倾功能位，清点纱布器械无误后关腹。缝合腹壁切口。

【并发症及处理】

1. 出血 止血，按摩子宫，应用缩宫剂，子宫捆绑，子宫动脉下行支结扎，髂内动脉结扎，必要时切除子宫。

2. 感染 应用抗菌药物。

3. 损伤 宫颈扩张后剖宫产易损伤输尿管，必要时及时修补。

【相关知识】

子宫下段剖宫产是指妊娠末期或临产后，经腹腹膜内切开子宫膀胱反折腹膜，推开膀胱，切开子宫下段娩出胎儿及其附属物的手术。

随着妊娠月份的增加，子宫、胎儿也随着发育增长，至妊娠末期，尤临产后，子宫下段形成较好，其长度可达7～10cm，厚度0.5～0.8cm。利用子宫下段的解剖特点，可以设计出不同的手术方式。腹膜内子宫下段剖宫术，与其他术式比较具有应用最广、方法最简单、速度最快、效果最佳和术后并发症最少等特点，是一种理想手术方式。

娩出胎儿时务必沉着、稳健，避免急躁、粗暴。在娩出前应吸尽羊水，预防羊水进入母血循环。手指伸入宫腔时，先进入食指、中指置于胎头下方，触动胎头活动度，不高浮与深定，胎儿或枕骨恰位于切口之中，切口与胎头适当，则四指均伸入绕过儿头，子宫缩时，或另手推压宫底以娩出胎儿。切口大小适当，娩头顺利，要避免心急、粗暴而致子宫切口撕裂、出血；如果胎头高浮或深定，则更要沉着，根据产妇具体情况，当机立断拿出对策。

六、会阴切开及缝合（episiotomy）

【目的】 避免会阴过度扩展，利于胎儿娩出，减少可能产生的软产道组织损伤。

【适应证】

（1）初产妇合并会阴较紧、胎儿过大或者臀位，或需阴道助产，如产钳术、胎头吸引术及足月臀位助产术等。

（2）可能发生会阴裂伤时。如会阴坚韧、水肿或者瘢痕，胎头娩出前阴道流血，持续性枕后位，耻骨弓狭窄、过低等。

（3）因产妇或胎儿情况需缩短第二产程者，如产程过长、宫缩乏力、轻度头盆不称、妊娠高血压综合征、合并心脏病、高度近视，胎儿窘迫等。

（4）预防胎儿颅内出血，如巨大儿、早产儿。

（5）偶用于经阴道手术以扩大手术视野。

【禁忌证】

1. 绝对禁忌证　存在骨盆异常或头盆不称，不能经阴道分娩者。

2. 相对禁忌证　存在生殖器疱疹、尖锐湿疣等，不宜经阴道分娩者；前次分娩会阴完好或切口愈合良好的经产妇，一般不再切开；死胎、无存活的畸胎尽量不行切开；存在难以控制的出血倾向，可于纠正凝血功能后采用。

【操作前准备】

1. 患者准备

（1）测量生命体征（心率、血压、呼吸），体力状况评价。

（2）向患者解释会阴切开术的目的、操作过程、可能的风险。

（3）产妇取仰卧屈膝位或膀胱截石位。

（4）签署知情同意书。

2. 材料准备

（1）治疗车：车上载有以下物品：

1）会阴切开缝合包：内含弯盘2个、孔巾1块（或3～4块无菌巾）、无菌剪（会阴切开剪）1把、线剪1把、持针器1把、小平镊1把、齿镊1把、止血钳2把、小圆针和三角针数个、缝线（可吸收线或者丝线）、纱布、带尾纱条等。

2）消毒用品：2.5%碘酊、75%乙醇。

3）麻醉药物：2%利多卡因2ml或1%普鲁卡因2ml。

（2）其他：注射器（10ml或20ml）1个；无菌手套2副。

3. 操作者准备

（1）确认患者信息。向患者讲明操作的必要性，签署知情同意书。

（2）洗手，戴帽子、口罩，常规外科手消毒。

（3）常规外阴消毒：用消毒纱球盖住阴道口，防止冲洗液流入阴道，用消毒纱球蘸肥皂水擦洗外阴，顺序为大阴唇、小阴唇、阴阜、大腿内上1/3、会阴及肛门，最后以0.1%苯扎溴铵冲洗或涂以碘伏消毒后铺无菌巾，必要时导尿。

（4）刷手并穿手术衣，戴无菌手套。

（5）铺上无菌中单及大孔巾。

（6）会阴阻滞麻醉：详见七、会阴阻滞麻醉。

【操作步骤】

1. 会阴斜侧切开缝合术　左右均可，临床上以左侧斜切开为多见。

（1）切开：操作者以左手中、示指深入阴道内，撑起预定切开部位阴道壁，局部浸润麻醉后，右手持会阴切开剪刀或钝头直剪刀，一叶置于阴道内，另叶置于阴道外，使剪刀切线与会阴后连和中线向旁侧呈45°角，与皮肤垂直放好，子宫缩胎头向下压迫会阴使会阴膨胀时剪开会阴全层4～5cm（注意：会阴高度膨胀时应采用60°～70°角娩出胎儿后可恢复45°角）。

（2）止血：切开后应立即用纱布压迫止血，如有小动脉活跃出血应钳夹结扎止血。

（3）缝合：缝合前应在胎盘、胎膜完全娩出后，先检查阴道和宫颈有无裂伤，再将带尾纱条塞入阴道内，同时上推宫颈，阻止宫腔血液下流，以免妨碍手术视野、甲硝唑冲洗创面后，按层次缝合。

1）缝合阴道黏膜：用左手中、示指撑开阴道壁、暴露阴道黏膜切口顶端及整个切口，用2-0可吸收线，自切口顶端上方0.5～1cm处开始，间断或连续缝合阴道黏膜及黏膜下组织，直达处女膜环外。

2）缝合肌层：以同线间断缝合肌层，达到止血和关闭死腔的目的。缝针不宜过密，肌层切口缘应对齐，缝合切开之下缘肌组织往往会略向下错开，应注意恢复解剖关系。

3）缝合皮下及皮肤组织：以1号丝线间断缝合皮下脂肪及皮肤，或4-0可吸收线连续皮内缝合。

2. 会阴正中切开缝合术

（1）切开：局部浸润麻醉后，沿会阴联合正中点向肛门方向垂直切开，长2～3cm，注意不要损伤肛门括约肌。

（2）缝合

1）缝合阴道黏膜：用2-0可吸收线，自切口顶端上方0.5～1cm处开始，间断或连续缝合阴道黏膜及黏膜下组织，直达处女膜环外。切勿穿透直肠黏膜，必要时可置一指于肛门内做指引。

2）缝合皮下脂肪及皮肤：以1号丝线间断缝合皮下组织及皮肤，亦可采用可吸收肠线做皮内连续缝合，可不拆线。

3. 缝合后处理　取出阴道内填塞纱条，仔细检查缝合处有无出血或血肿，确保处女膜环口不小于两横指。常规肛诊检查有无肠线穿透直肠黏膜。如有，应立即拆除，重新消毒缝合。

4. 术后护理　保持外阴清洁，术后5天内，每次大小便后用碘伏棉球擦洗外阴，勤更换外阴垫。外缝丝线者手术后5日拆线。

【并发症及处理】

1. 会阴血肿　常由于缝合时止血不彻底、第一针位置过低等引起。血肿较小或未发展，全身情况尚可，可予以局部冷敷、压迫。若血肿大或有增大趋势，应立即行血肿清创，出血多并有出血休克症状应行抗休克处理，同时积极手术止血。

2. 伤口水肿、疼痛明显　24小时内，可用95%乙醇湿敷或冷敷，24小时后可用50%硫酸镁纱布湿热数，或进行超短波或红外线照射，1次/日，每次15分钟。

3. 伤口感染　立即拆线，彻底清创引流，换药。

4. 伤口裂开　窦道扩开，换药，产后7天后可用高锰酸钾坐浴，促进伤口愈合；待局部清洁，或行Ⅱ期缝合。

七、会阴阻滞麻醉

【目的】　阻断会阴部感觉神经传导。

【适应证】　会阴切开或阴道助产分娩的麻醉。

阴部神经痛。

会阴痛的诊断和缓解症状，治疗外阴损伤继发性疼痛。

肛门及会阴区顽固性奇痒症。

【禁忌证】　绝对禁忌证：麻醉剂过敏。

相对禁忌证：注射部位皮肤软组织有感染性疾病；存在难以控制的出血倾向。

【操作前准备】　器械准备：操作台、20ml注射器或Kobak针，2%利多卡因或1%普鲁卡因。

患者准备：取仰卧屈膝位或膀胱截石位。

操作者准备：常规外阴消毒。

【操作步骤】

1. 经会阴阻滞　术者将左手食、中指伸入阴道内，触及左侧坐骨棘，术者右手持带有长针头的20ml注射器（内装0.5%普鲁卡因或0.5%利多卡因20ml），在左侧坐骨结节和肛门连线中点稍偏坐骨结节处，先注一皮内小丘，然后在阴道内手指指引下将针头刺向坐骨棘下方阴部神经经过处。回抽无回血后，局部注射普鲁卡因或利多卡因溶液10ml，然后边退针边注药，在切缘和皮下深部注射麻醉药10ml。每次注药前先回抽，以防注入血管。利多卡因用量不超过150mg，普鲁卡因不超过500mg。

2. 经阴道的阴部神经阻滞　操作者将食指及中指伸入阴道，直到触及坐骨棘和骶棘韧带。将阴道阻滞针撤退到引导器内，将 Kobak 针插进阴道，使针尖抵达骶棘韧带，针继续前进约 1.5cm 越过黏膜表面，直到感觉突破黏膜和骶棘韧带，将局部麻醉药注入该部位，注意回抽无血。

【并发症及处理】

（1）药物中毒：局部麻醉药被直接注入血管内所致，维持患者生命体征，必要时抗心律失常治疗。

（2）穿刺部位血肿或脓肿：多因反复穿刺引起，可予以物理治疗，必要时穿刺引流。

【相关知识】　会阴神经解剖：会阴神经来自 $S_2 \sim S_4$，经坐骨大孔后离开骨盆，越过坐骨棘，横过骶棘韧带后，在坐骨小孔与阴部内动脉并行，再进入骨盆。阴部神经又分成直肠下神经、会阴神经和阴蒂背神经。会阴部另一神经支配源于阴部神经的股后侧皮神经分支，它支配着会阴的后阴唇部分。

八、人工胎盘剥离术

【适应证】　胎儿娩出后，胎盘部分剥离引起子宫出血，经按摩、子宫收缩药物胎盘仍未能剥离者，应迅速实行徒手剥离胎盘。注射子宫收缩药一般不至引起子宫或宫颈异样收缩。

【操作前准备】　麻醉：情况紧急多不用麻醉，个别患者可用杜冷丁止痛。

【操作步骤】

1. 产妇取膀胱截石位。

2. 消毒：手术者须严格注意无菌操作，重新消毒外阴，更换手套。

3. 剥离胎盘　右手并拢成圆锥状，沿脐带通过收缩环，到达子宫体胎盘附着部。通过收缩环时应特别当心，因产后子宫下段很薄，子宫口也很松弛，如用力过猛或方向失误常可穿破下段。为避免此种意外，左手应在腹部固定并向下按压子宫体，然后顺胎盘面向下找到胎盘边缘与胎膜交界处，用四指并拢作锯状向上剥离。固定子宫体部与宫腔内操作的手配合动作，因胎膜较坚韧一般能随同胎盘一起被剥离。待整个胎盘剥离后，将胎盘握在手掌中取出。如此操作可减少胎盘剥离面上血窦感染。

九、新生儿处理及抢救操作规范

【目的】　提高新生儿出生能力。

【适应证】　所有出生后的新生儿。

【操作规程】

1. 操作前准备

（1）环境准备：室温在 20℃以上，空气流通。工作人员应严格遵守无菌原则。

（2）物品准备：辐射床或温箱、生命监测仪、婴儿衣服及包被、帽子、婴儿名签、洗耳球或负压吸引器、氧源、新生儿面罩、复苏囊、气管导管、喉镜、胎粪吸引器、预热的干毛巾或浴巾、脐带夹。

（3）药品准备：维生素 K_1 针、纳洛酮、肾上腺素（1：10 000 浓度）、生理盐水，必要时准备肺表面活性物质。

2. 操作步骤

（1）初步评估：是、新生儿娩出时需进行快速评估。正常新生儿娩出时呈粉红色，或四肢末端稍发绀，哭声洪亮。若为早产儿、新生儿无哭声、肌张力降低则应立即进行新生儿复苏。

（2）保暖：娩出后应立即用预热的干毛巾或浴巾包裹后放在辐射床或温箱。操作完毕后给新生儿穿上衣服，戴上帽子，并用包被包裹。

（3）呼吸道处理。迅速用洗耳球或吸引器吸引口鼻（顺序：先口后鼻）。

（4）Apgar 评分：生后 1min 和 5min 时各评估一次。

（5）脐带处理：在娩出后 1～2min 内结扎脐带包扎。

（6）眼睛处理：娩出后可用消毒纱布或脱脂棉清洁，必要时以抗生素滴眼液滴眼。

（7）皮肤处理：娩出擦干后，可用消毒软纱布蘸温开水清洗头发、耳后、面部、颈部及其他皮肤皱褶处。

（8）名签：娩出后给新生儿手腕或脚踝戴上一个名签，写明母亲姓名及床号、婴儿姓名及出生时间。

（9）注射维生素 K_1：娩出后应予以维生素 K_1 针 1mg 肌内注射以防止新生儿出血症。

（10）体格检查并填写出生记录：对新生儿进行体检，及时发现有无先天性缺陷，填写出生记录。

3. 操作后处理

（1）观察：新生儿娩出后 1～2h 内应与母亲一同在产房进行观察，无异常者可送入母婴同室。

（2）喂养：娩出后 30min 内应让婴儿吸吮母亲乳头，生后第一个 24h 应让婴儿勤吸吮，次数最好不少于 12 次。

4. 操作注意事项

（1）操作者应严格按照无菌原则，每接触一个婴儿前后必须洗手，患感染性疾病或带菌者应隔离。

（2）动作轻柔，避免损伤新生儿。

（3）如母亲为乙肝携带者，新生儿应在出生后 6h 内注射乙肝高效价免疫球蛋白（100～200U）和乙肝疫苗（10μg）。

5. 并发症及处理　无。

十、人工流产术（artificial abortion operation）

人工流产是意外妊娠或避孕失败的补救措施，也是因疾病等原因不适宜继续妊娠者终止妊娠的方法，分为药物流产和手术流产。本章阐述的是人工流产术中的手术流产，可以分为负压吸引术（俗称"人流"）和钳刮术，手术流产一般限定在 14 周以内的妊娠。

（一）负压吸引术

【适应证】

（1）妊娠在 10 周以内，非意愿性妊娠或避孕失败。

（2）因存在严重心、肺等全身疾病，继续妊娠可能危及母儿生命者。

（3）有家族遗传病、孕早期不良环境（如使用对胚胎发育有影响的药物、放射线接触史等），可能存在先天畸形或缺陷者。

【禁忌证】

（1）生殖道急性或亚急性炎症，如阴道炎、宫颈炎、子宫内膜炎及盆腔炎等。

（2）全身状态不能承受手术者，如严重贫血等。

【暂缓施术情况】

（1）急性传染病或慢性传染病急性发作期，需经短期处理，待一般状态改善后再进行手术治疗。

（2）术前相隔 4 小时两次体温在 37.5℃以上者，需查明发热原因，给予对症处理后再行手术治疗。

【操作前准备】

1. 明确宫内妊娠诊断　通过询问病史、血或尿 HCG 及 B 超检查确定诊断。

2. 确定禁忌证　了解既往病史，做妇科及全身检查。

3. 实验室检查　主要包括阴道分泌物检查，血、尿常规检查，以及凝血功能、心电、乙型肝炎、梅毒、艾滋病等相关检查。

4. 核对患者信息。

5. 沟通　内容包括：①施术目的；②可供选择的终止妊娠方法；③该方法的操作流程及可能的风险、术中和术后可能出现的并发症，如出血、子宫穿孔、感染、不孕、胚胎残留、腹痛、宫腔粘连等；④签署知情同意书。初孕者应慎重考虑，需要孕妇了解人工流产后可能面临的问题和风险，充分沟通、知情后，由孕妇决定是否行人工流产术。

6. 器械准备

（1）负压吸引器（含负压储备装置，并设有安全阀）。

（2）吸管：根据妊娠月份选择型号，如孕 8 周以内者，一般选择 5～7 号吸管，孕 8～12 周一般选择 7～9 号吸管。

（3）宫颈扩张器，从小号到大号顺序备齐，跨度为半号，如 5 号、5.5 号、6 号、6.5 号、7 号、7.5 号等。

（4）刮匙。

7. 常备药品　局部或静脉麻醉药、镇静药、子宫收缩药、抢救用药等。

8. 患者准备　取膀胱截石位，术前需排空膀胱，消毒外阴、阴道。

9. 术者准备　戴帽子、口罩，洗手，穿手术衣，戴无菌手套。

【操作步骤】

（1）铺无菌巾，行双合诊检查子宫大小、位置及盆腔情况后，更换无菌手套。

（2）用窥阴器暴露宫颈，消毒阴道、宫颈。

（3）用宫颈钳夹持子宫颈前唇或后唇，探针沿着子宫腔方向缓慢进入，遇到阻力时提示探针已到达子宫底，停止推进，取出探针，看刻度，确定宫腔深度。

（4）按探针方向，以执笔式持宫颈扩张器，自小号开始逐一增号，一般扩张至大于所使用吸管的半号或者 1 号。扩张宫颈时，用力要匀、缓、稳、慢。

（5）连接吸管至负压吸引器。

（6）负压吸引：送入吸管的屈度应与子宫曲度一致。当吸管送达宫腔底部遇到阻力后，略向后退约 1cm，开动负压吸引。负压一般选择 400～500mmHg，吸引时一般按顺时针方向吸宫腔 1～2 周。当宫腔内容物基本吸净时，手持的吸管有一种被收缩的子宫扎紧的感觉，吸管转动受限，感到宫壁粗糙，即表示组织吸净。折叠导管，在无负压的情况下退出吸管。如不确定胚胎是否完整吸出，可重新用吸管以低负压吸宫腔，也可用小刮匙轻刮宫腔底及两侧宫角。如果确认吸出物完整，也可不再吸宫或搔刮。

（7）观察有无出血，探针探查宫腔深度。宫腔内容物吸净后，宫腔深度较术前小。

（8）取下宫颈钳，用棉球擦拭宫颈及阴道内血迹，取出窥阴器。

（9）将全部吸出物用纱布过滤，检查有无绒毛或胚胎组织，并注意有无水泡状物。如未见绒毛，应送吸出物做组织学检查。

（10）填写手术记录，记录出血量。

（11）告知患者术后注意事项、指导避孕及随诊时间。

（二）钳刮术

【适应证】　同负压吸引术。适合人群为妊娠 10～14 周者。

【禁忌证及暂缓施术情况】　同负压吸引术。

【操作前准备】

（1）同负压吸引术。

（2）宫颈预处理：在术前 6～24 小时，通过机械或药物软化宫颈，便于操作。

【操作步骤】

（1）、（2）、（3）、（4）同负压吸引，只是步骤（4）中，一般需扩张宫颈至 10～11 号，以能通过小卵圆钳为宜。

（5）将卵圆钳深入宫腔，先夹破胎膜，尽量使羊水流尽，以避免出现羊水栓塞。然后再用卵圆钳钳取胎儿及胎盘组织，确认宫内容物基本清净时，再用刮匙搔刮或小号吸管用较小的负压吸引。探查宫腔深度，以了解子宫收缩情况。

（6）检查取出的胎儿及胎盘是否完整，估计出血量。术中可根据子宫收缩及小血情况酌情给予促进宫缩药物。其余事项同负压吸引术。

（三）人工流产相关知识

【人工流产术中并发症及处理】

1. 出血　负压吸引术出血量超过 200ml，钳刮术出血量超过 400ml 以上，称为人工流产出血。可能与吸宫不全、胎盘位置较低、多次宫内操作史造成子宫内膜受损、哺乳期子宫较软等因素影响子宫收缩有关。处理：寻找出血原因，对症处理，如给予止血药、促进子宫收缩药，尽快清空子宫等。

2. 子宫颈裂伤　常发生在宫颈口较紧、操作用力过猛时。钳刮术时，子宫颈管扩张不够充分，在牵拉较大的胎儿骨骼时也可划伤宫颈。预防的方法是：扩张宫颈不用暴力，按宫颈扩张器大小顺序逐号扩张，必要时使用宫颈局部麻醉；钳刮术时可将胎儿骨骼钳碎，再缓慢取出。当发生宫颈裂伤时，用可吸收线缝合，若裂伤严重涉及子宫体时，宜行手术处理。

3. 子宫穿孔　是人工流产的严重并发症，应及时发现，立即处理。如手术时突然有"无底洞"的感觉，或吸管进入的深度超过原来所测的深度，要考虑有子宫穿孔。哺乳期、剖宫产后瘢痕子宫、子宫位置不明、手术操作使用暴力时更易发生。处理：立即停止手术，观察有无内、外出血征象，以及有无内脏损伤的表现；可注射子宫收缩剂保守治疗，必要时住院观察；若破口较大，有内出血、脏器损伤等情况，需根据具体情况积极做出相应处理。

4. 人工流产综合征　指在施行手术过程中，受术者突然出现心动过缓、心律不齐、血压下降、面色苍白、头昏、胸闷、大汗淋漓，甚至昏厥、抽搐等迷走神经兴奋的症状。多由于疼痛所致。一旦发生，应立即停止手术操作，由半卧位改为平卧位，肌内注射或者静脉注射阿托品，绝大多数患者经处理后很快好转。预防：术前与患者充分沟通，给予精神安慰，排除恐惧心理；术中施术者动作轻柔，避免粗暴及操作时间过长；无痛人流可减少此类并发症的发生。

5. 羊水栓塞　少见，偶可发生在大月份钳刮术、宫颈损伤、胎盘剥离时。一旦发生，立即救治：抗过敏、抗休克、改善低氧血症、防治 DIC 及肾衰竭。钳刮术时需破膜待羊水流净后操作。

【人工流产术后并发症及处理】

1. 宫腔积血　表现为钳刮（吸）宫后，仍感到下腹疼痛，有时较剧烈，呈持续性或者阵发性，阴道流血较少。检查子宫体超过术前大小，宫壁触痛明显。探针探查宫腔即可诊断，又能达到治疗目的。

2. 感染　多为急性子宫内膜炎，偶有急性输卵管炎及盆腔炎等。可给予有效的抗生素、休息及支持疗法。掌握手术适应证和禁忌证、术前积极处理下生殖道存在的炎症、术中注意无菌操作、术后预防性应用抗生素，可减少感染的发生。

3. 吸宫不全　指人工流产术后部分胚胎、胎盘或胎儿组织残留。多表现为术后阴道流血时间长，超过 14 日，血量多，B 超检查有助于诊断。处理：应尽早行刮宫术，若合并感染，应在控制感染后行刮宫术。

4. 宫颈及宫腔粘连　宫颈完全粘连表现为术后无月经来潮，但经期有周期性下腹痛，B 超发现子宫增大，宫腔内有积血或盆腔内有逆流的血液；宫腔粘连表现为术后闭经或月经量显著减少，B 超子宫大小正常，内膜壁薄，宫腔线不清晰。宫颈粘连的处理：用探针或小号扩张器慢慢扩张宫颈外口达到内口，并做扇形钝性分离，使经血流出；宫腔粘连可在超声引导或宫腔镜下行宫腔粘连分离术，术后宫腔内放置节育器，术后可酌情使用人工周期 2～3 个疗程，使子宫内膜逐渐恢复。

5. 继发性不孕　由人工流产术后感染或子宫内膜损伤等因素所致。预防术后感染，避免子宫内膜搔刮过深可减少继发性不孕的发生。

6. 月经紊乱　表现为人流术后月经期延长或者缩短，经量增多或者减少，月经周期缩短或者延长，甚至闭经。多可自然恢复，少数不能恢复者，应明确病因后对症处理。

【漏吸或空吸】　术时未吸出绒毛及胚胎组织称为漏吸，多发生于子宫过度屈曲，胎囊过小，操作不熟练，子宫畸形等情况，应适时再次行负压吸引术；子宫内无妊娠囊或胚胎却实施了人工流产术，称为空吸，是误诊所致。一种情况是没有妊娠却诊断妊娠；另一种情况是妊娠但非宫内妊娠，应将吸出物送病理检查，以排除异位妊娠的可能。施术前应常规做血或尿 HCG 检查及 B 超检查，确认宫内妊娠后方可实施手术。

【胎停育和稽留流产】　胎停育是指孕早期的胚胎发育到某个阶段自然死亡而停止继续发育；稽留流产又称过期流产，是指胚胎或胎儿已死亡，但滞留宫腔内未能及时自然排出者。两者的处理需根据妊娠周数的大小选择负压吸引术、刮宫或钳刮术（方法同前）。稽留流产的处理较困难，因组织机化，与子宫壁紧密粘连，刮宫困难，同时因胚胎稽留时间过长，可能引起凝血功能障碍，导致 DIC，造成严重出血。因此，术前必须检查血常规、凝血功能、3P 实验等，充分准备后再行手术，如一次不能刮净，可以间隔 5～7 日后再刮宫。

十一、宫内节育器放置术（insertion of IUD）

【目的】　宫内节育器（intrauterine device，IUD）放置术是用于育龄妇女节育的手术方法。

【适应证】

（1）育龄妇女自愿要求放置而无禁忌者。

（2）某些疾病的辅助治疗：如宫腔粘连、功能性子宫出血及子宫腺肌症等的保守治疗（含有孕激素的宫内节育器）等。

【禁忌证】

（1）严重全身性疾病，如心力衰竭、肝肾功能不全、凝血功能障碍等。

（2）急、慢性生殖道炎症，如急、慢性盆腔炎是绝对禁忌证为阴道炎、宫颈炎、重度宫颈糜烂治疗前不宜放置。

（3）妊娠或可疑妊娠。

（4）生殖器官肿瘤，良性肿瘤如子宫肌瘤引起宫腔变形或月经过多者不宜放置，卵巢肿瘤应于治疗后根据情况考虑可否放置。

（5）生殖道畸形、子宫畸形，如双角子宫、纵隔子宫等。

（6）宫颈内口过松、重度陈旧性宫颈裂伤或严重子宫脱垂。

（7）月经过多、过频或不规则阴道流血。

（8）宫腔深度不足 5.5cm 者。

（9）人工流产后出血过多或疑有妊娠组织残留者。

（10）顺产或剖宫产胎盘娩出后放置宫内节育器，如有潜在感染或出血可能者，胎膜早破 12

小时以上、产前出血、羊水过多或双胎等不宜放置。

（11）产后 42 天恶露未净或会阴伤口未愈者。

（12）严重痛经者。

【操作前准备】

1. 患者准备　全面了解其妊娠分娩史，全面体格检查及相关辅助检查；排除禁忌证后，向患者解释操作过程、风险、需要配合的事项，签署知情同意书；患者排空膀胱，术前 3 天禁止性生活、盆浴、阴道冲洗上药。

2. 材料准备　合适型号和类型的宫内节育器，消毒用品等。

3. 操作者准备　核对患者信息。操作者洗手，准备帽子、口罩、无菌手套等；助手协助患者体位摆放，观察放置节育器过程中患者情况等。

【操作步骤】

（1）常规消毒外阴、阴道，铺无菌巾，行双合诊检查。

（2）用窥阴器扩张阴道，消毒阴道穹隆、宫颈及颈管。

（3）宫颈钳钳夹宫颈前唇，轻轻向外牵拉。

（4）宫颈过紧者可用 1% 的利多卡因棉签置入宫颈管内约 2 分钟，或 1% 的利多卡因于宫颈 4 点及 8 点处黏膜下注射各 1～2ml，5 分钟后实施手术。

（5）持探针沿子宫倾屈方向轻轻进入，探测宫腔深度。

（6）根据宫颈口松紧或节育器体积决定是否扩张宫颈，扩张宫颈时，以执笔式持宫颈扩张器沿宫腔方向慢慢扩张宫颈内口，扩张器通过宫颈内口即可，不可深入，一般由 4 号扩至 6 号即可。

（7）不同类型节育器的放置技巧。

1）环形及宫形节育器：使用叉或钳型放置器放置。若用叉型放置器，将节育器上缘置于叉内，顺子宫方向轻轻送入宫底，慢慢退出放环叉，退至宫颈内口时再上推节育器下缘，然后退出放置器。若用钳型放置器，将节育器的上缘置于钳顶端的小槽内，节育器骑跨于钳上，顺宫腔方向置于宫底，张开前叶向外推出，退至宫颈内口时同样上推节育器下缘，然后退出放置器。

2）"V" 形节育器：使用套管式放置器放置。将节育器两角折叠插入套管内，调整限位块至宫腔深度，由另一端置入套管芯达节育器下缘，将套管顺宫腔方向置入宫底，固定套管芯，后退套管，用套管芯轻推节育器下缘后退出放置器，颈管外保留尾丝长 1.5～2.0cm。

3）"T" 形节育器：放置时，将两横臂向下折叠，与纵臂一起置入套管内，调整限位块至宫腔深度，插入套管芯，沿宫腔方向送入，放置器达宫底，固定套管芯，后退套管，用套管芯轻推节育器下缘后退出放置器，颈管外保留尾丝长 1.5～2.0cm。

4）母体乐：将节育器置于一无套管芯的套管内，调整限位块至宫腔深度，将带有节育器的套管沿宫腔置入宫底，保留片刻，轻轻退出套管，保留尾丝长 1.5～2.0cm。

5）"Y" 形节育器：把节育器的纵臂放入套管内，按宫腔深度调整限位块，扩张宫颈口后将节育器沿宫腔方向放至宫底，固定内芯，后退套管。

6）吉妮固定式节育器（GyneFix）：节育器为独立包装，已置于套管内，右手握住套管与置入器连接处，调整限位块比宫腔深度长 0.5cm；将放置器经宫颈管置入宫腔底部。放置器紧抵宫底，轻轻推进置入器 1cm，此时置入针和节育器上的手术线小结进入子宫肌层。在放置器紧抵宫底的同时，轻轻由插槽中释放尾丝。在固定放置套管的同时，慢慢退出置入器，然后抽出套管。轻轻牵拉尾丝以确定节育器是否固定于宫底，子宫颈管内剪断尾丝。

（8）观察宫腔内无出血，取下宫颈钳，撤除窥阴器。

（9）放置宫内节育器后应观察如下情况。

1）有无腹痛、阴道流血等症状。

2）有无面色苍白、呼吸困难，生命体征是否平稳等。

【并发症及处理】

1. 感染

（1）原因：放置节育器时，如不严格按照无菌操作，或生殖道存在感染灶、节育器尾丝过长导致上行性感染，均可能引起盆腔感染。

（2）处理：术中应严格无菌操作，对有盆腔炎病史尤其有性传播疾病病史者禁用节育器，术后预防性使用抗生素。放置节育器后定期随访，注意个人卫生。如有感染者，应取出节育器并选用有效抗生素治疗。慢性盆腔感染的病原体除一般细菌外，厌氧菌、支原体、衣原体，尤其是放线菌感染较多，治疗时可行必要的宫颈分泌物培养及药敏试验，以选择敏感药物，也可选择中药和理疗。

2. 不规则阴道流血　不规则性阴道流血是临床常见并发症，发病率为 10% 以上，多表现为月经量增多或经期延长，或点滴不规则性出血，易发生于节育器放置后 1 年内。放置前，应充分了解节育器的适应证及禁忌证，选用合适类型的节育器，并适当选用抗纤溶活性药物、前列腺素合成酶抑制剂、类固醇类药物及抗生素治疗，无效者应取出节育器。

3. 疼痛　临床表现为腰腹坠胀痛。

（1）原因：多因节育器刺激子宫收缩所致，也可因宫内节育器型号偏大或位置异常引起。

（2）处理：疼痛较轻者不需处理。疼痛明显者需除外感染，并需检查节育器位置及大小是否与宫腔相配；必要时可口服吲哚美辛。如疼痛持续或治疗无效应取出宫内节育器。

4. 子宫穿孔

（1）原因：放置宫内节育器过程中因操作不慎，手术器械损伤子宫壁或置宫内节育器后宫内节育器压迫宫壁导致子宫穿孔。

（2）处理：在手术过程中，探针等器械穿孔，宫内节育器尚未放入宫腔，患者情况良好者，应严密观察血压、脉搏、体温、腹痛等情况，进行保守治疗，使用抗生素预防感染及宫缩剂加强收缩，促使穿孔处愈合。若宫内节育器已放入子宫外，需在腹腔镜下取出宫内节育器，同时修补穿孔。合并脏器损伤或内出血，应立即剖腹探查，针对损伤情况及时进行处理。

5. 宫内节育器异位、嵌顿　宫内节育器异位是指宫内节育器转移到腹腔、阔韧带等部位或出现嵌顿者。宫内节育器嵌顿属于一种异位，临床较为常见。宫内节育器异位、嵌顿一般均无症状，多发现于取器时，可结合 X 线透视、B 超、宫腔镜及子宫碘油造影等手段，以明确诊断。严格遵守手术操作规程，熟练操作技术，根据子宫大小、位置，选择合适大小、类型和优质的宫内节育器。如宫内节育器嵌顿内膜下，可先刮内膜后再试取出；嵌顿浅肌层，应在宫腔镜下轻轻牵拉取出；完全嵌入子宫肌层或断裂残留于肌层内时宜剖腹或在腹腔镜下切开子宫取出。异位到子宫外，应根据有无脏器损伤，在腹腔镜下或剖腹取出宫内节育器。放置宫内节育器时间过长，尤其是在嵌顿、异位的情况下，宫内节育器易断裂或部分残留于肌层内，应注意全部清理取出。

6. 宫内节育器脱落　宫内节育器放置时操作不规范，没有将宫内节育器放入子宫底部，或宫内节育器大小、类型与子宫大小、形态不匹配，或宫内节育器质量不好，易发生脱落，多在放器后 1 年内尤其是前 3 个月与经血一起排出，不易察觉。因此，放置宫内节育器后应定期随访。

7. 带器妊娠　宫内节育器未置于子宫底部，或移位、异位等均可导致带器妊娠，一般随带器时间延长尤其是 4 年以上者，带器妊娠概率会增加。这可能与宫内节育器产生的异物反应随时间延长而影响稳定性或与盆腔炎等疾病有关。带器妊娠可致胎儿畸形，原则上应终止妊娠并取出节育器。

【相关知识】

1. 宫内节育器放置时间

（1）月经周期第 5～7 天及月经干净后 3～7 天。

（2）月经延长或哺乳期闭经者，应首先排除妊娠后才可放置。

（3）早期妊娠吸宫或钳刮术后即时放置。

（4）自然流产或中期妊娠引产转经后。

（5）产后 3 个月或剖宫产半年后。

2. 曼月乐禁忌证　如放置曼月乐左炔诺孕酮宫内节育系统必须在月经开始起 2～7 天以内放置。禁忌证如下。

（1）盆腔炎者禁用。

（2）盆腔炎复发者禁用。

（3）下生殖道感染者禁用。

（4）产后子宫内膜炎者禁用。

（5）过去 3 个月内有感染性流产者禁用。

（6）宫颈炎者禁用。

（7）宫颈发育异常者禁用。

（8）子宫恶性病变者禁用。

（9）宫颈恶性病变者禁用。

（10）未确诊的异常子宫出血者禁用。

（11）先天性子宫异常者禁用。

（12）获得性子宫异常者禁用。

（13）子宫腔扭转的肌瘤者禁用。

（14）增加感染易感性的疾病者禁用。

（15）急性肝脏疾病者禁用。

（16）肝肿瘤者禁用。

（17）对该系统组成成分过敏者禁用。

十二、宫内节育器取出术（removal of IUD）

【目的】　取出的目的如适应证所述。

【适应证】

（1）节育器放置期已到，需要更换者。

（2）有生育要求，计划妊娠者。

（3）放置后出现较重的不良反应，如严重腰腹痛、不规则子宫出血等。

（4）出现并发症，如异位、嵌顿、节育器变形、感染等。

（5）闭经半年或绝经 1 年以上者。

（6）更换其他避孕方法者。

（7）带器妊娠者，需在行人工流产时同时取出。

【禁忌证】　各种疾病的急性期暂不能取器，待病情好转后再考虑取出。

【操作前准备】

1. 患者准备　全面了解其妊娠分娩史；全面体格检查及相关辅助检查，行 B 超检查或 X 线透视确定节育器是否存在，并了解其位置和形状；排除禁忌证；向患者解释操作过程、风险、需要配合的事项，签署知情同意书；患者排空膀胱，术前 3 天禁止性生活。

2. 材料准备　取器（宫内节育）包、消毒用品等。

3. 操作者准备　核对患者信息。操作者洗手，准备帽子、口罩、无菌手套等；助手协助患者体位摆放，观察取器过程中患者情况等。

【操作步骤】

（1）常规消毒外阴、阴道，铺无菌巾，行双合诊检查。

（2）用窥阴器扩张阴道，消毒阴道穹隆、宫颈及颈管。

（3）宫颈钳钳夹宫颈前唇，轻轻向外牵拉。

（4）不同类型节育器的取出技巧。

1）带尾丝的节育器：用长弯止血钳钳住尾丝，轻轻牵拉取出节育器。

2）无尾丝的节育器：开始同宫内节育器放置手术步骤1～6之后用探针探测节育器位置，取环钩沿宫腔方向进入宫腔，触及节育器后转动钩头方向钩住节育器下缘，牵拉取出。

3）吉妮固定式节育器：用妇科长钳进入宫颈内，钳夹住尾丝取出。

4）"T"形节育器：钩住其横臂或纵、横臂交界处，保持钩头平直，缓缓牵拉取出。若钩取有困难，可扩张宫颈后用小弯头卵圆钳钳取。

5）环形节育器嵌顿时，以取环钩钩住节育器下缘，牵拉出子宫颈口外，拉直螺旋丝，两把弯钳夹住宫颈口外的环丝，于中间剪断。由一侧将环丝慢慢拉出，拉出后要将环丝对合，了解节育器是否完整。

（5）取出节育器后的观察。

1）症状上注意：有无腹痛、阴道流血等，注意观察可能出现的不良反应及并发症。

2）体征上注意：有无面色苍白、呼吸困难，生命体征是否平稳。

【并发症及处理】　取器时易损伤子宫壁或穿孔，甚至损伤脏器，引起并发症，故取器前应常规检查了解宫内节育器的位置及有无断裂等情况，对症处理。

【相关知识】　取出节育器的操作技巧如下。

（1）探测节育器位置时，根据术前定位尽量一次性探到异物感，避免多次反复探测损伤内膜，引起出血。

（2）使用取环钩时要非常小心，只能在宫腔内钩取，避免向宫壁钩取，如钩取时有阻力，不能强行牵拉，应退出取环钩，进一步查清原因。

（3）若节育器嵌顿确实严重，牵拉时阻力过大，可先牵出部分环形节育器环丝，找出环接口，离断，将环拉成线状后取出。

十三、中期妊娠人工流产术

中孕引产是用人工方法终止13周至不足24周之间的方法。

（一）利凡诺引产

【适应证】　适用于孕16～24周。

给药方法有两种：羊膜腔内注入及宫腔内羊膜腔外注入法。注入剂量为80～100mg，不能超过100mg。

【禁忌证】

（1）因利凡诺主要经母体肝、肾代谢，故急、慢性肝、肾疾病或肝、肾功能不全者禁用。

（2）各种急性感染性疾病，包括慢性病的急性发作、急性生殖道炎症。

（3）全身状态不佳，如严重贫血、结核、心力衰竭等；有凝血功能障碍或有出血倾向。

（4）子宫手术瘢痕痊愈不足2年。

（5）外阴、阴道、宫颈有广泛性尖锐湿疣。

（6）术前一周有性生活。

（7）一周内曾在院外作过同类手术失败者。

（8）术前体温有两次超过 37.5℃。

【操作前准备】

（1）需住院施行，医院应具备引产与抢救条件。

（2）详细询问病史，尤有无出血倾向史与在院外注药流产史。

（3）详细全身查体，包括体温、血压、脉搏。妇科检查子宫大小与停经月份是否相符，盆腔有无肿物。阴道清洁度情况，必须时术前 3 天行阴道冲洗治疗。

（4）血、尿常规，出、凝血时间，血型，及肝、肾功能检查。

（5）行 B 超检查确定胎盘附着部位、羊水平面与中点、羊膜腔至腹壁的距离，以选择腹壁羊膜腔穿刺点及进针深度。

（6）术前 1 周禁止性生活。

（7）术前应向孕妇及家属讲明引产术中可能出现的并发症，让其知情选择，并签署手术同意书。

【羊膜腔内给药操作步骤】

1. 体位与消毒　排空膀胱，取平卧位。腹部手术野常规消毒铺巾。

2. 选择穿刺点　根据 B 超监测结果选择；盲穿一般选择在脐耻连线中点旁开 2cm 左右（有羊水波动处），尽量避开胎盘附着处；或固定子宫后，子宫底下 2～3 横指的下腹中线处。

3. 穿刺　以 7 号腰椎穿刺针垂直刺入腹壁和宫壁，当有落空感时（有时为两个落空感），抽出针芯，接上注射器，顺利抽出羊水，即证实针已在羊膜腔内。如回抽有血液，可能刺入胎盘，而应退针，改变方向，再行穿刺。

4. 注药　将事先用注射器抽出的 100mg 利凡诺水剂，接于穿刺针上，稍加回抽，有羊水证明针在羊膜腔内后，将药液缓慢注入羊膜腔内。注药过程中应注意受术者有无呼吸困难、发绀等症状。

5. 退出穿刺针　注药完毕，需放入针芯后，迅速拔出穿刺针，穿刺部位覆盖纱布，压迫 3～5 分钟，避免子宫壁出血及药液带入宫壁。

如第一次穿刺失败，可另选穿刺点，一般不超过两次。或改为宫腔内羊膜腔外注药法。

【宫腔内羊膜腔外注药手术步骤】

1. 体位与消毒　排空膀胱，取膀胱截石位，消毒外阴、阴道，铺无菌巾。

2. 插管　放置阴道窥器暴露宫颈，重新消毒阴道、宫颈及宫颈管。以宫颈钳牵拉宫颈前唇，用无齿长镊将 12～14 号橡皮导尿管沿左或右侧宫壁内缓慢送入宫腔，置于胎膜子宫壁之间，深入约 12～15cm，注意避免导尿管接触阴道壁，严格无菌操作。在插入过程中遇有阻力或出血时，应改变送入方向。

3. 注药　导尿管就位后，缓慢注入备好的利凡诺稀释液（注射用水 50～100ml 溶解 100mg 利凡诺成 1‰～2‰溶液），然后将导尿管末端折叠扎紧，裹以无菌纱布，置于阴道内。取出宫颈钳与窥器，手术完毕。

4. 取管　24 小时后取出阴道内填塞的纱布及导尿管。

【注药后观察与处理】

1. 住院观察体温、脉搏　每 4 小时一次。利凡诺引产发热较常见，其他不良反应较轻。在安全剂量内体温达 37.5℃者一般不超过 20%。超过 38℃者仅约为 1%左右，个别受术者可达 39℃。体温升高多发生在用药后 24～48 小时，呈一次性高热，绝大多数不需处理，胎儿排出后很快下降。如体温超过 38℃需要处理者，应行物理降温或给予解热镇痛药，不宜使用前列腺素合成抑制药如消炎痛、阿司匹林等。

对羊膜腔外注药后不久即出现高热、剧烈腹痛、腹水时，是为药物经输卵管逆流入腹腔引起化学性腹膜炎所致，应立即对症处理，给予利尿剂、白蛋白及保肝药物，并采取有效方法迅速终止妊娠。另外，此种方法引产较羊膜腔内注药易发生上行性感染，故目前多采用羊膜腔内注药法。

2. 严密观察宫缩、产程进展及阴道流血 通常给药后 12 小时开始宫缩，在 24 小时后宫缩加强，是时阴道出血，一般在 100ml 左右，流产多在 48 小时左右，93%在 72 小时以内。如宫缩很强而未能流产时，应肌内注射杜冷丁 100mg，再继续严密观察产程变化。

3. 流产处理 同接生。所不同的是胎儿娩出后，胎盘娩出可延迟 30 分钟后，胎膜大多数（63.4%）有残留。胎盘延迟娩出并出现较多出血时，应肌注缩宫素 10 单位。如胎盘仍不排娩出者，应立即行钳刮术。胎盘娩出后，应检查是否完整，如怀疑残留，也应立即行刮宫术，以避免日后出血、感染。宫缩强、阴道出血量多者，应仔细检查宫颈、阴道有无裂伤，必要时，将食指伸入宫颈管内检查宫颈内口及（或）子宫下段有无裂伤。一旦发生裂伤，应及时修补缝合。对出血较多、血压下降者，必要时及时补充血容量或输血。

4. 失败 给药 5 天无规律宫缩视引产失败，需另行给药或改用其他方法终止妊娠。

5. 收缩剂、止血剂及消炎药物 流产后据情给予受术者子宫收缩剂、止血剂及消炎药物。对阴道流血较多且超过 1 周者，需行 B 超检查子宫有无胎盘胎膜残留，有则应及时清宫。流产后出现高热，恶露多而臭，子宫附件压痛、反跳痛者，应按急性盆腔炎给予广谱抗生素治疗，必要时行细菌培养加药敏试验选择抗生素。

（二）中孕水囊流产术

水囊置于子宫侧壁与胎膜之间或胎膜与子宫下段宫颈内口之间，引起宫缩，导致完全流产。其成功率在 90%以上。

【适应证】 凡孕 13～24 周，要求终止妊娠而无禁忌证者；或某些患有肝、肾疾病、血液病、高血压、心脏病（心力衰竭除外）不宜继续妊娠者，其安全性优于药物。

【禁忌证】

（1）瘢痕子宫。

（2）确定前置胎盘者。

（3）宫颈发育不良或子宫发育畸形。

（4）其他禁忌条件同利凡诺引产。

【术前准备】

1. 受术者准备 基本同利凡诺引产。但应特别强调术前检查阴道分泌物（必要时宫颈分泌物培养），有感染者应彻底治疗。

2. 水囊制备

（1）特制水囊：连接一硅橡胶单管，其外端为一塑料单向注水阀。囊内导管长 5.5cm，最大容积为 700ml，能承受 180mmHg 压力。

（2）自制水囊：用指套或阴茎套，插入 14 号橡皮导尿管达囊内上端，排除囊内空气，扎紧橡皮管外端。将囊置于两端开口的玻璃管内，末端露于管口外，最大容积为 350ml。需要时可随时制作，高压消毒后使用。

【手术步骤】

1. 体位 排空膀胱，取膀胱截石位。外阴、阴道常规消毒、铺巾。

2. 显露宫颈并予扩张 窥开阴道，再进行宫颈及宫颈管消毒。试用 8 号宫颈扩张器探入宫颈管至宫腔，如进入有阻力，则从小号扩张器开始扩张宫颈至 8 号，甚至 10 号。

3. 置入水囊 用宫颈钳钳夹宫颈前唇并向外上牵拉。水囊前端沾少许无菌石蜡油后，用长妇科钳钳夹住水囊前端，徐徐经宫颈管达内口后，沿宫腔侧壁将水囊全部送达宫腔，置入一侧子宫壁与胎膜之间橡皮管末端露于阴道口外。一般放置一个水囊。

注水过程中，注意水囊勿接触阴道壁（自制水囊外套有玻璃管可避免接触）；自一侧宫壁插入发生出血或受阻，应改为对侧置入。

4. 水囊注水 据孕周大小，向水囊注入无菌生理盐水 200~500ml（自制水囊一般注入 200~300ml）。注入办法用大注射器自橡皮管末端推入；另一办法是将盐水放在输注架上滴入水囊内。注毕将橡皮管末端折叠结扎，再轻轻用力向外牵拉橡皮管使水囊位于子宫下段并接近宫颈管内口，以刺激宫颈感受器引起反射性宫缩与避免胎盘早剥。将橡皮管送入阴道内，填塞无菌纱布一块，以防脱出。

5. 观察宫缩及接产 置入水囊后可自由活动或卧床休息，严密观察体温、脉搏、血压、子宫收缩及阴道流血情况。

（1）宫缩：多在水囊放置后 24 小时内发动，早可在 10 小时左右出现规律宫缩，随宫缩加强，水囊可自行排出。24~48 小时内自然破膜，继之胎儿和胎盘完整娩出。一般出血量不多（多在 100ml 之内），宫缩良好。胎儿胎盘娩出后应测量胎儿大小、胎盘胎膜是否完整。

（2）取出水囊：三种情况。①宫缩乏力或无宫缩者，水囊放置足 24 小时者均需取出，将阴道纱布取出，拆除结线放出囊内盐水后，牵拉橡皮管取出。②放置水囊后阴道流血量较多，应取出水囊，应明确出血原因，尤子宫变硬、压痛、宫底高于水囊放置后水平者，应怀疑有胎盘剥离及宫腔内出血情况。可根据宫颈口开大情况，尽速结束分娩。③如果出现寒战、发热、子宫区压痛，白细胞增高等，应视为宫内感染，立即取出水囊，静脉给予有效抗生素控制感染。

（3）缩宫素静脉引产：取出水囊后，宫颈软化而无宫缩；或原发或继发宫缩乏力等，应给予静脉点滴缩宫素引产，应用方法及观察、护理同晚期妊娠引产。缩宫素点滴保留至胎儿胎盘娩出 1 小时停止。

（4）异常情况处理：检查胎盘胎膜不完整者，在给予宫缩剂后行刮宫术；流产后出血多给予子宫收缩药物，检查产道有无损伤，有则多为宫颈、阴道穹隆，极少子宫先兆破裂。下生殖道裂伤应用肠线或可吸收线修补缝合。子宫先兆破裂或胎盘早剥宫颈未开者宜剖宫取胎手术。

【并发症及处理】

1. 中孕流产不全 因中孕胎盘结构特点易致排出不全；引产药物使绒毛变性坏死不完全，致蜕膜排出不全。尤以利凡诺羊膜腔内引产发生率最高，为 50%~80%，水囊引产者为 8%~20%。对胎儿娩出后 20 分钟胎盘仍无排出者，应在严密消毒无菌操作下仔细查清宫腔内胎盘情况。对胎盘粘连者行人工剥离胎盘术，胎盘取出后，应用大刮匙清宫。若胎盘植入应行子宫次全切除术或剖宫行植入胎盘部分切除术（迫切要求再生育者）。

2. 子宫破裂 因中孕子宫的生理特点，部分受术者宫缩强而宫颈口不开，胎儿可自子宫颈与子宫下段之间变薄处、宫颈阴道后穹隆破口排出。尤子宫曾有切开感染史者、水囊充水过多、缩宫素应用不当；宫缩过强而胎位不正；子宫发育不良或畸形易发生。子宫下段破裂时，可有撕裂样腹痛，继之宫缩停止，孕妇短暂舒适，随后即出现血压下降而休克。应立即输血、输液、抢救休克，实施手术，根据子宫破裂情况予以修补或切除。

3. 出血 出血是中孕引产常见的并发症，多见于流产时，其次发生于流产后。可因子宫收缩乏力、软产道损伤、胎盘前置或胎盘早剥、凝血功能障碍等发生。应对因处理，如子宫收缩乏力可应用缩宫素；胎盘胎膜残留应清宫；软产道损伤应予以修补等。

4. 感染 凡经阴道介入宫腔的引产方法，可破坏宫腔的防御功能，局部抵抗力降低；加上阴道皱褶易潜伏感染或消毒不能达到无菌等因素引发感染。子宫内膜炎最为常见，其次为急性盆腔腹膜炎、盆腔结缔组织炎。感染后细菌极易在宫腔内繁殖，并沿胎盘血窦进入血循环而发生严重的败血症或脓毒血症，是致死的原因之一。积极抗感染给予有效广谱抗生素、支持疗法、纠正贫血与电解质紊乱。感染性休克者抗休克治疗同时给予抗感染。

5. 羊水栓塞 中孕引产发生羊水栓塞远高于早期妊娠流产，发生率在 1‰~6.68‰。原因是：①羊膜腔穿刺针孔创造羊水外溢进入母血的条件；②放置水囊或羊膜腔外注药时，损伤宫颈或子宫壁内静脉与羊膜腔相通连，羊水流经损伤处进入母血：③人工破膜时宫缩过强；④剖宫取胎时，羊水自宫壁血管进入母血循环。关键在于预防，手术操作严格按照规程进行。一旦发生，应积极组织抢救。

【相关知识】

1. 术前评估

（1）充分估计到中孕引产中的困难：中孕引产的困难是由中期妊娠的生理特点所决定，尤其孕周较小者，随孕周的增大，子宫的敏感性增加，引产则相对容易。中孕引产有药物与水囊两种方法。天花粉用于孕 13～14 周引产，流血较少，但可能发生严重的过敏反应。目前，我国应用利凡诺、水囊引产较为广泛，其引产的成功率均在 95% 与 90% 以上。肝、肾功能不全者可考虑应用水囊引产，而有剖宫产史者，应用利凡诺较为安全。因此，术前应详细询问病史、仔细查体、应做必要的实验室检查、B 超检查等，以选择不同的引产方法。

（2）应具备引产的条件和设备：凡行中孕引产者均应住院实施，而且必须是在具备抢救过敏或出血性休克条件的医疗单位实施。

2. 手术探究

（1）重视药物引产的安全性：目前应用的利凡诺引产只要掌握好剂量 50～100mg，不超过100mg；其浓度在 0.4%以内；穿刺针注药时不误入母血或胎盘血窦，严格掌握适应证，则引产是安全的。个别发生过敏反应，只要及时发现，处理得当，则可顺利渡过引产全过程。但必须高度警惕羊膜腔注药时决不可将利凡诺注入子宫肌壁或腹壁，否则可引起局部坏死感染，甚至休克等。

（2）关于缩短引产时间：利凡诺引产自羊膜腔内注药至胎儿胎盘排出时间平均为 48～50 小时。羊膜腔外注药引产常需辅助缩宫素静脉点滴。山东省立医院，给羊膜腔内注药者同时服用米非司酮50mg，一日 3 次，可提前 12 小时流产；宫腔内羊膜腔外注药者，术前分次服用米非司酮 150mg，置管注药后阴道内置入米索 600μg，80%受术者在 4～8 小时内流产。

水囊引产多在 24 小时内引起宫缩，24 小时后不论有无宫缩必须取出水囊。有人主张水囊放置后 12 小时，常规静脉滴注缩宫素（用法同晚孕引产）。

（3）缩宫素引产的适应证为：①取水囊后未出现宫缩，且宫颈已软化；②宫缩乏力；③阴道有较多流血，应取出水囊加用缩宫素。

十四、产　钳　术

【目的】　处理难产，缩短产程，解决胎儿窘迫。

【适应证】

（1）第二产程延长。

（2）缩短第二产程：胎儿宫内窘迫；产妇情况需要缩短第二产程者。

（3）胎头吸引术失败者，再检查可行低位产钳者用产钳助娩，否则改行剖宫产。

（4）情况紧急而又熟悉产钳术，包括臀位后出头困难者、剖宫产娩头困难者。

【禁忌证】

（1）不具备产钳助产条件者如骨盆异常、胎头高浮。

（2）异常胎方位　如颏后位、额先露、高直位或其他异常胎位。

【操作前准备】　行会阴切开者，应行局部浸润及会阴神经阻滞麻醉。否则不需麻醉。

【操作步骤】

低位产钳术步骤

（1）膀胱截石位。

（2）消毒外阴，敷消毒巾。

（3）导尿：胎头压迫膀胱尿道无法放入导尿管时，须用手向上推开胎头以利放入尿管。膀胱明显充盈时，导尿更为必要。

（4）阴道检查：进一步确诊宫颈业已开全。检查胎头方位及进展平面，应以骨质进展度为准。

（5）切开会阴。

（6）放置左产钳：左手握左钳柄使钳叶垂直向下，右手中指、食指深入胎头与后阴道壁之间，右手掌向上。将左钳叶沿右手掌伸入掌与胎头之间，然后右手指徐徐向胎头左侧及向内移行，左钳叶随手掌向左向前移，而左钳柄逐渐向下微向逆时针方向旋转，最后左钳叶达胎头左侧顶颞部，钳叶与钳柄在一水平位，钳柄内面正向产妇左侧。

（7）放置右产钳：右手垂直握右钳柄如前，左手中、示指伸入胎头与阴道后壁之间，诱导右钳叶（在左产钳上面）徐徐滑向胎头右侧方到达与左侧对称的位置。

（8）合拢钳柄：当两个产钳放置在正确位置后，左右产钳锁扣恰好吻合，左右钳柄内面自然对合。

（9）检查钳叶位置：伸手入阴道内检查钳叶与胎头之间有无夹持宫颈组织。

（10）牵拉：如需迅速结束分娩时，合拢钳柄后立即牵拉产钳。即左手握合拢的钳柄，向外向下牵拉。当先露部拨露时，应逐渐将钳柄向上旋转使胎头逐渐仰伸而娩出。这样可使胎头按自然机转而娩出。

（11）取出产钳：当胎头牵出后，应取下产钳。先取右产钳，后取左产钳。

（12）牵出胎体：按自然分娩转用手牵拉胎头，使前肩、继而后肩及躯干娩出。

【并发症及处理】

（1）损伤：胎儿损伤：常见胎儿皮肤挫伤、眶神经损伤等。预防仔细检查胎方位，尽量复位。软产道损伤：产程长，产道水肿、牵拉力量加大。预防：宫口开全后放置产钳，牵拉力度适当。

（2）出血：多发生损伤后，操作轻柔，力度适当。及时缝合，恢复解剖层次。

（3）感染：术后预防感染。

【相关知识】　产钳操作的条件如下。

（1）宫口开全。

（2）胎膜已破。

（3）胎头已衔接，达+2 以下。

（4）必须明确胎方位。

（5）无明显的头盆不称。

（6）必须排空膀胱。

十五、经腹壁羊膜腔腔穿刺术

【目的】　经腹壁羊膜腔腔穿刺术（amniocentesis）是在妊娠中晚期时用穿刺针经腹壁、子宫壁进入羊膜腔抽取羊水供临床分析诊断或注入药物或生理盐水用于治疗的一种方法。

【适应证】

1. 治疗

（1）胎儿异常或死胎需做羊膜腔内注药（依沙吖啶等）引产终止妊娠。

（2）胎儿未成熟，但必须在短时间内终止妊娠，需行羊膜腔内注入地塞米松 10mg 以促进胎儿肺成熟。

（3）胎儿无畸形而羊水过多，需放出适量羊水以改善症状及延长孕期，提高胎儿存活率。

（4）胎儿无畸形而羊水过少，可间断向羊膜腔内注入适量 0.9%氯化钠注射液，以预防胎盘和脐带受压，减少胎儿肺发育不良或胎儿窘迫。

（5）胎儿生长受限者，可向羊膜腔内注入氨基酸等促进胎儿发育。

（6）母儿血型不合需给胎儿输血。

2. 产前诊断　羊水细胞染色体核型分析、基因及基因产物检测：对经产前筛查怀疑有异常胎儿的高危孕妇进行羊膜穿刺抽取羊水细胞，通过检查以明确胎儿性别、确诊胎儿染色体病及遗传病等。

【禁忌证】

1. 用于羊膜腔内注射药物引产时　①心、肝、肺、肾疾病在活动期或功能严重异常；②各种疾病的急性阶段；③有急性生殖道炎症；④术前 24 小时内两次体温在 37.5℃以上。

2. 用于产前诊断时　①孕妇曾有流产征兆；②术前 24 小时内两次体温在 37.5℃以上。

【操作前准备】

1. 孕周选择　①胎儿异常引产者，宜在妊娠 16～26 周之内；②产前诊断者，宜在妊娠 16 ～ 22 周，此时子宫轮廓清楚，羊水量相对较多，易于抽取，不易伤及胎儿，且羊水细胞易存活，培养成功率高。

2. 穿刺部位定位　①手法定位：助手固定子宫，子宫底下 2～3 横指中线或两侧选择囊性感明显部位作为穿刺点；②B 型超声定位：穿刺前可先行胎盘及羊水暗区定位标记后操作，穿刺时尽量避开胎盘，在羊水量相对较多的暗区进行；也可在 B 型超声引导下直接穿刺。

3. 中期妊娠引产术前准备　①测血压、脉搏、体温，进行全身检查及妇科检查。注意有无盆腔肿瘤、子宫畸形及宫颈发育情况；②测血、尿常规，出凝血时间，血小板计数和肝功能；③会阴部备皮。

【操作步骤】　孕妇排尿后取仰卧位，腹部皮肤常规消毒，铺无菌孔巾。在选择好的穿刺点用0.5%利多卡因行局部浸润麻醉。用 22 号或 20 号腰穿针垂直刺入腹壁，穿刺阻力第一次消失表示进入腹腔。继续进针又有阻力表示进入宫壁，阻力再次消失表示已达羊膜腔。拔出针芯即有羊水溢出。抽取所需羊水量或直接注药。将针芯插入穿刺针内，迅速拔针，敷以无菌干纱布，加压 5 分钟后胶布固定。

【并发症及处理】

1. 感染　主要是羊膜炎，严格无菌操作，以防感染。

2. 出血与血肿　穿破腹壁血管，造成腹壁血肿。穿刺针应细。进针不可过深过猛，尽可能一次成功，避免多次操作。最多不得超过两次。

3. 流产、早产　常发生在多次操作或困难操作后，术后引起子宫收缩所致。

4. 羊水栓塞　经胎盘穿刺者，羊水可能经穿刺孔进入母体血循环而发生羊水栓塞。穿刺与拔针前后应注意孕妇有无呼吸困难、发绀等异常。警惕发生羊水栓塞可能。穿刺前应查明胎盘位置，勿伤及胎盘。

5. 胎儿刺伤　刺伤部位大都在身体非危险部位，若伤及眼部或心脏者预后不良。

【相关知识】

（1）胎盘位于前壁者，由胎盘的边缘进针。胎盘位于后壁者，防止穿刺过深。腹部有手术瘢痕者，尽量避开，以免损伤肠管。

（2）术后注意监测胎心、胎动。术后 3 日内减少活动。术后 2 周内禁性生活。

（3）术后有不规律宫缩者，给予宫缩抑制剂，保胎。

十六、脐带血管穿刺术

【目的】　脐带血管穿刺术（cordocentesis）是在超声引导下经母体腹壁穿刺采集脐带静脉血的技术。由于此技术操作简便、快捷，直接采取胎儿血样，诊断的准确性及敏感性高，是妊娠中晚期常用的产前诊断技术之一，同时为胎儿宫内治疗开辟了一条新途径。

【适应证】 凡通过血液检查可对胎儿进行诊断的疾病均可采用此方法。

1. 遗传性疾病的产前诊断 父母染色体异常胎儿需进行产前诊断者；异常染色体儿分娩史；唐氏综合征血清学筛查异常，需对胎儿进行产前诊断者。

2. 检测胎儿有否感染性疾病 如母体 TORCH 综合征筛查 IgM 阳性胎儿需进行检查者。

3. 评价胎儿宫内缺氧 通过脐血查明胎儿血红蛋白、pH 等。

4. 诊断胎儿血液系统疾病 如血友病、地中海贫血、免疫性血小板减少症等。

5. 了解胎儿生理生化指标 如血气分析、微量元素及酶的测定。

6. 某些遗传代谢缺陷、基因异常的产前诊断 如杜氏肌营养不良的基因诊断。

7. 胎儿宫内治疗 脐带穿刺直接输血或药物治疗某些疾病。

8. 宫内亲子鉴定

9. 孕妇血型抗体升高 需了解胎儿宫内受累情况者。

【禁忌证】

（1）孕期有流产征兆。

（2）体温升高。

【操作前准备】

1. 病人准备

（1）询问病史、核实孕周，测血压、心肺查体，血尿常规、出凝血时间。

（2）病人及家属应了解穿刺的目的、安全性及可能出现的并发症，知情同意并在手术协议书卜签字。

（3）孕妇紧张者可以术前静推安定 10mg，使孕妇镇静，以减少胎动便于抽血。

2. 器械准备

（1）穿刺手术包、洞巾、纱布。

（2）与检测该项目的实验室联系，并准备好相应的试管。

（3）附带穿刺探头的解析度良好的 B 型超声诊断仪，线性、凸面探头均可。

（4）长 15～18cm 的 23G 的锋利的穿刺针，超声下能良好显影。建议选用经皮经肝胆管造影（PTC）用的 B 型穿刺针（简称 PTC 针）。

（5）局部麻醉药、蒸馏水、0.2mol/L NaOH 溶液。

（6）5ml 注射器，必要时肝素湿润；无菌手套；无菌超声耦合剂或生理盐水。

3. 麻醉 穿刺点局部麻醉。

【操作步骤】

1. 体位 孕妇排空膀胱，平卧位。

2. 胎儿宫内情况超声扫描 先用普通探头对胎儿进行常规检查，确定胎盘位置，证实胎儿无畸形，找到清晰的脐带位置，初定脐带穿刺点，脐带根部及游离脐带均可。

3. 母体腹壁穿刺部位 常规消毒铺巾，0.5%～1%利多卡因腹壁局部麻醉。

4. 选穿刺点固定探头 更换带无菌套的超声探头，安放穿刺引导支架，使脐静脉清晰地显示在穿刺引导线内，选好穿刺点固定探头。

5. 穿刺 对穿刺部位进行仔细观察后，根据腹壁厚薄选用23G、长 15～18cm 的 PTC 针。胎盘在子宫前壁附着时可经胎盘刺入，其他可经羊膜腔刺入脐带。将 PTC 针送入针槽内，穿过腹壁、子宫肌壁，针尖在屏幕上一定要看到，当针尖接近脐带表面时作快速穿刺，见针尖已达脐血管内时，拔出针芯接上注射器立即抽血。抽出适量血后将针芯插回，拔针。如果针尖在其血管内，血液很容易抽出，但在脐带根部易刺入血窦而混入母血。

【并发症及处理】

1. 死胎或流产　主要是因为脐血管撕裂、胎儿大失血、脐血管痉挛及脐血管栓塞等引起。发生率与穿刺频数有关。

2. 胎儿血液进入母体血循环　如母儿血型不合，可能会刺激母体产生抗体，可给予抗 D 抗体以预防。

3. 感染　严格无菌操作，避免宫内感染。

【相关知识】

术后处理

（1）卧床休息吸氧 30～60 分钟，复查胎心正常可回家休息。术后定期产前检查、随诊。

（2）必要时可预防性口服抗生素 3 天。

十七、产　程　图

产程图表是记录宫颈扩张、胎先露位置、胎心率、宫缩间隔及持续时间以及产程中重要处理措施等综合情况的图表。产程图表由两个部分组成，上部分是产程曲线，下部分是附属表格。

【目的】　观察产程进展：产程曲线动态反应宫颈扩张、胎先露下降及相互之间的关系，可以形象、直观地反映产程进展，从中可以判断分娩中产力、产道及胎儿三个因素的相互作用关系。附属表格进一步记录宫缩情况、胎心率、产程中干预措施等指标，有利于监控产程进展。

早期识别异常分娩：通过产程曲线可以早期识别产程延缓，停滞及胎先露下降异常等情况，及时发现难产倾向，并进行适当处理。由此可以提高产程管理质量，静滴孕产妇病率，围生儿病率及死亡率。

有助于产科教学：正常分娩是产科教学的基础，而异常的分娩是产科教学的难点。运用产程图表有助于学生掌握分娩的相关知识。

【适应证】　所有临产的产妇均可以使用产程图表。为了避免假临产及潜伏期产妇的产程图表古语冗长，通常在产妇宫颈管扩张 2cm 以上才开始产程图表的记录。

【禁忌证】　无。

【操作前准备】　空白产程图表，红蓝笔，直尺，橡皮。

【操作步骤】

1. 准备绘制产程图表的相应材料及工具　仔细阅读产程图表的内容。产程图表的上部是产程曲线，横坐标示时间，以小时为单位，纵坐标分别示宫颈扩张及胎先露下降的程度，以 cm 为单位。一般在产妇宫颈扩张 2cm 以上开始绘制产程图表。

2. 数据标记　使用规范的符号将每一次肛门检查或者阴道检查所获得的宫颈扩张及胎先露下降数据标示在产程图上，通常用红色"O"表示宫颈扩张，用蓝色"X"表示胎先露下降，每次检查后用红笔连接红色"O"，用蓝笔连接蓝色"X"，然后得到两条曲线。

3. 产程曲线　有两种画法。

（1）"X"交叉型：宫颈扩张曲线自左向右、从下向上；胎先露下降曲线自左向右，但由上向下，两条曲线呈"X"形交叉发展。两条曲线多在第一产程后期交叉，然后又相互分离，直至胎儿娩出。

（2）伴行型：宫颈扩张及胎先露下降的两条曲线走向一致，均自左向右，从上向下。

4. 绘制附属表格　将分娩过程中的每一次重要检查及处理的情况概率在产程图表的下部，即附属表格内，内容应该包括检查时间、血压、胎心、宫缩、羊水性状等及重要处理。

5. 描画警戒线及异常线　在产程曲线上将宫颈扩张 3cm 处作为进入活跃期的标志，以该标志点及与之相距 4 小时处再画一条与之平行的斜线作为异常线，两线之间的区域为警戒区。如产程曲线超过警戒曲线进入警戒区则提示有难产的可能，应该积极分析原因并及时处理，经处理后产程曲线仍越过异常线，则提示分娩存在较为严重的异常。多数学者的研究表明，妊娠越过异常线者发生难产的概率明显增加，因此只可短期观察，若无进展难产因素难以克服，应及时结束分娩，不宜久等。

6. 识别产程曲线中的关键节点 识别产程曲线的关键节点是正确绘制产程图表的基础。产程中的关键节点包括临产、活跃期起点、宫颈开全（宫口开大 10cm）点、胎儿娩出等，实践证明，阴道检查较肛门检查更准确。相关概念详见相关知识。

【相关知识】

分娩基本概念

（1）临产：临产的标志是规律且逐渐增强的子宫收缩，持续约 30 秒，间歇 5～6 分钟，同时伴随进行性宫颈管消失、宫口扩张及胎先露下降。用强镇静药不能抑制临产后的宫缩。

（2）总产程：即分娩全过程，指临产开始到胎盘娩出的全过程。分三个阶段。

（3）第一产程：又称宫颈扩张期，指临产开始到宫口完全扩张即开全（10cm），初产妇约需 11～12 小时，经产妇需 6～8 小时。第一产程分为两个阶段：潜伏期和活跃期。

从临产开始到宫口开大 3cm 为潜伏期，按宫缩强度每 2～4 小时行一次肛门检查或者阴道检查。潜伏期每 2～3 小时开大 1cm，需 8 小时，平均最大时限 16cm。

宫口开大 3cm 至宫口开全为活跃期，通常每 1～2 小时行一次肛门检查或者阴道检查。活跃期平均 4～8 小时，又分为三期：加速期指宫口扩张 3～4cm，约需 1.5 小时；最大加速期指宫口扩张 4～9cm，约需 2 小时；减速期指宫口扩张 9～10cm，约需 30 分钟。

目前国际上倾向于将宫口扩张 4cm 作为活跃期起点，且不主张在宫口扩张 6cm 之前干预。

（4）第二产程：又称胎儿娩出期，指宫口开全至胎儿娩出的全过程。初产妇需 1～2 小时，经产妇不超过 1 小时。采取分娩镇痛措施的产妇则不应该超过 3 小时。

（5）第三产程：又称胎盘娩出期，指从胎儿娩出到胎盘、胎膜娩出的过程。需 5～15 分钟，不应超过 30 分钟。

（6）异常情况

1）异常产程曲线：根据《妇产科学》（第 8 版），异常产程曲线包括以下七类：可以单独存在，也可以并存。

潜伏期延长：潜伏期超过 16 小时。

活跃期延长：活跃期超过 8 小时，初产妇活跃期宫口扩张<1.2cm/h，经产妇<1.5cm/h，提示活跃期延长。

活跃期停滞：进入活跃期后宫颈停止扩张超过 4 小时。

2）第二产程延长：第二产程初产妇超过 2 小时（采用硬膜外麻醉分娩镇痛时超过 3 小时），经产妇超过 1 小时。

胎头下降延缓：活跃晚期及第二产程胎头下降初产妇<1cm/h，经产妇<2cm/h 称为胎头下降延缓。

胎头下降停滞：减速期后胎头下降停止>1 小时。

滞产：总产程超过 24 小时。

（7）产程图表的运用：WHO 推荐的产程图表在第三世界国家运用广泛。自 20 世纪 90 年代起，WHO 已经出版了三种不同形式的产程图表，现简要介绍如下。

（8）复合型产程图表：其特点是设 8 小时的潜伏期，以宫颈扩张 3cm 作为活跃期开始，警戒线以宫颈扩张 3cm 处作一条斜线，斜率为 1cm/h，而处理线是警戒线右侧与平行的斜线，相距 4 小时。复合型产程图表提供了相应的空间记录宫缩、产时用药等情况。

（9）改良型产程图表：WHO 在 2000 年发表了试用于医院的改良型产程图表。该产程图表摒弃了潜伏期，活跃期从宫口扩张 4cm 开始，其他部分同复合型产程图表。该产程图表排除潜伏期的原因是有研究认为包括潜伏期的传统产程图可能导致对产妇的过多干预，而活跃期从 4cm 开始则可以避免对部分宫颈口<4cm 的经产妇的干预。

（10）简化型产程图表：该产程图表仅记录宫颈扩张情况，从宫颈扩张 4cm 开始记录，警戒线左侧为白色区，提示产程进展正常，处理线右侧为深灰色区，提示产程停滞，很危险，而警戒线与处理线之间的区域是浅灰色区，提示应注意产程进展。该图表也提供了相应的空间记录产程中的其他信息，如破膜时间，阴道流血情况，羊水性状，宫缩，胎心等信息。有研究表明，简化型产程图表与复合产程图表效果相当，但是更容易完成，并被医务人员接受。

在阴道分娩中引入产程图表，方便经济，尤其适合第三世界国家使用，相较于产程中的医疗记录更加直观，能够更快提供给医务人员产程进展的相关信息，便于临产处理。已有相关研究显示，使用 WHO 制定的产程图有助于减少产程延长率，急诊剖宫产率，死产率，新生儿窒息率发生率等。应该进一步研究并推广其在阴道分娩中的作用。

第三节　妇产科模拟竞赛试题

（一）单项选择题

3.0-1. 对某患者进行盆腔检查时，下列哪项不正确（　　）

A. 检查前应排空膀胱　　　　　　　　B. 对未婚者应禁作双合诊及阴道窥器检查

C. 一般应避免在经期进行盆腔检查　　D. 凡有阴道流血者，均应在出血停止后再行盆腔检查

E. 男医生对未婚患者进行盆腔检查时应有其他女性医护人员在场

3.0-2. 关于盆腔检查，以下哪项错误（　　）

A. 检查者应状态严肃、动作轻柔，告知患者盆腔检查可能出现的不适，不必紧张

B. 除尿失禁者外，均应排空膀胱，必要时导尿

C. 大便充盈者应排空大便，习惯性便秘者，无碍盆腔检查无需处理

D. 为避免交叉感染，应每人一垫

E. 如高度肥胖或确实配合不好，可疑盆腔病变着，可行 B 超检查

3.0-3. 外阴的检查不包括下列哪项（　　）

A. 外阴发育、阴毛的分布和多少、有无畸形　　B. 外阴皮肤的颜色、溃疡、肿物、手术瘢痕

C. 尿道口及阴道口有无畸形和新生物　　　　　D. 阴道黏膜颜色、皱襞

E. 有无前庭大腺囊肿及其大小、质地

3.0-4. 关于阴道窥器的使用，以下哪项是正确的（　　）

A. 无需根据患者情况选择统一型号窥器

B. 使用前应蘸取石蜡油以使之润滑

C. 将窥阴器两叶闭合倾斜 45°，沿阴道后壁缓慢插入至阴道顶端后张开两叶暴露宫颈

D. 检查宫颈后直接取出窥器

E. 应以左手拇指及示指分开大小阴唇，避开敏感区，将窥器缓慢放置并边推进边打开两叶，直至暴露宫颈

3.0-5. 窥阴器检查不包括的项目是（　　）

A. 分泌物的气味　　　B. 子宫的硬度　　　C. 穹隆有无饱满

D. 宫颈的大小、颜色　　E. 阴道的通畅度

3.0-6. 关于双合诊的描述，以下哪项是错误的（　　）

A. 检查者应站在患者的两腿间，手指蘸石蜡油或苯扎溴铵润滑

B. 一律使用示指及中指进行检查

C. 检查时应先轻轻将手指顺阴道后壁放入并触摸阴道四壁，了解阴道通畅度、深度、弹性

D. 触诊子宫及附件时动作应轻柔，令患者呼吸配合

E. 患者疼痛较重时不宜强行按压

3.0-7. 以下哪一项不是通过双合诊可以了解的情况（　　）

A. 阴道横隔、纵隔及斜隔　　　　B. 宫颈举痛及摇摆痛　　　　C. 子宫脱垂

D. 可疑子宫主韧带病变　　　　E. 附件处有无增厚、肿块或压痛

3.0-8. 盆腔检查时遇哪种情况无需做三合诊（　　）

A. 可疑癌瘤患者　　　　B. 子宫前倾前屈位　　　　C. 子宫后倾后屈位

D. 可疑子宫骶骨韧带病变　　　　E. 发现子宫后壁、宫颈旁、盆腔后部病变

3.0-9. 下列说法不正确的是（　　）

A. 未婚或阴道闭锁、阴道狭窄等可以行肛查

B. 对于无性生活的女性做阴道检查须经患者及家属同意，并在签署知情同意书后进行

C. 对于病情危重患者一律应待病情稳定后再进行盆腔检查

D. 双合诊可以了解子宫及卵巢及宫旁组织的情况

E. 半年前进行过宫颈防癌检查且结果正常者可以不做细胞学检查

3.0-10. 盆腔检查不需要准备的物品是（　　）

A. 一次性臀部垫单　　　　B. 窥阴器　　　　C. 玻片、干试管

D. 10%氢氧化钾　　　　E. 75%乙醇

3.0-11. 关于分泌物取材及制片描述，下列哪项是正确的（　　）

A. 了解卵巢功能应刮取阴道侧壁上 1/3 黏膜的分泌物做涂片

B. 分泌物涂片找淋球菌应取阴道后穹隆的分泌物

C. 做阴道分泌物悬滴进行滴虫检查应滴一滴 10% KOH，并注意保暖

D. 分泌物找真菌应在宫颈管取材

E. 了解宫颈黏液结晶应在阴道侧壁取材

3.0-12. 关于分泌物取材位置，哪项是错误的（　　）

A. 检查分泌物应在其聚集处即后穹隆取材最为方便　　　　B. 检查滴虫应在阴道上 1/3 侧壁取材

C. 做淋球菌检查应取宫颈管或尿道旁腺分泌物　　　　D. 做内分泌涂片应取阴道上 1/3 刮片

E. 做假丝酵母菌检查应在阴道上 1/3 取材

3.0-13. 下列关于阴道分泌物检查的描述，哪项是错误的（　　）

A. 查滴虫应先在玻片上滴一滴生理盐水

B. 为提高假丝酵母菌的检出率，应用 10%氢氧化钾做悬滴检查

C. 内分泌涂片应用 95%乙醇固定后待检

D. 进行滴虫检查时标本无需保暖

E. 淋球菌检查需做革兰染色

3.0-14. 关于滴虫检查，以下哪项正确（　　）

A. 滴一滴盐水在玻片上，然后将窥阴器上的分泌物蘸在其上

B. 冬季检查时，为提高检出率可以将分泌物悬滴放置在暖气上保暖

C. 窥阴器检查可以蘸取石蜡油润滑

D. 滴虫悬滴需在油镜下观察

E. 应在尿道口留取分泌物

3.0-15. 关于宫颈黏液结晶检查，以下哪项是错误的（　　）

A. 用长弯钳伸入宫颈管，钳取宫颈黏液后打开长弯钳，观察钳尖处黏液性状及拉丝度，并将黏液置于干燥玻片上令其自然干燥

B. 显微镜低倍镜下观察结晶的形状

C. 需要巴氏染色后观察

D. 排卵期时，宫颈黏液含水量增多，透明且稀薄，延展性增大，拉丝长度可达 10cm

E. 排卵期后，在孕激素的影响下，宫颈黏液变为黏稠而浑浊，拉丝度仅为 1～2cm

3.0-16. 外阴奇痒，白带呈白色豆渣样，阴道黏膜红肿，局部用（　　　）

A. 甲硝唑栓　　　　　　B. 1 : 500 高锰酸钾溶液冲洗　　　　　C. 制霉菌素栓

D. 6%小苏打液冲洗　　　E. 2%醋酸溶液冲洗

3.0-17. 目前，无并发症的淋病奈瑟菌宫颈炎的常用治疗药物为（　　　）

A. 青霉素类　　　B. 四环素　　　C. 干扰素　　　D. 头孢类　　　E. 红霉素

3.0-18. 滴虫阴道炎的治愈标准是（　　　）

A. 白带悬滴法检查滴虫转阴性　　　　　　B. 临床症状消失

C. 连续 3 次月经后检查滴虫阴性　　　　　D. 连续 3 次月经期前检查滴虫阴性

E. 全身及局部治疗 3 个疗程治愈

3.0-19. 女性，36 岁。白带多，外阴痒，白带稀薄，灰黄色。妇科检查：阴道宫颈充血，阴道内多量稀薄泡沫状白带。其诊断为（　　　）

　　A. 滴虫阴道炎　　B. 细菌性阴道炎　　C. 念珠菌阴道炎　　D. 淋病　　E. 老年性阴道炎

3.0-20. 28 岁女性，孕 22 周，大量豆渣样白带，外阴奇痒。妇科检查：小阴唇内侧及阴道黏膜上附着白色膜状物。诊断为（　　　）

　　A. 滴虫性阴道炎　　B. 细菌性阴道炎　　C. 念珠菌阴道炎　　D. 淋病　　E. 老年性阴道炎

3.0-21. 关于宫颈防癌检查，下列哪项是错误的（　　　）

A. 采集标本前 24 小时内应禁性生活、阴道检查、阴道灌洗及用药

B. 取标本的用具必须无菌干燥　　　C. 白带较多时便于取材，不应将其擦掉

D. 阴道流血较多时影响检查结果　　　E. 应将所取的标本均匀涂在玻片上

3.0-22. 关于宫颈防癌检查，下列哪项是正确的（　　　）

A. 传统方法用刮板刮取宫颈表面后涂片送检

B. 无论哪种方法取材均应兼顾宫颈表面及宫颈管，特别注意鳞柱交界处

C. 传统方法涂片后用 75%乙醇固定

D. 取材时应用力，否则细胞量过少影响检查结果

E. 应以宫颈外口为中心旋转取材，无需照顾整个宫颈

3.0-23. 关于宫颈防癌检查的适应证，以下哪项是错误的（　　　）

A. 凡有性生活的女性，应每 1～2 年进行一次宫颈癌筛查

B. 有接触性出血、不规则阴道流血或有阴道排液者、临床检查宫颈异常的妇女

C. 因妇科良性疾患拟行子宫切除手术前

D. 高危人群的复查，即曾有过细胞学异常、宫颈病变或宫颈癌治疗后的复查

E. 阴道炎患者

3.0-24. 关于薄层液基细胞学检查，以下哪项是错误的（　　　）

A. 取装有细胞保存液体的小瓶，在其表面贴上患者信息的标签或用记号笔写上患者姓名等

B. 正确放置窥阴器，暴露宫颈时避免窥阴器触碰宫颈

C. 用专用的特制毛刷伸入宫颈管约 1cm，以宫颈外口为中心，旋转 360°～720°后取出并将毛刷头浸泡至保存液体中备检

D. 取特定毛刷用力刷取宫颈管及宫颈表面，以免细胞量过少影响检查

E. 如遇宫颈肥大患者，应注意刷取宫颈表面旋转毛刷不能刷到的区域，特别是鳞柱交界处，如有必要可使用刮板补充抹片

3.0-25. 关于宫颈防癌的玻片法检查，以下哪项是错误的（　　　）

A. 将一张干燥的玻片取出，用铅笔在有毛玻璃的一侧写好患者姓名

B. 可以用不干胶等标记患者姓名

C. 正确放置窥阴器，暴露宫颈时避免窥阴器触碰宫颈

D. 用特制小刮板的一头伸入宫颈管，另一头贴覆在宫颈表面，以宫颈外口为圆心沿一个方向轻轻旋转一周，将其沿一个方向涂在已准备好的玻片上

E. 95%乙醇固定标本，待巴氏染色后显微镜下观察细胞形态

3.0-26. 关于宫颈防癌的玻片法检查，以下哪项是错误的（　　　）

A. 将一张干燥的玻片取出，用铅笔在有毛玻璃的一侧写好患者姓名

B. 可以用不干胶等标记患者姓名

C. 正确放置窥阴器，暴露宫颈时避免窥阴器触碰宫颈

D. 用特制小刮板的一头伸入宫颈管，另一头贴覆在宫颈表面，以宫颈外口为圆心沿一个方向轻轻旋转一周，将其沿一个方向涂在已准备好的玻片上

E. 95%乙醇固定标本，待巴氏染色后显微镜下观察细胞形态

3.0-27. 宫颈阴道部外观呈颗粒状的红色区，提示下列哪种情况（　　　）

A. 宫颈糜烂　　　　B. 宫颈肥大　　　　C. 宫颈息肉　　　　D. 宫颈腺囊肿　　　　E. 宫颈管炎

3.0-28. 32 岁女性，孕 2 产 1，接触性出血 3 次。检查：宫颈光滑，大小正常，活动好，附件正常。首选下列哪项检查（　　　）

A. 宫颈涂片　　　　B. 阴道镜检查　　　　C. 宫颈及颈管活检　　D. 腹腔镜检查　　　　E. 碘试验

3.0-29. 关于宫颈上皮的说法不正确的是（　　　）

A. 宫颈上皮就是宫颈阴道部的鳞状上皮

B. 宫颈上皮由宫颈阴道部的鳞状上皮和宫颈管的柱状上皮组成

C. 宫颈的鳞状上皮和柱状上皮的交界处是宫颈癌的好发部位

D. 宫颈的鳞柱交界受雌激素影响，在不同年龄位置不同

E. 宫颈的检查注意选择鳞柱交界处作为涂片的重点

3.0-30. 盆腔检查不需要准备的物品是（　　　）

A. 一次性臀部垫单　　　　B. 窥阴器　　　　C. 玻片　　　　D. 75%乙醇　　　　E. 95%乙醇

3.0-31. 对某患者进行宫颈细胞检查时，哪项是不正确的（　　　）

A. 检查前应排空膀胱

B. 检查者应站在患者的两腿间或病床的右侧

C. 检查者应动作轻柔，告知患者盆腔检查可能出现的不适

D. 凡有阴道流血者，均应在出血停止后再行宫颈细胞检查

E. 男医生对患者进行检查时应有其他女性医护人员在场

3.0-32. 关于后穹隆穿刺的适应证，以下哪项是错误的（　　　）

A. 对疑有腹腔内出血的患者可以患者可以抽出不凝血

B. 对疑有盆腔积脓的患者进行辅助诊断

C. 对于可疑恶性肿瘤的患者，可以通过穿刺留取腹水进行细胞学检查

D. 可以在超声引导下进行包裹性积液的穿刺

E. 可以对上皮性卵巢囊肿进行穿刺治疗

3.0-33. 有关后穹隆穿刺的禁忌证，以下哪项是错误的（　　　）

A. 严重的盆腔粘连，子宫直肠陷凹完全被巨大肿物占据

B. 疑有肠管与子宫后壁粘连　　　　　　　　　　C. 子宫内膜异位囊肿

D. 对于高度怀疑恶性肿瘤的患者应尽量避免后穹隆穿刺　　　E. 合并严重的阴道炎症

3.0-34. 关于后穹隆穿刺，以下哪项是错误的（　　　）

A. 应签署知情同意书

B. 怀疑真性卵巢肿物时，为明确诊断可以选择穿刺方法

C. 穿刺后应压迫穿刺点并注意有无活动性出血

D. 穿刺针应平行于宫颈管的方向进入，避免损伤宫旁血管

E. 穿刺前应进行妇科检查

3.0-35. 穿刺抽出血性液体时，为证实其为腹腔内出血，血液应至少静置多长时间（　　　）

A. 1 分钟　　　　B. 2 分钟　　　　C. 5 分钟　　　　D. 10 分钟　　　　E. 15 分钟

3.0-36. 后穹隆穿刺误伤血管的表现不包括（　　）

A. 抽出血液静置后可以凝固　　　　　　　　B. 患者出现头晕、面色苍白

C. 血压下降、脉搏增快、腹腔内出血增多　　D. 宫旁肿物，患者主诉有排便感

E. 抽出血液为不凝固

3.0-37. 诊断腹腔内出血，最简单可靠的方法是（　　）

A. 病史、腹部检查及阴道检查　　　B. 后穹隆穿刺　　　C. 尿妊娠试验

D. B超　　　　　　　　　　　　　E. 诊断性刮宫

3.0-38. 进行后穹隆穿刺时不需要准备的物品是（　　）

A. 无菌手套　　　B. 纱布　　　C. 0.1%苯扎溴铵溶液　　　D. 宫颈钳　　　E. 75%乙醇

3.0-39. 后穹隆穿刺前患者准备中不正确的是（　　）

A. 不必了解患者的既往史　　　B. 测量生命体征　　　C. 术前化验检查

D. 讲明手术必要性，签署知情同意书　　　E. 患者排空小便后取膀胱截石位，必要时导尿

3.0-40. 选择后穹隆穿刺的针头是（　　）

A. 6号　　　B. 9号　　　C. 12号　　　D. 都可以　　　E. 都不可以

3.0-41. 后穹隆穿刺未抽出不凝血的原因不包括（　　）

A. 内出血量少　　　　　B. 血肿位置高　　　　　C. 直肠子宫陷凹有粘连

D. 血液黏滞度高　　　　E. 无内出血

3.0-42. 输卵管通畅试验的适宜时间为（　　）

A. 月经来潮前10天　　　B. 排卵前24小时　　　C. 排卵后48小时

D. 月经干净后3～7天　　　E. 月经干净后10天

3.0-43. 电子阴道镜放大多少倍（　　）

A. 20　　　B. 40　　　C. 100　　　D. 200　　　E. 400

3.0-44. 处女膜闭锁会导致（　　）

A. 阴道积血　　　B. 排尿困难　　　C. 宫腔积血　　　D. 周期性下腹痛　　　E. 以上所有选项

3.0-45. 关于处女膜闭锁，下列说法正确的是（　　）

A. 导致经血潴留、阴道积血　　　B. 指处女膜穿孔或部分撕裂　　　C. 标志着女性不再是处女

D. 是女性罕见的先天性疾病　　　E. 常规妇科检查不能发现

3.0-46. 处女膜切开术注意事项中，以下哪项不正确（　　）

A. 术后保持外阴清洁，但不宜阴道灌洗　　　B. 术后保持引流通畅

C. 术后鼓励患者坐起或下床活动　　　　　　D. 术中应靠近阴道黏膜进行处女膜剪除

E. 建议术后一个月复查B超

3.0-47. 处女膜闭锁是因为（　　）

A. 两侧中肾管未完全融合　　　B. 两侧副中肾管未完全融合　　　C. 染色体异常

D. 生殖腺发育受损　　　　　　E. 阴道末端的泌尿生殖窦组织未腔化所致

3.0-48. 15岁少女，尚未有月经来潮，近2年有周期性下腹疼痛，同时伴有肛坠胀，尿频。检查时发现其下腹正中一肿物样物，质韧，轻压痛。首先应考虑为（　　）

A. 充盈膀胱　　　B. 卵巢囊肿　　　C. 处女膜闭锁　　　D. 输卵管炎　　　E. 子宫内膜结核

3.0-49. 女，16岁，无月经来潮，有周期性下腹痛6个月，近2天又出现腹痛伴大便坠感。查体：女性外阴，处女膜无开口，高度膨隆，呈紫蓝色。肛诊阴道处为囊性包块。首先考虑（　　）

A. 卵巢囊肿　　　　　　B. 巴氏腺囊肿　　　　　　C. 无孔处女膜，阴道积血

D. 阴道壁囊肿　　　　　E. 卵巢巧克力囊肿

3.0-50. 女，16岁，诊断为无孔处女膜，阴道积血。查体：处女膜无开口，高度膨隆，呈紫蓝色。治疗首先考虑（　　）

A. 期待治疗　　　B. 腹腔镜探查　　　C. 剖腹探查　　　D. 抗感染治疗　　　E. 处女膜切开术

3.0-51. 对于处女膜切缘的缝合方法一般选择（　　）

    A. 间断缝合   B. 褥式缝合   C. 连续扣锁缝合   D. 皮内缝合   E. "8"字缝合

3.0-52. 以下哪项不是处女膜闭锁所致的并发症（　　）

    A. 子宫及输卵管积血   B. 卵巢肿瘤   C. 子宫腺肌症   D. 盆腔积血   E. 盆腔脓肿

3.0-53. 以下哪项不属于处女膜异常范畴（　　）

    A. 处女膜闭锁   B. 筛状处女膜   C. 处女膜狭窄   D. 环状处女膜   E. 以上均不属于

3.0-54. 关于前庭大腺囊肿造口术切口的选择，正确的是（　　）

    A. 沿囊肿的周围梭形切开

    B. 沿囊肿最突出处纵行切开，切口尽量长达整个囊肿的全长

    C. 沿囊肿最突出处纵行切开，切口尽量小，并靠近囊肿的上缘，以减少对前庭大腺功能的损伤

    D. 沿囊肿最突出处纵行切开，切口尽量小，并靠近囊肿的下缘，以减少对前庭大腺功能的损伤

    E. 沿囊肿最突出处横行切开，切口尽量小，并靠近囊肿的下缘，以减少对前庭大腺功能的损伤

3.0-55. 患者行外阴手术（前庭大腺囊肿造口术／外阴良性肿物切除术）后 1 小时，出现头晕、心悸、肛门坠胀感，查体发现心率增快、血压下降、外阴部肿胀。最可能的原因是（　　）

    A. 伤口感染   B. 外阴血肿   C. 败血症   D. 前庭大腺囊肿或外阴肿瘤复发   E. 直肠阴道瘘

3.0-56. 女，30 岁：外阴肿物疼痛 1 周，加剧 5 小时。查体：右侧前庭大腺红肿，触痛（＋），波动（＋）。应如何处理（　　）

    A. 全身抗生素治疗+支持疗法   B. 脓肿剔除术+抗生素应用

    C. 脓肿切开引流并造口术+抗生素   D. 脓肿穿刺引流+全身抗生素应用

    E. 局部抗生素应用+全身支持疗法

3.0-57. 对于外阴手术后血肿的处理，以下不正确的是（　　）

    A. 在术后 24 小时内，应该局部加压包扎+冷敷   B. 在术后 24 小时后，解除加压，局部热敷

    C. 在术后 24 小时后可以辅助理疗   D. 加用抗生素预防感染

    E. 一律保守治疗，不宜行二次手术

3.0-58. 为了减少前庭大腺囊肿／脓肿术后复发概率，以下哪种说法是错误的（　　）

    A. 切口应该选择在前庭大腺开口处   B. 切口应足够长   C. 充分冲洗囊腔

    D. 应完整剔除囊肿   E. 术后换药间隔不宜过长

3.0-59. 关于外阴肿物切除术，以下哪种说法是错误的（　　）

    A. 避免将局部麻醉药注入肿物内而导致肿物水肿影响病理检查的结果

    B. 为了减少术中、术后出血，肿瘤周围的包膜不应分离切除

    C. 为了减少术中、术后出血，应缝扎或结扎瘤蒂

    D. 为了减少术后复发概率，蒂部切除应达到根部

    E. 为了减少术后复发概率，分叶状肿瘤应予以完整切除

3.0-60. 关于外阴肿物切除术后的说法，错误的是（　　）

    A. 手术记录应记录肿物的形状、质地、颜色、大小、包膜情况及术中出血量等

    B. 切除组织肉眼观察无异常，可以不送病理检查   C. 术后应严密观察，无不适后再离院

    D. 术后 3～5 天拆线   E. 切口张力大或合并贫血者应延迟拆线

3.0-61. 关于前庭大腺囊肿／脓肿手术，以下说法错误的是（　　）

    A. 造口术只适合于脓肿的切开引流，为了减少前庭大腺囊肿复发，应予以彻底剔除

    B. 经期不宜行外阴手术   C. 切口应选择最突出、最薄处切开

    D. 前庭大腺脓肿术中应留取拭子培养   E. 术后每天伤口换药

3.0-62. 宫颈息肉属于（　　）

    A. 癌前病变   B. 良性肿瘤   C. 浸润性癌   D. 慢性炎症   E. 急性炎症

3.0-63. 女性，45 岁，接触性阴道出血 20 天。妇科检查：宫颈外口见 1cm×2cm 质地软的赘生物，暗红色，边界完整。子宫大小正常，双附件无异常。最有可能的诊断是（　　）

    A. 宫颈结核   B. 宫颈癌   C. 宫颈肌瘤   D. 宫颈息肉   E. 宫颈湿疣

3.0-64. 宫颈息肉的治疗下列哪项最合适（　　）

A. 电熨　　　　　　　　B. 息肉摘除并送病理学检查　　　　　C. 局部消炎

D. 宫颈锥形切除术　　　E. 微波治疗

3.0-65. 关于宫颈息肉摘除术，下列哪项是正确的（　　）

A. 蒂细的小息肉可用止血钳夹持息肉根部直接拔出

B. 若息肉蒂部较深，可将外部切除，蒂部暂时不处理

C. 可用止血钳夹持息肉根部，将钳向一个方向旋转数圈，即可扭断息肉

D. 对来源于宫颈管的息肉蒂部较高近宫颈内口者，估计切除困难，可行开腹手术切除

E. 蒂较粗大的息肉切除后创面出血，采用口服止血药物治疗

3.0-66. 关于宫颈息肉摘除术，应注意（　　）

A. 止血钳应钳夹息肉基底部，避免蒂部残留　　　　B. 止血钳应钳夹息肉蒂部最粗处

C. 息肉摘除术前无需了解息肉大小、部位　　　　　D. 息肉摘除术前无需了解蒂的长短及附着部位

E. 蒂部位于宫颈管上段的息肉可分次切除，先摘除外露部分，再处理颈管部分

3.0-67. 宫颈糜烂样改变与早期子宫颈癌肉眼难以鉴别，确诊方法是（　　）

A. 宫颈刮片细胞学检查　　　B. 宫颈碘试验　　　C. 氮激光肿瘤固有荧光法

D. 阴道镜检　　　　　　　　E. 宫颈及宫颈管活组织检查

3.0-68. 35岁，白带增多2个月，宫颈中度糜烂，经激光治疗后宫颈光滑，白带减少。其修复过程是（　　）

A. 鳞状上皮不典型增生　　　B. 柱状上皮增生　　　C. 鳞状上皮化

D. 鳞状上皮间变　　　　　　E. 柱状上皮化生

3.0-69. 下列哪项不适合于慢性宫颈炎的治疗（　　）

A. 宫颈锥切　　　B. 电熨治疗　　　C. 激光治疗　　　D. 冷冻治疗　　　E. 微波治疗

3.0-70. 下列关于宫颈物理治疗的说法，正确的是（　　）

A. 微波辐射时间以局部组织变为灰白色或微黄色为宜

B. 热熨时用力需大、越深，越彻底

C. 放进或取出操作器应在仪器开启状态

D. 由正常区边缘向病变部熨灼，越近边缘，电熨时间及所用压力越大

E. 冷冻时间为10～15分钟

3.0-71. 物理治疗造成宫颈管狭窄或粘连的可能原因除外以下哪项（　　）

A. 探头进入宫颈管过深　　　B. 探头进入宫颈管时间过长　　　C. 术中止血不彻底

D. 功率过大，组织损伤　　　E. 术后感染

3.0-72. 关于诊断性刮宫的适应证，以下哪项是错误的（　　）

A. 异常子宫出血或阴道排液　　　B. 功能失调性子宫出血　　　C. 不孕症

D. 各种流产后宫腔残留　　　　　E. 怀疑输卵管病变

3.0-73. 以下哪项不是诊断性刮宫的禁忌证（　　）

A. 体温超过37.5℃　　　B. 伴有急性生殖道炎症　　　C. 严重内科合并症未经处理

D. 慢性盆腔炎　　　　　E. 急性胃肠炎

3.0-74. 关于诊断性刮宫，以下哪项是正确的（　　）

A. 不规则阴道流血患者，为排除子宫内膜癌或宫颈管癌需做分段诊断性刮宫

B. 为排除无排卵性功能失调性子宫出血，应在月经第5天行分段诊断性刮宫

C. 为排除黄体萎缩不全，应在月经后半期或月经来潮12小时内行诊断性刮宫

D. 为排除黄体功能不全，应在月经后半期行分段诊断性刮宫

E. 怀疑流产后宫内残留者，应立即行分段诊断性刮宫

3.0-75. 关于诊断性刮宫，以下哪项是错误的（　　）

A. 术前应详细了解患者有无心脑血管疾患，必要时应测量血压、脉搏

B. 签署知情同意书　　　C. 术前B超了解子宫位置、大小后无需再做阴道检查

D. 排空膀胱后进行操作　　　　　　　E. 一般不需麻醉，对宫口较紧者可酌情给予

3.0-76. 关于子宫内膜活检，以下哪项是错误的（　　）

A. 可在月经期前 1～2 天手术，通常在月经来潮 6 小时内进行

B. 怀疑子宫内膜结核者，术前 3 日及术后 4 日需预防性抗结核治疗

C. 闭经者应首先除外妊娠方可手术

D. 为了解卵巢功能，需遍刮宫腔

E. 体温 37.4℃可以手术

3.0-77. 关于分段诊断性刮宫，以下哪项是正确的（　　）

A. 应分别刮宫颈和宫腔，顺序并不重要　　　　B. 应先刮宫颈管，然后探宫腔，最后刮宫腔

C. 应先探宫腔，再刮宫颈管，最后刮宫腔　　　D. 应先刮宫颈管，再刮宫腔，最后探宫腔

E. 应先探宫腔，再刮宫腔，最后刮宫颈管

3.0-78. 关于分段诊断性刮宫标本的处理，以下哪项是错误的（　　）

A. 将刮出物全部送检　　　　　　　　　　B. 分别按宫颈、宫腔不同部位刮出组织送检

C. 挑选可疑组织送检，其余可以丢弃　　　D. 装入标本瓶后应立即用组织固定液固定

E. 标本瓶上要注明患者姓名及组织来源，填好病理检查单

3.0-79. 关于诊断性刮宫，以下哪项是错误的（　　）

A. 不孕症患者内膜活检时，为避免漏诊应尽可能遍刮宫腔，直至整个宫腔刮净并可"闻肌声"

B. 发现刮出物糟脆，不除外子宫子宫内膜癌时，不能力求刮净，以免穿孔

C. 阴道流血者组织新鲜，为止血应经理刮净

D. 某些特殊患者可在 B 超引导下进行诊刮

E. 患者耐受性差时可以麻醉下进行手术

3.0-80. 关于刮宫的注意事项，以下哪项是错误的（　　）

A. 术前已做 B 超，无需再做盆腔检查了解子宫大小及位置

B. 绝经后患者术前可以用药物软化宫颈，使子宫颈扩张

C. 刮宫操作时应动作轻柔，进出宫颈时不能暴力

D. 扩张宫颈应从小号扩张器开始依次至所需大小

E. 根据子宫大小及宫口情况选择刮匙大小

3.0-81. 关于刮宫注意事项，以下哪项是错误的（　　）

A. 刮宫时应注意宫腔四壁，特别是两侧宫角情况　　B. 应注意宫腔大小、内壁是否平坦，有无突起

C. 应注意异常组织的位置　　　　　　　　　　　　D. 应注意宫腔内有无赘生物

E. 如发现糟脆组织，应尽量将该处组织清理干净，以免残留

3.0-82. 通过该图可判断此患者（　　）

A. 有排卵　　　B. 无排卵　　　C. 黄体功能不全　　　D. 受孕　　　E. 闭经

3.0-83. 对肛门检查手法的描述错误的是（　　）

A. 检查前清洁双手　　　B. 检查者立于孕妇两腿间或孕妇右侧　　　C. 检查前要消毒外阴及阴道

D. 检查者右手戴一次性检查手套，示指蘸润滑剂自肛门伸入直肠内

E. 子宫敏感（宫缩）者动作务必轻柔

3.0-84. 孕妇外阴阴道消毒的正确手法是（　　）

A. 使用 0.5%碘伏消毒外阴和阴道

B. 顺序是大阴唇、小阴唇、阴阜、大腿内上 1/3、会阴及肛门周围

C. 对碘过敏的孕妇可使用肥皂水消毒外阴

D. 先消毒阴道再消毒外阴

E. 消毒外阴后用酒精脱碘伏

3.0-85. 关于阴道检查的注意事项，正确的说法是（　　）

A. 对于胎膜早破的孕妇禁止做阴道检查　　　B. 阴道检查前可以用 0.5%碘伏消毒外阴

C. 对可疑脐带脱垂的孕妇要避免阴道检查　　　D. 不明原因阴道流血孕妇禁止做阴道检查

E. 为保证检查的准确性，可多人先后行阴道检查

3.0-86. 阴道检查时触及胎儿小囟门位于 7 点位置，大囟门位于 1 点位置，此时的胎方位是（　　）

A. LOP　　　　　　　B. LOA　　　　　　　C. LOT　　　　　　　D. ROP　　　　　　　E. ROA

3.0-87. 下列关于阴道的检查，错误的是（　　）

A. 肛查不清时可选用阴道检查

B. 为了解产程进展，要间隔 1～2 小时行阴道检查一次

C. 轻度头盆不称经试产 4 小时产程进展缓慢者要行阴道检查

D. 疑有脐带先露或脐带脱垂要行阴道检查

E. 疑有前置胎盘，在开放静脉的前提下行阴道检查

3.0-88. 胎位是指（　　）

A. 最先进入骨盆入口的胎儿部分　　　　B. 胎儿先露部的指示点与母体骨盆的关系

C. 胎儿身体长轴与母体长轴的关系　　　D. 胎儿身体各部的相互关系

E. 胎位位置与母体骨盆的关系

3.0-89. 头先露中最常见的是（　　）

A. 枕先露　　　　　B. 前囟先露　　　　　C. 额先露　　　　　D. 面先露　　　　　E. 复合先露

3.0-90. 枕先露产妇临产后进行肛门检查，了解胎头下降程度的标志为（　　）

A. 骶岬　　　　B. 耻骨联合后面　　　　C. 坐骨棘　　　　D. 坐骨结节　　　　E. 坐骨切迹

3.0-91. 胎头的最小径线是（　　）

A. 枕下前囟径　　　B. 枕颏径　　　　C. 枕额径　　　　D. 双顶径　　　　E. 双额径

3.0-92. 后囟的组成包括（　　）

A. 2 片顶骨，1 片枕骨　　　　　　B. 2 片额骨，1 片枕骨　　　　　　C. 2 片顶骨，2 片额骨

D. 2 片颞骨，1 片枕骨　　　　　　E. 2 片顶骨，2 片颞骨

3.0-93. 四步触诊第一步手法错误的是（　　）

A. 查者站在孕妇右侧、动作轻柔

B. 查者双手置于宫底部，并画线标记宫底位置

C. 宫底位置不明显，可嘱孕妇双腿略屈曲使腹肌放松

D. 查者双手指腹相对交替轻推，了解宫底部胎儿部分

E. 孕妇头部稍垫高

3.0-94. 四步触诊第二步手法正确的是（　　）

A. 孕妇应该排空膀胱取左侧位　　　　B. 检查者立于孕妇左侧

C. 检查者双手指置于孕妇腹部一侧　　　D. 双手同时轻推和深按

E. 若产妇有不适要减轻按压幅度

3.0-95. 对孕妇进行腹部检查时应该（　　）

A. 检查者立于孕妇左侧　　　B. 先听胎心再进行四步触诊　　　C. 当出现宫缩后要暂停测量

D. 对前置胎盘的孕妇禁做四步触诊，只测量宫高、腹围　　　E. 孕 28 周前不能做四步触诊

3.0-96. 四步触诊检查时哪项是错误的（　　）

A. 孕妇应该排空膀胱　　　　　　　B. 孕妇要平卧

C. 孕妇双腿略屈曲，使腹肌放松　　　D. 对有宫缩的孕妇禁止进行四步触诊

E. 检查者立于孕妇右侧

3.0-97. 关于四步触诊检查操作错误的是（　　）

A. 通过四步触诊可了解胎方位和胎产式　　　B. 检查前嘱孕妇排空膀胱

C. 做前三步时检查者面向孕妇　　　　　　D. 若胎先露高浮，没有必要进行第四步检查

E. 若触诊不清，可以让孕妇略屈曲双腿

3.0-98. 关于正常单胎妊娠子宫大小表述正确的是（　　）

A. 10 周位于耻骨联合上 2～3 横指　　　　B. 18 周位于脐耻之间　　　　C. 20 周位于脐上横指

D. 32 周末位于脐部与剑突之间　　　　E. 40 周位于剑突下 1 横指

3.0-99. 四步触诊中检查者面向患者脚端的步骤是（　　）

A. 第一步　　　B. 第二步　　　C. 第三步　　　　D. 第四步　　　　E. 以上都不是

3.0-100. 进行四步触诊需让孕妇（　　）

A. 左侧卧位　　　　　　　　　　　　B. 仰卧，双腿自然略屈曲，稍分开，使腹部放松

C. 仰卧，双腿屈曲，使腹部放松　　　　D. 憋尿　　　　　　E. 右侧卧位

3.0-101. 一羊水过多的孕妇在行四步触诊检查时突然觉得头晕、胸闷、恶心、冷汗，最可能的诊断是（　　）

A. 前置胎盘　　　B. 脑血管意外　　　C. 梅尼埃病　　　D. 仰卧位低血压　　　　E. 贫血

3.0-102. 对四步触诊法第三步的正确描述是（　　）

A. 检查者分别以左右手手指置于骨盆入口上方左右推动该胎先露部

B. 左右推动以确定是否衔接　　　C. 若推动胎先露部仍可以上下移动，表示尚未衔接入盆

D. 上下推动以确定是否衔接　　　E. 检查者右手掌向下压胎头以了解是否衔接

3.0-103. 关于骨盆内测量时的注意事项，以下说法准确的是（　　）

A. 孕妇临产后为了评价能否阴道分娩要多次骨盆内测量

B. 为了避免感染，测量前用碘伏进行阴道消毒　　　C. 若孕妇有宫颈糜烂则应避免行内测量

D. 若骨盆外测量正常可免行内测量　　　E. 检查者以手就可以进行骨盆内测量

3.0-104. 下述对骨盆外测量注意事项的描述，正确的是（　　）

A. 孕妇临产后为了评价能否阴道分娩才进行骨盆外测量

B. 孕妇要排空膀胱后仰卧　　　　　　C. 用软尺进行测量

D. 骶耻外径反映的是中骨盆前后径　　　E. 坐骨结节间径也可用检查者手拳概测

3.0-105. 对某孕妇行骶耻外径测量时，哪项是正确的（　　）

A. 孕妇应该右侧卧位

B. 测量第 5 腰椎棘突下 1cm 至耻骨联合下缘的距离

C. 测量第 5 腰椎棘突下 1cm 至耻骨联合上缘的距离

D. 要选取米氏菱形窝上角

E. 要选取米氏菱形窝下角

3.0-106. 对某孕妇行髂棘间径测量时，哪项是正确的（　　）

A. 孕妇应该采取屈腿仰卧位　　　B. 测量两髂嵴外缘的距离　　　C. 测量两髂嵴内缘的距离

D. 测量两髂前上棘外缘的距离　　　E. 测量两髂前上棘内缘的距离

3.0-107. 关于测量出口横径时的注意事项，正确的是（　　）

A. 孕妇取膀胱截石位　　　　　　　　B. 耻骨弓小于 90° 者可不再测量出口横径

C. 测量两坐骨结节内侧缘的距离　　　D. 若测量值小于 8cm 则判断为漏斗骨盆

E. 孕早期进行测量最为准确

3.0-108. 孕妇 32 岁，G_1P_0，孕 32 周。常规进行骨盆外测量，下列哪一条径线无须常规测量（　　）

A. 髂嵴间径　　　B. 出口后矢状径　　　C. 骶耻外径　　　D. 髂棘间径　　　E. 出口横径

3.0-109. 该孕妇骨盆各径线的部分测值如下，哪一项提示不可经阴道分娩（　　）

A. 出口后矢状径 8cm　　　B. 髂棘间径为 24cm　　　C. 骶耻外径为 18cm

D. 出口横径为 7cm　　　E. 出口横径为 6cm

3.0-110. 若测骶耻外径为 17.5cm，其他均正常，还需测哪一条径线来评估是否可经阴道分娩（　　）

A. 出口后矢状径　　　　　　B. 出口前矢状径　　　　　　C. 尺桡周径

D. 坐骨棘间径　　　　　　E. 骨盆入口斜径

3.0-111. 关于骨盆的外测量，哪项是错误的（　　）

A. 出口后矢状径正常值为 8～10cm　　　　B. 髂嵴间径正常值为 25～28cm

C. 出口横径正常值为 8.5～9.5cm　　　　D. 骶耻外径正常值为 18～20cm

E. 髂棘间径正常值为 23～26cm

3.0-112. 28 岁孕妇，停经 30 周，无痛阴道流血来院就诊，胎心良好，产检情况哪项不可能（　　　）

A. 宫高：28cm　　　　　　B. 胎方位：枕左前　　　　　C. 髂棘间径：24cm

D. 骶耻外径：19cm　　　　E. 宫颈未扩张

3.0-113. 下列关于产程的描述，正确的是（　　　）

A. 总产程包括第一产程及第二产程　　　　　B. 第一产程的起点是宫颈扩张

C. 临产的标志是见红　　　　　　　　　　　D. 第二产程是指宫颈扩张 8cm

E. 第一产程包括潜伏期和活跃期

3.0-114. 潜伏期的最大时限是（　　　）

A. 4 小时　　　　　B. 8 小时　　　　　C. 16 小时　　　　　D. 23 小时　　　　　E. 3 小时

3.0-115. 活跃期的最大时限是（　　　）

A. 4 小时　　　　　B. 8 小时　　　　　C. 16 小时　　　　　D. 24 小时　　　　　E. 3 小时

3.0-116. 若一个初产妇进入活跃期后采用硬膜外麻醉镇痛，则其第二产程的最大时限（　　　）

A. 0.5 小时　　　　B. 1 小时　　　　　C. 2 小时　　　　　D. 3 小时　　　　　E. 4 小时

3.0-117. 以下说法错误的是（　　　）

A. 总产程小与 3 小时成为急产　　　　　　B. 产程停滞称为滞产

C. 正常总产程应小于 24 小时　　　　　　　D. 经产妇第二产程应该小于 1 小时

E. 初产妇第一产程一般为 11～12 小时

3.0-118. 会阴切开缝合术的产妇，术后宜采取的体位是（　　　）

A. 平卧位　　　　　B. 半卧位　　　　　C. 健侧卧位　　　　D. 伤口侧卧位　　　E. 俯卧位

3.0-119. 会阴阻滞麻醉的患者，宜采取的体位是（　　　）

A. 平卧位　　　　　B. 半卧位　　　　　C. 膝胸卧位　　　　D. 膀胱截石位　　　E. 俯卧位

3.0-120. 会阴侧切术后伤口愈合不良，术后多久可以进行高锰酸钾坐浴（　　　）

A. 3 天　　　　　　B. 5 天　　　　　　C. 7 天　　　　　　D. 10 天　　　　　　E. 1 天

3.0-121. 自然分娩新生儿娩出 20 分钟仍无胎盘剥离征象，阴道流血不多，此时应（　　　）

A. 等待胎盘剥离　　B. 人工剥离胎盘　　C. 肌内注射缩宫素　D. 按摩子宫　　　　E. 牵拉脐带

3.0-122. 胎儿娩出后半小时，胎盘不娩出最常见的原因是（　　　）

A. 尿潴留　　　　　B. 胎盘滞留　　　　C. 胎盘粘连　　　　D. 胎盘植入　　　　E. 宫缩乏力

3.0-123. 足月分娩后胎盘部分小叶残留，最常见的处理是（　　　）

A. 胎盘钳取术　　　B. 清宫术　　　　　C. 手取胎盘术　　　D. 剖宫产　　　　　E. 药物治疗

3.0-124. 胎盘排出不完整，徒手剥离胎盘后，部分胎盘小叶仍有残留，正确处理为（　　　）

A. 静脉注射缩宫素　　　　　　　　　　　B. 按摩宫底

C.等待残留胎盘组织自然娩出　　　　　　　D. 宫腔探查，尽量一次彻底清除残留胎盘

E. 不必强求一次彻底清完，可于产后数日行 B 超检查，仍有残留可再次清宫

3.0-125. 以下产钳操作的条件错误的是（　　　）

A. 宫口开全　　　　B. 胎膜已破　　　　　　C. 胎头已衔接，达 S0 以下

D. 无头盆不称　　　E. 必须排空膀胱

3.0-126. 以下情况中哪项可以产钳助产（　　　）

A. 第二产程延长　　B. 宫颈扩张 8cm，胎心持续低于 90 次/分　　　C. 头盆不称

D. 臀位难产　　　　E. 胎膜尚未破裂

3.0-127. 27 岁初产妇，宫颈扩张 5cm，胎心监测提示频繁晚期减速，应如何处置（　　　）

A. 胎吸　　　　　　B. 产钳　　　　　　C. 侧切　　　　　　D. 剖宫产　　　　　E. 变换体位

3.0-128. 25 岁初产妇，骨盆外测量未见异常，跨耻征阳性，嘱患者屈膝抱腿后再次测量跨耻征仍然阳性，目前出现规律宫缩，宫颈扩张 3cm，如何处理（　　　）

A. 观察产程　　　　B. 吸氧、左侧卧位　　C. 产钳助产　　　　D. 静点缩宫素　　　E. 剖宫产

3.0-129. 以下说法正确的是（　　）

A. 所有新生儿出生后均需复苏抢救　　　　　　　B. 1 分钟 ApgAr 评分代表新生儿出生后的情况

C. 5 分钟 ApgAr 评分代表新生儿复苏后的情况　　D. 新生儿 ApgAr 评分 1 分钟 6 分需要窒息复苏抢救

E. 新生儿 ApgAr 评分 1 分钟 9 需要窒息复苏抢救

3.0-130. 新生儿出生后接扎脐带长度（　　）

A. 0.5cm　　　　　B. 0.8cm　　　　　C. 1cm　　　　　D. 2.5cm　　　　　E. 越长越好

3.0-131. 带尾丝宫内节育器放置时，保留尾丝长度一般是（　　）

A. 1.5～2.0cm　　　B. 1cm　　　　　C. 3cm　　　　　D. 0.5cm　　　　　E. 4cm

3.0-132. 下列宫内节育器放置时间合适的是（　　）

A. 月经期　　　　　　　B. 月经干净后 3～7 天　　　　　C. 产后 42 天内

D. 自然流产后月经尚未恢复正常时　　　　　　　　E. 不规则阴道流血分段诊刮术后

3.0-133. 下列不属于放置宫内节育器禁忌证的是（　　）

A. 严重的全身疾病　　　　　B. 严重宫颈裂伤　　　　　C. 月经稀发

D. 子宫畸形　　　　　E. 慢性盆腔炎急性发作

3.0-134. 下列不属于节育器放置并发症的是（　　）

A. 子宫穿孔　　　　B. 疼痛　　　　C. 不规则阴道流血　　　　D. 更年期综合征　　　　E. 感染

3.0-135. 关于放置节育器过程中的注意事项，下列哪项是错误的（　　）

A. 严格无菌操作

B. 宫颈过紧者可用利多卡因宫颈局部浸润麻醉

C. 应根据子宫大小、位置，选择合适大小、类型和优质的 IUD

D. 使用叉型放置器放置环形节育器时中途需停顿、旋转

E. 放置后需停留一段时间观察有无出血

3.0-136. 放置节育器后发生不规则阴道流血，以下说法不正确的是（　　）

A. 是临床常见并发症，发病率为 10% 以上

B. 多表现为月经量增多或经期延长，或点滴不规则性出血

C. 易发生于节育器放置 1 年后

D. 充分了解节育器的适应证及禁忌证，选用合适类型的节育器对预防此类出血至关重要

E. 药物无效者应取出节育器

3.0-137. 下列哪项不属于节育器取出术的适应证（　　）

A. 出现并发症，如异位、嵌顿、节育器变形、感染等　　　B. 闭经半年或绝经 1 年以上者

C. 合并严重全身疾患，身体状态不佳者　　　　　　　　　D. 需更换其他避孕方法者

E. 带器妊娠

3.0-138. 节育器取出的合适时间是（　　）

A. 月经干净后 3～7 天　　　　　B. 月经周期内任何时间　　　　　C. 慢性盆腔炎急性发作时

D. 月经干净后 10 天　　　　　E. 月经期

3.0-139. 下列关于节育器取出操作的描述不正确的是（　　）

A. 带尾丝的节育器，用长弯止血钳钳住尾丝，轻轻牵拉取出节育器

B. 吉妮固定式节育器，用妇科长钳进入宫颈内，钳夹住尾丝取出

C. 环形节育器嵌顿时，以取环钩钩住节育器下缘牵拉

D. "T" 形节育器不可用取环钩钩取

E. 节育器取出后一定要检查其完整性

3.0-140. 人工流产综合征主要是由于（　　）

A. 机械刺激子宫或宫颈引起迷走神经反射　　　　　B. 精神过度紧张

C. 术中出血过多　　　　　　　　　D. 吸宫不全　　　　　E. 羊水栓塞

3.0-141. 下列人工流产并发症，哪项是错误的（　　）

A. 吸宫不全及术中出血最常见　　　　　　　　　　B. 子宫穿孔

C. 术后阴道流血停止后又有多量流血为吸宫不全　　D. 感染开始时多为子宫内膜炎

E. 除了胃肠道症状外，出血时间长、出血多是人工流产的主要并发症

3.0-142. 患者，女，因停经 6 周诊断为早孕，行人工流产术。术中出现心动过缓、血压下降、面色苍白、出汗、胸闷等症状。正确的处理方法是（　　　）

A. 静脉注射地西泮　　　　　B. 静脉注射阿托品　　　　　C. 肌内注射肾上腺素

D. 静脉滴注多巴胺　　　　　E. 终止手术，待病情好转后再手术

3.0-143. 人工流产术后 10 天阴道出血仍较多，首先考虑（　　　）

A. 子宫穿孔　　　B. 子宫复旧不良　　　C. 吸宫不全　　　D. 子宫内膜炎　　　E. 宫颈裂伤

3.0-144. 关于人工流产吸宫术的并发症，正确的是（　　　）

A. 空气栓塞为常见的并发症　　　　　　　　　B. 子宫穿孔是子宫位置及大小检查不清所致

C. 人工流产综合征是由于心脏病引起的　　　　D. 术后闭经都是由子宫颈粘连所致

E. 术后持续阴道出血主要由感染所致

3.0-145. 行人工流产钳刮术时出血量多，哪项处理不正确（　　　）

A. 立即停止手术操作　　　　　　　　　　　　B. 缩宫素宫颈注射或静脉滴注

C. 静脉滴注 10% 葡萄糖，并立即配血输血　　　D. 尽快排出宫腔内胚胎组织

E. 检查刮出内容物是否完整

3.0-146. 某女，人工流产术后 1 周，腹痛伴发热 1 天而入院。查体：T 38.8℃，P 101 次/分，BP 90/60mmHg，下腹压痛及反跳痛，阴道后穹隆饱满、触痛、宫颈举痛，子宫略大、压痛。可能的诊断为（　　　）

A. 急性附件炎　　　B. 急性阑尾炎　　　C. 异位妊娠　　　D. 急性盆腔炎　　　E. 子宫内膜炎

3.0-147. 用吸宫术终止妊娠适应的孕周为（　　　）

A. 妊娠的任何时期　　　　　B. 妊娠<12 周　　　　　C. 妊娠<10 周

D. 妊娠>12 周　　　　　　　E. 妊娠<8 周

3.0-148. 24 岁女，停经 13 周要求终止妊娠，采用哪种方法（　　　）

A. 药物流产　　　　　　　　B. 人工流产　　　　　　C. 钳刮术

D. 利凡诺羊膜腔穿刺　　　　E. 剖宫取胎

3.0-149. 初孕妇，肝损害，血小板减少性紫癜，停经 20 周彩超发现胎儿畸形，要求终止妊娠，采用哪种方法（　　　）

A. 药物流产　　　B. 钳刮术　　　C. 利凡诺羊膜腔穿刺　　　D. 水囊引产　　　E. 剖宫取胎

3.0-150. 哪项不是经腹壁羊膜腔穿刺注射利凡诺终止妊娠的禁忌（　　　）

A. 心、肝、肺、肾疾病在活动期或功能严重异常　　B. 急性肾盂肾炎　　　C. 急性阴道炎

D. 术前 24 小时内两次体温在 37.5℃以上　　　　　E. 慢性宫颈炎

3.0-151. 关于经腹壁羊膜腔穿刺术不正确的是（　　　）

A. 胎儿异常引产者，宜在妊娠 16~26 周　　　　B. 产前诊断者，宜在妊娠 16~22 周

C. 用 22 号或 20 号腰穿针穿刺　　　　　　　　D. 穿刺前要排尿

E. 穿刺点均为脐下 3cm

3.0-152. 脐血管穿刺选用哪种针（　　　）

A. 6 号腰穿针　　　B. 9 号腰穿针　　　C. 12 号腰穿针　　　D. PTC 针　　　E. 胸穿针

（二）多项选择题

3.0-153. 常见的输卵管畅通试验有（　　　）

A. 输卵管通液术　　　　　　B. 输卵管通气术　　　　　　C. 碘油造影

D. 超声下输卵管通液术　　　E. B 超下输卵管通气术

3.0-154. 关于胎心监护的描述正确的是（　　　）

A. NST 可了解胎儿的贮备能力　　　　　　　　B. OCT 或 CST 可测定胎儿贮备能力

C. 34 周之后可行胎心监护，高危孕妇酌情提前　　D. 诱发宫缩可以通过按摩乳头 2 分钟直至产生宫缩

E. 诱发宫缩成功的标志是 40～60 秒/3～4 分钟

3.0-155. 如何确认脐血穿刺成功（　　）

A. 超声下见穿刺针刺入脐血管，很容易抽出血液　　B. 用 0.2N 的 NAOH 加入溶血标本中，不变色

C. 用 0.2N 的 NAOH 加入溶血标本中，变黑色　　D. 做血涂片，见无核红细胞

E. 做血涂片，见有红细胞

（三）病例分析

3.0-156. 23 岁女性，因停经 45 天，阴道流血 5 天，左下腹疼痛 1 小时就诊。测量血压：90/60mmHg，脉搏：100 次/分。请根据症状对患者进行重点妇科查体，并描述可能的阳性体征。

3.0-157. 32 岁已婚女性，外阴瘙痒，阴道分泌物增多呈豆渣样一周前来就诊。为明确诊断请你为患者检查。

3.0-158. 45 岁已婚女性，性生活后阴道流血 5 日就诊。妇科检查：宫颈肥大，糜烂样外观，未见明显赘生物。为排除宫颈癌变，常用检查方法有哪些？请为其进行 HPV 检查。

3.0-159. 32 岁已婚女性，跳绳后突发左下腹疼痛、肛门坠胀 1 小时急来就诊。该患者平素月经规律。查体：血压：90/60mmHg，心率：110 次/分。腹肌紧张（－），左下腹压痛（＋），反跳痛（－）。超声提示：盆腔积液。尿妊娠试验阴性。为明确诊断，除生化检查外还需如何处置？请操作。

3.0-160. 23 岁已婚女性，一年前曾因右侧输卵管妊娠行手术治疗切除右侧部分输卵管，今日来院要求检查输卵管是否畅通，拟受孕，请为其处置。

3.0-161. 32 岁初孕妇，孕 38 周，临产，在产程过程中自然破膜，羊水黄绿色粪染，胎心：102 次/分，目前需要对胎儿宫内储备能力进行评估，请处置。

3.0-162. 42 岁女性，因阴道不规则流血 20 天来院就诊，妇科检查提示阴道流血来自宫腔，尿妊娠试验阴性。血常规：HGB：70g/L，余项正常，凝血功能未见异常。彩超：子宫内膜厚 16mm，见圆环回声。请为其检查明确诊断。

3.0-163. 32 岁女性，一个月前行药物流产术，要求放置宫内节育器。请处置。

【答案】

（一）单项选择题

3.0-1. D；3.0-2. C；3.0-3. D；3.0-4. E；3.0-5. B；3.0-6. B；3.0-7. D；3.0-8. B；3.0-9. C；3.0-10. E；3.0-11. A；
3.0-12. A；3.0-13. D；3.0-14. B；3.0-15. C；3.0-16. C；3.0-17. D；3.0-18. C；3.0-19. A；3.0-20. C；3.0-21. C；3.0-22. B；
3.0-23. E；3.0-24. D；3.0-25. B；3.0-26. A；3.0-27. A；3.0-28. A；3.0-29. A；3.0-30. D；3.0-31. D；3.0-32. E；
3.0-33. C；3.0-34. B；3.0-35. D；3.0-36. E；3.0-37. B；3.0-38. E；3.0-39. A；3.0-40. B；3.0-41. D；3.0-42. D；
3.0-43. E；3.0-44. E；3.0-45. A；3.0-46. D；3.0-47. C；3.0-48. C；3.0-49. C；3.0-50. E；3.0-51. C；3.0-52. B；
3.0-53. D；3.0-54. B；3.0-55. D；3.0-56. C；3.0-57. E；3.0-58. D；3.0-59. B；3.0-60. D；3.0-61. A；3.0-62. D；
3.0-63. D；3.0-64. B；3.0-65. C；3.0-66. A；3.0-67. E；3.0-68. C；3.0-69. A；3.0-70. A；3.0-71. C；3.0-72. E；
3.0-73. D；3.0-74. A；3.0-75. C；3.0-76. D；3.0-77. B；3.0-78. E；3.0-79. A；3.0-80. A；3.0-81. D；3.0-82. B；
3.0-83. C；3.0-84. B；3.0-85. B；3.0-86. D；3.0-87. B；3.0-88. B；3.0-89. A；3.0-90. C；3.0-91. A；3.0-92. A；
3.0-93. B；3.0-94. E；3.0-95. C；3.0-96. D；3.0-97. D；3.0-98. D；3.0-99. D；3.0-100. B；3.0-101. D；3.0-102. B；
3.0-103. E；3.0-103. E；3.0-104. E；3.0-105. D；3.0-106. D；3.0-107. C；3.0-108. B；3.0-109. E；3.0-110. C；
3.0-111. A；3.0-112. E；3.0-113. C；3.0-114. C；3.0-115. D；3.0-116. D；3.0-117. C；3.0-118. C；3.0-119. D；
3.0-120. C；3.0-121. A；3.0-122. B；3.0-123. A；3.0-124. C；3.0-125. C；3.0-126. A；3.0-127. D；3.0-128. E；
3.0-129. D；3.0-130. C；3.0-131. A；3.0-132. B；3.0-133. C；3.0-134. D；3.0-135. C；3.0-136. C；3.0-137. C；
3.0-138. A；3.0-139. D；3.0-140. A；3.0-141. E；3.0-142. B；3.0-143. C；3.0-144. B；3.0-145. A；3.0-146. D；
3.0-147. C；3.0-148. C；3.0-149. D；3.0-150. E；3.0-151. E；3.0-152. D

（二）多项选择题

3.0-153. ABCDE；3.0-154. ABCDE；3.0-155. BE

（三）病例分析

3.0-156. 1.患者有阴道流血，故查体前需消毒外阴，使用无菌手套及无菌器械。2.根据题干考虑异位妊娠

可能，故阳性体征：阴道内见少许血液，后穹窿饱满，触痛（＋），宫颈举痛（＋），摆痛（＋）。左侧附件区可触及肿块，形状不规则，触痛（＋），质地、大小。

3.0-157. 根据患者症状考虑假丝酵母菌感染，需行妇科检查，重点了解外阴有无红斑水肿，阴道黏膜有无红肿，阴道分泌物的性状气味，宫颈是否水肿充血。病原体确诊需阴道分泌物检查：长棉签于阴道侧壁上1/3 涂取分泌物滴片法镜检。

3.0-158. 早期诊断程序采用三阶梯：子宫颈细胞学检查和高危型 HPV 检测、阴道镜检查、子宫颈或组织检查，确诊依据为组织学检查。HPV 检查：干棉球擦净宫颈分泌物，用专用毛刷伸入宫颈管中旋转 3～5 周，取出毛刷放入专用试管中，在瓶口水平折断毛刷杆，盖好管帽送检。

3.0-159. 考虑腹腔内出血可能，为明确积液性质需行阴道后穹窿穿刺术。

3.0-160. 行妇科检查除外急性炎症，询问月经干净天数，行输卵管造影术。

3.0-161. 临产后缩宫素应激试验可对胎儿宫内储备能力进行评估。孕妇临产后及产程中出现任何异常均需要行 CST 试验。

3.0-162. 阴道流血原因不明，行分段诊刮术可以确诊并起到止血的作用。该患者需先搔刮宫颈管，取环，再搔刮宫腔。

3.0-163. 药流后 2 次正常月经后为理想手术时机，该患者目前暂不适宜。

第四章 儿科相关知识

第一节 儿科基本操作

一、小儿腰椎穿刺术

【目的】

（1）中枢神经系统炎症性疾病的诊断与鉴别诊断，包括化脓性脑膜炎、结核性脑膜炎、病毒性脑膜炎、霉菌性脑膜炎、乙型脑炎等。

（2）脑血管意外的诊断与鉴别诊断包括脑出血、脑梗死、蛛网膜下腔出血等。

（3）肿瘤性疾病的诊断与治疗 用于诊断脑膜白血病，并通过腰椎穿刺鞘内注射化疗药物治疗脑膜白血病。

【适应证】

（1）中枢神经系统炎症性疾病的诊断与鉴别诊断：包括化脓性脑膜炎、结核性脑膜炎、病毒性脑膜炎、霉菌性脑膜炎、乙型脑炎等。

（2）脑血管意外的诊断与鉴别诊断：包括脑出血、脑梗死、蛛网膜下腔出血等。

（3）肿瘤性疾病的诊断与治疗：用于诊断脑膜白血病，并通过腰椎穿刺鞘内注射化疗药物治疗脑膜白血病。

（4）测定颅内压力和了解蛛网膜下腔是否阻塞等。

（5）椎管内给药。

【禁忌证】

（1）可疑颅高压、脑疝。

（2）休克等危重病人。

（3）穿刺部位有感染或开放性损伤。

（4）有严重的凝血功能障碍患者，如血友病患者等。

（5）颅内占位性病变，尤其颅后窝占位性病变。

【操作前准备】

1. 患儿准备

（1）核对患儿姓名，诊断。

（2）测量生命体征（心率、血压、呼吸）。

（3）向患者家属说明穿刺的目的、必要性和可能出现的并发症。

（4）监护人签署知情同意书。

（5）年长儿提前去排空大小便，婴幼儿穿纸尿裤。

（6）抚慰患儿，必要时应用水合氯醛或地西泮。

2. 准备用物 小儿腰椎穿刺包、无菌测压管、无菌手套、消毒液、无菌棉签、5ml 注射器、2%利多卡因注射液、胶带、弯盘、无菌试管、垃圾桶、医疗垃圾桶、医疗锐器桶、口罩等。

【操作步骤】 小儿腰椎穿刺操作卡，表 4-1。

表 4-1 小儿腰椎穿刺操作卡

序号	操作项目	操作动作	口述内容	注意事项	分值	评分
1	医生准备	洗手、戴帽子、戴口罩	七步洗手、戴帽子、戴口罩		2	

续表

序号	操作项目	操作动作	口述内容	注意事项	分值	评分
2	核对患者	核对腕带、测生命体征	您好，请问您是 301 房间 1 床王小宝家属吗？我是医生，根据小宝的病情，要为他做腰椎穿刺术，知情同意书您已仔细阅读并签署了吧，无利多卡因等麻醉药过敏史吧，生命体征平稳，无凝血功能异常等禁忌证，已经排空膀胱，可以进行腰椎穿刺	熟悉并掌握适应证及禁忌证	5	
3	洗手	七步洗手法	七步洗手法洗手		2	
4	检查物品	检查物品	物品齐全、均在有效期内可以使用		2	
5	摆体位	患儿左侧卧位，低头并膝髋屈曲，双手抱膝，沿诊疗床边侧卧位。弯曲	患者取侧卧位，膝关节屈曲，双手抱头，低头弯腰，由助手协助，最大程度脊椎弯曲，充分暴露椎间隙		3	
6	穿刺点确定	髂嵴上缘连线的中点为第 3、4 腰椎棘突之间	触两侧髂嵴，髂嵴上缘连线的中点为第 3、4 腰椎棘突之间，确定为穿刺点	注意患者保暖	3	
7	消毒	用无菌持物镊夹起棉球，以穿刺点为中心，从内向外呈同心圆式消毒，共消三次，第三次＜第二次＜第一次		消毒不要留白，每次消毒范围不超过上一次	3	
8	戴手套		几号手套，密封性良好，在有效期内，可以使用		3	
9	铺孔巾	孔巾中心即为穿刺中心			1	
10	局部麻醉	2%利多卡因 2ml，在穿刺点局部皮下注射形成一个皮丘，将注射器垂直于皮肤表面刺入，间断负压回抽，如无液体或鲜血吸出，注射麻醉药，逐层浸润麻醉各层组织至韧带。拔针后用消毒纱布压迫片刻，记录进针长度作为下一步大概需要的进针深度			3	
11	检查穿刺针	针芯是否匹配，通畅，密闭，有无倒钩	针芯与针管匹配，针管通畅，密闭性良好与测压管匹配，针芯干燥无倒钩		3	
12	穿刺	左手拇指固定住第 3 椎棘突，右手持腰椎穿刺针，沿第 3 腰椎棘突下方穿刺，针头垂直于患儿后背，也可稍向头侧倾斜。进针左手固定穿刺部位皮肤。缓缓刺入，当阻力突然消失时，拔出针芯，可见脑脊液流出	进针 2～4cm	穿刺过程中，注意观察患者意识、瞳孔、脉搏、呼吸的改变，若病情有变，应立即停止操作，并进行抢救	4	
13	连接测压管	测脑脊液压力	全身放松	如压力明显增高，针芯不能完全拔出，使脑脊液缓慢滴出，以防止脑疝形成	1	
14	脑脊液送检	以试管收集脑脊液，每管 1～2ml 送检，还纳针芯			2	

序号	操作项目	操作动作	口述内容	注意事项	分值	评分
15	拔针	拔针后以无菌纱布穿刺部位，加压固定			1	
16	术后沟通	整理用物	王小宝家属，穿刺很成功，回去以后去枕平卧 4～6 小时，穿刺部位 3～5 天内不要沾水，如有任何不适随时联系我	腰穿后嘱患者去枕平卧 4～6 小时，防止低压性头痛	2	
17	完善穿刺记录	完善穿刺记录	完善穿刺记录		1	
	总分				50	

【并发症及处理】

1. 头痛 最常见，多见于腰穿后颅内压低所致，特点为平卧时头痛减轻或缓解，而坐位或站位是症状加重。治疗主要是补充液体如生理盐水 500～1000ml，或鼓励病人多饮水，多进咸食，少进甜食，以免利尿，卧床休息，一般 5～7 天缓解。

2. 腰背痛及神经根痛 多为穿刺不顺利或穿刺针损伤神经根引起。严格掌握穿刺部位、避免位置过高可避免该并发症。

3. 感染 严格无菌操作有助于减少感染概率。

4. 脑疝 最危险的并发症，多见于术前不清楚有颅内压增高或颅后窝占位性病变者。其腰穿后可引起沟回疝或枕骨大孔疝，延髓受压危及生命。处理停止放液，给予强力脱水剂。

【相关理论知识】

（1）正常儿童脊髓末端较成人低，可达第 2 腰椎水平，在 4 岁左右升至第一腰椎水平，因此，儿童腰穿部位切忌过高。

（2）正常检查所放出脑脊液不超过 5～10ml。

（3）正常卧位脑脊液压力 70～180mmH$_2$O。

二、小儿骨髓穿刺术

【目的】

（1）抽取骨髓制成涂片做细胞及病原学检查以确定诊断及观察疗效。

（2）抽取骨髓做细菌培养以协助诊断。

（3）进行骨髓内输血、输液及骨髓移植。

【适应证】 外周血细胞数量和质量异常者，如原因不明的或（和）难以诊断贫血、白细胞减少、粒细胞减少、缺乏、白血病、血小板减少、脾功能亢进、骨髓瘤、淋巴瘤、类白血病反应和类脂质代谢紊乱病等。

原因不明的肝、脾、淋巴结肿大、发热、骨质破坏、骨痛、胸腔黏液、蛋白尿及肾脏受损（年龄较大者）、心包黏液、女性阴道出血、月经周期紊乱、男性阴茎异常勃起等症状（应警惕白细胞细胞浸润）。

需治疗观察或其他检查：白血病治疗观察、骨髓细胞免疫学分型、遗传学检查及骨髓细胞培养等。

恶性肿瘤呈骨髓转移、结缔组织病、寄生虫病等。

【禁忌证】 骨髓穿刺的禁忌证很少，除重度血友病及一些凝血因子缺乏的疾病外，均可进行骨髓穿刺。应避开局部炎症或畸形的穿刺部位。

【操作前准备】

1. 患儿准备

（1）核对患儿姓名，诊断。

（2）测量生命体征（心率、血压、呼吸）。

（3）向患者家属说明穿刺的目的、必要性和可能出现的并发症。

（4）监护人签署知情同意书。

（5）年长儿提前去排空大小便，婴幼儿穿纸尿裤。

（6）抚慰患儿，必要时应用水合氯醛或地西泮。

2. 准备用物　小儿骨髓穿刺包、无菌手套、消毒液、无菌棉签、（5ml、10ml、20ml）注射器、2%利多卡因注射液、胶带、弯盘、无菌试管、垃圾桶、医疗垃圾桶、医疗锐器桶、口罩、玻片等。

【操作步骤】　小儿骨髓穿刺操作卡，表4-2。

表 4-2　小儿骨髓穿刺操作卡

序号	操作项目	操作动作	口述内容	注意事项	分值	评分
1	医生准备	洗手、戴帽子、戴口罩			2	
2	核对患者	核对腕带、测生命体征	您好,请问您是王小宝家属吗? 我是医生,根据小宝的病情,要为他做骨髓穿刺术,知情同意书您已仔细阅读并签署了吧,无利多卡因等麻醉药过敏史吧,生命体征平稳,无凝血功能异常等禁忌证,可以进行骨髓穿刺	掌握好适应证和禁忌证	6	
3	检查物品	检查物品	物品齐全、均在有效期内可以使用		2	
4	摆体位	患儿取仰卧位,穿刺侧小腿外展,腘窝处垫高,由助手协助固定	患儿取仰卧位,穿刺侧小腿外展,腘窝处垫高,由助手协助固定		4	
5	穿刺点确定	标记穿刺点	胫骨前内侧胫骨粗隆水平下1cm之前内侧胫骨平坦处,做好标记		3	
6	消毒	消三遍。以穿刺点为中心,从内向外呈同心圆式消毒,共消三次,第三次<第二次<第一次			3	
7	戴手套		几号手套,密封性良好,在有效期内,可以使用		2	
8	铺孔巾	孔巾中心对准穿刺中心			1	
9	局部麻醉	抽取2%利多卡因2ml在穿刺点局部皮下注射形成1个皮丘,将注射器垂直于皮肤表面刺入,然后垂直于皮肤边进针边回抽边推药深至骨膜,并在骨膜做扇形局部麻醉,拔针后用消毒纱布压迫片刻			5	
10	检查穿刺针	针芯是否匹配,通畅,密闭,有无倒钩	针芯匹配,通畅,无倒钩针芯干燥,与注射器吻合好,无漏气,根据患儿体型确定穿刺针长度约1~1.5cm		2	
11	穿刺	左手拇指和食指将穿刺部位皮肤绷紧,右手持穿刺针于穿刺点垂直于骨的长轴或者与垂直面成5°~15°角,针尖向足端倾斜刺入,下达骨膜后,可适度用力缓慢旋转,有阻力消失感且骨髓穿刺针已固定,表明已达骨髓腔			5	

续表

序号	操作项目	操作动作	口述内容	注意事项	分值	评分
12	抽吸	抽出针芯，接一次性 20ml 注射器抽吸骨髓液 0.1～0.2ml，如抽不出，可放回针芯小心前进或后退 1～2mm 后再抽吸			3	
13	涂片	取下注射器交助手，抽出液有脂肪小滴和（或）骨髓小粒可确证为骨髓液。迅速将留取于注射器内的骨髓液滴于载玻片上，助手快速推玻片 6～8 张			4	
14	拔针	重新插入针芯，拔出穿刺针。穿刺点用无菌纱布压迫片刻，常规消毒，敷以无菌纱布并用胶布固定			2	
15	术后沟通	整理用物	王小宝家属，穿刺很成功，回去以后继续按压 20min，穿刺部位 3～5 天内不要沾水，如有任何不适随时联系我		4	
16	完善操作记录		完善操作记录		2	
	总分				50	

【并发症及处理】

（1）出血：主要容易发生于血小板减少和（或）血小板功能异常的患者。大多数经局部按压后出血能够控制，血小板低的患者可以加压包扎。

（2）感染：常比较轻微，仅仅需要局部用药。

（3）骨髓穿刺针断裂：穿刺针头进入骨质后避免大范围摆动。一旦发生，尽量用止血钳将穿刺针远端拔出，如取不出，请外科会诊。

（4）其他：包括穿刺部位不适等。罕见发生骨折和骨髓炎，对症处理。

【相关理论知识】 儿科常用的骨穿部位，除胫骨前外，还有髂后上棘、髂前上棘和胸骨。髂后上棘是儿科常用的穿刺部位，适用于任何年龄儿童。髂后上棘穿刺部位骨髓腔大，骨髓量多，穿刺容易成功，且安全。胸骨穿刺仅适用于大龄儿童。因其后方紧邻大血管及心脏，因此，如果患儿不配合或术者缺乏经验，力量控制不好，可能发生意外。

三、小儿胸腔穿刺术

【目的】

（1）诊断作用：抽取少量胸腔内液体标本检测，以明确胸腔积液原因。

（2）治疗作用：抽出胸腔内液体，促进肺复张；胸腔内给药，达到治疗作用。

【适应证】

1. 诊断性穿刺 对原因未明的胸腔积液，作胸水涂片、培养、细胞及生化学检查，从而确定胸腔积液的性质，以进一步明确疾病的诊断。

2. 治疗 减轻胸腔大量积液、气胸引起的压迫症状；抽取脓液治疗脓胸；向胸腔内注射药物。

【禁忌证】 多脏器功能衰竭者禁忌胸膜腔穿刺；出血性疾病及体质衰竭、病情危重，难以耐受操作者应慎重。

【操作前准备】

1. 患儿准备

（1）核对患儿姓名，诊断。

（2）测量生命体征（心率、血压、呼吸）。

（3）向患者家属说明穿刺的目的、必要性和可能出现的并发症。

（4）监护人签署知情同意书。

（5）年长儿提前去排空大小便，婴幼儿穿纸尿裤。

（6）抚慰患儿，必要时应用水合氯醛或地西泮。

2. 准备用物 小儿胸穿刺包、无菌手套、消毒液、无菌棉签、5ml、50ml 注射器、2%利多卡因注射液、胶带、弯盘、无菌试管、垃圾桶、医疗垃圾桶、医疗锐器桶、口罩等。

【操作步骤】 小儿胸腔穿刺操作卡，表 4-3。

表 4-3 小儿胸腔穿刺

序号	操作项目	操作动作	口述内容	注意事项	分值	评分
1	核对患者		您好，请问您是 301 房间 1 床王小宝家长吗，根据病情需要，我们将为小宝进行胸腔穿刺操作，知情同意书您已经详细阅读并签署了吧，没有利多卡因等麻醉药物过敏史吧，小宝现在生命体征平稳，无明显穿刺禁忌证，可以进行胸腔穿刺操作	熟悉并掌握适应证和禁忌证	2	
2	洗手	七步洗手法	七步洗手法洗手		1	
3	检查物品	外包装无破损，物品干燥、密封良好、在有效期内，可以使用。所需物品齐全	外包装无破损，物品干燥、密封良好、在有效期内，可以使用。所需物品齐全		2	
4	摆体位	协助患者摆放体位，叩诊或胸片再次确认病变位于左侧还是右侧，（不能起床者取半卧位，患侧前臂上举抱于枕部，患侧略向健侧转，便于显露穿刺部位）	现在请您配合摆体位，嘱患者取直立坐位，面向椅背，两前臂置于椅背上，前额伏于前臂上。充分暴露胸廓，注意保护女性患者隐私部位	注意保护患者体温	1	
5	穿刺定位	沿两侧肩胛下角线叩诊，选择叩诊浊音最明显处。常选择腋前线第 5 肋间，腋中线第 6～7 肋间，腋后线 7～8 肋间，肩胛下角线第 7～8 肋间	根据叩诊选择穿刺点，结合胸片确诊右（左）侧胸腔积液	注意穿刺点应避开皮肤感染灶	2	
6	洗手	七步洗手法	七步洗手法洗手		1	
7	消毒	以穿刺点为中心，环形消毒，范围至少 15cm，不留空白区第二次消毒范围不超过第一次	您好，下面要给您消毒了，有点凉，请您配合。以穿刺点为中心，环形消毒，范围至少 15cm，不留空白区第二次消毒范围不超过第一次		2	
8	戴手套	无菌原则戴无菌手套		注意无菌原则	1	
9	铺巾	无菌孔巾中心对准穿刺点，上方以胶布或巾钳固定于患者衣服上		注意无菌原则，孔巾不能随意移动	1	
10	麻醉	核对麻药名称，有效期。抽取利多卡因 5ml，先在穿刺点斜行进针（针头与体表成 30°～45° 角）打一皮丘，改为垂直进针。先回抽，无回血后边进针边注药边回抽。至抽出胸腔积液。记录进针长度。拔针，纱布局部按压片刻	助手：2%利多卡因瓶身瓶底无裂痕，对光照射无浑浊，在有效期内，可以使用。请核对。术者：现在要给您麻醉了，会有点疼，请您屏住呼吸，不要咳嗽，请尽量配合。期间有任何不适，请及时示意沿下位肋骨上缘穿刺进针	注意针尖斜面向内	3	
11	检查胸穿针	胸穿针通畅，密闭良好，无菌纱布测试针头无倒钩	胸穿针通畅，密闭良好，针头无倒钩		1	
12	穿刺	再次确认穿刺位点，夹闭橡皮管。穿刺，垂直进针。助手固定穿刺针	"您好，现在要给您胸腔穿刺了，请您屏住呼吸，不要咳嗽，请尽量配合。期间有任何不适，请及时示意我。"沿原穿刺点进针		2	

续表

序号	操作项目	操作动作	口述内容	注意事项	分值	评分
13	抽液	助手连接 50ml 注射器，打开橡皮管上的滑轮，抽液。注意观察患者情况	询问患者是否有不适感，嘱其平稳呼吸，避免咳嗽及活动	首次抽液不超过 600ml	1	
14	拔针	关闭滑轮，助手拔注射器，留取标本。术者拔穿刺针，用无菌纱布按压 3 到 5 分钟	无菌纱布按压 3 到 5 分钟，观察有无出血等情况发生		1	
15	覆盖	取下无菌纱布，盖上无菌敷贴（或纱布覆盖胶布固定），撤孔巾，留取标本，标记送检			1	
16	术后沟通	整理用物 用过与没有用过的锐器物放入锐器盒内，其余物品放入医疗垃圾箱内	穿刺手术已顺利完成。生命体征正常。现在为您整理衣物，请您返回病房平卧休息 1 到 2 小时，穿刺部位 3 到 5 天内不要沾水，有任何情况请您及时与我联系	分类投放	1	
17	记录	完成穿刺记录			1	
18	洗手	七步洗手法	七步洗手法洗手		1	

总分：25 分

【并发症及处理】

1. 胸膜反应　穿刺中患者出现头晕、气促、心悸、面色苍白、血压下降。停止操作，平卧，皮下注射 0.1%肾上腺素 0.3～0.5ml。

2. 气胸　可由以下原因引起：穿刺过深伤及肺；抽液过程中患者咳嗽，使肺膨胀，被穿刺针刺伤；在更换注射器或拔出穿刺针时气体漏入胸腔。少量气胸观察即可，大量时需放置闭式引流管。

3. 复张性肺气肿　胸腔积液引流速度不能太快，每次引流量小于 1000～1500ml。如果引流量太大，会导致受压肺泡快速复张，引起复张性肺水肿，表现为气促、咳泡沫痰。治疗以限制入量，利尿为主。

4. 腹腔脏器损伤　穿刺部位选择过低，有此危险。故尽量避免在肩胛下角线第 9 肋间和腋后线第 8 肋间以下进行穿刺。

5. 血胸　一般情况下，穿刺过程中损伤肺、肋间血管多数可以自行止血，不需特殊处理。

6. 其他　咳嗽、疼痛、局部皮肤红肿感染，对症处理即可。

【相关理论知识】　知识要点：肋间局部解剖：肋间神经、血管位于肋骨下缘，因此，穿刺时应沿肋骨上缘，垂直于皮肤进针，可以避免损伤肋间神经。

四、小儿腹腔穿刺术

【目的】　用于检查腹腔积液的性质、给药、抽取积液、进行诊断和治疗。

【适应证】

（1）腹水原因不明，或疑有内出血者。

（2）大量腹水引起难以忍受的呼吸困难及腹胀者。

（3）需腹腔内注药或腹水浓缩再输入者。

【禁忌证】

（1）广泛腹膜粘连者。

（2）有肝性脑病先兆、包虫病及巨大卵巢囊肿者。

（3）大量腹水伴有严重电解质紊乱者禁忌大量放腹水。

（4）精神异常或不能配合者。

（5）妊娠。

【操作前准备】

1. 患儿准备

（1）核对患儿姓名，诊断。

（2）测量生命体征（心率、血压、呼吸）。

（3）向患者家属说明穿刺的目的、必要性和可能出现的并发症。

（4）监护人签署知情同意书。

（5）年长儿提前去排空大小便，婴幼儿穿纸尿裤。

（6）抚慰患儿，必要时应用水合氯醛或地西泮。

2. 准备用物　小儿腹穿刺包、无菌手套、消毒液、无菌棉签、（5ml、50ml）注射器、2%利多卡因注射液、胶带、弯盘、无菌试管、垃圾桶、医疗垃圾桶、医疗锐器桶、口罩等。

【操作步骤】　小儿腹腔穿刺操作卡，表4-4。

表4-4　小儿腹腔穿刺

序号	操作项目	操作动作	口述内容	注意事项	分值	评分
1	医生准备	洗手、戴帽子、戴口罩			2	
2	核对患者	核对腕带、测生命体征	您好，请问您是王小宝家属吗？我是医生根据小宝的病情，要为他做腹腔穿刺术，知情同意书您已仔细阅读并签署了吧，无利多卡因等麻药过敏史吧，生命体征平稳，无凝血功能异常等禁忌证，已经排空膀胱，可以进行腹腔穿刺	熟悉并掌握适应证及禁忌证	6	
3	术前准备	穿刺前测量患儿腹围，检查患儿腹部体征			2	
4	检查物品	检查物品	物品齐全、均在有效期内可以使用		3	
5	摆体位	患儿通常取仰卧位，腹水量少可以取左侧卧位	患儿通常取仰卧位，腹水量少可以取左侧卧位		2	
6	穿刺点确定	确定穿刺点（1 左髂前上棘与脐连线中外三分之一处 2 脐与耻骨联合连线中点上方 1cm 偏左或偏右 1.5cm 处 3 少量腹水取侧卧位脐水平线与腋前线或腋中线交点处 4 包裹性积液 B 超下穿刺）做标记	确定穿刺点（1 左髂前上棘与脐连线中外三分之一处 2 脐与耻骨联合连线中点上方 1cm 偏左或偏右 1.5cm 处 3 少量腹水取侧卧位脐水平线与腋前线或腋中线交点处 4 包裹性积液 B 超下穿刺）做标记	注意患者保暖	5	
7	消毒	用无菌持物镊夹起棉球，以穿刺点为中心，从内向外呈同心圆式消毒，共消三次，第三次＜第二次＜第一次		消毒不要留白，每次消毒范围不超过上一次	5	
8	戴手套		几号手套，密封性良好，在有效期内，可以使用		2	
9	铺孔巾	孔巾中心即为穿刺中心			1	

续表

序号	操作项目	操作动作	口述内容	注意事项	分值	评分
10	局部麻醉	2%利多卡因 2ml，在穿刺点局部皮下注射形成一个皮丘，将注射器垂直于皮肤表面刺入，间断负压回抽，如无液体或鲜血吸出，注射麻醉药，逐层浸润麻醉各层组织。抽出腹水拔出注射器，记录进针长度			3	
11	检查穿刺针	确定穿刺针长度穿刺针通畅，密闭良好，针尖无倒钩针尖无倒钩与注射器匹配情况	确定穿刺针长度穿刺针通畅，密闭良好，针尖无倒钩与注射器匹配		3	
12	穿刺	沿原穿刺点，（左手绷紧皮肤）垂直穿刺点进针斜性 1 到 2cm 再垂直进针，有刺空感，固定穿刺针	要穿刺了请家属配合	拿一块纱布放于无菌区	3	
13	抽腹水	助手戴手套抽取腹水送检，如果做腹水引流直接接引流袋		（腹水病理收集 250ml 以上，每次放腹水不超过 3000ml 到 6000ml，肝硬化不超过 3000ml，放液速度不易过快，一次不超过 300ml，抽取第一管应舍去，腹水常规需要 4ml，生化需要 2ml，细菌培养 5ml）	3	
14	拔穿刺针	拔穿刺针用无菌纱布按压 3 到 5 分钟			12	
15	盖辅料	取下无菌纱布换无菌服帖（换无菌纱布，用胶布固定）撤洞巾，放取大量腹水时用腹带加压包扎脱手套		胶带方向与皮纹方向平行		
16	术后沟通	整理用物	患儿生命体征平稳。穿刺很成功，回病房平卧 1 到 2 小时，穿刺部位 3 到 5 天内不要沾水，有任何情况请及时与我联系	助手用过与没有用过的锐器物放入锐器盒内，其余物品放入医疗垃圾箱内	5	
17	完善穿刺记录		完善穿刺记录		2	
	总分				50	

【并发症及处理】

1. 肝性脑病和电解质紊乱

（1）术前了解患者有无穿刺的禁忌证。

（2）放液速度不宜过快、放液量要控制，一次不要超过 3000ml。

（3）出现症状时停止抽液，按照肝性脑病处理，并维持酸碱、电解质平衡。

2. 出血、损伤周围脏器

（1）术前检查凝血功能。

（2）操作动作规范、熟悉穿刺点，避开血管。

3. 感染

（1）严格无菌操作。

（2）若发生感染可适当应用抗生素。

4. 休克

（1）注意控制放液速度。

（2）立即停止操作，进行适当处理（补液、吸氧、使用肾上腺素等）。

5. 麻醉意外

（1）术前要询问药物过敏史，特别麻醉药。

（2）手术时应准备好肾上腺素等抢救药物。

五、小儿灌肠术

【目的】

（1）将药物自肛门灌入，保留在肠道内，通过肠黏膜吸收，达到治疗目的。

（2）用于镇静、催眠及治疗肠道感染。

【适应证】

（1）不保留灌肠术适用于便秘、细菌性痢疾、肠胀气、高烧、手术前检查、分娩等。

（2）保留灌肠适用于灌注药物，通过肠黏膜吸收。

【禁忌证】 急腹症、消化道出血、肠伤寒等。

【操作前准备】

1. 患儿准备

（1）核对患儿姓名，诊断。

（2）测量生命体征（心率、血压、呼吸）。

（3）向患者家属说明灌肠的目的、必要性和可能出现的并发症。

（4）抚慰患儿。

2. 准备用物 灌肠桶连接橡皮导管、无菌手套、消毒液、血管钳、20ml 注射器、温度计、胶带、弯盘、肛管、垃圾桶、纱布、治疗巾、便盆、灌肠液、或灌肠药物、医疗垃圾桶、医疗锐器桶、口罩、石蜡油等。

【操作步骤】 小儿灌肠术操作卡，表 4-5。

表 4-5 小儿灌肠术操作卡

序号	操作项目	操作动作	口述内容	注意事项	分值	评分
1	洗手	七步洗手法	七步洗手法洗手		2	
2	核对患者	查看医嘱本，备温水 500ml（测水温）。检查并备齐用物推治疗车入病房。核对床号、姓名和灌肠溶液	您好，请问您是王小宝家属吗？我是医生，根据小宝的病情，要为他做保留灌肠，知情同意书您已仔细阅读并签署了吧，患儿意识清醒，生命体征平稳，肛周皮肤正常。可以进行保留灌肠	熟悉并掌握适应证和禁忌证	5	
3	检查物品	物品外包装无破损，干燥、密封良好、在有效期内，可以使用。所需物品齐全	物品外包装无破损，干燥、密封良好、在有效期内，可以使用。所需物品齐全		3	
4	摆体位	移开床旁椅至同侧床尾，将便器放于其上。患儿取左侧卧位，双膝屈曲，退裤至膝，移臀至床边	患儿取左侧卧位，双膝屈曲，退裤至膝，移臀至床边	注意患儿保暖	3	
5	准备灌肠	检查并打开灌肠袋，取一次性治疗巾垫于臀下，弯盘置于臀边，注意遮盖。将输液架放于合适处，高度适宜（40~60cm），夹闭灌肠管道，将灌肠袋挂于输液架上，戴手套，排尽管内气体（向弯盘内，夹管）			5	

续表

序号	操作项目	操作动作	口述内容	注意事项	分值	评分
6	开始灌肠	分开臀裂，暴露肛门，嘱患者深呼吸，右手将肛管轻轻插入直肠 5～10cm 固定肛管，开放灌肠管道。观察液面下降情况和患者情况。液体将流尽时夹管，拔出肛管，将一次性灌肠袋放入污物桶，擦拭肛门			5	
7	整理用物	协助患者取舒适体位，整理用物，洗手，患者排便后在体温单记录灌肠结果	保留 5～10 分钟后在排便		5	
	总分				25	

【并发症及处理】
（1）肠道痉挛或出血，如发生脉速、面色苍白、出冷汗、剧烈腹痛，应立即停止操作。
（2）避免损伤肠道黏膜，动作要轻柔，如插入受阻，可退出少许旋转后缓慢插入。
【相关理论知识】　先天性巨结肠患儿，每次灌肠量不超过 100ml。

六、小儿头皮静脉穿刺术

【目的】　应用于新生儿和婴幼儿输液、输血和静脉给药等治疗。
【适应证】
（1）补充水分、电解质，维持水、电解质平衡。
（2）扩充血容量，改善血液循环。
（3）输入药物，维持营养，供给热量。
【禁忌证】　头部外伤或感染。
【操作前准备】
1. 患儿准备
（1）核对患儿姓名，诊断。
（2）测量生命体征（心率、血压、呼吸）。
（3）向患者家属说明穿刺的目的、必要性和可能出现的并发症。
（4）年长儿提前去排空大小便，婴幼儿穿纸尿裤。
（5）抚慰患儿。
2. 准备用物　无菌治疗盘、药物、输液卡、输液器、输液贴、一次性头皮针、无菌手套、消毒剂、无菌棉签、20ml 注射器、垃圾桶、纱布、治疗巾、医疗垃圾桶、医疗锐器桶、口罩等。
【操作步骤】　小儿头皮静脉穿刺操作卡，表 4-6。

表 4-6　小儿头皮静脉穿刺

序号	操作项目	操作动作	口述内容	注意事项	分值	评分
1	医生准备	洗手、戴帽子、戴口罩			2	
2	核对患者	核对腕带、测生命体征 嘱患儿家属给患儿排尿	您好，请问您是王小宝妈妈吗？我是医生，根据小宝的病情，要为他做头皮静脉穿刺术，知情同意书您已仔细阅读并签署了吧，可以进行穿刺吗？可以	熟悉并掌握适应证及禁忌证	6	
3	检查物品	检查物品	物品齐全、均在有效期内可以使用		3	

续表

序号	操作项目	操作动作	口述内容	注意事项	分值	评分
4	评估环境	评估环境，注意保暖	评估环境，室温23°摄氏度		2	
5	核对输液卡	检查液体质量，写上床号、姓名			1	
6	启瓶，插入输液管	启瓶，消毒瓶塞，关闭调速器，插入输液管			2	
7	双人核对并签名	双人核对并签名。用物带至床旁，查对床号、姓名，备输液贴，放于适当位置，再次查对药物，将输液瓶挂于输液架上，正确排气（一次排气或二次排气均可）			3	
8	摆体位	患儿仰卧或侧卧位，助手站于患儿足端，固定其肢体头部，妥善约束患儿，必要时采用全身约束法	你好，请问是王小宝妈妈吗？请安抚患儿，我们马上进行头皮静脉穿刺。摆体位		2	
9	选择血管	评估头皮皮肤及血管状况，必要时备皮，选择血管	选择穿刺血管。这根血管比较清晰，我们就选这根血管进行穿刺		2	
10	正确消毒皮肤2次，待干	0.2%安尔碘常规消毒穿刺部位皮肤，直径10cm，同时消毒操作者左手拇指、食指、中指。正确消毒皮肤2次，待干			5	
11	注射前核对	注射前核对，确认管道中气体已排尽			1	
12	穿刺点确定	选择适宜的静脉血管，常用额前正中静脉、颞浅静脉、耳后静脉，必要时剃净毛发，以清晰暴露血管		注意辨别动、静脉，以免误穿动脉	2	
13	穿刺	头皮针与输液器连接，排气，关水止去除头皮针针套，以左手拇指、食指绷紧皮肤，右手持针柄在距静脉最清晰点向后移0.3cm处，沿静脉走向，与皮肤呈15°～30°角进针。针尖进皮下后沿静脉向心方向穿刺，有落空感同时有回血后再进针少许，松开水止开关，静脉通畅	安抚患儿，固定好头部	一旦误入动脉，应立即拔针停止输液，穿刺点局部按压，防止血肿	6	
14	固定针头	输液贴固定针头，穿刺处常采用四条胶布固定法第一条胶布固定针柄，第二条胶布粘贴棉片，固定针眼处。第三条胶布将头皮针盘旋后固定。第四条胶布固定输液静脉通路			4	
15	调节滴速	新生儿及婴幼儿一般情况下滴速可调至20～40滴/分，脱水患儿可适当增加滴速至40～60滴/分。再次核对，记录时间、滴速（与实际滴速相符）等，挂输液卡于输液架。观察输液后反应			3	
16	整理用物	穿刺结束后，将患儿置于合适卧位，必要时予以适当约束。再次核对、整理用物	王小宝妈妈头皮静脉穿刺成功完成，请安抚好患儿，不要调节输液速度，请将头部低于输液瓶，防止回血。我会随时巡视病房，如有情况随时叫我。谢谢您的配合		5	
17	注意事项	无菌原则，操作熟练、手法轻柔			2	
	总分				50	

【并发症及处理】

1. 静脉炎　立即停止该静脉输注，及时进行局部处理。

2. 误入动脉 一旦误入动脉，应立即拔针，停止输液，穿刺点局部按压，防止血肿。

3. 穿刺部位红肿、感染 停止该静脉输注，局部保持干燥。

【相关理论知识】 新生儿、婴幼儿头皮静脉穿刺术常选颞上静脉（滑车上静脉）、颞浅静脉、耳后静脉等头皮静脉。

七、小儿鼻胃插管术

【目的】

（1）诊断作用：抽吸胃液做检查。

（2）治疗作用：洗胃、胃肠减压、鼻胃管喂养。

【适应证】

（1）抽吸胃液做检查。

（2）用于治疗：中毒患儿洗胃；消化道梗阻、坏死性小肠结肠炎等外科疾病行胃肠减压；吞咽困难、昏迷、不能经口喂养的患儿需鼻胃插管以鼻饲营养液及药物等。

【禁忌证】

（1）鼻咽部或食道狭窄/梗阻。

（2）严重颌面外伤和或基底颅底骨折。

（3）食管静脉曲张和有其他出血倾向的患儿尽量避免鼻胃管插管。

【操作前准备】

1. 患儿准备

（1）核对患儿姓名，诊断，了解有无插管经历。

（2）测量生命体征（心率、血压、呼吸）。

（3）向患者家属解释操作过程，取得家长配合。

（4）检查患儿鼻腔黏膜有无肿胀、炎症，有无鼻中隔偏曲，有无鼻息肉。

2. 准备用物 治疗盘、一次性小儿胃管、无菌鼻胃插管包（治疗碗、镊子、石蜡油棉球、无菌纱布）、无菌手套、消毒液、10 或 20ml 注射器、无菌生理盐水、胶带、弯盘、无菌棉签、垃圾桶、无菌巾、听诊器、医疗垃圾桶、医疗锐器桶、口罩等。

【操作步骤】 小儿鼻胃插管术操作卡，表 4-7。

表 4-7 小儿鼻胃插管术

序号	操作项目	操作动作	口述内容	注意事项	分值	评分
1	医生准备	洗手戴帽子戴口罩			2	
2	核对患者	核对腕带、测生命体征	您好，请问您是王小宝家属吗？我是医生，根据小宝的病情，要为他插胃管	熟悉并掌握适应证及禁忌证	5	
3	检查物品	检查物品	物品齐全、均在有效期内可以使用		3	
4	摆体位	患儿取仰卧位，由助手协助固定，约束上肢，颌下铺治疗巾、颈部稍弯曲	患儿取仰卧位，由助手协助固定，约束上肢，颌下铺治疗巾、颈部稍弯曲		4	
5	确定插管部位	插管部位选择，棉签清理鼻腔	插管部位选择，棉签清理鼻腔		3	
6	戴手套	戴无菌手套，检查胃管是否完好通畅	几号手套，密封性良好，在有效期内，可以使用，胃管通畅在有效期内		3	
7	估计置管长度	①鼻尖-耳垂-剑突下缘长度；②前额发际至胸骨剑突处；按测量长度，在胃管上做标记			5	

续表

序号	操作项目	操作动作	口述内容	注意事项	分值	评分
8	插管	①无菌石蜡油润滑胃管前段,左手扶住患儿头部,右手用镊子持胃管前段插入一侧鼻孔,将胃管缓慢向前推进至预定长度。②小婴儿不能合作吞咽,插管前可将患儿头向后仰,胃管插入会厌部时,以左手将患儿头部托起,使下颌靠近胸骨柄,缓缓插入胃管至预定长度			5	
9	判断胃管是否在胃内	①注射器连接于胃管末端进行抽吸,若有胃液抽出,表明胃管已置入胃内。②用注射器向胃管内注入 1~2ml 空气,置听诊器于胃部,若听到气过水声,表明胃管已置入胃内。③在不咳嗽、安静时将胃管开口置于小碗内水面之下,应无气泡逸出,如有大量气泡逸出,则证明误入气管。④必要时放射线拍片定位			5	
10	固定鼻胃管	①用胶布固定鼻胃管于鼻翼两侧。之后也可以用安全别针固定于患儿外衣上。②插管结束后需封闭胃管末端			5	
11	整理用物	同时协助患儿摆放安全舒适体位。并记录			5	
12	沟通		王小宝家属,注意不要将胃管拔出,尽量不要使胃管脱落,有什么不舒服的及时来找我		5	
	总分				50	

【并发症及处理】

1. 鼻翼溃烂或坏死　鼻胃插管后固定不当或放置的插管型号过大,都会导致鼻翼压迫性溃疡甚至坏死。选择型号合适的插管,经常调整插管位置以减轻压迫,可以防止并发症。

2. 肺部并发症　可导致肺部并发症的发生率增加。鼻胃插管错位会导致肺炎、肺脓肿、气道穿孔和气胸。正确放置鼻胃插管有助于预防并发症的发生。

3. 胃食管反流和反流性食管炎　对于需持续插管的患儿,可以用药物抑制胃酸分泌。

4. 胃炎或胃出血　对胃黏膜的抽吸会导致慢性刺激或压迫性坏死,从而发生胃炎或胃出血,此时需立即拔出胃管。

【相关理论知识】

1. 鼻饲注意事项

(1)药片应研碎、溶解后灌入。

(2)鼻饲液温度以 38~40℃为宜。

(3)若灌入新鲜果汁,应与奶液分别灌入,防止产生凝块。

2. 新生儿鼻饲方法

(1)每次鼻饲前应先抽吸胃内残余量,如大于前次喂入量的 1/4,提示排空不良,应减量或暂停鼻饲。

(2)鼻饲应按时、按质、按量加入注射器,抬高到离患儿头部 15~20cm 处,靠重力作用自行滴入,切勿加压注入。

(3)鼻饲后使患儿上肢抬高及右侧卧位,有助于胃排空。

(4)长期鼻饲者应每天进行口腔护理 2 次,鼻饲管每周更换 1~2 次。

八、儿童急性中毒

【目的】 洗胃，去除毒物，防止进一步吸收。

【适应证】 非腐蚀性毒物中毒（如有机磷、安眠药、重金属类、生物碱及食品等）。

【禁忌证】 强腐蚀性毒物（强酸、强碱）禁止洗胃、近期有上消化道出血及胃穿孔、胃癌等。

【操作前准备】

1. 患儿准备

（1）核对患儿姓名，诊断，了解有无插管经历。

（2）测量生命体征（心率、血压、呼吸）。

（3）向患者家属解释操作过程，取得家长配合。

2. 准备用物 胃管、镊子、弯盘、治疗碗、石蜡油、压舌板、手电筒、无菌手套、温度计、50ml 注射器、洗胃液、垃圾桶、纱布、治疗巾、医疗垃圾桶、医疗锐器桶、口罩、污水桶等。

【操作步骤】 儿童急性中毒洗胃操作卡，表 4-8。

表 4-8 儿童急性中毒洗胃操作卡

序号	操作项目	操作动作	口述内容	注意事项	分值	评分
1	医生准备	洗手戴帽子戴口罩			2	
2	核对患者	核对腕带、测生命体征	您好，请问您是王小宝家属吗？我是医生，根据小宝的病情，要为他插胃管	熟悉并掌握适应证及禁忌证	5	
3	检查物品	检查物品	物品齐全、均在有效期内可以使用		3	
4	摆体位	患儿取左侧卧位，头部稍低，由助手协助固定，约束上肢，颌下铺治疗巾，另一治疗巾铺在床边，弯盘置于床边治疗巾上，放置一碗清水，放置污水桶	患儿取仰卧位，由助手协助固定，约束上肢，颌下铺治疗巾、颈部稍弯曲		4	
5	确定插管部位	插管部位选择，口腔是否有异物	插管部位选择		3	
6	戴手套	戴无菌手套，检查胃管是否完好通畅	几号手套，密封性良好，在有效期内，可以使用，胃管通畅在有效期内		3	
7	估计置管长度	鼻尖-耳垂-剑突下缘长度；按测量长度，在胃管上做标记，小儿为（18～24cm）			5	
8	插管	无菌石蜡油润滑胃管前段，左手握住胃管，右手用镊子持胃管前段 5～6cm 处，自口腔缓慢插入，将胃管缓慢向前推进至预定长度。②小婴儿不能合作吞咽，插管前可将患儿头向后仰，胃管插入会厌部时，以左手将患儿头部托起，使下颌靠近胸骨柄，缓缓插入胃管至预定长度			5	
9	判断胃管是否在胃内	注射器连接于胃管末端进行抽吸，若有胃液抽出，表明胃管已置入胃内。②用注射器向胃管内注入 1～2ml 空气，置听诊器于胃部，若听到气过水声，表明胃管已置入胃内。③在不咳嗽、安静时将胃管开口置于小碗内水面之下，应无气泡逸出，如有大量气泡逸出，则证明误入气管。④必要时放射线拍片定位			5	

续表

序号	操作项目	操作动作	口述内容	注意事项	分值	评分
10	固定鼻胃管	用胶布固定。之后也可以用安全别针固定于患儿外衣上。②用 50ml 注射器抽取胃内容物，必要时留取标本送检。洗净胃内容物，然后抽出洗胃液至洗出液澄清为止。洗闭后夹紧或反折胃管，缓慢拔出			5	
11	整理用物	同时协助患儿摆放安全舒适体位。并记录			5	
12	沟通		王小宝家属，注意 30 分钟内不宜喝水，以免恶心、呕吐，有什么不舒服的及时来找我		5	
					50	

九、新生儿出生时处理

（一）操作规程

【操作前准备】

（1）环境准备：室温应在 20℃以上，空气流通。工作人员应严格遵守无菌原则。

（2）物品准备：辐射床或温箱、生命监护仪、婴儿衣服及包被、帽子、婴儿名签、洗耳球或负压吸引器、握拳源、新生儿面罩、复苏囊、气管导管、喉镜、胎粪吸引器、预热的干毛巾或浴巾、脐带夹。

（3）药品准备：维生素 K_1 针、纳洛酮、肾上腺素（1：10 000 浓度）、生理盐水，必要时准备肺表面活性物质。

【操作步骤】

（1）初步评估：新生儿娩出时需进行快速评估。正常新生儿娩出时呈粉红色，或四肢末端稍发绀，哭声洪亮。若为早产儿、出生时无哭声、肌张力降低则应立即进行新生儿复苏。

（2）保暖：娩出后应立即用预热的干毛巾或浴巾包裹后放在辐射床或温箱。操作完毕后给新生儿穿上衣服，戴上帽子，并用包被包裹。

（3）呼吸道处理：迅速用洗耳球或吸引器及引口鼻（顺序：先口后鼻）。

（4）Apgar 评分：生后 1min 和 5min 时各评估一次。

（5）脐带处理：分娩出后 1～2min 内结扎及脐带后包扎。

（6）眼睛处理：娩出后可用消毒纱布或脱脂棉清洁，必要时以抗生素滴眼液滴眼。

（7）皮肤处理：娩出擦干后，可用消毒软纱布蘸温开水清洗头皮、耳后、面部、颈部及其他皮肤皱褶处。

（8）名签：娩出后给新生儿手腕或脚踝上一个名称，写明母亲姓名及床号、婴儿性别及出生时间。

（9）注射维生素 K_1：娩出后应予以维生素 K_1 针 1mg 肌内注射以防止新生儿出血症。

（10）体格检查并填写出生记录：对新生儿进行体检，及时发现有无先天性缺陷，填写出生记录。

【操作后处理】

（1）新生儿娩出后 1～2h 应与母亲一同在产房进行观察，无异常者可送入母婴同室。

（2）喂养：娩出后 30min 内应让婴儿吸吮母亲乳头，生后第一个 24h 应让婴儿勤吸吮，次数最低不少于 12 次。

（二）操作注意事项

（1）操作者应严格按照无菌原则，每接触一个婴儿前后必须洗手，患感染性疾病或带菌者应隔离。

（2）动作轻柔，避免损伤新生儿。

（3）如母亲为乙肝携带者，新生儿应在出生后 6h 内注射乙肝高效价免疫球蛋白（100~200U）和乙肝疫苗（10μg）。

十、新生儿预防接种

（一）操作规程

【操作前准备】

（1）明确新生儿预防接种的适应证。

（2）明确新生儿预防接种的禁忌证：①患自身免疫病、免疫缺陷者。②有明确过敏史者禁种乙肝疫苗（酵母过敏或疫苗中任何成分过敏）。③患有结核病、心脏病、湿疹及其他皮肤病者不予接种卡介苗。④患肝炎，急性传染病（包括有接触史而未过检疫期者）或者他严重疾病者不宜接种。⑤接种部位局部有红肿、硬结、瘢痕、破溃等。

（3）核对医嘱：新生儿期主要接种疫苗为卡介苗、乙肝疫苗。对新生儿的姓名、床号，接种疫苗品种及剂量。

（4）登记：分别在新生儿疫苗接种本、科室疫苗登记本和四联单上登记。

（5）用物准备：1ml 无菌注射器、无菌纱布缺、砂轮、剪刀、无菌棉签、无菌持物钳、75%乙醇、无菌盘、抢救盒。需检查无菌纱布抽缸、消毒液瓶的指示胶带有无变色，检查一次性注射器及无菌棉签的生产批号、包装是否完好。

（6）疫苗检查：疫苗贮存在 2~8℃的冰箱冷藏。检查制品标签，包括名称、批号、有效期及生产单位，检查药液有无发霉、屏声息气、凝块、变色或冻结等。

【操作步骤】

（1）抽吸药液：用 1ml 注射器分别将疫苗稀释、溶解、抽取干净，置于无菌盘内。

（2）仔细核对床号、姓名，查看新生儿情况，如是否有发热，局部皮肤是否有红肿。

（3）用 75%乙醇消毒局部皮肤 2 遍，在右外侧三角肌中部皮下注射乙肝疫苗（5μg/0.5ml）；再在左上臂三角肌上缘皮内注射卡介苗（0.1ml）。

（4）嘱家属或护理人员新生儿当日不洗澡，多饮水，注意观察有无发等异常情况。

（5）将剩余药液注射器用开水浸泡。

【操作后处理】

（1）疼痛、局部红肿：可能会持续 1~2 天，无需处理。

（2）发热：一般为轻到中度发热，一般不需特殊处理。若体温超过 38℃需用药物退热多饮水。

（3）皮疹：多在接种后数小时或数日内出现，一般出现在身体局部，程度较轻。一般不超过 2 天可自行缓解，通常不需特殊处理，必要时可对症治疗。

（二）操作注意事项

（1）仔细核对接种对象是否有预防接种卡，确保有卡、新生儿未接种、一般情况了、体重达 2.5kg 以上方可进行接种。

（2）卡介苗应在生后 3 天内接种，乙肝疫苗应在生后 24h 内，1 个月、6 个月时各接种 1 次，剂量为 5μg。

（3）如母亲为乙肝病毒携带者，新生儿生后 6 小时接种高效价乙肝免疫球蛋 100～200U，同时更换部位接种乙肝疫苗 10μg。

（4）只能用乙醇消毒，不能用络合碘。

（5）严格执行查对制度及无菌操作。

（6）及时记录，保证接种及时，避免重种、漏种。

（7）注射部位：一般卡介苗为左上臂三角肌外上缘，乙肝疫苗为右上臂外侧三角肌中部。

十一、母乳喂养指导

（一）操作规程

【操作前准备】

（1）操作前准备：着装整洁、仪表端庄、清洁双手。

（2）环境准备：室内温湿度适宜，光线明亮，屏风遮挡。

（3）物品准备：脚凳、温热水、清洁毛巾 1 条。

（4）评估：①产妇评估，分娩方式、身体状况、乳房及乳汁分泌情况、母乳喂养掌握情况。②新生儿评估。

【操作步骤】

（1）查对和向产妇解释，取得产妇配合。讲解相关知识及技巧。

（2）指导产妇清洁双手，用温湿毛巾清洁乳房及乳头。

（3）指导产妇选择体位，正确托抱新生儿及含接乳头。产妇用一手前臂、手掌和手指托住新生儿，使新生儿头部与躯干呈直线。新生儿与母亲胸贴胸、腹贴腹、下颌贴乳房；另一只手呈“C”形（拇指在上，其余四指在下）托住乳房，将乳头及大部分乳晕放入新生儿口中。

（4）指导产妇观察新生儿吞咽情况，防止乳房堵住新生儿鼻腔；吸空一侧乳房后再更换另一侧；吸吮时间一般不超过 20min。

（5）指导哺乳后正确退出乳头：新生儿停止吸乳后，轻按下颌使之张口退出乳头，挤出少量乳汁于乳头自然干燥将新生儿抱起，用空心掌轻拍其后背 1～2min，使新生儿打嗝后再将其置于右侧卧位。

【操作后处理】 观察新生儿溢奶及吐奶情况。

（二）注意事项

（1）认识母乳喂养的重要性。

（2）掌握正确喂养姿势。产妇以舒服的姿势坐着或躺着，可以运用抱枕或被子来支撑自己或新生儿。让新生儿同时含住乳晕与乳头，不能只含住乳头。同时要防止乳房堵住新生儿鼻孔发生窒息。

（3）指导产妇避免奶水太急导致新生儿呛奶。

（4）乳房的正确护理。乳胀、乳腺炎、乳头皲裂的护理。

（5）态度和蔼，关心体贴产妇，动作轻柔。

（6）纯喂养的新生儿可以出现性黄疸。可分为早发性和晚发性。早发性黄疸一般为母乳喂养不足（哺乳次数不够、乳量不足）引起，多在生后 3～4 天出现，治疗上提倡早开奶、频繁喂奶；晚发性由于母乳中含有 3a-20β 酶和不饱和游离脂肪酸以及肠肝循环增加等引起，一般生后 1 周左右出现，高峰期为生后 5～15 天，持续 2～3 周甚至更长。一般不需停母乳，若黄疸程度较重，可暂停母乳喂养并考虑给予蓝光照射。

十二、小儿导尿术

（一）操作规程

【操作前准备】

（1）明确需要导尿的临床情况（适应证）：①解除尿潴留。②监测尿量、膀胱容量、压力和残余尿量。③取无菌尿检查。④术前排空膀胱。⑤某些泌尿系统手术后留置导尿管，以利膀胱功能恢复及切口愈合。

（2）判断患儿是否可以进行导尿（禁忌证）：①急性尿道炎。②女孩月经期。③骨盆骨折及尿道损伤试插导尿管失败者。

（3）与患儿家属沟通，说明要进行的操作名称、目的、可能的不适与应对方法。

（4）准备用物：无菌导尿包（导尿管2根、血管钳2个、弯盘2个、小药杯2个、棉球、孔巾），治疗盘（无菌手套、弯盘2个、血管钳、无菌棉球8个、镊子4把、纱布1块、10%肥皂水、温开水），0.1%新洁尔灭溶液，垃圾桶，医疗废料桶等。

【操作步骤】

（1）复习操作流程，准备好物品。核对患儿姓名、性别、年龄、床号；查阅病历及相关辅助检查资料，确定有无适应证。

（2）与患儿及家长沟通，说明要进行的操作名称、目的、可能的不适与应对方法。

（3）体位：指导患儿摆好体位（必要时由助手固定）。患儿取仰卧位，双腿屈膝自然分开暴露会阴，臀下垫好棉垫、便壶，依次用肥皂水和温开水清洗外阴。

（4）消毒：于男孩，以左手提起阴茎，使尿道口朝上，包皮上推暴露尿道口，用镊子夹取0.1%新洁尔灭棉球，以环形动作，由尿道口处由内向外擦拭（重复3次）。对于女孩，可用一无菌纱布"8"形缠绕左手拇指、示指，右手持镊子夹0.1%新洁尔灭棉球擦洗外阴（阴阜及大阴唇），再以左手拇、示指分开大阴唇，擦洗小阴唇及尿道口，自外向内，由上而下，每个棉球限用一次，擦洗尿道口时，在尿道口轻轻旋转向下擦洗，共擦洗两次，第二次的棉球向下擦洗至肛门，将污棉球放于弯盘内，取下左手指纱布置于换药碗内，撤去换药碗，弯盘置于床尾。

（5）铺巾：取下无菌导尿包放置于患儿两腿之间，打开导尿包，倒0.1%新洁尔灭于装有棉球小杯内，戴无菌手套，铺孔巾，使孔巾与导尿包包布形成一无菌区。

（6）导尿：取一弯盘置于患儿左侧孔巾口旁，用石蜡油棉球润滑导尿管前端后放于孔巾口旁的弯盘内。对男孩导尿时，提起阴茎，使尿道与腹部呈60°，将导尿管轻轻插入，一般插入6~12cm，见尿排出后再继续插入2cm。对女孩导尿时，以左手分开并固定小阴唇。用另一止血钳持导尿管对准尿道口轻轻插入4~6cm，见尿液流出，再插入1cm左右，松开左手，固定导尿管，将尿液引入无菌盘内。若需做尿培养，用无菌标本瓶接取，盖好瓶盖。

【操作后处理】

（1）导尿完毕，拔出导尿管，脱去手套，放于弯盘内，撤下孔巾，擦洗外阴，协助患儿穿裤。如需要留置导尿管则将导尿管固定于外阴。

（2）整理床铺，清理用物，做好记录后送验标本。

（3）将用过的物品放入指定医疗垃圾桶，将导尿包放在指定回收地点。

（二）操作注意事项

（1）小儿尿道黏膜非常娇嫩，导尿管应尽可能选择细小的型号。

（2）小儿不合作哭闹时，全身用力，可导致外括约肌处阻力增大，因此不能粗暴用力，而应该停止操作，待小儿放松间隙再试行插入。

（3）导尿过程中应严格无菌操作。若尿管触及尿道口以外区域，应重新更换尿管。

（4）小婴儿留置导尿时应注意避免粪便污染，保持外阴清洁。

（5）膀胱高度膨胀者，防止腹压突然降低引起血压下降和膀胱内黏膜急剧充血，应控制导尿放液量，每次不宜超过 1000ml。

（6）注意皮肤护理。定时放尿，避免尿液浸润皮肤而导致感染。

十三、新生儿复苏

【目的】 提高新生儿窒息及早产儿的抢救成功率，尽可能减少并发症的发生，减轻对各脏器的损伤。

【适应证】 适用于所有新生儿，特别是窒息新生儿和早产儿。

【禁忌证】 无。

【操作前准备】

1. 患儿准备 复苏前应充分了解患儿情况，评估发生窒息的危险性。

（1）胎龄：是否足月。

（2）单胎或多胎。

（3）是否胎膜早破，如有胎膜早破了解羊水情况。

（4）母亲孕期合并症情况。

2. 材料准备

（1）预热的开放工辐射台、大毛巾、塑料薄膜（保鲜膜）、脉搏血氧检测仪。

（2）物品准备

1）负压吸引器：根据患儿胎龄选择合适型号吸痰管（早产儿选择 8F，足月儿选择 10F）、吸球。

2）新生儿复苏球囊：根据胎龄选择合适型号面罩。

3）T-组合复苏器，喉罩、呼气末 CO_2 检测器。

4）气管内导管、导丝、喉镜（根据胎龄选择喉镜片）、固定胶片。

5）胎粪吸引管。

6）氧源、空氧混合器。

7）肾上腺素、生理盐水。

（3）其他：注射器（1ml、10ml、20ml）、无菌手套 2 副、新生儿胃管、听诊器。

3. 操作者准备

（1）至少需要两个人操作。

（2）操作者洗手，戴口罩；医生负责体位及呼吸，护士负责清理气管、心外按压及给药等。

（3）了解患儿病情。

（4）掌握新生儿复苏相关知识，并发症的诊断与处理。

【操作步骤】 新生儿复苏流程图，图 4-1。

1. 复苏的基本程序 评估-决策-措施。评估主要基于呼吸、心率、氧饱和度。

2. 快速评估

（1）足月吗?

（2）羊水清吗?

（3）有哭声或呼吸吗?

（4）肌张力好吗?

3. 初步复苏

（1）保暖：将新生儿放在辐射保暖台上或因地制宜采取保温措施，如用预热的毯子裹住新生儿

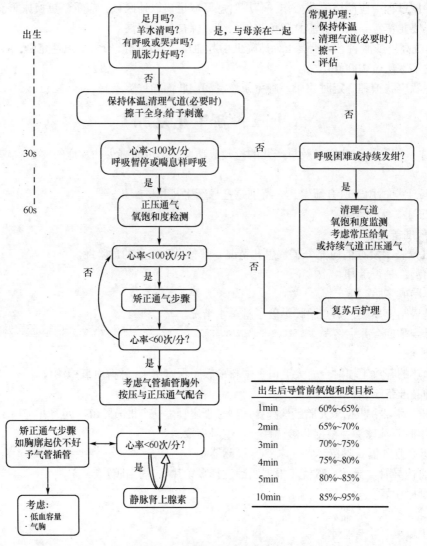

图 4-1　新生儿复苏流程图

以减少热量散失等。对体重<1000g 的极低出生体重儿，有条件可将其头部以下躯体和四肢放在清洁的塑料袋内，或盖以塑料薄膜置于辐射保暖台上，摆好体位后继续初步复苏的其他步骤。避免高温，以避免引发呼吸抑制。

（2）体位：新生儿头轻度仰伸位（鼻吸气位）。

（3）吸引：肩娩出前，助产者用手挤出新生儿口、咽、鼻中的分泌物。娩出后，用吸球或吸管清理分泌物，先口咽后鼻腔，吸管的深度适当，吸引时间不超过 10 秒，吸引器的负压不应 10mmHg（1mmHg=0.133kPa）。

（4）羊水胎粪污染时的处理：当羊水有胎粪污染时，无论胎粪是稠或稀，如新生儿娩出后被评估为有活力（呼吸好、肌张力好、心率>100 次/分），则继续初步复苏；如被评估为无活力（呼吸、肌张力及心率三项任一项为否），则采用胎粪吸引管进行管气内吸引（图 4-2）。

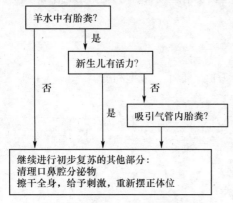

图 4-2　处理羊水胎粪污染流程图

（5）擦干：快速擦干全身，拿掉湿毛巾。

（6）刺激：用手拍打或用手指轻弹新生儿的足底或摩擦背部两次，以诱发自主呼吸。如这些努力无效，表明新生儿处于继发性呼吸暂停，需要正压通气。

4. 正压通气　新生儿复苏成功的关键在于建立充分的正压通气。

（1）指征：呼吸暂停或喘息样呼吸；心率<100 次/分。

（2）气囊面罩正压通气

1）方法：E-C 手法：左手拇指和食（示）指固定面罩，其余三指抬下颌保证气道通畅；通气频率 40～60 次/分（胸外按压时为 30 次/分）；通气压力需要 20～25cmH$_2$O（1cmH$_2$O）=0.098kPa），少数病情严重的新生儿可用 2～3 次 30～40cmH$_2$O，以后维持在 20cmH$_2$O。

2）评估通气有效性：有效的正压通气应显示心率迅速增快，以心率、胸廓起伏、呼吸音及氧饱和度来评价；如正压通气达不到有效通气，需检查面罩和面部之间的密闭性，是否有气道阻塞（可调整头位，清除分泌物，使新生儿的口张开）或气囊是否漏气。面罩型号应正好封住口罩，但不能盖住眼睛或超过下颌。

3）注意事项：持续气囊面罩正压通气（>2 分钟）可产生胃充盈，应常规插入 8F 胃管，用注射器抽气和通过在空气中敞开端口来缓解。自动充气式气囊不能用于常压给氧。

5. 气管插管

（1）指征：需要气管内吸引清除胎粪；气囊面罩正压通气无效或需要长时间正压通气；胸外按压；经气管注入药物；特殊复苏情况，如先天性膈疝或超低出生体重儿。

（2）准备：不同型号的气管导管、管芯、喉镜，准备好吸引装置，气管导管型号和插入深度的选择方法见表 4-9。

表 4-9　不同体重气管插管型号和插入深度的选择

新生儿体重（g）	导管内径（mm）	上唇至管端距离（cm）
≤1000	2.5	6～7
～2000	3.0	7～8
～3000	3.5	8～9
>3000	4.0	9～10

（3）方法

1）左手持喉镜，将喉镜夹在拇指与前 3 个手指间，镜片朝前。小指靠在新生儿颏部提供稳定性。喉镜镜片应沿着舌面右侧滑入，将舌头推至口腔左侧，推进镜片直至其顶端达会厌软骨。

2）暴露声门：采用一抬一压手法，轻轻抬起镜片，上抬时需将整个镜片平行朝镜柄方向移动，使会厌软骨抬起暴露声门和声带。如未完全暴露，操作者用自己的小指或由助手的示指向下稍用力压环状软骨使气管下移，有助于看到声门。在暴露声门时不可上撬镜片顶端来抬起镜片。

3）插入有金属管芯的气管导管：将管端置于声门与气管隆凸之间。

4）插入导管时，如声带关闭，可采用 Hemlish 手法。助手且右手食指和中指在胸外按压的部位向脊柱方向快速按压一次，促使呼气产生以打开声门。

5）整个操作要求在 20 秒内完成。

（4）确定导管位置正确的方法

1）胸廓起伏对称。

2）听诊双肺呼吸音一致，尤其是腋下，且胃部无气过水音，胃部无扩张。

3）呼气时导管内有雾气。

4）心率、肤色和新生儿反应好转。

5）呼出气 CO_2 检测仪可有效确定有自主循环的新生儿气管插管位置是否正确。

表 4-10　端唇距离测量法

新生儿体重（kg）	上唇至管端距离（cm）
1	6～7
2	7～8
3	8～9
4	9～10

注：体重小于 750g 的婴儿可能只需要插入 6 cm

（5）确定导管深度的方法

1）声带线法：导管声带线标志与声带水平吻合。

2）胸骨上切迹摸管法：操作者或助手的小指尖垂直置于胸骨上切迹，当导管在气管内前进，小指尖触摸到管端，则表示管端已达气管中点。

3）体重法：见表 4-10。

4）胸片定位。

（6）胎粪吸引管：将胎粪吸引管直接连接气管导管，操作者用右手食指将管气导管固定在新生儿的上腭，左手食指按压胎粪吸引管的手控口使其产生负压，边退气管导管边吸引，3～5 秒将气管导管撤出。必要时可重复插管再吸引。

6. 胸外按压

（1）指征：充分正压通气 30 秒后心率＜60 次/分，在正压通气同时需进行胸外按压。

（2）方法：按压新生儿两乳头连线中点的下方，即胸骨体下 1/3.按压深度约为前后胸直径的 1/3，产生可触及脉搏的效果。按压和放松的比例为按压时间稍短于放松时间，放松时拇指或其余手指不应离开胸壁。

1）拇指法：双手拇指端压胸骨，根据新生儿体型不同，双拇指重叠或并列，双手环抱胸廓支撑背部。建议使用。

2）双指法：右手食指和中指指尖放在胸骨上，左手支撑背部。

3）按压-通气比：按压-通气比为 3：1，即 90 次/分按压和 30 次/分呼吸，达到每分钟约 120 个动作。因此，每个动作约 0.5 秒，2 秒内 3 次胸外按压加 1 次正压通气。

7. 药物　在积极矫正通气步骤保证有效通气及胸外按压的基础上，有指征时考虑用药。新生儿复苏时，很少需要用药。

（1）肾上腺素

1）指征：30 秒的正压通气和胸外按压后，心率持续＜60 次/分。

2）剂量：1：10 000 肾上腺素。首选静脉给药，0.1～0.3ml/kg；气管内给药，0.5～1ml/kg。必要时 3～5 分钟重复 1 次。

（2）扩容

1）指征：有低血容量、怀疑失血或休克对其他复苏措施无反应时。

2）液体：等渗晶体溶液，推荐使用生理盐水。大量失血则需要输入与患儿交叉配血阴性的同型血或 O 型红细胞悬液。

3）方法：首次剂量为 10ml/kg，经外周静脉或脐静脉缓慢推入（＞10 分钟）。可重复注入 1 次。

8. 复苏后监护

（1）新生儿摆好体位，注意保暖。

（2）监护生命体征。

（3）监测血糖、血气及血电解质等，及时对脑、心、肺、肾及胃肠等器官功能进行监测。

【并发症及处理】

1. 气胸　可由以下原因引起：气管插管位置不合适或正压通气时压力过高。少量气胸观察即可，大量气胸需要胸腔穿刺或放置闭式引流管。如患儿需要机械通气，气胸可能会继续发展，甚至成为张力性气胸，应注意观察，必要时应用高频振荡通气、放置胸腔闭式引流管。

2. 吸入性肺炎 可由以下原因引起：气管分泌物清理不彻底或长时间正压通气未放置胃管。应注意及时清理呼吸道，根据临床情况必要时给予抗感染治疗治，严重者可能需要机械通气。

3. 局部皮肤压伤 长时间胸外按压时，按压部位可能出现局部压红、瘀斑。操作过程中应注意局部皮肤保护，可在按压部位垫一棉球，动作轻柔。

4. 牙龈或口腔黏膜损伤 气管插管时应注意操作轻柔、规范，一旦出现损伤，对症处理即可。

【相关知识】

1. 氧的应用 建议使用空氧气混合仪以及脉搏血氧饱和度仪。

（1）足月儿可用空气复苏，早产儿开始给 30%～40% 的氧，用空氧混合仪根据氧饱和度调整给氧浓度，使氧饱和度达到目标值（去掉了）。如暂时无空氧混合仪，可用接上氧源的自动充气式气囊去除储氧袋（氧浓度为 40%）进行正压通气。如果有效通气 90 秒心率不增加或氧饱和度增加不满意，应当考虑将氧浓度提高到 100%。

（2）脉搏氧饱和度仪的传感器应放在动脉导管前位置（即右上肢，通常是手腕或手掌的中间表面）。在传感器与仪器连接前，先将传感器与婴儿连接，有助于最迅速地获得信号。氧饱和度标准见表 4-10。

2. 早产儿复苏需关注的问题

（1）体温管理：将早产儿置于调至中性温度的暖箱中。对出生体重 <1000g 的极低出生体重儿，出生复苏时可采用塑料袋保温（见初步复苏部分）。

（2）对极不成熟早产儿，因肺不成熟，缺乏肺表面活性物质可发生呼吸窘迫综合征，出生后可经气管内注入肺表面活性物质预防呼吸窘迫综合征。

（3）由于早产儿生发层基质的存在，易造成室管膜下-室内出血。心肺复苏时要特别注意保温、避免使用高渗药物、操作轻柔、维持颅压稳定。

十四、儿科学基本操作测试题

（一）单项选择题

4.1-1. 新生儿复苏过程中，下列哪一项是最重要和最有效的措施（   ）

A. 心脏除颤　　B. 扩容　　C. 建立有效通气　　D. 使用肾上腺素　　E. 胸外按压

4.1-2. 下列哪项是胸外按压指征的正确描述（   ）

A. 无论何时心率 <60 次/分

B. 在 30 秒有效人工正压通气后，心率仍<60 次/分

C. 在 30 秒有效人工正压通气后，心率仍<80 次/分

D. 只要心率<100 次/分

E. 在 30 秒有效人工正压通气后，心率仍<100 次/分

4.1-3. 给一个胎龄 30 周、体 1200g 的早产儿气管插管，应选择的气管导管内径（mm）是（   ）

A. 2.0　　B. 2.5　　C. 3.0　　D. 3.5　　E. 4.0

4.1-4. 氧饱和度检测仪的探头应固定于（   ）

A. 左上肢　B. 右上肢　　C. 左下肢　　D. 右下肢　　E. 左上肢或右上肢

4.1-5. 关于心肺复苏的描述，错误的是（   ）

A. 心肺复苏过程中，胸外按压要与正压通气相配合，但应避免按压和通气同时进行

B. 一般每 3 次胸外按压后正压通气 1 次

C. 每分钟应有 30 次正压通气和 90 次胸外按压

D. 胸外按压的部位是胸骨下 1/3 处，按压深度是胸廓厚度的 1/3

E. 每次正压通气时胸外按压间断大约 1 秒

4.1-6. 已经有效球囊面罩正压通气和胸外按压 30 秒,新生儿心率仍为 40 次/分,下一步措施应该是(   )

A. 气管插管正压通气，给予肾上腺素　　　B. 脐静脉插管，给予肾上腺素

C. 继续胸外按压 30 秒后再次评估　　　　D. 继续正压人工通气和胸外按压

E. 因无效停止胸外按压

（二）病例题

4.1-7. 足月新生儿，羊水清，出生时全身青紫，无自主呼吸。心率 90 次/分，心音低。肌张力低，略屈曲。

场景设定：出生后 30 秒时，无自主呼吸，心率 84 次/分；60 秒时仍无自主呼吸，心率 54 次/分，全身皮肤青紫，弹足底有皱眉，四肢略屈曲；90 秒时患儿出现自主呼吸，心率 90 次/分，2 分钟时心率 100 次/分。5 分钟后心率 120 次/分，身体红，四肢青紫，弹足底哭声响亮，四肢活动。

问题：请给予处置，并给出 1 分钟及 5 分钟 Apgar 评分。

4.1-8. 新生儿出生时羊水Ⅲ度污染，患儿无呼吸，肌张力低下，请选手准备进行新生儿复苏。

【答案】

（一）单项选择题

4.1-1. C；4.1-2. B；4.1-3. C；4.1- 4. B；4.1-5. E；4.1-6. B

（二）病例题

4.1-7. 1 分钟 Apgar 评分 2 分，5 分钟 Apgar 评分 9 分。

患儿 90 秒后有自主呼吸，心率 90 次/分，可停止胸外按压，继续正压通气，该题不需要药物治疗

模型要求：新生儿复苏模型。

用物准备：吸引器、吸痰管、远红外辐射台、氧源、气囊面罩、新生儿喉镜以及喉片、气管导管、注射器、听诊器、毛巾等。

4.1-8. 患儿羊水污染，生后无活力，应立即气管插管吸引胎粪。

模型要求：新生儿复苏模型

用物准备：吸引器、吸痰管、远红外辐射台、氧源、气囊面罩、新生儿喉镜以及喉片、气管导管、注射器、听诊器、毛巾，胎粪吸引管，生理盐水，肾上腺素等

第二节　新生儿复苏

一、新生儿复苏操作

【物品准备】　吸引器、吸痰管、远红外辐射台、氧源、气囊面罩、新生儿喉镜及喉片、气管导管、胎粪吸引器、注射器、听诊器、生理盐水、毛巾。

【临床操作】　按照新生儿复苏操作卡，表 4-11。

表 4-11　新生儿复苏操作卡

序号	操作项目	操作动作	口述内容	注意事项	分值	评分
1	操作者准备	洗手、穿手术衣、戴手套	提问：足月吗？羊水清吗？呼吸或哭声好吗？肌张力好吗？助手：患儿全身青紫，呼吸微弱须立即抢救，记录抢救时间	复苏整个过程评估内容：呼吸、心率、肤色	5	
2	检查用物	检查吸氧装置，负压吸引器，心电监护仪及药品，各种用物	×××装置完好（分别叙述）各用物情况			
3	初步复苏（30 秒内完成）	最初步骤：①保温：放置预热的辐射保暖台上	辐射台调制 36.5°	或因地制宜采取保暖措施，体重低于 1000g，头部以下放入清洁的塑料袋内。避免高温，避免引发呼吸抑制	5	
		②摆正体位：头轻微仰伸位	头轻微仰伸位		5	

序号	操作项目	操作动作	口述内容	注意事项	分值	评分
3	初步复苏（30秒内完成）	③清理呼吸道（先吸口再吸鼻）：用吸管或者吸球、吸引器清理	吸引时间不超过10秒钟，吸引器压力不超过100mmHg		5	
		④羊水胎粪污染处理：有活力，继续初步复苏 三项任一项为否即为无活力，进行胎粪吸引管气管内吸引	3～5秒将气管导管撤出，必要时可重复插管再吸引	新生儿娩出后是否有活力：呼吸规则后哭声响亮，肌张力好及心率大于100次/分	10	
		⑤擦干全身移去湿巾			5	
		⑥刺激：用手拍打或用手指轻弹新生儿的足底或摩擦背部两次，以诱发自如呼吸 ⑦连接心电监护仪	患儿无反应，连接心电监护仪，正压通气30秒 方法：EC法 正确选择气体，面罩正确盖住口鼻处。频率40～60次/分，并做到捏占1/3，放占2/3	无效，表明新生儿处于继发性呼吸暂停，需要正压通气 新生患儿呼吸暂停或喘息样呼吸、心率<100次/分，立即正压通气。正压通气达不到有效通气，需检查	5	
4	正压通气（30秒内完成）	检测血氧饱和度，气囊面罩正压通气 方法：EC法 正确选择气体，面罩正确盖住口鼻处。频率40～60次/分，并做到捏占1/3，放占2/3 正压通气25～30cmH2O，少数需要最初2～3次压力30～40cmH2O、以后维持在压力20cmH2O	停用指征：已经改善，有自主呼吸，心率>100次/分，肤色转红。应用无改善，改用气管插管	持续气囊面罩正压通气可产生胃充盈，应常规插入8F胃管，用注射器抽气和通过在空气中敞开端口来缓解。自动充气式气囊不能用于常压给氧	15	
5	气管插管（20秒内完成）	左手持喉镜，将喉镜夹在拇指与前三个手指间，镜片朝前。暴露声门，插入有金属管芯的气管导管，插入导管时，如声带关闭，可采用Hemlish手法	口述插管深度（体重数+6）观察心电监护仪，心率60次每分，血氧饱和度70%，立即气管插管同时心外按压，（20秒内完成气管插管） 拔出导丝，固定气管插管，观察双肺起伏均匀，呼吸音均匀一致	注意操作轻柔、规范，一旦出现损伤，对症处理即可	15	
6	胸外按压	位置：按压新生儿两乳头连线中点的下方，及胸骨体下1/3，产生可触及脉搏的效果 方法：①拇指法：双手拇指端压胸骨，根据新生儿体型不同，双拇指重叠或并列，双手环抱胸廓支撑背部。②双指法：右手士指和中指放在胸骨上，左手支撑背部		指征：正压通气30秒后心率持续小于60次/分，行胸外按压 按压和放松的比例为按压时间稍短于放松时间，放松时拇指或其余手指不应离开胸壁 注意局部皮肤保护，可在按压部位垫一棉球，动作轻柔 频率：90次/分（1.2.3吸）深度：胸廓前后径1/3	15	

续表

序号	操作项目	操作动作	口述内容	注意事项	分值	评分
7	药物	指征：经正压通气、同时胸外按压 30 秒后，心率仍小于 60 次/分，给予肾上腺素 途径：脐静脉导管或外周静脉给药，气管内给药 剂量：1∶10 000 肾上腺素。首选脐静脉给药，0.1～0.3ml/kg；气管内给药，0.5～1ml/kg，必要时 3～5 分钟重复一次 扩容指征：给药 30 秒后，如心率小于 100 次/分，有血容量不足表现 液体：生理盐水、输血方法；首次剂量为 10ml/kg，10 分钟以上经静脉缓慢输注	观察心电监护仪，心率每分 60 次，血氧饱和度 75% 立即注射肾上腺素，浓度 1∶10 000 肾上腺素。脐首选静脉给药，0.1～0.3ml/kg；气管内给药，0.5～1ml/kg，必要时 3～5 分钟重复一次 再次观察心电监护仪，心率每分 60 次，血氧饱和度 75，仍需继续抢救 立即扩容，注射生理盐水（首次剂量为 10ml/kg，10 分钟以上经静脉缓慢输注）	一般不推荐碳酸氢钠	10	
8	复苏后监护	新生儿摆好体位，注意保暖。监护生命体征。监测血糖、血气及电解质等，及时对脑、心、肺、肾及胃肠等器官功能进行监测。	观察心电监护仪，心率 110 次/分，血氧饱和度 90%。抢救成功。送入 ICU，做好后续治疗		5	
9	整理用物	垃圾分类处理				
10	洗手记录	抢救结束时间及抢救				
	总分				100	

【相关知识】 看气管插管指征，足月儿正压通气时用空气，早产儿可以给 30%～ 40% 氧气（即在简易呼吸器上连氧气小袋）上述情况无效果后直接给纯氧。

二、体格生长指标测量及判读

（一）操作规程

【操作前准备】

1. 了解相关基础知识

（1）体重：反映儿童的营养状况，尤其是近期的营养状况。体重可以受多种因素（如营养、辅食添加、疾病等）的影响。出生时体重 3.0kg 左右，生后最初几天稍有下降（"生理性体重下降"），10 天左右可回复到出生时体重。

正常体重计算公式：

1～6 月龄婴儿的体重（kg）=出生体重+（0.7×月龄）

7～12 月龄婴儿的体重（kg）=6+（0.25×月龄）

2～10 岁儿童体重（kg）=（年龄×2）+8

（2）身（长）高：也是小儿生长发育的重要指标，但它反映的是长期营养状况，短期内影响生长发育的因素（营养、疾病等）对身高影响不明显。身（长）高的增加同体重一样，也是在生后第一年增长最快，平均年增长 25cm。第二年平均增长 10cm，第三年平均增长 4～7.5cm。3 岁以下儿童取仰卧位测量，称为身长。出生时婴儿身长约 50cm，1～6 月龄平均每月增长 2.5cm，7～12 月龄平均每月增长 1.2cm，1 岁时身长 75cm，2 岁以后可按下列公式计算：身高（cm）＝75+（5×年龄）。

（3）坐高（顶臀长）：头顶到坐骨结节的长度。代表头部和脊柱的生长。

（4）头围：代表脑发育的指标。头围在生后第一年增长最快。出生时头围 33～34cm，1 周岁约 46cm，2 周岁约 48cm，5 岁时约 50cm，10 周岁 50～52cm。头围过小（小于平均数–3 个标准差，即 $< \bar{x} - 3SD$ ），多为小头畸形或脑发育不全；头围过大，多是脑积水、佝偻病等。

（5）胸围：代表胸廓与肺的发育。出生时胸围小于头围，随着月龄的增长，胸围逐渐增加，和头围差距减小，一般在 1 岁时胸围与头围相等。影响胸围增长的因素有营养状况差，缺乏体育活动及疾病造成胸廓畸形，如鸡胸、漏斗胸等。1 岁后胸围增长时显快于头围，胸围逐渐增过头围。出生时胸围 32cm，一周岁时约 46cm，与头围相等，10 周岁时长 60cm。

（6）囟门和牙齿；前囟出生时 1～2cm，随后随着卢布骨增大而增大，最晚在 1 岁半闭合。后囟在出生时已经很小或闭合，最迟 6～8 周闭合。囟门过早、过晚闭合老师疾病的现象。1 岁未出牙者为"乳牙萌出延迟"，2.5 岁乳牙出齐。6 岁左右开始萌出第一颗恒牙，乳牙逐渐脱落，又生出恒牙，恒牙共 28～32 只。

（7）上臂围：代表 5 岁以下儿童营养状况。＞13.5cm 为营养良好，12.5～13.5cm 为营养中等，＜12.5cm 为营养不良。

（8）皮下脂肪：代表营养状况。常用测量部位：腹壁皮下脂肪、背部皮下脂肪。

2. 人员准备　着装整洁，手指甲修剪整齐。

3. 物品准备　婴儿模型、皮尺、电子秤、皮褶卡尺、磅秤、身高（长）测量仪、干净纸尿裤、无菌中单。

4. 环境准备　室内环境温暖，室温在 22～24℃，光线明亮。

【操作步骤】

（1）记录被测儿童姓名、性别、出生日期、实足年龄。小儿除去外衣、鞋袜、帽子、尿片等，女童解散辫子，排空大小便。

（2）体重：在小儿空腹时进行，测量前排空大小便。小于 1 岁婴儿用盘式电子秤，1～7 岁小儿用载 50kg 体重计（踏板上安置座椅），7 岁以上用载重 100kg 体重计。

小于 1 岁婴儿体重测量：将电子秤置零，将小儿平躺在量床上，脱去鞋、袜、帽及衣裤后读数。如室温较低可连衣服一起称量，随后再称衣服重量，总重量减去衣服重量即为小儿体重。

大于 1 岁儿童体重测量：坐在体重计上（1～7 岁）或站于踏板中央位置，双手自然下垂，不可摇动或触碰其他物体。稳定后读数，数据精确至 0.01kg。

（3）身高（身长）：3 岁以下小儿用量床测定身长，将小儿平躺在量床上，脱去鞋、袜、帽，仅穿单裤，仰卧于量床低板中线上，一人用手固定婴幼儿头部，使头顶紧密接触头板。另一人站在婴幼儿右侧，左手握住两膝，使两下肢并拢紧贴量床，右手移动足板使其紧贴小儿双足跟，读足板处所示数字（注意婴幼儿头部不能歪斜，双腿不能离开量板，足底与量板呈直角，双侧有刻度的量床要注意两侧读数一致）。

3 岁以上小儿可测身高：赤足，取直立位，两足跟、枕部、臀部及两肩胛间接触身长计立柱，足跟靠拢，足尖分开，两眼平视前方，测量者将滑板下移使之与小儿头部顶点相接触，读取立柱上的数据。

（4）坐高（顶臀长）：较大儿童坐于身高测量仪的坐板上，枕部、臀部及两肩胛间接触身长计立柱，双侧髋关节和膝关节呈 90º 弯曲，两眼平视前方，测量者将滑板下移使之与小儿头颅顶点相接触，读取立柱上的数据。

婴儿测量时仰卧于量床底板中线上，一人用手左右固定婴幼儿头部，使其头顶紧密接触头板。另一人站在婴幼儿右侧，左手提起两下肢，膝关节屈曲，大腿垂直，右手移动足板使其紧贴儿童骶骨，读足板处所示数字（注意婴幼儿头部不能歪斜，臀部不能离开量板，双侧有刻度的量床要注意两侧读数一致）。

（5）头围：以儿童右侧眉弓上缘为起点，用软尺从右侧眉弓上缘经枕骨粗隆、左侧眉弓上缘回到起点测量的数值即为头围。测量时软尺要紧贴头皮，左右对称。

（6）胸围：小儿取卧位或立位。检查者用左手拇指将软尺零点固定于右乳头下缘，右手拉软尺绕经后背（两肩胛下角下缘为准）经左侧回到零点，取平静呼、吸气时的中间数。

（7）上臂围：取上臂中点（肩峰与尺骨鹰嘴连线中点）用软尺与肱骨垂直测量上臂周径，软尺只需紧贴皮肤，不能压迫皮下组织。

（8）腹围：取平卧位，测量婴儿时，将软尺零点固定于剑突下与脐连线中点，经同水平位绕背部一周回至零点；测量儿童时，可平脐经同水平位绕背部一周回至零点，读数精确至 0.1cm。

（9）腹部皮下脂肪：检查者用左手拇指和示指在小儿腹部脐旁锁骨中线处捏起皮肤和皮下脂肪（捏前两指间距 3cm），用卡尺进行测量。小儿正常皮下脂肪厚度应在 0.8cm 以上。

（10）前囟：前囟未闭的小儿，取前囟对边级的中点连线进行测量。

（二）操作注意事项

（1）注意保暖，防止受凉。
（2）测量时应脱去鞋、袜、帽及衣裤后读数。
（3）应在空腹或进食后 2h，排空大小便后进行测量。
（4）女孩测量头围时应解散辫子，在软尺经过处将头发上下分开。

【测量操作】 小儿体格生长测量操作，表4-12。

表4-12 小儿体格生长测量操作卡

姓名：_____ 学号：_____ 总分：_____

王小宝，2岁，家长想了解小孩的生长发育状况，于今日来我院体检，你作为接诊医师，请你为他做体格生长测量。

评分：_____

项目	项目分		内容	满分	得分
准备	15分		医师的准备：穿工作服、戴口罩、帽子、洗手（可口述）	2	
			您好：是王小宝家属吗？孩子是第一胎第一产吗？是足月正常产吗？是母乳喂养吗？既往健康，按时接种各种疫苗，否认家族遗传病史	6	
			询问有无进食（未进食）	2	
			患儿已排空大、小便，换好尿布，患儿处于舒服体位	2	
			评估周围环境，注意保暖，室温23℃	1	
			物品准备：儿童体重秤、量床、皮褶厚度计、皮尺、垫单	2	
操作过程	75分	体重	体重秤放平，铺巾，校正零点	2	
			脱去鞋袜、帽子和外衣、尿布、饰品	3	
操作过程	75分	体重	抱时注意保护患儿，一手托头颈部，一手托臀腰部小宝乖不哭（口述）	2	
			使患儿平躺在体重秤盘中央，注意保护患儿	3	
			读数并记录，精确到 0.01kg	2	
			结果偏差不超过 0.2kg	3	
		胸围	患儿取卧位或立位，小儿处于平静呼吸状态，两手自然平放或下垂	2	
			皮尺绕乳头下缘，后经肩胛下角绕胸一周（紧贴皮肤，但不拉紧，刻度朝外）小宝乖不哭（口述）	2	

项目	项目分		内容	满分	得分
操作过程	75分	胸围	松紧以不束缚呼吸为宜（口述）	2	
			取平静呼吸时的读书或者呼、吸气时的中间数（口述）	2	
			读数并记录，精确到0.1cm	2	
		头围	患儿取坐位或立位	2	
			皮尺绕过眉弓上缘，后过枕骨粗隆最高处小宝乖不要动（口述）	2	
			读数并记录，精确到0.1cm	2	
操作过程	75分	腹围	患儿取卧位，空腹时测量	2	
			儿童皮尺平脐绕腹一周，婴儿皮尺在剑突与脐连线中点绕腹一周	2	
			左右对称，松紧合适	1	
			读数并记录，精确到0.1cm	2	
		上臂围	患儿取立位、坐位或仰卧位，两手平放或下垂	1	
			一般测量左上臂，软尺零点固定于上臂外侧肩峰至尺骨鹰嘴连线中点，沿该点水平绕上臂一周	2	
			读数并记录，精确到0.1cm	2	
		皮下脂肪	患儿取卧位或立位	1	
			取患儿锁骨中线上平脐处的腹壁，皮折方向与躯干长轴平行，捏起皮肤及皮下脂肪，捏时两指间的距离为3cm，用皮褶厚度计测量	2	
			读数并记录，精确到0.05cm	2	
		身长	3岁以上立位测量，3岁以下卧位测量（口述）	2	
			选用量床，检查床有无破损，刻度是否清晰	3	
			患儿脱去衣帽，仰卧于量床正中，头顶接触到头板（注意：法兰克福平面），测量者位于儿童右侧用左手固定小儿膝部使双下肢伸直	2	
			将量床足板向患儿足底移动，使其紧靠足底，记录头板与足板之间的距离即患儿身长	2	
			读数并记录，精确到0.1cm	2	
		顶臀长	3岁以上坐位测量，3岁以下卧位测量（口述）	2	
			提起患儿小腿使小腿使膝关节屈曲，大腿与底板垂直，骶骨紧贴底板	2	
			滑动足板紧压臀部，记录头板与足板之间的距离即为坐高	2	
			读数并记录，精确到0.1cm	2	
			分析记录结果并向患儿家属报告	8	
注意事项	10分		及时复原患儿衣物	3	
			动作轻柔	2	
			小儿哭闹，操作者善于沟通，注重人文关怀	5	
总分				100	

三、婴儿喂养

配方奶喂养操作规程

【操作前准备】

基础知识

（1）母乳喂养的优点：①营养丰富，利于吸收。②生物作用好。

（2）母乳的成分变化：①初乳：分娩后 4～5 日内乳汁，含蛋白质多，脂肪少。②过渡乳：5～14 日乳汁。③成熟乳：14 日以后的乳汁。

（3）哺乳过程中乳汁成分特点。

第一部分：脂肪低、蛋白高。

第二部分：脂肪逐渐增多，蛋白质逐渐减少。

第三部分：脂肪最高，蛋白质最低。

（4）不宜哺乳的情况：①母亲患有艾滋病、其他严重疾病者（慢性肾炎、糖尿病、恶性肿瘤、精神病、癫痫、心功能不全）应停止哺乳。②乙肝病毒携带者不是禁忌。③母亲患结核病，无临床症状时可以哺乳。

（5）部分母乳喂养

补授法：先吸母乳后再以配方奶喂养。

代授法；用配方奶代替一次母乳量。

（6）配方奶喂养：配方奶以牛乳为基础，按照母乳进行成分调整，使其更符合婴儿的消化吸收及肾功能，但缺乏母乳所含的免疫活性物质。为人工喂养的首选。

新生儿每日喂养 8 次，2～3 月龄婴儿每日喂养 6 次，4～6 月龄婴儿每日喂养 5 次。

奶量计算：6 月龄以内婴儿奶量计算有 2 种方法。

第一种：根据总能量计算。婴儿每日总能量为 100kcal/kg。1g 奶粉提供约 5kcal 能量。

举例：4 月龄婴儿，体重 6kg。

①每日总热量为 100kcal/kg×6=600kcal。

②每日喂奶 5 次，每次热量为 120kcal，每次需要奶粉 24g。

③一量勺奶粉=4.4g，故每次需要约 6 小勺奶粉。

④每 1 小勺奶粉需要 30ml 水兑入冲泡，故 120kcal 能量的奶粉配制需要 180ml 水加入 6 小勺奶粉。

第二种：根据奶量计算。婴儿每日奶量为 150ml/kg。

举例：4 月龄婴儿，体重 6kg。

①每日奶量：150ml/kg×6=900ml。

②4 月龄婴儿每日喂奶 5 次，每日奶量为 180ml。

③每 30ml 水需要加 1 小勺奶粉，故每次 180ml 水中应加入 6 小勺奶粉。

【操作准备】

（1）人员准备：着装整洁，手指甲修剪整齐，洗手。

（2）物品准备：操作台、已消毒奶瓶及奶嘴、奶粉、温度计、消毒量桥涵、奶粉专用量勺、搅拌小勺、无菌钳、温开水、清洁小毛巾。

【操作步骤】

（1）检查奶粉名称、开瓶日期及有效期。查看包装上的热卡量、总目调水温、生产日期是否适合该年龄的婴儿。

（2）根据婴儿体重计算奶量和热量。婴儿每日总热量 100kcal/kg，总液体量 150ml/kg。

（3）洗手。

（4）将适量温开水倒入量杯中，测量水温 50℃。

（5）加入相应量平勺奶粉（1 平勺奶粉配 30ml 水）。

（6）用小勺进行搅拌，使其完全溶解，泡沫不宜过多。

（7）将配制好的奶液倒入奶瓶中，安装奶嘴。

（8）喂奶后进行记录。

【操作注意事项】

（1）奶粉量不应过多或过少，1量勺是指1平口量勺、没有压实的奶粉质量。

（2）奶嘴孔径合适。不宜太大或太小。

（3）注意手和奶具的卫生。奶具应每日消毒2次。

【辅食添加指导】

1. 基础知识

（1）辅食添加原则

1）当婴儿生长到6个月左右，体重达到出生时的2倍，每日摄入的奶量达1000ml，每次奶量超过200ml，而且还有进食欲望时，应考虑添加辅食。

2）由少到多由一种到多种：适应一种食物后再增加另一种食物。

3）由细到粗：从泥状食物过渡到碎末状食物，增加食物能量密度。

4）由软到硬：逐渐增加食物硬度，锻炼咀嚼功能，还有助于牙齿萌出。

（2）辅食添加方法：见表4-13。

1）6月龄时可尝试喂养泥状食物。如米粉、菜泥、果泥、蛋黄。由少到多。哺乳5～6次/日，奶量800～1000ml/日。暂不添加肉类和蛋类。用勺喂养。

2）7～9月龄时可喂养末状食物。如果泥、米粉、菜泥、粥、面条。开始尝试添加肉、肝泥。哺乳4～5次/月，奶量800ml日左右。学习用手抓食，学习咀嚼。

3）10～12月龄可喂养碎状、丁状、指状食物。如软饭、面食、碎菜、水果、肉类、鸡蛋。哺乳2～3次/日，奶量600～800ml。学习自己用勺进食，用杯子喝奶（表4-13）。

表4-13　婴儿辅食添加方法

项目	4～6月龄	7～9月龄	10～12月龄
食物性状	泥状	末状	碎状、丁状、指状
餐次	少量尝试，逐渐增至1餐	4～5次奶，1～2餐辅食	2～3次奶，2～3餐辅食
乳类	纯母乳、部分或配方奶，5～6次/日，奶量800～1000ml	部分母乳或配方奶，4～5次/日，奶量800ml日左右	部分母乳或配方奶，2～3次/日，奶量600～800ml/日
谷类	强化铁米粉	强化铁米粉、粥或面条，每日30～50g	饮饭或面食，每日50～75g
蔬菜水果类	菜泥、果泥	碎菜25～50g/日，水果20～30g/日	碎菜50～100g/日，水果约50g/日
肉类	暂不添加	肉泥、肝泥、动物血等	动物肝、动物血、血虾、鸡鸭肉、红肉，每日25～50g
蛋类	暂不添加	添加蛋黄，每日由1/4个逐渐增加至1个	1个鸡蛋
喂养技术	用勺喂食	学习用手自我进食，学习咀嚼	学习自己用勺进食，用杯子喝奶

2. 注意事项

（1）每次喂养时，可在进食后再喝奶，逐渐形成一餐代替一次奶。

（2）食物应清淡，少盐、少糖、少油。

（3）不食用蜂蜜水或糖水，尽量不喝果汁。

（4）7～9月龄时，每次进餐可先尽量喂辅食，然后再喂奶类。

【婴儿喂养操作卡】　婴儿喂养操作，表4-14。

表 4-14 婴儿喂养操作卡

姓名＿＿＿＿＿ 学号＿＿＿＿＿ 总分＿＿＿＿＿

物品准备：配方奶粉，煮沸过的温开水、水温计、已经消毒的奶瓶、奶嘴、奶粉专用量勺、无菌容器、无菌持物钳、量杯、一次性湿纸币、清洁小毛巾、搅拌小勺，消毒洗手液，喂奶车。

序号	操作项目	操作动作	口述内容	注意事项	分值	评分
1	检查物品	奶粉的名称，生产日期和有效期，奶粉的配置方法，奶粉的颜色和质量，外包装无破损	外包装无破损，物品齐全、密封良好、在有效期内，可以使用	配方奶开瓶后有效期3~4周	5	
2	环境要求	配奶间宽敞、明亮，清洁区（操作台）清洁、干净	配奶间宽敞、明亮，清洁区（操作台）清洁、干净		5	
3	核对患者	核对床号、腕带，了解并熟悉患儿的病情、年龄、生命体征、检查患儿有无腹胀	你好，请问您是×××家属吗？我是医生，根据宝宝的情况，要为他进行人工喂养，以缓解饥饿的症状。宝宝生命体征平稳，无腹胀		5	
4	计算	了解患儿哺乳时间、先计算每日所需的婴儿配方奶粉用量，计算每次喂奶所需要的奶粉量，每次需要多少小勺奶粉，计算每次需要温开水量			10	
5	洗手	七部洗手法洗手	七部洗手法洗手、戴帽子，戴口罩		5	
6	取物品	持物钳取出无菌容器、无菌奶瓶、奶嘴及无菌勺	注意是否有持物钳			
7	测水温	用一个水杯倒入温开水，右手持水温记放入水杯中央测量水温并平视读出水温度		水温要适宜	5	
8	倒温开水取奶粉	将适量温水倒入量杯（奶瓶）中，一手拇指、食指及中指捏住标准小勺柄在盛奶粉容器中挖取奶粉，左手持刮板挂平奶粉，将精确分量的奶粉倒入已加温开水的量杯（奶瓶）中			20	
9	搅拌（混匀）	用小勺进行搅拌，使其完全溶解。（一手持奶瓶，另一手拧上奶瓶盖，将奶瓶沿顺时针或逆时针一个方向轻轻地摇动，使奶粉充分溶解，避免泡沫过多，将奶瓶倒置使奶汁滴于手背上或前臂内侧皮肤试奶液温度）	口述适宜温度		5	
10	打开奶瓶	将奶液倒入奶瓶中，安装奶嘴			5	
11	垫毛巾	在小儿颌下垫小毛巾	防止溢奶弄湿衣服		5	
12	人工喂养	双手将小儿抱起，使患儿头枕于左上臂，靠近肘部，右手持奶瓶，将奶瓶倾斜，用奶嘴轻触其上唇，诱发觅食反射，待其张嘴时，将奶嘴放入口中让其充分吸吮奶嘴内应充满奶液，防止空气吸入喂奶，完毕用一次性湿纸巾擦去口唇周围奶渍	每次喂养时间一般为10~15分钟 竖抱片刻，轻拍背部，待其打嗝。家属协助宝宝取侧卧位，以免误吸	喂养完毕后，竖抱片刻，轻拍背部，待其打嗝后再放回床上，取侧卧位，勿仰卧防误吸	10	
13	整理物品	将奶具用清水清洗，放置污染区，待送高压蒸汽灭菌消毒 将配好的奶粉放在操作台上，物品归位，用抹布清理操作台		如有传染病需隔离患儿，进行隔离出来，并用含氯消毒液浸泡，在清洗，送高压蒸汽灭菌消毒灭菌	10	
14	洗手	六步洗手法洗手			5	
15	记录	将患儿吃奶情况，奶量记录于病历记录内	记录喂奶情况，喂奶量及时间。		5	
	总分				100	

四、儿童心肺复苏

（一）操作规程

【操作前准备】

（1）明确需要心肺复苏（CPR）的临床情况（适应证）：呼吸心搏骤停。

（2）判断患儿是否可以进行心肺复苏（禁忌证）：①严重胸廓畸形。②广泛性肋骨骨折。③心脏外伤。④血气胸。⑤心脏压塞。

【操作步骤】

（1）检查环境是否安全。必要时将患儿移至安全地段。

（2）判断患儿有无反应（5~10s）。轻拍患儿双肩，确定患儿是否有反应（喂！你还好吗？）；对于婴儿则轻拍足底观察其有无反应。

（3）判断患儿有无呼吸。若无反应，快速检查是否有呼吸（听、看和感觉，5~10s）。

（4）启动紧急反应系统。若无自主呼吸或呼吸不正常，大声呼救。若有人回答，请他启动紧急反应系统（呼救、喊人打号码120电话）和取得一台自动体外除颤器（AED）（如果可能）。若无人应答，可首先进行5个回合CPR后，再启动紧急反应系统。然而，目击心搏骤停时应首先启动紧急反应系统，并获得除颤仪，再回到患儿身边进行CPR。

呼救同时，将患儿置于仰卧位，头颈胸呈直线。禁止俯卧、抬头。松解患儿衣领、拉链及裤带。施救者跪于患儿右侧。

（5）判断有无脉搏。检查脉搏（婴儿肱动脉，儿童颈动脉或股动脉），如10s内无法确认触摸到脉搏，或脉搏低于（60次/min），需开始胸外按压。

（6）胸外按压：对于大于8岁儿童用双掌法，施救者双手重叠，掌根按压胸骨下1/2（胸骨与双乳头连线的交界处），肘关节伸直，借体重、肩臂之力垂直向脊柱方向按压；1~8岁儿童用单掌法；小于1岁婴儿用2个手指按压或环抱法按压。按压速率至少为每分钟100次，按压幅度至少为胸廓前后径的1/3，用力快速按压，减少按压的中断，每次按压后胸部须回弹。按压有效的指征为可触及颈动脉、股动脉搏动。

（7）打开气道及人工通气：进行30次心脏按压后，需打开气道及人工通气。不怀疑存在头部或颈部损伤的患儿，采用"仰头——提颏"法打开气道。怀疑可能存在头部或颈部外伤的患儿，采用"托颌法"打开气道。检查呼吸道，清除异物（呕吐物、食物、气道分泌物或其他异物。）患儿无自主呼吸，或呼吸不正常时，予以2次人工呼吸。在院外，采用口对口（大儿童、捏闭鼻孔）或口对口鼻（小婴儿）进行通气。条件允许可使用气囊面罩通气。避免过度通气，仅需要使胸廓抬起的最小潮气量即可。随后再继续进行心脏按压。

（8）按压与能气的协调：未建立高级气道时，单人复苏按压通气比例30∶2；双人复苏按压通气比例15∶2。一般要求每2分钟两名施救者应交换职责，每次交换在5s内完成。

建立高级气道（气管插管）后，负责胸外按压的人员以每分钟100次的频率进行不间断按压，负责通气者以每6~8s给予1次人工呼吸的速度（8~10次/分）进行通气。两者不再进行按压与呼吸的配合。

当患儿无自主呼吸或呼吸衰竭，但存在大动脉搏动，且脉搏大于60次/分，无需给予胸外按压，可仅给予呼吸支持，每3~5秒给予1次人工通气（12~20次/分），每次呼吸时间持续1s，并观察胸廓是否随每次呼吸而抬举。

（9）5个周期的心肺复苏后，再次判断颈动脉搏动与呼吸。并再次确认是否启动紧急反应繁育及取得一台AED（可能的情况下）。若患儿恢复动脉搏动与呼吸，给予进一步生命支持，嘱患儿绝对卧床休息。向家属介绍病情，取得合作。反之，继续复苏5个周期后再次判断。

（10）心搏骤停的处理：当患儿出现心搏骤停时，应立即进行以 CPR，并连接监护仪或除颤仪。如为不可电击心率（心搏骤停,无脉电活动）应尽快建立静脉或骨髓通路，给予肾上腺素（0.01mg/kg，即 1∶10 000 浓度 0.1ml/kg）静脉注射或骨髓腔注射；或者 0.1mg/kg（VCB 1∶1000 浓度 0.1ml/kg）气管内给药，3～5min 后可重复，每 2 分钟评估心率。如为可电击心率（心室颤动,无室性心动过速），应尽快除颤，首剂 2J/kg；2min 后评估心率，无效可加倍除颤剂量，最大不超过 10J/kg。顽固性心室颤动或室性心动过速可给予胺碘酮或利多卡因，同时治疗可逆性病因。

【复苏有效的指征】

（1）意识逐渐恢复，出现反射或挣扎。

（2）呼吸恢复，出现自主呼吸。

（3）心率恢复，可触及大动脉搏动。

（4）肤色恢复红润。

（5）散大的瞳孔缩小。

【操作后处理】

（1）若患儿恢复心搏及呼吸，进一步给予生命支持，绝对卧床休息。

（2）向家属交代病情，取得配合。

（3）操作完毕后，清理现场，整理患儿衣物。

（二）操作注意事项

（1）开放气道方法。仰头提颏法（左手肘关节着地，左手掌根贴患儿前额向下按压，右手示指、中指将下颌上抬、前推），托颌法（将双手放置在患儿头部两侧，肘部支撑在患儿平躺的平面上，握紧下颌角，用力向上托下颌。此法用于疑有头颈部创伤患儿）。

（2）检查患儿呼吸时需要：一看，即用眼睛观察患者胸部有无起伏运动。二听，即用耳朵听患儿是否有呼吸音。三感觉，即用面颊感觉患者是否有气流呼出。

（3）人工呼吸时，吹气时间需要 1s 及以上，以胸廓抬起为度，避免吹过快、过大。

（4）胸外按压时应避开剑突和肋骨，以免造成损伤。按压时动作迅速。每次按压后应待胸廓完全回复后方可再次按压。抬起时手不能离开胸壁。

（5）复苏过程中必须保证按压连续性，除非建立人工气道或除颤，中断按压时间不得超过 10s。

（6）若脉搏≥60 次/分，但没有自主呼吸或呼吸次数不足，可不做胸外按压，仅给予辅助呼吸 12～20 次/分（每次 3～5s）。

（三）儿童心肺复苏操作卡

儿童心肺复苏操作卡，表 4-15。

表 4-15 心肺复苏操作卡

姓名 _____ 学号 _____ 总分 _____

物品准备：简易呼吸器（用物准备不能满足操作则该项不得分。）纱布两块（放于抢救者上衣口袋内），血压计、听诊器、手电、木板、脚蹬（必要时）

评分：_____

序号	操作项目	操作动作	口述内容	注意事项	分值	评分
1	素质要求	衣帽整洁，仪表端庄，动作规范，行动敏捷，体现急救意识			4	
2	确认周围环境	环顾四周	周围环境安全		2	

续表

序号	操作项目	操作动作	口述内容	注意事项	分值	评分
3	判断患者意识	①跪在患者右侧轻拍肩部，②分别贴于患者左右耳呼叫	你怎么了	不可用力摇晃患者，以防加重骨折等损伤	4	
4	判断有无脉搏	一手的食指和中指并拢，以喉结为标志，沿甲状软骨想靠近急救人员一侧滑动到胸锁乳突肌凹陷处，用力不能太大，时间<10秒（一岁以内肱动脉、股动脉判断）	患儿无反应，意识丧失，无自主呼吸（呼吸异常），颈动脉搏动消失，需要进行心肺复苏。同时呼救，快来人啊，协助我抢救，吸氧、建立静脉通道。记录抢救开始时间	触摸病人颈动脉搏动。<10秒	4（触摸颈动脉波动手法位置时间及口述各1分）	
5	摆体位	硬床板，去枕，摆正体位，躯体成一条直线，松开上衣和裤带	硬床板，去枕，摆正体位，躯体成一条直线，松开上衣和裤带		5	
6	进行胸外按压	a. 定位：婴幼儿：两乳头连线的中点下。儿童：胸骨平乳或水平，单手或双手。青少年：乳头连线水平双手下压5cm b. 方法：两手手指交锁，手指离开胸壁，保持肘关节伸直，按压时双臂垂直向下 c. 深度：胸壁前后径1/3，儿童5cm，婴儿4cm d. 频率：按压和放松时间1∶1，胸廓完全回弹，按压呼吸比30∶2	定位：婴幼儿：两乳头连线的中点下。儿童：胸骨平乳或水平，单手或双手。青少年：乳头连线水平双手下压5cm 方法：两手手指交锁，手指离开胸壁，保持肘关节伸直，按压时双臂垂直向下 深度：胸壁前后径1/3，儿童5cm，婴儿4cm 频率：按压和放松时间1∶1，胸廓完全回弹，按压呼吸比30∶2		8+8+4	
7	开放气道	从上衣口袋内取出一块纱布清除口鼻腔分泌物（必要时头偏向一侧），一只手轻抬其下颌，另一只手将头后仰	清除口鼻分泌物，进行通气，胸廓起伏均匀		4	
8	人工呼吸	保持气道开放，将简易呼吸器连接氧气，氧流量8～10升/分，一手以EC法固定面罩，一手挤压球囊1/3，进行5个周期CPR	如此反复进行共5次	必要时除颤	2+2+4+4+2+2+1+1	
9	有效指征判断	重可扪及颈动脉搏动，复吹气一次，心脏按压与人工呼吸比为30∶2	瞳孔由大缩小，眼球有转动，面色由发绀转为红润，自主呼吸恢复，四肢轻微活动，测血压		4×6+2	
10	复苏后体位，观察	患者侧卧位或平卧位，头偏向一侧	进一步生命支持，注意观察患者意识，生命体征，尿量		4	
11	评估		复苏的有效指征： ①自主呼吸恢复 ②可触及周围大动脉搏动 ③颜面、甲床、口唇、皮肤色泽较红润 ④散大的瞳孔缩小 ⑤上肢收缩压在60mmHg以上 ⑥意识恢复 ⑦心电图波形有所改善。（有心电监护仪时）		5	
12	操作后	整理用物，洗手，记录，签字	进行下一步生命支持治疗		4	
13	整体评估	关心体贴病人，注意保暖，整理床单元				
14	洗手记录		记录抢救结束时间及抢救过程			
	总分				100	

【附加知识】

小儿血压：收缩压=小儿年龄×2+80；舒张压是收缩压的三分之二。

手法：1岁以下儿童双手按压大拇指或中指；1~8岁单手按；8岁以上按成人手法。

1岁以内小儿判断意思时弹足底，幼儿判断动脉搏动触肱动脉或股动脉。

五、儿童复苏测试题

病例题

4.2-1. 张某，男，18个月，喜欢吃肉，偏胖，家长想了解小孩的生长发育状况，于今日来我院体检，你作为接诊医师，请你为他做体格生长测量。（右手腕部佩戴银手镯），要求测量头围、胸围、体重、身长、顶臀长，上、下部量，皮下脂肪。

4.2-2. 患儿为1名2月龄婴儿，出生体重3kg，母亲患风湿性心脏病，心功能三级，请判断行人工喂养还是母乳喂养，如人工喂养请配置一次量配方奶，如母乳喂养请指导母乳喂养。

4.2-3. 患儿7月龄，体重10公斤，目前为人工喂养，请给予患儿设计喂养方案，并给予患儿配制一次量配方奶，并给予喂养。

4.2-4. 一名5月龄婴儿，出生体重3.5公斤，母亲两天前出现乳房肿胀、疼痛，诊断为急性乳腺炎，需暂停母乳喂养，请配制一次量配方奶并给予喂养。

【答案】

病例题

4.2-1. 注意语言沟通，所佩戴首饰需交给家长，注意保暖。

模型要求：小儿体格测量模型

用品准备：皮尺，电子秤，皮褶卡尺，磅秤，身高（长）测量仪，垫布等。

4.2-2. 2月龄，体重4.4kg，每日喂养6次，每次奶量120ml，用4平勺奶粉。

模型要求：无

用品准备：操作台，已消毒奶瓶及奶嘴，奶粉，温度计，消毒量杯，奶粉专用量勺，搅拌小勺秒，无菌钳，温开水，清洁小毛巾。

4.2-3. 7月龄婴儿，体重6kg，7月龄每日喂奶4次

①每日奶量：150ml/kg×6＝900ml

②7月龄婴儿每日喂奶4次，每次奶量为225ml。

③每30ml水需要加1小勺奶粉，故每次225ml水中应加入7.5小勺奶粉。

模型要求：无

用品准备：操作台，已消毒奶瓶及奶嘴，奶粉，温度计，消毒量杯，奶粉专用量勺，搅拌小勺秒，无菌钳，温开水，清洁小毛巾。

4.2-4. 出生体重3.5kg，目前体重3.5+0.7×5=7kg

每日奶量：①150ml/kg×7=1050ml

②5月龄婴儿每日喂奶5次，每次奶量为210ml。

③每30ml水需要加1小勺奶粉，故每次210ml水中应加入7小勺奶粉。

模型要求：无

用品准备：操作台，已消毒奶瓶及奶嘴，奶粉，温度计，消毒量杯，奶粉专用量勺，搅拌小勺秒，无菌钳，温开水，清洁小毛巾。

第三节　儿科学模拟竞赛试题

（A卷）

（一）单项选择题

4.3-1. 腰椎穿刺麻醉时（　　）

A. 皮下局部麻醉即可   B. 边进针边推注麻醉药

C. 一次进针至遇到阻力，边后退边推注麻醉药   D. 边进针边回抽，无液体抽出时推注麻醉药

E. 进针后行扇形麻醉

4.3-2. 腰椎穿刺操作后观察时注意（   ）

A. 去枕平卧 1 天   B. 去枕平卧 6 小时   C. 平卧 6 小时，可以枕枕头

D. 俯卧 6 小时   E. 腰部制动 6 小时，避免穿刺局部出血

4.3-3. 不适合行腰穿疾病（   ）

A. 蛛网膜下腔出血   B. 脑膜炎   C. 脑炎   D. 高热惊厥   E. 后颅窝肿瘤

4.3-4. 为预防腰穿后头痛，腰穿后应嘱患儿平卧（   ）

A. 3 小时   B. 1 小时   C. 5 小时   D. 2 小时   E. 6 小时

4.3-5. 确诊低颅压的方法（   ）

A. 脑 MRI   B. 脑 CT   C. 腰穿   D. 经颅超声多普勒   E. 脑电图

4.3-6. 正常侧卧位脑脊液初压（   ）

A. $70\sim180mmH_2O$ B. $50\sim150mmH_2O$ C. $100\sim200mmH_2O$

D. $70\sim170mmH_2O$ E. $30\sim80mmH_2O$

4.3-7. 压腹试验中脑脊液在测压管中液平不上升说明（   ）

A. 脑脊液压力升高   B. 脑脊液压力降低   C. 椎管阻塞

D. 腰穿针不在蛛网膜下腔   E. 腰穿针不在硬膜下腔

4.3-8. 椎管完全阻塞时，以下描述正确的（   ）

A. 压颈后脑脊液不上升，但压腹后脑脊液水平仍能上升和下降到原水平

B. 压颈后脑脊液上升，但压腹后脑脊液水平不能上升和下降到原水平

C. 压颈后脑脊液不上升，但压腹后脑脊液水平不能上升和下降到原水平

D. 压颈后脑脊液上升，但压腹后脑脊液水平仍能上升和下降到原水平

E. 压颈、压腹后脑脊液水平均上升缓慢

4.3-9. 有助于预防腰穿后头痛的正确措施（   ）

A. 腰穿后头部抬高 45°   B. 多饮水   C. 尽可能用粗的穿刺针

D. 腰穿针的针尖斜面垂直于患儿躯干的长轴   E. 以上都对

4.3-10. 儿童行腰椎穿刺术时多于哪个部位进针（   ）

A. $T_{12}\sim L_1$ B. $L_1\sim L_2$ C. $L_2\sim L_3$ D. $L_3\sim L_4$ E. $L_4\sim L_5$

4.3-11. 患儿 5 个月，发热、呕吐 2 天，抽搐 2 次。查体：面色略发灰，精神较差，前囟饱满，颈强（＋），首选什么检查明确病情（   ）

A. 脑 MRI   B. 脑 CT   C. 腰穿   D. 经颅超声多普勒   E. 脑电图

4.3-12. 腰穿后避免出现头痛，不应做（   ）

A. 去枕平卧 6 小时   B. 多饮水   C. 尽量用细的穿刺针

D. 腰穿针的针尖斜面与患儿躯干的长轴平行   E. 以上都不对

4.3-13. 患儿女，2 岁，发热 1 天，抽搐 1 次，抽搐时发热，体温 40℃，抽后精神正常，为明确诊断，首选检查（   ）

A. 脑 CT   B. 脑 MRI   C. 血常规   D. 脑电图   E. 腰穿

4.3-14. 患儿，女，6 岁，诊断为脑炎，治疗 3 天后症状未缓解，仍发热、头痛，建议做什么检查，明确治疗和诊断（   ）

A. 脑 CT   B. 脑 MRI   C. 血常规   D. 脑电图   E. 腰穿

4.3-15. 适合行腰椎穿刺的疾病（   ）

A. 脑炎   B. 脑部肿瘤   C. 脑疝   D. 脑出血   E. 脑部囊虫

4.3-16. 小儿穿刺时哪些做法是正确的（   ）

A. 调整骨穿针固定器的位置并固定好，使固定器尽可能远离针尖   B. 必须垂直骨面进针

C. 有阻力消失感且骨穿刺针以固定，表示已达骨髓腔　　　　　D. 抽取骨髓以 2ml 为宜，不可再多

E. 抽出液有脂肪小滴考虑有血液混入

4.3-17. 骨穿穿刺后注意事项中哪项是正确的（　　　）

A. 严格制动 6 小时　　　　　B. 很可能出现严重的出血　　　　　C. 患者制动休息

D. 充分抬高下肢　　　　　E. 感染风险极大

4.3-18. 骨髓培养能帮助确诊的疾病（　　　）

A. 伤寒　　　　　B. 斑疹伤寒　　　　　C. 霍乱

D. 流行性脑脊髓膜炎　　　　　E. 流行性出血热

4.3-19. 临床上首选的骨髓穿刺部位（　　　）

A. 髂前上棘穿刺点　　　　　B. 髂后上棘穿刺点　　　　　C. 胸骨穿刺点

D. 腰椎棘突穿刺点　　　　　E. 胫骨前

4.3-20. 骨髓增生程度判断是依据（　　　）

A. 有核细胞、成熟红细胞　　　　　B. 粒系、红系　　　　　C. 粒系、成熟红细胞

D. 有核红细胞、单核红细胞　　　　　E. 成熟红细胞、有核红细胞

4.3-21. 患儿，女，10 岁，常规体检发现脾肋下 5cm；血常规：白细胞 117×10^9/L，其中中幼粒细胞 5%、晚幼粒细胞 12%、Hb 135g/L，PLT 560×10^9/L，为确定诊断，首选的检查是（　　　）

A. 腹部彩超　　　B. 腹部 CT　　　C. 骨髓检查　　　D. 肝功　　　E. 免疫球蛋白测定

4.3-22. 胸骨骨髓穿刺的深度应少于（　　　）

A. 1cm　　　　　B. 1.2cm　　　　　C. 1.5cm　　　　　D. 2.0cm　　　　　E. 2.5cm

4.3-23. 骨髓穿刺检查抽取骨髓液（　　　）

A. 0.1～0.2cm　　　B. 0.2～0.3cm　　　C. 0.3～0.4cm　　　D. 0.4～0.5cm　　　E. 0.5～0.6cm

4.3-24. 患儿男，5 岁，主诉：间断发热 1 个月，面色苍黄，乏力，时有鼻出血，查体：肝脾、淋巴结肿大，血常规示白细胞 50×10^9/L，Hb 80g/L，PLT 80×10^9/L，为确定诊断，首选的检查是（　　　）

A. 胸穿　　　　　B. 骨穿　　　　　C. 腰穿　　　　　D. 腹穿　　　　　E. 彩超

4.3-25. 患儿，女，2 岁，周身可见散在出血点，多为针尖大小，下肢可见一处瘀斑，鼻出血 2 次，血常规示白细胞 6.0×10^9/L，Hb 111g/L，PLT 65×10^9/L，为确定诊断，首选的检查是（　　　）

A. 腹部彩超　　　B. 腹部 CT　　　C. 凝血功能检查　　　D. 胸片　　　E. 骨髓穿刺术

4.3-26. 患儿间断发热 10 天，血常规示白细胞 1.5×10^9/L，中性粒细胞绝对值 0.8×10^9/L，PLT 130×10^9/L，为确定诊断，首选的检查是（　　　）

A. 腹部彩超　　　B. 腹部 CT　　　C. 凝血功能检查　　　D. 胸片　　　E. 骨髓穿刺术

4.3-27. 哪项不是骨髓穿刺术的禁忌证（　　　）

A. 血友病　　　　　B. 严重凝血功能障碍　　　　　C. 骨髓穿刺局部皮肤有感染

D. 鼻出血　　　　　E. 血小板极低

4.3-28. 患儿 1 个月前血常规示白细胞 3.5×10^9/L，中性粒细胞绝对值 0.8×10^9/L 诊断为粒细胞减少症，治疗 10 天后复查血常规白细胞 1.5×10^9/L，中性粒细胞绝对值 0.6×10^9/L，建议行什么检查明确病情（　　　）

A. 腰椎穿刺术　　　B. 骨髓穿刺术　　　C. 网织红细胞检测　　　D. 腹部彩超　　　E. 腹部 CT

4.3-29. 胫骨骨髓穿刺点（　　　）

A. 胫骨前内侧胫骨粗隆水平下 1cm 之前内侧胫骨平坦处

B. 胫骨前内侧胫骨粗隆水平下 2cm 之前内侧胫骨平坦处

C. 胫骨前内侧胫骨粗隆水平下 1.5cm 之前内侧胫骨平坦处

D. 胫骨前内侧胫骨粗隆水平下 2.5cm 之前内侧胫骨平坦处

E. 胫骨前内侧胫骨粗隆水平下 3cm 之前内侧胫骨平坦处

4.3-30. 患儿，女，14 岁，主诉：皮肤紫癜 3 天，查体：双下肢可见出血点及瘀斑，双侧对称分布，略突出体表，血小板正常，无需做什么检查（　　　）

A. 凝血功能　　　B. 抗 ENA 检查　　　C. 尿常规　　　D. 腹部彩超　　　E. 骨髓穿刺术

4.3-31. 胸腔穿刺穿刺点定位（　　）

A. 以腋前线第 5 肋间。腋中线 6～7 肋间，腋后线 7～8 肋间、肩胛线 7～9 肋间标记

B. 以腋前线第 5 肋间。腋中线 7～8 肋间，腋后线 7～8 肋间、肩胛线 7～9 肋间标记

C. 以腋前线第 6 肋间。腋中线 7～8 肋间，腋后线 7～8 肋间、肩胛线 7～9 肋间标记

D. 以腋前线第 6 肋间。腋中线 6～8 肋间，腋后线 7～8 肋间、肩胛线 8～9 肋间标记

E. 以腋前线第 7 肋间。腋中线 7～8 肋间，腋后线 7～8 肋间、肩胛线 7～9 肋间标记

4.3-32. 下列胸腔积液患儿不能立即做胸腔穿刺的是（　　）

A. 包裹性胸腔积液　　　　B. 伴有呼吸困难，气促明显　　　　C.伴有低热、盗汗，可疑结核性胸膜炎

D. 凝血功能差　　　　E. 大量胸腔积液

4.3-33. 胸穿进针时应注意（　　）

A. 在肋间进针，垂直皮肤　　　　　　B. 沿肋骨上缘，垂直皮肤进针

C. 沿肋骨下缘，垂直皮肤进针　　　　D. 在皮下潜行一段距离后再垂直于皮肤进针

E. 与皮肤成 30°角进针

4.3-34. 患儿胸穿顺利，抽出淡黄色液体 10ml，突然出现头晕、心悸、面色苍白、出汗，最可能的原因（　　）

A. 气胸　　　　　B. 血胸　　　　　C. 肺气肿　　　　D. 胸膜反应　　　　　E. 休克

4.3-35. 胸穿抽取一定液体后，患儿出现持续性咳嗽，应该是（　　）

A. 提示胸腔积液排放到一定程度，肺开始复张，抽液需要谨慎，必要时停止操作

B. 鼓励咳嗽以利于进一步排净胸腔积液　　　　C. 给予镇咳药物，继续抽取液体

D. 让患儿平卧，继续抽取液体　　　　　　　　E. 提示伤及肺，引起气胸

4.3-36. 胸腔穿刺一次性最多抽取液体量（　　）

A. 500ml　　　　B. 1000ml　　　　C. 1500ml　　　　D. 2000ml　　　　E. 2500ml

4.3-37. 患儿穿刺顺利，短时间内抽出淡黄色液体 1500ml，胸穿结束后出现呼吸困难加重，端坐呼吸、发绀、咳粉红色泡沫痰，最可能原因（　　）

A. 气胸　　　　　B. 血胸　　　　　C. 复杂性肺水肿　　　　D. 胸膜反应　　　　E. 休克

4.3-38. 患儿出现胸膜反应，症状较重，关键的处理是（　　）

A. 吸氧　　　　　B. 利尿　　　　　C. 糖皮质激素　　　　D. 机械通气

E. 0.1%肾上腺素 0.3～0.5ml 皮下注射

4.3-39. 关于胸腔穿刺点的选择，以下正确（　　）

A. 必须由超声定位　　　　　　　　　　　B. 如果穿刺术皮肤感染，需要仔细消毒

C. 腋后线 8～9 肋间，确保低位的液体流出　　　D. 锁骨中线第 2 肋间

E. 根据液体部位而定，常选择腋前线第 5 肋间，腋中线第 6～7 肋间，腋后线或肩胛下角线第 7～8 肋间

4.3-40. 患儿，男，14 岁，发热、咳嗽 10 天，查体：左肺呼吸音弱，叩诊浊，胸部 CT 可见胸腔积液，首选什么检查明确病情（　　）

A. 胸部 MRI　　　　B. 胸腔穿刺　　　　C. 结核菌素实验　　　　D. CRP　　　　E. 胸部彩超

4.3-41. 胸腔穿刺体位（　　）

A. 直立坐位，上身略前倾，必要时双前臂合抱或将前胸靠在床头桌上

B. 左侧卧位　　　　C. 右侧卧位　　　　D. 仰卧位　　　　E. 俯卧位

4.3-42. 患儿肺炎伴胸腔积液，彩超时胸水较多，治疗首选（　　）

A. 胸腔穿刺引流　　　B. 药物治疗　　　C. 微波理疗　　　D. 局部热敷　　　E. 肺部拍打

4.3-43. 胸腔穿刺出现并发症的处理，哪个不对（　　）

A. 停止操作　　　　　　B. 平卧　　　　　　C. 皮下注射 0.1%肾上腺素

D. 毕业时吸氧　　　　　E. 以上都不对

4.3-44. 胸腔穿刺后需观察患儿（　　）

A. 有无气促、咳泡沫痰　　　B. 胸痛　　　C. 头晕　　　D. 心悸　　　E. 以上都是

4.3-45. 如果是诊断性穿刺，穿刺抽取液体（　　）

A. 50～100ml   B. 100～500ml   C. 500～1000ml

D. 1000～1500ml   E. 1500～2000ml

4.3-46. 腹腔穿刺术选择穿刺点（　　）

A. 右下腹部脐左侧髂前上棘连线中外 1/3 交点处，脐耻骨联合中点上 1cm 或左侧 1.5cm 或右侧 1.5cm 处

B. 左下腹部脐左侧髂前上棘连线中外 1/3 交点处，脐耻骨联合中点上 1cm 或左侧 1.5cm 或右侧 1.5cm 处

C. 左下腹部脐左侧髂前上棘连线中外 1/3 交点处，脐耻骨联合中点上 2cm 或左侧 1.5cm 或右侧 1.5cm 处

D. 右下腹部脐左侧髂前上棘连线中外 1/3 交点处，脐耻骨联合中点上 1cm 或左侧 2cm 或右侧 2cm 处

E. 左下腹部脐左侧髂前上棘连线中外 1/3 交点处，脐耻骨联合中点上 1cm 或左侧 2cm 或右侧 2cm 处

4.3-47. 腹腔穿刺第一次放水量不超过（　　）

A. 1000ml   B. 200 ml   C. 300 ml   D. 600 ml   E. 800 ml

4.3-48. 患儿，男，10 岁，因 "车祸外伤后昏迷 5 天，腹胀 1 天" 由外院转入。查体：昏迷，肌张力增高，双侧瞳孔等大同圆，对光反射迟钝，心脏听诊无特殊，双肺呼吸音粗，可闻及少许湿啰音，腹部隆起，肝脾触诊不满意。腹部超声检查发现腹腔积液，头部 CT 示硬膜下少量血肿。为明确病情需做哪项检查（　　）

A. 胸腔穿刺   B. 腹腔穿刺   C. 腹部 CT   D. 骨髓穿刺   E. 以上都是

4.3-49. 肝硬化患者第一次放腹水，不应超过多少（　　）

A. 1000ml   B. 2000ml   C. 3000ml   D. 4000ml   E. 5000ml

4.3-50. 患儿行腹腔穿刺术时出现腹膜反应，不包括以下哪项（　　）

A. 头晕   B. 心悸   C. 面色苍白   D. 气促   E. 双下肢麻木

4.3-51. 患儿行腹穿时出现腹膜反应时，以下哪项处置不正确（　　）

A. 补液   B. 吸氧   C. 继续穿刺   D. 使用肾上腺素   E. 测量血压

4.3-52. 以下哪项不是行腹穿的目的（　　）

A. 检查腹腔积液性质   B. 给药   C. 抽取积液

D. 检查腹壁血管走行   E. 诊断和治疗疾病

4.3-53. 患儿行腹腔穿刺术前需做术前准备，其中不包括（　　）

A. 穿刺前嘱咐患儿多饮水   B. 签署知情同意书   C. 行局部麻醉药试敏

D. 穿刺前嘱患者排尿   E. 检查患者凝血功能

4.3-54. 关于腹腔穿刺术的注意事项，以下哪项不正确（　　）

A. 术前详细询问患者的药物过敏史   B. 放腹水速度尽量快

C. 术中观察患者反应，并注意保暖   D. 术前测量血压、脉搏、腹围

E. 术后测量血压、脉搏、腹围

4.3-55. 腹腔穿刺时为避免出现肝性脑病和电解质紊乱，处理不对（　　）

A. 术前了解患者有无穿刺禁忌证   B. 放液速度不宜过快

C. 放液量不要超过 2000ml   D. 出现症状停止抽液   E. 以上都对

4.3-56. 患儿昏迷行腹穿前需做什么准备避免损失膀胱（　　）

A. 导尿   B. 吸氧   C. 测体温   D. 测脉搏   E. 腹部彩超

4.3-57. 腹腔穿刺术后处理，哪项不对（　　）

A. 测量患者血压、脉搏   B. 术后当天保持穿刺点皮肤干燥

C. 嘱患者尽量保持穿刺点朝上体位   D. 腹压高的患者在穿刺后用腹带加压包扎

E. 无需测量腹围

4.3-58. 患儿，女，14 岁，周身黄染，肝肿大，彩超示腹腔积液，为进一步明确病情首选需（　　）

A. 腹腔穿刺   B. 腹部 CT   C. 凝血功能检测   D. 免疫蛋白检测   E. 胸腔穿刺

4.3-59. 腹穿时患者出现头晕、恶性、心悸、脉快、面色苍白，应立即（　　）

A. 吸氧   B. 补液   C. 停止操作   D. 使用肾上腺素   E. 以上都对

4.3-60. 腹穿为避免麻醉意外需（　　）

A. 术前询问患者药物过敏史，特别时麻醉药   B. 术前应做皮试

C. 术前应准备好肾上腺素　　　　　　　　　　D. 询问患者是否时过敏体质　　　E. 以上都对

4.3-61. 下列灌肠的卧位正确的是（　　　）

A. 大量不保留灌肠取右侧卧位　　　　B. 慢性痢疾患者取右侧卧位　　　　C. 阿米巴痢疾患者取右侧卧位

D. 清洁灌肠取头高足低位　　　　　　E. 大量不保留灌肠取半坐卧位

4.3-62. 下列情况可实施大量不保留灌肠的病人是（　　　）

A. 中暑病人　　　　　　　　B. 心肌梗死病人　　　　　　　　C. 急腹症病人

D. 消化道出血病人　　　　　E. 妊娠早期病人

4.3-63. 小儿保留灌肠时，肛管插入肛门长度（　　　）

A. 5～8cm　　　　　B. 8～12cm　　　　　C. 12～15cm　　　　　D. 15～20cm　　　　　E. 20～25cm

4.3-64. 行大量不保留灌肠时如溶液流入受阻，应采取的措施是（　　　）

A. 拔出肛管　　　　　　　B. 可稍转动肛管　　　　　　　C. 将肛管往前插入少许

D. 嘱患者转换体位　　　　E. 嘱患者深呼吸

4.3-65. 行大量不保留灌肠时如病人感觉腹胀，有便意，其处理方法是（　　　）

A. 拔出肛管，停止灌肠　　　　　　　　B. 可稍转动肛管或挤捏肛管，观察流速

C. 降低灌肠筒，嘱患者深呼吸　　　　　D. 升高灌肠筒，快速灌入　　　　　　E. 嘱病人忍

4.3-66. 为小儿行大量不保留灌肠时，其肛管插入直肠的深度为（　　　）

A. 7～10cm　　　　B. 5～10cm　　　　C. 10～15cm　　　　D. 5～7cm　　　　E. 15～20cm

4.3-67. 小儿灌肠灌肠液——外用生理盐水温度（　　　）

A. 34～36℃　　　　B. 36～38℃　　　　C. 38～40℃　　　　D. 41～45℃　　　　E. 50～60℃

4.3-68. 巨结肠灌肠，肛管插入深度要超过狭窄段，每次灌入量不大于（　　　）

A. 50ml/kg　　　　B. 60ml/kg　　　　C. 70ml/kg　　　　D. 80ml/kg　　　　E. 100ml/kg

4.3-69. 可实施大量不保留灌肠的病人是（　　　）

A. 妊娠早期　　　　B. 消化道出血　　　　C. 高热病人　　　　D. 急腹症

4.3-70. 大量不保留灌肠时病人应取哪种卧位（　　　）

A. 左侧卧位　　　　B. 右侧卧位　　　　C. 平卧位　　　　D. 膝胸位

4.3-71. 灌肠过程中病人感觉腹胀有便意，处理方法是（　　　）

A. 拔出肛管，停止灌肠　　　　　　　B. 降低灌肠筒，嘱病人深呼吸

C. 稍移动肛管，观察流速　　　　　　D. 加大灌肠压力，快速灌入

4.3-72. 大量不保留灌肠时患者出现脉速、出冷汗、剧烈腹痛时应立即（　　　）

A. 嘱患者张口呼吸　　　　　　B. 降低灌肠筒高　　　　　　C. 拔出肛管

D. 挤捏肛管，快速灌入　　　　E. 更换体位，快速灌入

4.3-73. 如穿刺部位出现红肿、感染（　　　）

A. 继续输完剩余液体　　　　　　B. 局部热水湿敷　　　　　　C. 局部冷水湿敷

D. 停止该静脉输注，局部保持干燥，可涂擦莫匹罗星软膏

E. 停止该静脉输注，局部保持干燥，可涂擦多磺酸黏多糖乳膏

4.3-74. How long can the disposable infusion set be used（　　　）

A. 6 hours　　　　B. 12 hours　　　　C. 24 hours　　　　D. 36 hours　　　　E. 48 hours

4.3-75. How long can the same infusion site be used（　　　）

A. 12 hours　　　　B. 24 hours　　　　C. 36 hours　　　　D. 48 hours　　　　E. 72 hours

4.3-76. 小儿头皮静脉穿刺如误入动脉，正确的处理为（　　　）

A. 继续输液　　　　　　　B. 立即拔针，停止输液　　　　　　C. 先观察，如无特殊反应可以继续输液

D. 拔针后贴胶布止血　　　E. 胶布固定，以备他用

4.3-77. 小儿头皮静脉穿刺时的进针角度为（　　　）

A. 10°～15°角度进针　　　　　　B. 10°～20°角度进针　　　　　　C. 15°～30°角度进针

D. 20°～40°角度进针　　　　　　E. 25°～35°角度进针

4.3-78. 小儿腹泻重度脱水，第 1 天静脉补液总量为（　　）

A. 60～90ml/kg　　　　　　　　B. 90～120ml/kg　　　　　　　C. 120～150ml/kg

D. 150～180ml/kg　　　　　　　E. 180～210ml/kg

4.3-79. 6 个月婴儿，腹泻呕吐 5 天，精神萎靡，前囟眼窝凹陷，皮肤弹性极差，呼吸深大，四肢凉明显，脉细弱，血钠 130mmol/L，CO_2CP 11.22 mmol/L，应立即给予（　　）

A. 2∶3∶1 液　　　B. 4∶3∶2 液　　　C. 2∶1 液　　　D. 静注 11.2%乳酸钠液　　　E. 5%糖盐水

4.3-80. 鼻饲时，鼻饲液适合的温度是（　　）

A. 33～35℃　　　　B. 41～42℃　　　　C. 38～40℃　　　　D. 30～32℃　　　　E. 43～44℃

4.3-81. 鼻胃管插入过程中，如患者出现呛咳、发绀，应该（　　）

A. 嘱患儿深呼吸　　　　　　B. 嘱患儿做吞咽动作　　　　　　C. 唾弃患儿头部继续插管

D. 稍停片刻后继续插入　　　E. 立即拔出，休息片刻后再重新插入

4.3-82. How long should the nasogastric tube be replaced（　　）

A. 6～8 hours　　　B. 12～18 hours　　　C. 24～48 hours　　　D. 72～168 hours　　　E. 120～240 hours

4.3-83. Chronic irritation of the gastrointestinal tract due to the presence of the nasogastric tube can lead to（　　）

A. gastritis and ulcer　　　　B. Pneumonia　　　　C. gastroesophageal reflex

D. pumonary abscess　　　　E. Panceatitis

4.3-84. 婴儿鼻胃插管时测量胃管插入的长度应为（　　）

A. 鼻尖-耳垂-剑突下缘　　　　　　B. 前额发际-剑突下缘

C. 耳垂-鼻尖-剑突与脐中点　　　　D. 鼻尖-剑突与脐中点　　　　E. 鼻尖-剑突下缘

4.3-85. 进行鼻饲操作前应评估患者鼻腔状况，内容包括（　　）

A. 鼻腔黏膜有无肿胀、炎症　　　　B. 鼻中隔无偏曲

C. 既往有无鼻部疾病　　　　　　　D. 有无鼻息肉　　　　E. 以上都是

（二）多项选择题

4.3-86. 腰椎穿刺拔出针芯时有脑脊液快速流出，下列哪项正确（　　）

A. 说明穿刺角度非常合适，可多留取些送检　　　B. 可暂用拇指堵住流出口

C. 可部分插入针芯，减慢流速　　　　　　　　　D. 可能存在颅高压

E. 需高度警惕放液过快发生脑疝

4.3-87. 以下哪项疾病需要进行腰穿检查（　　）

A. 结核性脑膜炎　　　B. 脑膜白血病　　　C. 肌无力　　　D. 多发性硬化　　　E. 急性脊髓炎

4.3-88. 哪项是腰椎穿刺术的禁忌证（　　）

A. 颅压较高　　　　　B. 有脑疝形成的征兆　　　　　C. 穿刺点附近感染

D. 凝血功能障碍　　　E. 脑炎

4.3-89. 哪项是腰穿时注意事项（　　）

A. 穿刺时注意患儿呼吸　　　　　　B. 穿刺时注意患儿脉搏

C. 穿刺时注意患儿面色是否异常　　D. 鞘内给药时，应先放出等量脑脊液换药液注入

E. 鞘内给药时，直接药液注入

4.3-90. 腰穿体位，哪项不对（　　）

A. 患儿左侧卧位，膝关节屈曲，双手抱头，低头弯腰

B. 患儿右侧卧位，膝关节屈曲，双手抱头，低头弯腰

C. 患儿左侧卧位，膝关节放平，双手抱头，低头弯腰

D. 患儿右侧卧位，膝关节放平，手抱头，低头弯腰

E. 患儿左侧卧位，双腿放平，双手放于两侧

4.3-91. 关于小儿骨髓穿刺前准备工作的描述，哪项是正确的（　　）

A. 如父母监护人不在，可请祖父母签字后父母补签　　　B. 测量生命体征平稳

C. 向家长结实操作的必要性和可能的风险　　　　　　　D. 安慰患儿并嘱排空大小便

E. 核实患者

4.3-92. 下列属于骨髓穿刺适应证的是（　　）

A. 异常血常规　　　　　　B. 发热原因未明　　　　　　C. 原因不明的凝血功能障碍

D. 原因不明的骨痛　　　　E. 原因不明的肝胆脾、淋巴结肿大

4.3-93. 下列属于骨髓穿刺成功标志的是（　　）

A. 抽取骨髓液时患者有短暂锐痛　　　　　B. 骨髓液中可见淡黄色骨髓小粒

C. 骨髓涂片中杆状核与分叶核细胞的比例小于血片中杆状核与分叶核粒细胞比例

D. 骨髓涂片中可见巨核细胞、浆细胞和网状细胞等骨髓特有细胞

E. 穿刺阻力消失，穿刺针固定在骨质内

4.3-94. 哪项不是骨髓穿刺的禁忌证（　　）

A. 血友病有严重凝血功能障碍　　　B. 肾病　　　C. 肺炎　　　D. 肿瘤　　　E. 严重感染

4.3-95. 骨髓穿刺术的适应证是（　　）

A. 各类血液病的诊断　　　　　　B. 某些传染病需要骨髓涂片寻找病原体

C. 原因不明的肝脾淋巴结肿大　　D. 全身肿瘤性疾病是否有骨髓侵犯　　　E. 昏迷

4.3-96. 胸腔穿刺适应证包括（　　）

A. 胸腔积液明确诊断　　　　　　B. 大量胸腔积液抽出液体缓解症状

C. 急性脓胸注射药物治疗　　　　D. 缓解大量腹水引起的严重胸闷、气促等症状

E. 恶性肿瘤注射药物治疗

4.3-97. 胸腔穿刺并发症包括（　　）

A. 胸膜反应　　　B. 气胸、血胸　　　C. 复张性肺水肿　　　D. 胸腔脏器损伤　　　E. 休克

4.3-98. 以下属于胸穿适应证（　　）

A. 低蛋白血症，双侧少量胸腔积液　　　　　B. 不明原因的胸腔积液

C. 大量胸水产生压迫症状　　　　　　　　　D. 恶化胸腔积液，胸腔内注射化疗药物

E. 包裹性脓胸

4.3-99. 结核渗出性胸膜炎，胸穿排液时，哪项是对的（　　）

A. 严格无菌操作　　　　　B. 抽液不宜过快　　　　　C. 抽液不宜过多

D. 抽液后可以不用药　　　E. 抽液时出现胸膜反应，应继续操作

4.3-100. 哪项是胸穿禁忌证（　　）

A. 凝血功能障碍　　　　　B. 重症血小板减少　　　　　C. 肺炎伴胸腔积液

D. 穿刺皮肤感染　　　　　E. 休克

4.3-101. 腹腔穿刺术禁忌证（　　）

A. 躁动不合作，有肝性脑病先兆者

B. 结核性腹膜炎广泛粘连、包块

C. 包虫病，电解质严重紊乱，肠麻痹、腹部胀气明显

D. 巨大卵巢囊肿，妊娠中后期，有明显出血倾向

E. 肾炎

4.3-102. 下列哪项是腹穿适应证（　　）

A. 大量腹水引起严重胸闷、气促、少尿等症状，患者难以忍受时

B. 腹腔内注入药物，以协助治疗疾病　　　C. 进行诊断性穿刺，以明确腹腔内有无积脓。积血

D. 结核性腹膜炎广泛粘连　　　　　　　　E. 抽取腹水明确腹水性质

4.3-103. 腹腔穿刺术穿刺点选择正确的是（　　）

A. 一般取左下腹脐部与左髂前上棘连线的中外 1/3 交点处，此处不易损伤腹壁动脉

B. 取脐与耻骨联合连线中点上方 1.0cm、偏左或偏右 1.5cm，此处无重要器官宜愈合

C. 少量腹水患者取左侧卧位，取脐水平线与腋前线或腋中线交点，常用于诊断性穿刺

D. 包裹性积液不需再 B 超指导下定位穿刺

E. 腹壁手术瘢痕周围 2cm 内不宜穿刺

4.3-104. 以下哪项是穿刺术禁忌证（　　）

A. 妊娠中后期　　　　　　　　B. 肝硬化腹水　　　　　　　C. 肝性脑病先兆

D. 电解质严重紊乱，如低血钾　　E. 巨大卵巢囊肿

4.3-105. 下列哪项是腹穿的并发症（　　）

A. 肝性脑病　　　B. 出血　　　C. 胸膜反应　　　D. 感染　　　E. 休克

4.3-106. 下列哪些是大量不保留灌肠的适应证（　　）

A. 为便秘者软化、清除粪便　　　　B. 急腹症病人的肠道准备

C. 腹腔手术前的准备　　　　　　　D. 分娩者的肠道准备　　　　　E. 为高热病人降温

4.3-107. 小儿不保留灌肠目的（　　）

A. 解除便秘　　　　B. 解除肠胀气　　　　C. 肠道手术前，X 线、纤维结肠镜检查前作准备

D. 某些特殊治疗用　　　E. 以上都不是

4.3-108. 出现下列哪些情况需要立刻停止灌肠（　　）

A. 便意　　　　B. 出冷汗　　　C. 剧烈腹痛　　　D. 面色苍白

4.3-109. 头皮静脉穿刺的并发症包括（　　）

A. 静脉炎　　　　B. 误入动脉　　　C. 穿刺部位出血　　　D. 穿刺部位感染　E.损伤局部神经

4.3-110. 婴儿鼻胃插管术可能的并发症包括（　　）

A. 鼻翼溃疡或坏死　　　　　　　B. 肺炎、肺脓肿、气道穿孔和气胸

C. 胃食管反流和反流性食管炎　　　D. 肠穿孔　　　　　　　　　E. 胃炎或胃出血

（三）病例分析题

4.3-111. 患儿，男，1 岁，因"发热、咳嗽 6 天，抽搐半天"急诊就诊。查体：神志清，间有四肢抽动，颈强（＋），心肺听诊无特殊，腹膨隆，肝右肋下 4cm，脾未触及，四肢肌张力高，巴氏征（＋），血常规示：白细胞 15.6×10^9/L，Hb 111g/L，PLT 35×10^9/L。

为明确诊断，请选择必要检查并操作：（1）血培养；（2）脑脊液检查；（3）脑电图检查；（4）凝血功能患儿在穿刺时出现哭闹、挣扎，给予相应处理。

4.3-112. 1 个月男婴，因"突发抽搐半天"入院。询问病史，发现患儿系孕 8 个月余，在家中经阴道分娩出生，生后未进行任何治疗。生后纯母乳喂养。起病前无发热、咳嗽症状。起病前 1 天曾在当地接种乙肝疫苗。查体：T 36.8℃，R 24 次/分，HR 155 次/分，昏迷，间有抽搐，皮肤轻度黄染，前囟隆起，张力高。心肺听诊正常，病理征（＋），右侧上臂接种疫苗处可见针孔渗血。该患儿考虑什么疾病。

4.3-113. 患儿女，2 岁，发热 1 天，抽搐 1 次，抽搐时发热，体温 40℃，抽搐后精神正常，为明确诊断，请选手选择进行何种检查明确诊断。

4.3-114. 患儿，5 个月，发热、呕吐 2 天，抽搐 2 次。今日呕吐频繁，查体：面色略发灰，精神较差，前囟饱满、波动感，颈项强直（＋），请选手进行判断。

4.3-115. 患儿，女，6 岁，诊断为脑炎，目前头痛剧烈，建议做腰椎穿刺术取脑脊液送检，请选手操作。

4.3-116. 患儿，男，7 岁，因"精神差，面色苍白 1 个月"就诊。查体：重度贫血，精神萎靡，心率：116 次/分，律齐，心音中等，心前区可闻及 2/v1 级收缩期杂音，腹平软，肝脾未触及。血常规示白细胞 3.0×10^9/L，Hb 65g/L，PLT 55×10^9/L，选择患儿最需要的检查，并进行操作；该患儿分别在髂前上棘及髂后上棘穿刺，均未抽出骨髓，请选手做出判断并处理。

4.3-117. 患儿，女，10 个月，因"发现面色苍白 4 个月"就诊。患儿出生时一般可，母乳喂养，未添加辅食。查体：精神萎靡，头发稀疏发黄，面色苍黄。心率：112 次/分，呼吸：34 次/分，心肺正常，腹部稍隆起，肝右肋下 3cm，脾未触及，血常规示 Hb 55g/l，白细胞、血小板正常。请给患儿行骨穿该患儿在局部麻醉过程中疼痛出现哭闹不安，请迅速做出处理该患儿骨髓象显示增生活跃，以中晚幼红细胞增生为主，红细胞均较小，胞质发育落后于胞核，粒细胞和巨细胞无明显异常，患儿最可能的诊断。

4.3-118. 患儿，女，14 岁，主诉：皮肤紫癜 3 天，查体：双下肢可见出血点及瘀斑，双侧对称分布，略突出皮表，血小板正常，需做骨髓穿刺检查，请选手操作，选取部位。

4.3-119. 患儿 1 个月前血常规示白细胞 3.5×10^9/L，中性粒细胞绝对值 0.8×10^9/L 诊断为粒细胞减少症，

治疗 10 天后复查血常规白细胞 $1.5×10^9/L$，中性粒细胞绝对值 $0.6×10^9/L$，为明确诊断，做何操作检查。

4.3-120. 患儿男，5 岁，主诉：间断发热 1 个月，面色苍黄，乏力，时有鼻出血，查体：肝脾、淋巴结肿大，血常规示白细胞 $20×10^9/L$，Hb 80g/L，PLT $10×10^9/L$，为确定诊断，需做何种检查，请选手操作。

4.3-121. 患儿，男，8 岁，"低热 10 天，咳嗽伴气促 4 天"急诊。胸部 X 线片示左侧胸腔大量积液。请给患儿行何种穿刺抽液送检；患儿在穿刺过程中出现大汗、气促、面色苍白，请选手做出判断及处理。

4.3-122. 患儿，男，2 岁，因"高热 12 天，咳嗽 10 天"就诊。外院血培养显示金黄色葡萄球菌，予以相应治疗，治疗后 3 天患儿突然出现气促、发绀、呼吸困难，遂急来我院。查体：吸氧中，血氧饱和度 87%，T 38.6℃，R 55 次/分，HR 118 次/分，昏睡，呼吸急促，鼻扇、口唇发绀，躯干可见红色皮疹，左侧胸部隆起，听诊左肺未闻及呼吸音。急诊已行胸部 X 线检查（结果未回）。问：应优先考虑下列哪项操作？①皮疹印片，②胸腔穿刺，③头部 CT，④肺功能。

（1）患儿胸部 X 线示显示左肺中上部肺纹理消失，纵隔向右移位，左下肺少量致密阴影，请问患儿考虑哪种疾病。

（2）患儿在穿刺过程中因疼痛出现哭闹不安，请迅速做出判断。

4.3-123. 患儿，男，10 岁，发热、咳嗽 13 天，查体：左肺呼吸音弱，叩诊浊，胸部 CT 可见胸腔积液，选手应该进行何种穿刺？

4.3-124. 患儿，男，5 岁，"间断发热、咳嗽半个月"，查体：左肺呼吸音弱，双肺呼吸音粗，可闻及水泡音，胸部 CT 示左侧大叶性肺炎伴胸腔积液，请问选手进行何种穿刺操作。

4.3-125. 患儿，女，13 岁，"咳嗽半个月"，查体：左肺呼吸音弱，双肺呼吸音粗，无明显啰音，胸部 CT 示左侧大叶性肺炎伴胸腔积液，请问选手进行何种穿刺操作。

4.3-126. 患儿，男，8 岁，因"车祸外伤后昏迷 10 天，腹胀 5 天"收入院。查体：昏迷，肌张力增高，双侧瞳孔等大同圆，对光反射迟钝，心脏听诊无特殊，双肺呼吸音粗，无啰音，腹部隆起，肝脾触诊不满意。腹部超声检查发现腹腔积液，头部 CT 示硬膜下少量血肿。请问给患儿行何种穿刺抽液送检。患儿膀胱叩诊呈鼓音，请选手做出判断及处理。

4.3-127. 患儿，男，2 岁，因为"诊断白血病 1 年，发热半个月，腹胀 1 周"入院。查体：瘦弱，精神萎靡，心肺听诊无特殊，腹部膨隆，腹壁静脉曲张，肝脾触及不满意，肠鸣音弱，腹部超声示大量腹腔积液。血常规示 WBC $5.2×10^9/L$，Hb 87g/l，PLT $18×10^9/L$，该给患儿进行何种穿刺放液，请选手操作；患儿在放液过程中突然出现哭闹、呼吸急促、面色苍白、大汗淋漓。请选手做出判断并处理。

4.3-128. 患儿，女，5 岁，因"坠楼后昏迷 3 天，腹胀 1 天"收入院。查体：昏迷，肌张力增高，双侧瞳孔等大同圆，对光反射迟钝，心脏听诊无特殊，双肺呼吸音粗，无啰音，腹部隆起，肝脾触诊不满意。腹部超声检查发现腹腔积液，头部 CT 示硬膜下血肿。请选择给患儿行何种穿刺抽液送检。

4.3-129. 患儿，女，14 岁，周身黄染，腹部膨隆，肝脾触诊不满意，彩超示腹腔积液，为进一步明确病情需腹腔穿刺，请给患儿选择穿刺抽液并送检。

4.3-130. 患儿，女，5 岁，诊断肝硬化 2 年，现腹部膨隆，腹部彩超示腹腔积液较多，请选手进行腹穿操作放液，第一次最多放液不超过多少。

4.3-131. 5 岁小孩高热惊厥，120 紧急护送我院，你作为儿科急诊医师，需立即给予水合氯醛止抽，应该怎么沟通。如何操作。

4.3-132. 10 月龄小儿发热，呕吐，哭闹，囟门隆起 1 天，儿科急诊就诊，你作为儿科急诊医师，需立即检查脑电图，头 CT，给予水合氯醛镇静，应该怎么沟通。如何操作。

4.3-133. 4 月龄小儿因便秘 3.5 个月来诊，患儿生后半月出现便秘，3～5 天排大便一次，时有呕吐，体重增长慢，近 8 天未排大便，为明确诊治来我院。查体：腹部略膨隆，叩诊鼓音，肠鸣音活跃。你作为儿科医师，进行哪些检查及操作明确诊治。

4.3-134. 6 月龄小儿因便秘 5.5 个月来诊，患儿生后半月出现便秘，初为 1～2 天排大便一次，现逐渐加重，5～6 天一次，体重增长缓慢，近 10 天未排大便，来我院求治。查体：腹部膨隆明显，叩诊鼓音，肠鸣音活跃，触之哭闹。

要求 1. 该患儿考虑诊断？应进行哪项检查以明确诊断？

题干 2. 该患儿在灌肠过程中，出现灌肠液面停止情况。

要求 3. 请选手做出判断进行处置（场景：在选手插入肛管，开始灌入液体时，出示题板）。

4.3-135. 8月龄女孩，因腹泻2个月就诊，查体：精神状态欠佳，体质消瘦，心肺听诊无异常，腹软，肠鸣音2次/分，便常规：白细胞2～3个/HP，无红细胞，脂肪颗粒少量，你给予药物灌肠。请选手给予行保留灌肠术。

4.3-136. 患儿2岁，高热40℃，口服布洛芬2小时，不退，来我院就诊，在候诊时，突然出现双目上翻，口周发绀，双拳紧握，四肢抖动，立即急救，急诊医师接诊时患儿症状无缓解。

（1）立即吸氧（护理方面）。

（2）应用水合氯醛止抽。如何计算药物剂量及进行哪项操作（A，主操作，B，助手，计算药物剂量）。

（3）水合氯醛无效，立即应用地西泮缓慢静脉注射。如何计算药物剂量及进行哪项操作。

4.3-137. 王晓晓，男，5岁，因无误服药毒鼠强（微量）半小时急来我院，你是儿科急诊医生，你如何处置。

4.3-138. 张亮，男，7岁，误服药物高锰酸钾2小时，出现哭闹，诉嘴痛，胃区疼痛，可以洗胃吗。

4.3-139. 张晓晓，男，2.5岁，因"误服波依定（降压药）半小时"收入院。为进一步洗胃治疗，请为患儿行鼻胃插管术。

4.3-140. 患儿男，3岁，因误服药物2小时急来我院，家长不清楚药物名称及剂量，要求化验药物成分，给予抽吸胃液作检查。请完成。

【答案】

（一）单项选择题

4.3-1. D；4.3-2. B；4.3-3. E；4.3-4. E；4.3-5. C；4.3-6. A；4.3-7. D；4.3-8. A；4.3-9. B；4.3-10. D；4.3-11. C；4.3-12. E；4.3-13. E；4.3-14. E；4.3-15. A；4.3-16. C；4.3-17. C；4.3-18. A；4.3-19. B；4.3-20. A；4.3-21. C；4.3-22. A；4.3-23. A；4.3-24. B；4.3-25. E；4.3-26. E；4.3-27. D；4.3-28. B；4.3-29. A；4.3-30. E；4.3-31. A；4.3-32. D；4.3-33. A；4.3-34. D；4.3-35. A；4.3-36. B；4.3-37. C；4.3-38. E；4.3-39. E；4.3-40. B；4.3-41. A；4.3-42. A；43-43. E；4.3-44. E；4.3-45. A；4.3-46. E；4.3-47. D；4.3-48. E；4.3-49. C；4.3-50. E；4.3-51. C；4.3-52. D；4.3-53. A；4.3-54. E；4.3-55. C；4.3-56. A；4.3-57. E；4.3-58. A；4.3-59. E；4.3-60. E；4.3-61. C；4.3-62. A；4.3-63. B；4.3-64. B；4.3-65. C；4.3-66. B；4.3-67. C；4.3-68. E；4.3-69. C；4.3-70. A；4.3-71. B；4.3-72. C；4.3-73. D；4.3-74. E；4.3-75. D；4.3-76. B；4.3-77. C；4.3-78. D；4.3-79. E；4.3-80. C；4.3-81. E；4.3-82. D；4.3-83. A；4.3-84. A；4.3-85. E

（二）多项选择题

4.3-86. BCDE；4.3-87. ABDE；4.3-88. ABCD；4.3-89. ABCD；4.3-90. BCDE；4.3-91. BCDE；4.3-92. ABDE；4.3-93. ABDE；4.3-94. BCDE；4.3-95. ABCD；4.3-96. ABCE；4.3-97. BCDE；4.3-98. ABCD；4.3-99. ABDE；4.3-100. ABCD；4.3-101. ABCE；4.3-102. ABCE；4.3-103. ABCE；4.3-104. ABCE；4.3-105. ABDE；4.3-106. ACDE；4.3-107. ABCD；4.3-108. BCD；4.3-109. ABCD；4.3-110. ABDE

（三）病例分析题

4.3-111. 腰椎穿刺术，脑脊液检查；哭闹应停止操作，给予10%水合氯醛0.5毫升/kg，灌肠或地西泮0.1～0.3mg/kg。

4.3-112. 晚发性维生素K缺乏症。

4.3-113. 腰椎穿刺术。

4.3-114. 患儿颅压较高，需给予静点甘露醇降颅压后再行腰椎穿刺术。

4.3-115. 先降颅压在行腰椎穿刺术。

4.3-116. 骨穿；该患儿三系均低，考虑为再生障碍性贫血。出现干抽，停止操作，更换其他部位，必要时进行骨髓活检。

4.3-117. 哭闹应停止操作，给予10%水合氯醛0.5ml/kg，灌肠或地西泮0.1～0.3mg/kg；缺铁性贫血。

4.3-118. 胫骨前穿刺。

4.3-119. 骨髓穿刺术。

4.3-120. 先升高血小板，择期再做骨髓穿刺术。

4.3-121. 行胸腔穿刺术；考虑出现胸膜反应，应停止操作，让患儿平卧、吸氧、必要时皮下注射1%肾上腺素0.01mg/kg。

4.3-122. 金黄色葡萄球菌肺炎，易并发脓气胸；患儿哭闹，应停止操作，使用地西泮 0.1~0.3mg/kg，静脉注射或 10%水合氯醛灌肠。

4.3-123.、4.3-124.、4.3-125. 行胸腔穿刺术。

4.3-126. 行腹腔穿刺术；先检查膀胱叩诊，昏迷患儿，在腹腔穿刺前应排空膀胱。

4.3-127. 行腹腔穿刺术；白血病患儿血小板降低，应在术前予以血小板输注防止出血；瘦弱患儿出现腹膜反应时，应停止放液，休息、吸氧，皮下注射 1%肾上腺素 0.01mg/kg。

4.3-128.、4.3-129. 腹腔穿刺术。

4.3-130. 3000 毫升；可以在维持大量静脉输入白蛋白（6~8g/l）的基础上，也可以大量放液，可于 1~2 小时内排出腹水 4000~6000 毫升，甚至放尽。

4.3-131.、4.3-132.、4.3-133. 小儿灌肠术。

4.3-134. 先天性巨结肠 行腹部立位 X 片；先天性巨结肠可给予不保留灌肠，肛管插入深度应超过狭窄肠段。灌肠受阻时，应转动肛管，适当调整插入深度。

4.3-136. 10%水合氯醛 0.5ml/kg，灌肠或地西泮 0.1~0.3mg/kg。

4.3-137. 鼻胃管插管术洗胃。

4.3-138. 强酸强碱不能洗胃。

4.3-139. 略。

4.3-140. 略。

（B 卷）模拟竞赛试题

（一）操作题

4.4-1.

题干 1：李某，男，7 岁。失足落水后 5min 被救出。查体：患儿意识丧失，面色苍白。

要求：请选手进行现场抢救。

题干 2：该患儿在心肺复苏后出现心率，75 次/min，但是未恢复呼吸。要求：请选手作出处理（场景：在选手完成操作后，出示题板）。

4.4-2.

题干 1：王某，男，4 岁，车祸后意识不清 10min。查体：神查不清，面色苍白，耳鼻有鲜血流出。

要求：请选手进行现场抢救。

患儿俯卧在马路中央，现场有大量碎玻璃和碎石。

请做出判断并处理（在选手进行环境安全判断时出示题板）。

题干 2：该患儿经过心肺复苏后出现心率，80 次/min，但是未恢复呼吸。

要求：请做出判断并处理。

4.4-3. 患儿 10 个月，头部外伤后出现意识丧失，面色发绀，作为医务人员，请现场急救。

（二）单项选择题

4.4-4. 新生儿复苏过程中，下列哪一项是最重要和最有效的措施（ ）

A. 心脏除颤 B. 扩容 C. 建立有效通气 D. 使用肾上腺素 E. 胸外按压

4.4-5. 给一个体重 1500g 的早产儿气管插管，应选择的气管导管内径（mm）是（ ）

A. 2.0 B. 2.5 C. 3.0 D. 3.5 E. 4.0

4.4-6. 母乳中钙磷比例是（ ）

A. 1：2 B. 2：1 C. 1：4 D. 4：1

4.4-7. 当你施行单人婴儿心肺复苏时，应于何时电话联系"120"（ ）

A. 每次心肺复苏术 10 分钟之后 B. 在病人恢复呼吸或移动时

C. 每 30：2 共 5 次的循环之后 D. 在 119 到达之前，每数分钟检查呼吸一次

4.4-8. 一儿童跑步后突然倒下，为了了解他是否心有脉搏，你要检查他的循环征象，应该检查何处（ ）

A. 肱动脉 B. 颈部的颈动脉 C. 腹股沟的股动脉 D. 直接听心脏

4.4-9. 一位 7 岁的男孩在你家门前被汽车撞倒，你发现他没有反应，同时头部有鲜血，你应该如何打开他的气道（　　　）

　　A. 仰头举颏法　　　　　　　　　　B. 双手推举下颌法

　　C. 头偏向一侧　　　　　　　　　　D. 不要移动他，因为他可能有颈椎骨折

4.4-10. 2010 心肺复苏指南中单或双人复苏时胸外按压与通气的比率为（　　　）

A. 30∶2　　　　　　B. 15∶2　　　　　　C. 30∶1　　　　　　D. 15∶1

4.4-11. 给予一位 6 岁小孩施行人工呼吸时，其吹气量应为（　　　）

　　A. 大人的一半　　　B. 越多越好　　　C. 看见小孩的胸部有起伏　　　D. 视该小孩的体重而定

4.4-12. 判定新生儿轻度窒息是指生后 1 分钟的 Apgar 评分为（　　　）

A. 0～1 分　　　　　B. 2～3 分　　　　　C. 4～7 分　　　　　D. 5～8 分　　　　　E. 8～10 分

4.4-13. 你接到一个紧急求助电话，一名儿童被发现躺在床上，没有意识，没有外伤的证据，你应该使用什么方法打开气道（　　　）

　　A. 将手指放在他的嘴里，向前推下颌　　　　　B. 仰头举颏法

　　C. 双手推举下颌法　　　　　　　　　　　　　D. 将舌头往前拉

4.4-14. 1 岁小儿生长发育数值哪项是正确的（　　　）

体重（kg）	身长（cm）	头围（cm）	胸围（cm）
A. 10	75	46	46
B. 9	75	46	44
C. 10	75	44	42
D. 9	70	42	42
E. 9	74	46	44

4.4-15. 以下哪一项是气管插管的指征（　　　）

A. "有活力的"新生儿伴随"豌豆汤样"黏稠的胎粪污染　　　B. 需要紧急给碳酸氢钠

C. 疑诊先天性腹股沟疝　　　　　　　　　　　　　　　　D. 无效或延长的气囊面罩正压人工呼吸

4.4-16. 肾上腺素使用指征（　　　）

A. 正压人工呼吸后，心率持续低于 100 次/min

B. 正压人工呼吸 30s 后，心率持续低于 60 次/min，然后正压人工呼吸和胸外按压 30s 后，心率仍然低于 60 次/min

C. 新生儿出生后心率为 0

D. 在 30s 的正压人工呼吸和 30s 正压人工呼吸和胸外按压后，心率从 40 次/min 上升至 80 次/min

4.4-17. 初乳是指产后（　　　）分泌的乳汁

A. 5 天　　　　　　　B. 6 天　　　　　　　C. 7 天　　　　　　　D. 8 天

4.4-18. 现场对 10 岁儿童进行胸外心脏按压的深度是（　　　）

A. 大于等于 5 厘米　　　B. 2～3 厘米　　　C. 7～8 厘米　　　D. 10 厘米

（三）简答题

4.4-19. 婴儿喂养添加辅食的原则。

4.4-20. 简述儿童心肺复苏程序的方法是什么。

（四）病例分析题

4.4-21. 一新生儿胎龄 30 周新生儿，出生后出现口吐泡沫，呻吟，呼吸促，胸片显示双肺呈现普遍性的透过度降低，可见弥漫性均匀一致的细颗粒网状影，及毛玻璃样改变，该患儿的诊断是什么，下一步的治疗和处理。

4.4-22. 张某，男，4 岁，车祸后意识不清 10 分钟，查体：神志不清，面色苍白，耳鼻有鲜血流出。患儿俯卧在马路中央，现场有大量碎玻璃和碎石，请请进行现场抢救。

4.4-23. 张某，女 30 岁，孕 30 周，因胎盘早剥行剖宫产术，术后新生儿出生时有羊水胎粪污染，呼吸 50 次/分，心率 110 次/分，肌张力可，请 A、B 选手做出判断及进行处理，A 为主操作，B 为副操作，完成以下简答。

（1）新生儿窒息复苏气管插管指征。

（2）新生儿窒息复苏是胸外按压指证。

（3）给一个胎龄 30 周，出生体重 1200g 的早产儿插管，应选择的气管导管内径为（　　　）

A. 2.0mm 　　　　　　　　B. 2.5mm 　　　　　　　　C. 3.0mm 　　　　　　　　D. 3.5mm

【答案】

（一）操作题

4.4-1. 要求 2：复苏后脉搏≥60 次/分，但没有自主呼吸或呼吸次数不足时可停止做胸外按压，继续给予辅助呼吸 12～20 次/分。

模型要求：儿童心肺复苏模型。

用品准备：无。

4.4-2. 要求 2：环境安全判断（搬离危险区域，清除现场危险品）、头颈部损伤的处理（托颌法开放气道）。

要求 3：复苏后脉搏≥60 次/min，但没有自主呼吸时可停止做胸外按压，继续给予辅助呼吸 12～20 次/min。

模型要求：儿童心肺复苏模型。

用品准备：无。

4.4-3. 注意年龄，头颈部损伤的处理（托颌法开放气道）。

模型要求：儿童心肺复苏模型。

用品准备：无。

（二）单项选择题

4.4-4. C　4.4-5. C　4.4-6. B　4.4-7. C　4.4-8. A　4.4-9. B　4.4-10. A　4.4-11. C　4.4-12. C　4.4-13. B　4.4-14. A　4.4-15. D　4.4-16. B　4.4-17. A　4.4-18. A

（三）简答题

4.4-19. ①当婴儿生长到 6 个月左右，体重达到出生时体重 2 倍，每日摄入的奶量达 1000ml，每次奶量超过 200ml，而且有进食欲望时，应考虑添加辅食；②由少到多一种到多种；③由细到粗；④由软到硬。

4.4-20. C-A-B 方法：即胸外按压，开放气道，建立呼吸。

（四）病例分析题

4.4-21. 诊断：新生儿呼吸窘迫综合征。

下一步处置给予气管插管，气管内给予固尔苏促进肺成熟。

4.4-22. 环境安全判断（搬离危险区域，清除现场危险品），头颈部损伤的处理（托颌法开放气道）。

模型要求：儿童心肺复苏模型。

用品准备：无。

4.4-23. 患儿羊水污染，生后无活力，应立即气管插管吸引胎粪。

模型要求：新生儿复苏模型。

用物准备：吸引器、吸痰管、远红外辐射台、氧源、气囊面罩、新生儿喉镜以及喉片、气管导管、注射器、听诊器、毛巾、胎粪吸引管，生理盐水，肾上腺素等。

（1）新生儿窒息复苏气管插管指征

1）气囊-面罩通气效果欠佳，正压通气需要延长；

2）胸外按压；

3）羊水胎粪污染且婴儿不是有活力的；

4）需要注入肾上腺素；

5）有特殊体征：极不成熟儿需注入表面活性物质、膈疝。

（2）充分正压通气 30 秒后心率＜60 次/分，在正压通气同时需进行胸外按压。

（3）给一个胎龄 30 周，出生体重 1200g 的早产儿插管，应选择的气管导管内径（　　　）

A. 2.0mm 　　　　　　　　B. 2.5mm 　　　　　　　　C. 3.0mm 　　　　　　　　D. 3.5mm

第五章 耳鼻咽喉科相关知识

第一节 耳鼻咽喉科基本操作技能

一、鼻腔及鼻窦检查

【目的】 根据患者主诉，明确外鼻、鼻腔及鼻窦的疾病检查、诊断及治疗。

【适应证】 外鼻红肿、疼痛、鼻音、鼻塞、打喷嚏、流涕、嗅觉障碍、鼻出血、局部疼痛或头痛。

【禁忌证】 一般状态不佳，不能配合检查者。

【操作前准备】 光源定位在被患者右侧耳后上方约 15cm 处。患者坐在专用诊查椅上。检查者将额镜佩戴于左眼，患者与检查者相对而坐，各自两腿稍微向侧方，受检者正坐，腰靠检查椅背，上身稍前倾，头正、腰直，两者距离 25～40cm 为宜。

【操作步骤】

（1）外鼻检查：观察外鼻的形态（鼻畸形，前鼻孔狭窄）、颜色、活动（鼻翼塌陷，鼻唇沟变浅）等。

（2）鼻腔检查。

1. 鼻前庭检查法

（1）徒手检查法：以拇指将鼻尖抬起并左右活动，利用反射的光线观察鼻前庭的情况。

（2）前鼻镜检查法：先将前鼻镜的两叶合拢，与鼻腔底平行伸入鼻前庭，勿超过鼻阈（皮肤与鼻黏膜的分界处），然后将前鼻镜的两叶轻轻上下张开，抬起鼻翼，扩大前鼻孔，按三种头位顺序检查。

1）第一头位：患者头面部呈垂直或稍低头，观察鼻腔底、下鼻甲、下鼻道、鼻中隔前下部分及总鼻道的下段。

2）第二头位：患者头稍后仰，与鼻底呈 30°，检查鼻中隔的中端及中鼻甲、中鼻道和嗅裂的一部分。

3）第三头位：头部继续后仰 30°，检查鼻中隔的上部、中鼻甲前端、鼻丘、嗅裂和中鼻道的前下部。

正常者：鼻甲表面光滑，三个鼻甲及其与鼻中隔之间均有一段距离；被覆于鼻甲的黏膜呈淡红色、光滑、湿润，表面有少量黏液，各鼻道均无分泌物积聚。

异常者：鼻甲充血、水肿、肥大、干燥及萎缩等，鼻道中分泌物积聚，中鼻甲息肉样变，鼻中隔病变（偏曲或骨嵴、骨棘、穿孔），异物、息肉或肿瘤等。

（3）后鼻镜检查法：利用间接鼻咽镜、纤维鼻咽镜分别经口及鼻腔，检查后鼻孔、鼻甲和鼻道的形态、颜色、分泌物等。

2. 鼻窦检查

（1）前鼻镜及后鼻镜检查法：观察鼻道中分泌物的颜色、性质、量、引流方向等（前组鼻窦炎时，脓性分泌物自中鼻道流出，后组鼻窦炎则常从嗅裂处流向后鼻孔，出现鼻涕倒流现象）。注意各鼻道内有无息肉或新生物，鼻甲黏膜有无肿胀或息肉样变（钩突及筛泡肥大是慢性鼻窦炎常见体征之一）。

（2）体位引流法：1%麻黄碱收敛鼻黏膜，使各窦口通畅。患者固定于所要求的位置 15min，然后进行检查。疑为上颌窦积脓，则头前倾 90°，患侧向上，检查中鼻道后部；疑为额窦积脓，则头位直立；疑为前组筛窦积脓，则头位稍向后仰，疑为后组筛窦积脓，则头位稍向前俯；疑为蝶窦，则须低头，面向下将额部或鼻尖抵在某一平面。头低位引流法：患者取坐位，下肢分开，上身下俯，头下垂近膝，约10min后坐起检查鼻腔，视有无脓液流入鼻道。

（3）上颌窦穿刺冲洗法。

（4）影像学。

【相关理论知识】　外鼻检查有时需要配合必要的触诊（如鼻骨骨折时鼻骨的下陷、移位等，鼻窦炎时的压痛点、鼻窦囊肿的乒乓球样弹性感）。还需注意患者有无开放性或闭塞性鼻音等。前鼻镜检查时先将前鼻镜两叶合拢，与鼻腔底平行伸入鼻前庭，勿超过鼻阈，然后将前鼻镜两叶轻轻上下张开，扩大前鼻孔进行检查。鼻窦位置深在而隐蔽，常规前鼻镜和后鼻镜检查，配合体位引流、上颌窦穿刺、X线片、CT及MRI等，可以直接或间接发现病变。

二、耳 的 检 查

【目的】　根据患者主诉，明确外耳、中耳、内耳的疾病检查、诊断及治疗。

【适应证】　耳郭畸形、耳郭囊肿表现、耳郭炎性表现、耳后炎性表现、耳前或耳下检查，外耳道及鼓膜检查，咽鼓管功能检查，听功能检查，前庭功能检查，耳的影像学检查。

【禁忌证】　一般状态不佳，不能配合检查者。

【操作前准备】　光源定位在被患者右侧耳后上方约15cm处。患者坐在专用诊查椅上。检查者将额镜佩戴于左眼，患者与检查者相对而坐，各自两腿稍微向侧方，受检者侧坐，耳部面对检查者。

【操作步骤】

1. 耳郭及耳周检查　以望诊和触诊为主。

（1）耳郭畸形：副耳郭、招风耳、猿耳、小耳、先天性耳前瘘管、第一鳃裂瘘管。

（2）耳郭囊肿：耳郭假性囊肿的典型表现，耳甲腔或耳甲艇局限性隆起，伴耳郭背面光照时透光阳性。

（3）耳郭炎性表现

1）hunt综合征表现：皮肤红肿、触痛、簇状疱疹、伴周围性面瘫或耳聋、眩晕等。

2）耳郭软骨膜炎表现：弥漫性耳郭红肿呈红色。

3）外耳道炎：皮肤弥漫性红肿。

4）耳后炎性表现：耳后骨膜下脓肿，耳后沟消失，肿胀，有波动感，并将耳郭向前外方推移，应考虑为化脓性中耳乳突炎的颅外并发症。耳后局部淋巴结压痛应检查头皮有无毛囊炎等感染。

5）耳前或耳下检查：张口痛尤其是张口时耳屏前压痛，应考虑为颞下颌关节炎或颞下颌关节功能紊乱；以耳垂为中心的耳下，耳周肿块，位于胸锁乳突肌深面的应首先考虑来源于腮腺；耳下乳突与颌骨之间的肿块，如位于胸锁乳突肌深面，多见于颈深上群的恶性淋巴结肿瘤，原发灶最常见于鼻咽部。

2. 外耳道及鼓膜检查

体位：相对而坐，光源位于患者头部左上方受检耳朝正面，额镜反光焦点投照于外耳道口。

（1）徒手检查法。

（2）双手检查法：一手牵拉耳郭向后上方轻轻牵拉，另一手示指将耳屏向前推压（婴幼儿向下牵拉耳郭）。

3. 耳镜检查　避开耳软骨部耳毛保证光源照入，管轴方向与外耳道长轴一致，耳镜前端勿超过软骨部，以免引起疼痛，调整方向，观察鼓膜各个部分。

观察内容：锤骨柄、短突及前后皱襞，区分骨膜的松弛部和紧张部。

正常鼓膜呈半透明乳白色。

异常鼓膜：①急性炎症时，鼓膜充血、肿胀。②积液时，鼓膜色泽粉红、橘黄、琥珀或灰蓝色，有时透过鼓膜可见弧形液平面或气泡。③骨室硬化症时，鼓膜增厚或萎缩变薄，出现钙斑。④胆固醇肉芽肿或颈静脉球高位，颈静脉球瘤表现为蓝鼓膜。

【相关理论知识】 鼓膜表现有肉芽肿，需用鼓气耳镜检查，随鼓膜运动为慢性肉芽肿型鼓膜炎，不随运动则考虑中耳来源肉芽肿，大疱性鼓膜炎在鼓膜表面特别是松弛部有暗红色疱疹。

鼓膜穿孔：紧张部穿孔、松弛部穿孔、边缘性穿孔、中央性穿孔。通过穿孔的鼓膜可观察到鼓室黏膜是否充血、水肿、鼓室内有无肉芽。钙质、硬化灶息肉或脂肪瘤等。

注意：牵拉时有无牵拉痛应检查外耳道，如软骨部局限性红肿是外耳道疖肿，正常外耳道耵聍为黄白色，一般为片状，油性耵聍堆积成团，成褐色硬块时，用3%苏打水软化清理；外耳道有脓液时，早期化脓性中耳炎脓液透明稀薄，慢性化脓性中耳炎脓液黏稠并有臭味，外耳道皮肤无黏液腺，当试出黏液或黏脓性分泌物时应考虑为中耳疾病，并有鼓膜穿孔。

三、咽喉检查

【目的】 根据患者主诉，明确咽喉部的疾病检查、诊断及治疗。

【适应证】 口咽检查、鼻咽检查、喉咽检查、咽部影像学检查，喉的外部检查、间接喉镜检查、纤维喉镜和电子喉镜检查、直接喉镜检查、动态喉镜检查喉的影像学检查、喉的其他检查法（噪音声学测试、喉肌电图）。

【禁忌证】 一般状态不佳，不能配合检查者。

【操作前准备】 光源定位在被患者右侧耳后上方约15cm处。患者坐在专用诊查椅上。检查者将额镜佩戴于左眼，患者与检查者相对而坐，各自两腿稍微向侧方，受检者正坐，腰靠检查椅背，上身稍前倾，头正、腰直，两者距离25～40cm为宜。

【操作步骤】

1. 鼻咽检查

（1）间接鼻咽腔镜检查：1%丁卡因黏膜表面麻醉，患者端坐。检查者左手持压舌板轻压舌前2/3处、右手持加温后闭眼睛。镜面朝上伸入口内置于软腭弓与咽后壁之间。而后调整镜面角度观察隔壁，软腭背面、鼻中隔后缘、后鼻孔、咽鼓管咽口、咽鼓管圆枕、咽隐窝及腺样体，观察鼻黏膜有无充血、粗糙、出血、溃疡隆起及新生物。

（2）鼻咽触诊：主要应用于儿童、检查者立于患者右后方左手示指压紧患儿颊部，带好手套的右手食指轻伸入鼻咽，触诊鼻咽各壁若发现肿块，应注意大小质地与周围组织关系。撤出手时观察指端有无脓液或血迹。

2. 口咽检查

患者端坐自然张口用舌压板轻压舌前2/3。

（1）舌咽黏膜：有无充血溃疡。

（2）软腭：有无下陷裂开，双侧运动是否正常。

（3）悬雍垂是否过长分叉。

（4）双侧扁桃体有无运动充血、水肿、溃疡、瘢痕。

（5）鄂舌弓、鄂咽弓：有无充血溃疡。

（6）隐窝口：是否有浓栓或者干酪样物。

（7）咽后壁：有无淋巴滤泡增生、肿胀和隆起。

3. 喉的外部检查及喉咽检查

视诊：甲状软骨是否正中对称。

触诊：甲状软骨、环状软骨、环甲间隙、淋巴结而后手指捏住甲状软骨两侧左右摆动，并稍加压力使之与颈椎摩擦，正常有摩擦音、若消失提示肿瘤。

间接喉镜：检查时患者端坐、张口、伸舌，检查者坐于患者对面，将额镜焦点调节到患者悬雍垂处，然后用纱布裹住舌前1/3，用右手拇指和中指捏住舌前部，并将其拉向前方，食指按住上唇，以求固定。右手持加温喉镜。检查时镜面朝下，放入患者咽喉部，镜背将悬雍垂和软腭推向后上方。先检查舌根会厌舌面。喉咽后壁及侧壁。而后"衣"声观察会厌喉面杓区、杓间区、杓会厌皱襞室带、声带、声门下。

【相关理论知识】　从耳鼻咽喉头颈外科专业角度，咽部检查的范围和观察的内容则有其特定要求。检查前应详细询问病史。视诊注意患者面容、表情及全身情况。然后分别对口咽、鼻咽和喉咽进行检查，必要时还需辅以影像学检查。进行喉部检查前，先询问病史，了解患者有无声嘶、呼吸困难、喉痛等症状。观察患者有无吸气性三凹征，注意有无吸气性喉喘鸣。此外，还要询问全身有关的病史。如遇喉阻塞等情况紧急时，应根据简要病史、症状和体征，迅速作出初步诊断，采取果断措施，如气管切开等，解除呼吸困难，挽救患者生命，然后再根据情况做进一步喉部检查。

四、环甲膜穿刺术

【目的】　紧急开放气道，解除上呼吸道梗阻，缓解严重呼吸困难和窒息；气管内注射药物。

【适应证】　急性上呼吸道梗阻。

喉源性呼吸困难（如白喉、喉头水肿等）。

头面部严重外伤。

无气管切开条件而病情紧急需快速开放气道时。

需气管内注射药物者。

【禁忌证】　无绝对禁忌证；已明确呼吸道注射发生在环甲膜水平以下及严重出血倾向时，不宜行环甲膜穿刺术。

【操作前准备】

1. 物品准备

（1）穿刺用品：0.5%碘伏、无菌棉签、2%利多卡因溶液、无菌手套、10ml无菌注射器、12～16号带套管的静脉穿刺针、0.9%氯化钠溶液。

（2）其他：气管导管接头、简易呼吸器、氧气、高频喷射呼吸机、所需治疗药物。

2. 操作者准备

（1）核对患者信息。

（2）按要求规范着装，戴帽子、口罩。

（3）情况允许时，向患者或家属说明施行环甲膜穿刺的目的、意义等，并签署知情同意书。

（4）检查所需用品是否齐全。

【操作步骤】

1. 体位　患者平卧，肩下垫一薄枕，头后仰，使气管向前突出，头颈保持中线位。操作者洗手，站于患者右侧。

2. 消毒　使用0.5%碘伏消毒液（或用碘酊、酒精）消毒颈部皮肤两遍，消毒范围不少于15cm。紧急情况或无消毒用品时可不考虑消毒。

3. 麻醉　一般采用局部麻醉。自用甲状软骨下缘至胸骨上窝，2%利卡多因于颈前中线皮下和筋膜下浸润麻醉。昏迷、窒息或其他危险患者，因其已失去知觉，或为争取时间解除呼吸道梗阻，可以不用麻醉穿刺。

确定穿刺位置：环甲膜位于甲状软骨下缘和环状软骨上缘之间，为上下窄、左右宽的筋状组织，手指触摸呈一椭圆形小凹陷，正中部位最薄，为穿刺部位。

4. 准备 检查穿刺针是否完好、通畅。注射器内装 2～5ml 生理盐水备用。

操作者戴无菌手套，以左手示指、中指固定环甲膜两侧，右手持注射器，在正中线环甲膜处进针，针尖朝向患者足部，针柄与颈长轴的垂直线 45°角刺入、当针头刺入气管，即可感到阻力突然消失。即刻接注射器并回抽，可见大量气泡进入注射器。此时，患者可出现咳嗽反射，或注入少许生理盐水出现咳嗽，这些均表现穿刺成功。

将外套管向气管内推入，同时除去穿刺针针芯及注射器，固定套管。

连接气管插管接头，接呼吸球囊进行通气。也可将套管直接连接高频喷射呼吸机。如需气管内注射药物，则进行相应操作。

操作完毕，拔出穿刺针。

穿刺点用消毒棉球压迫片刻，用无菌纱布包裹并固定。

5. 并发症及处理

出血：对凝血功能障碍者应慎重穿刺。

假道形成：准确定位环甲膜，谨慎穿刺，避免假道形成。

食管穿孔：穿刺时不可用力过猛，以避免穿透气管，形成食管-气管瘘。

皮下气肿或纵隔积气：穿刺后不可过长时间通气，有条件时可做正规气管切开术。

【相关理论知识】 环甲膜穿刺术是现场急救的重要组成部分，一般适用于 8 岁以下儿童或紧急情况下无条件做环甲膜切开的成年人。可以快速解除头颈部外伤、异物等引起的气道梗阻导致的窒息及喉水肿，改善患者的缺氧状态，具有简单、有效、易于掌握的优点，是临床医生应该掌握的基本急救技能之一。

环甲膜的解剖：广义的环甲膜指弹性圆锥，为圆锥形有弹性的纤维结缔组织膜，仅指弹性圆锥的前部，其上界为甲状软骨下缘，下界为环状软骨上缘，两侧为环甲肌内侧缘。环甲膜前方为皮肤及皮下组织，血管仅有来自甲状腺上动脉发出的环甲动脉，左右花甲动脉之间常有小吻合支自两侧横行，从环甲膜位置上部进入喉内；而神经只有迷走神经发出的喉上神经的外支，与甲状腺上动脉及环甲动脉伴行，穿过咽下缩肌而终于环甲肌。环甲膜后方即喉腔的声门下腔部，其后壁为环状软骨板。因甲膜位置表浅，无重要的血管、神经及特殊的组织结构，因此是穿刺或切开最方便、安全的部位。环甲膜在前正中线上增厚的部分（即连与环状软骨弓和甲状软骨前角之间的部分）叫环甲正中韧带，环甲膜穿刺术即在此进行。

五、气管切开术

【目的】 为紧急解除上呼吸道阻塞，保证呼吸道通畅，抽吸下呼吸道分泌物，通过气管套管进行辅助呼吸。

【适应证】

（1）喉阻塞（不能很快解除）。

（2）下呼吸道梗阻分泌物储留。

（3）某些手术的前置手术。

（4）长时间需使用呼吸机辅助呼吸者。

（5）破伤风患者可以气管切开预防喉痉挛。

【禁忌证】 紧急情况时没有绝对禁忌证。

（1）非紧急情况时，凝血功能异常慎重做气管切开。

（2）患者血氧饱和度低于 90%，可暂时不做气管切开，应先以其他方式提升氧储备。

【操作前准备】

1. 物品准备　器械准备：器械包（手术刀、剪刀、切口拉钩、甲状腺拉钩、止血钳、针线、镊子、敷料、吸引器、注射器）气管套管、氧气气管导管。喉镜。麻醉药2%利多卡因、抢救药品。

2. 操作者准备

（1）核对患者信息。

（2）按要求规范着装，戴帽子、口罩。

（3）情况允许时，向患者或家属说明施行气管切开的目的、意义等，并签署知情同意书。

（4）检查所需用品是否齐全。

【操作步骤】

1. 体位　患者平卧，肩下垫一薄枕，头后仰，使气管向前突出，头颈保持中线位。操作者洗手，站于患者右侧。

2. 消毒　使用0.5%碘伏消毒液（或用碘酊、酒精）消毒颈部皮肤两遍，消毒范围不少于15cm。紧急情况或无消毒用品时可不考虑消毒。

3. 麻醉　一般采用局部麻醉。自用甲状软骨下缘至胸骨上窝，2%利卡多因于颈前中线做皮下和筋膜下浸润麻醉。昏迷、窒息或其他危险患者，因其已失去知觉，或为争取时间解除呼吸道梗阻，可以不用麻醉。

4. 操作步骤

（1）切口：取自环状软骨下缘至胸骨上窝一横指处，纵行切开皮肤皮下组织并进行分离，暴露颈前正中白线，钝性分离颈部肌群，暴露甲状腺峡部。

（2）向上牵拉甲状腺峡部并暴露气管。

（3）切开气管：在第3～4气管环刀锋朝上，切开气管。

（4）用止血钳撑开气管切口，插入带有管芯的套管，迅速拔出管芯。用吸引器吸出分泌物，并植入套管内管。

（5）固定套管：将两侧系带系于颈部。

（6）缝合切口：纵行切口仅缝合套管上方的切口，套管下方切口不缝合。

（7）整理用物。

【并发症及处理】

1. 皮下气肿　最为常见。其发生原因主要有以下几方面。

（1）过多分离气管前组织。

（2）气管切口过长及皮肤切口缝合过紧。

（3）切开气管或插入套管时发生剧烈咳嗽。吸气时气体经切口进入颈部软组织中，沿肌肉、筋膜、神经、血管壁间隙扩散而达皮下。

2. 纵隔气肿　多因剥离气管前筋膜过多，气体沿气管前筋膜向下发展进入纵隔所致。

3. 气胸　左胸膜顶较高，以儿童为著。暴露气管时过于向下分离，易伤及胸膜顶引起气胸。也可因喉阻塞严重，胸内负压过高，剧烈咳嗽使肺泡破裂，引起自发性气胸。

4. 出血　分为原发性和继发性出血。原发性出血较为常见，多因颈前动脉、静脉、甲状腺等，术中止血不彻底或血管结扎线头所致。

5. 拔管困难　原因多为气管切开位置过高。损伤环状软骨，气管腔内肉芽增生，原发疾病未彻底治愈或套管型号过大等。

【相关理论知识】

（1）颈段气管位于颈部正中，上接环状软骨下缘，下至胸骨上窝，有7～8个气管环，前覆有皮肤和筋膜，两侧胸骨舌骨肌及胸骨甲状肌的内侧缘在颈中线相接形成白色筋膜线，沿此线分离肌肉，较易暴露血管。甲状腺峡部一般位于第 2～4 气管环，气管切口宜于峡部下缘处，以避免损伤甲状腺造成出血。相当第 7～8 气管环前壁有胸膜顶和无名动、静脉横过，故切口也不宜于过低。气管后壁无软骨，与食管前壁相接，切开气管时，万勿切开过深，以避免损伤气管后壁及食管。

（2）颈总动脉、颈内静脉位于两侧胸锁乳突肌的深部，在环状软骨水平，上述血管离颈中线相对较远，向下逐渐移近中线，在胸骨上窝与气管靠近。故若以胸骨上窝为顶，两侧胸锁乳突肌前缘为边的三角形区域称为安全三角区。气管切开术应在该区内沿中线进行，可避免误伤颈部大血管。

六、鼻漏的处理

【目的】 针对引起鼻漏的病因，而采取治愈鼻漏的方法。

【适应证】 对于鼻炎、鼻窦炎、外伤、异物、肿瘤、先天发育畸形及手术创伤一起的各种鼻漏。

【禁忌证】 一般状态差，凝血功能异常。

【鼻漏相关理论知识】

1. 脓性鼻漏 见于较重的鼻窦炎。

2. 水样鼻漏 分泌物稀薄，透明如水样，多见于急性鼻炎早期和变应性鼻炎发作期。

3. 黏脓性鼻漏 见于急性鼻炎的恢复期，慢性鼻炎及鼻窦炎等。分泌物黏稠，脱落的黏膜上皮细胞及浸润的多形白细胞为其主要成分。

4. 黏液性鼻漏 鼻黏膜黏液腺等及上皮杯状细胞等分泌黏液性物质。使鼻黏膜保持湿润。鼻黏膜慢性炎症时，上述黏液腺及杯状细胞分泌亢进。发生黏液性鼻漏。

5. 脑脊液鼻漏 即脑脊液自鼻腔流出，见于先天性筛板，蝶窦骨缺损和颅前窝，颅中窝窝底骨折或手术外伤。鼻内镜手术损伤中鼻甲附着处的骨质（如筛顶）容易引起脑脊液鼻漏。

6. 血性鼻漏 即分泌物中带有血液，见于鼻及鼻窦炎症，外伤，异物，结石，肿瘤（如上颌窦恶性肿瘤）等。如有血性鼻漏应做鼻及鼻窦的检查，必要时做全身检查，以明确出血原因及部位。

七、耳漏的处理

【目的】 针对引起耳漏的病因，而采取治愈耳漏的方法。

【适应证】 引起耳漏的各种病症。

【禁忌证】 一般状态差，凝血功能异常等。

【耳漏相关理论知识】

1. 耳漏 又称为耳溢液，根据溢液性质可初步耳病。

2. 脂性耳漏 俗称油耳，是稀薄酱油色的油性耵耵，常与种族遗传有关。

3. 浆液性耳漏 如外耳道湿疹、变应性中耳炎。一般情况下外耳道分泌物无黏性。

4. 黏液性耳漏 如分泌性中耳炎。少见情况有腮裂瘘管。

5. 水样耳漏 如脊液耳漏，多出现在颞骨外伤。

6. 脓性耳漏 如急慢性化脓性中耳炎、外耳道疖、弥漫性外耳道炎等。

7. 血性耳漏 如大疱性鼓膜炎、中耳胆固醇肉芽肿、中耳癌、中耳颈静脉球体瘤、中耳胆脂瘤伴肉芽等。

八、声嘶处理

【目的】 针对引起声嘶病因，而采取治愈声嘶的方法。

【适应证】 引起声嘶的各种病症。

【禁忌证】 一般状态差，凝血功能异常等。

【声嘶的相关理论知识】

1. 症状　①轻者：声音变粗。②重者：明显嘶哑。③严重者：完全失声。

2. 病因

（1）支配声带运动的神经损伤。

1）喉返神经损伤：鉴于颈部外伤、甲状腺手术，甲状腺恶性肿瘤，纵隔肿瘤等。

2）迷走神经损伤：颈部外伤、迷走神经鞘膜癌，鼻咽癌扩展到咽房间隙。

3）喉上神经损伤：外伤（偶有）。

（2）喉部本身的疾病：①先天喉畸形。②良性肿瘤（声带息肉：手术治疗）抗肿瘤治疗。③外伤。④代谢疾病。⑤炎症性疾病：喉炎。⑥喉结核。

九、呼吸困难（喉源性）的处理

【目的】　针对引起呼吸困难的病因，而采取治愈呼吸困难的方法。

【适应证】　引起呼吸困难的各种病症。

【禁忌证】　一般状态差，凝血功能异常等。

【呼吸困难（喉源性）的相关理论知识】　引起呼吸困难（喉源性）包括吸气性呼吸困难和呼气性呼吸困难，吸气性呼吸困难主要表现为吸气运动加强，吸气时间延长，由于吸气时空气不易进入肺内，此时胸腔内负压，出现胸骨上窝、锁骨上窝、剑突下出现凹陷，临床上称为三凹征。吸气性呼吸困难常见于喉部发生阻塞性病变者。呼气困难者，称之为呼气性呼吸困难。呼气性呼吸困难常见于支气管哮喘患者。此外，还有吸气和呼气均发生困难者，称之为混合性呼吸困难。吸气性呼吸困难常见喉部疾病：

1. 喉的先天性疾病　①先天性喉蹼；②先天性喉软骨畸形；③先天性喉喘鸣。

2. 喉的炎性疾病　①急性会厌炎；②小儿急性喉炎；③急性喉、气管、支气管炎；④白喉；喉结核。

3. 喉肿瘤

（1）喉良性肿瘤：喉部乳头状瘤、纤维瘤、血管瘤等；

（2）喉恶性肿瘤：喉癌等。

4. 喉的其他疾病　①喉水肿；②喉异物；③喉痉挛；④声带巨大息肉；⑤喉外伤；⑥双侧喉返神经麻痹。

十、鼻出血的处理

【目的】　积极寻找鼻出血病因，进而选择适宜的止血方法达到止血目的。

【适应证】　各种病因引起的鼻出血。

【禁忌证】　一般状态差，凝血功能异常等。

【操作前准备】

（1）了解患者病情，初步查体，排除其他全身的严重疾病，明确需要鼻腔纱条填塞的临床情况（适应证）：出血较剧的鼻腔前部出血，或者鼻腔不明部位出血。

（2）与患者及家属沟通，说明填塞的目的和必要性。解释可能出现的不适：头痛、头晕等。

（3）操作者准备填塞用的器物：耳鼻喉综合治疗工作台或强光检查灯、额镜、前鼻镜、腔状镊弯盘、棉片、凡士林油纱条、1%麻黄素、1%丁卡因、消毒棉片。

【操作步骤】

1. 检查着装（穿白大褂、戴口罩和帽子），**与患者沟通**　介绍自己，核对患者姓名、性别、床号等，询问有无药物（特别是局部麻药）过敏史，简述基本过程和配合要点。

2. 再次确认患者的病情 检查血压、凝血功能等，确认操作侧别。

3. 体位 患者坐于检查靠椅上，操作者佩戴额镜坐于患者对面。

4. 麻醉 取1%麻黄素棉片收缩鼻腔黏膜，再用1%丁卡因棉片放入下鼻道、下鼻甲、中鼻道、中鼻甲，黏膜表面麻醉2～5min，必要时给予2次麻醉。

5. 寻找出血点 用前鼻镜撑开前鼻孔，尽可能看清出血部位和周围的鼻腔结构。确认操作指证。

6. 填塞过程

（1）让患者端弯盘接于下颌处，检查者戴手套。

（2）以枪状镊和前鼻镜操作，将纱条一端双叠约10cm，将其折叠置于鼻腔后上部嵌紧，然后将双叠的纱条分开，短端平贴鼻腔上部，长端平贴鼻腔底，形成一向外开放的"口袋"。

（3）将长纱布条末端填入"口袋"深处，自上而下、从后向前进行填塞，使纱条紧紧填满鼻腔。

（4）剪去前鼻孔的多余纱条。

（5）用干棉球填入前鼻孔，并用胶布固定。

【并发症及处理】

（1）嘱患者张口检查是否有流血自后鼻孔流入咽部。如果有，就应该抽出纱条重新填塞或用后鼻孔填塞。

（2）再次检查患者血压和一般情况，提出可能的针对病因的治疗。

（3）嘱咐患者保持头高位，适当制动，并告知拔出纱条的时间。

【相关理论知识】

（1）操作前须充分表面麻醉鼻腔黏膜，操作中注意动作轻柔。

（2）操作前做好解释说明工作，取得患者配合，让患者放松。

（3）注意填塞松紧适度。

（4）填塞物一般应在48～72小时取出，最多不超过5～6天。

十一、耳科急症处理

【目的】 及时彻底清创处理及足量抗生素应用，防止感染发展。

【适应证】 耳科的外伤、急性炎症及耳道异物。

【禁忌证】 一般无禁忌证。

【操作步骤】

1. 耳郭挫伤 重者软骨膜下或皮下积血，形成血肿，可波及外耳道，耳郭皮下组织少，血循环差，血肿不易自行吸收，如未及时处理，血肿机化可导致耳郭增厚变形，大的血肿可继发感染，引起软骨坏死，导致耳郭畸形。

耳郭血肿小者，应在严格无菌操作下用粗针头抽出积血，加压包扎48小时可在抽吸如仍有渗血或血肿较大者，应行手术切开，吸净积血，清除血凝块，用碘仿纱布条填塞或缝合切口后加压包扎，同时应用抗生素。

2. 耳郭撕裂伤 外伤应早期清创缝合，尽量保留皮肤，用小针细线缝合，然后松松包扎，术后应用抗生素，可配合高压氧治疗。

皮肤大块缺损，软骨尚完整，可用耳后带蒂皮瓣或游离皮瓣修复。

完全离断的耳郭应及时将其浸泡于含适量生理盐水中，尽早对位缝合，术中肝素溶液冲洗断耳动脉后，吻合颞浅动脉耳前支或耳后动脉，术后若发现水肿或血泡及时切开排液。

3. 耳郭化脓性软骨膜炎 耳郭损伤后在软骨和软骨膜间有脓性液体形成，常引起严重的疼痛，可造成耳郭软骨坏死及畸形。

病因：外伤、手术、烧伤、耳针感染及耳郭血肿继发性感染所致。铜绿假单胞杆菌为最多见致病菌，其次为金黄色葡萄球菌。

临床表现：先有耳郭肿痛感，红肿热痛渐加重，范围增大，患者疼痛不安，检查可见耳郭红肿，明显触痛，脓肿形成后有波动感。

治疗：早期脓肿未形成时，全身应用敏感抗生素控制感染。

脓肿形成时，宜在全身麻醉下，沿耳郭内侧的舟状窝作半圆形切口，充分暴露脓腔，清除脓液，刮出肉芽组织，切除坏死软骨，如能保存耳郭部位的软骨，可避免日后耳郭畸形，术中用敏感抗生素溶液（如庆大，头孢类）彻底冲洗术腔。术毕将皮肤贴回创面，放置橡皮片引流，不缝合，防止术后出血形成血肿或机化收缩，适当加压包扎，隔日或每日换药。

4. 鼓膜外伤　多因间接或直接外力损伤所致。

（1）临床表现：鼓膜破裂后，突感耳痛，听力立即减退伴耳鸣，外耳道少量出血和耳内闷塞感；单纯鼓膜破裂，听力损失较轻，压力伤除引起鼓膜破裂外，还可以由于镫骨强烈运动而致耳内受损，出现眩晕恶心及混合性聋。

（2）检查：鼓膜多呈不规则状或裂隙状穿孔，外耳道可有血迹或血痂，穿孔边缘可见少量血迹，若出血量多或有水样液流出，示有颞骨骨折或颅底骨折所致脑脊液耳漏，耳聋传导性或混合性。

（3）治疗

1）消除外耳道内存留异物，乙醇消毒外耳道级耳郭，外耳道口可用消毒棉球堵塞。

2）避免感冒，切勿用力擤鼻涕，以防来自鼻咽部的感染。

3）禁用外耳道冲洗或滴药，穿孔愈合前，禁游泳或任何水液入耳，绝大多数外伤性穿孔可于3～4周内自愈，较大而不能自愈可行鼓膜修补术。

5. 外耳炎及疖　局限性外耳道炎表现为外耳道疖，外耳道皮肤的弥漫性炎症，弥漫性外耳道炎。

（1）病因：外耳道疖是外耳道皮肤毛囊或皮脂腺的局限性化脓性炎症，糖尿病和身体衰弱者易患本病，病原菌主要为葡萄球菌。

（2）临床表现：外耳道疖：早期耳痛剧烈，张口，咀嚼是加重，并可放射至同侧头部，疖肿堵塞外耳道时，可有耳鸣及耳闷，检查时有耳郭牵引痛及耳屏压痛，外耳道软骨部皮肤疖肿破溃后，外耳道内有脓血或流出耳外，此时耳痛减轻。

6. 弥漫性外耳道炎及坏死性外耳道炎

（1）临床表现

1）弥漫性外耳道炎急性者表现为耳痛，可流出分泌物。检查亦有耳郭牵拉痛及耳屏压痛，外耳道皮肤弥漫性红肿，外耳道壁上可积聚分泌物，外耳道腔变窄，耳周淋巴结肿痛。

2）坏死性外耳道炎是一种伴有侵袭性骨质破坏的进行性、危险性外耳道炎。

（2）治疗

1）应用抗生素控制感染。

2）局部未化脓者用1%～3%酚甘油或10%鱼石脂甘油滴耳或者用上述药纱布条敷于患处每日更换纱布条两次。

3）肿物成熟后及时挑破脓头或切开引流。3%过氧化氢溶液清洁外耳道脓液及分泌物。

4）慢性者可用抗生素与糖皮质激素合剂局部涂敷不宜太厚。

5）积极治疗感染病灶如化脓性中耳炎，诊疗全身性疾病。如糖尿病。

6）疑为坏死性外耳道炎这要及时做细菌培养和敏感试验。及早引用敏感抗生素。

7. 急性化脓性中耳炎　是细菌感染引起的中耳黏膜的急性化脓性炎症。本病多见于儿童。临床上以耳痛、耳内流脓、鼓膜充血、穿孔为特点。

主要病因：主要致病菌为肺炎链球菌、流感嗜血杆菌、乙型溶血性链球菌、葡萄球菌及绿脓假单胞杆菌等。前两者在小儿多见。

（1）症状

1）耳痛：多数患者鼓膜穿孔前疼痛剧烈，多为搏动性疼痛或者刺痛。可向同侧头部或者牙齿放射。穿孔流脓后耳痛减轻

2）听力减退及耳鸣：病程初期患者常有明显耳闷，低鸣耳鸣和听力减退。鼓膜穿孔排浓厚而龙反而减轻。

3）流脓：鼓膜穿孔后耳内有液体流出，初为脓血样，以后变为脓性分泌物。

4）全身症状：轻重不一，可有畏寒、发热、纳差等。小儿全身症状轻伴呕吐、腹泻等消化道中毒症状。

（2）体征：耳镜下可见鼓膜松弛部充血，紧张部周边及锤骨柄区可见扩张的、呈放射性的血管。随着病情进一步发展，整个鼓膜弥漫性充血、肿胀，向外膨出，其正常标志不易辨识。鼓膜穿孔大多位于紧张部。穿孔前，局部先出现一小黄点穿孔伊始，穿孔处为一搏动亮点，分泌物从该处涌出。待穿孔稍扩大后，方能清晰查见其边界。

耳周检查可有乳突尖及鼓窦区轻微压痛。小儿乳突区皮肤可出现轻度红肿。

（3）治疗：控制感染通畅引流。祛除病因是其治疗原则。

1）全身治疗

A. 鼓膜穿孔前：1%酚甘油滴耳、消炎止痛、1%麻黄碱和含有激素的抗生素滴鼻液交替滴，可改善咽鼓管通畅度，减轻局部炎症。

B. 骨膜穿孔后：①3%过氧化氢溶液尽量彻底清洗并擦净外耳道或吸引器吸净脓液。②局部应用抗生素滴耳，如0.3%氧氟沙星滴耳，禁止用粉剂。

C. 脓液减少，炎症逐渐消退时。可用甘油或乙醇制剂滴耳，如3%硼酸乙醇甘油。

D. 感染控制后部分患者鼓膜穿孔自行愈合。

2）病因治疗：积极治疗鼻腔、鼻窦、咽部等慢性疾病。

【并发症及处理】 耳科急症如果处理及时、得当，一般无并发症发生。

【相关理论知识】 急性化脓性中耳炎致病菌侵袭途径包括以下几种。

1. 咽鼓管途径 最常见。

（1）急性上呼吸道感染时。

（2）急性传染病期间。

（3）在不洁的水中跳水、游泳，不适当的擤鼻、咽鼓管吹张、鼻腔冲洗及鼻咽部填塞等，致病菌可循咽鼓管侵犯中耳。

（4）婴儿哺乳位置不当，如平卧吮奶，乳汁可经短而宽的咽鼓管流入中耳。

2. 外耳道-鼓膜途径 因鼓膜外伤、鼓膜穿刺或置管时污染，致病菌可从外耳道侵入中耳。

3. 血行感染

1）外耳道炎及疖肿的鉴别诊断：急性乳突炎：多有急性或慢性化脓性中耳炎病史，发热明显，无耳郭牵拉痛，而有乳突部压痛，X线乳突摄片示乳突气房混浊或有骨质破坏。

2）弥漫性外耳道炎诱因是外耳道进水，化脓性中耳炎长期脓液的刺激，外耳道皮肤外伤或局部抵抗力降低时易发病，常见致病菌为金葡萄链球菌，铜绿假单胞菌和变形杆菌。

3）坏死性外耳道炎多见于老年糖尿病患者或有免疫缺陷的病人。本病炎性骨质破坏可呈进行发展，常累及腮腺颌后窝、颅底、脑神经和脑组织，最终因出血、脑膜炎、脑脓肿等危及病人生命。

第二节 耳鼻咽喉科模拟竞赛试题

（一）单项选择题

5.2-1. 青少年鼻出血多位于（ ）

A. 鼻中隔前下方易出血区　　　　　B. 鼻中隔中部

C. 鼻中隔后部　　　　　D. 鼻咽部　　　　　E. 鼻腔顶部

5.2-2. 老年鼻出血多发生在（　　）

A. 鼻腔后部　　　　　B. 鼻腔顶部　　　　　C. 鼻咽部

D. 鼻中隔前下方易出血区　　　　　E. 鼻中隔中部

5.2-3. 鼻腔按几种头位检查（　　）

A. 三种　　　　B. 四种　　　　C. 五种　　　　D. 二种　　　　E. 六种

5.2-4. 后鼻镜检查利用什么器械（　　）

A. 利用间接鼻咽镜　　　　　B. 前鼻镜　　　　　C. 间接喉镜

D. 电子喉镜　　　　　E. 纤维鼻咽镜

5.2-5. 正常鼓膜是（　　）

A. 半透明乳白色　　　　　B. 鼓膜呈橘红色　　　　　C. 鼓膜呈灰蓝色

D. 鼓膜呈黄色　　　　　E. 鼓膜充血、肿胀

5.2-6. 胆固醇肉芽肿鼓膜呈（　　）

A. 为蓝鼓膜　　　　　B. 半透明乳白色　　　　　C. 鼓膜呈橘红色

D. 鼓膜充血、肿胀　　　　　E. 鼓膜呈黄色

5.2-7. 耳郭化脓性软骨膜炎病因（　　）

A. 外伤、手术、烧伤及耳郭血肿继发感染　　　B. 细菌感染　　　C. 病毒感染

D. 霉菌感染　　　　　E. 链球菌感染

5.2-8. 耳郭化脓性软骨膜炎最多见致病菌（　　）

A. 铜绿假单胞杆菌　　　　　B. 金黄色葡萄球菌　　　C. 霉菌感染

D. 链球菌感染　　　　　E. 病毒感染

5.2-9. 鼓膜外伤多由（　　）

A. 直接或间接外伤所致　　　　　B. 细菌感染所致　　　　　C. 病毒感染所致

D. 慢性化脓性中耳炎所致　　　　　E. 耵聍栓塞所致

5.2-10. 弥漫性外耳道炎常见致病菌（　　）

A. 金葡萄链球菌　　　　　B. 铜绿假单胞菌　　　　　C. 变形杆菌

D. 草绿色链球菌　　　　　E. 霉菌感染

5.2-11. 外耳道疖肿是（　　）

A. 外耳道皮肤毛囊或皮脂腺局限性化脓性炎症　　　B. 外伤所致　　　C. 烧伤所致

D. 切割伤所致　　　　　E. 是一种无菌性炎症

5.2-12. 坏死性外耳道炎多见于（　　）

A. 老年糖尿病患者或有免疫缺陷病人　　　B. 高血压病人　　　C. 血液病患者

D. 甲亢病人 慢支肺心病患者　　　　　E. 外伤患者

5.2-13. 气管切开术切开气管哪几环（　　）

A. 3～4 环　　　　B. 5～6 环　　　　C. 1～2 环　　　　D. 2～3 环　　　　E. 环甲膜

5.2-14. 气管切开术常规用的局部麻醉药（　　）

A. 2%利多卡因　　B. 普鲁卡因　　C. 丁卡因　　D. 氯胺酮　　E. 吗啡

5.2-15. 环甲膜穿刺部位（　　）

A. 甲状软骨下缘与环状软骨之间凹陷区　　　B. 甲状软骨上缘　　　C. 环状软骨下缘

D. 胸骨上窝　　　　　E. 杓状软骨

5.2-16. 下列哪项最适合做环甲膜穿刺（　　）

A. COPO 致呼吸衰竭   B. 吉兰-芭蕾综合征   C. 喉部水肿

D. 气管异物   E. 第二气管环部位离断

5.2-17. 临床上呼吸困难三凹症是指（   ）

A. 胸骨上窝、锁骨上窝、剑突下   B. 下腹部   C. 颈部

D. 肋间隙   E. 上腹部

5.2-18. 脂性耳漏常与什么有关（   ）

A. 常与种族遗传有关   B. 炎症感染有关   C. 耳道外伤有关

D. 耳道烫伤有关   E. 与经常挖耳有关

5.2-19. 环甲膜穿刺针留置时间一般不超过（   ）

A. 24 小时   B. 48 小时   C. 36 小时   D. 72 小时   E. 12 小时

5.2-20. 关于鼻及鼻窦的检查，下面描述错误的是（   ）

A. 检查鼻部时反射光束焦点集中于鼻尖部

B. 取出鼻镜时可以完全闭紧双叶，以免夹持鼻毛引起疼痛

C. 后鼻镜检查法用于检查鼻咽及后鼻孔

D. 进行鼻腔检查时的顺序是由鼻底开始，有三个头位顺序

E. 鼻内镜检查可以同时对鼻腔深部或鼻咽部组织活检

5.2-21. 前鼻镜检查，患者头位顺序正确的 3 个位置是（   ）

A. 头部稍低、后仰 30°、后仰 60°   B. 0°、30°、60°

C. 30°、60°、90°   D. 0°、45°、60°   E. 以上都不是

5.2-22. 关于鼻腔外侧壁的描述，哪一个是错误的（   ）

A. 是鼻腔解剖结构中最为复杂和最具有生理和病理学意义的部位

B. 有呈阶梯状自上而下排列，突入鼻腔的三个鼻甲

C. 中鼻甲是重要的手术解剖标志，筛窦手术操作应在中鼻甲外侧进行

D. 中鼻道解剖结构复杂且重要，是鼻内镜手术最重要的区域

E. 以上都不对

5.2-23. 有关鼻出血的描述中，不正确的有（   ）

A. 儿童的鼻出血，多数出血量少，出血部位多来自利特尔区

B. 中老年人的鼻出血，多出血量大，出血部位多来自鼻腔后段

C. 最有效的止血方法是鼻腔填塞

D. 最常用的鼻腔填塞材料是碘仿纱条

E. 诊断中要了解出血量、可能的出血原因和查找出血的部位

5.2-24. 鼻道窦口复合体的结构不包括（   ）

A. 下鼻甲   B. 钩突   C. 筛泡   D. 基板   E. 上颌窦自然开口

5.2-25. 鼻腔填塞最常用的填塞材料为（   ）

A. 明胶海绵   B. 凡士林纱条   C. 麻黄素棉球   D. 碘仿纱条   E. 气囊

5.2-26. 鼻出血最常用而有效的方法是（   ）

A. 鼻腔填塞   B. 血管结扎   C. 血管栓塞

D. 烧灼止血   E. 全身止血药的应用

5.2-27. 儿童鼻出血的特点是（   ）

A. 出血部位多位于鼻中隔前下方   B. 出血量一般多，不能自止

C. 四季发病率平均   D. 出血原因多与慢性病有关

E. 多要进行鼻腔填塞止血

5.2-28. 老年人鼻出血的特点（　　）

A. 出血部位多位于鼻腔后段　　　　　　　B. 出血量一般较多

C. 全身因素占一定的比例　　　　　　　　D. 多要进行鼻腔填塞止血　　　　　E. 以上都是

5.2-29. 前鼻镜检查时第一头位观察不到下列哪项结构（　　）

A. 鼻中隔前下　　　　B. 嗅裂　　　　C. 下鼻甲　　　　D. 下鼻道　　　　E. 鼻腔底

5.2-30. 典型前组鼻窦炎时前鼻镜检查可发现（　　）

A. 嗅裂积脓　　　　　　　B. 下鼻道积脓　　　　　　　C. 总鼻道积脓

D. 中鼻道积脓　　　　　　E. 上鼻道积脓

5.2-31. 当中年男性患者有进行性鼻阻塞症状，并伴有鼻出血，血性鼻涕时应考虑（　　）

A. 慢性鼻窦炎　　　　　　　B. 慢性鼻炎　　　　　　　C. 鼻部恶性肿瘤

D. 鼻中隔偏曲　　　　　　　E. 全身因素所至鼻阻塞

5.2-32. 鼻骨复位术最长不宜超过（　　）

A. 7 天　　　　　B. 10 天　　　　　C. 14 天　　　　　D. 21 天　　　　　E. 12 天

5.2-33. 甲状腺峡部于颈前越过气管第几环（　　）

A. 1～2 环　　　　B. 2～4 环　　　　C. 4～5 环　　　　D. 5～6 环　　　　E. 6～7 环

5.2-34. 鼻部疖肿疼痛比较严重的原因是（　　）

A. 鼻部皮肤与其下脂肪纤维组织及软骨膜连接紧密　　　　B. 炎症肿胀压迫神经末梢

C. 皮肤较厚　　　　　　　　　　　　　　　　　　　　　D. 鼻部含有较多神经末梢

E. 皮肤血供丰富

5.2-35. 下列一般不引起鼻出血的疾病是（　　）

A. 鼻中隔偏曲　　　　　　　B. 鼻前庭囊肿　　　　　　　C. 萎缩性鼻炎

D. 内翻性乳头状瘤　　　　　E. 鼻部肿瘤

5.2-36. 对于小儿鼻腔异物取出时要特别注意预防的并发症是（　　）

A. 鼻出血　　　　　　　　B. 疼痛性休克　　　　　　　C. 异物后落造成气管异物

D. 鼻腔感染　　　　　　　E. 鼻中隔损伤

5.2-37. 急性鼻窦炎头痛有一定时间规律的原因是（　　）

A. 窦口位置与体位引流的关系　　　　　　B. 疾病严重程度

C. 神经反射调节　　　　　　　　　　　　D. 致病菌不同　　　　　E. 精神因素

5.2-38. 以下哪个不是呼气性呼吸困难的特点（　　）

A. 肺部充气过度　　　　　　　B. 呼气时间延长　　　　　　　C. 呼气时哮鸣

D. 气管切开可迅速改善症状　　　E. 多为细小支气管狭窄引起

5.2-39. 气管切开对那种情况效果最明显（　　）

A. 肺不张　　　　　　　B. 肺气肿　　　　　　　C. 严重的呼气性呼吸困难

D. 严重的吸气性呼吸困难　　　E. 一侧喉返神经麻痹

5.2-40. 面静脉的解剖特点是（　　）

A. 直接与海绵窦相通　　　　　　B. 静脉较粗　　　　　　　C. 静脉较多

D. 静脉较细　　　　　　　　　　E. 无瓣膜

5.2-41. 上颌窦穿刺冲洗的最佳进针位置是（　　）

A. 下鼻道外侧壁后段近下鼻甲附着处　　　　　B. 下鼻道外侧壁中段近下鼻甲附着处

C. 下鼻道外侧壁前段近下鼻甲附着处　　　　　D. 下鼻道外侧壁前段近底部

E. 以上都不是

5.2-42. 鼻内镜手术操作一般在中鼻甲（　　）

A. 内侧进行   B. 上方进行   C. 下方进行   D. 外侧进行   E. 以上都不是

5.2-43. 鼻呼吸区黏膜纤毛摆动的方向主要是（   ）

A. 从前向后   B. 从后向前   C. 从上向下   D. 从下向上   E. 以上都不是

5.2-44. 正常人生理性鼻周期是（   ）

A. 随精神紧张和放松而变化   B. 随运动和休息而变化

C. 随昼夜时间节律而变化   D. 每2～7小时交替变化一次

E. 随肺扩张程度需要而变化

5.2-45. 下列哪项不是单纯性鼻炎临床表现（   ）

A. 间歇性鼻阻   B. 交替性鼻阻   C. 鼻阻可随体位改变

D. 持续性鼻阻   E. 以上都不对

5.2-46. 下列哪种疾病伴有阵发性鼻阻塞（   ）

A. 慢性鼻窦炎   B. 慢性单纯性鼻炎   C. 变应性鼻炎

D. 慢性肥厚性鼻炎   E. 急性鼻炎

5.2-47. 如一患者有进行性鼻阻塞症状，并伴有鼻出血，血性鼻涕，应考虑（   ）

A. 慢性鼻窦炎   B. 慢性鼻炎   C. 鼻部恶性肿瘤

D. 鼻中隔偏曲   E. 全身因素所致鼻阻塞

5.2-48. 鼻源性头痛的敏感部位依次为（   ）

A. 鼻顶和鼻甲，鼻中隔和鼻窦黏膜，上颌窦自然孔和鼻额管的黏膜

B. 上颌窦自然孔和鼻额管的黏膜，鼻中隔和鼻窦黏膜，鼻顶和鼻甲

C. 上颌窦自然孔和鼻额管的黏膜，鼻顶和鼻甲，鼻中隔和鼻窦黏膜

D. 鼻中隔和鼻窦黏膜，鼻顶和鼻甲，上颌窦自然孔和鼻额管的黏膜

E. 鼻顶和鼻甲，上颌窦自然孔和鼻额管的黏膜，鼻中隔和鼻窦黏膜

5.2-49. 下列哪项不是呼吸性嗅觉减退的原因（   ）

A. 下鼻甲肥大   B. 鼻中隔偏曲   C. 鼻腔肉芽肿

D. 萎缩性鼻炎   E. 以上都不是

5.2-50. 鼻骨复位术不宜超过（   ）

A. 一周   B. 10天   C. 14天   D. 3周   E. 12天

5.2-51. 下列哪项不是筛窦骨折之临床表现（   ）

A. 眼球下移   B. 鼻根部扁平宽大   C. 脑脊液鼻漏

D. 视力减退   E. Marcus-Gunn 瞳孔

5.2-52. 视神经管减压的适应证为（   ）

A. 筛窦外伤后视力下降，糖皮质激素治疗 12h 以上，视力改善者

B. 筛窦外伤后视力下降，糖皮质激素治疗 12h 以上，视力无改善者

C. 筛窦外伤后视力下降者

D. 筛窦外伤后视力下降 12h 内无恢复迹象者

E. 筛窦外伤后视力下降 12h 内视力改善者

5.2-53. 下述各种脑脊液鼻漏中，哪一种临床最多见（   ）

A. 先天性   B. 医源性   C. 外伤性   D. 自发性   E. 高颅压性

5.2-54. 确诊脑脊液鼻漏的方法为（   ）

A. 鼻孔流出无色液体，干燥后不结痂

B. 低头用力、压迫颈静脉流量增加

C. 鼻腔血性液痕迹中心呈红色而周边清澈

D. 液体行葡萄糖定量分析，含量 1.7mmol/L 以上

E. 以上都不对

5.2-55. 准确无害进行脑脊液瘘孔定位方法为（　　　）

A. 鼻内镜法　　　　　　　　B. 根据临床表现判断　　　　　　C. 粉剂冲刷法

D. 影像学方法　　　　　　　E. 椎管内注药法

5.2-56. 变应性鼻炎症状的发生主要与下列细胞激活有关（　　　）

A. 杯状细胞　　　　　　　　B. 肥大细胞　　　　　　　　　　C. 浆细胞

D. 嗜酸性粒细胞　　　　　　E. 以上都不是

5.2-57. 根据 IFOR1997 年发表的综合报告，变应性鼻炎人群患病率为（　　　）

A. 10%～20%　　　B. 10%～25%　　　C. 10%～30%　　　D. 10%～40%　　　E. 5%～20%

5.2-58. 变应性炎症属（　　　）

A. Ⅰ型变态反应　　　　　　B. Ⅱ型变态反应　　　　　　　　C. Ⅲ型变态反应

D. Ⅳ型变态反应　　　　　　E. Ⅴ型变态反应

5.2-59. 确定变应原的最可靠的方法是（　　　）

A. 变应原皮肤试验　　　　　B. 鼻黏膜激发试验　　　　　　　C. 体外特异性 IgE 检测

D. Ig 检查　　　　　　　　　E. 局部活检

5.2-60. 下列哪一种药物长期使用将引起药物性鼻炎（　　　）

A. 减充血药　　　　　　　　B. 抗组胺药　　　　　　　　　　C. 糖皮质激素

D. 肥大细胞膜稳定集　　　　E. 以上都不是

5.2-61. 下列关于鼻出血的说法应除外（　　　）

A. 儿童和青年人易发生于鼻中隔的 Litter's 区　　　　B. 血液病是鼻出血的原因之一

C. 老年人涕中带血丝者应考虑恶性肿瘤的可能　　　　D. 与鼻中隔偏曲无关

E. 前后鼻孔填塞无效者可考虑行血管栓塞

5.2-62. 鼻出血的处理中下列哪一项不正确（　　　）

A. 少量出血可采取局部止血的方法　　　　B. 出血点找不到时可先行前鼻孔填塞

C. 有明确出血点者可予以冷冻或化学烧灼等　　　　D. 只要有鼻出血均采取后鼻孔填塞

E. 局部止血的同时可适当配合全身用药

5.2-63. 儿童鼻腔异物的主要症状是（　　　）

A. 发热、头痛　　　　　　　B. 单侧鼻塞伴流臭脓涕　　　　　C. 嗅觉减退

D. 鼻出血　　　　　　　　　E. 以上都对

5.2-64. 婴幼儿上颌骨骨髓炎最常见的并发症是（　　　）

A. 鼻内感染　　　　　　　　B. 眶内感染　　　　　　　　　　C. 海绵窦血栓性静脉炎

D. 脓毒败血症　　　　　　　E. 脑脓肿

5.2-65. 引起鼻源性球后视神经炎的最常见的是（　　　）

A. 蝶窦炎　　B. 筛窦炎　　C. 上颌窦炎　　　　D. 额窦炎　　　E. 以上都是

（二）多项选择题

5.2-66. 下面哪一项是鼻出血病因（　　　）

A. 外伤　　　　　B. 炎症　　　　　C. 肿瘤　　　　　D. 鼻中隔偏曲　　　　E. 血液病

5.2-67. 鼻漏包括以下哪些（　　　）

A. 水样鼻漏　　　B. 黏液性鼻漏　　C. 黏脓性鼻漏　　D. 脓性鼻漏　　　E. 血性鼻漏

5.2-68. 鼻出血局部处理（　　　）

A. 填塞法　　　　B. 血管结扎法　　C. 烧灼法　　　　D. 全身治疗　　　E. 血管栓塞法

5.2-69. 鼻腔检查包括以下中哪几项（　　）

A. 外鼻检查　　　　　　　　　B. 鼻腔检查　　　　　　　　　C. 鼻窦检查

D. 鼻内镜检查　　　　　　　　E. 鼻内镜鼻窦手术

5.2-70. 外鼻检查包括（　　）

A. 外鼻形态、颜色、活动　　　B. 鼻前庭　　　　　　　　　　C. 中鼻甲

D. 上鼻甲　　　　　　　　　　E. 鼻咽部

5.2-71. 耳的检查包括（　　）

A. 耳郭及耳周检查　　　　　　B. 外耳道及鼓膜检查　　　　　C. 耳镜检查

D. 前鼻镜检查　　　　　　　　E. 后鼻镜检查

5.2-72. 小儿急性化脓性中耳炎多见致病菌（　　）

A. 肺炎链球菌　　　　　　　　B. 流感嗜血杆菌　　　　　　　C. 霉菌

D. 病毒　　　　　　　　　　　E. 绿脓杆菌

5.2-73. 小儿急性化脓性中耳炎感染途径（　　）

A. 咽鼓管途径　　　　　　　　B. 外耳道-鼓膜途径　　　　　　C. 血行感染

D. 淋巴感染　　　　　　　　　E. 直接感染

5.2-74. 以下哪些是治疗喉炎药物（　　）

A. 金嗓清音丸　　　　　　　　B. 黄氏响声丸　　　　　　　　C. 穿王消炎片

D. 一清胶囊　　　　　　　　　E. 炎立消片

5.2-75. 咽喉检查包括（　　）

A. 口咽检查　　　B. 鼻咽检查　　　　C. 喉咽检查　　　　D. 外鼻检查　　　　E. 鼻窦检查

5.2-76. 耳郭外伤常见哪两种（　　）

A. 挫伤　　　　B. 撕裂伤　　　　C. 烧伤　　　　D. 烫伤　　　　E. 刺伤

5.2-77. 引起声嘶的喉部本身的疾病（　　）

A. 先天喉畸形　　　　　　　　B. 良性肿瘤（声带息肉：手术治疗）抗肿瘤治疗

C. 外伤　　　　　　　　　　　D. 代谢疾病　　　　　　　　　E. 炎症性疾病：喉炎

5.2-78. 弥漫性外耳道炎常见致病菌为（　　）

A. 金葡萄链球菌　　　　　　　B. 铜绿假单胞菌　　　　　　　C. 变形杆菌

D. 金黄色葡萄球菌　　　　　　E. 肺炎双球菌

5.2-79. 急性化脓性中耳炎：是细菌感染引起的中耳黏膜的急性化脓性炎症。本病多见于儿童。临床上以下哪些为特点（　　）

A. 耳痛　　　　B. 耳内流脓　　　　C. 鼓膜充血　　　　D. 鼓膜穿孔　　　　E. 常伴有高热

5.2-80. 耳郭化脓性软骨膜炎：常引起严重的疼痛，可造成耳郭软骨坏死及畸形，其病因是（　　）

A. 外伤　　　B. 手术　　　C. 烧伤　　　D. 耳针感染　　　E. 耳郭血肿继发性感染所致

（三）病例分析题

5.2-81. 患者因咽痛剧烈，出现呼吸困难送至急诊，发现其面色发绀，有明显喉鸣音，呼吸时明显四凹症，针对该病人我们最应采取紧急抢救措施是什么操作？

1）此项操作的操作前准备工作（包括适应证、与患者家属沟通及此项操作需要准备器物）。

2）操作步骤。

3）操作后处理。

4）操作注意事项。

5.2-82. 患者，老年男性，查体见声门上方可见大菜花样新生物，诊断为喉癌。

为行喉癌手术，术前应对气道做何种处理？

1）该处理前准备工作（了解病情，此项处理适应证，与患者家属沟通及需要准备器物）。

2）操作步骤。

3）操作后处理。

4）术后护理注意事项。

5.2-83. 患者，女性，因右鼻腔大量出血3小时就诊，出血呈线状，有口吐鲜血，捏鼻按压无法止血。且患者伴有头晕及乏力，请问对患者应采取什么操作进行止血？

1）该处理前准备工作（了解病情，此项处理适应证，与患者家属沟通及需要准备器物）。

2）操作步骤。

3）操作后处理。

4）术后护理注意事项。

5）如果患者经前鼻孔填塞后，止血效果不佳，仍经口吐鲜血，还应采取何种处置。

5.2-84. 患者，青年男性，诉飞虫入耳后耳痛及耳鸣2小时，不伴有听力下降，外耳道流脓等不适查体见外耳道内黑色活动性昆虫。患者来诊后应先向耳道内注入什么液体，使昆虫淹毙后，再进行何种处置。

1）该处理前准备工作（了解病情，此项处理适应证，与患者家属沟通及需要准备器物）。

2）操作步骤。

3）操作后处理。

4）术后护理注意事项。

【答案】

（一）单项选择题

5.2-1. A；5.2-2. A；5.2-3. A；5.2-4. A；5.2-5. A；5.2-6. A；5.2-7. A；5.2-8. A；5.2-9. A；5.2-10. A；5.2-11. A；5.2-12. A；5.2-13. A；5.2-14. A；5.2-15. A；5.2-16. C；5.2-17. A；5.2-18. A；5.2-19. A；5.2-20. B；5.2-21. B；5.2-22. B；5.2-23. D；5.2-24. A；5.2-25. B；5.2-26. A；5.2-27. A；5.2-28. A；5.2-29. D；5.2-30. D；5.2-31. C；5.2-32. B；5.2-33. B；5.2-34. A；5.2-35. B；5.2-36. C；5.2-37. A；5.2-38. D；5.2-39. D；5.2-40. D；5.2-41. C；5.2-42. D；5.2-43. A；5.2-44. D；5.2-45. D；5.2-46. C；5.2-47. C；5.2-48. C；5.2-49. D；5.2-50. B；5.2-51. A；5.2-52. B；5.2-53. C；5.2-54. A；5.2-55. A；5.2-56. D；5.2-57. A；5.2-58. A；5.2-59. C；5.2-60. A；5.2-61. D；5.2-62. D；5.2-63. B；5.2-64. D；5.2-65. D

（二）多项选择题

5.2-66. ABCDE；5.2-67. ABCDE；5.2-68. ABCDE；5.2-69. ABC；5.2-70. AB；5.2-71. ABC；5.2-72. AB；5.2-73. ABC；5.2-74. AB；5.2-75. ABC；5.2-76. AB；5.2-77. ABCE；5.2-78. ABCD 5.2-79. ABCD；5.2-80. ABCDE

（三）病例分析题

5.2-81. 针对该病人我们最应采取紧急抢救措施是环甲膜穿刺术。

[操作前准备]

1. 物品准备

（1）穿刺用品：0.5%碘伏、无菌棉签、2%利多卡因溶液、无菌手套、10ml无菌注射器、12～16号带套管的静脉穿刺针、0.9%氯化钠溶液。

（2）其他：气管导管接头、简易呼吸器、氧气、高频喷射呼吸机、所需治疗药物。

2. 操作者准备

（1）核对患者信息。

（2）按要求规范着装，戴帽子、口罩。

（3）情况允许时，向患者或家属说明施行环甲膜穿刺的目的、意义等，并签署知情同意书。

（4）检查所需用品是否齐全。

[操作步骤]

1. 体位 患者平卧，肩下垫一薄枕，头后仰，使气管向前突出，头颈保持中线位。操作者洗手，站于患者右侧。

2. 消毒 使用 0.5%碘伏消毒液（或用碘酊、酒精）消毒颈部皮肤两遍，消毒范围不少于 15cm。紧急情况或无消毒用品时可不考虑消毒。

3. 麻醉 一般采用局部麻醉。自用甲状软骨下缘至胸骨上窝，2%利卡多因于颈前中线作下和筋膜下浸润麻醉。昏迷、窒息或其他危险患者，因其已失去知觉，或为争取时间解除呼吸道梗阻，可以不用麻醉穿刺。

确定穿刺位置：环甲膜位于甲状软骨下缘和环状软骨上缘之间，为上下窄、左右宽的筋状组织，手指触摸呈一椭圆形小凹陷，正中部位最薄，为穿刺部位。

4. 准备 检查穿刺针是否完好、通畅。注射器内装 2～5ml 生理盐水备用。

操作者戴无菌手套，以左手示指、中指固定环甲膜两侧，右手持注射器，在正中线环甲膜处进针，针尖朝向患者足部，针柄与颈长轴的垂直线 45°角刺入、当针头刺入气管，即可感到阻力突然消失。即刻接注射器并回抽，可见大量气泡进入注射器。此时，患者可出现咳嗽反射，或注入少许生理盐水出现咳嗽，这些均表现穿刺成功。

将外套管向气管内推入，同时除去穿刺针针芯及注射器，固定套管。

链接气管插管接头，接呼吸球囊进行通气。也可将套管直接连接高频喷射呼吸机。如需气管内注射药物，了进行相应操作。

操作完毕，拔出穿刺针。

穿刺点用消毒棉球压迫片刻，用无菌纱布包裹并固定。

[操作后处理] 按照穿刺目的再进行其他操作或转诊治疗。

[操作注意事项]

（1）穿刺时进针不可过深，避免损伤喉腔后壁黏膜或穿破食道。

（2）若穿刺点皮肤出血，干棉球压迫即可。

（3）患者术后咳出带血的分泌物，嘱患者勿紧张，一般在 1～2 天内即可消失。

（4）若上呼吸道完全阻塞，短时间内难以改善时，需行气管切开术，应立即转送有条件医院。

（5）须回抽有空气、确定针尖在喉腔内才能注射药物。

（6）术前应对气道做气管切开术。

5.2-82. 术前应对气道做气管切开术。

[操作前准备]

1. 物品准备 器械准备：器械包（手术刀、剪刀、切口拉钩、甲状腺拉钩、止血钳、针线、镊子、敷料、吸引器、注射器）气管套管、氧气气管导管。喉镜。麻醉药 2%利多卡因、抢救药品。

2. 操作者准备

（1）核对患者信息。

（2）按要求规范着装，戴帽子、口罩。

（3）情况允许时，向患者或家属说明施行环甲膜穿刺的目的、意义等，并签署知情同意书。

（4）检查所需用品是否齐全。

[操作步骤]

1. 体位 患者平卧，肩下垫一薄枕，头后仰，使气管向前突出，头颈保持中线位。操作者洗手，站于患者右侧。

2. 消毒 使用 0.5%碘伏消毒液（或用碘酊、酒精）消毒颈部皮肤两遍，消毒范围不少于 15cm。紧急情况或无消毒用品时可不考虑消毒。

3. 麻醉 一般采用局部麻醉。自用甲状软骨下缘至胸骨上窝，2%利卡多因于颈前中线做皮下和筋膜下浸润麻醉。昏迷、窒息或其他危险患者，因其已失去知觉，或为争取时间解除呼吸道梗阻，可以不用麻醉。

4. 操作步骤

（1）切口：取自环状软骨下缘至胸骨上窝一横指处，纵行切开皮肤并进行分离，暴露颈前正中白线，钝性分离颈部肌群，暴露甲状腺峡部。

（2）向上牵拉甲状腺峡部并暴露气管。

（3）切开气管：在第3～4气管环刀锋朝上，切开气管。

（4）用止血钳撑开气管切口，插入带有管芯的套管，迅速拔出管芯。用吸引器吸出分泌物，并植入套管内管。

（5）固定套管：将两侧系带系于颈部。

（6）缝合切口：纵行切口仅缝合套管上方的切口，套管下方切口不缝合。

（7）整理用物。

[操作后处理]

（1）经气切导管给予吸氧治疗，检查血氧饱和度，检查套管位置，防止套管脱出。

（2）保持套管通畅：应经常吸痰，每日定时清洗内管并消毒。

（3）保持下呼吸道通畅。

（4）防止伤口感染。

（5）拔管：喉阻塞解除，可考虑拔管。拔管前先堵管24～48小时，无呼吸困难，可拔管。

[术后护理注意事项]　①防止伤口感染。②防止外管脱出。

5.2-83. 对患者应采取前鼻孔填塞止血。

[操作前准备]

（1）了解患者病情，初步查体，排除其他全身的严重疾病，明确需要鼻腔纱条填塞的临床情况（适应证）：出血较剧的鼻腔前部出血，或者鼻腔不明部位出血。

（2）与患者及家属沟通，说明填塞的目的和必要性。解释可能出现的不适：头痛、头晕等。

（3）操作者准备填塞用的器物：耳鼻喉综合治疗工作台或强光检查灯、额镜、前鼻镜、腔状镊弯盘、棉片、凡士林油纱条、1%麻黄素、1%丁卡因、消毒棉片。

[操作步骤]

1. 检查着装（穿白大褂、戴口罩和帽子），与患者沟通　介绍自己，核对患者姓名、性别、床号等，询问有无药物（特别是局部麻药）过敏史，简述基本过程和配合要点。

2. 再次确认患者的病情　检查血压、凝血功能等，确认操作侧别。

3. 体位　患者坐于检查靠椅上，操作者佩戴额镜坐于患者对面。

4. 麻醉　取1%麻黄素棉片收缩鼻腔黏膜，再用1%丁卡因棉片放入下鼻道、下鼻甲、中鼻道、中鼻甲，黏膜表面麻醉2～5min，必要时给予2次麻醉。

5. 寻找出血点　用前鼻镜撑开前鼻孔，尽可能看清出血部位和周围的鼻腔结构。确认操作指征。

6. 填塞过程

（1）让患者端弯盘接于下颌处，检查者戴手套。

（2）以枪状镊和前鼻镜操作，将纱条一端双叠约10cm，将其折叠置于鼻腔后上部嵌紧，然后将双叠的纱条分开，短端平贴鼻腔上部，长端平贴鼻腔底，形成一向外开放的"口袋"。

（3）将长纱布条末端填入"口袋"深处，自上而下、从后向前进行填塞，使纱条紧紧填满鼻腔。

（4）剪去前鼻孔的多余纱条。

（5）用干棉球填入前鼻孔，并用胶布固定。

[操作后处理]

（1）嘱患者张口检查是否有流血自后鼻孔流入咽部。如果有，就应该抽出纱条重新填塞或用后鼻孔填塞。

（2）再次检查患者血压和一般情况，提出可能的针对病因的治疗。

（3）嘱咐患者保持头高位，适当制动，并告知拔出纱条的时间。

如果患者经前鼻孔填塞后，止血效果不佳，仍经口吐鲜血，还应采取前后鼻孔填塞止血。

5.2-84. 应先以甘油、乙醚或酒精浸没外耳道将其淹毙后，再行外耳道冲洗。因昆虫质脆，不宜夹取，最好冲洗。

[操作前准备]

（1）了解患者病情，简明病史询问和查体，明确是否有外耳道冲洗的适应证：①清除外耳道软化、细碎的耵聍，或外耳道深部不易取出的碎耵聍。②清除外耳道微小异物或紧贴鼓膜的异物。③清洗外耳道黏性、脓性分泌物等。排除禁忌证：因急慢性化脓性中耳炎等造成鼓膜穿孔。

（2）与患者及其家属沟通，说明操作的目的和必要性。解释可能不适：眩晕、恶心、耳痛、巨响等。

（3）操作者准备冲洗用器物：外耳道冲洗针、20ml 注射器、弯盘，额镜、强光检查灯、生理盐水。

[操作步骤]

（1）检查着装（穿白大褂、戴口罩和帽子），与患者沟通介绍自己，核对患者姓名、性别、床号、操作侧别等，简述基本过程和配合要点。

（2）体位：嘱患者取坐位，头稍偏向健侧并保持不动；小儿患者需专人固定头部，操作者一般站立。

（3）操作过程

1）将接水弯盘紧贴于患侧耳垂下方皮肤。

2）注射器抽好 10～15ml 温生理盐水（需接近体温，避免刺激前庭）并接上冲洗针头。

3）操作者左手患侧耳郭向后上牵拉（小儿向后下），右手持注射器将针头置于外耳道上壁近外耳道峡处，向外耳道后上壁方向冲洗（不可将针头直接对着分泌物或鼓膜）。

4）报告或记录冲洗物情况。

5）一次无法冲洗干净时，可反复操作。

[操作后处理] 用干棉签拭干外耳道。

[操作注意事项] 不可将针头直接对着分泌物或鼓膜。

第六章　眼科学常见相关知识

第一节　眼科学基本操作技能

眼部常见症状

（一）视功能障碍

视功能障碍包括视力、视野、色觉、立体觉、对比敏感度等功能异常。

1. 视力障碍　视力障碍常见于：①突然视力下降，无眼痛，见于视网膜动脉或静脉阻塞、缺血性视神经病变、视网膜脱落、玻璃体积血、视神经炎；②逐渐视力下降：屈光不正、白内障、慢性视网膜疾病、开角型青光眼；③突然视力下降合并眼痛：见于葡萄膜炎、急性闭角型青光眼、角膜炎症、水肿；④视力下降而眼底正常者：见于球后视神经炎、中毒性或肿瘤所指的视神经病变、视锥细胞变性、视杆细胞性全色盲、癔症、弱视；⑤一过性视力丧失常见于视盘水肿、一过性缺血、椎基底动脉供血不足、精神刺激性黑矇、直立性低血压、视网膜中央动脉痉挛、过度疲劳、偏头痛、癔症等。

2. 色觉异常　常见于色弱、色盲、某些后天眼病，如研究中毒、视神经病、颅脑损伤。

3. 夜盲　常见于视网膜发育不良、视网膜色素变性、周边视网膜病变、白点状视网膜变性；青光眼、虹膜后粘连、屈光间质周边部混浊、瞳孔缩小、维生素 A 缺乏、肝病等。

4. 昼盲　常见于黄斑变性、全色盲；角膜、晶状体中心区混浊、瞳孔散大、黄斑病变、轴性视神经炎等。

5. 视野缺损　①中心暗点：常见于中心性视网膜脉络膜病变、黄斑变性或黄斑裂孔等黄斑部病变、视神经炎及球后视神经炎；②旁中心暗点：常见于青光眼的早期损害；③弓形暗点：常见于青光眼、前部缺血性视神经病变；④环形暗点：青光眼、视网膜色素变性等；⑤象限性缺损：视交叉以上损害、前部视神经缺血性病变等；⑥偏盲性视野缺损：视束及视皮层病变；⑦生理盲点扩大：视盘水肿、青光眼、高度近视、视盘旁大的近视弧、视盘缺损、视盘有髓神经纤维、视盘黑色素瘤、视盘视网膜炎；⑧向心性视野缩小：视网膜色素变性、球后视神经炎、视神经萎缩、中毒性视网膜病变、晚期青光眼、癔症等。

6. 视物变形　常见于：①中心性视网膜脉络膜病变、黄斑水肿；②视网膜脱离；③视网膜血管瘤、视网膜脉络膜肿瘤；④视网膜出血；⑤视网膜寄生虫。

7. 闪光视觉　常见于玻璃体后脱离、视网膜脱离、视网膜脉络膜炎、眼球外伤、玻璃体混浊、颅脑外伤。

8. 视疲劳　常见于远视、近视、散光、斜视、调节/集合异常、精神心理不稳定因素。

9. 立体视觉异常　常见于斜视、弱视、单眼抑制、异常视网膜对应等。

10. 对比敏感度异常　常见于屈光间质异常、视网膜及视神经系统病变。

（二）眼分泌物

常见于细菌、病毒感染性结膜炎、角膜炎，眼外伤，物理化学刺激，过敏反应，营养缺乏，寄生虫感染等。

（三）眼球疼痛

常见于青光眼、角膜炎、急性结膜炎、眼球筋膜炎、巩膜炎、眼外伤、视疲劳、神经性眼痛、屈光性眼痛。

（四）流泪

1. 流泪　常见于结膜炎、角膜炎、虹膜睫状体炎及泪腺疾病。

2. 溢泪　常见于泪道狭窄、下睑外翻、泪道排出系统的生理功能障碍等。

（五）眼球充血

包括结膜充血、睫状充血、混合充血。

（六）角膜混浊

常见于角膜水肿和浸润、溃疡、角膜新生血管、角膜表面组织增殖、炎症、外伤、变性及营养不良、薄翳、瘢痕、白斑、角膜葡萄肿等。

（七）瞳孔变形

常见于青光眼、先天性虹膜缺损、先天性虹膜炎、先天性瞳孔残膜、瞳孔异位、多瞳症、虹膜萎缩、虹膜后粘连、外伤性虹膜根部离断、虹膜脱出等。

（八）白瞳症

常见于白内障、视网膜母细胞瘤、眼内炎、外层渗出性视网膜病变、永存原始玻璃体增生症、眼内寄生虫、早产儿视网膜病变、视网膜全脱出等。

（九）视网膜出血

主要有视网膜浅层出血、视网膜前出血、视网膜深层出血、玻璃体积血、视网膜色素上皮下出血。

（十）脉络膜新生血管

常见于老年性黄斑变性、眼底血管样条纹、病理性近视、眼底黄色斑点症、卵黄状黄斑变性及其他视网膜变性疾病、炎症、肿瘤、外伤等。

第二节　眼科常见症状的处理技术

一、问诊评分标准

1. 视力障碍的问诊要点及评分标准　表 6-1。

表 6-1　视力障碍问诊评分标准

项目（分）		具体内容和评分标准	满分	得分	备注
自我介绍（3）		检查者介绍自己的姓名	1		
		说明自己的职务和作用	1		
		介绍本次医疗活动目的，求得患者配合	1		
问诊内容（72）	一般项目（5）	姓名、性别（可略）、年龄、职业、民族、婚况、籍贯、出生地、住址、电话号码、工作单位（每一项 0.5 分）	5		
	主诉（10）	主要症状、发病眼别及时间	10		
	现病史（45）	起病缓急	3		
		起病时间	3		
		起病诱因	3		
		主要症状的特点：程度、频度（一过性、间歇性或持续性）	10		
		发展与演变：加重及其因素，频次的增多或减少	5		

续表

项目（分）			具体内容和评分标准	满分	得分	备注
问诊内容（72）	现病史（45）	主要及伴随症状	眼痛，眼痛性质（胀痛、刺痛、酸痛）	2		
			黑幕遮挡感、视野缺损	2		
			视物变形、变色、变大、变小	2		
			复视、夜盲、昼盲	2		
			闪光感、眼前黑影飘动	2		
		诊治经过	接受过的检查、结果	2		
			诊断	2		
			使用过的药物、剂量、疗程，做过的手术及疗效	2		
		病程中的一般情况		5		
	既往史（5）	屈光状态，戴镜史		2		
		健康状况（全身及眼部疾病）、外伤史、手术史		1		
		传染病史（肝炎，结核病史及血吸虫疫水接触史）		1		
		长期服药史和药物过敏史、预防接种史、输血史		1		
	个人史（2）	社会经历		0.5		
		职业与工作条件		0.5		
		习惯嗜好		0.5		
		冶游性病史		0.5		
	婚姻史（1）			1		
	月经与生育史（2）			2		
	家族史（2）	有无类似患者		1		
		有无遗传病史		1		
诊断及处理（10）		提出需要完成的检查项目		5		
		给出印象诊断		5		

2. 眼部感觉异常的问诊要点及评分标准　表6-2。

表6-2　眼部感觉异常问诊评分标准

项目（分）			具体内容和评分标准	满分	得分	备注
自我介绍（3）			检查者介绍自己的姓名	1		
			说明自己的职务和作用	1		
			介绍本次医疗活动目的，求得患者配合	1		
问诊内容（72）		一般项目（5）	姓名、性别（可略）、年龄、职业、民族、婚况、籍贯、出生地、住址、电话号码、工作单位（每一项0.5分）	5		
		主诉（10）	主要症状、发病眼别及时间	10		
		现病史（45）	起病缓急	3		
			起病时间、季节	3		
			起病诱因	3		
			主要症状的特点：程度、频度（间歇性或持续性）	10		
			发展与演变：加重及其因素，频次的增多或减少	5		

续表

项目（分）			具体内容和评分标准	满分	得分	备注
问诊内容（72）	现病史（45）	主要及伴随症状	视力下降	2		
			眼刺痛、胀痛	2		
			眼红、畏光、流泪、眼睑痉挛	2		
			痒、异物感	2		
			干涩、烧灼感	2		
		诊治经过	接受过的检查、结果	2		
			诊断	2		
			使用过的药物、剂量、疗程，做过的手术及疗效	2		
		病程中的一般情况		5		
	既往史（5）	屈光状态，戴镜史		2		
		健康状况（全身及眼部疾病）、外伤史、手术史		1		
		传染病史（肝炎，结核病史及血吸虫疫水接触史）		1		
		长期服药史和药物过敏史、预防接种史、输血史		1		
		社会经历		0.5		
	个人史（2）	职业与工作条件		0.5		
		习惯嗜好		0.5		
		冶游性病史		0.5		
	婚姻史			1		
	月经与生育史			2		
	家族史（2）	有无类似患者		1		
		有无遗传病史		1		
诊断及处理（10）		提出需要完成的检查项目		5		
		给出印象诊断		5		
问诊技巧（15）		提问的条理性		3		
		无诱导性提问、诘难性提问及连续性提问		3		
		不用医学名词或术语提问，如果使用术语，必须立即向患者解释		3		
		询问者注意聆听，不轻易打断患者讲话		2		
		谦虚礼貌、尊重患者，对患者有友好的眼神，体谅及鼓励的语言		2		
		问诊结束时，谢谢患者合作		2		
总分				100		
裁判签名						

3. 眼部外观异常的问诊要点及评分标准　表6-3。

表6-3　眼部外观异常问诊评分标准

项目（分）	具体内容和评分标准	满分	得分	备注
自我介绍（3）	检查者介绍自己的姓名	1		
	说明自己的职务和作用	1		
	介绍本次医疗活动的目的，求得患者配合	1		

续表

项目（分）			具体内容和评分标准	满分	得分	备注
问诊内容（72）	一般项目（5）		姓名、性别（可略）、年龄、职业、民族、婚况、籍贯、出生地、住址、电话	5		
			号码、工作单位（每一项 0.5 分）			
	主诉（10）		主要症状、发病眼别及时间	10		
	现病史（45）		起病缓急	3		
			起病时间	3		
			起病诱因	3		
			主要症状的特点：程度、频度（间歇性或持续性）	10		
			发展与演变：加重及其因素，频次的增多或减少	5		
		主要及伴随症状	眼红、眼睑红、眼部肿胀	2		
			眼睑疼痛感	2		
			新生物或肿物	2		
			分泌物增多	2		
			视力下降	2		
		诊治经过	接受过的检查、结果	2		
			诊断	2		
			使用过的药物、剂量、疗程，做过的手术及疗效	2		
			病程中的一般情况	5		
	既往史（5）		屈光状态，戴镜史	2		
			健康状况（全身及眼部疾病）、外伤史、手术史	1		
			传染病史（肝炎、结核病史及血吸虫疫水接触史）	1		
			长期服药史和药物过敏史、预防接种史、输血史	1		
	个人史（2）		社会经历	0.5		
			职业与工作条件	0.5		
			习惯嗜好	0.5		
			冶游性病史	0.5		
	婚姻史			1		
	月经与生育史			2		
	家族史（2）		有无类似患者	1		
			有无遗传病史	1		
诊断及处理（10）			提出需要完成的检查项目	5		
			印象诊断	5		
问诊技巧（15）			提问的条理性	3		
			无诱导性提问、诘难性提问及连续性提问	3		
			不用医学名词或术语提问，如果使用术语，必须立即向患者解释	3		
			询问者注意聆听，不轻易打断患者讲话	2		
			谦虚礼貌、尊重患者，对患者有友好的眼神，体谅及鼓励的语言	2		
			问诊结束时，谢谢患者合作	2		
总分				100		
裁判签名						

二、裂隙灯显微镜检查法及临床应用

（一）裂隙灯显微镜的临床应用

1. 裂隙灯显微镜（slit lamp microscope）的简介 裂隙灯显微镜（slit lamp microscope）由升降台及附件，主要由光路和电路构成。光路由照明系统和双目显微镜两部分组成，照明系统可装有滤光片等。裂隙灯备有附件，可配压平眼压计、前房深度计、角膜内皮检查仪、照相机摄像系统和激光治疗仪，将扩大其应用范围。

2. 裂隙灯显微镜（slit lamp microscope）的检查方法 常用直接焦点照明发，即灯光焦点与显微镜焦点合二为一，将光线投射在眼部，仔细观察。将裂隙光线投射到透明的角膜或者晶状体，形成光学切面，观察这些屈光间质的曲度、厚度、透明度及有无异物、混浊、沉着物、浸润、溃疡以及前 1/3 玻璃体的状态。将光线调成细小裂隙射入前房，可检查有无房水闪辉。此外还有直接照明法、后发射照明法、弥散照明法、镜面反光照明法、角巩膜缘散射照明法等多种检查。

（二）裂隙灯显微镜的检查方法

裂隙灯显微镜检查操作卡，表 6-4。

表 6-4　裂隙灯显微镜检查评分标准

项目（分）	具体内容和评分标准	满分	得分	备注
准备 （10）	核对患者姓名，介绍自己及将要进行的检查，取得合作。询问患者既往病史	1		
	洗手	1		
	患者坐位应舒适，可以升降。儿童应根据身高选择检查姿势	1		
	更换新的颏托纸	1		
	准备表面麻醉药物，1%~2% 荧光素钠滴眼液或无菌荧光素试纸，散瞳剂、棉球、无菌生理盐水、75% 乙醇棉球	1		
	75% 乙醇棉球消毒下颏托及前额横挡	1		
	滴眼药水时，嘱患者尽量向上看，以棉球拉开患者眼睑	1		
	滴眼液距眼高 2cm，滴入下睑结膜囊，勿刺激角膜，嘱患者闭眼，擦去溢出的多余眼液	1		
	棉球按压泪囊 1min（可口述或嘱患者自行压迫）	1		
	滴散瞳眼药水后嘱患者闭眼等待 30min	1		
具体检查 方法（80）	将患者带入暗室，坐在裂隙灯显微镜前	4		
	患者坐在检查台前，调整患者座位及检查台的高度	4		
	把下颏放在下颏托上，前额顶住托架的横挡	4		
	调整好座椅及桌面高低，使被检眼与托架上黑色标记等高	4		
	调整医生的目镜和瞳距	4		
	嘱患者闭眼，在患者眼睑上调焦	4		
	嘱患者注视前方	4		
	光线从颞侧照入，光源与显微镜的角度为 40°	4		
	根据情况调整放大倍数	4		
	调整光源的宽窄和长度及角度	4		
	选择不同颜色的光观察	4		
	通过粗调和微调将焦点移至需观察的部位	4		

续表

项目（分）	具体内容和评分标准	满分	得分	备注
具体检查方法（80）	根据检查的部位及目的，选择合适的照明法	10		
	检查晶体、玻璃体等，夹角为 30° 以下	4		
	检查玻璃体后 2/3 和眼底时，需用接触镜或前置镜，光线入射角度为 10° 或更小	4		
	检查房角用房角镜，眼底可用前置镜、三面镜和全视网膜镜	6		
	儿童检查，需用眼睑拉钩	4		
	熟练程度	4		
人文关怀（10）	操作前需告知患者此次检查的目的	5		
	结束检查后向患者解释检查情况	5		
总分		100		
裁判签名				

三、眼压检查法及相关知识

（一）眼压的检查方法的相关知识

眼压即眼内压（intraocular pressure，IOP），是眼球内容物作用于眼球壁及内容物之间相互作用的压力。正常眼压值为 10～21mmHg。眼压测量方法有指压法和眼压计测量法。

1. 指压法 嘱受检者两眼向下看，检查者两手示指尖放在上睑缘的皮肤表面，两示指交替轻压眼球，体会波动感，估计眼球的抵抗力。记录法：眼压正常为 Tn，眼压轻度升高为 T+1 眼压中度升高为 T+2，眼压重度升高为 T+3；反之，则以 T-1、T-2、T-3 分别表示眼压稍低、较低和很低。

2. 眼压计测量法 应用压陷式眼压计、压平式眼压计和非接触式眼压计。

Schiotz 眼压计（Schiotz tonometer）：属于压陷式眼压计。1905 年由 Schiotz 发明，由于其廉价、耐用、易操作，目前在我国应用仍较广泛。它由一个金属指针、脚板、活动压针、刻度尺、持柄和砝码组成，活动压针和指针砝码分别为 5.5g、7.5g、10g 和 15g。测量时眼压计刻度的多少取决于眼压计压针压迫角膜向下压陷的程度，所以测量值受到球壁硬度的影响。当球壁硬度较高时（如高度远视和长期存在的青光眼）测量的眼压值偏高；当眼球壁硬度较低时（如高度近视、视网膜脱离手术后）所测量的眼压偏低。可以用两个不同重量的砝码测量后查表校正可消除球壁硬度造成的误差。

Goldmann 压平眼压计（Goldmann applanation tonometer）1948 年由 Glodmann 设计，国际较通用的眼压计，它附装在裂隙灯活体显微镜上，主要是由测压头、测压装置、重力平衡杆组成，患者作为测量。当角膜被压平面直径达 3.06mm 时，通过裂隙灯显微镜看到的两个半圆环的内缘正好相切，刻度鼓上所显示的压力数值即为测量的眼压。中央角膜厚度会影响其测量的眼压数值。

非接触眼压计（non-contact tonometer）原理是利用可控的空气气流快速使角膜中央压平，为了检测角膜压平面积，仪器同时向角膜发出定向光束，其反射光束被光电池接受。当角膜中央压平区达 3.6mm 直径时，反射光到达光电池的量最大，此时的气流压力即为测量的眼压。由于测量的是瞬间眼压，应多次测量取其平均值，以减少误差。其眼压测量检测范围在 60mmHg 内。

（二）眼压的检查方法

指测法眼压测量操作卡，表 6-5；Schiotz 压陷眼压计操作卡，表 6-6；Goldmann 压平眼压计检查评分，表 6-7；非接触眼压计检查评分标准，表 6-8。

表 6-5 指测法眼压测量评分标准

项目（分）	具体内容和评分标准	满分	得分	备注
准备（5）	核对患者姓名，介绍自己及将要进行的检查，取得合作。询问患者既往病史	2.5		
	洗手	2.5		
具体检查方法（85）	嘱患者双眼尽量向下看	10		
	医生把两手的示指尖放在患者一眼的上睑皮肤	15		
	医生把中指和环指放在患者额部作支持	15		
	以两手的示指交替轻压眼球，感觉眼球的硬度	20		
	记录时以 Tn 表示眼压正常，T+1 至 T+3 表示眼压逐渐增高，T-1 至 T-3 表示眼压逐渐降低	10		
	熟练程度	10		
人文关怀（10）	操作前向患者解释检查的目的	3		
	动作轻柔	4		
	结束操作后向患者解释检查情况	3		
总分		100		
裁判签名				

表 6-6 Schiötz 压陷眼压计检查评分标准

项目（分）	具体内容和评分标准	满分	得分	备注
准备（10）	核对患者姓名，介绍自己及将要进行的检查，取得合作。询问患者既往病史	1		
	洗手	1		
	准备 Schiötz 眼压计、眼压换算表、表面麻醉药物、棉球、无菌生理盐水、75%乙醇棉球、抗生素滴眼液	1		
	滴表面麻醉药 2～3 次，滴眼药水时，嘱患者尽量向上看，以棉球拉开患者眼睑	1		
	滴眼液距眼高 2 cm，滴入下睑结膜囊，勿刺激角膜，嘱患者闭眼，擦去溢出的多余眼液	1		
	眼压计置于试板上测试眼压计指针是否在"0"位	2		
	用酒精棉球擦拭眼压计测压板，用无菌棉球擦干	2		
具体检查方法（80）	患者取仰卧位，让患者睁眼注视正上方	4		
	检查者用左手分开患者上下睑，并固定于眶缘，对眼球勿施压	4		
	检查者用右手执眼压计垂直放置于角膜中央，手柄应保持在眼压计圆柱上下端中间	4		
	读取指针读数，如指针摆动则从摆动的中点读取刻度数	4		
	如果用 5.5g 砝码测量时指针刻度数<3，则换 7.5g 的砝码测量，以此类推	4		
	根据眼压换算表查出眼压值	4		
	检查结束后，结膜囊滴抗生素眼液	8		
	检查结束后，酒精棉球消毒测压头，并收好	8		
	儿童检查，需用眼睑拉钩	4		
	熟练程度	4		
人文关怀（10）	操作前需告知患者此次检查的目的	2		
	动作轻柔	3		
	结束操作后向患者解释检查情况	2		
	嘱患者勿揉眼	3		
总分		100		
裁判签名				

表 6-7 Goldmann 压平眼压计检查评分标准

项目（分）	具体内容和评分标准	满分	得分	备注
准备（10）	核对患者姓名，介绍自己及将要进行的检查，取得合作。询问患者既往病史	1		
	洗手	1		
	更换新的颏托纸	1		
	准备表面麻醉药物，荧光素钠滴眼液或无菌荧光素试纸，棉球、无菌生理盐水、75%乙醇棉球、抗生素眼液	1		
	滴表面麻醉药 2~3 次，滴入荧光素钠滴眼液或无菌荧光素纸条染色，滴眼药水时，嘱患者尽量向上看，以棉球拉开患者眼睑	1		
	滴眼液距眼高 2cm，滴入下睑结膜囊，勿刺激角膜，嘱患者闭眼，擦去溢出的多余眼液	1		
	棉球按压泪囊 1min（可口述或嘱患者自行压迫）	1		
	重力平衡杆对眼压计进行校准	1		
	安置眼压计，眼压测压头用酒精消毒，并用无菌干棉球擦干（压力旋钮调至 0）	1		
	75%乙醇棉球对下颌托和前额横挡擦拭消毒	1		
具体检查方法（80）	将患者带入暗室，坐在裂隙灯前	4		
	患者坐在检查台前，调整患者坐位及检查台的高度	4		
	患者把下颏放在下颏托上，前额顶住托架的横挡	4		
	调整好座椅及桌面高低，使被检眼与托架上黑色标记等高	4		
	调整医生的目镜和瞳距	4		
	嘱患者闭眼，在患者眼睑上调焦	4		
	嘱患者注视前方	4		
	光线从颞侧照入，光源与显微镜的角度为 60°	4		
	裂隙开至最大，钴蓝光	4		
	将压力旋钮放于 10mmHg。测压头对准角膜中央，缓慢推动裂隙灯，使测压头与角膜中央接触，观察荧光素环	8		
	两个荧光素半圆环大小相等对称，宽窄均匀。否则需调整	8		
	旋转加压旋钮，直至两个半圆环内缘相切，此时度数为眼压值	8		
	重复测量 3 次，取平均值	4		
	检查结束后，结膜囊滴抗生素眼液	4		
	检查结束后，酒精棉球消毒测压头（压力旋钮调至 0）	4		
	儿童检查，需用眼睑拉钩	4		
	熟练程度	4		
人文关怀（10）	操作前需告知患者此次检查的目的	2		
	动作轻柔	3		
	结束操作后向患者解释检查情况	2		
	嘱患者勿揉眼	3		
总分		100		
裁判签名				

表 6-8 非接触眼压计检查评分标准

项目（分）	具体内容和评分标准	满分	得分	备注
准备（5）	核对患者姓名，介绍自己及将要进行的检查，取得合作。询问患者既往病史	1		

续表

项目（分）	具体内容和评分标准	满分	得分	备注
准备（5）	洗手	1		
	患者座位应舒适，可以升降。儿童应根据身高选择检查姿势	1		
	更换新的额托纸。75% 乙醇棉球消毒下颌托及前额横挡	2		
具体检查方法（85）	将患者带入检查室，坐在眼压计前	5		
	调整患者坐位及检查台的高度	5		
	把下颌放在下颌托上	5		
	前额顶住托架的前额横挡	5		
	打开眼压计，使患者角膜位于观察镜中央	10		
	嘱被检眼注视定位红点，推动粗调和微调，当眼压计与被检眼距离合适时，眼压计自动测量	20		
	连续自动测 3 次，取其平均值	10		
	如自动测量无法完成，则改为手动测量	10		
	打印眼压结果	5		
	儿童检查，需用眼睑拉钩	5		
	熟练程度	5		
人文关怀（10）	操作前向患者解释检查的目的	5		
	结束操作后向患者解释检查情况	5		
总分		100		
裁判签名				

四、眼科常用检查法及相关知识

眼科疾病常见体征的检查法及相关知识。

（一）斜视检查法及相关知识

1. 斜视的相关知识 斜视患病率约为 3%。目前临床上尚无完善的斜视分类方法。通常有以下几类：根据融合功能分为隐斜和显斜，显斜包括间歇性斜视和恒定性斜视；根据眼球运动及斜视性角有无变化分为共同性斜视和非共同性斜视；根据注视情况分为交替性斜视和单眼性斜视；根据发病年龄分为先天性斜视（婴儿型斜视）和获得性斜视；根据偏斜方向分为水平斜视、垂直斜视、旋转斜视和混合型斜视。水平斜视包括内斜视和外斜视。

非共同性斜视根据眼球运动限制的原因分为两种：一种是由于神经肌肉麻痹引起的麻痹性斜视；另一种是由于粘连、嵌顿等机械限制引起的限制性斜视。共同性斜视的主要特征是眼球运动没有限制，斜视角不因注视方向的改变而变化，两眼分别注视时的斜视角相等（第一斜视角等于第二斜视角）。麻痹性斜视的主要特征为眼球运动在某个方向或者某些方向有障碍，斜视角随着是方向的变化而改变，第二斜视角大于第一斜视角。

2. 斜视的检查方法 见表 6-9 斜视检查操作卡。

表 6-9　斜视检查评分标准

项目（分）	具体内容和评分标准	满分	得分	备注
准备（5）	核对患者姓名，介绍自己及将要进行的检查，取得合作。询问患者既往病史	1		
	洗手	1		

续表

项目（分）	具体内容和评分标准	满分	得分	备注
准备（5）	准备手电筒、蜡烛、遮眼板、红色滤光片、卷尺等	3		
遮盖 - 去遮盖法（28）	患者坐好，面对医生	4		
	手电筒照射患者鼻根部	4		
	患者注视前方33cm或6m处目标	4		
	遮眼板遮盖任一眼，观察对侧眼如有移动，说明显斜	4		
	如对侧眼无移动，说明对侧眼处在注视位	4		
	去除遮眼板后，观察被遮眼的变化	4		
	如返回注视位说明隐斜，如停留在偏斜位，说明显斜	4		
交替遮盖法（8）	患者注视前方33cm或6m处目标	4		
	用遮眼板遮盖一眼，然后迅速移到另一眼前，反复多次，观察眼球的运动，如有移动，说明偏斜	4		
角膜映光法（12）	患者注视前方33cm处的点光源	4		
	观察光点映在患者角膜上的位置	4		
	光点在瞳孔缘为15°、瞳孔缘与角膜缘的中点为30°，角膜缘为45°	4		
复视像检查（32）	患者坐于暗室，双眼注视前方	4		
	患者右眼前加红色滤光片	4		
	医生距离患者1m处手执蜡烛（用卷尺确定距离）	4		
	患者看见一个红光和一个白光，则有复视；看见粉红色单一光，则无复视	4		
	嘱患者头部不能转动，医生将烛光置于上、下、左、右、左上、左下、右上、右下位置，嘱患者注视烛光	4		
	首先确定复视是水平的还是垂直的、交叉的还是同侧的	4		
	寻找复视像偏离最大的方向	4		
	周边物像属于麻痹眼	4		
熟练程度（5）		5		
人文关怀（10）	检查前向患者解释检查的目的	5		
	结束操作后向患者解释检查情况	5		
总分		100		
裁判签名				

（二）眼底检查法及相关知识

1. 眼底检查的相关知识 眼底检查即眼后节的检查，指眼球内位于晶状体后表面以后的部位，包括玻璃体、视网膜、脉络膜与视盘。应在暗室内检查，必要时用药物散大瞳孔，散大瞳孔前应了解病史，测量眼压。

检眼镜检查法：检查右眼时，检查者以右眼观察；检查左眼时，则用左眼观察。握镜以示指拨动有不同屈光度小镜片的圆盘，选取盘上的镜片，以达到看清眼底的最佳状态。先用彻照法观察眼的屈光介质有无混浊，距眼前10～15cm，用+12D～+20D观察角膜与晶状体，用+8D～+10D观察玻璃体。正常时，瞳孔区呈橘红色反光，如橘红色反光中出现混浊，嘱受检者转动眼球，其移动的方向与眼球一致，表明混浊位于移动中心前方，相反则位于移动中心后方。观察清楚视盘后再沿血管方向依次检查各象限眼底。可嘱受检者向上、下、内、外各方向转动眼球，以检查周边部位眼底，嘱患者注视检眼镜灯光有利于窥见中心凹，但由于瞳孔对光反射可使瞳孔缩小。

2. 眼底检查法 见表 6-10，眼底检查操作卡。

表 6-10 眼底检查评分标准

项目（分）	具体内容和评分标准	满分	得分	备注
准备（10）	核对患者姓名，介绍自己及将要进行的检查，取得合作。询问患者既往病史	1		
	洗手，戴口罩、帽子	1		
	准备散瞳剂、棉球	1		
	检查患者眼压	1		
	检查患者前房深度	1		
	滴眼药水时，嘱患者尽量向上看，以棉球拉开患者眼睑	1		
	滴眼液距眼高 2cm，滴入下睑结膜囊，勿刺激角膜	1		
	嘱患者闭眼，擦去溢出的多余眼液	1		
	棉球按压泪囊 1min（可口述或嘱患者自行压迫）	1		
	滴散瞳眼药水后嘱患者闭眼等待 30min	1		
具体检查方法（80）	将患者带入暗室坐好	5		
	检查右眼：右手持检眼镜，右眼观察眼底；检查左眼：左手持检眼镜，左眼观察眼底	5		
	确定检眼镜检查模式为大光圈；将检眼镜镜片转盘为 +8～+10D（检眼及受检眼均为正视眼）	5		
	距受检眼 10～20 cm 处	5		
	彻照法观察眼的屈光间质有无混浊	5		
	根据检查者和患者的屈光状态调整镜盘屈光度，距受检眼 2 cm 处	5		
	调节转盘屈光度至看清眼底	5		
	嘱患者注视前方，检眼镜光线自颞侧约 15°处射入，检查视盘	10		
	沿血管走向检查至视网膜周边部，嘱患者向检查方向注视	10		
	嘱患者注视检眼镜光源，检查黄斑部	10		
	记录眼底检查的结果	10		
	熟练程度	5		
人文关怀（10）	检查前向患者解释检查的目的	3		
	结束操作后向患者解释眼底情况	3		
	向患者讲明瞳孔需 4～6 h 恢复正常大小，恢复期间的注意事项	4		
总分		100		
裁判签名				

（三）屈光检查法及相关知识

1. 屈光检查法的相关知识 屈光检查的主要内容是验光。验光是一个动态的、多程序的临床诊断过程。从光学角度来看，验光师是让位于无穷远的物体通过被检查者眼前的矫正镜片后恰在视网膜上产生共轭点。但是仅达到这样的目标远远不够的，因为验光的对象是人，而不仅仅是眼球，就是要为被检者找到即看清物体而又使眼睛舒适的矫正镜片，既看到他需要看到的一切，又能持续使用眼睛而无任何不适。

检影包括静态检影和动态检影两大类。其中，静态检影用于常规验光，它是一种客观验光方法，所得结果作为主观眼光的起始点。检影镜是利用检影镜的照明系统将眼球内部照亮，光线从视网膜反射回来，这些反射光线经过眼球的屈光成分后发生了变化，通过检查反射光线的聚散变化可以判断眼球的屈光状态。

2. 屈光检查法　见表 6-11，检影验光评分标准。

表 6-11　检影验光评分标准

项目（分）	具体内容和评分标准	满分	得分	备注
准备（10）	核对患者姓名，介绍自己及将要进行的检查，取得合作。询问患者既往病史	1		
	准备散瞳剂、棉球、检影镜	1		
	测量患者视力、眼压	1		
	检查患者前房深度	1		
	滴眼药水时，嘱患者尽量向上看，以棉球拉开患者眼睑	1		
	滴眼液距眼高 2cm，滴入下睑结膜囊，勿刺激角膜	1		
	嘱患者闭眼，擦去溢出的多余眼液	1		
	每隔 5min 滴 3 次散瞳剂	1		
	棉球按压泪囊 1min（可口述或嘱患者自行压迫）	1		
	滴散瞳剂后嘱患者闭眼等待 30min	1		
具体检查方法（80）	患者坐于半暗室	5		
	患者与检查者的距离 1m	5		
	调整患者位置，使其视线与检查者视线高度相当	5		
	戴上试镜架，调整瞳距	5		
	嘱患者双眼睁开	5		
	先右眼再左眼	5		
	右手持镜，右眼观察患者右眼；左手持镜，左眼观察患者左眼	5		
	通过视网膜检影镜观察影动是顺动还是逆动	5		
	加相应度数的球镜，直到中和	5		
	如有散光，确认两条主要子午线后加相应度数柱镜，直到中和	10		
	调整屈光度数	5		
	试戴最后的屈光度数，分别测量两眼的矫正视力	5		
	瞳孔恢复后，再次测戴镜视力，进行屈光度数的调整	5		
	试戴最后的屈光度数，分别测量两眼的矫正视力，并记录结果、测量瞳距，定制镜片	5		
	熟练程度	5		
人文关怀（10）	检查前向患者解释检查的目的	5		
	结束操作后向患者解释检查情况	5		
总分		100		
裁判签名				

（四）视功能检查法及临床应用

1. 视功能的相关知识　视力（visual acuity）分为中心视力与周边视力，周边视力又称视野。中心视力分为远视力与近视力，是形觉的主要标志，视力是分辨二维物体形状大小的能力，中心视力反映视网膜黄斑中心凹处的视觉敏感度。

（1）视力表原理与远视力检查：视力表是根据视角原理设计的。沿用天文学方面的提议，人眼前分辨出两点间最小距离的视角是 1 分角，视力是根据视角算出来的。视力是视角的倒数，视角为 1' 时，则视力=1/1'=1.0；如视角为 5' 时，则视力为 1/5'=0.2。目前常用的是国际标准视力表及 ETDRS 视力表。

远视力的检查为标准的照明，受检者距视力表 5m，并且安置的高度应使视视标与受检眼等高。由上而下指出视力表的字符，受检者能正确认清的那一行的标志数字为受检者的视力。如果最低视力行字符（0.1）仍不能辨别，应嘱受检者逐步走向视力表，直到认清为止。以实际距离计算，如辨认清楚最大视标（相当于 0.1）时的距离为 4m 时，则测算出视力为：0.1×4/5=0.08。如受检者已戴眼镜，应检查和记录裸眼视力及戴眼镜矫正视力。如走到距视力表 1m 处不能分辨 0.1 的视标，则查指数。嘱受检者背光而立，检查者没错伸出不同数目的手指，记录距离，如"指数/15cm"。如距离 5cm 处仍不能正确指数，则查手动，在受检眼的眼前摆动检查者的手，记录能正确判断手动的距离，如"手动/10cm"。

受检者如不能正确判断手动，则检查光感。于暗室内用检眼镜或者手电照射受检眼，请受检者判断眼前是否有光亮，如判断正确，则记录"光感/距离"，否则，为"无光感"。检查时将对侧眼严密遮盖，还需检查光源定位能力。受检眼注视前方，将光源放在受检眼前 1m 处的上、下、左、右、左上、左下、右上、右下 8 个方位，检测受检眼能否判定光源方向，记录各方为光定位能力。

（2）视野（visual field）是当眼向前视一点时，黄斑区中心凹以外视网膜感光细胞所能见到的范围。又称为"周边视力"。正常视野有两个含义：①周边视力达到一定的范围；②视野范围内各部分光敏感度正常，与视盘及大血管对应为生理盲点。

常用的视野检查方法为对照法，以检查者的正确视野与受试者的视野作比较，假定检查者视野正常，检查者与患者面对面坐，距离为 1m，检查者左眼注视受检者的右眼，检查者将手指置于自己与患者的中间，从各方位向中央移动，患者发现手指时医生以自己的视野比较评估患者的视野的大致情况。简便、不需要仪器，但不够精确。

2. 视功能的检查法 见表 6-12 视力检查评分标准，表 6-13 对照法视野检查评分标准。

表 6-12 视力检查评分标准

项目（分）	具体内容和评分标准	满分	得分	备注
准备（10）	核对患者姓名，介绍自己及将要进行的检查，取得合作。询问患者既往病史	2		
	准备试标杆、遮眼板、蜡烛、卷尺	2		
	患者远视力检查的距离为 5m，近视力检查的距离为 30cm。视力表的 1.0 的高度与患者眼睛等高	2		
	要按顺序进行，避免重复和遗漏	2		
	视力表须有充足的光线照明	2		
具体检查方法（80）	医生手执试标杆（木杆，金属杆，笔等）站在视力表前	2		
	嘱患者将遮眼板遮盖一只眼，不要压迫眼球	5		
	先检查右眼再检查左眼	5		
	检查者用试标杆逐行指着视力表的试标，让患者用手指出该试标的缺口方向，从 0.1 行开始由上至下	6		
	逐行检查，找出受试者的最佳辨认行，若开始看不清时，每行最多 4 个	2		
	如果在 5m 处不能识别 0.1 行的试标，则嘱患者向视力表走近，直到识别试标为止，用卷尺确定距离。正确计算出患者的视力	8		
	患者视力低于 1.0 时，须加小孔镜或针孔板检查。患者戴眼镜则检查戴镜视力	8		
	如走到视力表 1m 处仍不能识别 0.1 行的试标时，则检查指数。从 1m 开始，逐渐移近，记录能辨认指数的距离	8		
	如在眼前 5cm 处仍不能识别指数，则检查手动，也从 1m 开始	8		

续表

项目（分）	具体内容和评分标准	满分	得分	备注
具体检查方法（80）	如在眼前 5cm 仍不能识别手动，则检查光感	1		
	在暗室中用蜡烛照射患眼，另眼须严密遮盖，测试患者眼前是否有光感，记录"光感"或"无光感"	2		
	光感从近到远进行测量，一直测到 5m 处	1		
	光定位检查：嘱患者注视前方，不能摆头或转动眼球	1		
	检查者站立于距患者 1m 处	1		
	于左上、左、左下、上、下、右上、右、右下随机变换光源位置，嘱患者指出光源所在位置。用卷尺确定距离。视力低于 0.02 时要测光感光定位	2		
	近视力检查在眼前 30cm 处进行，患者可根据自己的情况调整近视力表的距离	10		
	正常视力标准为 1.0，正确记录所测的视力	5		
	熟练程度	5		
人文关怀（10）	检查前需告知患者此次检查的目的	5		
	结束检查后向患者解释检查情况	5		
总分		100		
裁判签名				

表 6-13 对照法视野检查评分标准

项目（分）	具体内容和评分标准	满分	得分	备注
准备（10）	核对患者姓名，介绍自己及将要进行的检查，取得合作。询问患者既往病史	2		
	准备棉签、笔或手电筒、卷尺	2		
	患者背光、面向医生而坐	2		
	要按顺序进行，避免重复和遗漏	2		
	光线充足，环境安静	2		
具体检查方法（80）	检查者手执目标物（棉签、笔尖、手电筒或示指尖），检查者与患者对坐或对立，距离 1m（用卷尺确定距离）	10		
	嘱患者头不要转动	10		
	检查患者右眼时遮盖左眼，同时遮盖检查者的右眼	10		
	嘱患者右眼注视检查者的左眼	10		
	检查者将手指放置于自己与患者的中间等距离处，分别从左、右、上、下方位向中央移动，嘱患者发现检查者手指时即示意，通过此方法检查者用自己的正常视野去比较患者的视野情况	20		
	遮盖患者右眼及检查者左眼检查患者左眼	10		
	如发现异常，则进一步做相关检查	5		
	熟练程度	5		
人文关怀（10）	检查前需告知患者此次检查的目的	5		
	结束检查后向患者解释检查情况	5		
总分		100		
裁判签名				

（五）眼附属器检查法及相关知识

第一部分：眼附属器的相关知识

1. 眼睑　观察有无红肿、淤血、气肿、瘢痕或肿物，有无内翻或外翻，两侧睑裂是否对称，上睑提起及睑裂闭合是否正常。睫毛是否整齐、方向是否正常、有无变色、脱落，根部有无充血、鳞屑、脓痂或溃疡等。

2. 泪器　泪点有无外翻或者闭塞，有无红肿、压痛或瘘管，有无肿胀、开口大小，有无分泌物自泪点溢出。进一步检查泪道：①荧光素钠试验：将 1%～2%荧光素钠液滴入结膜囊内，2 分钟后擦涕，如带绿荧光素颜色，这表示泪道可通过泪液；②泪道冲洗：向下泪小点注入生理盐水，有水流入口/鼻或咽部，表示泪道可通过泪液；③ X 线碘油造影或超声检查：了解泪道阻塞的部位及泪囊大小；④眼干燥症的检查：采用 Schirmer 试验或通过测量泪膜破裂时间帮助诊断。

（1）泪液分泌试验（Schirmer 试验）是将 Whatman41 号滤纸切成 5mm×5mm 的细条，将一端折弯 5mm，并置于下睑内侧 1/3 结膜囊内，其余部分于眼睑皮肤表面，请闭双眼，5 分钟后测量滤纸被泪水浸湿的长度，如果检查前点表面麻醉药，Schirmer 试验主要评价副泪腺的功能，短于 5mm 为分泌不足；如果检查前不点表面麻醉药，主要评价泪腺的功能，短于 10mm 为分泌不足。

（2）泪膜破裂时间（tear break-up time BUT）将受试者头部安放在裂隙灯上，使额部紧贴额架，通过钴蓝光片观察。在下结膜囊滴一滴 2%荧光素钠，嘱受检者眨眼数次使荧光素钠均匀分布于角膜表面，睁眼注视前方不再眨眼，检查者立即观察受检者角膜表面泪膜，并开始计时，直到角膜上出现泪膜缺损时停止计时，如果泪膜维持时间短于 10 秒，表示泪膜稳定性不良。

3. 结膜　依次检查上下睑结膜、上下穹隆部结膜内外眦部，将眼睑向上下翻转，检查睑结膜颜色、有无充血、出血、水肿、乳头肥大、滤泡增生、溃疡瘢痕、睑球粘连、异物、色素沉着或新生物。

4. 眼球位置及运动　注意眼球位置、眼球大小、眼球前后位置有无突出及凹陷，观察眼球运动，嘱受检者向左、右、上、下及右下、右上、左下、左上各方向注视，了解眼位和运动，触诊了解眼球搏动情况。我国人眼球突出正常值为 12～14mm，两眼球突出度差值不超过 2mm。

5. 眼眶　观察两侧眼眶对称性、形状、大小等，触诊检查眶壁与眶缘有无压痛、隆起或缺损。

第二部分：眼附属器检查法

见表 6-14 角膜荧光素钠染色检查评分表，表 6-15 泪膜破裂时间测定评分，表 6-16 泪道冲洗评分标准，表 6-17Schirmer 试验评分标准，表 6-18 眼球运动检查评分标准。

表 6-14　角膜荧光素钠染色检查评分标准

项目（分）	具体内容和评分标准	满分	得分	备注
准备 （10）	核对患者姓名，介绍自己及将要进行的检查，取得合作。询问患者既往病史	2		
	洗手	2		
	患者座位应舒适，可以升降。儿童应根据身高选择检查姿势	1		
	更换新的颏托纸	1		
	准备 1%～2%荧光素钠液或无菌荧光素试纸、棉球、无菌生理盐水、75%乙醇棉球	2		
	75%乙醇棉球消毒下颏托及前额横挡	2		
具体检查 方法（80）	嘱患者尽量向上看，以棉球拉开患者眼睑	4		
	用无菌玻璃棒蘸少许 1%～2%角膜荧光素钠液涂于或用无菌荧光素纸条置于患者下穹隆结膜上，勿刺激角膜，嘱患者瞬目	10		
	过 1～2 min 后观察，或滴 1～2 滴生理盐水轻轻冲洗结膜囊	4		
	将患者带入暗室，坐在裂隙灯前	4		

续表

项目（分）	具体内容和评分标准	满分	得分	备注
具体检查方法（80）	患者坐在检查台前，调整患者座位及检查台的高度	4		
	把下颏放在下颏托上，前额顶住托架的横挡	4		
	调整好座椅及桌面高度，使被检眼与托架上黑色标记等高	4		
	调整医生的目镜和瞳距	4		
	嘱患者闭眼，在患者眼睑上调焦	4		
	嘱患者注视前方	4		
	光线从颞侧照入，光源与显微镜的角度为40°	4		
	选择大光斑，钴蓝光	8		
	观察染成绿色的病灶	8		
	观察角膜瘘时，注意看病灶部位有无房水将绿色泪膜冲开，有则为 Siedle 征阳性	6		
	儿童检查，需用眼睑拉钩	4		
	熟练程度	4		
人文关怀（10）	操作前需告知患者此次检查的目的	5		
	结束检查后向患者解释检查情况	5		
总分		100		
裁判签名				

表 6-15　泪膜破裂时间测定评分标准

项目（分）	具体内容和评分标准	满分	得分	备注
准备（10）	核对患者姓名，介绍自己及将要进行的检查，取得合作。询问患者既往病史	2		
	洗手	2		
	患者座位应舒适，可以升降。儿童应根据身高选择检查姿势	1		
	更换新的颏托纸	1		
	准备 1%～2%荧光素钠液或无菌荧光素试纸、棉球、无菌生理盐水、75%乙醇棉球	2		
	75%乙醇棉球消毒下颏托及前额横挡	2		
具体检查方法（80）	嘱患者尽量向上看，以棉球拉开患者眼睑	4		
	滴 1%～2%荧光素钠液一滴于被检眼下方结膜囊，或无菌荧光素试纸放置于被检眼下方结膜囊	6		
	嘱患者瞬目数次	6		
	将患者带入暗室，坐在裂隙灯前	4		
	患者坐在检查台前，调整患者座位及检查台的高度	4		
	把下颏放在下颏托上，前额顶住托架的横挡	4		
	调整好座椅及桌面高低，使被检眼与托架上黑色标记等高	4		
	调整医生的目镜和瞳距并调焦	4		
	光线从患者颞侧照入，光源与显微镜的角度为40°	4		
	钴蓝光观察	4		
	患者凝视前方，不得眨眼	4		
	当泪膜出现第一个黑斑时，即表示泪膜已破裂	10		
	用秒表记录从瞬目到出现黑斑的时间，即为泪膜破裂时间	8		
	短于 10 s 为泪膜不稳定	6		

项目（分）	具体内容和评分标准	满分	得分	备注
具体检查方法（80）	测 3 次，取其平均值	4		
	熟练程度	4		
人文关怀（10）	操作前需告知患者此次检查的目的	5		
	结束检查后向患者解释检查情况	5		
总分		100		
裁判签名				

表 6-16　泪道冲洗评分标准

项目（分）	具体内容和评分标准	满分	得分	备注
准备（10）	核对患者姓名，介绍自己及将要进行的检查，取得合作。询问患者既往病史	2		
	手电筒一个、注射器一只、6 号钝针头、棉球、棉棒、泪小点扩张器	2		
	无菌的生理盐水	2		
	表面麻醉药	2		
	洗手	2		
具体检查方法（80）	医生面对患者用手电筒光源对准患者内眦部	5		
	检查泪点的位置和大小是否正常，有无内外翻、狭小和闭塞	10		
	在泪囊区没有红肿的情况下，挤压泪囊区，观察有无黏液或脓液从上下泪点流出	10		
	将表面麻醉药滴在棉签上，并放至检查眼的内眦部，嘱其闭眼，夹住该棉签 5~10 min	10		
	嘱患者头向后仰并稍向检查侧倾斜，自己拿盛水器。以棉球向外下方牵拉下睑内眦部，患者向外上方看。针头插进泪点和泪小管，注水	30		
	注意动作要轻巧，遇有阻力切勿强行推进。如果泪小点太小，可以用泪道探针扩大泪小点	10		
	熟练程度	5		
人文关怀（10）	操作前需告知患者此次检查的目的	3		
	动作轻柔	4		
	结束检查后向患者解释检查情况	3		
总分		100		
裁判签名				

表 6-17　Schirmer 试验评分标准

项目（分）	具体内容和评分标准	满分	得分	备注
准备（10）	核对患者姓名，介绍自己及将要进行的检查，取得合作。询问患者既往病史	2		
	Schirmer 试纸，棉球	2		
	无菌镊	2		
	表面麻醉药	2		
	洗手	2		
具体检查方法（80）	准备一个宽 5mm、长 35mm 的 Schirmer，用无菌镊将一端 5mm 处折叠	10		
	将折弯部分挂于受检眼下睑内侧 1/3 处，嘱受检查轻闭双眼	20		
	5min 后测量试纸被泪水浸湿的长度	10		
	正常情况，5min 后试纸可被浸湿 10~15mm	10		

续表

项目（分）	具体内容和评分标准	满分	得分	备注
具体检查方法（80）	若已点了表面麻醉药，则主要评价副泪腺的功能，短于 5mm 为异常；如不点表面麻醉药，则评价泪腺功能，短于 10mm 为异常	10		
	注意动作要轻巧，勿刺激角膜	10		
	熟练程度	10		
人文关怀（10）	操作前需告知患者此次检查的目的	5		
	结束检查后向患者解释检查情况	5		
总分		100		
裁判签名				

表 6-18　眼球运动检查评分标准

项目（分）	具体内容和评分标准	满分	得分	备注
准备（10）	核对患者姓名，介绍自己及将要进行的检查，取得合作。询问患者既往病史	2		
	准备棉签、笔或手电筒	2		
	患者面向医生而坐	2		
	要按顺序进行，避免重复和遗漏	2		
	检查患者时光线明亮，环境安静	2		
具体检查方法（80）	医生手执目标物，距离患者眼前 30～40cm	10		
	嘱患者头不能转动	5		
	双眼跟随医生手指向右、左、上、下、右上、左上、右下、左下方向运动	15		
	检查向下、右下、左下方运动时，医生用另一手将患者双上睑抬起，以便观察眼球运动情况	10		
	正常眼球运动范围：向颞侧，角膜外缘到外眦；向鼻侧，瞳孔内缘与上下泪点在一条直线上；向上，角膜下缘到内外眦连线；向下，角膜上缘到内外眦连线	15		
	单眼运动检查：遮盖一眼，检查另一眼各方向的运动情况	10		
	双眼运动检查。集合（辐辏）：患者注视正前方的试标，试标逐渐向鼻根部靠近，至患者出现复视或一眼偏离集合位	10		
	熟练程度	5		
人文关怀（10）	检查前向患者解释检查的目的	5		
	结束检查后向患者解释检查情况	5		
总分		100		
裁判签名				

（六）眼外伤处理技术及相关知识

1. 眼外伤处理技术的相关知识　眼外伤（ocular trauma）是指眼球及其附属器受到外来的物理性或化学性因素的侵蚀，造成的眼组织器质性及功能性的损害。由于眼的位置暴露，眼外伤很常见，其后果不仅影响视功能，还会留下残疾，严重者甚至丧失劳动能力。临床上通常按致伤原因或轻重程度进行分类。按致伤原因可分为机械性外伤和非机械性眼外伤两大类，前者包括眼钝挫伤、穿通伤和异物伤等；后者有眼热烧伤、化学伤、辐射伤和毒气伤等。按损伤程度分为轻、中、重三级，轻度外伤指眼睑、结膜、角膜等表浅部位的擦伤及Ⅰ度碱烧伤；中度外伤指眼睑、泪器、结膜的撕裂伤、角膜浅层的异物伤及Ⅱ度碱烧伤；重度外伤包括眼球穿通伤、眼内异物、眼挫伤及Ⅲ度碱烧伤。

　　根据病史提供的线索然后再有目的的进行检查。一般情况下如患者合作，应检查双眼视力、视野及瞳孔对光反射情况，注意是否有传入性损害。用裂隙灯角膜显微镜重点检查眼前段，观察角膜有无损伤痕迹等。试测眼压，若眼压很低时应警惕眼球破裂。检查时不要强行分开眼睑，避免再损伤。为了解视功能受损情况可选做视野、视电生理等检查。

　　2. 眼外伤的处理技术　见表 6-19 瞳孔对光反射检查评分标准，表 6-20 角膜感觉度检查评分标准，表 6-21 角膜弯曲度检查评分标准，表 6-22 前房角镜检查评分标准。

表 6-19　瞳孔对光反射检查评分标准

项目（分）	具体内容和评分标准	满分	得分	备注
准备（5）	核对患者姓名，介绍自己及将要进行的检查，取得合作。询问患者既往病史	2.5		
	准备手电筒	2.5		
具体检查方法（85）	患者坐于暗室	5		
	患者面向医生	5		
	嘱患者双眼注视前方 5 m 远处目标	10		
	直接对光反射：用手电筒照射受检眼，观察该眼瞳孔的变化	15		
	间接对光反射：以一手放在鼻梁中央遮挡光线以免光线照射到受检眼，用手电筒照射对侧眼，观察受检眼瞳孔的变化	15		
	相对性传入性瞳孔障碍：先光照一眼，观察双眼瞳孔的变化，随后光照另眼，观察双眼瞳孔的变化	10		
	集合反射：嘱患者先注视一远方目标，然后注视 15cm 处试标，观察双眼瞳孔的变化	10		
	Argyll-Robertson 瞳孔：观察直接对光反射和辐辏反射	10		
	熟练程度	5		
人文关怀（10）	检查前向患者解释检查的目的	5		
	结束操作后向患者解释检查情况	5		
总分		100		
裁判签名				

表 6-20　角膜感觉度检查评分标准

项目（分）	具体内容和评分细则	满分	得分	备注
准备（5）	核对患者姓名，介绍自己及将要进行的检查，取得合作。询问患者既往病史	2.5		
	洗手	1		
	准备消毒棉签，并拧出一条纤维	1.5		
具体检查方法（85）	用纤维尖端从患者颞侧移近并触及角膜	20		
	如角膜感觉正常，则出现反射性瞬目	20		
	如反应迟钝，表示感觉减低；如无任何反应，表示感觉完全消失	20		
	检查完毕，给患者滴抗生素滴眼液	15		
	熟练程度	10		
人文关怀（10）	检查前向患者解释检查的目的	5		
	结束操作后向患者解释检查情况	5		
总分		100		
裁判签名				

表 6-21　角膜弯曲度检查评分标准

项目（分）	具体内容和评分标准	满分	得分	备注
准备 （5）	核对患者姓名，介绍自己及将要进行的检查，取得合作。询问患者既往病史	2.5		
	准备 Placido 盘、卷尺	2.5		
具体检查 方法 （85）	嘱患者背光而坐	10		
	医生一手持 Placido 盘手柄放在自己的一眼前，盘的正面对着受检眼角膜	10		
	距离患者 0.5m（用卷尺确定）	10		
	医生用另一手分开受检眼的上睑和下睑	10		
	医生通过 Placido 盘中央的孔观察映在受检眼角膜上的黑白同心圆	10		
	嘱患者向各方注视，观察全部角膜	10		
	如角膜正常，表现为规则清楚的同心圆；如角膜不正常，则为各种形状和不规则的影像	15		
	熟练程度	10		
人文关怀 （10）	检查前向患者解释检查的目的	5		
	结束操作后向患者解释检查情况	5		
总分		100		
裁判签名				

表 6-22　前房角镜检查评分标准

项目（分）	具体内容和评分标准	满分	得分	备注
准备（10）	核对患者姓名，介绍自己及将要进行的检查，取得合作。询问患者既往病史	1		
	洗手	1		
	患者座位应舒适，可以升降。儿童应根据身高选择检查姿势	1		
	更换新的额托纸	1		
	准备前房角镜、表面麻醉药物、棉球、无菌生理盐水、75% 乙醇棉球、抗生素眼液	1		
	75% 乙醇棉球消毒下颏托及前额横挡	1		
	滴入表面麻醉药物 2～3 次，滴眼药水时，嘱患者尽量向上看，以棉球拉开患者眼睑	1		
	滴眼液距患者眼高 2cm，滴入下睑结膜囊，勿刺激角膜，嘱患者闭眼，擦去溢出的多余眼液	1		
	棉球按压泪囊 1min（可口述或嘱患者自行压迫）	1		
	前房角镜的消毒	1		
具体检查 方法（80）	将患者带入暗室，坐在裂隙灯前显微镜	4		
	患者坐在检查台前，调整患者座位及检查台的高度	4		
	患者将下颏放在下颏托上，前额顶住托架的横挡	4		
	调整好座椅及桌面高低，使被检眼与托架上黑色标记等高	4		
	调整医生的目镜和瞳距	4		
	嘱患者闭眼，在患者眼睑上调焦	4		
	在前房角镜的凹面滴入甲基纤维素钠或其他黏度较高的人工泪液	4		
	嘱患者头部离开裂隙灯，注视前方，医生用手分开患者上下睑，另一手持房角镜将下缘置于下方结膜，然后迅速将前房角镜完全置于整个结膜囊内	10		
	嘱患者头部重新放置回下颏托上	4		
	擦去流在患者面部的液体	4		
	医生一手持前房角镜，另一手操作裂隙灯	4		

续表

项目（分）	具体内容和评分标准	满分	得分	备注
具体检查方法（80）	将裂隙灯臂与显微镜的夹角调整在 10°~15°	4		
	如为一面反射镜或两面反射镜，在检查时需转动前房角镜，依次观察各个方向的房角	8		
	使用横裂隙灯光带观察鼻颞侧房角，并使裂隙向上倾斜 15°~20°	4		
	检查完毕取出前房角镜，给患者滴抗生素眼药水	4		
	记录观察到的房角情况	4		
	关闭裂隙灯，将前房角镜清洗干净	2		
	熟练程度	4		
人文关怀（10）	操作前需告知患者此次检查的目的	2		
	动作轻柔	3		
	结束操作后向患者解释检查情况	2		
	嘱患者勿揉眼	3		
总分		100		
裁判签名				

第三节　眼科模拟竞赛试题

（一）选择题

6.3-1. 泪道冲洗有阻力，部分清水自泪点反流，部分流入鼻腔，表明（　　）

A. 泪小管阻塞　　　　　　B. 鼻泪管阻塞和泪小管狭窄　　　　C. 鼻泪管阻塞

D. 鼻泪管阻塞合并慢性泪囊炎　　E. 泪总管狭窄或鼻泪管狭窄

6.3-2. 对于急性前葡萄膜炎的诊断，不正确的是（　　）

A. 睫状充血、KP、前房闪辉　　B. 瞳孔散大，虹膜后粘连　　　　C. 眼痛、红、畏光、流泪

D. 查血常规、血沉有助于诊断　　E. 询问有无关节疼痛、红肿

6.3-3. 慢性泪囊炎的主要症状是（　　）

A. 疼痛可放射到颈部　　　　B. 泪囊区红、肿、热、痛，结膜充血　　C. 形成脓肿

D. 溢泪　　　　　　　　　　E. 全身发热，耳前淋巴结肿大

6.3-4. 下列属于睫状充血的描述是（　　）

A. 血管形态粗大弯曲　　　　B. 患者视力多正常　　　　　　　　C. 血管分支不清晰

D. 常伴大量分泌物　　　　　E. 血管来源于结膜后动脉

6.3-5. 关于结膜下出血的描述，不正确的是（　　）

A. 剧烈咳嗽、呕吐可引起球结膜下出血　　　　B. 高血压、硬化是危险因素

C. 结膜下出血初期呈鲜红色，以后逐渐变为棕色　　D. 出血早期可热敷，两天后改成冷敷

E. 频繁发生者需进行内科治疗

6.3-6. 患儿男，7岁，双眼异物感伴黏脓性分泌物增多4天，起病前有体温升高、身体不适等全身症施耐庵，体征为结膜充血、水肿、小片状球结膜下出血，穹隆部见黏液脓性分泌物，抗生素治疗有效。该患者首先考虑的诊断是（　　）

A. 淋病奈瑟菌性结膜炎　　　B. 流感嗜血杆菌性结膜炎　　　　　C. 金黄色葡萄球菌性结膜炎

D. 腺病毒性结膜炎　　　　　E. 肠道病毒性结膜炎

6.3-7. 检查某人视力，如果在 1m 处才能看清 0.1 行视标，则该眼视力为（　　）

A. 0.1　　　　　B. 0.01　　　　　C. 0.02　　　　　D. 0.05　　　　　E. 0.06

6.3-8. 关于动态视野检查，下列说法错误的是（　　）

A. 利用移动的视标　　　　　　　　B. 暗点等视线包围的区域实为某视标看不见的

C. 具有检查速度快的优点　　　　　D. 检测周边视野变异大

E. 小的、旁中心相对暗点发现率低

6.3-9. 视野检查出现颞侧偏盲，常提示出现病变的部位是（　　　）

A. 视神经　　　B. 视交叉　　　C. 视束　　　　　D. 视放射　　　　E. 视中枢

6.3-10. 急性泪囊炎不应该进行的处理是（　　　）

A. 热敷　　　　B. 局部滴用抗生素眼液　　　　　C. 泪道冲洗

D. 切开排脓　　E. 全身应用抗生素

6.3-11. 受滑车神经支配的眼外肌是（　　　）

A. 内直肌　　　B. 外直肌　　　C. 上直肌　　　　D. 上斜肌　　　E. 下斜肌和下直肌

6.3-12. 关于先天性泪道阻塞，描述错误的是（　　　）

A. 通常是由于鼻泪管末端的 Hasner 瓣发生膜性阻塞所致

B. 新生儿泪液分泌少，因此很少出现溢泪症状

C. 先保守治疗，无效者才考虑手术治疗

D. 泪小点膜闭者，可用探针或泪小点扩张器直接刺穿

E. 鼻泪管阻塞者可行泪囊鼻腔吻合术

6.3-13. 患者男，68 岁，双眼角膜周边部见环形灰白混浊，与角膜缘之间有透明角膜相隔，应诊断为（　　　）

A. 蚕食性角膜溃疡　　　　B. 带状角膜变性　　　　　C. 边缘角膜变性.

D. 角膜老年环　　　　　　E. 颗粒状角膜营养不良

6.3-14. 老年性白内障虹膜投影阳性，见于白内障哪一期（　　　）

A. 初发期　　　B. 膨胀期　　　C. 成熟期　　　　D. 过熟期　　　　E. 以上均可见

6.3-15. 患儿男，8 岁，双眼眼痒伴眼红反复 3 年，春夏加重，秋冬季缓解。睑结膜近穹隆部见乳头增生呈 "铺路石样"，角膜缘见胶冻样增生结节。结膜刮片检见肥大细胞和嗜酸性粒细胞。正确的诊断是（　　　）

A. 沙眼　　　B. 细菌性结膜炎　　　C. 病毒性结膜炎　　　D. 春季角结膜炎　　　E. 特应性角结膜炎

6.3-16. 关于正常眼压性青光眼，下列说法不正确的是（　　　）

A. 占开角型青光眼的 20%～50%，男性多于女性

B. 眼压在正常范围，但昼夜波动较大，平均眼压偏于正常范围的高限

C. 视野损害较易侵害固视点

D. 视野损害以上半缺损较多

E. 视盘标凹与视野损害不成比例

6.3-17. 下列对眼压测量方法的描述，不正确的是（　　　）

A. 眼压测量方法的差异会造成对实际眼压的偏差错误

B. Goldmann 压平式眼压计比压陷式眼压计、非接触式眼压计结果准确

C. 对可疑病例的眼压判断应做压平式眼压计测量

D. 巩膜硬度偏低的患者如高度近视，用 Schiötz 眼压计所测眼压比实际偏低，应做校正

E. Goldmann 压平式眼压计测量值不受角膜厚度的影响

6.3-18. 高眼压症发展为青光眼的比例是（　　　）

A. <5%　　　　B. 5%～10%　　　C. 10%～15%　　　D. 15%～20%　　　E. 20%～25%

6.3-19. 采用角膜映光法检查眼位，在自然光下，反光点位于瞳孔缘时，其偏斜度大致是（　　　）

A. 5°　　　　　B. 15°　　　　　C. 20°　　　　　D. 30°　　　　　E. 45°

6.3-20. 屈光调节性内斜视的特点是（　　　）

A. 轻度远视　　　　　　　　B. 远视矫正后可以正位或内隐斜　　　　　C. 斜视角小

D. 有斜视，但矫正后视力正常　　E. 治疗以手术为主

6.3-21. 麻痹性斜视的特征是（　　　）

A. 复视　　　　B. 眼球运动受限　　　　　C. 第二斜视角大于第一斜视角

D. 先天性发生的麻痹性斜视常伴有代偿头位　　　　　E. 以上均是

6.3-22. 一般不用检眼镜检查（　　　）

A. 视神经　　　　　B. 玻璃体　　　　　C. 虹膜　　　　　D. 视网膜　　　　　E. 脉络膜

6.3-23. 晶状体半脱位眼底所见（　　　）

A. 眼底看不清　　　　　B. 看见一半眼底缘　　　　　C. 大小悬殊的两个眼底像

D. 正常眼底所见　　　　　E. 以上都不是

6.3-24. 飞蚊症的直接原因是（　　　）

A. 角膜混浊　　　　　B. 晶状体混浊　　　　　C. 玻璃体混浊

D. 角膜后沉着物（KP）　　　　　E. 前房闪辉

6.3-25. 以下关于成人验光的处理原则，说法错误的是（　　　）

A. 如果原因的眼镜处方可能继续用，不改变原处方

B. 低度的屈光不正，如何处理取决于患者

C. 如果患者原来处方出现过矫，则无论过矫程度，一定要去掉过矫成分

D. 不要给老视者的阅读附加减度数

6.3-26. 以下关于屈光不正的论述，错误的是（　　　）

A. 近视眼在青春期会随着年龄的增长逐渐加深　　　　　B. 大多数人在出生时都是近视眼

C. 远视眼的度数在 6 岁前逐渐减低　　　　　D. 散光大部分都来自于角膜

E. 散光度数多数随年龄增长变化不大

6.3-27. 屈光不正的配镜原则是，不正确的是（　　　）

A. 近视眼配镜的原则是最低的镜度达到最佳的视力　　　　　B. 轻度远视如无症状则不需矫正

C. 老花眼配镜的原则是最高的镜度达到最佳的视力　　　　　D. 散光眼配镜的原则是因人而异的

E. 成人屈光参差出现视疲劳或眼外肌不平衡出现斜视时，应该鼓励全矫正

6.3-28. 眼外伤患者就诊时首先检查的是（　　　）

A. 视力检查　　　　　B. 裂隙灯检查　　　　　C. 生命体征检查　　　　　D. X 线检查　　　　　E. CT 检查

6.3-29. 伤口开放时，应禁忌的检查是（　　　）

A. 视力检查　　　　　B. 裂隙灯检查　　　　　C. 超声波检查　　　　　D. X 线检查　　　　　E. CT 检查

6.3-30. 角膜上皮擦伤，局部治疗禁用（　　　）

A. 抗生素　　　　　B. 上皮生长因子　　　　　C. 睫状肌麻痹药　　　　　D. 糖皮质激素　　　　　E. 包扎患眼

（二）简答题

6.3-31. 眼科常见症状有哪些？

6.3-32. 视野缺损的分类及常见的疾病？

6.3-33. 眼部分泌物的性质及临床意义？

6.3-34. 结膜充血与睫状充血如何鉴别及临床意义？

6.3-35. 视力的检查方法？

6.3-36. 视野的定义及检查法有哪些？

6.3-37. 眼睑的组织学分层？

6.3-38. 泪道的解剖组成及泪道冲洗术操作要点？

6.3-39. 裂隙灯检查法包括哪些？

6.3-40. 裂隙灯的检查内容？

6.3-41. 眼压测量方法有哪些？

6.3-42. 常见的眼压计有哪几种？

6.3-43. 眼压的定义及眼压相关数值及临床意义？

6.3-44. 斜视的常用检查方法及操作步骤？

6.3-45. 根据交替遮盖法如何判断斜视？

6.3-46. 直接检眼镜的操作步骤？

6.3-47. 直接检眼镜的使用要点？

6.3-48. 插片验光的操作步骤？

6.3-49. 检影验光的步骤及注意要点？

6.3-50. 化学烧伤的急救及后续治疗？

6.3-51. 单眼及双眼绷带包扎法？

【答案】

（一）选择题

6.3-1. E；6.3-2. B；6.3-3. D；6.3-4. C；6.3-5. D；6.3-6. B；6.3-7. C；6.3-8. D；6.3-9. B；6.3-10. C；6.3-11. D；6.3-12. B；6.3-13. D；6.3-14. B；6.3-15. D；6.3-16. A；6.3-17. E；6.3-18. B；6.3-19. B；6.3-20. B；6.3-21. E；6.3-22. C；6.3-23. C；6.3-24. C；6.3-25. C；6.3-26. B；6.3-27. C；6.3-28. C；6.3-29. C；6.3-30. D

（二）简答题

6.3-31. （1）视功能障碍包括：视力障碍、色觉异常、夜盲、昼盲、视野缺损、视物变形、闪光视觉、视疲劳、立体视觉异常、对比敏感度异常。（2）眼分泌物。（3）眼球疼痛。（4）流泪包括：流泪和泪溢。（5）眼球充血包括结膜充血、睫状充血、混合充血。（6）角膜混浊。（7）瞳孔变形。（8）白瞳症。（9）视网膜出血。（10）脉络膜新生血管。

6.3-32. （1）中心暗点：常见于中心性视网膜脉络膜病变、黄斑变性或黄斑裂孔等黄斑部病变、视神经炎及球后视神经炎。（2）旁中心暗点：常见于青光眼的早期损害。（3）弓形暗点：常见于青光眼、前部缺血性视神经病变。（4）环形暗点：青光眼、视网膜色素变性等。（5）象限性缺损：视交叉以上损害、前部视神经缺血性病变等。（6）偏盲性视野缺损：视束及视皮层病变。（7）生理盲点扩大：视盘水肿、青光眼、高度近视、视盘旁大的近视弧、视盘缺损、视盘有髓神经纤维、视盘黑色素瘤、视盘视网膜炎。（8）向心性视野缩小：视网膜色素变性、球后视神经炎、视神经萎缩、中毒性视网膜病变、晚期青光眼、癔症等。

6.3-33. 异常分泌物包括：水样、黏性、黏脓性、脓性、血性分泌物等。（1）水样分泌物为稀薄稍带黏性的水样液体，提示病毒性角结膜炎、早期泪道阻塞、眼表异物、轻微外伤等。亦可见于儿童鼻梁骨发育尚未完全，内眦赘皮伴倒睫和老年人眼睑位置异常。（2）黏性分泌物常见于干眼症和急性过敏性结膜炎病人。（3）脓性分泌物出现常提示有细菌的感染。新生儿出生3～4天内，如果双眼发现大量脓性分泌物，高度提示淋球菌性结膜炎，俗称"脓漏眼"。化脓性泪囊炎的患者，也常出现脓性分泌物。（4）血性分泌物眼分泌物呈淡粉色或明显的血红色，应该考虑眼睛外伤。眼分泌物呈淡粉或略带血色，应考虑急性病毒性感染，这时患者同时会伴有眼睛红、耳前淋巴结肿大等表现。

6.3-34.

项目	结膜充血	睫状充血
颜色	鲜红	紫红（暗红）
显著部位	近穹窿部	近角膜缘
血管分支	清晰	不清晰
血管形态	粗大弯曲（树枝状）	微细直行（成毛刷状）
推动结膜	血管随之移动	血管不移动
视力	正常	多有减退
睫状体压痛	无	有
分泌物	有	无
血管来源	结膜后动脉	睫状前动脉
常见疾病（临床意义）	常见于结膜炎症	常见于角膜炎，虹膜睫状体炎，青光眼

6.3-35. 远视力：（1）检查前应向被检者说明正确观察视力表的方法。（2）两眼分别检查，先查右眼，后查左眼。查一眼时，须以遮眼板将另一眼完全遮住。但注意勿压迫眼球。（3）检查时，让被检者先看清最大一行标记，如能辨认，则自上而下，由大到小，逐级将较小标记指给被检者看，直至查出能清楚辨认的最小一行标记。如估计患者视力尚佳，则不必由最大一行标记查起，可酌情由较小字行开始。（4）若视力不及0.1

者，应作针孔视力检查，即让被检者通过一个具有～–2mm 圆孔黑片，再查视力。（5）如被检者在 1 米处尚不能看清"0.1"行标记，则让其背光数医生手指，记录能清的最远距离，例如在 30cm 处看清指数，则记录为"30cm 指数"或"CF/30cm"。如果将医生手指移至最近距离 5cm 仍不能辨认指数，可让其辨认是否有手在眼前摇动，如针孔视力有增进，则表示有屈光不正存在。（6）对于不能辨认眼前手动的被检者，应测验有无光感。光感的检查是在 5 米长的暗室内进行，先用手巾或手指遮盖一眼，不得透光。检者持一烛光或手电在被检者的眼前方，时亮时灭，让其辨认是否有光。如 5 米处不能辨认时，将光移近，记录能够辨认光感的最远距有光感者，为进一步了解视网膜机能，尚须检查光定位，方法是嘱被检者注视正前方，在眼前 1 米远处，分别将烛光置于正前上、中、下，颞侧上、中、下，鼻侧上、中、下共 9 个方向，嘱被检者指出烛光的方向，并记录之，能辨明者记"+"，不能辨出者记"–"。

6.3-36. 视野定义：当一眼注视一目标时，除了看清这个注视目标处，同时还能看到周围一定范围内的物体，这个空间范围，叫做视野。它反映黄斑部以外整个视网膜的功能。对劳动、学习和生活都有很大的影响。临床上视野检查对于许多眼病及某些视觉传导路疾患的诊断有重要意义。检查法包括：视野检查法分动态与静态检查。（1）面对面法（对比法）；（2）周边视野计检查法（perimetry）：视野计形式多样包括弧形视野计检查法、Goldmann 视野计。

6.3-37. （1）皮肤层：是人体最薄的皮肤之一，细嫩而富于弹性。因为下面的结构疏松，所以睑皮肤易滑动和形成皱褶。（2）皮下组织：为疏松结缔组织和少量的脂肪，是人体最松软的组织之一。便于眼睑轻巧灵活的活动，最易引起水肿和皮下淤血。（3）肌肉层：此层包含三种肌肉。眼轮匝肌、提上睑肌系横纹肌，而 Müller 肌系平滑肌。（4）纤维层：由睑板和眶隔两部分组成。（5）睑结膜：为眼睑的最后一层，它和睑板后面紧密贴合而不易分离，与覆盖在眼球前面的球结膜及角膜直接接触。睑结膜与睑皮肤相会之处成睑缘灰线。

6.3-38. 泪道的解剖组成及泪道冲洗术操作要点？

（1）解剖组成：泪小点、泪小管、泪囊、鼻泪管。（2）泪道冲洗步骤：冲洗方法：先用蘸 1%丁卡因液的棉签夹在内眦部上下泪点之间约 5 分钟，然后用装有钝针头的生理盐水注射器，垂直插入下泪点，深达 1.5mm，在向外转 90° 成水平位，沿泪小管的方向推进，此时令患者的头稍向前倾，注入盐水。如进针遇阻力，切不可强行推进以免损伤泪，若冲洗液顺利进入鼻腔或咽部、婴幼儿有吞咽动作表示通畅；否则可能有泪道狭窄或阻塞；有脓液自上流出，为慢性泪囊炎。不要短时间反复冲洗，以免损伤，擦拭眼分泌物。

6.3-39. （1）弥散照明法：光源斜向投射并充分开大裂隙，使眼表处于一种弥漫性照明状态。此法只是用于眼前部组织的快速初步检查，发现病变再改变其他方法。（2）直接焦点照明法：是最常用的方法，也是最基本的方法，其他方法均由此方法衍化而来。基本特点是裂隙灯和显微镜的焦点重合。当裂隙焦点光线通过透明组织如角膜、晶状体时，将在组织上形成乳白色的光学平行六面体。检查时采用以下三种方法：①宽光照射：形成光学平行六面体。②窄光照射：形成薄的光学切面。③圆锥光线：形成圆锥形光线。其中 1、2 可用于观察角膜、前房、晶状体、玻璃体的正常结构和异常改变。3 主要用于观察房水是否有浑浊。（3）镜面反光照射法：本法是利用光线照射在角膜或晶状体表面上所形成的镜面反光区，借该区光度的增强而检查该处的组织。（4）后方反光照射法：本法是借后方反射的光线以检查眼的结构。（5）角膜缘分光照射法。（6）间接照射法。

6.3-40. （1）眼睑和结膜：采用弥散光线照射法，在低放大倍数下观察眼睑和结膜。（2）角膜：以上介绍的六种方法均可采用，交替使用观察角膜的病变情况。（3）前房：采用直接焦点照射法的圆锥光线检查房水是否浑浊。（4）虹膜：采用弥散光线照射法、直接焦点照射法、间接照射法。（5）瞳孔：采用弥散光线照射法。尚可利用裂隙灯裂隙的开关了解瞳孔对光反射是否灵敏、有无粘连、闭锁、膜闭等。（6）晶状体：除角膜缘分光照射法，其余五种方法均可采用。

6.3-41. 眼压测量可分为两种方法：直接测量方法与间接测量方法。（1）直接测量方法：将带有套管的一枚针通过角膜直接插入前房，另一端与液体压力计连接。可在活体直接测量眼压。很精准，但仅用于动物实验，不用于临床。（2）间接测量方法：指测法与眼压计测量法。

6.3-42. 几种常见的眼压计：（1）Goldmann 压平式眼压计；（2）Perkins 压平式眼压计；（3）Tono 笔式眼

压计（压平式）；（4）气动式眼压计（压平式）；（5）Maklakow 眼压计（压平式，固定压力，调整压平面积）；（6）Schiötz 压陷式眼压计应用压陷式眼压计、压平式眼压计和非接触式眼压计。

6.3-43. 眼压即眼内压（intraocular pressure，IOP），是眼球内容物作用于眼球壁及内容物之间相互作用的压力。正常眼压值为 10～21mmHg。异常眼压：眼压＞24mmHg，卧位眼压＞23mmHg，24 小时眼压波动范围＞8mmHg，双眼压差值＞5mmHg。与眼压最相关的疾病是：青光眼。

6.3-44. 检查方法包括有两眼交替遮盖法及单眼遮盖法。先作两眼交替遮盖法，如果查出有眼位不正现象，再作单眼遮盖法。两眼交替遮盖法：让被检者面对光亮处，两眼注视远处（五米外）或近处（33cm）目标。先观察双眼位置是否平衡，然后用一不透光的遮眼器或手掌反复交替遮断左、右眼的视线。使被检者两眼没有同时注视的机会，观察在轮换遮盖的瞬间，去掉遮盖的眼球有无转动现象。单眼遮盖法：受检查者两眼注视远处（五米处）或近处（33cm）目标，用遮眼器或手于一眼前反复遮盖与除去（另眼始终不加遮盖），观察两眼是否转动，然后用同法检查另眼。角膜映光法（Hirschbeng 法）是一个检查显性共转性斜视的粗略方法，比较适用于幼儿及弱视、或不能进行详细检查的患者。方法：在受检者正前方33cm 处置一灯光，嘱注视之。如角膜光反射点位于两眼瞳孔正正央则为正位眼；如果角膜光反射出现于一眼瞳孔正中央，而另眼在瞳孔缘，则偏斜 10°～15°；在角膜缘上，则偏斜约 45 度；在角膜中心与角膜缘之间的中点处，则斜视度约为 25°。（注：每偏斜 1mm 约相当于斜视弧 7°～7.5°）。

6.3-45. 正位者：换遮他眼时，去除遮盖的眼不转动，被遮盖眼也不见眼球偏斜。斜视者：换遮他眼时，去掉遮盖的眼球立即从偏斜位置向前方注视目标方向转动，而被遮眼则偏斜。

6.3-46. （1）被检查者采用坐位或卧位。（2）被检查者固视前方的目标。（3）检查者右手持镜，位于患者的右侧，用右眼检查患者的右眼。（4）检查者左手持镜，位于患者的左侧，用左眼检查患者的左眼。（5）单眼观察，由远到近对准患者的瞳孔区，单眼在 10～15 厘米的位置，镜片度盘调到＋8D，先观察玻璃体，然后逐渐贴近患者角膜，转动屈光度盘直到看清视网膜结构，首先应找到视盘。（5）从视盘开始依次颞上，颞下，鼻上，鼻下象限。检查周边眼底时可嘱病人向相应的部位转动。（6）黄斑检查可让病人注视灯光。

6.3-47. 观察视神经乳头的形状、大小、色泽，边缘是否清晰。观察视网膜动、静脉，注意血管的粗细、行径、管壁反光、分支角度及动、静脉交叉处有无压迫或拱桥现象，正常动脉与静脉管径之比为 2∶3。观察黄斑部，注意其大小、中心凹反射是否存在，有无水肿、出血、渗出及色素紊乱等。观察视网膜，注意有无水肿、渗出、出血、剥离及新生血管等。

6.3-48. 凡有角膜云翳，虹膜粘连，晶体异常或年龄在 40 岁以上者，可做本法。（1）查远近视力，必要时查调节近点。（2）调整试镜架，使瞳孔正位于镜框的中央。（3）遮盖一眼，在另一眼前用+0.5D 球镜−0.5D 球镜分别测试，观察视力增进情况。（4）如用+0.5D（或−0.5D）球镜视力增进，则递增凸（或凹）镜度数，直至视力达到正常或再增加度数，视力不能提高为止。（5）如加球镜（+或−）后视力不能达至正常，可再用柱镜或交叉圆柱镜检查，以判断有无散光存在。（6）老视患者应先矫正其远视力，然后根据年龄和工作需要加老视镜片。

6.3-49. （1）散瞳：①12 岁以下儿童一般在验光前 3d 用 0.5%～1%阿托品眼膏散瞳，直至瞳孔散大，对光反应消失，睫状肌完全麻醉痹。②12～40 岁者，用复方托品酰胺液滴眼，5min 一次，共 3～6 次，至瞳孔散大，对光反应消失。如用药后 1h 扩瞳不够大者，可加用其他散瞳剂。③40 岁以上者可用 1%～4%新福林液散瞳。④疑有假性近视者，必须用睫状体麻痹剂散瞳验光。（2）方法：记载散瞳后裸眼视力。暗室内检影，患者与检查者相距 1m，令患者注视检查者之前额，用视网膜检影镜或带状检影镜检影，按检影结果查视力，做主觉验光试镜，分别记录矫正视力。7～14d 后，瞳孔完全恢复正常时，再行复查。

6.3-50. （1）急救现场彻底冲洗眼部。立即就地取材，用大量清水或其他水源反复冲洗。至少冲洗30min 以上。如结膜囊内还有异物存留也可进行前房穿刺术。（2）后继治疗：①早期治疗：局部和全身应用抗生素控制感染。1%阿托品每日散瞳。点用降眼压药。②切除坏死组织，防止睑球粘连。行全角膜板层移植术、羊膜移植术或口腔黏膜或对侧球结膜移植。③应用胶原酶抑制剂。可用 2.5%～5%半胱氨酸点眼；全身应用四环素类药物，可点用自家血清、纤维连接蛋白等。④晚期治疗：针对并发症进行。如烧伤矫正睑外翻、睑球粘连，进行角膜移植术等。出现继发性青光眼时，应用药物降低眼压，或行睫状体冷凝术。

6.3-51. （1）单眼包扎法：①将三角巾折叠成四指宽的带状。②将其斜放于眼部。③将下侧较长的一端经枕后绕到额前压住上侧较短的一端后，再环绕头部到健侧颞部。④与翻下的另一段打结。（2）双眼包扎法：①将折叠成四指宽的带巾中央部先盖住一侧眼睛。②下端从耳下绕枕后，经对侧耳上至眉间上方压住上端，继续绕头部到对侧耳前。③将上端反折斜向下，盖住另一只眼。④再绕耳下与另一端在对侧耳上打结。

第七章　护理学相关知识

第一节　护理学基本操作

一、洗手法及相关知识

有效地洗手可清除手上99%以上的各种暂住菌，是防止医院感染传播最重要的措施之一。

【目的】　清除手部皮肤污垢和大部分暂住菌，切断通过手传播感染的途径。

【医务人员洗手的指征】

（1）直接接触每个患者前后，从同一患者身体的污染部位移动到清洁部位时。

（2）接触患者黏膜、破损皮肤或伤口前后，接触患者血液、体液、分泌物、排泄物、伤口敷料等之后。

（3）接触患者周围环境及物品后。

（4）穿脱隔离衣前后，脱手套之后。

（5）进行无菌操作、接触清洁、无菌物品之前。

（6）处理药物或配餐前。

（7）免疫功能低下的患者诊疗护理之前。

【洗手的禁忌证】

无。

【操作前准备】

1. 护士准备　衣帽整洁，修剪指甲，卷袖过肘。取下手上饰物等，如手表、戒指、手镯。

2. 环境准备　清洁、宽敞。

3. 用物准备　流动水洗手设施、清洁剂、干手物品，必要时备护手液或直接备速干手消毒剂。

【操作步骤】　洗手操作流程及评分标准见表7-1。

1. 准备　打开水龙头，调节合适水流和水温。

2. 湿手　在流动水下，充分淋湿双手。

3. 涂剂　关上水龙头并取清洁剂（洗手液或肥皂）均匀涂抹。

4. 洗手　认真揉搓双手至少15s，具体揉搓步骤见图7-1 六部洗手法。

5. 冲净　打开水龙头，在流动水下彻底冲净双手。

6. 干手　关闭水龙头，以擦手纸或毛巾擦干双手或在干手机下烘干双手；必要时取护手液护肤。

7. 揉搓步骤　应注意清洗双手所有皮肤，包括指背、指尖和指缝，具体揉搓步骤如下。

（1）掌心相对，手指并拢，相互揉搓，见图7-1的第一步"内"。

（2）手指交叉，掌心对手背揉搓，交替进行，图7-1的第二步"外"。

（3）掌心相对，双手交叉指缝相互揉搓，图7-1的第三步"夹"。

（4）弯曲手指使关节在另一手掌心旋转揉搓，交换进行，图7-1的第四步"弓"。

（5）右手握住左手大拇指旋转揉搓，交换进行，图7-1的第五步"大"。

（6）将五个手指尖并拢放在另一手掌心旋转揉搓，交换进行，图7-1的第六步"立"。

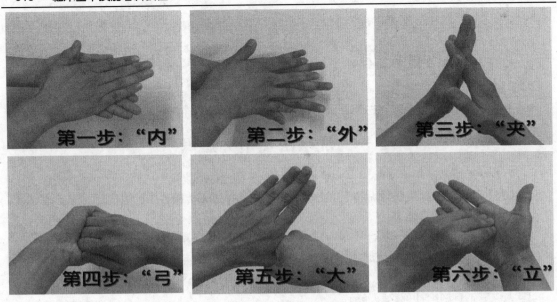

第一步:"内"　第二步:"外"　第三步:"夹"

第四步:"弓"　第五步:"大"　第六步:"立"

图 7-1　六步洗手法

若七步洗手加手腕时称作:"内外夹弓大立腕"。

表 7-1　洗手操作流程及评分标准

	项目	操作流程	分值
1	职业规范	符合护士职业规范要求	2
2	评估	洗手设备:感应式、触碰式、脚踩式等	4
3	准备	取下手表,备齐用物;环境清洁宽敞	6
4	步骤	(1)卷袖过肘	4
		(2)打开水龙头,调节合适水流和水温,湿润双手	4
		(3)取适量清洁剂涂于双手	4
		(4)揉搓使清洁剂起沫(注意指尖、指缝、指关节)	7
		①掌心对掌心揉搓	5
		②手指交叉,掌心对手背揉搓,交替进行	5
		③手指交叉,掌心对掌心揉搓指缝	5
		④弓手互握搓揉指背	5
		⑤拇指在掌中旋转揉搓	5
		⑥指尖在掌心中揉搓	5
		⑦旋转揉搓手腕部	5
		(5)按序揉搓双手、手腕及腕上 10cm	5
		(6)揉搓时间不少于 15 秒	5
		(7)流动水冲洗干净	5
		(8)关闭水龙头,擦干或烘干双手	5
5	评价	(1)操作规范、熟练	4
		(2)层次分明、无漏洗部位	6
		(3)掌握洗手指征	4

【注意事项】

(1)当手部有血液或其他体液等肉眼可见污染时,应用清洁剂和流动水洗手。

(2)当手部没有肉眼可见污染时可用速干手消毒剂消毒双手代替洗手,揉搓方法与洗手方法相同。

（3）洗手方法正确，手的各个部位都需洗到、冲净，尤其要认真清洗指背、指尖、指缝和指关节等易污染部位。冲净双手时，注意指尖向下。

（4）用一次性纸巾彻底擦干，非触摸式水龙头，用肘或感应开关水龙头，触摸式水龙头牢记用水冲洗后用纸巾包裹关闭水龙头！避免洗净的手二次污染。

（5）注意调节合适的水温、水流、避免污染周围环境。

（6）要掌握洗手指征。

【相关知识】

1. 手卫生基本概念

（1）手卫生（hand hygiene）：医务人员洗手、卫生手消毒和外科手消毒的总称。

（2）洗手（hand washing）：医务人员用肥皂（或皂液）和流动水洗手，去除手部皮肤污垢、碎屑和部分致病菌的过程。

（3）卫生手消毒（antiseptic hand rubbing）：医务人员用速干手消毒剂揉搓双手，以减少手部暂居菌的过程。

（4）外科手消毒（surgical hand antisepsis）：外科手术前医务人员用肥皂（或皂液）和流动水洗手，再用手消毒剂清除或者杀灭手部暂居菌和减少常居菌的过程。

2. 卫生手消毒　医务人员接触污染物品或感染患者后，手常被大量细菌污染，仅一般洗手尚不能达到预防交叉感染的要求，必须在洗手后再进行卫生手消毒。

（1）目的：清除致病性微生物，预防感染与交叉感染，避免污染无菌物品和清洁物品。

（2）操作前准备

1）护士准备：衣帽整洁，修剪指甲，取下手表、饰物，卷袖过肘。

2）环境准备：清洁、宽敞。

3）用物准备：流动水洗手设施、清洁剂、干手物品，速干手消毒剂。

（3）操作步骤

1）洗手：按洗手步骤洗手并保持手的干燥。

2）涂剂：取速干手消毒剂于掌心，均匀涂抹至整个手掌、手背、手指和指缝，必要时增加手腕及腕上 10cm。

3）揉搓：按照揉搓洗手的步骤揉搓双手，直至手部干燥。

4）干手：自然干燥。

（4）注意事项

1）卫生手消毒前先遵照洗手步骤洗手保持手部干燥。

2）速干手消毒剂揉搓双手时间至少 15 秒，方法正确。

3）卫生手消毒后，监测的细菌菌落数≤10cfu/cm^2。

4）卫生消毒指征

A. 接触患者的血液、体液和分泌物后。

B. 接触被传染性致病微生物污染的物品后。

C. 直接为传染病患者进行检查、治疗、护理后。

D. 处理传染患者污物之后。

（于俊娟）

二、戴帽子、口罩方法及相关知识

【目的】　保护工作人员和患者，防止感染和交叉感染。

【戴口罩、帽子指征】

（1）一般诊疗活动，可佩戴纱布口罩或外科口罩。

（2）手术室工作或护理免疫功能低下患者、进行体腔穿刺等操作时应戴外科口罩。

（3）接触经空气传播或近距离接触经飞沫传播的呼吸道传染病患者时，应戴医用防护口罩。

【操作前准备】

（1）护士准备：着装整洁，洗手。

（2）环境准备：清洁、宽敞。

（3）用物准备：根据需要准备合适的帽子、口罩。

【操作步骤】 戴口罩操作流程及评分标准见表7-2。

1. 洗手

2. 戴帽子 将帽子遮住全部头发，戴好。

3. 戴口罩

（1）戴纱布口罩：将口罩罩住鼻、口及下巴，口罩下方带系于颈后，上方带系于头顶中部。

（2）戴外科口罩

1）将口罩罩住鼻、口及下巴，口罩下方带系于颈后，上方带系于头顶中部。

2）将双手指尖放在鼻夹上，从中间位置开始，用手指向内按压，并逐步向两侧移动，根据鼻梁形状塑造鼻夹。

3）调整系带的松紧度，检查闭合性。

（3）戴医用防护口罩（图7-2）

1）一手托住防护口罩，有鼻夹的一面背向外，如图7-2A。

2）将防护口罩罩住鼻、口及下巴，鼻夹部位向上向上紧贴面部，如图7-2B。

3）用另一只手将下方系带拉过头顶，放在颈后双耳下，如图7-2C。

4）再将上方系带拉至头顶中部，如图7-2D。

5）将双手指尖放在金属鼻夹上，从中间位置开始，用手指向内按鼻夹，并分别向两侧移动和按压，根据鼻梁的形状塑造鼻夹，如图7-2E。

   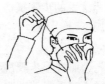 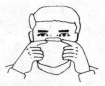

A. 托口罩　　B. 遮口鼻下巴　　C. 拉下方系带至枕后　　D. 上方系带至头顶中部　　E. 塑造鼻夹

图7-2 医用防护口罩佩戴方法

4. 脱口罩

（1）洗手。

（2）不要接触口罩前面（污染面），先解开下面的系带，再解开上面的系带。

（3）用手指仅捏住口罩的系带将其丢入医疗废物容器内。

（4）洗手。

5. 脱帽子 洗手后取下帽子、拿下时，手伸进帽子里掏。

表 7-2 戴口罩操作流程及评分标准

项目	分值	考核评分要点	得分
操作准备	10	（1）医、护准备：剪指甲、洗手（六步洗手法） （2）用物准备：口罩、帽子、洗手液	
戴口罩、帽子指征	15	（1）一般医疗活动可佩戴纱布口罩或一次性使用的外科口罩 （2）手术室工作或护理免疫功能低下的病人时、在进行体腔穿刺时应戴外科口罩 （3）接触经空气、飞沫传播的呼吸道感染病人时，需戴外科口罩或医用防护口罩	
操作方法	50	（1）取出帽子，戴帽子，应遮盖（10分） （2）外科口罩佩戴方法（20分） 1）将口罩下方带系于颈后 2）将口罩上方带系于头顶上方 3）将双手指尖放在鼻夹上，从中间位置开始，用手指向内按压，并逐步向两侧移动，根据鼻梁形状塑造鼻夹 4）根据颜面部的形状，调整系带的松紧度 （3）医用防护口罩佩戴方法（20分） 1）使用防护口罩有鼻夹的一面背向你，并让鼻夹位于上方位置，双手持下方系带 2）将防护口罩拖住下巴，鼻夹部位向上紧贴面部，用双手将下方系带拉过头顶，放在颈后双耳下 3）再将上方系带拉至头顶 4）将双手指尖放在金属鼻夹上，从中间位置开始，用手指向内按鼻夹，并分别向两侧移动和按压，根据鼻梁的形状塑造鼻夹	
质量评价	15	（1）举止端庄、作风严谨 （2）操作流程熟练 （3）动作规范、层次分明 （4）完成时间2分钟	
提问	10	目的及注意事项	

【使用要点与说明】

（1）不应一只手提鼻夹。

（2）医用外科口罩只能一次性使用。

（3）口罩潮湿后、受到患者血液、体液污染后，应及时更换。

（4）每次佩戴医用防护口罩进入工作区域之前，应进行密合性检查。检查方法将双手完全盖住防护口罩，快速的呼气，若鼻夹附近有漏气应按图 7-2E 操作方法调整鼻夹，若漏气位于四周，应调整到不漏气为止。

（5）摘口罩方法

1）不要接触口罩前面（污染面）。

2）先解开下面的系带，再解开上面的系带。

3）用手仅捏住口罩的系带丢至医疗废物容器内，如图 7-3 所示。

【注意事项】

1. 使用帽子的注意事项

（1）进入污染区和洁净环境前、进行无菌操作等应戴帽子。

（2）帽子大小要合适，能遮住全部头发。

（3）被患者血液、体液污染后应及时更换。

（4）一次性帽子应一次性使用后，放入医疗垃圾袋集中处理。

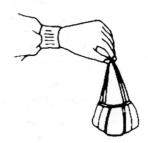

图 7-3 捏口罩系带

（5）布制帽子保持清洁干燥，每次或每天更换清洁。

2. 使用口罩的注意事项

（1）应根据不同的操作要求选用不同种类的口罩：一般诊疗活动，可佩戴纱布口罩或外科口罩；手术室工作或护理免疫功能低下患者、进行体腔穿刺等操作时应戴外科口罩；接触经空气传播或近距离接触经飞沫传播的呼吸道传染病患者时，应戴医用防护口罩。

（2）始终保持口罩的清洁、干燥；口罩潮湿后、受到患者血液、体液污染后，应及时更换。

（3）纱布口罩应保持清洁，每天更换、清洁与消毒，遇污染时及时更换；医用外科口罩只能一次性使用。

（4）应正确佩戴口罩，不应只用一只手捏鼻夹；戴上口罩后，不可用污染的手触摸口罩；每次进入工作区域前，应检查医用防护口罩的密合性。

（5）脱口罩前后应洗手，使用后的一次性口罩应放入医疗垃圾袋内，以便集中处理。

【相关知识】

1. 帽子、口罩的作用及分类

（1）帽子、口罩的作用

1）帽子可防止工作人员的头屑飘落、头发散落或被污染，分为一次性帽子和布质帽子。

2）口罩能阻止对人体有害的可见或不可见的物质吸入呼吸道，也能防止飞沫污染无菌物品或清洁物品。

（2）口罩种类：包括三类。

1）纱布口罩：能保护呼吸道免受有害粉尘、气溶胶、微生物及灰尘伤害，普通脱脂纱布口罩长 18 cm 左右，宽 14cm 左右，应不少于 12 层，纱布要求密度适当，经纬纱均不得少于 9 根。

2）外科口罩：医务人员在进行有创操作过程中能阻止血液、体液和飞溅物传播，通常为一次性使用的无纺布口罩，有可弯折鼻夹，多为夹层，外层有防水作用，中间夹层有过滤作用，能阻隔空气中 5μm 颗粒超过 90%，内层可以吸湿。

3）医用防护口罩：是能阻止经空气传播的直径≤5μm 感染因子或近距离<1m 经飞沫传播的疾病而发生感染的口罩，要求配有不小于 8.5cm 的可弯折鼻夹，长方形口罩展开后中心部分尺寸长和宽均不小于 17cm，密合型拱形口罩纵、横径不小于 14cm，口罩滤料的颗粒过滤效率应不小于 95%。

2. N95 口罩正确佩戴方法 N95 口罩是美国指定用于防范结核杆菌的口罩，可以有效滤除结核杆菌（直径为 0.3～0.6 微米，长 1～4 微米）。N95 口罩用 0.3 微米氯化钠微粒进行测试，阻隔效率须达 95%以上，并经戴用者脸庞紧密度测试，确保在密贴脸部边缘状况下，空气能透过口罩进出。正确佩戴口罩可以有效阻隔病原体，防止传染病诸如 SARS、流感的传播。

（1）将固定带每隔 2～4cm 拉松。

（2）戴上口罩，将固定带分别置于头顶及脑后。

（3）按压口罩边上金属条让口罩适合自己的脸型。

（4）检查口罩的密闭性，包括轻按口罩，深呼吸。要求呼气时气体不从口罩边缘泄露，吸气时口罩中央略凹陷。

（5）95 口罩佩戴常见错误

1）是两根固定带都在枕后。

2）露出鼻尖部。

3）口罩边缘与面部之间有缝隙。

（于俊娟）

三、穿脱隔离衣方法及相关知识

【目的】

（1）保护医务人员避免受到血液、体液和其他感染性物质污染。

（2）保护患者避免感染。

【适应证】

（1）接触经接触传播的感染性疾病如传染病患者、多重耐药菌感染等患者时。

（2）对患者实行保护性隔离时，如大面积烧伤、骨髓移植等患者的诊疗、护理时。

（3）可能受到患者血液、体液、分泌物、排泄物喷溅时。

【禁忌证】 无。

【操作前准备】

（1）患者准备：无。

（2）材料准备：隔离衣、挂衣架、衣夹、洗手池、洗手液、帽子口罩、刷子、消毒液、毛巾。

（3）操作者准备

1）衣帽整洁、整齐；修剪指甲、取下手表；卷袖过肘、洗手。

2）穿隔离衣前要戴好帽子、口罩。

【操作步骤】 穿脱隔离衣操作流程及评分见表 7-3。

1. 取衣 手持衣领从衣架上取下隔离衣，将清洁面朝向自己将衣服向外折，露出肩袖内口。

注意：要手持衣领取衣。

2. 穿隔离衣（穿袖子-扣领扣-系袖带-系腰带）

（1）手持衣领，另一手伸入袖内并向上抖，注意勿触及面部。一手将衣领向上拉，使另一手露出来。依次穿好另一袖。

（2）两手持衣领顺边缘由前向后扣好领扣。

注意：两手持衣领顺边缘由前向后扣好领扣。

（3）扣好袖口或系上袖带。

（4）从腰部向下约 5cm 处自一侧衣缝将隔离衣后身向前拉，见到衣边捏住，依法将另一边捏住，两手在背后将两侧衣边对齐，向一侧按压折叠，以一手按住，另一手将腰带拉至背后压住折叠处，在背后交叉，回到前面打一活结，系好腰带。

3. 脱隔离衣

1）解开腰带，在前面打一活结。

2）解开袖口，在肘部将部分袖子塞入工作服内，暴露前臂。

3）消毒双手，从前臂至指尖顺序刷洗 2 分钟，清水冲洗，擦干。

4）解开衣领。注意：解衣领前，一定要消毒双手。

5）一手伸入另一侧袖口内，拉下衣袖过手，用遮盖着的手在外面拉下另一衣袖。

6）解开腰带，两手在袖内使袖子对齐，双臂逐渐退出。

7）双手持领，将隔离衣两边对齐，挂在钩上。

4. 穿隔离衣 图解（图 7-4、图 7-5、图 7-6）。

穿隔离衣步骤可用以下口诀概括：右提衣领穿左手，再伸右臂齐上抖；系好领扣扎袖口，折襟系腰半屈肘。

5. 脱隔离衣 图解见图 7-7。

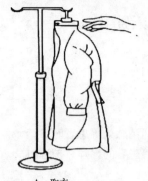

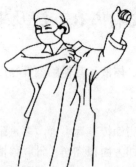

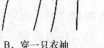

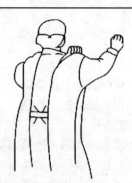

A. 取衣   B. 穿一只衣袖   C. 穿另一只衣袖

图 7-4 穿隔离衣 ABC

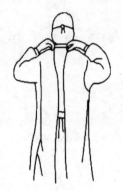

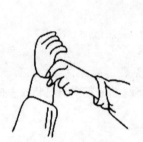

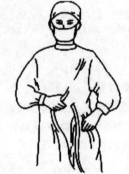

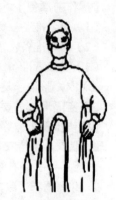

D. 系衣领   E. 系袖口   F. 将一侧衣拉到前面   G. 将另一侧衣拉到前面

图 7-5 穿隔离衣 DEFG

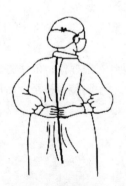

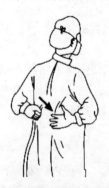

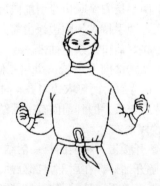

H. 将两侧衣边在背后对齐   I. 将对齐的衣边向一边折叠   J. 系腰带

图 7-6 穿隔离衣 HIJ

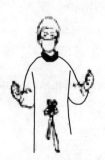

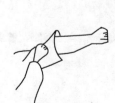

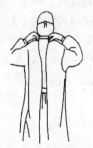

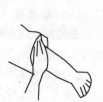

A.解开腰带在前面打一活结   B.解袖口将肘部衣袖上拉塞入工作服内   C.刷双手解衣领   D.内拉下衣袖

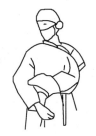

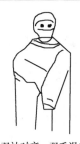

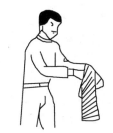

E. 一手在袖口内拉另一袖的污染面　　　　F. 双袖对齐，双手退出　　　　G. 持领持领齐边挂衣钩或卷好入袋

图 7-7　脱隔离衣 A-G

脱隔离衣步骤可用以下口诀概括：松开腰带解袖口，套塞双袖消毒手，解开领扣退双袖，对肩折领挂衣钩。

6. 穿脱隔离衣评分　表 7-3。

表 7-3　穿脱隔离衣操作流程及评分

项目	操作流程	分值	要点说明
1	用物准备，隔离衣、挂衣架、衣夹、帽子、口罩、消毒液、毛巾、刷子、盆	5	漏一项扣 1 分
2	取下手表、卷袖过肘、洗手、戴帽子、口罩	5	漏一项扣 1 分洗手方法不正确不得分
3	取衣：1）手持衣领、清洁面朝向自己 　　　　2）衣领两端向外折，对齐肩峰，露出肩袖内口	5	清洁面和污染面错不得分 折叠方法不正确扣 5 分
4	穿袖：1）一手手持衣领，另一手伸入袖内上抖一抖将衣领向上拉，使另一手露出来。依次穿好另一袖。2）两手上举，将衣袖尽量上抖，露出前臂	10	触及面部或衣领各扣 5 分 未振臂扣 3 分 未露出前臂扣 2 分
5	系衣领：两手持衣领中央，沿衣领边缘由前向后理，扣上领口，再系袖口，松腰带活结	10	手法不正确扣 2 分污染不得分
6	系衣带：双手分别从腰部向下约 5cm 处自一侧衣缝将隔离衣后身向前拉，见到衣边分别捏住，在背后将两侧衣边对齐，向一侧按压折叠，以一手按住，另一手将腰带拉至背后压住折叠处在背后交叉，回到前面打一活结，系好腰带	10	手触及一内面污染扣 5 分 未对齐扣 2 分 系腰带不系腰带不正确扣 3 分
7	解腰带　解开腰带，在前面打一活结	5	腰带处理不正确扣 2.5 分
8	解袖口　解开袖口，在肘部将部分衣袖塞入工作衣袖内，充分暴露双手前臂	10	衣袖外侧塞入袖内不得分
9	消毒双手：即前臂到指尖顺序刷手 2 次、擦干	10	次数少或未达到 2 分钟扣 5 分，沾湿隔离衣扣 5 分
10	解领口　解开领口	5	污染扣 2 分
11	脱衣袖　一手伸入另一侧袖口内，拉下衣袖过手（遮住手）再用衣袖遮住的手在外面拉下另一衣袖，两手在袖内使袖子对齐，双臂逐渐退出	10	污染手及手臂一处扣 5 分 隔离衣触及地面或工作服扣 5 分
12	挂衣钩　双手持领，将清洁面向外对齐挂衣钩上；不再穿的隔离衣，脱下后清洁面向外，卷好投入污物袋中	5	折叠方法不正确扣 2 分 污染一处扣 3 分
13	洗手或消毒双手	5	

【注意事项】

（1）隔离衣只能在规定区域内穿脱，穿前检查有无潮湿、破损，长短须能全部盖住工作服。

（2）隔离衣每日更换，如有潮湿或污染，应立即更换。

（3）穿脱隔离衣过程中避免污染衣领、面部、帽子和清洁面，始终保持衣领清洁。

（4）穿好隔离衣以后，双臂保持在腰部以上，视线范围内不得进入清洁区，避免接触清洁物品。

（5）消毒手时不能沾湿隔离衣，隔离衣也不可触及其他物品。

（6）脱下的隔离衣如挂在半污染区，清洁面向外；挂在污染区则污染面向外。

【相关知识】

1. 清洁面　如挂在半污染区的隔离衣，清洁面向外；如挂在污染区的隔离衣，清洁面向内。

2. 标准预防　针对医院所有患者和医务人员采取的一组预防感染措施。包括手的卫生，根据预期可能的暴露选用手套、隔离衣、口罩、护目镜或防护面罩，以及安全注射。

也包括穿戴合适的防护用品处理患者环境中污染的物品与医疗器械。标准预防基于患者的血液、体液、分泌物（不包括汗液）、非完整皮肤和黏膜均可能含有感染性因子的原则。

3. 个人防护用品　用于保护医务人员避免接触感染性因子的各种屏障用品，包括口罩、手套、护目镜、防护面罩、防水围裙、隔离衣、防护服、鞋套等。

4. 特殊急性呼吸道传染性疾病的隔离　主要指急性传染性非典型肺炎（SARS），人感染高致病性禽流感、甲型 H1N1 流感的隔离。

（1）患者的隔离

1）将患者安置于有效通风的隔离病房或隔离区域内，必要时置于负压病房隔离。

2）严格限制探视者，如需探视，探视者应正确穿戴个人防护用品，并遵守手卫生规定。

3）限制患者活动范围，离开隔离病房或隔离区域时，应戴外科口罩。

4）应减少转运，当需要转运时，医务人员应注意防护。

（2）医务人员防护

1）医务人员应经过专门的培训，严格执行区域划分流程，掌握正确的防护技术，方可进入隔离病区工作。

2）应严格按防护规定着装。不同区域应穿不同服装，且服装颜色应有区别或有明显标志。

（3）医务人员防护用品穿脱程序

1）穿戴防护用品应遵循的程序

A. 清洁区进入潜在污染区：洗手→戴帽子→戴医用防护口罩→穿工作衣裤→换工作鞋后→进入潜在污染区。手部皮肤破损的戴乳胶手套。

B. 潜在污染区进入污染区：穿隔离衣或防护服→戴护目镜/防护面罩→戴手套→穿鞋套→进入污染区。

C. 为患者进行吸痰、气管切开、气管插管等操作，可能被患者的分泌物及体内物质喷溅的诊疗护理工作前，应戴防护面罩或全面型呼吸防护器。

2）脱防护用品应遵循的程序

A. 医务人员离开污染区进入潜在污染区前：摘手套、消毒双手→摘护目镜/防护面罩→脱隔离衣或防护服→脱鞋套→洗手和/或手消毒→进入潜在污染区，洗手或手消毒。

用后物品分别放置于专用污物容器内。

B. 从潜在污染区进入清洁区前：洗手和/或手消毒→脱工作服→摘医用防护口罩→摘帽子→洗手和/或手消毒后，进入清洁区。

C. 离开清洁区：沐浴、更衣→离开清洁区。

（于俊娟）

四、吸氧术、氧疗及相关知识

氧气对人体非常重要，健康人在正常状态下，自然地呼吸空气，并利用其中的氧气，维持新陈代谢需要。在患病或某些异常状态时，就要在家中或诊所、医院通过一定设备吸入氧气。通过增加吸入氧浓度来纠正患者缺氧状态的治疗方法即为氧疗。合理的氧疗能使机体可利用氧明显增加，并减少呼吸做功，降低缺氧性肺动脉高压。

【氧气疗法的概念及目的】

1. 概念 氧气疗法（oxygenic therapy）是指通过给氧，提高动脉血氧分压（PaO$_2$）和动脉血氧饱和度（SaO$_2$），增加动脉血氧含量（CaO$_2$），纠正各种原因造成的缺氧状态，促进组织的新陈代谢，维持机体生命活动的一种治疗方法。

2. 目的

（1）纠正各种原因造成的缺氧状态，提高动脉血氧分压（PaO$_2$）和动脉血氧饱和度（SaO$_2$），增加动脉血氧含量（CaO$_2$）。

（2）促进组织的新陈代谢，维持机体生命活动。

【氧疗的适应证】 由于低张性缺氧患者的动脉血氧分压（PaO$_2$）和动脉血氧饱和度（SaO$_2$）明显低于正常，吸氧能提高动脉血氧分压（PaO$_2$）和动脉血氧饱和度（SaO$_2$）及动脉血氧含量（CaO$_2$），因而疗效最好。

对于心功不全、心排出量严重下降、大量失血、严重贫血及一氧化碳中毒，有一定的治疗作用。

【氧疗的禁忌证与相对禁忌证】

（1）无自主呼吸或严重呼吸衰竭患者建立人工气道给予呼吸机治疗。

（2）百草枯中毒原则上禁止吸氧，因其早期吸氧会导致肺纤维化加重，加剧肺部病变，不建议吸氧。

（3）Ⅱ型呼吸衰竭患者吸入高浓度的氧气会使呼吸中枢抑制加重。

（4）新生儿尤其是早产儿吸氧应控制吸氧浓度及吸氧时间，防止造成不可逆转的失明。

【操作前准备】

（1）操作者明确患者需要进行吸氧治疗的适应证。

（2）查阅病例，判断患者是否可以进行吸氧治疗，即有无禁忌证与相对禁忌证。

（3）评估患者

1）评估病情、意识、生命体征、治疗情况、心理及合作程度。

2）查看患者鼻腔及呼吸情况，有无鼻腔堵塞、鼻中隔偏曲等异常及是否有呼吸困难和三凹征等。

3）判断患者缺氧程度。

4）确定患者是否进行氧疗并选择氧疗方式。

（4）沟通、解释：向患者或家属告知吸氧的目的、必要性、注意事项及配合要点。

（5）护士准备：衣帽整洁，修剪指甲，洗手、戴口罩。

（6）用物准备与评估

1）模拟人或标准化病人。

2）供氧装置：中心管道化氧气装置或氧气筒（悬挂"四防"及"有氧"或"满"标识）。

3）治疗车上层：①治疗盘的无菌巾内备：治疗碗（内盛冷开水或蒸馏水），弯盘内有无菌纱布及纱布包裹的通气管、棉签，一次性鼻氧管、氧气压力表、湿化瓶组成。②治疗盘外备：手电筒、用氧记录单、笔、手消液、扳手、标示。

4）治疗车下层：生活垃圾桶、医疗垃圾桶、盛有10%清洗消毒液的桶。

5）评估用物：物品齐全，一次性无菌物品均在有效期内、可以使用（口述）。

（7）评估环境：室温适宜、环境安全，已洗手，准备完毕，请示开始操作（口述）。

【操作步骤】 （氧疗操作流程及评分见表7-4）

（1）携用物至患者床旁、核对、沟通、解释取得患者配合。

（2）协助患者取安全舒适卧位。

（3）用手电筒检查病人鼻腔有无分泌物阻塞及异常（鼻腔息肉或鼻中隔偏曲）。

（4）用湿棉签清洁鼻腔。

（5）安装氧气表：分中心供氧装置与氧气筒供氧两种供氧方式装表法。

1）中心供氧装置装表法：先取下防尘盖 → 用湿棉签擦拭气源接头内的灰尘 → 向湿化瓶内倒湿化水 1/3 或 1/2 满 → 关闭流量调节阀 → 安装流量表（并证实已接紧）→ 装通气管及湿化瓶→开流量开关，检查整套装置是否漏气（手触耳听面感无漏气）→关流量开关备用。

2）氧气筒供氧装置装表法：开总开关使少量气体流出冲去气门灰尘随即关闭总开关（开总开关前嘱清醒患者："要吹尘了，声音有点响、不要紧张"）→ 安装氧气表，将氧气表稍向后倾置于氧气筒气门上。初步用手旋紧再用扳手拧紧，使氧气表与地面垂直→装通气管及湿化瓶→关闭流量表→开总开关→开流量开关→检查整套装置是否漏气→手触耳听面感无漏气，流出通畅→关流量开关备用。

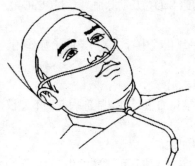

图 7-8　双侧鼻导管法

（6）连接鼻氧管（双侧鼻氧管直接与氧气装置连接）。

（7）根据患者病情需要及吸氧管使用不同的氧疗方法。

1）单侧鼻氧管给氧法：将鼻氧管与氧气表连接，开流量开关，调节氧流量；将鼻氧管放入内盛冷开水的治疗碗中，湿润并检测鼻氧管是否通畅；估计插入鼻氧管的长度：鼻尖到耳垂长度的 2/3，将鼻导管轻轻插入患者鼻腔并用胶布将鼻导管固定于鼻翼和面颊部。

2）双侧鼻氧管给氧法（图 7-8）

A. 操作：将鼻氧管与氧气表连接，开流量开关，调节氧流量；将鼻氧管放入内盛冷开水的治疗碗中，湿润并检测鼻氧管是否通畅后轻轻插入患者鼻孔 1cm，将导管环绕患者双耳向下放置在颈前固定或绕到枕骨后固定，并根据情况调整松紧度。

B. 优点：简单，患者感觉比较舒适，易接受。目前临床常用的给氧方法之一。

3）鼻塞给氧法（图 7-9）

A. 操作：选合适型号的鼻塞，连接输氧管；开流量开关，调节氧流量；将鼻氧管放入内盛冷开水的治疗碗中，湿润并检测鼻氧管是否通畅后轻轻插入患者鼻前庭内给氧。

B. 优点：此法刺激性小，病人较为舒适，且两侧鼻孔可交替使用。常用。

4）面罩给氧法（图 7-10）

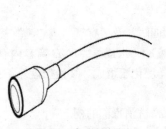

图 7-9　鼻塞给氧法

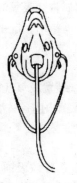
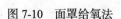

图 7-10　面罩给氧法

A. 操作：将氧气接管连接于面罩的氧气进孔上，开流量开关，调节氧流量至 6～8 升/分，置氧气面罩与患者口鼻处，将松紧带固定。若是一次性面罩吸氧管，可开流量开关，调节氧流量至 6～8 升/分，面罩置于病人的口鼻部供氧，（氧气自下端输入，呼出的气体从面罩两侧孔排出），固定松紧带。

B. 优点：由于口鼻部都能吸入氧气，效果较好。可提供较高的氧浓度，且氧浓度比较恒定并可按需调节，可部分或全部避免重复吸收。适用于张口呼吸且病情较重者。

5）氧气枕给氧法（图7-11）

A. 操作：用时先将氧气枕充满氧气，接上有湿化瓶（根据需要）的吸氧管，枕的一角有橡胶管，上有调节器可调节流量即可使用。

B. 优点：氧气枕是一长方形橡胶枕，使用携带方便，可用于家庭氧疗、重危病人的抢救或运转途中，以枕代替氧气装置。

6）氧气头罩给氧法（图7-12）

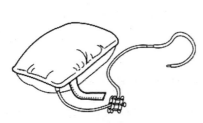 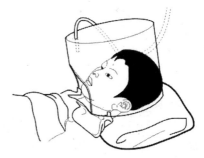

图 7-11　氧气枕给氧法　　　　　图 7-12　氧气头罩给氧法

A. 操作：给患儿带上头罩，打开流量表，调节流量，氧流量为 6L/分，氧浓度为 45%左右。将氧气连接管接在头罩上氧气入口处。自颈部上方将头部罩入罩内。

B. 优点：对婴幼儿或不合作的病儿，采用有机玻璃头罩，透明、易观察病情，罩顶设有氧气通入插孔及多个气孔，可控制进入空气以调节氧浓度。无刺激、长时间吸氧也不会发生氧中毒。为保持罩内适宜湿度和温度，应用时宜事先使氧通过加温湿化器。

（8）观察患者缺氧改善情况，询问患者感受有无不适，核对患者，协助患者取舒适卧位，整理床单元。

（9）处理用物，垃圾正确分类。

（10）洗手，摘口罩，记录吸氧时间、方式及氧流量、患者反应、签全名。

（11）指导患者：向患者及家属交代吸氧的注意事项等，感谢患者及家属的配合（交代患者在吸氧的过程中不要随意拔出吸氧管，不要随意调节氧流量，注意用氧安全，做到防火、防油、防热、防震）。观察患者缺氧症状是否改善、氧气装置是否通畅、有无漏气、有无氧疗副作用等（叙述）。

（12）停止用氧：携用物至患者床旁；核对；评估；洗手、戴口罩；先从患者处分离取下鼻氧管，再关闭流量表开关（若氧气筒给氧：记录氧气筒内剩余氧量，再关总开关、打开流量表放出余气再关闭流量表）；擦拭患者鼻周；安置患者，取舒适体位；撤下吸氧装置；感谢患者的配合。

（13）处理用物：撤下的鼻氧管、纱布、棉签、胶布、弯盘与治疗碗及湿化瓶（指一次性的）放入医疗垃圾桶中（黄色）；非一次性的湿化瓶及通气管清洁后浸泡于含氯消毒液中；氧气表头用酒精擦拭，用后的湿化液如蒸馏水等倒入水池，一次性用物包装袋放入生活垃圾回收桶（黑色）；非一次性的弯盘与治疗碗及其他清洁用物归到原处，统一整理，洗手。

（14）记录：停止用氧时间及效果，签全名。

【操作评分卡】　表7-4。

表7-4 吸停氧操作评分卡

操作步骤	分值	注意要点
1. 评估患者及环境	10	
（1）核查医嘱、了解病情		（1）未评估鼻腔情况扣2分
（2）核对患者（腕带、床头卡）、介绍自己、解释目的、方法及配合要点		（2）语言生硬扣3分
（3）评估患者缺氧程度		（3）未判断缺氧程度扣2分
（4）评估患者鼻腔情况（用手电）		（4）其他漏项各扣1分
（5）评估环境（如：病室环境安全，可以进行操作）		
2. 操作前准备	5	
（1）洗手、戴帽子、口罩		洗手不正确扣2分
（2）物品准备齐全		物品少一样扣1分、未叙述：物品齐全外包装完好，均在有效期内可以使用扣1分
（3）核对、请示操作		
3. 操作步骤		
（1）携用物至病人床旁、核对床号姓名，舒适体位。	5	未核查腕带扣2分
（2）装表		
1）吹尘：开氧气筒总开关，吹尘后关上（如为管道供氧，直接取下氧气孔塞、用湿棉签擦拭气源接头内尘土）安装通气管，向湿化瓶内倒入蒸馏水2/3 或 1/2处，紧密连接在氧气表上	4	未吹尘扣1分，吹尘未叮嘱病人扣1分
2）将氧气表紧密置于氧气筒门上，使氧气湿化瓶与地面垂直	4	氧气表未垂直地面扣1分
3）关流量开关，打开总开关，再开流量开关，检查氧气流出是否通畅，有无漏气，关紧流量开关，待用	4	手触、耳听、面感无漏气，未检查漏气扣1分
（3）吸氧		
1）湿棉签清洁双侧鼻孔	2	
2）连接鼻导管开流量开关调节氧流量	5	未先调节流量扣2分
3）鼻导管前端置入治疗碗蒸馏水中湿润并检查氧气流出是否通畅	5	未检查通畅情况扣2分
4）将鼻导管轻轻插入患者双侧鼻孔	3	未询问患者感觉扣1分 未正确指导患者及家属 扣2分
5）固定：绕过双耳到颈前固定	3	
6）再次核对，协助患者取舒适卧位，指导病人，整理床单元	5	未强调用氧安全扣2分
7）洗手，摘口罩，记录吸氧时间、氧流量、患者反应	5	未洗手、未记录均扣1分
4. 停止吸氧		
（1）洗手、再次核对、评估、解释	2	未核对评估、解释扣1分
（2）持纱布取下吸氧管，擦净面部	10	未从鼻部分离鼻导管而先关流量表扣10分
（3）协助患者取舒适卧位	2	
（4）关流量表→（氧气筒供氧：记筒内剩余氧量→关总开关→开流量表放余气→关流量表）	10	
（5）卸表：依次卸下湿化瓶、通气管，氧气表（管道供氧：将氧气输出口加盖）	5	
5. 健康指导感谢患者的配合	2	
6. 整理用物、分类处理后洗手	5	未按医疗垃圾处理用物一项扣1分
7. 记录停氧时间、签全名。氧气筒供氧者标识"有氧、满或空"	4	未记录扣1分、氧气筒无标识扣1分

【注意事项】

1. 查装置 氧气装置有无漏气，吸氧管是否通畅。

2. 查"四防" 严格遵守操作规程，注意是否安全用氧，做好四防（防震、放火、防热、防油）。

3. 试气 严格遵守给氧操作规则，使用氧气前，应先调节好流量再插鼻导管氧气吸入，停止用氧前，先取下鼻导管，再关流量表，以免一旦出错，大量氧气进入呼吸道，引起肺部组织损伤。

4. 查湿化 常用湿化液冷开水、蒸馏水。急性肺水肿用20%～30%乙醇，具有降低肺泡内泡沫的表面张力，使肺泡泡沫破裂、消散，改善肺部气体交换，减轻缺氧症状的作用。

5. 查余气量 氧气筒内氧勿用尽，压力表至少要保留 0.5mPa（5kg/cm^2）。

6. 标记气瓶 对未用完或已用尽的氧气筒，应分别悬挂"满"、"有氧"或"空"的标志，避免用时选错而影响抢救工作。

7. 监护 用氧过程中，应加强监测。氧疗监护内容如下。

（1）看患者缺氧症状是否改善：看患者神志由烦躁不安变为安静。

（2）心率变慢、血压上升、呼吸平稳。

（3）皮肤红润温暖、发绀消失。

（4）实验室检查：氧疗后血气分析指标是否在正常范围。

1）动脉血氧分压（PaO_2）正常值：12.6～13.3kPa（95～100mmHg）。

2）动脉血二氧化碳分压（$PaCO_2$）正常值：4.7～5.0kPa（35～45mmHg）。

3）动脉血氧饱和度（SaO_2）正常值：95%。

（5）是否出现氧疗的副作用：当氧浓度高于60%、持续时间超过24小时，可出现氧疗副作用。常见的氧疗的副作用如下。

1）氧中毒

A. 特点：肺实质改变，表现为胸骨下不适、疼痛、灼热感；呼吸增快、恶心、呕吐、烦躁、断续的干咳。

B. 预防：①避免长时间、高浓度氧疗；②经常做血气分析，动态观察氧疗的治疗效果。

2）肺不张

A. 原因：肺泡内氮气被大量置换，一旦支气管有阻塞，氧气被肺循环血液吸收引起吸入性肺不张。

B. 症状：烦躁、呼吸及心率增快、血压上升、呼吸困难、发绀、昏迷。

C. 预防：①鼓励患者做深呼吸，多咳嗽；②经常改变卧位、姿势，防止分泌物阻塞。

3）呼吸道分泌物干燥症状

A. 原因：氧气干燥。

B. 症状：呼吸道黏膜干燥、分泌物黏稠。

C. 预防：吸入前先湿化，并定期雾化。

4）晶状体后纤维组织增生

A. 见于新生儿，以早产儿多见。

B. 症状：视网膜血管收缩、视网膜纤维化，最后可出现不可逆转的失明。

C. 预防：新生儿应严格控制氧浓度和吸氧时间。

5）呼吸抑制

A. 见于Ⅱ型呼吸衰竭，动脉血氧分压（PaO_2）降低，二氧化碳分压（$PaCO_2$）升高。由于$PaCO_2$长期处于高水平，呼吸中枢失去了对二氧化碳的敏感性，呼吸的调节主要依靠缺氧对周围化学感受器的刺激来维持，而吸入高浓度氧，血氧迅速上升，解除了低氧对呼吸的刺激作用，使呼吸中枢抑制加重，造成通气进一步恶化，导致 CO_2 上升，甚至呼吸停止。

B. 预防：低浓度、低流量（1～2L/min）持续给氧，维持 PaO_2 在 8kPa（即 60mmHg）较为理想。

【相关知识】

1. 供氧装置 医疗机构有氧气筒供氧装置与中心供氧装置；家庭供氧装置有氧立得即一种便携式制氧器及小型氧气瓶。

（1）氧气筒及氧气表（图 7-13）

1）氧气筒：可容纳氧气 6000L，总开关、气门。

2）氧气表：包括压力表、减压器、流量表、湿化瓶及安全阀。

3）氧气筒内的氧气供应时间可按下列公式计算

$$可供应时间=\frac{[压力表压力-5(kg/cm^2)]\times 氧气筒容积(L)}{1kg/cm^2\times 氧流量(L/min)\times 60\ min}$$

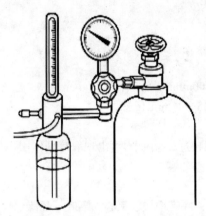

图 7-13 氧气筒及氧气压力表

（2）中心供氧装置：医院氧气集中由供应站供给，铺设管道可至病房、门诊、急诊。供应站有总开关控制，各用氧单位配氧气表，打开流量表即可使用。

（3）氧立得—— 一种便携式制氧器，家庭供氧用。

1）优点

A. 制氧纯：完全符合医用标准。

B. 供氧快：立用立得，方便快捷。

C. 易操作：结构简单。

D. 易学易会。

E. 好携带：小巧轻灵（加水后仅 500 克）。

2）缺点：维持时间短

（4）小型氧气瓶：小型医用瓶装氧。

1）特点：安全、小巧、经济、实用。

2）适用于各种慢性疾病患者的家庭氧疗，如肺心病、冠心病、哮喘等。

2. 氧气浓度与流量的关系 在国外氧疗是一种专业性很强的治疗方法，通常需要医生开具氧疗处方，处方内容包括氧流量或吸氧浓度，用氧频率，每日吸氧时间，吸氧疗程，疾病诊断等。

1）确定吸氧浓度的原则是在保证动脉血氧分压（PaO_2）迅速提高到 60mmHg 或脉搏容积血氧饱和度（SpO_2）达 90%以上的前提下，尽量减低吸氧浓度。

2）吸氧浓度（%）=21+4×氧流量（L/min）

3. 正常人的氧气来源主要来自空气 氧含量占 20.93%。不同组织细胞代谢所需氧量不一致，成人脑组织只占体重 2%，耗氧量却占全身耗氧量 20%（婴儿占 50%），因此脑细胞对缺氧最敏感。在无氧状态下大脑只能生存 8 分钟，严重缺氧可使脑细胞坏死，造成意识障碍和不可逆的中枢神经后遗症。心肌对缺氧也十分敏感，缺氧可引起严重心律紊乱，甚至心跳停止，因此对缺氧患者及时进行氧疗，改正缺氧，是维持身体组织器官正常的氧化代谢和功能的重要措施，可为危重患者赢得时间，为实施全面的抢救措施创造机会。

4. 动脉血氧分压（PaO_2） 指动脉血中物理溶解的氧分子所产生的压力，正常值 95～100mmHg，随年龄增长而降低。60 岁以上，每增加 1 岁 PaO_2 的正常值降低 1mmHg。地域差异性大，不同海拔地区正常值范围不同，目前国内大部分地区常用正常值范围 80～100mmHg，高海拔地区较低，一般为 60～80mmHg，低于 60mmHg，不一定是呼吸衰竭。正常地区低于 80mmHg（10.7kPa）为低氧血症；若 PaO_2<60mmHg（8.0kPa），动脉血氧饱和度 SaO_2 明显降低，血氧含量大幅

度减少，则为呼吸衰竭。

5. 缺氧的概念　是指组织不能获得足够的氧或利用氧发生障碍而使机体的功能、代谢、形态结构发生异常改变，这一过程称为缺氧。

6. 缺氧的分类及原因　分为低张性缺氧、血液性缺氧、循环性缺氧、组织性缺氧四类。

（1）低张性缺氧

1）特点：为动脉血氧分压（PaO_2）↓，动脉血氧饱和度（SaO_2）↓，组织供氧不足。

2）原因：吸入气氧分压过低，外呼吸功能障碍，静脉血分流入动脉血所致。

3）常见疾病：高山病、慢性阻塞性疾病、先天性心脏病等。

（2）血液性缺氧

1）原因：由于血红蛋白数量减少或性质改变，造成血氧含量降低或血红蛋白结合的氧不宜释放所致。

2）常见疾病：贫血、一氧化碳中毒、高铁血红蛋白症等。

（3）循环性缺氧

1）特点：组织血流量减少使组织供氧量减少。

2）原因：缺氧。分全身性循环性缺氧与局部性循环性缺氧。

3）常见疾病：全身性循环性缺氧，如休克、心力衰竭；局部性循环性缺氧，如栓塞。

（4）组织性缺氧

1）特点：组织细胞利用氧异常所致。

2）原因：组织中毒与细胞损伤。

3）常见疾病：组织中毒，如氰化物中毒；细胞损伤，如大量放射线照射。

7. 缺氧程度判断　根据临床表现及血气分析检查判断。

根据临床表现（呼吸困难、发绀-是缺氧的典型表现、精神症状-急性缺氧可出现精神错乱、狂躁、昏迷、抽搐等症状；如合并急性 CO_2 潴留，可出现嗜睡、淡漠、扑翼样震颤，甚至呼吸骤停等）及动脉血氧分压 PaO_2 和血氧饱和度 SaO_2 确定。

（1）轻度低氧血症：$PaO_2 > 6.67kPa$（50mmHg），$SaO_2 > 80\%$，无发绀，一般不需氧疗。如患者有呼吸困难，酌情给予低流量低浓度（氧流量 1~2L/min）氧气。

（2）中度低氧血症：PaO_2 在 4~6.6kPa（30mmHg~50mmHg），SaO_2 在 60%~80%，有发绀、氧疗可减轻低氧血症和改善症状。给予中流量中浓度（氧流量 2~4L/min）氧气。

（3）重度低氧血症：$PaO_2 < 4kPa$（30mmHg），$SaO_2 < 60\%$，显著发绀、呼吸极度困难、出现三凹症，是氧疗的绝对适应证，应立即进行高流量高浓度（氧流量 4~6L/min）的氧气。

8. 掌握吸氧浓度至关重要

（1）对弥漫性肺间质性肺炎、间质性肺纤维化、肺间质水肿、肺泡细胞癌及癌性淋巴管炎的患者，主要表现为弥散损害、通气/血流比例失调所致的缺氧，并刺激颈动脉窦、主动脉体化学感受器引起通气过度，$PaCO_2$ 偏低，可给予吸较高氧流量浓度（35%~45%），纠正缺氧，通气随之改善。但晚期患者吸高浓度氧效果较差。

（2）Ⅱ型呼吸衰竭（$PaO_2 < 60mmHg$，$PaCO_2 > 50mmHg$）为高碳酸血症型，既有缺氧，又有二氧化碳潴留，应以低流量、低浓度持续给氧为宜。

（3）Ⅰ型呼吸衰竭病人即急性呼吸衰竭（$PaO_2 < 60mmHg$，$PaCO_2 < 35mmHg$ 或正常）的主要问题为氧合功能障碍而通气功能基本正常，较高浓度（>35%）给氧可迅速缓解低氧血症而不会引起 CO_2 潴留。

（4）目前建议对于慢阻肺并发慢性呼吸衰竭的患者给予长期家庭氧疗（LTOT）可提高生活质量和生存率。使用 LTOT 的指征如下。

1）$PaO_2 \leqslant 55mmHg$ 或 $SaO_2 \leqslant 88\%$，有或没有高碳酸血症。

2）PaO_2 55～60mmHg，或 $SaO_2 < 89\%$，并有肺动脉高压、心力衰竭所致水肿或红细胞增多症。

一般采用双鼻导管给氧，氧流量为 1.0～2.0L/min，吸氧时间每天 10～15 小时。目的是使患者在静息状态下达到 $PaO_2 \geqslant 60mmHg$ 或 $SaO_2 \geqslant 90\%$ 以上。

（于俊娟）

五、吸痰法及相关知识

吸痰法（aspiration of sputum）是指经口、鼻腔、人工气道将呼吸道的分泌物吸出，以保持呼吸道通畅，防止吸入性肺炎、肺不张、窒息等并发症的一种方法。

【目的】

（1）清除呼吸道的分泌物，保持呼吸道通畅。

（2）促进呼吸，改善肺通气。

（3）预防吸入性肺炎、肺不张、窒息等并发症的发生。

【适应证】

（1）适用于危重、老年、昏迷及麻醉后病人因咳嗽无力、咳嗽反射迟钝或会厌功能不全，不能自行清除呼吸道分泌物或误吸呕吐物而出现呼吸困难时。

（2）各种原因窒息的紧急情况下，如溺水、吸入羊水等，更应立即采用吸痰术。

（3）正在行机械通气的患者出现以下情况

1）出现明显痰鸣音或从人工气道观察到有痰液冒出。

2）血氧饱和度（SaO_2）和动脉血氧分压（PaO_2）明显下降。

3）患者机械通气时呼吸机上（使用容量控制模式）显示气道峰压明显增加或（使用压力控制模式）显示潮气量明显下降。

（4）患者机械通气时，呼吸机波形图上显示，压力，或流速，时间曲线中，吸气相和呼气相同时出现锯齿图形。

【禁忌证】

（1）绝对禁忌证：通常无，但对颅底骨折患者禁忌经鼻腔吸痰。

（2）相对禁忌证：严重缺氧者、严重心律失常者。注意：对于有相对禁忌证患者在吸痰时应同时给予氧气吸入。

【操作前准备】

1. 操作者准备

（1）衣帽整洁，修剪指甲，洗手，戴口罩。

（2）评估患者病情（测量生命体征：心率、血压、呼吸）、治疗情况等，评估有无吸痰的禁忌证、合作程度。

（3）解释吸痰的目的、方法、注意事项及配合要点，如吸痰时会有憋气等非常短暂的不适感，向患者讲明吸痰时需咳嗽配合，以利于下呼吸道痰液的清除。

（4）检查患者意识状态及口腔、鼻腔有无异常，取出活动义齿。

（5）检查气道分泌物的量、黏稠程度、部位。

2. 患者准备

（1）了解吸痰目的、方法、注意事项及配合要点。

（2）体位舒适、情绪稳定。

3. 用物准备

（1）中心吸引装置和（或）电动吸引器及插电板。

（2）治疗车上层：治疗盘的无菌巾内包括治疗碗 2 个（内盛无菌生理盐水，分别标注吸痰前预吸及吸痰后冲洗导管），弯盘内放置一次性治疗巾一块，无菌纱布、压舌板、口咽气道管、已消毒的吸痰管数根（放在无菌缸或无菌盘内）或治疗盘外一次性吸痰管数根、一次性无菌手套、手电筒、听诊器、血压计、医嘱单、记录本、洗手液。

（3）治疗车下层：生活垃圾桶、医疗垃圾桶。

（4）成人吸痰模型。

（5）可能出现低氧血症或相对禁忌证时给予氧气吸入的相关用物准备，见第七章四。

4. 环境准备 室温适宜、光线充足、环境安静。

【操作步骤】 （吸痰法操作流程及评分标准见表 7-5）

（1）操作者检查吸引器（吸引器各部分性能），储液瓶内消毒液（需 200ml），拧紧瓶盖，连接导管，接通电源，打开开关，调节合适负压，将吸引器放于床边适当处或悬挂吸引瓶。

（2）操作者洗手，戴口罩。

（3）将所用物品携带至床旁，核对患者，向患者解释操作目的，取得患者同意，以配合操作。

（4）用手电筒检查患者口腔、鼻腔。放置治疗盘于床旁桌上并打开。

（5）协助患者将头偏向一侧，略向后仰，铺治疗巾于颌下、弯盘放在口角旁。

（6）打开一次性吸痰管外包装，揭上层包装露出连接处，放在治疗车上层；一手戴手套持一次性吸痰管连接处连接另一手（未戴手套）所持的吸痰连接管，打开吸引器开关，试吸少量生理盐水，检查吸引器是否通畅，润滑导管前端。

（7）根据吸痰采用的不同入口进行下列操作并进行相应指标监测。

1）经口/鼻腔吸痰

A. 患者张口，昏迷者用压舌板或口咽气道协助张口。

B. 一手反折吸痰管末端，另一手用无菌持物钳或戴手套持吸痰管前端，插入口咽部，然后放松导管末端。

C. 吸口咽部分泌物，再吸气管内分泌物。在病人吸气时顺势将吸痰管经咽喉插入气管达一定深度（约 15cm），将吸痰管自深部向上提拉，左右旋转缓慢上提吸净痰液。

D. 吸痰管取出后，吸生理盐水冲净接头及管道痰液，以免堵塞。

E. 吸痰结束后取出压舌板或口咽气道（昏迷病人）。

F. 必要时更换无菌钳或手套及吸痰管经鼻腔吸引。

2）经气管插管/气管切开吸痰

A. 将呼吸机氧浓度调到 100%，给患者吸纯氧 2 分钟（吸纯氧的目的是预防吸痰时造成的低氧血症）。

B. 一手断开呼吸机与气管导管接口，将呼吸机接口放于无菌纸巾上，用戴无菌手套的另一手迅速并轻轻地沿气管导管送入吸痰管，感觉吸痰管遇有阻力后加负压，轻轻旋转上提并吸引。

C. 吸痰结束后立即接呼吸机通气，再次吸纯氧 2 分钟，等待血氧饱和度升至正常水平后再将氧浓度调到原有水平。

D. 吸痰管取出后，吸生理盐水冲净接头及管道痰液，以免堵塞；如需要继续吸痰。需重新更换吸痰管。

E. 经气管插管／气管切开吸痰的注意事项：①吸痰管的最大外径<气管导管内径的 1/2；②先吸气管切开处，再吸口鼻部；③进吸痰管时不可用负压；④吸痰时不能在气管处上下提拉。

（8）吸痰完毕，关上吸引器开关，擦净患者面部分泌物，脱手套。

（9）协助患者取安全、舒适体位，安置好患者后处理用物。

（10）洗手、取口罩。

（11）记录。气道是否通畅；病人的反应（面色、呼吸、心率、血压等）；吸出液的颜色、质、量。

注意：每次吸痰时间<15秒，每次吸痰间隔时间3～5分钟。

表7-5　吸痰法操作流程及评分标准

操作流程	分值	要点说明
1. 操作前准备		
（1）查阅病例、核对患者信息	2	
（2）护士洗手评估病人有无吸痰禁忌证；检查鼻腔情况、有义齿者取下	4	洗手不正确扣1分，未评估病人病情扣1分
（3）病人了解该项目操作的目的，并愿意合作	2	
（4）用物准备齐全并检查吸引器性能	4	少一用物扣1分
（5）病室环境整洁、安全	2	
2. 操作		
（1）核对解释		
1）携用物至患者床旁再次核对患者信息将治疗盘放置床头桌上	2	未再次核对患者信息扣1分
2）洗手戴口罩	2	2）、3）、4）、5）少一项扣1分
3）肺部听诊	2	
4）解释目的及吸痰重要性	2	
5）患者头偏向一侧，铺治疗巾检查口腔（用手电）	4	
（2）调节负压　打开开关，调节负压	8	错误不得分　成人40～53.0kPa即
（3）试吸盐水		300～400mmHg，儿童<40kPa，即 250～300mmHg
1）洗手、放并打开治疗盘	2	
2）检查打开无菌一次性吸痰管，暴露一次性吸痰管连接端	2	污染扣1分
3）右手戴无菌手套，将纱布放在弯盘中	2	
4）连接吸痰管与负压连接管	2	
5）试吸少量生理盐水，湿润吸痰管、检查管道是否通畅、负压效果	2	未检查管道通畅情况扣2分
（4）吸痰		
1）无负压插入吸痰管	5	插管时出现负压扣5分
2）未戴手套的手反折吸痰管末端，戴手套的手持吸痰管前端、迅速插入口咽部然后放松末端，先吸口咽部分泌物，再吸气管内分泌物	5	吸引顺序错误扣3分
3）左右旋转，向上提拉，吸净痰液	5	吸痰手法错误扣5分
4）取下吸痰管，放于医疗垃圾中	5	每次吸痰<15
5）观察痰液性状，冲洗吸痰连接管管	2	昏迷病人取出压舌板
6）观察病人生命体征、血氧饱和度（口述）、查吸痰效果　气道是否通畅、患者的反应	5	再次吸痰时，重新更换吸痰管
（5）关闭负压、无菌纱布包裹吸引管接头	4	妥善固定
（6）擦净患者面部分泌物，脱手套	4	
（7）询问病人感受、再次听诊病人呼吸音	3	

续表

操作流程	分值	要点说明
（8）整理记录		
1）协助病人舒适卧位，整理床单位	2	
2）清理用物	2	用物未按医疗垃圾分类扣2分
3）洗手	2	
4）记录吸痰效果、吸出量、性状、颜色及吸痰前后病人的呼吸情况 报告操作结束（计时结束）		
3. 评价		
（1）操作效果		
1）气道通畅，呼吸功能改善	4	
2）缺氧症状得以缓解	4	
（2）护患沟通：体现人文关怀，患者及家属满意	2	未体现人文关怀扣2分

【并发症及处理】

1. 吸入性肺炎　吸痰可增加下呼吸道细菌聚居，并发吸入性肺炎，更容易发生在经气管插管吸痰的患者。临床表现为新出现的吸入性肺部感染的症状、体征和实验室检查。因此，对此类患者吸痰时需先吸引口腔分泌物，然后再气囊放气后吸痰（可作为预防并发性吸入性肺炎的有效措施）。

2. 低氧血症　在吸痰过程中通常均可发生低氧血症，对于原有低氧血症的患者更能加重低氧血症，因此在吸痰前可考虑先给予氧气吸入，提高患者的血氧分压。注意：经气管插管，气管切开吸痰：吸纯氧目的是预防吸痰时造成的低氧血症。

3. 气管组织或支气管黏膜损伤　通常认为气道黏膜损伤的程度与吸引的负压和持续时间成正比，严格遵守操作规程可减少该并发症的发生。

4. 支气管收缩/支气管痉挛　突发哮喘样症状，肺部出现哮鸣音。按支气管哮性发作处理，并立即停止吸痰。

5. 颅内压升高　与脑血流量变化有关。可出现呕吐、意识障碍等。应立即停止吸痰，按颅内压升高处理。

6. 血压骤升或骤降　应立即停止吸痰，给予对症处理。

7. 心律失常　应立即停止吸痰，给予对症处理。

【相关知识】

1. 采取吸痰急救措施的注意事项

（1）严格执行无菌操作。

（2）吸痰动作要轻柔，以防止损伤黏膜。

注意：吸痰时先吸引口腔分泌物，然后再气囊放气后吸痰。可作为预防并发吸入性肺炎的有效措施。

（3）痰液黏稠的，可采用以下方法如叩背、蒸汽吸入、雾化吸入等使痰液稀释；吸痰中患者如出现发绀、心率下降等缺氧症状时，应当立即停止吸痰，待症状缓解后再吸。

（4）小儿吸痰时，吸痰管应细些，吸力要小些。

（5）贮液瓶内液体不得超过满刻度的2/3，以防损坏机器。

2. 经气管插管，气管切开入口吸痰预防并发症措施

（1）保证呼吸机接头和吸痰管不被污染。

（2）吸引前和吸引后给予纯氧吸入 2 分钟。

（3）吸痰应先吸口、鼻腔分泌物，气囊放气后再吸痰（除低压高容气囊外）。

（4）控制吸痰时间：每次吸痰时间<15 秒，每次吸痰间隔时间 3～5 分钟，因为吸引过程中肺容积减少可被较长时间的持续负压吸引所增加。

注意：经气管插管，气管切开吸痰有 2 种方法，分别为开放式和封闭式吸痰，前者吸痰时患者需断开呼吸机，后者则采用封闭式吸痰装置与呼吸机相连。封闭式吸痰可预防低氧血症和吸入性肺炎发生。

根据吸痰管的插入深度包括深吸痰 deep suction 和浅吸痰 sallow suction.前者是指吸痰管插入深度以遇到阻力后停止，后者是以预测深度（人工气道长度加上人工气道相连接的连接管的长度）为准。浅吸痰可作为防止气管黏膜损伤的措施。

3. 吸痰方法

（1）导管吸痰法（电动吸引器及管道负压吸引装置）。

（2）注射器吸痰。

（3）口对口吸痰等。

对于（2）、（3）常用于紧急状态而无吸引器设备时，前者用 50～100ml 注射器连接吸痰管进行抽吸，后者是操作者托起病人下颌，使其头后仰并捏住病人鼻孔，口对口吸出呼吸道分泌物，解除呼吸道梗阻症状。

（于俊娟）

六、女性导尿术相关知识

【目的】

（1）治疗：解除尿潴留；手术中或危重患者监测尿量；下尿路手术后膀胱引流，神经源性膀胱间歇导尿及膀胱内灌注药物，恢复尿道损伤患者的尿道连续性。

（2）诊断：女性获取未污染尿标本做细菌培养；测定膀胱容量、压力、残余尿量；行膀胱尿道造影时经导尿管灌入造影剂和尿流动力学测定尿道功能等检查（注水试验，鉴别膀胱破裂）。

【适应证】

（1）尿潴留、充盈性尿失禁患者引流尿液。

（2）获取未污染尿标本。

（3）尿流动力学检查，测定膀胱容量、压力、残余尿量。

（4）休克或危重患者监测尿量变化。

（5）行膀胱检查（膀胱造影、膀胱内压测量图）。

（6）膀胱内灌注药物进行治疗。

（7）腹部及盆腔器官手术前准备（术前常规导尿）。

（8）膀胱、尿道手术或损伤患者引流尿液。

（9）神经源性膀胱间歇导尿。

【禁忌证】

（1）急性下尿路感染。

（2）尿道狭窄及先天性畸形无法留置导尿管者。

（3）相对禁忌证为严重的全身出血性疾病及女性月经期。

【操作前准备】

1. 操作者准备 操作者明确女性导尿的适应证与禁忌证，判断该患者的适应证及是否存在禁忌证。

（1）着装整洁，洗手，戴帽子、口罩。

（2）核对患者信息：患者姓名、床号、腕带等内容。

（3）评估患者病情、临床诊断、导尿的目的；了解患者意识、生命体征、自理能力、心理状态；判断患者合作理解程度。

（4）评估会阴部皮肤黏膜情况。

（5）评估尿潴留患者膀胱充盈度。

2. 患者准备

（1）通过沟通，患者及家属已知晓导尿的目的、必要性、配合要点及注意事项；患者及家属知情同意后已签署《导尿同意书》。

（2）清洗外阴：根据自理能力清洁外阴。

物品准备：包括准备与检查，操作前要做好物品的检查工作。

3. 用物准备

（1）治疗车上层：无菌导尿包、快速手消毒液、一次性垫巾（或橡胶单、治疗巾）、浴巾一条、弯盘1个（有无均可）、别针一个。

1）一种导尿包是含初步消毒包或会阴消毒包与导尿包合二为一的。

2）另一种是会阴消毒包与导尿包分别包装的。

3）初步消毒包内用物有：弯盘1个，内盛镊子1把、消毒液棉球1包（目前常用0.5%碘伏棉球10个）、纱布一块，手套1只。

4）导尿包内用物：方盘1个、弯盘1个、镊子2把、双腔气囊导尿管1条、消毒液棉球1包（0.5%碘伏棉球4个）、孔巾1条、无菌石蜡油棉球、无菌手套1双、纱布1～2块、标本瓶1个、10ml注射器1个内装生理盐水10～20ml、无菌集尿袋1个。

（2）治疗车下层：生活垃圾桶、医疗垃圾桶。

（3）其他：便盆、屏风。

（4）用物检查评估：物品齐全，检查无菌导尿包在有效期内，密封性良好；快速手消液在有效期，可以使用。

4. 环境准备 关闭门窗、调节室温，屏风遮挡、环境清洁安静、光线充足；现场无关人员离开病室。

【操作步骤】 （女性导尿术操作流程及评分标准见表7-6）

1. 核对交流 持医嘱至患者床旁，介绍自己、核对，解释：再次核对（查对制度、查对医嘱）患者姓名性别及床号；并再次向患者解释和交代导尿的目的及必要性，交代操作时配合要点（别紧张、放松、张口呼吸）。确认导尿知情同意已签署。

2. 保护隐私 屏风遮挡、关闭门窗拉窗帘，保护病人隐私。

3. 松解衣裤 操作者站在患者右侧，松开床尾盖被，协助患者脱对侧裤腿，盖在近侧腿部，并盖上浴巾，对侧腿用盖被遮盖。

4. 准备体位 协助患者取平卧屈膝仰卧位，双腿充分外展外旋，暴露外阴。如患者病情不能配合时，可维持患者适当的姿势。

5. 垫巾 将垫巾垫于患者臀下。

6. 消毒双手

7. 患者初步消毒

（1）在治疗车上层（检查）打开无菌导尿包外包装，并将外包装置于床尾（或用备用的弯盘）。

（2）取出初步消毒用物，将弯盘（内放镊子及碘伏棉球）置于两腿间。

（3）左手戴手套，右手持镊子夹碘伏棉球，依次消毒：阴阜、大腿内侧上 1/3 大阴唇。左手（用纱布）分开大阴唇，依次消毒大小阴唇之间、小阴唇、尿道口至会阴部（肛门）。

（4）污棉球、纱布、镊子置外包装袋内。消毒完毕将弯盘移至床尾，脱下手套置外包装袋上。将外包装袋移至治疗车下层（或直接置于治疗车下层的医疗垃圾桶内）。

（5）需注意初步消毒要求：从外向内，自上而下。每个消毒棉球只用 1 次，依次消毒阴阜、大腿外侧上 1/3 大阴唇、小阴唇、尿道口至会阴部。

8. 再次消毒双手

9. 打开无菌包，铺孔巾 从治疗车上层取导尿包放在患者两腿之间，按无菌操作原则打开治疗巾（治疗巾先打对侧，再打近侧），戴无菌手套，在外阴处铺孔巾并暴露会阴部。

10. 按操作顺序排列好无菌物品 放置弯盘及依次整理方盘或另一弯盘内的导尿用物。将消毒液棉球置于弯盘内并移至近会阴处、方便取用并避免跨越无菌区。测试水囊：将方盘内的导尿管气囊注水后抽空，检查是否渗漏，打开取出石蜡油棉球润滑尿管前端备用，依据置导尿管目的决定是否将导尿管与集尿袋连接。

11. 患者再次消毒 左手用纱布分开并固定小阴唇，暴露尿道口。右手持镊子夹消毒棉球，再次消毒尿道口、两侧小阴唇，最后一个棉球在尿道口加强消毒。将已用过的消毒弯盘移至无菌区边缘。

12. 导尿 根据导尿的目的完成导尿操作。

（1）一次性导尿

1）左手继续用无菌纱布固定分开并固定小阴唇，将装导尿用物的方盘或弯盘移至近会阴处，嘱患者张口呼吸。另一把镊子夹导尿管，对准尿道口轻插入 4～6cm，见尿液后，再继续插入 2～3cm，松开左手下移固定尿管，将尿液引入集尿袋内至适量。若需做尿培养，弃去前段尿，用无菌标本瓶接取中段尿 5ml，盖好瓶盖，放置合适处（操作结束后，尿标本贴标签送检）。

2）导尿结束后，轻轻拔出尿管，撤去孔巾，擦净外阴。

（2）留置导尿

1）左手继续用无菌纱布分开并固定小阴唇，将方盘移至近会阴处，嘱患者张口呼吸，另一把镊子夹导尿管，对准尿道口轻插入 4～6cm，见尿液后，再继续插入 5～7cm，将尿液引入集尿袋内。

2）夹闭集尿袋开关，连接注射器，根据导尿管上注明的气囊容积向气囊注入等量的无菌溶液，轻拉导尿管有阻力感即证明导尿管固定在膀胱内。

3）导尿成功后，移开孔巾，擦净外阴。集尿袋固定于床旁，安置妥当后放开夹闭的集尿袋，保持引流通畅。

13. 整理用物 撤下一次性垫巾，导尿用物按医疗废弃物分类处理。脱去手套。

14. 安置患者 协助患者穿好裤子，安置舒适体位并告知患者操作完毕。整理床单位，保持病室整洁，开窗通风。

15. 消毒双手

16. 观察并记录 询问患者感受，观察患者反映及排尿等情况，记录导尿时间、尿量、尿液颜色及性质等情况。

【操作评分】 表 7-6。

表 7-6　女性导尿术操作流程与要点

项目	操作流程	口述内容	注意事项	分值
素质 要求	操作者精神饱满，符合职业要求	报告各位老师好，准备完毕，请 示操作		1
操作前 准备	（1）携医嘱本至病人床旁 　1）核对患者的姓名、床号、腕带 3′ 解释导尿的目的 2′， 　2）安抚、取得病人同意配合 1′ 　3）评估病情及膀胱充盈程度 3′（叩、看） 　4）导尿同意书签署（口述）1′ （2）洗手、戴帽子口罩 1′	你好，您是 1 号 1 床的 A 女士（看 腕带动作）、为了排空膀胱， 我立即为你导尿，导尿同意书 已签署了。放松、别紧张、我 准备一下过来	核对漏一项扣 1 分 未评估膀胱充盈程 度扣 3 分	17
	（3）备和检查物品是否齐全完好 　1）检查导尿包密闭性及有效期 1′ 　2）检查手消毒液包装及有效期 1′ （4）人文关怀 　1）携用物至床旁，请无关人员离开 1′ 　2）关闭门窗（防止病人着凉），拉窗帘，调节室温 1′ 　3）屏风遮挡病人、保护病人隐私 2′	导尿包密闭性良好，在有效期内 可以使用 手消液在有效期内可以使用 请无关人员离开	物品每少 1 项或检 查方法不正确不 给分 未用屏风遮挡患者 扣 4 分	
操作一	（1）再次核对：患者姓名、床号及腕带 3′	你好，A 女士（看腕带动作）。 我们又见面了。		3
	（2）再次向患者解释和交代导尿的目的、配合要点 2′	导尿时放松别紧张张口呼吸		2
	（3）助患者脱裤：操作者站在患者右侧，松床尾盖被，协 助患者脱对侧裤腿，盖近侧腿部，加盖上浴巾，对侧腿 用盖被遮盖 2′	请您配合屈腿	注意保暖过分暴露 病人，不得分	2
	（4）准备体位 　1）助患者取平卧屈膝仰卧位 1′	请您双腿保持外展外旋	未充分外展不得分,如 病情不允许,可维持 患者适当的姿势	4
	2）双腿充分外展外旋 1′			
	3）暴露外阴 1′			
	4）将垫巾垫于患者臀下 1′			
	（5）再次洗手 1′			
	（6）打开初步消毒包开包、初步消毒			1
	1）打开初步消毒包	导尿包包装完好，在有效期内， 可以使用	初消包与导尿包一 包装的,打开导尿 包外包装	22
	①先查再打开初消包外包装 1′， ②将外包装或治疗车上层备用弯盘置于床尾 1′ ③将初消用弯盘（内放镊子及碘伏棉球、纱布）置于两腿 间紧靠外阴 1′ 　2）初次消毒			
	①左手戴好手套、持纱布 1′ ②打开消毒液棉球袋，挤棉球入弯盘，持平镊夹碘伏棉 1′ ③消毒 15′：依次阴阜、大腿内侧上 1/3、大阴唇。左手持 纱布分开大阴唇，依次消毒大小阴唇之间、小阴唇、尿 道口至会阴部（肛门） ④污棉球、镊子置外包装袋上或备用弯盘中。消毒完毕将 近会阴处的消毒弯盘移至床尾，将脱去的手套放于外包 装袋或弯盘中，连污物等放入医疗垃圾筒 2′	下面我将为您消毒，可能会有点 凉，请配合一下	一个棉球只用一次 未按原则（从外向 内，自上而下）及 顺序进行消毒不 得分	

续表

项目	操作流程	口述内容	注意事项	分值
操作二	（1）洗手；再次洗手：2′			2
	（2）打开导尿包			2
	1）在病人两腿之间打开导尿包 2′		污染均不得分	2
	2）戴手套 2′		孔巾未与导尿包外	2
	3）铺孔巾无污染 2′		包布形成一连续	2
	4）暴露会阴 1′		的无菌区域扣 5 分	1
	（3）检查导尿管			
	1）按操作顺序放置用物与无菌区内 2′	导尿管球囊密封性良好		2
	2）弯盘靠近外阴，打开消毒棉球袋倒入弯盘内 1′			1
	3）在方盘内检查气囊是否渗漏 2′，		污染扣 4 分	2
	4）用平镊或手直接取石蜡棉球润滑尿管前端 1′			1
	5）检查连接集尿袋并关闭其排放口 1′			1
操作三	再次消毒		顺序不对不得	7
	1）左手用纱布分开并固定小阴唇，暴露尿道口 1′			
	2）右手持平镊夹棉球消毒尿道口、两侧小阴唇，第 4 个棉球在尿道口停留加强消毒 4′			
	3）将已用过的消毒弯盘移至无菌区边缘 1′。污棉球、用过的镊子放于床尾弯盘内 1′			
操作四	插管导尿	我要为您进行导尿了，请您配合：放松、张口呼吸。	一次性导尿：（接序号 3）①继续插入 2～3 cm 1′；②将尿液引入集尿袋适量 2′，③导尿完毕，轻拔导尿管 1′，④撤去洞巾 1′，⑤擦拭外阴 1′。（之后衔接序号 6）以后即可	22
	（1）右手将方盘移至近会阴处，嘱患者放松、张口呼吸；2′			
	（2）右手持卵圆镊夹持尿管前端 1′			
	（3）轻轻插入尿管 4～6cm，见尿液流出。4′	见尿液流出后，一次性导尿再插入 2～3cm，留置导尿再插入 5～7cm		
	（4）留置导尿			
	①再插入 5～7cm，夹闭集尿袋开关 2′；②向气囊内注入等量生理盐水 10～20ml，轻拉尿管有阻力感确定导尿管固定，再送进 1～2cm 2′		若做尿培养，无需连接集尿袋。弃去前段尿，留取中段尿 5 ml，盖盖置稳妥处贴标签送检	
	（5）撤去孔巾 1′，擦拭外阴，固定集尿袋后再打开开关 1′	注意集尿袋不要高于腰部，如有不适，请及时与我联系	未告知导尿后的注意事项扣 2 分	
	（6）整理用物			
	1）撤去一次性垫巾，1′			
	2）分类处理导尿用物 1′			
	3）脱手套 1′			
	4）协助病人取舒适卧位 1′			
	5）交待导尿后的注意事项 2′			
	6）整理床单元、开窗通风 1′			
	7）洗手、取口罩、记录 2′			
总体评价	1 操作熟练、无菌观念强 1′			
	2 适度的沟通与人文关怀 1′			
	3 控制在 6 分钟内 1′			

【并发症及处理】

1. 尿路感染

（1）在医院感染中最常见的感染类型，方式主要是逆行感染。

（2）危险因素包括：患者方面和导尿管置入与维护方面。

1）患者方面主要包括年龄、性别、基础疾病、免疫力及其他健康状况。

2）导尿管置入与维护方面主要包括导尿管置入的方法、留置时间、导尿管护理质量和抗生素的临床使用。

3）预防与控制尿路感染的措施：①置管前，严格留置尿管的适应证。②仔细检查无菌导尿包。③对留置尿管的患者，应采用密闭式引流装置。④告知患者留置尿管的目的、配合要点和置管后注意事项。⑤置管时严格无菌操作原则，污染及时更换无菌导尿管。置管后，保持尿液引流通畅，避免打折、弯曲。⑥始终保持集尿袋高度在膀胱水平以下。⑦活动或搬运时夹导尿管，防止尿液逆流。⑧任何时候防止移动和牵拉导尿管。⑨保持尿道管清洁，定期更换集尿袋（1～2次/周）和导尿管（1～4周，不同材料）。⑩鼓励病人多饮水，达到自然冲洗尿路的目的。如出现尿路感染时，应更换尿管，行尿液微生物病原学检查，必要时用抗生素。

2. 尿道损伤

（1）原因

1）导尿管型号过大或导尿管突受外力牵拉，甚至尿管脱出致尿道损伤。

2）导尿管气囊卡在尿道内口，气囊压迫膀胱壁或尿道，致尿道黏膜的损伤。

（2）预防

1）正确选导尿管型号，最大限度降低尿道损伤。

2）置管时动作要轻柔，置管后将导尿管固定稳妥，防止脱出。

3. 气囊破裂致膀胱异物

（1）原因：气囊内注入液体过多、压力过大，或是导尿管自身质量导致气囊破裂。

（2）预防

1）插管前认真检查气囊质量。

2）气囊内液体的量要根据导尿管上注明的气囊容积注入等量的无菌溶液。

3）一旦发生气囊破裂，及时清泌尿外科会诊。

4. 导尿管阻塞 尿结晶沉渣或血块堵塞，引流不畅。要观察尿液引流情况，必要时请泌尿外科会诊。

5. 血尿和虚脱

（1）原因

1）膀胱高度膨胀且极度虚弱的患者，一次性大量放尿可导致腹压突然下降，大量血液进入腹腔血管，引起血压下降，产生虚脱。

2）或因膀胱突然减压引起膀胱通透性增加，黏膜充血、出血，发生血尿。

（2）预防：尿潴留患者放尿速度宜缓慢，首次放尿不得超过1000ml。

6. 拔管困难

（1）原因：囊内液体未抽净就盲目拔管。

（2）预防：拔管前认真观察抽出的液量，证明完全抽净再拔。必要行超声。

【相关知识】

1. 解剖与生理 为避免损伤和导致泌尿系统的感染，必须掌握男性和女性尿道的解剖特点。尿道是尿液排出体外的通道。

（1）男性尿道

1）长为 18～20cm，弯曲，即耻骨下弯和耻骨前弯。耻骨下弯固定无变化，耻骨前弯则随阴茎位置不同而变化，将阴茎向上提起与腹壁成 90° 角，耻骨前弯则可消失，便于插管。

2）三个狭窄，即尿道内口、膜部和尿道外口。

3）插管时切勿用力过快过猛而损伤尿道黏膜。

（2）女性尿道

1）长为 3～5cm，短、直、粗，富于扩张性，尿道外口与阴道口、肛门相邻，局发生尿道感染。

2）老年女性会阴肌肉松弛，尿道口回缩，看不清，可把两个手指插入阴道探查前壁，协助寻找尿道口。

3）插管时应仔细观察、辨认，避免误入阴道。如导尿管误入阴道，应另换无菌导尿管重新插管。

（3）排尿的生理

尿量 400～500ml→ 膀胱内压超过 0.98kPa →患者出现尿意。

尿量 700ml→ 膀胱内压 3.43kPa → 膀胱节律性收缩，患者可控制排尿。

膀胱内压超过 6.86kPa 以上→患者出现疼痛。

2. 正确选择导尿管 粗细要适宜，对婴儿或疑有尿道狭窄的，导尿管宜细。

有单腔导尿管（无球囊）：用于一次性导尿术。

双腔导尿管：用于留置导尿术，距离尿管头端约 2.5cm 处有一球囊，小球囊注入液体后具有固定作用。其具有固定简单、牢固、不易污染等特点。

三腔导尿管：用于膀胱冲洗或膀胱内滴药。

导尿管型号，按照外径的周长分 6F～30F 共 13 个规格型号，常用的成人导尿管有 12F、14F、16F、18F 四种型号，F 数就是外周长的毫米数，是法定单位。F 就是 French 换算公式是 $F=2\pi y$，粗略换算就是 $1F\approx0.33mm$。

3. 2%盐酸利多卡因凝胶的应用 用石蜡油润滑导尿管，只起润滑作用。有黏性的 2%盐酸利多卡因凝胶不仅起润滑作用，而且起麻醉尿道黏膜的作用。注入利多卡因凝胶 5 分钟后再操作，以使凝胶发挥麻醉作用。

4. 正确把握留置尿管时间 每天评估留置尿管的必要性，不需时尽早拔出导尿管，尽可能缩短留置时间，拔管时应抽尽水囊，夹闭引流管后将导尿管拔除，观察患者排尿时的异常症状。

5. 指导内容

（1）向患者及家属讲解导尿的目的及配合方法以减少污染（即嘱患者勿动肢体，保持安置体位，避免无菌区域污染），介绍相关疾病的知识。

（2）指导患者在留置尿管期间保证充足的水分摄入（2500～3000ml/天），达到自然冲洗尿道的作用预防发生尿路感染和结石。

（3）告知患者防止尿管打折、扭曲、受压、牵拉、堵塞的注意事项，保持引流通畅。

（4）告知患者离床活动时保持尿袋高度低于膀胱水平，防止逆行感染。

（5）指导长期留置尿管的患者进行膀胱反射功能训练，以促进膀胱功能的恢复。应采用间歇式夹闭导尿管方式，每 3～4 小时开放一次，使膀胱定时充盈和排空，促进膀胱功能恢复。

6. 与排尿有关的护理技术

（1）导尿术（catheterization）：是在严格无菌操作下，用导尿管经尿道插入膀胱引流尿液的方法。

（2）留置导尿管术（retention catheterization）：是在导尿后，将导尿管保留在膀胱内，持续引流尿液的方法。

（3）膀胱冲洗（bladder irrigation）：是利用三通的导尿管，将溶液灌入到膀胱内，再用虹吸原理将灌入的液体引流出来的方法。

（4）留置导尿管患者的护理

1）防止泌尿系统逆行感染的措施。

保持尿道口清洁。女患者用消毒液棉球擦拭外阴及尿道口，男患者用消毒液棉球擦拭尿道口、龟头及包皮，每天 1～2 次。

每周更换集尿袋 1～2 次，若有尿液性状、颜色改变需及时更换。及时排空集尿袋，并记录尿量。

定期更换导尿管，尿管的更换频率根据导尿管的材质决定，一般为 1～4 周更换 1 次。

2）鼓励患者多饮水，达到自然冲洗尿路的目的。

3）训练膀胱反射功能，可采用间歇性夹管方式。

4）夹闭导尿管，每 3～4h 开放 1 次，使膀胱定时充盈和排空，促进膀胱功能的恢复。

5）注意患者的主诉并观察尿液情况，发现尿液混浊、沉淀、有结晶时，应及时处理，每周尿常规检查 1 次。

（于俊娟）

七、静 脉 穿 刺

【目的】

（1）通过外周静脉穿刺获取静脉血标本进行血常规、血生化、血培养等各项血液化验检查。

（2）深静脉穿刺（包括锁骨下静脉、颈外静脉或股静脉）目的是在外周静脉穿刺困难的情况下获取静脉血标本；也可通过留置导管建立深静脉通道，用于肠外营养或快速补液治疗、经静脉系统的血流动力学监测（如 Swan-Ganz 导管、中心静脉压、电生理）等检查、介入治疗（如射频消融、深静脉滤网）等。

此处主要介绍肘静脉穿刺、股静脉穿刺留取静脉血标本或静脉注射药物的方法和相关知识。

【适应证】

（1）需要留取静脉血标本的各项血液化验检查。

（2）需要建立静脉通道注入药液或进行相关诊断性检查等各种情况。

【禁忌证】

穿刺部位有感染为绝对禁忌证。有明显出血倾向者为相对禁忌证。

【操作前准备】

1. 核对医嘱

2. 评估患者并解释

1）评估患者病情、治疗情况、意识状态、肢体活动情况；对注射给药计划或对血标本采集的了解、认识程度及合作程度；穿刺部位的皮肤情况（有无瘢痕、结节、水肿）及静脉充盈度及管壁弹性等。

2）向患者及家属解释静脉穿刺的目的、方法、操作过程、可能的风险并告知需要配合的事项：主要是在穿刺过程中保持穿刺肢体不随意活动。

3. 操作用品准备

1）治疗车上层物品：注射盘、皮肤消毒液（2.5%碘酊和 75%乙醇或 0.5%碘伏）、无菌棉签、采血针或注射器（规格视注射药量或采血量而定）、真空采血试管、输液粘贴、治疗巾、无菌手套、垫枕、止血带、试管架、医嘱执行单、化验单、条形码、注射用药、快速手消毒液。

2）治疗车下层：生活垃圾桶、医疗垃圾桶、锐器回收桶。

3）其他：如果做血培养采血时需备酒精灯、火柴和血培养标本瓶等。

4. 环境准备 清洁、安静、光线适宜或有足够的照明，必要时屏风或拉帘遮挡。

5. 操作者准备 操作者衣帽整洁、修剪指甲、六步法洗手、戴口罩；了解静脉穿刺的并发症（出血）以及预防和处理措施；评估穿刺所用一次性物品的质量及有效期；评估注射用药物或采血备品质量及有效期。

【操作步骤】

1. 肘静脉穿刺

（1）评估患者并介绍静脉穿刺的目的、方法、注意事项。

（2）根据静脉穿刺目的不同选择适当容器并贴好条形码（采集血标本）或根据医嘱抽吸好药液（静脉注射）。

（3）确定穿刺部位：二次核对患者信息，取平卧位或坐位，暴露前臂和上臂，穿刺部位下方放置垫枕，上臂稍外展，于肘横纹上方约 6cm 处扎止血带（止血带末端向上，避免污染穿刺无菌区域），嘱患者握拳，肘部浅静脉充盈后即明显显现。若患者皮下脂肪较厚，可通过触摸寻找有明显弹性和张力的部位即为充盈的静脉。

（4）消毒穿刺部位皮肤：用无菌棉签蘸取消毒液，以穿刺点为中心螺旋式消毒注射部位皮肤，直径大于 5cm。

（5）穿刺：一手拇指绷紧静脉穿刺部位下端皮肤（①如用注射器穿刺则另一手拇指和中指持针筒，示指固定针头针栓部；②如果使用采血针或头皮针，另一手拇指和示指持采血针或头皮针），针头斜面和注射器刻度向上，沿静脉走行，与皮肤成 15°～30°角快速刺入皮肤，见到回血后，将针头再沿静脉向前送入少许，固定采血针或头皮针，如果是静脉注射，嘱患者松拳，松止血带，缓慢注射药物；如果是静脉采血，将采血针另一端插入真空采血管进行回吸至所需的血量，完毕后，松开止血带，嘱患者松拳，拔针并用无菌干棉签按压穿刺点 3～5 分钟，采集血标本或注射完毕，将采血针或头皮针弃于锐器盒内。

（6）静脉穿刺结束后处理

1）帮助患者取舒适卧位。

2）严格按消毒隔离措施处理医疗废弃物。

3）流动水或手消毒液按六步法洗手并做好相关记录。

4）及时送检血标本，以免影响化验结果。

5）如为静脉注射，要注意观察用药后反应。

2. 股静脉穿刺

（1）～（2）与肘静脉穿刺相同。

（3）确定穿刺部位：患者取平卧位，下肢稍外展外旋，在腹股沟处触摸股动脉搏动最明显处，其内侧即为股静脉穿刺部位。

（4）消毒穿刺部位皮肤：术者站在患者右侧，常规消毒穿刺部位皮肤及术者左手食指和中指皮肤或戴无菌手套。

（5）穿刺：左手食指和中指扪及股动脉搏动最明显处固定，右手持注射器，垂直或呈 45°角，在股动脉内侧 0.5 cm 处刺入，边进针边抽动活塞，见有暗红色血液回流到注射器内、固定针头（手指固定、防止针头在血管内偏离），抽取所需要的静脉血血量或缓慢静推药物。拔出针头后用无菌干棉签压迫穿刺部位 3～5 分钟至局部无出血后结束操作。

（6）静脉穿刺结束后处理：同肘静脉穿刺。

（7）注意事项

1）严格执行查对制度和无菌操作原则。

2）穿刺动作应轻柔，未抽到血液时可先向深部刺入，然后边退针边抽吸直至有血液抽出；也可再次确定穿刺部位，稍微调整穿刺方向后重新穿刺。切勿粗暴地多次反复穿刺，以免造成血管壁损伤和出血。

3）穿刺过程中，如果所抽出的血液为鲜红的动脉血，提示针头进入股动脉，应拔出针头，按压5～10分钟后重新确定穿刺部位再行穿刺。

4）如果静脉注射对组织有强烈刺激性的药物，应另备抽有生理盐水的注射器和头皮针，穿刺成功后，先注入少量生理盐水，确认针头在静脉内再换上抽吸有药液的注射器推注药液，以免药液外溢导致组织坏死。

【静脉穿刺操作卡】　见表7-7。

表7-7　静脉穿刺操作卡

姓名_____　学号_____　总分_____

备品：治疗车上层：注射盘、安尔碘、输液粘贴、无菌棉签、注射器、采血针、头皮针、血试管或真空管、化验单或条形码、试管架、静推药液、无菌手套、医嘱本、止血带、垫枕、治疗巾。

治疗车下层：锐器盒、医疗垃圾桶、生活垃圾桶。

治疗车侧面：手消毒液。

穿刺模具：静脉穿刺手臂或股静脉穿刺模拟人

项目	操作步骤和要求	口述内容	评分细则	分值	评分
操作前准备	物品准备：见上面备品	你好，是王先生么？根据您的病情需要给您进行静脉穿刺，这根静脉充盈、弹性很好、皮肤完整可以进行操作	物品少一项扣1分 1.未评估静脉充盈度及弹性　2分	5	
	评估 1.手持医嘱本、垫枕、治疗巾及止血带到病人床前，核对患者信息、解释操作目的、过程及配合要点 2.局部血管情况（放垫枕及治疗巾、止血带并在穿刺部位上方6cm处扎上止血带后松开		2.未表述局部皮肤无破损2分 洗手不正确　2分	10	
	操作者准备：洗手、戴帽子、口罩	病区环境干净、整洁、光线充足		5	
	肘部静脉穿刺	所需物品齐全，注射器（采血针）包装无破损、在有效期内，安尔碘、棉签、手消毒液均在有效期内，可以使用	粘贴化验单方法不正确扣1分	5	
操作流程	1. 核对病人信息、检查安尔碘、棉签，核对并将条形码贴在采血试管上或抽吸好药液				
	2.再次核对病人，确定穿刺部位，取舒适体位（平卧或坐位），暴露手臂稍外展	王先生，请坐好（或请您躺好），手臂露出，不要动现在给您消毒，可能会有点凉，请您尽量配合（消毒2遍）	消毒范围不够扣2分 消毒次数少一次扣2分（要求2次）	5	
	3. 消毒穿刺部位皮肤>5cm（1遍），在在穿刺部位上方 6cm 出扎上止血带嘱患者握拳，再次消毒		扎止血带方法不正确或污染消毒部位　扣5分	10	
	4.穿刺：（戴无菌手套）一手拇指于穿刺部位下端绷紧皮肤及血管，另一手持注射器或采血针，针尖斜面向上，与皮肤呈15°～30°角刺入，见回血后再进针少许。静脉采血：固定针柄、连接采血管、抽取所需血量、患者松拳、松止血带。静脉注射：患者松拳、松止血带、固定针柄、缓慢推注药液，拔针并按压	王先生，请轻握拳，现在要给您穿刺了，可能会有点疼，请您配合不要动	戴手套方法不正确　扣2分 穿刺时左手触及消毒部位　扣10分	40	

项目	操作步骤和要求	口述内容	评分细则	分值	评分
	5.再次核对标本放在试管架上，准备送检	来松拳，按住针眼、不要揉，时间超过 3 分钟，短时间内不要与水接触		10	
	6.操作后协助患者舒适卧位，整理床单元、整理用物，（脱手套）洗手、记录、标本送检		未按规定分类处理医疗垃圾 扣 5 分 未记录采血时间扣 2 分	10	
操作流程	股静脉穿刺： 1. 确定穿刺部位：患者取仰卧位，下肢稍外展外旋，腹股沟处扪及股动脉搏动最明显处，其内侧为穿刺部位 2. 消毒：常规消毒穿刺部位皮肤并消毒术者左手示指、中指或戴手套 3. 穿刺：左手示指、中指于腹股沟扪及股动脉搏动最明显处，右手持注射器垂直或 45°在股动脉内侧 0.5cm 处刺入，边进针边抽吸，见回血后提示进入股静脉，固定针头，抽取血液标本或推注药液，拔针，无菌干棉签压迫穿刺点 3~5 分钟 4. 操作后处理	口述内容几乎同上			

【并发症的预防及处理】 穿刺部位出血：可造成皮下出血或血肿。常见于按压不充分、反复穿刺、刺穿血管壁等情况。充分按压是预防出血的重要手段，部分凝血功能差的患者在穿刺后应根据实际情况延长按压时间，确定无出血后再终止按压。皮下出血或血肿 24 小时后可进行热敷等处理。

【相关知识】

（1）采血前需根据检查内容告知患者应进行的准备，如血生化检查前一天应尽量避免食入过于油腻的食物，并空腹 12~14 小时等。

（2）应根据检查项目的不同，选择不同类型的试管。如为抗凝试管，应旋转搓动使血液和抗凝剂混匀以防凝固；如为干燥试管，则不应摇动；真空管采血时，不可先将真空管与采血针头相连，以免试管内负压消失影响采血。

（3）采集血标本的方法、采血量和时间要准确。同时抽取不同种类的血标本，应先将血液注入血培养瓶，然后注入抗凝管，最后注入干燥试管。进行血培养时采血量为 5ml，使血液与培养液混匀，并在血液注入培养瓶前后消毒瓶口。

（4）留取血标本时，应拔掉针头，沿试管壁将血液缓慢注入，以防溶血或出现泡沫。另外，过度振荡亦可引起溶血。标本溶血后，由于红细胞内的电解质和酶类进入到血浆中，将对相关项目的检查造成显著的影响，如血钾、AST、CK-MB 等，因此在留取血标本时应遵循相关操作步骤，尽量避免溶血。

（5）禁止在输液、输血的针头处抽取血标本，最好在对侧肢体采集。

（6）进行静脉注射时常用的静脉穿刺部位还有手背静脉和足背静脉。长期静脉给药的，为了保护静脉，应有次序地由小到大，由远心端到近心端选择血管进行穿刺注射。

（史春英）

八、密闭式静脉输液

【目的】 补充水分及电解质；增加循环血量，改善微循环，维持血压及微循环灌注量；供给营养物质；输入药物，治疗疾病。

【适应证】

（1）大出血、休克、严重烧伤的病人。

（2）剧烈恶心、呕吐、腹泻的病人。

（3）不能经口进食的病人、吞咽困难及胃肠吸收障碍的病人。

（4）严重感染、水肿等病人。

【禁忌证】

（1）心肌疾病、心力衰竭、高血压患者。

（2）肾功能减退，特别是急性肾衰竭无尿期病人。

（3）肺实质广泛性炎症、肺充血、肺水肿患者。

（4）穿刺部位有炎症、肿瘤、外伤、瘢痕。

（5）有严重出血倾向、血小板减少者或用肝素等药物进行抗凝治疗者。

【操作前准备】

（1）评估患者并解释。

（2）患者、护士、用物、环境准备。

【操作步骤】 （头皮针静脉输液法）

（1）核对医嘱、输液卡和瓶贴。

（2）检查药液标签（药名、浓度、剂量、有效期），对光倒置检查药液质量，在药液标签旁倒贴瓶贴。

（3）拉环启瓶盖。

（4）棉签蘸消毒液消毒瓶塞至瓶颈。

（5）检查注射器包装、质量、有效期，取出注射器。

（6）抽吸药液，加药。

（7）检查输液器包装、质量、有效期，取出输液器，将输液器针头插入瓶塞至根部。

（8）携用物至病人床旁，核对患者并解释。

（9）挂瓶、排气。

（10）选择穿刺部位。

（11）消毒皮肤。

（12）二次核对并再次排气。

（13）静脉穿刺。

（14）固定。

（15）调节滴速。

（16）再次核对。

（17）操作后处理（摆好体位、整理用物、洗手、记录）。

（18）更换液体。

（19）输液完毕后拔针。

【操作评分】 见表7-8。

表 7-8 密闭式静脉输液法操作程序

项目	项目内容	技术要求	分值	扣分	得分
素质 要求 （6分）	报告内容	报告选手参赛号码及比赛项目	2		
		语言流畅，态度和蔼，面带微笑			
	仪表举止	仪表大方，举止端庄，轻盈矫健	2		
	服装服饰	服装鞋帽整洁，着装符合要求，发不过肩，男士戴筒帽，遮发、露耳	2		
操作前 准备 （6分）	病人	评估病人状况，解释该项操作的相关事项，征得病人同意使之愿意合作（口述）	2		
	环境	评估环境：温湿度适宜、安静整洁光线适中（口述）	1		
	用物	用物准备齐全，摆放合理美观	1		
	护士	修剪指甲、洗手（六步洗手法）、戴口罩	2		
操作步骤 （75分）	核对检查 （6分）	·核对医嘱、输液卡和瓶贴	1		
		·核对药液标签，即药名、浓度、剂量、有效期（口述）	2		
		·对光倒置检查药液质量（口述）	2		
		·在药液标签旁倒贴瓶贴	1		
	准备药液 （17分）	·拉环启瓶盖	1		
		·棉签蘸消毒液消毒瓶塞至瓶颈			
		·将药瓶置治疗车一侧，消毒液待干	1		
		·检查注射器包装，有效期与质量，打开包装，取出注射器	2		
		·检查药液质量，弹药液至安瓿体部，砂轮划痕	2		
		·消毒安瓿，折断安瓿	2		
		·抽吸药液，排尽空气，加入液体中	3		
		·检查输液器包装、有效期与质量，打开输液器包装，取出输液器针头（口述）	2		
		·将输液器针头插入瓶塞至根部，输液器袋套在药瓶上	2		
	核对解释 （2分）	备齐用物携至病人床旁，核对病人床号、姓名、腕带，解释输液目的并取得合作 （口述）	2		
操作步骤 （75分）	初步排气 （11分）	·关闭调节夹，旋紧头皮针连接处	2		
		·将输液瓶挂于输液架上，展开输液管	1		
		·先将茂菲滴管倒置，抬高滴管下输液管	2		
		·打开调节夹，使液体流入滴管内，当达到1/2～2/3满时，迅速倒转滴管，液体 缓缓下降	2		
		·待液体流入头皮针管内即可关闭调节夹，检查输液管内无气泡，将输液管放置 妥当（首次排气原则不滴出药液）	4		
	皮肤消毒 （7分）	·协助病人取舒适卧位，在穿刺静脉肢体下垫小垫枕与治疗巾	1		
		·选择粗直、弹性好、避开关节和静脉瓣的静脉	2		
		·在穿刺点上方6cm处扎止血带	2		
		·消毒液消毒皮肤（二次消毒，扎止血带前一次）	2		
	静脉穿刺 （12分）	·再次核对；打开调节夹，再次排气至少量药液滴出	1		
		·关闭调节夹并检查针头及输液管内有无气泡，取下护针帽			
		·嘱病人握拳，一手在消毒区外绷紧皮肤、固定血管，另一手持针柄，使针尖斜面向 上并与皮肤成适合角度进针，见回血后再将针头沿血管方向潜行少许	8		
	固定针头 （7分）	·一手固定针柄，另一手松开止血带，打开调节夹，嘱病人松拳	3		
		·待液体滴入通畅后用输液贴分别固定针柄、针梗和头皮针下端输液管	4		

续表

项目	项目内容	技术要求	分值	扣分	得分
操作步骤 （75分）	调节滴速 （6分）	·根据病人的年龄、病情和药物性质调节滴速（口述），调节滴速至少15秒	2		
		·操作后核对病人，告知每分钟滴速及注意事项	2		
		·安置病人于舒适体位，放置呼叫器于易取处	1		
		·整理用物	1		
	记录嘱咐 （2分）	·记录输液卡，并将其悬挂于输液架上	1		
		·每隔15～30分钟巡视病房一次（口述）	1		
	拔针按压 （5分）	·核对解释，告知病人输液完毕需要拔针（口述）	1		
		·揭去针柄与头皮针管处输液贴，轻压穿刺点上方，关闭调节夹，迅速拔针	2		
		·嘱病人按压片刻至无出血，并告知注意事项（口述）	2		
操作后 处理 （3分）	病人	助病人体位舒适，询问需要；取下输液卡及输液瓶	1		
	用物	用物按规定处理，剪断输液管，头皮针及输液器针头置于锐器盒内	1		
	护士	洗手、脱口罩、报告操作结束	1		
综合评价 （10分）	熟练程度	程序正确，动作规范，操作熟练	1		
	人文关怀	护患沟通有效，解释符合临床实际，操作过程体现人文关怀	1		
	操作时间	规定时间内完成	1		
	处理问题	及时发现并迅速处理问题，合理解决，符合临床实际	7		
总分		100			

【常见输液故障及处理方法 】

1. 溶液不滴
（1）针头滑出血管外——另选血管重新穿刺。
（2）针头斜面紧贴血管壁——调整针头位置或肢体位置。
（3）针头阻塞——更换针头另选静脉穿刺。
（4）压力过低——抬高输液瓶的位置。
（5）静脉痉挛——局部热敷。

2. 墨菲滴管液面过高
（1）滴管侧壁有调节孔时——夹紧滴管上端的输液管，然后打开调节孔。
（2）滴管侧壁没有调节孔时——可将输液瓶取下，倾斜输液瓶。

3. 墨菲滴管内液面过低
（1）滴管侧壁有调节孔时——夹紧滴管下端的输液管，然后打开调节孔。
（2）滴管侧壁无调节孔时——夹紧滴管下端的输液管，用手挤压滴管。

4. 输液过程中，墨菲滴管内液面自行下降
（1）检查滴管上端输液管与滴管的衔接是否松动。
（2）检查滴管有无漏气或裂隙。
（3）必要时更换输液器。

【相关理论知识 】

1. 静脉输液的原则　先晶后胶、先盐后糖、宁酸勿碱。

2. 补钾"四不宜"
（1）不宜过浓：浓度不超过40mmol/L。
（2）不宜过多：补钾量为60～80mmol/d。

（3）不宜过快：不超过 20～40mmol/h。

（4）不宜过早：见尿量增加到 40ml/h 或 500ml/d 后补钾。

3. 常用输液部位　周围浅静脉、头皮静脉、锁骨下静脉和颈外静脉。

4. 选择穿刺部位时应注意的问题

（1）老年人和儿童避开易活动或凸起的静脉。

（2）避开皮肤表面有感染、渗出的部位。

（3）避免使用血管透析的端口或瘘管的端口。

（4）长期输液，应注意有计划地更换输液部位，以保护静脉，应从远心端静脉开始，逐渐向近心端使用。

5. 注意事项

（1）严格执行无菌操作及查对制度。

（2）合理安排输液顺序；合理分配药物。

（3）长期输液的患者，注意保护和合理使用静脉。

（4）严防造成空气栓塞。

（5）注意药物的配伍禁忌。

（6）严格掌握输液的速度。

（7）输液过程中要加强巡视。

（杨红伟）

九、密闭式静脉输血

【目的】

（1）为患者补充血容量，改善血液循环。

（2）为患者补充红细胞，纠正贫血。

（3）为患者补充各种凝血因子、血小板、改善凝血功能。

（4）为患者输入新鲜血液，补充抗体及白细胞，增强机体抵抗力。

【适应证】

（1）大出血、特别是严重创伤和手术中出血。

（2）贫血或低蛋白血症。

（3）严重感染。

（4）凝血异常、凝血功能障碍者。

【禁忌证】　急性肺水肿、肺栓塞、充血性心衰、恶性高血压、真红等，禁止输血。肾功能不全者慎输血。

【操作前准备】

（1）评估患者并解释。

（2）患者、护士、用物、环境准备。

【操作步骤】

（1）核对医嘱，根据医嘱采血样送血库做血交叉配血实验。

（2）仔细核对配血报告单上的各项信息。

（3）输血前再次双人核对血袋包装、血液性质，配血报告单上的各项信息，核实血型检验报告单，确定无误方可实施输血。

（4）携输血用物至患者旁，由两名医务人员共同核对患者姓名及血型。

（5）选择患者适宜的穿刺部位，按照无菌技术原则进行穿刺。

（6）根据患者情况及输入血液成分调节滴数。

（7）协助患者取舒适体位，将呼叫器放于患者可触及位置。

（8）再次核对血型，观察患者有无输血反应。

【操作评分】 见表 7-9。

表 7-9 密闭式静脉输血技术——操作方法及评分标准

项目	实施要点	分值
仪表 5 分	仪表端庄，衣、帽整洁	5
评估患者及环境 10 分	1. 查阅病例，核对医嘱，确认患者床号、姓名、血型、血液种类、血量与血袋编号等	2
	2. 到床旁核对患者，介绍自己，了解患者目前状况（输血史、过敏史），向清醒患者确认血型，解释输血的目的、方法、注意事项及配合要点，取得患者的合作	2
	3. 评估穿刺部位皮肤、血管状况，根据病情、输血量、年龄选择静脉，并避开破损、发红、硬结、皮疹等部位的血管	2
	4. 嘱患者去卫生间	2
	5. 评估环境，是否符合标准	2
操作前准备 15 分	1. 修剪指甲，六步洗手，戴口罩	4
	2. 物品准备：①车上：治疗盘、安尔碘、棉签、输血器、注射器、0.9%氯化钠注射液、盐酸异丙嗪、盐酸肾上腺素、地塞米松、一次性治疗碗、血液制品（按医嘱准备）、洗手液；②车下：输血卡片、输血申请单、病历、锐器盒、瓶贴、脉枕及脉枕垫、止血带、胶布、剪刀、砂轮、污桶	5
	3. 核对：与另一位护士一起三查八对。三查即检查血制品的有效期、质量和输血装置是否完好，八对：受血者姓名、床号、住院号、血型及交叉配血实验结果、血袋编号、血液种类和血量；核对无误后双人签名；核对 0.9%氯化钠盐水、输血器、备用药液等	5
	4. 用物准备完毕，开始操作（叙述）	1
操作要点 50 分	1. 携用物至患者床旁，核对床号、姓名，告诉患者操作中配合方法；协助患者取舒适卧位	5
	2. 建立静脉通道：按静脉输液法建立静脉通道，输入少量生理盐水	5
	3. 根据不同科室医嘱抗过敏治疗：盐酸异丙嗪 25mg 肌内注射或 0.9%氯化钠注射液+地塞米松静脉注射或静脉输液	2
	4. 更换血液制品：按三查八对内容逐项进行认真核对和检查	5
	5. 轻轻旋转血袋，将血液摇匀。打开储血袋封口，常规消毒开口处塑料管，将输血器针头从生理盐水瓶上拔下，插入输血器的输血接口，缓慢将储血袋倒挂于输液架上	5
	6. 根据患者病情、年龄合理调节输血速度，开始输入时速度宜慢（不超过 20 滴/分），观察 15min 后，如无不良反应后再根据病情、年龄调节滴速（成人一般 40~60 滴/分，儿童酌减	5
	7. 操作后再次进行核对，并在输血卡上记录输血时间、签全名	4
	8. 整理用物：协助患者取得舒适卧位，整理床单位	2
	9. 洗手，摘口罩	1
	10. 指导患者：告知患者或家属有关注意事项，嘱患者不要随意调节滴速，如感到不适，可随时使用呼叫器通知医护人员	5
	11. 输血过程中加强巡视，注意观察患者有无输血反应，如发热反应、过敏反应、溶血反应等（叙述）	2
	12. 输血完毕，携用物至患者床旁；洗手、戴口罩；更换生理盐水，直到将输血器内血液全部输入患者体内，拔针；整理用物；协助患者取舒适卧位；整理床单位	5
	13. 洗手，摘口罩	1
	14. 健康指导，向患者道别	3

续表

项目	实施要点	分值
操作后 15 分	1. 两人再次核对输血单上内容	2
	2. 将血袋标签取下粘贴在配血单上保存；将粉单放于病历中，白单返回血库；输血袋用后低温保存 24h	3
	3. 对物品进行分类处理：将棉签、胶布、输血器去掉针头后等物品→感染性回收桶；针头等锐器物→锐器盒；一次性用物外包装袋→生活回收桶；止血带等浸泡于含氯消毒液中；洗手	5
	4. 在治疗单签执行时间与全名；在护理记录单上记录输血日期、时间、血型、血液种类、血量、患者反应等，并签名	5
提问 5 分	相关知识	5

【并发症及处理】

1. 发热反应处理

（1）如出现发热反应，轻者减慢输血速度，症状可自行缓解；反应严重者，须立即停止输血，密切观察生命体征变化，给予妥善处理。

（2）对症处理。

（3）严密观察生命体征变化并记录。

（4）将输血装置、剩余血液连同血袋送检。

2. 过敏反应

（1）轻者减慢输血速度，给予抗过敏药物，继续观察。

（2）严重者停止输血，保持静脉通路，输入生理盐水。

（3）根据医嘱给予抗过敏药物。

（4）监测生命体征。

（5）呼吸困难者给予吸氧，严重者给予行气管切开术。

3. 溶血反应

（1）立即停止输血，报告医生，保留剩余血液送检。

（2）维持静脉输液通路，遵医嘱给予升压药。

（3）碱化尿液，静脉输入碳酸氢钠。

（4）严密观察生命体征变化。

（5）若出现休克，给予抗休克治疗。

4. 循环负荷过重

（1）严格控制输血速度和短时间内输血量。

（2）出现肺水肿时应立即停止输血，及时与医生联系，配合抢救。

（3）加压给氧，可使肺泡内压力增高。

（4）遵医嘱给予镇静、镇痛、利尿、强心、血管扩张剂等药物。

（5）必要时给予止血带进行轮扎四肢，待症状缓解后，逐步解除止血带。

（6）心理护理，严密观察病情。

【相关理论知识】

（1）输血前须经两人以上核对无误后方可输入。

（2）血液取回后勿振荡、加温，避免血液成分破坏引起不良反应。

（3）输入两个以上供血者的血液时，在两份血液之间输入生理盐水，防止发生反应。

（4）开始输血时速度宜慢，观察 15 分钟，无不良反应后，将流速调节至要求速度。

（5）输血袋用后需低温保存 24 小时。

（杨红伟）

十、肌内注射

（一）注射原则

（1）严格遵守无菌操作原则。

（2）严格执行查对制度"三查七对"内容。

（3）严格执行消毒隔离制度。

（4）选择合适的注射器和针头。

（5）选择合适的注射部位。

（6）现配现用注射药液。

（7）注射前排尽注射器内空气。

（8）注药前检查回血。

（9）掌握合适的进针角度和深度。

（10）应用减轻患者疼痛的注射技术。

1）解除患者思想顾虑，分散其注意力，取合适体位，便于进针。

2）注射时做到"二快一慢加匀速"，即进针、拔针快，推药速度缓慢并均匀。

3）注射刺激性较强的药物时，应选用细长针头，进针要深。如需同时注射多种药物，一般情况下先注射刺激性较弱的药物，再注射刺激性强的药物。

（二）抽吸药液方法（图7-14）

严格执行无菌操作原则和查对制度。

自安瓿内吸取药液（图7-14A，图7-14B）：将安瓿尖端药液弹至体部，用砂轮在安瓿颈部划一锯痕，常规消毒瓶颈后折断安瓿，持注射器，将针头斜面向下置入安瓿内的液面下，手持活塞柄抽动活塞，吸取药液，排尽空气，套好针头保护套备用。

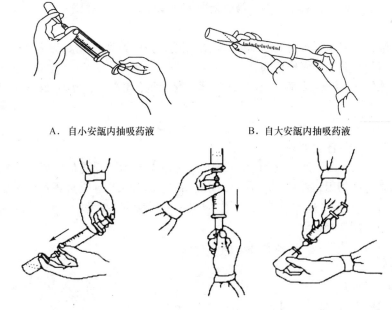

A．自小安瓿内抽吸药液   B．自大安瓿内抽吸药液

C．自密封瓶内稀释和抽吸药液

图7-14 抽吸药液方法

自密封瓶内吸取药液（图7-14C）：去掉铝盖中心部分，常规消毒瓶塞，注射器内吸入与所需

药量等量的空气，将针头插入瓶内，注入空气；倒转药瓶，针头在液面下，吸取药液至所需药量，以示指固定针栓，拔出针头；将针头垂直向上，轻拉活塞，使针头内的药液流入注射器，并使气泡集于乳头，排尽空气，套好针头保护套备用。

【目的】 将一定量药液注入肌肉组织内，使药物通过结缔组织迅速扩散，再经毛细血管及淋巴管的内皮细胞迅速通过膜孔转运吸收进入体循环，达到预防和治疗疾病的目的。

【适应证】

（1）药物或者病情影响不宜口服、皮下注射，需在一定时间内产生药效者。

（2）要求比皮下注射更迅速发生药效而又不宜或不必要进行静脉注射者。

（3）注射的药物刺激性较强或药量较大不宜皮下注射的药物，如油剂或混悬剂。

【禁忌证】

（1）注射部位有炎症、瘢痕、硬结及皮肤破损者。

（2）癫痫抽搐时、破伤风发作期、狂犬病痉挛期及不能合作患者。

（3）严重出、凝血功能异常的患者。

【操作前准备】

（1）评估患者并解释

1）评估患者的病情、意识状态、肢体活动情况、对操作的认识及合作程度；评估注射部位皮肤及肌肉组织情况，询问用药史及药物过敏史。

2）向患者及家属解释肌内注射的目的、操作过程、注意事项、配合要点及药物的作用。

（2）物品准备

1）治疗车上层：无菌注射盘、消毒液（2.5%碘酊和75%乙醇或0.5%碘伏）、2～5ml注射器、注射所需药品、无菌棉签、快速手消毒液、医嘱单。

2）治疗车下层：生活垃圾桶、医疗垃圾桶、锐器桶。

（3）环境准备：清洁、安静、光线适宜或有足够的照明。

（4）操作者准备：操作者衣帽整洁、修剪指甲、六步法洗手、戴口罩。

【操作步骤】

（1）抽吸药液：严格执行查对制度及无菌操作原则，按医嘱吸取药液备用。

（2）核对患者信息并解释操作目的。

（3）取合适体位，选择注射部位（常用注射部位臀大肌、臀中肌、臀小肌、三角肌及股外侧肌等）。

（4）常规消毒皮肤2遍，待干。

（5）二次核对，排尽注射器内空气。

（6）注射（以臀大肌内注射为例）（图7-15）：一手拇指、示指绷紧局部皮肤，图7-15A；另一手执笔式持注射器，中指固定针栓，用手臂带动腕部力量将针头迅速垂直刺入，深度为针梗的2/3或3/4（根据病人的胖瘦等个体差异掌握），图7-15B；抽吸无回血，图7-15C；缓慢推注药液，观察并询问患者反应，图7-15D。

（7）注射完毕快速拔针、干棉签按压，图7-15E。

（8）再次核对。

（9）进行操作后处理

1）帮助患者取舒适卧位。

2）严格按消毒隔离措施处理医疗废弃物。

3）流动水或手消毒液按六步法洗手并做好相关记录。

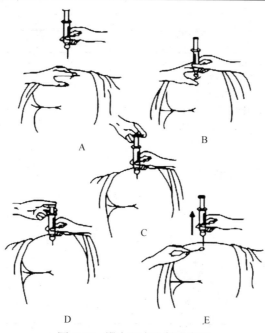

图 7-15 臀大肌内注射示意图

【操作评分】 见表 7-10。

表 7-10 肌内注射操作卡

姓名_____ 学号_____ 总分_____

用品准备：治疗车上层：注射盘、安尔碘、无菌棉签、2～5ml 注射器、砂轮、注射药液、无菌纱布、注射卡、弯盘

治疗车侧面放置：快速手消毒液、医嘱单。

治疗车下层：医疗废物桶、生活垃圾桶、锐器桶。

穿刺模具：肌内注射模块或模拟人。

项目	操作步骤及要求	口述内容	评分细则	分值	评分
操作前准备	物品准备：见上面备品	所需物品齐全，外包装完好，在有效期内，可以使用	备品少一项扣 1 分	5	
	评估：1. 手持医嘱本到病人床前核对患者信息，评估患者的病情、意识状态、肢体活动情况、对操作的认识及合作能力	你好，是王先生么？根据您的病情需要给您进行肌内注射（药名）		5	
	2. 评估注射部位皮肤及肌肉组织情况，询问用药史及药物过敏史。解释操作目的、过程及配合要点	请您直立坐位，充分暴露注射点。注射部位皮肤完好可以进行操作	未查及表述局部皮肤及肌肉组织情况 扣 2 分	5	
	操作者准备：洗手、戴帽子、口罩		未正确洗手 扣 2 分		
操作流程	1. 按医嘱抽吸药液		未执行查对制度和无菌操作原则扣 10 分	5	
	2. 核对患者信息并解释操作目的	305 室 1 床，王先生，现在给您肌内注射（药名）			
	3. 取合适体位，选择注射部位。常用注射部位包括（臀大肌、臀中肌、臀小肌、三角肌及股外侧肌等）	不要揉搓注射部位，有任何问题及时联系我们		5	
	4. 常规消毒皮肤 2 遍，待干				
	5. 二次核对，排尽注射器内空气				

续表

项目	操作步骤及要求	口述内容	评分细则	分值	评分
操作流程	6. 注射（以臀大肌内注射为例）：一手拇指、示指绷紧局部皮肤，一手执笔式持注射器，中指固定针栓，用手臂带动腕部力量迅速将针头垂直刺入，深度为针梗的 2/3 或 3/4（根据病人的胖瘦等个体差异掌握），抽吸无回血，缓慢推注药液，观察并询问患者反应		消毒皮肤，范围、方法不正确扣 5 分	5	
			针头不要全部刺入，以防针梗从根部衔接处折断，难以取出	30	
	7. 注射完毕快速拔针、干棉签按压				
	8. 再次核对			5	
	9. 进行操作后处理		用物、生活垃圾及医疗废弃物未分类正确处置 扣 5 分	5	
	（1）帮助患者取舒适卧位			5	
	（2）严格按消毒隔离措施处理医疗废弃物			5	
	（3）流动水或手消毒液按六步法洗手并做好相关记录		洗手不正确扣 2 分	5	

【并发症及处理】

（1）晕厥或晕针

1）原因：恐惧、精神过度紧张、推药过快等疼痛刺激使交感神经兴奋，血管收缩，脑供血不足；患者体质虚弱应激能力下降。

2）表现：面色苍白，出冷汗，心跳、呼吸加快。

3）预防及处理：注射前做好解释工作；注射时与患者交流，分散注意力；提高注射水平，掌握注射技巧，尽量做到无痛注射；患者尽量不要空腹来注射，以免发生晕厥。

（2）局部硬结

1）原因：药物黏稠、刺激性大，吸收缓慢；在同一部位多次注射；注射深度不够。

2）表现：局部皮肤发红，碰触时患者有痛感、有硬结；在同一部位再次注射时患者疼痛难忍。

3）预防及处理：多次注射时注意更换注射部位；根据注射药物的性质和药量选择细长针头深部注射，硬结发生后局部理疗、热敷。

（3）感染

1）原因：无菌操作不严格。

2）表现：注射部位红、肿、热、痛或体温升高等。

3）预防及处理：严格执行无菌操作；避免在炎症、瘢痕、硬结处注射；如已发生感染，可行局部或全身抗感染治疗。

（4）坐骨神经损伤

1）原因：注射部位定位不准确。

2）表现：患侧肢体疼痛，走路跛行，长期损伤可致肌肉萎缩。

3）预防及处理：正确选择注射部位，损伤后可给予理疗或使用营养神经的药物。

（5）断针

1）原因：患者肌肉紧张、身体移动；针头质量问题；进针手法不当。

2）预防及处理：注射前协助患者采取适当体位；仔细检查注射器针头质量；熟练掌握注射技术。如果发生断针，先稳定患者情绪，保持原位不动，操作者一手固定局部组织，另一手持止血钳夹住断端，迅速拔出；如果断端埋入皮下及肌肉组织，应请外科医生手术取针。

【相关知识】

（1）肌内注射常用的几种体位

1）仰卧位：患者平躺于床上，常用于不能翻身或病情危重的患者，主要是进行臀中肌、臀小肌内注射。

2）侧卧位：患者侧卧，下腿稍弯曲，上腿伸直、放松。

3）俯卧位：患者俯卧，头偏向一侧，足尖相对，足跟分开。

4）坐位：患者端坐在床旁或就诊椅上（臀部注射）或采取手臂叉腰姿势（上臂三角肌内注射）。

（2）肌内注射不同部位的定位方法

1）臀大肌内注射定位方法（图7-16）

A. 十字法：从臀裂顶点向左侧或右侧划一水平线，髂嵴最高点作一垂直线，将一侧臀部划分为四个象限，其外上象限避开内角即为注射区域。

B. 连线法：从髂前上棘至尾骨作一连线，其外上1/3处为注射区域。

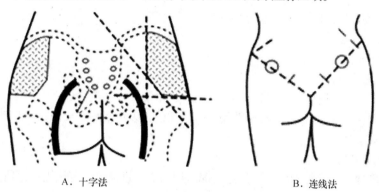

A．十字法   B．连线法

图7-16 臀大肌内注射定位方法

2）臀中肌、臀小肌内注射定位

A. 构角法：（图7-17）以示指尖和中指尖分别置于髂前上棘和髂嵴下缘处，髂嵴、示指、中指构成一个三角形区域，注射部位在示指、中指构成的角内。

B. 三横指法：髂前上棘外侧三横指处即为注射区域。

3）上臂三角肌内注射定位（图7-18）

上臂外侧，肩峰下2～3横指处，此处肌肉层较薄，适合小剂量注射。

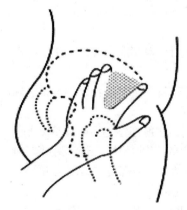 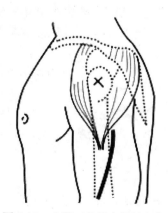

图7-17 臀中肌、臀小肌内注射定位（构角法）   图7-18 上臂三角肌内注射定位

4）股外侧肌内注射定位

大腿中段外侧，成人可取髋关节下 10cm 至膝关节上 10cm，宽大约 10cm 的范围。

（3）肌内注射的注意事项

1）两种药物同时注射时，注意配伍禁忌。

2）对 2 岁以下婴幼儿不宜选用臀大肌内注射，因其尚未独立行走，臀大肌尚未发育好，注射时有损伤坐骨神经的危险，宜选用臀中肌、臀小肌内注射。

（史春英）

十一、皮 内 注 射

【目的】 皮内注射（intradermic injection，ID）是将少量药液或生物制剂注射于皮内的方法，多数情况下是测试药物过敏反应。

【适应证】

（1）进行药物过敏试验，观察有无过敏反应。

（2）疫苗的预防接种。

（3）局部麻醉的起始步骤。

【禁忌证】

（1）注射部位应避开神经、血管，避免在炎症、瘢痕、皮肤受损处进针。

（2）如作药物过敏试验，皮肤消毒禁用碘酊或碘伏，以免影响结果观察或与碘过敏相混淆。

【操作前准备】

（1）评估患者并解释

1）评估患者的病情、意识状态、治疗情况、用药史、过敏史、家族史；评估注射部位皮肤情况，避开瘢痕、感染部位。

2）向患者及家属解释皮内注射的目的、操作过程、注意事项、配合要点及可能存在的风险。

（2）物品准备

1）治疗车上层：无菌注射盘、消毒液（2.5%碘酊和 75%乙醇或 0.5%碘伏）、1ml 和 5ml 注射器、注射所需药品、无菌棉签、快速手消毒液、医嘱单，药物过敏试验时，应另备药物过敏急救盒（内含 0.1%盐酸肾上腺素、注射器、地塞米松等）。

2）治疗车下层：生活垃圾桶、医疗垃圾桶、锐器桶。

（3）环境准备：清洁、安静、光线适宜或有足够的照明。

（4）操作者准备：操作者衣帽整洁、修剪指甲、六步法洗手、戴口罩。

【操作步骤】 （以药物过敏试验为例）

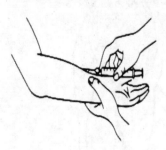

图 7-19 皮内注射

（1）配制试敏液：严格执行查对制度及无菌操作原则，按医嘱配好试敏液备用。

（2）首次核对：核对患者信息并解释操作目的（重点确认患者用药史、过敏史及家族史）。

（3）选择注射部位。常用的注射部位包括前臂掌侧下段（皮内试验部位）、上臂三角肌下缘（预防接种部位）、局部麻醉的部位。

（4）消毒皮肤：75%乙醇消毒注射部位（禁用碘酊）。

（5）二次核对：排尽注射器内空气。

（6）穿刺、注射：一手绷紧局部皮肤，一手平直式持注射器，示指固定针栓，针尖斜面向上，与皮肤呈 5°角刺入皮内，待针尖斜面全部进入皮内后，放平注射器，绷紧皮肤的拇指固定针栓，一手缓慢推注试敏液 0.1ml，局部隆起成一皮丘（图 7-19）。

（7）拔针：注射完毕快速拔针，勿按压针眼。

（8）再次核对。

（9）进行操作后处理

1）帮助患者取舒适卧位，观察用药后反应。

2）严格按消毒隔离措施处理医疗废弃物。

3）流动水或手消毒液按六步法洗手并做好相关记录。

4）20min 后观察试敏结果。

【操作评分】 表 7-11。

表 7-11 皮内注射操作卡

姓名＿＿＿＿＿ 学号＿＿＿＿＿ 总分＿＿＿＿＿

物品准备：治疗车上层：注射盘、安尔碘、无菌棉签、1ml、5ml 注射器、砂轮、注射药液、无菌纱布、注射卡、弯盘、药物过敏试验时，应另备药物过敏急救盒（内含 0.1%盐酸肾上腺素、注射器、地塞米松等）。治疗车侧面：手消毒液及医嘱本。

治疗车下层：医疗垃圾桶、生活垃圾桶、锐器桶。

注射模具：皮内注射模块或模拟人。

操作项目	操作步骤及要求	口述内容	评分细则	分值	评分
操作前准备	物品准备：见上面备品	所需物品齐全，外包装完好，在有效期内，可以使用	备品少一项扣 1 分	5	
	评估：1.手持医嘱本到病人床前核对患者信息，评估患者的病情、意识状态、肢体活动情况、对操作的认识及合作能力	你好，是王先生么？根据您的病情需要给您做试敏（药名），以前用过（该药名）？不要紧张，我们一会要做一下过敏试验	未解释皮内注射目的、方法、注意事项 扣 2 分	5	
	2. 评估注射部位皮肤，避开瘢痕、感染部位，询问用药史及药物过敏史。解释操作目的、过程及配合要点	请坐好（或请伸出手臂）皮肤完好可以进行操作要等 20 分钟不能离开需要去卫生间吗	未询问过敏史扣 2 分	5	
	操作者准备：洗手、戴帽子、口罩		洗手不正确扣 2 分	5	
操作流程	1. 按医嘱抽吸药液	一号一床王先生，现在给您皮内注射(药名)看您对这药是否过敏	未执行查对制度和无菌操作原则扣 10 分	5	
	2. 核对患者信息并解释操作目的	稍稍有点痛，马上就好		5	
	3. 取正确体位，选择注射部位。常用的皮内注射部位包括(前臂掌侧下段、三角肌下缘)			5	
	4. 消毒皮肤：75%乙醇消毒皮肤（禁忌碘酒）		消毒皮肤，范围、方法不正确扣 5 分	5	
	5. 二次核对，排尽注射器内空气			5	
	6. 穿刺、注射：一手紧绷局部皮肤，另一手平直式持注射器，针尖斜面向上与皮肤呈 5°角（或平行）刺入皮内，针尖斜面全部进入皮内后，推注 0.1ml 试敏液，局部形成一皮丘	指导患者：20 分钟后护士来观察试敏结果，在此期间不要触摸、揉压、摩擦皮丘处，以免影响结果判断；不要离开病床，如有不适，随时用呼叫器通知医护人员		30	
	7. 注射完毕快速拔针，勿按压针眼				

续表

操作项目	操作步骤及要求	口述内容	评分细则	分值	评分
	8. 再次核对			5	
	9. 进行操作后处理				
	（1）帮助患者取舒适卧位，观察用药后反应		用物、生活垃圾及医疗废弃物未分类正确处置扣5分	5	
操作流程	（2）严格按消毒隔离措施处理医疗废弃物		洗手不正确扣2分	5	
	（3）流动水或手消毒液按六步法洗手并做好相关记录			5	

【并发症及处理】

1. 虚脱

（1）原因：恐惧、精神过度紧张、饥饿状态下进行注射。

（2）表现：面色苍白，出冷汗，有时有短暂意识丧失。

（3）预防及处理：注射前做好解释工作；询问病人饮食情况，避免在饥饿状态下治疗；对有晕针史或体质虚弱的病人，注射时宜采用卧位；注射过程中随时观察病人，区别是药物过敏还是虚脱，如是虚脱，将病人平卧、保暖、针刺人中，待病人清醒后口服糖水，必要时静脉注射25%~50%葡萄糖。

2. 过敏性休克

（1）原因：患者高度过敏体质。

（2）表现：注射后，病人出现胸闷、气促、呼吸困难、濒死感、面色苍白、出冷汗、发绀、血压下降、意识丧失等。

（3）预防及处理：皮内注射前必须仔细询问病人用药史、过敏史、家族过敏史，如有药物过敏史，要停止过敏试验；注射盘内准备0.1%盐酸肾上腺素，一旦发生过敏性休克立即组织抢救。

【相关知识】

（1）皮肤过敏试验结果判断：按规定时间最好由两名护士观察结果。阴性：皮丘无变化，周围不红肿，无红晕，无自觉症状；阳性：局部皮丘隆起增大，出现红晕，直径大于1cm，或周围出现伪足，有痒感，严重时可发生过敏性休克。

（2）如果对皮试结果有怀疑的，可在对侧前臂皮内注射生理盐水0.1ml，以作对照，确认药物试验结果为阴性方可用药。

（3）皮试液应现用现配，浓度、剂量必须准确。

（4）首次用药、在应用中更换同类药物或不同批号或停药24小时的，必须重新做药物过敏试验。

（5）皮试后观察时间不少于20min，并告知家属及病人就地休息观察，不能离开病室，以免发生意外。试敏阳性者，在体温单、医嘱单及病历上醒目注明，并告知患者和家属。

（史春英）

十二、皮 下 注 射

【目的】 皮下注射（hypodermic injection，HD）是将少量药液或生物制剂注入皮下组织。

【适应证】

（1）不宜口服，需在一定时间内发生药效的小剂量药物。

（2）疫苗预防接种。

（3）局部麻醉用药。

【禁忌证】　对皮下组织有刺激性的较大剂量的药物。

【操作前准备】

1. 评估患者并解释

（1）评估患者的病情、意识状态、治疗情况、用药史、过敏史；评估注射部位皮肤情况，避开瘢痕、感染部位。

（2）向患者及家属解释皮下注射的目的、操作过程、注意事项、配合要点及皮下注射可能导致的并发症。

2. 物品准备

（1）治疗车上层：无菌注射盘、消毒液（2.5%碘酊和75%乙醇或0.5%碘伏）、1～2ml注射器、注射所需药品、无菌棉签、砂轮、快速手消毒液、医嘱单、注射卡、启瓶器。

（2）治疗车下层：生活垃圾桶、医疗垃圾桶、锐器桶。

3. 环境准备　清洁、安静、光线适宜或有足够的照明。

4. 操作者准备　操作者衣帽整洁、修剪指甲、六步法洗手、戴口罩。

【操作步骤】　（图7-20）

（1）抽吸药液：严格执行查对制度及无菌操作原则，按医嘱抽吸注射药液备用。

（2）核对患者信息并解释操作目的。

（3）选择注射部位。常用的注射部位包括上臂三角肌下缘、两侧腹壁、后背、大腿前侧和外侧。

（4）消毒皮肤：常规消毒皮肤、待干。

（5）二次核对，排尽注射器内空气。

（6）穿刺、注射：一手绷紧局部皮肤（过瘦者捏起皮肤），另一手持注射器，示指固定针栓，针尖斜面向上，与皮肤呈30°～40°角迅速将针梗的1/2～2/3刺入皮下，抽吸无回血后，缓慢推注药液。

（7）注射完毕快速拔针，干棉签按压针眼。

（8）再次核对。

（9）进行操作后处理

1）帮助患者取舒适卧位，观察用药后反应。

2）严格按消毒隔离措施处理医疗废弃物。

3）流动水或手消毒液按六步法洗手并做好相关记录。

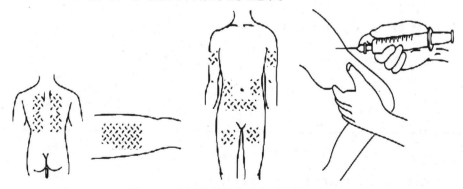

图7-20　皮下注射部位及皮下注射示意图

【操作评分】　表7-12。

表 7-12 皮下注射操作卡

姓名_____ 学号_____ 总分_____

用品准备：治疗车上层：注射盘、安尔碘、无菌棉签、1ml、2ml、5ml 注射器、砂轮、注射药液、无菌纱布、注射卡、弯盘。治疗车侧面放置：快速手消毒液、医嘱单。治疗车下层：医疗废物桶、可回收废物桶、锐器桶。

注射模具：皮下注射模块或模拟人。

项目	操作步骤及要求	口述内容	评分细则	分值	评分
操作前准备	物品准备：见上面备品	所需物品齐全，外包装完好，在有效期内，可以使用	备品少一项扣 1 分	5	
	评估：1. 手持医嘱本到病人床前核对患者信息，评估患者的病情、意识状态、肢体活动情况、对操作的认识及合作能力	你好，是王先生么？根据您的病情需要给您进行皮下注射（药名）		5	
	2. 评估注射部位皮肤，避开瘢痕、感染部位，询问用药史及药物过敏史。解释操作目的、过程及配合要点	请您躺好，充分暴露注射部位		5	
	操作者准备：洗手、戴帽子、口罩	注射部位皮肤完好可以进行操作	未正确洗手扣 2 分	5	
操作流程	1. 按医嘱抽吸药液		未执行查对制度和无菌操作原则扣 10 分	5	
	2. 核对患者信息并解释操作目的			5	
	3. 取正确体位，选择注射部位。常用的皮下注射部位包括（两侧腹壁、上臂三角肌下缘、背部等）			5	
	4. 常规消毒皮肤 2 遍，待干			5	
	5. 二次核对，排尽注射器内空气		消毒皮肤，范围方法不正确扣 5 分	5	
	6. 穿刺、注射：一手绷紧局部皮肤（过瘦者捏起皮肤），另一手持注射器，示指固定针栓，针尖斜面向上，与皮肤呈 30°～40°角迅速将针梗的 1/2～2/3 刺入皮下，抽吸无回血后，缓慢推注药液	一号一床王先生，现在给您皮下注射（药名）别紧张，一会儿就好	针头不要全部刺入以防针梗从根部衔接处折断，难以取出	30	
	7. 注射完毕快速拔针，干棉签按压针眼			5 5	
	8. 再次核对	不要揉搓注射部位，有任何问题及时联系我们			
	9. 进行操作后处理				
	（1）帮助患者取舒适卧位，观察用药后反应			5	
	（2）严格按消毒隔离措施处理医疗废弃物		用物、生活垃圾及医疗废弃物未分类正确处置 扣 5 分	5	
	（3）流动水或手消毒液按六步法洗手并做好相关记录		洗手不正确，扣 2 分	5	

【相关知识】

（1）对皮肤刺激性强的药物一般不作皮下注射。

（2）过于消瘦者可捏起局部组织，适当减小穿刺角度，进针角度不宜超过 45°，以免刺入肌层。

（3）长期注射者，应经常更换注射部位，以免局部出现硬结，影响药物吸收。

（4）皮下注射胰岛素时，嘱患者注射后 15min 开始进食，避免不必要的活动，以免发生低血糖等不安全事件。

（史春英）

十三、动脉穿刺（血气分析）

【目的】 动脉穿刺（artery puncture）用于采集动脉血标本，用于动脉血相关指标的测定，血气分析（blood gas analysis）主要作血液气体分析。

【适应证】

（1）抢救时动脉给药。

（2）各种原因引起的呼吸衰竭和酸碱平衡紊乱需进行血气分析的患者。

（3）呼吸困难或使用人工呼吸机的患者。

（4）需要持续监测动脉血压变化的急危重症患者。

【禁忌证】

（1）穿刺部位有感染为绝对禁忌证。

（2）对凝血功能障碍或重症血小板减少者（即有明显出血倾向者）为相对禁忌证。

【操作前准备】

1. 评估患者并解释

（1）评估患者的病情、意识状态、肢体活动情况、对操作的认识及合作能力；评估穿刺部位皮肤、血管状况及 Allen 实验结果；了解患者是否用氧气及给氧浓度等。

（2）向患者及家属解释动脉穿刺的目的、操作过程、可能的风险及配合要点。

（3）根据穿刺部位协助患者取舒适体位并暴露采血或注射部位（桡动脉、股动脉、肱动脉）。

2. 物品准备

（1）治疗车上层

消毒液：2.5%碘酊和 75%乙醇或 0.5%碘伏。

注射器：2ml 注射器或动脉血气针（注意：注射器备用一份）。

药物：肝素适量。

无菌物品：无菌盘、无菌棉签、消毒棉球若干、胶布 1 卷、无菌手套、无菌软木塞或橡胶塞。

其他：小垫枕、治疗巾、冰盒或冰桶。

（2）治疗车下层：生活垃圾桶、医疗垃圾桶、锐器桶。

3. 环境准备 清洁、安静、光线适宜或有足够的照明，必要时屏风或拉帘遮挡。

4. 操作者准备

（1）核对患者信息。

（2）了解患者的病情及动脉穿刺的目的，记录吸入氧浓度。

（3）熟悉动脉穿刺过程及可能的并发症，以及预防和处理措施。

（4）操作者衣帽整洁、修剪指甲、六步法洗手、戴口罩。

【操作步骤】

1. 桡动脉穿刺　（图 7-21）

（1）评估患者并介绍动脉穿刺的目的、方法、注意事项。

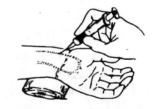

图 7-21　桡动脉穿刺示意图

（2）根据动脉穿刺目的的不同选择：采集血标本：肝素化注射器（用注射器抽吸 1ml 肝素液，至 2ml 刻度，晃动针管，使液体和管壁充分接触，然后排出）并在注射器或动脉血气针外贴好标签或条形码；动脉注射：根据医嘱抽吸好药液。

（3）体位：患者取坐位或平卧位，前臂外展，掌心向上，手腕下放小垫枕，手掌背伸以更好暴露穿刺部位（活动影响结果，安静休息 10～20 分方可穿刺）。

（4）穿刺点选择：在掌横纹上 1～2cm 动脉搏动明显处（或桡骨茎突近端 1cm 处）。

（5）消毒

1）穿刺部位皮肤消毒：2.5% 碘酊和 75% 乙醇或 0.5% 碘伏，消毒患者穿刺部位皮肤（动脉搏动最强部位），消毒范围大于 5cm。

2）术者消毒手指或戴无菌手套：消毒左手示指、中指和无名指，以左手示指和中指在穿刺部位相距约 1cm 按压固定要穿刺的动脉。

（6）穿刺

1）右手执肝素化注射器或动脉血气针，在两指间垂直或与动脉走向呈 40° 角逆血流方向刺入动脉。

2）见血液（动脉血特点：颜色鲜红，血液自动流入注射器）涌进注射器时，说明针头已进入动脉中，固定注射器，直至采集到足够用于检测的动脉血标本（1～2ml）或动脉推注药液，用干棉球按压穿刺部位并拔针。

3）注射器或血气针针尖斜面立即刺入橡胶塞（动脉血如接触到空气，影响血气值，应将针头密封隔绝）。

（7）轻轻搓动注射器或血气针，使血液与抗凝剂充分抗凝，然后将注射器固定在冰盒上（或放在冰桶中），尽快送检（冷藏采出的动脉血，可抑制血细胞的代谢，减少对检验结果的影响）。

（8）穿刺点用无菌干棉签按压 5～10 分钟，直至完全止血。

（9）操作后处理

1）帮助患者取舒适卧位。

2）严格按消毒隔离措施处理医疗废弃物。

3）流动水或手消毒液按六步法洗手并做好相关记录。

4）及时送检血标本，以免影响化验结果。

5）如为动脉注射，要注意观察用药后反应。

2. 股动脉穿刺

（1）～（2）与桡动脉穿刺相同。

（3）体位：患者取仰卧位，下肢伸直外展外旋，充分暴露穿刺部位。

（4）穿刺点选择：操作者触摸腹股沟动脉搏动最强部位（髂前上棘与耻骨结节体表连线处中点下方 1～2cm）作为穿刺点。

（5）消毒

1）穿刺部位皮肤消毒：2.5% 碘酊和 75% 乙醇或 0.5% 碘伏，消毒患者穿刺部位皮肤，消毒范围 5～10cm。

2）消毒操作者左手示指、中指及无名指或戴无菌手套。

（6）穿刺：操作者左手示指、中指置于股动脉搏动最强处，稍用力固定皮肤（示指、中指分开约 0.5 cm），然后在示指和中指之间股动脉搏动最强处垂直进针。

（7）以下同桡动脉穿刺。

3. 穿刺后观察　观察穿刺部位是否出血、肿胀和疼痛现象，观察采血部位远端部位肢体末梢的颜色和动脉搏动情况，对比双侧肢体是否有差异。

4. 标本处理

1）穿刺成功后，观察注射器中有无气泡，若有气泡，则将其排出，轻轻转动注射器使血液和肝素充分混合，然后将针头插入橡皮塞中密封。

2）将注射器固定在冰盒上（或放在冰桶中）10 分钟内送检。

3）同时在申请单上填写患者的吸入氧气浓度和血红蛋白浓度。

注意：需要特别注意血气分析标本排出气泡，以及送检的各个环节，包括检查单填写吸入氧浓度（或方式）和体温，低温送检等，否则将影响血气分析检查结果的准确性。

【操作评分】　表7-13。

表7-13　动脉穿刺操作卡

姓名＿＿＿＿＿＿　学号＿＿＿＿＿＿　总分＿＿＿＿＿＿

物品准备：治疗车上层：注射器及肝素或动脉采血针、安尔碘、无菌棉签、采血试管、化验单或条形码、无菌手套、小垫枕、治疗巾、软木塞或橡胶塞。

治疗车下层：医疗垃圾桶、生活垃圾桶、锐器桶。

治疗车侧面：手消毒液及医嘱本。

穿刺模具：桡动脉穿刺手臂或股动脉穿刺模拟人。

项目	操作步骤及要求	口述内容	评分细则	分值	评分
操作前准备	物品准备：见上面备品	所需物品齐全，外包装完好，在有效期内，可以使用	备品少一项扣1分	5	
	评估：1.手持医嘱本到病人床前核对患者信息，评估患者的病情、意识状态、肢体活动情况、对操作的认识及合作能力	你好，是王先么？根据您的病情需要给您进行动脉穿刺，知情同意书您已仔细阅读并签署了，生命体征正常、Allen试验阴性、查局部皮肤无破损、无操作禁忌可以进行操作	1. 未叙述签署知情同意书　扣1分 2. 未表述Allen试验阴性　扣2分	5	
	2. 评估穿刺部位皮肤、血管状况及Allen实验结果；了解患者是否用氧气及给氧浓度，解释操作目的、过程及配合要点		3. 未查及表述局部皮肤无破损　扣2分 4.未表述无操作禁忌扣1分	5	
	操作者准备：洗手、戴帽子、口罩		洗手不正确扣2分	5	
操作流程	桡动脉穿刺				
	1. 核对病人信息、确定穿刺部位，前臂外展，掌心向上，放垫枕及治疗巾，背伸充分暴露穿刺部位	请您坐位或平卧位，前臂外展，掌心向上，放松、不要动	穿刺部位为掌横纹上1～2cm，动脉搏动明显处	5	
	2. 核对化验单、注射器或动脉采血针	注射器包装无破损、在有效期内，安尔碘、棉签、手消毒液均在有效期内，可以使用。现在给您消毒，可能会有点凉，请您尽量配合	戴手套方法不正确扣2分，消毒范围不够扣2分，消毒次数少一次扣2分（要求2次以上）	5	
	3. 常规消毒消毒穿刺部位皮肤＞5cm并消毒术者左手示指，中指、无名指或戴无菌手套			10	
	4. 左手固定穿刺动脉，右手执笔式将注射器垂直或40°角逆血流穿刺，见血液涌进注射器时，说明已入动脉，采动脉血标本1～2ml	现在要给您穿刺了，可能会有点疼，请您配合不要动	标本中有气泡未排出扣10分 穿刺过程中抽动针栓扣10分	40	
	5. 迅速拔出针头，用无菌纱布按压5～10min，检查标本无气泡，速将注射器插入橡胶塞，轻轻搓动注射器，使血液和肝素充分混合	请按住、不要揉，时间超过5分钟，短时间内不要与水接触	针头密闭，与空气隔绝采集的动脉血标本需冷藏	10	
	6. 操作后协助患者舒适卧位，整理床单元、整理用物、（脱手套）洗手、记录、标本送检		在申请单上记录吸入氧浓度及血红蛋白浓度	10	
	股动脉穿刺	内容同上			
	1. 核对及消毒同上				
	2. 穿刺部位：腹股沟韧带（髂前上棘与耻骨结节体表连线处）中点下方1～2cm				
	3. 手持肝素化注射器在示指、中指之间股动脉搏动最强处进针，多采用垂直穿刺方式，其他同桡动脉穿刺				

【注意事项】

（1）动脉穿刺点上方不要使用止血带，确定穿刺部位后方可再次穿刺，切勿粗暴地反复穿刺，以免造成动脉壁损伤和出血。

（2）动脉穿刺时，使用玻璃注射器或专用血气针，勿使用塑料注射器。玻璃注射器有助于观察血液进入注射器时的方式，血液涌进注射器为动脉血。穿刺过程中勿抽拉针栓形成负压，造成血液进入注射器后无法准确判断血液来源于静脉还是动脉。穿刺成功后，轻轻转动注射器使血液和肝素充分混合，防止血液凝固。塑料注射器易在管壁形成气泡，且不易排出，干扰血气分析结果。

（3）动脉痉挛：穿刺过程中出现动脉痉挛时造成穿刺及采集困难，且有形成血栓的风险，若针头已在动脉腔内，应稍微等待，如造成穿刺失败，应等待痉挛缓解后再行穿刺。

（4）洗澡或运动后应休息 30min 再采血，吸痰后 20min、氧浓度改变 15min、呼吸机参数调节 30min 后方可采血。

【并发症的预防及处理】

1. 穿刺部位出血　皮下淤血或血肿。常见于按压不充分、反复穿刺、刺穿血管后壁等情况。充分按压是预防出血的重要手段。部分凝血功能差的患者在穿刺后应根据实际情况按压更长的时间，确定无出血后方可终止按压。皮下出血或血肿在 24 小时后可进行热敷等处理。

2. 血栓形成　多见于反复穿刺和过度按压的情况，应注意预防。一旦形成血栓应请血管外科检查处理。

3. 手掌缺血　可发生于 Allen 试验阴性的患者，建议穿刺前常规进行 Allen 试验。

4. 感染　主要原因为消毒不严格，严格消毒可避免。

【相关知识】

（1）Allen 试验：术者双手压迫患者的尺、桡动脉，嘱患者反复握拳和放松 5～7 次直至手掌变白。松开对尺动脉的压迫，若手掌在 10 秒内颜色恢复正常为阴性，可以行动脉穿刺；若 10～15 秒无法恢复正常为阳性，提示桡动脉和尺动脉之间侧支循环不良，则不宜穿刺。否则一旦发生桡动脉闭塞，将出现手掌缺血的严重情况。

（2）股三角及股动脉的解剖特点：腹股沟三角位于股前部上 1/3，呈倒三角形，底部为腹股沟韧带，外侧边为缝匠肌内侧缘，内侧边为长收肌内侧缘。股三角内有股神经、股动脉及其分支、股静脉及其属支走行。股动脉由髂外动脉延续而来，在腹股沟韧带中点处进入股三角，在股三角内走行于股静脉的外侧，股动脉的外侧为股神经。股动脉在腹股沟韧带中点处位置表浅，易于触摸。

（3）通过动脉穿刺进行有创动脉血压监测，进行部分专科检查或治疗，如冠状动脉造影或建立心血管疾病介入治疗的通道；危重患者需要经动脉输液或输血者；还适用于需监测有创血压及各种动脉内介入治疗或检查。

（史春英）

十四、插　胃　管

【目的】

（1）胃内灌食及给药。

（2）胃内容物的抽吸或清洗。

【适应证】

（1）多种原因造成的不能自行经口进食而需鼻饲者（昏迷患者，口腔疾病、口腔和咽部手术后患者）。

（2）清除胃内毒物，进行胃内检查。

（3）胃肠减压（如急腹症有明显腹胀者、胃肠道梗阻者等）。

（4）上消化道出血患者的出血观察和治疗。

（5）上消化道穿孔。

（6）腹部手术前准备。

【禁忌证】

（1）严重颌面部损伤。

（2）近期食管腐蚀性损伤。

（3）食管梗阻及憩室。

（4）精神异常。

（5）极度不合作的患者。

（6）鼻咽部有癌肿或畸形炎症。

（7）食管静脉曲张。

【操作前准备】

①患者准备；②材料准备；③操作者准备。

1. 患者准备

（1）核对患者：腕带、床位卡。

（2）体检，询问病史，查有无操作禁忌。了解患者的意识状态，评估患者鼻腔是否通畅，有无炎症及鼻中隔偏曲、息肉等。

（3）解释：操作目的、过程、可能的风险。

（4）告知需配合的事项（如操作过程中出现恶心，深呼吸或吞咽动作，如有不适及时报告）。

（5）签署知情同意书。

2. 材料准备

胃管的选择：一般胃肠道手术需置管时间短可选橡胶胃管；病情危重、昏迷等时间较长者，可选硅胶胃管。

（1）治疗车上层

1）鼻饲包：内备胃管1条、治疗碗1个、弯盘1个、30或50ml注射器1只、治疗巾1块、镊子1把、压舌板1个、纱布2块、止血钳1把、石蜡油。

2）棉签、胶布、（别针或夹子）橡皮圈、手电筒、听诊器。

3）手消毒液。

4）需洗胃准备洗胃管、量杯、盛水桶、电动吸引器，胃肠减压及消化道出血准备负压引流袋；需鼻饲流食（38~40℃）、温开水适量（也可取患者饮水壶内的水）。按需准备漱口或口腔护理用物及松节油。

（2）治疗车下层：生活垃圾桶、医用垃圾筒、锐器盒。

3. 操作者准备

（1）操作者洗手，戴帽子、口罩。

（2）了解患者病情、置管目的，观察鼻腔通气是否顺畅。

（3）掌握胃管置入操作的相关知识，并发症的诊断与处理。

【操作步骤】

1. 体位　能配合者取坐位或半坐位；卧床患者取右侧卧位；昏迷患者取去枕平卧位，头向后仰；中毒患者取左侧卧位或仰卧位，注意避免误吸。

2. 插管部位选择

（1）检查左、右侧鼻腔通畅情况，如存在鼻部疾病，应选择健侧鼻孔插管。

（2）经口插管洗胃时，有活动义齿应取下。

3. 估计留置胃管长度 胃管插入胃内的长度，相当于从鼻尖至耳垂再到胸骨剑突的距离，或前额发际到胸骨剑突的距离，成人55～60cm，测量后注意胃管上的相应刻度标记。

4. 插管

（1）颌下铺治疗巾，弯盘放于患者的口角处，洗胃时将盛水桶放于患者头部床下。用棉签清洁鼻腔，戴手套，测量胃管，封闭胃管远端，将胃管前端以石蜡油润滑，左手持纱布托住胃管，右手持止血钳或镊子夹住胃管前端，经选定处鼻孔缓缓插入。当胃管达咽喉部时（14～16cm），告知患者做吞咽动作，伴随吞咽活动逐步插入胃管（注意：吞咽动作，会厌覆盖气管开口，可预防插入气管。如呛咳、呼吸困难、发绀等，表示误入气管，应立即拔出，休息片刻后重新插入。插入不畅时应检查胃管是否盘在口中）。

（2）经口胃管插入法于经鼻插入法类似，自患者口腔缓缓插入。

（3）对于昏迷患者因吞咽和咳嗽反射消失，不能合作，为提高插管的成功率，在插管前应将患者头后仰，当插入达咽喉部时（14～16cm），以左手将患者头部托起向前屈，使下颌靠近胸骨柄，以增大咽喉部通道的弧度，使胃管可顺利进入食管。注意：当胃管通过食管的三个狭窄处时，尤应轻、慢，以免损伤食管黏膜。

（4）继续使胃管前进至胃内，达到预定的长度。

（5）插入胃管过程中，如果患者出现呛咳、呼吸困难、发绀等，表明胃管误入气管，应立即拔出胃管，待休息片刻后重插。

5. 判断胃管是否位于胃内的方法

（1）将胃管插入预定长度后，可用无菌注射器接于导管末端回抽，若能抽出胃液，表明胃管已置入胃内。

（2）将导管末端放入盛有生理盐水的碗中，观察有无气泡逸出，如无气泡逸出，表示胃管未误入气管内。

（3）用无菌注射器注入10～20ml空气于胃管内，将听诊器置于患者上腹部，听到气过水声时，表明胃管已置入胃内。

6. 固定 置管完毕后，先用3cm的胶布环绕2周做标记，然后用胶布固定于鼻翼两侧及颊部。需长期鼻饲时，可将胃管末端反折，用纱布包好夹紧，固定于患者枕旁（鼻饲完毕后将胃管末端反折紧的目的是防止胃管感染、防止食物反流、防止胃液流出防止空气的进入）。

7. 置管后

（1）注意保持胃管通畅，记录每日引流胃液容量和性质，长期鼻饲者，应每日进行口腔护理，定期更换胃管。

（2）用于鼻饲营养时，每次鼻饲前均需验证胃管位置正确，可用50ml注射器连接胃管，先抽吸见有胃液抽出，注入少量温水，再缓慢注入营养液或药物，鼻饲后用温开水冲洗胃管。鼻饲后30分钟内不能翻身（注意：每次鼻饲量不超过300ml，鼻饲液温度38～40℃，间隔时间不少于2小时，注完饮食后，再注入适量温开水冲洗胃管，避免食物存积管腔中变质，造成胃肠炎或堵塞管腔）。

（3）用于胃肠减压时将胃管远端接负压吸引装置。

（4）用于洗胃时可接洗胃管或电动吸引器，洗胃时应反复灌洗，直至洗出液澄清无味为止，在洗胃过程中，如患者出现腹痛，流出血性灌洗液或出现休克症状时，应停止灌洗，及时进行止血及抗休克处理。

（5）胶布松动应及时更换，防止胃管脱落。

8. 拔管 不需留置胃管时，应在操作后及时拔除，以减轻患者的不适。

患者停止鼻饲或长期鼻饲需要换胃管时，应拔出胃管。将弯盘置于患者颌下，轻轻揭去固定的胶布，用纱布包裹近鼻孔处的胃管，夹紧或反折胃管末端，边拔边将胃管盘绕在纱布中。全部拔出后，将胃管放入弯盘内，清洁患者口鼻面部。

注意：拔管前向胃管内注入 10~20ml 空气，拔管时可避免使液体流入呼吸道。

9. 操作评分 表 7-14。

表 7-14 插胃管操作流程及评分标准

流程		操作要求	分值
1	职业规范	符合护士职业规范要求	2
2	核对	查对医嘱	2
3	评估	(1)操作者洗手，核对、解释	2
		(2)了解患者的病情、意识、治疗情况、心理反应及合作程度，有无禁忌证，既往有无插管经历	3
		(3)患者鼻腔有无炎症、息肉、有无鼻中隔偏曲等，鼻孔是否通畅，口腔有无活动性义齿等	3
4	准备	(1)护士：洗手，戴帽子、口罩	2
		(2)用物：备齐并检查用物，放置合理	2
		(3)患者：了解目的、操作过程及注意事项，愿意配合	2
		(4)环境：环境整洁、安静、无异味	2
5	插胃管	(1)携用物至患者床旁，核对	2
		(2)卧位：(有义齿者取下义齿：能配合者取坐位或半坐化，卧床患者取右侧卧位；昏迷患者取去枕平卧位，头向后仰)	4
		(3)将治疗巾围于患者颌下，弯盘置于随手可取处	
		(4)清洁鼻腔	2
		(5)测量胃管插入长度并标记，成人 55~60cm，儿童为 14~18cm	2
		(6)润滑胃管前端	2
		(7)操作者一手持纱布托住胃管，另一手持镊子夹住胃管前端沿选定侧鼻孔轻轻插入	2
		(8)插入胃管 14~16cm(咽喉部)时，嘱清醒患者做吞咽动作，顺势将胃管向前推进至预定长度。昏迷者插至咽喉部时，护士用手托起患者头部使下颌靠近胸骨柄，另一手缓缓插入胃管至预定长度	2
		(9)插管过程中随时检查胃管是否盘在口腔内	6
6	确认	确认胃管在胃内的方法	
		(1)胃管末端连接注射器抽吸，能抽出胃液	2
		(2)置听诊器于患者胃部，快速经胃管同胃内注入 10ml 空气，听到气过水声	2
		(3)将胃管末端置于盛水的治疗碗中，无气泡逸出	2
7	固定	用胶布固定胃管于鼻翼及颊部，在胃管相应位置注明置管日期、时间	2
8	管饲	(1)注入食物或药物前核对，向患者解释，了解上一次鼻饲时间、量	2
		(2)用注射器连接胃管末端，回抽见胃液后，再注入少量温开水	4
		(3)缓慢注入鼻饲液或药液，注入过程中观察患者反应	2
		(4)管饲完毕，再注入少量温开水	2
		(5)再次核对，将胃管末端盖好盖或反折、用纱布包裹，别针妥善固定	2
		(6)协助患者清洁鼻孔、口腔、整理床单位，嘱患者维持原卧位 30 分钟	2

续表

	流程	操作要求	分值
9	指导	正确指导患者及家属	2
10	处置	用物、生活垃圾、医疗废弃物分类正确处置	2
11	洗手	流动水洗手	2
12	记录	（1）插胃管的时间、插入长度	2
		（2）鼻饲的时间、量、种类、患者反应等	2
13	拔管	（1）洗手，携用物至床旁，核对、解释拔管原因和配合方法	4
		（2）置弯盘于患者颌下，夹紧胃管末端，轻轻揭去固定的胶布	2
		（3）用纱布包裹近鼻孔处胃管，嘱患者吸气并屏气，迅速拔出	4
		（4）将胃管放入弯盘，移出患者视线	2
		（5）清洁患者口鼻、面部，擦净胶布痕迹，协助患者漱口，取舒适卧位	2
		（6）整理床单位，清理用物	2
		（7）洗手，记录拔管时间及患者反应	2
14	评价	（1）遵循标准预防、消毒隔离原则	2
		（2）操作规范熟练、动作轻巧，体现人文关怀，无黏膜损伤及其他并发症	2
		（3）沟通及时流畅，患者满意	2

【并发症及处理】

1. 误入气管　多见于不合作或不能合作的患者，对于不合作患者，由于咳嗽反射，多可及时发现。少数昏迷患者气管对刺激反应较弱，如患者无明显发绀则不易发现，易引起患者窒息和肺部感染。操作前应积极争取患者合作，可用多种方法验证胃管位置。

2. 胃食管反流和误吸　胃管留置时间过长可导致食管下段括约肌松弛，引起胃酸反流，同时，由于昏迷和颅脑损伤的患者多为仰卧位，不能吞咽唾液分泌物，易将反流的胃内容物误吸入呼吸道，引起肺部感染。对于胃食管反流可抬高床头，应用抑酸及促动力药物，长期卧床患者积极排痰，发生吸入性肺炎可使用抗生素治疗。

3. 鼻腔出血　插管时如一侧插管阻力过大，可考虑更换对侧鼻腔，避免强行插入。插管动作粗暴或留置胃管时间过长可引起鼻腔出血，插管时应充分润滑胃管，动作轻柔，出血症状轻时可局部应用收缩血管药物，必要时可请耳鼻喉科协助处理。定期观察患者鼻腔情况，如有黏膜糜烂及时处理。

注意：胃管从鼻前孔插入到胃腔，除鼻前庭为皮肤覆盖外，通过的管道内壁均为黏膜，组织脆弱易损伤出血。插管要细心，动作轻柔而准确，以免损伤管道黏膜。

4. 恶心、呕吐　鼻腔及咽喉部神经分支对刺激较敏感，置入胃管时患者常可出现流泪、恶心、呕吐及咳嗽等症状。给予1%丁卡因喷雾麻醉3～5分钟后置管，同时，在胃管拔除过程中速度过快、动作过猛也可引起反射性呕吐。

5. 食管糜烂　长期留置胃管时，胃食管反流、胃管与食管黏膜的机械性摩擦等因素可导致食管黏膜损伤，甚至出现溃疡出血，可给予抑酸治疗，出现溃疡出血时应及时拔除胃管。

【相关理论知识】

1. 食管三个狭窄处　分别为环状软骨水平处、平气管分叉处、食管通过膈肌处。

2. 新生儿鼻饲的方法

（1）每次鼻饲前应先抽吸胃内残余量，如大于前次喂入量的 1/4 提示排空不良，应减量或暂停鼻饲。注意：每次鼻饲前均需检查，确保胃管仍在胃内。操作时禁止抽吸力过大.胃管开口紧贴黏膜时，易造成损伤出血。

（2）鼻饲应按时按质按量加入注射器，抬高到离患儿头部 15～20cm 处靠重力作用自行滴入，切勿加压注入。

（3）鼻饲后使患儿上体抬高及右侧卧位，有助于胃排空。

3. 其他置管方法 本文前部分介绍的是常见的置管方法。此外，对于部分昏迷及气管插管患者，由于不能配合医护人员进行胃管置入的操作，再加之咽喉部有气管套管占据，按常规置管法留置胃管很难一次成功。可采取以下方法。

（1）导丝引导置管法：将介入导丝置于胃管内到达胃管前端时，在胃管口处用胶布固定导丝，可对胃管起到良好的支撑作用，使胃管顺利地通过咽喉部进入胃内，从而使留置管变得容易。更适用于昏迷、极度衰竭不能配合者，无需借助吞咽动作即可进入胃内。

（2）气管导管引导法：在喉镜直视下经口将气管导管插入食管内，把润滑好的胃管通过气管导管插入胃内后，再固定好胃管的同时将气管导管拔出，然后从鼻腔插入另一鼻胃管入口咽部，用弯钳将鼻胃管前端与之前的胃管末端相连接，再拉鼻胃管末端把经口的胃管末端从鼻腔拖出，调整胃管深度，置管成功后妥善固定。

【注意事项】

（1）插管时动作要轻柔，以免损伤食管黏膜，尤其是通过食管 3 个狭窄部位时。

（2）昏迷患者插管时，应将其头向后仰，当胃管插入 10～15cm 时，托起患者头部，使下颌靠近胸骨柄，以利插管。

（3）插管过程中如患者出现呛咳、呼吸困难、发绀等，表示误入气管，应立即拔出胃管。嘱患者休息片刻后再重新插管。

（4）每次鼻饲前检查胃管是否在胃内，喂食前后用少量温开水冲洗管道，防止鼻饲液凝结。并检查患者有无胃潴留，胃内容物超过 150ml 时，应当通知医师减量或者暂停鼻饲。

（5）鼻饲液温度 38～40℃，避免过冷过热：新鲜果汁与奶液应分别注入，防止产生凝块：药片应研碎溶解后注入。

（6）对长期鼻饲的患者每天口腔护理 2 次，并定期更换胃管。

（7）食道静脉曲张、食道梗阻的患者禁忌使用鼻饲法。

（杨红伟）

十五、心电监护

【目的】

（1）发现和识别心律失常。

（2）观察起搏器功能。

【适应证】 凡是病情危重需要进行持续不断的监测心搏的频率、节律与体温、呼吸、血压、脉搏及经皮血氧饱和度等患者。

【操作前准备】 用物准备：心电监护仪、电极片。

【操作步骤】

（1）向病人解释心电监护的目的，解除顾虑。

（2）连接电源，打开电源开关，检查心电监护仪性能。

（3）安放电极片。

（4）根据情况，选择适当的导联、振幅、报警上下限。

（5）遵医嘱记录监护参数。

（6）停止监护时向患者解释说明，以取得合作。

（7）关机，断开电源。

（8）取下病人胸部电极片，协助病人穿衣。

（9）整理床单元及用物。

【操作评分】　表7-15。

表 7-15　心电监护仪的使用评分标准

流程	具体内容	分值
目的	1. 监测病人的生命体征（2分）	4
	2. 为评估病情及治疗、护理提供依据（2分）	
评估	1. 病人的年龄、病情、生命体征、皮肤情况（2分）	10
	2. 病人的心理状态及合作程度，并解释目的、注意事项（2分）	
	3. 是否有使用监护仪的指征和适应证（2分）	
	4. 所需监测的项目（2分）	
	5. 检测监护仪的性能（2分）	
准备	1. 护士：洗手，戴口罩（4分）	16
	2. 病人：皮肤准备，体位舒适（4分）	
	3. 环境：整洁，有电源及插座（4分）	
	4. 用物：心电监护仪及模块，导联线，配套血压计袖带，SpO$_2$ 传感器，电源转换器，电极片，监护记录单等（4分）	
操作要点	1. 核对病人，解释目的（4分）	44
	2. 安置舒适体位（4分）	
	3. 连接监护仪电源，打开主机开关（4分）	
	4. 无创血压监测：选择合适的部位，绑血压计袖带，有标准的箭头指向肱动脉搏动处。按测量键（NIBP-START）设定测量间隔时间（TIME-INTERVAL）（4分）	
	（1）心电监测：（4分）	
	暴露胸部，粘贴电极片。连接心电导联线。选择P、QRS、T波显示较清晰的导联	
	（2）监测 SpO$_2$：将 SpO$_2$ 传感器安放在病人身体的合适部位，红点照指甲，与血压计袖带相反（4分）	
	（3）其他监测：呼吸、体温等（4分）	
	（4）根据病人情况，设定各报警限（ALARM），打开报警系统（4分）	
	（5）调至主屏。监测异常心电图并记录（4分）	
	（6）停止监护（4分）	
	向病人解释	
	关闭监护仪	
	撤除导联线及电极，血压计袖带等	
	清洁皮肤，安置病人	
	5. 终末处理（4分）	

续表

流程	具体内容	分值
注意事项	1. 正确安放电极位置（2分）	10
	（1）三电联（综合Ⅱ导联）	
	负极（红）：右锁骨中点下缘	
	正极（黄）：左腋前线第四肋间	
	接地电极（黑）：剑突下偏右	
	（2）五电极	
	右上（RL）：胸骨右缘锁骨中线第一肋间	
	左上（LA）：胸骨左缘锁骨中线第一肋间	
	右下（RL）：右锁骨中线剑突水平处	
	左下（LL）：左锁骨中线剑突水平处	
	胸导（C）：胸骨左缘第四肋间	
	2. 定期更换电极片安放位置，防止皮肤过敏和破溃（2分）	
	3. 报警系统应始终保持打开，出现报警应及时正确处理（2分）	
	4. 安放监护电极（2分）时，必须保留出一定范围的心前区，以不影响在除颤时放置电极板（2分）	
	5. 对需要频繁测量血压的病人应定时松解袖带片刻，以减少因频繁充气对肢体血液循环造成的不适感。必要时应更换测量部位（2分）	
评价	1. 病人能说出使用监护仪的目的，并能接受（2分）	16
	2. 病人感觉安全：未因报警音量等影响睡眠、引起恐惧（2分）	
	3. 使用监护仪期间，病人的心律失常能及时发现和处理（2分）	
	4. 病人的血压控制在正常范围（2分）	
	5. 呼吸异常能及时发现和处理（2分）	
	6. 报警开关始终保持开启状态（2分）	
	7. 各波形显示良好，无干扰波形（2分）	
	8. 病人皮肤保持完整，无破溃（2分）	
总分		100

【并发症及处理】

（1）皮肤发红、破溃。

处理：保持皮肤清洁，每3天更换一次电极片，每次更换不同部位。

（2）指端破损、缺血缺氧坏死。

处理：定时更换血氧指套位置，每2～4小时更换不同指端。避免指端缺血缺氧。

（3）肢体肿胀、回流不畅。

处理：抬高肿胀指端，更换绑血压带部位，观察血运情况。

【心电监护的注意事项】

（1）注意用电安全。

（2）正确安放电极位置。

（3）安放电极时要使皮肤脱脂，减低皮肤电阻。

（4）电极应与皮肤密切接触，出汗时随时更换，定期更换电极片位置，防止皮肤过敏或破溃。

（5）报警系统始终打开，出现报警及时处理。

（6）对频繁测血压患者，定时松开袖带片刻，以减少频繁充气对血液循环造成的不适感。必要时更换测量部位，血氧饱和度传感器定时更换手指。

（7）造成心电干扰的原因有：①交流电干扰，②皮肤清洁脱脂不彻底，③电极固定不良或脱落，④导线干裂，⑤导电糊干涸，⑥严重的机电干扰。

（杨红伟）

第二节　护理学模拟竞赛试题

一、模拟竞赛试题（一）

（一）单项选择题（每题1分，共计80分）

7-1. 张女士，慢性肺心病病人，缺氧和二氧化碳潴留同时存在，应给予（　　）

A. 高浓度、高流量、持续给氧　　　　B. 高浓度、高流量、间断给氧

C. 低浓度、低流量、持续给氧　　　　D. 低浓度、低流量、间断给氧　　　　E. 先高浓度、后低浓度给氧

7-2. 氧气表各部分的作用，叙述错误的是（　　）

A. 压力表：测知氧气筒内压力　　B. 流量表：测知每分钟氧气的流出量　　　　C. 湿化瓶：用于湿化氧气

D. 减压器：减低来自氧气筒内的氧气压力　　E. 安全阀：调节氧气用量大小

7-3. 病人缺氧时不可能出现的临床表现是（　　）

A. 面色潮红，脉搏洪大　　B. 面色苍白，尿量减少　　　　C. 心悸乏力，血压下降

D. 胸闷明显，口唇面部发绀　　　　　　E. 呼吸困难，烦躁不安

7-4. 吸入氧气浓度低于多少无治疗功效（　　）

A. 20%　　　　B. 25%　　　　C. 30%　　　　D. 35%　　　　E. 40%

7-5. 氧浓度高于多少时，持续1~2天，会发生氧中毒（　　）

A. 40%　　　　B. 50%　　　　C. 60%　　　　D. 70%　　　　E. 80%

7-6. 氧气筒内压力降到多少即不可使用（　　）

A. $3kg/cm^2$　　B. $5kg/cm^2$　　C. $7kg/cm^2$　　D. $10kg/cm^2$　　E. $15kg/cm^2$

7-7. 下列哪项不是氧中毒的临床表现（　　）

A. 恶心　　　　B. 烦躁不安　　C. 两侧瞳孔大小不等　　　　D. 面色苍白　　E. 进行性呼吸困难

7-8. 长时间用氧的病人宜采用（　　）

A. 单侧鼻导管法　　B. 口罩法　　　C. 面罩法　　　D. 漏斗法　　　E. 鼻塞法

7-9. 润滑吸氧鼻导管应选用（　　）

A. 凡士林　　　B. 石蜡油　　　C. 25%乙醇　　　　D. 0.1%肥皂水　　　　E. 冷开水

7-10. 采用单侧鼻导管给氧时，鼻导管插入深度为（　　）

A. 鼻尖至耳垂之长度　　　B. 发际至剑突之长度　　　C. 鼻尖至耳垂长度之1/2

D. 发际至剑突长度之2/3　　E. 鼻尖至耳垂长度之2/3

7-11. 成人采用面罩给氧时，需要调节氧流量的浓度为（　　）

A. 1~3L/min　　B. 4~6L/min　　C. 6~8L/min　　D. 8~10L/min　　E. 10~12L/min

7-12. 使用氧气时，下列哪项是错误的（　　）

A. 不可用力震动　　B. 禁止在氧气筒螺旋口上涂油　　　　C. 远离火源

D. 筒内氧气要彻底用尽，防再次充气时爆炸　　　　　E. 先调节流量后使用

7-13. 装氧气表前，先打开总开关是为了（　　）

A. 检查氧气筒内是否有氧气　　B. 了解氧气流出是否通畅　　　　C. 估计筒内氧气流量

D. 测知桶内氧气压力　　　　E. 清洁气门，保护氧气表

7-14. 病人吸氧过程中需要调节氧流量时，正确的做法是（　　）

A. 先关总开关，再调流量表　　B. 先关流量表，再调节流量　　C. 谨慎地直接调节流量

D. 先拔出鼻导管，再调节流量　E. 先分离接管，再调节流量

7-15. 为小儿吸痰时，负压不宜超过（　　　）

A. 13.3kPa　　B. 20.0kPa　　C. 40.0kPa　　D. 53.3kPa　　E. 60.0kPa

7-16. 用吸痰管进行气管内吸痰的方法是（　　　）

A. 自上而下抽吸　　B. 自下而上抽吸　　C. 左右旋转向上提吸痰管抽吸

D. 上下移动导管进行抽吸　　　　　E. 固定于一处抽吸

7-17. 用电动吸引器吸痰，每次吸痰时间不超过（　　　）

A. 5s　　B. 10s　　C. 15s　　D. 20S　　E. 25s

7-18. 下列吸痰前检查电动吸引器的方法哪项错误（　　　）

A. 电源和吸引器电压是否相等　B. 吸引器各导管连接是否正确　　C. 吸引器的吸力是否正常

D. 吸痰管号码是否合适　　　E. 安全瓶内是否加入消毒溶液

7-19. 电动吸引器吸痰的原理是利用（　　　）

A. 正压作用　　B. 负压作用　　C. 空吸作用　　D. 虹吸作用　　E. 静压作用

7-20. 使用电动吸引器吸痰时，下列哪项操作是错误的（　　　）

A. 使用前检查吸引效能　　　　　　B. 先吸引深部的分泌物，再吸引口咽部分泌物

C. 痰液黏稠时滴入少量生理盐水稀释　　D. 储液瓶内吸出液不宜过满

E. 为婴幼儿吸痰时吸痰管要细

7-21. 林先生，67岁，肺心病伴呼吸衰竭，表现呼吸困难伴有精神、神经症状，给氧方法是（　　　）

A. 低浓度、低流量持续给氧　　　　B. 乙醇湿化给氧　　　　C. 加压给氧

D. 低流量间断给氧　　　　　　　　E. 高浓度、高流量持续给氧

7-22. 柳先生，58岁，心肌梗死，经过及时抢救病情好转，按医嘱停用鼻导管吸氧，操作者应该首先（　　　）

A. 拔出鼻导管　　B. 关闭流量表　　C. 取下湿化瓶　D. 松脱玻璃导管接头　　E. 关总开关

7-23. 柳女士，支气管哮喘，病人呼吸困难、气喘、呼吸困难、口唇发绀、大汗淋漓、端坐卧位，护士为其进行鼻导管给氧，下述正确的是（　　　）

A. 湿化瓶内装20%~30%的乙醇　B. 调节流量后插入鼻导管　C. 鼻导管插入长度为鼻尖至耳垂之1/3

D. 中途调节氧流量时应先关总开关后再调节　　E. 支气管哮喘病人应采取低浓度、低流量间断给氧

7-24. 某患儿，2岁，细菌性肺炎，患儿烦躁不安，呼吸困难，发绀明显，氧分压为5.0kPa，二氧化碳分压为8.0kPa，给该患儿吸氧宜采用（　　　）

A. 单侧鼻导管法　　B. 口罩法　　C. 鼻塞法　　D. 漏斗法　　E. 头罩法

7-25. 根据某患者病情调节氧流量为2L/min，此时吸氧浓度为（　　　）

A. 25%　　B. 29%　　C. 33%　　D. 37%　　E. 41%

7-26. 周某，男，43岁，颅脑损伤，呼吸功能严重受损，病人痰多不易咳出，给该病人吸痰时应调节负压为（　　　）

A. <13.3kPa　　B. 13.3~26.6kPa　　C. 26.6~39.9kPa　　D. 40.0~53.3kPa　　E. >54.0kPa

7-27. 为病人吸痰时，下列哪项是错误的（　　　）

A. 吸痰前先用生理盐水试吸　B. 将病人的头转向操作者一侧　C. 将吸痰导管插入口腔咽部吸尽分泌物

D. 口腔吸痰有困难时，也可以自鼻腔吸痰　　E. 每次吸痰时间不超过25s

7-28. 给病人吸痰时，发现病人痰液黏稠，不宜吸出，下列措施中哪项不妥（　　　）

A. 扣拍胸背部，以振动痰液　　　　B. 给病人做超声雾化吸入，以稀释痰液

C. 缓慢滴入少量生理盐水，以稀释痰液　　D. 缓慢滴入化痰药物，以稀释痰液

E. 加大吸引负压，以吸尽痰液

7-29. 关于尿潴留病人的临床表现不正确的一项是（　　　）

A. 下腹部胀痛　　B. 排尿困难　　C. 有膀胱刺激征

D. 体检可见耻骨上膨隆并扪及囊样包块　　E. 叩诊呈浊音

7-30. 解除尿潴留措施中，错误的是（　　）

A. 让病人听流水声　　B. 尽量以习惯的姿势排尿　　　C. 热敷下腹部

D. 针刺中极、三阴交和曲骨穴　　　　　E. 口服利尿剂

7-31. 不需采用导尿术的是（　　）

A. 为尿失禁病人采集尿常规标本　　B. 减轻尿潴留人痛苦　　　C. 测量膀胱容量

D. 进行膀胱或尿道造影　　　　E. 留取不受污染的尿标本作细菌培养

7-32. 盆腔器官手术前导尿目的是（　　）

A. 保持会阴部清洁干燥　　B. 避免术中误伤膀胱　　　C. 测定膀胱容量和压力

D. 收集尿培养标本　　E. 放出尿液减轻病人痛苦

7-33. 导尿前彻底清洗外阴的目的是（　　）

A. 防止污染导尿管　　　B. 易暴露尿道口　　　　C. 使病人清洁舒适

D. 减少会阴部的微生物　　E. 容易固定导尿管

7-34. 插导尿管前女病人消毒外阴的顺序（第二次）是（　　）

A. 自上而下，由内向外　　B. 自下而上，由内向外　　C. 自上而下，由外向内

D. 自下而上，由外向内　　E. 自下而上，再由上而下

7-35. 为男病人导尿时提起阴茎与腹壁成60°角的目的是（　　）

A. 耻骨下弯消失　　B. 耻骨前弯变小　　C. 耻骨前弯消失　　D. 耻骨下弯变小　　E. 膀胱颈部肌肉松弛

7-36. 为男病人导尿时，导尿管在尿道受阻而不能插入膀胱的原因可能是（　　）

A. 病人体位不正确　　B. 导尿管太软　　C. 导尿管太粗　　D. 膀胱颈部肌肉收缩　　　E. 病人精神紧张

7-37. 若膀胱高度膨胀，病人又极度虚弱，第一次放尿不应超过（　　）

A. 1000ml　　　　B. 1100ml　　　C. 900ml　　　D. 800ml　　　E. 1500ml

7-38. 男病人因膀胱肌肉收缩而产生阻力时，导尿管不宜插入时的正确处理方法是（　　）

A. 旋转导尿管后用力插入　　B. 嘱病人缓慢深呼吸，同时轻轻插入　　　C. 轻轻按摩下腹部后再插入

D. 改变病人体位后再插入　　E. 拔出导尿管，再次润滑后插入

7-39. 留置导尿术常用于（　　）

A. 危重病人正确记录尿量　　　B. 收集无菌尿标本　　C. 膀胱造影　　D. 尿潴留病人　　E. 膀胱内化疗

7-40. 留置导尿管病人的护理处置中，错误的是（　　）

A. 每日用消毒液棉球消毒尿道口和外阴1～2次　　　　B. 分泌物过多，可用0.02%高锰酸钾溶液清洗

C. 每周更换导尿管2次　　　　　　　　　　　　D. 倾倒尿液时引流管末端应低于耻骨联合

E. 拔管前训练膀胱反射功能

7-41. 王先生，急性肾衰竭病人，留置导尿管24h后仅引流出尿液80ml，该病人的排尿状况是（　　）

A. 正常　　　B. 多尿　　　C. 尿潴留　　　D. 尿量偏少　　　E. 无尿

7-42. 杨先生，65岁，因前列腺增生发生尿潴留，应采取的护理措施是（　　）

A. 让病人听流水声　　B. 热敷下腹部　　C. 行导尿术　　D. 轻轻按摩下腹部　　E. 温水冲洗会阴部

7-43. 王女士，准备进行子宫全切术，术前应进行导尿管留置术，操作前应让其采取的正确卧位是（　　）

A. 左侧卧位　　B. 右侧卧位　　C. 屈膝仰卧位　　D. 截石卧位　　　　E. 头高脚低卧位

7-44. 禁忌使用鼻饲法的病人是（　　）

A. 昏迷　　　B. 口腔手术　　　C. 破伤风　　　D. 人工冬眠　　　E. 食管下段静脉曲张

7-45. 插胃管时病人出现呛咳、发绀，应立即采取的措施（　　）

A. 嘱病人深呼吸　　　B. 嘱病人做吞咽动作　　　C. 托起病人头部插管

D. 用注射器抽吸胃液　　E. 拔出胃管休息片刻后重新插管

7-46. 插胃管的处置中不妥的是（　　）

A. 石蜡油润滑胃管前端　　B. 一手用纱布托住胃管　　C. 另一手持镊子夹住胃管从一侧鼻孔缓缓插入

D. 插至咽喉部时嘱病人做吞咽动作　　E. 如病人出现恶心应立即拔出胃管

7-47. 鼻饲法的注意事项不正确的是（　　）

A. 长期鼻饲者应每日进行口腔护理　　　B. 服用药片时，应将药片研碎溶解后再灌入

C. 应间隔一周于晚间末次喂食后拔管　　　D. 拔管时夹紧胃管末端轻快拔出

E. 每次鼻饲量不超过 200ml，间隔不少于 2h

7-48. 为病人鼻饲注入食物后，再注入少量温开水的目的是（　　　）

A. 使病人温暖舒适　　　B. 便于准确记录入量　　　C. 防止病人呕吐

D. 便于冲净胃管，避免食物积存　　　　　E. 防止胃液反流

7-49. 脱隔离衣时首先应（　　　）

A. 解领扣　　B. 消毒双手　　　C. 解腰带　　　D. 解袖口　　　E. 摘去口罩

7-50. 卫生洗手法，搓揉时间至少（　　　）

A. 15s　　　B. 20s　　　　C. 30s　　　　D. 1min　　　E. 2min

7-51. 脱隔离衣时，消毒双手后应（　　　）

A. 解领扣　　B. 解腰带　　　C. 脱衣袖　　　D. 解袖口　　　E. 摘去口罩

7-52. 脱隔离衣时要避免污染（　　　）

A. 腰带以上的部位　　B. 腰带以下的部位　　C. 胸前、背后　　　D. 衣领　　　E. 袖子后面

7-53. 隔离衣一般情况下更换时间是（　　　）

A. 4h　　　B. 8h　　　C. 24h　　　D. 48h　　　E. 72h

7-54. 传染病区，工作人员穿隔离衣后禁止进入的区域是（　　　）

A. 病区走廊　　　B. 肠道隔离病室　　C. 治疗室　　　D. 化验室　　　E. 病人浴室

7-55. 不需要立即更换口罩的情况是（　　　）

A. 口罩潮湿时　　　B. 接触鼠疫病人之后　　　　C. 污染的手接触了口罩

D. 为病人做保健指导后　　　　　　　　E. 隔离衣袖口触及口罩

7-56. 执行隔离技术，做法错误的是（　　　）

A. 摘去暂不用的口罩，将污染面向内折叠　　　B. 从指尖至前臂顺序刷手

C. 隔离衣挂在走廊里清洁面向外　　　D. 从页面抓取避污纸　　　E. 隔离衣潮湿应立即更换

7-57. 王先生，诊断为艾滋病，现需要吸痰，你认为护士的做法哪项错误（　　　）

A. 吸痰前洗手，穿好隔离衣　　　B. 吸痰前戴好护目镜　　　C. 不与其他病人共用中心吸引系统

D. 吸痰后吸痰管失误落地上，立即进行地面的清洁处理　　　E. 用后的吸痰管及纱布装入高危品袋中焚烧

7-58. 隔离技术不应该用于（　　　）

A. 易感人群　　B. 传染病的带菌者　　C. 免疫力低下者　　　D. 年老体弱者

7-59. 静脉输液输血时液体输入是利用（　　　）

A. 负压原理　　　B. 正压原理　　　C. 虹吸原理　　　D. 空吸原理　　　E. 液体静压原理

7-60. 输液速度可适当加快的是（　　　）

A. 严重脱水、血容量不足、心肺功能良好者　　B. 输入升压药　　　C. 静脉补钾

D. 风湿性心脏病　　　　　　　　　E. 1 岁幼儿

7-61. 静脉输液时，造成莫非氏滴管内液面自行下降的原因是（　　　）

A. 室温低　　B. 病人肢体位置不当　　C. 输液速度过快　　D. 压力过大　　E. 滴管漏气或有裂缝

7-62. 预防空气栓塞的措施不包括（　　　）

A. 排尽输液管内空气　　B. 溶液滴完前及时拔针　　C. 输液中要及时更换输液瓶

D. 加压输液时应有护士在旁守护　　　　　E. 应控制输液总量

7-63. 静脉输液引起急性肺水肿的最典型症状是（　　　）

A. 发绀烦躁不安　　B. 呼吸困难两肺可闻及干啰音　　　C. 心前区可闻及响亮的持续的水泡音

D. 咳嗽、咳粉红色泡沫痰　　　　　　　E. 哮喘发作

7-64. 静脉输液的目的不包括（　　　）

A. 补充营养、供给热能　　B. 纠正水和电解质失调，维持酸碱平衡　　C. 输入药物，治疗疾病

D. 利尿脱水　　　E. 增加血浆蛋白，纠正贫血

7-65. 遵医嘱给一颅脑损伤病人甘露醇 250ml 静脉滴注，要求 30 分钟滴完，应调节滴速为（　　）

A. 125 滴/分　　　　B. 130 滴/分　　　　C. 135 滴/分　　　D. 140 滴/分　　　E. 145 滴/分

7-66. 预防静脉炎的措施不包括（　　）

A. 严格执行无菌操作　　　B. 有计划地更换输液部位　　　C. 防止药液溢出血管外

D. 刺激性强的药物应充分稀释后应用　　　　　　E. 输液前给予激素治疗

7-67. 肌内注射引起硬结的原因是（　　）

A. 未做到"两快一慢"　　　B. 同时注射多种药物　　　C. 病人肌肉结实

D. 针头细小，进针深度不够　　　　　　　E. 针头粗长，进针太深

7-68. 静脉注射中，错误的做法是（　　）

A. 认真执行三查七对　　　B. 选择粗直有弹性的血管穿刺　　　C. 止血带扎在距离穿刺点上 6cm 处

D. 消毒皮肤可选用 2%碘酊、70%乙醇　　　　　E. 穿刺时针梗与皮肤呈 30°～40°

7-69. 下列可用于肌内注射的部位是（　　）

A. 肩峰下 1 手指处　　B. 髂前上棘与尾骨连线的外上 1/3 处　　　C. 髂前上棘内侧三横指处

D. 大腿中段内侧　　E. 大腿上部

7-70. 需采集血清标本的检验项目是（　　）

A. 致病菌　　B. 血糖　　C. 尿素氮　　D. 肌酐　　E. 血钾

7-71. 血标本采集时错误的做法是（　　）

A. 全血标本选用抗凝试管　　　B. 血清标本选用抗凝试管　　　C. 血培养标本选用血培养瓶

D. 生化标本应在清晨空腹时采血　　　　　E. 输血时应在对侧肢体抽血

7-72. 动脉穿刺取血标本时，不需准备的用物是（　　）

A. 止血带　　B. 肝素　　C. 无菌纱布　　D. 无菌软木塞　　E. 干燥注射器

7-73. 为慢阻肺患者采血做血气分析，采集标本时错误的操作是（　　）

A. 多选用桡动脉或股动脉　　　　B. 抽吸肝素湿润注射器内壁后，余液全部弃去

C. 右手持注射器，与动脉走向呈 20°刺入　　D. 拔针后，立即将针尖斜面刺入软木塞

E. 用无菌纱布压迫穿刺点 5～10 分钟

7-74. 关于吸痰操作，下列哪项是错误的（　　）

A. 插入导管过程即开始吸痰　　　　B. 一次吸痰不尽，应间隔 2～3 分钟后再吸

C. 痰液黏稠者先采取稀释痰液的措施　　　D. 吸痰动作要轻柔

E. 吸痰前先检查吸痰管是否通畅

7-75. 长期留置导尿后发生尿液混浊、沉淀或结晶时应该（　　）

A. 多饮水并进行膀胱冲洗　　　B. 经常更换卧位　　　C. 膀胱内滴药

D. 热敷下腹部　　　E. 经常清洁尿道口

7-76. 静脉输液发生空气栓塞时，造成病人死亡的原因是空气阻塞了（　　）

A. 上腔静脉入口　　B. 下腔静脉入口　　C. 肺动脉入口　　D. 肺静脉入口　　E. 主动脉入口

7-77. 抢救急性肺水肿加压吸氧时，湿化瓶内乙醇浓度为（　　）

A. 10%～20%　　B. 20%～30%　　C. 30%～40%　　D. 40%～50%　　E. 50%～60%

7-78. 输液过程中发生空气栓塞，病人应采取的体位是（　　）

A. 半坐卧位　　B. 仰卧位　　C. 俯卧位　　D. 左侧卧位、头低脚高　　E. 右侧卧位、头高脚低

7-79. 2 岁以下的婴幼儿肌内注射，最好选用（　　）

A. 臀大肌　　B. 上臂三角肌　　C. 臀中肌、臀小肌　　D. 股外侧肌　　E. 前臂外侧肌

7-80. 为男病人导尿时尿管插入深度为（　　）

A. 12～14cm　　　B. 14～16cm　　　C. 16～18cm　　　D. 18～20cm　　　E. 20～22cm

（二）多项选择题（每题 2 分，共计 20 分）

7-81. 隔离技术应用于（　　）

A. 易感人群　　B. 传染病的带菌者　　C. 免疫力低下　　D. 年老体弱的病人　　E. 危重病人

7-82. 使用口罩的目的是（　　）

A. 保护病人避免互相传染　　　B. 保护工作人员，避免互相传染　　　C. 保暖

D. 防止飞沫污染无菌物品　　　E. 保护面部皮肤

7-83. 工作人员进入隔离单位应注意（　　）

A. 需戴口罩、帽子、穿隔离衣　　　　　　　B. 穿上隔离衣，只能在规定范围内活动

C. 所用手表应直接放在治疗车上层，便于观看　　D. 穿隔离衣前，所用的用物应备齐

E. 每当接触完一个病室的所有病人后应消毒双手

7-84. 非机械性尿路梗阻引起的尿潴留首先应采取的措施是（　　）

A. 行导尿术　　　B. 温水冲洗会阴　　　C. 听流水声　　　D. 轻轻按摩下腹部　　　E. 下腹部热敷

7-85. 为女病人导尿时，不符合操作原则的是（　　）

A. 两次消毒外阴的顺序相同　　　　　　　　B. 铺好洞巾后戴无菌手套

C. 导尿管误入阴道时立即拔出，更换后重新插入　　D. 导尿管插入 4～6cm

E. 病人取屈膝仰卧位

7-86. 肌内注射时，为达到无痛注射，应该（　　）

A. 做好心理护理　　　　　　　　　　　　　B. 取侧卧位时，下腿伸直、上腿弯曲

C. 同时注射多种药物时，应先注射刺激性强的　　D. 要做到"两快-慢"

E. 注射刺激性强的药物，要选择长针头

7-87. 皮内注射的目的是（　　）

A. 药物过敏试验　　　B. 预防接种　　　C. 局部麻醉用药　　　D. 局部麻醉先驱步骤　　　E. 迅速达到药效

7-88. 皮下注射的目的是（　　）

A. 药物过敏试验　　　B. 预防接种　　　C. 局部麻醉用药　　　D. 局部麻醉先驱步骤　　　E. 迅速达到药效

7-89. 输液过程中，因速度过快引起肺水肿时，护士应立即采取的措施是（　　）

A. 停止输液　　　B. 加压给氧　　　C. 取端坐位　　　D. 保持呼吸道通畅　　　E. 必要时止血带四肢轮扎

7-90. 动脉血标本采集常选用的动脉是（　　）

A. 颈动脉　　　B. 股动脉　　　C. 桡动脉　　　D. 足背动脉　　　E. 手背动脉

（三）简答题（每题 10 分，共计 50 分）

7-91. 氧疗的副作用有哪些？

7-92. 臀大肌注射有几种定位方法？是如何定位的？

7-93. 男性尿道的三个狭窄指的是什么？导尿的禁忌证有哪些？

7-94. 经气管插管／气管切开吸痰的注意事项 ？

7-95. 常见的输液反应有哪些？最严重的输液反应是什么？

（四）病例分析题（共计 50 分）

7-96. 患者李强，男，42 岁，腹泻 10 余次，全身无力，精神不振而急诊入院，诊断为急性胃肠炎伴脱水，医嘱林格液 500ml，10%葡萄糖液 1000ml 加维生素 C 1.0g 静脉点滴，输液 1 小时后，病人出现发冷、寒战，体温 40℃并自述恶心、头痛，你考虑：

（1）病人出现了什么情况？（2 分）

（2）发生的原因可能有哪些？（6 分）

（3）应如何处理？（7 分）

7-97. 患者，范涛，男，68 岁，因脑血管意外昏迷入院，需鼻饲饮食，（1）在为病人插胃管时需特别注意什么？（12 分）（2）用哪些方法证实胃管在胃内？（3 分）

7-98. 患者，张晓，13 岁，剧烈腹泻 2 天来院就诊，评估的知：病人呕吐呈喷射状，呕吐物米泔水样，无腹痛，里急后重，有口渴、声嘶、发绀，眼眶及颊部凹陷，皮肤弹性消失，腓肠肌及腹直肌痉挛。拟诊断为霍乱，处置此疑似病例，你应该：

（1）发现此病人应向医院哪个部门报告？（2 分）

（2）对此病人应采取那种隔离方式？（3 分）

（3）接触处置病人时应如何着装？（4分）

（4）凡接触此患者的人应隔离观察多少天？（2分）

（5）病人的分泌物不慎溅到工作服上，应如何处理？（3分）

（6）用过的敷料、污物应如何处理？（3分）

（7）室内的空气及地面每天应如何消毒？（3分）

（史春英）

【答案】

（一）单项选择题

7-1. C；7-2. E；7-3. A；7-4. B；7-5. C；7-6. B；7-7. C；7-8. E；7-9. E；7-10. E；7-11. C；7-12. D；7-13. E；
7-14. E；7-15. C；7-16. C；7-17. C；7-18. E；7-19. B；7-20. B；7-21. A；7-22. A；7-23. B；7-24. E；7-25. B；
7-26. D；7-27. E；7-28. E；7-29. C；7-30. E；7-31. A；7-32. B；7-33. D；7-34. A；7-35. C；7-36. D；7-37. A；
7-38. B；7-39. A；7-40. C；7-41. E；7-42. C；7-43. C；7-44. E；7-45. E；7-46. E；7-47. C；7-48. D；7-49. C；7-50. A；
7-51. A；7-52. E；7-53. C；7-54. C；7-55. D；7-56. B；7-57. D；7-58. D；7-59. E；7-60. A；7-61. E；7-62. E；7-63. D；
7-64. E；7-65. A；7-66. E；7-67. D；7-68. E；7-69. D；7-70E；7-71. B；7-72. A；7-73. C；7-74. A；7-75. A；
7-76. C；7-77. B；7-78. D；7-79. C；7-80. E

（二）多项选择题

7-81. ABC；7-82. ABD；7-83. ABD；7-84. BCDE；7-85. AB；7-86. ADE；7-87. ABD；7-88. BC；7-89. ABCDE；
7-90. BC

（三）简答题

7-91. 氧中毒（2分）、肺不张（2分）、呼吸道分泌物干燥（2分）、晶状体后纤维组织增生（2分）、呼吸抑制（2分）

7-92. 有两种：十字法、连线法（1分）：

十字法：从臀裂顶点（1分）向左或右侧划一水平线（1分），然后从髂嵴最高点（1分）作一垂直线（1分），将臀部分为四个象限（1分），其外上象限并避开内角（1分），即为注射区域。

连线法：取髂前上棘（1分）和尾骨连线（1分）的外上 1/3 处（1分）为注射部位。

7-93. 三狭窄：尿道内口（1分）、尿道膜部（1分）、尿道外口（1分）。

导尿的禁忌证：急性下尿路感染（1分）、尿道狭窄及先天性畸形无法留置导尿管者（3分）、相对禁忌证为严重的全身出血性疾病及女性月经期（3分）

7-94. 吸痰管的最大外径＜气管导管内径的 1/2（2分）、先吸气管切开处（2分）、再吸口鼻部（2分）、插进吸痰管时不可用负压（2分）、吸痰时不能在气管处上下提拉（2分）。

7-95. 发热反应（2分）、循环负荷过重反应（2分）、静脉炎（2分）、空气栓塞（2分）。

最严重的输液反应是空气栓塞（2分）

（四）病例分析题

7-96. （1）可能发生了发热反应（2分）。

（2）输入致热物质引起（1分），多由于用物清洁灭菌不彻底（1分）；输入的溶液或药物制品不纯（1分）；消毒保存不良（1分）；输液器消毒不严或被污染（1分）；输液过程中未能严格执行无菌操作所致（1分）。

（3）立即停止输液（1分），保留剩余溶液和输液器（1分），必要时送检验科做细菌培养（1分），查找发热反应的原因（1分），该患者高热，应给予物理降温（1分），严密观察生命体征的变化（1分），必要时遵医嘱给予抗过敏药物或激素治疗（1分）。

7-97. （1）病人昏迷，吞咽和咳嗽反射减少或消失，不能合作（2分）；在插管前应将病人头部后仰、去掉枕头（2分）；当胃管插入 15cm 处时（2分），左手将病人头部托起，使下颌贴近胸骨柄（2分），以增大咽喉部通道的弧度（2分），便于管端沿着后壁滑行，插入至预定长度（2分）。

（2）三种方法：用注射器抽出胃液（1分）；将胃管末端放入杯内水中，无气体逸出（1分）；置听诊器于胃部，用注射器从胃管注入 10ml 空气，能听到气过水声（1分）。

7-98. （1）应向医院感染管理科报告（2分）

（2）应采取严密隔离措施（3分）

（3）接触此病人时，应戴好口罩、帽子、穿好隔离衣、隔离鞋、戴好手套（4分）

（4）应严密隔离观察 5 天（2分）

（5）应立即更换工作服（3分）

（6）用过的敷料等污物用双袋法装袋标记后焚烧处理（3分）

（7）室内的空气及地面每天用消毒液喷洒或紫外线照射消毒（3分）

（史春英）

二、模拟竞赛试题（二）

7-99. 病人男、李林，35 岁，晚下班途中意外车祸，神志清、血压 80/50mmHg。拟行剖腹探查，问诊：病人午餐饮用液状食物约 800ml，为预防麻醉过程中出现胃反流。

要求 1：请选手自行备物正确操作。

题干：插胃管过程中病人出现剧烈呛咳。

要求 2：给予如何处理。

7-100. 患者，女，33 岁，脑出血昏迷 3 天，需要采取什么措施维持其营养需要？

要求 1：请选手根据所给用物进行正确的操作。

要求 2：请为病人行首次肠内营养治疗。

7-101. 刘轩，男，55 岁，发热、腹泻、腹痛 2 日以"肠炎"待查入住感染病室 401。需为病人输注生理盐水（0.85%氯化钠）250ml+10%氯化钾 8ml，（情景：装好的药物已放在处置台上）。

要求：请你正确穿隔离衣到病人床旁操作即可，脱隔离衣挂在半污染区。

7-102. 患者，男，65 岁，间断咳嗽，咳痰 10 年，加重伴呼吸困难 2 周。

患者 10 余年前始出现间断咳嗽，咳白痰，偶有发热，服用抗生素及中药可缓解。每年多发于秋冬春季节，一般持续数周至数月。近 3 年来出现活动时气短，休息可缓解。2 周前着凉后出现咳嗽，咳痰，自服红霉素无效，近 3 天来气促明显，夜间难以平卧入睡，吸烟 30 余年。

查体：T37.2℃，P 102 次/分，R 26 次/分，BP 120/90mmHg，桶状胸，双肺叩诊过清音，双下肺可闻及细湿啰音，右下肺为者，可闻及散在哮鸣音。

辅助检查：血常规示：WBC $9.61×10^9$/L，N 85.1%，动脉血气分析 pH7.250，PCO_2 73.8mmHg，PO_2 48.9mmHg。

要求 1：请根据提供的物品对患者进行吸氧及停氧操作。

（操作完毕进行物品整理，出示题卡，回答问题）

要求 2：①请对本病做出初步诊断？②该患者进行氧疗时应注意什么？

7-103. 患者，女，55 岁，在输液过程中突发严重呼吸困难、大汗、同时咳粉红色泡沫样痰。诊断：急性肺水肿。

要求：请选手立即正确吸氧。

7-104. 患者，男，39 岁，以呼吸困难，左侧胸痛，低热十日就诊，医生在行诊断性胸腔穿刺术中患者突发面色苍白、冷汗、血压下降等胸膜反应，已经采取如下措施：停止操作、协助患者平卧、皮下注射盐酸肾上腺素 0.5ml，未缓解。

要求 1：请 A 选手回答进一步的抢救措施有哪些？

要求 2：请 BC 选手根据物品给予正确的操作。

【答案】

7-99. 此题考点首先判断是应该行留置胃管的操作，然后在操作台上备齐操作所需用物，插胃管过程中病人出现剧烈呛咳即立即停止操作，拔出胃管；（口述）待休息片刻后可重新插入。

模型要求：插胃管模型。

用物准备

治疗车上层：棉签、治疗碗内盛温开水、弯盘（内有治疗巾、无菌纱布两块）无菌手套一副、石蜡棉球、20ml 注射器 1 个。鼻胃管一条。压舌板一块（昏迷备用）、固定夹或皮套、胶布、听诊器一个、手电筒。治疗车下层：医疗废物桶、可回收废物桶、锐器盒、污物桶。

治疗车侧：洗手液及医嘱本。

7-100. 此题考点首先是给予插胃管，行肠内营养治疗。应注意昏迷病人插管至 14～16cm 时，以左手将患者头部托起向前屈，使下颌靠近胸骨柄，以增大咽喉部通道的弧度，使胃管可顺利进入食管。使用三种验证胃管是否在胃内的方式来检测胃管是否为内。首次肠内营养治疗遵循序渐进，管饲量每次不超过 300ml。每次间隔 2 小时。

模型要求：插胃管模型。

用物准备：

治疗车上层：棉签、治疗碗内盛温开水、弯盘（内有治疗巾、无菌纱布两块）无菌手套一副、石蜡棉球、20ml 注射器 1 个、50 ml 注食器 1 个，（38～40℃）鼻饲流食。鼻胃管一条。压舌板一块（昏迷备用）、固定夹或皮套、胶布、听诊器一个、手电筒。

治疗车下层：医疗废物桶、可回收废物桶、锐器盒、污物桶。

治疗车侧：洗手液及医嘱本。

7-101. 此题隐藏三个考点：①穿隔离衣前先备输液用物；即从台上选取正确剂量的药液放置在处置车上即可）；②考三查七对制度的执行；即选取正确剂量药液。③按操作规程正确穿脱隔离衣，此题情景设定挂两个隔离衣（一个有破损或衣领处潮湿、一个正常）；考其使用前是否检查。

模型要求：静脉输液手臂模型。

用物准备：挂两个隔离衣（一个有破损或潮湿、一个正常）洗手液、手刷、干毛巾、洗手设备（水池）。处置台上放置装好不同氯化钾剂量的药液，根据题干选其中一瓶：0.85%生理盐水 250ml+10%氯化钾 8ml，或生理盐水（0.85%氯化钠）500ml+10%氯化钾 15ml。

7-102. 按吸氧操作规范进行氧疗，准备操作时注意查对的执行，示意一次性吸氧管已过期，请求更换。根据病史、临床表现及实验室检查结果，初步诊断是 COPD 急性发作，Ⅱ型呼吸衰竭，对于Ⅱ型呼吸衰竭，$PaO_2\downarrow$，$PaCO_2\uparrow$。由于 $PaCO_2$ 长期处于高水平，呼吸中枢失去了对二氧化碳的敏感性，呼吸的调节主要依靠缺氧对周围化学感受器的刺激来维持，而吸入高浓度氧，血氧迅速上升，解除了低氧对呼吸的刺激作用，使呼吸中枢抑制加重，造成通气进一步恶化，导致 CO_2 上升，甚至呼吸停止。因此氧疗时采取低浓度低流量吸氧，氧流量控制在 1～2L/min，维持可允许范围的高碳酸血症，避免呼吸抑制。

7-103.

（1）急性肺水肿应立即给患者采取半卧位双下肢下垂以减轻静脉回流。

（2）氧气吸入的流量有低流量给氧 1～2L/min、中流量给氧 2～4L/min 与高流量给氧 4～6L/min 或 6～8L/min，该病人选择正确的氧流量是 6～8L/min。

（3）急性肺水肿病人湿化瓶中的湿化液要选择 20%～30%的乙醇，以减低肺泡内泡沫表面张力，使泡沫破裂消散，改善气体交换，减轻缺氧症状。

模型要求：氧气吸入模型。

物品提供

（1）治疗车、治疗盘、治疗碗（内盛凉开水）、纱布、弯盘、一次性单鼻氧管、一次性双鼻氧管、一次性棉签、手电、无菌蒸馏水、30%的乙醇、用氧记录单、手消液、扳手、标示、氧气筒、氧气压力表、湿化瓶。

（2）锐器盒、医疗垃圾桶、生活垃圾桶。

7-104.

要求 1：严重胸膜反应进一步的抢救措施是立即为病人进行氧疗及快速建立静脉通路，补液，急检血糖等。

要求2：需要立即进行氧疗、注意评估病人一侧鼻腔息肉，急检血糖、输注5%葡萄糖500ml的联合操作，操作应注意合理分配时间，静脉采血和输液可以一次穿刺完成。吸氧注意鼻腔的异常情况，注意用氧标识。

模型要求：氧气吸入、静脉采血、静脉输液的全身人综合模型。

场景要求：①是模拟人一侧鼻腔息肉，不通畅；②是摆放一空、一满2个氧气筒。

物品提供

（1）治疗车、治疗盘、治疗碗（内盛凉开水）、纱布、弯盘、一次性单鼻氧管、一次性双鼻氧管、一次性双棉签、手电、无菌蒸馏水、用氧记录单。手消液、扳手、标示。氧气筒2个、氧气压力表、湿化瓶（已装1/2满的蒸馏水）。

（2）治疗车、注射盘：皮肤消毒液（安尔碘50ml装）、无菌棉签（单包装5支）。

（3）临时医嘱单、5%葡萄糖500ml、0.9%氯化钠500ml、输液瓶贴、输液器、输液挂卡、治疗碗、弯盘、止血带、治疗巾（一次性）、小垫枕、输液胶贴（四条一联）、化验单、一次性采血针、采血试管。

（4）输液架、锐器盒、医疗垃圾桶、生活垃圾桶。

（于俊娟）

三、模拟竞赛试题（三）

（一）选择题

7-105. 输液速度过快，短时间内输入过多液体可能引起什么症状？（　　）

A. 突然胸闷、呼吸困难、咳大量泡沫痰　　B. 频繁早搏　　C. 穿刺部位红肿热痛、条索状红线

D. 血压升高　　　　　　　　　　　　E. 血红蛋白尿

7-106. 静脉输液发生空气栓塞应立即让病人采取什么卧位？（　　）

A. 直立位　　B. 垂头仰卧位　　C. 左侧卧位　　D. 右侧卧位　　E. 半坐卧位

7-107. 2000ml液体要求10小时匀速输完，每分钟的滴速应是多少？（　　）

A. 30滴/分　　B. 40滴/分　　　C. 50滴/分　　　D. 55滴/分　　　D. 60滴/分

7-108. 鼻饲插管过程中，病人发生呛咳，呼吸困难时应（　　）

A. 嘱病员做深呼吸　　B. 将病员头部抬高　　C. 拔管休息片刻重插　　D. 停止片刻，嘱深呼吸，再轻轻插入

7-109. 鼻饲法操作错误的做法是（　　）

A. 鼻饲量在刚开始灌注时不超200ml　　　　　B. 应检查胃管是否通畅

C. 检查胃管是否在胃内可注少量温开水　　　　D. 如灌入药物，先将药片研碎溶解

7-110. 禁忌插胃管的病人是（　　）

A. 昏迷病人　　B. 口腔手术病人　　C. 食管狭窄的病人　　D. 食管胃底静脉曲张病人　　　　E. 烧伤病人

7-111. 安装SPO$_2$传感器的正确说法：（　　）

A. 将传感器放在病人身体的任何位置　　　　B. 将传感器放在病人身体的指甲部位，红点照指甲

C. 将传感器放在病人身体的指甲部位，红点照指甲，与血压计袖带相反

D. 将传感器放在病人身体的大拇指指甲部位，红点照指甲

7-112. 以下说法不正确的是：（　　）

A. 定期更换电极片安放位置，防止皮肤过敏

B. 报警系统可以在夜间关闭，以免打扰病人休息

C. 安放电极片时必须保留出一定范围的心前区

D. 对于需要频繁测量血压的病人应该定时松开袖带片刻

7-113. 心电监测的并发症是：（　　）

A. 皮肤发红　　B. 皮肤发红破溃　　C. 皮肤发红破溃、肢体肿胀、回流不畅

D. 皮肤发红破溃、肢体肿胀、回流不畅、指端破损、缺血缺氧坏死

7-114. 安放5电极片中下列说法正确的是：（　　）

A. 右上：胸骨左缘锁骨中线第一肋间　　B. 左上：胸骨左缘锁骨中线第二肋间

C. 胸导：胸骨左缘第四肋间　　　　　　D. 左下：左锁骨中线第四肋间

7-115. 当指端出现破损或缺血缺氧坏死的情况时，正确处理方法：（　　　）

A. 定期更换血氧指套位置　　　　　　　B. 定时更换血氧指套位置

C. 定时更换血氧指套位置，每2～4小时更换不同指端，坏死破损处给予抬高严重者给予药物治疗

D. 不必处理，可自行好转

（二）简述题

7-116. 常见输液反应有哪些？最严重的输液反应是什么？

7-117. 发生空气栓塞后采取卧位？为什么？

7-118. 判断胃管是否位于胃内的方法（本题5分）

7-119. 如何估计胃管插入的长度？（本题5分）

7-120. 请回答心电监护的目的及适应证？（本题5分）

【答案】

（一）选择题

7-105. A；7-106. C；7-107. C；7-108. C；7-109. C；7-110. D；7-111. C；7-112. B；7-113. D；7-114. C；
7-115. C

（二）简述题

7-116. 发热反应（1分）

循环负荷过重反应（1分）

静脉炎（1分）

空气栓塞（1分）。最严重的输液反应是空气栓塞（1分）。

7-117. 取左侧卧位（2分），使气体浮向右心室尖部（0.5分），避免阻塞肺动脉口（1分），随着心脏不断跳动，将空气混成泡沫（0.5分），分次小量进入肺动脉内（0.5分），以免发生阻塞（0.5分）。

7-118. 1）无菌注射器接管抽出胃液（1.0分），表明胃管已置入胃内（1.0分）。

2）将胃管末端放入盛有生理盐水的碗中（0.5分），观察有无气泡逸出，如无气泡逸出（0.25分），表示胃管未误入气管内（0.25分）。

3）用无菌注射器注入10～20ml空气于胃管内（0.5分），将听诊器置于患者上腹部（0.5分），听到气过水声时（0.5分），表明胃管已置入胃内（0.5分）。

7-119. 胃管插入胃内的长度，相当于从鼻尖（0.5分）至耳垂（0.5分）再到胸骨剑突（0.5分）的距离，或前额发际（0.5分）到胸骨剑突（0.5分）的距离，成人55～60cm（2.0分），测量后注意胃管上的相应刻度标记（0.5分）。

7-120. 目的：发现和识别心率失常；观察起搏器功能。（2分）

适应证：凡事病情危重需要连续不断的监测心搏的频率、节律与体温、呼吸、血压、脉搏及血氧饱和度等患者。（3分）

（杨红伟）

第八章　皮肤科相关知识

第一节　皮肤科基本操作技能

一、皮肤病的问诊要点

1. 一般资料　包括患者的年龄、性别、职业、民族、籍贯、婚姻状况、出生地等。这些虽属一般项目，但对疾病的分析诊断有时具有重要的价值，如系统性红斑狼疮好发于育龄期妇女，脂溢性角化好发于老年男性，而演员易引起化妆品皮炎，有些疾病分布具有区域性（如麻风、深部真菌病等）。准确的地址和联系方式有助于对患者进行随访。

2. 主诉　病人就诊的原因，包括主要的临床表现和持续时间等。

3. 现病史　应详细记录患者发病至就诊的全过程，包括疾病的诱发因素、前驱症状、初发皮损状况（如性质、部位、数目、分布、扩展顺序、变化规律等），伴随的局部及全身状况，治疗经过及其疗效。应注意饮食、药物、接触物、季节、环境温度、日光照射等因素与疾病发生发展的关系。

4. 既往史　过去曾罹患过的各系统疾病的名称，诊疗情况及其疗效，特别是与现有的皮肤相关的疾病。应注意有无药物过敏史和其他过敏史。

5. 个人史　患者的生活情况、饮食习惯、婚姻及生育情况和性活动史，女性应有月经史，妊娠史等。

6. 家族史　应询问家族中其他成员有无类似疾病，有无近亲结婚等，这些信息对于遗传性皮肤病的诊断尤为重要。

二、原发性皮损和继发性皮损的视诊检查要点

（一）原发性皮损和继发性皮损的视诊检查规程

原发性皮损和继发性皮损的概念。

1. 原发性皮损

（1）斑疹（macule）：皮肤黏膜的局限性颜色改变，与周围皮肤平齐，无隆起或凹陷，大小可不一，形状可不规则，直径一般小于 1cm。直径达到或超过 1cm 时，称为斑片（patch）。根据发生机制和特征的不同，可分为红斑、出血斑、色素沉着及色素减退（或脱失）斑等。

（2）斑块（plaque）：为丘疹扩大或较多丘疹融合而成，直径大于 1cm 的隆起性扁平皮损，中央可有凹陷。

（3）丘疹（papule）

①形态介于斑疹和丘疹之间的稍隆起皮损称为斑丘疹（maculopapule）。

②丘疹顶部有小水泡时称丘疱疹（papulovesicle）。

③丘疹顶部有小脓疱时称丘脓疱疹（papulopustule）。

（4）风团（wheal）：为真皮浅层水肿引起的暂时性、隆起性皮损。表皮不受累，无鳞屑、结痂等损害。皮损发生快，此起彼伏，存在的时间短暂，一般经数小时消退，消退后多不留痕迹，长伴有剧痒。发生于疏松皮肤部位如眼睑、嘴唇、阴唇、包皮、阴囊的突发、真皮深层或皮下组织的水肿称为血管性水肿，或血管神经性水肿。

（5）水疱（vesicle）和大疱（bulla）：水疱为局限性、隆起性、内含液体的腔隙性皮损，直径

一般小于 1cm，大于 1cm 者称大疱，内含物含血液者称血疱。

（6）脓疱（pustule）：为局限性、实质性、深在性皮损，内含脓液的腔隙性皮损，可由细菌（如脓疱疮）或非感染性炎症（如脓疱型银屑病）引起。

（7）结节（nodule）为局限性、实质性、深在性皮损，呈圆形或椭圆形，可隆起于皮面，亦可不隆起，需触诊方可查出，触之有一定硬度与浸润感。

（8）囊肿（cyst）：含有液体或黏稠物及细胞成分的囊性皮损，触之有囊性感。

2. 继发性皮损 是由原发性皮损自然演变而来，或因搔抓、治疗不当引起。

（1）糜烂（erosion）：局限性表皮或黏膜上皮缺损形成的红色湿润创面，常由水疱、脓疱破裂或浸渍处表皮脱落所致。因损害较表浅，愈后一般不留瘢痕。

（2）溃疡（ulcer）：局限性皮肤或黏膜缺损形成的创面，可深达真皮或更深位置，可由感染、损伤、肿瘤、血管炎等引起，愈后较慢且愈后可留有瘢痕。

（3）鳞屑（scale）：为干燥或油腻的角质细胞的层状堆积，由表皮细胞形成过快或正常角化过程受干扰所致。

（4）浸渍（maceration）：皮肤角质层吸收较多水分导致表皮变软变白，常见于长时间浸水或处于潮湿状态下的皮肤部位。

（5）裂隙（fissure）：也称皲裂，为线状的皮肤裂口，可深达真皮，常因皮肤炎症、角质层增厚或皮肤干燥导致皮肤弹性降低，脆性增加，牵拉后引起。

（6）瘢痕（scar）：真皮或深部组织损伤或病变后，由新生结缔组织增生修复而成。大部分瘢痕无自觉症状，少数瘢痕可有瘙痒或疼痛。可分为增生性和萎缩性两种。

（7）萎缩（atrophy）：为皮肤的退行性变，可发生于表皮、真皮及皮下组织，因表皮厚度或真皮和皮下结缔组织减少所致。

（8）痂（crust）：由皮损中的浆液、脓液、血液与脱落组织、药物等混合干涸后凝结而成。

（9）抓痕（excoriation）：也称表皮剥脱，为线状或点状的表皮或深达真皮浅层的剥脱性缺损，常由机械性损伤所致，如搔抓、划破或摩擦。

（10）苔藓样变（lichenification）：因反复搔抓、不断摩擦导致的皮肤局部性粗糙增厚。表现为皮嵴隆起，皮沟加深，皮损界限清楚。

（二）检查的内容及注意事项

1. 内容 ①包括皮损性质；②大小和数目；③颜色；④界限及边缘；⑤形状；⑥表面；⑦基底；⑧内容；⑨排列；⑩部位和分布。

2. 注意事项 ①皮损检查时光线应充足，最好在自然光下进行。②充分暴露皮损，对于皮损较广者，应检查全身的皮肤。③室温适宜，不宜过冷或过热，以免影响皮损的性状。④还应注意检查患者的黏膜、指（趾）甲、毛发等是否也存在病变。⑤累及系统的疾病应有重点地进行全身体格检查。

三、皮损触诊和特殊手段检查要点

（一）操作规程

【检查前准备】

（1）明确需要进行棘层松解征、玻片压诊法和皮肤划痕试验的情况（适应证）：①天疱疮和类天疱疮的诊断和鉴别诊断（棘层松解征）。②区别毛细血管扩张、炎性红斑、血管瘤与皮下出血、寻常狼疮，区别色素脱失斑与贫血痣（玻片压诊法）。③荨麻疹、皮肤划痕症、痒疹（皮肤划痕试验）。

（2）判断患者是否可以进行上述检查（禁忌证）：表面糜烂或溃疡的黏膜或皮肤忌行棘层松解征检查，玻片压诊法、皮肤划痕试验无特殊禁忌。

（3）与患者和家属沟通：检查前对患者做自我介绍，说明检查的原因、目的和要求。尊重、爱护患者。

（4）准备用物：棉签，玻片，拔毛镊，分别装有冷水和热水的试管，大头针或缝衣针或削尖的铅笔，针刺反应检查、棘层松解征检查及检查患者黏膜时需要戴无菌手套。

【检查步骤】

（1）触诊皮损：了解皮损的质地、深浅、有无增厚或萎缩、局部温度；皮损与周围组织的关系、有无压痛及感觉异常等。

（2）淋巴结检查：检查皮损附近淋巴结有无肿大，淋巴结质地、有无触痛或粘连等。

（3）感觉障碍检查：皮肤科疾病感觉障碍主要见于麻风，既可见于皮疹部位，又可见于受累神经支配的皮肤。感觉障碍一般依次累及温觉、痛觉、触觉。深层感觉很少受影响。

温觉检查：用两支温度不同的试管触试正常皮肤，如患者能够辨别冷热，回答正确，然后再试皮损。

痛觉检查：用大头针或缝衣针分别刺试正常皮肤及皮损，让患者回答痛或不痛，并观察其表情。

触觉检查：用毛或棉签的棉毛轻触正常皮肤及皮损，让患者闭眼用手指出每次触试部位或按顺序回答触试次数。

运动障碍检查：主要观察面神经、腓总神经有无麻痹及上肢神经功能状况。

（4）棘层松解征：又称尼氏征（Nikolsky sign）试验，是某些皮肤病发生棘层松解（如天疱疮）时的触诊表现。

（5）玻片压诊法（diascopic examination）：用玻片压迫皮损，再观察受压皮疹颜色变化情况。

（6）鳞屑刮除法：可用以了解皮损的表面性质，如寻常型银屑病刮除鳞屑后可出现特征性薄膜现象和点状出血。

（7）皮肤划痕试验（dermatographic test）：在荨麻疹患者皮肤表面用钝器以适当压力划过，出现的三联反应。

（8）针刺反应：针刺后在受刺激部位出现的红色丘疹或脓疱，对白塞病有诊断意义。

（9）同形反应（Kobner 现象）：是指正常皮肤在受到非特异性损伤（如创伤、抓伤、手术切口、日晒、免疫接种或有些皮肤病等）后，可诱发与已存在的某一皮肤病相同的皮肤变化（皮损）。

（10）特殊部位的检查要点

1）黏膜损害检查：黏膜损害可分为三大类：单发黏膜损害、皮肤病伴有黏膜损害、系统性疾病伴有黏膜损害。不少皮肤病伴有黏膜损害，在检查皮损时，要注意：①查看口腔、外阴、肛周甚至眼部是否存在黏膜损害；②明确黏膜损害的性质及损害的形态及程度；③仔细检查黏膜邻近的损害；④询问患者的自觉症状。

2）甲损害的检查：检查内容包括①甲厚度的改变；②甲性状的改变；③甲质地的改变；④甲色泽的改变；⑤甲周临近组织病变。

3）毛发损害的检查：毛发的损害主要见于头皮的病变。毛发疾病的表现主要分为毛发减少。毛发增多；毛发形态、质地改变；毛发颜色的改变。

检查毛发损害时，应查看：头皮的情况。毛发脱落的部位和范围。毛发的质地及是否有附着物。

（二）操作注意事项

（1）采用礼貌得体的语言，仪表端正、举止文明，态度友善，与患者进行积极、良好的沟通，获得患者的信任和配合。

（2）检查时动作轻柔；注意保护患者的隐私，尤其是性病患者。

（3）避免审问式、责备式的口吻，避免使用医学术语，如丘疹、苔藓样变等。

（4）结束时应感谢患者的合作。

四、真 菌 镜 检

【目的】 快速帮助临床医师做出诊断指导治疗。

【适应证】 浅部或深部真菌病诊断及鉴别诊断。

【禁忌证】 无特殊禁忌。

【操作前准备】

准备用物：基本设备及试剂包括光学显微镜，酒精灯、连柄手术刀、睫毛镊子、剪刀、载玻片、吸水纸或棉拭子、盖玻片、10%氢氧化钾溶液。75%乙醇溶液、打火机。

【操作步骤】

1. 核对患者。

2. 洗手。

3. 戴手套。

4. 检查物品。

5. 选取取材部位。

6. 消毒：75%乙醇消毒（2～3 遍）皮损、钝刀在酒精灯火焰上消毒。

7. 选取标本：采用钝刀刮取皮损边缘的皮损或用小刀刮取变色松脆的甲屑或用拔毛镊拔取病发，置载玻片上。

8. 加封固液：加一滴 10%氢氧化钾溶液于载玻片上。

9. 盖盖玻片。

10. 加热：酒精灯火焰上稍加热。

11. 加压盖玻片：轻轻加压盖玻片用吸水纸或棉拭子吸取周围溢液。

12. 镜检：检查时应遮去强光，先在低倍镜下观察有无真菌菌丝和孢子。再在高倍镜下观察孢子和菌丝的形态、特征、位置、大小和排列等。

13. 提交报告。

14. 整理：将载玻片和盖玻片放在锐器盒内，摘去手套放在医疗垃圾桶内。

【操作注意事项】

1. 如在 1 周内皮损已外用抗真菌药物，需停药 1 周后做检查。

2. 薄嫩部位皮损可用浸有生理盐水的棉拭子擦拭局部取材。

3. 采集的标本应立即检查。

【典型真菌镜检所见】

1. 花斑糠疹：短粗、两头钝圆、稍弯曲的菌丝，成堆球形或卵圆形厚壁出芽孢子。

2. 马拉色菌毛囊炎：球形厚壁出芽孢子。

3. 头癣：黄癣，黄癣痂，发内孢子、鹿角状菌丝，可见气沟、气泡；白癣，断发外菌鞘由镶嵌或成堆圆形孢子组成；黑癣，发内链状孢子。

4. 体股癣、手足癣：分枝分隔的长菌丝。

5. 甲真菌病：分枝分隔的长菌丝，链状关节孢子或单个孢子。

6. 念珠菌病：假菌丝、圆形或椭圆形孢子，有出芽。

7. 着色芽生菌病：棕色圆形厚壁分隔孢子（硬壳细胞）。

8. 暗色丝孢霉病：棕色分枝分隔菌丝或酵母样细胞。

9. 曲霉病：45°分隔分枝菌丝。

10. 毛霉病：宽大菌丝，90°分枝，不分隔。

五、蠕形螨、疥螨和阴虱检查

（一）蠕形螨检查操作规程

【适应证】 毛囊虫皮炎酒糟鼻等。

【禁忌证】 无特殊禁忌。

【准备用物】 基本设备及试剂包括光学显微镜、刮刀、透明胶带、载玻片、生理盐水。

【操作步骤】

（1）与患者沟通：介绍自己，核对患者姓名、性别等，向就医者交代检查的目的、意义及基本操作方法。

（2）方法：①挤刮法。②透明胶带法。

【操作注意事项】

（1）挤刮法应避开皮损合并严重感染灶处。

（2）透明胶带法对胶带过敏者、面部有急性炎症者等慎用。

（二）疥螨检查操作规程

【适应证】 疥疮。

【禁忌证】 无特殊禁忌。

【准备用物】 基本设备及试剂包括光学显微镜、蓝墨水、6 号注射针头、石蜡油、消毒手术刀、透明胶带、载玻片、生理盐水。

【操作步骤】

（1）与患者沟通：介绍自己，核对患者姓名、性别等，向就医者交代检查的目的、意义及基本操作方法。

（2）隧道墨汁试验：观察是否有蓝墨水渗入隧道的蓝色痕迹，间接证明疥螨的存在。

（3）针挑法：此法常用。用注射针头挑出疥虫，置镜下观察。

（4）皮肤刮片法：适用于新鲜的炎性丘疹。用消毒的手术刀片刮取丘疹顶部的角层部分，将刮取物移至载玻片上，显微镜下观察是否有疥虫、虫卵或虫屎。

（5）判定结果

【操作注意事项】

（1）阴性也不能完全排除疥疮的诊断。若疥虫检查阴性，根据传播和流行情况、接触史、典型的临床症状也可做出疥疮诊断。

（2）选择阳性率较高的皮疹。

（三）阴虱检查操作规程

【适应证】 阴虱病。

【禁忌证】 无特殊禁忌。

【准备用物】 基本设备及试剂包括光学显微镜、细密的篦子、小镊子、眼科剪、75%乙醇或5%～10%甲醛溶液、10%氢氧化钾溶液、消毒手术刀、透明胶带、载玻片、生理盐水。

【操作步骤】

（1）与患者沟通：介绍自己，核对患者姓名、性别等，向就医者交代检查的目的、意义及基本操作方法，用 75%乙醇消毒病变部位。

（2）取材：三种方法。

（3）固定标本，滴加氢氧化钾溶液溶解角质，镜下观察阴虱形态。

（4）判定结果。

【操作注意事项】

（1）由于阴虱和阴虱卵常贴附于阴毛的近根部，因此在采集阴毛标本时应在毛干根部采集。

（2）阴性也不能完全排除阴虱病的诊断。

六、变应原检查

变应原检测用于确定过敏性疾病患者的致敏物，特别是对明确职业性皮肤病的病因有重要意义，有助于指导预防和治疗。变应原检测可分为体内试验和体外试验。

（一）斑贴试验操作规程

斑贴试验（patch test）是根据受试物性质配制适当浓度的浸液、溶液、软膏或原物作试剂，以适当的方法将其贴于皮肤，一定时间后观察机体是否对其产生超敏反应。斑贴试验是目前临床用于检测Ⅳ型超敏反应的主要方法。

【适应证】　①接触性皮炎。②职业性皮炎。③手部湿疹。④化妆品皮炎。

【禁忌证】　皮炎急性期、孕妇。

【准备用物】　基本设备及试剂包括市售的铝制小室斑试器及透明纸、胶带、75%乙醇、生理盐水、记号笔。

【操作步骤】

（1）与患者沟通：介绍自己，核对患者姓名、性别等，向就医者交代检查的目的、意义及基本操作方法。若皮脂过多，可用75%乙醇轻轻擦拭，然后用生理盐水清洗待干。

（2）操作方法：①铝制小室法，目前多用市售的铝制小室斑试器进行斑贴试验。②纱布法。

【操作注意事项】

（1）须嘱受试者，如发生强烈刺激反应，应及时去除斑试器。

（2）受试前2周和受试期间不要内服皮质类固醇，受试前3天和受试期间应停用抗组胺类药物。

（3）受试期间不宜洗澡、饮酒，避免搔抓斑贴部位，尽量减少出汗，减少日光照射。

（4）应保持斑试器在皮肤上48h，尽量不要过早去除斑试器。受试部位要有标记。贴敷牢固、紧密，避免出现假阴性。

（5）应对患者的实际接触致敏物进行斑贴试验。

（6）如果在贴敷后72h至贴敷后1周内斑试部位出现红斑、瘙痒等情况，应及时来医院检查。

（7）注意区分变态反应与刺激反应，排除假阳性和假阴性。假阴性反应可能与试剂浓度低、斑试物质与皮肤接触时间太短等有关。此外，受试前2周和受试期间服糖皮质激素、受试前3天和受试期间服用抗组胺类药物均可出现假阳性。

（8）不宜在皮肤病急性发作期做检查，不可用高浓度的原发性刺激物试验。

（二）点刺试验（skin puncture test）操作规程

【适应证】　荨麻疹、特应性皮炎、药疹等多种与速发型超敏反应相关的过敏性疾病。

【禁忌证】　高敏体质者、有过敏性休克史者、前臂屈侧有明显皮损者。

【准备用物】　基本设备及试剂包括消毒液、点刺针、点刺试剂盒、无菌棉球、肾上腺素注射液。

【操作步骤】

（1）与患者沟通：介绍自己，核对患者姓名、性别等，向就医者交代检查的目的、意义及基本操作方法。

（2）一般选择前臂屈侧为受试部位，局部清洁消毒。消毒后待2min使皮肤血液恢复正常。

（3）按说明书滴试液及点刺，5～10min后拭去试液，20～30min读试验结果。

（4）结果判定

食物性过敏原：小麦粉、羊肉、牛奶、虾、玉米、花生、鱼、鸡蛋、牛肉、芒果等，适用于大多数过敏性疾病。

吸入性过敏原：羽毛、兽毛、花粉、豚草、梧桐粉、粉尘螨、屋尘螨、真菌Ⅰ、真菌Ⅱ、艾蒿。

【操作注意事项】

（1）所用的受试物应清洁、无刺激性。

（2）结果为阴性时，应继续观察3～4日，必要时，3～4周后重复试验。

（3）应排除由原发性刺激引起的假阳性反应。

（三）划破试验（scratch test）

【适应证】 荨麻疹、特应性皮炎、药疹等多种与速发型超敏反应相关的过敏性疾病。以往用划破试验，现渐被点刺试验取代。

【禁忌证】 高敏体质者、有过敏性休克史者。

【准备用物】 基本设备及试剂包括75%乙醇、种痘刀或注射器针头、受试物、生理盐水、消毒蒸馏水、无菌棉球、组胺。

【操作步骤】

（1）、（2）同点刺试验。

（3）用消毒的种痘刀或针尖，轻轻划数条长0.3～0.5cm的划痕，两个受试部位间要有4～5cm距离，深度以无明显出血为宜。

（4）在划痕上滴生理盐水1滴，然后将受试物涂于划痕上，混合均匀，留一划痕仅滴生理盐水，作阴性对照。

（5）20min后，用消毒蒸馏水洗净划痕上受试物，观察反应变化。

（6）判定结果

【操作注意事项】 同点刺试验。

（四）皮内试验操作规程

皮内试验（intracutaneous test）主要用于测试速发型超敏反应，是目前最常用于药物速发型超敏反应的方法，原理、适应证及注意事项同点刺试验及划破试验。反应结果较划破试验阳性率高，较准确，但偶可发生过敏性休克。

【适应证】 ①各型荨麻疹。②特应性皮炎。③药疹。④过敏性鼻炎。⑤哮喘等。

【禁忌证】 高敏体质者、有过敏性休克史者、5岁以下儿童。

【准备用物】 基本设备及试剂包括消毒液、试液、无菌生理盐水、皮试注射器、记号笔。

【操作步骤】

（1）与患者沟通：介绍自己，核对患者姓名、性别等，向就医者交代检查的目的、意义及基本操作方法。

（2）一般选择前臂屈侧为受试部位，局部清洁消毒。

（3）将欲试抗原以无菌生理盐水适当稀释，以皮试注射器分别吸取0.1ml，注射于受试部位皮内。同时注射多种抗原时，应在注射部位做标记。

（4）另取一注射器吸取0.1ml无菌生理盐水，注射于对侧前臂屈侧相应注射部位，或同臂原注射部位的下方4～5cm处，作为阴性对照。

（5）注射后20～30min观察速发型反应，24～48h后观察迟发型反应，必要时连续观察1周。

（6）判定结果

【操作注意事项】

（1）若出现过敏性休克，应立即皮下注射 0.1%肾上腺素 0.5ml，立即吸氧，静脉滴注皮质类固醇，并根据情况采取其他急救措施。

（2）阴性对照处应无变化，否则应重做。若结果为阴性而有可疑者，可增加欲试抗原浓度，重复试验。

（3）观察结果时，应注意假阳性及假阴性反应。

（五）挥发性变应原（空气播散）试验操作规程

【适应证】 漆性皮炎等。

【禁忌证】 无特殊禁忌证。

【准备用物】 基本设备及试剂包括受试液，稀释液、小瓶或试管、胶布。

【操作过程】

（1）与患者沟通：介绍自己，核对患者姓名、性别等，向就医者交代检查的目的、意义及基本操作方法。

（2）将受试物质的原液或稀释液盛于小瓶或试管，接触受试者皮肤，固定，去除小瓶或试管后，观察结果。

【操作注意事项】

（1）避免受试液沾染皮肤。

（2）观察结果时，应注意假阳性及假阴性反应。

（3）应注意由原发性刺激引起的假阳性反应。

（六）变应原检查体外试验操作规程

【适应证】 ①各型荨麻疹。②特应性皮炎。③药疹。④过敏性鼻炎。⑤哮喘等。

【禁忌证】 无特殊禁忌证。

【准备用物】 基本设备及试剂包括采血管、针头、离心机、变应原检查体外试验盒。

【操作步骤】

（1）与患者沟通：介绍自己，核对患者姓名、性别等，向就医者交代检查的目的、意义及基本操作方法。

（2）标本的收集和预处理：取静脉血，分离血清或血浆。

（3）严格按照所选用试剂盒说明书的步骤进行加样、反应和显色。

（4）根据显色的速度和强度观察结果。

（5）判定结果

【操作注意事项】

（1）不能使用大量溶血和严重高血脂的血液标本。避免标本中有颗粒性物质。

（2）不能凭任何单个实验结果做出最终临床诊断，只有临床医师在所有的临床特征和实验结果的基础上才能做出最后的诊断。

（3）患者摄入胆固醇后可影响血清抗体的测定水平。

（4）寄生虫病患者可产生 IgE 抗体，使血清中的滴度升高，出现假阳性。

（5）本试验为筛选试验，阴性结果并不能排除受试者对其他变应原的敏感性。

七、性 病 检 查

（一）淋球菌的检查操作规程

【适应证】 淋病。

【禁忌证】　无特殊禁忌。

【准备用物】　基本设备及试剂包括口罩、无菌手套、消毒液、帽子、无菌生理盐水、藻酸钙棉拭子、无菌的脱脂棉、阴道窥器、染色剂、光学显微镜、玻片、盖玻片、染色液、血液琼脂或巧克力琼脂培养基、CO_2孵箱、接种环（非铁丝）、0.5%～1%盐酸二甲基对苯二胺水溶液、棕色瓶。

【操作步骤】

（1）与患者沟通：介绍自己，核对患者姓名、性别等，向就医者交代检查的目的、意义及基本操作方法。

（2）分泌物的直接涂片检查。

（3）淋球菌的分离培养与鉴定：标本取出后立即接种于培养基中，离体时间越短越好。采用氧化酶试验鉴定菌种。

（4）临床意义：直接涂片镜检阳性者可初步诊断，但阴性不能排除诊断；培养阳性可确诊。

【操作注意事项】

（1）取材时拭子伸入尿道或宫颈口内的深度要足够。

（2）男性患者最好在清晨首次排尿前或排尿后数小时采集标本进行培养。

（3）分泌物涂片时不要用力涂擦，以免细胞破裂和变形，涂片厚薄、固定及革兰染色时间要合适。

相关知识：淋病是由淋病奈瑟菌感染所致的一种性病。主要通过性接触传播，是最常见的性病之一，而且潜伏期短，传染性强，并可导致许多并发症和后遗症。另外，本病可并发或促进感染其他性病，后果严重。

男性淋病：大多有无保护性生活史，潜伏期3～5天，临床可见尿频、尿急、尿痛及排尿困难，尿道口红肿，有脓性分泌物。分泌物涂片找到细胞内革兰阴性双球菌。

女性淋病：大多有无保护性生活史，潜伏期3～10天，临床有阴道分泌物异常或增多，外阴刺痒及烧灼感，偶有下腹部坠痛，部分患者症状、体征轻微。宫颈有不同程度的红肿、触痛和大量脓性分泌物。分泌物培养革兰阴性双球菌阳性。

儿童淋病：有淋病患者密切接触史或受性虐待史，幼女多见，表现为弥漫性外阴阴道炎及尿道炎，分泌物培养革兰阴性双球菌阳性。

其他淋病：新生儿经淋病产妇产道感染可引起淋菌性眼炎，口交及肛交者可引起淋菌性咽喉炎和直肠炎。亦可因治疗不及时而发生淋菌性关节炎、败血症等。

（二）衣原体检查操作规程

【适应证】　非淋球菌感染者。

【禁忌证】　无特殊禁忌。

【准备用物】　基本设备及试剂包括口罩、无菌手套、消毒液、帽子、无菌生理盐水、藻酸钙棉拭子、无菌的脱脂棉、阴道窥器、吉姆萨溶液、光学显微镜、玻片、盖玻片、丙酮或甲醛、95%乙醇、塑料管、荧光素标记的沙眼衣原体单克隆抗体、培养瓶、接种环、维持液、生长液。

【操作步骤】

（1）与患者沟通：介绍自己，核对患者姓名、性别等，向就医者交代检查的目的、意义及基本操作方法。

（2）标本采集：同淋球菌检查。

（3）检查方法

1）直接涂片染色法：采集标本。标本涂片、固定、染色、洗片、干燥，油镜下观察。

2）衣原体抗原检测法（clearview chlamydia，简称C-C快速法）：用商品试剂盒检测，方便、简单、快速，但稳定性略差。按说明书操作。标本采集同淋球菌。

3）免疫荧光法：采集标本同淋球菌检查。将标本涂于玻片凹孔或圆圈中，干燥处理后加荧光素标记的抗沙眼衣原体单克隆体，反应，封固后置于显微镜下检查。

4）细胞培养法：将标本接种于培养瓶，置37℃吸附后，分别加入维持液洗涤和生长液，继续培养3～4天，染色镜检。

【操作注意事项】 同淋球菌检查。

（三）支原体检查操作规程

支原体是一类没有细胞壁，呈多形性，能在无生命的培养基中生长繁殖的最小微生物。大小介于细菌和病毒之间。普通染色不宜着色，用吉姆萨染色着色较浅。革兰染色为阴性。

【适应证】 非淋球菌感染者。

【禁忌证】 无特殊禁忌。

【准备用物】 基本设备及试剂包括口罩、无菌手套、消毒液、帽子、无菌生理盐水、藻酸钙棉拭子、无菌的脱脂棉、阴道窥器、染色剂、光学显微镜、玻片、盖玻片、染色液、培养基、CO_2孵箱。

【操作过程】

（1）与患者沟通：介绍自己，核对患者姓名、性别等，向就医者交代检查的目的、意义及基本操作方法。

（2）标本采集：同淋球菌检查，也可用10ml中段尿离心，取沉渣接种于液体培养基，观察颜色及菌落。

【操作注意事项】 同淋球菌检查。

相关知识：非淋菌性尿道（宫颈）炎：通过性接触传染的，除淋球菌以外的尿道（宫颈）炎。主要由沙眼衣原体及支原体（包括解脲支原体、人型支原体和生殖支原体）引起。患者有无保护性接触史，潜伏期1～3周。常有尿道不适、刺痒。轻重不等的尿频、尿急、尿痛等症状；晨起尿道口痂样封住（糊口现象），或内裤上有污染。

（四）梅毒螺旋体检查操作规程

【适应证】 梅毒。

【禁忌证】 无特殊禁忌。

【准备用物】 基本设备及试剂包括口罩、无菌手套、帽子、无菌生理盐水、消毒液、藻酸钙棉拭子、无菌的脱脂棉、阴道窥器、染色剂、光学显微镜、玻片、盖玻片、染色液、血液琼脂或巧克力琼脂培养基、CO_2孵箱。

【操作步骤】

（1）与患者沟通：介绍自己，核对患者姓名、性别等，向就医者交代检查的目的、意义及基本操作方法。

（2）梅毒螺旋体检查

1）暗视野显微镜检查：结果以查见梅毒螺旋体为阳性。

2）免疫荧光染色检查：上述取材后，用已知抗梅毒螺旋体抗血清，加非致病性螺旋体培养进行吸收，再用异硫氰酸荧光素（FITC）标记，对梅毒螺旋体染色。荧光显微镜下见到亮绿色螺旋体为阳性。

3）组织切片染色：用改良的莱瓦弟（Levoaditis）镀银染色，可显示皮肤及内脏器官中梅毒螺旋体，呈黑褐色。也可经镀银染色、吉姆萨染色或墨汁负染色后用普通光学显微镜检查，或用直接免疫荧光检查。

4）观察梅毒螺旋体镜下形态

（3）快速血浆反应素环状卡片试验（rapid plasma reagin card test。RPR）

1）原理及临床意义：为非梅毒螺旋体抗原血清试验。人体感染梅毒螺旋体一定时间后，血清中产生一定数量的抗心磷脂抗体，可用免疫学方法检测，作为梅毒的诊断筛选试验。

2）卡片定性试验：取50μl待检血清加入卡片的圆圈内并涂匀，用专用滴管加入摇匀的抗原1滴，将卡片旋转8min后立即观察结果，出现黑色凝聚颗粒和絮片为阳性。

3）卡片定量试验：用等量盐水在小试管内作6个稀释度，每个稀释度取50μl血清加入玻片圆圈中，按定性法测定。

与快速血浆反应素环状卡片试验类似方法还有：性病研究实验室试验（venereal disease research laboratory test，VDRL）：用心磷脂、磷脂酰胆碱（卵磷脂）及胆固醇为抗原，与机体产生的反应素发生颗粒凝集和沉淀反应。可稀释做定量反应。不加热血清反应素试验（unheated serum reagin test，USR）用改良VDRL抗原，血清可不必加热灭活，抗原不必每天配制。

4）临床意义：本试验敏感性高而特异性低。可用于临床可疑人群常规检查，大量人群筛选检查，发现潜伏梅毒感染者。定量试验是观察疗效、判断复发及再感染的手段。结果为阳性时，临床表现符合梅毒，可初步诊断。假阴性常见于一期梅毒硬下疳出现后的2～3周内、感染梅毒立即治疗、晚期梅毒或二期梅毒的"前带现象"。假阳性常见于自身免疫性疾病、麻风、海洛因成瘾者、少数孕妇及老人。

（4）梅毒螺旋体颗粒凝集试验（treponema pallidum particle agglutination test，TPPA）

1）原理：为梅毒螺旋体抗原血清试验。将从感染家兔睾丸中提取的梅毒螺旋体纯化，并以超声粉碎后作为抗原，以明胶颗粒为载体。

2）临床意义：阳性结果可明确诊断。类似方法有梅毒螺旋体血凝试验（treponema pallidum particle hemagglutination assay，TPHA）、荧光螺旋体抗体吸收试验（fluorescent treponemal antibody-absorption test FTA-ABS）。

3）前带现象（prezone phenomenon）：在血清学试验中，抗原与抗体呈适当比例时，可出现可见的结合。若抗体过多，则抗原抗体的结合不能形成大的复合物，抑制可见的反应出现，这一现象称为前带现象，可出现于梅毒血清学试验，导致假阴性出现，将抗体作适当的稀释则可有效避免。

【操作注意事项】 梅毒螺旋体检查阳性对梅毒的诊断提供了重要依据，但确诊梅毒常需要接触史、临床症状、实验室检查综合判定。梅毒血清试验可能出现技术性假阳性和生物学假阳性反应，特别是非梅毒螺旋体抗原试验。

【相关知识】 梅毒是由苍白螺旋体引起的性传播疾病。临床呈慢性经过，几乎可侵犯全身各器官，并产生多种多样的症状和体征。另一方面，又可以多年无症状而呈潜伏状态。梅毒主要通过性交传播，也可以通过胎盘传给下一代而发生胎传梅毒。极少数患者可以通过接吻、哺乳、接触有传染性损害患者的日常用品而传。梅毒可根据传染途径的不同分为后天与先天梅毒。早期梅毒病期在2年以内，晚期梅毒病期在2年以上。先天梅毒，根据年龄分早期先天梅毒（小于2岁）及晚期先天梅毒（大于2岁），早期梅毒有传染性，晚期梅毒传染性减弱。

（1）一期梅毒（硬下疳）

1）有不洁性交、配偶感染或同性恋史，潜伏期2～4周。

2）多为单个、圆形、无痛性、坚实的浅溃疡，上有少许分泌物，约1cm直径大小。

3）多发生在外生殖器部位。

4）可伴单侧或双侧局部淋巴结肿大。

5）不经治疗3～8周内可自然愈合，不留痕迹或仅有轻度萎缩性瘢痕。

6）暗视野螺旋体检查阳性，梅毒血清试验在早期1～2周内可阴性，晚期阳性。

（2）二期梅毒

1）在感染后 7～10 周或出现硬下疳后 6～8 周发病。

2）皮疹形态多种多样，可表现为玫瑰疹、斑疹、丘疹、脓疱疹、鳞屑性皮疹，掌跖出现钱币状铜红色脱屑性的斑疹是具有特征性的损害。

3）常泛发全身，对称分布。

4）有时在肛门周围及外阴部常可见扁平湿疣或湿丘疹，口腔内可见黏膜斑，头发可呈虫蚀样脱落、可出现骨膜炎、眼损害、神经系统亦可受侵。

5）暗视野螺旋体检查阳性，梅毒血清试验阳性。

（3）晚期（三期）梅毒

1）发生在感染后 2 年，梅毒血清试验阳性。

2）结节性梅毒疹：常见于前额，躯干，四肢等处，为多数皮下小结节，粟粒至豌豆大小，可自然消失，遗留萎缩性斑。

3）树胶样肿：初为皮下小硬结，渐发展与皮肤粘连，形成浸润性斑块，中心可破溃形成溃疡，好发于头面，小腿等处。亦可累及上腭及鼻中隔黏膜及骨骼等。

4）心血管梅毒：在感染 10～20 余年后发病，主要有单纯性主动脉炎，主动脉瓣闭锁不全与主动脉瘤。

5）神经梅毒：感染 5～15 年后发病，可引起梅毒性脑膜炎，脊髓痨及麻痹性痴呆等，也可为无症状性神经梅毒。

（4）潜伏（隐性）梅毒：有感染史，梅毒血清反应阳性而无临床症状和体征，脑脊液正常，且能除外其他可以引起梅毒血清反应阳性的疾病，感染期在 2 年以内的称为早期潜伏梅毒，感染期 2 年以上者称晚期潜伏梅毒，一般不具传染性。

（5）胎传梅毒：生母有梅毒史，患儿梅毒血清试验阳性。

1）早期先天梅毒出现于产后第 2～6 周，有流涕、鼻塞、口腔黏膜损害、弥漫性斑丘疹及丘疹鳞屑性损害。可发生水疱～大疱型皮损（梅毒性天疱疮），也可发生骨、肝脾等病变。

2）晚期胎传梅毒多发生于 2 岁以后，其临床表现分为两组：①永久性标记为早期病变所遗留，已无活动性，但具有特征性，如前额圆凸、胡氏齿、桑葚齿、马鞍鼻、口腔周围皮肤放射性皲裂等。②仍有活动性损害所致的临床表现常有实质性角膜炎、神经性耳聋、肝脾大、树胶肿、骨膜炎等。

治疗：首选青霉素，定期追踪观察。

（五）醋酸白试验操作规程

【适应证】　尖锐湿疣。

【禁忌证】　无特殊禁忌。

【准备用物】　基本设备及试剂包括口罩、无菌手套、帽子、棉签、5%冰醋酸。

【操作步骤】

（1）与患者沟通：介绍自己，核对患者姓名、性别等，向就医者交代检查的目的、意义及基本操作方法。

（2）用蘸有 5%冰醋酸的棉拭子压于可疑皮疹及附近的正常皮肤黏膜上，观察皮损及周围正常组织颜色变化。

【操作注意事项】

（1）敏感性较高。

（2）有时上皮增厚或有外伤擦破情况下有假阳性反应。

（3）该试验诊断尖锐湿疣并非绝对特异反应，应作为临床参考。可能有假阳性或假阴性。

（六）毛滴虫检查操作规程

【适应证】　滴虫病。

【禁忌证】　无特殊禁忌。

【准备用物】　基本设备及试剂包括口罩、无菌手套、帽子、温生理盐水、棉拭子、无菌的脱脂棉、阴道窥器、光学显微镜、玻片。

【操作步骤】

（1）与患者沟通：介绍自己，核对患者姓名、性别等，向就医者交代检查的目的、意义及基本操作方法。

（2）取分泌物混于温生理盐水中，低倍镜下镜检，如有滴虫时可见其呈波状移动。

八、皮肤组织病理学检查

【目的】　协助临床确定诊断。

【适应证】　①皮肤肿瘤、癌前期病变、病毒性皮肤病、角化性皮肤病、某些红斑性皮肤病等有高度诊断价值者。②大疱性皮肤病、肉芽肿性皮肤病、代谢性皮肤病、结缔组织病等有诊断价值者。③某些深部真菌病等可找到病原微生物者。

【禁忌证】　严重瘢痕体质者（尤其是特殊部位）应慎重，需要征求患者同意。

【操作前准备】

1. 与患者和家属沟通，签署病理手术同意书　告知可能的并发症：出血、感染、损伤周围组织、血管、神经、药物过敏、手术不成功、麻醉意外、心脑血管意外、其他不可意料的意外、活检部位瘢痕形成。

2. 准备用物　基本设备及试剂包括口罩，无菌手套，帽子，活检包，治疗盘（络合碘、棉签、胶布、局部麻醉药），10%甲醛，钻孔器。

【操作步骤】

1. 与患者沟通　介绍自己，核对患者姓名、性别等，向就医者交代检查的目的、意义及基本操作方法。

2. 合理选择皮损

（1）原则是应选择未经治疗的成熟皮损。

（2）尽量选取原发性损害：大疱性皮肤病、感染性皮肤病应该选择新鲜皮损，保持疱的完整性。环状损害应选择活动边缘部分，结节性损害切取标本时应达到足够深度。

（3）取材时应包括一部分正常组织，以便与病变组织对照。

（4）应尽量避免在腹股沟、腋窝、关节和面部等部位切取标本。

（5）当同时存在不止一种损害时，应各取其一做检查。

（6）治疗后的标本一定要在治疗前的同一部位采取，以便于观察疗效。

3. 常规消毒、铺单

4. 局部麻醉

5. 用手术方法或钻孔器取材

（1）手术切取法（刀切法）：适用于各种要求及大小的皮肤标本，最为常用。

（2）环钻法（钻孔法）：较方便，但应用受一定限制。适用于较小损害，或病变局限于表浅处，或手术切除有困难者。

（3）削切法（削除法）：用刀削除病变组织，适用于表浅增生组织，如疣状物、脂溢性角化病等。

6. 标本送检　所取组织应立即放入10%甲醛液或95%乙醇中固定，固定液与组织体积之比为

8 : 1。按常规固定、脱水、包埋、制片。必要时做组织化学、免疫组织化学及电镜等检查。若需做免疫病理，应立即将组织 4℃保存，尽快送冷冻处理。

7. 操作后处理 术后用无菌敷料包扎，保持创口清洁，选择适当时机拆线。

【操作注意事项】

1. 皮损选择 一般选择充分发育的典型皮损，须取原发病变。水疱、脓疱宜取早期皮损。有多种病变同时存在时，应分别取材。必要时从皮损边缘取材，一半病损皮肤，一半正常皮肤，以便对比观察。如考虑肿瘤和结节性皮肤病，取材应尽量包括皮下脂肪组织。

2. 麻醉 尽可能在病变周围进行，避免在拟取皮损内直接注入麻醉药。

九、微 波 疗 法

【适应证】

1. 各种疣状皮损 脂溢性角化症、寻常疣、扁平疣、丝状疣、皮角等。

2. 小面积的皮肤肿瘤 汗管瘤、毛发上皮瘤、色素痣、软纤维瘤、疣状痣等。

3. 皮肤小血管性病变 毛细血管扩张症、蜘蛛痣、化脓性肉芽肿等。

4. 其他 玫瑰痤疮、腋臭、瘢痕修复、唇炎、带状疱疹后遗神经痛等。

【禁忌证】

（1）有金属植入物处禁用微波直接照射，以免发生灼伤。

（2）心脏起搏器植入的患者禁用。

（3）眼睛和睾丸处禁止直接照射。

【操作规范】

（1）打开治疗仪电源，检查基本参数和仪器运行情况。

（2）根据病灶大小选择合适的辐射器，选择连续波、正弦波、脉冲波等，根据治疗需要的深度和广度设置时间和功率。

（3）消毒需要治疗的局部皮肤，必要时采用局部麻醉。

（4）密切观察患者皮损变化及主观感受，及时调整治疗方案。

（5）清洁、冷却治疗局部，必要时加服抗生素。

（6）关闭电源，清洁治疗仪器。

【不良反应】 微波治疗过程中，不良反应极少。部分患者可能出现治疗局部皮肤温度过高，可对症采取适当的冷却措施，极少数患者出现皮肤灼伤、漏电等不良反应。

【注意事项】

（1）微波穿透组织的能力比二氧化碳激光深，且不形成碳化，因此治疗中对病变部位定位要准确，必须根据治疗部位组织颜色的变化程度和范围大小来判断治疗的深度和广度。

（2）对治疗部位要及时采取适当的冷却措施。

（3）必要时要采取局部麻醉。

（4）治疗后，必要时可加服抗生素。

（5）微波理疗时间每次不应超过 30 分钟，功率以患者的温度舒适感为宜。

（6）带有人工助听器的患者需要在治疗前取下助听器。

【相关知识】 微波是指波长为 1～1000mm，频率为 300～3000MHz 的电磁波。微波疗法是使用微波治疗疾病的方法。1968 年，加拿大学者 Webb 发表了第一篇关于毫米波可抑制细菌生长的生物效应文章，随后他又报道过微生物对毫米波存在类似谐振的能量吸收谐振点，指出了正常细胞和癌细胞对毫米波具有不同的吸收谐振点。此后，俄、美、德、法和中国等多国科学家都做了大量的基础实验研究和临床验证工作，结果表明低能量密度的毫米波照射能引起明显的生物效应。21

世纪70年代，医务工作者发现了微波的生物效应，此后微波治疗首先被应用于病理检验中，此后逐步在临床医学工作中得到熟知和应用。

在临床上，微波与生物体的互相作用原理可以分为两大类，即微波热效应和微波非热效应。

1. 微波热效应 人体的组成成分大部分是碳水化合物，碳水化合物的分子都是极性分子，极性分子在微波场作用下，随微波频率改变其极性称作极性振荡，极性振荡的频率与微波的频率相同，其振幅与微波强度呈正比。振动时分子间的互相摩擦以及和周围媒质间的摩擦产生了热。人体胶体组织本来并不显电性，但部分胶体颗粒吸附周围的离子也会呈现电性，形成带电的胶体，这些物质在微波场作用下产生类似离子的摩擦碰撞运动面产生热。微波作用于人体脂肪和肌肉的产热之比接近于1∶1，因此微波的热效应更均匀，在较深部位肌层内仍有显著的热效应。

2. 微波非热效应 微波作用于人体组织，除热效应外还存在着非热效应，例如人体脂肪、红细胞等带电颗粒在微波场下沿电力线分布排列成串珠状，这些现象在不引起热的电场强度下亦可发生，反映在临床医学上有特定疗效，这种疗效与热效应无关。

总之，利用微波治疗时，皮肤组织吸收微波的能量后转化为热能，导致其温度上升，高热能够使组织蛋白凝固。同时热能可使血管扩张，血流加快，促进新陈代谢；使巨噬细胞活动增强，抑制粒细胞游走，炎症中形成的活性物质减少，控制炎症发展；使组织细胞通透性升高，从而改善局部营养代谢，促进组织再生。此外微波治疗还能够降低末梢神经的兴奋性从而降低疼痛的感知。

十、冷冻疗法

【适应证】

1. 各种疣 扁平疣、寻常疣、跖疣、甲周疣等。

2. 皮肤良性肿瘤 脂溢性角化、疣状痣、皮赘等。

3. 皮肤恶性肿瘤 鲍温病、基底细胞癌、鳞状细胞癌等。

4. 色素性疾病 雀斑等。

5. 其他皮肤病 瘢痕疙瘩、鸡眼、结节性痒疹、疥疮结节、睑黄瘤、环状肉芽肿等。

【禁忌证】 冷冻治疗的禁忌证包括寒冷性荨麻疹、冷球蛋白血症、冷凝集素血症、雷诺病、严重的冻疮患者、年老体弱不能耐受者和少数瘢痕体质者。

【操作规范】

1. 棉签法 用棉签浸蘸液氮后，立即放于皮损处冷冻。适用于表浅性损害等。

2. 接触法 用特制的治疗器械，按皮损大小选用适当的冷冻头进行冷冻。适用于较深的损害。

3. 喷射法 用液氮冷冻治疗器，将液氮从喷嘴中直接喷于皮损上，可快速冷冻，制冷作用强，用于面积较大、表面不平的皮损及肿瘤等深在性皮损。喷冻时，应注意避免损伤周围正常皮肤。

【不良反应】

（1）冷冻后可导致局部疼痛，一般能耐受，1～2日后可自行缓解，若个别疼痛剧烈不能忍受者，可口服镇静止痛药。

（2）治疗后局部组织肿胀，发生水疱、大疱甚至血疱，是冷冻常见的副作用，多可自行吸收，必要时在无菌操作下将疱液抽出。

（3）色素沉着、色素脱失多在数月内消失。

（4）当局部皮肤有破损时进行喷射治疗可导致皮下气肿，若范围小不需要处理，1～2日可自行消退。

（5）深度冷冻后，若皮肤破溃，易继发感染。

（6）出血多发生在治疗肿瘤或血管瘤后1周左右，可采用压迫止血，必要时手术结扎、缝合。

（7）治疗指侧、耳后等部位时，如果不注意损伤了神经末梢，可导致感觉障碍和麻痹。

（8）冷冻治疗可损害毛囊和汗腺，导致局部毛发脱失和少汗。

（9）可形成萎缩性瘢痕。

（10）部分患者接受冷冻治疗后会出现全身急性荨麻疹样反应，极少数会出现休克现象，因此在治疗时应采取坐卧位，如出现症状及时对症处理。

【注意事项】

（1）保持创面清洁，需要暂时避水，以保持创面干燥。必要时可外用抗生素软膏。

（2）足部冷冻治疗后，勿长时间站立、行走，避免剧烈活动。

（3）局部结痂后不要强行剥掉，应让其自行脱落。

【相关知识】 冷冻治疗是通过低温作用于病变区域，使该区域组织被破坏或诱发生物效应，以达到治疗目的一种治疗方法。冷冻剂的种类包括液氮、干冰及一氧化二氮等。液氮是一种无色无味的液体，不易燃烧及爆炸，致冷温度低（−196℃），使用安全，是我国目前最常用的冷冻剂；干冰，即二氧化碳雪，可将之压成棒状治疗皮肤损害，致冷温度为−70℃，但使用较为不便；一氧化二氮也可用作冷冻剂。

当病变组织遇到低温后。其中的水分结冰形成冰晶，特别是细胞内的冰晶可以导致细胞机械损伤。另外，冷冻融解过程中细胞间冰晶首先融解而吸收大量的热量，从而导致细胞内剩余水分继续结冰或使原冰晶再次晶化，进一步加重细胞损伤。冷冻治疗能使组织快速冷冻，细胞内外冰晶形成，使细胞脱水，电解质的浓度及酸碱度发生变化，致细胞发生中毒而死亡。低温使血管收缩，血流减慢，血栓形成，导致血液循环障碍；低温导致血管内皮细胞发生肿胀、坏死，导致组织缺血、坏死；低温使细胞膜类脂蛋白复合物变性，细胞膜破裂，致细胞坏死；局部温度骤然下降，致使细胞发生温度性休克，进一步导致细胞死亡。

应用冷冻治疗恶性肿瘤时，可致局部组织广泛损伤，促使多种细胞因子产生，从而促使细胞毒T细胞增殖分化，并可增加主要组织相容性复合物和细胞间黏附分子在肿瘤细胞表面的表达。另外，冷冻还可以促使抗原呈细胞吞噬大量的肿瘤细胞碎片，在其表面表达MHC-Ⅱ类抗原，有利于细胞毒T细胞识别并消灭肿瘤细胞。

十一、看 图 识 病

以皮肤性病学电子图片示教教程为教案。

第二节 皮肤科模拟竞赛试题

（一）单项选择题

8-1. 下列皮肤病症状中最常见的是（　　）

A. 疼痛　　　　B. 瘙痒　　　　C. 麻木　　　　D. 烧灼感　　　　E. 闷胀感

8-2. 下列哪种皮肤病常见症状为疼痛（　　）

A. 慢性单纯性苔藓　　　　B. 湿疹　　　　C. 荨麻疹　　　　D. 接触性皮炎　　　　E. 带状疱疹

8-3. 麻木感及感觉异常常见于（　　）

A. 糖尿病　　　　B. 麻风　　　　C. 湿疹　　　　D. 恶性淋巴瘤　　　　E. 荨麻疹

8-4. 以下原发性皮损中不高于皮面的是（　　）

A. 斑块　　　　B. 丘疹　　　　C. 风团　　　　D. 瘀点　　　　E. 脓疱

8-5. 下列关于红斑的描述错误的是（　　）

A. 属于原发性皮损　　　B. 由毛细血管扩张、充血所致　　　C. 压之可退色

D. 可分为炎症性和非炎症性　　　　　　　　E. 可触及

8-6. 出血斑直径小于多少时称瘀点（　　）

A. 1cm　　　　B. 2mm　　　　C. 3mm　　　　D. 4cm　　　　E. 5mm

8-7. 下列疾病中以风团为主要损害的是（　　　）

A. 扁平疣　　　B. 扁平苔藓　　　　C. 黄色瘤　　　D. 湿疹　　　E. 荨麻疹

8-8. 下列斑疹压之褪色的是（　　　）

A. 黄褐斑　　　B. 白癜风　　　　C. 花斑糠疹　　D. 花斑癣　　E. 鲜红斑痣

8-9. 以下斑疹属于炎症性的是（　　　）

A. 丹毒　　　B. 鲜红斑痣　　　C. 黄褐斑　　　D. 花斑糠疹　　E. 白癜风

8-10. 斑块的直径一般大于（　　　）

A. 1cm　　　　B. 2cm　　　　C. 3cm　　　　D. 4cm　　　　E. 5cm

8-11. 斑块可由下列哪种皮损扩大或融合后形成（　　　）

A. 丘疹　　　B. 结节　　　　C. 水疱　　　D. 脓疱　　　E. 囊肿

8-12. 具有局限性、实质性的特点，且直径小于1cm的表浅隆起皮损是（　　　）

A. 斑疹　　　B. 斑块　　　　C. 丘疹　　　D. 结节　　　E. 水疱

8-13. 以下皮肤病中由表皮或真皮浅层细胞增殖而形成丘疹的是（　　　）

A. 银屑病　　B. 色素痣　　　C. 花斑糠疹　　D. 黄褐斑　　E. 皮肤淀粉样本

8-14. 下列关于风团的描述错误的是（　　　）

A. 大小不一　　B. 暂时性　　　C. 发生快　　D. 消退快　　E. 消退后形成瘢痕

8-15. 水疱的直径一般应小于（　　　）

A. 1cm　　　　B. 2cm　　　　C. 3cm　　　　D. 4cm　　　　E. 5cm

8-16. 带状疱疹的水疱位于（　　　）

A. 角质层下　　B. 棘层　　　　C. 颗粒层　　D. 真皮层　　E. 表皮下

8-17. 以下皮肤病结节的形成由真皮或皮下组织的炎性浸润引起的是（　　　）

A. 结节性红斑　B. 结节性黄色瘤　C. 疥疮结节　　D. 痤疮结节　　E. 脓疱疮

8-18. 囊肿的位置一般在（　　　）

A. 角质层下　　B. 颗粒层　　　C. 棘层　　　D. 表皮　　　E. 真皮或更深位置

8-19. 以下关于溃疡的描述错位的是（　　　）

A. 皮损可深达真皮　　　B. 基底部常有坏死组织附着　　　C. 愈合较慢

D. 愈合后可留有瘢痕　　E. 不会破坏基底层细胞

8-20. 溃疡愈合后形成瘢痕是因为破坏了（　　　）

A. 棘层细胞　　B. 颗粒层细胞　　C. 透明层细胞　D. 基底层细胞　E. 角质层细胞

8-21. 以下关于浸渍的描述正确的是（　　　）

A. 与角质层含水量增多无关　　　B. 皮肤强度增大　　　C. 多见于皮肤皱褶部位

D. 不容易继发感染　　　　E. 摩擦后表皮不易脱落

8-22. 以下部位不容易发生裂隙的是（　　　）

A. 口角　　　B. 手掌边缘　　　C. 背部　　　D. 足底及边缘　　　E. 掌跖

8-23. 以下关于瘢痕的描述错位的是（　　　）

A. 瘢痕由新生结缔组织增生修复而成　　　B. 皮损表明粗糙　　　C. 表面无毛发

D. 瘢痕疙瘩属于增生性瘢痕　　　　E. 红斑狼疮瘢痕属于萎缩性瘢痕

8-24. 下列关于萎缩的描述正确的是（　　　）

A. 只能发生于皮下组织　　　B. 因表皮厚度变薄或真皮和皮下结缔组织增生所致

C. 累及真皮不会损及毛发　　D. 不属于皮肤退行性变化　　E. 累及皮下组织则表现为明显凹陷

8-25. 下列关于苔藓样变的描述错误的是（　　　）

A. 为皮肤局限性粗糙增厚　　B. 常因反复搔抓、不断摩擦导致　　　C. 皮嵴变平、皮沟变浅

D. 皮损界限清楚　　　E. 常伴剧痒

8-26. 皮肤真菌检查最简单且重要的方法是（　　　）

A. 直接涂片　　　B. 墨汁涂片　　　C. 涂片或组织切片染色　　　D. 培养检查　　　E. 以上均不对

8-27. 下列属于浅部真菌标本的是（　　　）

A. 甲屑　　　　　B. 脑脊液　　　　C. 粪便　　　　　　　D. 血液　　　　　E. 痰液

8-28. 斑贴试验不适用于检查（　　　）

A. 接触性皮炎　　B. 化妆品皮炎　　C. 慢性单纯性苔藓　　　　D. 职业性皮炎　　E. 手部湿疹

8-29. 下列关于直接涂片的叙述正确的是（　　　）

A. 为最简单而重要的诊断方法　　　B. 将标本放置于玻片上后，加一滴 10%的 NaCl 溶液

C. 不能检查出有无菌丝和孢子　　　D. 能确定菌种　　　　E. 操作过程中标本不需要加热

8-30. 直接免疫荧光法检查梅毒螺旋体呈（　　　）

A. 红色荧光　　　B. 绿色荧光　　　C. 紫色荧光　　　D. 蓝色荧光　　　E. 银白色荧光

8-31. 除哪项外均是目前临床常用的变应原检测试验（　　　）

A. 点刺试验　　　B. 皮内试验　　　C. 免疫酶试验　　　D. 斑贴试验　　　E. 划破试验

8-32. 斑贴试验后受试部位有淡红斑为（　　　）

A. 可疑反应　　　B. 阳性反应　　　C. 强阳性反应　　　D. 超强阳性反应　　　E. 阴性

8-33. 下列关于斑贴试验注意事项的叙述错误的是（　　　）

A. 皮肤病急性发作期也可进行试验　　　B. 受试期间避免使用糖皮质激素

C. 受试期间避免沐浴　　　D. 可疑反应可重复试验　　　E. 受试前 3 天避免使用抗组胺类药物

8-34. 斑贴试验去除斑贴的时间为（　　　）

A. 12 小时　　　B. 24 小时　　　C. 48 小时　　　D. 72 小时　　　E. 1 周

8-35. 下列关于点刺试验的注意事项不正确的是（　　　）

A. 应在疾病临床表现明显时进行　　　B. 应设生理盐水及组胺液做阴性及阳性对照

C. 受试前 2 天应停用抗组胺类药物　　　D. 妊娠期避免检查　　　　E. 有过敏性休克史者禁用

8-36. 显微镜下的淋球菌为（　　　）

A. 革兰阳性双球菌　　B. 革兰阴性双球菌　　C. 革兰阳性杆菌　　　D. 革兰阴性杆菌　　　E. 以上均不对

8-37. 形态介于斑疹与丘疹之间的稍隆起皮损称为（　　　）

A. 斑丘疹　　　B. 丘疱疹　　　C. 丘脓疱疹　　　　D. 斑块　　　　E. 斑疹

8-38. 位于角质层以下的水疱可见于（　　　）

A. 水疱　　　B. 带状疱疹　　　C. 大疱性类天疱疮　　D. 疱疹样皮炎　　E. 红斑型天疱疮

8-39. 由毛细血管破裂后红细胞外渗到真皮所致的是（　　　）

A. 红斑　　　B. 出血斑　　　C. 黄褐斑　　　D. 风团　　　　E. 水疱

8-40. 发生快消退亦快的是（　　　）

A. 红斑　　　　B. 出血斑　　　C. 黄褐斑　　　D. 风团　　　　E. 水疱

（二）多项选择题

8-41. 下列关于丘疹的皮损特点错误的有（　　　）

A. 病变常达真皮深层　　　B. 直径小于 1cm　　　C. 其表面可扁平　　　D. 触之有弹性感

8-42. 下列关于糜烂的皮损特点不正确的是（　　　）

A. 损害达真皮深层　　　B. 愈后留有瘢痕　　　C. 愈后不留瘢痕　　　D. 多由水疱、脓疱破裂处表皮脱落所致

8-43. 斑疹可见于（　　　）

A. 鲜红斑痣　　　B. 丹毒　　　C. 疥疮　　　D. 白癜风

8-44. 丘疹的形成原因有（　　　）

A. 细胞增殖　　　　B. 代谢产物聚集　　　　C. 炎症细胞浸润　　　　D. 皮下血管扩张

8-45. 丘疹可见于（　　　）

A. 银屑病　　　B. 皮肤淀粉样变　　　C. 扁平疣　　　D. 色素痣

8-46. 可触及的皮损有（　　　）

A. 风团　　　　B. 斑块　　　　　C. 丘疹　　　　D. 紫癜

8-47. 结节的形成原因有（　　）

A. 炎症细胞的浸润　B. 代谢产物的聚集　C. 液体在皮肤腔隙内聚集　　　D. 皮下血管扩张

8-48. 囊肿的内容物可为（　　）

A. 浆液　　　　　B. 血液　　　　C. 半固体黏稠物　　　　D. 细胞成分

8-49. 下列皮肤病哪些是以囊肿为主要表现的（　　）

A. 皮脂腺囊肿　B. 化脓性肉芽肿　　C. 毛鞘囊肿　D. 皮样囊肿

8-50. 糜烂和溃疡的鉴别点有（　　）

A. 皮肤缺损的面积　B. 皮肤缺损的深度　C. 愈后是否形成瘢痕　　D. 表面是继发感染

8-51. 下列哪些皮肤病可产生鳞屑（　　）

A. 花斑糠疹　B. 湿疹　　　C. 剥夺性皮炎　　D. 银屑病

8-52. 苔藓样变可见于下列哪些疾病（　　）

A. 慢性湿疹　B. 荨麻疹　　C. 剥夺性皮炎　　D. 慢性单纯性苔藓

8-53. 患者的个人史可包括（　　）

A. 生活习惯　B. 家族史　　C. 生育情况　　D. 性活动史

8-54. 进行组织病理学检查时选择皮损应注意（　　）

A. 一般应选择未经治疗的成熟皮损　　　　　B. 大疱性皮肤病及感染性皮肤病应选择新鲜皮损

C. 环状损害应选择损害边缘部分　　　　D. 取材时不应切取正常组织，以免造成不必要的损害

8-55. 皮肤组织的取材方法有（　　）

A. 手术切取法　　　B. 环钻法　　C. 削切法　　D. 刮除法

8-56. 标本的处理可选择（　　）

A. 95%的乙醇　　　　B. 70%的乙醇　C. 25%的甲醛　D. 10%的甲醛

8-57. 角化过度可见于（　　）

A. 鱼鳞病　　　B. 扁平苔藓　　C. 掌跖角化病　D. 银屑病

8-58. 以下属于表皮病变组织病理变化的是（　　）

A. 角化不良　　B. 角化不全　　C. 细胞内水肿　D. 黏液变性

8-59. 下列属于疣状增生物的病理表现的是（　　）

A. 角化过度　　B. 颗粒层增厚　　C. 棘层肥厚　D. 基底细胞液化变性

8-60. 肉芽肿中的细胞成分可包括（　　）

A. 组织细胞　　B. 浆细胞　　　C. 中性粒细胞　D. 淋巴细胞

8-61. 角化不良细胞可见于以下哪些疾病（　　）

A. 鳞状细胞癌　B. 毛囊角化病　　C. 病毒感染　　D. 湿疹

8-62. 梅毒螺旋体直接检查的标本可为（　　）

A. 组织研磨液　B. 淋巴结穿刺液　　C. 病灶组织渗出物　D. 血液

（三）病历分析题

8-63. 患者，男，22岁。以"躯干前后出现红色斑、无痒痛12天"为主诉就诊。该患者近三月来有多次的不洁性生活史，一个多月前，外生殖器有无痛性结节，未治而自愈。检查发现患者躯干前后可见大小直径1～2cm，圆形或类圆形的红色斑疹，对称分布，未见融合，红斑表面未见明细鳞屑，刮去鳞屑未见典型的薄膜和点状出血现象。

问：（1）该病人最可能的诊断及诊断依据是什么？

（2）其主要的鉴别诊断是什么？

（3）该做何种检查以明确诊断，为什么？

8-64. 患者，男，35岁，因大腿内侧皮疹伴瘙痒2个月就诊。既往"手足癣"史。查体：双大腿根部可见大小不等，境界清楚的环状红斑，边缘散在米粒大小红色丘疹，伴鳞屑。红斑中央色素沉着。双足第4.5趾缝浸渍、鳞屑。

要求：请选手做真菌镜检。

8-65. 患者，男，20 岁，因急起尿道脓性分泌物 3 天，伴尿频、尿痛就诊。1 周前有不洁性交史。既往无类似病史。查体：尿道口黏膜红肿、可见多量黄色脓性分泌物。

要求：请做出初步诊断及性病检查。

8-66. 患者，女，45 岁，化工厂工人。因双手红斑、肿胀、糜烂、渗出 5 天就诊。上述皮损呈密集对称分布，伴明显瘙痒，近 3 日均服用"氯雷他定"无效。

要求：请 B 选手回答该患者可通过何种试验明确过敏原。该患者目前能否进行此实验。如能请完成该操作，如不能请写出原因。

8-67. 患儿，男，7 岁，因脱发 2 个月，颈部红斑 1 个月就诊。患儿伴头屑增多、瘙痒，常与家中宠物狗玩耍。皮肤专科检查：头皮散在数个大小不等灰白色斑，上覆鳞屑，可见长 2～4mm 断发；颈部见一 5cm ×6cm 境界清楚的环状红斑，边缘散在米粒大小丘疹，鳞屑。

要求：请 A 选手写出患者最可能的诊断，然后在模型头部取材制作真菌直接显微镜检标本。

【答案】

（一）单项选择题

8-1. B；8-2. E；8-3. B；8-4. D；8-5. E；8-6. B；8-7. E；8-8. E；8-9. A；8-10. A；8-11. A；8-12. C；8-13. A；8-14. E；8-15. A；8-16. B；8-17. A；8-18. E；8-19. E；8-20. D；8-21. C；8-22. C；8-23. B；8-24. E；8-25. C；8-26. A；8-27. A；8-28. C；8-29. A；8-30. B；8-31. C；8-32. A；8-33. A；8-34. C；8-35. A；8-36. B；8-37. A；8-38. E；8-39. B；8-40. D

（二）多项选择题

8-41. AD；8-42. AB；8-43. ABD；8-44. ABC；8-45. ABCD；8-46. ABC；8-47. AB；8-48. ABCD；8-49. AC；8-50. BC；8-51. ACD；8-52. AD；8-53. ACD；8-54. ABC；8-55. ABC；8-56. AD；8-57. ABC；8-58. ABC；8-59. ABC；8-60. ABCD；8-61. ABC；8-62. ABC

（三）病例分析题

8-63. （1）应考虑为梅毒二期。病人首先有不洁性生活史，加之一个多月前，外生殖器有无痛性结节，未治而自愈，考虑梅毒一期硬下疳表现。近期出现类似玫瑰糠疹表现，由"红斑表面未见明显鳞屑，刮去鳞屑未见典型的薄膜和点状出血现象"排除寻常型银屑病可能。

（2）主要鉴别诊断有：软下疳，玫瑰糠疹，寻常型银屑病。二期梅毒皮肤表现无明显特异性，主要通过接触史、典型临床表现，同时结合实验室检查来鉴别。患者有不洁性生活史，存在一期梅毒的硬下疳表现，且"红斑表面未见明显鳞屑，刮去鳞屑未见典型的薄膜和点状出血现象"，银屑三征为阴性。故寻常型银屑病及玫瑰糠疹不难排除。硬下疳通常可合并软下疳，出现混合下疳表现，故应进一步鉴别。

（3）应首查梅毒螺旋体的直接检测及梅毒血清试验（包括非特异性试验 RPR、TRUST、VDRL、及特异性试验 TPHA、TPPA、FTA-ABS），以检测梅毒感染，若存在苍白螺旋体或血清学试验阳性，可确诊为梅毒，下一步可做脑脊液检查排除神经梅毒的可能性。同时可通过 X 线摄片、彩超、CT 和 MRI 检测骨关节梅毒、心血管梅毒和神经梅毒的情况。

8-64. 合理选择本采集部位（在红斑边缘取材）、操作过程[将取材置载玻片上，加 1 滴 10%的氢氧化钾溶液，盖上盖玻片后在酒精灯上微微加热（勿沸腾）或放置数分钟后，待标本溶解，轻轻加压盖玻片使标本透明，用棉拭子除去多余液体，然后在显微镜下观察]、无菌操作观念。

8-65. 男性患者，不洁性接触数天后，急性起病。尿道分泌物明显，伴尿路刺激症状，诊断考虑淋病。尿道有大量脓性分泌物，可取分泌物行直接涂片检查及淋球菌培养和鉴定。患者还应行支原体和衣原体检查，以排除可能合并的非淋病性尿道炎。

8-66. 患者双手皮损表现为红斑、肿胀、糜烂、渗出，呈密集对称分布，伴明显瘙痒，符合湿疹改变。由于患者为化工厂工人，其手部湿疹可能为接触化工物质所致，故应行斑贴试验明确过敏原。患者目前为急性期，且近 3 日内服用抗组胺药物，暂不宜行斑贴试验检查。

8-67. 患儿有明确的动物接触史，头部及颈部损害均符合皮肤癣菌感染的特点，故诊断考虑头癣及体癣。

（李海波）

第九章 急诊急救相关知识

第一节 急诊科基本操作技能

一、无创呼吸机操作

【目的】 无创呼吸机（NPPV）适合于轻、中度呼吸衰竭。没有紧急插管指征、生命体征相对稳定和没有 NPPV 禁忌证的患者，用于呼吸衰竭早期干预和辅助撤机。

【适应证】 急、慢性呼吸衰竭，COPD 急性加重早期，COPD 的有创-无创序贯通气，阻塞性睡眠呼吸暂停低通气综合征（OSAHS），急性心源性肺水肿，神经-肌肉疾病，肺间质纤维化等。

【禁忌证】 ①心跳或呼吸停止。②自主呼吸微弱、昏迷。③误吸危险性高、不能清除口咽及上呼吸道分泌物、呼吸道保护能力差。④颈部和面部创伤、烧伤及畸形。⑤上呼吸道梗阻。⑥严重腹胀或腹内高压。

【操作前准备】 物品需准备多个不同类型连接器（鼻罩或口鼻面罩），无创呼吸机，多功能监护仪（可测脉氧饱和及可行电除颤），抢救药品，抢救设备（气管插管等）。评估患者的一般情况，生命体征，全身状况，相关的体格检查（胸部双肺、口、鼻等）。注意适应证和禁忌证。

向患者说明上机目的，消除患者顾虑及紧张；监测患者生命体征，检测动脉血气；根据病情及脸型选择合适的面罩及鼻罩；正确连接呼吸机管道；检测呼吸机及湿化器是否能正常工作。

【操作步骤】

1. 体位 常用半卧位（30°～45°）。

2. 根据患者病情选择合适的呼吸机模式及起始参数 模式：S/T（自主模式/时间控制模式）为常用选择模式；首次参数设置：吸气压力（IPAP）：$6cmH_2O$；呼气压力（EPAP）：$4cmH_2O$；呼吸次数（BPM）：8 次/分；吸气时间（Ti）：1.5s。

将供氧设备与呼吸机相连，并选择合适的给氧浓度：氧浓度 45%～60%起，不能超过 60%，以防氧中毒。

将可正常运行的呼吸机通过面罩/鼻罩与患者相连；鼻罩适合于神智清楚，配合好的患者；面罩用于神志朦胧、不配合、易张口呼吸患者。

开始运行呼吸机，监测患者各项呼吸指标，并逐渐调整参数。

监测患者呼吸指标：呼吸频率，血氧饱和度；呼吸机监测：IPAP，EPAP，BPM，潮气量（Vt），分钟通气量（MV），漏气量（Leak）。IPAP 设置：每隔 5～10 分钟上调 1～$2cmH_2O$，以潮气量足够，患者舒适为准。EPAP 设置：每隔 5～10 分钟上调 1～$2cmH_2O$，以氧饱和度 90%以上，患者不觉呼气困难为准。EPAP 一般在 4～$8cmH_2O$，成人呼吸窘迫综合征（ARDS）可达 $15cmH_2O$。呼吸频率（BPM）设置：一般 8～12 次/分，低于患者呼吸频率 4～6 次。S/T 模式的自动切换点就根据 BPM 后备通气频率对应的周期，如：BPM=10 次/分，呼吸周期=60s/10=6s，则呼吸机等待 6 秒，如患者在 6 秒内能触发呼吸机，呼吸机则为 S 工作模式，相反为 T 模式。 吸气时间（Ti）设置：计算后备呼吸周期，按 1：1.5～2：1 的吸呼比调节。及时处理呼吸机报警。复查患者动脉血气，并根据结果调整呼吸机参数。

【并发症及处理】 无创呼吸机使用相对较安全，临床中常见同步不良或因痰液及分泌物排出不畅导致低氧血症及二氧化碳潴留改善不明显，加强患者的辅导与训练，调整呼吸机参数水平，及吸痰护理等措施可解除，若无创呼吸机辅助通气无效或病情加重则需有创呼吸机辅助通气治疗。

【相关理论知识】 无创呼吸机撤离和终止程序简便，通常很大程度上取决于缺氧与二氧化碳潴留的改善与维持；患者自身感受也很重要，有些异常无法通过客观的症状与体征来解释，患者的感觉有重要的参考价值，只要用无创呼吸机比不用舒适，就意味着不能撤离与终止。无创呼吸机是将来临床应用的方向，掌握好指征与应用策略是保障和提高疗效的主要途径。

二、心肺复苏术

【目的】 尽快识别心脏骤停，尽早实施心肺复苏，尽快恢复自主循环及呼吸功能，以达到拯救生命的目的。

【适应证】 目击倒地或意识丧失的患者，呼吸减慢或呼吸停止，同时伴有颈动脉搏动消失的患者。

【禁忌证】 胸壁开放性损伤、肋骨多处骨折、胸廓畸形、心脏压塞。

【操作前准备】 器械准备：简易呼吸器，隔离面罩，听诊器。

【操作步骤】

1. 现场安全性的判断 查看周围环境，申明环境安全。

2. 识别

（1）判断意识：应在 5～10 秒内完成。施救者（约先后 3 次）轻拍或轻摇患者的肩部，高声喊叫："喂，你怎么了"（在患者左右耳交替）；如认识患者，则最好直接呼喊其姓名，如无反应即可判断为意识丧失。

（2）判断呼吸：胸廓无起伏，无呼吸动作或无正常呼吸等同于呼吸停止。判断时间不超过 10 秒。

（3）判断脉搏搏动：施救者在患者右侧，用近患者足侧的手的示指和中指找到患者甲状软骨，向身前滑行 1～2cm，胸骨乳突肌内侧，感受搏动。判断时间为 7 秒。

3. 胸外按压（C）

（1）体位：将患者仰卧于坚实平面硬板床或地上，撤出身下的一切物品。

（2）按压部位：双乳头连线与胸骨的交点（图 9-1）。

（3）按压方法：施救者一手掌根置于按压处，另一手掌叠加，双臂伸直，借上半身体的力量，向脊柱方向用力均匀按压（图 9-2）。使胸廓下陷＞5cm，尔后迅速放松，解除压力，让胸廓自行复位，使心脏舒张，如此有节奏的反复进行。按压与放松的时间大致相等，放松时掌根部不得离开按压部位，以防止位置移动，但放松应充分，以利血液回流。

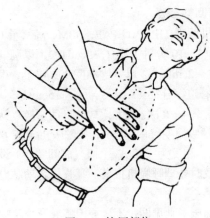

图 9-1　按压部位

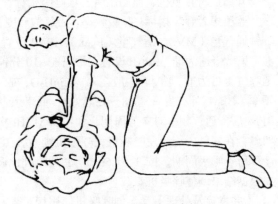

图 9-2　胸部按压姿势

（4）按压深度：胸骨下陷＞5cm。

（5）按压频率：100～120 次/分。

4. 开放气道（A）　在开放气道时，头偏向一侧，能清楚看到患者口中异物或呕吐物，应用手指将其挖出。如果患者的义齿不能保持在口腔内，便要将其取出。

1）压额抬额法：施救者位于患者一侧，一手置患者前额向后加压使头后仰，另一手的手指置于下颌骨骼部分接近下颌的地方，将下额抬高。使下颌角与耳垂连线与地面垂直（图 9-3）。

2）下颌推前法：施救者位于患者头侧，两肘置于患者背部同一水平面上，抓住患者下颌角并用双手向上提，将下颌向前移动，两拇指可将下唇下拉，使口腔通畅。

5. 人工呼吸（B）

1）口对口人工呼吸：施救者保持气道开放的手法，用置于前额处的手的拇、示指轻轻捏住患者的鼻孔，平静吸一口气，将嘴张大，用口唇包住患者的口部，缓慢用力将气体吹入（时间不少于 1 秒）。吹气后即将捏鼻的手放松，见胸部回弹后进行第二次口对口吹气（图 9-4）。

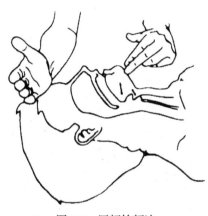

图 9-3　压额抬额法

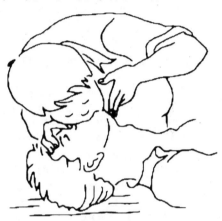

图 9-4　口对口呼吸

2）简易呼吸囊通气（EC 手法）：用 EC 手法固定面罩，开放气道，挤压球囊频率 1 次/6 秒，每次挤压球囊挤扁 1/2 或 1/3。

6. 再评价呼吸、循环　5 个 30：2 的胸外按压与人工呼吸后，应先呼吸两次，评价 10 秒，再继续胸外按压，5 个循环后再评价，表 9-1。

表 9-1　心肺复苏操作卡

序号	操作项目	操作动作	口述内容	注意事项	分值	评分
1	素质要求	衣帽整洁，仪表端庄，动作规范，行动敏捷，体现急救意识。				
2	确认周围环境	环顾四周		周围环境安全。		
3	判断患者意识	1. 跪在患者右侧轻拍肩部，2. 分别贴于患者左右耳呼叫	同志，你怎么了	不可用力摇晃患者，以防加重骨折等损伤		
4	判断有无心跳	用右手的食指、中指自环状软骨外移 2～3cm 凹陷处，触摸病人颈动脉搏动。同时观察呼吸、咳嗽和运动情况	患者意识丧失，自主呼吸停止（呼吸异常），颈动脉搏动消失，需要进行心肺复苏。同时呼救，快来人啊，有人需要急救，请快拨打	触摸病人颈动脉搏动。<10 秒	（触摸颈动脉手法位置时间及口述各 1 分）	

120

续表

序号	操作项目	操作动作	口述内容	注意事项	分值	评分
5	摆体位	去枕平卧，头颈躯干摆于同一水平线，双臂自然置于身体两侧，解衣充分暴露胸部，松开腰带	将病人置于地上或硬板床上，软床背部垫木板。双手放置身体两侧			
6	进行胸外按压	1. 按压部位：胸骨中下 1/3 处，（或双乳头连线中点）用右手食指、中指同时沿肋弓下缘至两肋弓交界处，中指停下，食指向上寻至胸骨下切迹，中指跟上，左手掌根部置于右手食指旁，右手掌根部重叠于左手背上，双手手指的指向与胸骨垂直，双手交叉，前端抬起或双手指均上翘 2. 按压方式：双肘关节伸直，垂直按压，使胸骨下陷至少 5cm，而后迅速放松并使胸廓复原，掌根不离开病人胸壁 3. 频率：正确按压 30 次，按压频率 >100 次/分				
7	人工呼吸	从上衣口袋内取出一块纱布清除口鼻腔分泌物（必要时头偏向一侧）	清除口鼻分泌物，取下活动性义齿。			
8	开放气道进行吹气	1. 左手置于前额，向后加压，使头后仰 2. 右手的第二、三指置于护士侧病人的下颌骨下方，将颏上抬 3. 左手固定，保持气道开放，右手从上衣口袋内将另一块纱布取出垫于病人口部，右手保持病人气道开放，左手捏住病人鼻孔，用抬下颌的右手拇指分开口唇 4. 双唇包绕病人口部，吹气，使胸廓扩张，无漏气 5. 操作者头部稍侧转，松开病人鼻孔使之被动呼气 6. 听呼吸声音，用面颊感受病人的呼出气流 7. 观察病人的胸廓起伏情况				
9	重复吹气	重复吹气一次，心脏按压与人工呼吸比为 30∶2。	如此反复进行共 5 次	必要时除颤		
10	判断颈动脉搏动及呼吸状况	用右手的食指、中指自环状软骨外移 2～3cm 凹陷处，触摸病人颈动脉搏动。听呼吸声音，用面颊感受病人的呼出气流，观察病人的胸廓起伏情况	如此反复进行，直至病人自主呼吸恢复或医生诊断为临床死亡			
11	评估		复苏的有效指征： 1. 可触及周围大动脉搏动 2. 上肢收缩压在 60mmHg 以上 3. 颜面、甲床、口唇、皮肤色泽较红润 4. 散大的瞳孔缩小 5. 自主呼吸恢复 6. 心电图波形有所改善			
12		恢复气道、置枕、为病人系好裤带、衣扣，整理床单	进行下一步生命支持治疗			

【并发症及处理】　按压时手指不应贴在胸壁上，两手掌应保持交叉放置按压，否则易造成肋骨骨折；按压位置应正确，否则易造成剑突、肋骨骨折而致肝破裂、血气胸；按压的施力应垂直，否则易致压力分解形成摇摆按压，造成按压无效或严重并发症；冲击式按压、抬手离胸、猛压等，易引出骨折。

【相关知识】

1. 时间是关键因素　当心脏停搏时，脑内贮存的氧只能维持使用 15 秒，糖能维持使用 4～6 分钟，所以应在心脏停搏 4～6 分钟内开始心肺复苏，才能保证复苏后脑组织存活。

2. 胸外按压　是整个心肺复苏过程中最重要的环节，强调胸外按压的 6 个要点和 6 项注意事项。六个要点如下。

（1）定位胸骨中下 1/3，两乳头连线中点。

（2）按压手势：双手互扣，手指上翘 仅以掌根接触胸骨。

（3）按压姿势：肩肘腕成一直线，与地面垂直，身体微向前倾（每次按压都必须保持的姿势）。

（4）按压深度：至少 5cm。

（5）按压速率：100 次/分以上。

（6）按压呼吸比：30：2。

【注意事项】

（1）定位要准确，不可左右按压肋骨，向下损伤剑突。

（2）手指上翘，掌跟为发力点，注意不猛不离。

（3）手臂不可弯曲。

（4）按压至少 5cm，深度要达到，同时也要保证胸廓充分回弹。

（5）按压中断时间不超过 10s，比如开放气道、人工呼吸等操作要快。

（6）整个按压过程注意八个字：不猛不离，持续平稳。

三、气管内插管术及面罩简易呼吸囊通气

【目的】

（1）开放气道，进行人工或机械通气。

（2）及时吸出气道内分泌物或血液。

（3）提供气管内给药的途径。

【适应证】

（1）窒息或呼吸停止。

（2）呼吸衰竭需机械通气者。

（3）全身麻醉或静脉符合麻醉者。

（4）气道梗阻或呼吸道分泌物过多。

（5）呼吸保护反射（吞咽、咳嗽反射）迟钝或消失。

【禁忌证】

（1）喉水肿。

（2）急性喉炎。

（3）喉头黏膜下血肿。

（4）插管创伤引起的严重出血。

【操作前准备】

用物准备：喉镜并检查光源亮度、气管导管（成年男性通常用 ID 7.5～8.5，插入深度为 23cm；成人女性多用 ID 7.0～8.0，插入深度为 21cm。）检查导管气囊是否漏气。导引钢丝（管芯距导管

开口 1cm，便于气管导管塑形）、10ml 注射器（用于套囊充气）、消毒的润滑剂（润滑导管壁）、牙垫与胶布（用于外固定导管）、听诊器、吸引装置及吸痰管（随时可启动）、带活瓣的简易呼吸球囊（须连接好氧气）。

【操作步骤】

1. 着装和环境 操作人员戴帽子、口罩，家属回避。

2. 摆好体位 患者采取去枕平卧位、头稍后仰、使颈椎呈伸直位，操作者站立于患者的头顶部，患者的头位相当于插管者剑突水平。

3. 给氧 开放气道后使用球囊面罩加压给氧，吸纯氧 2～3 分钟。

4. 喉镜置入 术者右手拇指和示指呈"剪刀"交叉，打开口腔。左手持弯型喉镜，沿右侧口角垂直进入口腔；然后将舌体推向左侧，喉镜移至口腔正中线上。然后缓慢把镜片沿中线向前推进，显露患者悬雍垂及会厌，待喉镜尖端抵达会厌根部后，向前上方用力提喉镜（沿 45° 角的合力），使会厌随之而抬起，暴露声门(图 9-5)。

5. 直视下插入气管导管 右手以握毛笔手势持气管导管（握持部位在导管的中后 1/3 段交界处）在明视下送入导管；见套囊进入气管后，请助手帮助拔出管芯，继续将导管向前送入 2～3cm。

6. 放置牙垫 先放入牙垫再退出喉镜。牙垫侧翼放于牙齿于口唇之间，防止掉入口腔。

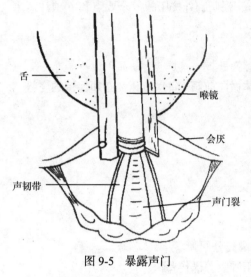

舌
喉镜
会厌
声韧带
声门裂

图 9-5 暴露声门

7. 套囊充气 给导管套囊充气后立即连接简易呼吸器辅助通气。

8. 确认导管位置 挤压简易呼吸球囊，观察两侧胸廓是否均匀抬起，同时听诊双肺呼吸音是否一致，且上腹部无气过水声。

9. 固定导管 用两条胶布十字交叉，将导管固定于患者面颊部；第一条胶布应把导管和牙垫分开缠绕一圈后，再将两者捆绑在一起。要求固定美观。

10. 连接呼吸机 辅助通气。

11. 操作评分 表 9-2。

表 9-2 气管插管操作卡

序号	操作项目	操作内容	口述内容	注意事项	分值	评分
1	核对患者	查看床号，腕带	确认患者			
2	核对物品	查看物品是否齐全，是否在有效期内	物品齐全，均在有效期内			
3	体位	患者枕部垫一薄枕，使口，咽，气管置于一条轴线上，插管者站于患者头部，患者的头位相当于插管者的剑突水平	患者的头位相当于插管者的剑突水平			
4	加压给氧	插管者使用呼吸囊加压给氧	吸 100%纯氧 2～3min，送气频率为 5～6 秒一次			
5	暴露声门	右手拇指，示指分开患者口唇，左手握喉镜手柄，将叶片从患者右侧口角进入，保持患者头后仰，叶片向左推开舌体，缓慢将叶片眼中线向前推进，暴露患者会厌，叶片前端放置在会厌谷处，垂直向前上方用力挑起会厌，暴露声门	挑起会厌，暴露声门			

续表

序号	操作项目	操作内容	口述内容	注意事项	分值	评分
6	插入气管导管	用右手从患者右口角将气管导管沿着叶片插入口腔，并对准声门送入气管内	见气囊进入气管后，边拔导丝便向前送入导管至导管尖端距门齿（22±2）cm			
7	放置牙垫	气管插管插入气管后，立即放置牙垫，（牙垫、喉镜、气管同时在口腔内）固定气管和牙垫，然后退去喉镜	牙垫放置在齿唇之间，防止落入口腔			
8	套囊充气	助手给气囊充气	充气以触摸注气管插管套囊弹性似鼻尖为宜			
9	确认导管位置	1. 简易呼吸器辅助通气观察双侧胸廓起伏对称 2. 听诊器听诊双肺尖，双肺呼吸音对称，且上腹部无气过水声	1. 通气时观察双侧胸廓起伏对称 2. 听诊器听诊双肺尖，双肺呼吸音对称			
10.	固定导管	用胶布将牙垫与气管导管固定于面颊，头复位	胶布长短不要超过下颌角为宜，粘贴牢固，不可站住嘴唇			
11.	连接呼吸机辅助通气					
12.	吸痰	吸出口腔及气管内的分泌物				
13.	术后处置	整理用物，垃圾分类投放，七步洗手法洗手				
14.	记录		插管时间			

【并发症及处理】

1. 插管副损伤 牙齿松动甚至脱落，黏膜出血。

2. 气管导管误入食管 易引起无通气及胃充气的严重后果。

3. 导管插入过深，进入右侧支气管，导致通气不足、缺氧等不良后果。

【相关知识】 气管插管术是建立通畅呼吸道的简捷有效方法，除全身麻醉外，在许多危重病人的抢救中，为有效进行机械通气，清除气管内痰液或血液，防止呕吐窒息，解除呼吸道梗阻创造了先决条件。气管插管所建立的人工气道，成为病人身上最重要的一条"生命线"。根据 CPR2000 国际指南，气管插管术是建立人工气道的"金标准"；但不是唯一的金标准，还有其他方法可以临时代替，如无创性氧气面罩、喉罩通气道、紧急环甲膜穿刺等；然而气管插管仍旧是唯一最可靠的方法。

【面罩简易呼吸囊通气】 面罩简易呼吸囊通气的适应证：主要用于气管插管前辅助通气。

1. 简易呼吸器结构组成 由球体、进气阀、出气阀和储气囊四部分组成（图 9-6）。

2. 简易呼吸器使用步骤

（1）连接球囊相应部件，并将氧气源连好，将氧气流量调至 12～15L/min。

（2）单人操作一手持球体，一手固定面罩。

（3）将面罩紧扣在患者的口鼻处，尖端朝向患者头部。

（4）保持气道开放的情况下，以"E-C"手法固定面罩，使之紧贴患者面部不漏气。

（5）挤压球体，使气体送人患者肺内。

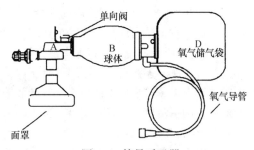

图 9-6 简易呼吸器

（6）频率为 10～12 次/分，也可以操作者本人呼吸节律为参照。

四、洗 胃 术

【目的】 就是将胃管从鼻腔或口腔插入，经食管到达胃内，先吸出毒物后注入洗胃液，并将胃内容物排出，以达到消除毒物的目的。

【适应证】

（1）非腐蚀性毒物中毒，如有机磷、安眠药、重金属类、生物碱及食物中毒等。

（2）幽门梗阻患者，减轻胃黏膜水肿、炎症。

（3）手术或某些检查前准备，如胃部、食管下段、十二指肠手术前。

【禁忌证】

（1）强腐蚀性毒物中毒、胃穿孔、胸主动脉瘤禁止洗胃。

（2）胃底静脉曲张、上消化道出血、胃癌。

【操作前准备】

1. 评估 判断患者是否可以进行洗胃，评估患者病情、意识、活动能力、口鼻黏膜情况、合作程度、知识水平、心理状况等；判断患者中毒程度，确定患者的洗胃方式。

2. 与患者和家属沟通 告知其洗胃目的、必要性、洗胃过程中注意事项与配合要点，交代洗胃可能存在的风险及并发症，如胃出血、胃穿孔、窒息等意外发生。

3. 用物准备 根据不同的洗胃方法进行用物准备。胃管洗胃法：无菌洗胃包、塑料围裙或橡胶单、治疗巾、检验标本容器或试管、量杯、水温计、压舌板、弯盘、棉签、50ml 注射器、听诊器、手电筒、石蜡油、胶布、水桶 2 只、洗胃设备及洗胃溶液。评估用物：物品齐全，一次性无菌物品均在有效期内、质量合格。

【操作步骤】

1. 与患者及家属沟通 自我介绍；核对患者床号、姓名、性别等。再次向患者解释说明，做好心理护理，以取得配合。

2. 洗胃

1）口服催吐法：协助患者取坐位，围好围裙，有义齿者取下，置污物桶于床旁合适位置。自饮灌洗液：指导患者每次饮液量 300～500ml。催吐：自呕或用压舌板刺激舌根催吐。反复自饮后催吐，直至吐出的灌洗液澄清无味。

2）胃管洗胃（漏斗灌注）法：取左侧卧位，昏迷患者可取平卧位头偏向一侧。用压舌板、开口器撑开口腔，置牙垫于上下磨牙之间。如有舌后坠，可使用舌钳。插胃管：润滑胃管前端，长度为插入的 1/3，即从发际到剑突的长度，45～55cm。确定位置：通过三种检测方法（抽出胃液、给胃内注入空气听气过水声、置胃管于水中检验是否有气泡）。固定：胶布固定胃管。灌洗：置漏斗低于胃部水平位置，挤压橡胶球，抽净胃内容物。举漏斗高过头部 30～50cm，将洗胃液缓缓倒入漏斗内 300～500ml，当漏斗内尚存余少量溶液时，速将漏斗降低至胃部以下水平，并倾倒。如此反复灌洗，直至洗出液澄清无味为止。

3）电动吸引器洗胃：接通电源，检查吸引器性能，备用。安装灌洗装置。插胃管：方法同漏斗胃管洗胃法。连接胃管，吸引器负压保持在 13.3kPa 左右，吸出胃内容物。留第一次标本送检。关吸引器，夹紧贮液瓶上的引流管，开放输液管使溶液流入胃内 300～500ml。夹紧输液管，开放贮液瓶上的引流管，开动吸引器，吸出灌入的液体。反复灌洗，直至洗出液澄清无味为止。

4）全自动洗胃机洗胃：接通电源，检查洗胃机性能，开机备用。备好洗胃液。连接洗胃机管路。插胃管：方法同漏斗胃管洗胃法。连接胃管。吸污。选择自动灌洗模式，反复冲洗至洗出液澄清无味为止。

5）拔管：洗完后分离胃管和洗胃机连接管，放低胃管使胃内容物完全流出。根据病情保留胃管及使用导泻、解毒药物。如不需保留胃管则反折胃管、拔出。

6）记录：洗胃液名称、量，洗出液的颜色、气味、性质、量，患者的全身反应情况。

3. 操作评分　表9-3。

表9-3　洗胃操作卡

序号	操作项目	操作内容	口述内容	注意事项	分值	评分
1	术者准备	洗手、戴帽子、戴口罩				
2	物品准备	检查物品是否齐全，是否在有效期内	物品齐全，均在有效期内			
3	患者准备	取下活动义齿，清理口腔，向清醒患者说明洗胃目的和程序，取得合作				
4	体位	取卧位，靠近床边，头偏斜，将橡皮布（置于颈肩后）治疗巾（颌下胸部）				
5	洗胃	①胃管法：经鼻插入后，用注射器注入洗胃液	①胃管法：每次 300～500ml，反复进行直至毒物洗净			
		②漏斗洗胃器法：用开口器打开口腔，舌钳拉出舌头，将导管置入胃内，提高漏斗洗胃器至据口腔30～40cm 高度，经漏斗缓缓灌入洗胃液。当漏斗内液体灌注完毕时，再将漏斗放置于胃水平以下，并倒置漏斗。利用虹吸作用将胃内液体吸出。如引流补偿可用手捏橡皮球已加强虹吸作用，灌注过慢也可手捏橡皮球加快注入速度	②漏斗洗胃器法：每次500ml。反复多次进行直至毒物洗净			
		③电动洗胃机法：打开正压向胃内灌注洗胃液，达到预订量（500ml），关闭正压改为负压吸引，抽出洗胃液	③电动洗胃机法：每次500ml。反复多次进行直至毒物洗净			
6	拔管	拔出胃管	抽出液与洗胃液色泽，透亮度基本相同，无异味，停止洗胃拔胃管			
7	记录	记录拔管时间，洗胃液量，颜色	颜色与洗胃液色泽透明度相同，无异味，5000～1000ml			

【并发症及处理】

（1）洗胃过程中要严密观察患者病情变化及灌洗液的颜色改变，如患者感觉腹痛，流出血性液体或出现休克现象，应立即停止洗胃处理。

（2）幽门梗阻患者洗胃时，应于饭后 4～6 小时或空腹时洗胃，并记录胃内潴留量，以了解梗阻情况。

【相关理论知识】

（1）洗胃术多用于急性中毒，要求突出一个"快"字，因为延误时间则毒物吸收增多，会危及生命，因此要争取时间，分秒必争，迅速准备物品，立即实施洗胃术。

（2）洗胃时间掌握总的原则为愈早愈好，尽快实施。一般原则服毒后 4～6 个小时内洗胃最有效。但有些患者就诊时已超过 6 小时，仍可考虑洗胃，以下因素可使毒物较长时间留在胃内：①患者胃肠功能差，使毒物滞留胃内时间长；②毒物吸收后的再吸收；③毒物进入胃内较多；④有的毒物吸收慢，如毒物本身带有胶囊外壳等。

（3）向胃内置入导管应轻柔敏捷熟练，并确认导管已进入胃内（以抽出胃液最可靠）后开始灌洗，切忌将导管误入呼吸道而进行灌洗。置管时如出现剧咳、呼吸急促或发绀挣扎表明误入气道应迅速拔出重新插管。昏迷和插管时伴呕吐者易发生吸入性肺炎，应予以警惕预防。

（4）洗胃液以温开水最常用且有效安全，2%碳酸氢钠液常用于有机磷农药等中毒，但应注意不宜用作敌百虫、水杨酸盐和强酸类中毒；1∶5000高锰酸钾溶液对生物碱、毒蕈碱类有氧化解毒作用，但禁用于对硫磷中毒者洗胃。故洗胃液的选择应根据不同的毒物考虑，唯有清水最广泛。

（5）洗胃时每次灌注量不宜过多，一般每次灌入300～500ml即应进行抽吸。尤其是应用电动机正压送入洗胃液时应严密观察，当达到500ml时即关闭正压及改为负压吸引，切忌开机后操作者离开现场，以防灌注量过大引起急性胃扩张甚至胃穿孔，一次灌注量过多还易造成多量毒物进入肠内、致毒物吸收增多。应用电动洗胃机还应随时向瓶内添加洗胃液，以免向胃内送入多量空气。溃疡病合并幽门梗阻洗胃时，一次灌洗量应少，压力应低，防治出现穿孔或出血。

（6）如为强腐蚀性毒物洗胃会造成一定损害，插管时有可能引起穿孔，一般不宜进行洗胃，且当大量液体进入时极易造成胃穿孔、撕裂。惊厥患者进行插管时可能诱发惊厥。昏迷患者插管易导致吸入性肺炎，洗胃应慎重，必须洗胃时应去枕平卧，头偏向一侧，防治误吸而引起窒息。食管静脉曲张患者不宜洗胃。

（7）水中毒及电解质紊乱：由于洗胃及其他各种原因使体内水分过多引起水平衡失调而发生水中毒。洗胃时大量的钾离子及氯离子丧失，且在补液时输入过多的糖、脱水治疗及激素的应用多会使钾离子丢失更严重。因此洗胃时应注意低钾血症和低氯性碱中毒。

（8）凡呼吸停止、心脏停搏患者应先行心肺复苏，再行洗胃术。洗胃前应检查生命体征，如有缺氧或呼吸道分泌过多，应先吸取痰液，保持呼吸道通畅，再行洗胃术。在洗胃过程中应随时观察病人生命体征的变化，如病人感觉腹痛、流出血性灌洗液或出现休克现象，应立即停止洗胃。

（9）首次灌洗后抽出液应留取标本送入有关化验，以鉴定毒物品种，便于指导治疗。

第二节　急诊科模拟竞赛试题

（一）单项选择题

9-1. 常见急性中毒的途径（　　）

A. 经呼吸道中毒　　　　　B. 经皮肤中毒　　　　　C. 经消化道中毒

9-2. 早期清除毒物的方法（　　）

A. 催吐或洗胃　　B. 导泻　　C. 灌肠　　D. 以上均正确

9-3. 已吸收毒物的清除方法（　　）

A. 利尿　　B. 供氧　　C. 血液净化　　D. 以上均正确

9-4. 使用简易呼吸器通气频率（　　）

A. 大于20次/分　　B. 小于12次/分　　C.16～20次/分　　D. 以上均不正确

9-5. 使用简易呼吸器每次挤压气量（　　）

A. 小于400毫升　　B. 大于800毫升　　C.700毫升左右　　D.500毫升

9-6. 使用简易呼吸器按压与放松气囊时间之比（　　）

A.1∶1.5　　B.1∶2.0　　C.1.5∶1　　D.2.0∶1

9-7. 成人气管插管深度导管尖端至门齿距离（　　）

A.16厘米　　B.20厘米　　C.26厘米　　D. 以上均不对

9-8. 喉头的重要结构包括（　　）

A. 会厌　声门裂　环甲膜　　　B. 咽峡　软腭　会厌

C. 声带　声门裂　会厌　　　　D. 环状软骨　咽峡　声门裂

9-9. 气道异物常见哪里（　　）

A. 气管　　B. 右支气管　　C. 左支气管　　D. 以上都对

9-10. 洗胃时间选择（　　）

A. 服毒 10 小时内 　　　　B. 服毒 24 小时内 　　　　C. 服毒 6 小时内 　　　　D. 以上均正确

9-11. 洗胃液每次注入多少（　　　）

A. 300～500 毫升 　　B. 600～800 毫升 　　C. 800～1000 毫升 　　D. 1000～1500 毫升

9-12. 一次洗胃液总量为（　　　）

A. 20000 毫升 　　　　B. 5000～10000 毫升 　　　　C. 10000～15000 毫升 　　　　D. 以上均正确

9-13. 心肺复苏胸外按压频率（　　　）

A. 80 次/分 　　　B. 60 次/分 　　　C. 大于 100 次/分 　　　D. 80～100 次/分

9-14. 心肺复苏时按压深度（　　　）

A. 5 厘米以上 　　B. 3～5 厘米 　　C. 无明确要求 　　　D. 以上答案均可

9-15. 心肺复苏正确按压呼吸比（　　　）

A. 15∶2 　　　　B. 30∶2 　　　　C. 20∶2 　　　　D. 15∶1

9-16. 在下列哪种情况下可以不进行复苏（　　　）

A. 病情不清 　　　　B. 怀疑有传染性 　　　　C. 现场有人告知患者不愿意

D. 患者身上发现明确的 DNR 生前预嘱 　　　　E. 家属犹豫不决

9-17. 当除颤器到达后，除颤的时机是（　　　）

A. 只要显示可除颤心律，应当立即除颤 　　B. 即使是可除颤心律，也要完成本循环后再除颤

C. 完成本循环的按压和通气后，再行检查心律，确定是否除颤 　　　　D. 任何心律都可立即除颤

E. 有上级医师指导时，才可以除颤

9-18. 心肺复苏需要"尽快"开始的原因是（　　　）

A. 脑组织中的氧气储存只能维持 4 分钟 　　　　B. 心脏在 4 分钟后将无法恢复跳动

C. 脑组织在 4 分钟后将出现溶解 　　　　D. 脑组织在 4 分钟后将出现代谢停止

E. 脑组织中储存的葡萄糖在 15 秒钟内将消耗殆尽

9-19. 气管导管插入气管后，下列套囊注气法正确的是（　　　）

A. 给气管套囊充气 15 毫升 　　　　B. 给气囊套囊充气 2 毫升

C. 给气囊套囊充气，触摸套囊弹性似鼻尖 　　　　D. 给气囊套囊充气，触摸套囊弹性似额头

E. 给气囊套囊充气，触摸套囊弹性似口唇

9-20. 下列确认气管导管在气管内位置正确的方法描述，不正确的是（　　　）

A. 通气时观察双侧胸廓起伏对称 　　　　B. 听诊器听诊双肺，双肺呼吸音响亮，对称

C. 胸部 X 检查，显示气管导管位置正确 　　D. 听诊器听诊颈部，无漏气

E. 吸气时管壁清亮，呼气时可见明显白雾样变化

9-21. 下列描述中，那一项提示气管导管误入食管（　　　）

A. 听诊双肺呼吸音对称 　　　　B. 挤压呼吸囊时腹部隆起，听诊双肺无呼吸音

C. 挤压呼吸囊时胸廓起伏对称 　　D. 听诊可闻及一侧呼吸音清晰 　　　　E. 有血液自气管插管内流出

9-22. 下列哪种情况不适合做气管插管（　　　）

A. 呼吸、心搏停止 　　　　B. 异物卡喉 　　　　C. 吉兰-巴雷综合征

D. 抢救新生儿窒息 　　　　E. 全身麻醉者

9-23. 气管插管前给予呼吸球囊-面罩给氧，以下描述正确的是（　　　）

A. 尽快挤压球囊，迅速通气 　　　　B. 尽最大力挤压球囊，给予尽大量的通气量

C. 规律挤压球囊，每 5～6 秒通气一次 　　D. 规律挤压球囊，每 6～8 秒通气一次

E. 规律挤压球囊，每 10～12 秒通气一次

9-24. 判断气管导管在气管内位置正确的绝对可靠指标为以下哪种方法（　　　）

A. 胃上部听诊无呼吸音 　　　　B. 挤压呼吸囊，胸部有起伏动作

C. 压迫胸廓时，可听到气体从导管内排出 　　　　D. 听诊胸部有呼吸音

E. 每次呼吸均能观察到正常的 CO_2 曲线

9-25. 洗胃时患者体位选择（　　　）

A. 舒适即可　　　　B. 左侧卧位　　　　C. 右侧卧位　　　　D. 坐位

9-26. 洗胃时，胃管由口腔向下送入深度（　　　）

A. 40 厘米　　　　B. 50 厘米　　　　C. 60 厘米　　　　D. 35 厘米

9-27. 氧疗是下列哪项中毒的特效疗法（　　　）

A. 急性一氧化碳中毒　　B. 百草枯中毒　　C. 急性有机磷中毒　　D. 镇静安眠药中毒

9-28. 下列哪项中毒轻中度低氧血症不能吸氧（　　　）

A. 急性一氧化碳中毒　　B. 百草枯中毒　　C. 急性有机磷中毒　　D. 镇静安眠药中毒

9-29. 怀疑心脏骤停时，医务人员检查脉搏的时间不应超过（　　　）

A. 5 秒　　　　B. 10 秒　　　　C. 15 秒　　　　D. 20 秒

9-30. 下列哪项并非 2010 年 AHA 心肺复苏指南生存链中的环节（　　　）

A. 早期识别及呼救急救系统　　　　B. 早期有效高级心血管生命支持

C. 早期除颤　　D. 早期呼吸机支持　　E. 早期 CPR

9-31. 下列哪项不属于患者"有反应"。（　　　）

A. 手指活动　　B. 呻吟　　C. 瞳孔缩小　　D. 睁眼　　E. 咳嗽

9-32. 有机磷中毒属于 N 样表现（　　　）

A. 流涎　　B. 瞳孔缩小　　C. 多汗　　D. 肌肉抽搐　　E. 大小便失禁

9-33. 口服催吐法，应用于急性中毒清醒配合治疗患者，每次口服（　　　）洗胃液适宜。

A. 300～500 毫升　　B. 500～1000 毫升　　C. 1000～1500 毫升　　D. 越多越好

9-34. 在使用无创呼吸机时，常见到英文缩写提示，请对号入座。

①NIPPV（　　），②IPAP（　　），③EPAP（　　），④FRC（　　），⑤Ti（　　），⑥BPM（　　），⑦Vt（　　），⑧MV（　　），⑨S/T（　　），⑩CPAP（　　）。

A. 吸气期气道正压　　B. 呼气期气道正压　　C. 无创正压通气　　D. 吸气时间

E. 潮气量　　　　F. 分钟通气量　　　　G. 呼吸频率　　　　H. 功能残气量

I. 自主/控制自动切换呼吸模式　　　　J. 持续气道内正压通气

（二）多项选择题

9-35. CPR 的禁忌情况有哪些（　　　）

A. 胸壁开放性损伤　　B. 肋骨骨折　　C. 胸廓畸形　　D. 心包填塞

9-36. 有机磷中毒属于 M 样表现（　　　）

A. 流涎　　B. 瞳孔缩小　　C. 多汗　　D. 肌肉抽搐　　E. 大小便失禁

9-37. 无创正压通气患者应具备的基本条件（　　　）

A. 清醒能够合作　　B. 血流动力学稳定　　C. 不需要气管插管保护

D. 无影响使用鼻/面罩的面部创伤　　　　E. 能够耐受面罩

9-38. 经口急性中毒禁忌洗胃包括（　　　）

A. 硫酸　　B. 浓盐酸　　C. 急性胃出血　　D. 昏迷

9-39. 洗胃过程中患者出现以下哪些变化应停止洗胃（　　　）

A. 病人感觉腹痛　　B. 流出血性灌洗液　　C. 恶心呕吐　　D. 休克症状

9-40. 心肺复苏有效体征包括（　　　）

A. 可触及周围大动脉搏动　　B. 口唇皮肤色泽转红润　　C. 散大的瞳孔缩小　　D. 自主呼吸恢复

9-41. 急性一氧化碳中毒迟发脑病的表现（　　　）

A. 精神意识障碍　　　　B. 锥体外系神经障碍　　　　C. 锥体系神经损害

D. 大脑皮质局灶性功能障碍　　　　E. 脑神经及周围神经损害

（三）病例分析题

9-42. 张某，女，56 岁，因反复咳嗽，气促 3 年，加重 5 天就诊。查体：口唇发绀，双肺可闻及 Velcro 啰音，右下肺可闻及湿性啰音，胸部 CT 显示双肺胸膜下网格样蜂窝样改变，右下肺散在斑片状阴影。面罩吸氧下血气分析：pH 7.42，PCO_2 42mmHg，PO_2 57mmHg，HCO_3 27.2mmol/L，BE 2.5mmol/L，FiO_2 41%，SO_2

90%，$P_{A-a}DO_2$ 283mmHg。

要求1：给出诊断，并判断是否需无创呼吸机辅助通气。

要求2：如判断需行无创通气，请对患者进行无创通气。

9-43. 张某，男，60岁，因咳痰20余年，呼吸困难5年，加重1个月就诊。查体：球结膜水肿，双肺可闻及散在哮鸣音，右下肺可闻及湿性啰音，心脏听诊 P_2 亢进，双下肢凹陷性水肿。血气分析：pH：7.43，POC_2 73mmHg，PO_2 58 mmHg，HCO_3 46mmol/L，FiO_2 25%，SO_2 90%。

要求1：给出诊断，判断是否需无创呼吸机辅助通气。

要求2：请对患者进行无创通气。

9-44. 患者男性，70岁，慢性支气管炎30年，现已呼吸衰竭，在施救过程中已气管插管，未连接呼吸机前，你如何操作？

9-45. 急诊就诊患者，来院时昏迷，大汗，伴双侧瞳孔针尖样缩小，家属代诉患者两小时服用敌敌畏原液200毫升，查体：口唇发绀，深昏迷状态，周身湿冷，双肺广泛湿性啰音，四肢 无自主活动，生理反射及病理反射均未引出。

请给出诊断，如何处置。

9-46. 患者男性，50岁，因支气管哮喘20年，突发喘鸣2小时入急诊室，10分钟后患者呼吸停止。

要求1：请结合患者病情进行抢救。

要求2：抢救过程中心电监护示直线，你该如何处理？

（一）单项选择题

9-1. C；9-2. D；9-3. D；9-4. C；9-5. D；9-6. A；9-7. B；9-8. A；9-9. B；9-10. C；9-11. A；9-12. B；9-13. C；9-14. A；9-15. B；9-16. D；9-17. A；9-18. D；9-19. C；9-20. D；9-21. B；9-22. B；9-23. C；9-24. E；9-25. B；9-26. B；9-27. A；9-28. B；9-29. B；9-30. D；9-31. C；9-32. D；9-33. C；9-34. ①C、②A、③B、④H、⑤D、⑥G、⑦E、⑧F、⑨I、⑩J

（二）多项选择题

9-35. ABCD；9-36. ABCE；9-37. ABCDE；9-38. ABC；9-39. ABD；9-40. ABCD；9-41. ABCDE

（三）病例分析题

9-42. 1. 初步诊断：肺间质纤维化并感染，Ⅰ型呼吸衰竭。患者除肺纤维化表现外，还存在右下肺湿罗音，胸部CT右下肺散在斑片状阴影，应考虑合并感染。

2. 下一步处理：无创通气操作，以改善低氧血症为主要策略。

9-43. 1. 初步诊断：慢阻肺急性加重期，慢性肺源性心脏病（简称肺心病，失代偿期），Ⅱ型呼吸衰竭，呼吸性酸中毒合并代谢性碱中毒。患者为 COPD，肺心病，因存在呼吸衰竭及右心衰竭体征，考虑为肺心病失代偿期。

2. 下一步处理：无创通气操作，以改善高碳酸血症为主要策略。

9-44. 使用简易呼吸器辅助呼吸（1）检查呼吸囊的弹性及有无漏气，检查呼吸囊及气管导管各接口是否紧密完好有无漏气，检查病人呼吸道是否通畅，检查气管插管固定是否牢靠。（2）将输氧管与呼吸囊供氧侧管连接，将呼吸囊另一侧管与气管导管连接，均匀捏压呼吸囊，12~20次/分钟，观察胸廓是否随捏、松呼吸囊的操作相应起伏，听诊两肺，了解两肺呼吸音情况。

在使用呼吸器过程中，出现挤压呼吸囊时感觉阻力很大，除外呼吸器故障，最常见的可能原因是什么？应如何处理？

9-45. 可能原因是分泌物阻塞呼吸道，应立即吸痰，保持呼吸道畅通。

第四题：初步诊断：急性有机磷中毒。患者昏迷状态，应监测生命体征，包括血压，心率及呼吸情况，应用阿托品，尽早达到阿托品化，患者生命指征平稳后给予洗胃及导泻清除毒物治疗后转入监护室进一步诊疗。

9-46. 答案及思路：先进行单纯呼吸停止的抢救—人工呼吸；再判断意识，检查导联线和脉搏，如果意识丧失，脉搏未触及，即进行完整的 CPR。

第十章 血型血清学检查

第一节 ABO 血型鉴定

一、ABO 血型鉴定

原理：ABO 血型鉴定主要是利用抗原抗体之间的反应来完成，包括正定型（direct typing）与反定型（indirect typing）。前者是用已知的特异性抗体（标准血清）检查红细胞的未知抗原，后者是利用已知血型的标准红细胞检查血清中的未知抗体。红细胞 ABO 血型系统主要有 A 型、B 型、O 型、及 AB 型四种基本血型，其抗原、抗体组成表 10-1。

表 10-1 人类 ABO 血型系统

血型	红细胞表面抗原	血清中抗体	基因型
A	A	抗 B	AA, AO
B	B	抗 A	BB, BO
AB	A, B	—	AB
O	—	抗 A，抗 B 和抗 AB	OO

（一）试管法

【样本】 抗凝或者不抗凝的样本均可以用于 ABO 鉴定试验。红细胞可以悬浮在自身血清、血浆或盐水中，也可以洗涤后悬浮于盐水中。通常情况下，试管法正定型被检样本与反定型中试剂红细胞的细胞悬液浓度皆为 2%～5%。

【试剂】

（1）抗 A 血清。

（2）抗 B 血清。

（3）2%～5%的 A_1 型、B 型红细胞、O 型红细胞盐水悬液。

（4）如果需要，可增加抗 A，B 试剂盒 A_2 血型红细胞。

【操作】

（1）正定型：检测红细胞上的 A 或 B 抗原。①加 1 滴抗 A 到一支洁净试管中并标记；②加 1 滴抗 B 到一支洁净试管中并标记；③如果需要，可选做加 1 滴抗 A，B 在第三支试管，并标记；④向每一试管滴加 1 滴 2%～5%的待检红细胞悬液；⑤轻轻混匀，按照校准速度和时间离心，通常（900～1000）×g 或转速 3400r/min 离心 15 秒；⑥轻轻重悬细胞扣，检查凝集情况；⑦观察并记录试验结果。

（2）反定型：检测血清或血浆中的抗体。①取 3 支洁净试管，分别标记 A_1、B 和 O，分别向其中滴加 2 滴血清或血浆；②加 1 滴 A_1 型试剂红细胞到标记 A_1 的试管；③加 1 滴 B 型试剂红细胞到标记 B 的试管；④加 1 滴 O 型试剂红细胞到标记 O 的试管；⑤如果需要，加 1 滴 A_2 试剂红细胞到一支已加入 2 滴血清或血浆的试管中；⑥轻轻混合试管内容物，按照校准速度和时间离心，通常（900～1000）×g 或转速 3400r/min 离心 15 秒；⑦检查是否有溶血现象。然后轻轻重悬细胞扣，检查凝集情况；⑧观察并记录试验结果。

【结果判定】

（1）细胞试验中的凝集以及血清或血浆试验中的溶血或凝集均为阳性结果。

（2）细胞扣重悬后表现为均匀的细胞悬液是阴性结果。

（3）凝集强度判断标准参见表 10-2。

（4）ABO 定型的血清或血浆试验以及红细胞试验的结果判断见表 10-3。

（5）如果红细胞定型试验与血清定型试验结果不一致，应通过进一步试验解决，然后才给出 ABO 血型结果。

（6）混合视野凝集的情况，应进一步找出原因，例如是否混合血样标本，近期有无输血史，是否白血病急性期或者 ABO 亚型等。

表 10-2　凝集反应解释

肉眼观察所见	凝集强度
一个结实的凝集块	4+
数个大的凝集块	3+
中等大小的凝集块，背景清晰	2+
小的凝集块，背景浑浊（颗粒状，但确定成块）	1+
非常细小的凝集，背景浑浊（细小颗粒状）	1+^{w}
几乎看不见的凝集，背景浑浊	W+或+/-
没有凝集	0
凝集和不凝集的细胞同时存在，混合视野	mf
完全溶血	H
部分溶血，还有一些红细胞	PH

表 10-3　ABO 血型正定型、反定型及结果判定

正定型（标准血清+被检者红细胞）			反定型（标准红细胞+被检者血清）			结果判定
抗 A	抗 B	抗 AB（O 型血清）	A 型红细胞	B 型红细胞	O 型红细胞	
+	－	+	－	+	－	A 型
－	+	+	+	－	－	B 型
+	+	+	－	－	－	AB 型
－	－	－	+	+	+	O 型

【注意事项】

（1）红细胞试验中抗体试剂与待检红细胞产生 3+～4+的凝集为阳性反应。血清与试剂红细胞的反应经常较弱。血清试验可以在室温孵育 5～15 分钟以增强弱凝集反应，观察结果时既要看有无凝集，更要注意凝集强度，有助于弱凝集的发现。

（2）试管法定型反应快，需时短，特别是紧急输血时，可立即离心观察结果；通过离心增强凝集，可发现亚型和较弱的抗原-抗体反应，结果准确可靠，是 ABO 定型的常规方法。

（二）玻片法

【样本】　用玻片法进行 ABO 正定时，待检红细胞悬液的浓度是 10%～15%。玻片法一般只能做正定。

【试剂】

（1）抗 A 血清。

（2）抗 B 血清。

【操作】

1. 正定法 ①加 1 滴抗 A 到一洁净的玻璃片或凹式白瓷板凹孔中，并做好标记；②加 1 滴抗 B 到一洁净的玻璃片或白瓷板凹孔中，并做好标记；③向以上玻片或白瓷板凹孔中的每一种试剂中分别加 1 滴充分混匀的待检红细胞悬液；④充分混合抗体试剂和细胞，用搅拌棒将混合物均匀分散（直径约 20mm）；⑤不断地从一边到另一边轻轻倾斜转动玻片或白瓷板，持续大概 2 分钟。在此期间不要将玻片或白瓷板放在热的表面上；⑥读取，解释并记录所有玻片或白瓷板凹孔中的结果。

2. 反定法 ①在洁净的玻片上或白瓷板凹孔中分别标记 A₁、B、O，并分别滴入受检者血清或血浆 2 滴。②加 1 滴 A₁ 型试剂红细胞到标记 A₁ 的白瓷板凹孔中或玻片上。③加 1 滴 B 型试剂红细胞到标记 B 的白瓷板凹孔中或玻片上。④加 1 滴 O 型试剂红细胞到标记 O 的白瓷板凹孔中或玻片上。⑤充分混合待检者血清或血浆和细胞试剂，用搅拌棒或玻片将混合物均匀分散（直径约 20mm）。⑥不断地从一边到另一边轻轻倾斜转动白瓷板凹孔中或玻片，持续 2 分钟。⑦观察并记录试验结果。

【结果判定】

（1）任何 ABO 定型试剂与红细胞反应表现强凝集都是阳性结果。

（2）在反应 2 分钟末红细胞仍呈现均匀悬液是阴性结果。

（3）弱阳性或可疑结果应使用试管法进一步确认。

【注意事项】

（1）玻片法可能存在感染性标本暴露的风险，需注意防范。

（2）玻片法可作为 ABO 血型初筛和复检。

（3）玻片法定型简单，不需离心设备，适合大规模普查，但该法反应时间较长，不适合急诊定型。

（4）玻片法不适合检测血清或血浆中的抗体，故不适用于抗体鉴定和交叉配血。

（5）玻片法不适合检测 ABO 亚型。亚型红细胞抗原与抗体的凝集反应慢、凝集强度弱，可能导致定型有误。

二、Rh 血型鉴定

【原理】　Rh 血型系统是输血医学中仅次于 ABO 系统的第二大血型系统。目前已发现的 Rh 血型系统抗原有 50 余种，涉及临床的主要有 C、c、D、E、e 五个抗原，其中 D 抗原的免疫原性最强，是引起临床输血不良反应的主要因素。因此，在临床输血中，常规需要做 D 抗原鉴定，当受检者红细胞上存在 D 抗原时，与抗-D 血清产生特异性的抗原抗体反应，出现红细胞凝集为 RhD 阳性，不凝集者为 RhD 阴性。

（一）试管法

【样本】　抗凝或不抗凝的血液标本都可以用于 Rh 定型。红细胞可以悬浮于自身血清、血浆、盐水中或洗涤后悬浮于盐水中。

【试剂】

（1）IgM 抗 D 试剂。

（2）Rh 对照试剂。

【操作】

（1）加 1 滴抗 D 到一洁净的试管，并做好标记。

（2）加 1 滴试剂厂商提供的 Rh 对照试剂到第二个洁净的试管中，并标记。

（3）分别加 1 滴 2%～5% 红细胞悬液到每支试管中。

（4）轻轻混合，通常（900～1000）×g 或转速 3400r/min 离心 15 秒。

（5）轻轻重悬细胞扣，检查凝集。

（6）评价反应强度，记录试验管和对照管的试验结果。

【结果判定】

（1）抗 D 管凝集，对照管不凝集表明红细胞是 RhD 阳性。

（2）对照管和抗 D 管均阴性，说明待测红细胞是 RhD 阴性结果。此时如果检测的是患者标本则可以认为是 RhD 阴性。但根据多数国际行业协会的标准，要求对献血者血样和孕妇血样需做进一步确认试验，以排除弱 RhD 抗原的存在。

（3）对照管凝集则试验无效，可能需要移除红细胞上的 IgM 或 IgG 抗体。

【注意事项】

（1）适合的试剂低蛋白单克隆试剂和高蛋白多克隆抗 D 试剂。

（2）本试验只是 RhD 血型鉴定的初检，确认 RhD 血型需进一步进行弱 D 鉴定。

（3）玻片法、微量板法和柱凝集卡等方法也可用于 RhD 血型的初筛试验。但由于玻片法的灵敏度较低，一般很少在临床 RhD 鉴定中使用该方法。

三、红细胞血型抗体筛查

输血前对受血者血清/血浆进行抗体筛查，以发现具有临床意义的意外抗体。意外抗体可以是 IgM 类，也可以是 IgG 类。IgG 类抗体主要是经输血或妊娠等免疫刺激产生，在盐水介质中不能凝集而只能致敏表达相应抗原的红细胞，必须通过特殊介质才能使致敏红细胞出现凝集反应。因此意外抗体检测的方法必须包括盐水介质法和特殊介质检测法。

（一）盐水介质法试验

【样本】　血清或血浆标本均可用于抗体筛查和鉴定。

【试剂】　抗体筛选红细胞试剂。

【操作】

（1）取受检者血清 2 滴加入 3 支标记好的试管中。

（2）取筛选红细胞悬液各 1 滴加入每个试管中，与血清混匀。

（3）室温孵育 10～15 分钟后，通常（900～1000）×g 或转速 3400r/min，离心 15 秒。

（4）观察是否溶血。轻轻重悬细胞扣，观察凝集反应，记录结果。

【结果判定】

（1）溶血或凝集都是阳性结果。如果溶血和凝集都存在，离心后要立即观察上清液的溶血情况。

（2）重悬细胞扣后，红细胞呈平滑悬液状为阴性结果。

【注意事项】

（1）多数在室温或 4℃下反应最强。

（2）在室温下有活性而在 37℃无活性的抗体是没有什么临床意义的。

（二）聚凝胺法

【样本】　血清或血浆标本均可用于抗体筛查和鉴定。

【试剂】　抗体筛选红细胞试剂、聚凝胺介质试剂。

【操作】

（1）取受检者血清 2 滴加入 3 支标记好的试管中。

（2）取筛选红细胞悬液各 1 滴加入每个试管中，与血清混匀。

（3）各加 0.65ml 的 LIM 试剂，混合均匀后，再各加 2 滴聚凝胺（polybrene）试剂，并混合均匀。

（4）通常（900～1000）×g 或转数 3400r/min（1000×g）离心 10 秒，然后把上清液倒掉，不要沥干，让管底残留约 0.1ml 液体。

（5）轻轻摇动试管，目测红细胞有无凝集，如无凝集，则该实验无效，必须重做。如果有凝集出现则继续操作。

（6）最后加入悬浮液（resuspending）2 滴，轻轻摇动试管混合并同时观察结果。如果在 60 秒内凝集散开，抗体筛查结果为阴性。如凝集不散开，则为阳性，应进一步做抗体鉴定。

【结果判定】

（1）溶血或凝集都是阳性结果。如果溶血和凝集都存在，离心后要立即观察上清液的溶血情况。

（2）重悬细胞扣后，红细胞呈平滑悬液状为阴性结果。

【注意事项】

（1）聚凝胺试验阳性时，应设抗人球蛋白试验对照。

（2）多特异型抗体蛋白抗原阳性会引起聚凝胺试验假阳性。

（3）聚凝胺会增强温自身抗体反应，可用盐水试验或间接抗人球蛋白试验做对照。

四、交叉配血试验

交叉配血试验又称血液相容性试验，是确保患者安全输血必不可少的试验。完整的操作规程应包括：查阅受血者以前的血型检查记录，如与这次检查结果有所不同，可以及时分析原因；对受血者血样进行正反定型和 RhD 抗原检测，必要时可增加其他血型抗原的检查；选择预先进行血型检查的合格供血者作交叉配血试验。

交叉配血主要是检查受血者与供血者血液之间有没有相应的抗原-抗体反应，包括主侧与次侧配血。使用受血者血清加供血者红细胞的一管成为"主侧"；使用供血者血清加受血者红细胞的一管成为"次侧"。

除非在紧急用血情况下，任何一次输注红细胞之前都要进行交叉配血试验。

（一）盐水介质交叉配血试验

【原理】 红细胞上携带有 ABO 抗原，当和相应的抗体结合（如 A 型红细胞遇到含有抗 A 的 B 型血清）之后，就会产生肉眼可见的凝集。所以当受血者和供血者细胞混合并离心后，如有 ABO 不配合问题，就会很快显示出来，所以常称为"立即离心"（immediate spin，IS）配血试验。用来检测供者红细胞与受血者血清之间的 ABO 相容性。

【试剂】 生理盐水。

【操作】

（1）用生理盐水将受血者红细胞制备 2%～5%盐水悬液。

（2）从供血者血液保存袋上的辫子中获取少量血样，分离血清，生理盐水三洗红细胞，并用生理盐水将供血者红细胞制备 2%～5%盐水悬液。

（3）取洁净小试管 2 支，1 支标明"主侧"，另 1 支标明"次侧"。

（4）按标记"主侧"管加受血者血清 2 滴，加供血者红细胞悬液 1 滴。"次侧"管放供血者血清 2 滴，加受血者红细胞悬液 1 滴。

（5）混匀，通常（900～1000）×g 或转数 3400r/min（1000×g），离心 15 秒，轻轻晃动试管，肉眼观察结果。

【结果判定】

（1）肉眼观察，如果试管中出现任何红细胞凝集或溶血，则判读为阳性，无凝集为阴性。

（2）对于不能明显判定为阴性而并未达到阳性凝集的反应，可通过显微镜进一步判读。镜下有红细胞凝集的反应为阳性，无凝集的为阴性。

（3）如果试验在室温进行，若有凝集产生，可置37℃放置2分钟后观察凝块是否散开，以排除冷凝集素造成的凝集影响测定结果。

【注意事项】 如盐水介质配血结果阴性，可将原标本接着做聚凝胺法交叉配血试验。若输注洗涤红细胞，可以只做"主侧"配血而不做"次侧"配血。

（二）聚凝胺法交叉配血试验

【原理】 聚凝胺试验（polybrene）使用低离子介质（LIM）加速IgG型抗体与红细胞之间的反应速度。聚凝胺作为一种碱性分子可以和红细胞表面的酸性糖分子结合，在离心力的作用下聚凝胺使红细胞相互靠近，使得已经结合在红细胞表面的IgG抗体分子可以在不同的红细胞之间搭桥。然后加入重悬液，使得聚凝胺的作用被消除。被聚凝胺凝集起来的红细胞，此时会渐渐散开，但已经被IgG抗体分子搭桥连接起来的红细胞不会散开，以此检测血清或血浆中存在的血型抗体。本试验具有敏感性高及快速等优点，已应用于血型检查、抗体筛选和鉴定、交叉配血试验。

【试剂】

（1）低离子介质（LIM）。

（2）Polybrene试剂。

（3）2%～5%已知抗原的红细胞生理盐水悬液。

（4）重悬液。

【操作】

（1）主侧配血：向试管中加入患者血清2滴和献血者2%～5%红细胞悬液（洗涤或不洗涤均可）1滴。次侧配血：向试管中加入献血者血清2滴和患者2%～5%红细胞悬液1滴。

（2）各加0.65ml LIM试剂，混合均匀后，再各加2滴聚凝胺试剂。

（3）通常（900～1000）×g或转数3400转/min（1000×g），离心15秒，然后把上清液倒掉，不要沥干，让管底残留约0.1ml液体。

（4）轻轻摇动试管，目测红细胞有无凝集，如无凝集，则该实验无效，必须重做。如果有凝集出现则继续操作。

（5）最后加入重悬液2滴，轻轻摇动试管混合并同时观察结果。如果在60秒内凝集散开，代表是聚凝胺试验阴性，配血结果相合。如凝集不散开，则为阳性，配血结果不相合。

【结果判定】 1分钟内凝集消失为聚凝胺试验阴性，1分钟内凝集不消失为聚凝胺试验阳性。

【注意事项】

（1）通常情况下，使用低离子强度溶液（LISS）法和LIM试剂作为缩短抗原-抗体的反应时间是同时有效的。

（2）加入重悬液后，应尽快观察结果，以免弱反应消失。

（3）肝素会中和凝聚胺的作用，应避免用肝素抗凝的血样。

五、输血前免疫血液学检查操作卡

【用物准备】 抗A抗B血清正定型试剂、ABO血型反定型红细胞试剂、RhD血型定型试剂、红细胞抗体筛查试剂、聚凝胺介质试剂、受检者血样标本、凹式血型鉴定纸、玻片、加样器或者吸管、试管架、试管、一次性手套、生理盐水。

【操作评分】 表 10-4。

表 10-4 输血前免疫血液学检查操作卡

项目（分）	具体内容和评分细则	满分（分）	得分（分）	备注
物品检查（4）	物品齐全	2		
	均在有效期内	2		
洗手、戴手套（2）	六部洗手法	1		
	戴无菌手套	1		
核对血样标本（2）	受血者血样标本信息一致	2		
ABO 血型鉴定 试管法（正定型）（8）	加 1 滴抗 A 到一支洁净试管中并标记	1		
	加 1 滴抗 B 到一支洁净试管中并标记	1		
	向每一试管滴加 1 滴 2%～%5 的待检红细胞悬液			
	轻轻混匀，按照校准速度和时间离心，通常转速 3400r/min 离心 15 秒	2		
	轻轻重悬细胞扣，检查凝集并记录试验结果	3		
ABO 血型鉴定 试管法（反定型） （10）	取 3 支洁净试管，分别标记 A_1、B 和 O	1		
	分别向其中滴加 2 滴待检血清或血浆	1		
	加 1 滴 A_1 型试剂红细胞到标记 A_1 的试管	1		
	加 1 滴 B 型试剂红细胞到标记 B 的试管	1		
	加 1 滴 O 型试剂红细胞到标记 O 的试管	1		
	轻轻混合试管内容物，按照校准速度和时间离心，通常转速 3400r/min 离心 15 秒	2		
	然后轻轻重悬细胞扣，检查凝集并记录试验结果	3		
ABO 血型鉴定 玻片法（正定型） （10）	加 1 滴抗 A 到一洁净的玻片上或纸板凹孔中，并做好标记	1		
	加 1 滴抗 B 到一洁净的玻片上或纸板凹孔中，并做好标记	1		
	向以上玻片或纸板凹孔中的每一种试剂中分别加 1 滴充分混匀的待检红细胞悬液	1		
	充分混合抗体试剂和细胞，用搅拌棒将混合物均匀分散（直径约 20mm）	2		
	不断地从一边到另一边轻轻倾斜转动玻片或纸板，持续大概 2 分钟	2		
	观察并记录试验结果	3		
ABO 血型鉴定 玻片法（反定型） （11）	在洁净的玻片上或纸板凹孔中分别标记 A_1、B、O，并分别滴入受检者血清或血浆 2 滴	1		
	加 1 滴 A_1 型试剂红细胞到标记 A_1 的纸板凹孔中或玻片上	1		
	加 1 滴 B 型试剂红细胞到标记 B 的纸板凹孔中或玻片上	1		
	加 1 滴 O 型试剂红细胞到标记 O 的纸板凹孔中或玻片上	1		
	充分混合待检者血清或血浆和细胞试剂，用搅拌棒或玻片将混合物均匀分散（直径约 20mm）	2		
	不断地从一边到另一边轻轻倾斜转动纸板或玻片，持续 2 分钟	2		
	观察并记录试验结果	3		
Rh 血型鉴定 试管法 （7）	加 1 滴抗 D 到一洁净的试管，并做好标记"—D"	1		
	再加 1 滴 2%～5%红细胞悬液到"—D"的试管中	1		
	轻轻混合，通常转速 3400r/min 离心 15 秒	2		
	轻轻重悬细胞扣，检查凝集并记录试验结果	3		

续表

项目（分）	具体内容和评分细则	满分（分）	得分（分）	备注
红细胞抗体筛查 盐水介质法 （7）	取受检者血清 2 滴加入 3 支标记好的试管中	1		
	取筛选红细胞悬液各 1 滴加入每个试管中，与血清混匀	1		
	室温孵育 10～15 分钟后，通常转速 3400r/min 离心 15 秒	2		
	观察是否溶血。轻轻重悬细胞扣，观察凝集反应，记录结果	3		
红细胞抗体筛查 聚凝胺介质法 （13）	取受检者血清 2 滴加入 3 支标记好的试管中	1		
	取筛选红细胞悬液各 1 滴加入每个试管中，与血清混匀	1		
	各加 0.65ml 的 LIM 试剂，混合均匀后，再各加 2 滴聚凝胺（Polybrene）试剂，并混合均匀	2		
	用离心机 3400 转/min（1000×g）离心 15 秒，然后把上清液倒掉，不要沥干，让管底残留约 0.1ml 液体	2		
	轻轻摇动试管，目测红细胞有无凝集，如无凝集，则该实验无效，必须重做。如果有凝集出现则继续操作	2		
	最后加入悬浮液（Resuspending）2 滴	2		
	轻轻摇动试管混合，检查凝集并记录结果	3		
交叉配血试验 盐水介质法 （12）	用生理盐水将受血者红细胞制备 2%～5%盐水悬液	2		
	从供血者血液保存袋上的辫子中获取少量血样，分离血清，生理盐水三洗红细胞，并用生理盐水将供血者红细胞制备 2%～5%盐水悬液	2		
	取洁净小试管 2 支，1 支标明"主侧"，另 1 支标明"次侧"	1		
	"主侧"管加受血者血清 2 滴，加供血者红细胞悬液 1 滴	1		
	"次侧"管放供血者血清 2 滴，加受血者红细胞悬液 1 滴	1		
	混匀，通常 3400r/min（1000×g）离心 15 秒	2		
	轻轻重悬细胞扣，检查凝集并记录试验结果	3		
交叉配血试验 聚凝胺介质法 （14）	主侧配血：向试管中加入患者血清 2 滴和献血者 2%～5%红细胞悬液（洗涤或不洗涤均可）1 滴	1		
	次侧配血：向试管中加入献血者血清 2 滴和患者 2%～5%红细胞悬液 1 滴	1		
	各加 0.65ml LIM 试剂，混合均匀后，再各加 2 滴聚凝胺试剂	2		
	通常转数 3400r/min（1000×g）离心 15 秒，然后把上清液倒掉，不要沥干，让管底残留约 0.1ml 液	2		
	轻轻摇动试管，目测红细胞有无凝集，如无凝集，则该实验无效，必须重做。如果有凝集出现则继续操作	3		
	最后加入悬浮液 2 滴	2		
	轻轻摇动试管混合，检查凝集并记录结果	3		
总分		100		

第二节　临床输血

一、基本概念

　　成分输血（blood component therapy）是把血液中的各种细胞成分、血浆、血浆蛋白成分用物理或化学的方法加以分离、提纯，分别制成高浓度、高纯度、低容量的制剂，临床根据病情需要，按照缺什么补什么的原则输用，来达到治疗患者的目的。

　　成分输血的原则是只给患者输注其需要的血液成分，从而避免或减少输注患者不需要的血液成分，降低输血不良反应与输血传播病毒的风险。因为病毒在各种血液成分中并不是均匀分布，因而各种成分传播病毒的危险性也不一样：白细胞传播病毒的危险性最大，血浆次之，红细胞和血小板相对较安全。临床医生应根据患者的具体情况制订输血治疗方案：补充红细胞，提高携氧能力；补充血小板和凝血因子，纠正出血。

当前在我国临床输血领域还存在着一些陈旧错误的输血观念，应予以更新，树立科学合理用血的新观念。

1. 全血不全　血液保存液主要是针对红细胞的特点而设计的，在（4±2）℃下只对红细胞有保存作用，而对白细胞、血小板以及不稳定的凝血因子毫无保存作用。血小板需在（22±2）℃振荡条件下保存，4℃静置保存有害；白细胞中对临床有治疗价值的主要是中性粒细胞，在 4℃保存最长不超过 8 小时；FV、FⅧ不稳定，需在−20℃以下保存其活性。全血中除红细胞外，其他成分不足一个治疗量，因而疗效差。

2. 输注全血不良反应多　全血中的血浆可扩充血容量，故血容量正常的贫血患者输血量过大或输血速度过快可能发生输血相关性循环超负荷（transfusion-associated circulatory overload，TACO）。全血中的红细胞、白细胞、血小板和血浆蛋白等含有多种复杂的血型抗原，这些抗原进入体内可刺激机体产生相应的抗体，以后再次输全血时，易发生输血不良反应。全血中细胞碎片多，保存损害产物多；输注越多，患者代谢负担越重；全血与红细胞相比更容易产生同种免疫（alloimmunization），不良反应多；保存期太长的全血中微聚物多，输血量大可导致肺微血管栓塞。

3. 通常输注保存血比新鲜血更安全　梅毒螺旋体在(4±2)℃保存的血液中3～6天失去活力，疟原虫保存 2 周可部分灭活。另外，输血目的的不同，新鲜全血的含义不一样：ACD 保存 3 天内以及 CPD 或 CPDA 保存 7 天内的全血视为新鲜血；补充凝血因子，至少当天的全血视为新鲜血；补充血小板，12 小时内的全血视为新鲜血；补充粒细胞，8 小时内的全血视为新鲜血。

4. 尽量减少白细胞输入　是当代输血的新观点。白细胞是血源性病毒传播的主要媒介物，一些与输血相关的病毒可以通过白细胞输入而传染，如巨细胞病毒（cytomegalovirus，CMV）、人类免疫缺陷病毒（human immunodeficiency virus，HIV）、人类 T 淋巴细胞病毒（human T-lymphotropic virus，HTLV）等。保存全血中的白细胞尽管已经部分死亡，但残余的细胞膜仍有免疫原性，可致敏受血者。临床上输注含白细胞的全血或血液成分，常可引起多种输血不良反应，包括发热性非溶血性输血反应（FNHTR）、血小板输注无效（PTR）和输血相关性移植物抗宿主病（transfusion-associated graft versus host disease，TA-GVHD）等。临床研究表明非溶血性输血反应发生率的高低直接与输入白细胞含量多少有关。目前普遍认为，白细胞含量小于每袋 $5×10^6$ 时，即能有效防止非溶血性输血反应的发生。

5. 输血有风险　尽管血液经过严格程序的筛查、检测等处理，但依然存在发生输血传播疾病及其他输血不良反应的可能。可经输血传播的病原体包括病毒、梅毒、疟疾、细菌和朊病毒（prion）等；血液病毒标志物检测存在窗口期（window period），它是指病毒感染后直到可以检测出相应的病毒标志物（病毒抗原、抗体或核酸）前的时期；处于窗口期的感染者已存在病毒血症，病毒标志物检测虽为阴性，但是其血液输入受血者将会导致感染。由于人类的血型系统复杂，目前红细胞上共发现 33 个血型系统，ABO 和 Rh 同型输血实际上输的还是异型血，其他血型系统不相同，可能作为免疫原输入而在受血者体内产生相应不规则抗体，导致输血不良反应的发生。

6. 严格掌握输血指征，实施限制性输血策略　决定是否输血应同时结合患者的临床症状和血红蛋白浓度。美国血库协会（AABB）的建议：①对于病情稳定的住院患者可以实施限制性输血策略：对于成人和儿童 ICU 患者，Hb≤70g/L 时考虑输血；对于外科手术患者，当 Hb≤80g/L 或有临床症状时考虑输血。②对于已有心血管疾病的血流动力学稳定住院患者也可以实施限制性输血策略，当有临床症状或者 Hb≤80g/L 时考虑输血。③对于血流动力学稳定的急性冠脉综合征的住院患者，AABB 无法给出建议以及开放性输血策略或限制性输血策略的阈值。

总之,在临床输血前一定要明确输血适应证,可输可不输的,坚决不输;开展成分输血,做到缺什么补什么;尽量输少白细胞的成分血,最好采用第三代白细胞滤器,滤除其中的白细胞;应用细胞因子促红细胞生成素(erythropoietin, EPO)、G-CSF、GM-CSF 等以减少输血;提倡自体输血,加强患者血液管理;有条件者输注辐照的红细胞或血小板等,减少输血传播病毒的危险,提高临床输血安全性。

二、全 血 输 注

全血(whole blood, WB)是指将人体一定量的血液采集入含有抗凝保存液的血袋中,不做任何加工的一种血液制剂。我国规定 200ml 全血为 1 个单位。全血的有效成分主要是红细胞、血浆蛋白和部分稳定的凝血因子,其主要功能为载氧和维持渗透压。目前全血主要用于分离血液成分的原料,各种纯度高、疗效好的血液成分制剂已基本上取代全血的临床应用。

(一)适应证和禁忌证

临床需用全血应严格掌握适应证,主要是同时需要补充红细胞和血容量的患者,各种原因如产后大出血、大手术或严重创伤等引起的急性失血量超过自体血容量的 30%并伴有明显休克症状时,在补充晶体液和胶体液的基础上,可输注全血。

适用于各种成分输血的情况均应视为全血输注的相对禁忌证。

(二)剂量及用法

1. 剂量 剂量视病情而定,需根据输血适应证、年龄、患者一般状况以及心肺功能等决定。60kg 体重的成人每输入 1 单位全血约可提高血红蛋白 5g/L;儿童按 6ml/kg 体重输入,大约可提高血红蛋白 10g/L。新生儿溶血病需要换血时,应根据病情选择合适的血液成分制剂,若应用全血进行换血治疗时应注意掌握出入量平衡。

2. 用法 全血输注时应用标准输血器,最好使用白细胞过滤器,特殊患者还应进行血液辐照处理,以减少输血不良反应。输全血的速度应根据患者具体情况进行调整。通常,开始时输血速度应较慢,一般为 5ml/min,数分钟后可适当调快,1 单位全血多控制在 30~40 分钟输完较适宜。严重急性失血患者输血速度可加快,婴幼儿、心功能不全以及老年患者输血速度应减慢。

三、红细胞输注

红细胞输注(red blood cell transfusion)是根据患者具体病情,选择不同类型红细胞制剂进行输血治疗,其主要目的是补充红细胞,纠正贫血,改善组织氧供。红细胞输注适用于循环红细胞总量减少致运氧能力不足或组织缺氧而有临床症状的患者,也可用于输注晶体液/胶体液无效的急性失血患者,不应用于扩充血容量、提升胶体渗透压、促进伤口愈合或改善患者的自我感觉等。红细胞输注是现代成分输血水平的最主要标志之一。在输血技术水平较高的国家和地区,红细胞输注率在 95%以上。

临床上输注红细胞应根据患者具体情况具体分析,不同患者对氧的需求存在显著的个体差异,其输注决定应结合临床评估而不仅根据实验室数据。血红蛋白浓度在决定是否需要输注红细胞中有重要的参考价值,但不是决定性指标,不能仅凭实验室检查如血细胞比容、血红蛋白浓度等来指导红细胞输注,应综合考虑患者一般情况和创伤程度、手术、预计失血量及速度、贫血原因及严重程度、代偿能力等因素,充分权衡输血利弊,决定是否输注红细胞并选择合适类型的红细胞制剂等。

1. 悬浮红细胞输注 悬浮红细胞(suspended red blood cells, SRBC)又名叫添加剂红细胞,是目前国内应用最广泛的红细胞制剂。它是从全血中尽量移除血浆后制成的高浓缩红细胞,并加入专门针对红细胞设计的添加剂，是红细胞在体外保存效果更好，静脉输注流畅，一般不需要再输注前另外加入生理盐水稀释。其保存期随添加剂配方不同而异，一般可保存 21～42 天。

悬浮红细胞的适应证广，适用于临床大多数贫血需要补充红细胞、提高携氧能力的患者：①外伤或手术引起的急性失血需要输血者；②心、肾、肝功能不全需要输血者；③血容量正常的慢性贫血需要输血者；④儿童的慢性贫血等。

2. 浓缩红细胞输注 浓缩红细胞（concentrated red blood cells，CRBC）也称为压积红细胞，与全血相比，主要是去除了其中的大部分血浆，但具有与全血相同的携氧能力，而容量只有全血的一半，其中的抗凝剂、乳酸、钾、氨也比全血少。浓缩红细胞应用于心、肝、肾功能不全的患者较全血安全，可减轻患者的代谢负担。由于浓缩红细胞过于黏稠、临床输注困难、无红细胞保存液，现在采供血机构已较少提供。

3. 少白细胞红细胞输注 少白细胞红细胞（leukocyte-reduced red blood cells）是在血液采集后应用白细胞过滤器滤除白细胞后制备的红细胞制剂，白细胞清除率和红细胞回收率都很高，输血不良反应少，在发达国家已逐渐替代悬浮红细胞。

少白细胞红细胞主要用于：①需要反复输血的如再生障碍性贫血、珠蛋白生成障碍性贫血、白血病等患者；②准备做器官移植的患者；③由于反复输血已产生白细胞或血小板抗体引起非溶血性发热反应的患者。

4. 洗涤红细胞输注 洗涤红细胞（washed red blood cells）已去除 80% 以上白细胞和 99% 血浆，保留了至少 70% 红细胞。输注该制品可显著降低输血不良反应的发生率。洗涤红细胞主要用于：①输入全血或血浆后发生过敏反应的患者；②自身免疫性溶血性贫血患者；③高钾血症及肝、肾功能障碍需要输血的患者等。

5. 冰冻红细胞输注 冰冻红细胞（frozen red blood cells）又称冰冻解冻去甘油红细胞（frozen thawed deglycerolized red blood cells），是利用高浓度甘油作为红细胞冷冻保护剂，在-80℃下保存，需要使用时再进行解冻、洗涤去甘油处理后的特殊红细胞制剂，目前主要用于稀有血型患者输血。该制品解冻后应尽快输注。

6. 辐照红细胞输注 辐照红细胞（irradiated red blood cells）不是单独的红细胞制剂，而是对各种红细胞制剂进行辐照处理，杀灭其中有免疫活性的淋巴细胞，达到预防输血相关性移植物抗宿主病（TA-GVHD）的目的。辐照红细胞主要适用于有免疫缺陷或免疫抑制的患者输血、新生儿换血、宫内输血、选择近亲供者血液输血等。

7. 年轻红细胞输注 年轻红细胞（young red blood cells）大多为网织红细胞，其体积较大而比重较低，故可用血细胞分离机加以分离收集。它主要用于需要长期反复输血的患者，使输血间隔延长，减少输血次数，从而减少或延缓因输血过多所致继发性血色病的发生。

8. 剂量及用法

（1）剂量：根据病情而定，成年患者如无出血或溶血，1 单位红细胞制剂可提高血红蛋白 5g/L。原则上无需提高血红蛋白浓度至正常水平，以能改善和满足组织器官供氧即可，通常提高血红蛋白浓度到 80～100g/L。洗涤红细胞在洗涤过程中损失部分红细胞，输注剂量应比其他类型红细胞制剂大一些。有人推荐儿童剂量为增加血红蛋白（xg/L）所需要的血量（ml）=0.6x×体重（kg）；另有人认为，婴儿按 10ml/kg 输注红细胞可使血红蛋白浓度提高约 30g/L。

（2）用法：根据病情决定输注速度，通常红细胞输注速度宜慢，不宜太快。成年人输注 1 单位红细胞制剂不应超过 4 小时，或按 1～3ml/（kg·h）速度输注。心、肝、肾功能不全，以及年老体弱、新生儿及儿童患者，输注速度宜更慢，或按不超过 1ml/（kg·h）速度输注，以免发生输血相关性循环超负荷（TACO），而急性大量失血患者应加快输血速度。输注红细胞制剂时，除必要时可以加入生理盐水外，不允许加入任何药物。

四、血浆输注

血浆制品主要有新鲜冰冻血浆（fresh frozen plasma，FFP）和普通冰冻血浆（frozen plasma，FP）两种。其主要区别是 FFP 中保存了不稳定的凝血因子 Ⅴ、Ⅷ活性。近年来，为减少输血传播疾病的风险，各种经病毒灭活的血浆逐渐应用于临床。

（一）新鲜冰冻血浆输注

1. 适应证　新鲜冰冻血浆（FFP）是由抗凝的新鲜全血于 6 小时内在 4℃离心将血浆分出，并迅速在-50℃以下冰冻成块制成。FFP 常用的规格有每袋 200ml、100ml 和 50ml。FFP 含有全部凝血因子，一般每袋 200ml 的 FFP 内含有血浆蛋白 60～80g/L，纤维蛋白原 2～4g/L，其他凝血因子 0.7～1.0U/ml。FFP 在-20℃以下可保存 1 年，1 年后成为普通冰冻血浆。

FFP 主要用于补充体内先天性或获得性各种凝血因子缺乏：①单个凝血因子缺乏如血友病，无相应浓缩制剂时可输注 FFP；②肝病患者获得性凝血功能障碍；③大量输血伴发的凝血功能紊乱；④口服抗凝剂过量引起的出血；⑤血栓性血小板减少性紫癜；⑥免疫缺陷综合征；⑦抗凝血酶Ⅲ缺乏；⑧DIC 等。

2. 禁忌证　FFP 输注的禁忌证：①对于曾经输血发生血浆蛋白过敏患者，应避免输注血浆，除非在查明过敏原因后有针对性地选择合适的血浆输注；②对血容量正常的年老体弱患者、重症婴幼儿、严重贫血或心功能不全的患者，因有易发生循环超负荷的危险，应慎用血浆。

3. 剂量及用法

（1）剂量：FFP 输注剂量取决于患者具体病情需要，一般情况下凝血因子达到 25% 的正常水平基本能满足止血要求。由于每袋 FFP 中含有的凝血因子量差异较大，因此输注 FFP 补充凝血因子时，动态观察输注后的止血效果对决定是否需要增加用量十分重要。一般成年患者的首次输注剂量为 200～400ml。儿童患者酌情减量。

（2）用法：FFP 在 37℃水浴中融化，不断轻轻地摇动血袋，直到血浆完全融化为止。融化后再 24 小时之内用输血器输注，输注速度为 5～10ml/min。对于老年人、心肾功能不全者和婴幼儿患者应减慢输注速度。

（3）注意事项：①融化后的 FFP 应尽快输注，以免血浆蛋白变性和不稳定的凝血因子失活。②输注 FFP 前不需要做交叉配合试验，但最好与受血者 ABO 血型相同。如果在紧急情况下无同型血浆，可输注与受血者 ABO 血型相容的血浆：AB 型血浆可安全地输给任何型的受血者；A 型血浆可以输给 A 型和 O 型受血者；B 型血浆可输给 B 型和 O 型受血者；O 型血浆只能输给 O 型受血者。③输注 FFP 前肉眼检查为淡黄色的半透明液体，如发现颜色异常或有凝块不能输注。④FFP 不能在室温下放置使之自然融化，以免大量纤维蛋白析出。⑤FFP 一经融化不可再冰冻保存，如因故融化后未能及时输注，可在 4℃暂时保存，但不能超过 24 小时。⑥目前 FFP 有滥用趋势：将其用于扩充血容量、提升白蛋白浓度、增加营养、增强免疫力、消除水肿、加快愈合等不合理临床应用。

（二）普通冰冻血浆输注

普通冰冻血浆（FP）主要包括从保存已超过 6～8 小时的全血中分离出来的血浆、全血有效期内分离出来的血浆、保存期满 1 年的 FFP。普通冰冻血浆在-20℃以下可保存 5 年。FP 主要用于因子 Ⅴ 和Ⅷ以外的凝血因子缺乏患者的替代治疗。

五、血小板输注

血小板输注（platelet transfusion）主要用于预防和治疗血小板数量或功能异常所致出血，以恢复和维持机体正常止血和凝血功能。目前我国规定手工法由 200ml 全血制备的浓缩血小板（platelet concentrates，PC）为 1 个单位，所含血小板数量应≥$2.0×10^{10}$；血细胞分离机采集的单个供者浓缩血小板（single-donor platelet concentrates，SDPC）规定为单采血小板（apheresis platelets）1 个单位（袋），即为 1 个治疗量，所含血小板数量应≥$2.5×10^{11}$。单采血小板于（$22±2$）℃振荡条件下可保存 5 天。手工制备的血小板混入白细胞和红细胞则较多；而单采血小板浓度高、纯度高、白细胞和红细胞含量少，输注后可快速提高血小板计数，显著降低血小板输注无效发生概率。

（一）适应证

临床医师应根据患者的病情、血小板的数量和功能以及引起血小板减少的原因等因素综合考虑是否输注血小板。据美国血库协会（AABB）调查发现：超过 70%的血小板输注是预防性的；只有不足 30%为治疗性输注，用于止血目的。

1. 预防性血小板输注　预防性血小板输注（prophylactic platelet transfusion）可显著降低血小板计数低下患者出血的概率和程度，特别是减少颅内出血和内脏大出血的危险性，降低死亡率，具有显著的临床疗效。若血小板计数低下并伴有血小板破坏或消耗增加的因素如感染、发热、败血症、抗凝剂治疗、凝血功能紊乱（如 DIC）、肝衰竭等，发生出血的危险性则更大。因此，预防性血小板输注在血小板输注中占主导地位，但仅限于出血危险性大的患者，不可滥用。

各种慢性血小板生成不良性疾病如再生障碍性贫血、恶性血液病、大剂量放化疗后、造血干细胞移植后等引起的血小板减少，输注血小板使之提高到某一水平，防止出血。当血小板计数低于 $5×10^9$/L 时，无论有无明显出血都应及时输注血小板，预防发生颅内出血。若血小板计数低下患者须手术或侵入性检查，血小板计数≤$50×10^9$/L 者须预防性输注血小板，同时应考虑手术部位（是否利于压迫止血）和手术大小，脑部或眼部手术须提高患者血小板计数>$100×10^9$/L。

2. 治疗性血小板输注　治疗性血小板输注（therapeutic platelet transfusion）用于治疗存在活动性出血的血小板减少患者：

（1）血小板生成减少引起的出血。

（2）大量输血所致的血小板稀释性减少，血小板计数低于 $50×10^9$/L 伴有严重出血者。

（3）感染和弥散性血管内凝血（DIC）：严重感染特别是革兰阴性细菌感染者，血小板计数低下是常见并发症，可能由于血小板寿命缩短，或骨髓造血受抑，或两者兼而有之。若血小板计数降至极低水平并引起出血，则需输注血小板且起始剂量应加大。对于 DIC 首先应针对病因治疗，若是血小板计数降低引起的出血，应输注血小板。

（4）特发性血小板减少性紫癜（idiopathic thrombocytopenic purpura，ITP）：ITP 患者体内存在针对血小板的自身抗体，在体外可与多数人血小板起反应。ITP 患者输注血小板后血小板寿命显著降低，甚至使低下的血小板计数降至更低，因此 ITP 患者输注血小板应严格掌握指征：①脾切除等手术的术前或术中有严重出血者；②血小板计数低于 $20×10^9$/L 并伴有出血可能危及生命者。若输注前应用静脉注射免疫球蛋白可延长输入血小板的寿命。

（5）血小板功能异常所致严重出血：有的患者，如巨大血小板综合征、血小板病等，虽然血小板计数正常，但功能异常。当这些患者出现威胁生命的严重出血时，需要及时输注血小板以控制出血。

（二）禁忌证

肝素诱导性血小板减少症（heparin-induced thrombocytopenia，HIT）和血栓性血小板减少性紫癜（thrombotic thrombocytopenic purpura，TTP）均为血小板输注的禁忌证。HIT 是药物诱导的免疫性血小板减少症，常引起严重血栓，故不应该输注血小板。TTP 患者血小板计数极低，可能是由于血栓形成消耗造成大量血小板所致，输注血小板可能加重 TTP，除非有威胁生命的出血，否则是禁忌使用的,因为血小板输注后可促进血栓形成而使病情加重,因此可通过血浆输注、血浆置换和药物等治疗 TTP。

（三）剂量及用法

1. 剂量 血小板输注的剂量和频率取决于个体情况,视病情而定。成人预防性输注血小板时,推荐使用一个治疗量,若不出现血小板输注无效,这将使体内血小板计数增加 20×10^9/L。当血小板用于治疗活动性出血,可能需要更大剂量;年龄较小的儿童（<20kg）,输注 $10 \sim 15$ml/kg 直至一个治疗量的血小板;年龄较大的儿童,输注一个治疗量的血小板。若患者存在脾大、感染、DIC 等导致血小板减少的非免疫因素,输注剂量要适当加大。

2. 用法 血小板输注要求:①ABO 血型相合;②Rh 阴性患者需要输注 Rh 阴性血小板;③血小板输注应用过滤器（滤网直径 170μm）;④严禁向血小板中添加任何溶液和药物;⑤输注前要轻摇血袋、混匀,以患者可以耐受的最快速度输入;⑥因故未能及时输注不能放冰箱,可在室温下短暂放置,最好置于血小板振荡箱保存。

（四）特制血小板制剂

（1）移除大部分血浆的血小板（plasma-reduced platelets）适用于不能耐受过多液体的儿童及心功能不全患者,也适用于对血浆蛋白过敏者。

（2）洗涤血小板（washed platelets）将单采血小板通过洗涤去除血浆蛋白等成分,防止血浆蛋白引起的过敏反应,增强输注效果,适用于对血浆蛋白过敏者。

（3）少白细胞血小板（leukocyte-reduced platelets）在单采血小板过程中、血小板贮存前或输注时滤除白细胞,可大大降低其中的白细胞含量,预防发热性非溶血性输血反应、HLA 同种免疫和亲白细胞病毒,如巨细胞病毒（cytomegalovirus,CMV）、人类亲 T 细胞病毒（human-lymphotropicvirus,HTLV）的感染,主要适用于需要反复输注血小板和有 HLA 抗体而需要输注血小板的患者。

（4）辐照血小板（irradiated platelets）输注前应用 γ 射线进行辐照,灭活其中有免疫活性的淋巴细胞而不影响血小板功能,大大降低 TA-GVHD,主要适用于有严重免疫损害的患者。

（五）血小板输注疗效评价

许多因素影响血小板输注效果,因此需进行正确评价。对于治疗性血小板输注,评价输注有效性的最重要指标就是临床止血效果,应观察、比较输注前后出血速度、程度的变化;而对于预防性血小板输注,应确认不会产生血小板减少性出血,常用的实验室检查指标包括校正血小板计数增加值（CCI）和血小板回收率（PPR）。

六、冷沉淀输注

冷沉淀（cryoprecipitate,Cryo）又称为冷沉淀凝血因子,是新鲜冰冻血浆在低温下（2～4℃）解冻后沉淀的白色絮状物,是 FFP 的部分凝血因子浓集制品。Cryo 在-20℃以下保存,有效期从采血之日起为 1 年。每袋 Cryo 是由 200ml FFP 制成,体积为（20±5）ml,主要含有≥80U 凝血因子Ⅷ、150～200mg 纤维蛋白原（fibrinogen,Fg）以及 FⅩⅢ、纤连蛋白（fibronectin,FN）、血管性血友病因子（von Willebrand factor,vWF）等。Cryo 主要用于补充 FⅧ、vWF、纤维蛋白原、FⅩⅢ等。由于 Cryo 制备过程中缺乏病毒灭活,导致输注后感染病毒风险增加,在一些发达国家已较少应用。但由于制备工艺较为简单、成本低,目前 Cryo 在我国临床应用还较多,使用时应严格掌握适应证,不可滥用。

（一）适应证

（1）血友病 A（hemophilia A）血友病 A 的治疗主要是补充 FⅧ，Cryo 是除 FⅧ浓缩剂外的最有效制剂之一。

（2）先天性或获得性纤维蛋白原缺乏症：对严重创伤、烧伤、白血病和肝衰竭等所致的纤维蛋白原缺乏，输注 Cryo 可明显改善预后。

（3）先天性或获得性 FⅩⅢ缺乏症：由于 Cryo 中含有较丰富的 FⅩⅢ，故常用作 FⅩⅢ浓缩剂的替代物。

（4）血管性血友病（von Willebrand disease，vWD）vWD 表现为血浆中 vWF 缺乏或缺陷。vWD 代偿治疗理想制剂之一就是冷沉淀，其中含有较高的 FⅩⅢ 和 vWF。

（5）获得性纤连蛋白缺乏症　纤连蛋白是重要的调理蛋白。在严重创伤、烧伤、严重感染、血友病、皮肤溃疡和肝衰竭等疾病时，血浆纤连蛋白水平可明显下降。Cryo 可用于这些获得性纤连蛋白缺乏症患者。

（二）禁忌证

冷沉淀输注的禁忌证是除适应证以外的其他凝血因子缺乏症。

（三）剂量及用法

1. 剂量　冷沉淀输注的常用剂量为 1～1.5U/10kg 体重，存在剂量依赖性特点，即初次治疗效果较差者，增大剂量重复使用，可获得较好的效果。

2. 用法　冷沉淀在 37℃水浴中完全融化后必须在 4 小时内输注完毕。输注冷沉淀时，应采用标准输血器静脉滴注。由于输注冷沉淀时袋数较多，可事先将数袋冷沉淀集中混合在一个血袋中静脉滴注，也可采用"Y"形输液器由专人负责在床边进行换袋处理。以患者可以耐受的速度快速输注冷沉淀。冷沉淀选择 ABO 同型或相容输注。

3. 注意事项

（1）冷沉淀中不含有凝血因子Ⅴ，一般不单独用于治疗 DIC。

（2）冷沉淀融化后应尽快输注，在室温放置过久可使 FⅧ失活，因故未能及时输用，不应再冻存。

（3）冷沉淀融化时温度不宜超过 37℃，以免 FⅧ失活。若冷沉淀经 37℃加温后仍不完全融化，提示纤维蛋白原已转变为纤维蛋白则不能使用。

（4）制备冷沉淀的血浆，虽然经过严格的 HBsAg、抗-HCV、抗-HIV 及梅毒血清学等病原学检测，但依然存在漏检的可能，又没有进行病毒灭活处理。因此，随着输注次数的增加，发生输血传播疾病的风险不断增高。尤其是遗传性凝血因子缺乏的患者，终生需要相应因子替代治疗。例如，血友病 A 患者出血的治疗，每次至少需要输注多个供者血浆制备的冷沉淀，长期反复输注可能需要接受数以千计的供者血浆，发生输血传播疾病的概率则增加千倍。因此，对凝血因子缺乏患者的治疗，首选相应因子浓缩制剂。目前，国内已有 FⅧ浓缩剂、纤维蛋白原制品等生产。对于血友病 A 患者，首选 FⅧ浓缩剂；纤维蛋白原缺乏患者，选择纤维蛋白原制品。这些凝血因子制品在生产过程中有可靠的病毒灭活处理工艺，使发生输血传播疾病的风险大大降低。

第三节　自体输血

一、概　述

自体输血（autologous transfusion autotransfusion，AT）是指采集个体的血液或（和）血液成分并予以保存，或当其处于出血状态收集其所出血液并进行相应处理，在其需要时将其本人的血液或

（和）血液成分实施自我回输的一种输血治疗方法。自体输血不仅可以节约宝贵的血液资源，减少同种异体输血，而且还可以避免输血传播疾病和同种异体免疫性输血不良反应，是一种经济、合理、科学、有效的输血方式。

（一）自体输血的优点

自体输血最大的益处就是可以避免因输注同种异体血液与血液成分导致的感染性疾病与免疫性输血反应等；为特殊群体（如含有意外抗体导致交叉配血不相容、稀有血型、因宗教信仰而拒绝使用他人血液与血液成分的患者等）提供了血液与血液成分。另外，贮存式自体输血可刺激骨髓造血干细胞分化，增加红细胞生成；稀释式自体输血可减低患者血液黏稠度，改善微循环。又由于自体输血提供了大量血液的来源，减少了同种异体血液的需求量，也可缓解血液供应紧张状况。

（二）自体输血的分类

自体输血主要有三类。

1. 贮存式自体输血（preoperative autologous blood donation，PAD） 是在患者使用血液之前采集患者的血液和（或）血液成分并进行适当的保存，当患者需要施行输血时，将其预先采集并贮存的血液和（或）血液成分进行回输，以达到输血治疗的目的。

2. 稀释式自体输血 一般分为急性等容性稀释式自体输血、急性非等容性稀释式自体输血和急性高容性稀释式自体输血。

（1）急性等容性稀释式自体输血（acute normovolemic hemodilution，ANH）：是指在麻醉成功后手术开始前，采集患者一定数量的血液，同时输注一定数量的晶体液和胶体液以补充有效循环容量且维持其正常稳定，使血液稀释，并在患者失血后回输其先前采集的血液。

（2）急性非等容性稀释式自体输血：适用于未避免前负荷过大造成急性左心衰，在麻醉前采集患者全血，采集量为循环血容量的 10%～15%，随后快速补充约 2 倍采血量的晶体液和胶体液（1∶2），使血液稀释，采集的血液在需要时实施回输。

（3）急性高容性稀释式自体输血：是指术前快速输注一定的晶体液和胶体液（扩充血容量达20%～25%），但不采集血液；术中的出血用等量的胶体液补充，尿液、呼吸损失水分、皮肤与手术野蒸发的水分用等量的晶体液补充，手术过程中使血容量始终维持在相对高容状态。

3. 回收式自体输血 是指在患者手术过程中将术前已出血液或（和）手术野出血液经回收、抗凝、过滤、洗涤、浓缩等处理后再回输给患者本人的一种输血方法。一般可分为术中回收式自体输血（intraoperative blood salvage，IBS）和术后回收式自体输血（postoperative blood salvage，PBS）。

二、贮存式自体输血

贮存式自体输血是在手术前数周乃至数月前，采集自身血液或血液成分保存，以备手术时使用。根据血液采集的不同，可以将其分为全血型与血液成分型，后者又可根据成分不同分为红细胞型、血浆型、血小板型等。采集造血干细胞并进行保存其实也是一种贮存式自体输血。

【适应证】 贮存式自体输血适用于大部分外科择期手术，如心外科、胸外科、血管外科、整形外科、骨科（尤其是全髋关节置换术、全髋关节失败修正术及脊柱侧弯矫形术）等，患者身体一般情况良好，血红蛋白＞110g/L 或血细胞比容＞0.33，但必要的条件是从决定在手术中应用到实施手术要有充裕的时间。

此外，体内含有多种红细胞不规则抗体所致交叉配血试验不合、伴有严重输血不良反应需再次输血、稀有血型、因宗教信仰拒绝使用他人血液等患者均是其适应证。

【禁忌证】

（1）有疾病发作史而未被完全控制的患者采血可诱发疾病发作。

（2）有献血反应史及曾发生过迟发性昏厥患者。

（3）伴有冠心病、充血性心力衰竭、严重主动脉瓣狭窄、室性心律不齐、严重高血压等心脑血管疾病及重症患者。

（4）血红蛋白<110g/L 及有细菌性感染的患者。

（5）服用抑制代偿性心血管反应药物患者。

（6）一般情况下，孕妇应避免妊娠最初 3 个月和第 7～9 个月间采血。

【不良反应】

1. 局部反应

（1）血肿：采血部位出现血肿应立即停止采血。消毒棉球或无菌纱布覆盖穿刺针孔并压迫，嘱患者抬高手臂达心脏水平以上持续 10 分钟左右。

（2）局部感染：采血部位出现红、肿、热、痛等症状，提示有感染倾向，严重者可出现疖肿、蜂窝织炎、静脉炎等，应按相应治疗方法分别予以处理。

2. 全身反应　血压过低是最常见不良反应。对出现低血压、甚至心动过速和昏厥者，倘若恢复时间超过 15 分钟，可能出现潜在危险，应引起重视。对情绪紧张者，应做科学宣传，打消顾虑；出现症状时，可让患者平卧，抬高下肢，肌内注射地西泮 5～10mg（神志不清及呼吸困难者禁用），密切观察呼吸、心率、血压。

3. 其他反应　局部感染后导致全身性感染，也可出现晕厥，肌肉痉挛或抽搐、恶心、呕吐、心功能紊乱、呼吸困难、空气栓塞、微血栓、失血性贫血等，应分别按相应治疗方法予以处理。

【注意事项】

（1）应用贮存式自体输血前，应充分评估患者潜在输血的可能性，否则可能造成血液浪费，如胆囊切除术，疝气修补术和正常分娩等输血可能性小的手术不推荐术前储血。

（2）应用自体输血前需周密计划，估计手术用血量与储血量，制订采血方案，决定是否需要使用促进红细胞生成的药物等。

（3）输血科（血库）医师对每位自体输血患者必须有病史详细记录，包括现病史、既往史、传染病史及重要脏器如心、肺、肝、肾的功能状况等。

（4）每次采血前常规检测血红蛋白浓度、血细胞比容、血清铁、总铁结合力、血清铁蛋白，不符合采血标准者应暂缓采血。还应鉴定患者 ABO 和 RhD 血型以及意外抗体筛查，以防患者必要时使用同种异体血。

（5）自身血液必须做好各种登记和标签，与异体血液标签有醒目的区分，标有"自体输血"字样，并填写上患者姓名、性别、年龄、住院号、病区、床号、采血日期和失效日期，以及采血医护人员姓名签名。自身血液不能转让给他人使用。

（6）采血前一周应补充铁剂，有条件者可同时应用重组人促红细胞生成素。

（7）签署自体输血知情同意书，经治医师须与患者及其家属说明情况，包括自体输血目的、过程、涉及的危险性和可能出现的并发症等以及可能出现不可避免的意外原因（包括污染、有异物凝块、过期等）而需放弃自身血液。

三、稀释式自体输血

血液稀释应用于临床已有 40 余年历史。血液稀释的原理是通过补充晶体液和胶体液降低单位体积血液中的血细胞浓度，使在等量的外科出血情况下，明显减少血细胞丢失数量，减少出血量。稀释式自体输血可降低血液黏度，改善微循环灌流，减轻心脏负荷。

【适应证】　年龄在 65 岁以下，心、肺、肝、肾功能正常的患者年龄可适当放宽；血红蛋白≥120g/L，血细胞比容≥0.33；血小板功能正常，血小板计数≥$100×10^9$/L；术前估计失血量≥1000ml

或20%的血容量，儿童或身体弱小者可依体重适当放宽。稀有血型、因宗教信仰而拒绝异体输血、产生不规则抗体等患者均是其适应证。

【禁忌证】　有严重内脏疾病或功能不全，如心肌梗死、肺动脉高压、肾功能不全等；严重贫血，血细胞比容<0.30 血小板计数≤50×10⁹/L 或血小板功能异常；伴有出凝血系统疾病、菌血症或其他感染性疾病、未纠正的休克、低蛋白血症，血浆白蛋白≤25g/L 等都是其禁忌证。

冠状动脉搭桥术不是稀释式自体输血的绝对禁忌证，除非患者有不稳定型心绞痛或射血分数<30%、左心室舒张末压>20mmHg 以及左冠状动脉主干病变等。老年或小儿患者应慎重考虑是否采用。

【不良反应】

（1）全身反应：血液稀释可导致血液黏度的下降，可能造成循环血流阻力下降，心输出量显著增加，因舒张压的下降导致冠状血流量不足而引起心肺功能不全。当血液稀释达到一定的界限时（一般认为 60～70g/L），机体耗氧量急剧下降。

（2）出血倾向：在血液稀释过程中使用大量的血液代用品，可导致血小板附着功能下降和纤维蛋白形成异常，此外血浆凝血因子的稀释及末梢循环血流增加，血管扩张易导致出血倾向。

（3）红细胞凝集：用于血液稀释的血液代用品中有时可能导致红细胞凝集，因此血液黏度有时会上升。临床上应用血液稀释时 Hct 是在 0.30 以下，即 0.15～0.25，对红细胞凝集的影响因不同的稀释剂有所差异，但对黏度变化的影响并不明显。

【注意事项】

（1）在麻醉状态下，肌肉松弛剂的作用可使外周循环系统扩张，因此一定要注意补充液体以维持有效循环血容量。

（2）稀释液可用晶体液和胶体液，胶体液原则上不使用血浆。采血总量与稀释液总量的比例为1:2，同时应根据患者全身情况以及重要脏器功能做适度调整。

（3）当收缩压低于 10.7kPa 时，应输注血浆代用品或白蛋白补充循环血容量，同时应给予适当利尿剂防止肾功能障碍的发生。

（4）为促进机体恢复，应在采血后数日内给予铁剂。

四、回收式自体输血

回收式自体输血的前提是患者丢失的自身血液中红细胞基本正常，没有被破坏、污染，回收后可重新利用。按回收处理方式可分为洗涤式和非洗涤式两种，按回收处理时间可分为术中和术后两种。目前临床上一般都采用洗涤回收式自体输血。

【适应证】　回收式自体输血适用于估计有大量出血的手术或已患贫血且经历手术出血有可能需要输血的手术，可应用于心外科、骨科、血管外科、泌尿外科、器官移植、整形外科等手术以及创伤外科疾病如血管损伤、创伤出血、肝破裂、脾破裂、骨外伤、脊柱外伤、异位妊娠破裂等。预计术中及术后出血在 400ml 以上的手术，儿童或身体弱小者可依据体重适当放宽。总之，除禁忌证以外的手术疾病均可为适应证。

【禁忌证】　恶性肿瘤、胃肠道疾病、管腔内脏穿孔、超过 4 小时的开放性创伤、伤口感染、菌血症或败血症、剖宫产术（羊水污染）等。

【不良反应】

1. 出血倾向　由于洗涤回收的血液中不含有血小板、凝血因子、纤维蛋白原等，大量回输可能导致凝血功能障碍、蛋白质丢失、水电解质平衡紊乱等。目前认为最适合使用术中回收式自体输血的病例是估计出血量在 500～2000ml 的手术，可不输异体血。如果在 3000ml 以上的大量出血，必须要输注单采血小板、新鲜冰冻血浆等。

2. 血红蛋白血症、肾功能不全　回收血液中可能存在血浆游离血红蛋白，吸引头不当、与导管和塑料表面的相互作用、离心率过高和蠕动泵都可能造成溶血。洗涤式回收血（Hct 为 0.50）的游离血红蛋白在 15g/L 以下几乎不发生问题，而非洗涤式回收血（Hct 为 0.10～0.40）的游离血红蛋白一般是在 20～50g/L，回输后可能出现血红蛋白血症和血红蛋白尿。因此，对于术前已有肾功能障碍患者，必须应用洗涤式回收自体输血。

3. 肺功能障碍 肺部如果发生微小血栓症，就可能引起肺功能障碍，而现在的血液回收系统在回收时使用 40～120μm 微滤器，当回输血液时还要使用 20～40μm 的输血过滤网，因此很少发生问题。

4. 弥散性血管内凝血（DIC） 长时间存留在体腔内的血液，如果同时有组织挫伤，其中含有大量的组织凝血活酶。一旦回输就是将微小血栓注入，再加上细菌感染，可能发生 DIC。

5. 细菌感染、败血症 外伤后细菌污染的血液回收后可能导致败血症。

【注意事项】

（1）术中回收处理的血液不得转让给其他患者使用。

（2）术中常规回收处理的血液因经洗涤操作，其血小板、凝血因子、血浆蛋白等基本丢失，故应根据回收血量补充血小板和凝血因子。

（3）如术中快速回收处理的血液因未做洗涤处理，含有大量抗凝剂，故应根据抗凝剂使用剂量给予相应的拮抗剂。

（4）行术中回收式自体输血的患者术后应常规使用抗生素。

（5）对于回收处理的血液，回输时必须使用输血器。

第四节　输血不良反应与输血传播疾病

一、输血不良反应

输血不良反应指输血过程中或输血后发生的不良反应，发生率约 10%。按照输血反应发生的时间，可将其分为急性反应和迟发性反应，发生于输血 24 小时内的称为急性反应，发生于输血 24 小时之后的称为迟发性反应；按照输血反应有无免疫因素参与，又可将其分为免疫性反应和非免疫性反应，表 10-5。

表 10-5　免疫性反应和非免疫性输血

分类	急性反应	迟发性反应
免疫反应	发热反应	迟发性溶血反应
	过敏反应	输血相关性移植物抗宿主病
	急性溶血反应	输血后紫癜
	输血相关性急性肺损伤	输血致免疫抑制作用
		白细胞输注无效
		血小板输注无效
非免疫反应	细菌污染	含铁血黄素沉着症或血色病
	输血相关性循环超负荷（TACO）	血栓性静脉炎
	空气栓塞	输血相关感染性疾病（如各种肝炎病毒、HIV、巨细胞病毒等病毒；
	低体温	细菌、梅毒、多种寄生虫等）
	出血倾向	
	柠檬酸中毒	
	电解质紊乱	
	非免疫性溶血	
	肺微血管栓塞	

（一）发热性非溶血性输血反应

发热性非溶血性输血反应（febrile non-haemolytic transfusion reaction，FNHTR）是指在输血中或输血后体温升高≥1℃，并以发热、寒战等为等主要临床表现，且能排除溶血、细菌污染，严重过敏等引起发热的一类输血反应。FNHTR 发生率为 0.5%～1.0%，是最常见的输血不良反应，约占总输血不良反应的 52.1%。FNHTR 在多次输血或多次怀孕妇女中尤为多见。有 FNHTR 病史者，第二次输血时约 15%再次出现 FNHTR。

【病因和发病机制】　66%～88%的 FNHTR 由 HLA 抗体或 HPA 抗体引起。多次输血或妊娠，受血者逐渐产生这些同种抗体，其中以 HLA 抗体最为多见。通常在多次输血者体内产生 HLA 抗体频率约为 54.70%。当再次接受输血，发生抗原抗体反应，造成白细胞凝集并在单核-巨噬细胞系统内被破坏，释放出内源性致热原，导致 FNHTR。

【临床表现】　FNHTR 常发生于输血期间至输血后 1～2 小时内，持续时间少则几分钟，多则1～2 小时，通常不会超过 8～10 小时。发热的高低与血液输注速度、输入的白细胞数量和致热原量成正比。体温可达 38～41℃，伴有寒战、头痛、全身不适、恶心、呕吐、颜面潮红、畏寒、脉搏增快等，血压多无变化。轻者体温升高 1～2℃，常呈自限性。少数发热反应后数小时内出现口唇疱疹。发热持续 18～24 小时或更久，应考虑其他原因所致。

【诊断和鉴别诊断】　诊断 FNHTR 无特异性检查，通常采用排除性诊断。排除其他原因，包括自身所患发热性疾病如感染、药物如两性霉素 B、溶血性输血反应、血液制品细菌污染、输血相关性急性肺损伤（TRALI）等引起的发热。

【治疗】　一旦发生 FNHTR 后，立即停止输血，缓慢输注生理盐水保持静脉通路，密切观察病情。积极寻找原因，首先排除溶血反应及细菌污染，进一步验证血型与交叉配血等，还要考虑有无药物反应或感染性疾病，进行血培养。确定为 FNHTR 可用解热药对症治疗，出血患者避免服用阿司匹林类退热药。高热严重者给予物理降温。若受血者出现轻度发热反应而又因病情需要须继续输血，则重新更换血液制剂输注。

【预防】　临床研究表明 FNHTR 发生率与输入白细胞的数量有关。目前普遍认为：白细胞含量小于 $5×10^6$ 时，即能有效预防 FNHTR 发生。因此，预防 FNHTR 的方法之一就是输注去除白细胞的血液制品。一般白细胞去除可在血液制品保存前或在输血前进行。粒细胞制品不能用白细胞滤器过滤，输注前常规给予解热药。对于易患 FNHTR 受血者，在输血前应用抗致热原性药物，如对乙酰氨基酚（醋氨酚）或阿司匹林有效减轻发热反应的程度。若既往无 FNHTR 病史，不必输血前用药。

（二）溶血性输血反应

受血者输入不相容红细胞或存在同种抗体的供者血浆，使供者红细胞或自身红细胞在体内发生破坏而引起的反应称为溶血性输血反应（hemolytic transfusion reaction，HTR）。按发生原因分为免疫性溶血反应或非免疫性溶血反应；按发生缓急分为急性溶血性输血反应（acute hemolytic transfusion reaction，AHTR）和迟发性溶血性输血反应（delayed hemolytic transfusion reaction，DHTR）；按溶血部位分为血管内溶血与血管外溶血。溶血性输血反应的严重程度取决于受血者的基础状态、输入不相容血液的剂量和速度、抗体效价和激活补体的能力、补体浓度、抗原的特性、抗体的特性、单核-巨噬细胞系统的功能等。AHTR 发生于输血后 24 小时内，多于输血后立即发生，输入 10ml 不相容血液即可迅速引发 AHTR，大多为血管内溶血。DHTR 大多发生于输血后 3～10天；部分免疫抗体的产生需要较长时间，输血后 6 周才出现溶血症状；有些症状不明显，数周甚至数月后经血清学检查而明确诊断；DHTR 主要为血管外溶血。

【病因和发病机制】

（1）急性溶血性输血反应（AHTR）大多数严重 AHTR 是由 ABO 血型系统不相容输血引起，人为差错是其主要原因，小部分不相容输血与 Kidd、Kell、Duffy 等血型系统抗体有关。Rh 血型系统不相容输血大多引起 DHTR。

引起 AHTR 的抗体大多为 IgM，少数为补体结合性 IgG。AHTR 发生机制主要是抗体和红细胞膜上血型抗原结合、激活补体，形成膜攻击复合物，造成红细胞溶解，血浆及尿中出现游离血红蛋白。非免疫性的 AHTR 少见，包括低渗液体输注、冰冻或过热破坏红细胞等。急性溶血反应过程中产生的炎症介质如组胺、细胞因子如 IL-1、IL-6、IL-8、TNF 等引起血压下降、休克、支气管痉挛、发热等；抗原抗体反应可导致血小板释放出血小板第 3 因子（PF3），激活 FXII 启动内源性凝血系统；TNF 可诱导内皮细胞产生组织因子，激活外源性凝血系统，同时，TNF 及 IL-1 作用于血管内皮细胞，使其表面血栓调节蛋白表达减少，血管内溶血时，白细胞也出现促凝活性，最终导致 DIC。急性溶血时发生肾衰竭的机制目前认为主要是由于缺血所致。

（2）迟发性溶血性输血反应（DHTR）多由 Rh、Kidd、Duffy、Kell、Diego 等血型系统抗体引起。引起 DHTR 的抗体多为 IgG，一般不激活补体，所致溶血多为血管外溶血，或者只能激活 C3，产生的炎症介质水平很低，DHTR 症状通常比 AHTR 轻得多。

DHTR 几乎都是回忆性抗体反应，机体第一次接触红细胞抗原时，初次抗体形成较迟，如抗-D 出现于输血后至少 4~8 周，也可能 5 个月，此时大多数输入的红细胞已不存在，一般不会发生溶血。随后，抗体水平逐渐下降，意外抗体筛查及交叉配血试验可能阴性，再次输血后，对先前致敏红细胞的抗原产生回忆反应，在几天内产生大量抗体，使供者红细胞溶解。

【临床表现】 AHTR 多于输血后数分钟至数小时出现烦躁、发热，有时伴畏寒、胸部或背部疼痛、面色发红、呼吸困难、心动过速及血压下降、全身出血及血红蛋白尿、黄疸等。严重者还出现急性肾衰竭、休克及弥散性血管内凝血（DIC），甚至死亡。AHTR 典型的起病症状是突然感到恐惧不安、头胀、全身麻木、胸部压迫感、胸痛和背痛；全身出血表现为皮肤瘀点、穿刺处出血和手术伤口渗血。一些严重疾病患者，特别是新生儿和未成熟儿、使用了大剂量镇静剂，全身麻醉患者，临床表现可能极不典型，仅表现手术止血困难，或没有临床症状，仅在输血后发现贫血更重，甚至因贫血性心力衰竭而死亡。

DHTR 一般较轻，以血管外溶血为主，但也有致死性。DHTR 主要表现为不明原因的发热、贫血、黄疸，偶见血红蛋白血症及血红蛋白尿、肾衰竭、DIC。不少 DHTR 因无明显临床症状而被漏诊，往往在以后需要再次输血时发现直接抗人球蛋白试验（DAT）阳性和（或）检测出新的同种抗体才明确诊断。

【实验室检查】 怀疑 HTR 时，实验室检查包括：①检查血液储存条件是否正确，血袋及血液标本有无溶血；②对输血前、后标本重复检测 ABO 及 RhD 血型，注意有无混合凝集现象；③对输血前、后标本重复进行意外抗体筛查，抗体鉴定谱细胞分别与输血前、后标本进行反应；④过去 24 小时内输入患者体内的供者血液标本，分别与患者输血前、后血标本进行交叉配合试验；⑤直接抗人球蛋白试验（DAT）检测红细胞表面的抗体，而间接抗人球蛋白试验检测血清中的抗体；⑥吸收放散试验检测抗体的存在；⑦检测血清中游离血红蛋白、胆红素、尿素氮、肌酐、尿血红蛋白及含铁血黄素，进行外周血涂片检查、全血细胞计数、凝血试验等。

发生 AHTR 时，实验室检查可能发现血细胞比容下降、球形红细胞增多、血浆结合珠蛋白降低、乳酸脱氢酶（LDH）增高、血浆中出现游离血红蛋白，直接抗人球蛋白试验阳性，6~8 小时后血清胆红素可能增高。发生 DHTR 时，随着不相合红细胞从循环中清除，DAT 转为阴性，故即使 DAT 阴性也不能排除 DHTR 可能。

【诊断和鉴别诊断】 根据临床表现、实验室检查，诊断 HTR 并不困难。任何原因引起的急性溶血都可能与 AHTR 混淆，需要鉴别。细菌污染的血液、储存血液受到物理、化学、药物损伤、某些感染都可能导致溶血；各种溶血性疾病包括自身免疫性溶血性贫血（AIHA）、遗传性球形红细胞增多症、葡萄糖-6-磷酸脱氢酶（G-6-PD）缺乏症、镰形细胞贫血、微血管病性溶血性贫血、阵发性睡眠性血红蛋白尿、药物性溶血、非免疫性溶血（nonimmune hemolysis）等需与 HTR 鉴别。

诊断 DHTR 在很大程度上取决于血清学检查技术的敏感性以及医护人员对 DHTR 的认识水平和警惕性。如有贫血、发热及近期输血史，应高度警惕 DHTR 的可能性。

【治疗】

（1）急性溶血性输血反应（AHTR）关键是早期诊断、积极治疗、防治休克、急性肾衰竭、DIC等并发症。

若怀疑 AHTR，立即停止输血，维持静脉通道，严密观察血压、尿色、尿量并注意出血倾向。立即补液以维持循环、纠正低血压、防止急性肾衰竭，静脉输入晶体液维持血压并将尿量维持在100ml/h，维持 18～24 小时，根据血压、心功能状况及尿量调整补液量及速度。使用血管活性物质如小剂量多巴胺治疗低血压并改善肾脏灌注，注意剂量不宜过大，剂量较大时引起肾脏血管收缩，加重肾损害。利尿剂如呋塞米、甘露醇也可起到保护肾脏的作用，发生少尿或无尿的患者，在生命体征稳定情况下，可静脉给予呋塞米。如果已经发生肾衰竭，则应限制入量，维持电解质平衡，必要时进行透析。根据需要输注血小板、冷沉淀或新鲜冷冻血浆。

（2）迟发性溶血性输血反应（DHTR）DHTR 大多无需治疗，如出现类似急性溶血反应症状，则按 AHTR 处理。发生 DHTR 后，应鉴定血液中的同种抗体，以后输血时应避免输入相应抗原阳性的红细胞。

【预防】　预防 HTR 发生的关键在于严格而准确地进行输血前血型血清学检查，包括 ABO 正反定型、RhD 定型、意外抗体筛查、交叉配血试验；建立严格的临床输血管理制度，加强技术培训，避免在血样采集、血型鉴定和交叉配血、发血、输血过程中因疏忽而发生差错。

（三）过敏性输血反应

过敏性输血反应（anaphylactic reactions）是常见的输血不良反应，约占全部输血反应 45%。输注全血、血浆或血液制品后可发生轻重不等的过敏反应，特别是在输注血浆蛋白制品后，轻者只出现荨麻疹，重者可发生过敏性休克，甚至死亡，其中以荨麻疹最为多见。

【病因和发病机制】

（1）IgA 抗体：有些受血者体内缺乏 IgA，或 IgA 含量虽然正常但缺乏某一种 IgA 亚型，多次输血后产生 IgA 抗体或同种异型 IgA 抗体，当再次输入相应 IgA 时，发生抗原抗体反应，出现过敏反应。

（2）其他蛋白抗体：受血者缺乏如 IgG、IgE、结合珠蛋白、抗胰蛋白酶、转铁蛋白、C3.C4等，可能产生相应血清蛋白抗体，导致过敏反应。

（3）过敏体质：对于过敏体质的受血者，输血特别是输注血浆或含有变性蛋白的血液可引起过敏反应，常为中或重度荨麻疹。这类抗体属于 IgE，它与肥大细胞和嗜碱性粒细胞结合，遇到相应抗原，即产生反应，释放组胺、5-羟色胺等引起过敏反应。

（4）被动获得性抗体：过敏体质的供血者，将其抗体输给受血者，如对药物（阿司匹林、青霉素等）或食物及其他成分过敏产生的抗体，当受血者接触相应抗原时可发生过敏反应。

（5）低丙种球蛋白血症患者：这类患者即使肌内注射免疫球蛋白也易发生过敏反应，甚至休克。

（6）新生儿输血后综合征：在多次换血和施行胎儿输血、换血的新生儿中，可发生短暂斑丘疹并伴有嗜酸性粒细胞增多和血小板减少的良性综合征，可能与献血者体内某些成分起反应有关。

【临床表现】　过敏性输血反应大体上可分为三种：①无并发症的过敏反应；②类过敏反应；

③严重过敏反应。无并发症过敏反应表现为单纯荨麻疹，为局部或广泛荨麻疹，多见于颈部及躯干上部，无其他系统症状、体征。严重过敏反应常发生于输血开始后 1～45 分钟，后果严重，需要立即识别并给予积极治疗，不得再继续输入任何含有血浆的制品。类过敏反应介于两者之间，临床表现为皮肤瘙痒、荨麻疹、红斑、血管神经性水肿，重者支气管痉挛、喉头水肿、呼吸困难、发绀、过敏性休克，还可出现恶心呕吐、腹痛、腹泻。轻微过敏反应发生率为 1%～3%，严重过敏反应发生率为 1：20000～1：47000 单位血制品，后者占输血相关性死亡的 3.1%。

【诊断和鉴别诊断】　类过敏反应、特别是严重过敏反应注意与循环超负荷、输血相关性急性肺损伤、溶血反应、细菌污染反应、受血者某些基础疾病等鉴别，这些情况除表现为呼吸困难或血压下降外，还有其特殊的临床表现或实验室检查特点。

【治疗】　轻微过敏反应如少数风团或瘙痒无需特别处理，可用抗组胺药物进行预防或治疗，发生严重过敏反应时，应立即停止输注血液制品，维持静脉通道并输入盐水或林格液，吸氧，给予肾上腺素、氨茶碱及抗组胺药物，反应严重者给予糖皮质激素，喉头水肿严重者及时行气管插管或气管切开。

【预防】　输血前应询问有无过敏史，有血浆过敏史者，输血前可用抗组胺药或糖皮质激素进行预防，必要时输注洗涤红细胞；对缺乏 IgA 且血中存在 IgA 抗体者，输注不含 IgA 的血液成分，即输注 IgA 缺乏献血员的血液或经生理盐水充分洗涤的红细胞。

（四）输血相关性移植物抗宿主病

输血相关性移植物抗宿主病（TA-GVHD）是输血最严重的并发症之一，是指受者输入含有供者免疫活性淋巴细胞（主要是 T 淋巴细胞）的血液或血液成分后，不被受者免疫系统识别和排斥，供者淋巴细胞在受者体内植活，增殖并攻击破坏受者体内的组织器官及造血系统，是致命性的免疫性输血并发症。

【病因和发病机制】　TA-GVHD 的发病机制较为复杂，至今还未明确。TA-GVHD 的发生及预后与受血者的免疫状态、输入的淋巴细胞数量及供者 HLA 有关。TA-GVHD 发生需要三个条件：①供者与受血者 HLA 不相容；②供者血液中存在免疫活性细胞；③受血者免疫无能，不能排斥供者细胞。

（1）受血者免疫状态：TA-GVHD 可发生于任何因素所致免疫系统严重缺陷的受血者，其免疫系统存在严重缺陷或严重抑制时，自身缺乏识别、排斥异体抗原的能力。输异体血后，异体 T 淋巴细胞在受血者体内存活、分裂增殖，从而引起一系列免疫病理改变及临床表现，这是 GVHD 发生的免疫学基础。目前，将 TA-GVHD 易患人群分为三类。

1）明确的高危易感者：造血干细胞移植受者、先天性免疫缺陷者、联合免疫缺陷者、换血治疗的新生儿和早产儿、宫内输血者等。

2）低危易感者：化疗或放疗的实体瘤、恶性血液病如白血病、淋巴瘤等患者。

3）免疫应答能力"相对"正常的患者：如正常新生儿以及心脏手术、动脉瘤修补术及胆囊摘除术等患者。TA-GVHD 发生于免疫功能正常者多为一、二级亲属间输血，其风险较非亲属间高数倍。

（2）血液制品中的淋巴细胞数量：异基因活性淋巴细胞输注的数量多少与 TA-GVHD 发生及严重程度密切相关，一次输入 10^6 个免疫活性异基因 T 淋巴细胞，可能引起免疫缺陷者发生 TA-GVHD。输入异体淋巴细胞数量越多，TA-GVHD 病情越严重，死亡率越高。输入白细胞总数为 5.4×10^9/L 以及免疫缺陷儿童输入 10^4/kg 淋巴细胞均可导致 TA-GVHD。

引起 TA-GVHD 的血制品包括富含活性淋巴细胞的全血（特别是新鲜全血）、红细胞悬液、浓缩粒细胞（最常发生）、浓缩血小板，其所含的淋巴细胞数均≥2.0×10^9/L，具有诱发 TA-GVHD 的可能性。通过白细胞过滤、洗涤等，可去除大部分白细胞，但仍残留 10^6～10^8 个淋巴细胞，足以导致免疫缺陷者发生 TA-GVHD。只有无冰冻保护剂的新鲜冰冻血浆和冷沉淀不会引起 TA-GVHD。

（3）受血者 HLA 单倍型：TA-GVHD 的发生与人类 HLA 单倍型基因密切相关。HLA 杂合子的受血者接受了与其 HLA 单倍型基因完全相同的纯合子供者血液后，受血者的 T 淋巴细胞不能识别供者淋巴细胞，误认为是自身细胞而不予排斥，但移植活的供者免疫活性 T 淋巴细胞将受者不同 HLA 抗原认作异体，对受血者组织细胞进行攻击破坏，导致 TA-GVHD。

（4）其他相关因素：TA-GVHD 与 CD8$^+$、NK 细胞活性有关，主要是由于受血者 CD8$^+$细胞和 NK 细胞能识别供血者淋巴细胞，使其不发生 TA-GVHD。另有报道 TA-GVHD 与 IL-1、IL-2 和 TNF 等有关。

【临床表现】 TA-GVHD 临床表现较为复杂，症状极不典型，缺乏特异性。

一般在输血后 10～14 天起病，最短于输血后 2 天，最长于输血后 30 天起病。主要受损的靶器官包括皮肤、肝、胃肠道和骨髓，表现为高热、皮疹、肝功能异常、黄疸、腹泻、全血细胞减少、骨髓增生低下。临床以发热和皮疹最为多见，皮疹开始表现为向心性红斑，以后很快向周身蔓延，甚至可累及远端肢体。严重病例或疾病进展时，皮疹融合成片，呈红皮病样，伴大疱形成。典型病例可能只表现发热和（或）皮疹，无明显肝功能及消化道损害，可被误诊为感染或药物反应。在婴儿可出现淋巴组织退行性变、淋巴结病与肝大、脾大。一般在症状出现后 1～3 周迅速死亡，病死率高达 90%以上，死亡原因以感染多见。

【实验室检查】

（1）实验室及辅助检查

1）外周血红细胞、白细胞和血小板减少，伴或不伴有胆红素和转氨酶升高等肝功能异常表现。

2）外周血及组织浸润淋巴细胞中存在嵌合体细胞，以及 HLA 分型是确诊 TA-GVHD 的重要依据。目前常用女性患者检出男性 Y 染色体、DNA 多态性分析及特异分子探针杂交等方法来鉴别患者体内存在的供者淋巴细胞，以证实 TA-GVHD，其特异性及敏感性均较好。

（2）组织病理活检

1）肝脏：肝细胞空泡变性，小胆管坏死，肝门处有单核细胞、淋巴细胞浸润。

2）骨髓：骨髓造血细胞减少，淋巴细胞增多，骨髓纤维化。

3）皮肤：皮疹部位表现为基底部细胞的空泡变性，表皮与真皮层分离并有水疱形成，单核细胞、淋巴细胞浸润至真皮上层，表皮层过度角化或角化不良。

【诊断】 由于 TA-GVHD 症状极不典型，易与药物、放疗等辅助治疗后产生的副作用相混淆，因此极易被医务人员忽视。TA-GVHD 的诊断主要依据易感人群有血制品输注史、临床症状、体征与皮肤的组织病理表现等。

【治疗】 TA-GVHD 至今仍无有效治疗手段，主要采用大剂量皮质激素、抗淋巴细胞球蛋白及其他免疫抑制剂如环磷酰胺、环孢素等，但疗效欠佳。

【预防】 TA-GVHD 发病率 0.01%～0.1%，病死率高达 90%以上，临床表现缺乏特异性，极易漏诊和误诊，治疗效果极差，常因感染而死亡，因此预防显得尤为重要。

（1）严格掌握输血适应证，加强成分输血：严格掌握输血适应证，避免不必要输血，尤其对 TA-GVHD 高危患者，在输血前应充分权衡利弊，对无适应证者坚决不予输血，尤其尽量避免亲属之间的输血，更不能滥用新鲜血。治疗性输血应结合病情给予相应成分输血，如输注红细胞悬液、血小板、血浆等，避免输注新鲜全血。

（2）血制品辐照：目前最有效预防 TA-GVHD 的方法就是输血前应用 γ 射线辐照血液制品，使淋巴细胞丧失复制和分化能力。在易感人群，除新鲜冰冻血浆和冷沉淀外，临床输注的其他血液成分均需要辐照处理。

（五）输血相关性急性肺损伤

输血相关性急性肺损伤（transfusion-related acute lung injury，TRALI）是指从开始输注血液制

品到完毕后 6 小时内，由于输入含有与受血者 HLA 相应的抗-HLA、人类粒细胞抗原（HNA）相应的抗-HNA 的全血或含有血浆的血液成分，发生抗原抗体反应，导致突然发生的急性呼吸功能不全或非心源性肺水肿。

TRALI 发病率约为 0.02%（1：5000），无性别差异，与年龄无关。TRALI 死亡率在 6%～23% 之间，是输血反应中常见的致死原因之一。美国 FDA 报道 TRALI 是导致输血相关性死亡的首要原因。

【病因和发病机制】 目前认为，TRALI 的发生与含有血浆成分的血液制品中存在某些白细胞抗体或生物活性脂质密切相关。

引起 TRALI 的抗体 90% 以上来自献血者，少数来自受血者。献血者往往是妊娠 3 次以上的妇女，白细胞抗体则包括 HLA-I、HLA-II 类抗体和 HNA1、HNA2 抗体。大多数 TRALI 都与这些抗体相关。

TRALI 的主要发病机制就是供者血浆中的 HLA 抗体、HNA 抗体引起中性粒细胞在受血者肺血管中聚集，激活补体，导致肺内皮细胞损伤和微血管通透性增加，从而导致水肿。另外，血液制剂中的生物活性物质、潜在感染、外伤或炎症、中性粒细胞的激活和抗原抗体反应也起到了重要作用。所有含血浆的血液成分，如红细胞、血小板、血浆，都可导致 TRALI 发生。

【临床表现】 TRALI 是一种临床症状和体征多样的综合征，其肺损伤为可逆性。TRALI 的临床表现类似成人急性呼吸窘迫综合征（acute respiratory distress syndrome，ARDS），常在输注含血浆的血液制剂后 6 小时内突然发热，体温升高 1～2℃；患者出现寒战、咳嗽、突然呼吸困难、气喘、发绀、血压下降；可有严重的非心源性肺水肿，两肺可闻及细湿啰音，但无心力衰竭表现；可有严重低氧血症，PaO_2 常降至 30～50mmHg。急性呼吸困难、低氧血症、非心源性肺水肿、中度的低血压和发热，一起组成了 TRALI 五联症，严重者可引起死亡。其他一些已经被发现的症状包括高血压和心动过速等。如处理及时，症状于 48～96 小时缓解且不留后遗症。

【实验室检查】 输注的血液成分或血浆中的 HLA 抗体和（或）HNA 抗体的检出是诊断 TRALI 的证据。供者血清和受者白细胞做淋巴细胞毒交叉配型可为诊断 TRALI 提供重要依据。在输血 6 小时内，患者表现为暂时性的中性粒细胞减低症和低补体血症，X 线检查表现双肺水肿征象。

【诊断和鉴别诊断】 临床上如输血量不大或输血速度不是太快而发生酷似急性肺水肿的表现，应考虑 TRALI 可能性。目前国际上推荐的 TRALI 诊断标准为：①急性呼吸窘迫；②胸片显示双侧肺部浸润；③输血 6 小时内出现症状；④排除输血相关循环超负荷或心源性肺水肿；⑤低氧血症（$PaO_2/FiO_2 \leq 300mmHg$ 或氧饱和度＜90%）；⑥新近的急性肺损伤，而且目前无其他的危险因素包括复合外伤、肺炎、心肺旁路术、烧伤、有毒气体吸入、肺挫伤等。

TRALI 需与过敏性输血反应、输血相关循环超负荷、细菌污染和溶血性输血反应等疾病鉴别。

【治疗】 TRALI 多于发生后 48～96 小时内缓解、肺功能完全恢复，死亡率＜10%，但重症者也可发生其他严重并发症或死亡。治疗关键在于明确诊断、加强监护、及时改善缺氧。发生 TRALI 后，立即停止输血，支持治疗为主，充分给氧，维持血压稳定，监测血氧分压，必要时行气管插管、机械通气；不必强心、利尿；吗啡可酌情使用，肾上腺皮质激素可能有效；若低血压持续性存在，可给予升压药物。

【预防】 目前无法预测 TRALI 发生，1%～2% 献血者中有 HLA 抗体，但临床 TRALI 发病率约为 0.02%（1：5000）。TRALI 预防关键在于识别高危患者，检出可能引起 TRALI 的供者和血液制品，具体措施包括：①严格掌握输血适应证，避免不必要输血；②有明确适应证需要输血时，尽可能选择少血浆成分或不含血浆成分的血液制品，需要输注血浆含量多的血液制品（血小板、血浆、冷沉淀等）时，最好选择无输血史的男性作为献血者，尽可能避免输注多个供者血浆；③妊娠 3

次以上女性不宜献血，因为约 18%经产妇血液中含有白细胞抗体，并随妊娠次数增加而增加，可持续多年；④改良血液制品的制作工艺，减少有潜在致 TRALI 的血液制品中血浆含量，减少贮存过程中脂类物质产生，不再使用有潜在致重症 TRALI 的献血员血液制品；⑤若抗体来自受血者，输血时应进行白细胞过滤；⑥在条件允许时也可进行贮存式自体输血。

（六）大量输血的并发症

【大量输血的死亡三联症】　大量输血的死亡三联症包括酸中毒、低体温和凝血紊乱。在大量输血中，采用正确的方案可以降低死亡三联症。

（1）酸中毒：酸中毒是组织低灌注和供氧不足的标志。当应用较低 pH 的血液制品或 pH 为 6.5～7.0 的红细胞制剂时会使酸中毒变得更为严重。虽然酸中毒可以促进氧从血红蛋白中解离出来，但同时也会引起组织水肿降低氧的弥散并破坏线粒体功能。酸中毒还可影响凝血功能，pH 7.0 对凝血功能的影响与体温 35℃的影响是相同的，进行性酸中毒常提示预后不良。

（2）低体温：一般在急性失血中，机体启动代偿性生理活动来维持血容量。为使代偿机制有效发挥功能，机体必须维持恒定的体温，以使凝血因子和血小板发挥正常活性，以代偿因组织低灌注造成的代谢性酸中毒。但是，由于给予的大部分制品都是低温的，易使患者发展为低体温。

在低体温时，应注意凝血筛查结果可能会呈假性正常，因为实验室是在正常温度下进行测定。血红蛋白浓度在复苏之前也可能呈假性正常。必须强调的是，凝血功能紊乱时体温下降的最大限度是不能低于 35℃；死亡率与低体温程度和凝血紊乱所需的输血量直接相关。为预防低体温的发生，应在输血前或输血过程中适当将血液加温处理。

由于低体温干扰止血过程，因此在下列情况下需要加温血液：①大量输血超过 5 个单位；②输血速度大于 50ml/min；③换血疗法时，特别是对新生儿溶血病的换血治疗；④受血者体内存在强冷凝集素；⑤患者发生静脉痉挛，输血时针刺部位发生疼痛等。

（3）凝血功能紊乱：大量输血所致的凝血紊乱是一个多因素的并发症，创伤对其的影响不低于大量输血本身。潜在的酸中毒和持续性低体温带来的影响被输入冷的血液制品或其他复苏用液体进一步加剧，非血制品（晶体液和胶体液）所造成的血液稀释效应也不容低估。如果出现了脑部损伤，也会增加凝血紊乱的风险。

对于凝血紊乱，需要进行常规监测，纠正潜在的酸中毒和低体温等。常用的实验室监测指标包括血小板计数、PT、APTT、TT 等，每输入 4 个单位血时测定一次。早期控制出血是治疗的关键，可通过外科手术或介入栓塞治疗来控制出血，以发送组织灌注和供氧、纠正酸中毒。另外，输入的液体应预热至 37℃，还可通过体外加热装置来保暖，如果确实需要也可通过体内加热或心脏旁路。最近的文献强调：出血患者早期使用新鲜冰冻血浆（FFP）和单采血小板，效果更好，有助于发挥生理功能，目标是使 PT 在正常值的 1～1.5 倍以内、血小板计数≥50×10⁹/L，早期预防凝血紊乱的发生。

【大量输血的代谢变化】

（1）输血相关性循环超负荷（TACO）：主要是由于输血或输液过多、过快，超过患者心血管系统的负荷能力所引起。患者可出现全身静脉压升高，并伴肺血管内血流增加和肺活量减少。如不及时处理，可导致患者死亡。

（2）血钾改变：大量输血时，患者可出现高钾或低钾血症。低钾血症是由于大量输血后，抗凝剂中含有的柠檬酸盐在肝脏迅速转化成碳酸氢钠，机体发生代谢性碱中毒。高钾血症是由于红细胞制剂在（4±2）℃保存过程中，细胞内钾逸出，红细胞内的钾减少而血浆钾浓度升高所致，休克所致的少尿和代谢性酸中毒进一步加重高血钾；其纠正措施为：如果血钾＞6mmol/L，应用葡萄糖和胰岛素治疗，同时结合碳酸氢钠纠正酸中毒；严重者，在出血停止后，可能需要尽早进行血液透析。

（3）高血氨：血液在（4±2）℃保存过程中血氨含量将逐步升高。因此对于肝功能不全、肝性脑病或肝衰竭的患者，输注大量保存血，由于肝脏不能及时将大量的血氨代谢，可引起患者血氨升高，临床出现肝性脑病的症状。

（4）柠檬酸盐中毒：柠檬酸盐是血液采集和保存过程中应用的抗凝剂中的一种成分。在正常情况下，肝脏可以通过三羧酸循环快速将柠檬酸盐代谢成二氧化碳，但在大量输血时，输入体内柠檬酸盐的速度可能大大超过肝脏代谢柠檬酸盐的能力，因而过量的柠檬酸盐可以和钙离子和镁离子结合，引起低钙血症和低镁血症。

大量血浆输入，尤其在肝功能异常时，柠檬酸盐代谢减慢，柠檬酸堆积和钙离子络合物增加，导致低血钙的发生。低血钙降低心肌收缩，导致血管舒张，进一步加剧出血和休克。其纠正措施为静脉输入氯化钙。

（5）肺微血管栓塞：肺微血管栓塞主要是由于输注血液中的微聚体所引起。微聚体主要由贮存血液中的白细胞、血小板和纤维蛋白形成的微聚颗粒组成，其直径为 10～164μm。微聚体随着血液保存时间的延长而增加。大量输血时，微聚体通过标准输血器的滤网（孔径为 170μm）进入血液循环，可以阻塞肺毛细血管引起肺损伤。目前缺乏有效的预防肺微血管栓塞的方法，采用过滤孔径为 20～40μm 的微聚体滤器、输注保存 7 天以内的血制品等措施可能有一定预防作用。

（七）细菌性输血反应

细菌性输血反应是指由于血液被假单胞菌等细菌污染而造成的严重输血反应。血液的细菌污染情况受许多因素如血制品种类、保存温度及保存时间等影响。根据目前采血、成分血制备及保存技术，新鲜冰冻血浆及冷沉淀中细菌污染概率微乎其微；而其他血制品细菌污染概率则较高，如红细胞为 1∶143 000，单采血小板为 1∶2000～1∶8000。血小板易被细菌污染的主要原因就是血小板的保存温度（22±2）℃比较适合细菌生长。

【病因和发病机制】　血液的采集、成分血制备、保存及输注等环节都可能发生细菌污染：①献血员献血时可能存在菌血症；②采血时献血员局部皮肤细菌可能进入血袋；③输血器材存在细菌污染等。总之，血液分离、制备、运输、发放及临床输血过程中未严格执行操作规程均可能导致细菌污染血制品。污染血制品的细菌谱相当广泛，其中革兰阳性菌占 49%，革兰阴性菌占 46%，其他混合杂菌占 5%。

【临床表现】　细菌性输血反应的临床表现取决于污染细菌的种类、进入人体的细菌数量、患者的原发病以及免疫功能状况等。输注受革兰阴性菌污染的全血或红细胞，通常在输血 30 分钟后出现症状，重者输入 10～20ml 血后即可发生输血反应，主要症状包括面色潮红、寒战、高热、烦躁不安、干咳及呼吸困难等。严重者可出现休克、急性肾衰竭及 DIC。在全身麻醉状态下的患者可能仅出现血压下降、手术创面渗血不止等体征而不表现出寒战高热。输注受革兰阳性菌污染的血制品发生输血反应的临床表现相对较轻，有时可无输血反应表现，有时仅有发热反应，可能与革兰阳性菌不产生内毒素有关。

【实验室检查】　细菌性输血反应的实验室检查主要包括直接涂片镜检和细菌培养。

【诊断和鉴别诊断】　根据输血后短时间内出现高热、休克及皮肤黏膜充血等细菌性输血反应的症状、体征，结合实验室检查，细菌性输血反应的诊断比较容易建立。它应与发热性非溶血性输血反应（FNHTR）、急性溶血性输血反应（AHTR）等疾病相鉴别。

【治疗】

（1）立即停止输血，保持静脉通道通畅。

（2）尽早联用大剂量广谱抗生素。

（3）治疗并发症如急性肾衰竭、休克及 DIC 等。

（4）对症支持治疗等。

【预防】

（1）选择正规厂家生产的合格的一次性采血、输血器材产品。

（2）采血、成分血制备、贮存、运输及输注过程中严格执行无菌操作。

（3）可疑细菌污染的血制品不得发出、不能输注。

（4）存在感染病灶的献血员应暂缓献血。

（5）输血过程中应严密观察，必要时及时终止输血。

（八）含铁血黄素沉着症

含铁血黄素沉着症（hemosiderosis）又称血色病，是体内铁负荷过多的一组疾病。输血所致的含铁血黄素沉着症是由于长期反复输注全血、红细胞制剂使体内铁负荷过重的一种输血不良反应。

【病因和发病机制】　每毫升血约含铁 0.5mg，如果长期反复输血（红细胞），不可避免地引起体内铁负荷过重。这些过剩的铁以含铁血黄素的形式沉积在单核-吞噬细胞和其他组织细胞中，引起多个器官包括肝脏、心脏、胰腺、下丘脑及甲状腺等的损害，表现为皮肤色素沉着、心肌炎、甲状腺功能亢进、下丘脑性腺激素分泌不足、关节痛、关节变形以及肝硬化等。

【临床表现】　输血所致的含铁血黄素沉着症常发生于长期接受输血治疗累计输血量超过10 000ml 的慢性贫血患者，其临床表现与其他含铁血黄素沉着症相似，包括以下方面。

（1）皮肤色素沉着：常为首发表现，全身皮肤黑灰色或青灰色，尤以暴露部位、瘢痕组织表面及外生殖器为甚。

（2）肝脏病变：早期表现为肝大、肝纤维化，病情进展后可表现为肝硬化及肝性脑病等。

（3）心脏病变：表现为心律失常、心脏扩大和心力衰竭等。

（4）胰岛病变与糖尿病：约 65%患者表现多饮、多食、多尿、体重减轻、血糖增高及尿糖阳性等糖尿病的症状、体征。糖尿病严重程度与铁负荷成平行关系。

（5）其他脏器病变：包括下丘脑-腺垂体、肾上腺、甲状旁腺、甲状腺、性腺及关节滑膜等。

【实验室检查】

（1）铁负荷过重的实验室检查：①血清铁升高；②血清转铁蛋白饱和度升高：可高达 80%～100%；③血清铁蛋白：往往＞700μg/L。

（2）组织器官受累的实验室检查：根据患者受累器官的情况分别出现相应的实验室检查表现，例如肝损害失代偿期时出现肝功能异常，胰岛受累时出现血糖增高等。

【诊断】　根据患者的病史、输血史、临床症状体征和实验室检查结果，含铁血黄素沉着症的诊断比较容易建立。必要时可行皮肤活检及肝组织活检协助诊断。

输血所致含铁血黄素沉着症应与原发性含铁血黄素沉着症相鉴别，后者的特点是患者常有含铁血黄素沉着症家族史，多见于中年以上的男性，无输血史或所输的血量不多。

【治疗】　含铁血黄素沉着症的治疗原则主要包括铁螯合剂治疗和对症治疗。可用去铁胺或乙二胺四乙酸，每天肌内注射去铁胺 10mg/kg，可使机体每天从尿中排铁 10～20mg。另外，根据患者的临床表现可相应进行护肝、降糖及强心等治疗。

二、输血传播疾病

尽管近几十年来，全世界在保证血液制品的安全性、病原体检测及灭活等方面做了大量的工作，但输血传播疾病仍然无法避免，新的疾病还在出现，如 2002 年发现西尼罗病毒（WNV）可通过输血、器官移植而使受者发生致命性感染。到目前为止，通过输血传播的疾病与感染已知有二十几种，其中最严重的是艾滋病、乙型肝炎和丙型肝炎。

（一）艾滋病

艾滋病是获得性免疫缺陷综合征（AIDS）的简称，是由人类免疫缺陷病毒（HIV）所致的侵犯 T 淋巴细胞为主的严重全身性传染病。临床表现为严重的免疫缺陷，常以淋巴结肿大、慢性腹泻、厌食、体重减轻、发热、疲乏等全身症状起病，逐渐发生各种机会性感染、继发性恶性肿瘤、精神与神经障碍而死亡。HIV 感染传播速度快、波及范围广、病死率高，其预防和控制受到全世界的高度关注。世界 5%～10% HIV 感染者是经输血传播。

【病原学】 HIV 是一种单链 RNA 病毒，属于反转录病毒科、灵长类慢病毒亚科，分为 HIV-1 和 HIV-2 型，目前世界各地 AIDS 多由 HIV-1 型所致，HIV-2 型则主要在西非流行。HIV 主要感染人体内 $CD4^+T$ 细胞、单核-巨噬细胞、B 淋巴细胞、小神经胶质细胞和骨髓干细胞等。HIV 对酸、热均敏感，pH 6 时 HIV 数量大幅度下降，56℃ 30 分钟可破坏病毒中的酶，60℃ 3 小时或 80℃ 30 分钟可使其感染性消失。HIV 对一般消毒剂比较敏感，1%戊二醛处理 5 分钟，5%次氯酸钠、70%乙醇处理 1 分钟均可灭活病毒。但是，HIV 对碱及紫外线均不敏感。

【流行病学】 HIV 传播途径包括性接触传播、母婴传播和血液传播。血液传播途径包括输注各种血液制剂、静脉吸毒、器官移植、创伤、采血、拔牙和各种手术等，使 HIV 进入人体血液。输入 HIV 污染血时感染 HIV 的概率高达 95%以上。通过输血传播而发生的艾滋病称输血相关艾滋病。

HIV 感染的全过程包括急性 HIV 感染、无症状 HIV 感染和艾滋病三期。感染全过程短则半年，长则达 20 年以上。艾滋病属于 HIV 感染的最后阶段。输血传播性 HIV 感染，50%左右患者 7 年内转变成艾滋病，比其他途径感染 HIV 的人发展成艾滋病的周期要短。输血所致艾滋病，其临床表现复杂，症状严重，死亡率极高。

【实验室检查】 主要包括 HIV 病原学检查和血清学检查即 HIV 抗体检测。①病原学检查：包括病毒分离、原位杂交、P24 抗原检测及 HIV 核酸检测四种方法。病毒分离用于 HIV 感染的诊断一般用于科研，原位杂交用于诊断 HIV 感染的特点是可以显示病毒感染的原始部位，P24 抗原和 HIV 核酸检测能早期发现 HIV 感染。②HIV 抗体检测：包括初筛试验和确认实验。初筛试验包括 ELISA 法、胶体金快速试验及颗粒凝集法等。确认试验如免疫印迹法等。HIV RNA、P24 抗原和抗体分别在 HIV 感染后第 11 天、第 16 天和第 22 天可检测到。

【紧急处理】 当发生 HIV 职业暴露时，应进行紧急处理。如皮肤有伤口，应对局部反复轻轻挤压，尽可能挤出伤口处血液，用大量清水或盐水冲洗伤口，然后用消毒液（如 75%乙醇、0.5%碘伏、2000mg/L 次氯酸钠）消毒伤口并包扎。对暴露物的传染性和受伤者暴露程度应进行评估，并及时报告上级部门以及寻求医疗机构和艾滋病防治机构及时救治，根据情况确定是否服抗病毒药。医疗机构和实验室应备有洗眼装置或急救药箱。

（二）病毒性肝炎

病毒性肝炎是由肝炎病毒所致的病毒性传染病，包括甲、乙、丙、丁、戊、庚型肝炎病毒等。各型病毒虽然在流行病学和临床表现上各有特点，但都有类似的临床表现，如发热、乏力、食欲减退、恶心、黄疸、肝大、肝区压痛及肝功能异常等，鉴别主要靠血清标志物检查。凡是由于输血及血液制品引起受血者发生肝炎，或者虽无肝炎的临床表现，但有阳性的血清学标志者，统称为输血后肝炎（PTH）。病毒性肝炎是目前最常见的输血传播疾病，主要是乙型肝炎和丙型肝炎，近年来研究发现甲型肝炎和戊型肝炎也可通过输血传播。

【乙型肝炎】 乙型肝炎是世界范围的病毒性传染病，全球携带 HBsAg 的人数超过 3 亿人。我国是乙型肝炎的高发区，人群中 40%～60%感染过 HBV，8%～10%为 HBsAg 携带者。

（1）病原学：乙型肝炎病毒（HBV）为双链 DNA 病毒。HBV 的抵抗力很强，对温度、干燥、紫外线及一般浓度的消毒剂均能耐受。121℃高压灭菌 20 分钟，100℃干烤 1 小时、100℃直接煮沸 2 分钟、0.5%过氧乙酸溶液、3%漂白粉溶液及 5%次氯酸钠溶液直接处理均能灭活 HBV。

（2）流行病学：HBV 传播途径包括母婴传播、血液传播和性接触传播。血液传播途径包括输血、使用污染的注射器、刺伤、共用牙刷和剃刀、污染的外科器械等方式，经微量血液也可传播。输血是感染 HBV 的途径之一，根据文献报道，血制品感染 HBV 的概率在发达国家为 1：（31 000～205 000），而在一些非洲国家如肯尼亚等则高达 1：（74～1000）。

（3）实验室检查：包括①肝功能检查：出现血清胆红素、ALT 和 AST 等的改变；②HBV 抗原、抗体检测：HBsAg、抗-HBs、HBeAg、抗-HBe 及抗 HBc；③HBV DNA 检测：是 HBV 早期感染的最直接证据；④其他检查：包括凝血酶原时间、尿常规及血氨检测等对其诊断均有一定指导意义。

【丙型肝炎】

（1）病原学：丙型肝炎病毒（HCV）属于黄病毒科丙型肝炎病毒属。HCV 分 6 个基因型及不同亚型，其基因组为一线状单正股 RNA。HCV 对有机溶剂敏感，终浓度为 10%氯仿溶液可杀灭 HCV；1：1000 甲醛溶液 37℃熏蒸处理 6 小时，100℃ 5 分钟或 60℃ 10 小时均可使其传染性丧失；血制品中的 HCV 可用 80℃ 72 小时或加变性剂使之灭活。

（2）流行病学：HCV 的感染率在世界各地差异显著。欧洲和美国一般人群与供血者中抗-HCV 阳性率为 0.4%～1.8%，但在受血者、血友病患者及静脉吸毒者中 HCV 感染率都非常高。我国 1994 年第二次全国病毒性肝炎流行病学调查，HCV 抗体流行率为 3.2%。

丙型肝炎的传播途径类似于乙型肝炎。HCV 存在于血液、精液、阴道分泌物、唾液及泪液等，人类对 HCV 普遍易感，急、慢性患者和无症状 HCV 携带者均具有传染性。输血后非甲非乙型肝炎患者血清抗-HCV 阳性率高达 80%以上，已成为大多数输血后肝炎的原因。目前认为，反复输入多个献血员血液或血液制品者更易发生丙型肝炎，输血 3 次以上者感染 HCV 的危险性增高 2～6 倍。大多数 HCV 感染无症状，但易慢性化，发生肝硬化和肝癌的风险较高。

（3）实验室检查：包括①HCV 抗原检测：感染 HCV 后 40 天左右即可检测出 HCV 抗原；②抗-HCV 检测：利用 ELISA 法检测抗-HCV 的窗口期平均为 70 天；③HCV-RNA 检测：HCV 感染后血清 HCV-RNA 要比抗-HCV 早出现数周，检测血清 HCV-RNA 已成为早期 HCV 病毒血症的"金指标"；④其他实验室检查包括肝功能、尿常规及血氨检测等。

（三）巨细胞病毒感染

巨细胞病毒（CMV）是人类疱疹病毒属的一种 DNA 病毒。CMV 感染在人类非常普遍，在正常人群中抗-CMV 阳性率高达 40%～90%。CMV 感染很少或不引起临床症状，但将含 CMV 的血液及血液制品输给早产儿、造血干细胞移植、器官移植、恶性肿瘤、AIDS 等免疫功能缺陷或抑制的患者，即可引起输血后 CMV 感染的临床症状，甚至可导致死亡。

CMV 在体内分布广泛，唾液、尿液、精液、子宫颈分泌物、乳汁、血液及内脏器官均可存在。CMV 的传播途径包括母婴传播、器官移植传播、性接触传播和输血传播等。

1. 对免疫功能正常受血者的影响 不论输血前 CMV 抗体阳性或阴性的受血者，输入潜伏性或活动性 CMV 感染的血液或血液制品，都可引起输血后 CMV 感染，但一般不出现临床症状，CMV 在组织及白细胞中可潜伏多年。有部分患者可发生类似传染性单核细胞增多症表现，包括发热、咽痛、淋巴结肿大、淋巴细胞增多、肝炎等。

2. 对免疫功能低下受血者的影响 对免疫功能低下的早产儿、骨髓移植、组织器官移植、恶性肿瘤、AIDS 等患者，输注 CMV 抗体阳性的血液制品，可能引起 CMV 感染，出现发热、间质性肺炎、肠炎、心肌炎、脑膜炎、肝炎、脉络膜炎等，并可增加细菌和真菌感染的机会，严重者可导致死亡。

3. 实验室检查 包括：①脱落细胞及组织病理学检查：尿液、唾液、气管分泌物、胃洗液、乳汁及脑脊液等均含 CMV，均可检出特征性巨细胞；肝、脾和胃等组织可通过病理活检方法检出此种细胞。②病毒分离和抗原检测：CMV 分离可借助人胚成纤维细胞进行，但需时较长，不宜用于临床。CMV 抗原检测有利于 CMV 感染的早期诊断。③CMV-DNA 检测：可利用 PCR 对尿液、血液等标本检测 CMV-DNA。④血清学检查：CMV 抗体是检测 CMV 感染比较常用的检测方法。

4. 输血传播 CMV 的预防　包括①输用 CMV 抗体阴性献血者的血液；②输用去除白细胞的血液；③输用贮存血液；④静脉注射 CMV 免疫球蛋白；⑤其他预防措施如应用 CMV 疫苗等。

（四）人类 T 淋巴细胞病毒感染

人类 T 淋巴细胞病毒（HTLV）是最早发现的人类反转录病毒。HTLV 为 RNA 病毒，分为 HTLV-Ⅰ、Ⅱ型。HTLV-Ⅰ型流行广泛，对人类危害较大，在人体内主要感染 CD4+T 细胞，血液、乳汁及精液均含有 HTLV-Ⅰ。

1. 流行病学　HTLV-Ⅰ/Ⅱ的传播途径包括母婴传播、性接触传播及输血传播等。输注 HTLV-Ⅰ阳性的血液及血液制品、使用未彻底消毒的注射器、针头等均是 HTLV-Ⅰ传播的重要途径。

HTLV-Ⅰ感染主要分布在日本南部、加勒比海地区、非洲中部、美洲中部和南部、巴布亚新几内亚和澳大利亚等。根据文献报道，HTLV-Ⅰ在人群中的感染率：日本南部为 8.1%、加勒比海地区为 2%～12%。我国 HTLV-Ⅰ感染率比较低，人群中 HTLV-Ⅰ/Ⅱ抗体阳性率约为 0.3%。据调查，美国献血人群中的 HTLV 感染者约 50%为 HTLV-Ⅱ型。

HTLV 感染后大部分没有任何临床症状，大约 2%～5%HTLV-Ⅰ感染者在 20～30 年后发展为成人 T 淋巴细胞白血病/淋巴瘤，更小比例的感染者发展为 HTLV 相关脊髓病或热带痉挛性下肢轻瘫。HTLV-Ⅱ相关疾病目前还不清楚。

2. 输血传播 HTLV 的预防　包括①严格掌握输血指征，尽量减少或避免输注血制品；②输用去白细胞或贮存时间≥14 天的血液制剂；③在 HTLV-Ⅰ/Ⅱ流行区，可根据情况考虑对献血员和血制品进行 HTLV-Ⅰ/Ⅱ抗体筛查。

（五）梅毒

梅毒是由梅毒螺旋体引起的以性接触传播为主的传染病，也可通过母婴传播和输血传播。

1. 病原学　梅毒螺旋体在体外生存能力较差，煮沸、干燥和一般消毒剂很容易将其灭活。加热 39℃ 5 小时，40℃ 3 小时，60℃ 3～5 分钟死亡，100℃立即死亡。但对寒冷有较强的抵抗力，在 0℃可存活 48 小时，在-78℃其致病力可保存数年。一般认为其在 4℃冷藏血液中 3～6 天失去活力，不再有传染性。

2. 实验室检查　主要有梅毒螺旋体检查和血清学检查，前者包括暗视野显微镜检查、免疫荧光染色检查等；后者包括：①不加热血清反应素（USR）试验；②梅毒螺旋体血凝试验（TPHA）；③荧光螺旋体抗体吸收试验（FTA-ABS）；④明胶凝集试验（TPPA）；⑤蛋白印迹试验（WB）；⑥ELISA 法；⑦PCR 技术；⑧金标法。

（六）疟疾

疟疾的病原体为疟原虫，可感染人类的疟原虫包括间日疟原虫、卵形疟原虫、三日疟原虫和恶性疟原虫。疟原虫进入人体后在肝细胞内寄生、繁殖（红细胞外期），成熟后侵入红细胞繁殖（红细胞内期），因此所有含有红细胞的血液成分均可传播疟疾，而无症状携带者是输血传播的主要传染源。由于疟原虫在室温或 4℃贮存的血液成分中可存活 1 周，因此输注贮存 2 周以上的血液制剂，经输血传播的风险就很低了。

1. 流行病学　在全球致死的寄生虫病中，疟疾居第一位。其传播媒介为雌性按蚊，经叮咬人体传播；少数病例可因输入带有疟原虫的血液或经母婴传播后发病。献血人群中疟原虫隐性携带率在不同国家、不同地区存在很大差异。根据文献报道,1990年印度献血人群中疟原虫携带率为0.02%,而部分非洲国家献血人群中疟原虫携带率高达10%。我国也曾有输血相关性疟疾的报道,个别地区曾出现疟疾在献血人群中流行。

2. 输血相关性疟疾　通过输注含有疟原虫滋养体、裂殖体或裂殖子的各种血液成分引起,临床过程与自然感染的疟疾有所区别,由于输入的疟原虫不能在肝脏定居,没有红细胞外期,所以输血相关性疟疾只有红细胞内期,不会因为潜伏在肝脏中的疟原虫再次进入血液循环而引起复发。

3. 实验室检查　包括:①血液涂片检查:血液薄、厚涂片经吉姆萨染色后镜检是诊断疟疾的简单方法。在寒战早期采取血标本常可发现环状体,发作数日后可发现配子体。②间接免疫荧光试验(IFA):敏感性较高,但耗时长,不适用于疟疾流行地区大规模献血员的筛检。③其他检查方法包括检测疟原虫DNA的PCR技术,检测疟原虫特异性抗原、抗体的ELISA法和放射免疫测定法等。

4. 预防　输血相关性疟疾的预防主要是严格审查献血员的疟疾病史,疟疾患者3年内不要献血。此外,尽可能不输用新鲜血,因为4℃贮存2周的血液传播疟疾的可能性很小。

(七) 弓形虫病

弓形虫病是一种人畜共患的寄生虫病。其病原体的滋养体形似弓形,故名弓形虫,弓形虫是细胞内寄生的原虫,可侵犯除红细胞以外的各种组织细胞。人、哺乳类、鸟类、爬行类动物均为中间宿主,猫科动物为终末宿主。弓形虫病的传播途径包括母胎传播、经口传播、接触传播、输血和器官移植传播。弓形虫病可经消化道、胎盘以及密切接触传播,输入含弓形虫的血液也可引起感染。

(八) 其他输血传播疾病

尚有其他一些可能通过输血传播的疾病和病原体,如锥虫病、绦虫病、埃博拉出血热、西尼罗病毒病、变异克-雅病、科罗拉多蜱热、莱姆病、人疱疹病毒6型和8型、微小病毒B19、戊型肝炎病毒、中东呼吸综合征冠状病毒、登革病毒、基孔肯雅病毒等。

近年来在美国流行的西尼罗病毒病,或称西尼罗热,是由西尼罗病毒引起的一种急性传染病。在2003年美国大约有500万份血液做了WNV核酸检测,约1000名献血者被确证为WNV病毒血症,为确保输血安全,美国于2003年已将WNV核酸列为献血者筛查项目。

此外,尚有许多微生物感染的疾病迄今没有被认识。因此应当高度重视输血可能传播疾病的危险性,采取有效对策积极预防和控制输血传播疾病的发生,以保障临床输血安全。

(九) 输血传播疾病的预防和控制

1. 严格筛选献血者　根据国内外经验,输用无偿献血者的血液,受血者发生输血传播疾病的危险性大大低于输用有偿献血者的血液,因此必须大力推行无偿献血和严格按标准挑选献血者。献血者筛查包括询问病史、体格检查以及相关血液指标的检测。

2. 严格进行血液病毒标志物的筛选检测　病毒标志物的筛选检测是排除病毒阳性血液、避免带病毒血液用于临床而使受血者感染、提高输血安全性的有效手段。

3. 加强采血和血液制品制备的无菌技术操作　采血、血液成分制备和血浆蛋白分离过程复杂,发生细菌和病毒污染的机会很多,一定要严格按照技术操作规程进行。

4. 对血液制品进行病毒灭活　对血液制品的病毒灭活是保证输血安全的另一道防线。在病毒感染的初期,机体尚未产生相应抗体,或抗体水平很低未达到检出水平,还受实验方法、试剂的敏感性和准确性限制以及人为差错的影响;另外,还有些可引起输血传播的病毒与微生物,尚无检测的方法,或根本还没有被发现。因此,对血液制品进行病毒灭活,可以最大程度上保证输血安全。

5. 合理用血，大力提倡成分输血和自体输血　对于确实需要输异体血的患者，应充分权衡输血利弊，严格掌握输血适应证，在恰当的时机选择正确的血液制品和合适的剂量输注给患者，科学合理用血，尽量减少不必要输血，珍惜宝贵的血液资源，保障临床安全、有效输血。另外，应积极开展围术期血液保护、术前储备自体血、术中急性等容血液稀释、术中/术后血液回收等措施，大力推广各种自体输血技术，不断加强患者血液管理。

三、竞赛习题

（一）单项选择题

10.4-1. ABO 血型鉴定反应格局见表，其血型是（　　）

患者红细胞与抗血清反应		患者血清与红细胞试剂反应		
抗 A	抗 B	A 细胞	B 细胞	O 细胞
—	+	+	—	—

A. A 型　　　B. O 型　　　C. AB 型　　　D. B 型　　　E. A 亚型

10.4-2. 不需要做 ABO 反定型的人群是（　　）

A. 幼儿　　　B. 新生儿　　　C. 孕妇　　　D. 血液病患者　E. 70 岁以上老人

10.4-3. O 型者的血清中（　　）

A. 有抗-A　　　B. 有抗-B　　　C. 有抗-A，B　　　D. 有抗-H　　　E. 无抗体

10.4-4. 判定 Rh 阳性是哪个抗原（　　）

A. D　　　B. C　　　C. c　　　D. E　　　E. e

10.4-5. 目前临床上使用最广泛的红细胞制剂是（　　）

A. 浓缩红细胞　　B. 悬浮红细胞　　C. 洗涤红细胞　　D. 少白细胞红细胞　　E. 年轻红细胞

10.4-6. 临床输血的原则是（　　）

A. 输新鲜血　　　　　　　　B. 同型输注，患者缺什么成分输什么成分，输成分血

C. 全血比较全，输全血　　　D. 依患者的要求　　　　　E. 输红细胞

10.4-7. 新鲜冰冻血浆在−20℃以下保存期超过多久后就成为普通冰冻血浆（　　）

A. 6 个月　　　B. 1 年　　　C. 2 年　　　D. 5 年　　　E. 8 年

10.4-8. 溶血反应的早期特征是（　　）

A. 面部潮红，出现荨麻疹　　B. 腰背部剧痛，心前压迫感　　C. 头部胀痛，恶心呕吐

D. 黏膜皮肤有出血点和淤　　E. 寒战高热，呼吸困难

10.4-9. 输血后非溶血性发热反应多发生在输血后（　　）

A. 15～2 分钟　　B. 30 分钟　　C. 2～3 小时　　D. 3～4 小时　　E. 5 小时

10.4-10. 预防 TA-GVHD 发生，输注红细胞制剂宜选（　　）

A. 悬浮红细胞　　　B. 洗涤红细胞　　　C. 辐照红细胞

D. 少白细胞红细胞　　E. 年轻红细胞

（二）多项选择题

10.4-11. 交叉配血阳性结果可表现为（　　）

A. 中和反应　　　B. 凝集反应　　　C. 溶血反应　　　D. 沉淀反应　　　E. 凝集抑制试验

10.4-12. 下列哪项是配血的阳性结果（　　）

A. 无凝集　　　B. 弱凝集　　　C. 强凝集　　　D. 无溶血　　　E. 溶血

10.4-13. ABO 正反定型不符时，应考虑（　　）

A. 疾病诊断　　　B. 年龄　　　C. 亚型　　　D. 地区　　　E. 人种

10.4-14. 输注血小板时应注意的问题是（　　）

A. 输注前要轻摇血袋，混匀　　B. 因故未及时放入冰箱　　C. 以患者可以耐受的最快速度输注

D. Rh 阴性患者需要输注 Rh 阴性血小板　　E. 严禁向血小板中添加任何溶液和药物

10.4-15. 洗涤红细胞适应证包括（　　　）

A. 输注全血或血浆后发生过敏反应的患者　　　　B. 自身免疫性溶血性贫血患者

C. 高血钾及肝、肾功能障碍需要输血的患者　　　D. 急性外伤大失血的患者

E. 适用于有免疫缺陷或免疫抑制患者的输血

10.4-16. 成分输血的优点是（　　　）

A. 制剂容量小　　　B. 使用安全、输血不良反应少　　C. 减少输血传播疾病的发生

D. 综合利用、一人献血、多人受益　　　　　　　E. 浓度纯度高、疗效好

10.4-17. 冷沉淀输注的适应证包括（　　　）

A. 血友病甲　　B. 血管性血友病　　C. 手术后出血　　D. DIC　　E. 凝血因子 XIII 缺乏症

10.4-18. 以下哪些临床指征时可进行血小板输注（　　　）

A. 不同病因引起的血小板计数低于 $20×10^9$/L 伴有严重的出血者

B. 血小板计数不低，但功能异常所致严重出血者

C. 大量输血所致的血小板稀释性减少计数低于 $50×10^9$/L 伴有严重出血

D. 当血小板计数低于 $5.0×10^9$/L 无明显的出血　　E. 血小板计数≤$50×10^9$/L 且要进行脑部手术

10.4-19. 反复出现输血发热反应的患者可以选用以下哪些血液制品（　　　）

A. 洗涤红细胞　　　B. 悬浮红细胞　　C. 少白红细胞

D. 床旁白细胞过滤后的浓缩红细胞　　　　　E. 少白细胞血小板

10.4-20. 输血传播疾病包括（　　　）

A. 巨细胞病毒感染　　　　B. 弓形虫病　　　　C. 人类嗜 T 淋巴细胞病毒感染

D. 回归热　　　　E. 丝虫病

（三）简答题

10.4-21. ABO 血型鉴定正、反定型结果判定的原理？

10.4-22. 如何确认 Rh 血型阳性还是阴性？

10.4-23. 简述大量输血的定义？

10.4-24. 自身输血有哪几种方式？

10.4-25. 简述输血不良反应的分类？

【答案】

（一）单项选择题

10.4-1. B；10.4-2. B；10.4-3. C；10.4-4. A；10.4-5. B；10.4-6. B；10.4-7. B；10.4-8. B；10.4-9. A；
10.4-10. C

（二）多项选择题

10.4-11. BC；10.4-12. BCE；10.4-13. ABC；10.4-14. ACDE；10.4-15. ABC；10.4-16. ABCDE；10.4-17. ABCDE；
10.4-18. ABCDE；10.4-19. ACD；10.4-20. ABCDE

（三）简答题

10.4-21. 正定型：用已知的抗 A 和抗 B 定型血清来测定红细胞上有无相应的 A 抗原和 B 抗原。抗 A 凝集则为 A 型，抗 B 凝集则为 B 型，都凝集则为 AB 型，都不凝集则为 O 型。反定型：用已知的 A 细胞、B 细胞检测血清中有无相应的抗 A 和抗 B 抗体。通常正定型和反定型结果一致，才可以正确鉴定 ABO 血型。A_1 细胞凝集则为 B 型、B 细胞凝集则为 A 型，都凝集则为 O 型，都不凝集则为 AB 型。O 细胞正常情况下都不应该凝集，如果出现凝集则有可能出现了自身不规则抗体或者已经污染，应使用试管法进一步确认。

10.4-22. RhD 定型：抗 D 试剂与红细胞反应表现为凝集，表明待检红细胞有 D 抗原是 RhD 阳性。如果反

应表现为阴性，则表明待检红细胞无 D 抗原是 RhD 阴性。

10.4-23. 大量输血是指 12～24 小时内快速输入相当于受血者本身全部血容量或更多的血液，主要指以下几种情况。

（1）以 24 小时为周期计算，输注血液量达到患者总血量以上。

（2）3 小时内输注血液量达到患者总血容量的 50% 以上。

（3）成人 24 小时内输注 40 单位以上红细胞制剂。

（4）失血速度＞150ml/min。

（5）失血 1.5ml/（kg·min）达 20 分钟以上。

10.4-24. （1）贮存式自身输血：是在手术前数周乃至数月前采集自身血液（全血或血液成分）保存，以备手术时使用。

（2）稀释式自身输血：指在麻醉成功后手术开始前，采集患者一定数量的血液，同时输注一定数量的晶体和胶体溶液以补充有效循环容量且维持其正常稳定，使血液稀释，并在患者失血后回输其先前采集的血液。一般分为急性等容性稀释式自身输血、急性非等容性稀释式自身输血和急性高容性血液稀释。

（3）回收式自身输血：指在患者手术过程中将术前已出血液或手术野出血液经回收、抗凝、过滤、洗涤、浓缩等处理后再输给患者本人的一种输血方法。一般可分为术中回收式自身输血和术后回收式自身输血，回收的血液可采用洗涤方式和非洗涤方式。

10.4-25. 见表 10-6。

表 10-6　输血不良反应表

分类	急性反应		迟发性反应
免疫反应	发热反应		迟发性溶血反应
	过敏反应		输血相关性移植物抗宿主病
	急性溶血反应		输血后紫癜
	输血相关性急性肺损伤		输血致免疫抑制作用
			白细胞输注无效
			血小板输注无效
非免疫反应	细菌污染		含铁血黄素沉着症或血色病
	输血相关性循环超负荷（TACO）		血栓性静脉炎
	空气栓塞		输血相关感染性疾病（如各种肝炎病毒、HIV、巨细胞病毒等病毒；细菌、
	低体温		梅毒、多种寄生虫等）
	出血倾向		
	柠檬酸中毒		
	电解质紊乱		
	非免疫性溶血		
	肺微血管栓塞		

第五节　临床常用实验室诊断技术

一、血涂片的制备和染色

【目的】　掌握血涂片（bloodfilms）的制备和染色的方法。

【原理】　取一小滴血液于载玻片上，推成头、体、尾分明的均匀薄血片，用含伊红和亚甲蓝的复合染料进行染色。细胞染色包括物理吸附及化学亲和作用。不同的细胞种类及细胞的不同成分，对酸性及碱性染料的结合能力不同，而使各种细胞呈现出各自的染色特点，如细胞中的碱性物质与酸性染料伊红结合染成红色；而酸性物质与碱性染料亚甲蓝结合染成蓝色；中性物质则同时与伊红和亚甲蓝结合，染成淡紫红色。

【器材】　载玻片、推片、吸耳球、显微镜、一次性采血针或注射器、记号笔和染色架。

【试剂】

1. 瑞氏（Wright）染液

（1）Ⅰ液：包含瑞氏染料 1.0g、纯甲醇（AR 级以上）600ml、甘油 15ml。将全部染料放入清洁干燥的乳钵中，先加少量甲醇慢慢地研磨（至少半小时），以使染料充分溶解，再加一些甲醇混匀，然后将溶解的部分倒入洁净的棕色瓶内，乳钵内剩余的未溶解的染料，再加入少许甲醇细研，如此多次研磨，直至染料全部溶解，甲醇用完为止。再加 15ml 甘油，密闭保存。

（2）Ⅱ液：磷酸盐缓冲液（pH 6.4～6.8），包含磷酸二氢钾（KH_2PO_4）0.3g、磷酸氢二钠（Na_2HPO_4）0.2g、蒸馏水加至 1000ml。配好后用磷酸盐溶液校正 pH，塞紧瓶口贮存。也可配成 10 倍浓缩液，使用时再稀释。如无缓冲液还可用新鲜蒸馏水代替。

2. 吉姆萨（Giemsa）染液　包含吉姆萨染料 1.0g、甲醇（AR 级以上）66ml、甘油 66ml。将吉姆萨染料全部倒入盛有 66ml 甘油的烧瓶内，在 56℃ 水浴锅中加热 90～120 分钟，使染料与甘油充分混匀溶解，然后加入 60℃ 预热的甲醇，充分摇匀后放入棕色瓶内，室温下静置 7 天，过滤后使用。此染液放置越久，染色效果越好。

3. 瑞-吉（Wright-Giemsa）复合染液

（1）中性甘油：将甘油与水按体积比 1:1 混合，加酚酞指示液 2～3 滴，用 0.1mol/L 氢氧化钠溶液滴定至溶液显粉红色即可。

（2）Wright-Giemsa 复合染液：Wright 染料 1.0g、Giemsa 染料 0.3g、甲醇（AR 级以上）500ml、中性甘油 10ml。将 Wright 染料和 Giemsa 染料置于洁净的研钵中，加少量甲醇研磨片刻，吸出上层混合液。反复数次，至 500ml 甲醇全部用完为止。将上层液体收集于棕色玻璃瓶中，每天早、晚各摇 3 分钟，共 5 天，存放 1 周后即可使用。

（3）磷酸盐缓冲液（pH 6.4～6.8）：磷酸二氢钾（KH_2PO_4）6.64g、磷酸氢二钠（Na_2HPO_4）2.56g、加少量蒸馏水溶解，用磷酸盐溶液调整 pH，加水至 1000ml。

【标本】　毛细血管血或 EDTA 抗凝新鲜全血。

【操作】

1. 采血　采集毛细血管血 1 滴，置于距载玻片一端 1cm 处，也可以使用玻璃棒、微量吸管或注射器针头等取 EDTA 抗凝新鲜全血 1 滴，滴加在载玻片上，直径约为 4mm。

2. 推片　左手执载玻片两端，右手持推片从血滴前方向后移动并接触血滴，使血液沿推片边缘展开，将推片与载玻片呈 30°～45°，匀速向前将血液制成厚薄适宜的血涂片，呈舌形，有头、体、尾三部分，且清晰可见。

3. 干燥　将推好的血涂片在空气中晃动，使其迅速干燥。

4. 标记　在载玻片的一端用记号笔编号，注明受检者姓名等基本信息。

5. 染色

（1）瑞特染色法：待血涂片干透后，用蜡笔在两端画线，以防染色时染液外溢。然后将玻片平置于染色架上，滴加染液（Ⅰ液）3～5 滴，使其迅速盖满血涂片，0.5～1 分钟后，滴加等量或稍多的缓冲液（Ⅱ液），轻轻摇动玻片或用吸耳球对准血涂片吹气，使染液与缓冲液充分混合。室温下放置 5～10 分钟后用流水冲去染液，待干。

（2）吉姆萨染色法：将固定的血涂片置于被 pH 6.4～6.8 磷酸盐缓冲液稀释 10～20 倍的吉姆萨染液中，浸染 10～30 分钟（如标本较少可用滴染）。取出用流水冲洗，待干。

（3）瑞-吉复合染色法：操作步骤同瑞特染色法，只是用瑞-吉复合染色液和缓冲液分别代替瑞特染液和相应的缓冲液。

6. 观察结果

（1）肉眼观察：染色前血膜呈肉红色、舌形，薄厚适宜，头、体、尾分明，血膜两侧应留有空隙。染色后血膜呈淡紫色。

（2）显微镜观察：将干燥后的血涂片置于显微镜下观察。用低倍镜观察血涂片体、尾交界处的血细胞分布及染色情况。然后转换到油镜下，各种细胞呈现不同的颜色，如成熟红细胞呈粉红色；白细胞核呈紫色，粒细胞胞质颗粒呈现特有的颜色（中性颗粒呈紫红色；嗜酸性颗粒呈橘红色；嗜碱性颗粒呈黑色或紫黑色）；单核细胞胞质呈灰蓝色；淋巴细胞胞质呈淡蓝色；血小板呈紫色。

【注意事项】

1. 载玻片 必须清洁、干燥、中性、无油腻，表面无划痕、边缘完整。新玻片常有游离碱质，因此应用清洗液或 10% 盐酸浸泡 24 小时，然后再彻底清洗。用过的玻片可放入适量肥皂水或合成洗涤剂的清水中煮沸 20 分钟，再用热水将肥皂和血膜洗去，用自来水反复冲洗，必要时再置 95% 乙醇中浸泡 1 小时，然后擦干或烤干备用。使用玻片时只能手持玻片边缘，切勿触及玻片表面。

2. 推片 所有血液标本必须在推片到达玻片的末端前用完。推片时力量要适宜，如果用力过猛，白细胞容易破损。对于血细胞比容高、血黏度高的标本推片速度要慢、角度要小；反之，血细胞比容低于正常、血黏度较低的标本推片速度要快、角度要大，这样才能获得满意的涂片。

3. 标本 首选毛细血管血（非抗凝血），也可用 EDTA 抗凝新鲜全血。$EDTA-K_2$ 能够阻止血小板的聚集，有利于血小板形态的观察。抗凝血标本应在 4 小时内制涂片，用于血象分析的抗凝血不宜冷藏。不能使用肝素抗凝标本。

4. 干燥 血涂片必须充分干燥之后方可固定染色，否则细胞尚未牢固地吸附在玻片上，在染色过程中容易脱落。如果环境温度过低或湿度过大，可放置于 37℃ 温箱中促进其干燥，或在酒精灯火焰上方 50mm 处晃动，但不能直接对着火焰，以免细胞形态改变。

5. 标记 由于体积大的异常细胞常集中在血涂片的边缘和尾部，做标记时要注意保护血涂片的边缘和尾部，以防止破坏观察视野。

6. 染色

（1）Wright 染液：新鲜配置的染液偏碱，染色效果较差，应在室温下放置一定时间，待亚甲蓝逐渐转变为天青 B 后方可使用，这一过程称染料成熟。可采用染料成熟指数 RA（A650/A525）判断染料成熟与否。放置时间愈久，天青愈多，染色效果愈好，但必须盖严瓶口，以免甲醇挥发或氧化成甲酸。甲醇必须用 AR 级（无丙酮）或以上。染液中也可加中性甘油 3ml，防止甲醇挥发，使细胞染色更加清晰。

（2）缓冲液：血细胞中的各种有机物质，特别是蛋白质，对染色环境中氢离子浓度十分敏感。染色环境偏酸，增强伊红着色，红细胞和嗜酸性粒细胞染色偏红，细胞核呈淡蓝色或不着色；染色环境偏碱，增强天青着色，所有细胞呈灰蓝色，颗粒呈深暗。嗜酸性颗粒呈暗褐，甚至棕黑色，中性颗粒偏粗，呈紫黑色。遇此种情况应更换缓冲液。

（3）加染液量：应适量，以覆盖整个血膜为宜。染液过少、固定时间过长则易蒸发沉淀，一旦染料沉积在血涂片上，则不易冲洗，使细胞深染不易检查。

（4）染色时间：与染液浓度、室温高低及细胞多少有关，染液浓度低、室温低、细胞多时，染色时间要长一些；反之，则可缩短染色时间。必要时可增加染液量或延长染色时间。冲洗前应先在低倍镜下观察有核细胞是否染色清晰，核质是否分明。为了获得理想的染色效果，可以先进行试染，摸索出适宜的染色时间和染液与缓冲液的比例。

（5）冲洗：冲洗时不能先倒掉染液，应以流水冲洗，以防染料沉渣沉着在血涂片上。冲洗时间不能过久，以防脱色。冲洗完的血涂片应立即放于支架上，防止剩余水分浸泡造成脱色。如血涂片上有染料颗粒沉积，可用甲醇溶解，但需立即用水冲掉甲醇，以免脱色。

7. 观察结果 一张良好的血涂片应有由厚到薄的过渡，头、尾及两侧有一定的空隙。染色后，在血膜体、尾交界处的红细胞分布均匀，既不重叠又相互紧靠。如有条件，干燥后的血涂片先用中性树胶封片后再观察，不仅能使血涂片保存时间延长，而且观察效果也更好。当染色过淡时，可以复染。复染时应先加缓冲液，创造良好染色环境，而后加染液，或加染液与缓冲液的混合液，切不可先加染液。当染色过深时，可用水冲洗或浸泡一定时间，也可用甲醇脱色。当有染料沉渣沉积于血涂片上时，可用甲醇冲洗 2 次，并立即用水冲掉甲醇，待干后复染。当出现蓝色背景时，应注意涂片的固定，使用 EDTA 抗凝血。

二、外周血细胞形态检查

（一）红细胞形态检查

【目的】 掌握正常红细胞的形态特点及检查方法。

【原理】 用普通光学显微镜，直接观察经瑞特染色后的红细胞形态。

【器材】 显微镜、香柏油、拭镜纸、清洁液（乙醚与无水乙醇比例约为 3∶7）。

【试剂】 瑞特染液、磷酸盐缓冲液（pH 6.4～6.8）。

【标本】 制备良好的血涂片。

【操作】

1. 染色 将血涂片用瑞特染液染色，冲洗干净，自然干燥后待用。

2. 低倍镜观察 低倍镜下观察全片红细胞的分布和染色情况。

3. 油镜观察 滴加香柏油 1 滴，在油镜下仔细观察红细胞的形态。

【注意事项】

1. 制备良好的血涂片 当采血不当、涂片不当、染色不当、抗凝剂 EDTA 浓度过高，或血液长时间放置、涂片干燥过慢，或由于固定液中混有少许水分、涂片末端附近等均可造成红细胞形态异常。

2. 选择理想的区域进行镜检 理想的红细胞分布区域应是红细胞之间紧密排列而不重叠，且有立体感。

3. 注意完整规范的检查顺序 涂片应先在低倍镜下进行观察，包括细胞的分布和染色情况等，再用油镜进行观察，尤其注意血膜体尾交界处的细胞形态，同时注意是否存在其他异常细胞，如幼稚细胞或有核红细胞等。

4. 减少人为影响因素 应认真浏览全片，排除人为因素的影响。一般真正的异形红细胞均匀分布于全片，而假性异形红细胞常局限于个别区域。

（二）白细胞形态检查

【目的】 掌握各种白细胞正常形态和病理形态改变。

【原理】 用普通光学显微镜，直接观察经瑞特染色后血涂片上的白细胞。从细胞大小、细胞核、细胞质等多方面观察细胞形态。

【器材】 显微镜、香柏油、拭镜纸、清洁液（乙醚与无水乙醇比例约为 3∶7）。

【试剂】 瑞特染液、磷酸盐缓冲液（pH 6.4～6.8）。

【标本】 制备良好的血涂片。

【操作】

1. 染色 将血涂片用瑞特染液染色，冲洗干净，自然干燥后待用。

2. 低倍镜观察 低倍镜观察全片细胞分布、数量、染色情况。

3. 油镜观察 滴加香柏油 1 滴，在油镜下对白细胞从细胞大小、细胞核、细胞质等多方面做认真仔细地观察。

4. 计算毒性指数 观察 100 或 200 个中性粒细胞，记录有病理变化的中性粒细胞数量，计算毒性指数。

毒性指数=有中毒颗粒的中性粒细胞数/计数的中性粒细胞数。

【注意事项】

1. 不同类型细胞的区别 含中毒颗粒的中性粒细胞应与嗜碱性粒细胞相区别，其区别要点是嗜碱性粒细胞核较少分叶，染色较浅，嗜碱性颗粒着色更深，较大且不均匀，细胞边缘常分布较多，也可覆盖分布于细胞核上。

2. 染色的影响 在血涂片染色偏碱或染色时间过长时，可将中性颗粒误认为中毒颗粒。应注意全片各种细胞的染色情况。

（三）血小板形态检查

【目的】 掌握正常血小板的形态特点和检查方法。

【原理】 用普通光学显微镜，直接观察经瑞特染色后血涂片上的血小板形态。

【器材】 显微镜、香柏油、拭镜纸、清洁液（乙醚与无水乙醇比例约为 3 : 7）。

【试剂】 瑞特染液、磷酸盐缓冲液（pH 6.4~6.8）。

【标本】 制备良好的血涂片。

【操作】

1. 染色 将血涂片用瑞特染液染色，冲洗干净，自然干燥后待用。

2. 低倍镜观察 低倍镜观察全片血小板分布和染色情况。选取涂片厚薄适宜、细胞分布均匀、细胞形态完整的区域，换油镜观察。

3. 油镜观察 滴加香柏油 1 滴，在油镜下仔细地观察 10 个视野内的血小板形态特点和数量。

【注意事项】

1. 采血要顺利，以免血小板聚集和黏附。用 EDTA 抗凝新鲜全血观察血小板数量和形态好于毛细血管血。

2. 采血后立即制备血涂片。如果采血不当、涂片不当、染色不当、长时间放置血液、涂片干燥过程慢等均可影响血小板形态。

3. 选择理想的区域进行镜检 理想的区域应是红细胞之间紧密排列而不重叠。

4. 注意完整规范的检查顺序 应先在低倍镜下检查血涂片，观察血小板分布和染色情况，再用油镜观察血膜体尾交界处的血小板形态。

5. 减少人为影响因素 应认真浏览全片，排除人为因素的影响。一般真正的异形血小板均匀分布于全片，而假性异形血小板常局限于个别区域。

三、改良牛鲍（血细胞）计数板的使用

【目的】 掌握改良牛鲍计数板（improved Neubauer hemocytometer）的结构与使用方法。

【原理】 一定倍数稀释的血液或体液，混匀后滴入具有固定体积和精密划分刻度的血细胞计数板中，在显微镜下对所选择区域中的细胞进行计数，再乘以稀释倍数，即可换算成单位体积内的细胞数。

【器材】 改良牛鲍计数板（血细胞计数板）及盖玻片、显微镜、绸布、微量吸管、试管、吸管或小玻璃棒等。改良牛鲍计数板为优质厚玻璃制成。每块计数板由"H"型凹槽分为 2 个同样的计数池。计数池两侧各有一条支持柱，较计数池平面高出 0.10mm。将特制的专用盖玻片覆盖其上，形成高 0.10mm 的计数池。计数池内划有长、宽各 3.0mm 的方格，平均分为 9 个大方格，每个大方格面积为 1.0mm^2，容积为 0.1mm^3（μl）。在这 9 个大方格中，中央大方格用双线分成 25 个中方格，其中位于正中及四角的这 5 个中方格是红细胞和血小板计数区。每个中方格又用单线分为 16

个小方格。位于四角的 4 个大方格是白细胞计数区，它们分别用单线划分为 16 个中方格。

【试剂】 白细胞稀释液、红细胞稀释液。

【标本】 毛细血管血或 EDTA 抗凝新鲜全血。

【操作】

1. 准备计数板 用绸布拭净血细胞计数板和盖玻片，采用推式法从计数板下缘向前平推盖玻片，将其盖在计数池上。

2. 稀释血液 取试管 2 支，标明 A、B，分别加白细胞稀释液 0.38ml、红细胞稀释液 2ml，再各加抗凝血 20μl、10μl，混匀成细胞悬液备用。

3. 充池 充分混匀 A 液，用微量吸管或小玻璃棒将稀释血液滴入计数板和盖玻片交界处，利用虹吸法让液体顺其间隙充满计数池，再取 B 液，以同样方法在另一侧计数板充池。

4. 静置 计数板充池后应平置于桌面上静置 2~3 分钟，待细胞下沉。

5. 计数 先用低倍镜观察，降低聚光器、缩小光栅或降低光源亮度以使光线减弱，以便观察整个计数板的结构（大、中、小方格）及特征，同时观察血细胞分布是否均匀，如严重分布不均，应重新充池。在充 A 液的计数池观察白细胞计数范围，在充 B 液的计数池观察红细胞计数范围。计数时遵循一定的方向逐格进行，以免重复或遗漏。对压线的细胞采用数上不数下，数左不数右的原则。记录所数 5 个中方格的红细胞数和 4 个大方格的白细胞数。

【注意事项】

1. 改良牛鲍血细胞计数板

（1）计数板启用前及使用后每隔 1 年都应鉴定 1 次，以防不合格或磨损而影响计数结果的准确性，鉴定内容如下：首先是盖玻片检查，包括其厚度和平整度。厚度检查使用千分尺对盖玻片进行多点测定，最少测定 9 个区，每区测定 2 点，要求区域间厚度相差小于 2μm；平整度检查使用平面平晶仪检查盖玻片两表面的干涉条纹，其条纹细密均匀或微量弯曲即符合要求。其次是计数池深度检查，将微米级千分尺尾部垂直架在计数板的两堤上，移动尾部微米级千分尺，多点测量计数池的高度，误差应在 ±2%（±2μm）以内。

（2）保证计数板和盖玻片清洁。操作中勿让手指接触计数板表面，以防污染，致使充池时产生气泡。如使用血液充池，计数板和盖玻片使用后应依次用 95%（V/V）乙醇、蒸馏水棉球擦拭，最后用洁净绸布拭净。千万勿用粗糙织物擦拭，以免磨损计数板上的刻度。

2. 充池 计数板要平放。充池前要充分混匀细胞悬液。必须一次完成充池，不能出现断续充池、充液过少、过多或有气泡，否则应拭净计数板及盖玻片后重新操作。不能在充池后移动或碰触盖玻片。

3. 静置计数板 红细胞和白细胞计数一般需要静置 2~3 分钟，血小板计数需要静置 10~15 分钟，静置过程中要注意保湿，否则会造成稀释液挥发。

4. 计数 血液稀释后应在 1 小时内完成计数，以免血细胞聚集、稀释、溶血、液体挥发后浓缩或分布不均。如果计数池内细胞分布严重不均，应重新充池计数。计数红细胞、血小板用高倍镜，计数白细胞用低倍镜。应遵循计数原则，计数细胞时注意与非细胞成分相区别。

四、红细胞计数

【目的】 掌握显微镜红细胞计数（red blood cell count，RBC）的原理及方法。

【原理】 用等渗稀释液将血液稀释一定倍数，充入计数池后，在显微镜下计数一定体积内的红细胞数量，经换算求出每升血液中的红细胞数量。

【器材】 显微镜、改良牛鲍（血细胞）计数板、试管、微量吸管、玻璃棒等。

【试剂】

1. 红细胞稀释液（Hayem 液） 氯化钠 1.0g，结晶硫酸钠 5.0g（或无水硫酸钠 2.5g），氯化高汞 0.5g，蒸馏水加至 200ml。溶解后加 20g/L 伊红溶液 1 滴，过滤后使用。

2. 甲醛枸橼酸盐稀释液 枸橼酸钠 3.0g，36%～40%甲醛 1ml，加蒸馏水至 100ml。

3. 生理盐水或 1%甲醛生理盐水。

【标本】 毛细血管血或 EDTA 抗凝新鲜全血。

【操作】

1. 加稀释液 取小试管 1 支，加红细胞稀释液 2ml。

2. 采血 用清洁干燥微量吸管采集末梢血或抗凝血 10μl，擦去管外余血，轻轻加至红细胞稀释液底部，再轻吸上清液清洗吸管 2～3 次，立即混匀，制成红细胞悬液。

3. 充池 先用推式法在改良牛鲍（血细胞）计数板上加盖盖玻片，再次混匀试管中的红细胞悬液后用微量吸管或玻璃棒将红细胞悬液充入计数池，室温下平放 3～5 分钟，待细胞下沉后于显微镜下计数。

4. 计数 用高倍镜依次计数中央大方格内 4 角和正中 5 个中方格内的红细胞数。

5. 计算

$$红细胞数/L = N \times 25/5 \times 10 \times 10^6 \times 200 = N \times 10^{10} = N/100 \times 10^{12}$$

N：表示 5 个中方格内数得的红细胞数。

$\times 25/5$：将五个中方格红细胞数换算成 1 个大方格红细胞数。

$\times 10$：将 1 个大方格红细胞数换算成 1μl 血液内红细胞数。

$\times 10^6$：$1L = 10^6 \mu l$

$\times 200$：为血液的稀释倍数。

【操作卡】 表 10-7。

表 10-7 红细胞计数操作卡

操作项目	操作动作	口述内容	注意事项
加稀释液	取小试管 1 支，加红细胞稀释液 2ml	右手拿移液管，左手拿吸耳球，移液管要垂直方向拿取	稀释液量要准确
采血	用微量吸管采集毛细血管血或新鲜全血 10μl，拭净管外余血	注意不要将血液和稀释液弄到微量吸管上的小胶帽内	血量要准确，尽量多一些，微量吸管内稀释血液不要带出试管，注意有无血凝块
	轻轻加至红细胞稀释液的底部，再轻吸上清液清洗吸管 2～3 次，然后立即混匀，制成红细胞悬液	要拭净微量吸管外余血 充分混合均匀尽量不要产生气泡	
充池	采用"推式"法在改良牛鲍血细胞计数板上加盖盖玻片	取混合液的量约为 10～20μl 加盖玻片：采用"推式"法加盖盖玻片	加盖玻片的方式可影响充液的高度，进而影响计数结果
	再次混匀试管中的红细胞悬液	充池：充池前应适当混匀红细胞悬液。但应避免产生过多气泡影响充池和计数的准确；充池时应避免充液量过多、过少、断续，避免气泡及充池后移动或触碰盖玻片	
	用微量吸管或玻璃棒取混匀后的细胞悬液 1 滴，充入计数板的计数池		
	室温下平放 3～5 分钟，待细胞完全下沉后于显微镜下计数		
计数	采用高倍镜依次计数计数池中央大方格内四角和正中 5 个中方格内的红细胞数	计数原则：计数压线细胞时，遵循"数上不数下、数左不数右"的计数原则	光线不要太亮 准确寻找计数区域
计算	红细胞数/L=$N \times 25/5 \times 10 \times 10^6 \times 200 = N \times 10^{10}$ $= N/100 \times 10^{12}$	N：表示 5 个中方格内数得的红细胞数 $\times 25/5$：将 5 个中方格红细胞数换算成 1 个大方格红细胞数 $\times 10$：将 1 个大方格红细胞数换算成 1μl 血液内红细胞数 $\times 10^6$：将 1μl 换算成 1L $\times 200$：血液的稀释倍数	计数结果要准确

【注意事项】

1. 器材要求 所有器材均应清洁干燥，改良牛鲍血细胞计数板、盖玻片、微量吸管及刻度吸管的规格应符合质量要求，或经过校正方可使用。

2. 稀释液 红细胞稀释液应等渗、新鲜、无杂质微粒。

3. 操作要求 严格规范操作，从消毒、采血、稀释、充池到计数、计算等环节都应严格规范要求。

（1）采血：采血应顺利、准确，采血部位如有水肿、发绀、冻疮、炎症等均可影响结果，使标本失去代表性。

（2）稀释：稀释液或（和）血液的量不准确、吸血时吸管内有气泡、未拭净微量吸管外余血、血液加入稀释液后微量吸管带出部分稀释血液、稀释液放置时间过长导致蒸发浓缩等均会对结果造成影响。稀释液用前应过滤，红细胞数量明显增高时可适当加大稀释倍数。

（3）血液凝固：当采血动作缓慢、过分挤压采血部位、针刺深度不适宜等均可造成血液凝固。

（4）充池不当：红细胞悬液充池前未混匀、充液过少、过多、断续充液、计数池内有气泡、操作台不平等，均可造成细胞分布不均。因此，既要充分混匀红细胞悬液，又要防止剧烈振荡而使红细胞破坏。将细胞悬液充入计数池时要一次完成，不能产生满溢、气泡或充池不足等现象，充入血细胞悬液的量以不超过计数池台面与盖玻片之间的矩形边缘为宜。

（5）寻找计数区域：在显微镜光线较弱时仔细寻找计数区域。

（6）计数：大小方格内压线细胞的计数遵循"数上不数下、数左不数右"的原则，避免重复计数或漏数。尽量扩大血细胞计数范围和数量，以减少计数误差。红细胞在计数池中若分布不均，每个中方格之间相差超过 20 个以上时要重新充池计数。正常数值范围内，2 次红细胞计数相差不得超过 5%。尽量减少白细胞、有核红细胞、网织红细胞及其他成分的影响。

五、白细胞计数

【目的】 掌握显微镜法白细胞计数的原理及方法。

【原理】 用白细胞稀释液将血液稀释一定的倍数，同时破坏溶解红细胞。将稀释的血液注入血细胞计数板，在显微镜下计数一定体积内的白细胞数，经过换算即可求出每升血液中的白细胞数量。

【器材】 显微镜、改良牛鲍（血细胞）计数板、试管、吸管、微量吸管、滴棒等。

【试剂】 白细胞稀释液：2%冰乙酸溶液中加入 10g/L 结晶紫（或亚甲蓝）3 滴。

【标本】 毛细血管血或 EDTA 抗凝新鲜全血。

【操作】

1. 加稀释液 用吸管吸取白细胞稀释液 0.38ml 于小试管中。

2. 采血 用微量吸管吸取新鲜全血或末梢血 20μl，擦去管尖外部余血。将微量吸管插入小试管中白细胞稀释液的底部，轻轻放出血液，并吸取上层白细胞稀释液清洗微量吸管 2~3 次。

3. 混匀 将试管中血液与稀释液混匀，待细胞悬液完全变为棕褐色。

4. 充池 先用推式法在改良牛鲍血细胞计数板上加盖盖玻片，再次混匀试管中的白细胞悬液。用微量吸管或滴棒蘸取细胞悬液 1 滴，充入计数板的计数池中，室温静置 2~3 分钟，待白细胞完全下沉。

5. 计数 在低倍镜下计数四角 4 个大方格内的白细胞总数。

6. 计算

$$白细胞数/L = N/4 \times 10 \times 20 \times 10^6 = N/20 \times 10^9$$

N：表示 4 个大方格内数得的白细胞数。

÷4：每个大方格的白细胞平均数量。

×10：将每个大方格细胞数换算成 1μl 血液内的白细胞数。

×20：为血液的稀释倍数。

×10^6：1L=10^6μl

【操作卡】 表 10-8。

表 10-8 白细胞计数操作卡

操作项目	操作动作	口述内容	注意事项
加稀释液	用吸管吸取白细胞稀释液 0.38ml 于小试管中	右手拿移液管，左手拿吸耳球，移液管要垂直方向拿取	稀释液量要准确
采血	用微量吸管采血 20μl，拭净管尖外部余血	注意不要将血液和稀释液弄到微量吸管上的小胶帽内	血量要准确，尽量多一些
	将吸管插入小试管中白细胞稀释液的底部，轻轻放出血液，并吸取上层稀释液清洗吸管 3 次	要拭净微量吸管外余血	微量吸管内稀释血液不要带出试管
混匀	将试管中血液与稀释液混匀，待细胞悬液完全变为棕褐色	充分混合均匀尽量不要产生气泡	注意有无血凝块
充池	采用"推式"法在改良牛鲍血细胞计数板上加盖盖玻片	加盖玻片：采用"推式"法加盖盖玻片	加盖玻片的方式可影响充液的高度，进而影响计数结果
	再次混匀白细胞悬液	取混合液的量约为 10～20μl	
	用微量吸管或玻璃棒取混合后的细胞悬液 1 滴，充入计数板的计数池中	充池：充池前应适当用力、快速振荡 30 秒，以充分混匀白细胞悬液。但应避免产生过多气泡影响充池和计数的准确；充池时应	
	室温静置 2～3 分钟，待白细胞完全下沉后，在显微镜下计数	避免充液过多、过少、断续，避免气泡及充池后移动或触碰盖玻片	
计数	在低倍镜下计数计数池的四角 4 个大方格内的白细胞总数	计数原则：计数压线细胞时，遵循"数上不数下、数左不数右"的计数原则	光线不要太亮准确寻找计数区域
计算	白细胞数/L=N/4×10×20×10^6=N/20×10^9	N：表示 4 个大方格内数得的白细胞数	计数结果要准确
		÷4：每个大方格的白细胞平均数量	
		×10：将每个大方格细胞数量换算成 1μl 血液内的白细胞数	
		×20：血液的稀释倍数	
		×10^6：将 1μl 换算成 1L	

【注意事项】

1. 器材要求 稀释用吸管、微量吸管、改良牛鲍血细胞计数板均为计量工具，使用前需经过严格的校正，否则将直接影响计数结果的准确。

2. 标本要求

（1）标本：使用标本可为由静脉穿刺采取的新鲜全血，也可为静脉末梢血。采集末梢血时，应注意采血部位不得有冻疮、水肿、发绀、炎症等，以免标本失去代表性，同时也应注意不能过度挤压，以免组织液混入引起血液凝固或造成计数结果不准确。

（2）抗凝剂：EDTA-K_2 作为抗凝剂，其浓度为 3.7～5.4μmol/ml 血。

（3）采血：采血速度应快，以免血液凝固，针刺深度要适宜，不能过度挤压，以免组织液混入血液中。

（4）稀释与混匀：稀释液应为无菌、无毒、适用于检测系统的缓冲盐溶液。稀释液应过滤后使用，以免杂质、微粒等干扰，取血量及稀释倍数均应准确。

（5）容器及条件：必须采用符合要求的塑料注射器或真空采血系统。为了标本的充分混匀，盛放标本的试管应有足够的容量，检测前应轻轻颠倒混匀。标本应在 18～22℃ 室温下，4 小时内检测完成。

3. 操作要求

（1）加盖玻片：加盖玻片的方式可以影响充池的高度，从而影响计数结果。WHO 推荐采用"推式"法，此法较"盖式"法更能保证充池体积的高度准确（0.10mm）。

（2）充池：充池前应适当用力、快速振荡试管，以充分混匀白细胞悬液。同时应避免产生过多气泡，以免影响充池和计数的准确性。在充池时，应避免充液不足、液体外溢、断续充液，或产生气泡、充液后移动或碰触盖玻片等，以防细胞分布不均匀，造成计数结果不准确。

（3）细胞分布应均匀：计数池内的细胞分布应均匀，白细胞总数在正常范围内时，一般情况下各大方格间的细胞数相差不超过 8 个。2 次重复计数误差不应超过 10%，若相差太大，应重新充池计数。

（4）寻找计数区域：在显微镜光线不要太强的情况下，仔细调整显微镜的粗螺旋和细螺旋，认真寻找计数区域。

（5）计数：计数大、中方格内的压线细胞时，遵循"数上不数下、数左不数右"的原则。白细胞数量过多时，可采用加大稀释倍数的方法。如 20μl 血加入到 0.78ml 稀释液中或 10μl 血加入到 0.38ml 稀释液中。白细胞数量过少时，可采用扩大计数区域的方法，计数 8 个或 9 个大方格，也可采用减少稀释倍数的方法。由于白细胞稀释液不能破坏有核红细胞，它可使白细胞计数结果偏高，此时应计算白细胞校正值，其校正公式为：白细胞校正值/L＝100/（100＋有核红细胞）×校正前白细胞数（公式中的有核红细胞是指分类 100 个白细胞时所遇见的有核红细胞）。

六、正常血细胞形态学检查

【目的】　掌握各种正常血细胞各阶段的形态特点。

【标本】　骨髓象大致正常的骨髓涂片。

（一）红细胞系统

【形态观察】

1. 红细胞系统（指有核红细胞）**的形态特征**　胞体：圆形或类圆形，有的原始红细胞及早幼红细胞可见瘤状突起；胞核：圆形居中；胞质：较多，无颗粒，胞质颜色从深蓝色→蓝灰色→灰红色→淡红色。

2. 各阶段有核红细胞形态特点　见表 10-9。

表 10-9　各阶段有核红细胞形态特点

鉴别要点	原始红细胞	早幼红细胞	中幼红细胞	晚幼红细胞
胞体直径	15～22μm	15～20μm	8～15μm	7～10μm
胞体形态	圆形，常有瘤状突起	圆形，可有瘤状突起	圆形	常圆形
胞核形态	圆形，常居中	圆形，常居中	圆形，常居中	圆形，居中或偏位
核仁	1～3 个	模糊或无	无	无
染色质	细颗粒状	粗颗粒状或小块	块状如击碎木块，副染色质明显	固缩成团块状，副染色质可见或无
胞质量	较少	略增多		多
胞质颜色	深蓝色不透明，有核周淡染区	深蓝色不透明，可见核周淡染区	灰蓝、灰红色	浅红色或灰红色
胞质颗粒	无	无	无	无

【注意事项】

（1）在低倍镜下选择染色好、厚薄适宜的部位进行观察。厚薄适宜的部位多在血膜的体尾交界处，其成熟红细胞不重叠也不过分分离，细胞形态完整，染色好，细胞结构清楚。在骨髓膜厚的部位，显微镜下的有核红细胞胞体变小，胞质量变少，易误认为红系有缺铁样改变或误认为淋巴细胞（尤其是中幼红细胞）；而尾部的有核红细胞的胞体变大（包括红细胞），胞质量也较多，红细胞中央淡染区常消失。所以，观察各种细胞时，选择合适的部位观察非常重要。

（2）观察前应确定骨髓涂片的正反面，有骨髓膜面为正面，反光性差；无骨髓膜面为反面，反光性好。如反面朝上放置，低倍镜和高倍镜下可见片中细胞，油镜下却看不到细胞，如果过度地调节焦距易压碎骨髓涂片。

（3）由于骨髓中细胞的种类很多，应首先选择具有红细胞系统特征的细胞进行观察，再进一步辨认并区分各阶段有核红细胞的特点。观察有核红细胞胞质颜色时，要与周围红细胞进行比较分析，因为涂片染色偏酸或偏碱均会影响胞质颜色，使其颜色偏红或偏蓝，而影响对细胞的辨认。

（4）有的骨髓片中可见多个有核红细胞围绕巨噬细胞或组织细胞，称为有核红细胞造血岛，有核红细胞围绕巨噬细胞的主要目的是摄取铁以合成血红蛋白。有核红细胞造血岛增多见于溶血性贫血、白血病化疗后恢复期等，而正常人偶见。另外，还应注意观察分裂象细胞及退化细胞的形态特点。

（5）由于细胞形态变化多样，故观察细胞时不能只抓住某一、两个特点，就轻易地做出否定或肯定性判断。应全面观察细胞，如胞体大小、形态，胞质量、颜色、颗粒、空泡等，胞核大小、形态、位置、核染色质、核仁（包括数量、大小、清晰度）等，同时要注意与周围细胞进行比较。

（二）粒细胞系统

【形态观察】

1. 粒细胞系统的形态特征 胞体：规则，呈圆形或椭圆形；胞核：圆形→椭圆形→核一边扁平→肾形→杆状→分叶状；胞质颗粒：无颗粒→出现非特异性颗粒→出现特异性颗粒→特异性颗粒增多、非特异性颗粒减少→仅有特异性颗粒。

2. 各阶段粒细胞形态特点 见表 10-10。

表 10-10 各阶段粒细胞形态特点

鉴别要点	原始粒细胞	早幼粒	中性中幼粒	中性晚幼粒	中性杆状核	中性分叶核
胞体直径	10～20μm	12～22μm	10～18μm	10～16μm	10～14μm	10～13μm
胞体形态	圆或椭圆形	圆或椭圆形	圆或椭圆形	圆或椭圆形	圆或椭圆形	圆或椭圆形
胞核形态	圆或椭圆形	圆或椭圆形，常偏于一侧	椭圆形、一侧扁平或略凹陷	明显凹陷呈肾形、半月形等	呈带形、S形、U形等	分叶（2～5叶）
核仁	2～5个，较小	常清楚	常无	无	无	无
染色质	细颗粒	开始聚集，较原始粒细胞粗	聚集呈索块状	小块状，出现副染色质	粗块状，副染色质明显	粗块状，副染色质明显
胞质量	较少	较多或多	多	多	多	多
胞质颜色	透明天蓝色	淡蓝色	颗粒淡红色	颗粒淡粉色	颗粒淡粉色	颗粒淡粉色
胞质颗粒	无或有少许、细小A颗粒	数量不等、大小不一的A颗粒，可在核上	出现中性颗粒，A颗粒常较多	充满中性颗粒，A颗粒少或无	充满中性颗粒	充满中性颗粒

3. 中幼粒以下细胞的胞核划分标准 见表 10-11。

表 10-11 中幼粒以下细胞的胞核划分标准

细胞种类	核凹陷程度	核凹陷程度	核最窄
	核假设直径	核假设圆形直径	核最宽
中幼粒细胞	—	<1/2	—
晚幼粒细胞	<1/2	1/2～3/4	>1/2
杆状核粒细胞	>1/2	>3/4	1/2～1/3
分叶核粒细胞	核丝	核丝	<1/3

4. 粒细胞胞质中含有 4 种颗粒 即非特异性颗粒和 3 种特异性颗粒（中性颗粒、嗜酸性颗粒及嗜碱性颗粒），4 种颗粒的鉴别见表 10-12。

表 10-12 粒细胞胞质中 4 种颗粒的鉴别

鉴别要点	非特异性颗粒	中性颗粒	嗜酸性颗粒	嗜碱性颗粒
大小	较中性颗粒粗大	细小	粗大	最粗大
	大小不一	大小一致	大小一致	大小不一
形态	形态不一	细颗粒状	圆形或椭圆形	形态不一
色泽	紫红色	淡红色或淡紫红色	橘红色	深紫红或深紫黑色
数量	少量或中等量	多	多	不一、常不多
分布	分布不一，有时覆盖核上	均匀	均匀	分布不一，常覆盖核上

【注意事项】

（1）正常人骨髓涂片中粒细胞系统所占的比例最大（约一半左右），而粒细胞的颗粒是该系统细胞最主要的特征之一，因此，仔细辨认这四种颗粒，对区分粒细胞与非粒细胞及粒细胞各阶段的划分都非常重要。由于骨髓中细胞的种类很多，初学者应首先选择具有粒细胞系统特征的细胞进行观察，再进一步辨认并区分各阶段粒细胞的特点。

（2）部分粒细胞形态不典型，应注意与其他细胞鉴别。

1）原始粒细胞与原始红细胞鉴别。这两种原始细胞是正常人骨髓中相对较易见的细胞，两者鉴别详见表 10-13。

表 10-13 原始粒细胞与原始红细胞鉴别

鉴别要点	原始粒细胞	原始红细胞
胞体	直径 10～20μm	直径 15～25μm，常可见瘤状突起
胞核	常类圆形	圆形
核仁	2～5 个（多数>3 个），较小，清晰	1～3 个，较大，界限常不清楚
染色质	细颗粒状，排列均匀，平坦	颗粒状（较粗），不太均匀，但着色深
胞质颜色	蓝色或深蓝色（但不如原始红细胞深蓝），着色均匀，如水彩画感	不透明的深蓝色，着色不均匀，如油画蓝感
核质比	较大	比原始粒细胞小

2）对于形态不典型的粒细胞，应注意与其他细胞进行鉴别，如单核细胞、淋巴细胞等，通过

与周围其他细胞（包括粒系和非粒系细胞）进行比较，有助于做出正确判断。

（3）注意辨认双染性嗜酸性粒细胞，它一般见于中幼粒细胞、晚幼粒细胞阶段。由于其颗粒不典型，易误认为嗜碱性粒细胞。

（4）多数嗜碱性粒细胞的胞核结构都不太清楚，因此有时较难确定为哪一阶段的细胞，再加上正常情况下骨髓中嗜碱性粒细胞很少且均为成熟细胞，故一般笼统地归为嗜碱性粒细胞。

（三）淋巴细胞系统

【形态观察】

1. 淋巴细胞系统的形态特征为 胞体及胞核：小，圆形或类圆形；胞质：少，呈蓝色或淡蓝色。

2. 各阶段淋巴细胞形态特点 见表10-14。

表 10-14　各阶段淋巴细胞形态特点

鉴别要点	原始淋巴细胞	幼稚淋巴细胞	大淋巴细胞	小淋巴细胞
胞体直径	10～18μm	10～16μm	12～15μm	6～9μm
胞体形态	圆或椭圆形	圆或椭圆形	圆或椭圆形	圆、椭圆或蝌蚪形
胞核形态	圆或椭圆形	圆或椭圆形	椭圆形，常偏位	椭圆形或有小切迹
核仁	1～2个	模糊或消失	消失	消失
染色质	较粗颗粒状	粗颗粒状，开始聚集	紧密而均匀	块状，副染色质不明显
胞质量	少	少	较多	很少
胞质颜色	蓝色、核周淡染区	蓝色	清澈的淡蓝色	淡蓝色或深蓝色
胞质颗粒	无	偶有少许紫红色颗粒	常有紫红色颗粒	常无颗粒

【注意事项】

（1）某些淋巴细胞形态不典型，应注意鉴别。

1）小淋巴细胞应注意与中幼红细胞、浆细胞进行鉴别，三者鉴别详见表10-15。

表 10-15　小淋巴细胞、中幼红细胞和浆细胞的鉴别

鉴别要点	小淋巴细胞	中幼红细胞	浆细胞
胞体大小	6～9μm	8～15μm	8～15μm
胞体形态	类圆形或蝌蚪形	圆形	椭圆形
核形	类圆形或有小切迹	圆形	圆形
染色质	块状，副染色质不明显	块状，副染色质明显	块状，副染色质较明显
胞质	极少，呈淡蓝色	多，灰蓝或灰红色	丰富，多深蓝色
颗粒	常无，有时有少许	无	偶有紫红色颗粒
其他	有时可见胞质突起	常无空泡	有核旁淡染区，泡沫浆

2）小淋巴细胞应与胞体小的嗜碱性粒细胞、炭核鉴别，三者鉴别详见表10-16。

表 10-16　小淋巴细胞、嗜碱性粒细胞和炭核的鉴别

鉴别要点	小淋巴细胞	胞体小的嗜碱性粒细胞	炭核
胞体大小	6～9μm	与小淋巴细胞相仿	如晚幼红细胞胞核大小
核形	类圆形或有小切迹	轮廓不清楚	常呈圆形

续表

鉴别要点	小淋巴细胞	胞体小的嗜碱性粒细胞	炭核
染色质	染色质呈块状	结构不清楚	呈团块状，未见副染色质
胞质	极少，呈淡蓝色	极少，有时呈红色	无
颗粒	常无，有时有少许紫红色颗粒	有少许紫黑色颗粒，常覆盖核上	无

3）某些大淋巴细胞胞体较大且颗粒较多，应注意与幼粒细胞鉴别，两者鉴别详见表10-17。

表 10-17 大淋巴细胞与中性幼稚粒细胞的鉴别

鉴别要点	大淋巴细胞	中性幼稚粒细胞
染色质	致密，副染色质不明显	粗颗粒状，副染色质明显
胞质	淡蓝色	淡蓝色，但由于中性颗粒覆盖而无法观察
颗粒	紫红色颗粒，较中性颗粒粗大	有不等中性颗粒，还可见 A 颗粒

（2）淋巴细胞分为大淋巴细胞和小淋巴细胞，骨髓片中一般以小淋巴细胞为主。骨髓有核细胞计数分类时，一般不需要将两者分开报告。

（3）各阶段淋巴细胞的划分中，其关键是如何区分不成熟淋巴细胞和成熟淋巴细胞，而观察部位的选择尤其重要。

（四）浆细胞系统

【形态观察】

1. 浆细胞系统的形态特征为　胞核：圆形，偏位；胞质：丰富，呈深蓝色，且常有核旁淡染区及空泡；核质比：小。

2. 各阶段浆细胞形态特点　见表10-18。

表 10-18 各阶段浆细胞形态特点

鉴别要点	原始浆细胞	幼稚浆细胞	浆细胞
胞体直径	15～20μm	12～16μm	8～15μm
胞体形态	圆形或椭圆形	圆形或椭圆形	常椭圆形
胞核形态	圆形，较大，居中或偏位	圆或椭圆形，常偏位	圆或椭圆形，较小，常偏于一侧
核仁	1～2 个，清晰	模糊或无	无
染色质	粗颗粒网状	聚集，较粗大颗粒	块状，呈典型的车轮状或龟背状
胞质量	较多	较多	丰富
胞质颜色	不透明深蓝色，有核旁淡染区	深蓝色，有核旁淡染区	不透明蓝色或蓝紫色
胞质颗粒	无	偶有少许紫红色颗粒	偶有少许紫红色颗粒
空泡	可有	可有	明显

【注意事项】

（1）某些浆细胞形态不典型，应注意与其他血细胞进行鉴别，如不典型中幼红细胞、小淋巴细胞等，见表10-15。

（2）幼稚浆细胞与浆细胞的划分，比原始浆细胞与幼稚浆细胞的划分更重要。

（3）某些反应性浆细胞增多的骨髓片中，有时可见 3 个或 3 个以上成熟浆细胞围绕巨噬细胞或组织细胞，称之为浆细胞造血岛。这些成堆的浆细胞尤其应注意与成骨细胞鉴别。

（五）单核细胞系统

【形态观察】

1. 单核细胞系统的形态特征 胞体：常较大，可不规则或有伪足状突起；胞核：较大，常不规则，常扭曲、折叠，核染色质比其他同期细胞细致、疏松；胞质：较多，呈灰蓝色，常有空泡，颗粒细小呈粉尘样。

2. 各阶段单核细胞形态特点 见表10-19。

表10-19 各阶段单核细胞形态特点

鉴别要点	原始单核细胞	幼稚单核细胞	单核细胞
胞体直径	15～25μm	15～25μm	12～20μm
胞体形态	圆形或不规则，有时有伪足	圆形或不规则，有时有伪足	圆形或不规则，有时有伪足
胞核形态	核较大，常为圆形、椭圆形或不规则形	不规则，呈椭圆形、肾形或有切迹、扭曲、折叠状	不规则形，呈扭曲、折叠状或笔架形、马蹄形、S形等
核仁	1～3个，大而清楚	有或消失	消失
染色质	纤细、疏松，呈细丝网状	开始聚集，呈疏松网状	呈疏松条索状或网状
胞质量	较多	增多	多
胞质颜色	蓝色或灰蓝色，半透明如毛玻璃样	蓝色或灰蓝色，半透明如毛玻璃样	灰蓝色或略带粉色
胞质颗粒	无或有少许细小颗粒	可见细小、粉尘样紫红色嗜天青颗粒	可有细小、粉尘样紫红色嗜天青颗粒
空泡	可有	可有	常有

【注意事项】

（1）单核系统细胞是一种较难辨认的细胞，因其形态变化较大，初学者经常将不典型的单核细胞误认为粒细胞或淋巴细胞，而使分类中单核细胞的比例下降，应注意它们之间的鉴别。

1）原始单核细胞与原始粒细胞、原始淋巴细胞鉴别，见表10-20。

表10-20 原始单核细胞与原始粒细胞、原始淋巴细胞的鉴别

鉴别要点	原始单核细胞	原始粒细胞	原始淋巴细胞
胞体大小	大，15～25μm	中等，10～20μm	小，10～18μm
胞体形态	圆形或不规则，可有伪足	规则（圆形或椭圆形）	规则（圆形或类圆形）
核形	规则或不规则，常折叠、偏位	规则（圆形或椭圆形）	规则（圆形或类圆形）
核仁	1～3个（常为1个），大而清晰	2～5个，小而清晰	1～2个，较清晰
染色质	纤细、疏松，呈细丝网状，有起伏不平感，无厚实感	细颗粒状，分布均匀，有轻度厚实感	颗粒状，排列紧密，分布不均匀，有明显厚实感
胞质量	较多	较少	少或很少
胞质颜色	蓝色或灰蓝色	蓝色或深蓝色，透明	蓝色，透明

2）单核细胞与中性粒细胞鉴别，见表10-21。

表 10-21　单核细胞和中性粒细胞的鉴别

鉴别要点	中性粒细胞	单核细胞
胞体	10~20μm，圆形	12~20μm，圆形或不规则形，可见伪足
胞质量	中等至较多	多
胞质颜色	因充满中性颗粒而呈淡红色	灰蓝色或略带红色，半透明如毛玻璃样
空泡	常无	常有
颗粒	有中性颗粒，非特异性颗粒有或无	常有细小、粉尘样的紫红色颗粒
胞核	椭圆形、半圆形、肾形、杆状、分叶等	不规则，常扭曲、折叠，呈马蹄形、S形等
染色质	呈块状	疏松，呈条索状、小块状

3）单核细胞与淋巴细胞鉴别：有的单核细胞胞体较小，与胞核不规则的淋巴细胞相似，应结合各自的特点仔细辨认。

（2）一般情况下骨髓中的原始单核细胞罕见，如果偶见原始单核样细胞可根据不同情况进行归属，例如对于急性单核细胞白血病初诊或复查患者，一般将其归属原始单核细胞；而在其他情况下，一般将其归属原始粒细胞。

（3）各阶段单核细胞划分中，幼稚单核细胞与单核细胞的划分，比原始单核细胞与幼稚单核细胞的划分更重要、更难。

（六）巨核细胞系统

【形态观察】

1. 巨核细胞系统的形态特征为　胞体和胞核：巨大，不规则；胞质：颗粒型巨核细胞和产血小板型巨核细胞其胞质极为丰富，并有大量颗粒或血小板。

2. 各阶段巨核细胞形态特点　见表 10-22。

表 10-22　各阶段巨核细胞形态特点

鉴别要点	原始巨核	幼稚巨核	颗粒型巨核	产板型巨核	裸核型巨核
胞体直径	15~30μm	30~50μm	40~70μm	40~70μm	□
胞体形态	圆形或椭圆形，边缘多不规则	不规则形	不规则形	不规则形，胞膜不完整	□
胞核形态	圆形、椭圆形或不规则形	不规则形或规则形	不规则，可见扭曲、折叠、分叶或花瓣状、重叠	不规则或高度分叶但常重叠	不规则或高度分叶但常重叠
核仁	2~3个，不清晰	模糊或无	无	无	无
染色质	粗颗粒状，排列紧密且分布不均	粗糙，排列紧密	呈粗块状或呈条状	呈块状或条状	呈块状或条状
胞质量	较少	较丰富	极丰富	极丰富	无或有少许
胞质颜色	深蓝色或蓝色	灰蓝色或蓝色	粉红色	粉红色	—
胞质颗粒	无	近核处出现细小且大小一致的嗜天青颗粒	充满细小、大小一致的嗜天青颗粒	颗粒丰富，并常有雏形血小板形成，并释放	—

【注意事项】

（1）巨核细胞是多倍体细胞，胞体巨大，多位于骨髓膜的边缘（包括骨髓膜尾部、上下边缘及头部），且数量一般较少，故观察巨核细胞时应先在低倍镜下观察骨髓膜边缘部分，找到巨核细胞后移至视野正中，然后转油镜进行确认和分期。

（2）一般骨髓片中，原始巨核细胞很少，且与其他二倍体血细胞的大小相似，常很难发现，但它与其他原始细胞较易鉴别，因其具有一些较独特的形态学特点，如常有指状胞质突起、血小板附着、两个或多个胞核、核仁常不清晰等。

（3）观察骨髓片时，要注意观察血小板形态、数量、大小及分布状态。正常情况下血小板呈成堆分布，当在血小板减少或骨髓液经抗凝后制备的骨髓片中，血小板呈散在分布。当制片时标本出现凝固，显微镜下可见标本凝块中有聚集的血小板，而其他部位的血小板明显减少或无。

（七）其他细胞

【形态观察】

1. 各种非造血细胞形态的特点　见表 10-23。

表 10-23　各种非造血细胞形态特点

鉴别要点	组织细胞	肥大细胞	吞噬细胞	成骨细胞	破骨细胞	脂肪细胞	内皮细胞	纤维细胞
胞体大小	>20~50μm	12~20μm	不定（多数大）	25~45μm	60~100μm	30~50μm	10~30μm	>200μm
胞体形态	长椭圆形或不规则形	外形不规则，呈梭形、蝌蚪形或圆形等	极不一致	长椭圆形或不规则形，边缘常呈云雾状	不规则形，边缘清楚或不整齐	圆形或椭圆形	梭形、椭圆形或长尾形	长条状
核形及个数	1个，圆形或椭圆形	1个，较小，圆形或椭圆圆形	1个，圆形、椭圆形或不规则	1个，偏位，圆形或椭圆圆形	1~100个，圆形或椭圆形	1个，偏位，小而不规则	1个，圆形、椭圆形或不规则	多个至数十个，椭圆形
核仁	1~2个	无	有或无	1~3个，淡蓝	1~2个，淡蓝		无色	1~2个
染色质	粗网状	块状	较疏松	粗网状	粗网状	致密网状	细网状	网状
胞质量	较丰富	较丰富	不定	丰富	极丰富	多	较少	极丰富
胞质颜色	淡蓝色	淡红色	灰蓝色	深蓝色或蓝色	淡蓝或淡红色	淡蓝色	淡蓝或淡红色	淡蓝或淡红色
胞质颗粒	可有少许紫红色颗粒	充满圆形、大小均一深紫黑色颗粒	可有颗粒，棕色或蓝色、紫红色	偶有少许紫红色颗粒	有大量细小、淡紫红色颗粒	无	可有细小、紫红色颗粒	可有少许紫红色颗粒
其他特点	胞膜不完整	胞体周围可见红晕	可见多少不一的吞噬物	核远处常有淡染区，常成堆	有的细胞同时伴有粗大颗粒分布	充满大小不一空泡	–	含纤维网状物

2. 常见细胞特点　涂抹细胞往往是由于推片时人为造成的，有时是细胞退化所致；退化细胞是细胞衰老退化所致，例如核溶解、核固缩的细胞等。涂抹细胞大小不一，通常只有一个核而无胞质，胞核肿胀，核结构常模糊不清，染成均匀淡紫红色，有的可见核仁。有时呈扫帚状，形如竹篮，故又称为篮细胞。核溶解的细胞表现为胞核变大，核膜不完整，核染色质结构不清楚，其胞体也常变大，胞膜也不完整；核固缩的细胞表现为核染色质聚集呈团块状，副染色质消失，核固缩呈圆形或核碎裂成数个，而核膜、胞膜仍完整。

【注意事项】

（1）非造血细胞之间、非造血细胞与血细胞之间的某些细胞有相似之处，应加以鉴别。

1）内皮细胞与组织细胞鉴别，见表10-24。

表10-24 组织细胞与内皮细胞的鉴别

鉴别要点	组织细胞	内皮细胞
胞体形态	长椭圆形或不规则	极不规则，多呈长尾形、梭形
胞体直径	长轴可达直径20～50μm以上	25～30μm
胞体边缘	多不整齐呈撕纸状	胞膜完整，边界清晰
胞核形态	常呈椭圆形	不规则、圆形或椭圆形
核仁	常有1～2个较清晰的蓝色核仁	多无核仁
染色质	粗网状	网状
胞质量	较丰富	较少，分布于细胞的一端或两端
胞质颜色	淡蓝色	淡蓝色或淡红色
胞质颗粒	有少许紫红色颗粒	可有细小的紫红色颗粒
其他	有时含被吞噬物	有时含被吞噬物

2）成骨细胞与浆细胞的鉴别，见表10-25。

表10-25 成骨细胞与浆细胞的鉴别

鉴别要点	成骨细胞	浆细胞
胞体大小	20～40μm	8～15μm
胞体形态	长椭圆形或不规则，边缘清楚或呈云雾状	圆形或椭圆形
胞质	丰富（较浆细胞多），常呈深蓝色	丰富，多呈深蓝色，个别呈红色
核染色质	粗网状	块状
核仁	常有，1～3个	无
淡染区	距核较远处，呈椭圆形	核旁，呈半月形
存在方式	常成堆出现，有时单个散在	常单个散在，有时成堆出现

3）破骨细胞与巨核细胞（尤其是分叶过度的巨核细胞）的鉴别，见表10-26。

表10-26 破骨细胞和巨核细胞的鉴别

鉴别要点	破骨细胞	巨核细胞
核形	圆或椭圆，1～100个，彼此孤立，无核丝相连	不规则形，高度分叶，但彼此重叠，常分不清核叶数，如分叶常可见核丝
核染色质	粗网状	条状或块状
核仁	每个核常有1～2个核仁，较清楚	无
颗粒	有大量较细小、大小一致的淡紫红色颗粒或同时伴有粗大的紫红色颗粒	有大量较细小、大小一致的淡紫红色颗粒

（2）非造血细胞胞体较大、数量少，一般应在低倍镜下寻找，找到疑似细胞后再转至油镜下确认。

（3）有些非造血细胞在骨髓小粒中较易见，如网状细胞、肥大细胞、脂肪细胞及纤维细胞等，可首先在骨髓小粒中查找，尤其是再生障碍性贫血患者。

（4）有的组织嗜碱细胞胞质中颗粒排列致密，染色后整个细胞呈紫黑色，易误认为异物，但仔细观察其胞体边缘，往往可发现胞质中充满颗粒。

七、红细胞疾病的细胞形态学检查

（一）缺铁性贫血

【目的】 掌握缺铁性贫血（iron deficiency anemia，IDA）的血常规、骨髓象特点。

【标本】 制备良好的 IDA 血涂片和骨髓涂片。

【形态学观察】 按照骨髓细胞学检查方法进行细胞形态学观察。

1. 血常规 小细胞低色素性贫血。红细胞大小不等，以小细胞为主，中心淡染区扩大，严重者可见环形红细胞及幼红细胞，形态不一，可见少量靶形、椭圆形或形状不规则的红细胞；白细胞无明显增减，各种白细胞比例及形态无明显异常；血小板易见，成堆分布，形态大致正常。

2. 骨髓象 为增生性贫血骨髓象特点。骨髓有核细胞增生活跃或明显活跃，个别患者增生减低，粒红比值降低。红系增生，比例常占骨髓有核细胞总数的 30% 以上，以中、晚幼红细胞增生为主，其形态特点是："小"，胞体较正常为小；"蓝"，胞质少而着色偏蓝，边缘不整，呈撕纸状或如破布样；"密"，胞核小、染色质致密、深染，呈"核老质幼"的发育不平衡表现。成熟红细胞大小不等，以小细胞为主，中心淡染区扩大，可见嗜碱性点彩红细胞、嗜多色性红细胞和嗜碱性红细胞，红系分裂象易见。粒系细胞相对减低，各阶段比例及形态基本正常。巨核细胞、血小板数量和形态均无明显异常。单核细胞、淋巴细胞和其他细胞无明显异常。

3. 鉴别

（1）"核老质幼"的幼红细胞与淋巴细胞鉴别：IDA 患者中、晚幼红细胞胞体小、胞质量少，嗜碱性，呈"核老质幼"改变，易误认为小淋巴细胞，两者鉴别见表 10-27。

表 10-27　"核老质幼"幼红细胞与小淋巴细胞的鉴别

鉴别要点	小淋巴细胞	"核老质幼"的幼红细胞
胞体	6~9μm（类）圆形、蝌蚪形，有时可见毛状突起	比正常中、晚幼红细胞小，与前者相仿或略大，胞体边缘不整齐
胞质量	常极少（位于局部）	较少，围绕于核周
胞质颜色	淡蓝色	灰蓝色、灰红色
颗粒	常无颗粒，有时可见少许	无
核形	类圆形或有小切迹	圆形
染色质	结块、副染色质不明显	结块、副染色质明显
核仁	消失，有时可有假核仁	无

（2）与其他小细胞低色素性贫血鉴别：珠蛋白生成障碍性贫血、慢性病贫血和铁粒幼细胞贫血均可表现出小细胞低色素性贫血血常规和骨髓象特点，可通过铁染色和铁代谢指标的检测与 IDA 相鉴别。

【注意事项】

（1）观察骨髓片时应选择合适的部位，否则容易使细胞形态失真。如在片尾，幼红细胞胞体增大，胞质量似正常，甚至出现成熟红细胞淡染区消失。而在较厚的部位，即使正常的幼红细胞也会呈缺铁样改变。

（2）由于骨髓中幼红细胞缺铁样改变并非是 IDA 所特有的，所以以贫血的病人或怀疑为 IDA 的病人均要常规做骨髓铁染色，其结果显示骨髓小粒可染铁消失，铁粒幼红细胞＜15%。

（3）注意观察形态异常红细胞及红细胞异常结构，如嗜碱性红细胞、点彩红细胞和嗜多色性红细胞、Howell-Jolly 小体及细胞分裂象等增生性贫血的骨髓象特点。

（4）书写骨髓报告单时，应将红系置首位描述，详细描述幼红细胞比例、形态特点和成熟红细胞的形态特点。

（二）巨幼细胞贫血

【目的】　掌握巨幼细胞贫血（megaloblastic anemia，MgA）的血常规、骨髓象特点。

【标本】　制备良好的 MgA 血涂片和骨髓涂片。

【形态学观察】　按照骨髓细胞学检查方法进行细胞形态学观察。

1. 血常规　大细胞正色素性贫血。红细胞明显大小不等，形态不规则，以大细胞为主，可见大红细胞、巨红细胞、点彩红细胞、有核红细胞及 Howell-Jolly 小体。中性粒细胞胞体偏大，核分叶过多（＞5 叶），出现"核右移"现象，偶见中性中、晚幼粒细胞。可见巨大血小板。

2. 骨髓象　骨髓有核细胞增生活跃或明显活跃，粒红比值降低或倒置，以红系、粒系、巨核系三系细胞均出现巨幼变为特征。

红系增生明显活跃，占骨髓有核细胞比例 30% 以上，正常形态的幼红细胞减少，各阶段巨幼红细胞明显增多，其比例常＞10%，其中以中、晚幼红细胞巨幼变常见，且较明显。核分裂象和 Howell-Jolly 小体易见，可见核畸形、核碎裂和多核巨幼红细胞。巨幼红细胞的形态特征为：胞体大；胞质丰富；胞核大，染色质排列呈疏松网状或点网状，随着细胞的成熟，染色质也逐渐密集，但不能形成明显的块状，副染色质明显，核着色较正常幼红细胞浅；核、质发育不平衡，细胞质较核成熟，呈现"核幼质老"的核质发育不平衡表现。

粒细胞比例相对降低，可见巨幼变，以巨晚幼粒和巨杆状核粒细胞多见。其形态特征为：细胞体积增大；胞质因特异性的颗粒减少，着色可呈灰蓝色，可见空泡；胞核肿胀，粗大，可不规则，常见马蹄铁样核，染色质疏松、网状，可见染色不良现象；可见部分分叶核粒细胞分叶过多，常为 5~9 叶以上，各叶大小差别甚大，可畸形，称为巨多叶核中性粒细胞。

巨核细胞数量正常或减少，部分细胞可见胞体过大，分叶过多（正常在 5 叶以下）、核碎裂，胞质内颗粒减少等，血小板生成障碍，可见巨大血小板。

淋巴细胞形态一般无变化，单核细胞也可见巨幼变。

3. 鉴别　与急性红白血病（红血病期）鉴别：二者均有红系细胞增生和红系细胞巨幼变，其细胞形态主要鉴别点见表 10-28。此外，还可以通过糖原染色（PAS）进行鉴别，前者幼红细胞 PAS 阴性，后者阳性。

表 10-28　巨幼细胞性贫血和急性红白血病细胞形态鉴别

鉴别要点	巨幼细胞性贫血	急性红白血病
细胞大小	大小较一致	大小相差悬殊
细胞形态	典型巨幼红细胞	类巨幼红细胞
核质发育	核幼质老	核幼质老或核老质幼
核染色质	细致，排列疏松	粗细不均，排列不规则
副幼红细胞变	少见	多见
幼稚粒细胞增生	少见	多见
巨核细胞减少	不明显	明显

【注意事项】

（1）注意观察嗜碱性红细胞、点彩红细胞和嗜多色性红细胞、Howell-Jolly 小体及细胞分裂象等增生性贫血的骨髓象特点。

（2）单纯粒细胞巨幼变具有重要诊断价值：粒细胞巨幼变常于红细胞形态出现巨幼变和贫血前出现，为 MgA 的早期表现；当患者经过治疗后，巨幼红细胞常在 48 小时后转为正常形态，而巨幼变的粒细胞常持续 1～2 周，因此仍可根据粒系改变做出明确诊断；当巨幼细胞贫血合并缺铁性贫血时，巨幼红细胞形态特征常被掩盖而不明显，但粒系细胞的巨幼变不被掩盖；少数患者骨髓象中红系增生不良，幼红细胞少见或难见，巨核细胞也明显减少，但可见大量的巨幼变粒系细胞，此时仍可根据粒系细胞的形态学改变做出巨幼细胞贫血的诊断。

（3）由于营养不良或胃大部分切除等原因而引起的巨幼细胞贫血往往同时伴有缺铁，这种贫血称为混合性贫血，过去曾称双相性贫血，即血常规和骨髓象表现为巨幼红细胞贫血与缺铁性贫血并存的细胞形态学改变。

（4）书写骨髓报告单时，应将红系置首位描述，详细描述巨幼红细胞的比例、形态特点以及成熟红细胞的形态特点，还应详细描述粒系巨幼变细胞的形态特点。

（三）再生障碍性贫血

【目的】　掌握再生障碍性贫血（aplastic anemia，AA）的血常规、骨髓象特点。

【标本】　制备良好的 AA 血涂片和骨髓涂片。

【形态学观察】　按照骨髓细胞学检查方法进行细胞形态学观察。

1. 血常规　几乎所有患者均表现全血细胞减少。贫血多为正细胞正色素性，成熟红细胞形态大致正常，无嗜多色性红细胞及有核红细胞；中性粒细胞明显减少，淋巴细胞相对增多；血小板减少，形态大致正常。

2. 骨髓象　骨髓有核细胞增生减低或极度减低。红系、粒系和巨核系细胞明显减少，各系原始和幼稚细胞减少或不见，以成熟或近成熟阶段细胞为主；淋巴细胞相对增多；浆细胞和肥大细胞多见。各系细胞形态无明显异常。如果有骨髓小粒，镜下为空网状结构或一团纵横交错的纤维网，其间造血细胞减少，非造血细胞及脂肪细胞增多，非造血细胞增多，可成团存在。

3. 鉴别

（1）与再生障碍性贫血危象鉴别：再生障碍性贫血危象患者一般有原发疾病，血常规中的红细胞形态有改变，粒细胞胞质内可有中毒颗粒。骨髓象中可以见到巨大原始红细胞和巨大早幼粒细胞。而 AA 少有形态改变和原始、幼稚细胞。

（2）与 MDS 鉴别：MDS 患者有全血细胞减少，但以病态造血为主要特征，如外周血中易见红细胞大小不等、大红细胞、有核红细胞、幼稚白细胞和畸形血小板。骨髓象中粒、红、巨核三系均可出现形态异常。

【注意事项】

（1）AA 骨髓穿刺液涂片后可见脂肪滴明显增多，骨髓液稀薄等特点，应注意观察。

（2）观察骨髓片时要在合适的部位。由于再生障碍性贫血有核细胞数少，如果观察部位选择不当，常常导致误诊或漏诊。

（3）急性 AA 的骨髓象一般比较典型，慢性 AA 的骨髓可以有散在增生灶，骨髓可以出现有核细胞增生活跃，红系可有代偿性增生，但巨核细胞明显减少或缺如，此为诊断再生障碍性贫血的要点之一，有时需要多部位穿刺才可以诊断。

（4）AA 患者骨髓穿刺时易出现"干抽"，可行骨髓活检。

（四）溶血性贫血

【目的】　掌握溶血性贫血（hemolytic anemia，HA）的血常规、骨髓象特点。

【标本】　制备良好的 HA 血涂片和骨髓涂片。

【形态学观察】 按照骨髓细胞学检查方法进行细胞形态学观察。

1. 血常规 红细胞形态改变，可出现红细胞大小不均，易见大红细胞、嗜多色性红细胞、嗜碱性点彩红细胞及幼稚红细胞（以晚幼红细胞和中幼红细胞为主），部分幼红细胞含 Howell-Jolly 小体、Cabot 环等。不同原因引起的溶血性贫血，有时会出现特殊的异形红细胞，如球形红细胞、椭圆形红细胞、口形红细胞、靶形红细胞、碎片红细胞、红细胞形态不整等，对病因诊断具有一定意义。白细胞和血小板常增多，中性粒细胞可出现核左移。

2. 骨髓象 为增生性贫血的骨髓特点。骨髓有核细胞增生明显活跃，粒红比值降低或倒置。红细胞显著增生，以中、晚幼红细胞增生为主，幼红细胞常出现核畸形，胞质中可出现 Howell-Jolly 小体、嗜碱性点彩等，核分裂型幼稚红细胞多见。成熟红细胞形态与血象相同。其他系细胞形态、比例无明显异常。

【注意事项】

（1）HA 有时通过血常规或骨髓象的形态学检查对诊断和鉴别诊断有特殊意义。如：形态上异常的球形红细胞，可以提示遗传性球形红细胞增多症或自身免疫性溶血性贫血；裂片红细胞增多同时伴有小球形红细胞，对于诊断机械性溶血性贫血有价值；裂片红细胞增多同时伴有血小板减少和黄疸，对于诊断血栓性血小板减少性紫癜有价值；靶形红细胞增多常见于珠蛋白生成障碍性贫血和不稳定血红蛋白病等。所以一定要注意对红细胞形态的观察。

（2）HA 的病因很复杂，更多时候还需结合其他特殊试验进行诊断，明确病因，血常规或骨髓象检查的结果仅仅是一种支持性诊断。

八、白血病的形态学检查

（一）急性髓系白血病无成熟型

【目的】 掌握急性髓系白血病无成熟型（acute myeloblastic leukemia without maturation, AML without maturation）（AML-M$_1$）的血常规、骨髓象特点。

【标本】 制备良好的 AML-M$_1$ 血涂片和骨髓涂片。

【形态学观察】 按照骨髓细胞学检查方法进行细胞形态学观察。

1. 血常规 白细胞增多，以原始粒细胞为主，可见畸形小原始粒细胞，原粒细胞中易见 Auer 小体（典型 Auer 小体粗短），少数患者白细胞数正常或减低，后者难见原粒细胞，而呈淋巴细胞相对增多现象；血片中可见幼稚红细胞，红细胞系统形态无明显异常；血小板减少。

2. 骨髓象 骨髓有核细胞增生极度活跃或明显活跃，少数病例增生活跃甚至降低。以原始粒细胞（Ⅰ型+Ⅱ型）增生为主，占 90%（NEC）以上，可见小原始粒细胞，其形态特点：有原粒细胞的特征，但胞体小；胞质量少，可有少量细小颗粒；胞核染色质较正常原始粒细胞细致、浓集，形态与原始淋巴细胞相似。早幼粒细胞很少，中幼以下阶段的粒细胞罕见。少数白血病细胞中可见 Auer 小体，细胞核分裂象多见。红系及巨核系细胞增生受抑制或缺如，血小板少见。

3. 鉴别 应注意与 ALL 相鉴别，见 ALL。

【注意事项】

（1）小原始粒细胞和原始淋巴细胞形态上相似，注意区别。判断时可以结合细胞化学染色。

（2）Auer 小体（Auer body）又称棒状小体，在瑞特或吉姆萨染色的骨髓涂片或血涂片中，白细胞胞质中出现的呈紫红色细杆状物质，长 1～6μm，一条或者数条不等，称为 Auer 小体。在急性粒细胞白血病的原始细胞胞质中多见，呈粗短棒状，常为 1～2 条；在 M3 中则可见数条甚至数十条成束的 Auer 小体；急性单核细胞白血病中也可出现，常为 1 条细而长的棒状小体；而在 ALL 中则不出现 Auer 小体，故 Auer 小体对急性白血病细胞类型的鉴别有重要参考价值。

（3）书写骨髓报告单时，应将粒细胞系置首位，详细描述原始粒细胞的比例和形态特点。

（二）急性髓系白血病伴成熟型（M$_{2a}$）

【目的】 掌握急性髓系白血病伴成熟型（acute myeloblastic leukemia with maturation, AML with maturation）（AML-M$_{2a}$）的血常规、骨髓象特点。

【标本】 制备良好的 AML-M$_{2a}$ 血涂片和骨髓涂片。

【形态观察】 按照骨髓细胞学检查方法进行细胞形态学观察。

1. 血常规 与 M$_1$ 相似，原始粒细胞及早幼粒细胞增多为主，可见少数中、晚幼粒细胞，白血病细胞中可有 Auer 小体。少数病例可见幼稚红细胞，血小板常中到重度减少。

2. 骨髓象 骨髓有核细胞增生极度活跃或明显活跃。原始粒细胞明显增多占 30%～89%（NEC），可见早幼粒、中幼粒、晚幼粒、成熟粒细胞，早幼粒及其以下各阶段细胞＞10%，单核细胞＜20%。半数患者白血病细胞内可见 Auer 小体，核分裂象多见。白血病细胞特征为：大小异常，形态多变，胞体有瘤状突起、核畸形，如核凹陷、核扭曲、核折叠、肾形核等；核质发育不平衡，一般胞核幼稚，胞质成熟有颗粒；细胞有退行性变，如胞体模糊、结构紊乱、胞核固缩、胞核和胞质中出现空泡变性等。幼红细胞及巨核细胞均明显减少。

【注意事项】 书写骨髓报告单时，应将粒细胞系置首位，详细描述粒细胞的比例及形态特点。

（三）急性髓系白血病伴成熟型（M$_{2b}$）

【目的】 掌握急性髓系白血病伴成熟型（acute myeloblastic leukemia with maturation, AML with maturation）（AML-M$_{2b}$）的血常规、骨髓象的特点。

【标本】 制备良好的 AML-M$_{2b}$ 血涂片和骨髓涂片。

【形态学观察】 按照骨髓细胞学检查方法进行细胞形态学观察。

1. 血常规 白细胞数大多减低，分类可见各阶段幼稚粒细胞，以异常中性中幼粒细胞增高为主，嗜酸、嗜碱性粒细胞均可增高。血小板减少，形态异常。

2. 骨髓象 有核细胞增生明显活跃或活跃。粒系增生明显活跃，原始粒细胞、早幼粒细胞明显增多，以异常中性中幼粒细胞为主≥30%（NEC），其特点为：核质发育极不平衡，核发育滞后于胞质，出现"核幼质老"现象。异常中性中幼粒细胞的特征为：细胞核椭圆形，核染色质细质疏松，核仁大；胞质量多，内含细小的中性颗粒、空泡。有时可见内外质，内质多，内含丰富的中性颗粒，粉红色；外质少，无颗粒或颗粒很少，浅蓝色，常有伪足，Auer 小体易见。红细胞系及巨核细胞系增生均减低。

【注意事项】

（1）M$_{2b}$ 多数病例外周血表现为全血细胞减少，易被误诊为 AA，但 M$_{2b}$ 外周血常规中可见幼稚粒细胞，而 AA 外周血无幼稚粒细胞。

（2）书写骨髓报告单时，应将粒细胞系置首位，详细描述异常中幼粒细胞的形态特点。

（四）急性早幼粒细胞白血病

【目的】 掌握急性早幼粒细胞白血病（acute promyelocytic leukemia, APL）（AML-M$_3$）的血常规、骨髓象特点。

【标本】 制备良好的 AML-M$_3$ 血涂片和骨髓涂片。

【形态学观察】 按照骨髓细胞学检查方法进行细胞形态学观察。

1. 血常规 以异常早幼粒细胞增高为主，可见少数原始粒细胞及其他各阶段的粒细胞，Auer 小体、柴捆细胞易见，可见幼稚红细胞，血小板数常减少。

2. 骨髓象 多数患者骨髓有核细胞增生极度活跃。以颗粒增多的早幼粒细胞为主，占 30%～90%（NEC），可见少量原始、中幼粒细胞，早幼粒与原粒之比为 3:1 以上。颗粒增多的异常早幼粒细胞形态异常，胞体大，外形不规则，胞质中颗粒多，为大小不等的嗜苯胺蓝颗粒，紫红色而密集，有的出现内外浆，外浆颗粒少。白血病细胞胞质中多见短而粗的 Auer 小体，呈束状交叉排列，酷似柴捆样，故有人称"柴捆细胞"（faggot cell）。胞核小而偏位，核染色质疏松，核仁 1~3 个，有时被颗粒遮盖而不清楚。红系及巨核系细胞增生明显受抑制或缺如，血小板常少见。

按照胞质中颗粒粗细不同分为两型。

粗颗粒型（M_{3a} 型）：胞质中颗粒粗大、密集或出现融合的嗜苯胺蓝颗粒；胞质量多，外胞质成伪足样突出，胞质中常含较多 Auer 小体，呈柴捆样。

细颗粒型（M_{3b} 型）：胞质中分布着密集而细小的嗜苯胺蓝颗粒，核扭曲、折叠，似单核细胞，易被误诊为急性单核细胞白血病。

各阶段幼红细胞、巨核细胞均明显减少。

3. 鉴别 M_{3b} 胞质内颗粒细小，细胞核显著变形，此类细胞似单核细胞，易被误诊为 M_5，可以通过细胞化学染色、染色体检查、电镜观察加以鉴别。

【注意事项】

（1）异常早幼粒细胞颗粒密集、颜色与胞核相似，要仔细辨认，注意区分核形、颗粒成分，并注意观察棒状小体，是否有柴捆细胞。M_{3b} 胞质内颗粒细小，细胞核显著变形，此类细胞似单核细胞，易被误诊为 M_5，可以通过细胞化学染色、染色体检查、细胞遗传学和分子生物学检查、电镜观察加以鉴别。

（2）书写骨髓报告单时，应将粒细胞系置首位，详细描述异常早幼粒细胞的形态特点。

（五）急性粒-单核细胞白血病

【目的】 掌握急性粒-单核细胞白血病（acute myelomonocytic leukemia，AMMoL）（AML-M_4）的血常规、骨髓象特点。

【标本】 制备良好的 AML-M_4 血涂片和骨髓涂片。

【形态学观察】 按照骨髓细胞学检查方法进行细胞形态学观察。

1. 血常规 外周血可见粒、单两系早期细胞，原始单核细胞和幼稚单核细胞明显增多，且有较活跃的吞噬现象，粒系早幼粒阶段以下细胞易见。红细胞和血红蛋白常减少，血小板明显减少。

2. 骨髓象 有核细胞增生极度活跃或明显活跃。粒、单两系同时增生。红系细胞和巨核系细胞均明显减少或缺如，可见小巨核，血小板常少见。本病至少包括两种类型的细胞：异质性白血病细胞增生型：白血病细胞分别具有粒系、单核系形态学特征；同质性白血病细胞增生型：白血病细胞同时具有粒系、单核系形态学特征。同质性原粒单、幼粒单特征为：胞质丰富，浅蓝色或蓝灰色，有的可见嗜苯胺蓝颗粒，部分可见中性颗粒；核不规则，染色质细网状，核仁较明显。成熟粒单核细胞形态似正常成熟单核细胞，但胞质中可见中性颗粒。

依据增生细胞特征及数量，M_4 可分四个亚型：M_{4a}、M_{4b}、M_{4c}、M_{4Eo}。

M_{4a}：以原、早粒细胞增生为主，原、幼单核细胞＞20%（NEC）。

M_{4b}：以原、幼单核增生为主，原、早粒细胞增生＞20%（NEC）。

M_{4c}：具有粒、单二系标记的原始细胞＞30%（NEC），其他特征与 M_{4a} 相同。

M_{4Eo}：除上述特征外，可见异常嗜酸性粒细胞，常为 5%~30%（NEC），核多为圆形和单核样，不分叶，嗜酸性颗粒大而圆，并常伴嗜碱性颗粒。

红系细胞和巨核系细胞均明显减少，可见小巨核。

3. 鉴别 可以通过 POX 染色、酯酶双染色与 M_2、M_3、M_5 做鉴别。酯酶双染色中，M_4 可出现醋酸萘酚酯酶阳性细胞，氯乙酸萘酚酯酶阳性细胞或双酯酶阳性细胞。

【注意事项】 观察细胞时应该注意粒系、单核系两个系统的细胞特征。

（六）急性单核细胞白血病

【目的】 掌握急性单核细胞白血病（acute monocytic leukemia，AMoL）（AML-M$_5$）的血常规、骨髓象特点。

【标本】 制备良好的 AML-M$_5$ 血涂片和骨髓涂片。

【形态学观察】 按照骨髓细胞学检查方法进行细胞形态学观察。

1. 血常规 白细胞减少，分类以原、幼单核细胞增多为主，胞质中可见 Auer 小体。偶见幼稚红细胞和幼稚粒细胞，其形态大致正常，血小板显著减少。

2. 骨髓象 骨髓有核细胞增生极度活跃或明显活跃，原单＋幼单细胞≥30%（NEC）。粒系、红系及巨核系细胞增生明显受抑制或缺如，血小板常少见，有时浆细胞易见。白血病细胞形态异常：胞体：较大，形态变化多端；胞核：较小，常偏于一侧，形态不规则，可呈马蹄形、肾形或不规则形。染色质疏松，排列似蜂窝状，着色较淡，核仁常 1 个，大而清晰；胞质：量多，有明显伪足，边缘清晰，颗粒的粗细和数量不一，胞质中常有空泡和被吞噬的细胞。常有内、外双层胞质，外层胞质呈淡蓝色，透明，无颗粒或颗粒甚少，内层胞质呈灰蓝色，不透明，似有毛玻璃感。

根据细胞的数量及成熟情况，M$_5$ 可分为 M$_{5a}$ 和 M$_{5b}$ 两个亚型。

M$_{5a}$ 以原单细胞为主，≥80%（NEC），幼单细胞较少。

M$_{5b}$ 中原、幼、成熟单核细胞均可见，原单细胞＜80%，白血病细胞中有时可见 1~2 条细长形 Auer 小体。

【注意事项】 书写骨髓报告单时，应将单核细胞置首位，详细描述白血病性单核细胞的比例及形态特点。

（七）急性红白血病

【目的】 掌握急性红白血病（acute erythroleukemia，AEL）（AML-M$_6$）的血常规、骨髓象特点。

【标本】 制备良好的 AML-M$_6$ 血涂片和骨髓涂片。

【形态学观察】 按照骨髓细胞学检查方法进行细胞形态学观察。

1. 血常规

（1）红血病期：可见各阶段幼红细胞，以原始红细胞和早幼红细胞增生为主。幼红细胞形态奇特并有巨幼样改变。白细胞数常减少，随着病情的发展可增多。血小板数常减少。

（2）红白血病期：血常规可见各阶段的幼红细胞，以中幼红细胞、晚幼红细胞为主，且形态异常，可见点彩、靶形及异形红细胞；可见原始粒细胞和早幼粒细胞；血小板多数减少，可见畸形血小板。

（3）白血病期：根据疾病发展不同，可以有相应的原始及幼稚粒细胞增多。

2. 骨髓象

（1）红血病期：骨髓有核细胞增生极度活跃或明显活跃，粒红比值倒置。红系增生为主≥50%，原始及早幼红细胞多见，常有中幼红细胞缺如，称为"红血病裂孔"（hiatus erythremicus）或中幼红细胞阶段减少，称为"红血病亚裂孔"（subhiatus erythremicus）。常见红系细胞的形态异常包括：类巨幼样变：胞体巨大，胞质丰富，常有伪足，核染色质细致；副幼红细胞改变：核畸形、核扭曲、凹陷不规则、核碎裂，巨型核和多核，有丝分裂象增多。

（2）红白血病期：骨髓有核细胞增生极度活跃或明显活跃。红系和粒系同时恶性增生，大部分以中、晚幼红为主，原红、早幼红细胞次之，但也有原红、早幼红细胞多于中、晚幼红细胞。本期红系形态改变和红血病期相似，此外尚有幼红细胞核质发育不平衡。粒系以原始粒细胞占优势，大于 30%（NEC），部分原始和幼稚细胞中可见 Auer 小体。粒系也有巨幼样改变和形态异常。巨核细胞显著减少，部分患者可见病态巨核细胞，如多圆核巨核细胞、双圆核巨核细胞、单圆核巨核细胞、小巨核细胞等，血小板常少见。

（3）白血病期：与相应的 AML 相似。

3. 鉴别 本病应与 MgA 相鉴别，详见 MgA。

【注意事项】 注意本病红系、粒系两系细胞的形态变化，有利于诊断。由于其变化具有明显的特征性，所以通过骨髓细胞形态学检查一般可以作出肯定性诊断意见。

（八）急性巨核细胞白血病

【目的】 掌握急性巨核细胞白血病（acute megakaryocytic leukemia，AMKL）（AML-M$_7$）的血常规、骨髓象特点。

【标本】 制备良好的 AML-M$_7$ 血片和骨髓片。

【形态学观察】 按照骨髓细胞学检查方法进行细胞形态学观察。

1. 血常规 常见全血细胞减少，呈正细胞、正色素性贫血。白细胞总数多减低，可见类似淋巴细胞的小巨核细胞，血小板数多减低，易见畸形和巨型血小板，可见幼稚红细胞。

2. 骨髓象 骨髓有核细胞增生明显活跃或活跃。粒系及红系细胞增生明显受抑制或缺如。巨核系细胞异常增生，以原始和幼稚巨核为主，其中原巨大于 30%（NEC），可见巨型原始巨核、小巨核细胞，成熟型巨核细胞少见，巨核细胞分裂象增多。小巨核细胞的特点为：体积小，直径 10μm，少数达 20μm，圆形或卵圆形，边缘不整，呈云雾状，有伪足，胞质蓝色不透明，着色不均，核染色质粗，偶见小核仁。幼稚巨核细胞也增高，呈撕纸样外观。血小板易见，颗粒较多，明显畸形。

根据巨核细胞的分化程度，AML-M$_7$ 可分为未成熟型和成熟型两个亚型，前者以原始巨核细胞增多为主，后者原始巨核至成熟巨核同时存在。

【注意事项】

（1）异常原始巨核细胞较难辨认，细胞化学染色有助于鉴别。

（2）患者骨髓中常伴有纤维组织增生而导致"干抽"，此时应作骨髓活检进行诊断。

（九）急性淋巴细胞白血病

【目的】 掌握急性淋巴细胞白血病（acute lymphocytic leukemia，ALL）的血常规、骨髓象特点。

【标本】 制备良好的 ALL 血涂片和骨髓涂片。

【形态学观察】 按照骨髓细胞学检查方法进行细胞形态学观察。

1. 血常规 中性粒细胞减少，而原始及幼稚淋巴细胞明显增多，涂抹细胞（也称篮细胞、退化细胞）易见；偶见红细胞大小不等、嗜碱性点彩，可见少数幼稚红细胞；血小板明显减少。

2. 骨髓象 骨髓有核细胞增生极度活跃或明显活跃，少数病例增生活跃。以原始和幼稚淋巴细胞增生为主，大于 30%，可高达 50%～90%，伴有形态异常，如核形态不规则，可有凹陷、折叠、切迹及裂痕；染色质呈泥浆状或咖啡色颗粒状，核仁大；胞质内有空泡。粒系、红系增生受抑，巨核系细胞多数显著减少或不见，血小板减少。退化细胞明显增多，篮细胞多见，这是急性淋巴细胞白血病的特征之一。

按照 FAB 分型，将 ALL 分为 L$_1$、L$_2$、L$_3$ 三个亚型，各亚型特点见表 10-29。

表 10-29 急性淋巴细胞性白血病的 FAB 分型

鉴别要点	L$_1$	L$_2$	L$_3$
细胞大小	小细胞为主，大小较一致	大细胞为主，大小不一致	大细胞为主，大小较一致
核形	规则，偶有凹陷或折叠	不规则，常有扭曲或折叠	较规则
核染色质	较一致、较粗	较不一致、较疏松	均匀、细点状
核仁	核仁不见或少，小而清楚	数目不定，清楚	数目不定，清楚呈小泡状
胞质量	少	不定，常较多	较多
胞质嗜碱性	轻或中度	不定，有些细胞常深染	深蓝
胞质空泡	不定	不定	明显，呈蜂窝状

注：大细胞：直径>12μm；小细胞：直径≤12μm

3. 鉴别 与急性粒细胞白血病、急性单核细胞白血病鉴别：这三类急性白血病的白血病细胞都是以原始细胞为主，观察时应注意细胞的形态特点和一些与疾病有关的特征性改变，如急性粒细胞性白血病可出现小原始粒细胞，ALL 可见篮细胞增多，AML-M$_{2a}$ 患者白血病细胞中可出现 Phi（Φ）小体。ALL 患者的白血病细胞中无 Auer 小体，而在急性粒细胞白血病常见，为粗短形，急性单核细胞白血病常呈细长形。在从形态上不易鉴别时，常通过细胞化学染色及其他检查加以鉴别。

【注意事项】

（1）观察急性淋巴细胞白血病涂片时，尤其要注意选择合适的部位，如在厚的部位观察，很容易将原始淋巴细胞、幼稚淋巴细胞误认为成熟淋巴细胞。一般来说，ALL 骨髓片中成熟淋巴细胞比例较低，如果成熟淋巴细胞易见，应注意幼稚淋巴细胞和成熟淋巴细胞划分标准或观察部位是否合适等。

（2）书写骨髓报告单时，应将淋巴细胞置首位，详细描述淋巴细胞的比例和形态特点。

（十）慢性髓系白血病

【目的】 掌握慢性髓系白血病（chronic myelogenous leukemia，CML）的血常规、骨髓象特点。

【标本】 制备良好的 CML 血涂片和骨髓涂片。

【形态学观察】 按照骨髓细胞学检查方法进行细胞形态学观察。

1. 血常规 红细胞和血红蛋白早期正常，随病情的进展呈轻、中度降低，急变期重度降低。贫血为正细胞正色素性贫血，可见有核红细胞、点彩红细胞和嗜多色性红细胞。白细胞明显增多，可见各阶段粒细胞，其中以中性中、晚幼粒增多为主，杆状核及分叶核粒细胞也增多，原始粒细胞常＜10%，嗜碱性粒细胞增多，可高达 10%～20%，嗜酸性粒细胞和单核细胞也可增多。随病情进展，原始粒细胞增多，加速期可＞10%，急变期可＞20%。初诊病人血小板可增多，加速期和急变期可进行性下降，各阶段血小板形态可发生异常，可见巨大血小板和畸形血小板。

2. 骨髓象 骨髓有核细胞增生明显或极度活跃，粒红比例明显增高，可达（10～50）：1，增生的粒细胞中，以中性中、晚幼粒和杆状核粒细胞居多，原粒细胞和早幼粒细胞易见，原粒细胞≤10%，原粒＋早幼粒＜15%，嗜碱和（或）嗜酸性粒细胞明显增多。异常增生的粒细胞常有形态异常，细胞大小不一，核质发育不平衡，有些细胞核染色质疏松，胞质内有空泡或有细胞破裂现象，偶见 Auer 小体，疾病晚期可见到 Pelger-Huët 样畸形，分裂细胞增加，可见异常分裂细胞。红系细胞早期增生，晚期受抑制。巨核细胞和血小板早期增高或正常，晚期减少，有时可见小巨核细胞、单圆核巨核细胞、双圆核巨核细胞、多圆核巨核细胞等病态巨核细胞。血小板早期易见，呈大堆分布。骨髓中可出现与戈谢细胞和海蓝细胞相似的吞噬细胞，骨髓活检可见轻度纤维化。

加速期和急变期，原始细胞逐渐增多。CML 是多能干细胞水平的病变，故可向各种细胞类型的白血病转变，以原始粒细胞增多者为急粒变，以原始淋巴细胞增多者为急淋变，此外还可见到的急变细胞类型有原始单核细胞、原始红细胞、原始巨核细胞等。急变期红系和巨核系均受抑制。

3. 鉴别

（1）CML 病人骨髓常发生轻度纤维化，形态学上应与原发性骨髓纤维化相鉴别，见表 10-30。

表 10-30　慢性髓系白血病与骨髓纤维化的形态学鉴别

鉴别要点	慢性髓系白血病	骨髓纤维化
血常规		
白细胞总数	显著增高	正常或中度增高，少数明显增高
异形红细胞	不明显	明显，常见泪滴形红细胞
有核红细胞	无或少见	常见，量多

鉴别要点	慢性髓系白血病	骨髓纤维化
骨髓象	骨髓增生极度活跃，中、晚幼、杆状核粒细胞增多	经常"干抽"，早期可见骨髓增生活跃，晚期增生低下，可见大量网状纤维细胞被纤维组织取代；有新骨髓组织形成，巨核细胞增多
骨髓活检	粒系增生与脂肪组织取代一致	

（2）CML 与类白血病反应的细胞形态学相鉴别，见表 10-31。

表 10-31　慢性髓系白血病与粒细胞型类白血病反应鉴别

鉴别要点	慢性髓系白血病	粒细胞型类白血病反应
血常规		
白细胞总数	显著增高，常 $>100\times10^9$/L	轻、中度增高，常 $<50\times10^9$/L
嗜酸性粒细胞	增多	不增多
嗜碱性粒细胞	增多	不增多
幼稚细胞	中、晚幼粒细胞增多	晚幼粒、杆状核粒细胞增多
中毒性改变	无	有
骨髓象	增生极度活跃，粒系增生为主，中、晚幼粒细胞多，红系、巨核受抑制	核左移，红系、巨核不受抑制

【注意事项】　CML（慢性期）主要表现为粒系细胞的改变，因此要注意粒系各阶段细胞形态改变及细胞数量的变化，注意观察原始细胞的数量、嗜酸性粒细胞和嗜碱性粒细胞及病态巨核细胞等，书写骨髓报告单时，应将粒系置首位，重点描述白血病细胞的比例及形态特点。

（十一）慢性淋巴细胞白血病

【目的】　掌握慢性淋巴细胞白血病（chronic lymphocytic leukemia，CLL）的血常规、骨髓象特点。

【标本】　制备良好的 CLL 血涂片和骨髓涂片。

【形态学观察】　按照骨髓细胞学检查方法进行细胞形态学观察。

1. 血常规　持续性淋巴细胞增多为本病特点，形态似正常小淋巴细胞，偶见大淋巴细胞，形态无明显异常。有时见到少量原始淋巴细胞和幼稚淋巴细胞，幼稚淋巴细胞核染色质疏松、核仁明显。血常规中篮细胞增多。红细胞和血小板早期多为正常，晚期可减低。

2. 骨髓象　骨髓有核细胞增生明显活跃或极度活跃。白血病性淋巴细胞显著增多，占 40%以上，甚至高达 90%，原淋和幼淋细胞较少见，通常<5%。疾病早期，骨髓中各类造血细胞均可见到，但至后期几乎全为淋巴细胞。成熟红细胞形态、染色大致正常。白血病性淋巴细胞形态学特点：形态异常不明显，胞体略大，易碎，易见篮细胞，核可有深切迹或裂隙，核染色质不规则聚集，核仁无或不明显，多数胞质丰富、嗜碱、无颗粒，可见空泡，少数胞质量少，仅在核裂隙或切迹处见到。粒系、红系及巨核系细胞增生受抑制。当伴发自身免疫性溶血性贫血时红系可明显增生，多染性红细胞易见。

3. 鉴别　CLL 应与传染性单核细胞增多症、百日咳等感染性疾病相鉴别，传单和百日咳病人可出现淋巴细胞增多，但是绝对计数<15×10^9/L，淋巴细胞为多克隆性的，细胞形态变异性大，而 CLL 的淋巴细胞为单克隆性的，形态较为一致，可应用单克隆抗体免疫标记进行检测。

【注意事项】　CLL 白血病性淋巴细胞在形态上颇似正常小淋巴细胞，从形态学上难以区分，应结合细胞化学染色和细胞免疫学检查进行鉴别。

九、其他血液病的形态学检查

（一）骨髓增生异常综合征

【目的】 掌握骨髓增生异常综合征（myelodysplastic syndrome，MDS）的血常规、骨髓象特点。

【标本】 制备良好的 MDS 血涂片和骨髓涂片。

【形态学观察】 按照骨髓细胞学检查方法进行细胞形态学观察。

1. 血常规 一系、二系或三系血细胞减少，出现病态造血。

（1）红细胞：可为正色素性或大细胞、小细胞性及双形性贫血。成熟红细胞大小、形态不一，可见各种形态异常，如大红细胞、小红细胞，球形、靶形红细胞，嗜碱性点彩、嗜多色性红细胞及（或）有核红细胞。

（2）白细胞：有不同程度的质和量的改变，可有少量的幼稚粒细胞，中性粒细胞胞质内颗粒少或无，核分叶过多或减少，甚至不能分叶。单核细胞增多，并可出现不典型单核细胞，胞质内可含空泡。

（3）血小板：增多或减少，可见大血小板、畸形血小板，偶见小巨核细胞。

2. 骨髓象 多数病例骨髓有核细胞增生活跃或极度活跃，有少数增生减低，伴明显的病态造血。

（1）红细胞系：增生活跃或减低，原始红细胞、早幼红细胞增多。存在巨幼样变及病态幼红细胞，如胞质嗜碱性，着色不均；多核红细胞、核分叶、核碎裂、核畸形、核质发育不平衡。

（2）粒细胞系：增生活跃或减低，原始粒细胞、早幼粒细胞增多，伴成熟障碍，其表现为部分早幼粒细胞核仁明显，颗粒粗大，有的类似单核细胞，核凹陷或折叠。可有巨晚幼粒细胞、巨杆状核粒细胞及中性粒细胞胞质内颗粒少和（或）胞核分叶过少伴染色质明显聚集等。

（3）巨核细胞系：巨核细胞数正常、减少或增多，且多为小型巨核细胞，其特点是体积小、畸形，含单个核、双核、多核及分叶过多等畸形，核仁明显，甚至出现小淋巴细胞样巨核细胞。易见巨大和畸形的血小板。

3. 鉴别

（1）与 CAA 鉴别：二者都可以出现全血细胞减少，但后者没有病态造血，仅有细胞数目的改变。

（2）与纯红细胞再生障碍性贫血（PRCA）鉴别：MDS 以病态造血为主要特征，而 PRCA 无病态造血。

【注意事项】

（1）病态造血是 MDS 的一个重要血液学异常，因此在进行血常规和骨髓象观察时，要特别注意观察各系统细胞病态造血的特点。MDS 病态造血主要表现为：粒细胞系：胞质内颗粒粗大或减少，核分叶过多或过少，出现 Pelger-Huët 畸形等；红细胞系：可见类巨幼样变，核质成熟失衡，红细胞体积大，有嗜碱性点彩、核碎裂和 Howell-Jolly 小体，铁染色能检出环形铁粒幼细胞等；巨核细胞系：体积小、畸形多见，可见单圆核、多圆核及淋巴样小巨核细胞等。

（2）MDS 骨髓铁染色，细胞外铁丰富，铁粒幼红细胞增多，可见环形铁粒幼细胞。

（3）骨髓活检时可见原始粒细胞、早幼粒细胞的异常定位，即移位于骨小梁间的中央骨髓区，并聚集成细胞丛，即前体细胞异常定位（abnormal localization of immature precursors，ALIP），ALIP 是 MDS 的另一病理学特征。

（二）多发性骨髓瘤

【目的】 掌握多发性骨髓瘤（multiple myeloma，MM）的血常规、骨髓象特点。

【标本】　制备良好的 MM 血涂片和骨髓涂片。

【形态学观察】　按照骨髓细胞学检查方法进行细胞形态学观察。

1. 血常规　多为正细胞正色素性贫血，成熟红细胞呈缗钱状排列。可见少量幼红、幼粒细胞，淋巴细胞相对增高，晚期患者有全血细胞减少。可见骨髓瘤细胞，当 $>2.0×10^9$/L 时，应诊断为浆细胞白血病。血小板正常或减少。患者晚期可出现全血细胞减少。

2. 骨髓象　骨髓有核细胞增生活跃或明显活跃，粒细胞系、红细胞系及巨核细胞系早期增生正常，晚期增生受抑制，其受抑制程度与骨髓瘤细胞增生程度成正相关。成熟红细胞呈缗钱状排列。骨髓瘤细胞占有核细胞的 10% 以上。该细胞在骨髓内可呈弥漫性分布，也可呈灶性，斑片状分布。典型瘤细胞的特点：成堆分布，大小不一，一般较大，呈圆形、椭圆形或不规则形，可有伪足。胞核长圆形，偏位，染色质疏松，排列紊乱，有 1～2 个大而清楚的核仁。胞质较为丰富，呈深蓝色，火焰状不透明，常含少量嗜天青颗粒和空泡。瘤细胞可含有嗜酸球状包涵体（Russel 小体）、大量空泡（桑葚细胞）及排列似葡萄状的浅蓝色空泡（葡萄状细胞）。

根据骨髓瘤细胞的分化程度，将瘤细胞分为四型。

Ⅰ型：小浆细胞型，瘤细胞分化好，较成熟，形态上与正常成熟浆细胞相似，染色质致密，胞核常偏位，胞质丰富。

Ⅱ型：幼浆细胞型，细胞外形一般较规则，N/C 比约 1:1，胞核染色质疏松，核偏位。

Ⅲ型：原始浆细胞型，染色质疏松网状，核大居中，有核仁，N/C 比例较大。

Ⅳ型：网状细胞型，瘤细胞外形多样化，核仁大，且数目增多，细胞分化较差，恶性程度高。

【注意事项】

（1）由于多发性骨髓瘤初期可为局灶性浆细胞异常增生，而后才导致整个骨髓病变，故在初诊时，要注意多部位穿刺，尤其是疼痛部位穿刺，并注意骨髓涂片尾部细胞，以免误诊。

（2）对分化良好的瘤细胞与正常浆细胞难以区分时，可进行浆细胞标记指数测定和特殊化学染色加以鉴别。

（三）骨髓纤维化

【目的】　掌握骨髓纤维化（myelofiborosis，MF）的血常规、骨髓象特点。

【标本】　制备良好的 MF 血涂片和骨髓涂片。

【形态学观察】　按照骨髓细胞学检查方法进行细胞形态学观察。

1. 血常规

（1）红细胞：一般为中度贫血，晚期若伴有溶血时可为正细胞正色素性贫血，有明显出血时可为低色素性贫血，继发叶酸缺乏时也可为大细胞性贫血。血片可见有核红细胞，多为中、晚幼红细胞，大小不均，可见点彩红细胞，嗜多色性红细胞及泪滴状红细胞。

（2）白细胞：多数正常或中度增高，大多为成熟中性粒细胞，可见中、晚幼粒细胞，偶见原始、早幼粒细胞，嗜酸和嗜碱性粒细胞也有增多。血片中见到幼红、幼粒细胞是本病的特征。

（3）血小板：部分病例增多，晚期减少，形态异常，常见巨大血小板，有时可见巨核碎片。

2. 骨髓象　常呈"干抽"现象。疾病早期骨髓有核细胞仍然可以增生，以粒系和巨核系为主，但到晚期有核细胞增生明显减低。骨髓活检可见大量网状纤维组织为诊断本病的依据。

3. 鉴别　本病特别需要与 CML 鉴别，详见表 10-30。

【注意事项】

（1）骨髓穿刺常呈"干抽"现象，一般要进行骨髓活检。

（2）MF 常发生髓外造血，因此血片中可出现幼红、幼粒细胞。

（3）MF 病人外周血片可见泪滴状红细胞。

（四）白细胞减少症

【目的】 掌握白细胞减少症（leukopenia）的血常规、骨髓象特点。

【标本】 制备良好的白细胞减少症血涂片和骨髓涂片。

【形态学观察】 按照骨髓细胞学检查方法进行细胞形态学观察。

1. 血常规 白细胞不同程度减少，小于 $4.0×10^9/L$。淋巴细胞相对增多，有时单核细胞、浆细胞亦可相对增多。中性粒细胞重度减少时，可见核固缩、胞质内出现空泡、颗粒粗大等改变。红细胞、血小板无明显异常。

2. 骨髓象 骨髓有核细胞增生活跃、明显活跃或减低。粒系细胞有不同程度减低，缺乏成熟阶段的中性粒细胞，可见原粒及早幼粒细胞，表明粒细胞系成熟障碍。幼粒细胞可伴退行性变化，胞质内可出现空泡、中毒颗粒，核固缩等中毒性改变。淋巴细胞、浆细胞、网状细胞可相对增加。红细胞系及巨核细胞系多为正常。当病情恢复时，中幼粒以下各阶段较成熟和成熟粒细胞相继出现。

【注意事项】

（1）当外周血中性粒细胞绝对数低于 $0.5×10^9/L$ 时，称为粒细胞缺乏症，粒细胞缺乏症是粒细胞减少症发展到严重阶段的表现。

（2）由于白细胞生理性变异较大，必须固定采血时间和采血部位进行反复检查。骨髓检查对于本病是必要的，可以观察粒细胞系的增生情况，以除外其他血液病。

（五）传染性单核细胞增多症

【目的】 掌握传染性单核细胞增多症（infectious mononucleosis，IM）的血常规、骨髓象特点。

【标本】 制备良好的 IM 血涂片和骨髓涂片。

【形态学观察】 按照骨髓细胞学检查方法进行细胞形态学观察。

1. 血常规 对本疾病具有诊断价值。白细胞正常或升高，疾病中后期淋巴细胞增多，占 60%～97%，并伴异型淋巴细胞增多，常＞20%。红细胞、血小板一般正常。

Downey 将异型淋巴细胞分为 3 型。

Ⅰ型（浆细胞型或泡沫型）：细胞大小不一，与普通淋巴细胞相似或稍大，核偏心形、椭圆、肾形或分叶形，染色质粗糙，呈粗网状或成堆排列。胞质少，嗜碱性强，呈深蓝色，含有大小不等的空泡或呈泡沫状，无颗粒或有少数颗粒。

Ⅱ型（单核细胞样型或不规则型）：细胞大小较一致，较Ⅰ型大，形态不规则，核呈圆形、椭圆形或不规则型，核染色质较Ⅰ型细致，亦呈网状。胞质丰富，浅灰蓝色，无空泡，可有少数嗜天青颗粒。

Ⅲ型（幼淋巴细胞样型或幼稚型）：细胞与Ⅰ型相似但较大，直径 15～18μm，核圆形或卵圆形，染色质细致、均匀、呈网状排列，无浓集现象，可见 1～2 个核仁，胞质呈蓝色，一般无颗粒，可有分布较均匀的小空泡。

2. 骨髓象 无明显改变。淋巴细胞比例正常或稍高，可见异型淋巴细胞，但不如血象中变化显著。

3. 鉴别 IM 和 ALL 外周血均可出现淋巴细胞增多，但 ALL 增多的是原始淋巴细胞，而 IM 增多的是异型淋巴细胞。

【注意事项】

（1）异型淋巴细胞易被误认为原始淋巴细胞和其他系列的原、幼细胞，应注意这些细胞之间的鉴别。

（2）有些异型淋巴细胞其形态学介于 Downey 三型之间，呈过渡形态，不易划分，可笼统地称之为异型淋巴细胞。

（六）原发性血小板增多症

【目的】 掌握原发性血小板板增多症（essential thrombocythemia，ET）的血常规、骨髓象特点。

【标本】 制备良好的 ET 血涂片和骨髓涂片。

【形态学观察】 按照骨髓细胞学检查方法进行细胞形态学观察。

1. 血常规 血小板增高，血片中血小板大片状簇集，可见小型、巨型和不规则型血小板，偶见巨核细胞碎片。白细胞增高，以中性分叶核粒细胞为主，偶见幼粒细胞。少数患者可出现嗜多色性红细胞，红细胞形态大小不一。

2. 骨髓象 骨髓有核细胞增生明显活跃。巨核系细胞增生显著，原始及幼稚巨核细胞比例增高，部分病例可见小巨核细胞。巨核细胞形态异常，表现为核质发育不平衡，胞体大，胞质丰富，但颗粒稀少或缺如，空泡形成、分叶过多，血小板生成增多，聚集成堆。红系、粒系亦明显增生，但无白血病细胞浸润现象。

3. 鉴别

（1）与其他骨髓增殖性疾病鉴别：骨髓增殖性疾病均可以有血小板增多，但 PV 以红细胞增多为主，CML 以粒细胞增多为主，而只有 ET 以血小板增多为主。

（2）与继发性血小板增多症鉴别：后者血小板计数很少超过 $1000×10^9/L$，血小板形态正常，巨核细胞轻度增多，体积变小。

【注意事项】 小巨核细胞在光学显微镜下不易辨认，应借助于细胞化学染色进行鉴别。

（七）原发性血小板减少性紫癜

【目的】 掌握原发性血小板减少性紫癜（idiophathic thrombocytopenic purpura，ITP）的血常规、骨髓象特点。

【标本】 制备良好的 ITP 血涂片和骨髓涂片。

【形态学观察】 按照骨髓细胞学检查方法进行细胞形态学观察。

1. 血常规 血小板明显减少，可见大血小板、巨血小板、畸形血小板；白细胞数量、形态一般正常；成熟红细胞可见中心淡染区扩大。

2. 骨髓象 骨髓有核细胞增生活跃或明显活跃。巨核系细胞增生伴成熟障碍，急性 ITP 以幼稚巨核细胞和颗粒型巨核细胞为主，慢性型以颗粒型巨核细胞为主，巨核细胞可出现胞体小、颗粒减少、核不分叶或分叶少等形态改变；粒系和红系一般正常，出血多者，红系出现缺铁样改变。

3. 鉴别 ITP 与 AML-M$_7$ 鉴别，ITP 患者血片中一般无小巨核细胞，骨髓中以颗粒型巨核细胞增生为主，细胞形态一般无明显改变，而 AML-M$_7$ 血片中可见大量淋巴细胞样的小巨核细胞，骨髓中以原始巨核和幼稚巨核细胞增生为主，细胞形态异常。

【注意事项】

（1）因巨核细胞胞体较大，一般易出现在骨髓片尾部和两侧，因此要注意观察这些部位，以免造成误诊或漏诊。

（2）书写骨髓报告单时，应将巨核系细胞置首位，详细描述各阶段巨核细胞的比例及形态特点。

十、常用实验室检查项目的临床意义

（一）血液一般检测

【项目主要内容】 红细胞计数、血红蛋白测定、红细胞比容、白细胞计数、白细胞分类计数、血小板计数、网织红细胞计数。

【操作过程】 采用 EDTA-K$_2$ 抗凝静脉血 2ml，全自动血细胞分析仪上机操作。

【临床意义】

1. 红细胞计数、血红蛋白测定、红细胞比容 外周血中单位容积内血红蛋白浓度、红细胞计数和（或）红细胞比容低于同年龄、同性别和地区的正常人最低值。可分为：①生理性减少，见于婴幼儿、部分老年人和妊娠中、晚期人群，又称为生理性贫血；②病理性减少，见于各种贫血。

相反，若单位容积血液中红细胞数量和血红蛋白浓度高于参考范围高限。一般认为经多次检查成年男性红细胞 $>6.0\times10^{12}/L$，血红蛋白 $>170g/L$；成年女性红细胞 $>5.5\times10^{12}/L$，血红蛋白 $>160g/L$ 时，考虑红细胞增多。可分为：①相对性红细胞增多，如各种原因导致的血容量的减少；②绝对性红细胞增多，除可发生在新生儿、高原地区居民、剧烈的体力劳动及情绪激动情况下的生理性增多之外，即可考虑病理性红细胞增多，如骨髓增殖性疾病中的真性红细胞增多症等。

2. 白细胞计数及白细胞分类计数

（1）白细胞计数：是测定血液中各类白细胞的总数。参考范围是新生儿（15～20）$\times10^9/L$，6个月～2岁（11～12）$\times10^9/L$，成人（4～10）$\times10^9/L$。白细胞总数高于参考范围上限称白细胞增多，低于参考范围下限称白细胞减少。

（2）白细胞分类计数则是指计算各类白细胞（正常人外周血白细胞可分为中性粒细胞、淋巴细胞、单核细胞、嗜酸性粒细胞和嗜碱性粒细胞）的比值（百分率）和绝对值。①中性粒细胞：增多，包括生理性增多和由于急性感染、严重的组织损伤、急性大出血、急性中毒、白血病及某些恶性肿瘤等导致的病理性增多；减低，中性粒细胞绝对值低于 $1.5\times10^9/L$ 称为粒细胞减少症；若低于 $0.5\times10^9/L$ 称为粒细胞缺乏症。②淋巴细胞：增多，见于病毒感染、淋巴细胞性恶性疾病或某些自身免疫性疾病等；减少，主要见于接触放射线，应用肾上腺皮质激素、烷化剂、抗淋巴细胞球蛋白后及先天性和获得性免疫缺陷综合征患者。③单核细胞：增多，见于婴幼儿及儿童的生理性增多和某些感染及血液病导致的病理性增多等。减少则无重要的临床意义。④嗜酸性粒细胞：增多，见于过敏性疾病、寄生虫病、某些恶性肿瘤、皮肤病及某些血液病；减少，见于传染病急性期、严重组织损伤、垂体或肾上腺皮质功能亢进。⑤嗜碱性粒细胞：增多，见于过敏性疾病及某些血液病；减少，无重要的临床意义。

3. 血小板计数

（1）血小板减少（$<100\times10^9/L$）见于：①血小板生成障碍：再生障碍性贫血、急性白血病、急性放射病等；②血小板破坏增多：原发性血小板减少性紫癜、脾功能亢进；③血小板消耗过多：如 DIC 等。

（2）血小板增多（$>400\times10^9/L$）见于：①骨髓增殖性疾病，如慢性粒细胞性白血病、真性红细胞增多症、原发性血小板增多症；②急性感染、急性失血、急性溶血等；③其他：脾切除术后。

4. 网织红细胞 是指尚未完全成熟的红细胞，是晚幼红细胞脱核后到完全成熟之间的过渡性细胞。网织红细胞的高低直接反映骨髓红细胞生成情况，网织红细胞增多则表示骨髓红系增生旺盛，常见于溶血性贫血；网织红细胞减少则表示骨髓红系的增生减低，常见于再生障碍性贫血、溶血性贫血再生障碍危象、急性白血病、某些药物引起骨髓造血功能减退等。另外还可用于监测治疗或骨髓移植后的骨髓造血功能。

【注意事项】

（1）一定要采用 EDTA-K_2 抗凝静脉血，且上机操作前要确认标本无凝集现象。

（2）全自动血细胞分析仪必须保证室内质控及室间质评在控。

（二）血栓与止血检测

【项目主要内容】 一期止血缺陷筛选（出血时间、血小板计数）（略）、二期止血缺陷筛选（凝血酶原时间、活化部分凝血活酶时间）、纤溶亢进性出血筛选及确证（凝血酶时间、纤维蛋白原、FDP、D-二聚体）。

【临床意义】

1. 出血时间（BT）

（1）BT 延长见于：①血小板明显减少：如原发性和继发性血小板减少性紫癜。②血小板功能异常：如血小板无力症和巨血小板综合征。③严重缺乏血浆某些凝血因子：如血管性血友病、弥散性血管内凝血。④血管异常：如遗传性出血性毛细血管扩张症。⑤药物影响：如服用抗血小板药物（阿司匹林等）、抗凝药（肝素）、和溶栓药（rt-PA 等）。

（2）BT 缩短临床意义不大。

2. 血浆凝血酶原时间（PT）

（1）PT 延长：先天性凝血因子 I（纤维蛋白原）、II（凝血酶原）、V、VII、X 缺乏；获得性凝血因子缺乏，如严重肝病、维生素 K 缺乏、纤溶亢进、DIC、服用抗凝药物和循环血液中存在异常抗凝血物质等。

（2）PT 缩短：血液高凝状态，如 DIC 早期、心肌梗死、脑血栓形成、深静脉血栓形成、多发性骨髓瘤等。

3. 活化部分凝血活酶时间（APTT）

（1）APTT 延长：见于因子 XII、XI、IX、VIII、X、V、II、PK、HMWK 和纤维蛋白原缺乏，尤其用于 FVIII、IX、XI 缺乏以及它们的抗凝物质增多；此外，APTT 也是监测普通肝素和诊断狼疮抗凝物质的常用试验。

（2）APTT 缩短：血栓性疾病和血栓前状态，但灵敏度、特异度差。

4. 血浆凝血酶时间（TT）　TT 延长见于低（无）纤维蛋白原血症和异常纤维蛋白原血症；血中纤维蛋白（原）降解产物（FDPs）增高；血中有肝素或类肝素物质存在（如肝素治疗中、SLE 和肝脏疾病等）。TT 缩短无重要的临床意义。

5. 血浆纤维蛋白原（Fg）测定

（1）增高：见于糖尿病、急性心肌梗死、急性传染病、风湿病、急性肾小球肾炎、肾病综合征、灼伤、多发性骨髓瘤、休克、大手术后、妊娠高血压综合征、急性感染、恶性肿瘤以及血栓前状态等；

（2）减低：见于 DIC、原发性纤溶、重症肝炎和肝硬化等。

6. D-二聚体　继发性纤溶（如 DIC）为阳性或增高；而原发性纤溶为阴性或不升高，D-二聚体是两者鉴别的重要指标之一。此外，本试验对深静脉血栓（DVT）和肺栓塞（PE）的排除有重要价值，也是溶栓治疗的检测指标之一。

【注意事项】

1. 用于 PT、APTT、TT、Fg、D-二聚体检测的标本，均需枸橼酸钠抗凝剂抗凝，之后制备成乏血小板血浆备用。

2. PT 的相关的换算

（1）凝血酶原时间比值（PTR）：待检血浆的凝血酶原时间与正常参比血浆的凝血酶原时间的比值。

（2）国际标准化比值（INR）＝PTR^{ISI}。其中 ISI 为国际敏感度指数。由于不同来源、不同制备方法的组织凝血活酶对结果影响很大，造成结果的可比性差，特别影响判断口服抗凝剂的治疗效果。世界卫生组织提出以人脑凝血活酶 67/40 批号作为标准品，并以国际敏感度指数表示各种制剂与 67/40 之间的相互关系。67/40 为原始参考品，ISI 定为 1.0。采用 INR 可以统一判断治疗效果。

（三）尿液检测

【项目主要内容】　尿干化学（酸碱度、蛋白、葡萄糖、酮体、胆红素、尿胆原、血红蛋白、比密）、尿沉渣（细胞、管型、结晶）、尿液其他成分（微量清蛋白、β_2-微球蛋白、α_1-微球蛋白、本周氏蛋白、人绒毛膜促性腺激素）。

【临床意义】

1. 尿量 参考值 1000～2000ml/24h（成人）。

（1）尿量增多：24h 尿量超过 2500ml，成为多尿。①暂时性多尿：可见于水摄入过多、应用利尿剂和某些药物等。②内分泌疾病：如糖尿病，尿糖增多引起的溶质性利尿；尿崩症，由于垂体分泌的抗利尿激素不足或肾小管对 ADH 反应性降低，影响尿液浓缩导致多尿。③肾脏疾病：慢性肾盂肾炎、慢性肾间质肾炎、慢性肾衰竭早期，急性肾衰竭多尿期等，均可出现多尿。

（2）尿量减少：成人尿量低于 400ml/24h 或 17ml/h，称为少尿；而低于 100ml/24h，则称为无尿。①肾前性少尿：休克、心力衰竭、脱水及其他引起有效血容量减少病症可导致肾小球滤过率过不足而出现少尿。②肾性少尿：各种肾脏实质性改变而导致的少尿。③肾后性少尿：因结石、尿路狭窄、肿瘤压迫引起尿路梗阻或排尿功能障碍所致。

2. 酸碱度 新鲜尿 pH 6.0～6.5，也可呈中性或弱碱性。

（1）尿 pH 降低：见于酸中毒、高热、痛风、糖尿病及口服氯化铵、维生素 C 等酸性药物。低钾性代谢性碱中毒排酸性尿味其特征之一。

（2）尿 pH 增高：见于碱中毒、尿潴留、膀胱炎、应用利尿剂、肾小管性酸中毒等。

（3）药物干预：尿 pH 可作为用药的一个指标，用氯化铵酸化尿液，可促使碱性药物中毒时从尿中排出；而用碳酸氢钠碱化尿液，可促使酸性药物中毒时从尿中排出。

3. 蛋白质 定性阴性，定量 0～80mg/24h 尿。

尿蛋白定性试验阳性或定量试验＞120mg/24h 尿时称蛋白尿，分为轻、中、重度。蛋白尿的类型如下。

（1）生理性蛋白尿：见于剧烈运动、发热、紧张等应激状态，一过性，又称功能性蛋白尿，定性不超过（+），定量为轻度蛋白尿。

（2）体位性蛋白尿：又称直立性蛋白尿，由于直立位或腰部前突时引起的轻度或中度蛋白尿。其特点为夜间尿蛋白定性为阴性，起床活动若干时间后出现蛋白尿，再平卧后又转阴性。常见于瘦高体型青少年。

（3）病理性蛋白尿：根据尿蛋白来源，分为以下 5 种。

1）肾小球性蛋白尿：肾小球滤过膜受损而使通透性增加，滤出较多的血浆蛋白，超过了肾小管重吸收能力而形成的蛋白。以白蛋白等中、高分子蛋白为主，定量＞2g/24h，见于肾小球肾炎、肾病综合征、糖尿病肾病、狼疮性肾炎等。

2）肾小管性蛋白尿：由于肾小管炎症或中毒引起近曲小管对低分子量蛋白质的重吸收障碍而导致的以低分子量蛋白质为主的蛋白尿。以 α_1-微球蛋白、β_2-微球蛋白增多为主，多为轻度蛋白尿。见于间质性肾炎、肾毒性药物致肾小管损伤、肾移植后排斥反应。

3）混合性蛋白尿，由于肾脏疾病同时累及肾小球和肾小管而产生的蛋白尿。以白蛋白和 β_2 微球蛋白同时增多为主，见于糖尿病肾病、狼疮性肾炎等。

4）溢出性蛋白尿：血浆中出现异常增多的低分子蛋白，超过了肾小管重吸收最大能力而溢出尿液中，如游离血红蛋白，肌红蛋白，本周氏蛋白过多，见于急性血管内溶血、挤压综合征、多发性骨髓瘤。

5）组织性蛋白尿：肾小管代谢产生的和肾组织破坏分解的蛋白质出现在尿液中，多为轻度蛋白尿，见于肾小管病变。

4. 葡萄糖 阴性。

尿中是否出现葡萄糖取决于血糖浓度、肾血流量和肾糖阈等。

（1）血糖过高性糖尿：血糖超过肾小管重吸收阈值，可同时伴有肾小管损伤。见于糖尿病、库欣综合征、嗜铬细胞瘤及胰腺疾病等。

（2）血糖正常性糖尿：肾小管病变，对葡萄糖重吸收能力减低所致，也称肾性糖尿。见于各种原因所致肾脏疾病等。

（3）暂时性糖尿：非病理因素引起的一过性糖尿。如饮食性糖尿、应激性糖尿、妊娠性糖尿。

（4）非葡萄糖性糖尿：摄入过多乳糖、半乳糖、果糖或体内代谢紊乱大量产生时，超过肾小管重吸收能力，可出现相应糖尿，多见于哺乳期妇女。

5. 酮体 阴性。

酮体是脂肪氧化代谢过程中的中间代谢产物，包括乙酰乙酸、β-羟丁酸、丙酮。当糖代谢发生障碍、脂肪分解增多、酮体产生速度超过机体组织利用速度时，血中酮体增加，可出现酮血症，过多的酮体从尿中排出，称酮尿。

糖尿病性酮尿：见于糖尿病酮症酸中毒。

非糖尿病性酮尿：见于高热、严重呕吐、长期饥饿等。

6. 胆红素 阴性。

尿胆红素增高见于：①急性黄疸性肝炎、阻塞性黄疸。②门脉周围炎、纤维化及药物所致的胆汁淤积。③先天性高胆红素血症 Dubin-Johnson 综合征和 Rotor 综合征。

7. 尿胆原 阴性或弱阳性。

尿胆原检查常与血清胆红素、尿胆红素的检查结合起来，用于黄疸的鉴别诊断见表10-32。

表 10-32 不同类型黄疸实验室鉴别

黄疸类型	血清胆红素（μmol/L）			尿液	
	总胆红素	未结合胆红素	结合胆红素	尿胆原	尿胆红素
溶血性黄疸	增高	增高	正常或轻度增高	+++	-
肝细胞性黄疸	增高	增高	增高	+	+
阻塞性黄疸	增高	正常或轻度增高	增高	-	+

8. 血红蛋白 阴性。

阳性常见于①血型不合输血、阵发性睡眠性血红蛋白尿、急性溶血性疾病等；②各种病毒感染、疟疾等；③大面积烧伤、体外循环、术后所致的红细胞大量破坏等。

9. 比密 1.015～1.025。

尿比重的高低主要取决于肾脏的浓缩功能，它与尿内所含溶质的多少成正比，而与尿量成反比。

增高：表示尿液浓缩，见于急性肾炎、蛋白尿、糖尿病、高热、大量出汗、脱水、心功能不全、流行性出血热少尿期等。

减低：表示肾脏浓缩功能减退，见于尿崩症、慢性肾炎、精神性多饮多尿症、原发性醛固酮增多症、流行性出血热多尿期及恢复期。

10. 细胞

（1）红细胞：尿中红细胞增多见于肾小球肾炎、泌尿系感染、结石、肿瘤及创伤等。非均一性血尿多为肾小球性血尿，即变形红细胞性血尿，其红细胞大小不一；均一性血尿多为非肾源性，红细胞形态较一致。

（2）白细胞：尿中白细胞增多主要见于泌尿系统炎症，如肾盂肾炎、膀胱炎、尿道癌、尿道炎、前列腺炎。

（3）上皮细胞：主要有肾小管上皮细胞、移行上皮细胞、鳞状上皮细胞。

正常尿液中无肾小管上皮细胞，一旦出现提示肾小管病变。正常尿液中无或偶见移行上皮细胞，若较多出现，表明肾盂至尿道有炎症或坏死性病变。正常尿液中可见少量磷状上皮细胞，如大量增多或成群出现并伴有白细胞增多，则提示有炎症，女性则应排除阴道分泌物混入的位于阴道表层的扁平上皮细胞。

11. 管型

（1）透明管型：正常成人浓缩尿中偶尔可见到。复合性透明红细胞管型和透明白细胞管型分别是肾出血和肾炎症的标志。

（2）颗粒管型：少量细颗粒管型可见于健康人，特别在应激、运动后、发热或脱水时，大量则见于肾小球肾炎等肾病变。粗颗粒管型见于慢性肾小球肾炎、肾病综合征及药物毒性所致肾小管损害。

（3）细胞管型：红细胞管型，见于肾实质出血；白细胞管型，见于肾实质感染性疾病；肾小管上皮细胞管型，见于肾小管损伤；混合管型，见于肾小球肾炎、狼疮性肾炎、肾缺血性病变及肾病综合征。

（4）蜡样管型：多提示有严重的肾小管变性坏死，预后不良。

（5）脂肪管型：常见于肾病综合征、慢性肾小球肾炎急性发作及其他肾小管损伤性疾病。

（6）宽幅管型：常见于慢性肾衰竭少尿期，提示预后不良，故又称肾功能不全管型。

（7）细菌管型：含有大量的细菌、真菌的管型，见于感染性疾病。

（8）结晶管型：含盐类、药物等化学物质结晶的管型。

（9）其他类似管型的物质：类圆柱体、黏液丝等。

（四）常用肾功能实验室检测

【项目主要内容】 肾小球肾炎检测项目组合、尿路感染检测项目组合、肾病综合征检测项目组合、慢性肾病检测项目组合。

【临床意义】

1. 肾小球肾炎检测项目组合 尿常规：不同程度的血尿和（或）蛋白尿，可有红细胞管型。急性肾小球肾炎患者血尿、蛋白尿可持续数月。慢性肾小球肾炎患者，部分有大量蛋白尿，尿蛋白定量＞3.5g/d。

血常规：可有轻度贫血，急性者白细胞可升高。慢性者白细胞、血小板无明显增减。

肾功能：急性者可有一过性减退。慢性者血肌酐明显增高，内生肌酐清除率下降。

其他检查：急性者抗链球菌溶血素 O 抗体（ASO）滴度常升高，补体 C3 减低。

2. 尿路感染检测项目组合 尿常规：外观混浊，尿比密降低，蛋白（-）或弱（+），WBC 增高。镜检可见白细胞管型，偶见颗粒管型；肉眼或镜下血尿，RBC 呈均一性。

细菌学检查：新鲜中段尿革兰染色后，＞1 个菌/HP 或细菌培养计数≥10^5/ml，均可确诊。

3. 肾病综合征检测项目组合 尿常规：大量蛋白尿，尿蛋白定量＞3.5g/d，以白蛋白为主，镜检可无细胞成分和管型。

生化分析：血清总蛋白＜60g/L，白蛋白＜30g/L。总胆固醇升高，甘油三酯升高不明显，低密度脂蛋白、极低密度脂蛋白升高，高密度脂蛋白降低或无明显变化。

4. 慢性肾病检测项目组合 尿常规：尿比密减低，肾脏浓缩功能完全丧失。镜检可见 RBC、WBC、肾小管上皮细胞及颗粒管型、细胞管型、蜡样管型等。

血常规：中、重度贫血。

电解质分析：肾脏排水能力下降，出现稀释性低钠血症；进展至尿毒症期可发生高钾血症。低钙高磷。

血气分析：代谢性酸中毒。

生化分析：血清总蛋白、白蛋白减低。空腹血糖正常或增高，糖耐量减低。甘油三酯、低密度脂蛋白、极低密度脂蛋白升高，总胆固醇无明显变化。

（五）肝脏疾病常用实验室检测

【项目主要内容】 肝脏疾病常用的实验室检测项目（血清总蛋白和清蛋白、球蛋白比值测定；血清蛋白电泳；血清前清蛋白测定；血浆凝血因子测定等）、脂类代谢功能检测等。

【临床意义】

1. 血清总蛋白和清蛋白、球蛋白比值测定 血清总蛋白降低一般与清蛋白减少相平行，总蛋白升高同时有球蛋白升高。由于肝脏有很强的代偿能力，且清蛋白半衰期较长，因此只有当肝脏疾病变达到一定程度和在一定程度后才能出现血清总蛋白的改变，急性或局灶性肝脏损伤时 STP、A、G 及 A/G 多为正常。因此它常用于检测慢性肝损伤，并可反应肝实质细胞储备功能。

（1）血清总蛋白及清蛋白增高：主要由于血清水分减少，使单位容积总蛋白浓度增加，而全身总蛋白量并未增加，如各种原因导致的血液浓缩（严重脱水，休克，饮水量不足）、肾上腺皮质功能减退等。

（2）血清总蛋白及清蛋白降低

1）肝细胞损害影响总蛋白与清蛋白合成：常见肝脏疾病有亚急性重症肝炎、慢性中度以上持续性肝炎、肝硬化、肝癌等，以及缺血性肝损伤、毒素诱导性肝损伤。清蛋白减少常伴有 γ 球蛋白增加，清蛋白含量与有功能的肝细胞数量呈正比。清蛋白持续下降，提示肝细胞坏死进行性加重，预后不良；治疗后清蛋白上升，提示肝细胞再生，治疗有效。血清总蛋白<60g/L 称为低蛋白血症，临床上常出现严重水肿及胸、腹水。

2）营养不良：如蛋白质摄入不足或消化吸收不良。

3）蛋白丢失过多：如肾病综合征（大量肾小球性蛋白尿）、蛋白丢失性肠病、严重烧伤、急性大失血等。

4）消耗增加：见于慢性消耗性疾病，如重症结核、甲状腺功能亢进及恶性肿瘤等。

5）血清水分增加：如水潴留或静脉补充过多的晶体溶液。先天性低清蛋白血症较为少见。

（3）血清总蛋白及球蛋白增高

1）慢性肝脏疾病：包括自身免疫性慢性肝炎、慢性活动性肝炎、肝硬化、慢性酒精性肝病、原发性胆汁性肝硬化等；球蛋白增高程度与肝脏疾病严重性相关。

2）M 球蛋白血症：如多发性骨髓瘤、淋巴瘤、原发性巨球蛋白血症等。

3）自身免疫性疾病：如系统性红斑狼疮、风湿热、类风湿关节炎等。

4）慢性炎症与慢性感染：如结核病、疟疾、黑热病、麻风病及慢性血吸虫病等。

（4）血清球蛋白浓度降低：主要是因合成减少。

1）生理性减少：小于 3 岁的婴幼儿。

2）免疫功能抑制：如长期应用肾上腺皮质激素或免疫抑制剂。

3）先天性低 γ 球蛋白血症。

（5）A/G 倒置：清蛋白降低和（或）球蛋白增高均可引起 A/G 倒置，见于严重肝功能损伤及 M 蛋白血症，如慢性中度以上持续性肝炎、肝硬化、原发性肝癌、多发性骨髓瘤、原发性巨球蛋白血症等。

2. 血清蛋白电泳

（1）肝脏疾病：急性及轻症肝炎时电泳结果多无异常。慢性肝炎、肝硬化、肝细胞肝癌（常合并肝硬化）时，清蛋白降低，α_1、α_2、β 球蛋白也有减少倾向；γ 球蛋白增加，在慢性活动性肝炎和失代偿的肝硬化增加尤为显著。

（2）M 蛋白血症：如骨髓瘤、原发性巨球蛋白血症等，清蛋白浓度降低，单克隆 γ 球蛋白明显升高，亦有 β 球蛋白升高，偶有 α 球蛋白升高。大部分病人在 γ 区带、β 区带或 β 区带与 γ 区带之间可见结构均一、基底窄、峰高尖的 M 蛋白。

（3）肾病综合征、糖尿病、肾病：由于血脂增高，可致 $α_2$ 及 β 球蛋白（是脂蛋白的主要成分）增高，清蛋白及 γ 球蛋白降低。

（4）其他：结缔组织病伴有多克隆 γ 球蛋白增高，先天性低丙种球蛋白血症 γ 球蛋白降低，蛋白丢失性肠病表现为清蛋白及 γ 球蛋白降低，$α_2$ 球蛋白则增高。

3. 血清前清蛋白测定

降低：①营养不良、慢性感染、晚期恶性肿瘤。②肝胆系统疾病：肝炎、肝硬化、肝癌及胆汁淤积性黄疸。对早期肝炎、急性重症肝炎有特殊诊断价值。

4. 血浆凝血因子测定

（1）升高：①生理性增高见于进食高蛋白饮食或运动后。②病理性增高见于严重肝损害（如肝硬化、肝癌、重症肝炎等）、上消化道出血、尿毒症及肝外门脉系统分流形成。

（2）降低：低蛋白饮食、贫血。

5. 血清胆固醇和胆固醇酯测定

（1）肝细胞受损时，LCAT 合成减少，胆固醇的酯化障碍，血中胆固醇酯减少；在肝细胞严重损害如肝硬化、爆发性肝功能衰竭时，血中总胆固醇也降低。

（2）胆汁淤积时，由于胆汁排出受阻而反流入血，血中出现阻塞性脂蛋白 X，同时肝合成胆固醇能力增加，血中总胆固醇增加，其中以游离胆固醇增加为主。胆固醇酯与游离胆固醇比值降低。

（3）营养不良及甲状腺功能亢进症患者，血中总胆固醇减少。

（六）临床常用生物化学检测

【项目主要内容】 血糖及其他代谢产物的检测、血清脂质和脂蛋白检测、血清电解质检测、血清铁及其代谢产物检测、心肌酶和心肌蛋白检测、内分泌激素检测、治疗性药物监测。

【临床意义及注意事项】

1. 血糖及其他代谢产物的检测 血糖检测是目前诊断糖尿病的主要依据，也是判断糖尿病病情和控制程度的主要指标。

（1）FGB 增高：FGB 增高而又未达到诊断糖尿病标准时，称为空腹血糖过高（IFG）；FGB 增高超过 7.0mmol/L 时称为高糖血症。根据 FBG 水平将高糖血症分为 3 度：FBG 7.0～8.4 mmol/L 为轻度增高；FBG 8.4～10.1mmol/L 为中度增高；FBG 大于 10.1mmol/L 为重度增高。当 FBG 超过 9mmol/L（肾糖阈）时尿糖可呈阳性。

1）生理性增高：餐后 1～2h、高糖饮食、剧烈运动、情绪激动、胃倾倒综合征等。

2）病理性增高：①各型糖尿病。②内分泌疾病：如甲状腺功能亢进症、巨人症、肢端肥大症、皮质醇增多症、嗜铬细胞瘤和胰高血糖素瘤等。③应激性因素：如颅内压增高、颅脑损伤、中枢神经系统感染、心肌梗死、大面积烧伤、急性脑血管病等。④药物影响：如噻嗪类利尿剂、口服避孕药、泼尼松等。⑤肝脏和胰腺疾病：如严重的肝病、坏死性胰腺炎、胰腺癌等。⑥其他：如高热、呕吐、腹泻、脱水、麻醉和缺氧等。

（2）FBG 减低：FBG 低于 3.9mmol/L 时为血糖减低，当 FBG 低于 2.8mmol/L 时称为低糖血症。

1）生理性减低：饥饿、长期剧烈活动、妊娠期等。

2）病理性减低：①胰岛素过多：如胰岛素用量过大、口服降糖药、胰岛 B 细胞增生或肿瘤等。②对抗胰岛素的激素分泌不足：如肾上腺皮质激素、生长激素缺乏。③肝糖原储存缺乏：如急性肝坏死、急性肝炎、肝癌、肝淤血等。④急性乙醇中毒。⑤先天性肝糖原代谢酶缺乏。⑥消耗性疾病，如严重营养不良、恶病质等。⑦非降糖药物影响：如磺胺药、水杨酸、吲哚美辛等。⑧特发性低血糖。

2. 胆固醇（TC）

（1）TC 增高：①动脉粥样硬化所致的心、脑血管疾病。②各种高脂蛋白血症、阻塞性黄疸、甲状腺功能减退症、类脂性肾病、肾病综合征、糖尿病等。③长期吸烟、饮酒、精神紧张和血液浓缩等。④应用某些药物，如环孢素、糖皮质激素、阿司匹林、口服避孕药等。

（2）TC 减低：①甲状腺功能亢进症。②严重的肝脏疾病，如肝硬化和急性肝坏死。③贫血、营养不良和恶性肿瘤等。④应用某些药物，如雌激素、甲状腺激素、钙拮抗剂。

3. 三酰甘油（TG）

（1）TG 增高：TG 增高见于：冠心病、原发性高脂血症、动脉粥样硬化症、肥胖症、糖尿病、痛风、甲状旁腺功能减退症、肾病综合征、高脂饮食和阻塞性黄疸等。

（2）TG 减低：TG 减低见于：低 β-脂蛋白血症和无 β-脂蛋白血症、严重的肝脏疾病、吸收不良、甲状腺功能亢进症、肾上腺皮质功能减退症等。

4. 高密度脂蛋白（HDL）

（1）HDL 增高：HDL 增高对防止动脉硬化、预防冠心病的发生有重要作用。HDL 与 TG 呈负相关，也与冠心病的发病呈负相关，且 HDL 亚型 HDL2 与 HDL 的比值对诊断冠心病更有价值。HDL 水平低的个体发生冠心病的危险性大，HDL 水平高的个体患冠心病的危险性小，故 HDL 可用于评价发生冠心病的危险性。另外，绝经前女性 HDL 水平较高，其冠心病患病率较男性和绝经后女性为低。HDL 增高还可见于慢性肝炎、原发性胆汁性肝硬化等。

（2）HDL 减低：HDL 减低常见于动脉粥样硬化、急性感染、糖尿病、慢性肾衰、肾病综合征，以及应用雄激素、β-受体阻滞剂和孕酮等药物。

5. 低密度脂蛋白（LDL）

（1）LDL 增高：①判断发生冠心病的危险性：LDL 是动脉粥样硬化的危险因子，LDL 水平增高与冠心病发病呈正相关。因此，LDL 可用于判断发生冠心病的危险性。②其他：遗传性高脂蛋白血症、甲状腺功能减退症、肾病综合征、阻塞性黄疸、肥胖症以及应用雄激素、β-受体阻滞剂、糖皮质激素等 LDL 也增高。

（2）LDL 减低：LDL 减低常见于无 β-脂蛋白血症、甲状腺功能亢进症、吸收不良、肝硬化，以及低脂饮食和运动等。

（七）心肌酶和心肌蛋白检测

【项目主要内容】 心肌酶检测、心肌蛋白检测。

【临床意义】

1. 肌酸激酶（CK）测定 CK 水平受性别、年龄、种族、生理状态的影响。①男性肌肉容量大，CK 活性高于女性。②新生儿出生时由于骨骼肌损伤和暂时性缺氧，可使 CK 升高。③黑人 CK 约为白人的 1.5 倍。④运动后可导致 CK 明显增高，且运动越剧烈、时间越长，则 CK 升高越明显。

（1）CK 增高

1）AMI：AMI 时 CK 水平在发病 3～8h 即明显增高，其峰值在 10～36h，3～4 天恢复正常。如果在 AMI 病程中 CK 再次升高，提示心肌再次梗死。因此，CK 为早期诊断 AMI 的灵敏指标之一，但诊断时应注意 CK 的时效性。发病 8h 内 CK 不增高，不可轻易排除 AMI，应继续动态观察；发病 24h 的 CK 检测价值最大，此时的 CK 应达峰值，如果 CK 小于参考值的上限，可排除 AMI。但应除外 CK 基础值极低的病人和心肌梗死范围小及心内膜下心肌梗死等，此时即使心肌梗死，CK 也可正常。

2）心肌炎和肌肉疾病：心肌炎时 CK 明显升高。各种肌肉病，如多发性肌炎、横纹肌溶解症、进行性肌营养不良、重症肌无力时 CK 明显增高。

3）溶栓治疗：AMI 溶栓治疗后出现再灌注，导致 CK 活性增高，使峰值时间提前。因此，CK

水平有助于判断溶栓后的再灌注情况，但由于 CK 检测具有中度灵敏度，所以不能早期判断再灌注。如果发病后 4h 内 CK 即达峰值，提示冠状动脉的再通能力达 40%～60%。

4）手术：心脏手术或非心脏手术后均可导致 CK 增高，其增高的程度与肌肉损伤的程度、手术范围、手术时间有密切关系。转复心律、心导管术以及冠状动脉成形术等均可引起 CK 增高。

（2）CK 减低：长期卧床、甲状腺功能亢进症、激素治疗等 CK 均减低。

2. 肌酸激酶同工酶测定

（1）CK-MB 增高

1）AMI：CK-MB 对 AMI 早期诊断的灵敏度明显高于总 CK，其阳性检出率达 100%，且具有高度的特异性。其灵敏度为 17%～62%，特异性为 92%～100%。CK-MB 一般在发病后 3～8h 增高，9～30h 达高峰，48～72h 恢复正常水平。与 CK 比较，其高峰出现早，消失较快，对诊断发病较长时间的 AMI 有困难，但对心肌再梗死的诊断有重要价值。另外，CK-MB 高峰时间与预后有一定关系，CK-MB 高峰出现早者较出现晚者预后好。

2）其他心肌损伤：心绞痛、心包炎、慢性心房颤动、安装起搏器等，CK-MB 也可增高。

3）肌肉疾病及手术：骨骼肌疾病时 CK-MB 也增高，但 CK-MB/CK 常小于 6%，以此可与心肌损伤鉴别。

（2）CK-MM 增高

1）AMI：CK-MM 亚型对诊断早期 AMI 较为灵敏。$CK\text{-}MM_3/CK\text{-}MM_1$ 一般为 0.15～0.35，其比值大于 0.5，即可诊断为 AMI。

2）其他：骨骼肌疾病、重症肌无力、肌萎缩、进行性肌营养不良、多发性肌炎等 CK-MM 均明显增高。手术、创伤、惊厥和癫痫发作等也可使 CK-MM 增高。

（3）CK-BB 增高

1）神经系统疾病：脑梗死、急性颅脑损伤、脑出血、脑膜炎时，血清 CK-BB 增高，CK-BB 增高程度与损伤严重程度、范围和预后成正比。

2）肿瘤：恶性肿瘤病人血清 CK-BB 检出率为 25%～41%，CK-BB 由脑组织合成，若无脑组织损伤，应考虑为肿瘤，如肺、肠、胆囊、前列腺等部位的肿瘤。

3. 乳酸脱氢酶同工酶测定

（1）AMI：AMI 发病后 12～24h 有 50%的病人，48h 有 80%的病人 LD_1、LD_2 明显增高，且 LD_1 增高更明显，$LD_1/LD_2 > 1.0$。当 AMI 病人 LD_1/LD_2 增高，且伴有 LD_5 增高，其预后较仅有 LD_1/LD_2 增高为差，且 LD_5 增高提示心力衰竭伴有肝淤血或肝衰竭。

（2）肝脏疾病：肝脏实质性损伤，如病毒性肝炎、肝硬化、原发性肝癌时，LD_5 升高，且 $LD_5 > LD_4$，而胆管梗阻但未累及肝细胞时，$LD_4 > LD_5$。恶性肿瘤肝转移时 LD_4、LD_5 均增高。

（3）肿瘤：由于恶性肿瘤细胞坏死引起 LD 增高，且肿瘤生长速度与 LD 增高程度有一定关系。大多数恶性肿瘤病人以 LD_5、LD_4、LD_3 增高为主，且其阳性检出率 $LD_5 > LD_4$ 大于 LD_3。生殖细胞恶性肿瘤和肾脏肿瘤则以 LD_1、LD_2 增高为主。白血病病人以 LD_3、LD_4 增高为主。

（4）其他：骨骼肌疾病血清 $LD_5 > LD_4$；肌萎缩早期 LD_5 升高，晚期 LD_1、LD_2 也可增高；肺部疾病 LD_3 可增高；恶性贫血 LD 极度增高，且 $LD_1 > LD_2$。

4. 心肌肌钙蛋白 T 测定　由于 cTn 与骨骼肌中异质体具有不同的氨基酸顺序，由不同的基因所编码，具有独特的抗原性，其特异性更优于 CK-MB。由于 cTn 分子量较小，心肌损伤后游离的 cTn 从心肌细胞胞质内释放入血，使血清中 cTn 浓度迅速增高，其升高的倍数往往会超过 CK 或 CK-MB 的变化。cTn 升高时间与 CK-MB 相似，但其释放的所持续的时间较长，因而可保持 cTn 较长时间的高水平状态。故 cTn 既有 CK-MB 升高时间早、又有 LD_1 诊断时间长的优点。

（1）诊断 AMI：cTnT 是诊断 AMI 的确定性标志物。AMI 发病后 3～6h 的 cTnT 即升高，10～

24h达峰值，其峰值可为参考值的30～40倍，恢复正常需要10～15d。其诊断AMI的灵敏度为50%～59%，特异性为74%～96%，故其特异性明显优于CK-MB和LD。对非Q波性、亚急性心肌梗死或CK-MB无法诊断的病人更有价值。

（2）判断微小心肌损伤：不稳定型心绞痛病人长发生微小心肌损伤，这种心肌损伤只有坚持cTnT才能确认。因此cTnT水平变化对诊断MMD和判断UAP预后有重要价值。

（3）预测血液透析病人心血管事件：肾衰竭病人反复血液透析可引起血流动力学和血脂异常，因此所致的心肌缺血性损伤是导致病人死亡的主要原因之一，及时检测血清cTnT浓度变化，可预测其心血管事件发生。cTnT增高提示预后不良或发生猝死的可能性增大。

（4）其他：①cTnT也可作为判断AMI后溶栓治疗是否出现冠状动脉再灌注、以及评价围手术期和经皮腔内冠状动脉成形术心肌受损程度的较好指标。②钝性心肌外伤、甲状腺功能减退症病人的心肌损伤、药物损伤、严重脓毒血症所致的左心力衰竭时cTnT也可升高。

5. 心肌肌钙蛋白I测定

（1）诊断AMI：cTnI对诊断AMI与cTnT无显著性差异。与cTnT比较，cTnI具有较低的初始灵敏度和较高的特异性。AMI发病后3～6h，cTnI即升高，14～20h达到峰值，5～7天恢复正常。其诊断AMI的灵敏度为6%～44%，特异性为93%～99%。

（2）判断MMD：UAP病人血清cTnI也可升高，提示心肌有小范围梗死。

（3）其他：急性心肌炎病人cTnI水平增高，其阳性检出率达88%，但多为低水平增高。

6. 肌红蛋白测定

（1）诊断AMI：由于Mb分子量小，心肌损伤后即可从受损的心肌细胞中释放，故在AMI发病后30min～2h即可升高，5～12h达到峰值，18～30h恢复正常，所以Mb可作为早期诊断AMI的指标，明显优于CK-MB和LD。Mb诊断AMI的灵敏度为50%～59%，特异性为77%～95%。另外，也可用Mb与碳酸酐酶同工酶Ⅲ的比值诊断AMI。Mb/CAⅢ比值于AMI发病后2h增高，其灵敏度和特异性高于CK或CK-MB，也是早期心肌损伤的指标之一。

（2）判断AMI病情：Mb主要由肾脏排泄，AMI病人血清中增高的Mb很快从肾脏清除，发病后一般18～30h血清Mb即可恢复正常。如果此时Mb持续增高或反复波动，提示心肌梗死持续存在，或再次发生梗死以及梗死范围扩展等。

（3）其他：①骨骼肌损伤：急性肌肉损伤、肌病。②休克。③急性或慢性肾衰竭。

7. 脂肪酸结合蛋白测定

（1）诊断AMI：AMI发病后30min～3h，血浆FABP开始增高，12～24h内恢复正常，故FABP为AMI早期诊断指标之一。其灵敏度为78%，明显高于Mb和CK-MB。因此，FABP对早期诊断AMI较Mb、CK-MB更有价值。

（2）其他：骨骼肌损伤、肾衰竭病人血浆FABP也可增高。

（八）酶类测定

【项目主要内容】　丙氨酸氨基转移酶、天门冬氨酸氨基转移酶、血清碱性磷酸酶、血清γ-谷氨酰转肽酶、血清淀粉酶、血清脂肪酶、血清胆碱酯酶、血清肌酸激酶同工酶MB质量等的测定。

【临床意义及注意事项】

1. 丙氨酸氨基转移酶（ALT）测定临床意义　ALT是反映肝损伤的一个很灵敏的指标，临床上主要用于肝脏疾病的诊断。

（1）肝脏疾病：急性病毒性肝炎、慢性迁延性肝炎、肝硬化、肝癌、中毒性肝炎、酒精性肝病、药物性肝炎、脂肪肝等可升高。

（2）胆道梗阻时血清转氨酶可升高，但一般不超过400 U/L。

（3）急性胰腺炎、消化性溃疡、肌炎、肺炎、肾炎、肾梗死以及累积肝细胞损伤的传染病、药物等也可升高。

注意事项：标本溶血会使测定结果偏高，应避免溶血；宜用血清标本。

2. 天门冬氨酸氨基转移酶（AST）测定临床意义

（1）各种肝病均可见血清 AST 升高，常与病情程度相平行。

（2）急性心肌梗死可升高。

（3）其他疾病如肌炎、急性胰腺炎、胸膜炎、消化性溃疡、骨骼肌疾病、肾炎、肾梗死等可升高。

注意事项：标本溶血会使测定结果偏高，应避免溶血；宜用血清标本。

3. 血清碱性磷酸酶（ALP）测定临床意义　本项测定主要用于肝胆疾病和骨骼疾病的诊断。

（1）肝胆疾病可升高。

（2）黄疸的鉴别：黄疸病人同时测定 ALP 和 ALT 有助于黄疸鉴别。

（3）骨骼疾病，如变形性骨炎（Ppaget 病）、原发性甲状旁腺机能亢进累及骨骼、成骨骨癌、恶性肿瘤骨转移、骨软化症、佝偻病、胱氨酸贮存病以及骨骼愈合时血清 ALP 升高。

（4）甲状腺机能低下、恶性贫血、先天性 ALP 缺乏症等血清 ALP 活性降低。

注意事项：某些药物如巴比妥酸盐、利眠宁、眠尔通、苯巴比妥、苯妥英钠、氯丙秦、吗啡、阿司匹林、保泰松、心得安、某些抗生素等均可使血清 ALP 升高，应注意鉴别。在生理情况下，正常发育的儿童比成人高 1～2 倍。

4. 血清 γ-谷氨酰转肽酶（γ-GT）测定临床意义　γ-GT 是肝胆疾病检出阳性率最高的酶。

（1）原发性或转移性肝癌、胰腺癌、乏特壶腹癌等可升高。

（2）急性肝炎（尤其黄疸型肝炎）、慢性活动性、非活动性肝炎、脂肪肝等可轻度增高。

（3）阻塞性黄疸、肝内外胆道阻塞，胆道感染、胆石症、急性胰腺炎时均可升高。

（4）酒精性肝损害、酒精性肝炎、药物性肝障碍、肝硬化时均可升高。

注意事项：长时间饮酒或某些药物，如苯巴比妥、苯妥英钠、安替比林等可使 γ-GT 升高。

5. 血清淀粉酶（AMY）测定临床意义

（1）急性胰腺炎，胸腹水中淀粉酶显著增高可作为急性胰腺炎的诊断依据，但消化道穿孔等时也可有胸腹水中淀粉酶增高，需做鉴别。

（2）慢性胰腺炎，胰腺肿瘤、流行性腮腺炎、唾液腺化脓以及急性腹膜炎、阑尾炎、胃和小肠穿孔等也可升高。

（3）肝硬化、肝功能衰竭时血清淀粉酶降低。

注意事项：AMY 水平一直作为评价胰腺外分泌功能的一种辅助诊断指标。

6. 血清脂肪酶（LPS）测定临床意义

（1）胰腺疾病：急性胰腺炎、慢性胰腺炎急性发作、胰腺假性囊肿、胰腺肿瘤、胰腺外伤、内镜逆行胰胆管造影（ERCP）手术后 LPS 升高。

（2）不累及胰腺的急腹症患者血清 AMY 升高而 LPS 正常。

（3）肾功能不全、糖尿病酮症酸中毒、肝胆疾患、肠道疾病、腹膜炎等疾病累及胰腺时血清LPS 可有不同程度的升高。

7. 血清胆碱酯酶（CHE）测定临床意义　CHE 活性降低：①有机磷中毒；②肝实质损害，如急慢性肝炎、肝硬化、肝癌等；③长期营养不良、重度贫血、急性感染、有机磷中毒、癌症、晚期血吸虫病时。

CHE 活性增高：脂肪肝、肾病综合征等。

8. 血清肌酸激酶同工酶 MB 质量（MMB）测定临床意义

（1）急性心肌梗死发作 3 小时即可升高，36 小时后 100% 病例升高并达高峰，对心肌梗死的早期诊断有重要价值。

（2）心肌障碍急性期、进行性肌营养不良症、多发性肌炎、皮肌炎、脑外伤急性期、长期透析疗法、急性酒精中毒时也可升高。

（3）妊娠末期、阵痛时，分娩后、剧烈运动也可一过性升高。

注意事项：MMB 是 CK 的同工酶之一，主要分布于心肌中。MMB 升高是心肌损伤的特异性指标，因此在急性心肌梗死中比总 CK 测定更有价值。

（九）内分泌激素检测

【项目主要内容】　甲状腺激素检测（甲状腺个游离甲状腺素、三碘甲腺原氨酸和游离三碘甲腺原氨酸、三碘甲腺原氨酸、甲状腺素结合球蛋白测定；三碘甲腺原氨酸摄取试验）、肾上腺皮质激素检测（尿 17-羟皮质类固醇、尿 17-酮皮质类固醇、血清皮质醇和尿液游离皮质醇、血浆和尿液醛固酮测定）、肾上腺髓质激素检测（尿液儿茶酚胺、尿液香草扁桃酸、血浆肾素测定）、性腺激素检测等。

【临床意义】

1. 甲状腺个游离甲状腺素测定

（1）TT_4：TT_4 是判断甲状腺功能状态最基本的体外筛检指标。

1）TT_4 增高：TT_4 常受 TBG 含量的影响，高水平的 TBG 可使 TT_4 增高，TT_4 增高主要见于甲亢、先天性甲状腺素结合球蛋白增多症、原发性胆汁性肝硬化、甲状腺激素不敏感综合征、妊娠，以及口服避孕药或雌激素等。另外，严重感染、新功能不全、肝脏疾病、肾脏疾病等可使 TT_4 增高。

2）TT_4 减低：主要见于甲减、缺碘性甲状腺肿、慢性淋巴细胞性甲状腺炎、低甲状腺素结合球蛋白血症等。另外，甲亢的治疗过程中、糖尿病酮症酸中毒、恶性肿瘤、心力衰竭等也可使 TT_4 减低。

（2）FT_4：FT_4 不受血浆 TBG 的影响，直接测定 FT_4 对了解甲状腺功能状态较 TT_4 更有意义。

1）FT_4 增高：对诊断甲亢的灵敏度明显优于 TT_4。另外，FT_4 增高还可见于甲亢危象、甲状腺激素不敏感综合征、多结节性甲状腺肿等。

2）FT_4 减低：主要见于甲减，应用抗甲状腺药物、糖皮质激素、苯妥英钠、多巴胺等，也可见于肾病综合征等。

2. 三碘甲腺原氨酸和游离三碘甲腺原氨酸测定

（1）TT_3

1）TT_3 增高：①TT_3 是诊断甲亢最灵敏的指标。甲亢时 TT_3 可高出正常人 4 倍，而 TT_4 仅为 2.5 倍。某些病人血清 TT_4 增高前往往已有 TT_3 增高，可作为甲亢复发的先兆。因此，TT_3 具有判断甲亢有无复发的价值。②TT_3 是诊断 T_3 型甲亢的特异性指标。T_3 增高而 T_4 不增高是 T_3 型甲亢的特点，见于功能亢进型甲状腺瘤、多发性甲状腺结节性肿大。

2）TT_3 减低：甲减时 TT_3 可减低，但由于甲状腺仍具有产生 T_3 的能力，所以 T_3 减低不明显，有时甚至轻度增高，因此，T_3 不是诊断甲减的灵敏指标。另外，TT_3 减低也可见于肢端肥大症、肝硬化、肾病综合征和使用雌激素等。

（2）FT_3

1）FT_3 增高：FT_3 对诊断甲亢非常敏感，早期或具有复发前兆的 Graves 病的病人血清 FT_4 处于临界值，而 FT_3 已明显增高。T_3 型甲亢时 T_3 增高较 T_4 明显，FT_4 可正常，但 FT_3 已明显增高。对于能触及 1 个或多个甲状腺结节的病人，常常需要测定 FT_3 水平来判断其甲状腺功能。FT_3 增高还可见于甲亢危象、甲状腺激素不敏感综合征等。

2）FT_3 减低：FT_3 减低见于 T_3 综合征、慢性淋巴细胞性甲状腺炎晚期、应用糖皮质激素等。

3. 反三碘甲腺原氨酸测定

（1）rT_3增高：①甲亢：rT_3增高诊断甲亢的符合率为100%。②非甲状腺疾病：如AMI、肝硬化、尿毒症、糖尿病、脑血管病、心力衰竭等rT_3也增高。③药物影响：普萘洛尔、地塞米松、丙硫嘧啶等可致rT_3增高。党甲减应用甲状腺激素替代治疗时，rT_3、T_3正常说明用药量合适；若rT_3、T_3增高，而T_4正常或偏高，提示用药量过大。④其他：老年人、TBG增高者rT_3也增高。

（2）rT_3减低：①甲减：甲减时rT_3明显减低，对轻型或亚临床型甲减诊断的准确性优于T_3、T_4。②慢性淋巴细胞性甲状腺炎：rT_3减低常提示甲减。③药物影响：应用抗甲状腺药物治疗时，rT_3减低较T_3缓慢，当rT_3、T_4低于参考值时，提示用药过量。

4. 甲状腺素结合球蛋白测定

（1）TBG增高：①甲减：甲减时TBG增高，但随病情的好转，TBG也逐渐恢复正常。②肝脏疾病：如肝硬化、病毒性肝炎等TBG显著增高，可能与肝脏间质细胞合成，分泌TBG增多有关。③其他：如Graves病、甲状腺癌、风湿病、先天性TBG增多症等TBG也增高。另外，应用雌激素、避孕药等也可见TBG增高。

（2）TBG减低：TBG减低常见于甲亢、遗传性TBG减少症、肢端肥大症、肾病综合征、恶性肿瘤、严重感染等。大量应用糖皮质激素和雌激素等TBG也可减低。

5. 三碘甲腺原氨酸摄取试验 T_3RUR增高见于甲亢以及非甲状腺疾病引起的TBG减低等。T_3RUR减低见于甲减，以及TBG增高引起的T_3、T_4增高等。

6. 尿17-羟皮质类固醇测定

（1）17-OHCS增高：17-OHCS增高常见于肾上腺皮质功能亢进症，如库欣综合征（Cushing syndrome）、异源ACTH综合征、原发性色素性结节性肾上腺病(primary pig-mented nodular adrenal, PPNAD)以及原发性肾上腺皮质肿瘤等，另外，甲亢、肥胖症、女性男性化、腺垂体功能亢进等尿中17-OHCS也增高。

（2）17-OHCS减低：17-OHCS减低常见于原发性肾上腺皮质功能减退症，如Addi-son病、腺垂体功能减退症等。甲状腺功能减退症、肝硬化等17-OHCS也减低。

7. 尿17-酮皮质类固醇测定 17-KS在反应肾上腺皮质功能方面不如17-OHCS，但11β-羟化酶、3β-羟化酶缺乏时，17-OHCS多正常，而17-KS增高；当肾上腺腺癌伴有库欣综合征时，17-KS较17-OHCS增高更明显。

（1）17-KS增高：17-KS增高多见于肾上腺皮质功能亢进症、睾丸癌、腺垂体功能亢进、女性多毛症等。若17-KS明显增高，多提示肾上腺皮质肿瘤及异源ACTH综合征等。

（2）17-KS减低：17-KS减低多见于肾上腺皮质功能减退症、腺垂体功能减退、睾丸功能低下等。与可见于肝硬化、糖尿病等慢性消耗性疾病等。

8. 血清皮质醇和尿液游离皮质醇测定

（1）血清皮质醇和24h UFC增高：血清皮质醇和24h UFC增高常见于肾上腺皮质功能亢进症，双侧肾上腺皮质增生或肿瘤、异源ACTH综合征等，且其浓度增高见于失去了昼夜变化规律，如果24h UFC处于边缘增高水平，应进行底剂量的地塞米松抑制实验，当24hUFC＜276nmol时，可排除肾上腺皮质功能亢进症。另外，非肾上腺疾病，如慢性肝病、单纯性肥胖，应激状态、妊娠及雌激素治疗等，也可使其增高。

（2）血清皮质醇和24h UFC减低：肾上腺皮质功能减退症、腺垂体功能减退等可使血清皮质醇和24hUFC减低，但其存在节律性变化。另外，应用苯妥英钠，水杨酸等也可使其减低。

9. 血浆和尿液醛固酮测定

（1）ALD增高：ALD增高常见于由于肾上腺皮质肿瘤或增生引起的原发性醛固酮增多症（aldosteronism），也可见于由于有效溶血容量减低、肾血流量减少所致的继发性醛固酮增多症，如心力衰竭、肾病综合征、肝硬化腹水、高血压及长期低钠饮食等，长期服用避孕药等也可使 ALD 增高。

（2）ALD 减低：ALD 减低见于肾上腺皮质功能减退症、垂体功能减退、高钠饮食、妊娠高血压综合征、原发性单一性醛固酮减少症等。应用普蔡洛尔、利血平、甲基多巴、甘草等也可使 ALD 减低。

10. 尿液儿茶酚胺测定

（1）CA 增高：CA 增高主要见于嗜铬细胞瘤（phenochromocytoma），其增高程度可达正常人的 2～20 倍，但其发作期间 CA 多正常，应多次反复测定以明确诊断。另外，交感神经母细胞瘤、心肌梗死、高血压、甲亢、肾上腺髓质增生等 CA 也可增高。

（2）CA 减低：CA 减低见于 Addison 病。

11. 尿液香草扁桃酸测定　VMA 主要用于观察肾上腺髓质和交感神经的功能。VMA 增高主要见于嗜铬细胞瘤的发作期、神经母细胞瘤和交感神经细胞瘤，以及肾上腺髓质增生等。

12. 血浆肾素测定

（1）血浆肾素降低而醛固酮升高时诊断原发性醛固酮增多症极有价值的指标。但应用转化酶抑制剂治疗的高血压、心衰患者可出现相反变化，即血浆肾素活性升高而醛固酮减少。若二者皆升高见于肾性高血压、水肿、心力衰竭、肾小球旁细胞肿瘤等。严重肾脏疾病变，二者均降低。

（2）指导高血压治疗。高血压依据血浆肾素水平可分为高肾素性、正常或低肾素性。对高肾素性高血压，选用转化酶抑制剂抗血浆肾素功能，可减少肾素分泌的 β 肾上腺素受体阻滞剂，可有较好的降压效果；而单用可升高血浆肾素水平的血管扩张剂、钙通道阻滞剂等降压药，则可因此而减弱降压效果。

13. 血浆睾酮测定

（1）睾酮升高：主要见于睾丸间质细胞瘤、男性性早熟、先天性肾上腺皮质增生症、肾上腺皮质功能亢进症、多囊卵巢综合征等。也可见于女性肥胖症、中晚期妊娠及应用雄激素等。

（2）睾酮减低：主要见于 Klinefelter 综合征（原发性小睾丸症）、睾丸不发育症、Kallmann 综合征（嗅神经-性发育不全综合征）、男性 Turmer 综合征等。也可见于睾丸炎症、肿瘤、外伤、放射性损伤等。

14. 血浆雌二醇测定

（1）E_2 增高：常见于女性性早熟、男性女性化、卵巢肿瘤以及性腺母细胞瘤、垂体瘤等，也可见于肝硬化、妊娠期。男性随年龄增长，E_2 水平也逐渐增高。

（2）E_2 减低：常见于各种原因所致的原发性性腺功能减退，如卵巢发育不全，也可见于下丘脑和垂体病变所致的继发性性腺功能减退等，卵巢切除、青春期延迟、原发性或继发性闭经、绝经、口服避孕药等也可使 E_2 减低。

15. 血浆孕酮测定

（1）孕酮增高：主要见于葡萄胎、妊娠高血压综合征、原发性高血压、卵巢肿瘤、多胎妊娠、先天性肾上腺皮质增生等。

（2）孕酮减低：常见于黄体功能不全、多囊卵巢综合征、胎儿发育迟缓、死胎、原发性或继发性闭经、无排卵性子宫功能性出血等。

16. 促甲状腺激素测定　TSH 是诊断原发性和继发性甲状腺功能减退症的最重要的指标。目前认为，FT_3、FT_4 和 TSH 是评价甲状腺功能的首选指标。

（1）TSH 增高：常见于原发性甲减、异源 TSH 分泌综合征、垂体 TSH 不恰当分泌综合征、单纯性甲状腺肿、腺垂体功能亢进、甲状腺炎等，应用多巴胺拮抗剂、含碘药物等也可使 TSH 增高。另外，检测 TSH 水平可以作为甲减病人应用甲状腺激素替代治疗的疗效观察指标。

（2）TSH 减低：常见于甲亢、继发性甲减（TRH 分泌不足）、腺垂体功能减退、皮质醇增多症、肢端肥大症等。过量应用糖皮质激素和抗甲状腺药物，也可使 TSH 减低。

17. 促肾上腺皮质激素测定

（1）ACTH 增高：常见于原发性肾上腺皮质功能减退症、先天性肾上腺皮质增生、异源 ACTH 综合征、异源 CRH 肿瘤等。另外，测定 ACTH 还可作为异源 ACTH 综合征的疗效观察、预后判断及转归的指标。

（2）ACTH 减低：常见于腺垂体功能减退症、原发性肾上腺皮质功能亢进症、医源性皮质醇增多症等。

18. 生长激素测定

（1）GH 增高：最常见于垂体肿瘤所致的巨人症或肢端肥大症，也可见于异源 GHRH 或 GH 综合征。另外，外科手术、灼伤、低糖血症、糖尿病、肾衰竭等 GH 也增高。

（2）GH 减低：主要见于垂体性侏儒症、垂体功能减退症、遗传性 GH 缺乏症、继发性 GH 缺乏症等。另外，高血糖、皮质醇增多症、应用糖皮质激素也可使 GH 减低。

19. 抗利尿激素测定

（1）ADH 增高：常见于腺垂体功能减退症、肾性尿崩症、脱水等。也可见于产生异源 ADH 的肺癌或其他肿瘤等。

（2）ADH 减低：常见于中枢性尿崩症、肾病综合征、输入大量的等渗溶液、体液容量增加等。也可见于妊娠期尿崩症。

（十）无机离子测定

【项目主要内容】 血清钾离子、钠离子、钙离子、氯离子、铁离子、转铁蛋白、总铁结合力、转铁蛋白饱和度、铁蛋白等检测。

【临床意义及注意事项】

1. 血清钾离子（K^+）测定临床意义

（1）K^+增高

1）钾摄入过多：高钾饮食、静脉输注大量钾盐、输入大量库存血液等。

2）尿钾排出减少：急性肾衰竭少尿期、肾上腺皮质功能减退症、长期使用螺内酯、氨苯喋呤啶等潴钾利尿剂、远端肾小管上皮细胞泌钾障碍。

3）细胞内钾外移增多：①组织损伤和血细胞破坏，如严重溶血、大面积烧伤、挤压综合征等；②缺氧和酸中毒；③β-受体阻滞剂、洋地黄类药物可抑制 Na^+ K^+-ATP 酶，使细胞内脱水，导致细胞内钾外移；④家族性高血钾性麻痹；⑤血浆晶体渗透压增高，如应用甘露醇、高渗葡萄糖盐水等静脉输液，可是细胞内脱水，导致细胞内钾外移增多。

4）假性高钾血症：①采血时上臂压迫时间过久（几分钟）、间歇性握拳产生的酸中毒，可引起细胞内钾释放；②血管外溶血；③白细胞增多症：WBC>$500×10^9$/L，若标本放置后可因凝集而释放钾；④血小板增多症：PLT>$100×10^9$/L 可引起高钾血症。

（2）K^+降低

1）肾上腺皮质功能亢进、长期使用肾上腺皮质激素、醛固酮增多症。

2）严重呕吐、腹泻、不能进食且未补钾；长期使用排钾利尿剂；家族性周期性麻痹发作期。

3）细胞外钾进入细胞内，如静脉输入大量葡萄糖及胰岛素。

注意事项：因红细胞内钾约为血清钾的 20 倍，因此任何使标本溶血（采血不顺利、混入大量气泡、标本保存温度不当、剧烈震荡）的因素或标本放置时间过久均可引起血清钾偏高。

2. 血清钠离子（Na$^+$）测定

（1）Na$^+$增高

1）肾上腺皮质功能亢进、库欣病、原发性醛固酮增多症等。

2）高渗性脱水，如严重呕吐、腹泻、高热大汗机械换气过度、不适当的腹膜透析、尿崩症、糖尿病酮症酸中毒等。

3）脑性高血钠症，如脑外伤、脑血管意外及垂体瘤等。

4）治疗不当，如使用过多的皮质酮治疗、肾功能不全时用高渗盐水治疗或进食过多钠盐等。

（2）Na$^+$降低：摄入不足；胃肠道失钠；尿钠排出增多；皮肤失钠。

3. 血清钙离子（Ca$^+$）测定

（1）Ca$^+$增高

1）溶骨作用增强：原发性甲状旁腺功能亢进症、多发性骨髓瘤、骨肉瘤等伴有血清蛋白质增高的疾病、急性骨萎缩骨折后和肢体麻痹、分泌前列腺素 E$_2$ 的肾癌、肺癌；分泌破骨细胞刺激因子（OSF）的急性白血病、多发性骨髓瘤、Burkitt 淋巴瘤等。

2）肾功能损害：急性肾功能不全时，钙排出减少。

3）摄入过多：静脉输入钙过多、饮用大量牛奶。

4）大量应用 VitD、溃疡病长期应用碱性药物治疗等。

（2）Ca$^+$降低

1）成骨作用增强：甲状旁腺功能减退症、恶性肿瘤骨转移等。

2）吸收减少：佝偻病、婴儿手足抽搐症、骨质软化症等。

3）摄入不足：长期低钙饮食。

4）吸收不良：乳糜泻或小肠吸收不良综合征、阻塞性黄疸等，可因钙及 VitD 吸收障碍，使血钙减低。

5）其他：A. 急性和慢性肾衰竭、肾性佝偻病、肾病综合征、肾小管性酸中毒等。

B. 急性坏死性胰腺炎（ANP）可因血钙与 FFA 结合形成皂化物，也可使血钙减低。

C. 妊娠后期及哺乳期需要钙量增加，如补充不足时，使血钙减低。

4. 血清氯离子（Cl$^+$）测定

（1）Cl$^+$增高

1）排出减少：急性或慢性肾衰竭的少尿期、尿道或输尿管梗阻、心功能不全等。

2）血液浓缩：频繁呕吐、反复腹泻、大量出汗等导致水分丧失、血液浓缩。

3）吸收增加：肾上腺皮质功能亢进，如库欣综合征及长期应用糖皮质激素等，使肾小管对 NaCl 吸收增加。

4）代偿性增高：呼吸性碱中毒过度呼吸，使 CO$_2$ 排出增多，HCO$_3^-$ 减少，血氯代偿性增高。

5）低蛋白血症：肾脏疾病时的尿蛋白排出增加，血浆蛋白质减少，使血氯增加，以补充血浆阴离子。

6）摄入过多：食入或静脉补充大量的 NaCl、CaCl$_2$、NH$_4$Cl 溶液等。

（2）Cl$^+$减低

1）摄入不足：饥饿、营养不良、低盐治疗等。

2）丢失过多：①严重呕吐、腹泻、胃肠引流等，丢失大量胃液、胰液和胆汁，致使氯的丢失大于钠和 HCO$_3^-$ 的丢失。②慢性肾衰竭、糖尿病以及应用噻嗪类利尿剂，使氯由尿液排出增多。③慢性肾上腺皮质功能不全，由于醛固酮分泌不足，氯随钠的丢失而增加。④呼吸性酸中毒，血 HCO$_3^-$ 增高，使氯的重吸收减少。

5. 血清铁离子（Fe^{3+}）检测

（1）Fe^{3+}增高

1）利用障碍：铁幼粒细胞性贫血、再生障碍性贫血、铅中毒等。

2）释放增多：溶血性贫血、急性肝炎、慢性活动性肝炎等。

3）铁蛋白增多：白血病、含铁血黄素沉着症、反复输血等。

（2）Fe^{3+}减低

1）铁缺乏：缺铁性贫血。

2）慢性失血：月经过多、消化性溃疡、恶性肿瘤、慢性炎症等。

3）摄入不足：机体需铁增加时，如生长发育期的婴幼儿、青少年，生育期、妊娠期及哺乳期的妇女等。

6. 血清转铁蛋白（Tf）检测

（1）Tf 增高：Tf 增高常见于妊娠期、应用口服避孕药、慢性失血及铁缺乏，特别是缺铁性贫血。

（2）Tf 减低

1）铁粒幼细胞性贫血、再生障碍性贫血。

2）营养不良、重度烧伤、肾衰竭。

3）遗传性转铁蛋白缺乏症。

4）急性肝炎、慢性肝损伤及肝硬化等。

7. 血清总铁结合力（TIBC）检测

（1）TIBC 增高

1）Tf 合成增加：如缺铁性贫血、红细胞增多症、妊娠后期。

2）Tf 释放增加：急性肝炎、亚急性肝坏死等。

（2）TIBC 减低

1）Tf 合成减少：肝硬化、慢性肝损伤等。

2）Tf 丢失：肾病综合征。

3）铁缺乏：肝脏疾病、慢性炎症、消化性溃疡等。

8. 血清转铁蛋白饱和度（Tfs）检测

（1）Tfs 增高

1）铁利用障碍：如再生障碍性贫血、铁粒幼细胞性贫血。

2）血色病：Tfs 大于 70% 为诊断血色病的可靠指标。

（2）Tfs 减低：常见于缺铁或缺铁性贫血。Tfs 小于 15% 并结合病史即可诊断缺铁或缺铁性贫血，其准确性仅次于铁蛋白，但较 TIBC 和血清铁灵敏。另外，Tfs 减低也可见于慢性感染性贫血。

9. 血清铁蛋白（SF）检测

（1）SF 增高

1）体内贮存铁增加：原发性血友病、继发性铁负荷过大。

2）铁蛋白合成增加：炎症、肿瘤、白血病、甲状腺功能亢进症等。

3）贫血：溶血性贫血、再生障碍性贫血、恶性贫血。

4）组织释放增加：肝坏死、慢性肝病等。

（2）SF 减低：SF 减低常见于缺铁性贫血、大量失血、长期腹泻、营养不良等。若 SF 低于 15μg/L 时即可诊断铁缺乏。SF 也可以作为营养不良的流行病学调查指标。如果 SF 大于 100μg/L，即可排除缺铁。

（十一）糖尿病检测项目组合

【知识点及注意事项】

1. 糖尿病早期筛查及诊断检测项目组合

尿糖测定：略。

血糖测定：健康成年人空腹血清葡萄糖（FPG）：$3.9\sim6.1$ mmol/L。空腹血糖 >7.0 mmol/L，随机血糖 >11.1 mmol/L，即可诊断为糖尿病。将 FPG $\geqslant6.1$ mmol/L，但 <7.0 mmol/L 称为糖尿病前期。

口服葡萄糖耐量试验：口服葡萄糖耐量试验（OGTT）应严格按 WHO 推荐方法进行。适于空腹血糖 $\geqslant5.6$ mmol/L，但 <7.0 mmol/L 的人群，OGTT2 小时 $\geqslant11.1$ mmol/L 诊断为糖尿病；OGTT2 小时 $\geqslant7.8$ mmol/L，但 <11.1 mmol/L 为糖耐量减退（IGT）；OGTT2 小时 <7.8 mmol/L，但 FPG $\geqslant6.1$ mmol/L，<7.0 mmol/L 为空腹血糖受损（IFG）。

胰岛素及 C 肽测定：反映胰岛 β 细胞的功能。用于糖尿病分型诊断及低血糖症的鉴别。

2. 糖尿病监控及并发症检测项目组合

糖化血红蛋白测定：糖化血红蛋白主要用于监控糖尿病患者血糖水平的控制程度，反映过去 $8\sim12$ 周的平均血糖水平。健康成年人糖化血红蛋白（HbA1c）：$4.8\%\sim6.0\%$。

尿酮体测定：略。

血液 β-羟丁酸测定：糖尿病酮症酸中毒时升高，见于糖尿病急性并发症。

乳酸和丙酮酸测定：糖尿病酸中毒时升高，见于糖尿病急性并发症。

尿微量白蛋白测定：是糖尿病肾病的早期灵敏的诊断指标，也是确诊糖尿病后应定期监控的指标，以便更早的发现糖尿病肾病。

（十二）临床常用实验室诊断模拟竞赛试题

（一）单项选择题

10.5-1. 诊断贫血的可靠指标是（　　）

A. 皮肤颜色改变　　　　　　B. 外周血红细胞形态　　　　　　C. 外周血血红蛋白量

D. 红细胞平均血红蛋白浓度　　E. 红细胞平均血红蛋白含量

10.5-2. 诊断缺铁性贫血直接而可靠的方法是（　　）

A. 骨髓铁染色　　　　　　　B. 血清铁检测　　　　　　　C. 血清铁蛋白检测

D. 红细胞游离原卟啉检测　　E. 血清总铁结合力检测

10.5-3. 对诊断再障最具诊断价值的检查是（　　）

A. 血常规检查　B. 网织红细胞计数　C. 骨髓细胞形态学检验　D. 细胞化学染色　E. 骨髓活检

10.5-4. 关于重型再障，错误的是（　　）

A. 骨髓多数增生减低或极度减低，少数部位增生活跃　　B. 粒、红、巨核系细胞明显减少

C. 淋巴细胞、浆细胞、肥大细胞等非造血细胞增多　　　D. 骨髓小粒呈空网状

E. 涂片上油滴增多

10.5-5. 再障与阵发性睡眠性血红蛋白尿症最主要的鉴别点是（　　）

A. 是否全血细胞减少　　　B. 是否有血小板减少　　　C. 是否骨髓增生减低

D. 是否 Ham 试验阳性　　　E. 冷凝集素试验是否阳性

10.5-6. 患者发热，肝、脾及淋巴结肿大，全血细胞减少，下列疾病中首先考虑（　　）

A. 再生障碍性贫血　　　B. 阵发性睡眠性血红蛋白尿症　　　C. 多发性骨髓瘤

D. 急性白血病　　　　　E. 巨幼细胞贫血

10.5-7. 急性淋巴细胞白血病完全缓解骨髓象中，原始及幼稚淋巴细胞（　　）

A. $\leqslant1\%$　　　B. $\leqslant2\%$　　　C. $\leqslant3\%$　　　D. $\leqslant5\%$　　　E. $\leqslant10\%$

10.5-8. 绿色瘤可为哪种白血病的首发表现（　　）

A. M_{4E0}　　　B. ALL　　　C. CML　　　D. M_0　　　E. M_7

10.5-9. 骨髓病态造血最常见于（　　）

A. 骨髓增生异常综合征　　　　　　B. 再生障碍性贫血　　　　　　C. 巨幼细胞贫血

D. 急性白血病　　　　　　　　　　E. 慢性白血病

10.5-10. 血涂片中有较多泪滴形红细胞、幼稚粒细胞、有核红细胞，首先应考虑为（　　）

A. 慢性髓粒细白细胞　　　B. 真性红细胞增多症　　　　　C. 原发性血小板增多症

D. 骨髓纤维化　　　　　　E. 骨髓增生异常综合征

10.5-11. 临床上最常用的成人骨髓穿刺部位是（　　）

A. 胸骨　　　　B. 肋骨　　　　C. 髂骨上棘　　　　D. 胫骨　　　　E. 棘突

10.5-12. 关于骨髓取材情况判断，正确的是（　　）

A. 骨髓小粒丰富，可以肯定骨髓取材佳　　　　　B. 见到有核红细胞，说明骨髓取材佳

C. 见到幼稚粒细胞，说明骨髓取材佳　　　　　　D. 淋巴细胞比例增高，可以肯定骨髓取材不佳

E. 油滴多，可以肯定骨髓取材佳

10.5-13. 骨髓检查的禁忌证是（　　）

A. 再生障碍性贫血　　　　B. 多发性骨髓瘤　　　　　C. 急性早幼粒细胞白血病

D. 严重血友病　　　　　　E. 血小板减少症

10.5-14. 关于骨髓穿刺，错误的是（　　）

A. 骨髓穿刺以髂骨前、后上棘最常用　　　　　　B. 穿刺时，抽取骨髓液仅需要 2～3ml

C. 一个穿刺部位吸取骨髓液过多，会使骨髓稀释　　D. 初诊患者应治疗前穿刺　　E.严格执行无菌操作

10.5-15. 骨髓干抽最常见的是（　　）

A. 溶血性贫血　　　　B. 戈谢病　　　　C. 骨髓纤维化　　　　D. 疟疾　　　　E. 免疫性血小板减少症

10.5-16. 不属于骨髓活检适应证的是（　　）

A. 骨髓增生异常综合征　　B. 骨髓转移癌　　　C. 低增生白血病　　D. 骨髓坏死　　E. 缺铁性贫血

10.5-17. 患者女性，41 岁，确诊缺铁性贫血，给予铁剂治疗后 Hb 恢复至正常。为补充体内应有的铁储存量，需要继续给予小剂量铁剂，应选择什么指标进行监测（　　）

A. 血清铁　　　　　　　　　B. 血清铁蛋白　　　　　　C. 血清总铁结合力

D. 骨髓内铁粒幼红细胞计数　　E. 红细胞内游离原卟啉

10.5-18. 影响血细胞在计数池内分布的因素不包括下列哪项（　　）

A. 反复充液　　B. 稀释不准确　　C. 有气泡出现　　D. 计数池不干净　　E. 充液后盖玻片移动

10.5-19. 白细胞分类计数时，应在油镜下选择什么部位进行有秩序地检查（　　）

A. 涂片头、体部染色较好处　　B. 涂片体、尾交界部染色较好处　　C. 涂片体部染色较好处

D. 涂片尾部染色较好处　　　　E. 涂片的两侧染色较好处

10.5-20. 血涂片进行白细胞分类计数时采用的染色方法是（　　）

A. 煌焦油蓝染色　　B. 抗酸染色　　　C. Wright 染色　　　D. 荧光染色　　　E. 活体染色

10.5-21. 患者，男，26 岁，近一个月来出现贫血，发热伴出血一周。Hb 60g/L，白细胞 4.3×10^9/L，血小板 5×10^9/L，原始粒细胞 10%，早幼粒细胞 57%，PT 19 秒，血浆纤维蛋白原 0.15g/L，最可能的诊断（　　）

A. 原发性血小板减少性紫癜　　B. 类白血病反应，中度核左移　　　C. M_3 并发 DIC

D. 急性感染并发 DIC　　　　　E. 急性再生障碍性贫血

10.5-22. 某患者感觉头晕乏力，脾左肋下 4.2cm，Hb80g/L，骨髓增生明显活跃，红系 60%，幼红细胞类巨幼样改变，原始粒细胞 30%，该患者可能诊断（　　）

A. AML-M_{2a}　　　B. AML-M_6　　　C. AML-M_1　　　D. 巨幼细胞细胞贫血　　　E. 溶血性贫血

10.5-23. 患者，男，62 岁，因低热、乏力、左上腹饱胀就诊，查体：脾肋下 7cm，质硬，胸骨压痛明显。Hb 100g/L，WBC 46×10^9/L 分类显示早幼粒 4%，中性中幼粒 17%，中性晚幼粒 16%，中性杆状核 19%，中性分叶粒细胞 21%，嗜酸性粒细胞 3%，嗜碱性粒细胞 10%，淋巴细胞 8%，单核细胞 2%，PLT 130×10^9/L，为确立诊断进行骨髓检查，下列哪项可能与骨髓检查不符（　　）

A. 骨髓细胞增生极度活跃　　　B. 以中晚幼粒细胞，杆状核粒细胞增生为主

    C. 嗜酸、嗜碱细胞增多   D. 原始粒细胞、早幼粒细胞明显增多，原始粒细胞大于 10%

    E. 巨核系统增生基本正常

10.5-24. 某 ALL 患者治疗后，症状消失，骨髓增生活跃，原始淋巴细胞 5%，幼稚淋巴细胞 7%，该患者处于（   ）

    A. 完全缓解期   B. 部分缓解期   C. 未缓解期   D. 复发期   E. 临床治愈期

10.5-25. 患者全血细胞减少，怀疑急性白血病或再生障碍性贫血，下列哪项对白血病的诊断最有意义（   ）

    A. 骨髓增生低下   B. 红细胞系及巨核细胞减少   C. 某系原始细胞≥30%

    D. 骨髓细胞以成熟淋巴、浆细胞为主   E. 骨髓增生明显活跃

10.5-26. 骨髓增生活跃，正常幼红细胞难见，粒红比值明显增高，见巨大原始红细胞是其突出特点。该细胞圆形或椭圆形，直径、形态特征与正常原始红细胞相似，粒系和巨核细胞系大致正常。这种骨髓象最可能见于下列哪种疾病（   ）

    A. 再生障碍性贫血   B. 再生障碍危象   C. 自身免疫性溶血性贫血

    D. 缺铁性贫血   E. 巨幼细胞性贫血

10.5-27. 某患者的血常规检查结果如下：Hb 86g/L，MCV 105fl，MCH 28pg，MCHC 330g/L，WBC 2.7×10^9/L，PLT 68×10^9/L；血涂片中白细胞分类正常，可见大红细胞、椭圆形红细胞、Howell-Jolly 小体、晚幼红细胞、中性粒细胞分叶过度，其他无明显异常。首先应考虑为（   ）

    A. 溶血性贫血   B. 再生障碍性贫血   C. 巨幼细胞贫血   D. 骨髓增生异常综合征   E. 红白血病

10.5-28. 某患者男性，66 岁，牙龈出血 3 天入院。查体：皮肤瘀斑，浅表淋巴结肿大，胸骨压痛（＋），脾肋下 2cm。血常规检查：Hb 63g/L，WBC 2.1×10^9/L，PLT 22×10^9/L，该患者最可能的诊断是（   ）

    A. 再生障碍性贫血   B. 免疫性血小板减少症   C. 急性白血病   D. 脾功能亢进   E. 巨幼细胞贫血

10.5-29. 患者女性，46 岁，头晕、乏力半个月。血常规检查：Hb 41g/L，WBC 15.3×10^9/L，PLT 34×10^9/L。骨髓象检查：增生明显活跃，红系占 60%，幼红细胞类巨幼样变，原始粒细胞占 30%。初步诊断为（   ）

    A. 急性早幼粒细胞白血病   B. 红白血病   C. 溶血性贫血

    D. 巨幼细胞贫血   E. 骨髓增生异常综合征

10.5-30. 女性患者，19 岁，发热、咽痛、鼻出血 11 天入院。血常规检查：Hb 89g/L，WBC 2.1×10^9/L，PLT 4.1×10^9/L。骨髓象检查：原始细胞 65%，MPO 染色阳性率 50%（为弱阳性），NAS-DCE 染色阴性。初步诊断为（   ）

    A. 急性白血病   B. 急性粒细胞白血病   C. 急性淋巴细胞白血病

    D. 急性粒-单核细胞白血病   E. 急性单核细胞白血病

10.5-31. 患者女性，37 岁，近 6 个月以来出现贫血。血常规检查：Hb 65g/L，WBC 3.4×10^9/L，PLT 52×10^9/L，MCV 112fl，涂片中原始细胞 3%。骨髓象检查：原始细胞占 4%，并有多系病态造血，无 Auer 小体。最可能的诊断是（   ）

    A. 再生障碍性贫血   B. 溶血性贫血   C. 骨髓增生异常综合征

    D. 失血性贫血   E. 慢性病性贫血

10.5-32. 男性患者，34 岁，发热伴鼻出血、齿龈出血 1 周就诊。查体：肝、脾及淋巴结无肿大，皮肤可见出血点。血常规检查：Hb 52 g/L，WBC 4.4×10^9/L，PLT 23×10^9/L。骨髓象检查：增生极度活跃，某类幼稚细胞占 92%，其胞核不规则、扭曲折叠，可见内外双层胞质。止凝血检查：PT 18 秒，APTT 45 秒，D-D 10.3mg/L，血浆 Fg 0.15g/L。初步诊断为（   ）

    A. 急性单核细胞白血病   B. 急性白血病   C. 急性感染   D. M3 并发 DIC   E. M5 并发 DIC

10.5-33. 男性患者，35 岁，半年前患急性黄疸型肝炎，半月来发热、牙龈出血。查体：重度贫血貌，肝肋下 2.0 厘米，脾肋下刚触及。实验室检查：RBC 1.9×10^9/L，Hb 53 g/L，WBC 2.4×10^9/L，PLT 33×10^9/L，网织红细胞 0.2%。最有可能的诊断是（   ）

    A. 慢性肝病性贫血   B. 再生障碍性贫血   C. 脾功能亢进   D. 巨幼细胞贫血   E. 恶性组织细胞增生症

10.5-34. 女性患者，55 岁，因低热、乏力半年余就诊。查体：脾肋下 3.0cm，无压痛。血常规检查：Hb 93

g/L，WBC 32×10^9/L，分类显示早幼粒细胞 3%，中性中幼粒细胞 15%，中性晚幼粒细胞 19%，中性杆状核粒细胞 20%，中性分叶核粒细胞 22%，嗜碱性粒细胞 11%，淋巴细胞 8%，单核细胞 2%，PLT 150×10^9/L，NAP 积分为 0。该患者最有可能的诊断为（   ）

    A. 类白血病反应   B. 慢性粒细胞白血病（慢性期）   C. 急性粒细胞白血病

    D. 细菌性感染   E. 病毒性感染

10.5-35. 男性患者，72 岁，乏力、盗汗 1 年余，查体：浅表淋巴结肿大，脾脏左肋缘下 2.0cm。实验室检查：WBC 12.3×10^9/L，淋巴细胞绝对值 7.0×10^9/L，骨髓中成熟淋巴细胞占 50%。最可能的诊断是（   ）

    A. 慢性淋巴细胞白血病   B. 急性淋巴细胞白血病   C. 幼稚淋巴细胞白血病

    D. 慢性粒细胞白血病   E. 多毛细胞白血病

10.5-36. 男性患者，23 岁，高热 3 天。查体：皮肤、黏膜可见散在淤点，巩膜黄染，肝肋下 2.0cm，脾肋下 4.5cm。血常规检查：Hb 72 g/L，WBC 2.4×10^9/L，PLT 33×10^9/L。骨髓象检查：增生活跃，粒红比略增加，某类胞体大的异常细胞约占 10%，并易见到噬血细胞。初步考虑为（   ）

    A. 病毒感染伴噬血细胞综合征   B. 骨髓转移癌   C. 恶性组织细胞病

    D. 淋巴瘤骨髓侵犯   E. 传染性"单个核细胞"增多症

10.5-37. 患者女性，77 岁，右上腹痛伴高热一周，有糖尿病史。查体：肝区有压痛及叩击痛，肝、脾及淋巴结无肿大。血常规检查：Hb 103g/L，WBC 56.2×10^9/L，PLT 453×10^9/L，血涂片中中性成熟粒细胞占 90%、淋巴细胞占 5%、单核细胞占 2%，幼稚细胞占 3%，粒细胞可见中毒颗粒及杜勒小体。B 超检查可见肝区有 4cm×6cm 大小的液性暗区。初步考虑为何种疾病导致血常规异常（   ）

    A. 慢性髓细胞白血病   B. 原发性血小板增多症   C. 慢性中性粒细胞白血病

    D. 急性白血病   E. 类白血病反应

10.5-38. 患者女性，5 岁，咽痛伴发热 8 天。查体：体温 38.5℃，颈部及腋下可触及黄豆粒大小的淋巴结（质软、压痛、可移动），肝脾轻度肿大，可见皮疹，咽部明显充血，扁桃体Ⅰ度大小，但未见脓点及伪膜。血常规检查：Hb 123g/L，WBC 30.2×10^9/L，PLT 353×10^9/L，血涂片中淋巴细胞占 70%、中性粒细胞占 25%、单核细胞占 5%。下列哪种疾病可能性最大（   ）

    A. 恶性淋巴瘤   B. 慢性淋巴细胞白血病   C. 传染性"单个核细胞"增多症

    D. 急性扁桃体炎   E. 结核病

10.5-39. 女性患者，63 岁，因肾衰竭伴发热到肾内科就诊。主要实验室检查结果如下：Hb 86g/L，WBC 2.4×10^9/L，PLT 77×10^9/L，血细胞沉降率 113mm/h，血清总蛋白 119 g/L，胸部 X 线显示肋骨有破坏。首先应考虑为（   ）

    A. 慢性肾炎   B. 巨球蛋白血症   C. 恶性淋巴瘤   D. 恶性肿瘤骨转移   E. 多发性骨髓瘤

10.5-40. 男性患者，67 岁，手脚麻木伴头晕 3 个月，常有鼻出血。查体：脾肋下 3.0cm，肝肋下 1.5cm。血常规检查：Hb 169g/L，WBC 21.2×10^9/L，PLT 625×10^9/L。首先应考虑为（   ）

    A. 慢性髓细胞白血病   B. 真性红细胞增多症   C. 继发性血小板增多症

    D. 原发性血小板增多症   E. 慢性中性粒细胞白血病

（二）多项选择题

10.5-41. 急性再障骨髓象检查非造血细胞比例增高，非造血细胞包括（   ）

    A. 血小板   B. 粒细胞   C. 成骨细胞   D. 淋巴细胞   E. 肥大细胞

10.5-42. 溶血性贫血时红细胞中常可见（   ）

    A. Howell-Jolly 小体   B. 棒状小体   C. Auer 小体   D. 卡-波环   E. 中毒颗粒

10.5-43. 血常规中出现幼稚粒细胞的疾病有（   ）

    A. 类白血病反应   B. 急性白血病   C. 骨髓纤维化   D. 骨髓增生异常综合征   E. 再生障碍性贫血

10.5-44. 急性单核细胞白细胞的临床特征包括（   ）

    A. 原始单核细胞增多   B. 血清溶菌酶降低   C. 牙龈肿胀、口腔溃疡最显著

    D. 皮肤黏膜浸润较多见   E. 不易发生肾功能损害

10.5-45. 多发性骨髓瘤常见的临床表现有哪些（   ）

A. 骨骼疼痛　　B. 贫血　　　C. DIC　　D. 肾功能异常　　　E. 合并溶血性贫血

10.5-46. 通过骨髓象检查，下列哪些疾病常可明确诊断（　　）

A. 溶血性贫血　B. 缺铁性贫血　C. 急性白血病　D. 慢性白血病　E. 传染性单核细胞增多症

10.5-47. 骨髓有核细胞计数和分类时，下列哪些细胞不在计数和分类范围内（　　）

A. 成骨细胞　　B. 杆状核粒细胞　　C. 脂肪细胞　　D. 淋巴细胞　　E. 分叶核粒细胞

10.5-48. 下列哪些情况可考虑做骨髓穿刺检查（　　）

A. 不明原因血尿　　　　B. 不明原因肝、脾大　　　C. 不明原因血常规异常

D. 不明原因骨痛，髓质破坏　　E. 不明原因黄疸

10.5-49. 符合骨髓增生异常综合征的临床表现（　　）

A. 多见于老年人　　　B. 男性多于女性　　　C. 主要临床表现为贫血、感染和出血

D. 常有肝脾大　　　　E. 1/3 以上患者可进展为急性髓细胞白血病

10.5-50. 原发性血小板增多症实验室检查特点（　　）

A. 外周血白细胞常增加，偶有中性幼稚粒细胞　B. 骨髓增生活跃或明显活跃，可见大量血小板成片分布

C. 骨髓中粒系、红系常有形态改变　　　　　D. 中性粒细胞碱性磷酸酶积分常增高

E. ADP、肾上腺素诱导的血小板聚集反应常减低或消失

10.5-51. 下列哪些描述符合红细胞系统形态特点（　　）

A. 胞体圆形或类圆形　　　　　　B. 胞核圆形，居中

C. 胞质颜色的变化规律为：深蓝色到蓝灰色到灰红色到淡红色

D. 胞质中可有颗粒　　　　　　　E. 原始到成熟胞体由小到大演变

10.5-52. 低倍镜观察骨髓象，下列哪些说法正确（　　）

A. 观察涂片染色情况　　B. 对巨核细胞进行计数　　　C. 判断分裂象细胞的多少

D. 观察各种细胞形态特点　E. 观察涂片中是否存在胞体大、成堆的异常细胞

10.5-53. 下列哪些细胞的染色质常呈块状（　　）

A. 早幼粒细胞　　　B. 单核细胞　　　C. 早幼红细胞

D. 成熟浆细胞　　　E. 中幼红细胞

10.5-54. 人体内铁主要储存在（　　）

A. 骨髓　　　B. 肝脏　　　C. 脾脏　　　　D. 有核红细胞　　　E. 血浆

10.5-55. 正常人体储存铁的主要形式是（　　）

A. 肌红蛋白　　B. 铁蛋白　　C. 血红蛋白　　　D. 含铁血黄素　　　E. 铜蓝蛋白

10.5-56. 缺铁性贫血的检验结果有（　　）

A. 血清铁降低　B. 总铁结合力降低　C. 铁饱和度降低　　D. 铁蛋白降低　　E. 转铁蛋白降低

10.5-57. 男性，21 岁，头晕乏力 1 年余，经检查确诊为继发性再生障碍性贫血。引起继发性再生障碍性贫血最常见的病因是（　　）

A. 电离辐射　　B. 氯霉素　C. 抗肿瘤药物　　D. 病毒感染　　E. 垂体功能减退症

10.5-58. 慢性粒细胞白血病加速期可大量出现下列哪些细胞（　　）

A. 原始粒细胞　　　B. 原始淋巴细胞　　C. 原始单核细胞　　　D. 早幼粒细胞　　　E. 中幼粒细胞

10.5-59. 可以出现巨脾的疾病有（　　）

A. 慢性粒细胞白血病　　B. 阵发性睡眠行血红蛋白尿症　　　C. 尼曼-匹克病

D. 脾功能亢进　　　E. 原发性骨髓纤维化

10.5-60. 哪些疾病可导致外周血全血细胞减少（　　）

A. 急性白血病　　　　B. 多发性骨髓瘤　　　　C. 脾功能亢进

D. 噬血细胞综合征　　　E. 慢性中性粒细胞白血病

（三）病例分析题

10.5-61. 患者，女性，40 岁，头晕、乏力、气短、面色苍白近 1 年。既往胃溃疡病史 10 年。实验室检查：RBC 3.2×10^{12}/L，Hb 74g/L，Ret 2.5%，MCV 78fl，MCH 24pg，MCHC 285g/L，RDW 21%；WBC 4.7×10^9/L，

N 60%，L 29%，M 3%，E 8%；PLT 160×10⁹/L；SI 7.8μmol/L，TIBC 78μmol/L。你认为可能是什么疾病？

10.5-62. 患者，男性，半个月前因腹泻服用氯霉素后出现头晕，乏力，心悸气短，四肢皮肤散在出血点等症状。查体浅表淋巴结无肿大，肝、脾未触及。实验室检查：RBC 2.6×10¹²/L，Hb 73g/L，Ret 0.4%，MCV 88fl，MCH 29pg，MCHC 331g/L，RDW 12.4%；WBC 3.4×10⁹/L，N 44%，L 48%，E 3%，M 5%；PLT 62×10⁹/L。你认为可能是什么疾病？

10.5-63. 患者，女性，17 岁，头晕、乏力、气短、面色苍白，近 1 年来常于感冒后皮肤发黄，左上腹部不适。查体：皮肤黏膜苍白并略有黄染，脾肋下 3cm。实验室检查：RBC 2.3×10¹²/L，Hb 66g/L，Ret 17%，MCV 95fl，MCH 30pg，MCHC 340g/L，RDW 17.8%；WBC 6.6×10⁹/L，N 65%，L 33%，M 1%，E 1%；PLT 111×10⁹/L。你认为可能是什么疾病？

10.5-64. 患者，女性，25 岁，面色苍白、头晕、气短、腹泻、腹痛 3 个月，患者妊娠已经 5 个月，妊娠反应大，严重恶心、呕吐，进食少。查体：重度贫血貌，皮肤黏膜无出血或黄染，浅表淋巴结无肿大，牛肉样舌。实验室检查：RBC1.9×10¹²/L，Hb 73g/L，Ret 1.0%，MCV 109fl，MCH 38pg，MCHC 352g/L，RDW 19.2%；WBC 4.1×10⁹/L，N 62%，L 30%，M 3%，E 5%；PLT 156×10⁹/L；血清叶酸 3.2nmol/L。你认为可能是什么疾病？

10.5-65. 患儿，女，10 岁，既往健康，2 周来经常右下腹疼痛及牙龈出血，无明显诱因发热，体温 38～39℃。体检：贫血貌，皮肤黏膜散在瘀点、瘀斑，颌下数个蚕豆大小的淋巴结，胸骨压痛（＋），脾肋下 3.0 厘米。实验室检查：WBC 55×10⁹/L，N 11%，L 7%，原始淋巴细胞 72%，幼稚淋巴细胞 10%；RBC 2.7×10¹²/L，Hb 93g/L；PLT 45×10⁹/L。你认为可能是什么疾病？

10.5-66. 患者，男性，34 岁，乏力、气短、咳嗽、发热 7 天。查体：皮肤黏膜苍白，口腔黏膜溃疡，颌下数个肿大的淋巴结，左眶上有花生豆大小肿物突起。实验室检查：RBC 2.1×10¹²/L，Hb 67g/L；WBC 16.6×10⁹/L，N 29%，L 8%，M 3%，原始粒细胞 58%，早幼粒细胞 2%；PLT 59×10⁹/L。你认为可能是什么疾病？

10.5-67. 患者，男性，33 岁，头昏、气短、纳差、易恶心、多汗，齿龈渗血 1 个月，进行性加重。实验室检查：WBC 14.7×10⁹/L，N 6%，L 17%，原始粒细胞 58%，早幼粒细胞 19%；RBC 1.6×10¹²/L，Hb 67g/L；PLT 57×10⁹/L。你认为可能是什么疾病？

10.5-68. 患者，男性，27 岁，因乏力、气短 2 个月，活动后加重半个月，到医院就诊，查体：皮肤黏膜苍白，有散在出血点，胸骨压痛（＋），肝脾未触及。实验室检查：WBC 2.9×10⁹/L，N 12%，E 9%，B 6%，中性中幼粒细胞 62%，中性晚幼粒细胞 11%；RBC 2.2×10¹²/L，Hb 53g/L；PLT 71×10⁹/L。你认为可能是什么疾病？

10.5-69. 患者，男，28 岁，因腰痛 1 个月，发热 4 天入院。入院后高热不退，鼻出血，出血量大。查体：体温 39.2℃，皮肤黏膜苍白，可见弥散性瘀点、瘀斑，双侧颈部、颌下有数个肿大的淋巴结，无压痛。胸骨压痛（＋），脾肋下 4cm。实验室检查：WBC 13.2×10⁹/L，N 5%，L 8%，异常早幼粒细胞 87%；RBC 3.2×10¹²/L，Hb 71g/L；PLT 58×10⁹/L。你认为可能是什么疾病？

10.5-70. 患者，女，18 岁，胸痛、胸闷、咳嗽伴发热 20 天，查体：体温 38.5℃，浅表淋巴结肿大，皮肤黏膜无出血点，肝脾肋下未及。实验室检查：WBC 24×10⁹/L，N 31%，E 2%，L 18%，M 2%，原始、幼稚单核细胞 22%，幼稚粒细胞 25%；RBC 2.4×10¹²/L，Hb 63g/L；PLT 38×10⁹/L。你认为可能是什么疾病？

10.5-71. 患者，女性，23 岁。因乏力、消瘦、面色苍白、鼻塞、齿龈肿胀、出血入院。查体：皮肤弥散性丘疹，浅表淋巴结肿大，脾大平脐，左腹部有疼痛感，胸骨压痛（＋）。实验室检查：WBC 4.8×10⁹/L，N 4%，L 12%，M 8%，原始单核细胞 6%，幼稚单核细胞 70%；RBC 3.2×10¹²/L，Hb 74g/L；PLT 57×10⁹/L。你认为可能是什么疾病？

10.5-72. 患者，女性，24 岁，因乏力、高热伴纳差 1 周入院。查体：体温 40.1℃，轻度贫血貌，全身无出血、黄染，浅表淋巴结未触及，胸骨压痛（＋），肝肋下未及，脾肋下 2cm，质硬，无压痛。实验室检查：WBC 12×10⁹/L，分类可见少量原粒或原单细胞；RBC 3.4×10¹²/L，Hb 80g/L，Ret 3%；PLT 81×10⁹/L。你认为可能是什么疾病？

10.5-73. 患者，女，47 岁，因发热 1 周，腹痛、腹泻 3 天入院。7 年前做"右侧乳腺癌根治术"，术后联合化疗 2 年。查体：皮肤黏膜苍白，有散在出血点，浅表淋巴结未触及，右侧乳房缺如，左侧乳房无包块及压痛。胸骨压痛（－），心肺无异常，肝脾未触及。实验室检查：WBC 3.5×10⁹/L，分类见大量原、幼巨核细胞；RBC $3.3×10^{12}$/L，Hb 82g/L；PLT $88×10^9$/L。你认为可能是什么疾病？

10.5-74. 患者，女性，29 岁，体检时发现白细胞增高和脾大而就诊。查体：一般状态尚可，全身浅表淋巴结不大，肝肋下未及，脾肋下 2cm 且有压痛，胸骨下部压痛（＋）。实验室检查：WBC $64×10^9$/L，N 12%，E 8%，B 6%，L 7%。M 3%，晚幼粒细胞39%，中幼粒细胞11%，早幼粒细胞3%，原始粒细胞1%；RBC $3.4×10^{12}$/L，Hb 101g/L；PLT $314×10^9$/L。染色体检查：Ph 染色体阳性。你认为可能是什么疾病？

10.5-75. 患者，男，68 岁，乏力、体重减轻、腹胀厌食 1 年余。查体：皮肤黏膜无出血及黄染，全身浅表淋巴结肿大，质软，互不粘连，活动度好，无触痛，脾肋下 1cm。实验室检查：WBC $32.7×10^9$/L，N 6%，L 91%；原始淋巴细胞1%，幼稚淋巴细胞2%；RBC $3.8×10^{12}$/L，Hb 130g/L；PLT $99×10^9$/L。你认为可能是什么疾病？

10.5-76. 患者，女，66 岁，全身乏力、面色苍白 2 年，服多种抗贫血药无效。查体：贫血貌，心、肺无异常，全身浅表淋巴结无肿大。实验室检查：RBC $2.9×10^{12}$/L，Hb 88g/L；WBC $4.4×10^9$/L，N 45%，L 42%，M 4%，早幼粒细胞 2%，中幼粒细胞 3%，晚幼粒细胞 4%；PLT $79×10^9$/L。你认为可能是什么疾病？

10.5-77. 患者，男性，63 岁，因腰骶部隐痛，乏力前来就诊。查体：贫血貌，心、肺无异常，腰骶部压痛明显，浅表淋巴结无肿大。实验室检查：RBC $3.6×10^{12}$/L，Hb 86g/L，PLT $107×10^9$/L；WBC $4.9×10^9$/L，分类大致正常。尿蛋白（＋＋），TP 103g/L，A/G 33g/70g，ESR 61mm/h，血清钙 3.4mmol/L（正常 2.25～2.65mmol/L）。你认为可能是什么疾病？

10.5-78. 患者，女，69 岁，因乏力、气短、体重减轻、左上腹不适就诊。查体：贫血貌，心、肺无异常，脾大平脐，浅表淋巴结肿大。实验室检查：WBC $14.9×10^9$/L，N 57%，L 29%，E 2%，M 1%，原始粒细胞 1%，早幼粒细胞 2%，中、晚幼粒细胞 8%；RBC $2.8×10^{12}$/L，Hb 71g/L；PLT $106×10^9$/L。你认为可能是什么疾病？

10.5-79. 患者，女性，40 岁，1 年前出现不明原因的头晕乏力、腰酸、食欲不振，时常发生上呼吸道感染。半年前发现白细胞减少，持续在 $3.0×10^9$/L 左右，最少为 $1.5×10^9$/L，服用多种升白细胞药物，均无明显效果。实验室检查：RBC $3.5×10^{12}$/L，Hb 122g/L；PLT $195×10^9$/L；WBC $1.8×10^9$/L，N 30%，L 53%，E 6%，B 2%，M 4%，中、晚幼粒细胞 5%。你认为可能是什么疾病？

10.5-80. 患者，男性，17 岁，因咽痛、发烧（38～39℃）7 天入院。查体：咽峡炎、颈淋巴结肿大、肝大、脾肋下 2 厘米。实验室检查：WBC $12.7×10^9$/L，L 75%（其中异型淋巴细胞 42%），N 20%，M 4%，E 1%；RBC $4.4×10^{12}$/L，Hb 118g/L；PLT $157×10^9$/L。你认为可能是什么疾病？

10.5-81. 患者，男，51 岁，半年来经常头疼、头昏、乏力，近来因双手麻木、牙龈出血就诊。查体：心、肺阴性，皮肤多处有出血点，脾肋下 3cm。实验室检查：RBC $4.5×10^{12}$/L，Hb 127g/L；PLT $1500×10^9$/L；WBC $12.5×10^9$/L，N 64%，L 29%，E 1%，M 3%，中、晚幼粒细胞 3%。你认为可能是什么疾病？

10.5-82. 患者，女性，31 岁，因 1 年来经常发现皮肤有散在出血点、牙龈出血及经量过多前来就诊。查体：心、肺无异常，肝、脾未触及，浅表淋巴结无肿大。实验室检查：RBC $3.7×10^{12}$/L，Hb 114g/L；PLT $57×10^9$/L；WBC $5.9×10^9$/L，N 61%，L 32%，M 4%，E 3%。你认为可能是什么疾病？

10.5-83. 患儿，11 个月，人工喂养，面色苍白。实验室检查：RBC $2.2×10^{12}$/L，Hb 71g/L，红细胞大小不等，以大红细胞为主，中性粒细胞分叶过多，5 叶以上者大于 5%，骨髓中红系增生活跃，幼红细胞呈核幼质老改变。该患者最可能的诊断是什么？根据红细胞形态学分类其属于哪类贫血？请简述该类贫血的实验室诊断和鉴别诊断步骤。

【答案】

（一）单项选择题

10.5-1. C；10.5-2. A；10.5-3. E；10.5-4. A；10.5-5. D；10.5-6. D；10.5-7. D；10.5-8. A；10.5-9. A；10.5-10. D；10.5-11. C；10.5-12. A；10.5-13. D；10.5-14. B；10.5-15. C；10.5-16. E；10.5-17. B；10.5-18. B；10.5-19. B；10.5-20. C；10.5-21. C；10.5- 22. B；10.5-23. D；10.5-24. B；10.5-25. C；10.5-26. B；10.5-27. C；10.5-28. C；10.5-29. B；10.5-30. E；10.5-31. C；10.5-32. D；10.5-33. B；10.5-34. B；10.5-35. A；10.5-36. D；10.5-37. E；10.5-38. C；10.5-39. E；10.5-40. D

（二）多项选择题

10.5-41. CDE；10.5-42. AD；10.5-43. ABCD；10.5-44. CD；10.5-45. ABD；10.5-46. CD；10.5-47. AC；10.5-48. BCD；10.5-49. ABCE；10.5-50. ABDE；10.5-51. ABC；10.5-52. ABE；10.5-53. DE；10.5-54. AD；10.5-55. BD；10.5-56. ACDE；10.5-57. ABCDE；10.5-58. ABCD；10.5-59. ACDE；10.5-60. ABCD

（三）病例分析题

10.5-61. 缺铁性贫血（IDA）

10.5-62. 再生障碍性贫血（AA）

10.5-63. 溶血性贫血（HA）

10.5-64. 巨幼细胞性贫血（MgA）

10.5-65. 急性淋巴细胞白血病（ALL）

10.5-66. 急性粒细胞白血病未成熟型（AML-M_1）

10.5-67. 急性粒细胞性白血病部分成熟型（AML-M_{2a}）

10.5-68. 急性粒细胞性白血病部分成熟型（AML-M_{2b}）

10.5-69. 急性早幼粒细胞性白血病（AML-M_3）

10.5-70. 急性粒-单核细胞白血病（AML-M_4）

10.5-71. 急性单核细胞白血病（AML-M_5）

10.5-72. 急性红白血病（AML-M_6）

10.5-73. 急性巨核细胞白血病（AML-M_7）

10.5-74. 慢性粒细胞白血病（CML）

10.5-75. 慢性淋巴细胞白血病（CLL）

10.5-76. 骨髓增生异常综合征（MDS）

10.5-77. 多发性骨髓瘤（MM）

10.5-78. 骨髓纤维化（MF）

10.5-79. 白细胞减少症

10.5-80. 传染性单核细胞增多症（IM）

10.5-81. 原发性血小板增多症（ET）

10.5-82. 原发性血小板减少性紫癜（ITP）

10.5-83. 最可能的诊断为营养性巨幼细胞贫血。根据红细胞形态学分类为大细胞性贫血。其实验室诊断和鉴别诊断步骤简述如下：大细胞性贫血首先进行网织红细胞计数，如果数值升高，一般为急性失血或溶血性贫血；数值不升高，则进行骨髓形态学检查。检查结果如为正常细胞形态，一般为肝病、甲状腺功能低下或酒精中毒等；如为异常造血，一般为骨髓增生异常综合征或红白血病；如为巨幼细胞贫血，则继续往下做VB_{12}、叶酸测定，其结果均正常时，一般为长期服用某些药物所致；如VB_{12}下降，则为VB_{12}缺乏巨幼细胞贫血；如叶酸减少，则为叶酸缺乏巨幼细胞贫血。

第六节　麻醉科基本技能操作

一、臂丛神经阻滞麻醉

（一）肌间沟经路

【操作方法】　患者仰卧，头轻偏向对侧。嘱患者抬头，找到胸锁乳突肌的后缘——前斜角肌，（前斜角肌在胸锁乳突肌后缘的下方。）用手指从前斜角肌向后滚动，即可感到前中斜角肌的间隙——肌间沟。此肌间沟与环状软骨水平面的交叉点，入路的穿刺点。斜角肌是呼吸辅助肌，让患者深慢呼吸有助于定位。颈外静脉一般在C_6水平穿过肌间沟，也可作为辅助定位标志。穿刺针垂直皮肤进针，可引发相应部位异感或神经刺激器刺激臂丛神经，使其支配肌肉颤搐定位（图10-1）。然后注入局部麻醉药达到完全阻滞。局部麻醉药的剂量为20 ml。

【适应证】 适用于肩关节脱位闭合复位、上臂下 1/3 和前臂或手部手术。一般桡神经支配部位效果较好，但有时会出现神经阻滞不全，复合用肘部或腕部尺神经阻滞。

【并发症】 局部麻醉药毒性反应，声音嘶哑，霍纳综合征，气胸。

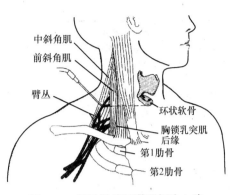

图 10-1 臂丛神经阻滞肌间沟入路

（二）腋路

【操作方法】

（1）患者仰卧，上肢外展 90°，肘外旋并屈曲。在腋窝顶端触摸腋动脉。若不易触其搏动，则将患者手移向体侧或减少肩部外展的角度（图 10-2）。

（2）以 22G 的 5cm 长穿刺针在手指触摸点的上方或下方穿刺，指向腋窝顶部。借助异感或神经刺激器证实针尖确在神经鞘膜内，注入局部麻醉药 40ml。另外，也可在腋动脉搏动上下方穿刺，两侧各注入局部麻醉药 20 ml。

（3）穿入鞘膜往往有突破感，若针头随动脉搏动，确定针已刺入鞘膜内，即可注入局部麻醉药。

（4）在上臂的远端加压的同时，改变穿刺针方向以使上臂外展与身体成直角。穿刺和注射局部麻醉药时上肢远端加压使针尖恰在腋动脉上方并与皮肤垂直。进针直至触及肱骨，然后针尖向上沿弧线方向移动 30°，呈扇形注入局部麻醉药 5 ml。此种方法可阻滞喙肱肌内的肌皮神经。在腋动脉的下方至腋窝下缘的皮下注入局部麻醉药 5ml，即可阻滞肋间臂神经。

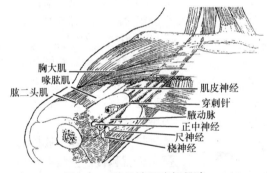

图 10-2 臂丛神经腋部径路

【适应证】 适合前臂尺侧和手部手术，腋路是最简单和安全的方法。由于肌皮神经和臂内侧皮神经已穿出鞘膜，腋路不能阻滞上述两神经，故不适合肘关节以上的手术。上臂内侧手术或应用止血带时，除臂丛阻滞外，应阻滞肋间臂神经。

【并发症】 局部麻醉药误入腋动脉，可引起局部麻醉药毒性反应。

臂丛神经阻滞麻醉操作 见表 10-33。

表 10-33 臂丛神经阻滞麻醉

操作方法	1. 肌间沟入路操作方法 患者仰卧，头轻偏向对侧。嘱患者抬头，找到胸锁乳突肌的后缘——前斜角肌。（前斜角肌在胸锁乳突肌后缘的下方）。用手指从前斜角肌向后滚动，即可感到前中斜角肌的间隙——肌间沟。
	肌间沟与环状软骨水平面的交叉点，为此入路的穿刺点。斜角肌是呼吸辅助肌，让患者深慢呼吸有助于定位。颈外静脉一般在 C_6 水平穿过肌间沟，可作为辅助定位标志。穿刺针垂直皮肤进针，可引发相应部位异感或神经刺激器刺激臂丛神经，使其支配肌肉颤搐定位（图 10-1）。然后注入局部麻醉药达到完全阻滞。局部麻醉药的剂量为 20 ml。
	也可用超声技术引导：在环状软骨下 2 cm 水平，将高频线阵探头置于胸锁乳突肌表面作轴位扫描，在胸锁乳突肌外下方前中斜角肌间隙可以看到多个圆形或者椭圆形、区域低回声葡萄样结构，此为臂丛神经根。采用平面内技术穿刺时，距探头侧面 1~2 cm 进针，按由远及近的顺序，将局部麻醉药分次多点注入 C_7，C_6，C_5 神经根周围，可以看到局部麻醉药在肌间隙和包绕神经扩散的"面包圈"征象

续表

操作方法	2. 腋路操作方法　①患者仰卧，上肢外展 90°，肘外旋并屈曲。在腋窝顶端触摸腋动脉。若不易触其搏动，则将患者手移向体侧或减少肩部外展的角度。②以 22 G 的 5 cm 长穿刺针在手指触摸点的上方或下方穿刺，指向腋窝顶部。借助异感或神经刺激器证实针尖确在神经鞘膜内，注入局部麻醉药 40 ml。另外，也可在腋动脉搏动下方穿刺，两侧各注入局部麻醉药 20 ml。③穿入鞘膜往往有突破感，若针头随动脉搏动，确定针已刺入鞘膜内，即可注入局部麻醉药
适应证	1. 肌间沟经路　适用于肩关节脱位闭合复位、上臂下 1/3 和前臂或手部手术。一般桡神经支配部位效果较好，但有时足神经阻滞不全，复合用肘部或腕部尺神经阻滞 2. 腋路　适合前臂尺侧和手部手术，腋路是最简单和安全的方法。由于肌皮神经和臂内侧皮神经已穿出鞘膜，腋路不能阻滞上述两神经，故不适合肘关节以上的手术。上臂内侧手术或应用止血带时，除臂丛阻滞外，应阻滞肋间臂神经
禁忌证	1. 肌间沟经路　局部麻醉药毒性反应，声音嘶哑，霍纳综合征，气胸 2. 腋路　局部麻醉药误入腋动脉，可引起局部麻醉药毒性反应

二、蛛网膜下腔阻滞

【操作方法】

（1）穿刺方法采用侧卧位或坐位。侧卧位时，双膝屈曲紧贴胸部，下颌向胸部靠近，使脊椎最大限度的拉开以便穿刺。女性通常髋部比双肩宽，侧卧时，脊椎的水平倾向于头低位；反之男性的双肩宽于髋部，脊椎的水平倾向于头高位。穿刺时可通过调节手术床来纠正脊椎于水平位（图 10-5）。

（2）脊髓下端成人终止于 L_2 椎体下缘，幼儿终止于 $L_3 \sim L_4$ 椎体。为避免损伤脊髓，穿刺间隙成人应低于 $L_2 \sim L_3$，小儿应在 $L_4 \sim L_5$（图 10-3）。

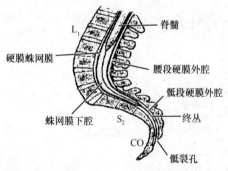

图 10-3　腰骶段脊柱、脊髓终端和周围被盖

（3）按无菌原则消毒铺巾。一般经正中途径穿刺，穿刺困难时也可用旁正中法，即改良旁开正中线 0.5~1.0 cm（图 10-4）。穿刺点局部浸润麻醉后，穿刺针垂直进入皮肤，调整穿刺针头端的侧孔方向并将穿刺针斜向头端或尾端继续进针，到达黄韧带时会有轻轻的阻力感，继续推进穿刺针有黄韧带的突破感，穿破硬膜后有阻力消失感。此时拔出针芯，有脑脊液慢慢流出。穿刺针越细，黄韧带的突破感和硬膜的阻力感消失越不明显，脑脊液流出也就越慢。连接装有局部麻醉药的注射器，回抽脑脊液通畅，注入局部麻醉药。

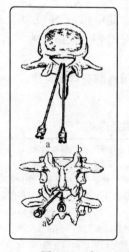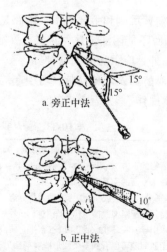

图 10-4　旁正中法和正中法蛛网膜下腔穿刺

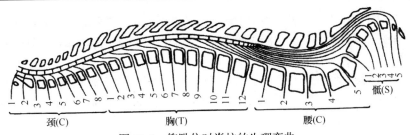

图 10-5 仰卧位时脊柱的生理弯曲

【适应证】

（1）2 小时以内脐以下腹部及盆腔手术。

（2）肛门及会阴区手术。

（3）下肢手术。

【禁忌证】

（1）患者不合作或拒绝。

（2）缺少急救的设施和药品。

（3）凝血功能障碍如肝脏疾病、服用抗凝剂和血小板减少患者。

（4）低血容量患者，如出血、呕吐与腹泻导致的脱水。

（5）穿刺部位皮肤感染及脊柱畸形。

（6）败血症患者，尤其是伴有糖尿病、结核和艾滋病。

（7）神经系统疾病，特别是脊髓和颅内病变颅内高压患者。

（8）慢性腰背病和下肢麻木患者也相对禁忌。

【并发症】

（1）低血压：是最常见的并发症。阻滞前输入 500～1000ml 林格液可有效预防。一旦发生可静脉注射麻黄碱 5～10mg，伴心动过缓时用阿托品 0.5mg。严重低血压可选择静注去氧肾上腺素 0.1～0.3 mg，间羟胺 1～5mg，去甲肾上腺素 2～8μg。

（2）恶心、呕吐：常由低血压或迷走神经兴奋所致。一般用甲氧氯普胺 10 mg 或氟哌利多 2.5 mg。局部麻醉药中加入 10μg 芬太尼，可减少腹膜刺激所致的恶心呕吐反应。

（3）呼吸困难或呼吸停止：由于阻滞平面过高，胸腹部运动的本体感觉传入神经被阻滞，引起呼吸困难。若平面高达 C_3 阻滞膈神经时，导致呼吸停止。可给予患者吸氧，必要时给予面罩加压吸氧，或气管插管呼吸支持。

（4）头痛：一般认为由于脑脊液经硬膜穿刺针孔漏入硬膜外间隙，使颅内压降低所致。穿刺针越细头痛发生率越低。16 G、20 G 和 25 G 穿刺针术后头痛发生率约分别为 75%、5% 和 1%～3%。25 G 穿刺针虽头痛发生率低，但针较细软，穿刺时不易控制进针方向，容易造成穿刺困难。穿刺针头部呈笔尖形的 Whiteacre 针，笔尖上有一侧孔，穿透硬膜和蛛网膜时呈扩张型，不切割膜纤维，穿刺孔比较小且易闭合。手术后头痛的发生率约 1%，低于传统的头部呈斜面形的穿刺针（Quincke 针）。头痛与体位有关，坐位或直立时加重，平卧位可缓解。治疗包括：①饮用大量含咖啡因的饮料，如茶、咖啡、可口可乐等。②维生素 C 500mg 和氢化可的松 50mg 加入 5%葡萄液 500ml 静脉滴注，连续 2～3d。③必要时静脉输注低渗盐水。④口服解热镇痛药，咖啡因。⑤严重且上述治疗无效者，严格无菌技术下在原穿刺部位硬膜外间隙注入生理盐水或自体血 15～20ml，以堵塞硬膜上的穿刺孔。

（5）尿潴留蛛网膜下腔阻滞时，骶部（S_2～S_4）自主神经恢复最迟，尤其当输液过度时常发生尿潴留，常需导尿。

（6）背痛主要是由于阻滞时，腰骶部肌肉处于松弛状态，脊椎的生理弧度改变，平卧时间较长后易发生。一般无需处理，疼痛严重时，可口服解热镇痛药，但应排除穿刺损伤和局部感染。

（7）持久性的神经损害极罕见。多由于误注入药液引起化学性刺激或细菌感染导致的脑膜炎、蛛网膜炎，脊髓炎和马尾综合征。阻滞时较长时间的低血压，也可能诱发脊髓前动脉综合征。

【注意事项】

（1）应熟悉蛛网膜下腔解剖和生理特性。脊髓由内而外由三层脊膜包裹即软膜、蛛网膜和硬膜。93%成人其末端终止于 L_2，终止于 L_1 及 L_3 各占 3%。出生时脊髓末端在 L_3，到 2 岁时，其末端接近成人达 L_2。蛛网膜下腔位于软膜和蛛网膜之间，上至脑室，下至 S_2。腔内含有脊髓、神经、脑脊液和血管。脑脊液为无色透明的液体，其比重为 1.003～1.009。

（2）穿刺针进入蛛网膜下腔而无脑脊液流出，应等待 30s，然后轻轻旋转穿刺针，如仍无脑脊液流出，可用注射器注入 0.5ml 生理盐水以确保穿刺针无堵塞。缓慢稍退针或进针，并同时回抽脑脊液，一旦有脑脊液抽出即刻停止退针或进针。否则需重新穿刺。

（3）穿刺针有血液流出，如血呈粉红色并能自行停止，一般没问题。如果出血呈持续性，表明穿刺针尖位于硬膜外腔静脉内，只需稍稍推进穿刺针进入蛛网膜下腔便可。

（4）患者述说尖锐的针刺或异感，表明穿刺针偏离中线，刺激脊神经根，需退针，重新定位穿刺。

（5）穿刺部位疼痛，表明穿刺针进入韧带旁的肌肉组织。退针后，往中线再穿刺或再行局部麻醉。

（6）穿刺中无论如何改变穿刺针的方向，始终遇到骨骼，可改为旁正中或更换间隙穿刺。

【蛛网膜下腔阻滞操作卡】　见表 10-34。

表 10-34　蛛网膜下腔阻滞

操作方法	穿刺方法（1）采用侧卧位或坐位。侧卧位时，双膝屈曲紧贴胸部，下颌向胸部靠近，使脊椎最大限度的拉开以便穿刺。女性通常髋部比双肩宽，侧卧时，脊椎的水平倾向于头低位；反之男性的双肩宽于髋部，脊椎的水平倾向于头高位。穿刺时可通过调节手术床来纠正脊椎于水平位 （2）脊髓下端成人终止于 L_1 椎体下缘，幼儿终止于 L_3～L_4 椎体。为避免损伤脊髓，穿刺间隙成人低于 L_2～L_3，小儿应在 L_4～L_5（图 10-3） （3）按无菌原则消毒铺巾。一般经正中途径穿刺，穿刺困难时也可用旁正中法，即改良旁开正中线 0.5～1.0 cm（图 10-4）。穿刺点局部浸润麻醉后，穿刺针垂直进入皮肤，调整穿刺针头端的侧孔方向并将穿刺针斜向头端或尾端继续进针，到达黄韧带时会有轻轻的阻力感，继续推进穿刺针有黄韧带的突破感，穿破硬膜后有阻力消失感。此时拔出针芯，有脑脊液慢慢流出。穿刺针越细，黄韧带的突破感和硬膜的阻力感消失越不明显，脑脊液流出也就越慢。连接装有局部麻醉药的注射器，回抽脑脊液通畅，注入局部麻醉药
适应证	（1）2 小时以内脐以下腹部及盆腔手术 （2）肛门及会阴区手术 （3）下肢手术
禁忌证	（1）患者不合作或拒绝 （2）缺少急救的设施和药品 （3）凝血功能障碍如肝脏疾病、服用抗凝剂和血小板减少患者 （4）低血容量患者，如出血、呕吐与腹泻导致的脱水 （5）穿刺部位皮肤感染及脊柱畸形 （6）败血症患者，尤其是伴有糖尿病、结核和艾滋病 （7）神经系统疾病，特别是脊髓和颅内病变颅内高压患者 （8）慢性腰背病和下肢麻木患者也相对禁忌
并发症	（1）低血压　是最常见的并发症 （2）恶心、呕吐　常由低血压或迷走神经兴奋所致 （3）呼吸困难或呼吸停止　由于阻滞平面过高，胸腹部运动的本体感觉传入神经被阻滞，引起呼吸困难。若平面高达 C_3 阻滞膈神经时，导致呼吸停止 （4）头痛　一般认为由于脑脊液经硬膜穿刺孔漏入硬膜外间隙，使颅内压降低所致 （5）尿潴留蛛网膜下腔阻滞时，骶部（S_2～S_4）自主神经恢复较迟，尤其当输液过度时常发生尿潴留，常需导尿 （6）背痛主要是由于阻滞时，腰骶部肌肉处于松弛状态，脊椎的生理弧度改变，平卧时间较长后易发生 （7）持久性的神经损害极罕见

续表

注意事项	（1）应熟悉蛛网膜下腔解剖和生理特性。脊髓由内而外由三层脊膜包裹即软膜、蛛网膜和硬膜。93%成人其末端终止于 L_2，终止于 L_1 及 L_3 各占 3%。出生时脊髓末端在 L_3，到 2 岁时，其末端接近成人达 L_2。蛛网膜下腔位于软膜和蛛网膜之间，上至脑室，下至 S_2。腔内含有脊髓、神经、脑脊液和血管。脑脊液为无色透明的液体，其比重为 $1.003 \sim 1.009$ （2）穿刺针进入蛛网膜下腔而无脑脊液流出，应等待 30 s，然后轻轻旋转穿刺针，如仍无脑脊液流出，可用注射器注入 0.5 ml 生理盐水以确保穿刺针无堵塞。缓慢退针或进针，并同时回抽脑脊液，一旦有脑脊液抽出即刻停止退针或进针。否则需重新穿刺 （3）穿刺针有血液流出，如血呈粉红色并能自行停止，一般没问题。如果出血呈持续性，表明穿刺针尖位于硬膜外腔静脉内，只需稍稍推进穿刺针进入蛛网膜下腔便可 （4）患者述说尖锐的针刺或异感，表明穿刺针偏离中线，刺激脊神经根，需退针，重新定位穿刺 （5）穿刺部位疼痛，表明穿刺针进入韧带旁的肌肉组织。退针后，往中线再穿刺或再行局部麻醉 （6）穿刺中无论如何改变穿刺针的方向，始终遇到骨骼，可改为旁正中或更换间隙穿刺

三、硬膜外阻滞

【操作方法】 硬膜外穿刺及置管方法，见图 10-6。

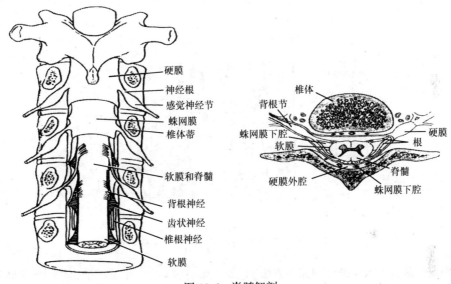

图 10-6 脊髓解剖

（1）体位水平侧卧位，也可坐位，患者尽量屈曲将脊椎间隙拉开。

（2）穿刺间隙依据手术部位的不同，选择不同的穿刺间隙，一般以手术部位的中心为依据（表 10-35）。

表 10-35 手术部位与穿刺间隙

手术部位	穿刺间隙	导管方向
胸部手术	$T_2 \sim T_6$	向头
上腹部手术	$T_8 \sim T_{10}$	向头
中、下腹部手术	$T_{10} \sim L_1$	向头
盆腔手术	$T_{12} \sim L_4$	向头或向尾
会阴	$L_3 \sim L_4$	向尾
下肢手术	$L_2 \sim IA$	向尾

（3）消毒：患者背部须按无菌原则消毒，并铺上无菌手术巾。

（4）穿刺途径：有正中法和旁正中法两种：①正中法穿刺点位于邻近两个脊椎棘突之间连线的中点，进行局部深层浸润麻醉后，用锐针穿刺破皮肤和棘上韧带，硬膜外穿刺针沿针眼进入皮肤、棘上韧带，穿刺针根据棘突的方向轻轻斜向患者头端，进入2～3cm穿过棘间韧带直达黄韧带，此时一般会有阻力感。一部分患者黄韧带薄弱没有阻力感，容易直接进入硬膜外间隙。②旁正中法常用于胸部硬膜外的穿刺。由于胸椎的棘突角度更倾向尾端，用直入法穿刺时，硬膜外穿刺针一般往头端倾斜60°，穿刺时容易遇到骨质的阻力。旁正中穿刺点位于邻近两个棘突的下一个棘突的上缘，旁开正中线0.5～1.0cm。穿刺针垂直刺入达椎板，再退出1cm，针尖向头、中线方向，对准棘突间隙，穿破黄韧带进入硬膜外间隙。胸椎的黄韧带比较薄弱，穿刺时黄韧带的阻力感和进针时黄韧带突破感不明显。由于硬膜外静脉、脊髓动脉、脊神经根均位于硬膜外间隙的外侧，而且硬膜外的外侧间隙较狭窄，此法容易损伤这些组织，因此，穿刺针必须尽可能正确对准硬膜外间隙后正中部位。上胸段及腰部棘突较水平，中胸段棘突呈叠瓦状倾斜，穿刺时应向棘突倾斜方向进针（图10-7）。

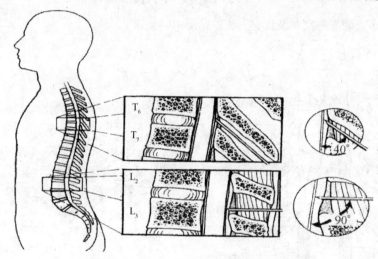

图10-7　脊柱不同节段的棘突倾斜程度及进针方向

（5）确定穿刺针进入硬膜外间隙的方法：①黄韧带突破感：由于黄韧带比较坚韧及硬膜外间隙为一个潜在的间隙，硬膜外穿刺针进入黄韧带的一瞬间会有一种突破感。②黄韧带阻力消失　穿刺针抵达黄韧带后，用注射器抽取2～3ml生理盐水并含有一个小气泡，与穿刺针连接，缓慢进针并轻推注射器，可见气泡压缩，也不能推入液体。继续进针直到阻力消失，针筒内的小气泡变形，且无阻力地推入液体，表明已进入硬膜外间隙。但禁止注入空气。③硬膜外间隙负压：可用悬滴法和玻管法进行测试，硬膜外穿刺针抵达黄韧带时，在穿刺针的尾端悬垂一滴生理盐水或连接内有液体的细玻璃管，当进入硬膜外间隙时，可见尾端的盐水被吸入或玻璃管内液柱内移，约80%的患者有负压现象。

（6）放置硬膜外导管先测量皮肤至硬膜外间隙的距离，然后用左手固定针的位置，右手安置导管约15cm。然后左手退针，右手继续送入导管，调整导管深度留置硬膜外间隙内3～4cm并固定导管。

【适应证】

（1）胸部、上腹部手术，目前已不主张单独应用硬膜外阻滞，可用硬膜外阻滞复合全身麻醉。

（2）下腹部、产科、下肢、会阴部、盆间隙手术的麻醉。

（3）截肢术患者维持48～72h硬膜外阻滞，能有效地降低术后患者患肢痛的发生率。

（4）术后镇痛及分娩镇痛。

【禁忌证】

（1）患者拒绝硬膜外阻滞。

（2）凝血功能障碍和/或使用抗凝剂治疗患者。

（3）穿刺部位感染。

（4）颅高压及中枢神经疾病。

（5）低血容量和心脏病变。

（6）脊椎解剖异常和椎管内疾病。

【并发症】

（1）低血压：硬膜外阻滞后麻醉平面较广泛，周围血管扩张，血容量相对减少，特别在体位变动时更易发生低血压，可通过快速输液和用缩血管药纠正。

（2）局部麻醉药中毒：局部麻醉药过量或硬膜外导管误入硬膜外静脉时，可产生局部麻醉药中毒，因此注药之前须回抽无血。轻者耳鸣、唇和舌麻木、头痛、头晕、视力模糊，严重时出现肌肉抽搐、意识不清、昏迷甚至呼吸心跳停止。出现轻度中毒症状时，停止给局部麻醉药后，中毒症状一般能自行缓解。如果出现严重症状，给予镇静、抗抽搐治疗如咪达唑仑、硫喷妥钠，必要时支持呼吸和循环功能。

（3）全脊麻：穿刺针或硬膜外导管误入蛛网膜下间隙又未能及时发现，而致注入局部麻醉药相对过量，产生全部脊神经，甚至脑室阻滞，称为全脊麻。临床表现为呼吸困难、低血压、缺氧、意识消失甚至呼吸心跳停止。处理原则是维持呼吸和循环功能。面罩吸氧并辅助呼吸，快速扩容，静注麻黄碱 5～10 mg，如严重低血压甚至测不到血压，应静注肾上腺素 5～10μg，或加大剂量纠正低血压。呼吸停止应立即气管插管人工通气直到局部麻醉药的作用完全消失。如心跳停止则进行心脏复苏。

（4）穿破硬膜后头痛：穿刺针穿破硬膜，立即有脑脊液流出，易辨认。常导致术后较严重的低压性头痛，其表现和治疗与蛛网膜下腔阻滞后头痛相同。

（5）硬膜外血肿：硬膜外间隙有丰富的静脉丛。当穿刺损伤静脉时，在凝血功能有障碍、服用抗凝剂的患者中可发生大血肿，进而压迫脊髓，如不能及时发现和解除压迫，甚至会产生截瘫。有发生血肿可能的患者，应加强术后随访，一般 48 h 内出现严重背痛及下肢感觉和远动减退，甚至发现截瘫，应立即进行 CT 或 MRI 检查，证实血肿压迫致截瘫，则尽早急诊手术（8h 之内效果较好），清除血肿和减压。

（6）神经损伤：①局部麻醉药的神经毒性：硬膜外间隙注入大量局部麻醉药，或长时间的硬膜外阻滞，局部麻醉药的酸性、高渗透压、浓度偏高及其本身的神经毒性等因素，可能会产生潜在性的神经损伤（如马尾综合征）。②穿刺可直接损伤神经。③脊髓神经缺血。④患者并存的神经疾患（脊膜炎、脊动静脉瘘、血管畸形、血管瘤、椎间盘突出、格林一巴利综合征、多发性硬化症、脊髓血肿、肿瘤转移和地中海贫血等）。⑤其他药物的神经毒性：晚期癌性疼痛患者椎管内长期、大剂量应用吗啡，需注意其神经毒性损害。瑞芬太尼因含甘氨酸对神经有毒性，不可用于硬膜外或鞘内给药。实验研究证明，右美托咪定注入硬膜外间隙对局部神经髓鞘有损害。如氯胺酮含氯化苄甲乙氧胺等杀菌或防腐剂，可引起神经损伤。

（7）硬膜外间隙感染，硬膜外间隙脓肿是极其罕见的严重并发症。患者常有隐性的血源性感染、穿刺部位皮肤感染致硬膜外镇痛留置导管感染或穿刺过程中污染。临床表现为背部疼痛、发热和白细胞升高。核磁共振（MRI）可帮助诊断。治疗包括大剂量使用抗生素、紧急椎板切除减压术。如诊断和处理及时，神经系统的并发症较少。

（8）脊髓前动脉综合征：①硬膜外阻滞时麻醉期间较长时间的低血压。②局部麻醉药中使用过高浓度的肾上腺素、血管痉挛。③糖尿病血管病变者。④硬膜外间隙注射大量空气。⑤手术操作。上述因素均可能引起脊髓前动脉的血流障碍，脊髓前侧角缺血坏死和空洞形成，导致患者运动功能障碍。

（9）导管折断，硬膜外导管如果韧性及强度不够，或操作不当，导致导管折断留置在硬膜外间隙。是否需要手术取出，根据患者及折断导管的具体情况而定。

（10）拔管困难不可用力硬拔，应采用以下方法：①告知患者放松，侧卧位，头颈部和双下肢尽量向前屈曲，试行拔管，用力适可而止。②导管周围肌肉注入 1%利多卡因后试行拔管。③也可从导管内插入钢丝（钢丝尖端不可进入硬膜外间隙）试行拔管。④必要时使用镇静药或全身麻醉药在肌松（喉罩通气）状态下拔管。

【注意事项】

（1）穿刺时遇到骨质，请患者尽可能的屈曲身体以便拉开椎间隙、改变体位、改换间隙或用旁正中法穿刺。宁可改用全身麻醉而不应反复穿刺。

（2）穿刺针内出血，表明穿破硬膜外间隙血管，应退针，换一个间隙重新穿刺。

（3）如置导管困难，将穿刺针稍退出、进入或稍旋转穿刺针改变斜面方向，再置管。如不成功，表明穿刺针可能偏向侧间隙，或不在硬膜外间隙内。此时，将穿刺针与导管同时退出。切不可单独拉出导管，以免导管被针尖割断。

（4）液体从穿刺针中滴出，如是穿刺时使用过生理盐水，几秒钟后会停止。如持续滴出液体，表明穿刺针穿破硬脊膜进入蛛网膜下间隙，此时可退出穿刺针改换间隙后再穿刺；也可给予小剂量局部麻醉药，并仔细观察有无脊麻症状出现；也可经穿刺针置入导管改为持续腰麻。

（5）置导管时少数患者有一过性的触电感，如果呈持续性，针与导管须一同退出。并放弃硬膜外阻滞。

（6）置导管后有血液从导管中流出或回抽有血液：表明导管误入硬膜外静脉，退出导管 1 cm后，出血仍不止时，则应放弃硬膜外阻滞。

（7）硬膜外间隙注药后 30 min 仍不能达到预期的阻滞范围，需重新穿刺或改全身麻醉。

（8）硬膜外阻滞效果不佳，或术中牵拉反应及不适，应避免大量或多次重复使用辅助药而抑制呼吸。

（9）硬膜外阻滞手术中应吸氧。尤其中、高位硬膜外阻滞时，肋间肌和膈肌可能不同程度麻痹，呼吸抑制，应加强呼吸管理。

【硬膜外阻滞操作卡】　　见表 10-36。

表 10-36　硬膜外阻滞

操作	硬膜外穿刺及置管方法
方法	（1）体位水平侧卧位，也可坐位，患者尽量屈曲将脊椎间隙拉开
	（2）穿刺间隙依据手术部位的不同，选择不同的穿刺间隙，一般以手术部位的中心为依据
	（3）消毒：患者背部须按无菌原则消毒，并铺上无菌手术巾
	（4）穿刺途径：有正中法和旁正中法两种：①正中法穿刺点位于邻近两个脊椎棘突之间连线的中点，进行局部深层浸润麻醉后，用锐针穿刺破皮肤和棘上韧带，硬膜外穿刺针沿针眼进入皮肤、棘上韧带，穿刺针根据棘突的方向轻轻斜向患者头端，进入 2～3 cm 穿过棘间韧带直达黄韧带，此时一般会有阻力感。一部分患者黄韧带薄弱没有阻力感，容易直接进入硬膜外间隙。②旁正中法常用于胸部硬膜外的穿刺。由于胸椎的棘突角度更倾向尾端，用直入法穿刺时，硬膜外穿刺针一般往头端倾斜 60°，穿刺时容易遇到骨质的阻力。旁正中穿刺点位于邻近两个棘突的下一个棘突的上缘，旁开正中线 0.5～1.0 cm。穿刺针垂直刺入达椎板，再退出 1 cm，针尖向头、中线方向，对准棘突间隙，穿破黄韧带进入硬膜外间隙。胸椎的黄韧带比较薄弱，穿刺时黄韧带的阻力感和进针时黄韧带突破感不明显。由于硬膜外静脉、脊髓动脉、脊神经根均位于硬膜外间隙的外侧，而且硬膜外的外侧间隙较狭窄，此法容易损伤这些组织。因此，穿刺针必须尽可能正确对准硬膜外间隙后正中部位。上胸段及腰部棘突较水平，中胸段棘突呈叠瓦状倾斜，穿刺时应棘突倾斜方向进针（图 10-7）

操作 方法	（5）确定穿刺针进入硬膜外间隙的方法：①黄韧带突破感：由于黄韧带比较坚韧及硬膜外间隙为一个潜在的间隙，硬膜外穿刺针进入黄韧带的一瞬间会有一种突破感。②黄韧带阻力消失　穿刺针抵达黄韧带后，用注射器抽取 2～3 ml 生理盐水并含有一个小气泡，与穿刺针连接，缓慢进针并轻推注射器，可见气泡压缩，也不能推入液体。继续进针直到阻力消失，针筒内的小气泡变形，且无阻力地推入液体，表明已进入硬膜外间隙。但禁止注入空气。 ③硬膜外间隙负压：可用悬滴法和玻管法进行测试，硬膜外穿刺针抵达黄韧带时，在穿刺针的尾端悬垂一滴生理盐水或连接内有液体的细玻璃管，当进入硬膜外间隙时，可见尾端的盐水被吸入或玻管内液柱内移，约 80% 的患者有负压现象 （6）放置硬膜外导管先测量皮肤至硬膜外间隙的距离，然后用左手固定针的位置，右手安置导管约 15 cm。然后左手退针，右手继续送入导管，调整导管深度留置硬膜外间隙内 3～4 cm 并固定导管
适应证	（1）胸部、上腹部手术，目前已不主张单独应用硬膜外阻滞，可用硬膜外阻滞复合全身麻醉 （2）下腹部、产科、下肢、会阴部、盆间隙手术的麻醉 （3）截肢术患者维持 48～72 h 硬膜外阻滞，能有效地降低术后患者患肢痛的发生率 （4）术后镇痛及分娩镇痛
禁忌证	（1）患者拒绝硬膜外阻滞 （2）凝血功能障碍和（或）使用抗凝剂治疗患者 （3）穿刺部位感染 （4）颅高压及中枢神经疾病 （5）低血容量和心脏病变 （6）脊椎解剖异常和椎管内疾病
并发症	（1）低血压：硬膜外阻滞后麻醉平面较广泛，周围血管扩张，血容量相对减少，特别在体位变动时更易发生低血压，可通过快速输液和用缩血管药纠正 （2）局部麻醉药中毒：局部麻醉药过量或硬膜外导管误入硬膜外静脉时，可产生局部麻醉药中毒，因此注药之前须回抽无血。轻者耳鸣、唇和舌麻木、头痛、头晕、视力模糊，严重时出现肌肉抽搐、意识不清、昏迷甚至呼吸心跳停止。出现轻度中毒症状时，停止给局部麻醉药后，中毒症状一般能自行缓解。如果出现严重症状，给予镇静、抗抽搐治疗如咪达唑仑、硫喷妥钠，必要时支持呼吸和循环功能 （3）全脊麻：穿刺针或硬膜外导管误入蛛网膜下间隙又未能及时发现，而致注入局部麻醉药相对过量，产生全部脊神经，甚至脑室阻滞，称为全脊麻。临床表现为呼吸困难、低血压、缺氧、意识消失甚至呼吸心跳停止。处理原则是维持呼吸和循环功能。面罩吸氧并辅助呼吸，快速扩容，静注麻黄碱 10～30mg，如严重低血压或测不到血压，应静注肾上腺素 5～10μg，或加大剂量纠正低血压。呼吸停止应立即气管插管人工通气直到局部麻醉药的作用完全消失。如心跳停止则进行心脏复苏 （4）穿破硬膜后头痛：穿刺针穿破硬膜，立即有脑脊液流出，易辨认。常导致术后较严重的低压性头痛，其表现和治疗与蛛网膜下腔阻滞后头痛相同 （5）硬膜外血肿：硬膜外间隙有丰富的静脉丛。当穿刺损伤静脉时，在凝血功能有障碍、服用抗凝剂的患者中可发生大血肿，进而压迫脊髓，如不能及时发现和解除压迫，甚至会产生截瘫。有发生血肿可能的患者，应加强术后随访，一般 48h 内出现严重背痛及下支感觉和运动减退，甚至发现截瘫，应立即进行 CT 或 MRI 检查，证实血肿压迫致截瘫，则尽早急诊手术（8h 之内效果较好），清除血肿和减压 （6）神经损伤：①局部麻醉药的神经毒性：硬膜外间隙注入大量局部麻醉药，或长时间的硬膜外阻滞，局部麻醉药的酸性、高渗透压、浓度偏高及其本身的神经毒性等因素，可能会产生潜在性的神经损伤（如马尾综合征）。②穿刺可直接损伤神经。③脊髓神经缺血。④患者并存的神经疾患（脊膜炎、脊动静脉瘘、血管畸形、血管瘤、椎间盘突出、格林—巴利综合征、多发性硬化症、脊髓血肿、肿瘤转移和地中海贫血等）。⑤其他药物的神经毒性：晚期癌性疼痛患者椎管内长期、大剂量应用吗啡，需注意其神经毒性损害。瑞芬太尼因含甘氨酸对神经有毒性，不可用于硬膜外或鞘内给药。实验研究证明，右美托咪定注入硬膜外间隙对局部神经髓鞘有损害。如氯胺酮含氯化苄甲乙氧胺等杀菌或防腐剂，可引起神经损伤 （7）硬膜外间隙感染硬膜外间隙脓肿是极其罕见的严重并发症。患者常有隐性的血源性感染、穿刺部位皮肤感染、硬膜外镇痛留置导管感染或穿刺过程中污染。临床表现为背部疼痛、发热和白细胞升高。核磁共振（MRI）可帮助诊断。治疗包括大剂量使用抗生素、紧急椎板切除减压术。如诊断和处理及时，神经系统的并发症较少

续表

并发症	（8）脊髓前动脉综合征：①硬膜外阻滞时麻醉期间较长时间的低血压。②局部麻醉药中使用过高浓度的肾上腺素致血管痉挛。③糖尿病血管病变者。④硬膜外间隙注射大量空气。⑤手术操作。上述因素均可能引起脊髓前动脉的血流障碍，脊髓前侧角缺血坏死和空洞形成，导致患者运动功能障碍
	（9）导管折断硬膜外导管如果韧性及强度不够，或操作不当，导致导管折断留置在硬膜外间隙。是否需要手术取出，根据患者及折断导管的具体情况而定
	（10）拔管困难不可用力硬拔。应采用以下方法：①告知患者放松，侧卧位，头颈部和双下肢尽量向前屈曲，试行拔管，用力适可而止。②导管周围肌肉注入1%利多卡因后试行拔管。③也可从导管内插入钢丝（钢丝尖端不可进入硬膜外间隙）试行拔管。④必要时使用镇静药或全身麻醉肌松（喉罩通气）状态下拔管
注意事项	（1）穿刺时遇到骨质，请患者尽可能的屈曲身体以便拉开椎间隙、改变体位、改换间隙或用旁正中法穿刺。宁可改用全身麻醉而不应反复穿刺
	（2）穿刺针内出血，表明穿破硬膜外间隙血管，应退针，换一个间隙重新穿刺
	（3）如置导管困难，将穿刺针稍退出、进入或稍旋转穿刺针改变斜面方向，再置管。如不成功，表明穿刺针可能偏向侧间隙，或不在硬膜外间隙内。此时，将穿刺针与导管同时退出。切不可单独拉出导管，以免导管被针尖割断
	（4）液体从穿刺针中滴出，如是穿刺时使用过生理盐水，几秒钟后会停止。如持续滴出液体，表明穿刺针穿破硬脊膜进入蛛网膜下间隙，此时可退出穿刺针改换间隙后再穿刺；也可给予小剂量局部麻醉药，并仔细观察有无脊麻症状出现；也可经穿刺针置入导管改为持续腰麻
	（5）置导管时少数患者有一过性的触电感，如果呈持续性，针与导管须一同退出。并放弃硬膜外阻滞
	（6）置导管后有血液从导管中流出或回抽有血液，表明导管误入硬膜外静脉，退出导管1cm后，出血仍不止时，则应放弃硬膜外阻滞
	（7）硬膜外间隙注药后30min仍不能达到预期的阻滞范围，需重新穿刺或改全身麻醉
	（8）硬膜外阻滞效果不佳，或术中牵拉反应及不适，应避免大量或多次重复使用辅助药而抑制呼吸
	（9）硬膜外阻滞手术中应吸氧。尤其中、高位硬膜阻滞时，肋间肌和膈肌可能不同程度麻痹，引起呼吸抑制，应加强呼吸管理

四、气管内插管术

【适应证】　主要有：①全身麻醉颅内手术。②胸腔和心血管手术。③俯卧或坐位等特殊体位的全身麻醉手术。④可能影响呼吸道通畅的手术（如头面部和颈部全身麻醉大手术）。⑤有呕吐误吸危险的患者（如饱胃、肠梗阻）。⑥低温麻醉、控制性降压等。⑦使用肌松药的全身麻醉手术。⑧严重肥胖患者全身麻醉手术。⑨心搏骤停、颅脑损伤、复合伤、呼吸功能衰竭、心血管意外等。见喉部解剖图10-8～图10-10。

【禁忌证】　主要有：①喉水肿。②急性喉炎。③喉头黏膜下血肿。但当气管或支气管内插管作为抢救患者生命所必须采取的抢救措施时，均应无绝对禁忌证。

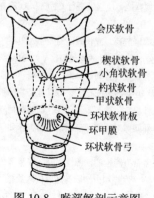

图10-8　喉部解剖示意图

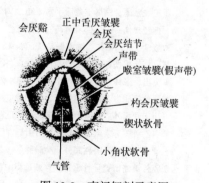

图10-9　声门解剖示意图

【操作方法】

1. 插管头位　喉镜下插管的最佳头位应为"嗅花位"（sniff position），也称修正式头位，包括两部分：①颈部向胸部轻度前屈约 35°角。②头部后仰至脸平面与水平面相交成 15°夹角，寰枕关节伸展度达到 80~85°。修正式头位可使口腔与咽轴线、喉轴线三条轴线重叠成一线而显露声门（图 10-11）。

2. 经口插管　喉镜下经口插管的操作方法（图 10-12）：①用右手提颏、张口并拨开上下唇。②用左手持喉镜沿右侧口角置入，将舌体推向左侧，移至正中位再向前推进，镜片头端到达会厌根部后即向上向前提起喉镜（若采用直形镜片，则需继续推进至越过会厌再上提喉镜），挑起会厌从而显露声门。③见到声门后，左手固定好喉镜，右手持气管导管，斜口对准声门轻轻插入至所需深度（若使用导管芯，应在导管进入声门后及时退出管芯）。④塞入牙垫后，退出喉镜。⑤及时固定导管和牙垫。

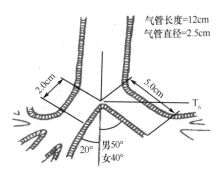

气管长度=12cm
气管直径=2.5cm

图 10-10　总支气管解剖示意图

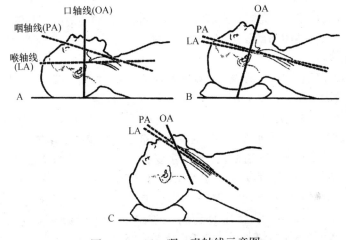

图 10-11　口、咽、喉轴线示意图

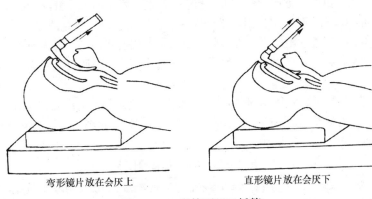

弯形镜片放在会厌上　　　　直形镜片放在会厌下

图 10-12　喉镜下经口插管

3. 确诊导管在气管内的方法　可以采用手控通气，必须达到三个指标都正常：①观察胸廓起伏活动，双侧应均匀一致。②听诊腋窝下和剑突上的肺呼吸音，双侧应完全一致。③观察呼气末二氧化碳数值和波形（$P_{ET}CO_2$），应该显示正常的数值和波形（图 10-13）。

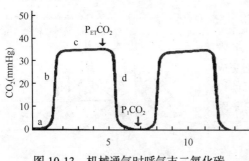

图 10-13　机械通气时呼气末二氧化碳

【并发症】

1. 组织损伤

（1）气管插管操作、放置通气道和固定导管的过程中都有可能造成牙齿及呼吸道黏膜的损伤，这种损伤多为操作不够轻柔所致，部分病例与患者牙齿易折损有关。

（2）插管后咽喉疼痛或伴声音嘶哑时有发生，主要因咽喉部黏膜上皮细胞受损、声带充血水肿引起，一般无需特殊治疗，可以自愈。

（3）杓状软骨脱臼较少发生，为置入喉镜过深所致，由于声带运动障碍患者不能发声，应尽早给予关节复位。

（4）气管黏膜缺血、损伤多因充气套囊压力过高、导管留置时间过长及经常移动导管等引起，严重溃疡者日后可形成环形瘢痕，造成气管狭窄。采用高容量低压套囊的导管，并对长时间留置导管者定时放松套囊可予以预防。

2. 应激反应　插管操作可引起机体应激反应，诸如高血压、心动过速、心动过缓、呛咳和颅内压增高等。插管前充分给氧、完善表面麻醉、使用麻醉性镇痛药对减弱和消除应激反应有很好的预防作用。静脉注射钙通道阻滞药、扩血管药或 β-受体阻断药可明显降低插管引起的心血管反应。

3. 急性呼吸道梗阻

（1）麻醉前未预知插管困难，诱导后发现插管困难，无法维持气道通畅，则可导致急性上呼吸道梗阻。麻醉前应充分评估预测插管困难程度，并作好充分准备。

（2）浅麻醉下插管发生喉痉挛也可造成上呼吸道梗阻。治疗措施主要包括通气供氧、纠正病因、加深麻醉、采用轻度呼气末正压通气，必要时使用小剂量琥珀胆碱解痉等。

（3）支气管痉挛可导致下呼吸道梗阻，原因主要有：①患者原有气道高敏反应。②应用某些麻醉药物如吗啡类、硫喷妥钠、泮库溴铵、阿曲库铵、β-受体阻滞剂等。③浅麻醉下插管。④反流误吸等。对有慢性呼吸道感染病史或有哮喘史者，术前应抗感染治疗和雾化吸入、适当应用支气管扩张剂和激素治疗以改善肺功能，可起到预防作用。治疗措施包括消除诱因、保证氧供、使用支气管解痉剂如经气管喷雾、静脉注射氨茶碱、给予皮质激素等。

（4）手术操作或头位变动造成导管扭曲、折叠、滑脱。术中血液、分泌物、异物以及胃内容物等误入气道，均可导致急性呼吸道梗阻。术中应注意密切观察，并及时消除诱因。

（5）恢复期内，呼吸道梗阻多发生在拔管后。常见原因有舌后坠、口内血液、异物、分泌物或胃内容物反流、悬雍垂损伤伴严重水肿、喉痉挛或喉水肿等。应强调以预防为主，消除诱因并掌握好拔管指征。

4. 呼吸道炎症　导管摩擦可致咽喉部或气管壁黏膜充血水肿、上皮细胞脱落，引起咽喉炎、气管炎。临床上，表现为咽喉疼痛不适、咳嗽咳痰，轻症者一般能自愈，必要时也可使用抗生素治疗。

【气管内插管操作卡】　见表 10-37。

表 10-37　气管内插管操作卡

操作方法	（1）插管头位：喉镜下插管的最佳头位应为修正式头位，包括两部分：①颈部向胸部轻度前屈约 35°角。②头部后仰至脸平面与水平面相交成 15°夹角，寰枕关节伸展度达到 80°～85°
	（2）经口插管：喉镜下经口插管的操作方法：①用右手提颏、张口并拨开上下唇。②用左手持喉镜沿右侧口角置入，将舌体推向左侧，移至正中位再向前推进，镜片头端到达会厌根部后即向上向前提起喉镜（若采用直形镜片，则需继续推进至越过会厌再上提喉镜），挑起会厌从而显露声门。③见到声门后，左手固定好喉镜，右手持气管导管，斜口对准声门轻轻插入至所需深度（若使用导管芯，应在导管进入声门后及时退出管芯）。④塞入牙垫后，退出喉镜。⑤及时固定导管和牙垫

续表

操作方法	（3）确诊导管在气管内的方法可以采用手控通气，必须达到三个指标都正常：①观察胸廓起伏活动，双侧应均匀一致。②听诊腋窝下和剑突上的肺呼吸音，双侧应完全一致。③观察呼气末二氧化碳数值和波形（$P_{ET}CO_2$），应该显示正常的数值和波形
适应证	①全身麻醉颅内手术。②胸腔和心血管手术。③俯卧或坐位等特殊体位的全身麻醉手术。④可能影响呼吸道通畅的手术（如头面部和颈部全身麻醉大手术）。⑤有呕吐误吸危险的患者（如饱胃、肠梗阻）。⑥低温麻醉、控制性降压等。⑦使用肌松药的全身麻醉手术。⑧严重肥胖患者全身麻醉手术。⑨心搏骤停、颅脑损伤、复合伤、呼吸功能衰竭、心血管意外等
禁忌证	①喉水肿。②急性喉炎。③喉头黏膜下血肿 但当气管或支气管内插管作为抢救患者生命所必须采取的抢救措施时，均应无绝对禁忌证
并发症	（1）组织损伤 1）气管插管操作、放置通气道和固定导管的过程中都有可能造成牙齿及呼吸道黏膜的损伤，这种损伤多为操作不够轻柔所致，部分病例与患者牙齿易折损有关 2）插管后咽喉疼痛或伴声音嘶哑时有发生，主要因咽喉部黏膜上皮细胞受损、声带充血水肿引起，一般无需特殊治疗，可以自愈 3）杓状软骨脱臼较少发生，为置入喉镜过深所致，由于声带运动障碍患者不能发声，应尽早给予关节复位 4）气管黏膜缺血、损伤多因充气套囊压力过高、导管留置时间过长及经常移动导管等引起，严重溃疡者日后可形成环形瘢痕，造成气管狭窄。采用高容量低压套囊的导管，并对长时间留置导管者定时放松套囊可予以预防 （2）应激反应：插管操作可引起机体应激反应，诸如高血压、心动过速、心动过缓、呛咳和颅内压增高等。插管前充分给氧、完善表面麻醉、使用麻醉性镇痛药对减弱和消除应激反应有很好的预防作用。静脉注射钙通道阻滞药、扩血管药或β-受体阻断药可明显降低插管引起的心血管反应 （3）急性呼吸道梗阻 1）麻醉前未预知插管困难，诱导后发现插管困难，无法维持气道通畅，则可导致急性上呼吸道梗阻。麻醉前应充分评估预测插管困难程度，并作好充分准备 2）浅麻醉下插管发生喉痉挛也可造成上呼吸道梗阻。治疗措施主要包括通气供氧、纠正病因、加深麻醉、采用轻度呼气末正压通气，必要时使用小剂量琥珀胆碱解痉等 3）支气管痉挛可导致下呼吸道梗阻，原因主要有：①患者原有气道高敏反应。②应用某些麻醉药物如吗啡类、硫喷妥钠、泮库溴铵、阿曲库铵、β-受体阻滞剂等。③浅麻醉下插管。④反流误吸等 4）手术操作或头位变动造成导管扭曲、折叠、滑脱。术中血液、分泌物、异物以及胃内容物等误入气道，均可导致急性呼吸道梗阻。术中应注意密切观察，并及时消除诱因。使用钢丝导管 5）恢复期内，呼吸道梗阻多发生在拔管后。常见原因有舌后坠、口内血液、异物、分泌物或胃内容物反流、悬雍垂损伤伴严重水肿、喉痉挛或喉水肿等 （4）呼吸道炎症：导管摩擦可致咽喉部或气管壁黏膜充血水肿、上皮细胞脱落，引起咽喉炎、气管炎。临床上，表现为咽喉疼痛不适、咳嗽咳痰，轻症者一般能自愈，必要时也可使用抗生素治疗

第七节　放射影像学相关知识

临床技能大赛放射学培训内容与标准（试行）

　　放射影像学是一门涉及面广、整体性强、发展迅速、独立而成熟的学科，它主要包括 X 射线诊断、X 射线造影诊断、计算机体层成像（CT）、磁共振成像（MRI）、介入放射学等临床应用方向。

一、培 训 目 标

　　能够掌握正确的放射医学相关的临床工作方法。熟悉与放射医学领域相关的临床知识，掌握最基本的相关临床急救技能和方法；明确放射医学在临床疾病诊治过程中的价值和限度。了解以放射医学为主的医学影像学现状和发展前景，建立较为完整的现代医学影像概念（包括放射影像诊断及其治疗）。在初步掌握专业知识的基础上，熟悉放射影像诊断中各种常见病的临床表现（症状、体征和实验室检查），掌握放射影像诊断对这些病变的诊断和鉴别诊断。了解适于影像介入治疗常见疾病的临床表现、各种治疗方法。

二、培 训 方 法

应采取在放射科轮转为主，辅以在培训基地理论授课及辅导答疑的方式进行。

三、培训内容与要求

系统掌握和熟悉本专科的基本理论、基本技能和基本操作，初步掌握本专科所涉及的常见病、多发病的基本诊断和治疗原则。了解这些专业组的日常工作程序、内容及涉及的相关临床知识。

1. 培训目的　掌握：下表所列疾病的影像诊断和鉴别诊断要点；不同系统常见疾病多种影像检查方法的优选。

熟悉：各种以 X 射线为基础的影像检查技术的理论知识，包括 X 射线相关对比剂的成像特点及成像原理。

了解：临床少见病或罕见病的影像特点。

2. 基本要求　各系统包括的疾病种类见表 10-38。

表 10-38　影像诊断要求

系统	病种	培训要求
头颈和中枢神经系统	脑血管病：脑出血、脑梗死等	熟练掌握 CT 影像表现
	神经系统肿瘤：胶质瘤、脑膜瘤、垂体瘤、转移瘤等	了解 CT、MRI 的影像表现
	颅脑外伤：颅内血肿、脑挫裂伤、硬膜外及硬膜下血肿等	熟练掌握 CT 影像表现
	颅内感染：脑脓肿、脑膜炎等	了解 CT 的影像表现
	中耳乳突炎症：急慢性炎症、胆脂瘤型中耳炎等	了解 CT 的影像表现
	鼻旁窦病变：鼻窦炎、鼻窦肿瘤等	熟练掌握 CT 影像表现
	眶内病变：外伤、眶内肿瘤、眶内异物等	了解 CT 的影像表现
呼吸和循环系统	肺部感染：大叶性肺炎、支气管肺炎、肺脓肿、肺结核等	熟练掌握 CT 影像表现
	肺间质病变：间质性肺炎、肺间质纤维化等	了解 CT 的影像表现
	气道病变：支气管扩张、支气管异物等	熟练掌握 CT 影像表现
呼吸和循环系统	肺部肿瘤：肺癌（中央型、周围型）、错构瘤	熟练掌握 CT 影像表现
	纵隔肿瘤：胸腺瘤、淋巴瘤、畸胎瘤、神经源性肿瘤等	了解 CT 的影像表现
	胸膜病变：胸腔积液、气胸和液气胸、胸膜粘连、肥厚和钙化等	熟练掌握 X 线、CT 影像表现
	心包病变：心包积液	熟练掌握 X 线、CT 影像表现
	主动脉病变：真性及假性主动脉瘤、主动脉夹层等	了解 CTA 的影像表现
	肺动脉病变：肺动脉高压、肺动脉栓塞等	了解 CTA 的影像表现
	头颈及下肢动脉病变：动脉粥样硬化性疾病等	了解 CTA 的影像表现
消化系统	食道病变：食管静脉曲张、食管癌、食道异物等	了解 X 线的影像表现
	胃及十二指肠病变：十二指肠憩室、胃和十二指肠溃疡、胃癌、壶腹癌等。	了解 X 线的影像表现
	肝脏病变：脂肪肝、肝细胞癌、肝囊肿、肝海绵状血管瘤、肝转移癌、肝硬化等	熟练掌握 CT 影像表现
	胆系病变：胆囊癌、高位胆管癌、胆总管恶性肿瘤（包括梗阻性黄疸）、胆系炎症、胆系结石等	熟练掌握 CT 影像表现

续表

系统	病种	培训要求
泌尿生殖系统	胰腺病变：胰腺炎、胰腺癌等	熟练掌握 CT 影像表现
	肾脏疾病变：包括肾囊肿、肾癌、肾盂癌、泌尿系统结石等	熟练掌握 CT 影像表现
	输尿管及膀胱病变：膀胱肿瘤、泌尿系结石等	熟练掌握 X 线、CT 影像表现
	肾上腺病变：肾上腺腺瘤、嗜铬细胞瘤等	了解 CT 的影像表现
骨关节系统	骨关节外伤：骨折、关节脱位等	熟练掌握 X 线、CT 影像表现
	骨肿瘤：骨瘤、骨软骨瘤、骨巨细胞瘤、骨肉瘤、骨转移瘤等	了解 X 线、CT 影像表现
	退行性骨关节病：颈椎病、腰椎退行性变（间盘突出）、膝关节退行性变等	了解 X 线、CT 影像表现

临床技能大赛放射学培训模拟竞赛试题

（一）单项选择题

10.7-1. 下列脑部 CT 基本病变中属于低密度病灶的是（　　　）

A. 新鲜血肿　　　　B. 钙化　　　　C. 富血管肿瘤　　　　D. 囊肿　　　　E. 实性脑膜瘤

10.7-2. 下列脑部 CT 基本病变中属于高密度病灶的是（　　　）

A. 新鲜血肿　　　　B. 炎症　　　　C. 梗死　　　　D. 水肿　　　　E. 囊肿

10.7-3. 中枢神经系统最常见的肿瘤是（　　　）

A. 星形细胞瘤　　　B. 脑膜瘤　　　C. 动脉瘤　　　D. 颅咽管瘤　　　E. 脑转移瘤

10.7-4. CT 表现为颅板下方梭形或半圆形高密度灶，多位于骨折附近，不跨越颅缝的是（　　　）

A. 脑挫裂伤　　　B. 脑内血肿　　　C. 硬膜外血肿　　　D. 硬膜下血肿　　E. 蛛网膜下腔出血

10.7-5. CT 表现为脑沟、脑池内密度增高影，形成铸型；大脑纵裂出血多见，亦可见于外侧裂池、鞍上池、环池、小脑上池的是（　　　）

A. 脑挫裂伤　　　　B. 脑内血肿　　　C. 硬膜外血肿　　　D. 硬膜下血肿　　E. 蛛网膜下腔出血

10.7-6. 下列关于脑出血描述正确的是（　　　）

A. 急性期血肿呈边界清楚的肾形、类圆形或不规则形均匀高密度影　　B. 破入脑室可见脑室内呈低密度影

C. 吸收期可见血肿缩小并密度增高　　　　D. 囊变期为出血后 3～7 天

E. 小血肿吸收后常遗留大小不等的裂隙状囊腔

10.7-7. 下列关于脑梗死描述错误的是（　　　）

A. 是缺血性脑血管疾病，其发病率在脑血管疾病中居首位　　B. CT 平扫在发病 24 小时内常难以显示病灶

C. 24 小时后 CT 表现为高密度灶，部位和范围与闭塞血管供血区一致

D. 皮髓质同时受累，多呈扇形　　　E. 可有占位效应，但相对较轻

10.7-8. 关于腔隙性脑梗死描述错误的是（　　　）

A. 系深部髓质穿支动脉闭塞所致　　　B. 缺血灶为 10～15cm 大小

C. 好发于基底节、丘脑、小脑和脑干，中老年常见

D. CT 平扫，发病 24 小时后可见脑深部的片状低密度区，无占位效应

E. MRI 早期 DWI 检查即可发现腔隙性梗死灶，表现为小的高信号区

10.7-9. 下列关于肺气肿影像表现错误的是（　　　）

A. 肺部透明度增加　　　　B. 肺纹理稀疏　　　　C. 纵隔移向患侧，病侧横膈抬高

D. 晚期胸廓前后径及横径均增大　　E. 晚期肋间隙增宽、横膈低平且活动度减弱

10.7-10. 下列属于肺气肿的影像表现的是（　　　）

A. 肺透明度增加，肺纹理减少　　B. 终末细支气管以远的含气腔隙内的空气被病理性液体或组织所替代

C. 支气管气像或空气支气管征　　D. 胸廓前后径及横径均减小　　E. 网状、细线状及条索状影

10.7-11. 游离性胸腔积液液量达（   ）左右时，于站立后前位检查也仅见肋膈角变钝、变浅或填平

A. 50ml　　　　B. 100ml　　　　C. 150ml　　　　D. 200ml　　　　E. 250ml

10.7-12. 不属于支气管扩张症的 CT 征象是（   ）

A. 轨道征　　　B. 印戒征　　　C. 空气支气管征　　　D. 念珠状、葡萄串状影　　　E. 指状征

10.7-13. 不属于支气管扩张症的 CT 征象是（   ）

A. 轨道征　　　B. 印戒征　　　C. 分叶征　　　D. 念珠状、葡萄串状影　　　E. 指状征

10.7-14. 成年人肺结核中最常见的类型是（   ）

A. 原发型肺结核　B. 血行播散型肺结核　C. 继发型肺结核　D. 结核性胸膜炎　E. 其他肺外结核

10.7-15. 急性血行播散型肺结核的典型征象表现为（   ）

A. 空气支气管征　　　B. 树芽征　　　C. 三均匀　　　D. 卫星灶　　　E. 毛刺征

10.7-16. 下列不是中央型肺癌征象的是（   ）

A. 肺门肿块　　　B. 支气管腔内或壁外肿块　　　C. 管壁不规则

D. 管腔内呈"鼠尾状"狭窄或"锥形""杯口状"截断　　　E. 胸膜下结节影

10.7-17. 经血行发生的肺转移瘤，影像表现中错误的为（   ）

A. 两肺多发结节或棉球样阴影　B. 结节密度多均匀，大小不一，轮廓清楚

C. 以两肺中下野外带较多　　　D. 也可局限于一侧肺野　　　E. 按叶段分布的楔形或三角形实变影

10.7-18. 常用于检查肋骨腋段骨折的胸片体位是（   ）

A. 正位　　　B. 侧位　　　C. 斜位　　　D. 冠状位　　　E. 矢状位

10.7-19. 常用于检查肋骨腋段骨折的胸片体位是（   ）

A. 后前位　　　B. 侧位　　　C. 广角位　　　D. 冠状位　　　E. 矢状位

10.7-20. 一般而言，纵隔肿瘤和瘤样病变有特定好发部位，下列对应错误的是（   ）

A. 胸腔入口处—甲状腺肿块（成人）和淋巴管瘤（儿童）　B. 心膈角区—心包囊肿和脂肪瘤

C. 前纵隔—胸腺瘤和畸胎瘤　　　D. 中纵隔—淋巴瘤　　　E. 后纵隔—支气管囊肿

10.7-21. 关于食管癌的 X 线造影表现错误的是（   ）

A. 黏膜皱襞破坏，代之以肿瘤表面杂乱不规则的影像

B. 局限性狭窄，管壁僵硬，钡剂通过受阻，其上方食管扩张

C. 肿瘤向腔内突出，造成形状不规则的充盈缺损　D. 不规则的龛影　E. 食管黏膜皱襞光滑，管腔无狭窄

10.7-22. 十二指肠溃疡 90%以上发生在（   ）

A. 球部　　　B. 降部　　　C. 水平部　　　D. 垂直部　　　E. 升部

10.7-23. 肝脏分为几个叶（   ）

A. 2　　　B. 3　　　C. 4　　　D. 5　　　E. 8

10.7-24. 肝脏分为哪几个叶（   ）

A. 右叶、左叶　B. 左叶、右叶、尾叶　　　C. 上叶、下叶　D. 上叶、下叶、方叶　　　E. 前叶、后叶

10.7-25. 下列不属于脾破裂影像表现的是（   ）

A. 脾外形不清，脾增大，密度增高　B. 腹腔内有游离液体征象　C. 脾脏形态完整，边缘清楚

D. 脾缘处新月形半月形略高密度影　E. 胃体右移，左半结肠及脾曲下移，胃大弯与结肠脾曲间隙增宽

10.7-26. 目前骨、关节疾病常用的首选影像检查方法仍是（   ）

A. X 线平片　　　B. 超声　　　C. CT　　　D. MRI　　　E. DSA

10.7-27. 下列符合儿童骨折特点的是（   ）

A. 撕脱性骨折　　　B. Colles 骨折　　　C. 骺离骨折　　　D. 粉碎性骨折　　　E. 螺旋形骨折

10.7-28. 下列符合儿童骨折特点的是（   ）

A. 撕脱性骨折　　　B. Colles 骨折　　　C. 青枝骨折　　　D. 粉碎性骨折　　　E. 螺旋形骨折

10.7-29. 下列不属于溶骨型转移瘤表现的是（   ）

A. 骨松质中多发或单发的虫蚀状骨质破坏区　　　B. 大片溶骨性骨质破坏区

C. 椎体的广泛性破坏，因承重而被压变扁　　　D. 椎弓根多受侵蚀、破坏　　　E. 病变为高密度影

10.7-30. 下列属于直接联结的是（   ）

A. 颅缝　　　　B. 膝关节　　　C. 肩关节　　　D. 髋关节　　　E. 肘关节

10.7-31. 下列属于间接联结的是（   ）

A. 膝关节　　　B. 颅缝　　　　C. 椎间盘　　　D. 耻骨联合　　　E. 骶椎

10.7-32. 关于关节鼠的描述正确的是（   ）

A. 常由关节积液或关节囊及其周围软组织充血、水肿、出血和炎症所致

B. 关节内游离体　　　C. 关节骨端间并无骨组织而为纤维组织连接

D. 是关节明显破坏后，关节骨端由骨组织所连接　　　　E. 是关节骨端的脱离、错位

10.7-33. 影响骨折愈合的因素，不正确的说法是（   ）

A. 年龄大　　　B. 局部供血差　　　C. 局部感染　　　　D. 软组织严重损伤　　　　E. 完全性骨折

10.7-34. 下列关于骨折移位的描述，哪项不正确（   ）

A. 横向移位　　　B. 错茬移位　　　C. 重叠移位　　　　D. 旋转移位　　　　E. 分离移位

10.7-35. X线平片观察股骨颈骨折愈合的表现中，正确的是（   ）

A. 骨折线模糊　　　　B. 有成桥骨痂形成　　　　C. 骨折断端骨密度增高

D. 骨折断端密度减低　　　E. 骨折断裂处增粗

10.7-36. 显示半月板最佳的影像学方法是（   ）

A. CT　　　B. MRI　　　C. X线平片　　　　D. 膝关节造影　　　E. 超声

10.7-37. 脊柱骨折CT扫描，尚难观察的是（   ）

A. 区分爆裂骨折和单纯压缩骨折　　　　B. 附件骨折　　　　C. 椎间关节脱位

D. 骨折片突入椎管情况　　　　E. 脊髓损伤

10.7-38. 下列哪一项不是骨折并发症（   ）

A. 骨折延迟愈合或不愈合　　　B. 骨折畸形愈合　　　C. 失用性骨质疏松

D. 骨缺血坏死　　　　E. 骨纤维异常增殖症

10.7-39. 下列属于椎体压缩性骨折影像表现的是（   ）

A. 相邻椎体骨质破坏　　B. 椎间隙正常　　C. 椎旁冷脓肿形成　　D. 椎体压缩呈楔形　　E. 许默氏结节

10.7-40. 下列说法正确的是（   ）

A. 骨质疏松是指单位体积内的无机成分减少

B. 骨质软化是指单位体积内的无机成分和有机成分均减少

C. 出现骨膜反应常为生理现象　　　　D. 骨质疏松X线表现为骨皮质变薄、骨小梁变细

E. 骨质疏松时四肢骨容易弯曲变形

（二）简答题

10.7-41. 简述骨折并发症。

10.7-42. 简述骨折的愈合过程。

10.7-43. 简述骨质疏松的X线表现。

10.7-44. 什么是骨质软化？简述其X线表现。

10.7-45. 简述股骨头缺血坏死的X线表现。

10.7-46. 简述游离性胸腔积液的X线表现。

10.7-47. 简述包裹性胸腔积液的X线表现。

10.7-48. 简述液气胸的X线表现。

（三）病例分析题

10.7-49. 女，37岁，从3米高处垂直坠落，双足着地后向前倾倒，然后出现腰疼、活动受限，双足跟骨骨折。检查：患者不能站立，腰1、2处压痛、叩击痛。X线侧位片示腰2椎体压缩呈楔形，前侧变扁明显，使脊柱轻度后突畸形，正位片示腰2椎体变扁，横径增宽，脊椎排列改变。请写出影像诊断。

10.7-50. 男，55岁，右手持水晶杯向前跌倒，左手掌着地后，左腕部肿胀变形。X线片示左桡骨远端骨质不连续，断端向掌侧成角，远端向背侧桡侧移位，正位看呈"枪刺样"畸形，侧位看呈"银叉样"畸形。

请写出影像诊断。

【答案】

（一）单项选择题

10.7-1. D；10.7-2. A；10.7-3. A；10.7-4. C；10.7-5. E；10.7-6. A；10.7-7. C；10.7-8. B；10.7-9. C；10.7-10. A；10.7-11. E；10.7-12. C；10.7-13. C；10.7-14. C；10.7-15. C；10.7-16. E；10.7-17. E；10.7-18. C；10.7-19. C；10.7-20. E；10.7-21. E；10.7-22. A；10.7-23. B；10.7-24. B；10.7-25. C；10.7-26. A；10.7-27. C；10.7-28. C；10.7-29. E；10.7-30. A；10.7-31. A；10.7-32. B；10.7-33. E；10.7-34. B；10.7-35. B；10.7-36. B；10.7-37. E；10.7-38. E；10.7-39. D；10.7-40. D

（二）简答题

10.7-41. 骨折延迟愈合或不愈合、骨折畸形愈合、外伤后骨质疏松、骨关节感染、骨缺血坏死、关节强直、骨化性肌炎、关节退行性变。

10.7-42. 骨折后，断处形成血肿；2～3天后血肿开始机化形成纤维性骨痂；进而骨化形成骨性骨痂，断端在X线上变模糊；随骨性骨痂形成增多并联结断端使其固定不再活动，即达到临床愈合期；此后骨痂继续增加，X线上骨折线消失，即达到骨性愈合；以后还要进行塑形改建。

10.7-43. 骨质密度减低；骨皮质变薄；骨小梁变细；脊椎椎体呈鱼脊椎样（双凹样）改变。

10.7-44. 是指一定单位体积内骨组织有机成分正常，而矿物质含量减少，主要为钙盐减少，骨发生软化。X线表现为骨质密度减低，骨小梁、骨皮质边缘模糊，承重骨骼变形，可出现假骨折线。

10.7-45. 早期，股骨头内出现斑片状密度增高区，局部骨小梁结构可变模糊，以股骨头前上方多见，此时股骨头轮廓形态正常。以后出现更高密度硬化边，也可出现与关节面平行的弧形低密度带，即为新月征，关节面可塌陷。继发性骨关节炎是本病终末期表现。

10.7-46. 少量积液，液体上缘在第4肋前端以下，液体最先积聚于位置最低的后肋膈角，透视下液体可随呼吸及体位变化而移动；中等量积液，积液上缘在第4肋前端平面以上，第2肋前端平面以下，立位胸片上，液体上缘呈外高内低的边缘模糊的弧线状，为胸腔积液的典型表现；大量积液，液体上缘达第2肋前端以上，患侧肺野呈均匀致密阴影，有时仅见肺尖透明，可见肋间隙增宽，横膈下降，纵隔向健侧移位。

10.7-47. 多见于侧后胸壁，胸下部比上部多见。切线位片上表现为自胸壁向肺野突出的半圆形或扁丘状阴影，其上下缘与胸壁的夹角呈钝角，密度均匀，边缘清楚。

10.7-48. X线片胸腔内可见典型的气液平面，液面上方是气体和被压缩的部分肺组织，气体较少时，仅能看到液平面，看不到气腔和压缩的肺的边缘，如有胸膜粘连，还可形成局限的单房或多房性液气胸。

（三）病例分析题

10.7-49. 腰2椎体压缩性骨折。

10.7-50. 左侧Colles骨折。